U0188712

临床营养治疗典型病例解析

主编 吴国豪

副主编 罗 哲 谈善军

上海科学技术出版社

图书在版编目（CIP）数据

临床营养治疗典型病例解析 / 吴国豪主编. -- 上海：
上海科学技术出版社，2021.1（2022.11 重印）
ISBN 978-7-5478-5007-7

Ⅰ．①临… Ⅱ．①吴… Ⅲ．①临床营养－营养学－病
案 Ⅳ．①R459.3

中国版本图书馆CIP数据核字(2020)第124430号

临床营养治疗典型病例解析
主编 吴国豪

上海世纪出版（集团）有限公司
上海 科 学 技 术 出 版 社 出版、发行
（上海市闵行区号景路 159 弄 A 座 9F–10F）
邮政编码 201101 www.sstp.cn
浙江新华印刷技术有限公司印刷
开本 889×1194 1/16 印张 58.75
字数 1 500 千字
2021 年 1 月第 1 版 2022 年 11 月第 5 次印刷
ISBN 978 - 7 - 5478 - 5007 - 7/R · 2136
定价：228.00 元

本书如有缺页、错装或坏损等严重质量问题，请向工厂联系调换

内 容 提 要

复旦大学附属中山医院是国内最早系统开展临床营养治疗和研究的单位之一,50多年来在吴肇光、吴肇汉教授的领导下,在国内率先开展了一系列肠内、肠外营养临床治疗和基础研究工作,成功救治了大量危重患者,取得了丰硕的成果,积累了丰富的经验和大量有价值的病例。本书绝大多数病例都是参编人员亲自诊治的病例。

本书是一部临床营养治疗病例讨论专著,全书共精选106个典型病例,分为20章。每个病例从病例介绍、疾病诊断、治疗经过、病例讨论分析、相关营养背景知识介绍及主编点评等方面阐述,系统地介绍了临床营养支持技术在各类疾病治疗中的应用。本书力求密切联系临床,注重实用性,同时结合近年来国内外最新发表的相关指南,便于从事临床营养的专业人员,包括临床医师、护理人员、营养师、药剂师及有关科研人员阅读和参考、应用和借鉴。

编 写 人 员

主　　编　吴国豪

副 主 编　罗　哲　谈善军

参编人员　（按姓氏汉语拼音排序）

陈　嵩　丁佐佑　蒋　奕　林小明　刘红春　刘雯珺

刘中华　罗　哲　马杰飞　毛祥宇　孟庆洋　潘思梦

沈　雷　施晨晔　谈善军　吴国豪　奚秋磊　许家豪

宣丽真　杨晓梅　张知格　郑毅隽

经过 50 余年的临床实践和研究,临床营养从理论、技术到营养制剂都得到了很大发展,已成为许多疾病临床治疗中不可缺少的组成部分,日益受到广大医务工作者的关注,并逐渐发展成一门独立的学科。此外,医药工业的发展为营养支持提供了各种营养制剂,它们的应用使疾病对患者营养状态不利的影响得到了纠正,营养支持治疗方法和措施也日趋完善,其价值日渐凸显。然而,由于我国在医学院本科教学中没有设置临床营养课程,再加上我国地域辽阔,各地营养支持工作的开展也不尽平衡,大多数医疗机构没有设置临床营养科室,营养支持工作都是由各专科的临床医师来实施,一些临床专科对代谢、营养的认识还不够充分,营养支持的不规范现象比较普遍。

鉴于此,吴国豪教授对他数十年从事临床营养支持的实践经验进行了总结,归纳成文,希望能指导临床营养支持实际工作,使之能规范、科学、合理地实施,减少不良反应,造福于患者。

本书选择编者亲自诊治的临床具体病例,以病例分析、讨论的形式,系统介绍相关的临床营养基本理论知识,继而对各种临床情景作深入的剖析,使读者能加深理解,更科学地实施营养支持治疗。本书注重实用性,同时结合近年来国内外最新发表的临床营养相关指南,对于从事临床营养工作的专业人员、临床医师来说是一本很好的参考书。毋庸置疑,这部专著的出版,将为我国临床营养支持治疗的普及和规范化作出重要贡献。

吴肇光

复旦大学附属中山医院终身教授

2020 年 3 月 30 日

历经半个世纪的发展,现代临床营养已日臻完善。在危重患者的救治中,营养支持已成为不可或缺的重要措施,发挥了关键作用。

目前,国内各级医院内设置独立临床营养专科的还很少,在绝大多数单位里,营养支持措施由各专科的临床医师来实施。鉴于他们所掌握的临床营养知识及技能不同,实施后的效果及不良反应发生率也不同,因此提供有价值的参考专著很有必要。

《临床营养治疗典型病例解析》以病例讨论的形式,系统地介绍临床营养支持技术在各类疾病治疗中的应用。全书收集的病例绝大多数都是参编人员亲自诊治的真实病例,详细介绍了每个病例的治疗过程,分享成功经验,总结经验教训。全书密切联系临床,同时体现学科发展状况,对于从事于临床营养的专业人员,包括临床医师、护理人员、营养师、药剂师及相关科研人员等具有很高的参考、借鉴价值。

本书主编长期从事外科临床工作,专长于临床营养的理论研究及临床实践,30余年来一直孜孜不倦地在临床营养治疗领域辛勤耕耘,积累了丰富的临床工作经验和大量病例,同时密切关注该领域最新发展,这些都是撰写本书的坚实基础。

《临床营养治疗典型病例解析》一书很好地反映了该学科近年来的主流观点和研究进展,具有良好的实用性、科学性和先进性,值得推荐。相信本书的出版一定会对推动我国临床营养的健康发展发挥积极作用。

吴肇汉

复旦大学附属中山医院终身教授

2020 年 3 月 30 日

FOREWORD 前 言

　　临床思维能力对于医务人员来说无疑是最重要的能力,从疾病的表象中推导出更接近于疾病本质的结论,提出符合特定个体的诊断和治疗计划,是每个医师的职责和义务。临床思维和决策是理论和经验积累的综合呈现。没有理论和实践,临床思维无从开始;没有临床思维,就无法提出正确的诊治对策。本书选择编者临床上诊治的病例,结合相应的基础理论,力求体现诊治过程的思维流程,介绍临床诊治成功的经验与失败的教训,期望对临床医师和本专业人员有所裨益。

　　临床营养学是一门关于人体在疾病状态下营养需求与供给的综合性应用学科。临床医师借助临床营养学的相关理论和技术,根据不同疾病状态下病理生理、代谢变化以及循证医学证据,制订合理的营养治疗计划,选择理想的营养支持方式和途径,达到促使疾病好转或痊愈的目的。经过50多年的临床实践和研究,临床营养从理论、技术到营养制剂都得到了很大发展,取得了显著成就,已经成为许多疾病临床治疗中不可缺少的组成部分,挽救了大量危重患者的生命,其作用也得到广泛的肯定,并逐渐发展成一门综合性、交叉性很强的学科。

　　复旦大学附属中山医院是国内最早系统开展临床营养治疗和研究的单位之一,该专业创建人吴肇光教授从20世纪50年代起就从事外科营养、重症监护和休克等各项临床实践和基础研究工作,在国内最早建立外科重症监护室,是我国临床营养学科的主要创建人之一,为我国临床营养事业的创建、普及和推广应用作出了巨大贡献。多年来在吴肇光教授、吴肇汉教授的领导下,复旦大学附属中山医院几代人先后在国内率先开展了一系列肠内、肠外营养临床治疗和基础研究工作,成功救治了大量危重患者,取得了丰硕的成果,积累了丰富的经验和大量有价值的病例。

　　本书共精选106个病例,按照疾病分为20章,每个病例从病例介绍、疾病诊断、治疗经过、病例讨论分析、相关营养背景知识及主编点评等方面进行阐述。本书收集的病例绝大多数都是参编人员亲自诊治的病例,只有少数几个病例是编者参与会诊的病例。全书内容上力求密切联系临床,注重实用性,同时结合近年来国内外最新发表的相关指南,便于从事于临床营养的专业人员,包括临床医师、护理人员、营养师、药剂师及有关科研人员等阅读、参考、应用和借鉴。

　　在本书即将付梓之际,我要特别感谢我的两位恩师:吴肇光教授和吴肇汉教授,正是他们把我领进临床营养研究的大门并培养成才,也正是他们对我的信任和鼓励,使得这部《临床营养治疗典型病例解析》得以问世。我希望通过《临床营养治疗典型病例解析》一书,把我们这些年积累的临床经验与大家分享,为广大医务工作者和专业人员提供借鉴和帮助,让接受营养治疗的患者获益,不辜负老师的指引和培养,也不辜负自己多年的努力与耕耘。

感谢本书全体编写人员的辛勤付出,也感谢所有为本书编写、出版提供帮助的人士。限于我们的学识和能力,本书肯定还存在许多问题,期待读者的批评指正。

吴国豪

2020 年 8 月 30 日

第一章

营养不良

病例 1

阿尔茨海默病,进食障碍,营养素缺乏

一、病史简介

患者,男,72岁。因"记忆力下降5年,气促、端坐呼吸2日"入院。患者5年前无明显诱因下出现记忆力明显减退,反应迟钝。近半年来症状逐渐加重,情绪低落,常感乏力,同时伴食欲下降,每日进食量减少,逐渐消瘦。1周前家人发现其明显反应迟钝,言语交流困难,全身肌肉酸痛,双下侧肢无力,活动不便,进餐时无法正确使用筷子,出现吞咽困难、说话障碍,只能说短句或单词。2日前患者感夜间呼吸急促,半卧位或坐起后缓解,同时出现双眼视物模糊。为求进一步诊治来我院。发病以来患者食欲减退明显,精神较差,睡眠欠佳,近3个月来体重下降6 kg。

乙肝病史15年,未行正规治疗。

二、入院检查

体温37.2℃,脉搏76次/分,呼吸22次/分,血压130/80 mmHg,体重49.5 kg,身高174 cm。神志清楚,精神淡漠,反应迟钝,运动性失语,查体欠合作。消瘦、轻度贫血貌,皮肤巩膜无黄染,颜面轻度浮肿,全身皮肤有脱屑性皮炎,散在皮疹及出血点,未见肝掌及蜘蛛痣,双侧瞳孔等大等圆,间接对光反射存在。双下肺湿啰音明显,心浊音界扩大,以右心扩大为主,心律齐,心前区有收缩期杂音。腹平软,全腹未触及包块,无压痛、反跳痛,肝脾肋下未触及,叩诊鼓音,无移动性浊音,肠鸣音3次/分。两下肢浮肿,四肢肌力下降,四肢肌张力减退,以两下肢尤为明显,四肢腱反射减退,感觉检查、共济运动检查、步态检测无法配合,病理征未引出。

红细胞$3.3×10^{12}$/L;血红蛋白97 g/L;白细胞$6.52×10^9$/L;中性粒细胞53.3%;血小板$147×10^9$/L;总胆红素13.3 μmol/L;直接胆红素4.5 μmol/L;总蛋白50 g/L;白蛋白30 g/L;前白蛋白0.17 g/L;谷丙转氨酶37 U/L;谷草转氨酶25 U/L;尿素5.7 mmol/L;肌酐110 μmol/L;尿酸383 μmol/L;葡萄糖5.8 mmol/L;总胆固醇6.23 mmol/L;甘油三酯2.12 mmol/L;钠130 mmol/L;钾3.4 mmol/L;氯101 mmol/L;钙2.12 mmol/L;无机磷1.23 mmol/L;镁0.57 mmol/L;氨基末端-脑利钠肽前体10 227.3 pg/ml。

头颅CT:脑皮质萎缩,以额叶和颞叶明显,脑室容积扩大,大脑外侧裂增宽,双侧基底节可见多个腔隙性梗死灶,符合老年脑改变。脑电图:弥漫性α节律减慢,左半球可见不同程度高电位的尖慢波、棘慢波发放,以颞枕区较明显。

三、入院诊断

阿尔茨海默病(Alzheimer's disease,AD)。

四、治疗经过

该患者主要表现为记忆力减退、反应迟钝,起病隐匿,逐渐进展,结合头颅CT及脑电图表现,符合

AD 诊断。患者近日出现双侧肢体活动障碍、双眼视物模糊等症状,考虑是疾病快速进展所致。患者入院体检发现呼吸频率加快,两肺底啰音,心浊音界扩大,心前区有收缩期杂音,颈静脉充盈明显,双下肢水肿,再结合病史中近日出现夜间呼吸急促,半卧位或坐起后缓解,氨基末端-脑利钠肽前体明显增高,存在明显慢性心力衰竭征象。入院后卧床休息、吸氧、控制液体摄入量,应用抗生素、利尿剂及地高辛,以减轻心力衰竭的症状。经过上述处理后患者一般情况改善,头颅磁共振检查排除神经系统肿瘤性及血管性病变。

鉴于该患者近几个月来食欲下降、进食量减少明显,体重下降明显,NRS 2002 评分为 5 分,SGA 为 C 级,MNA 评分 3 分,提示存在重度营养不良。由于该患者配合度较差,且存在吞咽困难,先给患者置入了鼻胃管进行肠内喂养。热量的目标量为 30 kcal/(kg·d),蛋白质摄入量为 1.5 g/(kg·d),采用整蛋白制剂。肠内营养刚开始第 1 天用 1/4 目标需要量,营养液浓度也稀释一倍,第 2 天增加至 1/2 目标需要量,后几天逐渐增加直至全量。肠内营养输注速度从 30～40 ml/h 逐渐增加到 100～125 ml/h,采用经泵均速连续输注,让胃肠道有一个逐步适应、耐受肠内营养液的过程。该患者对肠内营养的耐受性较好,开始后第 5 天达到全量喂养,无腹痛、恶心、呕吐、腹胀等。同时,鼓励患者每日适当口服一些膳食。经过两周左右肠内营养支持后,患者精神症状好转,体力和活动能力较前改善。考虑到患者原发疾病无法得到有效的控制,经得家属同意后给患者行经皮内镜下胃造口术(percutaneous endoscopic gastrostomy,PEG),拔除鼻胃管,通过 PEG 导管进行肠内喂养,1 周后转至社区医院继续观察治疗,直至一年后死亡,其间患者数次来院更换 PEG 导管。

五、讨论分析

AD 是老年人群的常见疾病,其患病率在 80 岁以上人群中约占 25%,其特点是整体认知功能受损、记忆功能和其他认知领域下降。疾病早期患者会有购买、准备食物不足,饮食习惯改变,饮食种类减少,营养摄入不均衡或忘记进食,导致营养物质摄入减少。疾病进展期常由于行为问题出现、处理食物和饮食技能丧失、吞咽困难导致食物和液体摄入障碍、中枢性厌食等原因,导致各种营养素缺乏、体重下降、营养不良、机体体脂及瘦组织群消耗、功能衰退和虚弱。本例患者根据病史特点,再结合头颅 CT 及脑电图表现,符合 AD 诊断。AD 是原因未明的慢性进行性神经系统变性疾病,大多患者在中、老年发病,起病隐匿,进展缓慢,特征性症状为进行性智能减退、行为紊乱和认知功能障碍。AD 目前尚无有效的治疗方法,近年来研究和开发的药物仍属对症治疗,包括认知障碍及行为异常等治疗。该患者除 AD 外存在明显慢性心力衰竭征象,必须立即处理。

营养不良在老年患者中十分常见,随着年龄增加,机体各组织器官的功能逐渐衰老,味觉和嗅觉减退,咀嚼能力下降,食欲不振,进食量下降。老年人消化道腺体萎缩,消化液分泌量减少,导致消化能力下降。老年人消化道黏膜变薄、肌纤维萎缩、蠕动缓慢、无力,胃排空时间延长,吸收功能减退。此外,老年人群常合并多种代谢性疾病,原发疾病以及药物均可影响机体对营养物质的吸收、利用,导致老年人营养不良。因此,临床上各科医生在治疗原发病时应高度关注营养不良的识别和处理。AD 患者随着疾病进展,由于大脑功能的严重衰退,可出现各种行为退化,常常忘记进食,无饥饿感或吞咽困难,很容易导致体重减轻,出现营养不良。本例患者近半年来食欲下降,每日进食量减少,逐渐消瘦,近 3 个月来体重下降 6 kg,3 个月内体重下降幅度达 12%,入院时体重指数(body mass index,BMI)为 16.3 kg/m²,属重度营养不良,入院后应及时进行营养治疗。

AD 患者营养治疗时应根据患者病情选择合理的营养支持途径。对于病情较轻、能正常口服的患者首先推荐经过膳食咨询,经口进食为主,添加口服营养补充;对于无法正常进食、存在吞咽困难的较重患者,如果胃肠道功能正常,可采用经鼻胃管或鼻肠管的肠内喂养。这些患者通常需要长期肠内营养支持,可以通过 PEG 或空肠造口术,为家庭肠内营养实施提供有效的途径。晚期 AD 患者进行管饲时,应预防吸入性肺炎,减少压疮的风险,减少感染风险,改善整体功能,延长生存期。如果肠内营养不耐受或无法达到目标需要量,可行补充性肠外营养或全肠外营养支持。此外,AD 老年患者,由于肠道黏膜萎缩、运动功能减退,易导致消化不良及便秘。对钙、铁、维生素 B_1、维生素 B_{12}、维生素 A、胡萝卜素、叶酸以及脂肪的吸收减少,营养素缺乏的危险性增加。本例患者病史中有肌肉酸痛、双眼视物模糊、双下侧肢无力,体检发现肌力下降、心界扩大、心力衰竭征象,再结合患者病程长、长时间进食减少,考虑患者可能存在较严重的维生素 B 族缺乏。由于医院无法常规测定血液各种维生素水平,给患者肌内或静脉注射多种维生素 B 族,经过一段时间治疗后相关症状明显改善,心力衰竭控制良好。

六、相关营养背景知识

(一) 营养不良的定义

临床营养发展至今,在全世界范围内仍然没有一个被大家公认的、全面而完善的"营养不良"定义和评定标准。营养不良是广义的定义,不仅包括蛋白质-能量的营养不良(营养不足或营养过剩),也包括其他营养素(如维生素或微量元素)的失衡。2012 年,美国肠外肠内营养学会(American Society for Parenteral and Enteral Nutrition,ASPEN)对营养不良的定义:一种急性、亚急性或慢性的不同程度营养过剩或营养不足状态,伴或不伴炎性活动,导致机体成分变化和功能减退。2015 年欧洲临床营养与代谢协会(European Society for Clinical Nutrition and Metabolism,ESPEN)对营养不良的定义:营养不良是因为营养物质摄入或吸收缺乏导致机体组成成分发生改变,引起身体和精神功能减退,疾病的临床结局受影响。此外,ESPEN 提出营养不良诊断共识和名词指南,但引起了一些业内专家的质疑。争议的焦点是疾病、创伤及炎症对营养不良的影响。临床上,营养物质的供给不足并非营养不良的唯一原因,疾病状况、创伤应激及炎性反应等均可引起机体分解代谢增加,导致机体代谢紊乱及机体自身组织消耗增加,这些也是临床上产生营养不良的另一重要因素。事实上,由于营养物质摄入不足引起的营养不良很容易通过营养支持得以逆转和纠正。但是在疾病分解代谢旺盛期,能量负平衡及负氮平衡却无法单独通过营养支持得以逆转,即使摄入大量营养物质也无法纠正,只有在有效地控制原发病症,当炎性反应结束,机体进入合成代谢阶段后,才能有效地恢复消耗的机体组成。

营养不足是住院患者最常见的营养不良形式,也是传统定义中的营养不良,是指由于能量、蛋白质等营养物质摄入不足或吸收障碍,导致特异性营养物质缺乏或失衡;或者是由于疾病、创伤、感染等应激反应,导致营养物质消耗增加,从而产生营养不足或营养素缺乏。营养不良对机体器官、组织生理功能和结构的影响相当大,容易发生疾病或对临床结局造成不良影响。

营养过剩是营养素的摄入量超过需要量而在体内蓄积,导致肥胖或其他不良后果,也是一种特殊类型的营养不良。机体长期营养过剩会积蓄脂肪导致肥胖,而肥胖又会引起代谢综合征和许多其他并发症,对临床结局造成不良影响,值得临床医生关注。

(二) 营养不良的诊断标准

迄今为止尚无公认的营养不良诊断标准,主要是由于目前现有的各种营养评价方法及手段均存在一定的局限性。目前尚没有一个或一组评价方法能对营养不良做出既敏感又特异的诊断,不同的营养评价指标得出的营养不良程度存在一定差异,其原因是由于各营养评价指标分别反映机体各种不同的成分,不同疾病和不同个体在患病后机体各组织并非按比例消耗,且各指标的敏感性不同,所以出现检测结果差异。目前的共识是营养不良的诊断须结合病史、临床症状及相关实验室检测指标,经过综合分析后加以判断。需要考虑的因素有:能量摄入不足、机体消耗和营养物质摄入之间的平衡、体重变化、体重指数值、瘦组织群含量及身体功能减退等六个方面,同时结合疾病状态。

为临床实践操作方面,国际四大营养学会分别提出了营养不良诊断推荐标准。美国营养协会(National Nutritional foods Association,NNFA)及ASPEN共同成立了营养不良工作组,提出了营养不良的定义及诊断标准供临床医生参考。包括以下六个方面:① 食物摄入不足或相比机体的需要量不足;② 一段时间内体重丢失;③ 肌肉量减少;④ 体脂含量下降;⑤ 机体水积聚;⑥ 握力下降。上述的每一个方面,再根据其变化程度分为轻、中、重度,可以综合判断患者营养不良的程度。英国肠外和肠内营养学会(British Association for Parenteral and Enteral Nutrition,BAPEN)推荐营养不良的诊断标准如下:① BMI<18.5 kg/m²;② 近3~6个月内非意向性体重下降>10%,或 BMI<20 kg/m² 且近3~6个月内非意向性体重下降>5%。2015年ESPEN提出新的营养不良诊断标准,目前被大多数学者和机构认可。凡符合下述3条中任何一条,均可诊断为营养不良:① BMI(kg/m²)<18.5;② 非意向性体重下降(指无时间限定情况下体重丢失>10% 或 3个月内丢失>5%)情况下,BMI(<70 岁者 BMI<20 kg/m² 或≥70 岁者 BMI<22 kg/m²)或去脂体重指数(fat free max index,FFMI)(女性<15 kg/m²,男性<17 kg/m²)。近年来,许多国际权威机构一直在修正、补充和调整营养不良的诊断标准。2018年9月,全球领导人发起了营养不良(Global Leadership Initiative on Malnutrition,GLIM)评定标准,简称GLIM标准。GLIM营养不良评定标准的建立使大家逐步达成了共识,明确在营养风险筛查的基础上,分别利用表现型指标和病因型指标对患者营养不良进行评定和严重程度分级,这有利于全球不同国家、地区统一营养不良的定义和诊断标准,方便学术交流。

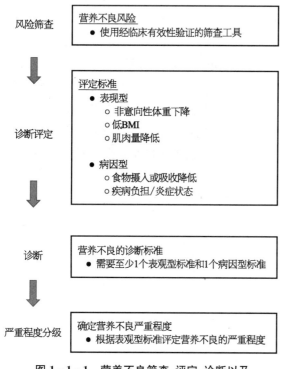

图 1-1-1 营养不良筛查、评定、诊断以及
分级的GLIM诊断步骤

（三）GLIM标准

GLIM标准旨在形成一个全球统一的成人住院患者营养不良评定标准。GLIM标准主要内容是将营养不良评定明确分为"营养筛查"和"诊断评定"2个步骤(图1-1-1)。第一步是营养筛查,特别强调应用经过临床有效性验证的营养筛查工具对患者进行营养筛查。该标准列出了营养风险筛查工具(nutritional risk screening 2002,NRS 2002)、营养不良通用筛查工具(malnutrition universal screening tool,MUST)和微型营养评定简表(mini-nutritional assessment short form,MNA-SF)作为主要筛查工具。第二步则是在筛查阳性的基础上,继而对患者进行营养不良评定以及严重程度分级。营养不良评定标准内容有5项,分别是:非自主性体重丢失、低 BMI、肌肉量降低,这3项属于表现型指标(phenotypic criteria)范畴;另2项为食物摄入或吸收降低,疾病负担/炎症,此2项则属于病因型指标(etiologic criteria)范畴。要对营养不良作出评定,则至少需要符合1项表现型诊断标准和1项病因型诊断标准。如果需要对营养不良进行分级,则需要进一步利用3个表现型指标对营养不良严重程度进行等级划分。营养不良评定标准见表1-1-1,营养不良严重程度进行等级划分见表1-1-2。

（四）营养不良的原因和类型

营养不良是全球性公共卫生问题,无论是发达国家还是发展中国家均存在。近年来的流行病学调查发现,非洲、拉丁美洲及南亚国家中营养不良或营养素缺乏人口较高,农村的比例高于城镇,经济欠发达地区高于经济发达地区。营养不足是住院患者最常见的营养不良形式,也是传统定义中的营养不良,是指由于能量、蛋白质等营养物质摄入不足或吸收障碍,导致特异性营养物质缺乏或失衡;或者是由于疾病、创伤、感染等应激反应,导致营养物质消耗增加,从而产生营养不足或营养素缺乏。营养不足的病因可分为原发性营养不良和继发性营养不良。前者主要是由于营养物质缺乏或摄入不足;后者主要是营养物质吸收、利用障碍,营养物质消耗或需求增加等所致。

表 1-1-1 营养不良的表型和病因评定标准

	表 现 型 指 标		病 因 型 指 标	
体重丢失(%)	低体重指数(kg/m²)	肌肉质量减轻	食物摄入减少或消化	炎 症
6个月内>5%,或6个月以上>10%	<70 岁<20 或≥70岁<22 亚洲:<70 岁<18.5 或≥70岁<20	低于各种机体组成测定方法正常测定值	<50%能量消耗超过1周,或摄入减少超过2周,或慢性消化道功能障碍影响食物消化吸收	急性疾病/创伤或相关慢性疾病

表 1-1-2 营养不良严重程度分级标准:1级(中度)和2级(重度)

分 级 标 准	表 现 型 指 标		
	体重丢失(%)	低体重指数(kg/m²)	肌肉质量减轻
1级(中度营养不良)	6个月内5%~10%或6个月以上10%~20%	<70 岁<20 或≥70 岁<22	轻~中度下降
2级(重度营养不良)	6个月内>10%或6个月以上>20%	<70 岁<18.5 或≥70 岁<20	重度降低

1. 营养不良的原因 营养不良原因主要有:① 营养素摄入不足:食物摄入不足是营养不良最常见的原因,由于自然界气候、灾难或战争等社会因素引起食物短缺,导致机体营养素摄入不足。此外,土壤、水质中缺乏某种营养素,有时某些地区人群习惯性偏食或者食物加工等原因,也可造成某种营养素缺乏。临床上,某些疾病造成无法正常进食或进食不足,也可造成营养物质的摄入不足。② 营养素吸收不良:胃肠道、胰腺及胆道等疾病可引起消化液、消化酶的分泌不足或缺乏,会严重影响食物中营养素的消化和吸收。如小肠大部分切除的短肠综合征患者,可存在多种营养素吸收障碍。末端回肠切除则可引起叶酸和维生素 B_{12} 缺乏性贫血。胰腺和胆道疾病可引起脂肪和脂溶性维生素吸收障碍。长期服用某些药物也会影响一些矿物质、维生素的吸收。此外,营养素之间的不平衡也会干扰某些营养素的吸收。如果食物中某个元素含量过高则会影响对方的吸收,如铁和锌之间需要保持合适的比例,膳食纤维摄入过多会影响无机盐的吸收。③ 营养素利用下降:临床许多疾病状况下,营养素的利用明显下降。肝脏疾病,如肝硬化时维生素 A、维生素 B_6、维生素 B_{12}、叶酸的储存和利用明显减少,可出现多种维生素缺乏,影响机体凝血功能;尿毒症时肾脏不能将 $25-OH-D_3$ 转化为活性形式的 $1,25-(OH)_2D_3$,导致肠道对钙的吸收障碍。有些药物是某类营养素的拮抗剂,可影响营养素的利用,如大剂量异烟肼或肼苯哒嗪均可引起维生素 B_6 的缺乏。④ 营养素消耗增加:创伤、手术及大面积烧伤时,机体代谢率显著增加,组织分解代谢加剧,机体自身组织和营养物质储备消耗增加,大量氮从尿中或创面丢失;消化道瘘、肾脏疾病、消化道出血等时,蛋白质大量丢失,容易发生营养素缺乏;长时间发热、甲状腺功能亢进等可明显增加机体各种营养素的消耗;恶性肿瘤、糖尿病、结核病等消耗性疾病可导致机体自身组织消耗,产生营养不良;放、化疗均可造成机体营养物质消耗或蛋白质合成障碍。⑤ 营养素需要量增加:在人体生长发育旺盛期和妊娠、哺乳等生理过程中,人体对营养素的需要量明显增加,此时如果营养素摄入不

足,容易引起营养缺乏症,如妊娠初期必须增加叶酸的供给量以适应胎儿组织生长发育的需要,因为叶酸是细胞分裂时核酸合成过程中必不可少的营养素。妊娠后期胎儿成熟,体内需要一定的营养储备,此时母体对蛋白质的需要量增加,若相关营养物质供给不足则使胎儿生长缓慢、骨骼和脑组织的成熟可能发生障碍。哺乳期为了保证乳汁分泌量和母乳中的营养成分,机体对各种营养素的需求量明显增加。

⑥ 炎症:炎症的全身急性期反应包括发热、睡眠增加、厌食、肌肉蛋白降解加速、补体和凝血因子合成增多,以及末梢血白细胞数目的改变。白细胞介素 1(IL-1)、白细胞介素 6(IL-6)和肿瘤坏死因子(TNF)是介导炎症反应最重要的细胞因子,这些炎性介质不仅可引起机体全身应激反应,而且可以诱导肌肉蛋白、体脂等组织的降解,从而造成机体自身组织消耗和营养不良。ASPEN 专家们将营养不良定义为"一种急性、亚急性或慢性的不同程度的营养不足或营养过剩状态,伴或不伴炎性活动,导致机体成分变化和功能减退"。该委员会提出以下的营养诊断:与饥饿相关的营养不良,饥饿为慢性且不伴炎症;与慢性疾病相关的营养不良,炎症为慢性、轻到中度;与急性疾病或外伤相关的营养不良,炎症为急性、重度。由此可见,营养不良的发生与炎症明显相关。疾病、创伤相关的炎性反应及其代偿机制,可导致厌食、机体成分改变和应激代谢改变,造成营养不良。与炎症相关的代谢改变主要由细胞因子介导,并在炎症刺激下持续。这些代谢改变包括能量消耗增加、瘦组织群分解代谢、液体向细胞外转移、急性相蛋白质变化和高血糖。

2. 营养不良类型 临床上传统的营养不足性营养不良可分为以下 3 种类型:① 干瘦型和单纯饥饿型营养不良:该型的主要原因是热量摄入不足,常见于长期饥饿或慢性疾病的患者,临床主要特征是消瘦,体重明显低于正常,表现为严重的脂肪和肌肉消耗,营养评定可见皮褶厚度和上臂围减少,躯体和内脏肌肉量减少,血浆白蛋白显著降低,但免疫力、伤口愈合能力和短期应激能力尚好,精神和食欲尚好。② 低蛋白血症型或急性内脏蛋白消耗型:该型常见于长期蛋白质摄入不足或应激状态下的患者,临床主要特征是全身水肿,表现为明显的生化指标异常,主要为血浆白蛋白值明显下降和淋巴计数下降,患者脂肪储备和肌肉块可在正常范围,因而一些人体测量指标仍正常,但内脏蛋白质迅速下降,毛发易拔脱,水肿及伤口延迟愈合。若不对此型患者应用有效的营养支持,可因免疫力受损,导致败血症或严重的真菌感染。③ 混合型或蛋白质-能量营养不良(protein energy malnutrition,PEM):该型是临床上最常见的营养不良,是由于蛋白质和热量的摄入均不足所致。常见于晚期肿瘤和消化道瘘等患者。这类患者原本能量储备就少,在应激状态下机体蛋白质急剧消耗,极易发生感染和伤口不愈等并发症,病死率高。

七、主编点评

随着医疗卫生技术的进步和人类生活的改善,人口老龄化已成为世界性潮流,人类的平均寿命不断提高,老年人口所占比例也逐年增高。目前,我国许多城市已步入老龄化社会,老年病防治已成为我国医疗卫生工作的重点。随着年龄的增长,老年人在生理、代谢及功能上发生一系列改变,机体组成、器官功能以及对能量、各种营养物质、体液的需要量均发生变化,存在潜在的脏器功能不全、机体生理储备不足、对应激的反应性下降等问题。同时,老年人常伴有糖尿病、高血压、冠心病、慢性阻塞性肺疾病等各种慢性疾病,这在很大程度上增加了患者的风险,使得并发症发生率和死亡率增加,均会对临床预后产生不良影响。目前,老年患者在住院患者中的比例逐渐增多,在入院老年患者中,营养不良十分常见,可占入院老年患者的 50% 以上,在家庭护理与护理机构中营养不良老年人更为多见。而老年人生理功能和应激能力降低都与老年人营养不良状态持续存在或逐渐恶化相关,都使得老年患者对治疗的反应较青壮年弱。因此,临床上应十分重视老年患者的营养问题,改善和维持其营养状态、功能状态、康复能力,以促进其疾病康复,降低病死率和并发症发生率,提高生活质量。

营养不良判定是临床营养治疗的基础，但长期以来有关营养不良的概念一直缺乏公认、标准的定义，也无统一的诊断标准。这是因为全球地域、种族、资源不同，要建立一个被大家共同接受的营养不良判定标准十分困难。目前的共识是将营养底物失衡对人体形态(体型、体格和人体组成)、机体功能和临床结局产生可以观察到不良影响的一种状态定义为营养不良，重点是关心对机体组成变化及临床预后的影响。近年来，许多国际权威机构一直在修正、补充和调整营养不良的诊断标准。GLIM 营养不良评定标准的建立使大家逐步达成了共识，明确在营养风险筛查的基础上，分别利用表现型指标和病因型指标对患者营养不良进行评定和严重程度分级，这有利于全球不同国家、地区统一营养不良的定义和诊断标准，方便学术交流。因此，我国的学者和科研人员应该及时掌握和应用该方法，这不仅能紧跟国际学术界的发展步伐，更有利于对外交流和科研论文的发表，可以使我们的数据和研究结果与全球范围内的流行率、干预措施和结果相比较。但是，迄今为止该标准尚有待于大规模、前瞻性的临床有效性研究加以验证。目前提出的 GLIM 标准只是一个阶段性共识，近年来一直在修正、补充和调整中。此外，GLIM 标准主要是针对住院的成年患者，是否能适用于婴幼儿、小儿、社区人群等特定人群目前也尚无推荐或相应证据。

（吴国豪）

参考文献

[1] Burgos R，Breton I，Cereda E，et al. ESPEN guideline clinical nutrition in neurology[J]. Clinical Nutrition，2018，37：354-396.

[2] Cederholm TA，Jensen GL，Correia MI，et al. GLIM criteria for the diagnosis of malnutrition — A consensus report from the global clinical nutrition community[J]. Journal of Cachexia, Sarcopenia and Muscle，2019，10：207-217.

[3] Jensen GL，Cederholm TA，Correia MI，et al. The GLIM criteria for the diagnosis of malnutrition — a consensus report from the global clinical nutrition community[J]. JPEN J Parenter Enteral Nutr，2019，43(1)：32-40.

[4] Cederholm T，Barazzoni R，Austin P，et al. ESPEN guidelines on definitions and terminology of clinical nutrition[J]. Clin Nutr，2017，36：49-64.

[5] Volkert D，Beck AM，Cederholm T，et al. ESPEN guideline on clinical nutrition and hydration in geriatrics[J]. Clinical Nutrition，2019，38：10-47.

病例 2

神经性厌食,重度营养不良

一、病史简介

患者,女,19 岁。因"厌食、体重减轻、腹胀 1 个月"入院。患者为技校学生,性格开朗,体型偏胖,患病前体重 62 kg,1 年前开始减肥,服用减肥药物并有意识地进行节食以控制体重,逐渐出现纳差、乏力、易倦、闭经、不愿进食、不愿与同学交流而休学。回家后出现厌食,有时夜间暴饮暴食,进食后用手指诱发呕吐。近 1 个月来体重下降明显,出现掉发,上腹部饱胀不适、情绪暴躁,被送至某精神病医院住院。入院后情况没有改善,并常出现恶心、呕吐、便秘。经我院会诊后转入我院。

二、入院检查

体温 36.0℃,脉搏 56 次/分,呼吸 14 次/分,血压 90/50 mmHg,体重 39 kg,身高 166 cm。神志清楚,精神淡漠,毛发稀少,查体欠合作。消瘦、恶病质貌,皮肤巩膜无黄染,颜面轻度浮肿,全身皮肤无皮疹及出血点,未见肝掌及蜘蛛痣。头颅及五官无畸形,双侧瞳孔等大等圆,间接对光反射存在。双侧颈部、锁骨上、腹股沟未触及肿大淋巴结。心肺查体无殊,腹隆,全腹未触及包块,无压痛、反跳痛,肝脾肋下未触及,叩诊浊音和实音,肠鸣音 3 次/分。双下肢浮肿,四肢活动正常,肌力及肌张力正常,腱反射正常,病理征未引出。

红细胞 3.1×10^{12}/L;血红蛋白 101 g/L;白细胞 4.13×10^9/L;中性粒细胞 55.5%;血小板 236×10^9/L;总胆红素 27.9 μmol/L;直接胆红素 13.0 μmol/L;总蛋白 43 g/L;白蛋白 23 g/L;前白蛋白 0.06 g/L;谷丙转氨酶 133 U/L;谷草转氨酶 87 U/L;碱性磷酸酶 115 U/L;尿素 3.6 mmol/L;肌酐 79 μmol/L;尿酸 233 μmol/L;葡萄糖 4.0 mmol/L;总胆固醇 4.02 mmol/L;甘油三酯 1.22 mmol/L;钠 132 mmol/L;钾 2.6 mmol/L;氯 91 mmol/L;钙 2.32 mmol/L;无机磷 1.01 mmol/L;镁 0.54 mmol/L;甲状腺功能及相关抗体:游离甲状腺素及游离三碘甲状腺原氨酸低于正常,风湿免疫相关抗体检查阴性。

彩超检查:肝胆胰脾未见异常,下腹部见 55 mm 无回声区,两侧胸腔积液。超声印象:胸腹腔积液。

三、入院诊断

神经性厌食,重度营养不良。

四、治疗经过

该患者符合多个神经性厌食的诊断标准:① 发病年龄<25 岁;② 有厌食,拒绝进食病史;③ 显著体重丧失(>25%);④ 闭经;⑤ 除外其他躯体或者精神疾病。神经性厌食患者常有营养不良,该患者自发病以来体重下降达 37%,严重低蛋白血症,低钾、低磷、低镁,大量胸腔积液、腹水,属重度营养不良。患者入院后请精神心理科医师对其进行心理疏导,与患者建立良好的关系,取得患者的信任和配合,对患者进行耐心细致的解释,使患者了解其疾病的性质,纠正患者自身体型的歪曲认知,认识到科学、合理的饮食对身体发育和健康的重要性,鼓励其主动、积极地参与治疗,培养患者的自信心和自立感,使其在治疗计划中负起个人责任,矫正以往的饮食行为,树立战胜疾病的信心。同时纠正存在的低钾、低氯、低磷、低镁及大量胸腔积液、腹水等水、电解质代谢紊乱和酸碱平衡失常。应用抗抑郁药以改善患者抑郁心境,使用胃肠动力药物以促进胃肠动力、减轻腹胀等症状,给予适量的利尿剂以减轻胸腔积液、腹水。营养治疗团队为该患者制订具体详细的营养治疗计划,治疗目标是在一段时间内争取患者能恢复每日规律性饮食,改善其营养状况,增加体重。邀请患者母亲每日陪伴患者、协助饮食制作、监督患者每日进食。在入院后头几天,患者仍存在抵触情绪,不愿自主进食,偶有外出暴饮暴食,也拒绝放置鼻胃管进行管饲。因此,治疗小组决定先应用肠外营养支持,同时鼓励患者自主进食少量易消化、无刺激性、喜欢的食物,选用流质、半流质或软食。

考虑到该患者属再喂养综合征高危对象,营养支持的初期目标是80%的能量需要量,同时密切监测相关检查指标。采用间接测热法测定该患者的静息能量消耗值为1 050 kcal/d,因此肠外营养初期的热量目标为800 kcal/d,第1天为1/4目标量,即约200 kcal,通过给予一定量的葡萄糖和氨基酸实现。患者对肠外营养接受度较好,通过1周时间逐步将肠外营养达到患者能量目标需要量,同时摄入足量蛋白质以满足机体合成代谢需求。在肠外营养实施的同时,鼓励患者每天逐渐增加饮食量和口服肠内营养补充,循序渐进。第2周开始逐渐增加肠内营养和经口膳食量,同时逐步减少肠外营养用量和次数,争取逐步过渡到通过饮食能维持机体每日的营养需要量。随着肠内营养摄入量的逐步增加,患者的肝功能指标逐渐恢复正常,经过30天住院治疗,患者精神状况明显改善,情绪稳定,每日饮食次数及进食量基本恢复正常,电解质及肝功能恢复正常,胸腔积液、腹水消失,逐渐减少肠外营养用量直至正常进食后予以出院,出院时体重增至40.5 kg,嘱出院后除正常饮食之外继续口服补充营养制剂,摄入热量约500 kcal/d,1个月后门诊随访,体重增至45 kg。

五、讨论分析

该患者属典型的神经性厌食病例,符合该疾病的所有特征。首先是主观起因,患者平素敏感多虑,体型偏胖,为追求苗条体型,服用减肥药物,通过节食等手段以控制体重,逐渐出现纳差、乏力、易倦、闭经、不愿进食、不愿与别人交流。发病期间暴饮暴食,进食后用手指诱发呕吐,均属神经性厌食常见的临床表现。该患者近1个月来出现毛发脱落、上腹部饱胀不适、恶心、呕吐、便秘等症状,是机体内分泌紊乱、消化道功能障碍的表现,是疾病进展、严重的迹象。神经性厌食主要的临床风险是极度的营养不良、恶病质、器官功能损害,严重者可危及生命。尽管目前体重比标准体重低23.5%,并未达到神经性厌食通常低于正常标准体重25%以上的标准,但考虑到该患者有大量的胸腔积液、腹水,其实际体重可能比入院时的重量更低。另一方面,该患者自发病以来体重减轻约22 kg,自身对照体重下降幅度达37%,BMI=14.2 kg/m²,同时存在严重低蛋白血症、低钾、低磷、低镁,大量胸腔积液、腹水,属重度营养不良,更何况该患者存在下丘脑-垂体-性腺轴功能紊乱(闭经、毛发脱落)、肝功能损害、胃肠道动力障碍等多器官功能受损的临床表现,需要进行各方面积极、恰当的综合治疗。

神经性厌食的治疗需要多学科专业人员之间密切合作,包括临床医师、营养师、精神科医师、心理治疗师、社工等,也需要患者和家庭之间的紧密配合。首先,精神心理科医师的工作十分重要,因为神经性厌食的病因主要是精神因素和心理障碍,疾病治疗成功与否在很大程度上取决于能否解决患者的心理问题,通过精神心理医师对患者进行心理疏导,与患者建立良好的关系,取得患者的信任和配合,使其了解其疾病的性质,纠正患者对自身体型的歪曲认知,认识到科学、合理的饮食对身体发育和健康的重要性,使患者能够主动、积极地参与整个治疗过程,配合完成整个医疗计划。

营养治疗是神经性厌食治疗的关键,由于患者长期处于饥饿状态,能量、蛋白质及各种营养素摄入不足而产生营养不良,严重的营养不良可导致机体各个系统、器官功能出现障碍,其疾病严重程度与营养状况密切相关。因此,维持机体、器官正常功能,恢复正常体重,逆转营养不良,恢复正常的饮食习惯是营养治疗目标。临床上,神经性厌食的营养治疗应根据患者的精神状况、依从性、疾病严重程度,制订符合患者的个体化、确实可行的治疗方案。对于危重患者,首先是挽救生命,维持生命体征的稳定。主要包括纠正水、电解质紊乱和酸碱平衡紊乱,给予足够维持生命的能量,解除危及患者生命的威胁,待生命体征平衡后才开始营养治疗。营养治疗方式和途径应根据疾病性质以及患者的状态而定,一般来说如果患者配合良好且胃肠道功能正常,首先考虑经口进食。如果经口进食无法达到机体对营养物质的目标需要量,可以辅助应用肠内营养管饲或肠外营养。无论采用何种营养支持方式,启动时均应从小量开始,随着生理功能的适应和恢复,有计划、有步骤地增加,以避免出现严重的代谢性并发症。蛋白质是维持组织生长、更新和修复必不可缺少的营养素,对于神经性厌食患者尤为重要,在提供足量热量的前提下,充足的氮源可防止机体瘦组织群和内脏蛋白的继续消耗,促进组织生长,增强机体抵抗力,促进酶和激素的合成。此外,神经性厌食患者由于长时间饥饿或营养物质摄入不足,存在维生素及微量元素缺乏,营养治疗时应补充足量的维生素及微量元素,以维持机体正常生理所需。以上是神经性厌食患者营养治疗的基本原则,临床实践时应根据患者实际情况加以调整,并非固定不变。本例患者在治疗初期,患者仍存在抵触情绪,不愿自主进食,也拒绝放置鼻胃管进行管饲,但能接受静脉输液治疗,所以先采用肠外营养支持方式,待患者情绪稳定、治疗依从性好转后逐步转移到以肠内营养为主的混合营养支持模式。神经性厌食患者营养治疗实施过程中十分重要的是预防和避免再喂养综合征的发生,特别是在营养支持初期,尤其是采用全肠外营养支持时更应重视,我们的经验是对于有条件的医院,采用间接能量消耗测定仪了解患者每日能量代谢状况,指导该患者营养方案的制订,避免热量摄入过量造成的过度喂养或代谢性并发症的发生。

神经性厌食患者的治疗时间往往较长,有效的营养指标监测在整个疾病治疗过程中十分重要,包括进食时间、食物名称、每日及每餐摄入食物和饮料的重量、进食的频率、患者对某种事物的喜好情况等。每日晨起空腹测量体重,每周测量三头肌皮褶厚度等营养评价指标,有条件的单位应用各种机体组成成分测定仪定期测定患者的机体组成,可客观地了解患者营养状况改变情况,上述的各项监测指标均应记录在案,并制成图标加以比较。体重是临床上最常用的营养监测指标,也是营养评价中最简单、直接而又可靠的方法,因而是目前临床上最容易被接受、应用最普遍的指标。体重是机体脂肪组织、瘦组织群、水和矿物质的总和,体重的改变主要是瘦组织群和水分的变化,脂肪组织变化不显著。但是,单凭体重的变化很难准确反映机体营养状况的改变,尤其难以判断体重改变是否是由真正的机体组成变化所致。短时间体重变化反映了体液变化,往往是由水平衡失调所致。本例患者经过 1 个月有效的营养治疗,出院时体重仅增加 1.5 kg,但考虑到该患者入院时存在大量胸腔积液、腹水、双下肢水肿,出院时上述体征消失,故其实际体重增加幅度应该更高。因此,对于此类神经性厌食、严重营养不良的患者,应采用包括机体组成测定等方法的综合营养评价工具进行合理的营养状况评定,以判断营养支持疗效。

六、相关营养背景知识

(一)营养评价及常用评价方法和工具

营养评价(nutritional assessment)是通过临床检查、人体测量、生化检查、人体组成测定以及多项综合营养评价等主观和客观的指标或手段,判定机体营养状况,确定营养不良的类型和程度,估计营养不良所致的危险性,并监测营养支持的疗效。营养状况评价是临床营养支持基础,即采用合适的方法和工具识别营养不良的个体以及可能从营养支持中临床获益者,是指导营养诊疗计划制订的前提,通常由受过培训的临床医师、营养师或护师完成。

理想的营养评价方法应当能够准确判定机体营养状况,预测营养不良机体并发症的发病率和病死率是否增加,能够预测营养相关性并发症的发生,从而提示预后。传统的营养评价方法很多,包括病史收集、人体测量、体力活动情况、代谢状况、实验室检查及机体组成测定。病史采集包括疾病史、膳食调查、精神史、用药史及生理功能史等,人体测量的指标包括身高、体重、BMI、三头肌皮褶厚度(triceps skinfold thickness,TSF)、上臂肌围(mid-arm muscle circumference,MAMC)等,生化检查主要是测定白蛋白、转铁蛋白、前白蛋白和肌酐身高比值等。体力活动与机体营养状态密切相关,常用方法是体能测定(如步行测试)或肌肉功能(如握力)测定。体力活动能力可以使用 WHO/ECOG 量表或 Karnofsky 量表进行分级。人体组成测定是近年来常用的营养评价方法,通过各种人体组成测定工具可以准确测定机体的瘦组织群含量、体脂含量等。尽管营养状况评价方法很多,但各种营养评价方法及手段均存在一定的局限性,目前尚没有一项指标能够准确、全面地评价营养状况。近年来国际学术界普遍认为,体重丢失、BMI、FFMI 含量是目前评价机体营养状况非常有价值的指标。

由于目前尚没有一项指标能够准确、全面地评价营养状况,有学者主张应用综合性营养评价指标,结合多项营养评价指标来评价患者的营养状况,以提高敏感性和特异性。目前临床上常用的综合性营养评价指标有:

1. 主观全面评定法(subjective global assessment,SGA) SGA 是以病史和临床检查为基础,省略实验室检查,其内容主要包括病史和体检 7 个项目的评分(表 1-2-1)。最后评分者根据主观印象进行营养等级评定,A 级为营养良好,B 级为轻到中度营养不良,C 级为重度营养不良。SGA 是目前国外应用广泛的综合性营养评价方法,大量临床研究证明 SGA 对于住院时间、病死率和并发症的发生率有着较好的预测效度,因而成为当今国际上十分常用的综合营养评价工具,也被广泛应用于成人营养状况调查。

表 1-2-1 SGA 评价表

(在____处打钩或填写相应的数字和符号)

1. 病史
 (1)体重改变
   过去 6 个月内:减少_____ kg
         占通常体重的_____%
   近 2 周来: 增加_____
        无变化_____
        减少_____
 (2)饮食变化
   无变化_____
   有变化_____ 持续_____周
        类型:半流质_____
          流质_____
          低热量饮食_____
          禁食_____
 (3)消化道症状(持续 2 周以上)
   无_____;恶心_____;呕吐_____;腹泻_____;厌食_____
 (4)活动能力改变
   无变化_____
   有变化_____ 持续_____周
        类型:轻工作_____
          下床走动_____
          卧床休息_____

2. 体检(正常为—,轻度为＋,中度为＋＋,重度为＋＋＋)
 (1) 皮下脂肪丢失_____
 (2) 肌肉萎缩程度_____
 (3) 水肿:踝部水肿_____
    骶部水肿_____
    腹水_____
3. SGA 评分
 A:正常_____
 B:轻到中度营养不良_____
 C:重度营养不良_____

2. 微型营养评定(mini nutritional assessment,MNA)　MNA 是一种评价老年人营养状况的简单快速的方法,其内容包括人体测量、整体评定、膳食问卷以及主观评定等 18 项内容(表 1-2-2),上述评分相加即为 MNA 总分。分级标准如下:① 若 MNA≥24,表示营养状况良好;② 若 17≤MNA＜24,表示存在发生营养不良的危险;③ 若 MNA＜17,表示有确定的营养不良。MNA 是为了确定身体虚弱及健康老人营养不良的风险而研发,在其发展和验证研究中,所使用的参考方法经过专家评估,具有很高的准确性,是老年人首选的营养评价工具。MNA-SF(简易型)和改进的 MNA-SF(采用取代 BMI 的小腿围方法)是针对完整版的 MNA 而研发和验证的,同样具有较高的准确性。

表 1-2-2　MNA 评价表

(将选择项对应的数字填入框内,所有框内数字相加即为 MNA 总分,满分 30 分)

姓名_____　性别_____　年龄_____　体重_____kg　身高_____cm

整体评价
1. 体重指数(kg/m^2)
 0＝BMI＜19,1＝19≤BMI＜21
 2＝21≤BMI＜23,3＝BMI≥23
2. 上臂肌围(cm)
 0.0＝MAC＜21,0.5＝21≤MAC≤22,1.0＝MAC＞22
3. 小腿周径(cm)
 0＝CC＜31,1＝CC≥31
4. 近 3 个月来体重减少
 0＝体重减少＞3 kg,1＝不知道,2＝体重减少在 1～3 kg,3＝体重无减少

总体评价
5. 生活自理
 0＝否　　1＝是
6. 每天服用 3 种以上处方药
 0＝是　　1＝否
7. 近 3 个月来有心理疾患或急性疾病
 0＝是　　1＝否
8. 活动能力
 0＝卧床或坐椅子,1＝能离床或椅子但不能出门,2＝能出门
9. 神经心理问题
 0＝严重痴呆或抑郁,1＝轻度痴呆,2＝无心理问题
10. 皮肤溃疡
 0＝是　　1＝否

饮食评价
11. 每天几餐
 0＝1 餐

　　　　1＝2 餐
　　　　2＝3 餐
12. 蛋白质摄入的指标
　　－是否每天至少一次摄入牛奶、奶酪或酸奶？
　　－是否每周 2 次或以上摄入豆类或蛋类食品？
　　－是否每天摄入肉、鱼或家禽？
　　　0.0＝0～1 个是，0.5＝2 个是，1.0＝3 个是
13. 每天 2 次或以上使用蔬菜或水果？
　　0＝否　　　1＝是
14. 近 3 个月来因为厌食、消化、咀嚼或吞咽困难致进食减少
　　0＝严重食欲不振，1＝中度食欲不振，2＝轻度食欲不振
15. 每天饮水量（杯）
　　0.0≤3 杯，0.5＝3～5 杯，1.0≥5 杯
16. 进食情况
　　0＝进食需要别人帮助，1＝不需帮助但较困难，2＝进食无困难

自身评价
17. 是否自认有营养问题
　　0＝严重营养不良，1＝中度营养不良或不知道，2＝轻度营养不良
18. 与同龄人相比自身的营养状况
　　0.0＝不很好，0.5＝不知道，1.0＝一样好，2.0＝更好

总值（满分 30 分）＿＿＿＿＿

　　3. 预后营养指数（prognostic nutritional index，PNI）　是综合应用 4 种营养评价指标进行计算，公式如下：

$$PNI(\%)=158\%-16.6\times ALB-0.78\times TSF-0.20\times TFN-5.80\times DHT$$

　　其中，ALB 为血清白蛋白（单位：g/dl），TSF 为三头肌皮褶厚度（单位：mm），TFN 为血清转铁蛋白（单位：mg/dl），DHT 为迟发性皮肤超敏反应（硬结直径＞5 mm 者，DHT＝2；硬结直径＜5 mm 者，DHT＝1；无反应者，DHT＝0）。

　　若 PNI＜30%，表示发生术后并发症及死亡的可能性较小；30%≤PNI＜40%，表示存在轻度手术危险性；40%≤PNI＜50%，表示存在中度手术危险性；PNI≥50%，发生术后并发症及死亡的可能性较大。因此，PNI 被广泛用于判断外科患者营养状况，与围手术期预后具有良好的相关性。

　　4. 客观营养状况评分（controlling nutritional status，CONUT）　由 Lgnacio de Ulibarri 首次提出，包含了血清白蛋白、血清总胆固醇、血液总淋巴细胞计数 3 个方面（表 1-2-3），涉及机体蛋白质储备、能量消耗及免疫功能，可作为住院患者营养状况评价工具，适合于所有人群。

表 1-2-3　CONUT 营养状况评价表

项　　目	数　　值			
血清白蛋白（mmol/L）	0.51～0.65	0.44～0.50	0.36～0.42	＜0.36
评　分	1	2	4	6
血清淋巴细胞计数（个/mm²）	≥1 600	1 200～1 599	800～1 199	＜800
评　分	0	1	2	3
血清总胆固醇（mmol/L）	＞4.68	3.64～4.68	2.86～3.61	＜2.86
评　分	0	1	2	3

续　表

项　　目	数　　值			
CONUT 评分	0～1	2～4	5～8	9～12
营养评价	正常	轻度	中度	重度

5. 营养危险指数(nutritional risk index, NRI)　NRI 公式如下：

$$NRI=10.7\times ALB+0.003\ 9\times TLC+0.11\times Zn-0.044\times Age$$

其中，ALB 为血清白蛋白(单位：g/dl)，TLC 为总淋巴细胞计数(单位：$10^3/ml$)，Zn 为血清锌浓度(单位：mg/dl)，Age 为年龄。

若 NRI＞60，表示手术危险性低；NRI≤55，表示手术危险性高。NRI 最初是为了评估社区居住的老人营养不良情况而研发，现在已经被很多研究应用来评估入院患者(不仅是老人，也包括成人)的营养状况。在一项新入院患者的研究中，NRI 在老年患者营养评估(＞64 岁)中表现出很好的准确性，而在年轻患者营养评估(＜65 岁)中仅表现出一般的准确性。在两项成人住院人群(非老年人)的研究，准确性较差(包括新入院或手术的患者，以 SGA 作为参考方法)。NRI 还被应用于术前大肠癌患者的研究中，并与两种参考方法(SGA 和前白蛋白)作了对比，结果发现三者效果差不多。因此 NRI 仅在一项用于评估老年人群营养状况的研究中效果很好，但是在评估成人的营养状况时效果一般。

6. 营养评价指数(nutritional assessment index, NAI)　NAI 公式如下：

$$NAI=2.64\times AMC+0.60\times PA+3.76\times RBP+0.017\times PPD-53.80$$

其中，AMC 为上臂肌围(单位：cm)，PA 为血清前白蛋白(单位：mg/dl)，RBP 为血清视黄醇结合蛋白(单位：mg/dl)，PPD 为纯化结核菌素试验(硬结直径＞5 mm 者，PPD＝2；硬结直径＜5 mm 者，PPD＝1；无反应者，PPD＝0)。

若 NAI≥60，表示营养状况良好；40≤NAI＜60，表示营养状况中等；NAI＜40，表示营养不良。

7. 住院患者预后指数(hospital prognostic index, HPI)　HPI 的计算公式如下：

$$HPI=0.92\times ALB-1.00\times DHT-1.44\times SEP+0.98\times DX-1.09$$

其中，ALB 为血清白蛋白(单位：g/L)，DHT 为迟发性皮肤超敏反应(有 1 种或多种阳性反应，DHT＝1；所有均呈阳性，DHT＝2)，SEP 为败血症(有败血症，SEP＝1；无败血症，SEP＝0)，DX 为肿瘤诊断(肿瘤疾病，DX＝1；无肿瘤，DX＝0)。

若 HPI 为＋1，表示有 75% 的生存概率；若 HPI 为 0，表示有 50% 的生存概率；若 HPI 为－2，表示仅为 10% 的生存概率。

尽管目前临床上有多种营养评价方法，但各种营养评价方法均有其一定的局限性，不同评价方法的营养不良检出率和营养不良程度往往存在差异。因此，提倡临床上实施营养评价时应采用综合性营养评价指标，以提高敏感性和特异性。

(二) 营养不良对机体的影响

营养不良可引起机体明显的代谢及生理变化，营养不良几乎会影响机体的全部器官，营养不良尤其是重度蛋白质-能量营养不良可影响机体各个器官和系统的结构与功能。营养不良与并发症相关，尤其是伴有代谢应激的患者，其营养需求(尤其是对于蛋白质的需求)高于不伴有代谢应激的患者。如果伴有代谢应激的患者没有得到足够的营养治疗，机体就会用自身的蛋白质储备来满足能量需求。这样就会延缓伤口愈合，损伤免疫功能，因而增加并发症发病率、病死率、住院时间和治疗费用。大量临床研究发现,营养不良对患者的临床结局造成负影响,营养不良不可避免影响细胞、组织及器官功能,具有更高的营养不良相关的并发症,如更高的伤口感染率、更长的住院时间、更高的病死率以及更高的医药费用。

1. 机体组成改变 体重丢失是主要的临床表现,体重丢失中主要的成分是体脂和骨骼肌,肌肉蛋白及体脂的分解为糖异生作用和急性相反应蛋白的合成提供前体物质,当体重下降达 40% 时,人体几乎不能生存。营养不良导致机体瘦组织群消耗增加,尤其是骨骼肌的丢失。营养不良导致肌肉力量及持久力下降,肌肉组织学改变,I 型肌纤维数量明显减少、萎缩。骨骼肌中糖原、ATP、肌氨酸等中间产物明显减少。临床上反映肌肉强度的握力、拇收肌进行电刺激后测得的肌肉收缩、舒张的强度以及代表呼吸肌力量的 FEV_1 值均明显下降。营养不良时机体的体脂含量明显下降,虽然脂肪组织是代谢惰性组织,主要起到能量储存的作用,但是脂肪组织能够分泌 50 多种蛋白质分子,参与机体的氧化应激和炎症过程,脂肪组织的消耗必然影响机体代谢及生理功能。

2. 对消化系统影响 肠道是受到营养不良影响最大的器官之一。由于肠道上皮细胞更新迅速,肠黏膜细胞对于营养物质的需求量高,且食物是肠黏膜细胞更新最好的刺激剂。营养不良时,肠道黏膜细胞能量匮乏,肠黏膜萎缩,黏膜的厚度、肠黏膜绒毛及微绒毛高度降低,肠道消化、吸收功能及肠道免疫功能降低。此外,营养不良影响肠道黏膜细胞之间的紧密连接,肠道的通透性增加,肠壁水肿,肠道屏障功能下降,肠道细菌易位增加,肠源性感染的机会增加。营养不良影响消化系统各消化腺功能,肠道、胰腺、胆道的分泌功能以及各种消化酶活性下降,从而导致肠道消化、吸收功能障碍。结肠吸收水分和电解质的能力会降低,而分泌功能却会升高,故严重营养不良患者会出现腹泻症状。

3. 对呼吸及循环系统影响 营养不良可导致机体瘦组织群消耗。因此,膈肌、肋间肌等呼吸肌的重量下降,会影响机体的呼吸功能,最大通气量及 FEV_1 值均明显降低,营养不良的危重患者摆脱机械通气的时间延长。此外,营养不良可导致肺蛋白质合成能力下降,肺表面活性物质的减少可引起肺组织塌陷,死腔通气增加,肺氧合能力下降。营养不良导致呼吸道分泌的免疫球蛋白浓度降低,再加上肺换气不足、纤毛运动减弱、无法有效咳嗽以及呼吸道对入侵细菌的抵抗力下降,容易引起肺部感染。

营养不良引起心脏功能、形态学以及心脏溶酶体酶,特别是组织蛋白酶的明显变化,导致心脏萎缩及蛋白质代谢变化。长期或严重营养不良会损伤心肌细胞,导致心输出量下降、心率减慢和低血压。由于心容量的减少和体重的降低成正比,营养不良时心容量的下降一方面是由于心肌重量下降,另一方面是内腔体积减小,从而导致心输出量减少。严重心力衰竭患者可以引发外周循环衰竭,对活动反应缺乏。另一方面,某些营养素的缺乏,如维生素 B_1 缺乏可引起心力衰竭,缺乏矿物质或电解质紊乱会导致心律失常。饥饿导致的营养不良可引起心电图异常,主要表现为 Q-T 间隙延长,各图形幅度持续下降,QRS 及 T 波明显右移。当饥饿持续,心脏形态及功能继续下降,心动过缓,节律紊乱,血压下降,心输出量下降及中心静脉压升高,最终导致充血性心力衰竭。

4. 对肾脏功能的影响 营养不良会引起肾脏血流速和肾小球滤过率降低,尿浓缩和酸排泄能力下降,出现多尿、低渗尿及蛋白尿等症状。肾脏浓缩功能下降,但同时排泄多余盐和水分负荷的能力降低,使得机体细胞外水分增加,出现水肿,临床上称为"营养不良性水肿"。

5. 对免疫系统的影响 营养素是机体赖以生存的最重要的环境因素之一,是维持人体正常免疫功能的物质基础。机体摄取的营养物质可通过对免疫系统的影响,调节其功能状态,以维持机体的健康,并影响疾病的进程和临床结局。营养不良会明显影响机体免疫防御系统功能,特别是损害机体细胞免疫功能,导致感染抵抗力下降。营养不良时,首先胸腺发生严重的萎缩,紧接着是脾脏、肠系膜淋巴结和颈淋巴结的变化。免疫系统组织学改变的直接表现是胸腺和脾脏的萎缩,肾上腺严重萎缩,肠壁变薄,肠道免疫系统退化,淋巴细胞增殖率降低,T 细胞数量减少,整个补体系统功能受损,细胞因子尤其是 IL-1 活性下降,导致机体免疫功能紊乱,免疫应答能力下降。具体表现为:① 吞噬作用减弱:营养不良时参与吞噬作用的有关酶缺乏,巨噬细胞数量减少,巨噬细胞活性及杀菌能力降低。② 细胞免疫功能减退:营养不良患者淋巴细胞增殖受损,淋巴细胞数量减少,淋巴细胞的活性降低,结核菌素反应减弱,淋巴细胞转化率降低,迟发性超敏反应丧失。③ 体液免疫功能降低:营养不良患者血清中免疫球蛋白含量降低,特异性抗体的合成能力下降,从而影响机体的体液免疫功能。营养不良时机体免疫力下降的结果是对感染的易感性增加,对创伤和疾病的防御能力下降,感染性并发症增加,创伤愈合延迟,生活质量下降。

七、主编点评

神经性厌食在当代社会并非罕见,发达国家高于发展中国家,城市高于农村。严重的神经性厌食患者常因极度营养不良而出现恶病质、多器官功能衰竭,从而危及生命。因此,营养治疗在神经性厌食治疗中起着举足轻重的作用。近年来,我们收治了多名神经性厌食患者,有像该患者一样十分成功的病例,也有一些不成功或没有完成治疗的患者,我们的体会是神经性厌食治疗和预后除了与患者疾病的严重程度有关外,还与合理的营养治疗策略、成功的精神和心理干预、患者及家属配合程度,以及适当的药物治疗等有关。通过有效的综合治疗,大多数神经性厌食患者症状能够得到有效的控制,营养状况改善,可以治愈。

神经性厌食患者由于长时间饥饿、进食不足,机体内分泌、胃肠道结构和动力发生改变。研究资料显示,神经性厌食患者常伴有贲门失弛缓症、胃肠道动力改变、便秘。此外,肝功能损害在临床上十分常见,表现为高胆红素血症和血清转氨酶升高,严重营养不良患者可合并胰腺分泌功能严重受损。因此,此类患者临床治疗时如何根据患者精神状况、依从性、疾病严重程度,维持机体、重要器官的正常功能,制订符合患者的个体化、确实可行的治疗方案,恢复患者的机体组成和营养状况,减少并发症的发生,是疾病治疗的关键。

神经性厌食患者营养治疗时如何避免再喂养综合征的发生十分重要,过高的能量供给增加再喂养综合征的发生风险,过低的能量供给将阻碍代谢复苏的进程。因此,有学者建议采用间接测热法测定患者每日静息能量消耗值,用于指导热量目标量的制订,在营养治疗初期从较低能量摄入逐渐增加直至达到目标量。但是,临床上绝大多数神经性厌食患者实际测得的静息能量消耗值往往较低,主要原因是长期饥饿后患者的瘦组织群明显减少,而肌肉对机体的能量代谢影响较大。因此,如果按照实际测定的静息能量消耗值作为神经性厌食患者热量目标量,往往会导致热量摄入不足。目前,国际上相关学会指南建议此类成人患者热量的目标量为 30~40 kcal/(kg·d),从 5~20 kcal/(kg·d)开始逐渐增加直至达到目标量,对于严重营养不良和体重严重减轻患者,营养治疗开始时热量摄入量应该以 5~10 kcal/(kg·d)开始,2~3 d 内逐渐增加至 20 kcal/(kg·d)。营养治疗开始需要遵守低能量策略,随着机体的康复、代谢的复苏逐渐增加能量摄入。营养治疗应该在有丰富经验的营养治疗小组的指导下进行,膳食应在监督下食用,饮食不足或不配合者首先选择通过鼻胃管进行肠内营养,可选用高蛋白质制剂;肠内营养耐受性差或依从性差者、通过肠内营养仍无法达到目标量者应考虑使用可肠外营养支持。在营养底物的选择上,碳水化合物的摄入量应<每日总热量的 40%,以防止胰岛素分泌的突然增加导致电解质失衡,尤其是低磷血症的发生,特别是在营养支持开始前就存在低磷血症的患者,同时应静脉补充磷酸盐、充足的维生素、尤其是维生素 B 族,定期监测血电解质浓度。

理想的营养风险筛查工具和营养评定方法应当能够准确判定机体营养状况,预测营养相关性并发症的发生,从而提示预后。骨骼肌是机体蛋白质的主要存在形式,占人体总蛋白质的 50%~75%,在机体蛋白质代谢和氮平衡维持中起着十分重要的作用,是机体主要的能量消耗和代谢组织。近年来研究发现,骨骼肌消耗损伤机体组织和器官功能,增加并发症的发生率和病死率,对营养不良、外科以及重症患者的临床结局产生不良影响。与 BMI 等指标相比,骨骼肌含量是更理想的营养评定指标,能更好地反映临床预后,因而更应该受到临床医师的关注。该患者经过 1 个月有效的营养治疗,出院时体重及 BMI 改善不明显,但考虑到该患者入院时存在大量胸腔积液、腹水、体重改变,无法准确反映患者营养状况改变情况,住院期间我们应用 CT 对该患者进行骨骼肌含量的测定,测量该患者第三腰椎平面的骨骼肌面积,然后根据横截面面积计算骨骼肌指数,骨骼肌指数可以代表骨骼肌含量,将骨骼肌指数与人群临界值做比较,从而评估患者的总骨骼肌含量。该患者入院时的骨骼肌指数为 21.6 cm^2/m^2,远低于通过 CT 机器自带的 Image J 软件计算得到女性平均骨骼肌指数为 $(38.6\pm7.4)cm^2/m^2$,属重度营养不良。而经过 1 个月的营养治疗,其第三腰椎平面骨骼肌指数明显增至 29.3 cm^2/m^2,尽管其体重增加并不明显。根据我们多年相关的临床研究和探索,应用 CT 测量第三腰椎(L3)肌肉横截面面积和骨骼肌指数,能确切地反映机体瘦组织群的含量,并与患者的临床结局密切相关,是理想的营养评价手段和方法。

（吴国豪）

参考文献

［1］ Sanchez-Rodríguez D，Marco E，Ronquillo-Moreno E，et al. ASPEN‐AND‐ESPEN：A postacute-care comparison of the basic definition of malnutrition from the American Society of Parenteral and Enteral Nutrition and Academy of Nutrition and Dietetics with the European Society for Clinical Nutrition and Metabolism definition[J]. Clinical Nutrition，2019，38：297‐302.

［2］ Mogensen KM，Malone A，Becker P，et al. Academy of Nutrition and Dietetics/American Society for Parenteral and Enteral Nutrition Consensus Malnutrition Characteristics：Usability and Association With Outcomes[J]. Nutr Clin Pract，2019，34：657‐665.

［3］ Resmark G，Herpertz S，Herpertz-Dahlmann B，et al. Treatment of Anorexia Nervosa — New Evidence-Based Guidelines[J]. J Clin Med，2019，8：153‐169.

［4］ Hilbert A，Petroff D，Herpertz S，et al. Meta-analysis of the efficacy of psychological and medical treatments for binge-eating disorder[J]. J Consult Clin Psychol，2019，87：91‐105.

［5］ Friederich HC，Wild B，Zipfel S，et al. Focal Psychodynamic Psychotherapy[M]. Hogrefe Publishing：Boston，MA，USA，2019.

病例 3

慢性酒精中毒，Kosakoff 综合征，低磷血症

一、病史简介

患者，男，83岁。因"虚弱、纳差、精神状态变化数日"而被邻居送入院。患者是个孤老，一人独居，邻居反映患者平时自己买菜、做饭，长期酗酒。1年前出现记忆力下降，情绪不稳定，性格孤僻，有时精神亢奋、易怒，或幻觉、幻听，有时则反应迟钝，沉默不语，感觉不安与恐惧，偶出现谵妄、幻觉等症状。近一个月来患者的健康状况和活动能力明显下降，出现手、足麻木，感觉迟钝，四肢和躯干震颤，饮食量明显减少，近日出现精神状态变化并离家出走，邻居发现后将其送入院。

患者既往体健，饮酒40余年，每天约1包香烟，半斤白酒。

二、入院检查

体温38.1℃，脉搏78次/分，呼吸24次/分，血压110/65 mmHg，体重51.5 kg，身高175 cm。神志欠清，精神淡漠，无法回答询问，查体欠合作。消瘦，恶病质貌，巩膜轻度黄染，颜面轻度浮肿，皮肤干燥而皱褶，口唇轻度干裂，双侧瞳孔等大等圆，间接对光反射存在。心肺查体无殊，心、肺无殊，腹凹陷，未见胃、肠型，肝脾肋下未触及，腹部未扪及肿块，无压痛、反跳痛，叩诊呈鼓音，肠鸣音正常，四肢肌肉萎缩，双下肢浮肿，四肢活动正常，肌力正常，肌张力增高，腱反射正常，病理征未引出。

红细胞$3.72×10^{12}$/L；血红蛋白98 g/L；血细胞比容31.2%；血小板$202×10^9$/L；白细胞$10.7×10^9$/L；总胆红素55.4 μmol/L；直接胆红素23.7 μmol/L；总蛋白50 g/L；白蛋白28 g/L；前白蛋白0.15 g/L；谷丙转氨酶：191 U/L；谷草转氨酶113 U/L；碱性磷酸酶257 U/L；γ-谷氨酰转移酶359 U/L；尿素5.0 mmol/L；肌酐76 μmol/L；尿酸211 μmol/L；葡萄糖5.4 mmol/L；总胆固醇5.04 mmol/L；甘油三酯1.83 mmol/L；钠140 mmol/L；钾3.1 mmol/L；氯101 mmol/L；二氧化碳27 mmol/L；阴离子隙13 mmol/L；钙2.78 mmol/L；无机磷1.52 mmol/L；镁0.75 mmol/L。

三、入院诊断

慢性酒精中毒，营养不良。

四、治疗经过

该患者有数十年酗酒史，逐渐出现记忆力下降，情绪不稳定，精神紧张，体力下降，进食减少，同时存在手、足、四肢和躯干震颤、肌萎缩等改变。实验室检查可见白细胞增高，肝功能损害，符合慢性酒精中毒的诊断标准，并伴有中枢和外周神经系统症状以及肝功能损害，属酒精中毒性精神障碍及慢性酒精性肝病。患者近来饮食量明显减少，体重下降，BMI为16.8 kg/m²，严重低蛋白血症，存在营养不良。患者近日思维障碍表现明显，临床上存在神经炎和肌无力表现，可能存在严重的维生素B族缺乏可能。患者入院后行头颅磁共振影像学检查，显示脑组织萎缩性改变，排除了颅脑占位性病变，神经内科仅给予抗焦虑药物，但精神状况无明显改善。考虑到患者很大程度上存在维生素B缺乏可能，入院后每天

维生素 B_1 肌内注射和静脉补充多种维生素制剂。入院后由于患者精神症状无明显改善,无法正常进食,我们给患者留置鼻胃管进行肠内喂养,热量目标为 25 kcal/(kg·d),应用短肽型肠内营养制剂,逐步增加达到全量喂养,输注速度从 75 ml/h 增至 150 ml/h。治疗第 4 天出现严重腹泻及高渗性脱水表现,肌酐、尿素氮增高,停用肠内营养并给予 5% 葡萄糖及 0.45% 生理盐水,但患者高钠血症未能纠正。第 7 天患者出现急性呼吸衰竭,转入 ICU 病房进行机械通气支持,患者脱水症状无明显好转。实验室检查示血清白蛋白 25 g/L,血磷 0.55 mmol/L,钾 2.78 mmol/L,钙 1.11 mmol/L,镁 0.87 mmol/L。考虑存在较严重的低磷、低钾、低镁血症。将 20 mmol 磷酸钾加入 250 ml 生理盐水中,在 2 h 内输完,输注结束后 2 h 测血磷浓度仍低,在随后的数天内重复使用。由于该患者存在低钾、低镁血症,在纠正低磷血症同时静脉补充氯化钾和硫酸镁。经过数日积极治疗,患者一般情况改善,成功脱机,电解质及肌酐、尿素氮逐步恢复正常,恢复经鼻胃管进行肠内喂养,应用整蛋白制剂,胃肠道耐受性良好,出 ICU 回普通病房继续治疗。

五、讨论分析

慢性酒精中毒主要引起体内硫胺、叶酸、烟酸、吡多醇等缺失及利用障碍,硫胺缺乏可影响脂类的合成与更新,可造成中枢及周围神经轴索变性、脱髓鞘改变,而叶酸、烟酸、吡多醇不足可引起神经细胞蛋白质和神经递质合成障碍,其神经系统损害是多方面的。酒精为亲神经物质,长期饮用可产生慢性中毒,造成神经系统难以逆转的损害,最常受累者为大脑、脑干、小脑及周围神经,但脊髓及肌肉也可受累。慢性酒精中毒对机体代谢和神经系统的影响主要是长期饮酒引起营养代谢障碍,其次是酒精及其代谢产物对神经系统的直接影响,从而产生临床症状。最常见的早期症状为不能静坐或稳定地握杯,步态不稳,动作笨拙。情绪急躁,易激惹,常有惊跳反应,或心情郁闷,工作能力下降,记忆力下降,思维停滞,反应迟钝和不想说话。病情进一步发展可出现短暂错觉幻觉,视觉障碍,发音不清,肢体及躯干震颤,共济失调,随后可出现癫痫样发作。如果周围神经损害则表现为手或脚为主的麻木、疼痛或感觉迟钝,分布似"手套袜子样",还可出现肌肉萎缩、痉挛等症状。此外,长期嗜酒可导致机体营养不良,代谢紊乱,酶与多种维生素缺乏,从而可引起包括慢性胃炎、肝硬化、吸收不良综合征、周围神经炎及心肌损害等。该患者具有典型的慢性酒精中毒神经症状,同时长时间进食不足,可能合并有多种维生素缺乏,酗酒患者特别容易引起维生素 B 族缺乏症,从而加重神经系统损害,因而在临床治疗中应及时补充维生素 B 族。

低磷血症在住院患者中较常见,尤其是在危重患者中更易发生,有研究发现,约 3.1% 的住院患者存在中等程度的低磷血症,在危重患者中其发生率高达 18%~28%。低磷血症有时是短暂的,是由于呼吸性碱中毒而使磷转移至细胞内、细胞外液扩张或与应激反应所致的高血糖有关。当然,低磷血症也可能是磷缺乏所致。该患者长时间进食减少,可能也是该患者发生低磷血症的原因。此外,长期酗酒者是再喂养综合征的高发人群,因为慢性酒精中毒患者低磷血症发生率高达 50%,尤其是在停止饮酒时更易发生。由于营养支持所致的低磷常见于危重患者或营养不良患者进行营养支持的 48 h 内,该患者在住院期间输注含葡萄糖的液体,也可能造成血磷下降。随着肠内营养逐渐达到目标量,患者的血磷浓度进一步下降,同时出现低钾、低镁、低钙血症,并出现高渗性脱水、呼吸抑制等临床表现,发生较严重的再喂养综合征临床表现。患者出现严重的呼吸功能障碍需要机械辅助通气,可能原因是严重的低钾血症可引起神经肌肉系统瘫痪、麻痹、呼吸抑制。肠内营养摄入碳水化合物会增加呼吸系统负担,可增加 CO_2 的产生量和 O_2 耗量,加重呼吸负荷。通过停止肠内喂养,及时纠正低钾、低镁、低磷血症,有效的器官功能维护,补充多种维生素,患者的器官功能和临床症状改善,顺利出 ICU 病房。

六、相关营养背景知识

（一）Kosakoff 综合征

Korsakoff 综合征又称器质性遗忘综合征，是由俄国精神病学家 Korsakoff 最先报道并以其名字命名的综合征。表现为选择性的认知功能障碍，包括近事遗忘、时间及空间定向障碍，而无全面的智能减退。多见于长期饮酒所造成维生素 B_1 严重缺乏，从而引起神经系统损害。部分患者有不同程度的多发性神经炎，肌肉萎缩和肌肉麻痹，腱反射减弱，或有轻微的眼球震颤。

（二）再喂养综合征

再喂养综合征（refeeding syndrome，RFS）是指长期饥饿或严重营养不良患者，在重新摄入营养物质时出现的以严重低磷血症为主要病理生理特征的电解质紊乱，以及由此产生的一系列症状。此定义后来扩展为消耗状态下提供营养支持后出现的代谢、生理改变现象，表现为磷、钾、镁及糖代谢异常，维生素缺乏，体液潴留等。再喂养综合征常见于以下一些人群：① 营养物质摄入减少，如长期禁食者，神经性厌食患者，老年抑郁症或老年营养不良患者等；② 营养物质吸收障碍，长期酗酒，短肠综合征，炎症性肠病，吸收不良综合征，严重呕吐、腹泻及减肥手术后等患者；③ 营养物质代谢障碍，糖尿病，体重明显下降的肥胖症患者等；④ 营养物质消耗增高，严重应激状态的危重患者，恶性肿瘤、结核及获得性免疫缺陷征等各种消耗性疾病患者。

RFS 的发病机制和病理生理学基础是严重营养不良患者通常处于饥饿或半饥饿状态，机体处于分解代谢状态，血胰岛素浓度下降，外源性碳水化合物摄入量明显减少，胰岛素分泌减少，胰高糖素释放增加，体脂和蛋白质分解增加，肝脏糖异生作用增强并成为机体的主要能量来源，体内磷、钾、镁等电解质平衡失调和维生素贮备耗竭。此时摄入大量营养物质，尤其是肠外途径供给大量碳水化合物，血糖增高，血胰岛素浓度升高，胰岛素作用于机体各组织，合成代谢增强，导致磷、镁、钾等离子进入细胞内，造成低磷血症、低镁血症及低钾血症。低磷血症影响细胞膜稳定性，造成溶血性贫血，心肌及横纹肌溶解。低镁血症可诱发心律失常，心肌及血管收缩能力降低，从而发生低血压或充血性心力衰竭。低钾血症可引起神经肌肉系统瘫痪、麻痹、呼吸抑制、肌无力症状，甚至心脏停搏。磷、镁、钾等电解质紊乱常伴有水及酸碱平衡失调，最常见的是代谢性酸中毒，并从而进一步造成各器官、系统功能障碍，细胞外液扩张，心脏、循环负担加重而导致急性心力衰竭。突然摄入的碳水化合物会增加呼吸系统负担，可增加 CO_2 的产生量和 O_2 耗量，增加呼吸商，结果是每分钟通气量增加，导致呼吸困难，难摆脱机械呼吸。

临床上营养支持时一旦出现严重的再喂养综合征，应及时、积极处理。一般说来，患者存在严重低磷血症（$<0.3\ mmol/L$）或出现相应临床症状或并发症时，每日静脉补充磷酸盐量为 $0.32\ mmol/kg$。大多数机构推荐在 $6\sim8\ h$ 内输完，重症患者可在 $2\sim4\ h$ 内给予。对于血磷浓度在 $0.3\sim0.6\ mmol/L$ 的中度低磷血症患者，一般每日静脉补充磷酸盐量在 $50\sim60\ mmol$ 是安全而且有效的。对于轻度低磷血症（$0.5\sim0.8\ mmol/L$）患者，可以通过口服补充磷制剂。补充磷时应及时监测血磷浓度，一般说来，监测血磷浓度应在补充磷结束后 $1\sim2\ h$ 进行，使其有时间进入细胞内。当血磷浓度达到 $0.80\ mmol/L$ 或以上时应停止补充。补充磷制剂时应注意不良反应，包括低钙血症和抽搐、低血压、腹泻等。在静脉补充磷制剂的同时，应及时纠正存在的低钾血症和低镁血症，注意及时纠正水、酸碱代谢紊乱，维护心、肺等重要脏器功能，监测循环状态。

（三）微量营养素代谢及作用

微量营养素主要包括维生素和微量元素，微量营养素是维持机体正常代谢所必需的营养素，由于不能在体内合成或合成的量不足以满足机体的需要，因此必须要有外源性补充。微量营养素的每日需要量很少，既不是构成机体组织的重要原料，也不是体内供能物质。但是，在调节体内物质代谢、促进生长发育和维持机体生理功能方面却发挥着重要作用。如果长期缺乏某种微量营养素,就会导致代谢异常和病变。

1. 水溶性维生素 水溶性维生素包括维生素 B 族(B_1、B_2、PP、B_6、B_{12}、生物素、泛酸和叶酸)和维生素 C。大多数水溶性维生素是辅酶的组成成分,在物质代谢过程中起着十分重要的作用。由于水溶性维生素在体内储存很少,供给不足时往往导致缺乏症,其中临床上常见的情况和疾病是维生素 B_1、B_{12}、叶酸、维生素 C 缺乏症。① 维生素 B_1 缺乏:维生素 B_1 缺乏的主要病因是摄入不足,此外还与吸收、利用下降,需要量增加及排泄增加有关。维生素 B_1 主要在肝及脑组织中经硫胺素焦磷酸激酶的作用生成活性形式焦磷酸硫胺素,是 α-酮酸脱羧酶的辅酶,参与线粒体内丙酮酸、α-酮戊二酸和支链氨基酸的氧化脱羧反应,可影响机体的蛋白质代谢。维生素 B_1 对神经生理具有特殊作用,并参与色氨酸转化为烟酸和烟酰胺的过程。维生素 B_1 催化乙酰胆碱的水解而抑制胆碱酯酶的活性,因此具有维持正常消化腺分泌和胃肠道蠕动的功能。成人维生素 B_1 缺乏有两个临床症状。其一是以神经系统受损为主的"干性脚气病",表现为多发性神经炎、腱反射亢进、四肢感觉障碍。此外,还有眼球震颤、眼肌麻痹、共济失调、精神病等。另一个是以水肿和心脏受损为主的"湿性脚气病",表现为心脏肥大和扩张、心动过速、呼吸窘迫以及腿部水肿。维生素 B_1 缺乏症者应及时给予治疗,轻度缺乏者分次口服维生素 B_1 15～30 mg/d 即可。重症患者或有消化道疾病影响吸收者,可肌内或静脉注射维生素 B_1 50～100 mg/d,一般注射维生素 B_1 后数天症状消失,好转后改为口服,疗程 1 个月左右。维生素 B_1 缺乏患者常伴随其他维生素 B 族缺乏,所以应同时加以补充。② 维生素 B_{12}:维生素 B_{12} 在体内存在的形式有氰钴胺素、羟钴胺素、甲钴胺素和 5'-脱氧腺苷钴胺素。后两者是维生素 B_{12} 的活性形式。体内 5'-脱氧腺苷钴胺素以辅酶的形式参与转甲基反应,又称辅酶 B_{12}。维生素 B_{12} 参与一碳单位的代谢,与四氢叶酸的作用常相互联系,与多种化合物的甲基化有关。维生素 B_{12} 和叶酸一样参与 DNA 的合成,因而影响叶酸的代谢。碳水化合物、蛋白质及脂肪代谢过程中都有维生素 B_{12} 的参与。维生素 B_{12} 缺乏罕见,几乎只发生于素食者中。另外,胃切除及远程回肠切除术后患者,由于缺乏内因子,可造成维生素 B_{12} 缺乏。维生素 B_{12} 缺乏症表现为巨幼红细胞性贫血、舌炎、白细胞和血小板减少,感觉异常、肌无力、易激动、抑郁和腱反射消失等神经系统症状。③ 叶酸:叶酸因绿叶中含量丰富而得名,是由 2-氨基-4-羟基-6-甲基蝶呤啶与对氨基苯甲酸及 L-谷氨酸结合而成,又称蝶酰谷氨酸。在小肠黏膜上皮细胞二氢叶酸还原酶的作用下,生成立 6,7,8-四氢叶酸(tetrahydrofolic acid,FH_4),是叶酸的活性形式。FH_4 是一碳单位转移酶的辅酶,是一碳单位的载体,参与嘌呤、嘧啶代谢。正常情况下,人体肠道细菌利用对氨基苯甲酸合成叶酸,一般不易发生缺乏症。但吸收不良、典型代谢失常或组织需要量过多和长期使用肠道抑菌药物时,可导致叶酸缺乏症。叶酸缺乏时,嘌呤、嘧啶合成受阻,DNA 合成受到抑制,骨髓幼红细胞 DNA 合成减少,细胞分裂速度降低,细胞体积变大,引起巨幼红细胞贫血。叶酸结构类似物常用作抗肿瘤药物,如氨甲蝶呤(methotrexate,MTX)是二氢叶酸还原酶的有效竞争性抑制剂,减少四氢叶酸的合成而抑制胸腺嘧啶核苷酸的合成,起到抗癌作用。④ 维生素 C:维生素 C 又称抗坏血酸(ascorbic acid),是一种多不饱和的多羟基化合物,以内酯形式存在。维生素 C 是一种强还原剂,在 2 位和 3 位碳原子之间烯醇羟基的氢可游离成 H^+,故具有酸性。维生素 C 氧化脱氢生成脱氢抗坏血酸,后者又可接受氢再还原成抗坏血酸。维生素 C 是一些羟化酶的辅酶,维持着体内含铜羟化酶和 α-酮戊二酸-铁羟化酶活性,在苯丙氨酸代谢、胆汁酸合成、肉碱合成等过程中起着十分重要的作用。维生素 C 还可影响含铁羟化酶参与的蛋白质翻译后的修饰作用,与胶原脯氨酸、赖氨酸的羟化相关。维生素 C 作为抗氧化剂可直接参与体内氧化还原反应,具有保护巯基的作用,可使巯基酶的巯基保持在还原状态。维生素 C 在谷胱甘肽还原酶的作用下,将氧化型谷胱甘肽还原成还原型谷胱甘肽,还原型谷胱甘肽能清除细胞膜的脂质过氧化物,起到保护细胞膜的作用。维生素 C 的抗氧化作用与血红蛋白、Fe^{2+}

离子处于还原状态密切相关。另外,还影响细胞内活性氧敏感的信号转导系统,从而调节基因表达和细胞功能,促进细胞分化。当维生素 C 缺乏时,作为骨、毛细血管和结缔组织的重要构成成分的胶原蛋白和黏多糖合成降低,导致微血管壁通透性和脆性增加,血管易破裂出血,出现创口且创口愈合延迟。骨骼和牙齿易折断或脱落,以及出现皮下、黏膜、肌肉出血等坏血病症状。临床上,对于感染、外伤、手术前后、偏食、长期限制饮食、吸烟者、嗜酒引起的慢性酒精中毒等患者应适当增加维生素 C 摄入量。轻症患者每日维生素 C 200~300 mg,分 3 次口服;重症患者每日静脉注射 500~1 000 mg,每日一次,连续4~5 天后改为口服,每日 300~500 mg。一般应连续治疗 2~3 周。

2. 脂溶性维生素　脂溶性维生素包括维生素 A、维生素 D、维生素 E 和维生素 K,是疏水性化合物。在食物中,常与脂类共同存在,并随脂类物质吸收,在血液中与脂蛋白或特异的结合蛋白相结合而运输,主要储存于肝脏。脂类吸收障碍或食物中长期缺乏可引起相应的缺乏症,某些脂溶性维生素摄入过多可发生中毒。脂溶性维生素除直接参与特异的代谢过程外,多半还与细胞内核受体结合而影响特定的基因表达。

(1) 维生素 A:维生素 A 的化学本质是一个具有脂环的不饱和单元醇,由 β-白芷酮环和二分子异戊二烯构成的多烯化合物。由于维生素 A 的侧链含有 4 个双键,形成了顺、反异构体。天然维生素 A 有 A_1(视黄醇,retinol)和 A2(3-脱氧视黄醛)两种,前者主要存在于哺乳动物和咸水鱼的肝脏,后者存在于淡水鱼肝中。植物无维生素 A,但含有维生素 A 原,其中以 β 胡萝卜素最为重要。维生素 A 的活性形式是视黄醇、视黄醛和视黄酸。视黄醛在视网膜杆状细胞中与视蛋白结合发挥其视觉功能,并通过视循环进行转变。维生素 A 缺乏时,视循环中 11-顺视黄醛补充不足,视紫红质合成减少,对弱光敏感度降低,暗适应视觉延长,严重时可发生“夜盲症”。维生素 A 的另一重要作用是调控细胞的生长与分化。全反式视黄醛和 9-顺视黄醛结合细胞内核受体,与 DNA 反应元件结合,调节某些基因的表达,对维持上皮组织的正常形态与生长具有十分重要的作用。维生素 A 和胡萝卜素还具有抗氧化作用。在氧分压较低的条件下,能直接清除自由基,有助于控制细胞膜和富含脂质组织的脂质过氧化。摄入减少、吸收不良、肝脏疾病、肾病综合征时尿中排泄增加等均可导致维生素 A 缺乏。当维生素 A 缺乏时,上皮细胞生长停滞,发育不良。上皮组织细胞干燥、增生、角化过度,其中以眼、呼吸道、消化道、泌尿生殖器官的上皮黏膜尤为显著。当眼结膜黏液分泌细胞不健全和角化时,眼泪分泌减少或停止引起角膜、结膜干燥、发炎,出现干眼病。当维生素 A 摄入过多,超过视黄醛结合蛋白的结合能力时,游离的维生素 A 可造成组织损伤,出现维生素 A 中毒症状。

(2) 维生素 K:维生素 K 的基本结构为甲萘醌。维生素 K_1 存在于植物中,维生素 K_2 由肠道菌群合成,在小肠被吸收,随乳糜微粒而代谢。人工合成的为维生素 K_3。体内维生素 K 的储存量有限,脂类吸收障碍可引发的脂溶性维生素缺乏症首先是维生素 K 缺乏症。肝细胞合成的凝血因子 Ⅱ、Ⅶ、Ⅸ、Ⅹ和抗凝血因子蛋白 C、蛋白 S 无活性前体在 γ-羧化酶的作用下进行羧化,生成 γ-谷氨酸残基才具有整合钙、促进凝血的生物学活性。维生素 K 是许多 γ-谷氨酸羧化酶的辅酶,参与上述凝血因子的活化过程,因此具有促进凝血的作用。人体一般不易发生维生素 K 缺乏,但脂类吸收障碍、长期应用抗生素时可导致肠道细菌变迁,引起维生素 K 缺乏,主要症状是易出血。临床主要症状是有出血倾向,皮肤瘀点、瘀斑。严重时可出现血尿和胃肠道出血。肝脏疾病时由于维生素 K 合成障碍而出现维生素 K 缺乏症状。

(3) 维生素 E:维生素 E 的化学本质是 6-羟基苯并二氢吡喃的衍生物,主要为生育酚,环上 C 都含有甲基和羟链。由于环上的甲基位置和数目不同,有 α-、β-、γ-、δ-4 种。自然界以 α-生育酚分布最广、活性最高,主要存在于细胞膜、血浆脂蛋白和脂库中。维生素 E 的主要生理功能是抗氧化作用,是体内最重要的脂溶性抗氧化剂和自由基清除剂。主要对抗生物膜上过氧化所产生的自由基,保护生物膜的结构与功能,使细胞膜维持正常的流动性。其作用机制是与过氧化脂质自由基形成反应性较低且相对稳定的生育酚自由基,后者可在维生素 C 或谷胱甘肽的作用下还原成非自由基产物生育酚。维生素 E 可调控多种基因的表达,如生育酚代谢相关基因、与动脉粥样硬化发生发展相关基因、细胞黏附与抗炎的相关基因、细胞信号转导和细胞周期调节的相关基因等。因此,维生素 E 具有除抗氧化作用以外的多种功能,如具有抗炎、维持正常免疫功能和抑制细胞增殖的作用,预防动脉粥样硬化、抗衰老等作用。临床上,脂肪吸收不良、严重腹泻、胆道疾病、短肠综合征等均可引起维生素 E 缺乏,儿童的维生素 E 缺乏与溶血性贫血有关。维生素 E 缺乏常表现出神经系统症状,包括深层腱反射消失、震动和位感受损、平衡和协调改变、眼移动障碍、肌肉软弱和视野障碍。亚临床缺乏表现为红细胞溶血增加和血小板凝集增加。

(4)维生素 D:维生素 D 是类固醇的衍生物。天然的维生素 D 有 D_2 和 D_3 两种。植物中含有麦角固醇,在紫外线的照射下,分子内 B 环断裂转变成维生素 D_2(麦角钙化醇),鱼油、蛋黄和肝富含维生素 D_3(胆钙化醇),在人体皮肤可由胆固醇脱氢生成 7-脱氢胆固醇,即维生素 D_3 原,在紫外线的照射下异构化为维生素 D_3。维生素 D 的活性形式是 1,25-二羟维生素 D_3。维生素 D_3 在血浆中与维生素结合蛋白结合而运输。在肝微粒体 25-羟化酶的作用下被羟化为 25-羟维生素 D_3,在肾小管上皮细胞线粒体 1α-羟化酶的作用下,生成具有生物学活性的 1,25-二羟维生素 D_3。25-羟维生素 D_3 经肾小管上皮细胞 24-羟化酶催化生成无活性的 24,25-二羟维生素 D_3。1,25-二羟维生素 D_3 通过诱导 24-羟化酶和阻遏羟化酶的生物合成来控制其自身的生成量。维生素 D 的主要生理功能是调节钙磷代谢和维持正常血钙水平。1,25-二羟维生素 D_3 在靶细胞内与特异性受体结合,进入细胞核,调节相关基因(如钙结合蛋白、骨钙蛋白等基因)的表达。1,25-二羟维生素 D_3 促进小肠黏膜对钙、磷的吸收,增加肾小管对磷的重吸收,影响骨组织的钙代谢,从而维持血钙和血磷的正常水平,可在甲状旁腺素的协同作用下促进新骨和牙的钙化。当维生素 D 缺乏时,儿童可引起佝偻病,成人可患软骨病。当肝、肾有严重疾病时,可影响 1,25-二羟维生素 D_3 的合成,临床上治疗相关疾病时应给予具有生物学活性的 1,25-二羟维生素 D_3。过量服用维生素 D 可引起中毒。主要表现为高钙血症、高钙尿症、高血压和软组织钙化等。

3. 微量元素　微量元素在人体内含量占体重的万分之一以下,每日需要量在 100 mg 以下的元素称为微量元素,绝大多数为金属元素。在体内一般结合成化合物或络合物,广泛分布于各组织中,含量较恒定。微量元素主要来自食物,动物性食物含量较高,种类也较植物性食物多。微量元素通过形成结合蛋白、酶、激素和维生素等在体内发挥多种作用。其主要生理作用为参与构成酶活性中心或辅酶,人体内一半以上酶的活性部位含有微量元素,有些酶需要微量元素才能发挥最大活性,有些金属离子构成酶的辅基,如细胞色素氧化酶中有 Fe^{2+},谷胱甘肽过氧化物酶(glutathione peroxidase,GPX)含硒;参与体内物质运输,如血红蛋白含 Fe^{2+} 参与 O_2 的输送,碳酸酐酶含锌参与 CO_2 的输送;参与激素和维生素的形成,如碘是甲状腺素合成的必需成分,钴是维生素 B_{12} 的组成成分等。

(1)铁:铁(Fe)是人体含量、需要量最多的微量元素。75% 的铁存在于铁卟啉化合物中,25% 存在于非铁卟啉含铁化合物中,主要有含铁的黄素蛋白、铁硫蛋白、铁蛋白和运铁蛋白等。成年男性和绝经后妇女每日约需铁 10 mg,生育期妇女每日约需 15 mg,儿童在生长发育期、妇女在妊娠哺乳期对铁的需要量增加。铁的吸收部位主要在十二指肠及空肠上段。无机铁仅以 Fe^{2+} 形式被吸收,Fe^{3+} 难以吸收。络合物中铁的吸收大于无机铁,凡能将 Fe^{3+} 还原为 Fe^{2+} 的物质如维生素 C、谷胱甘肽、半胱氨酸等及能与铁离子络合的物质如氨基酸、柠檬酸、苹果酸等均有利于铁的吸收。吸收的 Fe^{2+} 在小肠黏膜细胞中被氧化为 Fe^{3+},进入血被与运铁蛋白结合而运输,运铁蛋白是运输铁的主要形式。当细胞内铁浓度较高时诱导细胞生成脱铁蛋白,并与其结合成铁蛋白而储存。铁也与血黄素结合成含铁血黄素。铁蛋白和含铁血黄素是铁的储存形式,主要储存于肝、脾、骨髓、小肠黏膜等器官。铁主要从粪便中排出体外,来自肠黏膜细胞的脱落。生殖期妇女由于月经失血可排出铁,而尿、汗、消化液、胆汁中几乎不含铁。铁的生理功能主要是含血红素的化合物,27%的铁组成血红蛋白,3%的铁组成肌红蛋白,血红蛋白用于输送氧,肌红蛋白用于肌肉储氧。铁也是细胞色素系统、铁硫蛋白、过氧化物酶及过氧化氢酶等多种含铁蛋白和酶的重要组成部分,在气体运输、生物氧化和酶促反应中均发挥重要作用。当急性大量出血、慢性小量出血以及儿童生长期和妇女妊娠、哺乳期得不到铁的额外补充等情况下均可引起体内缺铁。由于铁的缺乏,血红蛋白合成受阻,导致小细胞低血色素性贫血,即缺铁性贫血的发生。铁摄入过多或误服大量铁剂,可发生铁中毒。体内铁沉积过多可引起肺、肝、肾、心、膜等处的含铁血黄素沉着而出现血色素沉着症,并可导致栓塞性病变和纤维变性,出现肝硬化、肝癌、糖尿病、心肌病、皮肤色素沉着、内分泌紊乱、关节炎等。

(2)锌:人体内含锌约 $2\sim3$ g,遍布于全身许多组织中。成人每日需要量为 $15\sim200$ mg。锌主要在小肠中吸收。肠腔内有与锌特异结合的因子,能促进锌的吸收。肠黏膜细胞中的锌结合蛋白能与锌结合并将其转动到基底膜一侧,锌在血中与白蛋白结合而输送。血锌浓度约为 $0.1\sim0.15$ mmol/L。锌与金属硫蛋白结合是锌在体内储存的主要形式。锌主要随胰液、胆汁排泄入肠腔,由粪便排出,部分锌可从尿及汗排出。锌是多种酶的组成成分或激动剂,如 DNA 聚合酶、碱性磷酸酶、碳酸酐酶、乳酸脱氢酶、谷氨酸脱氢酶、超氧化物歧化酶等,参与体内多种物质的代谢,在免疫调节、抗氧化、抗细胞凋亡和抗炎中起着十分重要的作用。锌还参与胰岛素合成。因此,缺锌会导致多种代谢障碍,如儿童缺锌可引起生长发育迟缓、生殖器发育受损、伤口愈合迟缓等。另外,缺锌还可致皮肤干燥、味觉减退、神经精神障碍等。

(3)铜:成人体内含铜量约 $50\sim100$ mg,在肝、肾、心、毛发及脑中含量较高。人体每日铜需要量约 $1\sim3$ mg。食物中铜主要在十二指肠吸收,吸收后送至肝脏,在肝脏中参与铜蓝蛋白的组成。肝脏是调节体内铜代谢的主要器官,铜可经胆汁排出,极少部分由尿排出。体内铜作为辅基参与多种酶的构成,如细胞色素 C 氧化酶、酪氨酸酶、赖氨酸氧化酶、多巴胺 β 羟化酶、单胺氧化酶、超氧化物歧化酶等。铜蓝蛋白可催化 Fe^{2+} 氧化为 Fe^{3+},有利于铁的运输。因此,铜的缺乏会导致结缔组织中胶原交联障碍,以及小细胞低色素贫血、白细胞减少、动脉壁弹性减弱及神经系统症状等。体内铜代谢异常的遗传病目前除 Wilson 病(肝豆状核变性)外,还发现有 Menke 病,表现为铜吸收障碍导致肝、脑中铜含量降低,组织中含铜酶活力下降,机体代谢紊乱。

(4)碘:正常成人体内碘含量 $25\sim50$ mg,大部分集中于甲状腺。成人每日需要量为 0.15 mg。碘主要由食物中摄取,碘的吸收快而且完全,吸收率可高达 100%。吸收入血的碘与蛋白结合而输送,主要浓集于甲状腺被利用。体内碘主要由肾排泄,约 90% 随尿排出,约 10% 随粪便排出。碘主要参与合成甲状腺素(三碘甲腺原氨酸,T_3)和四碘甲腺原氨酸(T_4)。甲状腺素在调节代谢及生长发育中均有重要作用。成人缺碘可引起甲状腺肿大,称甲状腺肿。胎儿及新生儿缺碘则可引起呆小症、智力迟钝、体力不佳等严重发育不良。常用的预防方法是食用含碘盐或碘化食油等。若摄入碘过多可导致甲状腺功能亢进及一些中毒症状。

(5)硒:硒在体内含量约 $14\sim21$ mg,广泛分布于除脂肪组织以外的所有组织中。主要以含硒蛋白质形式存在。人体每日硒的需要量为 $50\sim200$ μg。硒是谷胱甘肽过氧化物酶及磷脂过氧化氢谷胱甘肽氧化酶的组成成分,该酶在人体内起抗氧化作用,能催化 GSH 与胞液中的过氧化物反应,防止过氧化物对机体的损伤,缺硒所致肝坏死可能是过氧化物代谢受损的结果。磷脂过氧化氢谷胱甘肽氧化酶存在于肝和心肌细胞线粒体内膜间隙中,作用是抗氧化、维持线粒体的完整、避免脂质过氧化物伤害。近年来研究发现硒与多种疾病的发生有关,如克山病、心肌炎、扩张型心肌病、大骨节病及碘缺乏病均与缺硒有关。硒还具有抗癌作用，是肝癌、乳腺癌、皮肤癌、结肠癌、鼻咽癌及肺癌等的抑制剂。硒还具有促进人体细胞内新陈代谢、核酸合成和抗体形成、抗血栓及抗衰老等多方面作用。但硒过多也会对人体产生毒性作用，如脱发、指甲脱落、周围性神经炎、生长迟缓及生育力降低等。

（6）铬：铬在成人中总量为 6 mg 左右，每日需要量为 30～40 μg。铬是铬调素的组成部分。铬调素通过促进胰岛素与细胞受体的结合，增加胰岛素的生物学效应，对调节体内糖代谢、维持体内正常的葡萄糖耐量起重要作用。缺铬主要表现为葡萄糖耐量受损，并可能伴有高血糖、尿糖。缺铬导致脂质代谢失调，易诱发冠状动脉硬化导致心血管病。细胞内的铬 50% 存在于细胞核内，23% 存在于胞质，其余部分均分布在线粒体和微粒体中，这表明铬在核酸代谢中起重要作用。铬是核酸类（DNA 和 RNA）的稳定剂，可防止细胞内某些基因的突变并预防癌症。

（7）锰：成人体内含锰量约 10～20 mg，主要储存于肝和肾中。在细胞内则主要集中于线粒体中。每日需要量为 3～5 mg。锰在肠道中的吸收机制与铁类似，吸收率较低。吸收后与血浆 β_1-球蛋白、运组蛋白结合而输送。主要由胆汁和尿中排出。锰参与一些酶的构成，如线粒体中丙酮酸羧化酶、精氨酸酶等。不仅参加糖和脂类代谢，而且在蛋白质、DNA 和 RNA 合成中起作用。锰在自然界分布广泛，以茶叶中含量最丰富。锰的缺乏较少。若吸收过多可出现中毒症状，主要由于生产及生活中防护不善，以粉尘形式进入人体所致。锰是一种原浆毒，可引起慢性神经系统中毒，表现为锥体外系的功能障碍，并可引起眼球集合能力减弱、眼球震颤、睑裂扩大等。

（8）钴：钴的作用主要以维生素 B_{12} 和 B_{12} 辅酶形式储存于肝脏发挥其生物学作用。人体对钴的最小需要量为 1 μg，来自食物中的钴必须在肠内经细菌合成维生素 B_{12} 后才能被吸收利用。钴缺乏常表现为维生素 B_{12} 缺乏的一系列症状。钴可激活很多酶，如能增加人体唾液中淀粉酶的活性，能增加胰淀粉酶和脂肪酶的活性。钴参与造血，在胚胎时期就参与造血过程，可以治疗多种贫血症，最常见的是恶性贫血，但补钴不能得到纠正，必须增加肠道对维生素 B_{12} 的吸收才能有效。钴主要从尿中排泄，且排泄能力强，很少出现钴蓄积过多的现象。

（9）氟：氟在人体内含量约为 2～3 g，其中 90% 积存于骨及牙中。每日需要量为 0.5～1.0 mg。氟主要经胃肠和呼吸道吸收，氟易吸收且吸收较迅速，吸收后与球蛋白结合而运输，少量以氟化物形式运输。氟主要经尿和粪便排泄，体内氟约 80% 从尿排出。氟能与磷灰石吸附，取代其羟基形成氟磷灰石，能加强对龋齿的抵抗作用。此外，氟还可直接刺激细胞膜中 G 蛋白，激活腺苷酸环化酶或磷脂酶 C，启动细胞内 cAMP 或磷脂酰肌醇信号系统，引起广泛生物效应。氟过多亦可对机体产生损伤，如长期饮用高氟（＞2 mg/L）水，牙釉质受损出现斑纹、牙变脆易断。

七、主编点评

我国拥有全球最多和增速最快的老年人群，老年患者已成为我国慢病防治最主要的目标人群。老年人群因生理功能减退或失能，常合并各种慢性代谢性疾病，在进食量减少、代谢紊乱、长期服药等多种因素作用下，老年人群营养不良的发生率高。该患者由于高龄、生活能力减退、饮食量减少，容易产生蛋白质-能量营养不良。此外，由于长期酗酒，乙醇可加速磷酸吡哆醛的分解代谢，引起维生素 B_6 缺乏，从而产生一系列精神和神经系统症状。由于临床上大多数医院无法常规进行血维生素 B 族浓度测定，因而影响其诊断。因此，对于存在典型临床表现的患者，排除了神经系统器质性病变，根据病史特别是长期酗酒者或蛋白质-能量营养不良患者，应该考虑维生素 B_6 缺乏症的可能，应立即给予试验性治疗，治疗后症状迅速好转，可作为诊断依据。值得注意的是维生素 B_6 缺乏患者常伴随其他维生素 B 族缺乏，所以应同时加以补充。

临床上，再喂养综合征并非罕见，尤其是长期饥饿、进食减少或禁食患者、老年患者、恶性肿瘤恶病质患者在进行营养支持初期容易发生,应引起临床医生的高度重视。本例患者由于慢性酒精中毒所致神经系统损害,长时间进食不足,在接受营养支持初期出现严重的再喂养综合征。再喂养综合征主要在于预防,对于长期禁食等容易发生再喂养综合征的高危患者,在开始实施营养支持前应检查血电解质、酸碱平衡状况、循环状况及心肺功能,纠正已经存在的水、电解质异常以及酸碱失衡,待机体内环境基本稳定后才开始营养支持。营养支持开始时,热量及营养底物的摄入应从低到高逐渐增加,起始摄入热量为 10 kcal/(kg・d),如果患者能够耐受,则每日增加 5 kcal/(kg・d)左右,直至达到目标量。能量的组成中葡萄糖约占 50%总热量,适当提高脂肪所占的热量比例(约 35%～40%),其余热量由氨基酸供给。同时及时补充磷、钾、镁等电解质,并根据各电解质的血浓度情况及时调整各离子的摄入量,每日至少测定 1～2 次电解质浓度。营养支持期间应严格限制入水量,监测体循环和微循环状况,防止循环负荷过重或肺水肿等并发症的发生。同时及时补充维生素 B_1,以预防由于维生素 B_1 缺乏对机体的损害。

(吴国豪)

参考文献

[1] Sanchez-Rodríguez D, Marco E, Ronquillo-Moreno N, et al. ASPEN‐AND‐ESPEN: A postacute-care comparison of the basic definition of malnutrition from the American Society of Parenteral and Enteral Nutrition and Academy of Nutrition and Dietetics with the European Society for Clinical Nutrition and Metabolism definition[J]. Clinical Nutrition, 2019, 38: 297‐302.

[2] Jensen GL, Cederholm TA, Correia MI, et al. The GLIM criteria for the diagnosis of malnutrition — a consensus report from the global clinical nutrition community[J]. JPEN J Parenter Enteral Nutr, 2019, 43(1): 32‐40.

[3] Friedli N, Stanga Z, Culkin A, et al. Management and prevention of refeeding syndrome in medical inpatients: An evidence-based and consensus-supported algorithm[J]. Nutrition, 2018, 47: 13‐20.

[4] Friedli N, Stanga Z, Sobotka L, et al. Revisiting the refeeding syndrome: results of a systematic review[J]. Nutrition, 2017, 35: 151‐160.

[5] Volkert D, Beck AM, Cederholm T, et al. ESPEN guideline on clinical nutrition and hydration in geriatrics[J]. Clinical Nutrition, 2019, 38: 10‐47.

病例 4

> # 十二指肠球部溃疡伴幽门梗阻，
> # 重度营养不良，Wernicke 脑病

一、病史简介

患者，男，35 岁。因"进食后恶心呕吐 10 月余，加重 1 个月伴意识障碍、抽搐 4 天"入院。患者自 10 个月前，无明显诱因下，间歇性出现进食后恶心、呕吐，非喷射性，起初为胃内容物，后为胃液，不含胆汁及血性液体，每次呕吐量 200~400 ml。不伴有发热、畏寒、腹痛、腹泻、便血、肛门停止排便排气等症状。1 个月前症状明显加重，在外院就诊，查胃镜提示：十二指肠球部溃疡、胃壁肿胀、幽门梗阻，收入该院消化内科予以抑酸、补液、抗炎等对症处理，呕吐症状无明显好转，遂转入外科拟行手术治疗。术中发现胃窦及十二指肠球部变形，且水肿严重，故终止手术。继续予以禁食、胃肠减压、浓盐水洗胃、肠外营养支持等治疗。近 1 个月以来出现复视 1 周，步态不稳，间断嗜睡，智力减退。4 天前，患者突然出现肢体麻木、手足抽搐、头晕不适、意识及定向力障碍，后转至我院急诊就诊。入院后患者神志清，智力明显低下，查体欠合作，胃肠减压引流出 1 200 ml 左右的胃液，遂收住入院，拟行进一步治疗。发病以来，患者神清，精神较差，二便较前减少，近半年几乎无进食，体重下降约 20 kg。

患者半年前行腹部手术探查史，否认输血史，无烟酒等不良嗜好。

二、入院检查

体温 36.2℃，脉搏 132 次/分，呼吸 18 次/分，血压 92/69 mmHg，体重 40 kg，身高 175 cm。神志清楚，精神淡漠，反应迟钝，查体欠合作，极度消瘦、轻度贫血貌，皮肤巩膜无黄染，全身浅表淋巴结未扪及肿大。头颅及五官无畸形，双侧瞳孔等大等圆，直径约 3 mm，对光反射存在，双侧眼球水平震颤（－），垂直震颤（＋）。双肺听诊呼吸音清，未及明显干湿啰音。心前区无隆起，心浊音界不大，心律齐，132 次/分。舟状腹，腹软，全腹未触及包块，无压痛、反跳痛，肝脾肋下未触及，叩诊鼓音，无移动性浊音，肠鸣音不亢进，直肠指检未及异常。双下肢无水肿，间断性全身抽搐，肌力Ⅱ级。神经生理反射正常，病理反射未引出。

红细胞 $3.1×10^{12}/L$；血红蛋白 92 g/L；白细胞 $4.79×10^9/L$；血小板 $161×10^9/L$；总胆红素 13.3 μmol/L；直接胆红素 4.5 μmol/L；总蛋白 50 g/L；白蛋白 30 g/L；前白蛋白 0.17 g/L；谷丙转氨酶 37 U/L；谷草转氨酶 25 U/L；碱性磷酸酶 63 U/L；γ-谷氨酰转移酶 44 U/L；尿素 5.7 mmol/L；肌酐 110 μmol/L；葡萄糖 5.8 mmol/L；总胆固醇 6.23 mmol/L；甘油三酯 2.12 mmol/L；钠 131 mmol/L；钾 2.6 mmol/L；氯 101 mmol/L；钙 1.76 mmol/L；无机磷 1.13 mmol/L；镁 0.18 mmol/L。动脉血气分析示：pH 7.54，BE 7.3 mmol/L，PCO_2 36.2 mmHg，PO_2 144.1 mmHg。

腹部增强 CT 检查：胃壁增厚水肿，盆腔少许积液。胃镜检查：胃体黏膜充血水肿，蠕动正常。幽门口变形，十二指肠球部充血水肿伴瘢痕增生改变，管腔狭窄，内镜无法通过。头颅 MRI 检查：两侧丘脑内侧可见多发对称性长 T1 长 T2 信号影，T2 FLAIR 呈高信号影，两侧侧脑室旁 T2 FLAIR 可见多发小片状高信号影，脑室系统未见异常，中线结果居中（图 1-4-1）。胃肠道碘水造影：口服对比剂，顺利通过食管，可见胃蠕动波，对比剂直滞留于胃腔内，远端肠管未见显影。

三、入院诊断

十二指肠球部溃疡伴幽门梗阻,低钾血症,低镁血症,代谢性碱中毒,重度营养不良,Wernicke 脑病。

四、治疗经过

患者入院后完善体格检查及相关的检验、辅助检查。十二指肠球部溃疡伴幽门梗阻诊断明确,同时存在低钾血症、代谢性碱中毒、重度营养不良。考虑到该患者近半年几乎无正常进食,近 1 个月来在外院行全肠外营养支持,临床上存在眼部运动障碍、智力减退、共济失调、意识及定向力障碍等神经系统症状,考虑存在 Wernicke 脑病。入院后先给予胃肠减压,扩容补液,纠正水、电解质及酸碱平衡紊乱。同时静脉滴注维生素 B_1 100 mg,12 h 后再应用

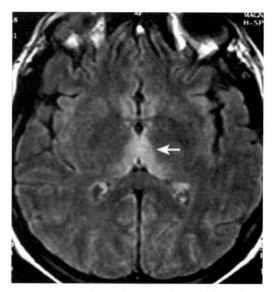

图 1-4-1　头颅 MRI 检查

1 次。随后每日给予 100 mg 的维生素 B_1 2 次/d 肌注。患者十二指肠球部溃疡伴幽门梗阻,病程长、梗阻完全,长时间内科治疗未能缓解,手术指征明确。但患者发病以来体重丢失严重,BMI 13.1 kg/m²,属重度营养不良,须纠正患者的营养状况,为手术创造条件。由于患者幽门梗阻完全,胃镜下无法放置鼻肠营养管,决定行肠外营养支持。按照该患者的理想体重,每日应给予 1 600～1 800 kcal/d,考虑到该患者是再喂养综合征的高危对象,在肠外营养初始数日仅给予 30%～40% 的热量,后逐渐增加至全量,同时每天给予 80～100 g 左右蛋白质,补充足量维生素和微量元素。经过一周左右的维生素 B_1 治疗,患者肢体抽搐和麻木症状基本消失,仅有偶尔的眼球震颤。经过 1 个月左右的肠外营养支持治疗,患者营养状况明显得到改善,体重增加 3 kg,并行手术治疗。术中见十二指肠球部溃疡致肠腔狭窄,近乎闭塞,胃壁水肿明显,遂行十二指肠溃疡旷置＋远端胃大部分切除术＋毕Ⅱ式吻合。术后经鼻肠管进行肠内营养治疗,继续应用维生素 B_1,患者恢复顺利,逐步恢复饮食,手术后 2 周出院。出院时患者精神、神经症状改善,可正常交流,缓慢行走,但智力状况仍低下,记忆力较差。

五、讨论分析

Wernicke 脑病是由于维生素 B_1 缺乏,导致依赖葡萄糖供能的大脑细胞发生功能障碍,同时产生大量丙酮酸和乳酸堆积,干扰了神经递质合成、释放和摄取,损害神经细胞,导致中枢神经功能障碍的严重神经系统紊乱,主要表现为"眼部运动障碍、共济失调、精神错乱"的典型三联征。Wernicke 脑病因缺乏典型临床表现,而且无特异的检查方法,故导致诊断困难,尤其是在疾病初期,尚未出现典型的临床症状时。本病的主要诊断依据为:① 有引起缺乏维生素 B_1 的原发因素;② 典型的"三联征"(即意识或精神障碍、眼征和共济失调)或"四联征"(除上述三大症状外,再加多发性神经病);③ 血中丙酮酸浓度高于正常或维生素 B_1 浓度低于正常;④ 头颅 MRI 特异性表现。如果临床上存在上述的病史和症状一般诊断不难,在临床上若出现无法解释的精神症状或眼征或共济失调时,应警惕本病的可能。一般需与病毒性脑炎、多发性硬化、精神病和血管性痴呆等鉴别。

Wernicke 脑病临床并不常见,往往与其他疾病并存或在其他疾病治疗过程中发生,许多医师可能仅重视原发病的诊断和治疗,没有意识到该病的存在,加上本病缺乏特异性检查方法,容易被临床医师忽视、漏诊。值得注意的是,该疾病严重时可造成永久性的神经系统损害,病死率较高,但如果能及时发现、正确处理,疗效则良好,甚至可以完全治愈。Wernicke 脑病的临床特点主要是有导致营养不良的基

础病史,长期禁食或长时间肠外、肠内营养时未注意补充维生素 B 族,出现典型临床表现及维生素 B_1 诊断性治疗有效。

Wernicke 脑病的病理改变主要表现为:中脑中部、中脑导水管周围灰质、丘脑下部特别是乳头体,其次是第三脑室、第四脑室和小脑处发生血管扩张、增殖,血管周围点状出血、细胞坏死、脱髓鞘和胶质增生。严重时出现意识障碍系中脑网状结构受损所致。红核及其联系受损,出现肢体震颤、强直、共济失调等;动眼神经核和滑车神经核受累则眼肌麻痹和复视。MRI 是 Wernicke 脑病首选的影像学检查方法,该病具有特定的发病部位,分布也极具特征性,典型病例可显示第三脑室、四叠体、乳头体、第四脑室基底部及导水管周围部位病变导致的异常信号,病灶于 MRI T1WI 上呈等或低信号、T2WI 上呈高或稍高信号。另外,小脑齿状核、脑桥被盖、红核、中脑顶盖、尾状核及大脑皮质等少见部位也可发生。本患者有典型的病史,临床首发症状为视觉障碍、智力减退、步态不稳,后出现共济失调、肢体麻木、手足抽搐及意识障碍,MRI 成像显示:两侧丘脑内侧可见多发对称性长 T1 长 T2 信号影,T2 FLAIR 呈高信号影,两侧侧脑室旁 T2 FLAIR 可见多发小片状高信号影。因此,Wernicke 脑病诊断可以确立。

Wernicke 脑病临床上治疗应以预防为主,早期预防及发现后及时补充大量维生素 B_1 是本病治疗的关键。由于 Wernicke 脑病多发生于长期禁食、长时间肠外或肠内营养支持患者,因此临床上对于估计需长时间禁食或人工营养支持患者,应预防性给予肌肉或静脉补充维生素 B_1 50～100 mg/d,对已经发生 Wernicke 脑病患者,则需大剂量应用维生素 B_1 治疗。治疗时,应把握以下原则:① 一旦确诊,应立即使用维生素 B_1 治疗。维生素 B_1 为特异性的治疗手段,能有效防止疾病进展,可逆转无结构变化的脑损伤。② 未能确诊者,亦可给予维生素 B_1 进行试验性治疗,既不延误病情治疗,又无不良反应,一般治疗 2 周无效可排除本病。③ 补充维生素 B_1 的量一定要充足,否则仅能起到延缓 Wernicke 脑病的发生,而无防治之效,常用剂量为 200～300 mg/d。维生素 B_1 的给药途径应以静脉推注为首选,一经诊断立即静脉注射维生素 B_1 100 mg,在开始治疗的 12 h 内可以再次静脉滴注 100 mg 维生素 B_1,安全剂量可达 1 g,后续治疗可采用分次肌内注射给药。一般说来,眼肌麻痹在治疗后数小时至数天内好转,眼球震颤、共济失调和精神障碍在数天至数周内改善。存在不可逆的神经病理变化的患者,神经症状改善不明显。此外,如果患者体内已经存在严重维生素 B_1 贮备不足,补充大量糖类可诱发典型的 Wernicke 脑病发作,这是由于葡萄糖代谢耗尽体内的维生素 B_1 所致。因此,该患者入院前几天症状加重,突然出现手足抽搐、意识障碍,可能与单纯肠外营养摄入大量葡萄糖有关。故此类患者在静脉输入葡萄糖前应通过非肠道补充维生素 B_1,防止诱发 Wernicke 脑病的发作。此外,Wernicke 脑病常伴有镁缺乏,镁是维生素 B_1 代谢过程中重要的辅助因子,镁缺乏可降低维生素 B_1 的作用,使维生素 B_1 缺乏的病情恶化,临床上治疗时应及时纠正低镁血症。本患者虽经积极治疗,但遗留记忆力差、智力低下、反应迟钝及行走缓慢等症状,需要后期继续康复治疗。同时,该患者存在重度营养不良,出院时嘱给予口服补充肠内营养,400～600 kcal/d,医院临床营养门诊随访,监测营养状况改善情况。

六、相关营养背景知识

(一) Wernicke 脑病

Wernicke 脑病是一种严重的维生素 B_1 缺乏所致的急性中枢神经系统疾病,由德国神经精神病学家 Carl Wernicke 于 1881 年首次报道,典型的临床表现为眼外肌麻痹、躯体共济失调和精神障碍三大主要症状:① 眼外肌麻痹常见双侧展神经麻痹和复视,其他眼症状可有眼球震颤、上睑下垂、视盘水肿、视网膜出血及瞳孔光反射迟钝或消失。眼震早期出现,以水平和垂直性为主,常伴前庭功能试验异常。② 精神异常表现为注意力、记忆力和定向力障碍,精神涣散,易激惹、情感淡漠和痴呆等,严重时可伴意识模糊、嗜睡或昏迷。③ 共济失调以躯干和下肢为主,上肢较少见,站立、行走困难。临床上仅有

$10\% \sim 20\%$ 的患者出现三组症状，有研究表明 66% 的患者有精神异常，73% 有眼部症状，82% 有共济失调。

Wernicke 脑病的病因是维生素 B_1 缺乏，常见于长期禁食、慢性酒精中毒、神经性厌食人群。长时间禁食或食物摄入不足、长期嗜酒均可导致维生素 B_1 摄入不足或吸收不良，造成机体维生素 B_1 缺乏。临床上，严重营养不良、慢性肝病、手术后长期禁食、胃肠减压、肠梗阻、剧烈呕吐、慢性腹泻、胃全部切除、空肠切除、恶性肿瘤、长期透析、严重创伤、感染等危重患者，以及长期肠外营养时未能及时补充维生素 B 族患者，均可导致 B_1 缺乏。维生素 B_1 及其代谢产物焦磷酸硫胺是葡萄糖代谢过程中必需的辅酶，也是神经细胞的主要成分，其缺乏可以造成有氧代谢障碍和神经细胞变性、坏死。此外，维生素 B_1 缺乏使三羧酸循环不能正常进行，不能生成靠葡萄糖氧化产生的 ATP 作为能源，代谢障碍引起脑组织乳酸堆积和酸中毒，干扰神经递质合成、释放和摄取，导致中枢神经系统功能障碍，产生 Wernicke 脑病。

（二）长期禁食状况机体代谢变化

临床上许多患者由于疾病或治疗原因，长时间处于禁食、饥饿状态，对机体代谢造成严重的影响。外源性能量底物和必需营养物质缺乏是整个饥饿反应的基础。一切生物体都需要消耗能量以维持生命，在无外源性营养物质供应的情况下，机体的生存有赖于利用自身的组织供能。因此，饥饿时代谢活动的范围和途径随之发生变化，有些正常的活动和途径可能部分或全部停止，而另一些代谢途径被激活或占重要地位。长期饥饿时，甚至可出现一些新的代谢途径。饥饿时机体各种代谢改变的目的是尽可能地保存机体瘦组织群，以维持机体生存。

1. **短期饥饿** 当机体发生短期饥饿（$2 \sim 3$ d）时，体内胰岛素分泌减少，而胰高血糖素和儿茶酚胺分泌增加，从而激活磷酸化酶激酶，进而激活磷酸化酶，导致糖原及脂肪分解。体内的糖原贮备十分有限，饥饿 24 h 肝糖原即耗尽，而且肌糖原不能分解成葡萄糖，因此不能作为饥饿时的能量供给来源。此时，机体主要依赖肝脏将氨基酸、乳酸以及脂肪酸等物质通过糖异生作用转变成葡萄糖。早期饥饿时，最主要的糖异生原料为氨基酸和甘油，肌肉的蛋白质分解成氨基酸后以丙氨酸和谷氨酰胺形式运至肝脏，每天生成 $90 \sim 120$ g 葡萄糖，而这意味着每天需分解 200 g 左右蛋白质。长期饥饿时，每天消耗这么多蛋白质是无法维持生命的，大量脂肪酸被动员、利用，这时糖的有氧氧化被抑制，使血中葡萄糖浓度得以维持，大多数器官、组织在饥饿时均利用脂肪酸作为能量来源以确保脑等器官对葡萄糖的需要，从而减少蛋白质的分解。在饥饿早期，机体首先利用碳水化合物供能直至糖原耗尽。在糖原耗尽后，机体每日的葡萄糖需求则依赖于糖异生作用，这主要是通过体脂、肌肉蛋白分解释放游离脂肪酸及氨基酸来提供糖异生原料。脂肪组织中的甘油三酯水解释放脂肪酸和甘油进入血液循环，然后再被转运到各个器官作为能量来源，如骨骼肌、心肌、肾脏和肝脏。大脑和红细胞所需的葡萄糖首先通过糖原分解满足，然后来自糖异生。机体代谢率开始时增加，但 2 d 后下降。大脑快速适应酮体的利用从而满足机体能量需要。肝脏中酮体来自脂肪酸水解。因此，饥饿时可出现以下表现：① 尿氮排泄从饥饿早期就开始逐步下降直至死亡前中等程度升高。② 血糖浓度中等程度下降。③ 血浆脂肪酸、酮酸、酮体增加，产生代谢性酸中毒和酮尿。④ 尿中 NH_4^+ 逐渐增加。⑤ 尿 Na^+、K^+ 排泄增加。饥饿时最先代谢适应的起始点是血中葡萄糖水平，在饥饿 15 h 内血糖浓度开始下降，此时血糖下降是因为外周器官继续利用葡萄糖而内源性糖原储备下降和内源性能源物质耗竭。在饥饿开始的 24 h 内，肝糖原分解可提供大多数血糖来源，但一天的饥饿可使肝糖原基本耗竭。此时，糖异生作用则成为维持血糖的最主要途径。

饥饿早期，骨骼肌成为维持机体生存的必需组织，因为其可提供必需的生化介质以维持机体重要的代谢活动，尤其是大脑和肾脏。骨骼肌正常情况下利用葡萄糖和脂肪酸作为主要能源，葡萄糖可直接来自循环或间接来自肌糖原。肌肉中糖原储存有限，约占肌肉体积的 0.75%，但由于骨骼肌的量相对较大,所以体内作为碳水化合物的肌糖原储备量也较大,约是肝糖原的 3～4 倍。饥饿早期,60% 血糖来源于肝糖原而 40% 血糖来源于肌糖原,但这些储备却将在饥饿的一天内被耗竭。饥饿早期,肝脏及肌肉蛋白分解以提供机体糖异生前体物质,65 kg 健康男性大约可提供 6 kg 可动用的肌肉蛋白质,约 24 000 kcal 热量。肝含有 100 g 可动用蛋白质,约 400 kcal 热量。饥饿早期,每日约有 75 g 蛋白质分解。另一方面,饥饿时骨骼肌蛋白质合成下降,这部分依赖于循环中胰岛素水平变化,胰岛素不仅刺激氨基酸转运入肌肉内,还在转录水平上调节肌肉蛋白质合成。此外,胰岛素刺激肌肉蛋白质分解。大脑主要利用肌肉蛋白分解转化产生的葡萄糖,此时大脑不能利用游离脂肪酸,因为其不能通过血脑屏障。随着饥饿的持续,机体重要的适应性改变之一是脂肪动员增加,成为主要的能源物质,从而减少蛋白质的消耗。如果饥饿时蛋白质和尿氮排泄保持不变,机体蛋白质将很快被耗竭,这将导致机体各种功能的丧失并最终导致死亡。因此,在早期饥饿之后,当糖异生作用占主导地位,脂肪酸逐渐取代蛋白质作为主要能源,从而减少对葡萄糖及糖异生作用的需求。此时,肌肉增加对游离脂肪酸的利用,约 90% 的热量由脂肪酸氧化供能。此外,肝脏也增加对脂肪酸的利用。肝脏氧化脂肪酸的主要产物是酮酸、乙酰乙酸和 β-羟丁酸。因此,饥饿时肝脏酮体生成是酮体生成酶活性增加及血中游离脂肪酸负荷增加的结果。一旦早期饥饿阶段过去,肝脏酮体产生将超过葡萄糖的产生,在此阶段,肝脏葡萄糖的输出量少于 30% 机体总能耗量。这些变化的结果表明机体更多依赖脂肪而较少依赖蛋白质分解供能,从而使机体得以能较长时间生存。

2. 长期饥饿　当饥饿时间超过 72 小时时,胰岛素水平进一步降低,糖原水平下降,机体所必需的葡萄糖均来自糖异生。当饥饿持续时,体内蛋白质氧化分解增加,为糖异生提供前体物质,血浆游离氨基酸浓度发生变化,如肝脏内游离谷氨酸和丝氨酸浓度下降,谷氨酸在体内参与谷氨酰胺的合成,使肝脏谷氨酰胺的合成与释放明显增加。而事实上,体内的蛋白质一般不作为能源物质,饥饿时体内蛋白质的不断分解将严重影响机体的生理功能,若分解超过 40%,将危及生命。因此,体内的脂肪贮备就成为长期饥饿时机体主要能源供应物质。长期饥饿状态下脂肪代谢主要表现为脂肪的分解代谢,包括脂肪的动员、脂肪酸的氧化、特殊脂肪酸的氧化、酮体的生成和利用。

长期饥饿时,肝脏通过协调葡萄糖和酮体的产生而在代谢中起关键作用。血浆胰高血糖素水平的增加抑制了肝细胞内单酰 CoA 的活性,从而刺激来自游离脂肪酸的酮体合成。酮体在机体适应饥饿和影响骨骼肌分解中起着十分重要的作用。由于脂肪酸不能被转化为葡萄糖,因此在肝脏和肾脏中进行的糖异生过程需要肌肉不断提供氨基酸前体、脂肪组织的甘油,以及肌肉无氧糖酵解提供的乳酸盐。在氨基酸的糖异生过程中,碳链进入葡萄糖异生途径,而氨基被转化成尿素排出,导致负氮平衡,每日丢失的蛋白质累积达 50 g(200 g 肌肉)。随着这一进程减慢,蛋白质通过两种途径开始在体内储存,首先是通过代谢率降低 10%～15%,其次是随着大脑逐渐适应利用酮体作为能量来源,使得对葡萄糖的需要量(占机体总能量消耗的 20%)减少。在饥饿过程中存在脂肪酸的 β-氧化降低,导致肝脏酮体生成增加,神经系统和肌肉可以利用酮体产生能量,相较于脂肪酸,酮体可以穿过血脑屏障而为神经系统提供能量。大脑从利用葡萄糖到利用酮体的这种适应性变化可以使因糖异生引起的肌肉蛋白质分解减少 2/3(每日 25 g 蛋白质相当于 100 g 肌肉)。

人类研究表明,大脑可利用 β-羟基丁酸和乙酰乙酸。一周以上饥饿时,大脑 2/3～3/4 的氧供来自酮酸氧化。当大脑越来越多利用酮体作为能源,则葡萄糖的氧化相应减少,具体表现在大脑利用酮酸氧化的产物抑制了脑中己糖磷酸激酶,从而产生葡萄糖磷酸化。然而最有意义的是大脑减少葡萄糖利用,越来越少依赖肝脏的糖异生,从而减少了骨骼肌蛋白分解的程度。因此,饥饿 2 周后,机体每日的肌肉蛋白质分解量从 75 g/d 下降至 20～30 g/d,每日的尿氮排泄量为 4～5 g。这一机制使机体能够保存大量瘦组织群,使得饥饿得以持续。有研究表明,机体每日由脂肪酸通过糖异生作用产生的葡萄糖为

10～15 g,尽管表面上看上去并不多,但对于节省肌肉蛋白分解却显得十分重要。在长期饥饿时,肾脏不仅继续起着其调节机体 pH 水平、排泄废物的作用,而且更重要的是成为葡萄糖的主要产生地。骨骼肌来源的谷氨酰胺在肾实质中转化为谷氨酸和氨,谷氨酸脱氨基成为 α-酮戊二酸,后者是葡萄糖产生的前体物质。因此,所有生命重要器官都参与适应饥饿。这一切都是为了保存机体蛋白质,平衡有限的葡萄糖产生和增加游离脂肪酸及酮体的氧化,使机体的能量需求降低。

3. 饥饿时机体组成及脏器结构、功能变化　进行性体重丢失是饥饿所致的必然结果,饥饿早期体重下降的速率较明显,丢失的主要成分为体脂、蛋白质和水分。随着代谢率及活动量的下降,体重的丢失渐趋缓慢。正常健康人体重丢失 5%～10% 尚不致影响机体正常功能。当体重下降达 40% 时,人体几乎不能生存。① 肾脏:饥饿时肾脏在较长时间内维持其功能,其原因可能是因为肾脏具有丰富的血供和其有效地代谢氨基酸、乳酸、丙酮酸、甘油、脂肪酸及 β-羟丁酸的能力。当饥饿持续时,肾脏的糖异生作用明显增强,几乎占机体 50% 的葡萄糖产生量。多尿、低渗尿及蛋白尿是饥饿晚期的常见症状,肾脏浓缩功能下降,这部分是由于肾髓质中尿素量下降,降低了髓质中的渗透梯度。② 肝脏:饥饿时肝脂肪量及蛋白质量下降,但肝细胞数目在一段时间内无变化。肝脏活检发现,饥饿及营养不良患者,尽管肝细胞内有时含有一定量的铁及脂色素,但组织学上基本保持正常。此外,饥饿时肝功能在很长一段时间内保持正常。③ 消化道:消化道是机体重要代谢器官之一,饥饿时消化道重量明显下降,胃排空及小肠转运延长,肠黏膜细胞更新率及移行速度减慢,肠黏膜萎缩、绒毛高度下降及吸收面积减少。同时,小肠黏膜细胞功能下降,消化道及胰腺各种消化酶活性下降,从而导致肠道消化、吸收功能障碍,肠道通透性增加。机体的免疫能力下降,白蛋白的降低,免疫蛋白的减少。研究发现,饥饿时短链脂肪酸的缺乏可降低肠黏膜完整性,降低吸收,增加分泌和腹泻。此外,饥饿时人类肠道内细菌发生变化,也影响消化道对营养物质的消化吸收功能。④ 呼吸及循环系统:饥饿可导致肺蛋白质合成能力下降,肺表面活性物质的减少可引起肺组织塌陷,死腔通气增加,肺氧合能力下降。此外,肺是调节机体酸碱代谢的主要器官之一。饥饿时,大量有机酸在体内聚集并经循环输送至肺,肺可代谢羟基丁酸和乙酰乙酸,形成二氧化碳排出体外,因而参与代谢性酸中毒的代偿机制。这种呼吸代偿机制可作为保存机体固定碱和氨、作为饥饿时酮酸氧化节省氮丢失的一种方式。无论在正常或饥饿状态下,心脏均是乙酰乙酸的主要利用者。大脑是饥饿时酮酸的主要消耗者,而心脏则可利用不被大脑所用的酮酸。长期饥饿可引起心脏功能、形态学以及心脏溶酶体酶特别是组织蛋白酶的明显变化、心脏萎缩及蛋白质代谢变化。在人类,饥饿可引起心电图异常,主要表现为 Q-T 间隙延长,各图形幅度持续下降,QRS 及 T 波明显右移。当饥饿持续,心脏形态及功能继续下降,心动过缓,节律紊乱,血压下降,心输出量下降及中心静脉压升高。充血性心力衰竭是其最终结果,贫血及过量体液负荷可加速其发生,猝死原因是心律失常。人类饥饿死亡者心脏体积仅为正常一半大小,心肌纤维溶解。

七、主编点评

维生素是维持机体正常代谢所必需的营养素,由于其不能在体内合成或合成的量不足以满足机体的需要,因此必须要有外源性补充。维生素的每日需要量很少,既不是构成机体组织的重要原料,也不是体内供能物质,但在调节体内物质代谢、促进生长发育和维持机体生理功能方面却发挥着重要作用。如果长期缺乏某种维生素,就会导致维生素缺乏症。Wernicke 脑病是一种严重的维生素 B_1 缺乏所致的急性中枢神经系统疾病。因维生素 B_1 本身不能在体内合成,几乎完全依靠从食物中摄取,人体内储存量只有 30～50 mg,正常人一般每日消耗 1～3 mg,故种种原因引起的摄入过少、吸收障碍或长期维生素 B 补充不足,均能导致维生素 B_1 的缺乏,严重者可导致 Wernicke 脑病的发生。

维生素 B_1 在小肠中吸收,入血后主要在肝及脑组织中经硫胺素焦磷酸激酶作用生成焦磷酸硫胺,后者是葡萄糖代谢过程中必需的辅酶,也是神经细胞的主要成分,缺乏可以造成有氧代谢障碍和神经细胞变性、坏死。另外,焦磷酸硫胺还参与乙酰胆碱的合成,维生素 B 缺乏,对胆碱酯酶抑制过程减弱,使乙酰胆碱分解过程加强,导致神经传导受到影响。维生素 B_1 缺乏引起脑损害的机制尚未完全确定,大致有以下几种解释:① 脑能量代谢减少;② 局部乳酸中毒;③ 谷氨酸受体神经毒性作用;④ 血-脑屏障破坏等。临床上,Wernicke 脑病比较少见,临床医生对维生素代谢的知识了解不多,容易忽视维生素的补充。另一方面,Wernicke 脑病的诊断主要依据病史和临床表现,但大多数患者缺乏典型的"三联征",也罕见特征性的影像学改变,许多单位也无法常规作血液中硫胺、丙酮酸盐、α-酮戊二酸盐、乳酸和乙醛酸等测定,这为 Wernicke 脑病的诊断带来困难。

Wernicke 脑病重在预防,临床上对于严重营养不良、慢性肝病、手术后长期禁食、胃肠减压、肠梗阻、剧烈呕吐、慢性腹泻、胃全部切除、空肠切除、恶性肿瘤、长期透析、严重创伤及感染等危重患者,以及需要长期肠外或肠内营养的患者,均应考虑存在维生素 B_1 缺乏的可能。因此,对于存在上述各种状态下的患者,应重视维生素 B_1 的补充,防止 Wernicke 脑病的发生。对已发生 Wernicke 脑病的患者,一经诊断应立即静脉注射维生素 B_1 100 mg,对于症状严重患者在开始治疗的 12 h 内可以再次静脉滴注维生素 B_1,安全剂量可达 1 g,后续治疗可采用分次肌内注射给药。一般说来,眼肌麻痹在治疗后数小时至数天内好转,眼球震颤、共济失调和精神障碍在数天至数周内改善。存在不可逆的神经病理变化的患者,则神经症状改善不明显。

(吴国豪)

参考文献

[1] Hickson M, Smith S. Advanced Nutrition and Dietetics in Nutrition Support [M]. Oxford, UK: John Wiley & Sons Ltd, 2018.

[2] Ethem Murat Arsava. Nutrition in Neurologic Disorders: A Practical Guide [M]. Switzerland: Springer International Publishing AG, 2017.

[3] Altomare DF, Rotelli MT. Nutritional Support after Gastrointestinal Surgery [M]. Switzerland: Springer Nature Switzerland AG, 2019.

[4] Aspry KE, Van Horn L, Carson AS, et al. Medical Nutrition Education, Training, and Competencies to Advance Guideline - Based Diet Counseling by Physicians [J]. Circulation, 2018, 137: e821 - e841.

[5] Burgos R, Breton I, Cereda E, et al. ESPEN guideline clinical nutrition in neurology [J]. Clinical Nutrition, 2018, 37: 354 - 396.

[6] Jurecki E, Ueda K, Frazier D, et al. Nutrition management guideline for propionic acidemia: An evidence- and consensus-based approach [J]. Molecular Genetics and Metabolism, 2019, 126: 341 - 354.

病例 5

肠系膜上动脉压迫综合征,进食障碍,重度营养不良

一、病史简介

患者,男,19岁。因"反复间歇性进食后恶心、呕吐3年余,加重1个月"入院。患者自幼体形消瘦,3年前在无明显诱因下出现腹胀,进食数小数后明显,以上腹部为主,间歇性出现进食后呕吐,呕吐物为进食的食物和胃内容物(含胆汁),非喷射性,呕吐后或采取俯卧位后症状可稍缓解,曾于外院查消化道钡餐、电子胃镜、CT及CTA检查,拟诊为"十二指肠淤积症",采取各种对症治疗,症状"时好时坏",进食量减少或不愿进食,体重下降明显。入院前1个月进食后恶心、呕吐症状反复出现,并渐行加重,进食后即发生呕吐或食后数小时呕吐,呕吐时伴阵发性上腹部和脐周疼痛不适,腹胀、嗳气明显,自觉乏力、气促,近几周进食量明显减少,体重下降约4 kg。

二、入院检查

体温36.7℃,脉搏72次/分,呼吸18次/分,血压90/65 mmHg,体重45 kg,身高180 cm。神志清楚,查体合作,消瘦、轻度贫血貌,皮肤巩膜无黄染,双侧瞳孔等大等圆,对光反射存在,眼球无震颤,鼻唇沟对称,伸舌居中。双肺听诊呼吸音清,未闻及明显干湿啰音。心前区无隆起,心浊音界不大,心律齐,72次/分。舟状腹,腹软,全腹未触及包块,无压痛、反跳痛,肝脾肋下未触及,叩诊鼓音,无移动性浊音,肠鸣音不亢进,直肠指检未扪及异常。双下肢无水肿,肌力正常。神经生理反射正常,病理反射未引出。

红细胞3.55×10^{12}/L;血红蛋白115 g/L;白细胞5.32×10^{9}/L;血小板212×10^{9}/L;总胆红素9.7 μmol/L;直接胆红素3.5 μmol/L;总蛋白52 g/L;白蛋白30 g/L;前白蛋白0.15 g/L;谷丙转氨酶28 U/L;谷草转氨酶32 U/L;碱性磷酸酶50 U/L;γ-谷氨酰转移酶35 U/L;尿素4.3 mmol/L;肌酐84 μmol/L;尿酸212 μmol/L;葡萄糖4.4 mmol/L;总胆固醇5.20 mmol/L;甘油三酯1.72 mmol/L;钠155 mmol/L;钾3.6 mmol/L;氯101 mmol/L;钙2.12 mmol/L;无机磷1.76 mmol/L;镁0.52 mmol/L。

腹部增强CT检查:肠系膜上动脉与主动脉夹角变小,十二指肠水平部受压,符合肠系膜上动脉压迫综合征表现(图1-5-1)。

三、入院诊断

肠系膜上动脉压迫综合征,重度营养不良。

四、治疗经过

患者入院后完善体格检查及相关的检验、辅助检查,予以禁食、胃肠减压,首先纠正存在的严重脱水状态,维持机体水、电解质、酸碱平衡及内环境稳定。营养状况评价显示,患者近1个月体重下降>5%,BMI 13.9 kg/m²,血清白蛋白30 g/L,前白蛋白0.15 g/L,存在重度营养不良,入院后因为没有有效的肠内喂养途径,先进行肠外营养支持。另外,分别采用生物电阻抗分析法、双能X线吸收法以及CT第

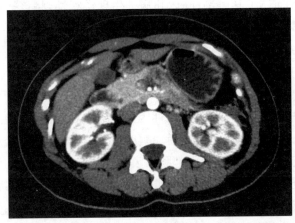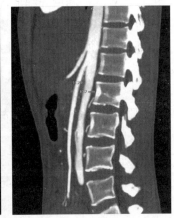

图 1-5-1 腹部增强 CT 检查

三腰椎扫描,对该患者进行机体组成成分测定,了解其体脂、瘦组织群及骨骼肌含量。多频率生物电阻抗仪检测发现机体总体水(TBW)=27.8 L,细胞内水(ICF)=10.9 L,细胞外水(ECF)=16.9 L,非脂群(FFM)=37.4 kg,脂肪(FM)=7.6 kg,BCM=15.4 kg。采用双能 X 线吸收法进行机体组成测定发现:机体总体积(TM)=43.3 kg,FM=5.01 kg;%FM=11.5%,LBM=36.3 kg;%LBM=83.8%,BMC=2.02 kg,%BMC=4.7%。机体组成分析表明,该患者 ICF、FM、FFM 及 BCM 含量明显低于正常值,ICF 在 TBW 中的比例(ICF/TBW%)明显低于正常值,而 ECF 在 TBW 中的比例(ECF/TBW%)却明显高于正常值。BCM 及 FM 占机体体重比例均明显低于正常值,由于 FM 占机体体重比例的降低,从而使 FFM 占机体体重比例相对增高。但 CT 扫描第 3 腰椎平面骨骼肌指数=23.7 cm²/m²。显示该患者实际上骨骼肌远低于同年龄正常值。同时,上消化道钡餐检查显示十二指肠水平部梗阻,呈"笔杆样"受压,近端扩张,顺蠕动和逆蠕动构成明显的"钟摆样"运动。腹部 CT 血管成像显示肠系膜上动脉与腹主动脉之间的夹角<20°,梗阻近端扩张。

入院第 3 天,在内镜帮助下放置鼻肠管,将喂养管放过压迫的十二指肠水平段进入 Treritz 韧带以远的近端空肠,遂开始经鼻肠管进行肠内营养,应用整蛋白制剂,营养底物目标量按照理想体重计算,热量 25 kcal/(kg·d),蛋白质摄入量为 1.2 g/kg·d,为防止再喂养综合征的发生,分数日遵循逐渐增加营养物质摄入量和输注速度的原则进行,在肠内营养实施最初几天,患者出现较严重的腹胀、腹泻症状,大部分营养物质依赖肠外营养途径供给,待消化道耐受性改善后逐渐增加肠内营养使用量,同时减少肠外营养用量,到第 8 天达到患者营养物质的目标量。经过 3 周的住院治疗,患者一般情况稳定,对肠内营养的耐受性良好,胃肠减压量逐渐减少,在我们的建议下拔除胃管,行经皮内镜下胃/空肠造口术(PEG/J),通过 PEG/J 进行肠内喂养数日后出院,出院继续行家庭营养治疗,并鼓励患者开始少量口服饮食,专科门诊定期随访。3 个月后,患者体重增加 5 kg,在家继续肠内营养,逐渐增加口服饮食量,到 6 个月复查时体重增至 55 kg,机体组成成分测定显示体脂含量占体重 18%,第三腰椎平面骨骼肌指数增至 31.0 cm²/m²,肠系膜上动脉与腹主动脉之间的夹角增至 30°,近端十二指肠扩张解除,临床症状消失,拔除 PEG/J 管,恢复正常进食。

五、讨论分析

肠系膜上动脉压迫综合征(superior mesenteric artery compression syndrome,SMCAS)又被称为 Wilkie 病或十二指肠淤积症,是由于 Treritz 韧带过短、肠系膜上动脉起点低以及肠系膜上动脉与腹主动脉夹角过小,致使十二指肠水平部受压而引起十二指肠近端梗阻。1861 年 Rokitansky 首次对该病进行了描述,1927 年 Wilkie 随后详细地解描述了其解剖、临床和病理生理学特性,将该病命名为慢性十二指肠梗阻,并介绍了 75 例 SMACS 患者诊治经验,因而又被称为 Wilkie 病。SMACS 临床表现主要为进食后上腹部饱胀、呃逆、呕吐,呕吐物含有胆汁。SMACS 临床较少见,多发于瘦长体型者,女性多于男性,发病率为 0.013%～0.300%,在治疗上存在一定的难度,病死率较高,应引起临床医生的重视。

SMACS 发生原因有很多,其中包括先天性因素和后天获得性因素。SMACS 的先天性因素主要包括先天肠系膜短少、肠系膜上动脉或其分支位置异变、右结肠活动幅度过大、肠旋转不良以及十二指肠被 Treitz 韧带悬吊过高、脊椎畸形等。后天因素包括任何引起肠系膜上动脉与腹主动脉夹角变小的疾病或因素,均可以导致 SMACS。正常情况下,肠系膜上动脉与腹主动脉之间的夹角内依靠肠系膜中的脂肪组织填塞、支撑,使夹角维持在 25°～60°,距离为 10～28 mm,从而避免十二指肠水平部受压。若由于各种原因导致机体体重短时间内显著下降,严重营养不良、引起腹膜后脂肪过少而失去对动脉压迫十二指肠的缓冲、铺垫作用,可导致夹角内的脂肪组织骤减,支撑作用减弱,导致夹角小于 25°,十二指肠水平部受压继而发生 SMACS。临床上常见的后天因素有恶性肿瘤、结核及获得性自身免疫性疾病等恶病质、神经性厌食、严重营养不良、不恰当减肥、烧伤、重症胰腺炎等危重患者,肥胖症术后,腰椎间盘突出或脊柱手术等导致脊椎解剖位置的改变。本患者自幼体形消瘦,3 年前由于短时间内身高突增而体重未增加,可能导致腹腔脂肪显著减少,从而诱发 SMACS。

SMACS 患者多数体形消瘦,病程较长,典型的临床表现有餐后腹胀,以上腹部为主,按压或改变体位可缓解,严重者伴呕吐,呕吐物为餐后的胃内容物,含胆汁性,呕吐后症状可缓解,以致许多患者不愿进食或进食量明显减少。上消化道造影表现为十二指肠水平部钡剂充盈缺损产生的笔直压迫痕迹及近端扩张,CTA 可明确肠系膜上动脉与主动脉的夹角变小、间距缩短。本例患者以典型进食后梗阻症状起病,病程长,症状时好时坏,患者一段时间内不愿进食,精神抑郁,体重下降明显。上消化道造影检查显示十二指肠水平部梗阻,呈"笔杆样"受压,近端扩张,顺蠕动和逆蠕动构成明显的"钟摆样"运动。腹部 CT 血管成像显示肠系膜上动脉与腹主动脉之间的夹角<20°,梗阻近端扩张,肠系膜上动脉压迫综合征诊断明确。

SMACS 患者临床上主要问题是上消化道梗阻和严重营养不良,其治疗方法主要分为手术治疗和保守治疗两种。一般说来,无肿瘤及解剖异常或病史较短患者,一般先予保守治疗。通常给予流质饮食及餐后前倾或卧位治疗,无效时尝试置入空肠营养管或肠外营养,保守治疗无效或有肿瘤及解剖异常患者选择手术治疗。该患者年龄较轻,CTA 检查没有发现存在先天性解剖异常,主要是由于消瘦、腹腔内脂肪减少过多导致肠系膜上动脉与腹主动脉之间距离变短,且治疗过程中均没有出现急需手术的指征,故选择对其进行保守治疗。患者入院时存在高渗性脱水、酸碱平衡失调,无法建立有效的肠内喂养途径。因此,首先纠正水、电解质紊乱,维持酸碱平衡及机体内环境稳定,应用肠外营养支持,同时将胃管放入扩张的十二指肠内进行充分、有效的胃肠减压,一旦患者情况稳定即应开始营养支持。通过鼻饲管进行肠内营养,一定要将喂养管头端穿过梗阻远端,通常情况下需要在内镜的帮助完成。如果有多腔管,则将胃减压侧孔处放置于梗阻近端而延伸管进入梗阻远端的空肠用于喂养。SMACS 患者营养支持应逐渐增加营养物质摄入量和输注速度,预防再喂养综合征的发生。如果患者肠内营养耐受性差或出现较严重的胃肠道并发症时,可应用肠外营养或补充性肠外营养,待消化道耐受性改善后逐渐增加肠内营养使用量,同时减少肠外营养用量,以满足机体对营养物质的需求,改善患者的预后。一般说来,SMACS 患者的营养支持应该一直保持到营养状况得到改善足以不需要支持,患者正常进食后临床症状不再出现为止,通常需要数月或更长时间。考虑到患者需行长期肠内营养治疗,长时间放置鼻肠管会引起鼻咽部的炎症等不良反应,在患者一般情况稳定,对肠内营养的耐受性良好,胃肠减压量逐渐减少情况下,行 PEG/J,通过 PEG/J 进行肠内喂养。临床上,此类患者只要情况允许,应优先选择 PEG/J 术,G 管(胃管)可以作为胃肠减压用,引流出胃及十二指肠内储留物,减轻呕吐、腹痛等症状,J 管(空肠管)则跨过十二指肠的狭窄部位进入空肠,为患者提供稳定的肠内营养支持。SMACS 患者营养治疗的目的除改善机体的营养状况之外,更重要的是重新增加肠系膜上动脉与腹主动脉之间的脂肪量,使肠系膜上动脉的组织向前移动远离主动脉,缓解对十二指肠水平部的压迫。因此,需要定期做机体组成成分测定及 CTA 检查,以了解机体体脂含量以及肠系膜上动脉与腹主动脉之间的夹角变化情况。该患者出院后经过家庭肠内营养治疗,继而开始口服营养补充(oral nutritional supplement,ONS)与少量口服饮食,医院营养门诊定期随访,根据患者的耐受情况逐渐增加 ONS 与口服饮食的剂量,治疗 3 个月后体重增加 5 kg,至 6 个月时患者体重、体脂及骨骼肌含量均明显增加,肠系膜上动脉与腹主动脉之间的夹角增至 30°,十二指肠压迫缓解,消化道梗阻症状消失,恢复正常饮食,疾病治愈。

六、相关营养背景知识

(一)营养风险筛查及使用的工具

营养风险(nutritional risk)是指"现存的或者潜在的与营养因素相关的导致患者出现不利临床结局的风险"。营养风险是一个与临床结局相关联的概念,其重要特征是营养风险与临床结局密切相关,与感染性并发症发生率、住院时间、成本-效果比等密切相关。营养风险并不是指"发生营养不良的风险"。

营养风险筛查是临床营养治疗实施的基础,目前常用的营养风险筛查工具有 NRS 2002 营养风险筛查系统和营养不良通用筛查工具(malnutrition universal screening tools,MUST)。

1. 营养风险筛查 2002(NRS 2002) NRS 2002 营养风险筛查系统作为营养风险筛查工具,由于其应用简单方便,能够较好地预测住院患者临床结局和营养支持效果,已广泛应用于临床实践中。NRS 2002 主要包括 3 方面内容:① 营养状况受损评分(0~3 分);② 疾病的严重程度评分(0~3 分);③ 年龄评分(年龄≥70 岁者加 1 分);总分为 0~7 分(表 4)。NRS 2002 评分≥3,作为评定存在营养风险的指标;<3 分表示不存在营养风险(表 1-5-1)。

表 1-5-1 NRS 2002 评分系统

1. 疾病严重程度评分

评 1 分:□一般恶性肿瘤 □髋部骨折 □长期血液透析 □糖尿病 □慢性疾病(如肝硬化、慢性阻塞性肺疾病)

评 2 分:□血液恶性肿瘤 □重度肺炎 □腹部大手术 □脑卒中

评 3 分:□颅脑损伤 □骨髓移植 □重症监护患者(APACHE 评分>10)

2. 营养受损状况评分

评 1 分:□近 3 个月体重下降>5%,或近 1 周内进食量减少 1/4~1/2

评 2 分:□近 2 个月体重下降>5%,或近 1 周内进食量减少 1/2~3/4,或 BMI<20.5 及一般情况差

评 3 分:□近 1 个月体重下降>5%,或近 1 周内进食量减少 3/4 以上,或 BMI<18.5 及一般情况差

3. 年龄评分

评 1 分:□年龄>70 岁

营养风险筛查评分=疾病严重程度评分+营养受损状况评分+年龄评分

NRS 2002 评分由于基于较强的循证证据,因而被国际上多个营养学会推荐作为住院患者营养风险筛查首选工具,其优点为具有循证基础,应用相对简单、易用,被广大临床医生所接受。

2. 营养不良通用筛查工具(MUST) MUST 是由 BAPEN 多学科营养不良咨询小组于 2000 年发布,主要用于蛋白质-能量营养不良及其发生风险的筛查,适用于不同医疗机构的营养风险筛查,尤

其是社区。MUST 主要包括 3 方面内容：① 机体体重指数测定（0～2 分）；② 体重变化情况（0～2 分）；③ 急性疾病影响情况（如果已经存在或将会无法进食＞5 天者加 2 分）。总分为 0～6 分（表 1-5-2）。

表 1-5-2　MUST 评表

BMI 评分		体重丢失评分（3～6 个月内）		急性疾病影响评分
BMI＞20（BMI＞30 为肥胖）	＝0 分	体重丢失＜5%	＝0 分	已经存在或将无法进食＞5 d 者加 2 分
BMI 18.5～20.0	＝1 分	体重丢失 5%～10%	＝1 分	
BMI＜18.5	＝2 分	体重丢失＞10%	＝2 分	

注：总评分＝上述三个部分评分之和。0 分＝低风险；1 分＝中等风险；2 分＝高风险。

在大多数的研究中，MUST 在住院时间、病死率方面表现出了从一般到很好的预测效度，对于成年住院人群，MUST 对于预测住院时间、病死率或并发症的发生率都表现出了从一般到良好的预测效度。

（二）营养风险筛查的临床价值

NRS 2002 评分系统基于 128 个临床随机对照研究，循证医学证据充分，通过综合分析患者的营养状况、疾病严重程度以及年龄因素的干扰，减少了评价时因主观因素引发的误差，较为客观地反映被测者的营养风险，同时简便易行、易推广，因而被许多国家推荐为营养风险筛查首选的工具。临床上，对于营养风险与临床结局的关系可从两个方面理解：其一，有营养风险的患者由于营养因素导致不良临床结局的可能性较无营养风险的患者大。其次，有营养风险患者有更多机会从合理的营养支持中获益。根据对 128 个关于营养治疗与临床结局的随机对照研究分析发现，在 NRS 评分≥3 分的情况下，大部分研究显示营养治疗能够改善临床结局。而在 NRS 评分＜3 分的情况下，大部分研究显示营养治疗不能改善患者的临床结局。因此，将是否具有营养风险的评分切割点定为 3 分，即 NRS 评分≥3 分为具有营养风险，需要根据患者的临床情况，制订基于个体化的营养计划，给予营养干预；但对于 NRS＜3 分患者，虽然在入院时没有营养风险，但随着治疗的进展，应在其住院期间每周进行营养风险筛查 1 次，一旦其 NRS 评分≥3 分，同样应及时进行营养支持。

目前，NRS 2002 在国际上已广泛应用，在丹麦进行的两项研究显示，分别有 93.5% 和 99% 的患者使用 NRS 2002 评分系统。Ursula 等在 995 例患者中对 NRI、MUST、NRS 2002 和 SGA 这四种营养不良风险筛查或评价工具进行了敏感度和特异度的检验，结果表明，NRS 2002 要比 MUST 和 NRI 有更高的敏感度和特异度。另外，NRS 2002 相比 MUST 和 NRI 有较高的阳性预测值和阴性预测值。2004 年中华医学会肠外肠内营养学分会主持了中国首次大城市大医院的住院患者 NRS 2002 营养风险筛查，报告表明结合中国人 BMI 正常值，NRS 2002 营养风险筛查能够应用于 95% 以上的中国住院患者，因此推荐其为营养筛查工具。蒋朱明等应用 NRS 2002 对我国 13 个大城市共 15 098 名住院患者行营养风险筛查，发现营养不足发生率为 12.0%，营养风险发生率为 35.5%。陈伟等对中国住院患者进行了 NRS 2002 营养风险筛查的可行性研究，该研究选取了神经内科、消化内科、肾内科、呼吸内科、胸外科和普外科 6 个专科的新入院患者作为筛查对象，结果显示 153 例新住院患者中，有 139 例（90%）患者可使用 NRS 2002 进行营养风险筛查，14 例不宜使用 NRS 2002 进行营养风险筛查的患者中，其中 35.7% 的患者因有腹水、胸腔积液，64.3% 的患者因无法站立。研究者认为结合中国人群的 BMI 正常值，应用 NRS 2002 工具对患者营养风险进行筛查并判断是否需要营养支持是可行的。2006 年，中华医学会肠外肠内营养学分会又推荐应用 NRS 2002 作为住院患者进行营养风险筛查的标准流程，以及判断哪些患者需要进行营养支持。

但是,NRS 2002 也存在一些不足之处。首先,NRS 2002 的 128 个 RCT 研究对象均为住院患者,该评分系统是否适合门诊患者尚有争议。其次,对于卧床无法测量体重的患者,或者有水肿、腹水等影响体重测量,以及意识不清无法回答评估者的问题时,该工具的使用将受到限制。再者,对于恶性肿瘤患者这个特殊群体,NRS 2002 也仍存缺陷,该评分系统中关于疾病严重程度的评价将肿瘤划分为"肿瘤"和"血液恶性肿瘤"两大类,前者为 1 分而后者则为 2 分,这有失公允。临床上,胃癌、食管癌及胰腺癌等消化道恶性肿瘤患者营养不良及恶病质的发生率较高,对临床结局的影响也较大,而乳腺癌、前列腺癌等患者的营养状况往往相对较好,但 NRS 2002 评分中并未进行区分。此外,对于慢性疾病、腹部大手术等概念也需要进一步规范。最后,值得注意的是,影响患者临床结局的因素往往是复杂、多样的,应用单一的测量或者模式来总结营养因素对预后的影响是不现实的,现有的各种评价方法均存在一定的局限性。尽管如此,在当前尚缺乏一个公认、准确、有效的营养评价方法的情况下,NRS 2002 仍然是值得推荐的营养风险筛查工具。临床实践中,医师可以根据实际情况采用自己熟悉并且常用的营养评价方法,再结合 NRS 2002 评分对具体患者进行营养状况评价及营养风险筛查,以指导临床营养支持工作。

（三）如何理解营养评价与营养风险筛查之间的区别

临床实践中许多医师常将营养评价与营养风险相混淆,事实上这是两个不同的概念,两者之间存在差异。要深刻理解这两者之间为何会产生差异,首先要明确营养评价与营养风险之间在概念上的不同。营养评价是通过目前常用的人体测量、生化检查等方法,再结合病史、临床检查或多项综合营养评价等手段,判定机体营养状况以及确定营养不良的类型和程度。临床上,我们依靠这些评价方法来评判某患者是否存在营养不良以及营养不良的程度,来指导是否需要对其进行营养支持,并监测营养治疗的疗效。而营养风险则是一个与临床结局相关联的概念,是指"现存的或者潜在的与营养因素相关的导致患者出现不利临床结局的风险",其重要特征是营养风险与临床结局密切相关。所谓的"营养风险"并不是指"发生营养不良的风险"。由此可见,营养评价的各种方法是用来评定患者是否存在营养不良以及营养不良的程度,而营养风险筛查的目的则是评估患者是否存在与营养因素相关的可能会导致患者不良结局的风险。临床上,大多数情况下营养评价结果与营养风险筛查结果是相符合的,大多数营养不良患者的营养风险评分也高。但是,也有一些患者营养评价结果与营养风险筛查结果并不相符,例如,有些患者的人体测量指标、生化检查及多项综合营养评价等结果均提示营养状况良好。但是,由于患者属老年人(年龄>70 岁),接受大手术,恶性疾病,合并有糖尿病等慢性疾病,所以其 NRS 2002 评分>3 分,提示存在营养风险。

七、主编点评

近年来我们收治了 10 余例 SMACS 患者,积累了较丰富的治疗经验,该患者实属治疗十分成功的病例。随着临床营养治疗技术和制剂的进步,越来越多的 SMACS 患者采用非手术的方式得到有效的治疗。一般说来,对于初次发病、病程短、年轻、无解剖异常、非其他疾病所致的患者,应先予保守治疗。该患者年龄较轻,主要是由于消瘦、腹腔内脂肪减少过多导致 SMACS 与腹主动脉之间距离变短,CTA 检查没有发现存在先天性解剖异常,尽管病程较长、病情反复,但其在治疗过程中均没有出现急需手术的指征,故在与其父母沟通后选择进行保守治疗。

SMACS 患者通常存在严重的营养不良。因此,合理、有效的营养支持是整个治疗计划成功与否的关键。由于 SMACS 患者常需要长期的营养支持,因此,建立有效的营养支持途径,选择合适的营养支持方式,提供合理的营养底物,及时、定期的营养状况评价及监测十分重要。由于绝大多数 SMACS 患者消化道功能正常,因此临床上首选肠内营养支持,我们的经验是在疾病急性期应用多腔管,将延伸管进入梗阻远端的空肠用于喂养,而胃减压侧孔处放置于梗阻近端进行胃肠减压。待病情稳定后行 PEG/J,G 管可以作为胃肠减压用,引流出胃及十二指肠内储留物,减轻呕吐腹痛等症状,J 管则跨过十二指肠的狭窄部位进入空肠,为患者提供稳定的肠内营养支持。另一方面,SMACS 患者营养支持应循序渐进,逐渐增加营养物质摄入量,预防再喂养综合征的发生。在营养支持初期,如果患者肠内营养耐受性差,肠内营养<60% 目标需要量时,可应用肠外营养或补充性肠外营养,待消化道耐受性改善后逐渐增加肠内营养使用量,同时减少肠外营养用量,以满足机体对营养物质的需求。通常情况下,SMACS 患者要达到满意的保守治疗效果,需要数月或更长时间的营养支持,才能增加机体体重和内脏脂肪含量,增加肠系膜上动脉与腹主动脉之间的夹角,缓解对十二指肠水平部的压迫,消除消化道梗阻。该患者依从性良好,在其及家属的配合下,出院后坚持家庭肠内营养治疗,辅以 ONS 及口服饮食,经过 6 个月治疗后体重、体脂及骨骼肌含量均明显增加,肠系膜上动脉与腹主动脉之间的夹角增至 30°,十二指肠压迫缓解,消化道梗阻症状消失,恢复正常饮食,疾病治愈。

对于长时间严重和频繁呕吐、存在明显解剖学异常、经过 3 个月以上保守治疗无效或存在严重合并症的患者,需要手术治疗,解除消化道梗阻。SMACS 的手术治疗主要有以下几种:① 屈氏韧带松懈术;② 十二指肠空肠吻合术;③ 十二指肠血管前移术;④ 十二指肠环行引流术。临床上常用的是屈氏韧带松懈术和十二指肠空肠吻合术。屈氏韧带松懈术手术简单、安全、符合解剖生理,屈氏韧带松解后理论上可使十二指肠水平部下降至夹角的宽阔部位,以解除消化道梗阻,适合于屈氏韧带过短、十二指肠空肠曲位置过高、肠系膜根部固定的患者,尤其是儿童或年轻患者。但是,我们在临床上发现一些患者做了屈氏韧带松懈术后疗效并不理想,可能的原因是十二指肠除了屈氏韧带固定外,还有腹膜后结缔组织对其悬吊、固定甚至压迫,使得十二指肠无法得到足够的松解和下移,导致手术失败。因此,对于存在腹膜后严重粘连、纤维化的患者不宜采用该手术。十二指肠空肠吻合术也是临床上常用的手术方式,该术式被认为是 SMACS 最有效的手术方式。十二指肠空肠吻合术有十二指肠空肠侧侧吻合术和十二指肠空肠 Roux-en-Y 吻合术,前者手术简单,临床上常用。我们的经验是侧侧吻合口要足够大、吻合处应尽量靠近狭窄处,这样减压效果好。尽管如此,部分患者手术后十二指肠减压、引流效果并不理想,特别是病程长、十二指肠水平部狭窄完全的患者,可能是由于长时间胃、十二指肠淤滞、十二指肠肠腔极度扩张,致使大面积扩张后的十二指肠弛缓、胃和十二指肠动力障碍、胃和十二指肠蠕动受损所致。有一位患者不得不再次手术,拆除原吻合代之十二指肠空肠腔 Roux-en-Y 术。十二指肠空肠 Roux-en-Y 吻合术手术较复杂,且存在十二指肠胃反流、吻合口瘘及吻合口癌变的风险,临床上可以通过加做 Braun 吻合解决。十二指肠血管前移术对手术技术要求较高,我们早期曾采用过,现已放弃该术式。

(吴国豪)

参考文献

[1] Warncke ES, Gursahaney DL, Mascolo M, et al. Superior mesenteric artery syndrome: a radiographic review [J]. Abdominal Radiology, 2019, 44: 3188 - 3194.

[2] Beita AKV, Whayne TF. The Superior Mesenteric Artery: From Syndrome in the Young to Vascular Atherosclerosis in the Old[J]. Cardiovascular & Hematological Agents in Medicinal Chemistry, 2019, 17: 1 - 8.

[3] Ganss A, Rampado S, Savarino E, et al. Superior Mesenteric Artery Syndrome: a Prospective Study in a Single Institution[J]. Journal of Gastrointestinal Surgery, 2019, 23: 997 - 1005.

[4] Sinagra E, Raimondo D, Albano D, et al. Superior Mesenteric Artery Syndrome: Clinical, Endoscopic, and Radiological Findings[J]. Gastroenterology Research and Practice, 2018, doi. org/10.1155/2018/1937416.

［5］ Shi Y，Shi G，Li Z，et al. Superior mesenteric artery syndrome coexists with Nutcracker syndrome in a female：a case report［J］. BMC Gastroenterol，2019，19(1)：15.

［6］ McCann C，Cullis PS，McCabe AJ，et al. Major complications of jejunal feeding in children［J］. J Pediatr Surg，2019，54(2)：258－262.

［7］ van Dijk LJ，van Noord D，de Vries AC，et al. Clinical management of chronic mesenteric ischemia［J］. United European Gastroenterol J，2019，7(2)：179－188.

第二章

代谢性疾病

病例 1

糖尿病,腹膜外间隙脓肿,感染性休克

一、病史简介

患者,男,75 岁。因"左侧腹壁疼痛 1 月余,加重 2 天"入院。患者于 1 个月前,突感左侧腹痛,性质为胀痛,持续发作,疼痛尚能忍受,无其他不适。外院就诊,腹部 CT 检查示:左侧腹壁下梭行密度增高影,考虑为"软组织炎症"。予以 1 周的抗感染、止痛等治疗,症状无明显缓解。2 天前,患者感左侧腹壁红肿且疼痛加重,伴发热,最高 38.5℃,不伴胸闷、气促、恶心、呕吐等症状,排便、排气正常。于我院急诊就诊,血常规示:白细胞 11.56×10⁹/L;中性粒细胞 87.6%;血糖 18.30 mmol/L;降钙素原 20.94 ng/ml。复查腹部 CT 示:左侧腹、盆腔病变,包裹性积气积液或感染性病变可能,累及邻近腹壁,腹膜局部增厚,结肠扩张积气积粪,腹盆腔少许积液。考虑患者目前存在腹腔感染、脓肿可能,遂收住入院,拟行手术治疗。近 1 个月来,患者食纳明显减少,精神及睡眠较差,二便无殊,体重下降约 4 kg。

患者糖尿病史 16 年余,未规范降糖治疗;高血压病史 2 年余,口服缬沙坦治疗,血压控制在 130/80 mmHg 左右;胆囊结石病史 20 余年,无症状。5 年前行胃癌根治术(远端胃大部分切除+毕Ⅰ式吻合),术后病理不详。19 年前,因右股骨颈骨折,行右股骨颈置换术。

二、入院检查

体温 38.3℃,脉搏 128 次/分,呼吸 30 次/分,血压 90/50 mmHg,身高 165 cm,体重 65 kg。神志清楚,精神尚可,呼吸稍促,营养中等,表情自如,发育正常,全身皮肤无黄染,无肝掌、蜘蛛痣。全身浅表淋巴结无肿大,巩膜无黄染,眼球无突出,瞳孔等大等圆,对光反射灵敏,口腔无特殊气味,胸廓无畸形,双肺叩诊清音,听诊呼吸音清。心前区无隆起,心界不大,心率 128 次/分,律齐。腹部平软,腹部可见陈旧性手术瘢痕,肝脾肋下未触及,左侧髂腰部可触及质硬肿块伴触痛,范围约 15 cm×10 cm,肝肾区无叩击痛,肠鸣音 3 次/分,直肠指检未扪及异常。四肢脊柱无畸形,活动自如,神经系统检查(一)。

红细胞 5.18×10¹²/L;血红蛋白 148 g/L;血细胞比容 43.1%;血小板 271×10⁹/L;白细胞 11.56×10⁹/L;中性粒细胞 87.6%;淋巴细胞 7.8%。总胆红素 13.8 μmol/L;结合胆红素 3.2 μmol/L;总蛋白 50 g/L;白蛋白 22 g/L;谷丙转氨酶 28 U/L;谷草转氨酶 18 U/L;葡萄糖 22.3 mmol/L;钠 131 mmol/L;钾 3.8 mmol/L;氯 101 mmol/L;钙 2.04 mmol/L;磷 1.04 mmol/L;镁 0.85 mmol/L;尿素 10.6 mmol/L;肌酐 61 μmol/L;尿酸 208 μmol/L;C 反应蛋白＞90.0 mg/L;凝血酶原时间 22.1 s;凝血酶原时间比值 2.03;国际正常化比值 2.04;凝血酶时间＞150 s;活化部分凝血活酶＞170 s;纤维蛋白原 522 mg/dl;D-二聚体 12.51 mg/L;乳酸 5.11 mmol/L;降钙素原 20.94 ng/ml;氨基末端利钠肽前体 1 433.0 pg/ml。

腹盆 CT 平扫检查:胃癌术后改变,左侧腹盆腔病变,包裹性积气积液或感染性病变可能,累及邻近腹壁,腹腔腹膜局部增厚,结肠扩张积气积粪,腹盆腔积液;肝内低密度影,胆囊小结石,右肾囊肿,双肾上腺增粗,前列腺钙化灶,建议进一步检查(图 2-1-1)。

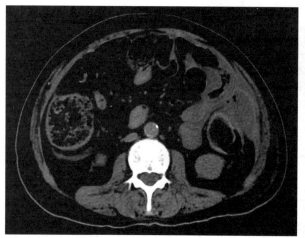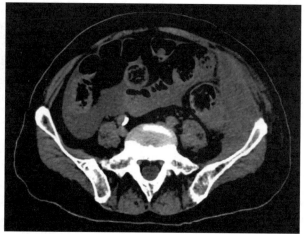

图 2-1-1　腹部盆腔 CT 检查

三、入院诊断

腹腔(壁)脓肿,感染性休克,糖尿病。

四、治疗经过

患者入院后,完善相关检查,诊断为腹腔(壁)脓肿、感染性休克、糖尿病,积极的抗休克治疗,同时完善术前准备,行急诊手术治疗,取左髂腰部脓肿中央作切口,切开脓肿,引流出灰白色脓液 250 ml,脓液送培养。充分探查脓腔发现左髂腰部巨大,与腹腔相通,探查腹腔见腹腔内少量脓性液体,探查消化道未见穿孔,冲洗腹腔及左髂腰部脓腔后各置双套管一根引流。患者手术过程中血压低,术后因循环、呼吸不稳定入外科 ICU 进一步治疗,机械辅助通气,应用去甲肾上腺素及垂体后叶素维持血压。入 ICU 时 APACHⅡ评分 28 分,NUTRIC 评分 6 分。严密监测生命体征,维持重要器官功能,行积极抗感染、控制血糖、营养支持治疗。细菌培养结果提示,致病菌为肺炎克雷伯菌肺炎亚种,根据药敏结果,选择头孢哌酮/舒巴坦治疗。术后第 3 天患者循环、呼吸状况改善后脱机,停用血管活性药物,腹腔双套管引流出 210 ml 含粪性的脓性液体,考虑患者存在消化道瘘。复查腹部及盆腔 CT,未发现腹腔积液。血红蛋白 123 g/L,白细胞 8.74×10⁹/L,中性粒细胞百分比 75.3%,降钙素原 12.50 ng/ml,血葡萄糖 26.6 mmol/L。加强腹腔引流,继续抗感染,给予积极营养支持,应用胰岛素泵进行胰岛素强化治疗以控制血糖。经过约 1 周治疗,患者一般情况改善,血糖控制平稳后转回普通病房继续治疗,患者恢复顺利,术后 24 d 拔除腹腔引流管后顺利出院。

五、讨论分析

患者为老年男性,患有糖尿病多年,平时血糖控制不佳。出现左侧腹壁疼痛 1 月余,近 2 d 加重,出现明显感染症状并迅速出现感染性休克。手术证实左侧腹壁及腹腔感染、脓肿形成,尽管手术探查时未发现消化道穿孔,但术后腹腔引流出消化液,判断应该存在肠道隐匿性小的破损(乙状结肠息室穿孔),经外科手术引流、积极抗感染治疗、胰岛素强化治疗以及营养支持后,患者情况逐渐稳定,其中营养支持对患者的康复和预防并发症发挥了重要作用。现就营养支持相关问题做如何讨论。

问题一:该患者是否需要营养支持,如需要则采用何种方式? 推荐多少热量

讨论:糖尿病危重患者的营养评价、营养支持适应证和营养物质的需要量与非糖尿病相似。该患者近 1 个月来进食量明显减少,体重下降＞5%,手术后处于严重的应激状况,术后需要机械通气支持等器官支持措施,同时存在低位消化道瘘,估计在术后 1 周左右无法恢复正常进食。因此,该患者需要接受营养支持。

对于非肥胖的、需营养支持的糖尿病患者,其能量供给予非糖尿病患者基本相同。该患者入 ICU 后,我们采用间接测热法测定其静息状态下能量消耗值为 1 660 kcal/d,按照目前指南推荐制定其能量目标量为实际能量消耗值的 80% 即 1 300 kcal/d,蛋白质目标量按照 1.5 g/(kg·d) 供给,如果临床上无法实际测定患者的能量消耗值,按照指南推荐 20 kcal/(kg·d),则该患者的能量目标量也是 1 300 kcal/d。考虑到该患者术后存在严重的高血糖,消化道功能基本正常,经过外科引流后腹腔压力正常,低位消化道低流量的瘘不影响肠内营养的实施,肠内营养也不会影响其消化道的流量和愈合,故采用标准的肠内营养制剂对该患者进行肠内营养支持,逐渐增加肠内营养剂量和输注速度,并监测患者胃肠道的耐受性,通过 3 d 的适应,使总能量达到 1 300 kcal/d,患者耐受性良好,肠内营养期间双套管引流量无明显增加。

临床上,糖尿病患者在接受营养支持时应注意避免过度喂养,以减少高血糖及其相关代谢性并发症的发生。因此,糖尿病患者营养支持时计算能量需要量最理想的方法是通过间接测热量实际测定患者的能量消耗值,也可按照指南推荐的需要量或按照 Harris-Benedict 公式计算值供给。对于肥胖或超体重的糖尿病患者,营养支持时所供给的热量目标量按照实际测定值的 60% 供给,或者是应用实际体重按照 Harris-Benedict 公式计算值的 75% 供给。值得注意的是,糖尿病可影响患者的胃肠道功能,表现为胃动力低下和胃排空延缓,在选择肠内营养支持时应进行胃肠功能评价,同时应密切监测患者血糖浓度。

问题二:该患者是否需要应用特殊的肠内营养制剂

讨论:美国糖尿病协会制订的糖尿病患者饮食推荐量标准为:蛋白质提供 10%～20% 热量,糖类和脂肪提供 80%～90% 热量,同时每天应供应膳食纤维 20～35 g。目前临床上有多种糖尿病特异性肠内营养制剂,分别为低碳水化合物高脂肪制剂、低碳水化合物高蛋白制剂、低碳水化合物中等脂肪制剂和高碳水化合物低脂肪制剂等类型。一般说来,无严重代谢并发症的糖尿病患者在接受营养支持时在原则上与非糖尿病住院患者无明显不同。以往的临床研究表明,糖尿病特异性肠内营养制剂在短时间内对控制糖尿病患者的血糖和血脂有一定作用,但尚无足够证据表明其可改善糖尿病患者的预后。因此,目前多数学者认为标准型肠内营养制剂适合于大多数糖尿病患者,可满足大多数糖尿病患者对营养的需求。该患者术后接受标准型肠内营养制剂,胃肠道耐受性佳,能良好地维持机体的营养状况,且能较好地控制患者血糖值,血浆甘油三酯浓度及游离脂肪酸浓度稳定,故无须改用糖尿病特异性肠内营养制剂。

问题三:糖尿病患者围手术期主要注意的问题是什么

讨论:糖尿病患者一生中需要接受手术治疗者约占 50%,由于外科疾病、麻醉及手术等应激因素,可加重病情,增加手术危险性、并发症的发生率和病死率。糖尿病患者围手术期主要代谢不良反应是代谢紊乱、体液平衡失调、内环境改变和机体免疫功能受损。

糖尿病患者手术应激时,肾上腺素、生长激素和胰高糖素等分解激素分泌增加,对胰岛产生直接和间接的拮抗作用,导致胰岛素缺乏和胰岛素阻抗加剧,从而引起一系列代谢紊乱和内环境紊乱。其具体机制为:① 肾上腺素分泌增加,肝糖原合成减少,周围组织利用葡萄糖能力下降,胰岛素分泌下降。② 糖皮质激素通过肝脏加速葡萄糖的确合成,使血糖升高。③ 高血糖刺激肝糖原分解,使糖异生增加,而这种糖异生在应激激素的作用下不受高血糖的反馈抑制。④ 脂肪分解增加、酮体产生,糖原分解加速以及糖异生作用增强均导致高血糖。⑤ 高血糖超过了肾阈值则产生糖尿,后者引起渗透性利尿及电解质丢失,甚至严重脱水,进一步可引起血容量、心输出量下降和肾小球滤过减少,结果产生肾前性氮质血症,导致肾功能障碍和水、电解质和酸碱平衡调节异常,从而引起内环境紊乱。

糖尿病患者机体免疫功能明显受损,导致手术后感染性并发症明显增高。一旦发生感染,机体处于应激状况,必然增加血糖控制的难度,造成糖尿病病情恶化。糖尿病患者机体免疫功能减退的原因及机制为:① 高血糖使血浆渗透压升高,抑制白细胞的吞噬能力,降低机体抗感染能力。② 高血糖有利于大肠杆菌、链球菌、肺炎球菌、葡萄球菌及念珠菌等的生长、繁殖。③ 糖尿病伴酮症酸中毒时,体内代谢严重紊乱,机体多种防御机制缺陷,如中性粒细胞吞噬功能下降、趋向性减退、细胞内杀菌作用减退、血清调理素和细胞免疫功能被抑制等,从而使患者极易感染。④ 糖尿病多伴有血管病变,累及大、中血管和微血管,引起血管结构和功能异常,导致局部血液循环障碍,血流减慢,组织血液供应减少,从而影响对感染应有的反应,包括白细胞的动员和杀伤力。由于组织氧浓度减低,易发生厌氧菌的生长,严重者引起组织坏死。

糖尿病患者手术后创口愈合不良的发生率明显增高,其原因与胶原合成缺乏、缺乏牵引韧性、白细胞功能受抑制、毛细血管内向生长减少、成纤维细胞增生减少有关。此外,心血管并发症、局部微血管以及外周神经病变均可直接或间接影响创口愈合。

问题四:糖尿病患者肠内营养支持常见的问题是什么

讨论:只要患者胃肠道功能许可,肠内营养仍是糖尿病患者首选的营养支持途径。值得注意的是,糖尿病高血糖可能对整个胃肠道产生影响。糖尿病性胃麻痹是糖尿病患者常见现象,表现为胃动力低下和胃排空延缓,部分患者常有上腹饱胀、疼痛、恶心、呕吐等症状。典型的糖尿病性胃麻痹常见于1型糖尿病患者,严重的胃排空障碍不仅影响肠内营养的实施,而且使得血糖难以得到理想的控制,接受胰岛素治疗的患者,由于胃排空障碍,营养物质吸收困难,可出现低血糖现象。糖尿病高血糖同样也可影响小肠的动力和功能,表现为上腹部烧灼感、吞咽困难、餐前饱胀感、餐后恶心呕吐、剑突下疼痛等。准确诊断糖尿病性胃麻痹十分重要,可避免将一些胃肠道表现归因于肠内营养或其他一些影响胃动力的因素。既往病史、常用的药物资料、体格检查及相关辅助检查均有助于胃麻痹的诊断。

因此,糖尿病患者肠内营养支持应密切监测患者胃肠道的耐受性和是否存在胃排空障碍现象,以避免吸入性肺炎等并发症的发生。如果确定患者存在糖尿病性胃麻痹,可改用经空肠喂养的方式进行,因为临床实践和研究表明,大多数糖尿病性胃麻痹患者能够耐受经空肠喂养。但此类患者以等渗的选择标准型肠内营养制剂为好,输注速度应较慢,开始速度为20～30 ml/h,随后每12 h 输注速度增加10～20 ml/h,直至达到目标输注速度为止,同时应放置胃管进行胃肠减压,以减轻胃麻痹相关症状。输注方式以持续均匀输注为佳,可避免倾倒综合征等并发症,也有利于维持血糖稳定。

腹泻是糖尿病患者常见的症状之一,其原因与胰腺功能不全、肠道细菌过度繁殖、合并感染或长期应用广谱抗生素等有关。当患者接受肠内营养时,需要鉴别患者的腹泻是肠内营养所致还是存在其他因素,如果是前者关系,则还需确定是管饲因素还是非管饲因素所致。该患者在达到全量肠内营养支持的第2天出现腹泻,分析原因可能是患者长时间静脉应用广谱抗生素和抗溃疡药物,经过喂养管给予一些止泻药物后腹泻症状改善,肠内营养支持得以持续。

问题五:肠内营养时如何妥善控制患者血糖

讨论:糖尿病患者肠内营养时良好的血糖控制对于疾病的治疗十分重要,只有血糖得到理想控制,才能保证肠外或肠内营养治疗的安全性,所摄入的各种营养素才能充分、有效地被机体利用。一般说来,对于病情稳定、肾功能正常的2型糖尿病患者,可应用口服降糖药物。对于通过鼻胃/肠置管进行肠内营养的患者,大多数糖药物可经碾成粉末溶解后经过喂养管给予。接受肠内营养支持的糖尿病患者也可以通过皮下注射胰岛素来控制患者的血糖值,但往往血糖控制较困难。事实上,肠内营养可以用于接受任何一种胰岛素治疗方案的住院糖尿病患者。一般说来,肠内营养支持应在给予胰岛素治疗之后,血糖控制较理想时才开始应用,在进行肠内营养时如果出现高血糖症加重,则在血糖得到理想控制前不应加快肠内营养输注速度。在刚开始肠内营养时以应用短效胰岛素治疗为宜,因为短效胰岛素治疗可以减少或避免应用长效胰岛素但由于某种原因临时停用肠内营养后胰岛素继续发挥效用而可能出现的低血糖现象。一般认为,在肠内营养输注速度达到 $30\sim40$ ml/h 时,开始应用速效或短效胰岛素是安全的。如果在夜间应用肠内营养,则应在傍晚时应用速效胰岛素;如果是 24 h 持续应用肠内营养,则应每日 2 次应用速效胰岛素;如果患者糖尿病病情稳定,只要根据患者情况计算每日的短效胰岛素用量,然后再按照计划采用速效或短效胰岛素皮下注射即可。相反,如果患者糖尿病病情不稳定或有明显高血糖,则应通过胰岛素泵静脉应用胰岛素来控制血糖值。

　　肠内营养期间血糖的监测十分重要,而血糖监测的时间间隔则根据患者的血糖值和血糖稳定情况而定。一般说来,对于血糖>11.1 mmol/L 或血糖波动明显的患者,建议每 $4\sim6$ h 检测血糖值,而对血糖稳定在理想范围以内的患者,则每日可检测血糖 $1\sim2$ 次。对于 24 h 持续输注肠内营养的患者,检测血糖时无须停止肠内营养的输注,对于分次推注或间歇性滴注肠内营养的患者,应在每次应用前和输注结束前 4 h 内检测血糖。当然,当患者出现低血糖症状时,则应及时检测血糖。当接受皮下注射胰岛素治疗的患者意外停止持续输注肠内营养时,可能会出现低血糖,这种情况下应严密监测患者的血糖值,以决定是否需要静脉注射葡萄糖以预防可能出现的低血糖。

六、相关营养背景知识

(一) 糖尿病患者机体代谢变化

　　糖尿病是一组以长期高糖血症为主要特征的代谢紊乱综合征,其基本病理生理为胰岛素绝对或相对分泌不足,从而引起碳水化合物、脂肪、蛋白质、水和电解质等代谢紊乱。糖尿病代谢紊乱的严重程度随病情而异,轻型患者可仅表现为高血糖,重症患者可出现酮症酸中毒。对糖尿病进行治疗虽然可使患者的血糖降至正常或接近正常,但机体的许多代谢过程仍存在明显变化。

　　1. 1 型糖尿病(T1DM)的代谢紊乱　　T1DM 的原发性缺陷是继发于自身免疫或其他原因引起的胰岛 B 细胞广泛破坏所致的胰岛素缺乏,从而导致一系列代谢改变。

　　(1) 糖代谢改变:胰岛素缺乏导致肝葡萄糖的产生增加和餐后周围组织不能充分摄取葡萄糖,这些异常引起空腹高血糖和餐后血糖异常升高。慢性高血糖症时葡萄糖毒性作用所致的胰岛素抵抗和低胰岛素血症时胰高血糖素分泌增加也加重了胰岛素缺乏时的高血糖症。未控制的 T1DM 患者空腹高血糖主要是由于肝葡萄糖产生增加,胰岛素治疗后空腹血糖水平恢复与肝葡萄糖产生速率恢复正常有关。

　　(2) 脂肪代谢和酮体生成:未治疗的 T1DM 患者由于胰岛素严重缺乏,对脂肪组织酯酶的抑制作用丧失,导致脂肪分解增加,血浆游离脂肪酸水平升高,游离脂肪酸的转化率也增加。有酮症的 T1DM 患者,其基础的脂类和酮体的氧化率升高。在有严重感染、心肌梗死或其他严重疾病等应激情况下,反向调节激素水平升高可增强上述代谢异常。糖尿病酮症酸中毒主要是由于机体胰岛素缺乏以及胰高血糖素和其他反向调节激素增加联合作用的结果。酮症酸中毒的主要临床后果是周围血管扩张,降低血压,加重低血容量的作用和心肌收缩功能障碍。

　　(3) 蛋白质代谢改变:正常的空腹胰岛素水平在限制肝脏及其他组织的蛋白质分解和促进蛋白质合成上起着十分重要的作用。未能良好控制的 T1DM 患者表现为分解代谢增加、负氮平衡和肌肉萎缩。T1DM 儿童则表现为生长发育延缓,胰岛素治疗后生长发育恢复。因此,对于未能良好控制的 T1DM 患者,其血浆总蛋白和白蛋白等内脏蛋白浓度是降低的,但一些糖蛋白水平却高于正常。

　　2. 2 型糖尿病(T2DM)的代谢紊乱　　不同程度的胰岛素缺乏和组织的胰岛素抵抗是 T2DM 的

主要发病机制。T2DM 的主要异常是空腹和餐后高血糖，常伴有葡萄糖异生前体水平升高，脂肪分解和血浆游离脂肪酸水平轻度增加。通常情况下，患者的胰岛素水平仍足以抑制脂肪分解和防止酮症酸中毒的形成。但在严重感染、创伤等应激状况下，反向调节激素大量分泌，则可能导致酮症酸中毒。

（1）糖代谢改变：糖尿病患者胰岛素分泌不足或胰岛素抵抗，肝中葡萄糖激酶和糖原合成酶下降，肝糖原合成减少；碳酸化酶活性加强，糖原分解增加，糖异生作用也增强；转运入脂肪组织和肌肉组织的葡萄糖减少，这些组织对糖的利用减少。这些糖代谢紊乱的结果是血糖增高、尿糖排出增多，引起多尿、多饮和多食。糖尿病患者过高摄入碳水化合物时，因调节血糖的机制失控，极易出现高血糖；但碳水化合物摄入不足时，体内需动员脂肪和蛋白质分解供能，易引起酮血症。

T2DM 患者的空腹血糖水平与肝葡萄糖产生速率密切相关。当 T2DM 患者有较高的血浆胰岛素水平时能完全抑制肝脏葡萄糖产生，但餐后胰岛素分泌迟缓以至于无法抑制肝脏葡萄糖的产生和输出是 T2DM 患者餐后高血糖的主要原因。T2DM 患者脑和其他组织非胰岛素依赖的葡萄糖摄取是正常的，有空腹高血糖的患者还可通过浓度作用效应促使组织对葡萄糖的摄取增加。当 T2DM 患者组织的葡萄糖利用率增加时，葡萄糖通过糖酵解形成乳酸和丙酮酸的数量增加。此时，即使葡萄糖氧化率升高，某些丙酮酸仍通过转氨基作用形成丙氨酸。组织释放乳酸、丙酮酸和丙氨酸增加，促使肝脏糖异生和葡萄糖输出，这是 T2DM 发生空腹高血糖的主要机制。

（2）脂肪代谢和酮体生成：糖尿病患者由于磷酸戊糖途径减弱，还原型辅酶 II 生成减少，脂肪合成减少。由于肝糖原合成和贮存减少，在前脑垂体和肾上腺激素调节下，脂肪自脂肪组织转入肝脏沉积，导致脂肪肝。由于糖代谢异常，大量葡萄糖从尿中丢失，引起能量供应不足，动员体脂分解，经 β 氧化而产生大量的乙酰辅酶 A，同时又因糖酵解异常，草酰乙酸生成不足，乙酰辅酶 A 未能充分氧化而转化为大量酮体，再加上因胰岛素不足所致酮体氧化利用减慢，过多的酮体积聚而产生酮血症和酮尿。乙酰乙酸和 β-羟丁酸经肾脏流失，大量碱基亦随之流失，造成代谢性酸中毒。同时大量的酮尿、糖尿加重多尿和脱水，严重者表现为酮症酸中毒、高渗性昏迷。乙酰辅酶 A 的增多促进肝脏胆固醇合成，形成高胆固醇血症，且常伴有高甘油三酯血症，游离脂肪酸、低密度脂蛋白、极低密度脂蛋白增高，形成高脂血症和高脂蛋白血症，成为引起糖尿病血管并发症的重要因素。为防止酮血症和酮症酸中毒，需要适量地供给碳水化合物，减少体脂的过多动员氧化。为防止和延缓心脑血管并发症，必须限制饱和脂肪酸的摄入量。T2DM 患者由于脂肪细胞的甘油三酯酶活力升高，甘油的转换率和血浆甘油水平常升高，但甘油的转换率并不与血浆游离脂肪酸水平相一致，可能是脂肪细胞甘油三酯的降解和甘油的释放增加，但脂肪细胞内脂肪酸的再脂化同样增加，从而防止脂肪酸从脂肪细胞释放，此现象可能与胰岛素抵抗和胰岛素分泌不足有关。

（3）蛋白质代谢改变：糖尿病患者碳水化合物代谢异常，能量供应不足，动员蛋白质分解供能；由于胰岛素不足，肝脏和肌肉中蛋白质合成减慢，分解代谢亢进，易发生负氮平衡。胰岛素不足，糖异生作用增强，肝脏摄取血中生糖氨基酸（包括丙氨酸、甘氨酸、苏氨酸、丝氨酸和谷氨酸）转化成糖，使血糖进一步升高；生酮氨基酸（如亮氨酸、异亮氨酸、缬氨酸）脱氨生酮，使血酮升高。由于蛋白质代谢呈负氮平衡，儿童生长发育受阻，患者消瘦，抵抗力减弱，易感染，伤口愈合不良。严重者血中含氮代谢废物增多，尿中尿素氮和有机酸浓度增高，干扰水和酸碱平衡，加重脱水和酸中毒。T2DM 患者空腹的血浆氨基酸水平通常是正常的，其亮氨酸转换率正常，这与肌肉的氨基酸代谢对胰岛素的敏感性高于糖代谢对胰岛素的敏感性有关。血浆胰岛素水平较高的 T2DM 患者血浆亮氨酸水平常降低。T2DM 患者对蛋白质餐后的氨基酸反应是正常的，并常不伴有血糖水平增高。蛋白质和葡萄糖一起摄食和单独摄食葡萄糖相比，前一种情况的升血糖反应要低于后者，这是因为胰岛素的分泌反应较好之故。

（二）糖尿病患者肠内营养支持

高血糖可以使胃排空延迟，导致腹胀、恶心、呕吐，影响营养物质的摄入，因此约 30%～40% 的糖尿病患者存在不同程度的消化道不适。但是，绝大部分糖尿病患者的消化道仍完整，功能接近正常。因此，营养支持途径应首选肠内营养。普通肠内营养配方由高含量的糖类提供能量，糖尿病患者对此适应性差，餐后血糖明显升高。为避免低分子碳水化合物在胃肠道分解速度快、吸收快的问题，研究者们根据国际糖尿病协会的推荐量标准致力于糖尿病特异性肠内营养制剂的开发。果糖吸收速度则较慢，对血糖的影响较小，并且果糖在肝脏的摄取和代谢很大程度上不依赖胰岛素，减少了胰岛素的用量。长链碳水化合物在肠道内分解速度慢，并且只能在小肠分解，将淀粉聚集成脂类-淀粉复合物，可使淀粉酶水解速度减慢，对血糖影响较小。上述两种碳水化合物常用于糖尿病特异性肠内营养制剂，可明显降低 T2DM 患者的餐后血糖。但也有研究发现，当果糖含量达到总能量的 20% 时，可以增加餐后乳酸水平、空腹总胆固醇和 LDL 水平，并有导致胃肠功能紊乱、白内障以及神经系统病变的危险。

美国糖尿病协会制订的糖尿病患者饮食推荐量标准为：蛋白质提供 10%～20% 能量，糖类和脂肪提供 80%～90% 能量，同时每天应供应膳食纤维 20～35 g。理论上讲，糖尿病特异性肠内营养制剂中，应降低糖类的摄入量，增加脂肪所占的能量比例，以避免餐后高血糖的发生。但是，脂肪含量增高可导致高甘油三酯血症，VLDL 胆固醇生成增多和 HDL -胆固醇水平下降，增加糖尿病患者心血管疾病的危险。因此，在以往的数十年里，对糖尿病膳食中脂肪与糖类之间最佳平衡的看法一直有矛盾，争论的焦点在于膳食组成对控制血糖和血清脂质的作用。经过多年的研究和临床实践，目前临床上应用的糖尿病特异性肠内营养制剂中，糖类约占总能量的 40%～45%，脂肪约占总能量的 45%～50%。糖类中 40%～45% 的能量由膳食纤维提供，一方面可提高膳食黏稠度，使胃排空速度减慢及小肠内转运时间延长，延缓葡萄糖的吸收，从而控制餐后血糖浓度，改善高胰岛素血症；另一方面，可溶性膳食纤维在结肠内经细菌酵解后，可分解成为短链脂肪酸，很容易被结肠黏膜吸收，成为不依赖胰岛素而被利用的能量。此外，膳食纤维还可以保护肠黏膜结构的完整性及屏障功能。据研究报道，肠内营养制剂中理想的膳食纤维含量为 (1.2～1.5)g/100 ml。脂肪中 65%～70% 的能量由单不饱和脂肪酸提供，饱和脂肪酸控制在 10% 以内。单不饱和脂肪酸既提高了脂肪所占的能量比例，又避免了多不饱和脂肪酸对血清甘油三酯及脂蛋白代谢的影响。

单不饱和脂肪酸可调节脂质代谢，改善血脂状况，减少心脑血管疾病及脂质过氧化的危险，还能使胃排空延迟，避免餐后高血糖的发生，降低胰岛素用量。综合分析显示，每增加 1% 单不饱和脂肪酸，减少 1% 糖类，则可相应降低 1% 血清甘油三酯水平。许多文献报道，高单不饱和脂肪酸糖尿病特异性肠内营养制剂对改善 T1DM 和 T2DM 糖尿病患者的血糖、血脂具有多方面作用。高单不饱和脂肪酸糖尿病特异性肠内营养制剂的主要益处可能是含糖量低，导致血糖下降，肝 VLDL 及甘油三酯产生减少。另有研究发现，高单不饱和脂肪酸糖尿病特异性肠内营养制剂，可降低糖尿病患者心血管并发症的发生率，抑制血小板聚集，降低出血时间及纤维蛋白溶解，并有益于机体免疫功能。

许多证据表明，糖尿病特异性肠内营养制剂可安全有效地应用于需要营养支持的糖尿病患者，并取得了满意的效果，不仅有效地降低了糖尿病患者的餐后血糖水平及胰岛素的分泌，而且降低了糖尿病患者感染并发症的发生率。进一步研究发现，糖尿病患者感染并发症的下降与有效的血糖控制相关。

七、主编点评

糖尿病患者营养支持的目的是在保证机体正常生长发育和正常生活的前提下，纠正已发生的代谢紊乱，减轻胰岛 β 细胞负荷，提高患者生活质量，改善临床结局，营养支持适应证和营养物质的需要量与非糖尿病相同。该患者由于乙状结肠息室穿孔导致严重的腹腔及腹壁脓肿，感染性休克，进展快，疾病危重,这与患者多年严重糖尿病机体抵抗力和免疫力低下,感染难以控制有关。患者近1个月来进食量明显减少,体重下降>5%,手术后入ICU时NUTRIC评分6分,预计超过1周以上无法正常进食,存在很强的营养支持指征。鉴于患者具有部分消化道功能,应首选肠内营养支持。肠内营养途径应根据胃肠道情况、预计持续时间等而定,由于糖尿病患者常伴有胃肠道动力障碍,肠内营养时应循序渐进,根据胃肠道耐受性调整肠内营养用量。

相比较标准肠内营养制剂,一些糖尿病专用型肠内营养制剂配方中碳水化合物含量较低而脂肪含量较高,理论上临床应用时对血糖的影响较小。有研究表明,高膳食纤维、富含单不饱和脂肪酸的糖尿病专用配方能够有效改善餐后血糖、降低糖基化血红蛋白和血脂水平,但目前尚缺乏足够证据证实其能改善糖尿病患者的临床结局。目前大多数学者认为,标准型肠内营养制剂依然适用于大多数的糖尿病患者,可满足大多数糖尿病患者对营养的需求,具有良好的安全性和耐受性。值得注意的是,糖尿病患者肠内营养支持时应严格监测血糖水平,及早发现高血糖或低血糖,同时应根据患者情况控制血糖在合理的水平。

该患者术后接受标准型肠内营养制剂,胃肠道耐受性佳,能良好地维持机体的营养状况,且能满意地控制患者血糖值,血浆甘油三酯浓度及游离脂肪酸浓度稳定,经过一段时间有效的营养支持、外科引流及积极的抗感染治疗,患者感染控制,消化道瘘自愈,顺利出院。

(吴国豪　孟庆洋)

参考文献

[1] Singer P, Blaser AR, Berger MM, et al. ESPEN guideline on clinical nutrition in the intensive care unit[J]. Clin Nutr, 2019, 38(1): 48-79.

[2] Tsirou E, Grammatikopoulou MG, Theodoridis X, et al. Guidelines for Medical Nutrition Therapy in Gestational Diabetes Mellitus: Systematic Review and Critical Appraisal[J]. J Acad Nutr Diet, 2019, 119: 1320-1339.

[3] Davies MJ, D'Alessio DA, Fradkin J, et al. Management of hyperglycemia in type 2 diabetes 2018. A consensus report by the American Diabetes Association (ADA) and the European Association for the Study of Diabetes (EASD)[J]. Diabetes Care, 2018, 41: 2669-2701.

[4] Jayedi A, Mirzaei K, Rashidy-Pour A, et al. Dietary approaches to stop hypertension, mediterranean dietary pattern, and diabetic nephropathy in women with type 2 diabetes: A case-control study[J]. Clin Nutr ESPEN, 2019, 33: 164-170.

[5] Elke G, Hartl WH, Kreymann KG, et al. Clinical Nutrition in Critical Care Medicine — Guideline of the German Society for Nutritional Medicine (DGEM)[J]. Clin Nutr ESPEN, 2019, 33: 220-275.

病例 2

非酒精性脂肪性肝硬化,门静脉高压,脾功能亢进

一、病史简介

患者,男,53 岁。因"反复牙龈出血、鼻衄 2 月,再发 1 天"入院。患者 2 个月来刷牙时反复出现牙龈出血,同时有鼻腔出血,量不多,到当地医院口腔科和五官科就诊,检查发现血小板降低,余无殊,经口服止血药治疗后缓解。2 个月来上述症状反复发作,偶尔有黑便,无其他不适。昨天再次出现牙龈及鼻出血,量较多,用棉球填塞、压迫鼻腔后出血止,为进一步诊治遂来我院就诊,门诊检查发现患者血常规中三系减少,收入血液科。患者自发病以来大小便无殊,进食量及体重无明显变化。患者自幼多食肥胖,10 多年前体检发现重度脂肪肝,无特殊处理。5 年前诊断为 2 型糖尿病和高血压,开始使用二甲双胍和降压药。否认病毒性肝炎史,无饮酒史,没有服用其他药物史。

既往有脂肪肝病史 10 余年,高血压、糖尿病史 5 年。

二、入院检查

体温 36.8℃,脉搏 72 次/分,呼吸 16 次/分,血压 160/90 mmHg,体重 98 kg,身高 172 cm。神志清楚,体型肥胖,营养良好,表情自如,发育正常,皮肤无黄染,全身浅表淋巴结无肿大,巩膜无黄染,胸廓无畸形,双肺叩诊清音,双肺呼吸音粗。心前区无隆起,心界不大,心率 72 次/分,律齐。全腹平坦,腹壁无静脉曲张,腹软,全腹无压痛、无肌卫,肝脾肋下未触及,腹部叩诊呈鼓音,移动性浊音(-),肠鸣音 4 次/分。双下肢无水肿,双侧足背动脉搏动可。肛门及生殖器未检,四肢脊柱无畸形,活动自如,神经系统检查(-)。

红细胞 2.70×10^{12}/L;血红蛋白 80 g/L;血细胞比容 31.6%;血小板 74×10^9/L;白细胞 2.4×10^9/L;总胆红素 17.2 μmol/L;直接胆红素 9.2 μmol/L;总蛋白 63 g/L;白蛋白 31 g/L;谷丙转氨酶 89 U/L;谷草转氨酶 72 U/L;碱性磷酸酶 112 U/L;γ-谷氨酰转移酶 157 U/L;前白蛋白 0.12 g/L;葡萄糖 8.4 mmol/L;尿素 6.2 mmol/L;肌酐 55 μmol/L;总胆固醇 6.80 mmol/L;甘油三酯 2.86 mmol/L;钠 135 mmol/L;钾 3.8 mmol/L;氯 103 mmol/L;钙 2.12 mmol/L;无机磷 1.44 mmol/L;镁 0.93 mmol/L。

彩超:肝脏实质回声粗密,分布欠均匀,管道系统欠清晰,门静脉主干内径宽 13.6 mm,流速明显减低,为向肝血流,脾静脉扩张迂曲,直径 25 mm,下腔静脉血流通畅。超声印象:肝实质弥漫性病变,肝硬化,脾大。腹部 CT:肝形态欠规整,表面欠光滑,各叶比例失调,肝裂增宽,食管末端及胃底黏膜下可见静脉迂曲扩张。CT 诊断:肝硬化,脾大,门静脉高压症。胃镜显示:食管胃底重度静脉曲张,慢性浅表性胃炎伴糜烂结节。

三、入院诊断

非酒精性脂肪性肝硬化,门静脉高压,脾亢。

四、治疗经过

本例患者自幼多食肥胖,10多年前发现重度脂肪肝,有2型糖尿病和高血压、高脂血症等代谢性疾病5年,入院时BMI 33.1 kg/m^2,血常规三系减少,胆红素及谷丙转氨酶、谷草转氨酶增高。结合彩超、CT及胃镜检查,排除过量饮酒史、病毒性肝炎病史和其他可以导致脂肪肝的疾病,初步诊断为非酒精性脂肪性肝硬化,门静脉高压,脾亢。入院后肝脏穿刺病理显示:肝细胞气球样变,混合型脂肪变性,小叶内混合性炎性细胞浸润,门管区纤维化,再生结节形成,符合非酒精性肝病的特征。

患者入院后完善相关检查,组织消化科、普外科及血液科进行多学科讨论,根据患者既往病史、外院已经做的各项检查结果,首先考虑非酒精性脂肪性肝硬化。建议待改善患者凝血功能后行骨髓穿刺排除血液系统疾病,胃镜检查了解胃底食管静脉曲张情况,做肝穿刺进一步明确诊断,鉴于患者既往无上消化道大出血病史,外科暂不考虑做分流或断流手术。考虑到患者目前存在三系减少,凝血酶原时间明显延长,首先输注新鲜血浆、红细胞及凝血酶原复合物以改善患者的凝血功能。入院第4天行骨髓穿刺,骨髓呈造血细胞增生象,排除血液系统疾病造成的三系减少和出、凝血功能障碍。入院第5天行胃镜检查,食管距门齿35～40 cm见数条食管静脉重度曲张,40 cm过贲门,胃底见多处静脉曲张,行曲张静脉套扎加曲张静脉组织黏合剂治疗,手术过程顺利,无出血。入院第7天行肝脏穿刺活检,病理显示肝细胞肿大,胞质内含数量不等、大小不一的脂肪空泡,绝大多数肝细胞呈气球样变,部分肝细胞混合性脂肪变性,小叶内混合性炎性细胞浸润,窦周纤维化,肝小叶结构改建,假小叶及再生结节形成。

患者入院后给予低糖、低脂富含维生素和膳食纤维的半流质饮食以避免粗糙食物引起食道静脉损伤,同时控制总的热量摄入。应用二甲双胍和格力美脲控制血糖,给予多烯磷脂酰胆碱(易善复)、水溶性和脂溶性维生素以及平衡型氨基酸溶液,应用奥曲肽降低门脉压力。患者经过2周治疗,病情稳定,无消化道出血或牙龈及鼻出血,予以出院,嘱门诊定期随访。

五、讨论分析

非酒精性脂肪性肝病(nonalcoholic fatty liver disease,NAFLD)是指在无过量饮酒史的基础上,以肝细胞脂肪过多贮积和脂肪变性为特征的临床病理综合征,是一种与胰岛素抵抗和遗传易感密切相关的代谢应激性肝损伤。NAFLD包括非酒精性肝脂肪变、非酒精性脂肪性肝炎、肝硬化和肝细胞癌,从早期的肝脂肪变性或非酒精性脂肪肝,进展至非酒精性脂肪性肝炎、晚期纤维化肝硬化和终末期肝病。NAFLD除肝脏不同程度病变之外,还与代谢综合征、2型糖尿病、动脉硬化性心血管疾病以及结直肠肿瘤等的高发密切相关。随着肥胖和代谢综合征的流行,近年来NAFLD发病率不断升高,发病呈低龄化趋势,已成为全球最常见的慢性肝病,全球普通成人的患病率高达25%,以中东和南美洲患病率最高,西方国家人群患病率为17%～46%,我国的患病率亦达到10%以上,已成为我国第一大慢性肝病和健康体检肝脏生物化学指标异常的首要原因,并且越来越多的乙型肝炎病毒慢性感染者合并NAFLD,严重危害人民生命健康。

NAFLD发病的危险因素包括饮食习惯、生活方式、代谢综合征及其他疾病如肥胖、高血压、血脂紊乱和2型糖尿病等。NAFLD的发病机制非常复杂,"二次打击学说"被大多数学者认可,各种原因引起的胰岛素抵抗被认为是初次打击,引起外周脂肪组织降解,形成过多的脂肪酸,使得肝细胞对脂肪酸的摄入增加,进而导致肝细胞线粒体内氧化超载,导致肝脂肪变的发生。在此发生过程中,氧化应激、脂质过氧化、内质网应激、线粒体功能失调、免疫调控异常以及机体的遗传易感性等均是危险因素。此外,脂肪酸或其产物的脂毒性,脂肪组织分泌的瘦素、脂联素、抵抗素和内脏脂肪素、IL-6和TNF-α以及肠源性内毒素均可能是发病的机制。

临床上大多数 NAFLD 患者因偶然发现血清 ALT 和 GGT 增高就诊，其诊断需要有弥漫性肝细胞脂肪变的影像学或组织学证据，并且要排除乙醇滥用等可以导致肝脂肪变的其他病因，病理学上显著的肝脂肪变和影像学诊断的脂肪肝是其重要特征。肝脏活组织检查至今仍是 NAFLD 诊断的金标准，肝活组织检查可准确评估肝脂肪变、肝细胞损伤、炎症坏死和纤维化程度。NAFLD 的评估包括定量肝脂肪变和纤维化程度，判断有无代谢和心血管危险因素及并发症、有无肝脏炎症损伤以及是否合并其他原因的肝病。

NAFLD 与肥胖和代谢综合征密切相关，NAFLD 治疗的主要目标为改善胰岛素抵抗，防治代谢综合征及其引起的相关器官（如心、脑血管等）的病变，对明确诊断的 NAFLD 患者，须采取措施阻止肝病进展，减少或防止肝硬化、肝癌及其他并发症发生。目前针对 NAFLD 的治疗措施主要是纠正不良生活方式、控制能量摄入量、改善饮食结构、增加运动、控制体重等方法，奥利司他、西布曲明等减肥药物可用于合并肥胖的患者，达到减肥的目标。应用血管紧张素受体阻滞剂等降压药治疗高血压，应用二甲双胍、吡格列酮、罗格列酮等胰岛素增敏剂治疗糖代谢紊乱，应用他汀类药物治疗血脂紊乱等。我国指南推荐应用多烯磷脂酰胆碱、水飞蓟素（宾）、甘草酸制剂、双环醇、维生素 E、熊去氧胆酸、S-腺苷蛋氨酸和还原型谷胱甘肽等药物作为辅助保肝治疗，其适应证包括：① 肝组织学确诊 NAFLD 者。② 存在明显肝损伤和（或）进展性肝纤维化者（例如合并血清转氨酶增高、代谢综合征、2 型糖尿病的非酒精性脂肪肝病患者）。③ 用其他药物或基础治疗过程中出现血清转氨酶增高者等。对于重度肥胖症患者，在药物减肥治疗无效时可考虑减重手术。肝移植手术是治疗 NAFLD 并发肝衰竭、失代偿期肝硬化以及并发肝细胞癌患者的最终选择。

六、相关营养背景知识

（一）非酒精性脂肪肝病发病机制

NAFLD 的发病机制非常复杂，主要根据基础研究的结果，其中代谢异常、脂肪异位、胰岛素抵抗、慢性系统性炎症反应以及免疫调控被认为是可能的发病机制。

1. "二次打击"学说　NAFLD 的确切发病机制目前尚不明确，"二次打击学说"被大多数学者认可，并在此基础上提出"多次打击学说"。各种原因引起的胰岛素抵抗被认为是初次打击，引起外周脂肪组织降解，形成过多的脂肪酸，使得肝细胞对脂肪酸的摄入增加，进而导致肝细胞线粒体内氧化超载，脂肪酸酯化成三酰甘油在肝脏内蓄积，导致肝脂肪变的发生，使肝脏对二次打击——氧化应激和细胞因子的敏感性增加。在此基础上，先后或同步发生一系列肝实质细胞、Kupffer 细胞、肝星状细胞和炎性介质、氧化应激产物间的复杂反应，即为"多次打击"，导致肝脏的炎症，并逐步演变为纤维化、肝硬化以至于肝细胞肝癌。在此发生过程中，氧化应激、脂质过氧化、内质网应激、线粒体功能失调、免疫调控异常以及机体的遗传易感性等均是危险因素。

2. 脂毒性及脂肪异位沉积　脂毒性是指由游离脂肪酸及其代谢产物导致的细胞损伤和死亡。非三酰甘油毒性的可能介质包括游离脂肪酸、磷脂酶、溶血性卵磷脂、溶血性磷脂酸、神经酰胺、二酯酰甘油等。NAFLD 的脂毒性理论认为，肝脏脂肪变及三酰甘油的沉积仅仅是胰岛素抵抗的伴随现象而非导致胰岛素信号改变的原因，可能并不直接参与肝损害过程。动物实验表明，脂毒性是由非三酰甘油及其代谢产物介导的，三酰甘油的堆积更可能是为了保护肝细胞，以防其他脂肪酸或其产物的脂毒性。肝脏的胰岛素抵抗也可能是在脂质合成增多情况下的一种适应性自我保护机制，外周组织而非肝脏本身的胰岛素抵抗才是 NAFLD 脂毒性的主要原因。如果这些异位沉积的脂肪不能得到有效地处理和清除，或超过了肝细胞的负荷，可能会成为脂毒性的中间储备库，影响肝脏的血流，造成脂质过氧化和内质网应激的产生，从而引起肝细胞损伤。

3. **脂肪细胞因子作用** 脂肪是一种高度活跃的组织,可分泌一系列蛋白,包括细胞因子、激素样因子如瘦素、脂联素、抵抗素和内脏脂肪素,上述许多脂肪源性的蛋白具有多种生物效用,一方面具有炎症免疫调节功能,另一方面以内分泌、旁分泌及自分泌的方式调节机体代谢。① 瘦素:瘦素是脂肪细胞分泌的激素,参与糖、脂肪及能量代谢,促进机体减少摄食,增加能量释放,抑制脂肪细胞合成,起到减轻和控制体重的作用。此外,瘦素也介导了肥胖相关的胰岛素抵抗和肝纤维化的发生和进程。肥胖和NAFLD患者常伴随瘦素抵抗和循环中瘦素受体水平低下,致使机体摄食增加而导致肥胖。② 脂联素:脂联素主要由白色脂肪组织分泌,在不同组织中通过其3个不同的受体发挥作用。脂联素与其受体结合后引起胞外钙内流,激活单磷酸腺苷活化蛋白激酶,进而促进脂肪分解代谢。肥胖与低脂联素血症及相关组织受体缺乏有关,肝脏脂联素受体缺失可导致脂肪变、内质网应激和肝脏炎症。动物实验证明,高水平的脂联素可减少肝脏脂肪含量,逆转肝脏胰岛素抵抗,防止肝脏炎症发生。③ IL-6和TNF-α:肥胖和胰岛素抵抗个体的脂肪细胞中IL-6和TNF-α水平显著升高,与机体BMI呈正相关,并随着体重的下降而降低。重度肥胖患者皮下脂肪中IL-6和TNF-α的表达较肝脏高100多倍,表明血中IL-6和TNF-α主要来自脂肪,减重可使IL-6水平显著降低,随后肝脏细胞的细胞因子信号3抑制子表达也降低,胰岛素抵抗改善,提示外周脂肪组织的炎症先于肝脏发生,在机体后续发生的相关代谢异常中发挥重要作用,肝脏是脂肪来源的IL-6和TNF-α重要的靶器官。

4. **肠源性内毒素的作用** 最近的研究发现,肠道细菌过度繁殖可能参与了脂肪变炎症过程,在NAFLD的发生中起重要作用,其中肠源性内毒素激活的代谢变化和致炎效应尤为重要。饮食成分改变可影响脂多糖代谢,导致血浆水平增高,除了引起低度的慢性全身性炎性反应之外,还能加重胰岛素抵抗和肥胖的发生。许多研究发现,肠道微生态改变,肠道菌群失调参与了代谢性炎症的调控,通过肠源性内毒素的产生可能是其机制之一。肠道细菌过度增殖和益生菌的减少可刺激系统性炎症反应。

5. **内质网应激** 内质网应激是细胞应对各种应激时的一种普遍生物学现象,积聚在内质网部位的非折叠和错误折叠蛋白引发适应性反应以缓解内质网应激,即所谓非折叠蛋白反应。非折叠蛋白反应参与了NAFLD几乎所有重要的病理生理变化,如肝脏脂质合成与积聚、瘦素抵抗、脂肪生成、炎性反应以及胰岛素抵抗,在多次打击模式中被认为是引起脂肪变、胰岛素抵抗和炎性反应的重要介导者。

(二)非酒精性脂肪肝病的营养治疗

NAFLD是指肝脏脂肪的过度聚集,其表现主要为胰岛素抵抗和代谢综合征。饮食习惯与生活方式,尤其是摄食过多导致的肥胖,是非酒精性脂肪肝发展的重要因素。约有20%～25%的非酒精性脂肪性肝炎患者会在10年内发展为肝硬化,有11.3%的患者在5年内转变为肝细胞癌。此外,NAFLD也是心血管疾病的危险因素,而多数NAFLD患者会在一定时间内发展为代谢障碍性疾病。

营养治疗是NAFLD和存在患病风险患者的基础治疗方法,影响NAFLD形成的因素主要包括能量、碳水化合物、脂肪摄入过多,与不饱和脂肪酸、维生素及矿物质摄入不足。因此,对于每一位NAFLD患者,应该从改变其原有的不良饮食习惯与生活方式开始,进行全程管理和营养治疗。

1. **严格控制总能量的摄入** 过多摄入能量导致的肥胖被认为是非酒精性脂肪肝发生最重要的危险因素,肥胖是能量摄入过多而消耗不足的结果,过多的能量转变成脂肪,从而造成肝脂肪变。因此,非酒精性脂肪肝患者治疗首先应限制每日的能量摄入量,适当控制膳食热量摄入。目前国际上大多数相关学会建议每日较正常摄入热量25～30 kg/(kcal·d)减少500～1 000 kcal的热量来逐步减轻体质量。严格控制膳食总能量的摄入,对长期与短期的体重控制作用明显,需要患者坚持,因为对于大多数患者而言执行起来较为困难。

2. **改变饮食习惯** 患者能量过剩的主要原因中,饮食方式与能量摄入过多密切相关,如食物的摄入量明显增加、高能量密度饮食、摄食时间与摄食方式的不合理、过量摄入单一营养素等。通常情况下食物摄入量增加的原因如外出摄食增加、食物摄入比例增加以及存在食物不设限的现象。外出饮食通常摄入的能量要比在家摄食多,咸味零食、油炸快餐、甜味饮料、碳酸饮料摄入量增加,增加能量摄入。此外,不适宜的摄食时间与摄食方式在非酒精性脂肪肝患者中十分常见,如习惯晚餐摄食较多、夜宵、不吃早餐、进食过快。有调查发现,夜班工作者和需要轮班的工作人员发生肥胖、代谢综合征以及脂肪肝的风险较高,这可能与夜班、轮班的工作人员体内生物钟基因活性发生改变,在不适宜的时间进餐有关,常出现慢性睡眠紊乱与喜食脂肪含量高的食物,从而导致肥胖和 2 型糖尿病。儿童与青少年不吃早餐与肥胖的发生密切相关,不吃早餐常导致其他餐次食物摄入量增加。因此,接受营养治疗的 NAFLD 患者应当首先严格控制晚餐与夜宵的能量摄入,增加早餐的能量,减慢进食速度,以避免过度进食。

3. 优化膳食结构 过度摄入碳水化合物是非酒精性脂肪肝的主要原因。有调查发现,NAFLD 患者摄入简单碳水化合物较多,每日平均饮用含蔗糖的软饮料量和平均饮用的次数都比无 NAFLD 者高 2 倍。超声评价脂肪肝改变的程度与饮用软饮料的数量呈正相关,表明软饮料的饮用量对脂肪肝的严重程度有很强的预测性。过度摄入简单碳水化合物可以快速升高血糖水平和出现反应性低血糖,导致患者出现饥饿感与食欲增加,最终导致饮食过多。过度摄入简单碳水化合物与肥胖和脂肪变密切相关,可能是通过激活固醇调节元件结合蛋白- 1C(SREBP - 1C)以及转录因子,增强脂肪酸合成相关酶的表达。相反,适宜地摄入复杂碳水化合物,尤其是全谷物,可以阻止 NAFLD 的形成和发展,主要是由于全谷物中含有抗氧化的维生素、矿物质、膳食纤维等。研究表明,摄入全谷物可以降低内脏脂肪,改善肥胖、高脂血症以及代谢综合征,也可以改善患者空腹胰岛素水平,降低空腹血糖与血脂,控制体质量。荟萃分析结果也显示全谷物可以降低心脏病、2 型糖尿病的发生风险。因此,非酒精性脂肪肝患者营养干预的基本策略是严格限制含简单碳水化合物的食物和饮料的摄入,相对增加全谷物的摄入量。

过量摄入脂肪,尤其是饱和脂肪酸,是 NAFLD 发生与发展的重要危险因素。脂肪过量摄入导致能量摄入过量,进入肝脏的游离脂肪酸增加,引起肝脏脂肪变,过度摄入饱和脂肪酸会导致胰岛素抵抗和 2 型糖尿病。流行病学调查发现,与健康个体相比,NAFLD 患者摄入饱和脂肪酸与脂肪摄入总量明显增加。动物研究也发现,高脂饮食引发肝脏脂肪变、炎症反应,胰岛素抵抗和肿瘤坏死因子- α(TNF - α)升高,而这些改变都与激活过氧化物增值子激活受体 γ(PPARγ)有关。同样,过量摄入胆固醇是形成 NAFLD 的重要因素,膳食调查发现肥胖和无肥胖的非酒精性脂肪肝患者,胆固醇摄入量比健康人群显著增加,无肥胖的非酒精性脂肪肝患者摄入的胆固醇比肥胖患者要多,表明膳食中胆固醇摄入量是 NAFLD 发生、发展的独立危险因素,这在动物实验中也得到支持,其发生机制可能与肝脏代谢产生的胆固醇、氧化固醇都是肝脏 X 受体 α 的配体,可以激活 SREBP - 1C,重新合成脂肪酸有关。

多不饱和脂肪酸的缺乏在 NAFLD 的形成与发展中起着一定作用。多不饱和脂肪酸可以通过降低肝脏 TNF - α 提高胰岛素敏感性,负向调节 SREBP - 1C,抑制脂肪酸合成,并可以增强 PPARγ 来增加脂肪酸的氧化。临床研究和动物试验均证实,给予 ω - 3 多不饱和脂肪酸可以减少肝脏脂肪堆积,改善肝脏炎症反应。此外,ω - 3 多不饱和脂肪酸可以明显改善心血管疾病的危险因素,包括胰岛素抵抗、炎症反应以及血清 ALT、血脂及血糖水平。因此,NAFLD 营养干预的另一个策略是严格限制脂肪如肉、食用油以及巧克力、油炸零食的摄入量,替换为富含不饱和脂肪酸的鱼、肉等,限制含有较高的胆固醇,如鸡蛋、鱼卵、动物肝脏、蛋糕等食物的摄入量,适当补充 ω - 3 多不饱和脂肪酸的摄入。膳食纤维可以调节肠道对糖和脂肪的消化吸收,有助于稳定血糖,并能够改善胰岛素抵抗。

4. 增加维生素 E、维生素 D 的摄入量 学术界常用"二次打击学说"来解释 NAFLD 进展为非酒精性脂肪肝炎的过程,氧化应激被认为是第二次打击因素。与正常健康人群相比,非酒精性脂肪肝患者维生素 E 的摄入量较低,肝脏纤维化指数与总的过氧化物水平、氧化应激指数呈正相关,与总的抗氧化状态呈负相关,非酒精性脂肪肝患者需要更多的维生素 E 来应对肝脏不断增加的氧化应激反应。许多食物如油类、肝脏、鱼卵,维生素 E 含量较高,但这类食物中也含有大量胆固醇,过多的摄入对非酒精性脂肪肝患者不利,建议可以通过维生素 E 补充剂来补充,高剂量的维生素 E 补充剂可以降低非酒精性脂肪肝患者肝脏酶谱水平。美国非酒精性脂肪肝患者诊断和治疗指南指出,每天给予 800 IU 的维生素 E 可以改善无糖尿病的非酒精性脂肪肝炎患者肝脏组织病理学表现,从而被认为是 NAFLD 的一线治疗药物,最新的研究也支持其有效性,但维生素 E 并不推荐用于合并 2 型糖尿病的非酒精性脂肪肝患者、非酒精性脂肪肝炎肝硬化患者及隐源性肝硬化患者。

维生素 D 对炎症反应和自身免疫的作用明显,维生素 D 缺乏可导致胰岛素抵抗、代谢综合征以及 NAFLD。缺乏维生素 D 与 NAFLD 肝脏活性分数和肝脏纤维化的严重程度呈正相关,可能是与缺乏维生素 D 导致过度的氧化应激损伤有关。肝脏内表达的维生素 D 受体 CYP2R1 与 CYP27A1 与肝脏脂肪变、炎症以及 NAFLD 评分的严重程度呈正相关。这些发现都表明过度的能量摄入伴随维生素 D 缺乏,会加重 NAFLD 与非酒精性脂肪肝炎的发生与发展。因此,非酒精性脂肪肝患者应摄入富含维生素 D 的食物或适量补充维生素 D。

5. 益生菌的营养治疗　近年来肠道微生态在代谢性疾病中的作用越来越受到人们的关注,益生菌通过调节肠道微生物群而对宿主健康起到十分重要的作用。研究发现,肠道微生物群随机体体重指数和饮食习惯的改变而改变。益生菌可以通过改变肠道内环境,从而减轻非酒精性脂肪肝形成。在动物模型中发现,给予益生菌可以减少肝脏脂肪、血清 ALT 以及血脂水平,改善炎症、肝脏纤维化、氧化应激以及胰岛素抵抗,从而对 NAFLD 具有显著的治疗效果。给予非酒精性脂肪肝患者益生菌 2 个月,血脂过氧化物标志物出现了明显的改善,而血清 ALT 以及 TNF-α 都出现了降低。在一项随机双盲安慰剂对照的临床研究中发现,给予益生菌治疗 3 个月,可以显著降低非酒精性脂肪肝患者谷丙转氨酶、谷草转氨酶及 γ-谷氨酰转移酶水平,从而认为可以将益生菌加入非酒精性脂肪肝患者的营养治疗中。

综上所述,由于 NAFLD 的发生、发展与日常的膳食习惯与生活方式有着紧密的关系,因此营养治疗是 NAFLD 及存在 NAFLD 风险患者的重要治疗方法。

七、主编点评

NAFLD 的发病率呈逐年增长趋势,其病程进展隐匿,多合并糖代谢紊乱、脂代谢异常和其他多种代谢性疾病,容易并发心血管事件,影响患者生活质量,甚至危及生命,及早诊断及有效纠正相关代谢紊乱是延缓病情进展的重要策略。该患者为中年男性,自幼体型肥胖,年轻时即发现重度脂肪肝、2 型糖尿病和高脂血症,近 2 年反复出现牙龈及鼻出血,外周血常规三系减少。无病毒性肝炎、长期饮酒和特殊用药病史,经影像学、胃镜及肝脏穿刺活检明确诊断为非酒精性脂肪肝硬化、脾肿大、食管胃底静脉曲张,进行曲张静脉套扎加曲张静脉组织黏合剂治疗,效果满意。在该病例的治疗过程中,有几点心得体会:① NAFLD 发病发生过程中,遗传易感性、生活习惯、环境因素、肥胖、胰岛素抵抗、代谢紊乱、氧化应激、脂质过氧化、内质网应激、线粒体功能失调、免疫调控异常等均是危险因素。因此,应尽早调整患者生活习惯,控制体重,纠正血糖、血脂等代谢紊乱,及时进行饮食方式和结构的调整,延缓疾病进展。治疗性改善生活方式是目前国际上公认的 NAFLD 治疗的根本和首要措施。② 本例患者存在明显的非酒精性脂肪肝硬化,在上述针对疾病病因治疗的基础上,应联合抗肝纤维化治疗,多靶点发挥作用,促进肝纤维化逆转或缓解疾病进展,预防或减少并发症发生率。③ 内镜下进行曲张静脉套扎加曲张静脉组织黏合剂治疗以及经颈静脉肝内门体分流术(transjugular intrahepatic portosystemic shunt,TIPS)治疗在门静脉高压症及并发症治疗中发挥重要作用,可有效降低门静脉压力,减轻食管胃底静脉曲张,减少相关并发症的发生,改善预后。对于存在上消化道大出血的患者,可采用食道胃底静脉断流术。对于合并肝功能衰竭、失代偿期肝硬化以及并发肝细胞癌的 NAFLD 患者,可选择肝移植手术,上述各种治疗措施应严格掌握适应证,精准实施。

（吴国豪）

参考文献

［1］　Cohen SM，Davitkov P. Liver Disease — A Clinical Casebook［M］. Switzerland，Springer Nature Switzerland AG，2019.

［2］　Plauth M，Bernal W，Dasarathy S，et al. ESPEN guideline on clinical nutrition in liver disease［J］. Clinical Nutrition，2019，38：485‑521.

［3］　European Association for the Study of the Liver. EASL Clinical Practice Guidelines on nutrition in chronic liver disease［J］. Journal of Hepatology，2019，70：172‑193.

［4］　Plauth M. Nutritional Intervention in Chronic Liver Failure［J］. Visc Med，2019，35：292‑298.

［5］　Stirnimann J，Stirnimann G. Nutritional Challenges in Patients with Advanced Liver Cirrhosis［J］. J Clin Med，2019，8：1926‑1937.

［6］　Ullah R，Rauf N，Nabi G，et al. Role of Nutrition in the Pathogenesis and Prevention of Non-alcoholic Fatty Liver Disease：Recent Updates［J］. Int J Biol Sci，2019，15：265‑276.

［7］　中华医学会肝病学分会脂肪肝和酒精性肝病学组.非酒精性脂肪性肝病防治指南(2018更新版)［J］.传染病信息，2018,31：393‑402.

病例 3

肥胖,代谢综合征,睡眠呼吸暂停,重度脂肪肝

一、病史简介

患者,男,32 岁。因"体重增加 20 余年,高血压、糖尿病及脂肪肝 6 余年"入院。患者出生时母乳喂养,自幼体型较同龄人肥胖,平素喜吃肉,不喜面食、油炸食品,少进食零食及碳酸饮料,体重逐年上升。6 年前患者出现头晕,自诉伴眼冒金星,同时伴有胸闷;不伴有头痛、恶心等不适,时测血压 165/110 mmHg;检查发现脂肪肝(患者口述,具体不详),空腹血糖 8.2 mmol/L;门诊予以患者氯沙坦 50 mg qd＋马来酸左旋氨氯地平(玄宁)2.5 mg qd 控制血压后患者头晕症状好转。2 个月前患者出现腹痛症状,于当地医院就诊查腹部 CT 提示:重度脂肪肝。后至我院就诊,为进一步诊疗收入我科。起病以来,患者睡眠、精神良好,胃纳、食欲同常,二便正常,近期体重未见明显增加。门诊以肥胖、严重代谢综合征收治入院。

患者 6 年前发现高血压,最高血压 170/120 mmHg,口服氯沙坦 50 mg qd＋马来酸左旋氨氯地平(玄宁)2.5 mg qd,血压控制在(120～130)/(90～100)mmHg,发现糖尿病近 5 年,口服二甲双胍及格列齐特(达美康)控制血糖,空腹血糖在 8～10 mmol/L。

二、入院检查

体温 36.3℃,脉搏 80 次/分,呼吸 20 次/分,血压 170/100 mmHg,身高 180 cm,体重 117.5 kg。BMI 36.3 kg/m²,颈围 47 cm,腰围 114 cm,臀围 128 cm,腰臀比 0.89,肥胖体型,营养中等,肥胖,全身皮肤无黄染,无肝掌、蜘蛛痣。全身浅表淋巴结无肿大,巩膜无黄染,口腔无特殊气味,胸廓无畸形,双肺叩诊清音,听诊呼吸音清。心前区无隆起,心界不大,心率 80 次/分,律齐。腹部膨隆,肝脾肋下未触及,肝肾区无叩击痛,肠鸣音 3 次/分。肛门及生殖器未检,四肢脊柱无畸形,活动自如,神经系统检查无异常体征。

红细胞 4.21×10¹²/L;血红蛋白 132 g/L;白细胞 6.11×10⁹/L;血小板 332×10⁹/L;总胆红素 10.2 μmol/L;直接胆红素 4.5 μmol/L;总蛋白 71 g/L;白蛋白 45 g/L;前白蛋白 0.19 g/L;谷丙转氨酶 89 U/L;谷草转氨酶 35 U/L;碱性磷酸酶 55 U/L;γ-谷氨酰转移酶 70 U/L;尿素 3.0 mmol/L;肌酐 76 μmol/L;尿酸 527 μmol/L;葡萄糖 8.8 mmol/L;总胆固醇 8.22 mmol/L;甘油三酯 3.68 mmol/L;低密度脂蛋白胆固醇 5.4 mmol/L;高密度脂蛋白胆固醇 0.84 mmol/L;钠 135 mmol/L;钾 4.0 mmol/L;氯 101 mmol/L;钙 2.23 mmol/L;无机磷 1.48 mmol/L;镁 0.92 mmol/L;阴离子隙 17 mmol/L。

心电图:窦性心动过速,QRS 电轴右偏,顺钟向转位。胸腹部超声:脂肪肝。睡眠呼吸监测:① 睡眠呼吸暂停低通气综合征:符合。以低通气为主,重度。② 夜间睡眠低氧血症:重度。

三、入院诊断

肥胖症,代谢综合征,睡眠呼吸暂停,脂肪肝。

患者年轻男性,体重 117.5 kg,身高 180 cm,BMI 36.3 kg/m²,腰围 113.5 cm,臀围 127.5 cm,颈围

47 cm,腰臀比 0.89,故诊断肥胖。患者有高血压、糖尿病、高脂血症及脂肪肝多年,根据患者既往病史可诊断:代谢综合征,肝脂肪。睡眠呼吸监测发现患者符合低通气睡眠呼吸暂停综合征,重度夜间睡眠低氧血症,故其次要诊断:睡眠呼吸暂停。

四、治疗经过

患者入院后积极完善相关检查,首先明确肥胖病因,查 ACTH -皮质醇节律,皮质醇节律正常存在,排除皮质醇增多症;查甲状腺激素水平示:FT3、FT4 水平正常,排除甲状腺功能减退。患者体型肥胖,入院时 BMI 36.3 kg/m²,考虑单纯性肥胖症可能性大。进一步评估患者肥胖症并发症:测糖化血红蛋白 8.5%,行口服葡萄糖耐量试验(oral glucose tolerance test,OGTT)示血糖空腹及餐后血糖均明显升高,确定 2 型糖尿病诊断。患者既往监测血压升高明显,明确诊断高血压病;患者血脂水平:胆固醇、低密度脂蛋白、非高密度脂蛋白胆固醇均明显高于正常水平;腹部彩超提示脂肪肝,既往无乙肝病史,乙肝抗原(—),丙肝抗体(—),戊肝抗体(—),无大量饮酒史,考虑非酒精性脂肪肝诊断明确;患者尿酸 527 μmol/L,存在高尿酸血症。综上所述,患者属中度肥胖,存在代谢综合征。根据患者合并较严重的代谢综合征,患者有行应限制吸收类手术的指征,和患者及其父母沟通,交代病情以及手术的必要性、可能性及术后可能出现的并发症等,患者拒绝手术治疗。

鉴于患者夜间存在较重的低通气睡眠呼吸暂停综合征,重度夜间睡眠低氧血症,定制了简易无创面罩式呼吸机,以改善夜间通气状况,纠正晚间严重的低氧血症。采用间接测热法测定患者静息状态下能量消耗值为 2 360 kcal,根据患者的饮食习惯,制订低脂、低热量高蛋白饮食模式,全天总能量约 1 300 kcal,每日蛋白质供能比 30%,脂类供能比 25% 以内,碳水化合物 45% 以内。监测体质量及人体成分体脂的变化,随时调整营养治疗配方。同时补充多种维生素制剂:善存 1 粒/d +复合维生素 B 1 粒,3 次/d +维生素 C 200 mg,3 次/d。

药物治疗主要针对患者存在的高血压、2 型糖尿病及血脂异常进行,依那普利 10 mg qd 口服 +厄贝沙坦 100 mg qd 口服以降血压,二甲双胍 +格力美脲控制血糖,辛伐他汀 +鱼油胶囊(ω-3 多不饱和脂肪酸)以纠正脂代谢异常。同时,每天给予该患者摄入较高剂量的益生菌(畅悠乐,4 g bid),以调节患者的肠道微生态。患者由于肥胖平时活动量较少,入院后我们为其制定个体化运动计划,定时锻炼:3 次/d,每次持续 30 min,每日使用拉力器、哑铃进行上身肌肉练习,骑阻力自行车进行下肢阻抗运动,根据患者的适应情况逐渐增加运动量。经过 3 周住院治疗,患者血压控制良好,血糖平稳,血脂各指标较入院时相比明显改善,体重下降 8 kg,握力较入院时增加,予以出院,嘱出院时继续药物治疗,严格饮食控制,每日坚持适量运动,门诊随访。出院 3 个月门诊随访,患者体重较出院时下降 10 kg,各项指标控制良好。

五、讨论分析

代谢综合征是以腹型肥胖、高血压、血脂异常、糖代谢异常、微量白蛋白尿以及高尿酸血症等多种疾病状态在个体聚集为特征的一组临床症候群,是以多种物质代谢异常为基础的病理生理改变,存在多个致动脉粥样硬化的危险因素,最终导致心脑血管疾病的发生和发展。代谢综合征的诊断标准在全球尚未完全统一,美国临床内分泌学协会、国际糖尿病联盟以及美国心脏协会等发表的联合声明认为肥胖和胰岛素抵抗并不是代谢综合征的先决条件,只要腰围增加、血脂异常(即 TG 升高,HDL - C 降低)、血压升高和空腹血糖升高这 5 个指标中满足其中 3 个即可诊断代谢综合征。中华医学会糖尿病学分会中国 2 型糖尿病防治指南建议的诊断标准:① 腹型肥胖:腰围:男性≥90 cm,女性≥85 cm。② 高血糖:空腹血糖≥6.1 mmol/L,或糖负荷后 2 h 血糖≥7.8 mmol/L 和(或)已确诊为糖尿病并治疗者。③ 高血压：血压≥130/85 mmHg 或已确认为高血压并治疗者。④ 空腹 TG≥1.70 mmol/L。⑤ 空腹 HDL-C<1.04 mmol/L，具备 3 项或更多项即可诊断。按照该诊断标准，本例患者诊断成立。

代谢综合征确切机制尚不明确，一般认为是由环境因素、遗传因素和免疫因素等多因素相互作用共同决定的。肥胖和内脏脂肪被认为是代谢综合征所涉及的大多数途径的主要触发因素，其发病机制主要是胰岛素抵抗、神经激素激活和慢性炎症等。此外，遗传因素、环境因素、生活及饮食习惯等在发病过程中起到重要作用。代谢综合征主要危害是其相关的并发疾病，代谢综合征使患 2 型糖尿病的风险增加 5 倍，患心血管疾病的风险增加 3 倍，患脑卒中的风险提高 2 倍，患慢性肾病的风险提高 1.2～1.3 倍。此外，代谢综合征还与乳腺癌、胰腺癌、结肠癌、肝癌等多种肿瘤以及非酒精性脂肪性肝炎、多囊卵巢综合征、睡眠呼吸暂停综合征以及胆囊疾病等相关。

生活方式及饮食干预是代谢综合征治疗中的基本措施，提倡健康的生活方式、戒烟限酒、科学的饮食结构、保持理想体质量、适当的身体锻炼、调整情绪、减轻社会心理压力等。① 严格控制总能量的摄入：每日较正常摄入热量减少 500～1 000 kcal 的热量来逐步减轻体重。② 改变饮食习惯：严格控制晚餐与夜宵的能量摄入，增加早餐的能量，减慢进食速度以避免过度进食。避免外出饮食，限制咸味零食、油炸快餐、甜味饮料、碳酸饮料摄入等。③ 优化膳食结构：减少简单碳水化合物、饱和脂肪、反式脂肪、胆固醇和盐的摄入量，推荐每日脂肪摄入占总热量的 25%～35%，过高或极低脂肪均会加剧血脂异常。④ 合理控制体重：减肥和保持理想体重是重要的预防和治疗策略，目标是 6～12 个月较基线体重减少 7%～10%，每日减少 500～1 000 kcal 能量摄入，同时进行 30～60 min 中等强度运动，以增加热量消耗，帮助减肥和降低总体心血管疾病风险。

药物治疗主要是针对各种并发疾病。① 降压药物：噻嗪类利尿剂、钙离子通道阻滞剂、血管紧张素转换酶抑制剂（ACEI）、血管紧张素受体阻滞剂（ARB）或 β 受体阻滞剂 5 大类均可选，视患者的不同情况而定。第三代血管扩张型 β 受体阻滞剂（如奈比洛尔、卡维地洛）有增加一氧化氮和抗氧化能力，对代谢影响是中性的，可能有潜在的改善胰岛素抵抗和调脂能力。国际上指南推荐 ACEI、ARB 作为有蛋白尿、糖尿病肾病或心力衰竭患者的首选药物，2 型糖尿病患者睡前服用降压药对于减少心血管事件风险有益。② 血脂异常药物：血脂治疗方面以降低 LDL-C 为主要目标，控制异常升高的 TG。他汀类药物作为首选不仅降低 LDL-C，还降低心血管疾病的发病率和病死率。荟萃分析显示，瑞舒伐他汀、阿托伐他汀、辛伐他汀均可降低 LDL-C 和 TG，而升高 HDL，以瑞舒伐他汀最为明显。③ 降糖药物：二甲双胍治疗新诊断 2 型糖尿病有潜在的心血管获益，钠葡萄糖共转运蛋白 2（SGLT2）抑制剂和胰高血糖素样肽 1（GLP-1）受体激动剂被发现可以减少主要心血管不良事件，这些代谢药物与降压药联合，有益于降压及改善代谢异常。值得注意的是，对糖尿病前期患者进行早期干预预防心血管风险是目前一个研究热点。目前国际上有 5 种药物被批准用于治疗肥胖症，即奥利司他、芬特明、托吡酯、罗卡西林、纳曲酮缓释片、安非他酮缓释片和利拉鲁肽。对于重度肥胖患者，也可采用减重手术包括腹腔镜可调节胃绑带术、腹腔镜胃袖状切除术、腹腔镜 Roux-en-Y 胃旁路术、胆胰分流并十二指肠转位术等，随着微创技术的发展和使用，减重外科的早期病死率及并发症发生率大幅下降。

六、相关营养背景知识

（一）代谢综合征患者机体代谢变化

胰岛素抵抗是代谢综合征的中心环节，而肥胖，特别是中心性肥胖，与胰岛素抵抗的发生密切相关。一方面，胰岛素抵抗和高胰岛素血症与代谢综合征多种疾病的发生机制有关；另一方面，胰岛素抵抗的发生机制又与肥胖及代谢综合征的病理变化有关，互为因果，其间关系错综复杂。

胰岛素抵抗是指胰岛素作用的靶器官（主要是肝脏、肌肉、脂肪组织、血管内皮细胞和动脉平滑肌细胞等)对外源性或内源性胰岛素作用的敏感性降低。在疾病的早、中期,机体为了克服胰岛素抵抗,往往代偿性分泌过多胰岛素,引起高胰岛素血症。胰岛素抵抗的主要原因是脂肪代谢异常,即脂肪异常分布、过度堆积。研究表明,甘油三酯在肝脏、骨骼肌和胰腺等非脂肪组织中的过多沉积导致脂毒性,抑制胰岛素对肝脏和骨骼肌的作用,引起胰岛素抵抗。胰岛素抵抗还与脂肪细胞来源的激素/细胞因子,如游离脂肪酸(FFA)、TNF-α、瘦素、抵抗素、纤溶酶原激活物抑制剂-1(PAI-1)等增多以及脂联素不足有关,这些脂肪细胞因子的分泌变化不但影响以脂肪形式进行的能量贮存及释放,尚涉及组织对胰岛素的敏感性、低度炎症反应及血液凝溶异常。

胰岛素抵抗又通过各种直接或间接的机制导致其他的代谢异常:① 糖代谢异常:在胰岛素抵抗的情况下,如果胰岛 β 细胞功能正常,可通过代偿性分泌胰岛素增多维持血糖正常;当 β 细胞出现功能缺陷、对胰岛素抵抗无法进行代偿时,则发生 T2DM。② 高血压:高胰岛素血症刺激交感神经系统、增加心输出量、使血管收缩及平滑肌增殖,血管内皮细胞分泌一氧化氮(NO)减少、血管收缩,肾脏重吸收钠增加。③ 脂蛋白代谢异常:胰岛素抵抗状态下,胰岛素抑制 FFA 释放的作用减弱,导致 FFA 增多及VLDL 合成增加;脂蛋白酯酶(LPL)活性降低使 CM/VLDL 分解减少。因而出现 CM/VLDL 增加,富含 TG 的脂蛋白(TRL)增加,在胆固醇酯转移蛋白(CETP)和肝脂酶(HL)作用下小而密的 LDL(sLDL)增加。此外,TRL 增加也使 HDL 减少。TG 增加、sLDL 增加和 HDL 降低为代谢综合征血脂异常的三大特征。④ 血管内皮细胞功能异常:胰岛素抵抗状态下,血糖增高、sLDL 及脂肪细胞来源的细胞因子增多等可损伤血管内皮细胞功能,内皮细胞释放的 NO 减少、血管舒张功能降低及血管保护作用减弱,并出现微量白蛋白尿及 von Willebrand 因子(vWF)增加。⑤ 血液凝溶异常:纤维蛋白原、vWF 和 PAI-1 增加及抗血小板聚集作用降低共同导致高凝状态。⑥ 慢性、低度炎症状态:肥胖和有关的代谢病理变化伴有慢性、低度炎症反应,其特征是产生异常的细胞因子、急性期反应产物增加及激活炎症信号通路,不但可导致胰岛素抵抗,还直接参与动脉粥样硬化发生的全过程。

以上代谢综合征中每一种疾病状态都是动脉粥样硬化的危险因素,每一单个组分都增加心血管病相关死亡的风险,如果已经构成代谢综合征,这些风险将进一步增加。当代谢综合征已经形成,其组分数越多,心血管病病死率就越高。尽管代谢综合征中每一种疾病可能有多种发生途径,但各个危险因素的发生及发展过程密切相关、相互影响并可能存在共同的病理生理基础。

近年一些研究显示,胰岛素抵抗可能并非代谢综合征疾病集结状态的唯一机制,可能只是代谢综合征发病的一个重要环节,还有许多重要因素参与。目前发现具有代谢综合征的人群并不一定都有胰岛素抵抗,而有胰岛素抵抗的人群也不一定都具有代谢综合征,提示这种心血管病多种代谢危险因素集结在个体的现象或许还有更为复杂的病理基础。

(二) 代谢综合征营养治疗原则

随着对代谢综合征发病机制和危险因素认识的逐步深入,如何科学合理地干预和治疗代谢综合征,更有效地防止由其导致的心脑血管疾病已刻不容缓。代谢综合征病因复杂、病程长,且与其他慢性疾病共存,不仅依赖药物治疗,还需要重视健康观念的提升,改变不良的饮食习惯和生活习惯。其中,减重特别是减少体内脂肪,是达到满意治疗效果的关键环节。

代谢综合征的发生、发展有一个过程,在其不同阶段均应有相应的防治重点:早期出现肥胖、轻度高血压、糖调节受损和脂质代谢紊乱时,可采取以治疗性生活方式改变为主、药物为辅,以"防"为主,控制危险因素,以维持正常或接近正常体重和腰围。中期出现心肌肥厚、动脉硬化、心肌缺血、微量蛋白尿、2 型糖尿病等症状时,需要以药物和生活方式改变并重,以"治"为主,争取受损组织器官逆转;晚期出现心力衰竭、心肌梗死、肾功能衰竭、外周血管栓塞等表现时,应采用生活方式改变、药物和一些其他措施,多管齐下,以"救"为主,进行相关疾病的治疗。在不同的阶段,合理饮食均可以有效地控制代谢综合征的进一步进展。研究表明,代谢综合征的高危人群通过控制饮食、增加运动,约可减轻 5%～7% 的体质量,血尿酸可下降 30%,并可改善胰岛素抵抗,降低高血压,有效控制代谢综合征的各项指标,从而可减少心脑血管并发症的发生率至 50% 左右,病死率可降低 30%。

由于代谢综合征的 4 个并发疾病均是心血管疾病的危险因素,联合作用对心血管疾病的影响可能更强。因此,由美国心脏病学会(American College of Cardiology,ACC)和美国心脏协会(American Heart Association,AHA)联合制定的 2017 版《AHA/ACC 管理生活方式降低心血管风险指南》也可以作为代谢综合征患者营养治疗原则的重要参考基础。

1. 限制能量摄入,控制体重 WHO、美国国家胆固醇教育计划(The National Cholesterol Education Program,NCEP)、国际糖尿病联盟(International Diabetes Federation,IDF)以及中华医学会糖尿病分会提出我国关于代谢综合征的诊断标准均以中心性肥胖为核心,可见控制超重和肥胖是控制代谢综合征的关键。

摄入过多的能量是发生超重和肥胖的主要因素。对于超重或肥胖的代谢综合征患者来说,控制每日总能量的摄入以控制体重,进一步增加和减轻体重至关重要。对于代谢综合征患者,推荐的减重目标是在 3～6 个月减轻当前体重的 5%～10%,即约相当于每周减重 0.5～1.0 kg。更快的减重速率往往不能获得长期的、稳定的维持低体重的治疗效果。美国糖尿病协会也提出超重和肥胖的糖尿病患者通过减少能量、脂肪的摄入以及经常性的体力活动以减轻 5%～7% 体重,6 个月后实现减重 10% 目标。

在限制能量摄入的过程中,制订适合减重者饮食习惯的体重控制方案,以及让患者认识和掌握食物的营养成分、食物标签、食物的烹饪方法等,对控制体重有益,经常性地和患者交流和沟通可提高患者减重的依从性。

2. 限制总脂肪、饱和脂肪和胆固醇的摄入,合理选择和食用烹调油 国内外研究结果显示,过多的膳食脂肪摄入是造成能量摄入过高的原因之一。因此,限制总脂肪才能有助于实现控制总能量的目标。饱和脂肪对健康损害是升高低密度脂蛋白胆固醇(LDL-c)和甘油三酯。因此,在代谢综合征限制能量控制体重的过程中,也应该限制饱和脂肪的摄入,一般推荐饱和脂肪的产能比不超过总能量的 10%,美国糖尿病协会推荐糖尿病患者摄入的饱和脂肪量应在总能量的 7% 以下。

代谢综合征的脂代谢紊乱常见为高密度脂蛋白胆固醇(HDL-c)降低、LDL-c 升高或总胆固醇升高。限制外源性胆固醇的摄入对控制高胆固醇血症是有益的。一般来说,每日从食物中摄入的胆固醇应少于 300 mg。对于胆固醇已经升高或合并糖尿病的患者,每日从食物中摄入的胆固醇应该少于 200 mg。外源性胆固醇主要来自富含胆固醇的食物。我国居民是混合型膳食,每日胆固醇的摄入量在 400～500 mg,如果严格限制动物内脏、皮、脑等富含胆固醇的食物,每周食用 3～4 次全鸡蛋,则每日胆固醇的摄入量可控制在 200～300 mg 以下。

不同脂肪酸具有不同的生物学效应和生理功能。多年来,临床和动物实验研究证明 ω-3 多不饱和脂肪酸(ω-3 PUFA),如 α-亚麻酸、二十碳五烯酸(EPA)、二十二碳六烯酸(DHA)等具有降低血压、调节血脂、改善胰岛素抵抗、增强胰岛素功能的作用。同时 ω-3 PUFA 作为磷脂膜的重要成分,通过与膜受体作用,控制包括糖脂代谢和脂质生成基因表达。因此,ω-3 PUFA 具有改善代谢综合征的多种代谢异常的作用。富含 α-亚麻酸的烹调油是胡麻油、菜籽油、色拉油、豆油、葵花籽油等,坚果和硬果也富含 α-亚麻酸。在总能量和烹调油总量限制的情况下,推荐食用以上烹调油和坚果、硬果。EPA 和 DHA 主要存在于鱼类及鱼油等食物中,可适量选择这类食物。美国糖尿病协会推荐糖尿病患者每周食用 2～3 份新鲜鱼类,但不推荐市售油制鱼类食品。

近年的研究发现,富含油酸(C18:1)的橄榄油、茶籽油也具有较好的控制血脂的保健作用,对代谢综合征患者来说,可以选择这类烹调油限量食用。

3. 限制钠盐的摄入,增加蔬菜和水果的摄入　2006 年 WHO 推荐每人每天食盐摄入量为 5 g,2007 年中国营养学会制定的《中国居民膳食指南》提出我国居民食盐的摄入量应限制在 6 g 以下。对于已经罹患高血压的患者建议每日食盐摄入量控制在 3 g,相当于钠盐 1 200 mg,此外还应该限制富含钠盐的食物(如腌制食品和咸味食物等)。使用低钠高钾食盐替代普通食盐是高血压患者的理想食盐选择。

蔬菜和水果含有的钾盐、微量营养素、膳食纤维、植物化学物等有益于控制血压和维持心血管健康。中国营养学会推荐成人每天应该食用蔬菜 300～500 g,最好深色蔬菜约占 1/2,食用水果 200～400 g。代谢综合征还与不合理膳食和运动不足的不良生活方式密切相关,随着科学饮食营养知识的普及和健康教育的深入,不良生活方式的改善将对预防和控制代谢综合征起到积极的作用。

(三) 肠道微生态与代谢综合征

肠道微生态系统作为人体重要的组成部分,受宿主的遗传、免疫、饮食习惯、环境因素和生活方式的影响,处于动态平衡中,与宿主细胞不断地进行物质和信息交流,广泛参与宿主的营养、代谢、免疫调控及机体炎症反应,对于维持人体健康具有重要作用。目前发现,肠道菌群通过影响机体能量平衡,诱发全身慢性轻度炎症反应,对糖尿病、肥胖等代谢性疾病产生重要影响,肠道菌群在代谢综合征的发生发展过程中发挥重要作用,调整肠道菌群的治疗措施,如微生态制剂、粪菌移植等可用于调节宿主菌群平衡,改善机体慢性炎症反应和胰岛素抵抗,对肠道菌群的干预有望成为代谢综合征防治的新靶点。

1. 肠道菌群与肥胖　肠道菌群可以影响宿主代谢,肠道菌群失调在肥胖的发生过程中也发挥重要作用。从微生物肠道宏基因组角度的研究发现,肥胖和纤瘦人群肠道细菌菌属存在明显差异,肥胖人群菌群更容易出现"低基因数",与之相关的生化指标改变如血清瘦素增加、脂联素减少、胰岛素抵抗性和高胰岛素血症发生情况降低、TG 和游离脂肪酸水平增加、HDL－C 水平下降、高敏 c 反应蛋白水平增加、白细胞计数增加等使这些个体在糖尿病前期、2 型糖尿病以及缺血性心脏病方面的风险加大。此外,在肥胖诱发肿瘤形成机制的研究中,肠道菌群也得到越来越多的关注。

肠道菌群失调导致肥胖及脂代谢紊乱的机制包括以下方面：① 影响宿主代谢与脂肪储存：肠道菌群可能通过影响能量平衡,促进脂肪存储,引起血脂代谢异常。肠道菌群可直接调节肠上皮细胞禁食诱导脂肪细胞因子(fasting-induced adipose factor,FIAF)基因表达,FIAF 是循环脂蛋白脂肪酶的抑制剂,FIAF 表达受抑制可导致机体甘油三酯沉积,从而导致脂代谢紊乱和肥胖的发生。肠道菌群是影响能量在胃肠道消化、吸收和机体储存过程中一个重要的环境因素。同时,肠道菌群也可以降低腺苷一磷酸(AMP)活化蛋白激酶的磷酸化,减少 FIAF 的生成,导致肝脂肪酸及脂肪组织的氧化减少和脂肪酸摄入增多。肠道菌群含有丰富的多糖消化酶,能够发酵宿主本身不能消化分解的碳水化合物(主要包括纤维素、胶质、寡果糖、菊粉等),将其转化为代谢终产物短链脂肪酸(short-chain fatty acids,SCFAs)。SCFAs 经氧化后不仅可为肝脏、结肠、脂肪组织等多个器官或组织提供能量,还可以降低血清甘油三酯及胆固醇水平。同时,肠道菌群还分泌胆固醇氧化酶,促进胆固醇分解。肠道中的乳杆菌、双歧杆菌还可以产生胆汁酸水解酶,促进肝脏利用胆固醇合成胆汁酸,进而维持胆固醇平衡。② 肠道菌群通过细菌移位诱发宿主固有免疫引发宿主的轻度慢性炎症,肥胖者机体的脂肪组织有炎性细胞浸润和炎性因子增加,引发宿主重要的炎症级联反应,激活宿主固有免疫,通过一系列信号传递导致大量炎症因子(IL－1、IL－6、肿瘤坏死因子)的表达,参与早期炎症和代谢性疾病的发生。益生菌制剂双歧杆菌菌株可以逆转这种炎症反应,减少革兰阴性菌移位和黏膜黏附力,缓解脂肪组织和糖尿病的炎症反应。③ 肠道菌群调节内源性大麻素系统,从而在肥胖和机体能量平衡中起重要作用,肥胖者内源性大麻素系统是活化上调的,内源性大麻素系统的活化能够增加宿主摄食量和增长体重。

2. 肠道菌群与 2 型糖尿病　近年研究发现肠道菌群与 2 型糖尿病关系密切,2 型糖尿病患者常伴随肠道菌群失调,影响宿主的炎症反应以及能量代谢。2 型糖尿病患者和健康人群相比,肠道菌群的种属水平、类别和丰度上存在显著差异。能够诱发糖尿病发生的细菌包括：大肠埃希菌、粪拟杆菌、变形链球菌、副流感嗜血杆菌、脱硫弧菌属等。能够抵抗糖尿病的细菌主要包括：直肠真杆菌、罗斯氏菌、疣微菌科、普氏粪杆菌科等。肠道菌群参与2型糖尿病的可能机制包括：① 肠道菌群通过分泌肠道激素调节机体能量平衡。酪酪肽(peptide YY，PYY)和胰高血糖素样肽-1(glucagon-like peptide 1，GLP-1)都是由小肠和结肠内分泌细胞分泌的肠道激素，PYY 有调节血糖稳态的作用，GLP-1 作为一种肠促胰岛素激素调控胰腺内分泌功能。肠道菌群代谢生成的 SCFAs 能够调节 PYY、GLP-1 的释放，进而影响血糖稳态。② 肠道菌群通过细菌移位诱发宿主轻度慢性炎症反应，脂多糖(lipopolysaccharide，LPS)是肠道革兰阴性细菌细胞壁的主要成分，当细菌裂解释放 LPS，而 LPS 通过一系列反应作用于脂肪细胞和巨噬细胞，产生多种炎症因子，影响胰岛素受体底物磷酸化等胰岛素信号传导途径，进而诱发胰岛素抵抗。同时，LPS 亦可激活免疫感受器如 Toll 样受体4(TLR4)，促进胰岛素受体底物丝氨酸磷酸化，进而降低肝脏、骨骼肌、脂肪组织对胰岛素的敏感性及胰岛素信号。③ 肠道菌群及代谢产物通过脑-肠轴途径调节肠道内分泌细胞及激素分泌功能，进而调节葡萄糖代谢，传递饱腹感，从而调节食物和胰岛素分泌。④ 肠道菌群调节胆汁酸代谢和影响肠道屏障功能，初级胆酸到达肠道，通过肠道菌群转化为次级胆酸。胆汁酸作为信号传导分子和细胞受体配体在糖代谢过程中发挥重要作用。多种治疗糖尿病的药物也被证实可显著调节肠道菌群，二甲双胍可提高肠道菌群产丙酸盐和丁酸盐的能力，提高机体对色氨酸、甘氨酸等多种氨基酸的分解代谢能力。高脂饮食使得经过肠道菌群作用的次级胆汁酸组成改变，熊去氧胆酸(UDCA)减少，而去氧胆酸(DCA)比例增多，从而导致肠道通透性增加，破坏肠道屏障功能。肠道通透性的增加会导致外源性抗原的吸收，引起胰岛β细胞的损害，促进糖尿病的发生发展。

3. 肠道菌群与高血压　高血压患者肠道菌群发生变化，如肠道菌群多样性与丰度的降低、生产乙酸和丁酸的细菌数量减少、厚壁菌门与拟杆菌门比率增加等。肠道菌群参与高血压具体的作用机制目前尚不十分明确，可能的机制有：① 肠道菌群代谢产物参与高血压：肠道菌群代谢产物是广泛参与和调节机体生命活动的重要物质，SCFAs 可以通过调节血管舒张而降低血压。研究显示，在欧洲白种人群和亚洲黄种人群中，SCFAs 和血压水平具有显著的相关性。肠道菌群另一个代谢产物氧化三甲胺(TMAO)，可以促进动脉粥样硬化，增加血小板聚集，并有一定的升高血压的作用。② 肠道菌群失调介导炎症反应：肠道菌群的改变诱导全身慢性炎症反应，炎症可引起血管内皮功能紊乱，增加全身血管阻力，进而出现血压升高。NO 是一种重要的血管舒张因子，益生菌可增加血管内皮 NO 合成酶的活性。益生菌还可以调节血脂水平、改善胰岛素抵抗、调节免疫，有助于改善血压。③ 其他可能的机制还包括：肠道菌群参与钠、钾、钙等矿物元素的吸收，而矿物元素也参与血压的调节。近来多项研究表明，促进血压升高的因素包括血管紧张素Ⅱ、精神心理因素、盐类可引起交感神经兴奋，升高血压。益生菌可有效改善宿主的焦虑、自闭、抑郁状态，通过改善宿主的紧张状态发挥一定的调节血压的作用。

4. 肠道菌群与非酒精性脂肪性肝病　肠道菌群改变导致的细菌过度增长及肠壁通透性改变促进细菌易位和内毒素进入血流，内毒素相关的慢性炎症及 Kupffer 细胞激活在 NAFLD 的形成中起到重要作用。益生菌可对 NAFLD 的发生起到一定的防治作用。酪酸梭状芽孢杆菌可使肝脏中脂滴的积累减少，降低甘油酰基转移酶 2mRNA 在肝脏中的表达，从而改善高脂饮食引起的 NAFLD。肠道菌群还可以影响胆汁酸乳化作用及吸收情况，从而影响脂肪酸在肝脏中的储存，调节宿主脂代谢及 NAFLD 的进展。此外，益生菌有利于肠道的屏障功能修复，减少 TNF-α、IL-8R 和 IL-1β 的 mRNA 在肝脏中表达减少，并且肝脏脂肪的积累及谷丙转氨酶的浓度下降，有效防止炎性介质所致的肝损害。

5. 代谢综合征的肠道微生态治疗　目前调节肠道菌群的微生态制剂主要包括益生菌、益生元、合生元等。益生菌是一种活性非病原微生物,常见的益生菌包括双歧杆菌、干酪杆菌、乳酸杆菌等,具有保护肠道黏膜、维持宿主肠道菌群平衡和抑制病原微生物过度生长的作用。益生菌是一种非消化性碳水化合物,能选择性促进宿主肠道固有的双歧杆菌的活性和繁殖,起到促进宿主健康的作用。现有的临床研究发现,给予高剂量的益生菌可在一定程度上减轻代谢综合征的特征表现。摄入乳酸杆菌和双歧杆菌等益生菌可缓解体重增加,降低血清中葡萄糖、胰岛素、TG 及氧化应激水平,高剂量的益生菌还可以降低肝脏重量和胆固醇水平。并且,益生菌还可以纠正高脂饮食导致的肠道菌群失调情况。通过饮食干预调节肠道菌群可以使机会性致病菌减少、保护肠壁的细菌增加,从而改善肠壁通透性,降低循环抗原水平,最终改善炎症状况及代谢性疾病表现。

近年来粪菌移植被用于治疗代谢综合征,动物实验取得令人鼓舞的结果,但临床研究较少。Vrieze等小样本研究发现,接受粪菌移植的代谢综合征患者 6 周后肠道内粪便微生物多样性显著增加,产丁酸细菌数量明显增加,胰岛素敏感性显著提高。通过粪菌移植可以修复调节缺失、紊乱的肠道菌群,长期重建受损的肠道菌群,进而改善、恢复正常的肠道菌群功能。粪菌移植治疗代谢综合征主要是通过肠道菌群的代谢产物如短链脂肪酸发挥作用,其中丁酸通过抑制组蛋白去乙酰化酶上调紧密连接蛋白 1,乙酸改变肠道糖异生,增加血浆肠促胰岛素,减少 TNF‑α 表达,丙酸和丁酸改变脂质和葡萄糖代谢等。这些可以保护肠道黏膜完整性及免疫系统,并可能影响宿主代谢表型。

综上所述,肠道菌群失调可以通过细菌易位、肠壁通透性改变及影响全身炎症水平等多种机制参与代谢性疾病的发生发展,而通过饮食调节、摄入益生菌和益生元以及粪菌移植等方法改善肠道菌群结构,可以在代谢性疾病的治疗中发挥重要作用。目前上述方法主要应用于消化道疾病的防治,随着基础和临床研究的不断深入,其应用范围可能会扩大到其他肠道微生态相关性疾病,从而为代谢性疾病及其他消化道外疾病治疗拓展新的思路。

七、主编点评

代谢综合征是一组代谢紊乱性疾病的总称,以中心性肥胖、胰岛素抵抗、高血压、脂代谢异常、2 型糖尿病等为主要表现的症候群。其中肥胖症和 2 型糖尿病是代谢综合征的中心环节,其发病机制主要是胰岛素抵抗、神经激素激活和慢性炎症。代谢综合征增加多种疾病的发病风险、致残率和病死率,危害性大,已成为全球公共卫生问题。近年来,我国代谢综合征的发生率逐年增高,严重危害国人的健康。本例患者自幼体型肥胖,入院时 BMI $36.3\,\mathrm{kg/m^2}$,确诊 2 型糖尿病、高血压病、脂肪肝、高脂血症多年,既往无肝炎病史,无大量饮酒史,相关病毒性肝炎检测阴性,存在高尿酸血症,彩超及 CT 提示脂肪肝,代谢综合征诊断明确。

代谢综合征为多重危险因素聚集的结果,这些因素的相互关系,即在疾病的发生、发展中何为主导尚不清楚。目前临床上代谢综合征的治疗主要是针对其并发的各种疾病进行治疗,患者分别由心内科、内分泌科和其他科室收治,不同科室医师因专业背景不同,对肥胖、糖尿病、高血压、高尿酸血症等的管理各有侧重,内分泌医师更强调血糖和肥胖等代谢异常的控制,对血压的管理和心血管风险的评估不足,而心内科更多关注心血管风险和相关并发症,对代谢紊乱的有效控制不够,这对临床医师专业知识和技术提出新的要求与挑战。临床上对于代谢综合征患者,可采用多学科团队方式进行全面评估和诊疗模式,对患者进行全程治疗管理,更具临床实践的可操作性。

生活习惯改变、饮食干预、控制体重以及运动锻炼在代谢综合征治疗中同样起着十分重要的作用。肠道菌群作为一种新发现的代谢相关因素,参与多种代谢性疾病的发生,随着人们对肠道微生态在代谢综合征中作用的认识不断深入,肠道菌群未来可能成为预防和治疗代谢综合征的新靶点。伴随着基因组测序技术和生物信息学技术的发展,研究鉴定与代谢表型相关的特定细菌种类可以为调节肠道微生物群提供治疗方案。

（吴国豪）

参考文献

［1］ Louis-Jean S，Martirosyan D. Nutritionally Attenuating the Human Gut Microbiome To Prevent and Manage Metabolic Syndrome［J］. J Agric Food Chem，2019，67：12675 - 12684.

［2］ Barrea L，Altieri B，Polese B，et al. Nutritionist and obesity：brief overview on efficacy，safety，and drug interactions of the main weight-loss dietary supplements［J］. International Journal of Obesity Supplements，2019，9：32 - 49.

［3］ Cani PD. Human gut microbiome：Hopes，threats and promises［J］. Gut，2018，67：1716 - 1725.

［4］ Velikonja A，Lipoglavsek L，Zorec M，et al. Alterations in gut microbiota composition and metabolic parameters after dietary intervention with barley beta glucans in patients with high risk for metabolic syndrome development［J］. Anaerobe，2019，55：67 - 77.

［5］ Hoyas I，Leon-Sanz M. Nutritional Challenges in Metabolic Syndrome［J］. J Clin Med，2019，8：1301 - 1312.

［6］ Shalitin S，Moreno LA. Obesity，Metabolic Syndrome and Nutrition［J］. World Rev Nutr Diet，2018，117：15 - 38.

［7］ Toro-Martín J，Arsenault BJ，Després JP，et al. Precision Nutrition：A Review of Personalized Nutritional Approaches for the Prevention and Management of Metabolic Syndrome［J］. Nutrients，2017，9：913 - 941.

［8］ Romagnolo DF，Selmin OI. Mediterranean Diet and Prevention of Chronic Diseases［J］. Nutrition Today，2017，52（5）：208 - 222.

病例 4

妊娠合并糖尿病,早产

一、病史简介

患者,女,30 岁。因"停经 36 周+3 天,阴道流水伴不规律下腹痛 2 小时"入院。患者平素月经 4～5/28,末次月经为 2019-1-3,停经 45 天查尿 hCG(+),停经 60 天左右开始有恶心、呕吐等早孕反应,持续约停经 3 个月时自然好转。停经 22 周及 32 周 B 超检查,胎儿生长符合孕周,估计预产期准确。患者停经 26 周门诊产前检查时 50 g 糖耐量筛查(+),行 75 g OGTT 结果:空腹血糖为 7.9 mmol/L,服糖后 1 小时 12.9 mmol/L,2 小时 11.3 mmol/L,3 小时 8.1 mmol/L,诊断为妊娠期糖尿病。给予饮食控制,每天供给热量 1 850 cal,血糖控制满意。此后在医师指导下继续饮食控制,监测血糖,血糖控制满意。停经 13 周及 20 周均出现外阴瘙痒,分泌物增多,阴道分泌物检查示念珠菌感染,分别给予局部抗真菌治疗后症状消失,停经 33 周阴道分泌物培养(一)。孕期平顺,无高血压、浮肿及尿蛋白。停经 22 周骨盆检查正常。入院前 2 小时患者睡觉时突然感有阴道流水,伴有不规律下腹痛,就诊于我院,检查阴道分泌物 pH 试纸变色呈碱性,宫缩不规律,10～15 分钟 1 次,每次 20～30 秒,急诊入院。

二、入院检查

体温 36.8℃,脉搏 88 次/分,呼吸 18 次/分,血压 120/70 mmHg。体重 75 kg,身高 164 cm,营养良好,皮肤黏膜无黄染及苍白,浅表淋巴结未扪及肿大,巩膜无黄染,胸廓无畸形及压痛。双侧乳腺未扪及结节。双肺叩清,双肺呼吸音清,未闻及干湿啰音。心界无扩大,律齐,各瓣膜区未闻及心脏杂音及附加音。腹部膨隆,无压痛、反跳痛,肝脾触诊不满意,肝区及双肾区无叩痛,脊柱、四肢无畸形,双下肢无水肿。生理反射存在,病理反射未引出。宫高 34 cm,腹围 103 cm,胎位 LOA,胎心 134 次/分,骨盆外测量各经线在正常值范围,胎儿发育与孕期相符。

红细胞 $3.45×10^{12}$/L;血红蛋白 126 g/L;血小板 $265×10^9$/L;白细胞 $5.79×10^9$/L;中性粒细胞 65.7%;总胆红素 12.0 μmol/L;直接胆红素 4.2 μmol/L;总蛋白 66 g/L;白蛋白 43 g/L;前白蛋白 0.25 g/L;谷丙转氨酶 16 U/L;谷草转氨酶 22 U/L;碱性磷酸酶 57 U/L;γ-谷氨酰转移酶 23 U/L;尿素 4.6 mmol/L;肌酐 76 μmol/L;尿酸 212 μmol/L;葡萄糖 7.8 mmol/L;总胆固醇 3.24 mmol/L;甘油三酯 1.22 mmol/L;钠 140 mmol/L;钾 3.6 mmol/L;氯 103 mmol/L;钙 2.03 mmol/L;无机磷 1.33 mmol/L;镁 1.18 mmol/L。

腹部彩超:双顶径 8.6 cm,胎心搏动率 130 次/分,S/D 2.5,股骨长约 6.6 cm,羊水最大深径 6.2,胎盘位于前壁,胎盘成熟度Ⅲ级,颈部脐带压迹有呈Ｖ型脐绕颈一周。胎心率监护:胎心监护示 10～15 分钟一次宫缩,胎心反应型。

三、入院诊断

宫内孕 37 周,妊娠糖尿病,胎膜早破。

四、治疗经过

患者停经 36 周＋3 天，尿 hCG（＋），根据 B 超提示核实预产期准确，孕周为 37 周左右。停经 26 周，门诊产前检查时 50 g 糖耐量筛查及 75 g OGTT 结果升高，诊断为妊娠糖尿病。孕晚期 36 周＋3 天出现阴道流水伴不规律下腹痛，阴道分泌物 pH 试纸变色呈碱性，胎心监护示宫缩 10～15 min 一次，诊断为胎膜早破。入院后给予宫缩抑制剂：25% $MgSO_4$ 4 g 静脉推注 20 min，25% $MgSO_4$ 5 g 静脉点滴（1 g/h），2% 普鲁卡因 1 ml 静脉推注 20 min（1 次/6 h）。患者宫缩于抑制宫缩治疗 3 h 后逐渐消失。羊水穿刺：L/S 为 1.5，促胎肺成熟：地塞米松 6 mg 肌肉注射（每天 2 次）。监测及预防感染：口服抗生素，监测体温（4 次/d），监测血常规（1 次/d），行胎心监护（1～3 次/d）。每 1～2 h 监测 1 次血糖，首次测定患者空腹血糖为 10.6 mmol/L，将短效胰岛素加入 0.9% 氯化钠注射液中通过微泵根据血糖值维持小剂量胰岛素静脉滴注，控制血糖值在 5.1～5.5 mmol /L，同时给其他体液治疗。经过 1 天处理后患者血糖控制较平稳，将静脉滴注的 0.9% 氯化钠注射液改为 5% 葡萄糖/乳酸林格液，并以 100～150 ml/h 的速度滴注，以维持血糖水平在 5.6 mmol/L，血糖水平采用快速血糖仪监测 1 次/h，用于调整胰岛素或葡萄糖输液的速度。1 周后患者体温监测发现无明显诱因体温升高，T：37.9℃，血糖波动在 7.2～8.5 mmol/L，再次羊水穿刺，L/S 为 3，决定行急诊剖宫产结束分娩，手术经过顺利，产下 1 健康女婴，重 3 785 g。术后第 1 天测患者空腹血糖为 15.5 mmol/L，考虑存在应激因素所致的高血糖，短效胰岛素加 5% 葡萄糖中静脉滴注，应用胰岛素泵进行胰岛素强化治疗，控制血糖值在 8 mmol/L 左右，及时监测血糖水平及尿酮体，根据监测结果决定调整胰岛素用量。术后第 2 天恢复患者正常饮食，给予低碳水化合物、低脂饮食，及时行血糖监测，当血糖水平＞10 mmol/L 时应用胰岛素皮下注射，根据血糖水平调整剂量，患者血糖控制良好，于术后第 5 天出院。产后母乳喂养，严密监测新生儿末梢血糖情况，防止低血糖。

五、讨论分析

妊娠合并糖尿病包括孕前糖尿病（pregestational diabetes mellitus，PGDM）和妊娠糖尿病（gestational diabetes mellitus，GDM），2017 中华医学会糖尿病学分会（Chinese Diabetes Society，CDS）发布的最新版中国糖尿病防治指南中，对妊娠期间的高血糖有了新的分类及诊断标准，指南将妊娠合并高血糖状态分为 3 类：除了以往的妊娠糖尿病和孕前糖尿病外，新增了妊娠期显性糖尿病（overt diabetes mellitus，ODM）。其中妊娠糖尿病是指妊娠期间发生不同程度的糖代谢异常，但血糖未达到显性糖尿病的水平，占妊娠合并高血糖状态的 80%～90%。孕前糖尿病可能在孕前已确诊或在妊娠期首次被诊断。其诊断标准采用国际妊娠合并糖尿病共识小组（International Association of Diabetes and Pregnancy Study Groups，IADPSG）制定的诊断标准，即孕期任何时间行 75 g OGTT，5.1 mmol/L≤空腹血糖＜7.0 mmol/L，OGTT 1 h 血糖≥10.0 mmol/L，8.5 mmol/L≤OGT 2 h 血糖＜11.1 mmol/L，上述血糖值之一达标即诊断为妊娠糖尿病。但孕早期单纯空腹血糖＞5.1 mmol/L 不能诊断妊娠糖尿病，需要随访。妊娠期显性糖尿病也称妊娠期间的糖尿病，主要是指孕期任何时间被发现且达到非孕人群糖尿病诊断标准：空腹血糖≥7.0 mmol/L 或糖负荷后 2 h 血糖≥11.1 mmol/L，或随机血糖≥11.1 mmol/L。妊娠期显性糖尿病高血糖程度轻于孕前糖尿病但重于妊娠糖尿病。第三类为孕前糖尿病，只包括孕前确诊的 1 型、2 型或特殊类型糖尿病，为孕期高血糖程度最重的糖尿病。本例患者既往体健，无糖尿病病史，停经 26 周，门诊产前检查时 50 g 糖耐量筛查（＋），行 75 g OGTT 结果：空腹血糖为 7.9 mmol/L，服糖后 1 h 12.9 mmol/L，2 h 11.3 mmol/L，3 h 8.1 mmol/L，妊娠糖尿病诊断成立。

妊娠合并糖尿病对母儿的影响及影响程度取决于糖尿病病情及血糖控制水平，病情较重或血糖控制不良者对母儿影响极大,母儿近、远期并发症仍较高,血糖控制不理想的糖尿病孕妇妊娠早期流产及胎儿畸形发生风险明显增加,妊娠前后理想的血糖控制可显著降低上述风险。因此,良好的血糖控制是妊娠糖尿病患者治疗的关键。营养干预为妊娠糖尿病患者的基础治疗措施,大多数妊娠糖尿病患者可通过饮食治疗、适当体育锻炼使血糖达到理想范围,并不会影响到胎儿正常发育。饮食控制是营养干预的基本措施,理想的饮食控制目标既能保证和提供妊娠期间热量和营养需要,又能避免餐后高血糖或饥饿性酮症出现,保证胎儿正常生长发育。多数妊娠糖尿病患者经合理饮食控制和适当运动治疗,均能控制血糖在满意范围。临床上依据孕期孕母体自身体重、饮食习惯及新陈代谢习惯,制订合理能量摄入,降低碳水化合物摄入比例,摄取适量的蛋白质和脂肪。我国卫生健康委员会发布了卫生行业标准《妊娠期糖尿病患者膳食指导》,对妊娠糖尿病患者的膳食指导原则、能量和营养素推荐摄入量进行了相关规定。孕早期糖尿病孕妇需要热量与孕前相同。孕中期以后,每周热量增加 3%～8%,其中糖类占 40%～50%,蛋白质占 20%～30%,脂肪占 30%～40%。控制餐后 1 小时血糖值在 8 mmol/L 以下。但要注意避免过分控制饮食,否则会导致孕妇饥饿性酮症及胎儿生长受限。

所有类型的妊娠合并高血糖状态孕期血糖目标:空腹血糖＜5.3 mmol/L,餐后 1 小时血糖＜7.8 mmol/L,餐后 2 小时血糖＜6.7 mmol/L。对于饮食治疗未能达到要求或不能控制的糖尿病患者,指南推荐胰岛素作为首选的一线用药,胰岛素是大分子蛋白,不通过胎盘,对胎儿不会产生影响。胰岛素用量个体差异较大,尚无统一标准可供参考,一般从小剂量开始,并根据病情、孕期进展及血糖值加以调整,力求控制血糖在正常水平。妊娠不同时期机体对胰岛素需求不同:① 孕前应用胰岛素控制血糖的患者,妊娠早期因早孕反应进食量减少,需要根据血糖监测情况及时减少胰岛素用量。② 随妊娠进展,抗胰岛素激素分泌逐渐增多,妊娠中、后期的胰岛素需要量常有不同程度增加。妊娠 32～36 周胰岛素用量达最高峰,妊娠 36 周后胰岛素用量稍下降,特别在夜间。妊娠晚期胰岛素需要量减少,不一定是胎盘功能减退,可能与胎儿对血糖利用增加有关,可在加强胎儿监护的情况下继续妊娠。

在妊娠中期应用超声对胎儿进行产前筛查,妊娠早期血糖未得到控制的孕妇,尤其要注意应用超声检查胎儿中枢神经系统和心脏的发育,有条件者推荐行胎儿超声心动图检查。妊娠晚期应每 4～6 周进行 1 次超声检查,监测胎儿发育,尤其注意监测胎儿腹围和羊水量的变化等。妊娠晚期孕妇应注意监测胎动。需要应用胰岛素或口服降糖药物者,应自妊娠 32 周起,每周行 1 次无应激试验,可疑胎儿生长受限时尤其应严密监测。妊娠期血糖控制不满意以及需要提前终止妊娠者,应在计划终止妊娠前 48 h,促胎儿肺成熟。有条件者行羊膜腔穿刺术抽取羊水了解胎儿肺成熟度,同时羊膜腔内注射地塞米松 10 mg,或采取肌内注射方式,但后者使用后应监测孕妇血糖变化。

无须胰岛素治疗而血糖控制达标的妊娠糖尿病孕妇,如无母儿并发症,在严密监测下可待预产期,到预产期仍未临产者,可引产终止妊娠。孕前糖尿病及胰岛素治疗的妊娠糖尿病孕妇,如血糖控制良好且无母儿并发症,在严密监测下,妊娠 39 周后可终止妊娠;血糖控制不满意或出现母儿并发症,应及时收入院观察,根据病情决定终止妊娠时机。糖尿病伴发微血管病变或既往有不良产史者,须严密监护,终止妊娠时机应个体化。

决定阴道分娩者,应制订分娩计划,产程中密切监测孕妇的血糖、宫缩、胎心率变化,避免产程过长。择期剖宫产的手术指征为糖尿病伴严重微血管病变或其他产科指征。妊娠期血糖控制不好、胎儿偏大(尤其估计胎儿体质量≥4 250 g 者)或既往有死胎、死产史者,应适当放宽剖宫产指征。

六、相关营养背景知识

(一) 妊娠糖尿病发生机制

在妊娠早、中期,随着孕周的增加,胎儿对营养物质需求量增加,通过胎盘从母体获取葡萄糖是胎儿能量的主要来源。孕妇血浆葡萄糖水平随妊娠进展而降低,空腹血糖约降低 10%,其原因是由于胎儿从母体获取葡萄糖增加。此外,孕期肾血浆流量及肾小球滤过率均增加,但肾小管对糖的再吸收率不能相应增加,导致部分孕妇排糖量增加;再者,雌激素和孕激素增加母体对葡萄糖的利用。因此,空腹时孕妇清除葡萄糖能力较非孕期增强,导致孕妇空腹血糖较非孕妇低,这也是孕妇长时间空腹易发生低血糖及酮症酸中毒的病理基础。到妊娠中、晚期,孕妇体内抗胰岛素样物质增加,如胎盘生乳素、雌激素、孕酮、皮质醇和胎盘胰岛素酶等使孕妇对胰岛素的敏感性随孕周增加而下降。为维持正常糖代谢水平,胰岛素需求量必须相应增加。对于胰岛素分泌受限的孕妇,妊娠期不能代偿这一生理变化而使血糖升高,使原有糖尿病加重或出现妊娠糖尿病。妊娠糖尿病的确切发生机制目前尚未明了,主要是由多种因素作用引起胰岛素抵抗和胰岛 β 细胞分泌降低在妊娠糖尿病发病机制中起着主要作用。除此以外,遗传易感性、细胞因子、炎性因子等危险因素也参与了妊娠糖尿病的发病。

1. **遗传易感性** 糖尿病是一种多基因遗传病,在糖尿病的分型中妊娠糖尿病可作为糖尿病的一个特殊类型,多种基因的相互作用在妊娠糖尿病的发病中起着重要的作用。妊娠糖尿病具有广泛的遗传异质性,是一个多基因疾病。人类主要组织相容性复合体基因,即人类白细胞抗原(human leukocyte antigen,HLA)基因,是一个复合遗传系统,HLA 基因上的某些位点可能与妊娠糖尿病的易患性有关,HLA 的异常表达可导致胎儿先天抗原对母体的致敏作用受到限制,母体与胎儿之间免疫平衡失调可能是导致妊娠糖尿病发生的重要因素。葡萄糖激酶是糖代谢的第一个限速酶,对人体血液中的葡萄糖水平起到监控作用,仅在胰岛的 β 细胞和肝细胞上表达,是人体糖调节中起到重要作用的酶。

2. **胎盘激素** 胎盘分泌的激素雌二醇、孕、皮质醇、泌乳素、胎盘胰岛素酶和瘦素等均有拮抗胰岛素的作用,且随妊娠的进展分泌逐渐增加,孕妇对胰岛素的敏感性降低,对胰岛素的需求量增加,胰岛素分泌受限的孕妇血糖升高,发生妊娠糖尿病。雌二醇能刺激肝脏产生可的松结合球蛋白,孕妇随之分泌更多的糖皮质激素,游离的可的松量增加。高可的松血症可对抗胰岛素、延迟葡萄糖的清除,间接导致胰岛素抵抗的作用。孕早期孕激素和雌激素浓度低,胰岛素敏感性较好,孕后期孕激素和雌激素浓度增高,此时雌激素对抗孕激素的作用,降低了胰岛素的敏感性。孕酮对糖代谢有直接作用,对胰岛素的相对分泌不足起着决定性作用,其主要是通过减少骨骼肌和脂肪组织中葡萄糖运载体 4 的表达而增加胰岛素抵抗。皮质醇为孕期对抗抗胰岛素作用的因素之一。怀孕后皮质醇的分泌量是非孕时的 2.5 倍,可导致内源性葡萄糖产生、糖原储存及糖的利用减少,使血糖升高。高皮质醇血症可对抗胰岛素和延迟葡萄糖清除,为适应葡萄糖量增多而呈现最强的致糖尿病作用。

3. **炎性因子** C 反应蛋白是在感染和组织损伤时血浆水平快速急剧升高的主要急性期蛋白,C 反应蛋白可以激活补体和加强吞噬细胞的吞噬而起调理作用,从而清除入侵机体的病原微生物和损伤、坏死、凋亡的组织细胞,在机体的天然免疫过程中发挥重要的保护作用。在一项 C 反应蛋白与妊娠糖尿病的研究中发现,随着 C 反应蛋白水平的升高,妊娠糖尿病的发生率逐渐升高,C 反应蛋白水平每升高 1 mg/L,妊娠糖尿病发生的危险性增加 20%,提示 C 反应蛋白是妊娠糖尿病的一项独立预测因子。

白细胞介素(interleukin,IL)是由多种细胞产生并作用于多种细胞的一类炎性因子。IL-6 来源于人体内单核巨噬细胞、内皮细胞、上皮细胞以及成纤维细胞等,参与免疫过程,并具有多种生物学效应,可刺激活化 B 细胞增殖,分泌抗体。许多研究表明,IL-6 可能通过参加胰岛素抵抗参与了妊娠糖尿病的发病,其可能机制有:① IL-6 与瘦素竞争相同的信号通路,发生瘦素抵抗,减弱了瘦素对胰岛素分泌的抑制作用,造成高胰岛素血症和胰岛素抵抗。② IL-6 升高到一定程度时,胰岛素的分泌受抑制,且对胰岛 β 细胞功能产生损害,使糖尿病进一步加重。③ IL-6 不仅通过激活急性相反应参与胰岛素抵抗,而且通过抑制糖原合成酶直接刺激肝糖原释放,导致血糖升高,还可能作为内分泌信号通过肝脏调节机体血糖的稳定。④ 在肝细胞内可降低 IRS-1 的酪氨酸磷酸化,降低 PI3-K 的 P85 亚单位和

IRS-1结合，诱导胰岛素抵抗的发生。⑤ 通过影响胰岛素信号传导级联反应参与胰岛素抵抗的发生。

肿瘤坏死因子(tumor necrosis factor，TNF)是由巨噬细胞分泌的一种小分子蛋白，有研究结果表明 TNF 与妊娠糖尿病的胰岛素抵抗及糖尿病发生、发展密切相关。孕期 TNF-α 主要由胎盘和脂肪组织合成和分泌，是影响肥胖和妊娠糖尿病胰岛素敏感性的重要因子。TNF-α 导致胰岛素抵抗加重的机制可能是通过其促进脂肪分解，引起非酯化脂肪酸水平增高所致。TNF-α 可抑制脂肪细胞、肌肉细胞膜上的葡萄糖转运蛋白，减少其表达，影响胰岛素受体含量及其与胰岛素的亲和力，降低胰岛素受体酪氨酸激酶的活性以及抑制胰岛素受体的丝氨酸磷酸化转运载体 4 的表达，改变胰岛素受体的催化活性，削弱胰岛素受体底物 1 与胰岛素受体的联系，抑制脂肪、肌肉细胞膜上葡萄糖转运蛋白的作用，并调节妊娠期体质量增长导致胰岛素抵抗的发生。TNF-α 可使糖皮质激素和肾上腺素水平升高，通过间接作用导致胰岛素抵抗。Buchanan 等推测 TNF-α 可能通过抑制具有血管舒张作用的激素分泌，使胎盘血管收缩，导致胎盘缺血、缺血，参与妊娠糖尿病的发生。

4. 细胞因子　瘦素是由脂肪细胞分泌的蛋白质类激素，主要由白色脂肪组织产生，妊娠时胎盘及胎儿也可产生瘦素。糖代谢异常孕妇瘦素增高的原因可能是孕期体重增加和脂肪过度积累，导致瘦素合成增加。瘦素具有广泛的生物学效应，其中较重要的是作用于下丘脑的代谢调节中枢，发挥抑制食欲、减少能量摄取、增加能量消耗和抑制脂肪合成的作用。瘦素和胰岛素之间存在着相互作用，胰岛素刺激瘦素产生，瘦素可抑制胰岛素作用，降低胰岛素的敏感性。妊娠糖尿病患者血清瘦素与胰岛素的浓度呈正相关。病理情况下，受体和(或)受体后信号传导障碍，高浓度的瘦素和胰岛素难以发挥正常的生理功能，瘦素敏感性下降，升高的胰岛素使瘦素同步升高，而升高的瘦素不能有效地抑制胰岛素分泌，使胰岛素进一步升高，导致高胰岛素血症，产生更强的胰岛素抵抗。

脂联素是脂肪细胞分泌的一种内源性生物活性多肽或蛋白质，是一种具有增强胰岛素敏感性、抗炎和抗动脉粥样硬化等多种生物学效应的蛋白质分子，与肥胖、2 型糖尿病、胰岛素抵抗、动脉粥样硬化等密切相关，是妊娠糖尿病的保护因子之一，是衡量胰岛素抵抗和胰岛 β 细胞功能的重要标志。脂联素的减少是妊娠发生胰岛素抵抗，甚至进展为糖尿病的因素之一。

抵抗素是一释放激素，富含半胱氨酸的分泌蛋白，与肥胖和胰岛素抵抗关系密切。抵抗素作用于干细胞、骨骼肌细胞和脂肪细胞，可降低这些组织对胰岛素的敏感性，抵抗素通过改变胰岛素抵抗指数来影响妊娠糖尿病。妊娠妇女胎盘组织中抵抗素的表达显著高于其他组织，抵抗素与胰岛素抵抗程度、体内脂肪比例、空腹血糖值呈正相关。有研究表明，抵抗素参与了妊娠糖尿病胰岛素抵抗的发生、发展，血浆抵抗素水平可作为一种新的评价妊娠糖尿病胰岛素抵抗程度的指标。

5. 妊娠对糖尿病的影响　妊娠可使隐性糖尿病显性化，使既往无糖尿病的孕妇发生妊娠糖尿病，使原有糖尿病患者的病情加重。孕早期空腹血糖较低，应用胰岛素治疗的孕妇如果未及时调整胰岛素用量，部分患者可能会出现低血糖。随妊娠进展，抗胰岛素样物质增加，胰岛素用量需要不断增加。分娩过程中体力消耗较大，进食量少，若不及时减少胰岛素用量，容易发生低血糖。产后胎盘排出体外，胎盘分泌的抗胰岛素物质迅速消失，胰岛素用量应立即减少。由于妊娠期糖代谢的复杂变化，应用胰岛素治疗的孕妇若未及时调整胰岛素用量，部分患者可能会出现血糖过低或过高，严重者甚至导致低血糖昏迷及酮症酸中毒。

糖尿病对妊娠的影响：妊娠合并糖尿病对母儿的影响及影响程度取决于糖尿病病情及血糖控制水平。病情较重或血糖控制不良者，对母儿影响极大，母儿近、远期并发症仍较高。

（二）妊娠糖尿病的营养干预

医学营养治疗的目的是使妊娠糖尿病孕妇的血糖控制在正常范围，保证孕妇和胎儿的合理营养摄入，减少母儿并发症的发生。目前认为，一旦确诊妊娠糖尿病，应立即对患者进行营养干预和运动指导。

营养干预为妊娠糖尿病患者的基础治疗措施,大多数妊娠糖尿病患者可通过饮食治疗、适当体育锻炼使血糖达到理想范围,并不会影响到胎儿正常发育。2017 年美国妇产科学会(American College of Obstetricians and Gynecologist,ACOG)在指南中提出:通过饮食控制、运动及血糖监测可有效维持机体血糖正常水平,且胎儿不受影响。指南建议,依据孕期孕母体自身体重、饮食习惯及新陈代谢习惯,制订合理能量摄入,降低碳水化合物摄入比例,摄取适量的蛋白质和脂肪。我国卫生健康委员会发布了卫生行业标准《妊娠期糖尿病患者膳食指导》,对妊娠糖尿病患者的膳食指导原则、能量和营养素推荐摄入量进行了相关规定。

1. 每日摄入总能量 应根据不同妊娠前体重和妊娠期的体重增长速度来制订总的热量及每次摄入量,以达到正常血糖水平且孕妇无饥饿感最佳。一般说来,低体重者(BMI<18.5 kg/m²)热量摄入为 35~40 kcal/kg;正常体重者(BMI:18.5~24.9 kg/m²)摄入 30~35 kcal/kg;超重者(BMI:25~29.9 kg/m²)摄入 25~30 kcal/kg;肥胖者(BMI≥30 kg/m²)总热量摄入较孕前减少 30%,但应避免能量限制过度,应保证妊娠早期≥1 500 kcal/d,妊娠晚期≥1 800 kcal/d,碳水化合物摄入不足可能导致酮症的发生,对孕妇和胎儿都会产生不利影响。

2. 碳水化合物 推荐饮食碳水化合物摄入量占总能量的 50%~60% 为宜,每天碳水化合物摄入量应≥150 g,应尽量避免食用蔗糖等精制糖,等量碳水化合物食物选择时可优先选择低血糖指数食物。无论采用碳水化合物计算法、食品交换份法或经验估算法,监测碳水化合物的摄入量是血糖控制达标的关键策略。当仅考虑碳水化合物总量时,血糖指数和血糖负荷可能更有助于血糖控制。

3. 蛋白质 推荐饮食蛋白质摄入量占总能量的 15%~20% 为宜,以满足孕妇妊娠期生理调节及胎儿生长发育之需,妊娠中、晚期可分别增加 15 g/d 和 30 g/d。

4. 脂肪 推荐饮食脂肪摄入量占总能量的 25%~30% 为宜,但应适当限制饱和脂肪酸含量高的食物,如动物油脂、红肉类、椰奶、全脂奶制品等。糖尿病孕妇饱和脂肪酸摄入量不应超过总摄入能量的 7%,单不饱和脂肪酸如橄榄油、山茶油等应占脂肪供能>1/3,减少反式脂肪酸摄入量可降低低密度脂蛋白胆固醇,增加高密度脂蛋白胆固醇的水平。

5. 膳食纤维 高膳食纤维素食物有利于控制血糖水平,水果中的果胶、海带、紫菜中的藻胶、某些豆类中的胍胶和魔芋粉等具有控制餐后血糖上升程度、改善葡萄糖耐量和降低血胆固醇的作用,推荐摄入量 25~30 g/d。饮食中可多选用富含膳食纤维的燕麦片、荞麦面等粗杂粮,以及新鲜蔬菜、水果、藻类食物等。

6. 维生素及矿物质 妊娠期铁、叶酸和维生素 D 的需要量增加了 1 倍,钙、磷、硫胺素、维生素 B₆ 的需要量增加了 33%~50%,锌、核黄素的需要量增加了 20%~25%,维生素 A、维生素 B₁₂、维生素 C、硒、钾、生物素、烟酸和每日总能量的需要量增加了 18% 左右。因此,建议妊娠期有计划地增加富含维生素 B₆、钙、钾、铁、锌、铜的食物,如瘦肉、家禽、鱼、虾、奶制品、新鲜水果和蔬菜等。

7. 合理安排餐次 少量多餐、定时定量进餐对血糖控制非常重要。早、中、晚三餐的能量应控制在每日摄入总能量的 10%~15%、30%、30%,每次加餐的能量可以占 5%~10%,有助于防止餐前过度饥饿。同时,营养干预过程应与胰岛素应用密切配合,防止发生低血糖。膳食计划必须实现个体化,应根据文化背景、生活方式、经济条件和受教育程度进行合理的膳食安排和相应的营养教育。

8. 妊娠糖尿病的运动疗法 运动疗法可降低妊娠期基础胰岛素抵抗,是妊娠糖尿病的综合治疗措施之一,每次餐后 30 分钟进行中等强度的运动对母儿无不良影响。应根据患者具体情况选择一种低至中等强度的有氧运动,如步行、有阻抗的骑车等,主要使机体大肌肉群参加持续性运动,运动时间可自 10 分钟开始,逐步延长至 30 分钟,其中可穿插必要的间歇,建议餐后运动,适宜的频率为 3~4 次/周。运动治疗的注意事项有:① 运动前行心电图检查以排除心脏疾患,并需确认是否存在大血管和微血管的并发症。对于存在 1 型糖尿病合并妊娠、心脏病、视网膜病变、多胎妊娠、宫颈机能不全、先兆早产或流产、胎儿生长受限、前置胎盘、妊娠期高血压疾病等患者,应禁忌进行运动疗法。② 防止低血糖反应和延迟性低血糖:进食 30 分钟后再运动,每次运动时间控制在 30~40 分钟,运动后休息 30 分钟。血糖水平<3.3 mmol/L 或>13.9 mmol/L 者停止运动。运动时应随身携带饼干或糖果,有低血糖征兆时可及时食用。③ 运动期间出现以下情况应及时就医:腹痛、阴道流血或流水、憋气、头晕眼花、严重头痛、胸痛、肌无力等。④ 避免清晨空腹未注射胰岛素之前进行运动。

9. 孕期体重管理　妊娠期进食过多引起孕期体重增加是妊娠糖尿病的重要因素,造成妊娠预后不良。肥胖者机体内存在较高胰岛素抵抗,对葡萄糖不耐受,后续存在脂代谢紊乱易引起动脉粥样硬化,病变累积至胎盘,增加了妊娠期高血压及糖尿病的发生率。一旦孕期体重增加过多往往会出现胰岛素耐受状况改变,为诱发妊娠糖尿病发生的重要因素。通过早期营养干预可有效改善妊娠糖尿病高危孕妇的糖脂代谢,控制体重对改善妊娠预后有着重要临床意义。具体措施:① 依据患者自身体重指数制订个性化的膳食方案,控制总热量及每次摄入量,达到正常血糖水平且孕妇无饥饿感最佳。② 合理分配三大营养素比例,推荐 3 餐之间增加 2~3 次少量加餐,从而降低餐后血糖的波动。③ 依据患者喜好合理选择食物种类,食物选择上以低升糖指数为主,以多样化为主制订合适食谱,避免饮食单一,食用新鲜蔬菜,按照孕妇自身指标水平合理调整。④ 食物研磨过程中精细程度越高则营养素损伤程度越高,最明显为维生素 B_1,可导致饮食摄入相应减少。⑤ 每日记录摄入食物种类和数量,每周测量体重,监测胎儿生长发育状况。⑥ 维生素 D 缺乏可显著增加孕妇妊娠糖尿病的风险,妊娠期妇女维生素 D 摄入不足会影响母体免疫机能调控,导致免疫功能紊乱,从而增加不良妊娠结局及妊娠并发症发生率。因此,妊娠期妇女应监测血维生素 D 水平,对缺乏者应及时补充。⑦ 近年来的研究表明,肠道微生态变化与妊娠糖尿病的发生有关,增加益生菌摄入可有效改善胰岛素抵抗,可有效降低 2 型糖尿病患者血糖水平,降低妊娠糖尿病患病率。⑧ 经饮食调整 3~5 天后应监测空腹及餐后 2 小时血糖及尿酮体,在控制饮食 2 周内对空腹或餐前血糖≥5.3 mmol/L 和(或)餐后 2 小时血糖≥6.7 mmol/L 者,应考虑加用胰岛素治疗,对能量摄入不足致尿酮体阳性者,应考虑增加碳水化合物摄入。

七、主编点评

随着中国糖尿病发病率的逐年增加,妊娠前未诊断的糖尿病患者数量也在增加,妊娠合并高血糖状态的人数也明显增加。妊娠高血糖和妊娠不良结局密切相关,可以影响母婴妊娠结局,无论是母体的先兆子痫、流产死胎、早产、难产的风险,还是胎儿先天性畸形、产伤,出生后的新生儿低血糖、高胆红素血症及体重超标,甚至是母体及子代远期出现血糖、血脂异常的风险均明显增加,而有效的血糖管理有助于改善妊娠不良结局。2019 年 1 月 ADA 公布了"妊娠期糖尿病诊治指南",CDS 发布的最新版中国糖尿病防治指南中,对妊娠期间的高血糖有了新的分类及诊断标准,这些均可以帮助我们更好地诊断及治疗妊娠期高血糖患者。

在首次进行产前检查时,对于存在糖尿病高危因素的孕妇应以糖尿病的诊断标准全面筛查未被诊断的 2 型糖尿病,以便及时发现妊娠前漏诊的 2 型糖尿病。在早孕期明确诊断的 PGDM 孕妇应积极改变生活方式,合理的营养干预,均可降低远期发生 2 型糖尿病的风险。开展医学营养干预治疗期间,须兼顾母婴双方营养供应需求,维持胎儿正常营养供应。临床通过监测、管理,并积极降低餐后高血糖发生,依据科学合理制订的医学营养干预计划可明显控制孕妇血糖水平,与传统药物治疗比较,其效果明显,优势性更大。

对于饮食治疗未能达到要求或不能控制的糖尿病患者,应采用胰岛素作为首选的药物进行合理、有效的血糖控制。胰岛素用量个体差异较大,尚无统一标准可供参考,一般从小剂量开始,并根据病情、孕期进展及血糖值加以调整,力求控制血糖在正常水平。

（吴国豪）

参考文献

［1］ American Diabetes Association. Standards of medical care in diabetes‒2019［J］. Diabetes Care，2019，42（Supplement 1）：S61‒S70.

［2］ American Diabetes Association. Standards of medical care in diabetes‒2018［J］. Diabetes Care，2018，41（Supplement 1）：S1‒S172.

［3］ Feig DS，Donovan LE，Corcoy R，et al. Continuous glucose monitoring in pregnant women with type 1 diabetes（CONCEPTT）：a multicentre international randomized controlled trial［J］. Lancet，2017，390：2347‒2359.

［4］ Lowe WL，Scholtens DM，Lowe LP，et al. Association of gestational diabetes with maternal disorders of glucose metabolism and childhood adiposity［J］. JAMA，2018，320：1005‒1016.

［5］ Tsirou E，Grammatikopoulou MG，Theodoridis X，et al. Guidelines for Medical Nutrition Therapy in Gestational Diabetes Mellitus：Systematic Review and Critical Appraisal［J］. J Acad Nutr Diet，2019，119：1320‒1339.

病例 5

高尿酸血症,痛风,代谢综合征

一、病史简介

患者,男,50岁。4年前无诱因下出现手指、足趾关节肿痛,以夜间痛为甚,右手指关节僵硬、增粗已2年。患者公司销售人员,经常外出应酬,平时饮酒较多,未接受治疗。以后每于饮酒或劳累、受寒之后,疼痛增剧,右手指关节及左足拇指内侧肿痛尤甚,以夜间痛为剧,遂去医院就诊,以类风湿关节炎处理,曾服炎痛喜康、布洛芬等,疼痛有所缓解,时轻时重,未完全好转。2个月前手指、足趾关节疼痛反复发作,行走困难,活动受限,到当地医院就诊,查血尿酸 684 μmol/L,空腹血糖 8.1 mmol/L,诊断"痛风,高尿酸血症,糖尿病,高血压",给予别嘌呤醇、丙硫酸治疗后疼痛好转。近日在劳累、饮酒后上述症状再发而来我院就诊,门诊以"痛风"收治入院。

患者既往体健。饮酒20余年,2~3两白酒/天。否认高血压、糖尿病史、结核等传染病史,否认输血及手术史外伤史。

二、入院检查

体温 36.8℃,脉搏 70 次/分,呼吸 16 次/分,血压 140/95 mmHg,体重 89 kg,身高 170 cm。神志清楚,呼吸平稳,营养中等,全身皮肤无黄染,全身浅表淋巴结无肿大,巩膜无黄染、瞳孔等大等圆,口腔无特殊气味,胸廓无畸形,双肺叩诊清音,双肺呼吸音清。心前区无隆起,心界不大,心率 70 次/分,律齐。腹平坦,全腹无压痛、未触及肿块,叩诊鼓音,肠鸣音 3 次/分。肛门及生殖器未检。右手食指、中指肿痛,触痛明显,活动受限,右足第一跖趾关节红肿,皮肤温度高,触痛明显,活动受限,其他关节未见异常。

红细胞 3.72×10^{12}/L;血红蛋白 134 g/L;血细胞比容 39.3%;血小板 234×10^9/L;白细胞 12.5×10^9/L;中性粒细胞 82.5%;总胆红素 11.0 μmol/L;直接胆红素 6.4 μmol/L;总蛋白 66 g/L;白蛋白 36 g/L;谷丙转氨酶 34 U/L;谷草转氨酶 42 U/L;碱性磷酸酶 75 U/L;γ-谷氨酰转移酶 112 U/L;前白蛋白 0.20 g/L;葡萄糖 8.4 mmol/L;尿素 6.9 mmol/L;肌酐 86 μmol/L;尿酸 684 μmol/L;总胆固醇 6.30 mmol/L;甘油三酯 2.6 mmol/L;低密度脂蛋白胆固醇 1.92 mmol/L;高密度脂蛋白胆固醇 1.50 mmol/L;钠 132 mmol/L;钾 3.8 mmol/L;氯 101 mmol/L;钙 2.25 mmol/L;无机磷 1.37 mmol/L;镁 1.11 mmol/L。

三、入院诊断

高尿酸血症,痛风,高血压,糖尿病,肥胖症。

四、治疗经过

患者入院后完善相关检查,右手食指、中指肿痛,右足第一跖趾关节红肿,皮肤温度高,触痛明显,活动受限。患侧受累关节充分休息,将右下肢抬高并冷敷。给予秋水仙碱 2 片(1 mg)口服,1 h 后追加 1 片口服,第 2 天开始按照 1 mg,2 次/d 口服应用。测血压(140~150)/(100~90)mmHg,双下肢轻度水肿,予以氢氯噻嗪片 25 mg,1 次/d 口服以利尿消肿和降压,并给予硝苯地平 10 mg tid 口服降血压,口服二甲双胍+格力其特降糖等治疗,给予维生素 C 500 mg tid 口服。同时,对该患者的饮食进行调整,严格控制含嘌呤量高的食物摄入,做好平衡膳食,合理营养。患者目前处于急性关节炎期,应选用基本不含嘌呤或含嘌呤很少的食物。减重是该患者另一个重要的治疗目标,鉴于该患者的 BMI 为 30.8 kg/m²,属于肥胖,存在高血压、糖尿病,应控制总能量的摄入以减轻体重,再根据患者目前工作和生活情况制订低嘌呤低盐低脂食谱,中餐和晚餐之间添加苹果、梨等水果一只,安排患者增加运动锻炼,每日早晚各 30 分钟。经过 1 周治疗,患者的血尿酸降至 510 μmol/L,空腹血糖波动于 6.9～8.1 mmol/L,血压控制较好。分析血糖、血尿酸控制不理想可能与应用氢氯噻嗪有关,因为该药可降低糖耐量,影响血糖控制,还可能使尿酸升高,从而影响血尿酸的控制,故停用氢氯噻嗪片,应用其他药物控制血压。经过药物调整,饮食控制以及运动干预,患者手指及脚趾疼痛症状消失,血尿酸值明显降低,血糖及血压控制良好,予以出院,给予别嘌醇 100 mg bid 口服维持治疗。

五、讨论分析

尿酸是人体内嘌呤代谢的产物。痛风是嘌呤合成代谢紊乱和(或)尿酸排泄减少、血尿酸增高所致的一组疾病。其临床特点为高尿酸血症及尿酸盐结晶、沉积所引起的特征性关节炎、痛风石、间质性肾炎和尿酸肾结石形成,严重者可致关节活动功能障碍和畸形。根据导致血尿酸升高的原因,痛风可分为原发性和继发性两大类。原发性痛风除少数由于嘌呤代谢的一些酶的缺陷引起外,大多病因尚未明确,属遗传性疾病,患者常伴有高脂血症、肥胖、原发性高血压、糖尿病和动脉粥样硬化等。继发性痛风可由肾脏病、血液病、药物、高嘌呤食物等多种因素引起。

高尿酸血症与痛风之间密不可分,并且是代谢性疾病(糖尿病、代谢综合征、高脂血症等)、慢性肾病、心血管疾病、脑卒中的独立危险因素。有学者提出,高尿酸血症也是代谢综合征的一个组成部分,因为高达 50%～70% 的代谢综合征患者会出现高尿酸血症,而控制代谢综合征的各项指标,也是控制高尿酸血症、预防痛风的发作关键环节。目前中国高尿酸血症呈现高流行、年轻化、男性高于女性、沿海高于内地的趋势。在经济发达的城市和沿海地区,高尿酸血症患病率达 5%～23.5%,接近西方发达国家的水平。

尿酸由饮食摄入和体内分解的嘌呤化合物在肝脏中产生,约 2/3 尿酸通过肾脏排泄,其余由消化道排泄。尿酸经肾小球滤过、近端肾小管重吸收、分泌和分泌后再吸收,未吸收部分从尿液中排出。正常情况下,体内尿酸产生和排泄保持平衡,凡导致尿酸生成过多和(或)排泄减少的因素均可导致高尿酸血症。当血尿酸超过饱和浓度,尿酸盐晶体析出可直接黏附、沉积于关节及周围软组织、肾小管和血管等部位,趋化中性粒细胞、巨噬细胞;细胞与晶体相互作用后释放致炎症因子(IL-1β,I-6 等)以及金属蛋白酶 9、水解酶等,引起关节软骨、骨质、肾脏以及血管内膜等急、慢性炎症损伤。高尿酸血症引起心、脑、肾等多器官损害的机制包括促进氧自由基生成,损伤血管内皮细胞,上调内皮素并下调一氧化氮合酶的表达,导致血管舒缩功能失调;引起 LDL-C 氧化修饰,导致动脉粥样硬化,损害线粒体、溶酶体功能,引起肾小管上皮细胞和心肌细胞凋亡等。

临床上两次空腹血尿酸水平>420 μmol/L 即可诊断高尿酸血症。高尿酸血症患者出现尿酸盐结晶沉积,导致关节炎(痛风性关节炎)、尿酸性肾病和肾结石称为痛风。本例患者平时饮酒较多,出现手指、足趾关节肿痛,右手指关节僵硬、增粗 2 年,查血尿酸 684 μmol/L,体检发现右手食指、中指肿痛,触痛明显,活动受限,右足第一跖趾关节红肿,皮肤温度高,触痛明显,活动受限。因此,根据患者病史、病程和临床表现,痛风、高尿酸血症诊断明确,属慢性痛风性关节炎急性发作期。入院后首先对患肢制动休息,将右下肢抬高并冷敷。给予秋水仙碱口服以控制病情进展,秋水仙碱与中性白细胞微管蛋白的亚单位结合而改变细胞膜功能,抑制中性白细胞的趋化、黏附和吞噬作用,同时抑制磷脂酶A2,减少单核细胞和中性白细胞释放前列环素和白三烯,可抑制局部细胞产生IL-6等,从而达到控制关节局部的疼痛、肿胀及炎症反应,是痛风性关节炎急性期首选的治疗用药。经过1周左右的治疗,患者的临床症状消失,肢体活动恢复正常。

由于该患者同时存在糖尿病、高血压、肥胖等代谢性疾病,因而在控制血高尿酸同时对该患者进行饮食干预,严格控制含嘌呤量高的食物的摄入,做好平衡膳食,合理营养。患者目前处于急性关节炎期,应选用基本不含嘌呤或含嘌呤很少的食物。鉴于该患者的BMI为$30.8\,kg/m^2$,属于肥胖,存在高血压、糖尿病。因此,减重、控制血糖和血压同样是该患者重要的治疗目标,通过控制总能量的摄入、增加运动量来达到减轻体重,再根据患者目前工作和生活情况制订低嘌呤、低盐、低脂食谱。经过药物治疗、饮食控制以及运动干预,患者手指及脚趾疼痛症状消失,血尿酸值明显降低,血糖及血压控制良好以后出院。

六、相关营养背景知识

(一) 高尿酸血症、痛风患者机体代谢变化

痛风的危险因素有不可变危险因素和可变危险因素,不可变的危险因素如年龄、性别、种族或民族等,除了这些不可改变的危险因素外,生活方式、饮食习惯等可变危险因素在增加或者降低痛风的发病风险发挥了重要的作用。痛风的家族遗传倾向明显,且男女之间存在差异。控制嘌呤代谢相关的酶及尿酸盐运转蛋白的基因对痛风遗传性起主要影响。目前,各国都对痛风进行全基因组关联研究以识别新型的痛风位点。许多基因位点在研究中被证实与痛风相关。除遗传因素外,有研究表明,生活方式和生活环境因素等对痛风的形成具有影响,痛风的危险因素包括年龄、性别、BMI、饮食习惯、血压和血脂水平等。其中饮食习惯为痛风的重要危险因素,改变饮食习惯不仅能够减少痛风患者的发作频率,还能改善痛风患者的健康状况。

嘌呤是细胞核物质的组成元素,不仅人体细胞中含有嘌呤,几乎所有的动植物细胞都含有嘌呤成分。正常情况下,作为食物被人体摄入的动植物细胞中的嘌呤和人体细胞自身代谢生成的嘌呤会以尿酸的形式通过肾脏从尿中排出。人体尿酸来源有两个途径:内源性占80%,是由体内氨基酸、磷酸核糖和其他小分子化合物合成的核酸分解而来;外源性占20%,来自富含嘌呤或核蛋白食物在体内的消化代谢。从食物摄取或体内合成的嘌呤最终代谢产物是尿酸。机体代谢产生的内源性嘌呤与从食物中摄入的外源性嘌呤最终结局差异甚大。机体代谢产生的嘌呤在多种酶的作用下经过复杂的代谢过程大部分重新合成为核酸,被组织细胞利用,少部分分解成尿酸。食物来源的嘌呤绝大部分生成尿酸,很少能被机体利用。所以从食物中摄取嘌呤量的多少,对尿酸的浓度影响很大。

高尿酸血症主要是内源性嘌呤代谢紊乱、尿酸排出减少与生成增多所致。在原发性痛风中,80%～90%发病的直接机制是肾小管对尿酸的清除率下降。因尿酸易溶于碱性液中,多食用碱性食物,可使尿液偏碱性,促进尿酸排泄。虽然高嘌呤饮食并不是痛风的致病原因,但可使细胞外液尿酸值迅速增高,诱发痛风发作。停止摄入嘌呤,可使痛风患者血尿酸减低$29.5～89.3\,\mu mol/L$。

高尿酸血症和痛风患者常伴有肥胖和高脂血症。食物中的嘌呤多与蛋白质共存,高蛋白质饮食不但导致嘌呤摄入增多,而且可促进内源性嘌呤的合成和核酸的分解。脂肪摄入过多,血酮浓度增加,会与尿酸竞争并抑制尿酸在肾内泄泄。碳水化合物丰富,可使$5'$-磷酸核糖增加,继而转化为磷酸核糖焦磷酸(此为嘌呤合成的底物)。不过糖类也有增加尿酸排泄的倾向,并可减少体内脂肪氧化而产生过多的酮体,故应是能量的主要来源。但果糖促进核酸分解,增加尿酸排泄,应减少摄入。

高尿酸血症和痛风属代谢性风湿病范畴,是全球范围内的普遍疾病,总患病率为1%～4%,不同国

家痛风的发病率不同。在西方多数国家,男性的患病率为3%~6%,女性的患病率为1%~2%。我国痛风的患病率为1%~3%,并呈逐年上升、逐步年轻化趋势。血清尿酸水平与痛风的发生发展息息相关,人体尿酸生成增多或者排泄减少,会引起血清尿酸水平增高。血尿酸浓度长期过高或在酸性环境下,血尿酸析出晶体,沉积在骨关节或其他人体组织中,造成组织病理学改变,尿酸值越高且持续时间越长最终越容易患痛风。

(二)痛风和高尿酸血症患者饮食和营养治疗原则

虽然体内的嘌呤更多源于自身合成,但食物中的嘌呤更容易形成尿酸,所以饮食中摄入过多高嘌呤的食物会引起尿酸增高,进而引发痛风。痛风患者营养治疗的基本原则是改善饮食习惯、降低外源性尿酸的产生。高尿酸血症患者的饮食质量普遍比健康人群差,尤其是三餐的规律性及蔬菜、水果和奶制品的摄入方面。通过控制饮食可降低10%~18%的尿酸,同时还可减少痛风急性发作。有研究发现,改变饮食模式可以降低痛风的发病率。此外,患者对痛风营养治疗的作用也是非常认可的。一项横断面调查表明,接近一半的调查者倾向非药物治疗来控制痛风。目前,痛风的营养治疗有以下共识:痛风患者应限酒禁烟,减少高嘌呤食物的摄入,防止剧烈运动或突然受凉,减少富含果糖饮料的摄入,大量饮水(每日2 000 ml以上),控制体重,增加新鲜蔬菜的摄入及有规律的饮食作息和运动等。因此,临床上高尿酸血症和痛风患者营养干预的主要目的是减少外源性尿酸的生成,同时促进体内尿酸排泄。

1. 限制嘌呤摄入　患者应长期控制饮食中的嘌呤摄入,食物中嘌呤含量的一般规律是:内脏>肉、鱼>干豆、坚果>叶菜>谷类>淀粉类、水果。患者应根据病情,选择适当的食物。第一类食物嘌呤含量<50 mg/100 g,均可食用;第二类食物嘌呤含量50~150 mg/100 g,痛风急性发作期禁食,其他时间可以少量食用;第三类食物嘌呤含量超过150 mg/100 g,高尿酸血症和痛风患者都应该禁食。嘌呤是水溶性物质,因为50%的嘌呤可溶于汤内,所以肉类及鱼类食物均应先煮,弃汤再烹调。值得注意的是,植物来源的嘌呤对痛风发作风险的短期影响比动物来源的嘌呤要小得多,传统观点认为痛风患者应限制高嘌呤蔬菜食物摄入的观点存在偏差。豆制品对痛风的影响存在个体差异,传统观点认为豆类食品可以增加痛风发病的风险,但缺乏流行病学和临床证据。相反,有研究发现大豆制品是痛风的保护因素,并推测大豆促进减肥和增强尿酸排泄,对痛风有保护作用。有临床研究发现番茄是痛风的诱发食物,番茄摄入量与血清尿酸水平呈正相关。樱桃能降低血清尿酸水平,临床研究和动物实验发现,樱桃可能是通过减少尿酸的产生、增加肾小球滤过率或减少肾小管重吸收来降低血清尿酸水平。

2. 限制总能量,控制体重　超重或肥胖的患者应减肥,减轻体重有助于减少尿酸形成。应控制能量摄入尽量达到或稍低于理想体重,体重最好能低于理想体重10%~15%。能量供给平均为25~30 kcal/(kg·d),约6.28~8.37 MJ(1 500~2 000 kcal/d)。超体重者应减重,减少能量应循序渐进,切忌猛减,否则引起体脂分解过快会导致酮症,抑制尿酸的排除,诱发痛风急性发作。高果糖的摄入是高尿酸血症和痛风的危险因素。有两项前瞻性队列研究表明,不管在男性还是女性中,高果糖摄入都使痛风的发病率增加,果糖摄入量与血清胰岛素水平相关,高果糖摄入会增加胰岛素抵抗和肥胖的风险,而且在有痛风病史的人群中,60%~70%患有代谢综合征,这使果糖的摄入对痛风患者的健康负面影响更大。

3. 低脂适量蛋白饮食　脂肪可减少尿酸排泄,应适量限制,可采用低量或中等量,约为40~50 g/d,占总能量的20%~25%,并用蒸、煮、炖、卤、煲、灼等用油少的烹调方法。食物中的核酸多与蛋白质合成核蛋白存在细胞内,适量限制蛋白质供给可控制嘌呤的摄取。其供给量约为0.8~1.0 g/(kg·d)或50~70 g/d。奶类、蛋类以及其制品由于既是富含必需氨基酸的优质蛋白,又含嘌呤甚少,所以可以作为蛋白质的主要来源。乳制品对痛风有保护作用,大量研究结果显示,痛风的发病率与乳制品的摄入量(尤其是低脂乳制品)呈负相关。痛风的发病率随着乳制品摄入量的增加而下降,这种降低的风险主要与低脂牛奶的消费有关,每天饮用2杯或更多(240 ml)脱脂牛奶的男性发病危险度是每月饮用不足 1 杯脱脂牛奶男性的 0.54 倍。推测可能的机制是牛奶中嘌呤含量低,且能增加尿酸和黄嘌呤的排泄。所以对于痛风患者一般推荐乳制品的摄入,尤其是脱脂乳制品的摄入。在痛风性肾病时,应根据尿蛋白的丢失和血浆蛋白质水平适量补充蛋白质;但在肾功能不全,出现氮质血症时,应严格限制蛋白质的摄入量。

碳水化合物有抗生酮作用和增加尿酸排泄的倾向,故应是能量的主要来源,约占总能量的 55%～65%。但果糖可增加尿酸的生成,应减少其摄入量。

4. 充足的维生素和矿物质　各种维生素,尤其是 B 族维生素和维生素 C 应足量供给。多供给富含矿物质的蔬菜和水果等成碱性食物,有利于尿酸的溶解与排出。但由于痛风患者易患高血压、高脂血症和肾病,应限制钠盐摄入,通常用量 2～5 g/d。有研究表明,维生素 C 的摄入量与痛风风险独立相关,补充维生素 C 的摄入对预防痛风有益。每增加 500 mg/d 的维生素 C 摄入,痛风的发病风险降低 17%。关于维生素 C 对痛风的保护机制,目前有两种观点:一是维生素 C 可以增加肾脏尿酸清除率分数,从而降低血清尿酸,并在肾近曲小管竞争性抑制尿酸的重吸收;二是维生素 C 的抗氧化作用对痛风性炎症有保护作用。

5. 多饮水　每日饮水量应保持 2 000～3 000 ml,保持尿量 2 000 ml 以上,以促进尿酸排泄。为防止尿液浓缩,应在睡前或半夜饮水。同时可多选用富含水分的水果和食品。为防止尿液浓缩,患者在睡前或半夜也要饮水。心、肾功能严重不全的患者应该限制饮水。

6. 限制刺激性食物　饮酒可诱使痛风发作。慢性少量饮酒也会刺激嘌呤合成增加。酒类的嘌呤含量:陈年黄酒＞啤酒＞普通黄酒。咖啡是世界上消费最广泛的饮料,有学者对美国咖啡的消费量和痛风发病率之间的关系进行了两项前瞻性的队列研究。研究结果显示,在男性中,每天摄入 4～5 杯和 6 杯咖啡,会使痛风的发病率下降 40% 和 59%,不过咖啡因摄入量与痛风发病的关系并不显著;而对于女性来说,每天摄入 1～3 杯和 ≥4 杯咖啡,痛风发病风险的降低率为 20% 和 57%。但是,相比于男性,总咖啡因摄入量和患痛风病的风险之间呈显著负相关,这说明咖啡中咖啡因以外的成分可能会影响痛风的发病率。此外,在美国的第三次全国健康和营养检查调查也证实,美国成年人咖啡的消费频率与血清尿酸水平和高尿酸血症有关。虽然咖啡确实具有降低血清尿酸水平和痛风发病风险的作用,但是咖啡的摄入是慢性肾脏病的独立危险因素,而且增加妇女骨折的风险,所以采用咖啡降低痛风的发病时需要谨慎。

各种茶饮品对痛风影响不同,茶和痛风之间确实存在一定的关联。美国第三次全国健康的营养调查结果表明,茶的消费与血尿酸水平和痛风的风险相关,但是该项调查研究没有区分茶的种类,因为美国人主要饮用的是红茶,所以该调查结果主要为红茶对痛风的影响提供了依据。另有一项前瞻性随机对照研究表明,红茶摄入量可显著降低血清尿酸水平,男性和女性的降低比率分别为 9.4% 和 7.1%,这些研究证实了红茶摄入能够降低血清尿酸水平。因为茶叶制作工艺不同,内部含量存在差异,痛风与茶的关联还需要区分茶叶类型进行多方面的研究。

综上所述,营养治疗作为痛风非药物治疗的重要手段取得了丰硕的研究成果。痛风的营养治疗研究热点是各类食品、饮品等对血清尿酸水平、高尿酸血症和痛风发病率的关联性。研究中越来越多食物被发现与血清尿酸水平或痛风发病相关,并且发现一些与以往营养治疗观点不符的情况。在痛风的营养治疗中明确食物与痛风之间的关联性有两个关键点:一是对食物进行更加细致的分类研究;二是要研究各类食物对痛风的影响机制。

七、主编点评

随着社会经济发展,人们生活方式及饮食结构改变,我国高尿酸血症的患病率逐年增高,并呈年轻化趋势,已成为仅次于糖尿病的第二大代谢性疾病。高尿酸血症和痛风是嘌呤合成代谢紊乱和(或)尿酸排泄减少,导致血尿酸增高,增高的血尿酸及尿酸盐结晶、沉积所引起的特征性关节炎、痛风石、间质性肾炎和尿酸肾结石形成,严重者可致关节活动功能障碍和畸形。血尿酸升高除可引起痛风之外,还与肾脏、内分泌代谢、心脑血管等系统疾病的发生和发展有关。本例患者是典型的代谢性综合征患者,除了高尿酸血症、急性痛风性关节炎外,还存在糖尿病、高血压、肥胖等代谢性疾病,因此在治疗时除积极治疗痛风外,还应切实有效地治疗糖尿病和高血压。此外,除了有效的药物治疗控制各疾病及症状之外,生活方式及饮食干预、适当的身体锻炼、控制体重等,在患者的治疗中起着重要作用,严格限制高嘌呤食物的摄入,补充足量维生素和微量元素,充足的水化,避免进食刺激性食物,调节肠道微生态等在整个治疗中均发挥积极的作用。

(吴国豪)

参考文献

[1] Jansen TL, Jansen M. The American College of Physicians and the 2017 guideline for the management of acute and recurrent gout: treat to avoiding symptoms versus treat to target[J]. Clin Rheumatol, 2017, 36: 2399-2402.

[2] Nielsen SM, Zobbe K, Kristensen LE, et al. Nutritional recommendations for gout: An update from clinical epidemiology[J]. Autoimmunity Reviews, 2018, 17: 1090-1096.

[3] Richette P, Doherty M, Pascual E, et al. 2016 updated EULAR evidence-based recommendations for the management of gout[J]. Ann Rheum Dis, 2017, 76: 29-42.

[4] Hui M, Carr A, Cameron S, et al. The British Society for Rheumatology Guideline for the Management of Gout[J]. Rheumatology, 2017, 56: e1-e20.

[5] Kiltz U, Alten R, Fleck M, et al. Full version of the S2e guidelines on gouty arthritis: Evidence-based guidelines of the German Society of Rheumatology (DGRh)[J]. Z Rheumatol, 2016, 75(Suppl. 2): 11-60.

[6] Abhishek A. New urate-lowering therapies[J]. Curr Opin Rheumatol, 2018, 30: 177-182.

[7] Davies K, Bukharim AS. Recent pharmacological advances in the management of gout[J]. Rheumatology, 2018, 57: 951-958.

[8] 高尿酸血症相关疾病诊疗多学科共识专家组. 中国高尿酸血症相关疾病诊疗多学科专家共识[J]. 中华内科杂志, 2017, 56: 235-248.

第三章

感染性疾病

病例 1

细菌性肝脓肿破裂，感染性休克，长时间血流动力学不稳定

一、病史简介

患者，男，66岁。因"反复发热2月余，腹痛4小时"急诊入院。患者2个月前无明显诱因出现发热，当时体温38.8℃，伴右上腹压痛、尿频尿痛，偶有腰痛，不伴畏寒、寒战，无头晕头痛、长期低热、盗汗、消瘦、咳嗽咳痰、胸闷、胸痛、腹泻，无关节肿痛、皮疹等，否认外出旅游、进入牧区、鸟类禽类接触、生食肉类及牙科手术史。曾就诊于附近医院，胸部CT平扫：右肺炎症，治疗后复查，双侧胸腔少量积液，左肺尖肺大疱，左肺陈旧灶，多发性肝囊肿，多囊肾，双肾结石。腹部CT平扫：多囊肝、多囊肾，部分含蛋白囊肿。腹部彩超：双肾多囊肾，左右肾大小(17/18 cm)多囊肝。予青霉素静滴抗感染3天，体温无明显下降，遂调整为泰能0.5 g q8 h＋莫西沙星0.4 g qd静滴治疗3天，后继续泰能0.5 g q8 h抗感染，2天后患者体温平出院。此后患者曾反复出现发热，体温最高39.9℃，其间有少许咳嗽、咳白黏痰，偶有胸闷、气促，予泰能＋莫西沙星抗感染，辅以化痰、止咳等治疗后体温可降至正常，但仍反复，多出现在午后，波动在37.8～38.8℃，其间曾两次痰培养提示革兰阳性球菌、革兰阴性球菌、酵母样真菌感染，涂片见孢子及菌丝。1个月前再次出现发热，最高达39.5℃，伴畏寒、腹部压痛、恶心、干呕。急诊查血常规血红蛋白96 g/L，白细胞8.77×10^9/L，中性粒细胞77.6%，C反应蛋白69.77 mg/L，降钙素原0.5 ng/ml，肌酐225 μmol/L。胸腹部CT平扫：右肺炎症，右侧胸腔积液较前次吸收，心包少量积液，左肺尖肺大疱，左肺陈旧灶，多发性肝囊肿，多囊肾，部分含蛋白囊肿，右肾结石，盆腔少量积液。胸腔积液超声：右侧少量胸腔积液约2.2 cm，继续予泰能＋莫西沙星抗感染、利尿、维持水、电解质平衡和营养支持等治疗，后加用卡泊芬净50 mg qd静滴，应用10天后体温恢复正常，复查血常规：血红蛋白68 g/L，白细胞6.18×10^9/L，中性粒细胞74.1，C反应蛋白45.49 mg/L，降钙素原0.83 ng/ml，肌酐230 μmol/L，白蛋白29 g/L。复查胸腹部平扫CT示：右肺炎症，右侧胸腔积液，心包少量积液，左侧胸腔少许积液较前略进展，积液增多；左侧胸膜增厚，左肺尖肺大疱，左肺陈旧灶，多发性肝囊肿，多囊肾，部分含蛋白囊肿，右肾结石，盆腔少量积液。4小时前无明显诱因下突发右侧腹痛，逐渐蔓延至全腹，疼痛剧烈，伴发热，无寒战，无恶心、呕吐，到我院急诊就诊。患者自起病以来，神清，精神较差，睡眠差，食欲减退，大、小便正常，近2个月内体重下降10 kg。

高血压病史30余年，血压最高130/90 mmHg，予厄贝沙坦、氢氯噻嗪12.5 mg qd＋美托洛尔25 mg qd＋氨氯地平片5 mg qd口服，近日血压偏低，未服用降压药；有多囊肾20余年；发现血肌酐升高20余年，最高时350＋μmol/L，考虑慢性肾功能不全，2019-09起予肾衰宁、碳酸氢钠、托拉塞米等口服治疗；1998年曾有脑淤血，现遗留有右侧肢体乏力；2019-09-08上海某医院查血糖升高，糖化血红蛋白7.9%，其间予诺和灵皮下注射控制血糖，现予格列喹酮30 mg tid口服控制血糖。否认肝炎、结核、血吸虫等传染病病史。吸烟40余年，每日5～6支，戒烟1个月；饮白酒30余年，每日白酒3两，1998年脑淤血后开始饮红酒，每日约300 ml，否认疫区驻留史。

二、入院检查

体温 39.5℃，脉搏 116 次/分，呼吸 24 次/分，血压 90/50 mmHg，身高 168 cm，体重 51 kg。神志清晰，烦躁，呼吸急促，营养较差，发育正常，强迫体位。全身皮肤无黄染，无肝掌、蜘蛛痣。全身浅表淋巴结无肿大，巩膜无黄染，口腔无特殊气味，胸廓无畸形，双肺叩诊清音，听诊呼吸音清。心前区无隆起，心界不大，心率 116 次/分，律齐。腹部稍隆，未见胃肠型及蠕动波，板状腹，全腹压痛以右侧腹明显，伴反跳痛及肌紧张，肝区叩击痛，腹部叩诊鼓音，肠鸣音弱 1～2 次/分。肛门及生殖器未及特殊，四肢、脊柱无畸形，活动自如，神经系统检查（－）。

红细胞计数 2.92×10^{12}/L；血红蛋白 68 g/L；白细胞比容 31.1%；血小板计数 267×10^9/L；白细胞计数 157.20×10^9/L；中性粒细胞 92.5%；总胆红素 15.9 μmol/L；结合胆红素 7.4 μmol/L；总蛋白 67 g/L；白蛋白 31 g/L；谷丙转氨酶 23 U/L；谷草转氨酶 33 U/L；碱性磷酸酶 151 U/L；γ-谷氨酰转移酶 241 U/L；葡萄糖 16.1 mmol/L；钠 137 mmol/L；钾 4.0 mmol/L；氯 100 mmol/L；钙 2.14 mmol/L；磷 1.59 mmol/L；尿素 16.4 mmol/L；肌酐 248 μmol/L；尿酸 497 μmol/L；C 反应蛋白＞90.0 mg/L；降钙素原 17.58 ng/ml；氨基末端利钠肽前体 3 709.0 pg/ml；高敏感 C 反应蛋白 119.9 mg/L。

腹部 CT 平扫：右肺炎症，两侧胸腔积液伴右肺部分压迫性不张；心包积液；冠脉病变。腹部平片：膈下游离气体。腹部、盆腔平扫：多囊肝，多囊肾，囊肿部分复杂性，肝及右肾间见一直径 9 cm 低密度灶，内含气体影，盆腔少量积液，请结合临床及其他检查。

三、诊断及鉴别诊断

肺部感染，双侧胸腔积液，细菌性肝脓肿破裂，急性弥漫性腹膜炎。

肝脓肿主要临床表现为右上腹痛、畏寒、发热和全身中毒症状。近年来，由于抗生素的广泛应用，不典型的临床表现者逐渐增多，不少患者可以不发热，白细胞计数也不上升，全身反应轻，有时连局部压痛也不明显。此外，糖尿病患者症状不典型者亦较多，其可能原因为长期高血糖造成的糖尿病神经病变而导致对痛觉的感知减退。所以细菌性肝脓肿的诊断常由于缺乏典型的症状和体征而容易被误诊。对于临床上有不明原因的发热，特别是寒战、高热，应注意检查肝脏，多数肝脓肿可通过超声检查发现，CT 及 MRI 扫描能够使诊断符合率提高至 95% 以上，对一些不典型患者可行肝脏穿刺以明确诊断。本例患者反复发热 2 月余，其间曾有右上腹压痛主诉，多次腹部 CT 和超声检查均提示多囊肝、多囊肾。突发右侧腹痛 4 小时并蔓延至全腹，出现弥漫性腹膜炎、感染性休克表现，应考虑细菌性肝脓肿破裂可能。

四、诊疗经过

患者急诊入院后诊断为弥漫性腹膜炎、消化道穿孔可能，鉴于患者存在休克表现，首先建立静脉通路进行体液复苏，在完成必要基本检查的同时安排急诊剖腹探查手术。术中见腹、盆腔大量脓液约 500 ml，右肝脏第 Ⅵ 段见一破裂脓肿，直径 6～7 cm，给予打开脓腔吸净脓液，清除腹腔内脓液及肝脏坏死组织，腹腔充分冲洗，于脓肿处、右膈下及盆腔各放置引流管 1 根，脓液送培养。患者手术中持续低血压，需要用较大剂量血管活性药物维持循环稳定，术后入外科监护室，呼吸机辅助通气。

患者转入 ICU 后，加强补液、扩容、抗休克，积极液体复苏及强心、升压治疗，循环不稳定，持续低血压，须大剂量去甲肾上腺素、垂体后叶素维持血压。呼吸机设置为同步间歇指令通气（synchronized intermittent mandatory ventilation，SIMV）模式，潮气量 7 ml/kg，呼气末正压 10 cmH$_2$O，呼吸频率 12 次/分，氧浓度 60%，床旁心电监护显示氧饱和度 95%～97%，呼吸频率 22～26 次/分，予充分镇静肌松。血气分析：pH 7.22；动脉血二氧化碳分压 62.5 mmHg；动脉血氧分压 55.3 mmHg；碳酸氢根离子

(标准化)21.20 mmol/L;碱剩余 3.12 mmol/L,阴离子间隙 16.8 mmol/L,乳酸 16.2 mmol/L。血糖 22.6 mmol/L,余予禁食、留置胃管接胃肠减压、化痰、抗炎、制酸、器官功能保护、控制血糖,积极实施脓毒症集束化治疗,应用碳酸氢钠纠正酸中毒。术后第 1 天患者镇静中,体温 39.3℃,机械通气,予大剂量去甲肾上腺素、垂体后叶素维持血压,腹、盆腔共引流出 300 ml 淡脓性液体,患者 24 小时尿量 150 ml,白细胞计数 16.96×10⁹/L,中性粒细胞百分比 92.2%,肌酐 468 μmol/L,高敏感 C 反应蛋白 92.9 mg/L,降钙素原 3.16 ng/L,行连续性肾脏替代治疗(continuous renal replacement therapy, CRRT),同时积极地液体复苏,补充凝血因子。引流液培养示大肠埃希菌(+),根据药敏结果继续使用泰能 0.5 g q8 h 抗感染治疗。患者入 ICU 后即留置鼻胃管,术后第 1 天尝试给予少量短肽类的肠内营养 250 ml,次日患者胃肠引流液增多,达 600 ml,考虑患者肠道不耐受,于是暂停肠内营养,应用肠外营养支持。经过 5 天积极治疗,患者血流动力学逐渐稳定,全身炎症反应得到有效控制,停用 CRRT 及血管活性药物,成功脱机。患者循环稳定后,胃肠引流量在 150～250 ml,无腹胀,肠鸣音恢复正常,腹腔引流量也逐渐减少,重新启动肠内营养,予小剂量整蛋白制剂 250 ml,按照 40 ml/h 滴速通过输注泵鼻饲,使用后第 1 天(术后第 5 天)肠道耐受性尚可,第 2 天将肠内营养用量增至 500 ml,输注速度增至 60 ml/h,患者腹泻 8 次,大便量 1 200 ml 左右,为绿色糊状便,伴腹胀。考虑患者肠道不耐受,遂暂停肠内营养,应用全肠外营养治疗,同时鼻饲乳酸杆菌胶囊及酪酸梭菌活菌片改善肠道菌群,同时予止泻药物。2 天后患者腹泻、腹胀症状好转,重新开始恢复肠内营养,转回普通病房继续治疗。

五、讨论分析

细菌性肝脓肿是肝脏常见的感染性疾病,早期诊断较难,严重者可发生脓毒血症、感染性休克而危及生命,治疗时间较长。细菌性肝脓肿的主要病因包括胆源性感染、糖尿病、肝硬化、恶性肿瘤、胆道相关手术后等,病原入侵途径包括胆道、肝动脉及门静脉等。本例患者细菌性肝脓肿的直接病因考虑多囊肝继发感染所致的细菌性肝脓肿,多囊肝并发细菌性肝脓肿的病例在国内外鲜有报道,患者主要表现为间歇性发热、肝肿大和体重下降。由于该病起病隐匿,且症状极不典型,故诊断具有很大困难,这也是导致该患者未能及时确诊的原因。此外,2 型糖尿病也间接提高了该患者发生细菌性肝脓肿的风险。随着糖尿病发病率的增加,糖尿病合并肝脓肿的患者日渐增多。糖尿病患者由于长期高血糖抑制了白细胞的趋化性、黏附能力、吞噬能力及杀菌能力,且糖尿病易并发血管病变,血流缓慢,血液供应减少,妨碍了白细胞的动员与移动。另外,高浓度血糖有利于细菌的生长繁殖,这些因素降低了糖尿病患者的免疫功能。肝脓肿是糖尿病的常见并发症,因肝脏血运较丰富,肝脓肿后大量毒素容易扩散而进入循环,引发脓毒血症,危害患者生命健康,病亡率高达 20%～45%。细菌性肝脓肿的致病菌主要为是肺炎克雷伯菌和大肠埃希菌,本例患者的引流液培养结果即为大肠埃希菌,这是种肠道产气菌,产气性细菌感染引起的肝脓肿可见气体,含气肝脓肿自发破裂引起的游离气体及腹膜炎。肝脓肿一旦发生破裂会出现弥漫性腹膜炎、感染性休克,从而危及生命。

本例患者病程长且合并糖尿病,肝脓肿破裂后大量毒素容易扩散而进入循环,引发脓毒血症和严重的感染性休克,出现长时间血流动力学不稳定、急性肾功能衰竭。在该患者的救治过程中,CRRT 对于改善血流动力学状态,不断清除循环中存在的炎症介质、毒素或中分子物质,纠正水、电解质和酸碱平衡失调,维护重要脏器功能,提供营养补充及药物治疗,治疗全身性炎症反应综合征均发挥了重要作用。

感染性及脓毒症休克是重症领域、外科领域一个重大且棘手的问题。一方面,脓毒症休克患者往往伴随着器官功能损害,可能需要机械通气、肾脏替代治疗等生命支持系统。另一方面,长期的禁食、感染、高代谢综合征均会导致能量及蛋白消耗增加,机械通气、肾脏替代治疗等生命支持会带来各种感染及肌肉衰减等一系列问题。因此,营养支持治疗已成为脓毒症休克患者治疗过程中必不可少的措施之一,有着不可替代的作用。合理的生物营养支持对降低脓毒症及脓毒症休克患者的病死率、减少住院时间和改善长期预后有着十分重要的意义。因此重症患者的营养支持已成为近年来临床营养研究最热、进展最快的领域。

尽管营养支持的作用和价值早已成为人们的共识,但临床上针对特定患者如何具体实施仍然是个十分困难的问题,一直存在着争议。在过去的十几年中,人们普遍认同的观点是"只要肠道有功能,就应该优先使用肠内营养"。国际上许多权威机构和相关学会在最新发布的指南中也均推荐对重症患者早期使用肠内营养,强调肠内营养可以保持消化道黏膜的完整性,改善黏膜功能,降低院内感染的风险。但是,人们在临床实践中却难以感受到肠内营养的优势。相反,由于疾病重症、其他治疗操作以及缺乏合适的肠内营养途径等因素,在重症患者入 ICU 前早期无法实施肠内营养,或因患者无法耐受肠内营养而不得不中断或中止。最近,国际上有多篇前瞻性、多中心随机对照研究发现,对于处于休克状态血流动力学不稳定的重症患者,早期肠内营养相较于肠外营养不仅不能降低病死率或感染风险,反而会增加消化系统并发症,肠内营养组患者发生肠缺血的概率达到肠外营养组的 4 倍。实际上早在数年前就有学者认为,以往研究中发现的肠外营养相比较肠内营养会增加感染性并发症的真正原因并不是营养支持途径,而是肠外营养时摄入的热量通常明显高于肠内营养,因为医生在应用肠内营养时往往需要考虑胃肠道的耐受性而给予患者较低的能量。过高能量的肠外营养会显著增加患者的感染风险,而当给予与肠内营养能量相当的肠外营养则对患者的感染发生率没有显著影响。因此,目前大多数学者提出,对血流动力学不稳定的重症患者早期使用肠内营养必须谨慎。

本例患者在手术后早期我们尝试应用肠内营养,多次出现胃肠道相关并发症及不耐受现象,究其原因可能是血流动力学不稳定时,本身内脏血管收缩及肠系膜上动脉强烈收缩,胃肠道处于低灌注状态,再加上大剂量应用去甲肾上腺素等升压药物,在增加心排出量的同时也可减少胃肠道血流,进一步加重了肠道的缺血。因此,对于血流动力学不稳定的感染性休克患者来说,肠道黏膜由于细菌毒素作用,肠道长时间缺血,以及后续的缺血-再灌注损伤,肠壁组织水肿,肠道通透性增加,肠道内菌群失调,导致肠道并发症增加,容易对肠内营养不耐受。

六、相关营养背景知识

血流动力学不稳定患者营养支持策略

1. **血流动力学不稳定对肠道的影响**　重症患者常存在血流动力学不稳定情况,需要液体复苏及血管活性药物支持,对胃肠功能存在不良影响,包括胃肠道低灌注、肠系膜缺血、蠕动减弱等风险,甚至发生罕见且极其严重的并发症——缺血性肠坏死。血流动力学不稳定、循环容量不足时,内脏血管收缩及肠系膜上动脉强烈收缩,血液从胃肠和其他次要器官(皮肤、骨骼肌)分流至以心脏和大脑为主的重要脏器以维持其灌注,胃肠道处于缺血、低灌注状态,即使在容量复苏初期阶段胃肠道循环也无法立即恢复正常,这是因为内源性或外源性血管收缩物质(如内皮素、血管紧张素Ⅱ、血管加压素)浓度依然较高,再加上内源性血管舒张物质减少,液体复苏后仍存在远离内脏器官循环血流的再分布,微循环的缺血——再灌注损伤等,导致胃肠道在相对较长一段时间内处于低灌注状态。

另一方面,血流动力学不稳定时需应用血管活性药物维持脑、心等重要脏器的灌注,常用的血管活性药物包括去甲肾上腺素、肾上腺素、垂体后叶素、多巴胺和多巴酚丁胺等,这些血管活性药物对胃肠道血流会产生影响。对于脓毒症患者,去甲肾上腺素和肾上腺素在增加心排出量的同时可减少胃肠道血流量,尤其是在大剂量应用时对胃肠道血流的影响更明显。

2. **肠内营养对胃肠道血流的影响**　正常情况下进食后肠系膜血流量增加 58%～250%,在进食后 5～60 min 肠系膜上动脉血流达高峰,血流增加可持续 2～3 h,餐后增加的血流主要在黏膜微循环,食物的构成可影响肠系膜血流变化程度和持续时间。进食后胃肠道血流量增加与营养的直接影响、肠神经系统、肠激素和活性肽作用于血管的肠道局部代谢物质和非代谢性物质的影响有关。因此,正常情况下肠内营养通过增加门静脉血流保护肝脏内皮系统,通过增加肠黏膜微循环血流维持肠黏膜结构完整,促进肠道激素分泌、肠道免疫功能及胃肠道蠕动功能。临床研究发现,肠内营养具有促进胃肠功能恢复、维持肠道结构完整性、减少感染并发症、降低医疗费用、缩短住院时间等优点,因而成为重症患者营养支持的首选方式。

重症患者常存在血流动力学不稳定情况,需要液体复苏及血管活性药物支持,对胃肠功能存在不良影响,包括胃肠道低灌注、肠系膜缺血、蠕动减弱等风险,甚至发生罕见且极其严重的并发症——缺血性肠坏死。此时,应用肠内营养是否安全,或者在血流动力学不稳定状态下肠内营养依然有助于肠功能的维护,一直是临床医生关注的问题。在肠道低灌注状态实施肠内营养,对肠道灌注发挥双重作用,一方面可以利用肠内增加胃肠营养增加胃肠道血流的作用而维护胃肠到黏膜屏障和改善功能。另一方面,肠内营养则会增加肠黏膜的氧耗量,在理论上增加了肠道缺血的风险,如果消耗量的增加超过了所增加的血液供应,就会增加肠道缺血的风险,因为有效的血流灌注和充分的胃肠蠕动能力是安全实施肠内营养的必要前提。现有的临床研究和动物实验发现,小剂量血管活性药物应用时,多数情况下实施肠内营养时发生并发症的风险相对较低。相反,肠内营养可以通过预防黏膜损伤减轻低血压过程中缺血损伤程度。通过降低肠道通透性,降低炎性介质释放,降低应激反应及脓毒症相关并发症的发生,从而减少多器官功能衰竭的发生,改善预后。由此可见,应用稳定剂量血管活性药物的患者应用肠内营养是安全的。因此,ESPEN、欧洲重症监护医学会以及 BAPEN 在各自新发布的指南中均推荐对重症患者早期使用肠内营养,强调肠内营养可以保持消化道黏膜的完整性,改善黏膜功能,降低院内感染的风险。但是,研究也表明,去甲肾上腺素、肾上腺素等血管活性药物的应用剂量与肠内营养的耐受性呈负相关,应用较大剂量血管活性药物或多巴胺和加压素时肠内营养耐受性差。因此,临床上应用大剂量儿茶酚胺类血管活性药物时应暂停肠内营养直到血流状态稳定。当然,血管活性药物使用剂量的增加是疾病程度严重的征兆,疾病严重程度本身可能也是肠内营养不耐受的一个重要因素。由此可见,血流动力学不稳定时,重症患者肠内营养的安全实施应使血管活性药物剂量尽可能控制在小剂量范围内。

3. **重症患者临床肠内营养应用证据** 经过过去十几年的临床实践,目前人们普遍认同的观点是:只要肠道有功能,就应该首先使用肠内营养。肠内营养可以保持消化道黏膜的完整性,改善黏膜功能,并促进组织修复。临床上使用肠内营养的患者发生院内感染的风险更低,住院时间和重症监护时间更短,费用更少。因此,肠内营养更加得到医生的青睐。但是,临床实践也发现肠内营养在 30%～70% 的重症患者中会引起恶心、呕吐、腹胀等胃肠道不耐受表现,部分患者可能会进一步导致呼吸机相关性肺炎和其他并发症。此外,另有研究显示血流动力学不稳定的休克患者使用肠内营养后,发生肠缺血的发生率增高。因此,对于接受有创机械通气、需要血管活性药物维持血压的重症患者,究竟是否应该早期进行肠内营养一直是临床关注的热点问题。

2018 年 1 月,Lancet 杂志发表了一项大型随机对照临床试验(UTRIREA - 2),该试验共纳入2 410 名需要有创机械通气和血管升压药支持的休克重症患者(年龄≥18 岁),患者在插管后 24 h 内按1:1 比例被随机分入肠内营养组和肠外营养组,开始接受营养支持。两组患者每天营养热量目标均设定为 20～25 kcal/kg。对于肠外营养组患者,如果在接受肠外营养 72 h 后达到血流动力学稳定(连续24 h 无须使用血管升压药,且动脉血乳酸<2 mmol/L),则立即改用肠内营养。所有肠外营养患者在第8 天均改用肠内营养,除非伴有肠内营养禁忌证或血流动力学不稳定。对于肠内营养组患者,若持续出现胃肠道不耐受并导致热量摄入不足,最早可在第 8 天加用肠外营养。结果显示,两组患者的 28 天生存率和医院获得性感染的累积发生率无显著差异,但肠内营养组发生呕吐、腹泻、肠缺血和急性结肠假

性梗阻的概率更高。该试验提示,对于处于休克状态的成年重症患者,使用早期肠内营养相较于肠外营养不仅不能降低死亡率或二次感染风险,反而会增加消化系统并发症。研究者认为,对于血流动力学不稳定的休克患者不宜早期使用肠内营养。Lancet 杂志同期刊登了一篇对 NUTRIREA-2 研究的专家评论,该评论提出,对血流动力学不稳定的重症患者使用早期肠内营养必须谨慎,不仅因为消化系统并发症风险的增加,而且该研究与此前发表在 New England Journal of Medicine 杂志上的 CALORIES 试验均显示早期肠内营养对患者预后没有改善,特别是 NUTRIREA-2 试验中肠内营养组患者发生肠缺血的概率比肠外营养组高 4 倍,值得关注。此外,这两项研究均证实,肠外营养组发生感染的概率并未高于肠内营养组。实际上,早在 2016 年发表在 Critical Care 杂志上的一篇荟萃分析已经显示,以往有关肠外营养增加感染性并发症的研究,其原因并非营养支持方式不同,而是由于肠外营养支持时摄入的能量明显高于肠内营养,当肠外营养摄入能量与肠内营养相当时,患者的感染发生率并无差异。因此,目前学者们的共识是:血流动力学不稳定重症患者在接受血管活性药物治疗时,不同的血管活性药物对内脏灌注的影响存在差异,血流动力学不稳定时高剂量儿茶酚胺类药物可降低肠内营养的耐受性,胃肠道灌注不足时给予肠内营养可增加相关并发症发生的风险。因此,对于血流动力学不稳定的休克患者不宜早期使用肠内营养。当不再需要大量液体复苏,所用的血管活性药物剂量减少,或使用稳定的、较低剂量的血管活性药物剂量时,多数患者可以耐受肠内营养支持。即使如此,在患者循环状态不佳、血流动力学不稳定时,应严密监测肠内营养的耐受性,以降低发生肠缺血坏死的风险。

七、主编点评

感染性及脓毒症休克是重症领域、外科领域一个重大且棘手的问题。一方面,脓毒症休克患者往往伴随着器官功能损害,可能需要机械通气、CRRT 等生命支持系统。另一方面,长期的禁食、感染、高代谢综合征均会导致能量及蛋白消耗增加,机械通气、肾脏替代治疗等生命支持会带来感染及肌肉萎缩等一系列问题。因此,营养支持治疗已成为脓毒症休克患者治疗过程中必不可少的措施之一,有着不可替代的作用。合理的生物营养支持对降低脓毒症及脓毒症休克患者的病死率、减少住院时间和改善长期预后有着十分重要的意义。因此,近年来重症营养支持也取得了飞速的发展。

尽管营养支持的作用和价值早已成为人们的共识,但在重症患者营养支持的时机及方式上目前仍存在争议。ESPEN、欧洲重症监护医学会以及 ASPEN 在各自新发布的指南中均推荐对重症患者早期使用肠内营养,强调肠内营养可以保持消化道黏膜的完整性,改善黏膜功能,降低院内感染的风险。但是,重症患者常存在血流动力学不稳定情况,需要液体复苏及血管活性药物支持,对胃肠功能存在不良影响,包括胃肠道低灌注、肠系膜缺血、蠕动减弱等风险,甚至发生罕见且极其严重的并发症——缺血性肠坏死。此时,应用肠内营养是否安全,或者在血流动力学不稳定状态下肠内营养是否依然有助于肠功能的维护,一直是临床医生关注的问题,也是必须要面对的问题。最近有多篇前瞻性、多中心随机对照研究结果却发现,对于处于休克状态的血流动力学不稳定的成年重症患者,使用早期肠内营养相较于肠外营养不仅不能降低死亡率或感染风险,反而会增加消化系统并发症。因此,目前大多数学者提出,对血流动力学不稳定的重症患者使用早期肠内营养必须谨慎。实际上,2016 年发表在 Critical Care 杂志上的一篇荟萃分析已经显示,给予高能量的肠外营养会显著增加患者的感染风险,而给予与肠内营养能量相当的肠外营养对患者的感染发生率没有显著影响。因此,肠外营养引起感染性并发症增加的原因并非营养支持方式,而是能量摄入量多高,因为临床上应用肠内营养时往往因为考虑胃肠道的耐受性而给予较低的能量。

本例患者在手术后早期我们尝试应用肠内营养,多次出现胃肠道相关并发症及不耐受现象,究其原因可能是血流动力学不稳定时,本身内脏血管收缩及肠系膜上动脉强烈收缩,胃肠道处于低灌注状态,再加上大剂量应用去甲肾上腺素等升压药物,在增加心排出量的同时也可减少胃肠道血流,进一步加重了肠道的缺血。因此,对于血流动力学不稳定的感染性休克患者来说,肠道黏膜由于细菌毒素作用,肠道长时间缺血,以及后续的缺血-再灌注损伤,肠壁组织水肿,肠道通透性增加,肠道内菌群失调,导致肠道并发症增加,容易对肠内营养不耐受。

总之,肠内营养与肠外营养其实各有利弊,至今尚没有充分的证据表明肠内营养能显著改善重症患者的生存率和预后,重症患者营养支持的时机及方式应根据每一个患者的具体情况、不同的治疗阶段进行合理的选择,对于血流动力学不稳定的休克患者不宜早期使用肠内营养。当不再需要大量液体复苏、所用的血管活性药物剂量减少,或使用稳定的、较低剂量的血管活性药物剂量时,可以及时启动肠内营养支持,充分发挥肠内营养的优势,多数患者在这种状况下可以耐受肠内营养。即使如此,我们强调在循环状态不佳、血流动力学不稳定时,应严密监测肠内营养的耐受性,以降低发生肠缺血坏死的风险。

(吴国豪)

参考文献

[1] Ohbe H，Job T，Matsui H，et al. Differences in effect of early enteral nutrition on mortality among ventilated adults with shock requiring low-，medium-，and high-dose noradrenaline：A propensity-matched analysis[J]. Clinical Nutrition，2020，39：460-467.

[2] Gaël Pitonl G，Le Gouge A，Brulé N. Impact of the route of nutrition on gut mucosa in ventilated adults with shock：an ancillary of the NUTRIREA-2 trial[J]. Intensive Care Med，2019，45：948-956.

[3] Kotta M，Hartlb WH，Elke G. Enteral *vs.* parenteral nutrition in septic shock：are they equivalent？[J]. Curr Opin Crit Care，2019，25/DOI：10.1097/MCC.

[4] Peake SL，Chapman MJ. TARGET Investigators：Energy-dense versus routine enteral nutrition in the critically ill[J]. N Engl J Med，2019，380：499-500.

[5] Patel JJ，Kozeniecki M，Peppard WJ. Phase 3 pilot randomized controlled trial comparing early trophic enteral nutrition with "no enteral nutrition" in mechanically ventilated patients with septic shock[J]. J Parenter Enteral Nutr，2019/DOI：10.1002/jpen.1706.

[6] Reignier J，Boisrame-Helms J，Brisard L，et al. Enteral versus parenteral early nutrition in ventilated adults with shock：a randomised，controlled，multicentre，open-label，parallel-group study(NUTRIREA-2)[J]. Lancet，2018，391：133-143.

[7] Singer P，Blaser AR，Berger MM，et al. ESPEN guideline on clinical nutrition in the intensive care unit[J]. Clin Nutr，2018，38(1)：48-79.

[8] Ohbe H，Taisuke Jo，Yamana H，et al. Early enteral nutrition for cardiogenic or obstructive shock requiring venoarterial extracorporeal membrane oxygenation：a nationwide inpatient database study[J]. Intensive Care Med，2018，44(8)：1258-1265.

病例 2

成人艾滋病,重度营养不良,衰弱

一、病史简介

患者,男,34 岁。因"发热、腹泻 3 月余,确诊 HIV 感染 1 月余"入院。患者于 1 年前出现间歇性低热、乏力、肌肉酸痛、关节痛、咽痛、腹泻、全身不适等类似感冒样症状,未经任何治疗。1 个月后上述症状再发,到当地医院就诊,诊断为流感,对症处理后症状缓解。3 个月前无明显诱因下再出现发热,体温介于 37.5～40℃之间,伴有咳嗽、咳痰、盗汗、乏力、消瘦、严重腹泻、恶心呕吐、头晕头痛等症状,同时在颈部、腋下及双侧腹股沟区出现肿大淋巴结,至当地医院就诊,查 CD_4^+ T 细胞总数 220 个/mm^3(正常值 680±22 个/mm^3),HIV 抗体(＋)并经当地疾控中心确认。当地予以抗感染对症支持治疗,具体治疗方案不详,治疗后症状无明显好转。5 天前患者开始抗病毒治疗,方案 TDF＋3TC＋EFV。现为进一步治疗收入我科。患者自本次发病以来,精神可,胃纳差,睡眠可,大、小便如常,体力无明显下降,体重 3 个月内下降 15 kg。

患者既往体健,否认肝炎、结核、伤寒、血吸虫等传染病史。

二、入院检查

体温 37.8℃,心率 85 次/分,呼吸 18 次/分,血压 125/76 mmHg,体重 51 kg,身高 174 cm。BMI 16.80 kg/m^2。神志清楚,精神尚可,发育正常,慢性病面容,消瘦明显,查体合作,皮肤巩膜无黄染,头面部、颈部、上胸部见散在脐凹性皮疹,颈部、腋窝、腹股沟可扪及肿大淋巴结。头颅及五官无畸形,双侧瞳孔等大等圆,直径约 3 mm,对光反射存在。胸廓无畸形,双肺听诊呼吸音粗,可闻及不规则啰音。心前区无隆起,心浊音界不大,心律齐,心率 75 次/分。舟状腹,未见肠型及蠕动波,无压痛,无反跳痛,震水音(一),未触及腹部肿块,肝脾肋下未触及,墨菲征(一),叩诊鼓音,无移动性浊音,肠鸣音正常,直肠指检未扪及异常。双下肢无水肿。神经生理反射正常,病理反射未引出。

红细胞 $3.36×10^{12}$/L;血红蛋白 97 g/L;白细胞 $4.83×10^9$/L;血小板 $66×10^9$/L;中性粒细胞 88.2%;总胆红素 16.7 μmol/L;直接胆红素 9.6 μmol/L;总蛋白 63.4 g/L;白蛋白 26.7 g/L;前白蛋白 24.4 ng/L;谷丙转氨酶 57 U/L;谷草转氨酶 139 U/L;碱性磷酸酶 168 U/L;γ-谷氨酰转移酶 69 U/L;尿素 3.6 mmol/L;肌酐 54 μmol/L;尿酸 151 μmol/L;葡萄糖 5.67 mmol/L;钠 138 mmol/L;钾 3.2 mmol/L;氯 101 mmol/L;钙 2.03 mmol/L;无机磷 1.10 mmol/L;镁 0.92 mmol/L;CD3 百分比 59%;CD3 绝对值 604;CD8 百分比 43%;CD8 绝对值 445;CD4 百分比 10;CD4 绝对值 100;CD4/CD8 比值 0.22;分枝杆菌测序:未检出;荧光染色抗酸杆菌涂片:阴性。

胸部 CT:两肺散在斑片影,卡氏肺孢子菌肺炎可能大;纵隔及左肺门多发淋巴结肿大,合并左下肺其他真菌感染可能;两下肺少许反应性炎症;两侧胸腔少量积液;两侧心包少量积液。腹部 CT:脾脏肿大伴多发斑片状低密度影;腹腔及腹膜后多发肿大淋巴结。

三、诊断及鉴别诊断

艾滋病,营养不良。

四、治疗经过

患者入院后完善体格检查及相关的检验、辅助检查,抗病毒治疗方案维持原先的 TDF＋3TC＋EFV。血培养提示青霉菌属(＋),考虑全身播散性青霉菌感染。给予两性霉素 B 治疗,1 周后发热消退,随后出现尿潴留、腹痛、腹胀等症状,彩超提示大量腹水,于超声引导下行腹腔穿刺置管引流,引流液为白色乳糜样腹水。治疗 2 周后改为伊曲康唑抗真菌治疗,调整 ART 方案,EFV 改为克力芝治疗。腹水培养提示鲍曼不动杆菌(＋),遂加用头孢哌酮舒巴坦及万古霉素抗感染,治疗一周后腹水明显减少,腹痛症状缓解。患者入院后大便常规显示大便里存在红、白细胞,大便培养里没有找到白细胞、抗酸杆菌和其他病原微生物,而艰难梭菌毒素测试(＋)。直肠指检:直肠黏膜较粗,未扪及包块和压痛。诊断为巨细胞病毒性结肠炎和由艰难梭菌引起的伪膜性肠炎,故予患者甲硝唑口服。经过上述治疗后腹泻症状无明显缓解,患者腹胀明显,行纤维肠镜检查,发现整个大肠扩张、黏膜充血水肿。病理检查:黏膜上皮细胞坏死,中性粒细胞浸润肠腺导管和黏膜固有层,坏死的上皮组织和纤维组织聚合成斑块状覆盖在黏膜表面形成假膜,这些发现均支持艰难梭菌感染。此外,细胞核内含有较大的嗜酸性包涵体的不典型细胞支持了巨细胞病毒感染。这种不典型细胞在毛细血管内皮细胞比较常见,细胞组化也证实了巨细胞病毒感染。微生物学检查:腔内容物没有虫卵、幼虫或其他肠道病原体,包括出血性大肠杆菌O157,内容物的菌群是正常的,艰难梭菌毒素检测阳性,考虑是艰难梭菌伪膜性结肠炎。继续 TDF＋3TC＋LPV/r 方案高效抗逆转录病毒治疗(highly active antiretroviral therapy,HAART),患者病情渐趋平稳。

患者入院时消瘦,BMI 16.80 kg/m^2,消瘦明显,营养状况差,近期体重下降明显,存在着明显的艾滋病消耗表现,故入院初我们立即进行营养状况评估,制订营养治疗计划。鉴于患者存在较严重腹泻,考虑是由于存在巨细胞病毒性结肠炎和由艰难梭菌引起的伪膜性肠炎、低蛋白血症、酶缺乏、低胃酸分泌等原因,首先选择肠外营养支持。目标热量为 30 kcal/(kg・d),蛋白质目标量为 1.5 g/(kg・d),采用双能源系统、全合一方式、中心静脉输注,添加谷氨酰胺和 ω-3 多不饱和脂肪酸,肠外营养液中按照成人每日推荐的维生素和矿物质量供给多种水溶性及脂溶性维生素和微量元素。经过 1 周左右肠外营养后患者腹泻减轻、临床症状改善,我们启动肠内喂养,通过鼻饲逐渐增加肠内营养用量,采用标准型整蛋白制剂,应用时应避免营养制剂被污染,同时鼓励其经口饮食,要以高蛋白质和高热量饮食为主,并遵循"多样、少量、均衡"的饮食原则,最后过渡到日常进食。患者在住院治疗 1 个月左右后出院,出院时体重较入院时增加 3.5 kg,厌食症状明显改善,腹泻次数明显减少,体温基本正常,逐渐由肠外营养转为肠内营养支持,医生建议其出院回家继续实施家庭营养支持。嘱出院后口服抗病毒治疗,按照住院期间给予的膳食指导意见安排日常饮食,同时继续口服补充肠内营养支持。

五、讨论分析

获得性免疫缺陷综合征(acquired immunodeficiency syndrome,AIDS),其病原体为人类免疫缺陷病毒(human immunodeficiency virus,HIV)。HIV 属于病毒科慢病毒属中的人类慢病毒组,为直径100～120 nm 的球形颗粒。CD$_4^+$ T 淋巴细胞是 HIV 感染最主要的靶细胞,HIV 感染人体后,出现CD$_4^+$ T 淋巴细胞进行性减少,CD$_4^+$/CD$_8^+$ T 淋巴细胞比值倒置,细胞免疫功能受损。HIV 主要侵犯人体的免疫系统,包括 CD$_4^+$ T 淋巴细胞、单核巨噬细胞和树突状细胞等,主要表现为 CD$_4^+$ T 淋巴细胞数量不断减少,最终导致人体细胞免疫功能缺陷,引起各种机会性感染和肿瘤的发生。从初始感染 HIV到终末期是一个较为漫长复杂的过程,在这一过程的不同阶段,与 HIV 相关的临床表现也是多种多样的。根据感染后临床表现及症状、体征,HIV 感染的全过程可分为急性期、无症状期和艾滋病期。根据该患者入院时不明原因的持续发热、盗汗 1 个月以上，3 个月内体重减轻 10% 以上，体格检查于颈部、腋窝、腹股沟可触及肿大淋巴结，辅助检查 CD_4^+ T 细胞计数明显减少，考虑该患者现处于艾滋病期。

　　HIV 感染可对代谢和营养状况造成损害，尤其是进展到艾滋病期后，可由各种原因造成分解代谢亢进，进而出现严重蛋白质-能量营养不良，导致全身性的消耗状态。有证据表明，营养不良损害免疫系统功能，合并营养不良的 HIV 感染者更易出现机会性感染和其他并发症。同时，营养不良可加快 HIV 感染的病程，促使 AIDS 更早发生，并影响抗病毒治疗效果。HIV 感染患者整个病程中最突出的一个表现就是体重进行性下降和营养不良，体重下降可发生在 HIV 感染全过程并与疾病的进程明显相关。据统计，在发病阶段约 80% 患者出现体重下降，而到 AIDS 期，90% 以上患者出现营养不良，部分患者死于严重营养不良。进行性体重下降是 HIV/AIDS 患者临床特征性表现之一。营养不良作为一种疾病过程，是动态发展和变化的，从不显著体重下降到极为明显的消耗，中间可能存在相当大的中间地带。实际上，HIV 感染的任何一个阶段都可以发生体重改变，不明显的体重丢失在感染的早期即出现，随着疾病的发展，越来越严重。消耗是营养不良最严重的表现形式，也是 HIV 感染后最突出的营养问题，尤其进展到艾滋病期时，消耗本身就构成该病的特征性表现，即 AIDS 消耗综合征（AIDS wasting syndrome，AWS）。AWS 是指非自愿性体重下降超过 10%，可伴有虚弱、腹泻或持续发烧超过 1 个月。流行病学证据表明，1/3 的无症状 HIV 感染者存在体重下降，当疾病进展至晚期时，几乎所有患者都将出现严重的消耗，表现为消瘦及恶病质，机体组织消耗因此已成为 AIDS 患者结局重要的预测指标，近期体重下降超过 5% 的患者死亡风险显著增加。

　　HIV 感染后体重下降与消耗的原因较为复杂，受多种因素影响，主要包括营养素摄入不足、营养素吸收障碍以及代谢障碍 3 个方面：① 营养素摄入不足：吞咽疼痛、恶心、呕吐、厌食、味觉改变等均可以导致进食量明显下降，HIV 导致体重减轻的机制尚不明确，但热量摄入不足可能是主要原因。② 营养素吸收障碍：其原因主要是腹泻和合并肝脏、胰腺等器官损害时导致脂肪和碳水化合物吸收不良。腹泻是引起 HIV/AIDS 体重丢失的主要原因。据报道，约 50% HIV/AIDS 患者在疾病进程中会出现明显腹泻症状，其原因主要是由于病毒感染、机会性致病菌所致的胃肠道机会性感染、抗病毒药物的不良反应、低蛋白血症、酶缺乏、低胃酸分泌等因素。③ 代谢紊乱：代谢变化是 HIV 导致体重丢失的另一个重要原因，病毒感染导致机体能量消耗增加，蛋白质分解增强，甲状腺功能减退，营养物质需要量增加等代谢变化，可在较短时间内出现严重机体组织消耗。机体瘦组织群和机体细胞总体的消耗与 AIDS 患者的死亡密切相关，严重营养不良可能是一些 AIDS 患者死亡的直接原因。

　　因此，HIV/AIDS 感染的患者在进行药物治疗的同时，还应积极进行营养支持。营养支持的主要目的是促进体内蛋白质合成，为人体免疫功能的恢复提供必要的营养，贮存能量，维持人体器官功能。从某种意义上说，营养支持对改善艾滋病感染者和患者的生活质量起着辅助药物治疗的作用。该患者近 3 个月内出现发热、腹泻、乏力、纳差等消耗症状，近期内体重下降 ＞10%，同时存在长时间的腹泻和持续发热，机体组织被大量消耗。因此，对于该患者来说，其营养支持的目标是维持和增加患者体重，改善患者的营养状况，缓解腹泻。临床实践表明，合理的营养治疗对纠正 AIDS 患者的营养状况、改善患者的生活质量、抵御感染的能力均有明显的作用，而且部分营养素还能提高机体的免疫力，减缓临床 AIDS 期的到来，推迟抗反转录病毒治疗（antiretroviral therapy，ART）的时间，从而减少这种治疗给患者带来的很多不良反应。

六、相关营养背景知识

（一）营养与 HIV/AIDS 的关系

　　HIV 感染主要破坏辅助性淋巴细胞，引起免疫功能全面低下，并在此基础上出现机会性感染。机体感染 HIV 后除病毒直接损伤免疫系统外，尚可引起营养缺乏，而营养缺乏又反过来抑制机体免疫系统功能，两者对免疫系统有着相似的损害作用，都会引起 CD_4^+ 细胞和 CD_8^+ 细胞数目的减少、皮肤敏感性延迟、抵抗力降低等。协同作用增加了患者对感染的易感性，反过来使患者对营养素的需求增加，加重营养不良，形成恶性循环。在整个病程中，患者最突出的一个表现就是体重进行性下降和营养不良，体重下降可发生在 HIV 感染全过程并与疾病的进程明显相关。

1. HIV/AIDS 对营养的影响　　HIV 感染对营养的影响既可以通过降低免疫力，间接地影响营养状况，也直接干扰营养的摄取。主要原因有：① 营养物质摄入减少：HIV/AIDS 患者常食欲降低、造成口腔真菌感染，以致进食困难，减少胃肠的吸收等。发展中国家由于食品安全问题使得 HIV/AIDS 患者面临的这一问题更加严重。此外，由于家庭经济问题使得 HIV/AIDS 面临食物量和质下降的问题。由于受到社会歧视等问题使得 HIV/AIDS 无法获得良好的社会支持，从而加重食物缺乏的问题。② 营养素的丢失增加：营养素的丢失通常是吸收不良和腹泻的结果。吸收不良主要是由于感染导致的肠道黏膜改变。据报道，营养素（主要是碳水化合物和脂肪）的吸收不良可以发生在 HIV 感染的任何时期。因此，即使在无症状期，同样可以出现吸收不良，进而导致营养素的丢失。脂肪的吸收不良又会导致脂溶性维生素（比如维生素 A、维生素 E）的吸收减少。机会性感染和抗 HIV 治疗药物的不良反应导致的呕吐、腹泻，同样可以导致营养素及电解质丢失。③ 代谢改变：免疫系统对 HIV 感染的反应导致代谢的改变，包括促进蛋白的分解（与肌肉消耗有关）和脂肪酸代谢改变。在急性期反应阶段，产生大量氧化细胞因子，从而导致具有抗氧化作用的维生素消耗。铁、锌、硒、铜等微量元素也是抗氧化酶的重要组成成分，其丢失可以导致抗氧化酶的合成受阻，影响机体代谢。HIV 感染导致的代谢改变也会导致食欲降低及发热，增加能量和蛋白的需要量。此外，HIV 感染后可以导致包括高皮质醇症和低性腺素的调节障碍。④ 能量和营养素的需求增加：HIV 感染导致的营养素丢失和代谢改变使得机体对常量营养素和微量营养素的需求均增加。据 WHO 报道，HIV 感染者在无症状期，其热量需要可能增加 10%；在症状期，可能增加 20%～30%。

2. 营养对 HIV/AIDS 的影响　　营养缺乏也可影响 HIV 感染状况。在 HIV 直接损伤机体免疫系统的基础上，能量、蛋白质、微量营养素缺乏可进一步损害机体的免疫系统和其他生理功能，降低机体对感染的抵抗能力，从而使 HIV 的复制得到相应的加强，并增加机会性感染的风险，进而反过来加重营养缺乏状况。营养在艾滋病防治过程的作用体现在 HIV 感染之前、HIV 感染之后至 AIDS 的出现以及 AIDS 治疗后这 3 个阶段。

人感染 HIV 后，首先是其免疫系统受到破坏，继而发生机会性感染，如口腔真菌感染、结核、肺炎、肿瘤等，最后发生 AIDS。从感染 HIV 到发生 AIDS 的过程一般较慢，成人发病的平均时间约为 10 年，实际发病时间的长短取决个体的健康和营养状态。因而，从感染 HIV 到发生 AIDS 的过程，强化营养是十分必需的，也是十分重要的。在感染 HIV 至 AIDS 的发病过程中，体重下降是最常见和最易识别的症状之一。约有 90% 的 HIV/AIDS 患者，即使没有使用抗病毒治疗也会发生体重减轻。因此，体重是反映 HIV/AIDS 发展过程一个重要指标，也是实施调整和加强营养的重要指标，同样是判定 HIV/AIDS 预后的重要指标。因此，加强营养的首要任务是维持和增加体重。同时营养还具有其他作用：① 补充丢失的维生素和矿物质；② 优化免疫系统的功能；③ 提高预后的效果；④ 保持自理和照看家人的活动；⑤ 保持工作的能力；⑥ 建立自身维持体重的技能。有研究发现，营养因素在影响 HIV 感染的进程方面有着不可忽视的作用。经济条件较好、营养状况良好均衡的 HIV 感染者其机体免疫功能亦可在较长时期内保持相对稳定，而日常营养供给量达不到标准或不注意营养均衡的 HIV 感染者，其健康状况和机体免疫指标均比前者要低得多。此外，营养缺乏，特别是极度消瘦，是艾滋病病情进展的重要标志。积极的营养支持可明显改善患者的营养状况和免疫功能，有助于提高不同感染阶段患者的日常活动能力,进而提高患者的生活质量,甚至延长生存时间。最后需要提及的是,足够的蛋白质和微量营养素对提高治疗艾滋病的药物疗效也是十分必要的。

（二）HIV/AIDS 患者的营养干预

针对不同营养状态的 HIV/AIDS 患者进行营养干预是改善 HIV/AIDS 患者营养状态、提高机体免疫力及延缓疾病状态的重要方法。对 HIV/AIDS 患者进行营养干预总体原则如下:

1. HIV/AIDS 患者的饮食干预　通过治疗膳食,治疗或缓解疾病,增强其他治疗措施的临床效果,加速患者康复。① 高能量、高蛋白饮食:HIV/AIDS 患者由于食欲下降、吸收功能降低造成能量摄入不足,而体质改变也带来蛋白质消耗增加、小肠吸收能力减退、体重减轻、机体代谢率下降等现象。此外,服用药物还会影响患者造血功能。针对这些特点,HIV/AIDS 患者的饮食应以高蛋白质及较高热量的食物为主,并遵循"多样、少量、均衡"的饮食原则。② 多吃新鲜蔬菜和水果:HIV/AIDS 患者日常最好多吃新鲜的蔬菜和水果,以增强对疾病的抵抗能力。特别应多吃一些富含维生素 A、胡萝卜素(如菠菜、芥蓝、番薯、南瓜、胡萝卜)、维生素 C(如青椒、橘子、绿菜花、菠菜)、维生素 E(如榛子、松子、开心果、大杏仁)以及含锌(如牡蛎、贝类、谷类)的食物。③ 少量多餐:定时进餐、食物多样化、避免食用酸、辣等刺激性食物。一次进食量过多容易引起消化不良,对病情不利;进食过少又会造成营养素摄入不足,营养更加匮乏,因此 HIV/AIDS 患者应少食多餐,一般以一天 5～6 餐为宜。由于 HIV/AIDS 患者常会遇到无饥饿感、用药产生的不良反应以及心情不佳等情况,因此强调定时进餐是十分必要的,因为只有这样才能使自己有充足的营养并保持足够的体力。此外应强调的是,每一顿饭应尽量多吃几种食物,同时避免食用酸、辣等刺激性食物。④ 注意饮食卫生:随着病情的发展,HIV/AIDS 患者的机体免疫力不断降低,任何的食物污染都可能导致食物中毒,因此平时应格外注意饮食卫生。不吃不洁净的生食或半生不熟的食物,进食前一定要洗手,注意用餐时的环境卫生。一旦发生腹泻,应该多喝饮料,以补充水分,不要饮用含咖啡因的饮料(如咖啡、可乐)和奶制品。在腹泻痊愈之前,不要进食油炸食品和新鲜的水果。⑤ 注意良好的生活习惯:长期酗酒会使食欲下降、食物摄入减少,以至发生多种营养素缺乏。还能使抵抗力减弱,容易发生机会性感染。此外,酒精会增加对继发感染的易感性、直接导致维生素 E 和锌摄入不足、损伤肠道的免疫屏障、增加 HIV 的复制、提高对 HIV 的易感性、加快 AIDS 进程。因此,HIV/AIDS 患者最好不要饮酒。对于体重减轻的患者,吸烟能增加基础代谢率,降低食欲。并且目前有研究指出:在接受高效抗逆转录病毒治疗的感染者中,与不吸烟患者相比,吸烟患者体内病毒对治疗响应较差(HR＝0.79),免疫应答也较差(HR＝0.85),体内病毒含量反弹的可能性较强(HR＝1.39),免疫重建失败也较常发生(HR＝1.52)。因此,HIV/AIDS 患者最好不要吸烟。保持良好的情绪和运动锻炼(进行耐力和顺应性锻炼,如慢跑、骑自行车等)是增进和保持健康的有效方法。坚持锻炼,能够使全身肌肉保持正常的张力,促进血液循环,有益于生命活动过程中新陈代谢的正常进行。从而维持组织细胞的正常活动。同时还可增加肺活量,增强呼吸系统的功能,有助于改善消化系统的功能,使人的情绪饱满、精神愉快、食欲增加,从而提高机体免疫能力。

2. 临床营养支持　HIV 感染和 AIDS 患者营养支持的目的是通过合理补充营养素调理和改善 HIV 感染者的免疫系统功能,增加抗感染力,改善患者的营养状况,延缓疾病进展。临床实践证明营养支持在治疗疾病的过程中起着重要作用,患者营养状况直接影响着创伤的愈合与疾病的恢复,营养状况良好可延缓疾病的发生和发展。在 HIV 诊断明确后就应该及时进行营养治疗,阻止进行性体重下降,瘦组织群(lean body mass,LBM)的丢失和体细胞群(body cell mass,BCM)的减少。① 能量的需要量:HIV 感染早期患者能量消耗比正常健康人要高 10%～15%。因此,在饮食中可适当增加碳水化合物的量。此外,脂肪由于单位体积热能高,且使得食物具有更好的味道、增加食欲,在患者身体情况允许下也可适当增加脂肪的量。宏量营养素包括蛋白质(氨基酸)和脂肪酸等。目前有关指南推荐:感染 HIV

而无症状的成人和儿童的能量需求量应较正常增加 10%，处于该病晚期的成人则增加 20%～30%，对伴有体重下降的 HIV 感染儿童所需增加的能量应更高。② 蛋白质需要量：由于 HIV 感染者比正常健康人面临更大的机会感染风险，补充蛋白质可增强患者体质，提高免疫力，减少感染的可能。尽管目前尚无证据表明 HIV 感染者为满足能量而需要摄入更多的蛋白质。但是目前的研究证明必需氨基酸的缺乏会损害体液免疫反应，支链氨基酸或含硫氨基酸的缺乏会引起淋巴组织细胞的耗竭。色氨酸对维持正常抗体的产生是重要的，苯丙氨酸缺乏也会损伤正常抗体的应答能力，临床研究表明，HIV 感染者应用高蛋白补充饮食（每天 2 次，共 12 周）后，HIV 感染者的 CD_4^+ 细胞数量明显上升，提示高蛋白饮食可以改善 HIV 感染者的免疫功能。总之，大多数氨基酸缺乏会引起机体免疫系统的损伤，补充蛋白质（氨基酸）可能会使 HIV 感染者获益。因此，一般认为 HIV 感染者每日所需蛋白质的量为正常健康人的 1.5～2.0 倍，足量的蛋白质对机体免疫系统的调节和恢复有重要的作用。③ 维生素需要量：日常膳食有时不能满足人体日常维生素的需要量，因此需要额外补充维生素以达到 WHO 推荐的每日摄入量。在 HIV 感染早期，维生素 B_6 缺乏相对比较普遍，因此在膳食中需注意适当补充富含维生素 B_6 的食物，当然也可以在膳食外额外补充维生素 B_6。有研究表明，一天口服 20 mg 维生素 B_6 就基本可以纠正 HIV 感染者的维生素 B_6 缺乏。维生素 A 在核酸合成过程中发挥重要作用，维生素 A 缺乏会导致淋巴组织的萎缩、外周血 T 细胞明显减少、吞噬细胞的功能降低、淋巴细胞的 PHA 反应和 NK 细胞活性受到显著影响、免疫球蛋白和特异性抗原反应降低、抗体和补体生成均减少，从而直接影响细胞和体液免疫反应，使宿主的抵抗力降低。因此维生素 A 作为重要的维生素，具有免疫调节和诱导淋巴细胞分化作用。证据表明维生素 D 在延缓 AIDS 进展上有积极作用，研究表明母亲体内维生素 D 含量低与 HIV 的垂直传播危险性升高相关。亦有研究证实体内维生素 D 水平对 HIV 的进展起保护性作用，因此推荐补充维生素 D 作为降低死亡率和阻断母婴垂直传播的简单有效方法。④ 微量元素需要量：微量元素对机体免疫有着重要的作用。正常的饮食可以保证健康人从食物中获取足够的微量元素，但对于 HIV 感染者来说，由于各种原因包括食欲不佳、心理作用等，往往不能从食物中摄取足够的微量元素。因此，合理膳食外适当补充此类微量元素是十分重要的。

3. 营养方式选择　急性 HIV 感染和无症状 HIV 感染者一般状况较好，多种影响进食的并发症尚未产生，因此主张患者从平常膳食中补充足够的营养物质，必要时可口服药物以补充维生素、蛋白质、微量元素等。值得注意的是所有 HIV 感染者均应接受有关营养的知识和教育配合医生积极治疗，以维持机体的营养状况和体重。一般说来，临床病情稳定的患者推荐蛋白质和热量分别为 0.8～1.25 g/(kg·d)，25～30 kcal/(kg·d)；临床有症状的患者，推荐蛋白质和热量分别为 1.5～2.0 g/(kg·d) 和 35 kcal/(kg·d)。研究发现，对于无继发感染的患者，通过口服进食高热量和高蛋白饮食可有效维持或增加机体体重。对于胃肠道功能尚好患者，口服或肠内营养可以保护和维持胃肠道黏膜的结构和功能，减少感染的危险性。在无并发症阶段，机体能通过口服维持能量平衡。但此阶段可伴有吸收不良、机体能量消耗增高，这种代谢改变可发生在疾病早期。因此，当 HIV 感染确诊后，应对每个无症状的患者制订饮食计划，从口服补充精细加工的食物或营养液，部分管饲补充到完全经肠营养。如口腔疼痛或吞咽痛，则用软食、半流质或流质，同时应注意食物的温度及应用相应药物治疗。由于胃肠道感染在 HIV 感染患者中很常见，特别是沙门菌和肠球菌感染，因此需用抗生素治疗。另一方面，由于此类患者常有不同程度的免疫功能低下，因此应注意饮食卫生，避免食用生的或烤制的食物，有计划地对患者进行营养教育、饮食指导，保证患者良好进食，使之处于良好的营养状态，延缓疾病紧张。对于通过口服无法保持一定蛋白质和热量摄入且具有一定胃肠功能的患者，可考虑肠内营养支持。治疗时间的长短、胃肠道功能、误吸风险等均是选择肠内营养制剂和途径的因素。短期（<30 天）肠内营养支持可通过放置鼻胃、鼻十二指肠或鼻空肠管进行喂养。对于需要长期肠内营养支持的患者，选择胃造瘘、空肠造瘘途

径进行喂养。屈氏韧带以下的空肠喂养适合于胃瘫、有误吸风险的患者。标准型肠内营养制剂适合于大多数 HIV 感染者,但也有一些适合于 HIV 感染者的特殊制剂,如含 ω-3 多不饱和脂肪酸、精氨酸、谷氨酰胺、核苷酸的免疫增强型肠内营养制剂。但遗憾的是,迄今尚缺乏免疫增强型肠内营养制剂与标准型肠内营养制剂在 HIV/AIDS 患者中的对照研究资料。此外,对一些乳糖不耐受的患者,应选择不含乳糖的制剂。对于存在明显脂肪泻的患者,可选择一些含 MCT 的肠内营养制剂等。

厌食或上消化道病变,如口腔念珠菌感染、病毒性胃炎等均可明显影响进食,建议使用高能量、高蛋白质、富含维生素的营养液,同时应减少脂肪或应用含中链脂肪酸的营养液,特别是对患有腹泻的患者更应该如此。对乳糖不耐受的患者,则可补充不含乳糖的营养液。随着疾病的发展,当口服不能摄入足够的营养时,应采用肠内营养。鼻胃管饲可有效提供营养物质,但不宜长期使用,一般使用期为 6 周,超过 4 周者宜采用 PEG 或肠造瘘术(手术或内镜)置入胃营养管,以输入营养液,患者较易耐受,但有一定感染和并发症的危险。管饲时如患者仍可部分摄食,应鼓励进食。随着疾病发展,经肠管饲可从部分到完全肠内营养。营养液的选择则根据患者的消化吸收功能及是否耐受乳糖和脂肪而选用整蛋白质营养制剂、多肽类营养制剂、无乳糖营养制剂、低脂肪营养制剂,必要时选用要素营养制剂,以期有利于营养素的吸收,减轻腹胀、腹痛、恶心、呕吐等消化道症状。对于 AIDS 合并肠梗阻、难治性腹泻、难治性呕吐或肠内营养不能满足机体需要的患者,则应该应用肠外营养。周围静脉肠外营养主要用于 7~10 天的营养支持,中心静脉肠外营养,可以用于较长的时间,且可以输注更多的蛋白质、碳水化合物和电解质。营养液可选择标准或高蛋白质(蛋白质 1.5 g/d)。脂肪制剂至少每周一次,以满足机体所需的必需脂肪酸。此外,还应考虑机体从胃肠道内丢失的电解质,应适当补充。肠外营养可以短期内改善患者的营养状况,肠外营养治疗还可以改善患者的生活质量,使患者能完成以前无法完成的日常工作。但是,由于此类患者中心静脉导管的感染率可能要高于其他患者,在应用肠外营养治疗时应十分重视静脉导管的护理。一般说来,肠外营养仅适用于无法口服或肠内营养不能耐受的患者,或用于临床需要迅速改善营养状况的患者,如手术前的准备。此外,在某些患者中,治疗胃肠道紊乱时,需要短期使用肠外营养,以便胃肠功能的恢复。有研究表明,在活动性感染或急性炎症期,肠外营养可以减轻机体组织蛋白质的分解,维持体重。当 HIV 感染患者出现严重胃肠功能障碍(如顽固性腹泻、急性胰腺炎等),高营养素需求或体液限制时,适合肠外营养。肠外营养的弊端是费用高、并发症多。为避免中心静脉导管感染并发症,短期肠外营养可采用外周静脉营养支持。此外,PICC 也可有效减少中心静脉导管相应的并发症。临床上,无论是外周或中心静脉营养,均应避免给予过高剂量脂肪乳剂,以免出现脂肪廓清障碍、高脂血症。有研究表明,肠外营养相比较口服或肠内营养,可摄入更多热量和氮量,更好地维持或增加机体体重。但也有研究发现,肠外营养所增加的体重主要是体脂的增加,而蛋白质增长有限,如希望 HIV/AIDS 患者有效增加瘦组织群,则需要应用合成激素,肠外营养联合肠内营养则可取得更明显的疗效。

在使用营养治疗的同时,还有一点需要注意的是,即使正在接受 HARRT 治疗的 HIV 感染者中恶病质也比较多。恶病质是机体免疫系统受损后的表现,而不是单纯的营养摄入不平衡。处于抗病毒治疗中患者恶病质的持续存在预示着由 HIV 感染引起的代谢并发症长期存在。医生应该考虑通过人体测量或生物电阻抗方法测定患者的机体组成来监测 LBM(资料表明,当 LBM 丢失 5% 时会增加病死率和 HIV 的并发症),即使患者此时的病毒负荷量仍然在正常范围之内,部分学者建议可以通过药物治疗和体育锻炼来维持 LBM,使用药物治疗需要谨慎,因为部分药物会引起胰岛素抵抗和脂类代谢异常,而体育锻炼却是比较好的方法。

七、主编点评

在 HIV 感染的全过程中,机体营养状况与免疫功能关系密切且相互影响。从 HIV 感染到发病期间,由于机体免疫功能受损,易导致营养不良的发生,营养不良又会进一步削弱机体免疫功能,形成恶性循环。良好的营养支持能有效延缓 HIV 感染者/艾滋病患者的疾病进程,提高免疫能力,并降低各类艾滋病相关或非相关疾病的患病率。

营养不良可以发生在 HIV 感染的任何一个阶段,不明显的体重丢失在感染的早期即出现,随着疾病的发展,越来越严重,进展到艾滋病期时,机体消耗就成为该病的特征性临床表现,即 AWS,而严重的营养不良往往造成患者死亡。因此,临床上对于 HIV/AIDS 感染的患者在进行药物治疗的同时,还应积极进行营养支持。营养支持的目的是防止因摄入不足导致体细胞群 BCM 严重消耗,促进体内蛋白质合成,防止或改善营养不良,为人体免疫功能的恢复提供必要的营养,贮存能量,维持人体器官功能,最大限度地减少 ART 的不良反应,提高患者的生活质量和延长存活期。从某种意义上说,营养支持对改善艾滋病感染者和患者的生活质量起着辅助药物治疗的作用。本例患者近 3 个月内出现发热、腹泻、乏力、纳差等消耗症状,近期内体重下降>10%,同时存在长时间的腹泻和持续发热,机体组织被大量消耗。此外,该患者由于存在巨细胞病毒性结肠炎和由艰难梭菌引起的伪膜性肠炎,存在严重的腹泻和胃肠道功能障碍,因而我们采用短期肠外营养支持,能够确保足够的热量和蛋白质摄入,以维持和增加患者体重,改善患者的营养状况,缓解腹泻。当患者腹泻得到控制、消化道功能好转后即应用肠内营养支持,避免长期肠外营养可能引起的感染并发症。通过合理的营养支持,患者的营养状况改善,体重增加,患者抵御感染的能力均有明显增强,确保其抗病毒治疗的进行。

（吴国豪）

参考文献

[1] 中国营养学会"艾滋病病人营养指导"工作组.艾滋病病人营养指导专家共识[J].营养学报,2019,41(3):209-215.

[2] 中华医学会感染病学分会艾滋病丙型肝炎学组,中国疾病预防与控制中心.中国艾滋病诊疗指南(2018 版)[J].传染病信息,2018,31(6):481-499,504.

[3] Clark WA, Cress EM. Nutritional Issues and Positive Living in Human Immunodeficiency Virus/AIDS[J]. Nurs Clin N Am, 2018, 53: 13-24.

[4] Hong H, Budhathoki C, Farley JE. Effectiveness of Macronutrient Supplementation on Nutritional Status and HIV/AIDS Progression: A Systematic Review and Meta-Analysis[J]. Clin Nutr ESPEN, 2018, 27: 66-74.

[5] Gebremichael DY, Hadush KT, Kebede EM, et al. Food Insecurity, Nutritional Status, and Factors Associated with Malnutrition among People Living with HIV/AIDS Attending Antiretroviral Therapy at Public Health Facilities in West Shewa Zone, Central Ethiopia[J]. BioMed Research International, 2018, 2018: 1913534.

病例 3

肺结核，肠结核，营养不良

一、病史简介

患者，女，20岁。因"上腹部疼痛半年余"入院。患者近半年来无明显诱因下出现上腹部绞痛，每次持续数分钟后缓解，无明显规律性。伴有腹泻，每日 2～3 次，无黑便、便血、黏液脓血便。偶有发热，体温最高 39.0℃，无咳嗽、咳痰、胸闷、气促等症状。近 1 个月来患者开始出现恶心、呕吐症状，每次均为胃内容物，无呕血。遂就诊于金山医院，T-spot(+)，A 抗原 50～60，B 抗原 50～60，腹部 CT 提示结肠炎性改变，腹部多发轻度肿大淋巴结。胸部 CT 提示左上肺结核可能。后进一步行肠镜检查，进镜至回肠末端，黏膜充血、水肿、增生、糜烂伴溃疡，见回盲瓣，阑尾窝无法分辨，所见全结肠黏膜充血水肿，横结肠以上至回肠末端黏膜广泛水肿糜烂，增生，质脆易出血。金山医院诊断"炎症性肠病，肠结核?"，予美沙拉嗪抗肠道炎症及对症支持治疗后，患者未再发腹痛、腹泻。10 天前患者因呕吐至我院急诊就诊，为进一步治疗收治入院。发病以来，患者神清、精神状况尚可，睡眠可，食纳不规律，大便 2～3 次/天，患者自发病以来体重下降明显，近 3 年来体重下降约 8 kg。

否认肝炎、结核等传染病史。2011 年行阑尾切除术，否认输血史。

二、入院检查

体温 37.8℃，脉搏 82 次/分，呼吸 18 次/分，血压 118/70 mmHg，体重 41 kg，身高 163 cm。BMI 15.43 kg/m²。神志清楚，精神尚可，发育正常，消瘦明显，查体合作，皮肤巩膜无黄染，全身浅表淋巴结未扪及肿大。胸廓无畸形，双肺听诊呼吸音清，未闻及明显干湿啰音。心前区无隆起，心浊音界不大，心律齐，心率 82 次/分。腹部平坦，未见肠型及蠕动波，全腹部轻微压痛，无反跳痛，震水音(-)，未触及腹部肿块，肝脾肋下未触及，墨菲征(-)，叩诊鼓音，移动性浊音可疑，肠鸣音不亢进，直肠指检未扪及异常。双下肢无水肿。神经生理反射正常，病理反射未引出。

红细胞 3.95×10^{12}/L；血红蛋白 111 g/L；白细胞 5.69×10^9/L；血小板 831×10^9/L；总胆红素 6.1 μmol/L；直接胆红素 2.8 μmol/L；总蛋白 59 g/L；白蛋白 35 g/L；前白蛋白 0.14 g/L；谷丙转氨酶 14 U/L；谷草转氨酶 12 U/L；碱性磷酸酶 63 U/L；尿素 4.0 mmol/L；肌酐 68 μmol/L；尿酸 285 μmol/L；葡萄糖 5.6 mmol/L；钠 141 mmol/L；钾 4.6 mmol/L；氯 102 mmol/L；钙 2.30 mmol/L；无机磷 0.91 mmol/L；镁 0.98 mmol/L；CD_3^+ 百分比 75%；CD_3^+ 绝对值 913；CD_8^+ 百分比 27%；CD_8^+ 绝对值 333；CD_4^+ 百分比 46%；CD_4^+ 绝对值 562；CD_4^+/CD_8^+ 比值 1.69；C 反应蛋白 34.00 ng/L；荧光染色抗酸杆菌涂片：阴性；分枝杆菌测序：阴性。

胸部 CT：双肺结核，左上肺结核伴空洞形成(图 3-3-1)。腹部 CT：末段回肠、回盲部及阑尾近端肠壁增厚伴强化，盆腔多发肿大淋巴结，不全性小肠梗阻。结合病史，考虑肠结核(图 3-3-2)。肠镜：进镜至回肠末端，黏膜充血、水肿、增生、糜烂伴溃疡，回盲瓣可见，阑尾窝无法分辨，所见全结肠黏膜、充血、水肿，横结肠以上至回肠末端黏膜广泛水肿糜烂，增生，质脆易出血。

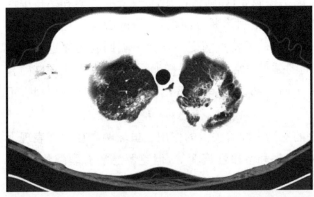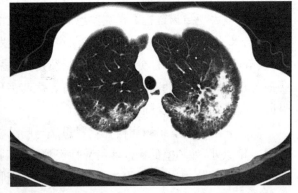

图 3-3-1　胸部 CT

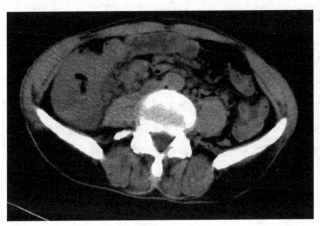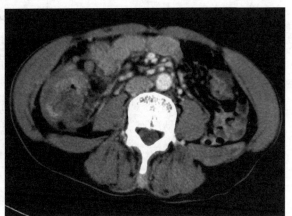

图 3-3-2　腹部 CT

三、诊断及鉴别诊断

肺结核,肠结核。

肠结核是临床上较为常见的肺外结核病,是因结核杆菌侵犯肠道而引起的慢性感染,近年来肠结核的发病率呈上升趋势。肠结核的临床表现在早期多不明显,多数起病缓慢,病程较长,表现为腹痛、大便习惯改变、腹部肿块、结核毒血症等。肠结核的诊断较困难,如有下列情况应考虑本病:① 中青年患者有肠外结核,主要是肺结核,特别是开放性肺结核。② 临床表现有腹泻、腹痛、右下腹压痛,也可有腹块、原因不明的肠梗阻,伴有发热、盗汗等结核毒血症状。③ X线钡餐检查发现回盲部有跳跃征、溃疡、肠管变形和肠腔狭窄等征象。④ 结肠镜检查发现主要位于回盲部的肠黏膜炎症、溃疡、炎症息肉或肠腔狭窄(活检如见干酪样坏死性肉芽肿或结核分枝杆菌具有确诊意义)。⑤ 结核菌素试验强阳性,T-spot 检测提示阳性。对高度怀疑肠结核的病例,如抗结核治疗 2~6 周有效,可作出肠结核的临床诊断。

肠结核在临床上应与下列疾病相鉴别:克罗恩病、溃疡性结肠炎、小肠淋巴瘤、非肉芽肿性溃疡性空肠回肠炎、缺血性结肠炎、阿米巴肠炎、肠淋巴瘤、放射性结肠炎等。肠结核与克罗恩病在临床表现、内镜检查、影像学,甚至病理学检查方面十分相似,误诊率高。肺结核的存在和结核杆菌的发现有利于肠结核的诊断,但临床上两者的鉴别仍然十分困难。一般说来,克罗恩病的平均病程长于肠结核,两者均有发热及体重下降等全身表现,两者均有腹痛、大便性状改变、腹部肿块、肠梗阻和瘘管形成等肠道症状,但肠道内外瘘形成和肛门直肠周围病变是克罗恩病较为特征性表现,便血及肠穿孔等并发症或病变切除后复发等在克罗恩病中较常见。此外,克罗恩病可伴有口腔病变、肝胆病变、关节病变、皮肤病变及眼部病变等肠外多种表现。肠结核则可有其他部位的结核病灶,如肺结核、结核性腹膜炎等和结核中毒症状。内镜表现结肠镜检查在克罗恩病与肠结核的诊断与鉴别诊断方面很重要,两者均可见病变肠黏膜充血、水肿、溃疡、炎性息肉和肠腔狭窄等。克罗恩病内镜下特点病变多累及末端回肠与邻近右半结肠,呈节段性与不对称性分布,可见纵行溃疡,溃疡周围黏膜正常或增生呈鹅卵石样,瘘管形成和肛门直肠损害较肠结核多见。肠结核内镜下特点病变多位于回盲部,溃疡多呈环形且较深,边缘呈鼠咬状,可见回盲瓣溃疡或功能受损。

病理表现内镜下组织病检在克罗恩病与肠结核的鉴别中起着关键的作用。虽然两者在病理表现上有很多相似处,如肠壁的慢性非特异性炎症、肉芽肿、溃疡和节段性病变等,但克罗恩病有裂隙状溃疡、非干酪性肉芽肿、淋巴细胞聚集、全层炎症等病理特征,而肠结核则以干酪性坏死性肉芽肿为主要病理特征。更重要的鉴别点在于:肠结核的病变可出现于肉眼观察正常的黏膜中。故多片段多处的肠黏膜组织活检(包括正常黏膜)更有利于两者的鉴别。

本例患者病史有如下特点:病程较短,以反复腹痛、腹泻为主要特点,有明显恶心、呕吐等消化道病史,伴发热、消瘦、乏力等症状,无咳嗽、咳痰、胸闷、气促等。影像学检查发现结肠炎性改变,腹部多发轻度肿大淋巴结。胸部 CT 提示双肺结核,左上肺结核伴空洞形成。腹部 CT 提示末段回肠、回盲部及阑尾近端肠壁增厚伴强化,盆腔多发肿大淋巴结,不全性小肠梗阻。结合病史,考虑肠结核。肠镜检查见回肠末端黏膜充血、水肿、增生、糜烂伴溃疡,全结肠黏膜充血水肿,横结肠以上至回肠末端黏膜广泛水肿糜烂,增生,质脆易出血。T‑spot 提示阳性,A 抗原 50~60,B 抗原 50~60,曾考虑是克罗恩病,给予美沙拉嗪及对症支持治疗后患者腹痛、腹泻减轻,但随后再发。根据患者目前的资料,临床诊断为:肺结核,肠结核。

四、治疗经过

患者入院后首先完善体格检查及相关的检验、辅助检查,本院胸部增强 CT 检查显示左上肺实变、边缘模糊的斑片影、磨玻璃密度影、空洞形成、支气管壁增厚上叶尖后段及下叶背段分布簇状小结节,符合活动性肺结核经支气管播散的 CT 表现。腹部增强 CT 检查显示腹腔小肠、结肠管壁肿胀增厚,以回盲部肿胀为主,腹腔脂肪间隙模糊,肠系膜及大网膜增厚、模糊,腹腔少量积液,提示肠结核、结核性腹膜炎可能。外院肠镜病理切片我院会诊结果提示:(回肠末端、横结肠)黏膜急慢性炎,抗酸杆菌(+)。因此,修正临床诊断为:肺结核活动期,肠结核,结核性腹膜炎。明确诊断后即进行抗结核治疗,由于该患者是初治的肺结核患者,我们采用 2HREZ/4HREZ 方案,其疗程是 6 个月,前 2 个月是强化期治疗,后 4 个月为巩固期治疗,治疗药物是利福平、异烟肼、乙胺丁醇和吡嗪酰胺。

患者入院时存在明显腹痛、腹泻症状,伴发热,体检发现全腹有压痛,有移动性浊音,结核相关影像学检查,考虑存在肠结核、结核性腹膜炎、不全性肠梗阻,故先给予禁食、体液治疗。鉴于患者存在重度营养不良,近 3 个月内体重下降>10%,BMI 15.4 kg/m^2,入院后立即启动营养支持。考虑到患者目前腹痛、腹泻症状较明显,可能存在肠梗阻表现,在患者入院初我们给予全肠外营养,根据相应指南意见制定的能量目标量为 35 kcal/(kg·d),蛋白质目标量为 1.5 g/(kg·d),由于患者体重丢失明显,我们按照理想体重供给,患者的理想体重应该为 163−105=58 kg。因此,患者热量目标量为 35×58=2 030 kcal/d,蛋白质目标量为 1.5×58=87 g/d,同时给予足量的维生素及微量元素,采用医院配置的全合一营养液方式供给。考虑到患者近期进食量明显不足,体重丢失明显,是再喂养综合征的高危人群,所以在启动肠外营养的最初机体分别给予 1/4 量和半量,同时监测水、体液平衡,钾、钠、钙、镁、磷等血电解质水平,预防再喂养综合征的发生。经过约 1 周治疗,患者腹痛、腹泻症状明显好转,体温恢复正常,此时给予流质、低渣易消化的半流质食物。饮食摄入同时给予口服补充肠内营养,逐渐减少肠外营养用量。经过 2 周的治疗,患者腹痛及呕吐症状较前明显缓解,予以出院。嘱其出院后继续 HREZ 治疗,1~2 个月后复查肠镜评估病情,3 个月后复查痰找抗酸杆菌、痰结核菌培养。

五、讨论分析

结核病是由结核分枝杆菌(Mycobacterium tuberculosis,MTB)引起的一种传染性疾病,几乎人体所有组织、器官均可发生,以肺结核最常见。WHO 2019 年结核病报告显示,2018 年全球新发结核病 1 000 万例,120 万例因该病死亡。2018 年我国结核病患者位居全球第 2 位,估算结核病新发患者为 86.6 万例,3.7 万例死于该病。因结核病致死人数高于其他任何一种传染病,是世界重大的公共卫生问题之一。

肺结核是临床最常见的结核病之一,当人体抵抗力降低时,结核菌经上呼吸道、气管、支气管而达到肺泡,在肺部的任何部位都可以形成渗出性炎性病灶,称为原发性病灶。人体感染结核后,一方面结核菌在肺组织内大量繁殖,局部肺组织受损;另一方面机体也对结核菌产生变态反应,造成局部肺组织的免疫损伤,形成干酪坏死样病变,病灶溶解液化,坏死物从支气管排出,空气进入腔内形成空洞。

肠结核是结核分枝杆菌引起的肠道慢性特异性感染,结核分枝杆菌侵犯肠道主要是经口感染,也可由血行播散或由腹腔内结核灶直接蔓延引起。肠结核好发于 20~40 岁年龄,女性略多于男性。结核分枝杆菌侵入肠道主要是因为患者常常患有开放性肺结核或喉结核,通常是由含有结核分枝杆菌的痰吞咽引起,或者经常与患有开放性肺结核的患者共通进食,而忽视餐具的消毒和隔离。此外,肠结核也可由血行播散引起,见于粟粒性肺结核,或直接来自盆腔结核或结核性腹膜炎。极少数患者是由于饮用非无菌的牛奶或乳制品、牛结核杆菌感染引起。肠结核主要位于回盲部即回盲瓣及其相邻的回肠和结肠,这是因为正常生理情况下肠内容物通过回盲部括约肌之前滞留于回肠末端时间较长。此外,结肠近端常有反蠕动,使肠道内容物在盲肠停留时间更久。这样结核分枝杆菌与肠道黏膜接触机会多,增加了肠黏膜的感染机会。回盲部有丰富的淋巴组织,而结核分枝杆菌容易侵犯淋巴组织。临床主要表现为腹痛、腹块、大便习惯改变、腹泻与便秘交替,并发结核性腹膜炎时,可有发热、腹部压痛、渗出性腹水等。实验室检查可有轻至中度贫血,无并发症时白细胞计数一般正常,血沉多明显增快。结核菌素试验呈强阳性有助于诊断,抗结核抗体及 T-spot 检测常为阳性。小肠钡剂造影表现为跳跃征象或显示黏膜皱襞粗乱、肠壁边缘不规则,有时呈锯齿状,可见溃疡,也可见肠腔缩短变形、回肠盲肠正常角度消失。肠镜表现为肠壁增生以及黏膜溃疡、黏膜壁水肿、假息肉、管腔狭窄。上述这些辅助检查均非特异性,确诊还要依赖于活检,病理检查组织切片找干酪样肉芽肿,必要时活检物的结核菌培养。

结核病是慢性炎性、消耗性疾病,结核菌感染及其代谢产物增加分解代谢,引起机体消耗性改变,极易导致营养不良发生,营养不良是结核病的一大特点,营养不良与结核病的发病关系密切并相互影响。一方面,结核病患者由于长期慢性消耗,造成组织器官、细胞免疫功能低下,可出现不同程度的营养不良。另一方面,营养不良是结核病的危险因素之一,营养不良导致组织器官功能下降,机体细胞免疫功能受损,增加了个体对疾病感染进展的易感性,从而增加结核病潜伏期发展为活动期的概率,加重结核病的进展。此外,营养不良会阻碍临床抗结核治疗过程,营养不良会加重药物毒性,加重抗结核药物的肝损伤,使得病灶修复功能降低,导致病灶难以愈合,甚至扩散,加重结核病的进展,增加结核病的复发甚至死亡风险,从而影响结核病的治疗结局和疾病转归。

本例患者近 3 个月内体重下降>10%,BMI 15.4 kg/m^2,入院时即存在重度营养不良。此外,该患者除开放性肺结核之外,还合并肠结核及结核性腹膜炎,病情重,预计需要长周期的治疗,因而积极的营养支持对该患者尤为重要。有大量研究表明,合理、有效的营养支持可以为机体提供足够的能量及营养底物,改善患者的营养状况、机体组成,维持和增强机体抗感染的能力及损伤后的组织修复功能。通过积极的营养支持,能够提高机体内的内脏蛋白水平,促进淋巴细胞的增殖,从而有效提高临床治疗效率。有研究发现,机体治疗前血淋巴细胞数量及血清白蛋白水平高低直接影响到抗结核治疗的疗效。如果患者体内拥有足够的蛋白质,一方面在治疗时会对修复病灶以及杀伤结核菌奠定体质基础。其次增加体内蛋白质还能够发挥治疗过程中药物的载体功效,确保血液中的抗结核药物能够达到治疗浓度,促使痰菌转阴。一些微量营养素对于结核患者来说也十分重要,可以提高机体免疫力,有助于疾病康复,如锌可以通过维持 T 淋巴细胞的功能来维持免疫功能的稳定,锌的缺乏可以引起巨噬细胞吞噬、灭杀病原体的功能减弱,而巨噬细胞在结核分枝杆菌免疫机制中有重要作用,所以锌摄入量的减少、血清锌水平的下降会减弱机体对结核分枝杆菌的免疫力。此外,由于营养不良会加重药物毒性,妨碍抗结核治疗的进程,增加结核病的复发甚至死亡风险。相反,有效的营养支持可以帮助患者度过较长的抗结核治疗过程,延缓病灶扩散,提高病灶的修复能力,有利于病情的康复。

结核患者营养支持治疗在原则上与非结核患者并无不同,临床上根据患者的营养状况、病情变化、机体脏器功能指标、有无并发症等,提供恰当的营养底物,选择合理的营养支持方式,制订和调整营养方案。最近,中华医学会结核病学分会重症专业委员会组织国内结核病和营养学专家,根据我国目前结核病营养治疗的经验和方法,制定了我国的《结核病营养治疗专家共识》,可指导临床实践。

六、相关营养背景知识

我国的《结核病营养治疗专家共识》(2020)

(一)结核病患者的营养筛查与评定

1. 推荐意见 1　确诊结核病的住院患者应进行营养风险筛查。

共识推荐使用 NRS 2002 对结核病患者进行营养筛查,认为可作为评估患者预后和临床结局的指标,包括降低感染性并发症的发生率、提高活动能力、缩短住院时间和降低再住院率等,具有较高的临床实用性和有效性。

2. 推荐意见 2　确诊结核病的患者实施营养治疗前应进行营养评定。

建议对结核病患者实施营养治疗前进行营养评定,包括膳食调查(既往和近期进食情况、食物安全等)、人体测量(身高、体重和皮褶厚度等)、实验室检测、临床症状和体征 4 个方面。低体重人群(BMI＜18.5 kg/m²)发生结核病的风险比正常体重人群(18.5≤BMI＜25.0 kg/m²)高出 12.4 倍,而超重(25.0≤BMI＜30.0 kg/m²)和肥胖人群(BMI≥30.0 kg/m²)发生结核病的风险降低。在发展为结核病的研究人群中,平均 BMI、皮褶厚度、上臂中部肌区和血清白蛋白均显著降低。建议对结核病治疗中出现体重丢失或增重失败的患者进一步评估临床相关问题,以便为其提供合理的干预措施。临床相关问题主要包括抗结核治疗的依从性差、药物不良反应、耐多药结核等情况,其他合并症如 HIV 感染、糖尿病、酒精或药物滥用等,以上情况会对结核病患者营养状况造成长期影响。

(二)结核病营养治疗处方的制定

1. 推荐意见 1　保证结核病患者膳食能量、蛋白质、维生素及矿物质摄入,如饮食摄入不足,推荐使用 ONS。

结核病患者能量需求可能增加,即使在抗结核治疗和饮食充足的情况下,结核病患者的体重增加和蛋白质合成需求仍可能增加,即使在抗结核治疗和饮食充足的情况下,结核病患者的体重增加和蛋白质合成仍受限,这可能与氨基酸分解代谢率升高及蛋白质合成阻断有关。结核病患者出现体重快速下降和厌食与 IL-6、TNF-α 及其他细胞因子和可溶性受体升高有关。推荐结核病患者摄入能量为 35～50 kcal/(kg·d),摄入蛋白质 1.2～2.0 g/(kg·d)。能量增加可能使患者体重增加,提高治疗期间的生活质量,但对病死率、治愈率、治疗完成率和痰培养转阴率无明显影响。

结核病患者维生素 A、维生素 D、维生素 E 和矿物质锌、铁、硒水平更低，而微量营养素缺乏是继发性免疫缺陷和 MTB 等感染性疾病发病的最常见原因。如微量营养素摄入不足或需求增加，可摄入 0.5～1.5 倍推荐摄入量的复合微量元素膳食补充剂。

2. 推荐意见 2　建议当饮食摄入加 ONS 不能满足目标需要量或患者完全不能进食时，给予肠内营养，建议选择整蛋白型肠内营养制剂，如合并其他疾病，应根据疾病情况进行选择。当肠内营养无法实施或不能满足目标需要量时，应在肠内营养基础上添加肠外营养，当肠道完全不能使用时，应给予全肠外营养。

（三）结核病的特殊状况和合并症的营养治疗

1. 推荐意见 1　采用机械通气的结核病患者推荐在进入重症病房 48 h 内开始给予营养治疗。

2. 推荐意见 2　建议机械通气的结核病患者首选经口进食或肠内营养。

早期（48 h 内）开始肠内营养可降低感染的发生率和病死率，并缩短住院时间。如果患者没有呕吐和误吸风险，预估在第 3～7 天经口进食能达到目标能量的 70%，则优先考虑经口进食。对误吸高风险的重症结核病机械通气患者，推荐选择经鼻十二指肠或空肠管喂养。通过科学合理的营养治疗可减少反流和误吸的风险。若预估患者 1 个月内难以恢复自主进食或进食不足（如昏迷、口咽颜面部手术、食道病变等），则应考虑行 PEG/J 喂养。推荐重症结核病机械通气患者在使用肠内营养时采取半卧位，床头抬高 30°～45°。

3. 推荐意见 3　建议根据患者病情提供能量，避免过高或过低能量摄入。

适宜的能量摄入有利于病情恢复，能量补充不足则机体不能有足够的能源来维持和修复组织器官的结构和功能，补充能量过剩也会给脏器增加代谢负担，反而不利于病情恢复。在对患者进行营养治疗时，须综合考虑患者的年龄、性别、身高、体重和病情等，建议摄入量为基础能量消耗的 90%～110%，或经验性供给 25～30 kcal/(kg·d)。

（四）结核性肠梗阻的营养治疗

肠梗阻是肠结核、肠系膜淋巴结核、腹膜结核等结核病的常见并发症。不完全性肠梗阻或完全性肠梗阻的患者，病程长、营养状况差。研究发现肺结核合并肠结核病患者多存在营养不良，营养风险发生率高于单纯肺结核患者，而肠梗阻可进一步导致患者营养风险增加。

推荐意见　建议部分性肠梗阻患者选择低渣、易消化食物，完全性肠梗阻的患者禁食，并采用肠外营养。

部分性肠梗阻患者视其肠道狭窄与梗阻的部位给予易消化食物或液体，限制膳食纤维含量高的食物，以减少对炎性病灶的刺激，减少肠道蠕动与粪便形成。半流质或流质饮食适用于近端梗阻，靠近肛门的梗阻部位可无须改变食物的质地。当患者无法通过经口进食满足能量需求且持续体重下降时，应首先尝试肠内营养，其次选择肠外营养。完全性肠梗阻的患者应禁食，使用肠外营养。使用肠外营养的患者定期监测脱水症状、体液平衡、实验室检查、24 h 尿量，及时调整补液以预防慢性肾功能衰竭。对长时间禁食的肠梗阻患者，要询问其肠外营养治疗史，检测血电解质（钾、钠、钙、镁、磷等）水平，预防再喂养综合征的发生。

（五）结核病合并糖尿病的营养治疗

结核病若合并糖尿病，会相互影响，增加营养不良的发生率。研究结果表明，给予结核病合并 2 型糖尿病患者个体化营养治疗，能够增强患者的免疫功能，降低肺部感染的发生率，提高痰液 MTB 的转阴率。因此，对结核病合并糖尿病患者开展糖尿病医学营养治疗，能有效控制高血糖，改善营养状况，促进病灶修复。

推荐意见　建议为结核病合并糖尿病患者制订个体化营养干预措施，达到既保证充足营养摄入，又维持血糖稳定的目标。

建议结核病合并糖尿病患者每日摄入能量比普通糖尿病患者多 10%～20%。碳水化合物占总能量的 50%～65%，蛋白质占总能量的 15%～20%，脂肪占总能量的 20%～30%。碳水化合物宜选用低血糖生成指数食物，可降低餐后血糖，使血糖平稳。蛋白质宜选用优质蛋白质，比例超过三分之一，以提高吸收利用率。减少反式脂肪酸的摄入，增加 $\omega-3$ 脂肪酸的比例。

补充维生素 A 和维生素 D 可改善患者的免疫功能和预后，并降低糖化血红蛋白。结核病灶会消耗大量维生素 B 和维生素 C，双胍类降糖药也会减少维生素 B_{12} 的吸收，这些因素均会导致患者体内缺乏维生素，故膳食中应添加富含维生素的食物。膳食纤维能延长胃排空时间，延缓葡萄糖的消化与吸收，降低餐后血糖，增强胰岛素的敏感性，从而改善体内胰岛素抵抗，有利于长期血糖控制。因此推荐糖尿病患者的膳食纤维摄入量应达到并超过健康人群的推荐摄入量，具体为 25～30 g/d 或 10～14 g/1 000 kcal。但在给予糖尿病患者营养治疗的过程中，常会引起血糖升高，因此对存在营养风险或营养不良的结核病合并糖尿病患者，可选择糖尿病专用型肠内营养制剂，以保证营养摄入和维持血糖稳定。肠外营养治疗时应使用胰岛素泵单独输注，以每 g 葡萄糖 0.1 U 胰岛素的起始比例加入，并根据血糖情况调整胰岛素用量。

（六）结核病合并慢性肾脏病（chronic kidney disease, CKD）的营养治疗

结核与 CKD 之间有着复杂的联系，首先 MTB 感染本身能够导致肾病综合征、急慢性肾功能不全等；其次，抗结核治疗过程中广泛应用的药物如利福平等可引起肾脏损害；再者，CKD 患者免疫功能紊乱，较正常人群易感 MTB，合并结核或者应用抗结核药物后均会加重原有的肾脏疾病。无论是结核或 CKD 均易导致营养不良，而对存在营养不良及营养风险的结核病患者给予合理的营养治疗，能改善其营养状况，并最终缩短感染控制时间，提高化疗疗效，降低复发率。

1. 推荐意见 1　推荐为结核合并 CKD 患者提供合理能量以达到和维持目标体重。

在治疗结核合并肾病时，首先需满足患者的营养需求，兼顾保护肾脏。再根据患者的身高、体重、性别、年龄、活动量、饮食史、合并疾病及应激状况进行调整。CKD 1～3 期的患者，能量摄入以达到和维持目标体重为准。对于 CKD 4～5 期且年龄≤60 岁的患者能量摄入为 35 kcal/(kg·d)，60 岁以上患者为 30～35 kcal/(kg·d)，活动量较小、营养状态良好者可减少至 30 kcal/(kg·d)。当出现体重下降或营养不良时，应增加能量供给。

2. 推荐意见 2　推荐蛋白质摄入量根据 CKD 分期进行调整。

CKD 1～2 期推荐蛋白质摄入量为 0.8～1.0 g/(kg·d)，从 CKD 3 期及以上（肾小球滤过率＜60 ml/min）的患者应开始低蛋白饮食治疗，推荐蛋白质摄入量为 0.6～0.8 g/(kg·d)，50% 以上来自优质蛋白质。血液透析及腹膜透析患者推荐蛋白质摄入量为 1.0～1.2 g/(kg·d)，当患者合并高分解代谢的急性疾病时，蛋白质摄入量应增加至 1.0～1.3 g/(kg·d)，其中 50% 以上来自优质蛋白质，可同时补充复方 α-酮酸制剂 0.08～0.12 g/(kg·d)。

3. 推荐意见 3　推荐根据患者病情调整微量营养素的摄入。

为避免血液中电解质异常，应对电解质的摄入加以限制。钾的摄入量应根据病情（尿量、血清钾、用药以及透析的频率）而定，对于终末期肾病患者来说，钾的摄入量应为 2.3～3.1 g/d，如果无尿应限制为 2 g/d。采取特殊替代治疗方式（如高通量透析、高频率的腹膜透析、每天短时透析或夜间透析）可耐受更高的钾摄取量。在补钾的同时须密切监测实验室检查结果，防止高钾血症。透析患者常合并低血钙、高血磷，磷摄入量一般应＜800 mg/d，补充钙剂，钙摄入量应≤2 000 mg/d。透析过程中主要丢失水溶性维生素，须适当补充，剂量为日常需要量的 2 倍。过多的维生素 C 可造成急性肾脏衰竭，为防止发生继发性草酸中毒，维生素 C 用量应＜250 mg/d。

（七）结核病合并艾滋病的营养治疗

艾滋病患者因免疫系统受损,机会性感染增加,容易并发结核等感染,艾滋病与结核病重叠可相互促进疾病进展。在感染 HIV 的第 1 年内,结核病的发病风险会增加 1 倍,随着免疫力的下降,结核病风险逐渐增加。HIV 感染或艾滋病患者并发结核病时,营养物质消耗增加,常合并营养不良,导致体重减轻、肌肉组织萎缩、虚弱、营养物质缺乏,体内蛋白质水平下降,病灶修复功能降低,严重影响治疗效果。

1. 推荐意见 1 建议对艾滋病合并结核病患者进行营养筛查和评定,及时发现营养问题。

艾滋病患者并发结核病时,营养物质消耗增加,常合并营养不良。多项研究结果表明应对结核病合并艾滋病患者进行营养筛查,对营养风险筛查分数≥3 分者应进行营养评定。文献报道 MUST 评分与机会性感染有明显相关性。提高医护人员对营养不良的认知及提供敏感且易操作的营养筛查和评定工具非常重要。

2. 推荐意见 2 建议供给艾滋病合并结核病患者基础能量 30~35 kcal/(kg·d),并根据病情在此基础上增加 20%~50%,给予蛋白质 1~2 g/(kg·d)。

艾滋病患者静息能量消耗更高,与无艾滋病人群相比,无脂肪代谢障碍的艾滋病患者静息能量消耗高出 9%,有脂肪代谢障碍的艾滋病患者静息能量消耗高出 15%。由于艾滋病患者会受到腹泻、吸收不良、呕吐等因素影响,对能量的需求会更高。对于稳定期患者,可给予 30~35 kcal/(kg·d)能量,该体重为实际体重,对于消耗期患者,能量应在原有基础上增加 20%~50%。研究发现蛋白质供给能增加瘦体重,且独立于肌肉锻炼因素。给予艾滋病合并结核病患者蛋白质 1~1.4 g/(kg·d)可维持瘦体重,给予蛋白质 1.5~2 g/(kg·d)可增加瘦体重。在为患者提供蛋白质时,应考虑到有无合并肾功能不全、胰腺炎、肝硬化等其他疾病。

（八）老年结核病的营养治疗

我国和日本等国家的研究发现老年人结核病的患病率更高。老年人在胃肠道功能、咀嚼能力、激素水平、活动能力、身体成分等各方面均出现不同程度的退行性变化,且与年轻患者在流行病学因素、诊断及时性及对抗结核药物反应等方面存在差异,应该将其作为独立群体考虑。另外,老年结核病患者营养状况更差,这可能与老年患者年龄大、合并慢性疾病种类多、膳食制备困难和抵抗力低下有关。加之肺结核是一种慢性疾病,长期的药物摄入、情绪低落、食欲不佳等因素均可影响老年患者营养素的摄入,使其更易发生营养风险和营养不良。

推荐意见 建议老年结核病患者摄入充足的食物,保证蛋白质摄入以延缓肌肉衰减。

老年结核病患者食物种类应多样化,适当增加餐次,可采用三餐两点制或三餐三点制。对于有吞咽障碍和咀嚼困难的老年人,通过烹调和加工改变食物的质地和性状(细软,切碎煮烂),使之易于咀嚼吞咽以保证摄入量。为避免肌肉衰减,推荐每日摄入蛋白质 1.2~1.5 g/kg,优质蛋白质比例占 50%以上,蛋白质均衡分配到一日三餐中。营养不良或有营养不良风险的老人如无法通过经口进食达到目标能量,应使用 ONS,ONS 应提供至少 400 kcal/d 的能量及 30 g/d 的蛋白质,并且应持续至少 1 个月。

（九）儿童结核病的营养治疗

每年新发结核病感染患者中约有 11%为儿童结核病患者,因为儿童结核病患者的诊治较成人难度更大,如得不到及时诊治,可能会导致患儿出现生长发育迟缓、体重下降和营养不良等。结核病和营养不良是发展中国家儿童发病和死亡的重要原因,营养不良增加了结核病的风险,也是结核病的后果,严重营养不良的儿童结核病患者病死率更高。

1. 推荐意见 1 抗结核治疗期间,建议定期监测儿童结核病患者的营养状况。

WHO 建议身高、体重及中上臂围可作为评估儿童营养状况的指标。儿童结核病患者的身长/身高、体重和 BMI 建议参考 WHO 儿童生长发育标准。5 岁以下儿童,推荐使用身高比体重或身长比体重的 Z 评分；5～19 岁的儿童和青少年，推荐使用性别和年龄比 BMI 的 Z 评分。在美国进行的一项关于卡介苗的纵向研究发现，皮下脂肪量低（皮褶厚度 0～4 mm）的儿童活动性结核发病率更高，是皮褶厚度为 10 mm 儿童的 2.2 倍，因此，皮褶厚度可作为监测儿童结核病患者营养状况的指标。

2. 推荐意见 2　产后不具备传染性的孕妇，鼓励母乳喂养，并尽可能延长至 24 个月，以保证儿童的早期营养。

儿童早期营养不足可引起严重的免疫系统发育不全，母乳喂养能够预防感染及营养失调。此外，患结核病的哺乳期产妇的母乳中抗结核药物浓度低，不会对新生儿产生毒性作用。对接受一线抗结核治疗不具有传染性的产妇，或分娩前已接受一线抗结核治疗超过 2 个月且有 2 次痰涂片检测阴性的产妇，鼓励母乳喂养，有结核性乳腺炎的产妇建议使用未感染侧乳房进行哺乳。

3. 推荐意见 3　营养不良儿童结核病患者的营养管理参考其他营养不良患儿的标准，建议增加营养素丰富的食物，不建议常规使用膳食补充剂。

目前尚无充分证据证明宏量营养素或微量营养素的补充对儿童结核病患者有益，但早期进行营养补充的患儿微量营养素水平和临床指标改善更快。儿童补充维生素 A 可能有助于降低可溶性 CD30 的水平，并向防治结核病很重要的 Th1 型反应转变。但仍需进一步研究营养补充对儿童结核病患者风险和结局的影响。结核病强化治疗期的额外能量供应非常重要，应为儿童结核病患者增加食物并保证均衡膳食。在缺乏强化或补充性食物的情况下，建议儿童结核病患者按每日营养素推荐摄入量进行多种微量营养素补充。对饮食中维生素 B_6 摄入量较低的儿童，建议在接受异烟肼治疗时，补充维生素 B_6。

（十）妊娠结核病的营养治疗

妇女在妊娠期易发生肺结核感染，妊娠结核是造成母婴死亡的主要原因之一。妊娠与分娩可促进结核病进入活动期，患有活动性结核病的孕妇如出现发热、严重消耗及营养不良等临床表现，可增加早产、流产、低出生体重儿及围产儿死亡的风险。

1. 推荐意见 1　对患有结核病的孕妇，推荐提供当地营养丰富的食物或营养强化食品，保证体重正常增长。

充足的孕期体重增加与出生体重的改善有关，因此患有结核病的孕妇应关注体重增加问题，尤其是妊娠中后期。研究发现，未接受结核病治疗或治疗少于 4 周的孕妇中，超过 80% 没有增加充足的体重，38% 的孕妇即便接受长时间的结核病治疗也无法正常增重甚至丢失体重。孕妇应增加能量和蛋白质摄入以保证合理增重及孕期增加的蛋白质需求。推荐为患有活动性结核病和中度营养不良或体重增加不足的孕妇提供营养丰富的食物或营养强化食品，以保证其在妊娠中期和晚期平均每周至少增重约 300 g。

2. 推荐意见 2　对患有活动性结核病的孕妇，推荐补充微量营养素，包括铁、叶酸和钙等。

妇女在妊娠期对微量营养素的需求增高 25%～50%，对孕妇进行多种微量营养素的补充可改善妊娠结局。活动性结核病的孕妇对微量营养素的需求增加，建议补充多种微量营养素，包括铁、叶酸及其他矿物质和维生素。异烟肼治疗的孕妇可补充维生素 B_6 以预防并发症的发生，建议所有服用异烟肼的怀孕或哺乳的妇女补充维生素 B_6 25 mg/d，应注意多种维生素制剂中维生素 B_6 的含量一般低于需要量，因此仅服用多种维生素制剂不能达到 25 mg/d 维生素 B_6 的需要量。患结核病的孕妇更易发生子痫前期，应关注该人群患子痫前期和子痫的风险并及时进行干预。对于钙摄入量不足的活动性结核病孕妇，尤其是有高血压高风险的孕妇，应将钙补充纳入产前保健。每日 1.5～2.0 g 钙的补充可有效降低妊娠期高血压、子痫前期和早产的发生风险。

七、主编点评

结核病是由结核分枝杆菌引起的慢性传染性疾病,在全球范围内广泛流行。结核病是一种与营养相关的疾病,营养状况对患者的病程和预后密切相关。临床上许多结核病患者存在营养不良,结核病患者病情复杂多变,尤其是在疾病活动和急性期,会引起机体代谢变化和能量消耗增加,导致组织器官和细胞的免疫功能下降,从而加重结核病的进展。有研究表明,营养不良是从结核分枝杆菌感染发展成为活动性结核的一个危险因素,营养不良是引起活动性结核病患者死亡和结核病复发的一个重要因素。因此,营养治疗是结核病治疗的基础,是结核病自然病程中必不可少的预防和控制措施,合理的营养支持不仅可以改善患者的营养状况,增加机体抵抗力和免疫功能,也是影响疾病进程和预后的重要治疗措施。2013 年 WHO 发布了《为结核病患者提供营养保健和支持》指南,提出了结核病患者营养保健和支持的原则和推荐意见。为更好地推动我国结核病营养治疗的普及和规范,发挥营养在结核病治疗中的作用,促进相关科研工作开展。最近,中华医学会结核病学分会重症专业委员会组织国内结核病和营养学专家,根据我国目前结核病营养治疗的经验和方法,同时结合美国、欧洲及我国最新的肠内肠外营养指南,制定了我国的《结核病营养治疗专家共识》,使结核病患者得到规范、持久的营养治疗,提高结核病患者生活质量,降低并发症,最终提高结核病患者的整体治疗水平。

结核病是慢性炎性、消耗性疾病,极易导致营养不良发生。本例患者入院时即存在重度营养不良,而且病情重、症状明显,除存在活动性肺结核外,还合并肠结核及结核性腹膜炎,预计需要长周期的治疗,因而积极的营养支持对该患者尤为重要,事实也证明营养治疗在该患者整个抗结核病治疗中发挥了重要作用。临床实践中,结核病患者的营养治疗需要综合考虑疾病的严重程度、机体代谢状态、患者营养状态等,选择合适的营养治疗方式,遵循个体化原则,以使患者最大获益。

(吴国豪　丁佐佑)

参考文献

［1］ Felekel BE，Feleke TE，Biadglegne F. Nutritional status of tuberculosis patients，a comparative cross-sectional study［J］. BMC Pulmonary Medicine，2019，19：182-191.

［2］ Lazzari TK，Forte GC，Silva DR. Nutrition Status Among HIV-Positive and HIV-Negative Inpatients with Pulmonary Tuberculosis［J］. Nutr Clin Pract，2018，33：858-864.

［3］ Choil CJ，Choil WS，Kim CM，et al. Risk of Sarcopenia and Osteoporosis in Male Tuberculosis Survivors：Korea National Health and Nutrition Examination Survey［J］. Scientific Reports，2017，7(1)：13127.

［4］ Choi R，Jeong BH，Koh WJ，et al. Recommendations for Optimizing Tuberculosis Treatment：Therapeutic Drug Monitoring，Pharmacogenetics，and Nutritional Status Considerations［J］. Ann Lab Med，2017，37：97-107.

［5］ 中华医学会结核病学分会重症专业委员会.结核病营养治疗专家共识[J].中华结核和呼吸杂志,2020,43(1)：17-26.

病例 4

机械性肠梗阻,病毒性肠炎,严重导管相关性感染

一、病史简介

患者,男,75岁。因"腹痛伴呕吐、肛门停止排便排气3天"入院。患者于3天前,无明显诱因下出现腹痛,性质为绞痛、阵发性,主要位于中上腹部,伴有恶心,并呕吐5次,少许胃内容物,呕吐后症状稍好转,无发热、咳嗽、咳痰,肛门排气明显减少,未解大便。2天前于当地医院就诊,腹部CT检查提示肠梗阻,予胃肠减压、止痛、补液治疗,腹痛、腹胀无明显改善,遂至我院急诊就诊,诊断为"肠梗阻",遂收住入院进一步治疗。患者既往有类似发作史2次,经保守治疗后均好转,本次发病以来,患者自觉症状较前加重,神志清,精神尚可,禁食中,睡眠不佳,未解大便,小便正常,近期体重无明显变化。

既往有痛风病史10余年,未正规服药治疗。否认肝炎,结核等传染病史。20年前因"阑尾炎"行阑尾切除手术,5年前因"胆囊炎"行胆囊切除术。

二、入院检查

体温37.8℃,脉搏76次/分,呼吸16次/分,血压133/75 mmHg,身高166 cm,体重50 kg。神志清晰,营养中等,自主体位。全身皮肤无黄染,无肝掌、蜘蛛痣。全身浅表淋巴结无肿大,巩膜无黄染,口腔无特殊气味,胸廓无畸形,双肺叩诊清音,听诊呼吸音清。心前区无隆起,心界不大,心率76次/分,律齐。腹部平软,未见胃肠型及蠕动波,中上腹部散在压痛,无肌卫及反跳痛,肝脾肋下未触及,肝肾区无叩击痛,肠鸣音亢进。肛门及生殖器未及特殊,四肢、脊柱无畸形,活动自如,神经系统检查(一)。

红细胞$3.98×10^{12}$/L;血红蛋白118 g/L;血细胞比容37.0%;血小板$164×10^9$/L;白细胞计数$5.17×10^9$/L;中性粒细胞82.5%;总胆红素6.4 μmol/L;直接胆红素3.2 μmol/L;总蛋白45 g/L;白蛋白28 g/L;谷丙转氨酶14 U/L;谷草转氨酶20 U/L;尿素5.6 mmol/L;肌酐91 μmol/L;尿酸395 μmol/L;葡萄糖5.0;钠144 mmol/L;钾4.5 mmol/L;氯113 mmol/L;降钙素原0.57 ng/ml;高敏感C反应蛋白73.9 mg/L。

腹部CT平扫:肠梗阻,请结合临床随访;肝及双肾囊肿,左肾小结石,乙状结肠壁局部可疑稍增厚(图3-4-1)。

三、入院诊断

机械性肠梗阻。

四、治疗经过

患者入院后,予禁食、胃肠减压、积极的体液治疗。完善术前准备,急诊行剖腹探查术,术中发现腹腔广泛粘连,中等量淡黄色腹水,小肠广泛扩张,距离屈氏韧带100 cm处小肠与右侧腹壁原切口下段形成粘连束带,压迫肠管,造成梗阻,肠管无坏死。探查远端回肠、升结肠、横结肠、降结肠及乙状结肠均未及肿块,无梗阻表现。术后给予常规体液治疗、抗生素预防感染,第3天胃肠减压量突然增加,引出

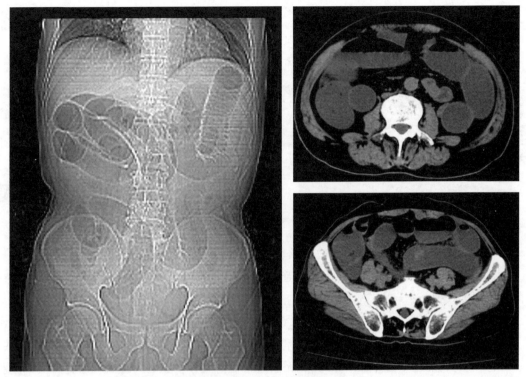

图 3-4-1　腹部 CT 平扫

1 200 ml 消化液,复查腹部 CT 示:肠梗阻术后改变,部分小肠积液稍多,肝及双肾囊肿,左肾小结石,胸腹腔少量积液。第 4 天出现高热(40.5℃),伴有腹泻,腹泻为水样便,每日多达 12 次,总量约 1 530 ml/d,粪便检测显示肠道诺如病毒感染。予以抗感染、补液对症治疗,维持水、电解质和酸碱平衡,予丙种球蛋白治疗、肠外营养支持。经过 1 周的积极治疗,腹泻症状逐渐减轻。术后第 10 天起,患者再次出现高热,超过 40℃,颈静脉置管穿刺口局部皮肤红肿,少量渗液,拔除颈静脉导管,行血培养和深静脉导管培养,均提示耐甲氧西林金黄色葡萄球菌(methicillin resistant staphylococcus aureus,MRSA)感染,根据药敏选择万古霉素+泰能抗感染治疗。随后,颈静脉穿刺点出现 4 cm×3 cm 的脓肿,予以切开引流,后患者体温逐渐下降。术后第 14 天起,患者突发右眼视力下降,眼科会诊,诊断为右眼眼内炎,行玻璃体抽吸术+玻璃体药物注射术,予以万古霉素、头孢他啶眼内注射,后视力逐渐好转。术后 19 天患者出现咳嗽、咳痰增多,伴有胸闷、气促,体温再次升高到 39℃。考虑肺部感染可能,痰培养提示多重耐药金黄色葡萄球菌感染,胸部 CT 检查提示:双肺炎症伴左上肺空洞形成,考虑金黄色葡萄球菌致肺部感染(图 3-4-2)。根据药敏结果,调整抗生素为利奈唑胺+达托霉素,肺部感染逐渐控制,腹泻次数明显减少,体温趋于正常,开始经口进食流质,口服补充肠内营养,逐渐减少肠外营养及静脉补液。复查血培养(−),白细胞及中性粒细胞百分比正常,于术后第 30 天,患者康复出院,出院时体重较入院时下降 6 kg,出院后继续家庭肠内营养支持,嘱患者按照我们制订的计划给予口服肠内营养补充。

五、讨论分析

　　本病例为典型的外科术后并发多重严重感染的病例,病情重、病情复杂、病程长,整个治疗过程分为 3 个治疗阶段:① 肠梗阻的诊断及手术治疗。② 病毒性腹泻的发生、诊断及治疗转归。③ 深静脉导管 MRSA 感染的识别和治疗。

　　1. 肠梗阻的诊断及手术治疗　患者因"腹痛伴呕吐、肛门停止排便排气 3 天"急诊入院,既往有两次腹部手术史,腹腔内容易形成粘连,是肠梗阻的发病基础。患者有多次肠梗阻的发作史,本次发病超

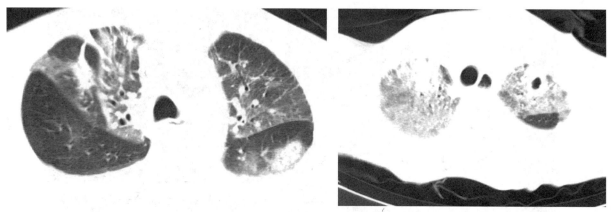

图 3-4-2 胸部 CT 检查

过 3 天,且保守治疗效果不佳,腹部 CT 检查发现部分小肠扩张明显,肠腔内积气、积液,因此手术指征明确。手术探查也证实了术前的判断,予以粘连束带松解+肠管减压,术后给予常规的抗感染补液治疗,外科情况逐渐改善。

2. 病毒性腹泻的发生、诊断及治疗转归　诺如病毒感染性腹泻在全世界范围内均有流行,全年均可发生感染,感染对象主要是学龄儿童和年老体弱者,寒冷季节呈现高发,成为全球重要的公共卫生问题之一。诺如病毒目前还不能体外培养,因此无法进行血清型分型鉴定。诺如病毒变异快、环境抵抗力强、感染剂量低,感染后潜伏期短、排毒时间长、免疫保护时间短,且传播途径多样、全人群普遍易感,具有高度传染性和快速传播能力。诺如病毒传播途径包括人传人、经食物和经水传播。

诺如病毒感染发病以轻症为主,最常见症状是腹泻,恶心、呕吐,国际上通常称之为急性胃肠炎,是全球急性胃肠炎散发病例和暴发疫情的主要致病源。诺如病毒感染为自限性疾病,病程通常较短,症状持续时间平均为 2～3 天,但少数病例仍会发展成重症,甚至死亡,常见于高龄人群、伴有基础性疾病或免疫抑制患者,腹泻持续时间较长,病程可长达 7～10 天,恢复较慢。本例患者为老年体弱患者,手术后机体免疫力下降,由于肠梗阻导致的肠壁水肿,肠道黏膜屏障功能受损,进而导致诺如病毒感染。该患者临床症状较重,初期以肠麻痹、恶心、呕吐为主要表现,胃肠减压量多,随后出现严重的水样腹泻,每天次数多,量大,持续时间长,最高达 3 500 ml/d,出现严重的水、电解质紊乱、低钾血症、低蛋白血症,粪便标本经诺如病毒核酸检测阳性,证实是诺如病毒感染。目前诺如病毒没有特效的抗病毒药物,也没有可用于预防的疫苗,治疗方法主要以对症处理、体液治疗、纠正水、电解质及酸碱平衡、支持治疗为主。我们每日给予丙种球蛋白 10～15 g、白蛋白 40～60 g、氯化钾 4～10 g,行肠外营养支持。经过一周左右的治疗,患者腹泻症状明显改善。只能对症治疗,出现呕吐、腹泻都是靠对症治疗或支持疗法治愈。

3. 导管相关性感染的诊断及治疗　MRSA 是金黄色葡萄球菌的一个独特菌株,能抵抗所有青霉素,包括甲氧西林及其他抗 β-内酰胺酶的青霉素。MRSA 具有广谱耐药性,除对甲氧西林耐药外,对其他所有与甲氧西林相同结构的 β-内酰胺类和头孢类抗生素均耐药,MRSA 还可通过改变抗生素作用靶位,产生修饰酶,降低膜通透性产生大量对氨基苯甲酸等不同机制,对氨基糖苷类、大环内酯类、四环素类、氟喹诺酮类、磺胺类、利福平均产生不同程度的耐药,唯对万古霉素敏感。MRSA 是院内感染的重要病因之一,被称为医院内"超级细菌",其耐药菌株既可由感染患者带入医院,也可因滥用抗生素在医院内产生。

MRSA 可定植于人体皮肤、鼻腔等处,其感染多发生于免疫力低下或免疫缺陷患者、大手术后患者、大面积烧伤患者、长期住院及老年患者,其感染形式包括皮肤和软组织感染、菌血症和心内膜炎、肺炎、骨和关节感染、导管相关性感染以及中枢神经系统感染。临床表现轻重不一,症状主要是发热、畏寒、寒战,伴咳嗽、咳痰、尿频、尿急、尿痛、头痛等。本例患者高龄、手术后出现诸如病毒感染,患者免疫力明显下降,长期深静脉置管,导致继发的 MRSA 导管相关性感染,表现为颈部静脉穿刺置管部位局部皮肤红、肿等炎症表现,后局部形成脓肿,同时出现寒战、高热、心率增快、呼吸急促等脓毒症表现,经血培养及导管培养均证实为 MRSA 感染。该患者由于抵抗力差,细菌致病力强,临床上除了出现颈部皮肤感染及典型的菌血症表现外,还出现全身血流播散,发生右眼内感染、肺部感染、左肺空洞形成,给治疗带来困难。

中心静脉导管相关感染的发生大多数与穿刺部位皮肤寄生菌在穿刺时或穿刺后沿导管表面侵入有关,皮肤表面的细菌能够从置管部位沿导管外表面向内迁移,形成导管皮内段及至导管远端的细菌定植。金黄色葡萄球菌曾是导管相关性感染最常见的病原菌,金黄色葡萄球菌通过与宿主蛋白有特殊相互作用的表面受体与导管表面相黏附,导管插入后,其表面包被宿主蛋白,使葡萄球菌与导管表面黏附。MRSA 毒性强再加上该患者机体抵抗力差,从而出现严重菌血症,穿刺局部皮肤脓肿形成,以及肺部、眼部转移性感染,其中左肺形成空洞改变,眼部感染导致明显视力下降,给治疗带来困难。

万古霉素及替考拉宁是治疗 MRSA 感染首选的抗生素,替考拉宁与万古霉素在结构上同类及有着相似的抗菌性,但半衰期却更长,两种药物的口服吸收都较低,所以都是以静脉注射方式用药。近年来,MRSA 的几种菌株出现了对万古霉素及替考拉宁耐药,应引起临床上注意。利奈唑胺、奎奴普丁、达福普丁、达托霉素及替加环素都是最新用于 MRSA 治疗的药物,一般用在对万古霉素及替考拉宁没有反应的严重感染上。本例患者根据药敏结果,采取眼内注射(万古霉素+头孢他啶)+全身给药(利奈唑胺+达托霉素),经过较长时间的治疗治愈眼部感染,肺部感染得到有效控制,肺部炎症吸收,空洞好转。

该患者急诊入院,入院时 BMI 为 $18.1\ kg/m^2$,住院期间经过急诊手术创伤,多次严重感染,住院时间长,机体代谢变化大。因此,在原发病处置、抗感染治疗的同时,必须给予合理的营养支持。第一阶段:患者肠梗阻手术后肠功能尚未恢复,患者胃肠减压量大,随后即出现严重的诺如病毒感染,肠壁水肿明显,肠道功能严重障碍,表现为严重腹泻,水、电解质紊乱,严重低蛋白血症,此时存在肠内营养禁忌情况,除体液治疗外采用全肠外营养支持。第二阶段:随着肠道病毒感染情况好转,腹泻次数明显减少,体液平衡控制良好,营养治疗方案改为肠内营养治疗+补充性肠外营养治疗。第三阶段:出现MRSA 感染,拔除静脉导管,营养支持方式以肠内营养为主,ONS 及外周静脉适当液体补充。随着感染病情好转,逐步增加经口进食量,再辅助 ONS。第四阶段:患者出院后行家庭肠内营养计划,在正常进食的同时,每天给予 600 kcal 的 ONS。

合理的能量和蛋白质供给对外科危重症患者十分重要,根据目前营养学会指南推荐意见,外科危重症患者推荐的能量摄入为 $25\sim30\ kcal/(kg \cdot d)$,蛋白质摄入量为 $1.2\sim2.0\ g/(kg \cdot d)$,我们制定该患者每日的能量摄入目标量为 $1\,300\sim1\,500\ kcal$,蛋白质目标量为 $80\sim90\ g$,在每一个不同的治疗阶段,无论采用何种营养支持方式,尽量保证达到热量及蛋白质的需要量。尽管如此,在该患者疾病的不同阶段,营养支持策略也有所不同,在手术后早期或急性感染等严重应激状态的急性期,分解代谢亢进,由于机体存在严重炎性反应和胰岛素抵抗,此阶段营养底物摄入量稍低,即允许性低能量摄入,以避免再喂养综合征的发生,保证机体重要器官细胞正常的自噬过程,维持外科危重症患者细胞、器官的基本生命活动和功能。相反,当感染得到有效控制,机体进入恢复阶段,则增加能量和蛋白质摄入以满足机体合成代谢增加的需求,避免长时间能量负平衡,减少机体瘦组织群的消耗,可改善患者临床结局。即使如此,患者出院时仍存在体重明显下降,这主要是由于手术应激、长时间严重感染导致机体在一段时间内处于分解状态,造成机体自身组织不断消耗的结果。因此,我们给患者制订了出院后家庭肠内营养支持计划,在随后的相当长一段时间内进行 ONS,以改善患者的营养状况,恢复患者的体重。

六、相关营养背景知识

(一) 创伤、感染应激时机体代谢变化

严重创伤、感染等应激状况下,机体内稳态失衡,处于高分解代谢状态,静息能量消耗增加,糖、蛋白质及脂肪代谢紊乱。如果危重状况持续存在,机体组织不断被消耗,此时如得不到及时纠正和营养物质补充,会出现不同程度的蛋白质消耗,影响器官的结构和功能,最终将导致多器官功能衰竭,从而影响患者预后。

1. 能量代谢率增高　在创伤、烧伤等应激情况下,机体处于高代谢状态,特别是机体静息能量消耗增高及蛋白质分解增强。静息能量消耗增高的幅度与创伤的严重程度有关。择期手术后机体能量消耗增高 5%~10%,创伤后能量消耗增高 10%~30%,伴发感染时增高 30%~50%,在严重烧伤时能量消耗增高可达 100%。创伤、感染、烧伤等应激状态下机体的能量消耗有较大的个体差异,相同的应激程度下,不同患者的能量消耗改变有所不同,同一患者在不同疾病阶段其能量消耗也不一致。创伤复苏早期,机体能量消耗量可下降,这可能与此时组织氧供不足有关。伴有多器官功能衰竭、休克及脑死亡的创伤患者,其能量消耗并不增加,相反常低于正常估算值。应激状态下机体长期处于分解代谢大于合成代谢状态,可造成物质代谢的负平衡,机体自身组织不断消耗,临床上表现为消瘦、衰弱、抵抗力下降等症状。

2. 糖代谢的变化　创伤应激状态下机体糖代谢特征是高血糖症、糖耐量下降。应激时空腹血糖常有不同程度的增高,甚至可以超过葡萄糖的肾阈而出现糖尿。葡萄糖和其他溶质浓度的升高增高了创伤、出血后的血浆渗透压,这被认为对血容量和血浆蛋白质的恢复起着重要作用。此外,血糖浓度的增高对于维持糖依赖组织的供能起着十分重要的作用。应激时的糖代谢改变是儿茶酚胺、糖皮质激素、胰高糖素、胰岛素、生长激素等相互作用的结果。现已明确创伤后血糖浓度升高是机体在内分泌控制下肝脏产生葡萄糖增加和外周组织摄取利用葡萄糖减少所致。

3. 蛋白质代谢变化　创伤后机体最明显的代谢反应是蛋白质分解增加、负氮平衡,其程度和持续时间与应激程度、创伤前营养状况、患者年龄及应激后营养摄入有关,并在很大程度上受体内激素反应水平的制约。创伤后机体蛋白质代谢改变主要是循环中糖皮质激素、胰高糖素、儿茶酚胺增加和胰岛素作用下降所致。蛋白质丢失可能是分解代谢增加或合成减少,或这两个因素相结合之故。创伤后蛋白质合成代谢或分解代谢改变有赖于创伤的严重程度。择期手术和小的创伤导致合成率下降而分解率正常。严重创伤、烧伤和感染则表现为分解率明显增加,导致蛋白质的分解代谢。创伤后机体蛋白质分解代谢情况除了依赖于创伤的严重程度外,还与患者的性别、年龄有关。年轻健康男性创伤后蛋白质丢失程度要明显高于女性和老年人。

4. 脂肪代谢的变化　体脂分解增加是创伤后机体代谢改变的又一特征。脂肪组织约占正常人体体重的 20%,是体内最大的燃料库。严重创伤后,机体所消耗的能量有 75%~95% 来自脂肪的氧化。脂肪分解为甘油及游离脂肪酸以提供大多数组织细胞能量。创伤应激时脂肪分解成为体内主要能量来源,且不受外源性葡萄糖摄入的抑制。应激时由于肾上腺素、去甲肾上腺素、胰高血糖素等脂解激素增多,脂肪的动员和分解加强,因而血中游离脂肪酸和酮体有不同程度的增加。同时组织对脂肪酸的利用增加。

(二) 应激时机体的脏器功能变化

创伤、感染应激状态下,机体神经-内分泌系统及炎性介质、细胞因子等均参与各种代谢活动的调节。代谢调节过程十分复杂,可发生于器官、组织水平,也可发生于细胞、亚细胞及分子水平。所有这些代谢变化的防御意义在于为机体应付"紧急情况"提供足够的能量。但若持续时间长,则患者可因消耗

过多而致消瘦和体重减轻。负氮平衡还可使患者发生贫血、创面愈合迟缓和抵抗力降低等不良后果。

1. **心血管系统的变化** 应激时心血管系统的变化主要是交感-肾上腺髓质系统所引起的心率加快、心收缩力加强、外周总阻力增高以及血液的重分布等变化,有利于提高心输出量,提高血压,保证心、脑和骨骼肌的血液供应,因而有十分重要的防御代偿意义。但同时也有使皮肤、腹腔内脏和肾缺血缺氧、心肌耗氧量增多等不利影响,而且当应激原的作用特别强烈和(或)持久时,还可引起休克。此外,应激时交感神经兴奋,心肌细胞的钙内流增加,细胞内钙离子浓度升高可使心肌细胞膜电位负值变小,钠离子快通道失活。此时心肌的去极化只好依赖于钙离子慢通道,其结果是使快反应细胞变成慢反应心肌细胞,不应期相应延长,传导延缓。因此容易产生兴奋的折返而发生心律失常。另一方面,应激也可引起心肌坏死,其机制可能是交感神经兴奋和儿茶酚胺增多使心肌耗氧量增加,使心肌相对缺血;应激时醛固酮分泌增多,钾的排出增多可引起心肌细胞内缺钾,从而促使心肌细胞坏死;应激时心肌小血管内可有血小板聚集物出现,从而可以阻塞血管。血小板聚集物的出现与儿茶酚胺的作用有关。

2. **消化系统的变化** 应激时典型的消化系统改变是由应激引起消化道溃疡,称为应激性溃疡。临床上的主要症状是出血,出血可轻可重,常表现为呕血或黑便,出血严重时可致死。应激性溃疡的发病机制主要有:① 交感肾上腺髓质系统的兴奋,使胃和十二指肠黏膜的小血管也发生收缩,黏膜的血液灌流量乃显著减少,于是黏膜发生缺血缺氧,致使黏膜的"保护性因素"削弱而"损害因素"得以破坏黏膜而引起溃疡形成。黏膜缺血使黏膜上皮细胞能量不足,因而黏膜的某些细胞就不能产生足量的碳酸氢盐和黏液。这样就使由黏膜上皮细胞之间紧密连接和覆盖于黏膜表面的碳酸氢黏液层所组成的胃黏膜屏障遭到破坏,胃腔内的 H^+ 顺着浓度差进入黏膜;同时,由于黏膜缺血,又不能将侵入黏膜的 H^+ 随血液运走,因而 H^+ 在黏膜内积聚。H^+ 是主要的"损害性因素",是形成应激性溃疡必不可少的原因。当溃疡初步形成后,另一"损害性因素"胃蛋白酶也可借其蛋白分解作用分解已经受损的细胞而使溃疡扩大。黏膜缺血使黏膜细胞的再生能力降低,因而使已经发生的缺损不易修复。② 糖皮质激素分泌增多:糖皮质激素使蛋白质的分解大于合成,胃上皮细胞更新减慢再生能力降低。因而胃黏膜对"损害性因素"抵抗力降低,胃黏膜对 H^+ 的屏障作用也被削弱,已经发生的缺损也不易修复。③ 胃黏膜合成前列腺素减少:胃黏膜上皮细胞不断地合成和释放前列腺素(PGs)。PGs 有保护胃黏膜上皮细胞的作用,应激后胃黏膜 PGs 含量减少。前列腺素保护胃黏膜的机制可能与改善细胞内对 H^+ 的中和能力有关。④ 全身性酸中毒:某些严重的应激特别是在伴有休克时,往往发生全身性酸中毒。全身性酸中毒也可使胃黏膜上细胞内的 HCO_3^- 减少,从而使细胞内中和 H^+ 的能力降低而有助于溃疡的发生。⑤ β-内啡肽作用:应激时血浆 β-内啡肽显著增多,β-内啡肽可能作为一种"损害因子"而引起应激性溃疡。⑥ 胆汁酸和溶血卵磷脂:这是十二指肠内的两种"损害性因素"。

3. **泌尿系统机能的变化** 应激时泌尿系统机能的主要变化是尿少、尿比重升高、水和钠排出减少。这些变化的机制有:① 应激时交感神经兴奋,肾素-血管紧张素系统增强,肾入球小动脉明显收缩,肾血流量减少,肾小球滤过率减少。② 应激时醛固酮分泌增多,肾小管钠、水重吸收增加,钠、水排出减少,尿钠浓度降低。③ 应激时抗利尿激素分泌增加,从而使肾远曲小管和集合管对水的通透性增高,水的重吸收增加,故尿量少而比重升高。应激时肾泌尿系统功能变化的防御意义在于减少水钠的排出,有利于维持循环血量。但肾缺血是肾泌尿功能障碍所致,却可导致内环境的紊乱。泌尿机能的这些变化,实际上相当于休克早期所伴有的功能性急性肾功能衰竭,如果不及时抢救休克,将发展成为急性肾小管坏死。

4. **免疫功能的变化** 应激时机体免疫功能减弱,这是 GC 分泌增加的结果,与生长激素、盐皮质激素也可能有一定的关系。GC 对免疫反应的许多环节都有影响,主要是抑制巨噬细胞对抗原的吞噬和处理,阻碍淋巴细胞 DNA 合成有丝分裂,破坏淋巴细胞,使外周淋巴细胞数减少,并损伤浆细胞,从而抑制细胞免疫反应和体液免疫反应。此外,GC还能抑制毛细血管壁的通透性升高,抑制胶原纤维和毛细血管的增生,抑制中性粒细胞向炎症灶游出。这些作用使炎症反应受到抑制。

5. 血液系统的变化 创伤等应激状况下时血液凝固性升高,患者凝血时间和血凝块溶解时间都缩短。血液凝固性升高和纤溶活性升高的机制有:① 应激时儿茶酚胺分泌增加,可使血小板的聚集性增强。② 应激时血浆中凝血因子Ⅷ、纤维蛋白原和血小板均增加,从而使血液凝固性升高。③ 应激时纤溶活性升高是由于纤溶酶原激活物的增多,该激活物存在于血管内皮细胞内。儿茶酚胺等血管活性物质作用于血管内皮细胞,具有刺激纤溶酶原激活物的作用。应激时凝血和纤溶的变化是严重创伤或感染时易发生弥散性血管内凝血的因素之一。然而,应激时血液凝固性的增高可以促进组织损伤时的止血,这是有利的一面。

七、主编点评

该患者是一例典型的外科手术后发生多重严重感染的危重病例,病程复杂、严重而且漫长,患者长时间处于创伤、感染、应激所致的高代谢状态,且合并血流动力学不稳定和胃肠功能障碍等病理生理学改变。此时,如何在积极治疗原发病和抗感染治疗的同时,维持机体的内环境稳定,纠正代谢紊乱,在改善患者的营养状况在整个疾病治疗过程中发挥着重要作用。近年来,随着营养支持理念的更新和技术的进步,营养支持已成为严重感染患者治疗的重要组成部分,合理的营养支持不仅能满足严重感染患者对能量和营养素的需求,改善营养状态,也能减轻应激状态下机体的分解代谢反应、维护机体重要器官功能,有助于控制感染、降低并发症发生率和病死率,加速患者康复,改善预后。

通过本例患者的成功救治我们取得了以下几点体会:① 手术创伤、腹腔感染患者处于高应激状态,加上严重腹泻、血流动力学不稳定和胃肠功能障碍,机体处于严重代谢紊乱状态。此时,维持生命体征和机体内环境稳定,保证组织、器官有效的灌注和氧供是治疗的重点。② 高龄、小儿、大手术后以及长期住院患者,机体抵抗力差,免疫力低下,容易发生院内感染,一旦发生感染往往病情重、迁延难愈,甚至导致全身血流播散,临床上应及时诊断,及早确定感染来源及致病菌,进行相关检测,根据培养和药敏结果积极进行针对性抗感染治疗。③ 合理的营养支持,特别是确保肠内营养的早期顺利实施对于提高该类患者救治的成功率具有关键作用。临床实际操作上应根据患者的机体代谢特点、胃肠道功能以及营养状态,不同阶段采取不同的应对策略。营养风险高、营养状况差的患者,充足的能量及蛋白质供给有助于患者临床结局的改善。因此,临床上推荐应用间接测热法准确地测定患者实际能量消耗值来评估机体的实际目标需要量,防止喂养不足或过度喂养。目前的观点是在创伤、感染前2~3天,仅给予热量及蛋白质目标量的80%,防止因供给过度导致相关并发症的发生。当机体进入恢复阶段,则应提供足量的能量和蛋白质以满足机体合成代谢增加的需求,避免长时间能量及氮的负平衡,减少机体瘦组织群的消耗。另一方面,营养支持方式选择同样十分重要。通过积极的感染源控制、抗生素使用以及液体复苏等治疗,机体内环境稳定情况下若无肠内营养禁忌证,应尽早启动肠内营养,以维护肠黏膜屏障、减少肠道细菌易位、调整机体代谢,这有助于降低患者并发症发生率和病死率,缩短住院时间,改善预后。相反,如果由于疾病本身或治疗的原因,存在血流动力学不稳定、内环境紊乱、胃肠道功能受损严重等病理生理学改变,致使肠内营养无法实施或难以达到机体的实际需要量,肠外营养同样是安全、有效的营养支持方式。一旦可以应用肠内营养即应及时启动肠内营养,对于肠内营养联合肠外营养的患者,随着肠内营养耐受性增加、肠外营养供给量应逐渐降低,两者间的转换需要谨慎进行以防止过度喂养。通常来说,当肠内营养供能和蛋白质>60%目标需要量时,即可停用肠外营养。

(吴国豪　孟庆洋)

参考文献

［1］ Lalisang TJM，Usman N，Hendrawidjaya I，et al. Clinical Practice Guidelines in Complicated Intra‐Abdominal Infection 2018：An Indonesian Perspective［J］. Surg Infect (Larchmt)，2019，20：83‐90.

［2］ Singer P，Blaser AR，Berger MM，et al. ESPEN guideline on clinical nutrition in the intensive care unit［J］. Clin Nutr，2019，38：48‐79.

［3］ Sharma K，Mogensen KM，Robinson MK. Pathophysiology of Critical Illness and Role of Nutrition［J］. Nutr Clin Pract，2019，34：12‐22.

［4］ Fetterplace K，Beach LJ，MacIsaac C，et al. Associations between nutritional energy delivery，bioimpedance spectroscopy and functional outcomes in survivors of critical illness［J］. J Hum Nutr Diet，2019，32：702‐712.

［5］ Heyland DK，Patel J，Bear D，et al. The Effect of Higher Protein Dosing in Critically Ill Patients：A Multicenter Registry‐Based Randomized Trial：The EFFORT Trial［J］. JPEN J Parenter Enteral Nutr，2019，43：326‐334.

［6］ Yang S，Guo J，Ni Q，et al. Enteral nutrition improves clinical outcome and reduces costs of acute mesenteric ischaemia after recanalisation in the intensive care unit［J］. Clin Nutr，2019，38(1)：398‐406.

［7］ Berger MM，Pantet O，Jacquelin-Ravel N，et al. Supplemental parenteral nutrition improves immunity with unchanged carbohydrate and protein metabolism in critically ill patients：The SPN2 randomized tracer study［J］. Clin Nutr，2019，38：2408‐2416.

［8］ Caccialanza R，Cereda E，Caraccia M，et al. Early 7-day supplemental parenteral nutrition improves body composition and muscle strength in hypophagic cancer patients at nutritional risk［J］. Support Care Cancer，2019，27：2497‐2506.

第四章

炎性肠病

病例 1

成人小肠克罗恩病活动期，营养不良

一、病史简介

患者，男，39 岁。因"腹泻两周伴发热 1 周"入院。患者 3 年前无明显诱因下出现乏力、纳差、右下腹及脐周疼痛，口腔溃疡，自行服用中药（配方不详），之后出现腹泻，为稀烂、水样便，每天 3～5 次，无黏液及脓血便，无里急后重，无呕吐、呕血、便血、嗳气、反酸等症状。腹泻 1 周后出现发热，最高 39.4℃，到当地医院就诊，发现白细胞增高、血沉增快、C 反应蛋白增高，拟诊为"阑尾炎、阑尾脓肿"，经抗炎治疗后发热及腹泻好转。1 年前上述症状再发，就诊于当地医院，体检发现口腔多发溃疡，CT 检查显示：部分肠管积气积液，中下腹小肠肠管广泛增厚强化伴周围系膜多发小淋巴结，克罗恩病可能。肠镜检查示：回肠末端炎。诊断为克罗恩病，在当地住院治疗（具体药物不详）后症状缓解。1 周前患者在无明显诱因下出现腹痛、腹胀、腹泻，每天 5～8 次，为行进一步治疗收入我院消化科。病程中患者精神、睡眠可，小便正常，食欲下降，近 3 个月来体重减轻 5 kg。

患者既往体健，否认乙肝、结核等传染病史，无手术史、外伤史。

二、入院检查

体温 36.7℃，脉搏 68 次/分，呼吸 18 次/分，血压 126/72 mmHg，体重 52 kg，身高 175 cm。神志清楚，消瘦，精神尚可，呼吸平稳，贫血貌，营养较差，发育正常，全身皮肤干燥，无黄染，无肝掌、蜘蛛痣。全身浅表淋巴结无肿大，巩膜无黄染，口腔无特殊气味，口腔可见多发较深的溃疡，胸廓无畸形，双肺呼吸音清，未闻及干湿啰音。心前区无隆起，心界不大，心率 68 次/分，律齐，各瓣膜区未闻及病理性杂音。腹部平软，全腹未触及包块，下腹部轻压痛，无肌卫及反跳痛，肝脾肋下未触及，叩诊鼓音，无移动性浊音，肠鸣音 4 次/分。肛门指诊未及肿块，指套有血迹。双下肢无水肿，双侧足背动脉搏动可。四肢脊柱无畸形，活动自如，神经系统检查无异常体征。

血红蛋白 108 g/L；血细胞比容 34.8%；白细胞 9.25×10^9/L，淋巴细胞 16.9%；血小板 376×10^9/L；总胆红素 6.0 μmol/L；直接胆红素 2.0 μmol/L；总蛋白 67 g/L；白蛋白 36 g/L；谷丙转氨酶 55 U/L；谷草转氨酶 42 U/L；前白蛋白 0.22 g/L；尿素 4.7 mmol/L；肌酐 79 μmol/L；尿酸 361 μmol/L；葡萄糖 5.9；总胆固醇 3.67 mmol/L；甘油三酯 0.84 mmol/L；钠 141 mmol/L；钾 4.1 mmol/L；氯 102 mmol/L；钙 2.28 mmol/L；无机磷 1.43 mmol/L；镁 0.86 mmol/L；高敏感 C 反应蛋白 5.8 mg/L。

小肠平扫＋增强 CT：小肠分布正常，充盈可，中下腹部局部小肠壁略增厚，黏膜欠光整，有明显强化，肠系膜根部可见多发小结节影伴梳齿征。腹盆腔未见明显积液征象。所见肝、脾及胰腺、双肾未见异常密度。符合小肠克罗恩病表现（图 4-1-1）。小肠镜（经肛）手术内镜：双气囊小肠镜经肛进镜至距回盲瓣远 60 cm 处，可见回肠末端散在多处溃疡性病变，部分溃疡可见白苔附着，周边结节样增生，余溃疡呈红色斑片样改变，活检四块，局部肠腔多处可见狭窄，遂退镜。诊断为回肠末端多发溃疡(图4-1-2)。病理检查：(回肠末端)送检组织2粒为炎性肉芽组织，增生小血管间大量中性粒细胞及少量肌纤维母细胞；另2粒黏膜组织肠绒毛部分充血，间质水肿，灶性区糜烂，黏膜肌层略增生，其间小血管壁增厚，伴淋巴细胞浸润，神经节细胞增生，考虑炎性肠病(inflammantory bowel disease，IBD)，请结合临床及内镜所见。

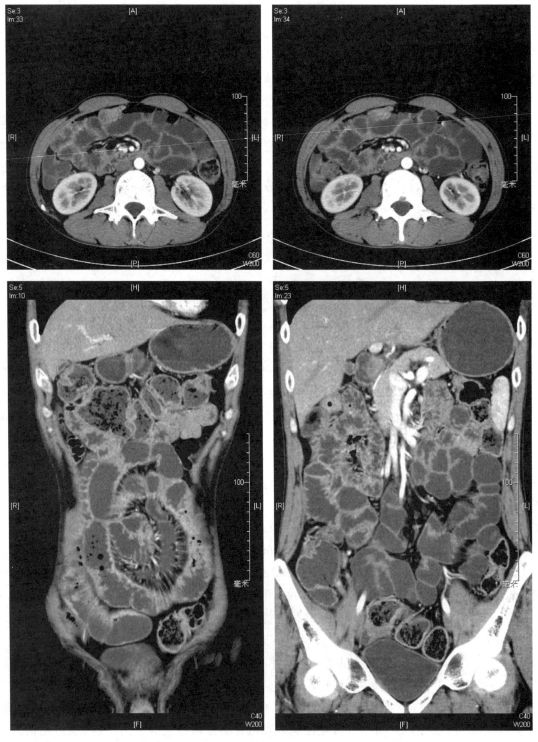

图4-1-1 小肠平扫＋增强CT

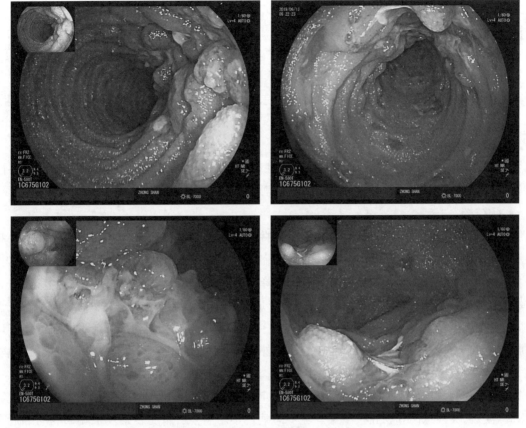

图 4 - 1 - 2　小肠镜(经肛)手术内镜

三、入院诊断

克罗恩病,营养不良。

四、治疗经过

本例患者病史迁延反复,以反复腹痛、腹泻伴发热为主要特点,有消瘦、乏力、纳差以及慢性口腔溃疡史,存在典型的消化道表现、全身性表现及肠外表现。查体示口腔有溃疡,腹部轻压痛。白细胞升高、贫血以及血小板升高,血沉增快,低白蛋白血症。影像学检查发现中下腹部局部小肠壁略增厚,黏膜欠光整,有明显强化,肠系膜根部可见多发小结节影伴梳齿征。小肠镜下可见回肠末端散在多处溃疡性病变,周边结节样增生,局部肠腔多处狭窄。回肠末端活检标本病理报告:炎性肉芽组织,黏膜组织肠绒毛部分充血,间质水肿,灶性区糜烂,黏膜肌层略增生,其间小血管壁增厚,伴淋巴细胞浸润,神经节细胞增生,增生小血管间大量中性粒细胞及少量肌纤维母细胞。根据患者目前的资料,对照克罗恩病诊断标准和分型标准,临床诊断为小肠克罗恩病(Crohn's disease,CD)(活动期,中度)。根据患者目前的诊断和病情评估,制订治疗方案。考虑到患者处于克罗恩病活动期,临床症状较重,我们制订治疗方案为:① 泼尼松 40 mg/d,连续口服 2 周后,病情明显缓解,腹痛、腹泻消失,大便转为黄色成形,2～3 次/日,食欲好转,精神和体力明显好转,体重有所增加,减量为 5 mg/周维持,根据 TMPT 结果决定是否加用硫唑嘌呤。同时应用雷贝拉唑肠溶片,每次 1 片,每日 1 次,饭前服用。钙尔奇:每次 1 片,每日 1 次。② 营养支持:尽管小肠镜检查发现患者末端回肠存在多节段狭窄,但影像学检查及临床未发现患者存在小肠梗阻征象,入院前一直进食日常饮食。因此,患者入院后给予清流质饮食,同时口服补充短肽类肠内营养制剂,治疗初期给予 400～600 kcal/d,分次口服,密切观察患者消化道耐受性,随着治疗的进程,患者的病情缓解,腹痛、腹泻症状好转后增加肠内营养摄入量,同时静脉补充维生素和微量元素。经过两周左右的治疗后,逐步增加患者的饮食量,同时减少肠内营养的摄入量。③ 抗感染治疗:甲硝唑,0.4 g/次,3 次/d,口服;盐酸环丙沙星,0.5 g/次,2 次/d,口服。④ 静脉补充蔗糖铁。经过 4 周的住院治疗,患者病情明显缓解,一般情况良好,体重增加,出院后给予硫唑嘌呤维持治疗,嘱专病门诊定期随访。

五、讨论分析

克罗恩病在临床上应与下列疾病相鉴别:急性阑尾炎、肠结核、小肠淋巴瘤、肠结核、溃疡性结肠炎、非肉芽肿性溃疡性空肠回肠炎、缺血性结肠炎、阿米巴肠炎、肠淋巴瘤、放射性结肠炎等。

(一) 肠结核

肠结核近年来的发病率呈上升趋势,其临床、内镜、病理和影像学表现均与克罗恩病相似。肺结核的存在和结核杆菌的发现有利于肠结核的诊断,但临床上两者的鉴别仍然十分困难。一般说来,克罗恩病的平均病程长于肠结核,两者均有发热及体重下降等全身表现,两者均有腹痛、大便性状改变、腹部肿块、肠梗阻和瘘管形成等肠道症状,但肠道内外瘘形成和肛门直肠周围病变是克罗恩病较为特征性的表现,便血及肠穿孔等并发症或病变切除后复发等在克罗恩病中较常见。此外,克罗恩病可伴有口腔病变、肝胆病变、关节病变、皮肤病变及眼部病变等肠外多种表现。肠结核则可有其他部位的结核病灶,如肺结核、结核性腹膜炎等和结核中毒症状。

内镜表现结肠镜检查在克罗恩病与肠结核的诊断与鉴别诊断方面很重要。两者均可见病变肠黏膜充血、水肿、溃疡、炎性息肉和肠腔狭窄等。克罗恩病内镜下特点:病变多累及末端回肠与邻近右半结肠,呈节段性与不对称性分布,可见纵行溃疡,溃疡周围黏膜正常或增生呈鹅卵石样,瘘管形成和肛门直肠损害较肠结核多见。肠结核内镜下特点:病变多位于回盲部,溃疡多呈环形且较深,边缘呈鼠咬状,可见回盲瓣溃疡或功能受损。病理表现内镜下组织病检在克罗恩病与肠结核的鉴别中起着关键的作用。虽然两者在病理表现上有很多相似处,如肠壁的慢性非特异性炎症、肉芽肿、溃疡和节段性病变等,但克罗恩病有裂隙状溃疡、非干酪性肉芽肿、淋巴细胞聚集、全层炎症等病理特征,而肠结核则以干酪性坏死性肉芽肿为主要病理特征。更重要的鉴别点在于:肠结核病变可出现于肉眼观察正常的黏膜中。故多片段多处的肠黏膜组织活检(包括正常黏膜)更有利于两者的鉴别。

克罗恩病与肠结核在钡剂造影检查中的相似处有黏膜皱襞粗乱、溃疡形成、跳跃征、肠腔狭窄、肠祥分离、瘘管和窦道形成等。克罗恩病的 X 线特征:① 纵行性溃疡或裂沟,呈分散性;② 卵石征;③ 假息肉;④ 多发性、偏心性狭窄;⑤ 瘘管形成;⑥ 病变呈节段性分布。肠结核的 X 线检查多见回盲部肠段缩短,回盲瓣受累,常有肠外结核病灶。CT、MRI、超声显像与放射性核素等检查可用于克罗恩病与肠结核的鉴别诊断,尤其适于探测肠壁增厚、瘘管形成或合并脓肿等。

(二) 溃疡性结肠炎

克罗恩病与溃疡性结肠炎同属 IBD,两者的鉴别诊断根据病史、临床表现影像、内镜、病理组织及实验室检查等多方面综合分析。下表有助于两者的鉴别诊断(表 4-1-1)。

表 4-1-1　溃疡性结肠炎和克罗恩病的鉴别

项　　目	溃 疡 性 结 肠 炎	克 罗 恩 病
症状	脓血便多见	有腹泻但脓血便较少见
病变分布	病变连续	呈节段性

续　表

项　目	溃　疡　性　结　肠　炎	克　罗　恩　病
直肠受累	绝大多数受累	少见
肠腔狭窄	少见，中心性	多见，偏心性
内镜表现	浅溃疡、黏膜弥漫性充血水肿、颗粒状、脆性增加	纵行溃疡、卵石样外观，病变间黏膜外观正常（非弥漫性）
活检特征	固有膜全层弥漫性炎症、隐窝脓肿、隐窝结构明显异常、杯状细胞减少	裂隙状溃疡、非干酪样肉芽肿、黏膜下层淋巴细胞聚集

（三）小肠恶性淋巴瘤

小肠恶性淋巴瘤可分为原发性和继发性，前者病变多以回肠末端多见，其次为空肠，后者为身体其他部位淋巴瘤等继发表现。原发性小肠恶性淋巴瘤临床症状无特异性，一般以腹痛、腹块、消瘦为主要表现，但腹胀、发热、消化道出血、腹泻、恶心、呕吐也为重要表现。克罗恩病的 X 线检查见小肠与结肠同时受累、节段性分布、裂隙状溃疡、鹅卵石征、瘘管形成。小肠恶性淋巴瘤的 X 线检查则可见一肠段内广泛侵蚀、呈较大的指压痕或充盈缺损。超声或 CT 检查肠壁明显增厚、腹腔淋巴结肿大，多支持小肠恶性淋巴瘤。对病变行病理检查及内镜活检可确诊。

克罗恩病的确诊需结合临床表现、实验室检查、内镜检查、影像学检查和组织病理学检查进行综合分析判断。目前国际上和我国消化界推荐克罗恩病的诊断标准主要参考 2010 年 WHO 推荐的克罗恩病诊断标准（表 4-1-2）。

表 4-1-2　克罗恩病的诊断标准

项　目	临　床	影像学	内　镜	活　检	切除标本
① 连续性或节段性改变		＋	＋		＋
② 石样外观或纵行溃疡		＋	＋		＋
③ 壁性炎症反应改变	肿块＋	狭窄＋	狭窄＋		
④ 干酪性肉芽肿				＋	＋
⑤ 裂沟、瘘管	＋	＋			＋
⑥ 肛周病变	＋			＋	＋

注：具有①②③者为疑诊，再加上④⑤⑥3 项之中任何一项可确诊；有第④项者，只要加上①②③3 项之中任何两项亦可确诊；应用 CTE 或 MRE 检查多可清楚显示肠壁全层情况而不必仅局限于发现狭窄。

克罗恩病的诊断除了要明确诊断外，还包括对克罗恩病进一步评估，尤其是克罗恩病的分型。目前，克罗恩病的分型标准多参考蒙特利尔克罗恩病表型分类法（表 4-1-3）。

表 4-1-3　克罗恩病蒙特利尔分型

确诊年龄/A		病变部位/L			疾病行为/B	
A1	≤16 岁	L1	回肠末端	L1＋L4^2	B1^1 非狭窄非穿透	B1p^3
A2	17～40 岁	L2	结肠	L2＋L4^2	B2 狭窄	B2p^3
A3	＞40 岁	L3	回结肠	L3＋L4^2	B3 狭窄	B3p^3
		L4	上消化道			

注：① 随着时间推移，B1 可发展为 B2 或 B3；② L4 可与 L1、L2、L3 同时存在；③ p 为肛周病变，可与 B1、B2、B3 同时存在。

临床上为了判断疾病活动性的严重程度，通常采用克罗恩病活动指数（Crohn's disease activity

index,CDAI)评估疾病活动性的严重程度并进行疗效评价,Harvey 和 Bradshow 的简化 CDAI 计算法(表 4-1-4)较为简便。Best 的 CDAI 计算法(表 4-1-5)广泛应用于临床和科研。内镜下病变的严重程度及炎症标志物如血清 CRP 水平亦是疾病活动性评估的重要参考指标。内镜下病变的严重程度可以通过溃疡的深浅、大小、范围及伴随狭窄情况来评估。精确的评估则采用计分法,如克罗恩病内镜严重程度指数(Crohn's disease endoscopic index of severity,CDEIS)或克罗恩病简化内镜评分(simple endoscopic score for Crohn's disease,SES-CD),由于耗时,主要用于科研。高水平血清 CRP 提示疾病活动(要除外合并细菌感染)是指导治疗及随访疗效的重要指标。

表 4-1-4 简化 CDAI 计算法

项 目	0 分	1 分	2 分	3 分	4 分
一般情况	良好	稍差	差	不良	极差
腹痛	无	轻	中	重	—
腹块	无	可疑	确定	伴触痛	—
腹泻			稀便每日 1 次记 1 分		
伴随疾病[a]			每种症状记 1 分		

注:"—"为无此项;a:伴随疾病包括关节痛、虹膜炎、结节性红斑、坏疽性脓皮病、阿弗他溃疡、裂沟、新瘘管和脓肿等;≤4 分为缓解期,5~7 分为轻度活动期,8~16 分为中度活动期,>16 分为重度活动期。

表 4-1-5 Best CDAI 计算法

变 量	权 重
稀便次数(1 周)	2
腹痛程度(1 周总评,0~3 分)	5
一般情况(1 周总评,0~4 分)	7
肠外表现与并发症(1 项 1 分)	20
阿片类止泻药(0,1 分)	30
腹部包块(可疑 2 分,肯定 5 分)	10
血细胞比容降低值(正常值[a]:男:0.40;女:0.37)	6
100×(1-体重/标准体重)	1

注:CDAI:克罗恩病活动指数;a:血细胞比容正常值按国人标准;总分=各项分值之和,CDAI<150 分为缓解期,CDAI≥150 分为活动期,150~220 分为轻度,221~450 分为中度,>450 分为重度。

本例患者为中年男性,慢性病程,既往病史表现为反复发作的腹痛、腹泻、发烧、口腔溃疡、贫血、营养不良,曾在当地医院拟诊为"阑尾炎、阑尾脓肿",经抗炎治疗后发热及腹泻好转,后症状反复发作,相关检查曾提示回肠末端炎、克罗恩病可能,但未行规范化治疗和随访,当时也未进一步行全消化道内镜检查、必要的影像学及病理检查来明确诊断和鉴别诊断,也未对病情进行进一步评估。该患者具有消化道症状和全身性表现,消化道表现主要有腹痛、腹泻、口腔溃疡。全身性表现主要有体重减轻、发热、食欲不振、疲劳、贫血等。小肠 CT 发现中下腹部局部小肠壁略增厚,黏膜欠光整,有明显强化,肠系膜根部可见多发小结节影伴梳齿征。小肠镜见回肠末端散在多处溃疡性病变,周边结节样增生,局部肠腔多处可见狭窄,病理检查证实肠道存在慢性炎性损伤。根据该患者目前所有的资料及临床表现,对照克罗恩病的诊断标准和分型标准,临床上可诊断为克罗恩病(A2L1B2 型,活动期,中度),CDAI 评分为 12分,属中度活动期。

克罗恩病临床药物治疗决策取决于疾病的进展程度(如活动期、缓解期;轻、中、重度),病变累及范围、合并症(如瘘管、脓肿、肠管狭窄、梗阻、穿孔),以及手术后药物预防复发等,目的主要是控制临床症状,诱导缓解,促使内镜下黏膜愈合,肠黏膜解剖组织学结构恢复和功能恢复,延缓手术治疗,降低肠道功能丧失、致残和失去工作能力的风险,长期坚持药物维持治疗,预防复发和致残出现。激素是中度活动期克罗恩病治疗最常用的治疗药物,可迅速控制活动性克罗恩病。该患者属中度活动期克罗恩病,腹痛、腹泻症状显著,且伴有发热、食欲不振等全身性表现,回肠末端多处溃疡性病变伴局部肠腔多处狭窄,需要短时间内控制病情,缓解患者症状。所以,我们选择泼尼松 40 mg/d 口服,经过连续 2 周治疗后病情明显缓解,腹痛、腹泻消失,大便转为黄色成形,2~3 次/日,食欲好转,精神和体力明显好转,体重有所增加。遂将泼尼松减量为 5 mg/周维持。

营养不良在克罗恩病患者中非常普遍,尤其是处于活动期的患者。有研究显示,住院的克罗恩病患者营养不良发生率高达 80%~100%。营养不良削弱患者抗感染能力,影响手术切口和肠吻合口愈合,延长住院时间,增加手术并发症发生率和病死率,降低生活质量。营养不良也是造成克罗恩病儿童和青少年生长发育迟缓和停滞的主要原因。该患者发病入院时 NRS 2002 评分为 3 分,BMI 17.0 kg/m² ,发病以来进食量减少明显,3 个月内体重下降约 10%,存在营养风险和中等程度营养不良。近年来许多研究发现,肠内营养不仅可以改善克罗恩病患者的营养状况,而且具有诱导克罗恩病缓解的临床效果,被推荐为炎性肠病一线的治疗措施,广泛应用于临床实践中。我们在使用糖皮质激素治疗的同时,应用短肽类肠内营养制剂口服,对该患者疾病的缓解、促进肠黏膜溃疡愈合可能发挥一定的作用。目前,有关肠内营养诱导克罗恩病缓解的机制尚未完全阐明,可能与肠内营养制剂的成分(如复杂碳水化合物、脂肪酸构成、维生素和微量元素)合理、抗原负荷少、有助于短链脂肪酸产生,以及调整肠道微生态平衡(如拟杆菌/普雷沃菌比例)、改善菌群结构、保护肠黏膜屏障等机制有关。此外,近年来有研究发现,早期肠内营养可减轻内脏脂肪堆积,改变系膜脂肪结构,在诱导克罗恩病缓解中起着重要作用。

六、相关营养背景知识

(一) IBD 的病因与发病机制

随着炎性肠病发病率日益增加,针对该病的研究也越发受到重视,对其发病机制的认识也日臻完善。目前认为其发病机制可归纳为以下 5 个方面。

1. 遗传易感性　许多临床研究发现遗传因素增加了炎性肠病的易感性,理由是,克罗恩病和溃疡性肠炎在不同人群表现出不一样的发病率和流行率,罕见遗传病患者的远亲有炎性肠病相关的现象。同时还发现炎性肠病存在家庭聚集性,发生炎性肠病患者的第一代亲属罹患 IBD 的危险性较背景人群高 4~20 倍,炎性肠病患者的亲属患炎性肠病的风险比普通人群要高很多。特别是克罗恩病患者,单合子(单卵)的双胞胎与双合子(双卵)的双胞胎相比,炎性肠病的同患率显著升高,提示易感性是遗传的,而且对克罗恩病的发病作用更显重要。到目前为止,已经发现的炎性肠病易感基因有 100 种。一个有关克罗恩病全基因组关联分析(genome-wide association study,GWAS)的荟萃分析发现了 71 个遗传易感位点,如 NOD2、ATG16L1、IRGM、NALP3 或 IL‐23R、IL‐10、IL‐27、PTPN2 或 FUT2。最近的一项大样本荟萃分析发现,溃疡性结肠炎的易感位点达到 47 个,包括 IL1R2、IL8RA、IL8RB、IL7R、IL12B、DAP、PRDM1、JAK2、RF5、GNA12 和 LSP1。在已经发现的 IBD 易感基因中,有 28 个位点是溃疡性结肠炎和克罗恩病所共有的,例如 IL‐23 通路的成员、NK2 有关的转录因子、SMAD3、STAT3、ZMIZ1 和 c‐REL 等。从上述 100 种遗传易感基因中,可以看出炎性肠病的发病机制是多方面的,涉及细菌的识别、自噬、内质网应激、上皮功能障碍、T 细胞的分化、氧化应激和黏膜免疫防御等。

尽管如此,迄今所发现的易感位点只能解释炎性肠病 20%~25% 的遗传特性。这种现象不仅仅只在炎性肠病中出现,在其他的多基因疾病中也很常见,我们把这种现象称为"共同特征遗传缺失的不确定性"。但是这种所谓的不确定性比我们想象中的要小很多。有学者提出"幻影遗传"的概念并将这种新的概念引用到克罗恩病中。它假定克罗恩病来自相互独立的基因之间的叠加,这种方式所确定的位点只能够解释约22%的遗传特性,所谓的"限制性通路模型"能够解释约62.8%,而迄今所发现的遗传危险因素可以解释80%的遗传缺失。由此可见,大多数易感基因可能已经被确定。"限制性通路模型"是指假定基因以及其产物不是独立发挥作用的,而是通过"异位显位"相互联系在一起的。"异位显位"是指单个突变基因所产生的作用取决于其他的基因或者是其他基因的产物,突变基因与其他基因之间是存在着共同通路的。根据"遗传缺失"的理论可以推测,稀有突变与炎性肠病有着密切的关系。因此,人们将深度测序方法以及进一步的遗传分析应用到炎性肠病的研究中,但目前仍没有找到支持这一理论的有力证据。因此,这些有关炎性肠病遗传学的新观点将研究方向转向探索基因之间的相互作用、基因通路的相互作用以及基因与环境的相互作用,而这些相互作用为研究炎性肠病发病机制指明新的方向。因此,炎性肠病遗传因素的研究重点应着眼于目前已经发现的易感基因的生物作用,而不是不遗余力地去发现其他易感基因。

2. 黏膜机械屏障功能 机械屏障由肠黏膜表面的黏液层、肠上皮本身及其紧密连接、基底膜、黏膜下固有层等组成,其完整性是肠黏膜屏障的结构基础,而在IBD患者这一完整性结构发生了改变,主要表现在肠上皮通透性增高。Martin和Gassler等研究发现,炎性肠病患者肠标本中的紧密连接呈现偏离、破碎和紊乱,肠上皮紧密连接出现功能异常,从而导致肠上皮通透性增加。此外,炎症因子引起的炎症反应也可造成通透性改变。黏膜屏障的完整性对于维持黏膜动态平衡十分重要,许多有意义的间接证据均支持一个基本假设:上皮屏障功能的改变是炎性肠病发病机制中的重要环节,炎性肠病患者及部分一级亲属肠黏膜通透性增加。胃肠黏膜通透性主要由控制通透性结构和功能的基因所决定,而一些影响屏障功能的药物可加重炎性肠病或导致某些与炎性肠病相似的肠道炎性反应。

3. 肠道菌群 肠道微生物在炎性肠病发病机制中的作用近年来越来越受到重视,肠道菌群被认为是炎性肠病炎症始发的必要诱因。在结肠中有500个或更多种不同种类的细菌,主要分为3类:厚壁菌、拟杆菌和变形杆菌。外部环境条件(如地理、经济条件、年龄、饮食和生活方式)的变化能够影响肠道微生物的组成。有研究报道,营养吸收和微生物之间的相互作用影响体内营养代谢和免疫系统作用的正常发挥,炎性肠病可从根本上被理解为是对肠道菌群或其组分的异常炎性反应。

肠道菌群从人出生的第一天就开始发育。人们普遍认为,哺乳喂养对小孩有较好的保护作用,能够诱导机体对肠道微生物产生抗炎反应,同时母乳中的低聚糖作为病原体的诱导受体和益生元促进共生细菌的定植,进而促进早期肠道菌群的发展。相比喂养普通牛奶,对葡聚糖硫酸钠(dextran sulfate sodium salt,DSS)结肠炎成年小鼠模型喂养唾液酸($\alpha2,3$)缺乏的乳糖牛奶不容易出现结肠炎。有研究表明,儿童炎性肠病患者肠道微生物的丰富性和多样性都有一定的减少,在成年炎性肠病患者中,也出现了肠道微生物多样性的减少,特别是在克罗恩病患者中。最近的研究更直接表明,炎性肠病患者肠道中某些菌群数量较正常人显著增加,如黏附性肠侵袭大肠杆菌(adherent-invasive escherichia coli,AIEC)。在基因突变小鼠中,肠道菌群的存在是结肠炎性反应发生的必要条件。研究发现炎性肠病患者与健康对照者比较粪便中细菌的构成不同,且在活动期与缓解期也有差异。最近的数据表明,IBD患者大肠杆菌的数量增加。克罗恩病患者的粪便菌群中,真杆菌和消化球菌数最增多,而双歧杆菌数减少。在溃疡性结肠炎患者中,肠杆菌和肠球菌明显增加,主要原籍菌有意义减少,尤其是双歧杆菌。在炎性肠病患者的活组织检查中,厚壁菌减少,拟杆菌增加。尽管实验证据有限,长期以来人们一直认为大肠杆菌在炎性肠病的发病中起重要作用。

短链脂肪酸和丁酸盐是肠道内厌氧菌发酵难于消化吸收的碳水化合物和蛋白质等所产生的,具有降低肠道pH、酸化肠道的功效,还是结肠上皮细胞的主要能量来源。但炎性肠病时细菌的种类和功能发生了改变,炎性肠病患者肠腔内短链脂肪酸和丁酸盐的含量明显减少,影响了肠上皮细胞的能量代谢,导致上皮细胞受损,诱发肠道炎症发生。

与炎性肠病相关的基因突变不仅与微生物识别功能障碍有关,同时也影响了人类肠道微生物的组成。NOD2 和 ATG16L1 被发现与微生物组成的变化有关。其他影响微生物组成的基因多态性已经陆续被检测出来,如 FUT2 基因编码的 α-1,2-岩藻糖基转移酶能够影响胃肠道黏膜 ABO 血型抗原,进而影响微生物的组成。Rausch 等的一项研究发现克罗恩病患者与对照组患者之间肠道微生物存在显著差异,同时证明 FUT2 基因型影响细菌的多样性。

4. 天然免疫　肠黏膜屏障及微生物环境的功能性改变可能为炎性反应的发生创造条件。微生物菌群宿主反应激活是炎性肠病特有的发病机制。天然免疫机制在宿主与微生物间的起始反应中起关键作用。各种跨膜和胞内识别受体家族能识别胃肠道主要微生物所产生的不同分子,这些受体能通过多种信号途径导致不同的细胞反应,其中核因子 κB(nuclear factor,NF-κB)的活化尤其重要,在与免疫及炎性反应相关的多种介质表达中起中心作用。正常肠黏膜免疫系统对肠道内正常菌群处于免疫耐受状态,而对菌群失调时肠道内构成发生变化的菌群则失去耐受性,对肠黏膜产生损伤。Duchman 等将活动性 IBD 患者有炎性改变的肠黏膜固有层单个核细胞(lamina propria mononuclear cells,LPMC)在体外与其自身肠道内细菌裂解液孵育后,见强烈的增殖反应伴大量细胞因子如 IL-12、IFN-γ、IL-10 等分泌,而正常人 LPMC 无此反应,说明正常人对自身的肠菌存在耐受,IBD 患者的这种耐受被打破。

5. 适应性免疫　遗传易感基因在免疫细胞的发育和功能发挥中起着重要作用。调节增殖相关胞内信号转导途径,分泌促炎性细胞因子,抗原呈递或对潜在病原体的细胞反应。炎性肠病的组织学特征包括淋巴细胞和巨噬细胞的大量浸润。早期的炎性肠病发病机制研究多集中在适应性免疫反应的作用上。通过这些研究,人们逐渐达成共识,克罗恩病的炎性细胞浸润以辅助性 T 细胞 Th1 免疫反应为主,溃疡性肠炎患者的炎性细胞浸润则主要表现为以 IL-4 和 IL-13 浓度升高为主的不典型 Th2 免疫反应。由于这两种类型的免疫紊乱对炎性肠病发病机制的影响尚未明确,所以对长期患病及发病初期免疫环境的差异进行研究极为必要。最近的研究表明,在众多炎症细胞中,Th17 细胞(CD_4^+ T 淋巴细胞的一个亚型)和固有淋巴细胞(包括肠系膜淋巴结、集合淋巴管、孤立淋巴滤泡和淋巴组织诱导细胞)在 IBD 的发病中发挥着关键作用,IL-17 已被证实与导致组织损伤的细胞活化有关。Th17 细胞表达 RORγt 和 IL-23 受体(IL-23R),分泌 IL-17A。在炎性肠病患者中,Th17 细胞数量增加,同时伴有 RORγt 和 IL-17 的升高。Th17 细胞的稳定和增殖受 IL-23 的调控,同时 IL-23R 基因突变是炎性肠病的危险因素。Th17 细胞来源的 IL-17 在慢性肠道炎症发病机制中的作用已经在各种结肠炎模型中被证明。IL-17 基因敲除能够减缓化学诱导结肠炎模型的炎症反应,同时将 Th17 细胞移植到 RAG-/-小鼠中能够诱导严重的结肠炎。Th17 细胞的主要促炎作用是通过释放 IL-17A、IL-17F、IL-21、IL-22 和 IL-9,并通过其与肠上皮细胞相互作用,最终导致炎症的发生。与 CD_4^+ Th17 细胞不同,固有淋巴细胞并不是 T 淋巴细胞,其表达 RORγt,并产生 IL-17 和 IL-22。肠系膜淋巴结和集合淋巴管在胎儿期发育,孤立淋巴滤泡(isolated lymphoid follicles,ILFs)在肠道细菌定植后开始发育。淋巴组织诱导细胞的表达需要细胞核激素受体 RORγt 的参与。RORγt 基因敲除的小鼠缺乏淋巴组织诱导细胞,不能形成淋巴组织,孤立淋巴滤泡。上皮损伤后,屏障破坏使得 RORγt 基因缺陷小鼠发展成严重的肠道炎症并伴有明显的体质量下降,抗生素的治疗可以改善或阻止这个过程。有研究表明,固有淋巴组织在黏膜表面具有免疫监视的作用。

6. 环境和疾病的相互作用　无论遗传因素如何增加炎性肠病的易感性,疾病的发生仍依赖致病因子的参与。目前的观点认为,基因与环境之间的相互作用决定了炎性肠病的发病,这种相互作用并不是简单的相互叠加。相反,是相关因素密切互动并相互调节,主要表现在环境因素导致表观遗传改变,触发代谢途径,从而引起先天免疫系统功能障碍。同时,基因突变也可以改变微环境。病原性细菌能够引发炎性肠病,在一定条件下共生菌也可以促进炎症反应的发生。金属蛋白酶 GeIE 由乳酸杆菌所产生,能够通过破坏上皮屏障的完整性加重慢性实验性结肠炎。与没有亲属关系的普通人群相比较,双胞胎和其母亲的粪便中共生菌组成有着很大程度的相似性。此外,病毒和真菌也是肠道微生物群的组成部分,有研究发现病毒对炎性肠病的发生同样起着一定的作用,病毒可能会以某种方式改变肠道菌群,从而充当环境因素触发炎性肠病的发生。此外,已明确的致病因子有非甾体抗炎药的使用,可损伤肠上皮黏膜而致病。吸烟可能改变基因的表现型,尽管可防止溃疡性肠炎,但提高了克罗恩病的危险性。

综上所述,IBD 病因和发病机制复杂,现阶段的研究主要是围绕遗传、免疫、环境、内质网应激以及肠道微生物等因素。目前关于炎性肠病发病机制的基本观点是:具有遗传易感性的个体,在环境因素作用下,触发机体免疫失衡,引发肠道慢性炎症。研究炎性肠病致病机制是为了找到特异的药物阻断该病的发展,或者从根本上预防炎性肠病的发生。

（二）炎症性肠病的病理诊断

炎症性肠病的诊断主要依靠病理检查确诊,因而临床上无论肠镜下活检还是手术大体标本都建议多段、多点取材。大多数情况下,炎症性肠病的病理学评估需要明确以下几个关键问题。

1. **明确有无慢性损伤** 由于炎性肠病是一种慢性疾病,因此病理上首先需要明确是否存在慢性损伤的病理学证据,并且由此排除那些自限性疾病。慢性损伤的三大特征是结构紊乱、固有层基底部淋巴细胞浸润和肠上皮化生。① 结构:正常小肠和结肠组织中,隐窝呈均匀分布并延伸至黏膜肌层,小肠绒毛纤细且长。隐窝分子、隐窝消失（脱落）或绒毛畸形都是结构紊乱的特点,均为长期慢性损伤的表现。② 固有层淋巴细胞浸润:固有层底部大量淋巴细胞和（或）浆细胞呈条形浸润,称为基底淋巴细胞样增生。此外,偶尔可见固有层嗜酸性粒细胞和肥大细胞浸润。相比之下,中性粒细胞浸润在急性炎症中更为多见而慢性炎症则较为少见。③ 化生:当一种分化良好的细胞类型被另一种细胞类型所替代时,称之为化生,是一种慢性损伤的特征。下消化道最常见的两种化生类型是潘氏细胞和幽门腺细胞化生。潘氏细胞通常位于小肠和接近回盲部的结肠黏膜,结肠脾曲远端的肠黏膜一般没有潘氏细胞。幽门腺细胞通常局限于胃上皮,在结肠和小肠中出现表明慢性炎症病变。如果发现慢性炎症损伤,还需要结合临床特征进行分析,因为肠黏膜的慢性炎症损伤并不能确诊炎性肠病,还需要排除其他的肠道慢性疾病。同样,在长期病情控制较好的患者中未发现慢性炎症损伤也不能排除炎性肠病,需要参考治疗前的病理检查结果。

2. **明确疾病活动程度** 疾病活动是指肠上皮内中性粒细胞的浸润情况,明确疾病活动度对于临床治疗策略至关重要。目前,炎性肠病的疾病活动度分为:① 静止期:主要为黏膜组织结构紊乱或化生等慢性炎症损伤表现,但不见中性粒细胞浸润。② 轻度活动期:肠黏膜上皮内可见散在分布的中性粒细胞。③ 中度活动期:肠黏膜上皮内中性粒细胞聚集于隐窝内,并形成微脓肿,称为"隐窝脓肿",有时可见隐窝结构破坏或隐窝破裂。④ 重度活动期:隐窝脓肿逐渐发展至黏膜糜烂和（或）溃疡。

3. **明确慢性损伤的原因** 一旦诊断为慢性疾病,须进行鉴别诊断以排除炎性肠病以外的慢性损伤性疾病才能确诊为炎性肠病,确诊后要进一步明确是克罗恩病还是溃疡性肠炎,这都需要通过大体标本和组织学特征进行诊断。① 大体表现:溃疡性肠炎通常从直肠开始并连续向近端结肠延伸,一般不累及小肠,溃疡连续性分布和浅表是其病变特征,偶有累及远端回肠,可能是近端结肠的炎症通过回盲瓣所致。内镜下可见累肠黏膜呈红色、颗粒状、质脆,严重情况下表现为出血和溃疡。溃疡性肠炎是非透壁性炎症,不会出现狭窄,浆膜面往往比较光整,切开的大体标本通常是平坦的。相比之下,克罗恩病的溃疡病变可能是不连续的,可以累及从口腔到肛门之间消化道的任何部位,大体标本下肠黏膜病变呈节段性和斑片状分布。由于溃疡和中间正常组织交替,肠黏膜有时表现为"鹅卵石"样外观,病变中间正常的黏膜通常被称为"跳跃征"。克罗恩病的炎症是透壁性的,且肠壁容易并发纤维化和狭窄,故浆膜面受累,切开标本肠组织不平整,经常可见瘘管和浆膜腔脓肿。② 镜下表现:克罗恩病镜下表现为透壁性炎症,而 UC 则表现为浅表的炎症。克罗恩病患者狭窄的组织镜下表现为增厚的胶原组织,溃疡往往较深,类似于刀口状,可在浆膜和结肠周围的纤维脂肪组织之间形成瘘管。溃疡性肠炎几乎不会纤维化,溃疡往往表浅和广基底。此外,很多克罗恩病患者都会有肉芽肿表现,而溃疡性肠炎患者不会表现为肉芽肿。

4. 评估异型增生　炎性肠病与结直肠癌的发生相关,炎性肠病相关的异型增生在很大程度上增加了结直肠癌的发生风险。因此,高级别上皮内瘤变或多灶性低级别上皮内瘤变往往需要密切随访甚至外科手术干预。因此,对炎性肠病患者进行长期规范的内镜随访监测是预防炎性肠病相关癌变的最有效措施。在炎性肠病癌变监测中,异型增生或上皮内瘤变的病理评估至关重要。

5. 炎性肠病病因的遗传学研究　遗传因素在炎性肠病的发生发展中起着重要作用,随着 GWAS 技术发展,可以检测分析炎性肠病发病相关的基因,有助于发现炎性肠病常见基因。有研究发现克罗恩病有 71 个遗传易感位点,如 NOD2、ATG16L1、IRGM、NALP3 或 IL-23R、IL-10、IL-27、PTPN2 或 FUT2。溃疡性结肠炎的易感位点达到 47 个,包括 IL1R2、IL8RA、IL8RB、IL7R、IL12B、DAP、PRDM1、JAK2、RF5、GNA12 和 LSP1。在已经发现的炎性肠病易感基因中,有 28 个位点是溃疡性结肠炎和克罗恩病所共有的,例如 IL-23 通路的成员、NK2 有关的转录因子、SMAD3、STAT3、ZMIZ1 和 c-REL 等。因此,基因检测不仅有助于明确基因因素对炎性肠病发病机制的影响,而且对炎性肠病诊断、治疗以及预后判断有着重要参考价值。

七、主编点评

克罗恩病治疗的目的是控制病情活动,维持缓解及防治并发症。药物治疗方案应根据其活动性、发病部位、病程及有无并发症而定,并根据既往药物治疗反应、不良反应及有无肠外表现等制订个体化治疗方案。该患者病史迁延反复,以反复腹痛、腹泻伴发热为主要特点,有消瘦、乏力、纳差以及慢性口腔溃疡史,存在克罗恩病典型的消化道表现、全身性表现和肠外表现,处于克罗恩病活动期,临床症状较重,因此给予糖皮质激素治疗。经过连续 2 周治疗后,病情缓解,腹痛、腹泻消失,食欲好转,精神和体力明显好转,体重有所增加,进入疾病缓解期。

营养不良在活动期克罗恩病患者中十分常见,营养不良降低了患者抗感染能力,延长住院时间,影响机体对药物治疗的反应,降低患者的生活质量,增加并发症的发生率和死亡率。近年来许多研究发现,肠内营养不仅可以改善克罗恩病患者的营养状况,而且具有诱导克罗恩病缓解的临床效果,被推荐为炎性肠病一线的治疗措施,广泛应用于临床实践中。我们在使用糖皮质激素治疗的同时,应用短肽类肠内营养制剂口服,对该患者疾病的缓解、促进肠黏膜溃疡愈合可能发挥一定的作用。

(吴国豪)

参考文献

[1] Poggioli G. Ulcerative Colitis[M]. Italy:Springer Nature Italy AG,2019.

[2] Ananthakrishnan AN. Nutritional Management of Inflammatory Bowel Diseases:A Comprehensive Guide[M]. Switzerland:Springer International Publishing AG,2016.

[3] Cohen RD. Inflammatory Bowel Disease:Diagnosis and Therapeutics[M]. 3th ed. Switzerland:Springer International Publishing AG,2017.

[4] Esteban Sáez-González E,Mateos B,López-Muñoz P,et al. Bases for the Adequate Development of Nutritional

Recommendations for Patients with Inflammatory Bowel Disease[J]. Nutrients，2019，11：1062-1073.

［5］ Bischoff SC，Escher J，Hebuterne X，et al. ESPEN practical guideline：Clinical Nutrition in inflammatory bowel disease[J]. Clinical Nutrition，2020，39：632-653.

［6］ Narula N，Dhillon A，Zhang D，et al. Enteral nutritional therapy for induction of remission in Crohn's disease（Review)[J]. Cochrane Database of Systematic Reviews. Cochrane Database of Systematic Reviews，2018，4（4)：CD000542.

［7］ 中华医学会消化病学分会炎症性肠病学组.炎症性肠病诊断与治疗的共识意见[J].中华炎性肠病杂志,2018,2：173-190.

病例 2

一、病史简介

患者,男,16 岁。因"肛周不适、腹泻 2 年伴肛周大量溢粪 2 月"入院。患者 2 年前出现肛门周围疼痛不适、肿胀,同时出现腹泻,黄色稀便,每日 4～6 次,无黏液脓血便,到当地医院就诊,拟诊(肛旁脓肿),对症治疗后好转。1 年前患者出现进食后腹痛,以脐周明显,呈持续性隐痛,便后腹痛症状稍缓解,每日解 5～6 次稀便,无黏液脓血,未就诊。2 个月前腹痛、腹泻加重,每日 12～15 次,稀水便,无黏液脓血,出现发热,体温 38℃,无腹痛,无恶心、呕吐。同时出现肛旁瘘口,有溢液、粪性,每日量约 50～80 ml,无皮疹、关节痛、口腔溃疡,无咳嗽、咳痰、发汗等症状,到当地医院就诊,诊断为"肛瘘",治疗后无好转,瘘口未愈。患者发病以来感觉乏力、活动后气促、胃纳差。患者为行进一步治疗收入我院消化科,病程中,患者精神、睡眠可,小便正常,近 2 个月来体重下降 10 kg。

二、入院检查

体温 37.8℃,脉搏 72 次/分,呼吸 18 次/分,血压 110/55 mmHg,体重 36 kg,身高 170 cm。神志清楚,精神萎靡,轻度贫血貌,体形无力型,轮椅推入病房,呼吸平稳,营养较差,发育正常。全身皮肤无黄染,未见皮疹、红斑,无肝掌、蜘蛛痣。全身浅表淋巴结无肿大,巩膜无黄染,胸廓无畸形,双肺呼吸音清,未闻及干湿啰音。心前区无隆起,心界不大,心率 72 次/分,律齐,各瓣膜区未闻及病理性杂音。舟状腹,腹软,全腹未触及包块,全腹无压痛、反跳痛,肝脾肋下未触及,叩诊鼓音,无移动性浊音,肠鸣音 4 次/分。肛周可见 4 个瘘口,于左侧卧位时分别位于肛周 7 点及 9 点处(图 4-2-1),肛门指诊未及肿块,指套有血迹。双下肢无水肿,双侧足背动脉搏动可。四肢脊柱无畸形,活动自如,神经系统检查无异常体征。

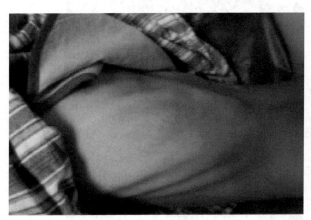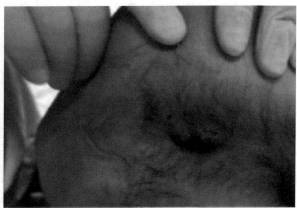

图 4-2-1 肛周可见 4 个外瘘口

血红蛋白 91 g/L;血细胞比容 29.7%;白细胞 9.09×10⁹/L;淋巴细胞 21.1%;血小板 370×10⁹/L;总胆红素 9.3 μmol/L;直接胆红素 2.1 μmol/L;总蛋白 45 g/L;白蛋白 21 g/L;谷丙转氨酶 32 U/L;谷草转氨酶 29 U/L;前白蛋白 0.05 g/L;尿素 3.7 mmol/L;肌酐 57 μmol/L;尿酸 123 μmol/L;葡萄糖

4.6 mmol/L；总胆固醇 2.52 mmol/L；甘油三酯 0.76 mmol/L；钠 140 mmol/L；钾 3.7 mmol/L；氯 100 mmol/L；钙 2.10 mmol/L；无机磷 0.91 mmol/L；镁 0.66 mmol/L；高敏感 C 反应蛋白 5.8 mg/L。

盆腔 MRI：肛管（12 点、1 点和 5 点）和直肠下端（12 点）多发肛瘘形成，骶前间隙、两侧坐骨直肠窝和耻骨直肠窝、直肠、尿道间隙炎性病变，部分小脓肿形成。盆腔肌肉水肿。升结肠近段肠壁病变（图 4-2-2）。小肠 CT：回盲部、升结肠、直肠病变，所见小肠未见异常。

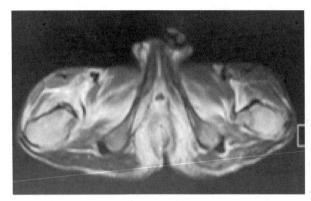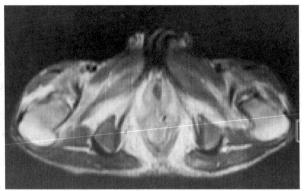

图 4-2-2　盆腔 MRI 示肛管和直肠下端多发瘘管，直肠周围部分小脓肿形成，盆腔肌肉水肿

结肠镜：结肠镜进入直肠后肠腔狭窄，质脆易出血，换用胃镜插镜至回肠末端 10 cm，回肠末端黏膜未见溃疡与狭窄。回盲瓣严重变形，呈张口状，阑尾窝无法看清，回盲部、升结肠大量增生性结节，升结肠见多发黏膜增生呈黏膜桥状，黏膜充血明显。直肠黏膜弥漫充血水肿，可见多处不规则溃疡，大小约 0.5 cm×0.4 cm，覆白苔，直肠可见较多增生组织，距肛门口 5 cm 左、右侧壁分别可见一瘘口（图 4-2-3）。

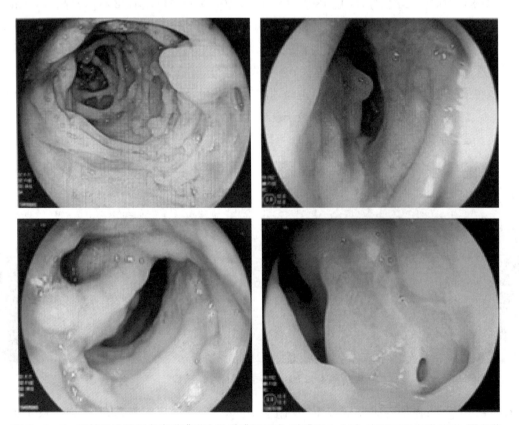

图 4-2-3　肠镜见升结肠多发黏膜增生及黏膜桥形成，黏膜充血水肿；直肠可见多发溃疡，覆白苔；距肛门口 5 cm 左、右侧壁分别可见内瘘口

三、入院诊断

克罗恩病，贫血，重度营养不良。

四、治疗经过

患者病史有如下特点：少年男性，反复腹痛、腹泻伴肛周不适 2 年余，腹泻加重伴发热 2 个月，同时肛旁瘘粪性，有消瘦、乏力、纳差史，存在典型的消化道表现、全身性表现。影像学检查发现个结肠近段肠壁病变，肛管和直肠下端多发肛瘘形成，骶前间隙、两侧坐骨直肠窝和耻骨直肠窝、直肠、尿道间隙炎性病变，脓肿形成，盆腔肌肉水肿。肠镜见回盲瓣严重变形，回盲部、升结肠大量增生性结节，升结肠见多发黏膜增生呈黏膜桥状，黏膜充血明显，直肠黏膜弥漫充血水肿，可见多处不规则溃疡，覆白苔，直肠可见较多增生组织，末端直肠侧壁可见多个瘘口。根据患者目前资料，对照克罗恩病的诊断标准及分型标准，临床可诊断为克罗恩病（A1L3B3p）活动期，重度，肛周脓肿，肛瘘，贫血，重度营养不良。患者入院后完善相关检查，根据患者目前的诊断和病情评估，制订治疗方案。考虑到患者为青少年，病变范围广泛，伴肛周病变，症状和病情较重，进展快，具有多项预后不良因素，应优先考虑早期积极治疗方案。具体如下：① 英夫利昔单抗（infliximab，IFX）＋硫唑嘌呤（azathioprine，AZA）诱导缓解后以 AZA 维持缓解。IFX：按照每次 5 mg/kg 计算，分别于 0、2、6 周给药一次诱导缓解治疗，随后根据情况维持治疗。AZA：100 mg/d，口服。经过前 3 次 IFX 治疗后，病情明显缓解，腹痛、腹泻消失，大便转为黄色成形，2～3 次/日，食欲好转，精神和体力明显好转，体重有所增加。复查肠镜见结直肠溃疡明显好转，但尚未愈合，提示患者对 IFX 治疗有应答。② 营养支持：鉴于患者因有严重腹泻伴肛周多个瘘管溢粪，存在重度营养不良，BMI 12.5 kg/m²。患者入院后暂禁食，建立深静脉通路，给予全肠外营养，摄入热量 1 200 kcal/d，蛋白质 1.5 g/(kg·d)，葡萄糖占 60% 非蛋白热量，选择含橄榄油的脂肪乳剂提供 40% 非蛋白热量，应用平衡型氨基酸溶液作为氮源，添加足量维生素和微量元素，采用全合一方式配置，通过深静脉输注。全肠外营养 2 周后，此时患者腹痛、腹泻症状明显好转，开始通过鼻胃管给予短肽类肠内营养液，即全肠内营养（total enteral nutrition，TEN）。目标量 1 500 kcal/d，从每日 500 ml，60 ml/h 滴速开始，根据患者胃肠道耐受性逐渐增加摄入量，患者适应后逐渐加至每日需求量 1 500 ml，患者耐受良好，同时逐渐减少肠外营养用量直至停用。③ 抗感染治疗：由于患者存在肛瘘伴盆腔感染，多发小脓肿，予以三代头孢（头孢曲松）联合抗厌氧菌（甲硝唑）静脉滴注，积极抗感染治疗。经上述治疗一周后，患者一般状况明显改善，大便次数减少到每日 3～4 次，肛周无溢液。④ 静脉补铁，蔗糖铁，1 500 mg。经过上述优化治疗后患者一般情况好转，腹痛、腹泻停止，肛周溢粪停止，大便正常，CRP 正常，粪常规及粪隐血正常，患者可自由活动，予以出院。出院时体重 40 kg，BMI 13.8 kg/m²。嘱本院炎性肠病专病门诊随访，IFX＋AZA 维持治疗，继续口服肠内营养，口服铁剂等。

患者出院后坚持治疗，每日口服补充肠内营养，身高、体重继续增长（表 4-2-1）。同时返校继续学习并参加高考，在学校期间继续肠内营养治疗，定期回院复查。半年及一年复查肠镜（图 4-2-4），见升结肠黏膜桥减少，黏膜无充血、水肿，直肠溃疡完全消失，黏膜水肿消退，距肛门口 5 cm 左、右侧壁内瘘口可见巨大增生性息肉填塞肠腔。胸部 CT 正常。肠内营养治疗一年时查粪钙卫蛋白接近正常值。盆腔增强 MRI：升结肠、直肠管壁病变，直肠下端-会阴中央区皮下肛瘘形成（图 4-2-5）。考虑目前为静止期肛瘘，无须特殊处理。

表 4-2-1 患者 EEN 治疗 3 个月、6 个月及 1 年各指标变化

指 标	3 个月	6 个月	1 年
身高(cm)	170	176	176
体重(kg)	47	51	57
BMI(kg/m^2)	16.3	16.5	18.4
NRS 2002 营养风险评分	3	1	0
血红蛋白(g/L)	141	160	163
C 反应蛋白(<8 mg/L)	11.53	5.55	3.23
白蛋白(g/L)	46	45	51
粪钙卫蛋白(<200 μg/g)	NA	NA	223

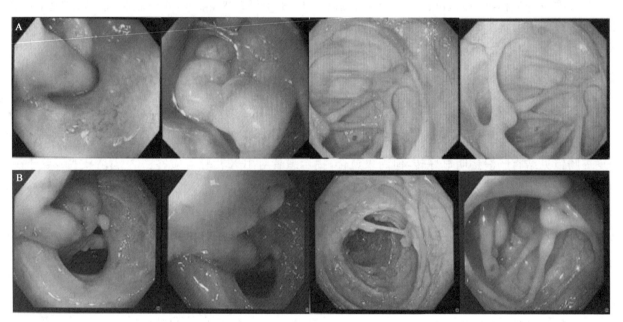

图 4-2-4 EEN 半年(A)及 1 年后(B)复查肠镜见直肠溃疡消失,内瘘口巨大增生性息肉,
升结肠黏膜桥减少,黏膜无充血水肿

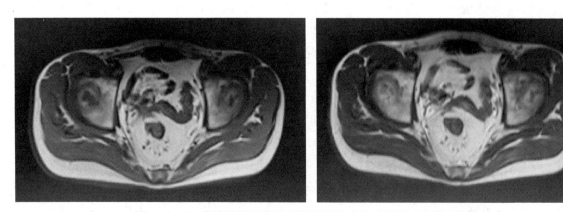

图 4-2-5 盆腔增强 MRI 显示直肠下端-会阴中央区皮下静止期肛瘘

五、讨论分析

克罗恩病是一种以全消化道慢性非特异性炎症为特征的全身性疾病,最常发生于青年期,根据我国统计资料,发病高峰年龄为 18～35 岁,男性略多于女性(男女比约为 1.5：1),临床表现包括消化道症状、全身性表现、肠外表现和并发症。消化道症状主要有腹泻和腹痛,可有血便;全身性表现主要有体质量减轻、发热、食欲不振、疲劳、贫血等,青少年患者可见生长发育迟缓。腹泻、腹痛、体重下降是克罗恩病常见症状,如有这些症状出现,特别是年轻患者,要考虑本病的可能。肛周脓肿和肛周瘘管可为少部分克罗恩病患者的首诊表现,好发于青少年及青壮年。肛周克罗恩病(perianal Crohn's disease,PCD)的发病率逐年增高,从首次出现肛周症状到确诊克罗恩病时间缩短,且 43.7%～72.4% 的 PCD 患者在确诊前出现肛周病变,57.7% 的 PCD 患者仅以局部肛周症状就诊确诊克罗恩病,易于漏诊。青少年克罗恩病患者更多以肛周疾病首发,最常见的是肛瘘和肛周脓肿,往往表现为复杂肛瘘,因治疗后瘘口反复迁延不愈而后诊断为克罗恩病,这类患者往往处于克罗恩病的早期阶段,肠腔内病变(如溃疡)多不严重,而肛周表现严重。青少年克罗恩病的另一特征是患者的生长发育可能受到影响,因此这是不同于成年患者的地方,须使用 Paris 分型而非 Montreal 分型进行。

IFX 是一种抗 TNF-α 人鼠嵌合体 IgG1 单克隆抗体,通过拮抗克罗恩病免疫炎性发病通路中起关键作用的前炎性因子 TNF-α 而起治疗作用。IFX 是首个正式用于克罗恩病治疗的新型生物制剂,已在世界各地应用十多年。中华医学会消化病学分会炎症性肠病学组提出 IFX 治疗克罗恩病的适应证有：① 中至重度的肠道活动性克罗恩病,对糖皮质激素治疗无效或激素依赖者,和(或)免疫抑制剂(如硫唑嘌呤等)治疗无效者,或不能耐受上述药物治疗(存在禁忌证或严重不良反应)者,对确诊时具有预测疾病预后不良高危因素(如年龄<40 岁、起病初期需使用糖皮质激素治疗、合并肛周病变)者,如有条件,可考虑早期予 IFX 治疗。② 克罗恩病合并肠皮瘘、肛瘘或直肠阴道瘘经传统治疗(包括外科引流、抗生素、免疫抑制剂等)无效者。复杂性肛瘘经充分外科引流和抗感染,早期应用 IFX 有可能取得良好疗效。该患者为青少年,反复腹痛、腹泻数年,病变范围广泛,伴肛周病变,症状和病情较重,进展快,具有多项预后不良因素,为迅速诱导缓解,促进生长和发育,我们选择应用 IFX＋AZA＋营养治疗方案。有证据表明,以 IFX 为代表的生物制剂治疗的优势已超越了单独临床诱导缓解率的范畴,早期应用 IFX 不仅有助于提高临床疗效,更重要的是能够改变疾病的自然病程。临床研究表明,克罗恩病病程越短,使用 IFX 治疗的有效率和缓解率越高。病程<2 年患者采用 IFX 治疗后半年和 1 年,缓解率显著高于病程>5 年患者。而病程<1 年患者应用 IFX 治疗后半年的缓解率同样明显高于病程>5 年患者,这表明克罗恩病患者可能存在一个治疗窗口期,在此期间内 IFX 治疗可能具有最大的疗效。此外,在从没有接受过糖皮质激素治疗的患者中,IFX 治疗的疗效要显著优于曾接受过糖皮质激素和免疫调节剂治疗的患者,这说明早期、积极的 IFX 治疗能够提高克罗恩病的治疗反应,降低对糖皮质激素的依赖性,并改变疾病的自然病程。该患者为新发病例,既往免疫接受过糖皮质激素治疗,且病程在 2 年左右,是理想的 IFX 治疗对象,并可避免使用糖皮质激素。经过前 3 次 IFX 治疗后,病情明显缓解,腹痛、腹泻消失,大便转为黄色成形,2～3 次/日,食欲好转,精神和体力明显好转,体重有所增加,肠镜见结直肠溃疡明显好转,提示患者对 IFX 治疗有应答。

营养不良在活动期克罗恩病患者中非常普遍,是克罗恩病治疗效果不满意的重要原因之一,营养不良削弱患者抗感染能力,延长住院时间,增加并发症发生率和病死率,降低生活质量。同时,营养不良也是造成克罗恩病儿童和青少年生长发育迟缓和停滞的主要原因。目前的共识是,营养支持在克罗恩病患者中的作用不仅仅是纠正患者的营养不良以获得营养良好状态,而是通过合理、有效的营养支持获得疾病临床缓解并有效地维持,促进机体生长等。大量的动物实验和临床研究证实,TEN 能够诱导克罗恩病的缓解,促使肠黏膜炎症反应消退、溃疡愈合。TEN 由于同时具有补充营养和诱导活动期克罗恩病缓解的作用,在改善营养状况的同时能够减轻克罗恩病炎症反应程度,促进生长发育,因而成为儿童和青少年克罗恩病首选的治疗手段。但是,临床上出现以下情况时,TEN 往往难以实施:① 克罗恩病继发短肠综合征早期;② 高流量小肠瘘(≥500 ml/d);③ 机械性肠梗阻;④ 高位内瘘(胃-结肠内瘘或十二指肠-结肠内瘘);⑤ 肠瘘造成的严重腹腔感染;⑥ 严重腹胀、腹泻或恶心呕吐无法耐受肠内营养;⑦ 严重的肠动力障碍或腹腔间隙综合征;⑧ 消化道出血;⑨ 其他原因无法建立肠内营养途径。这些情况下,肠外营养成为理想的营养支持方式。由于全肠外营养可以避免经口摄食所诱发的腹痛、腹泻症状,有效减少胃肠液分泌,减少肠瘘、肛瘘的流量以及肠道细菌数量,同时减轻食物对炎性黏膜的损伤及激惹作用,有利于损伤黏膜的愈合与再生。因此,有研究发现,肠外营养对克罗恩病短期缓解率与 TEN 相同,优于糖皮质激素疗效。一般说来,肠外营养应用时间一般为 15～20 天,时间过短,肠道症状尚未缓解,肠黏膜功能还未恢复。过早进食会加重肠道的负担,影响肠功能的恢复;时间过长,将导致肠黏膜免疫功能下降。

　　本病例是一青少年克罗恩病合并复杂肛瘘、重度营养不良的患者,腹痛、腹泻症状严重,处于疾病活动期,此时首要任务是缓解肠道应激。因此,患者入院后为了快速减轻其胃肠道症状,缓解胃肠道损害,我们选择肠外营养支持,经过短期的全肠外营养支持后,再加上有效的 IFX 治疗,严重的腹痛、腹泻得到改善,则启动 TEN,因为 TEN 不仅有助于诱导克罗恩病的缓解,减轻结肠大量黏膜桥形成和缓解黏膜充血,而且对复杂肛瘘的愈合起着十分重要的作用。因此,当患者经过短期肠外营养支持过渡后,患者腹痛、腹泻症状好转后即开始通过鼻胃管给予短肽类肠内营养液,启动 TEN 治疗。在活动期时,短肽内肠内营养制剂的吸收速率比氨基酸型和整蛋白型制剂要快,其所含低脂(15%)的中链脂肪酸的促炎作用要明显低于高脂制剂,因此更适用于炎症活动期的患者。管饲肠内营养一是解决了短肽类制剂口感差、不易耐受口服的缺点,更重要的是,其能以匀速的方式保证每日所需营养液的用量,比口服的完成度高,依从性好,因此疗效也更确切。患者临床症状缓解,炎症反应消退,即进入缓解期。在缓解期间本病例患者在诱导缓解成功后继续选择了 TEN 进行维持缓解而不考虑药物治疗,粪钙卫蛋白检查也表明其很好地维持了炎症缓解作用。通过口服营养补充,进食低脂饮食,逐渐过渡到健康、均衡膳食,保证供给患者足量的热能、优质蛋白质、无机盐、维生素,忌刺激性食物(如辣椒、酒、冷饮等)。患者出院后坚持治疗,每日口服补充肠内营养,饮食从流质、半流质逐步过渡进软食,正常普通饮食。一年期间随访中,营养状况明显改善,身高、体重继续增长。

六、相关营养背景知识

(一) 食物与炎性肠病的发病机制

　　目前的研究发现,饮食习惯差异是炎性肠病的发病原因之一,食物中的各种成分可作为肠道免疫系统的常见抗原,对炎性肠病的患病起着一定的作用。大量研究显示,进食过量糖类与炎性肠病的发生相关,是炎性肠病的危险因素。脂肪也被证实与炎性肠病的发生、发展有一定关联。一般认为高脂饮食可通过改变肠道屏障功能,激活相关促炎信号通路,改变肠道微生物群的构成,进而导致炎症扩散。动物实验发现摄入高饱和脂肪会增加革兰阴性菌的比例,增加肠黏膜通透性。许多流行病学证据表明,过量摄入脂肪与炎性肠病相关,克罗恩病患病率随总脂肪、动物脂肪、ω-6 多不饱和脂肪酸的摄入量增加而上升,随着 ω-3 多不饱和脂肪酸的摄入量增加而降低。最近的一项研究发现,高脂饮食明显阻碍克罗恩病患者病情的缓解。

　　高膳食纤维摄入是地中海饮食结构的另外一个特点。摄入高膳食纤维的炎性肠病患者,维持疾病缓解的时间更长,这可能与膳食纤维减少腹泻和便秘、调节肠道菌群组成、产生短链脂肪酸、调节免疫反应、促进组织愈合等作用相关。膳食纤维能够促进部分有益菌生长,包括双歧杆菌、梭状芽孢杆菌和黏液真杆菌等。另一方面,高膳食纤维摄入会增加 SCFA 产生。SCFA 不仅是结肠上皮最重要的能量来源,可维持肠上皮细胞的正常生长和功能,SCFA 还可参与调节机体的先天性免疫和获得性免疫,诱导肠上皮细胞分泌抗菌肽、黏蛋白,并上调紧密连接蛋白的表达,进而维持肠黏膜屏障的完整性。同时,SCFA 还能激活中性粒细胞、巨噬细胞等表达的 G 蛋白偶联受体,介导机体免疫反应,维持黏膜免疫平衡,并在不同细胞因子作用下,调节 Th1、Th17 和 Treg 细胞,诱导 B 细胞分泌 IgA。

膳食蛋白质的主要来源是肉类、奶酪、牛奶、蛋类、鱼、豆制品等,许多研究证实,克罗恩病的患病与动物或牛奶蛋白的摄入量呈正相关,人造奶油与溃疡性结肠炎患病有关,牛奶过敏是导致溃疡性结肠炎的原因之一。多项研究证实,牛奶的摄入是炎性肠病的危险因素,缺乏母乳喂养或牛奶喂养的儿童炎性肠病患病率升高,而延长母乳喂养时间则可降低炎性肠病的患病率。这可能是由于人乳中 IgA 对婴儿肠黏膜的免疫调节作用,直接促进肠黏膜生长。牛奶中的主要蛋白质是酪蛋白,可引起胃肠道黏膜的变态反应。此外,也有学者认为牛奶中含有副结核分枝杆菌,该细菌被证明与克罗恩病的患病相关。

除了食物中各种成分的影响之外,某些食物中含有无营养价值的微颗粒物质,如污染物、食物添加剂、防腐剂和抗凝剂,也可增加炎性肠病的发生率。这些物质可以与肠内成分结合成为抗原而引起免疫反应。随着现代微生物学的发展,越来越多的研究证实,肠道菌群与炎性肠病的发生密切相关,年龄、遗传、饮食因素均可影响肠道菌群组成,均可能成为炎性肠病患病机制中重要的环境因素。

因此,膳食内应剔除牛奶、奶制品或其他含乳糖的食物可能有助于乳糖不耐受患者症状的缓解。低脂制剂能够提高肠内营养诱导克罗恩病缓解的效果,对于有脂肪泻的患者,降低膳食中的脂肪摄入量可明显改善患者的症状。近年来的系统回顾总结显示,蔬菜、水果等食物对炎性肠病具有保护作用,多食水果和高纤维饮食可降低克罗恩病的风险,多食蔬菜可降低溃疡性结肠炎的风险。因为膳食纤维可使肠道产生 SCFA,其对炎性肠病有拮抗作用。

最近的研究发现,多不饱和脂肪酸(polyunsaturated fatty acid,PUFA)尤其是亚油酸通过环氧化酶和过氧化物酶的作用,产生前列腺素 E2、血栓素、前列环素、白三烯等促炎因子,增加克罗恩病和溃疡性结肠炎的风险。而 ω-3 PUFA 则可通过调节类二十烷酸、细胞因子的合成,调控基因表达、信号分子和转录因子,改变脂筏的脂肪酸组成及结构,影响各种炎症介质、细胞因子的合成及白细胞的活性,从而减少炎性介质的产生与释放,促进巨噬细胞的吞噬功能,具有抗炎、改善机体免疫机能的作用。ω-3 PUFA 可使肠道炎性细胞浸润减少,IL-1β 和 TNF-α 减少,这些均与 IBD 异常的炎症反应相关,从而减轻肠道炎症改变,提高克罗恩病的临床缓解率。因此,饮食中应尽量减少谷类和植物油的摄入,增加富含 ω-3 PUFA 的鱼类等摄入。有研究表明,摄入富含 ω-3 PUFA 食物、补充谷氨酰胺、增加抗氧化食物、联合应用益生菌和益生元可减少脂肪含量,提高维生素 D 水平,减轻克罗恩病的病情,改善患者的生活质量。

食物中硒的种类和数量会影响肠道菌群组成,从而调节机体氧化应激反应。膳食血红素铁摄入增加后,肠道菌群组成发生改变,拟杆菌属和阿克曼菌属细菌丰度升高,其中阿克曼菌在小鼠中属于病原菌,在易感个体中会促进肠道炎症反应;同时革兰阴性杆菌与阳性杆菌比例升高,引起脂多糖产生增多,这也与肠道炎症加重有关。地中海饮食结构,蔬菜、水果摄入量较高,并有一定量的红酒摄入,与肠道菌群多样性升高相关。红酒摄入会增加柔嫩梭菌丰度,该细菌已被证实在 IBD 患者中具有抗炎效果。维生素 D 具有广泛的免疫调节和抗炎作用,与多种自身免疫疾病的关系受到关注,有研究发现炎性肠病患者常伴有维生素 D 缺乏,而维生素 D 可调节炎性肠病患者的胃肠道炎症反应,与炎性肠病和肠道微生态的调节作用相关。

TEN 制剂指通过配制调整营养成分的液体制剂,在炎性肠病的治疗中发挥重要作用。TEN 制剂减少了食物抗原物质,如核酸和食物添加剂含量,提供了抗炎成分,能够诱导克罗恩病患者疾病缓解和维持缓解。TEN 在儿童克罗恩病中具有比较明确的抗炎效果,与激素相比,能够减少不良反应,促进儿童生长发育。TEN 对溃疡性结肠炎患者的抗炎效果可能也与其对微生态的作用有关。在实施 TEN 的过程中,肠道菌群多样性高于激素诱导缓解的患者,菌群组成改变,其中促炎细菌下降,抗炎细菌比例升高。

(二)肠道微生态与炎性肠病

肠道菌群在炎性肠病发病中的作用是近年来学术界关注和研究的热点领域。人体肠道内定居着数量庞大、种类繁多的细菌群落,这些细菌和宿主机体构成了复杂的共生关系,肠道菌群与人类健康密切相关,细菌的代谢产物可以与肠道免疫系统相互作用,促进免疫系统的发育成熟。肠道内细菌可产生外源性抗原,如此多的外源性抗原与肠道免疫系统维持着一种平衡而又微妙的共生关系。肠道菌群的一个异常信号,便有可能引起肠道黏膜的免疫应答。肠道黏膜识别病原体或异常信号后,即启动免疫反应清除病原体,包括炎性因子的释放和炎症细胞的聚集。一旦这种免疫反应超过了机体的接受能力,便可能引发肠道免疫功能失调,从而引发局部或全身性炎症性疾病,这就是肠道菌群引发炎性肠病的可能原因之一。

1. 肠道菌群失调与炎性肠病　肠道细菌主要分为优势菌群(如类杆菌属、双歧杆菌属、乳酸杆菌等)、条件致病菌(如肠杆菌、肠球菌等)及病原菌,三者共同协调维护肠道稳态。双歧杆菌作为人体肠道不可或缺的益生菌,在人体肠道中发挥着营养、抗菌、调节免疫及抗癌等生理功能。正常情况下,双歧杆菌与其他菌群处于相对平衡状态,一旦平衡被打破,双歧杆菌数量明显减少而致病菌大量繁殖,从而诱发肠道疾病的发生。病原菌是诱发炎性肠病的关键因素之一,外界病原菌主要通过饮食进入人体肠道,破坏肠道稳态,促进炎症发生。此外肠道定植的共生菌群中存在一小部分机会致病菌,在人体免疫功能下降或肠道稳态破坏时对炎症有一定的促进作用。目前认为,艰难梭状芽孢杆菌、肠致病性大肠埃希菌、肠出血性大肠埃希菌、柠檬酸杆菌等都是炎性肠病的致病菌,感染肠道后能够破坏肠上皮屏障,激活肠道免疫反应释放炎性因子,促进炎性肠病的发生、发展。

2. 炎性肠病发生、发展过程中的肠道菌群失调　肠道菌群失调始终伴随着炎性肠病的发生、发展过程。在正常人体肠道中,厚壁菌门(包括梭菌纲、芽孢杆菌纲等)和拟杆菌门是共生菌群的主要成员,变形菌门(包括肠杆菌科等)和放线菌门也占有较大比例。目前的研究发现,炎性肠病患者肠道菌群多样性减低,变形菌门增加而厚壁菌门减少,双歧杆菌较正常人明显降低,且活动期患者较缓解期患者减少更明显。而双歧杆菌可通过增强黏膜屏障功能,调节肠道免疫及肠道菌群等方面有效地减弱 IBD 患者肠道的炎症反应,促进肠道功能的恢复。除肠道细菌种类改变外,炎性肠病患者肠道真菌组成也存在异常改变,包括维克酵母菌属、曲霉属、念珠菌属增加,而外瓶霉属、链格孢属、翘孢霉属、青霉属等减少。此外,还存在肠道噬菌体数量增加现象。这些肠道菌群改变与炎性肠病的发生、发展可能存在一定相关性。

3. 肠道菌群与肠黏膜屏障　正常情况下,肠道具有一定的屏障功能,能够抵挡病原菌的定植和入侵,并与共生菌保持一定距离。肠道屏障主要包括物理屏障肠上皮和化学屏障黏液层以及抗菌肽等物质。同时,肠道共生菌群本身也可发挥屏障功能,其通过竞争作用,包括对营养物质和生存空间的争夺、分泌抑制性代谢物,甚至直接杀灭作用,从而抑制病原菌的定植。正常情况下肠道菌群可通过调节肠上皮、黏液层和抗菌肽等物质,增强肠道的屏障功能,从而防止有害物质的侵袭。

肠上皮细胞是肠黏膜屏障最重要的成分,肠上皮细胞膜表面结合的糖蛋白和糖脂,是人体和肠道微生物之间相互作用的重要枢纽。当控制肠上皮细胞平衡、更新和修复的分子通路发生紊乱时,黏膜屏障的完整性被破坏,肠道黏膜屏障功能下降。肠道菌群中某些细菌如双歧杆菌可通过多方面调节肠上皮细胞,增强肠道黏膜屏障功能。双歧杆菌可有效抑制由革兰阴性菌产生的脂多糖诱导肠上皮细胞自噬,从而防止肠道屏障功能减弱,进而促进和维持肠内稳态。此外,双歧杆菌可与致病菌竞争上皮细胞的位点,刺激上皮细胞分泌黏液素并在黏膜和微生物之间形成保护层,从而抑制有害菌群对黏膜的损害,保持黏膜屏障完整性。另有研究发现,分节丝状菌等可诱导由岩藻糖转移酶基因控制的上皮 $\alpha 1,2$ -岩藻糖的表达,促进肠道共生菌群的定植,并对多种病原菌有抑制作用,从而保护肠道免受病原菌的侵袭。

正常情况下肠上皮杯状细胞分泌的黏液能够较好地隔离细菌与肠上皮,而在炎性肠病的动物模型中黏液层受损,导致细菌渗入黏液层从而引起肠上皮受损。肠道菌群的发酵产物 SCFA 能够直接作用于杯状细胞上调黏蛋白 2(mucin 2)基因表达,SCFA 也可能通过中间产物前列腺素诱导黏蛋白 2 的分泌。黏蛋白 2 是结直肠黏膜屏障的主要有效成分,除了非特异性屏障功能外,其多糖基通过与树突状细胞上的一种复杂受体结合,从而干扰 DC 炎性因子的表达,增强免疫耐受性,提高肠道稳定性。有研究显示丁酸盐可通过促进调节性 T 细胞(T regular cell,Treg)分化而减少 Th17 细胞产生,从而减低肠道炎症反应。

4. 肠道菌群与肠道免疫系统　肠道菌群的存在对肠道免疫系统的发育和激活具有重要作用,目前认为肠道黏膜自身免疫机制出现异常是造成炎性肠病发病的主要原因之一,固有免疫应答和适应性免疫应答均扮演着重要的角色。当炎性肠病患者的肠道上皮屏障遭到破坏,黏膜通透性增加,肠组织长期暴露于大量抗原中,导致肠道免疫系统过度反应和错误识别,引起巨噬细胞和淋巴细胞的激活,释放一系列细胞因子和炎症介质,激活机体的免疫应答,炎症反应逐级放大,最终导致组织损伤,从而出现炎性肠病的病理改变和临床表现。树突状网状细胞被认为是重要的免疫调节细胞,可能在炎性肠病的发病机制中起重要作用,因为其可引发 T 细胞对细菌的应答,并诱导肠黏膜 T 细胞释放促炎性细胞因子。研究显示,炎性肠病小鼠模型中结肠黏膜固有层单核细胞明显增加,树突状网状细胞和淋巴细胞的相互作用和局部黏膜产生可溶性免疫调节因子引发和扩大黏膜的炎症反应。肠道中的单核细胞和巨噬细胞被激活时可分泌大量的促炎因子如 IL－1、IL－2、IL－6、IL－12、IL－17、IL－18、IL－23、IL－27、TNF－α、TNF－β、干扰素(interferon,IFN)等,参与细胞免疫反应。

T 淋巴细胞在肠道炎症反应过程中也起着重要的作用。Th1 分泌的细胞因子 IL－2 和 TNF－γ 介导的细胞免疫具有促炎作用,而 Th2 分泌 IL－10、IL－4、IL－13 等介导的体液免疫主要起抑炎作用。Th1/Th2 平衡的破坏被认为是炎性肠病的发病机制之一。克罗恩病被认为是一种 Th1 介导的免疫反应性疾病,而溃疡性结肠炎被认为是一种 Th2 介导的免疫反应性疾病,肠道微生物菌群在此过程中发挥着重要作用。双歧杆菌能够显著改善克罗恩病患者中树突状网状细胞的抗原摄取和处理能力,从而调节肠道免疫功能。有研究表明,口服双歧杆菌亚种可增加调节性 T 细胞的数量,从而减少炎性肠病患者肠道中的炎症,并降低血清中炎性标志物水平。动物实验发现,无菌小鼠肠道的 Th1 和 Th17 数量减少,此时肠道细胞免疫反应更多地受 Th2 的控制,而这种不平衡能通过常见肠道菌群的定植改善,表明肠道菌群定植能够影响肠道 T 淋巴细胞免疫反应失衡。如脆弱拟杆菌的定植能够纠正无菌小鼠全身 T 淋巴细胞缺陷和 Th1/Th2 的不平衡,并指导淋巴细胞的器官发生。Th17 可分泌 IL－17A、IL－17F 和 IL－22,并刺激肠上皮细胞抗菌蛋白的产生和细胞间紧密连接的形成。因此,Th17 在防止有害菌入侵定植方面有重要作用。Th17 也可能通过表达促炎细胞因子如 IFN－γ 和粒细胞—巨噬细胞集落刺激因子加重免疫应答反应和炎症程度。有研究发现细菌黏附于肠上皮细胞后可以诱导 Th17 分化,从而增强肠道对病原菌的抵抗力,说明细菌对肠上皮细胞的黏附作用是诱导 Th17 的一个重要条件。肠道 Treg 在维持肠道免疫耐受性方面发挥着重要作用,肠道菌群在肠道 Treg 的成熟过程中起着重要作用。有研究表明,双歧杆菌菌群、嗜酸性乳杆菌可以调节肠道 Treg 的分化,从而缓解肠道炎症,维持健康的肠道菌群,并保护肠黏膜屏障功能。同样,巨噬细胞在肠道免疫系统中发挥重要作用,肠道菌群以及菌群的代谢物对巨噬细胞的产生起着重要的调节作用,如丁酸和烟酸能够使结肠巨噬细胞和树突状网状细胞获得抗炎表型,并诱导 Treg 和合成 IL‐10 的 T 淋巴细胞分化,从而抑制炎症。同时,丁酸也可通过抑制组蛋白脱乙酰酶活性、调节肠道固有层巨噬细胞的功能而发挥抗炎作用。

以上大量研究证实,肠道菌群可通过调节机体的天然免疫和获得性免疫系统,抑制异常的免疫应答,从而降低炎症反应对炎性肠病患者肠道黏膜的损伤。

七、主编点评

该病例为少年克罗恩病合并复杂肛瘘,病程较短,腹痛、腹泻症状严重,病情进展快,处于疾病活动期,同时存在重度营养不良和多项预后不良的因素,入院明确诊断后即给予 IFX＋AZA＋营养治疗＋抗感染,符合早期优化治疗原则,而且治疗效果也符合预期,是一个十分成功的治疗病例。

营养治疗在克罗恩病治疗中起着举足轻重的作用,合理的营养策略不仅可以改善患者营养状况,还起到诱导和维持疾病缓解的作用。理论上,TEN 是儿童和青少年克罗恩病首选的治疗方式,能够诱导克罗恩病的缓解,促使肠黏膜炎症反应消退、溃疡愈合,促进生长发育。但是,该患者存在较严重腹痛、腹泻症状,同时合并复杂肛瘘,为了快速减轻其胃肠道症状,缓解胃肠道损害,我们先选择肠外营养支持作为 TEN 前过渡的治疗措施,对活动期克罗恩病患者,肠外营养诱导疾病缓解疗效确切。克罗恩病急性活动期,特别是临床症状严重的患者,应用肠外营养可以避免肠道受到食物的物理和化学刺激,迅速纠正水、电解质平衡,补充患者缺乏的营养物质,改善其全身情况,加快诱导症状的缓解,在本病例的临床治疗中被证实十分有效。同样,对合并高位肠瘘等消化液丢失过多的患者,通过肠外营养不仅可以减轻肠道炎症反应,而且可以避免或减少由于肠内营养所致的消化液分泌或肠瘘流量的增加,有助于促进瘘的愈合及肠功能的恢复。所以对于这些患者,肠外营养起到一个良好的过渡或者说是"桥梁"的作用。通过肠外营养的诱导缓解,一旦消化道症状改善,肠壁水肿减退,梗阻得到一定程度好转,此时可以尝试使用部分肠内营养,然后根据患者情况部分逐渐增加肠内营养用量,减少肠外营养摄入量,直至应用 TEN 病情缓解。该患者经过短期的全肠外营养支持后,再加上有效的 IFX 治疗,严重的腹痛、腹泻得到改善,随后启动肠内营养,不仅有助于诱导克罗恩病的缓解,而且对复杂肛瘘的愈合起着十分重要的作用。

有关不同肠内营养制剂在炎性肠病中的作用学术界多年来一直存在争议,目前的主流观点认为,要素膳与非要素膳诱导缓解率无差异,碳水化合物总量、种类(单糖和双糖)或淀粉摄入与否均与炎性肠病的发病无关,膳食纤维的作用并不十分明确,低脂肠内营养制剂可能能够提高肠内营养诱导缓解的效果,低油酸、高亚油酸肠内营养制剂诱导缓解效果相对高油酸、低亚油酸制剂更佳。药理营养素中,鱼油可降低活动期患者炎症指标,但无维持缓解作用。谷氨酰胺同样也不能改善活动期炎性肠病患者的临床结局,而益生菌在缓解和治疗炎性肠病中起着有益的作用。我们在临床实践中对于腹痛、腹泻症状明显的患者,通常采用通过鼻胃管给予短肽类或要素膳型内营养液,是考虑到短肽类肠内营养制剂的吸收速率比整蛋白型制剂要快,其所含低脂的中链脂肪酸诱导缓解效果相对较好。鼻胃管管饲方式一是解决了短肽类制剂口感差、不易耐受口服的缺点,更重要的是,其能以匀速的方式保证每日所需营养液的用量,比口服的完成度高,依从性好,因此疗效也更确切。

本病例患者在诱导缓解成功后继续选择了 TEN 进行维持缓解,取得了良好的维持缓解作用,患者出院后坚持每日口服补充肠内营养,采用低脂饮食,从流质、半流质逐渐过渡到健康、均衡膳食,肠内营养补充持续一年余,每日通过口服肠内营养补充摄入的热量在 500 kcal 左右,确保了患者足量的热量、优质蛋白质、无机盐、维生素。一年随访期间,患者营养状况明显改善,身高、体重继续增长,参加正常学习,生活质量良好,这是本病例值得借鉴之处。

(吴国豪　刘红春)

参考文献

［1］ Franzosa EA，Sirota-Madi A，Avila-Pacheco J，et al. Gut microbiome structure and metabolic activity in inflammatory bowel disease[J]. Nat Microbiol，2019，4：293－305.

［2］ Bischoff SC，Escher J，Hebuterne X，et al. ESPEN practical guideline：Clinical nutrition in inflammatory bowel disease. Clinical Nutrition，2020，39：632－653.

［3］ Day AS. The impact of exclusive enteral nutrition on the intestinal microbiota in inflammatory bowel disease [J]. AIMS Microbiology，2018，4：584－593.

［4］ MacLellan A，Connors J，Grant S，et al. The Impact of exclusive enteral nutrition（EEN）on the gut microbiome in Crohn's disease：a review[J]. Nutrients，2017，9：447－461.

［5］ Esteban Sáez-González E，Mateos B，López-Muñoz P，et al. Bases for the adequate development of nutritional recommendations for patients with inflammatory bowel disease[J]. Nutrients，2019，11：1062－1073.

［6］ Yilmaz B，Juillerat P，Øyås O，et al. Microbial network disturbances in relapsing refractory Crohn's disease[J]. Nature Medicine，2019，25：323－336.

［7］ Fumihito Hirai F，Takeda T，Takada Y，et al. Efficacy of enteral nutrition in patients with Crohn's disease on maintenance anti－TNF－alpha antibody therapy：a meta-analysis[J]. J Gastroenterol，2020，55（2）：133－141.

［8］ 中华医学会消化病学分会炎症性肠病学组.炎症性肠病营养支持治疗专家共识(第二版)[J].中华炎性肠病杂志，2018，2：154－172.

［9］ 陈威,杨荣存.肠道菌群失衡在炎症性肠病发生和发展中的作用[J].中华消化杂志,2019,39：64－67.

病例 3

克罗恩病，小肠-乙状结肠-膀胱内瘘

一、病史简介

患者，男，56 岁。因"反复腹痛、腹胀 15 年余，加重 3 年"入院。患者 15 年前起无明显诱因下出现反复腹痛、腹胀不适，脐周隐痛为主，伴排便不畅，在当地医院诊断为"肠梗阻"，行剖腹探查＋部分小肠切除术，术后病理不详，患者腹胀有所改善。3 年前起患者再次出现反复腹痛、腹胀不适，脐周及上腹部为主，进食后可加重，无恶心呕吐，且伴有排便不畅、肛门坠胀感，无黏液、脓血便。胃镜检查提示幽门管病变，病理提示急、慢性炎症伴肠化。肠镜检查提示回盲部病变，直肠病变（阑尾开口处有脓性分泌物及溃疡，距肛门 10 cm 处可见黏膜水肿明显），病理提示黏膜慢性炎。在当地医院行保守治疗半年，效果不佳。患者频繁出现腹痛、腹胀、尿频、尿痛，遂至我院门诊就诊，为进一步诊治收入住院，病程中患者多次遵医嘱服用美沙拉嗪制剂均自觉腹痛明显加剧不能耐受而停药，近期患者无发热，无皮疹，无关节酸痛，无咳嗽咳痰，无盗汗，近期患者食欲较差，大便量较少，尿量尚可，近 3 个月来体重下降约 8 kg。

患者既往有"胆总管结石手术"史 25 年，有"术后胆道出血"再次手术史，具体不详，22 年前有"胆总管结石 ERCP 术"史，术后复查仍存在多发肝内胆管结石，1 年前有两次左侧阴囊破溃史，予自行引流后渐愈。6 年前有肺结核病史，自述正规治疗治愈，25 年前发现有急性甲肝病史，22 年前发现有丙肝、肝硬化病史。15 年前有腹部手术史，行小肠部分切除。无药物、食物过敏史。

二、入院检查

体温：36.5℃，脉搏 82 次/分，呼吸 20 次/分，血压 122/76 mmHg，体重 51 kg，身高 170 cm。神志清晰，营养中等，发育正常。全身皮肤无黄染，无肝掌、蜘蛛痣。全身浅表淋巴结无肿大，口腔无特殊气味、胸廓无畸形，双肺叩诊清音，听诊呼吸音清。心前区无隆起，心界不大，心率 82 次/分，律齐。腹部腹壁多处手术瘢痕，腹平软、无压痛，肝脾肋下未及，肝肾区无叩击痛，肠鸣音 5 次/分。肛门及生殖器未检，四肢脊柱无畸形，活动自如，神经系统检查（一）。

红细胞 $4.23×10^{12}$/L；血红蛋白 89 g/L；血小板 $73×10^9$/L；白细胞 $2.86×10^9$/L；中性粒细胞 60.2%；总胆红素 6.9 μmol/L；直接胆红素 3.7 μmol/L；总蛋白 69 g/L；白蛋白 37 g/L；谷丙转氨酶 45 U/L；谷草转氨酶 40 U/L；碱性磷酸酶 89 U/L；前白蛋白 0.16 g/L；钠 145 mmol/L；钾 4.1 mmol/L；氯 106 mmol/L。

腹盆腔增强 CT 检查（图 4-3-1）：小肠、结肠及直肠炎症性病变，考虑克罗恩病，小肠-乙状结肠-膀胱窦道形成，膀胱后上壁及右侧输尿管下段受累伴右侧尿路积水，脾脏多发小结节，脉管瘤可能；胆总管下段可疑增厚，肝内外胆管扩张伴积气，建议 MRI 检查。

腹部增强 MRI 检查（图 4-3-2）：部分小肠、回盲部、乙状结肠及直肠炎症性病变，考虑克罗恩病，伴肠粘连、内瘘及不全梗阻，膀胱后上壁及右侧输尿管下段受累伴右侧尿路积水，建议治疗随访。

泌尿系 B 超检查：右侧输尿管上段扩张伴右肾积水，前列腺增生，膀胱小梁增生。结肠镜检查：直肠乙状结肠节段性病变，直肠局灶增生，回盲部环状缩窄，病理提示乙状结肠黏膜慢性炎伴腺体增生，直

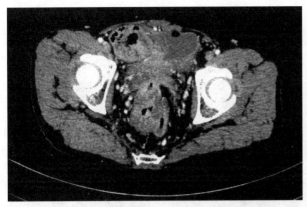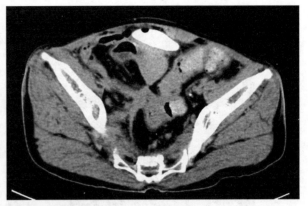

图 4-3-1 腹盆腔增强 CT 检查

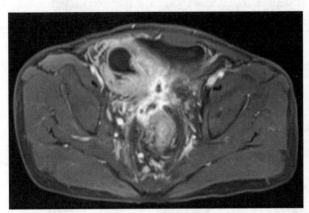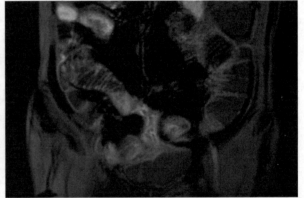

图 4-3-2 腹部增强 MRI 检查

肠黏膜慢性炎,并发炎性肉芽组织及炎性渗出物,符合溃疡、回盲部黏膜慢性炎(图 4-3-3)。

三、入院诊断

患者病史长,迁延反复,以反复腹痛、腹泻伴发热为主要特点,有消瘦、乏力、纳差以及肠梗阻、部分小肠切除术史。以往肠镜检查提示回盲部病变,直肠病变,病理提示黏膜慢性炎。影像学检查证实部分小肠、回盲部、乙状结肠及直肠炎症性病变,考虑克罗恩病,伴肠粘连、内瘘及不全梗阻。本次入院肠镜检查提示直肠、乙状结肠节段性病变,直肠局灶增生,回盲部环状缩窄,病理提示乙状结肠黏膜慢性炎伴腺体增生,直肠黏膜慢性炎,并发炎性肉芽组织及炎性渗出物,符合溃疡、回盲部黏膜慢性炎。CT 尿路造影(CT urography,CTU)检查提示小肠、结肠及直肠炎症性病变,考虑克罗恩病,小肠-乙状结肠-膀胱窦道形成。根据患者目前的资料,对照克罗恩病诊断标准和分型标准,临床诊断为克罗恩病(A3L3+L4B3,活动期,重度),合并小肠-乙状结肠-膀胱瘘,右侧肾积水,尿路感染,重度营养不良。

四、治疗经过

患者入院后进行相关检查,明确诊断为克罗恩病并发小肠-乙状结肠-膀胱瘘,尿路梗阻伴感染,肠道不全性梗阻。患者病程长、病情重、病变范围广,存在穿透性病变,合并重度营养不良,缺铁性贫血,以往美沙拉嗪治疗不耐受而停用。入院后反复出现尿路感染,药物治疗效果不佳,行膀胱镜检查,发现后尿道狭窄、梗阻,无法进镜,考虑是长期尿路感染所致。尽管患者目前存在小肠-乙状结肠-膀胱瘘,有手术指征,但核心问题仍然是克罗恩病,而且处于疾病急性期,重度营养不良,目前也不存在需要急诊手术

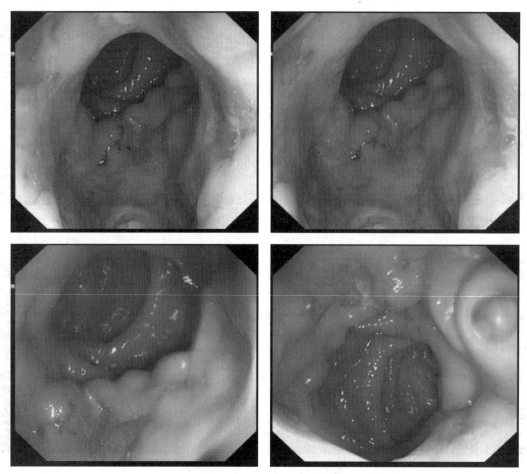

图 4-3-3　结肠镜检查

的状况,应该针对原发病进行积极治疗,合理的营养支持以改善患者的营养状况,为下一步处理并发症创造良好的条件。

我们采用 IFX+AZA+EEN 的方案诱导缓解,IFX 按照每次 5 mg/kg 计算,分别于第 0、2、6 周给药一次诱导缓解治疗,AZA 100 mg/d,口服。IFX 治疗 3 次后停用,为可能的手术治疗创造条件。由于患者存在肠瘘,且腹痛、腹泻症状较重,给予禁食、留置鼻胃管,TEN 的能量目标量为 30 kcal/(kg·d),蛋白质目标量为 1.5 g/(kg·d),应用短肽型要素型肠内营养制剂,遵循"循序渐进"的原则。第 1 天可给予肠内营养制剂 30~40 ml/h,总量为 500 ml(1 kcal/ml);第 2 天增加到 1 000 ml 总量,输注速度增至 60~70 ml/h,此剂量维持数日以观察患者消化道耐受性以及瘘的流量是否增加,在明确患者没有腹痛、腹泻等胃肠道不良反应的情况下逐渐达到全量肠内营养,在肠内营养达到目标量前,不足的热量和蛋白质通过补充性肠外营养进行补充。经过 10 周肠内营养及积极的抗感染治疗后,患者症状和体征明显减轻,腹痛消失,尿路刺激症状减轻,大便次数减为 3~4 次/日,食欲好转,精神和体力明显好转,营养状况明显改善,体重增加。考虑到肠道膀胱内瘘仍存在,患者仍有明确手术指征。

经过常规术前准备后择期在全麻下行剖腹探查,术中见腹腔粘连严重,仔细分离粘连肠管,见屈氏韧带以下约 300 cm 小肠未见明显炎性改变及狭窄,下腹部盆腔内小肠、回盲部与乙状结肠、膀胱粘连致密,肠壁广泛水肿、增厚,近回盲部 30~50 cm 左右的回肠肠管粘连成团,分离困难,肠管间形成内瘘,该段肠管与乙状结肠及膀胱顶部形成致密粘连,乙状结肠、直肠上段肠壁水肿增厚呈明显炎症改变,仔细分离该处肠管后发现,乙状结肠完整,无破口,膀胱顶部与末端回肠存在内瘘,瘘口大小约 0.8 cm×

0.8 cm,膀胱壁水肿炎症明显。切除该段约 50 cm 左右回肠,行回肠-回肠端端吻合术、膀胱瘘口修补术,留置导尿。冲洗腹盆腔后常规放置腹腔及盆腔引流后关腹。术后给予抗炎支持治疗,留置导尿,腹腔引流通畅,引流液色泽正常,患者尿路刺激症状有所好转,小便量正常,术后第 3 天肠道功能基本恢复,开始启动肠内营养支持,逐渐达到术前全量喂养,术后第 7 天拔除腹腔引流管,第 10 天顺利出院。考虑到该患者病程长,病变范围广,有穿透性病变,存在多项预后不良因素,术后容易复发,出院后给予AZA 100 mg/d 进行维持缓解治疗,同时继续予以肠内营养支持。3 个月门诊随访,无明显临床症状和体征,炎性指标正常,营养状况改善,体重增加,继续应用 AZA 维持治疗。

五、讨论分析

克罗恩病合并肠瘘、肠-膀胱瘘病情复杂,治疗难度高,往往需要多个科室协同治疗。治疗方案的选择建立在对病情进行全面评估的基础上,治疗过程中应根据患者对治疗的反应和对药物的耐受情况随时调整治疗方案。该患者病程长、病情严重,并发症多,存在严重的尿路感染,需要限期手术治疗,故应及早采取积极有效的措施缓解病情,为手术创造良好的条件是该患者治疗的当务之急。因此,我们选择IFX+AZA 作为诱导该患者疾病活动期缓解的优先选择,取得了良好的效果。近年来许多研究发现,术前使用生物制剂可有效缓解重度克罗恩病活动期,为患者创造良好的手术条件,提高手术安全性,部分患者可避免手术治疗。此外,有研究发现应用 IFX 进行术前治疗还可降低术后 1 年的疾病复发率。但是,生物制剂是免疫抑制剂,其免疫抑制的作用可能会影响到手术后患者的抗感染能力,理论上会增加手术后感染的可能性。因此,以往的观点认为对于需要接受手术治疗的克罗恩病患者,术前慎用生物制剂。但近年来的研究结果表明,术前 1～12 周内使用生物制剂均不增加手术后感染或吻合口瘘的风险。目前临床普遍关注的是术前使用生物制剂距离手术的时间间隔究竟多久不会影响手术后感染并发症的发生。另一方面,临床上部分患者使用生物制剂失败后通常需要尽快手术确保患者得到及时、有效的治疗,但由于患者刚接受过生物制剂治疗,会增加手术后感染性并发症风险的可能。由于目前尚缺乏充分的循证医学证据,多数学者建议应尽量避免在使用生物制剂后 1 个月内手术,尽可能采取积极的非手术治疗缓解症状,比如通过小肠减压、生长抑素、肠外营养等措施缓解肠梗阻等并发症,争取把手术推迟到 1 个月后进行。如因病情危重必须在使用生物制剂后 1 个月内手术,应充分考虑生物制剂对手术并发症风险的影响,建议行分期手术,注意控制损伤,同时应根据 IFX 的血药浓度评估生物制剂对手术后感染性并发症的影响。所以,对于有手术指征的患者,应积极调整治疗策略,主动进行诱导活动期疾病缓解的治疗,行积极全面的围术期处理,消除手术后并发症的风险因素,如改善营养状况、纠正贫血、控制感染、引流脓肿等,为手术创造良好的条件。

营养不良是克罗恩病的重要表现,在活动期的发生率可高达 75%～85%。围手术期合并营养不良将产生诸多的不利影响如伤口愈合迟缓、术后感染并发症增加、胃肠吻合口漏、机体免疫力降低等。克罗恩病营养支持的目的不仅是针对营养不良进行干预,更为重要的是通过合适的营养支持起到缓解、控制病情进展的作用。大量研究和临床实践证明,TEN 能够诱导克罗恩病的缓解,促使肠黏膜炎症反应消退、溃疡愈合,因而成为需要手术治疗的克罗恩病患者术前首选的营养支持方式,常与药物治疗联合应用以诱导疾病的缓解,同时可改善患者的营养状况,为手术创造条件。为此,我们为该患者设计了TEN 治疗计划,能量目标量为 30 kcal/(kg·d),蛋白质目标量为 1.5 g/(kg·d),应用短肽型类素型肠内营养制剂,在密切监测患者胃肠道耐受性前提下,遵循"循序渐进"的原则,通过约 1 周时间逐渐达到全量肠内营养,在肠内营养达到目标量前,不足的热量和蛋白质通过补充性肠外营养进行补充。经过10 周肠内营养及积极的抗感染治疗后,腹痛、腹泻及尿路刺激症状减轻,食欲好转,精神和体力明显好转,营养状况明显改善,体重增加,对于协助 IFX 诱导克罗恩病的缓解起着十分重要的作用。

克罗恩病合并肠瘘等需要手术的患者,在克罗恩病患者病情处于活跃期时尽可能避免采取手术治疗。由于肠道病变的持续存在和手术的不可治愈性,如无危及生命的并发症手术不宜操之过急,应尽可能坚持围手术期优化策略。术前应执行详细全面的检查,包括临床体征、实验室检查、影像学检查等对肠道病变和全身情况变进行充分评估,为手术治疗提供参考。同时,围手术期尽可能地戒断激素依赖,脱离激素、免疫抑制剂等药物,达到病情稳定后,如克罗恩病疾病活动指数评分<150分,再行确定性手术治疗。优化围手术期药物的使用,包括监测血清药物浓度以减少药物剂量、降低对药物的依赖性、维持缓解期治疗窗口、采用联合用药方案。克罗恩病病情的控制包括肠道病变的控制和全身病情的控制,整个围手术期围绕克罗恩病患者的整体和局部状况尽可能地恢复基本生理状态从而达到手术疗效的最优化。

对于存在肠内瘘、肠梗阻以及肠外瘘无法自愈的患者,通常需要外科手术治疗,由于病变部位肠管的切除并不能彻底治愈疾病,手术中要根据具体情况尽量保留肠段,解决克罗恩病的并发症,避免短肠综合征的风险,达到病情缓解、改善营养状态及减少药物依赖性的目的,从而提高生活质量。此外,手术操作应遵循损伤控制原则,以减少术后并发症发生率。在出现危及生命的并发症时,如消化道穿孔、消化道大出血、完全性肠梗阻等情况时,急诊手术将不可避免,也应该尽量保留肠段,仅切除诱发症状的肠管,将没有引起症状的病变肠管留在体内,避免肠衰竭、短肠综合征的发生。许多情况下甚至不实施一期确定性手术,先行暂时性造口术,切除病变肠管,达到病情稳定后再做进一步处置。

由于目前尚无预防克罗恩病肠切除术后复发疗效确切的药物。因此,手术后继续进行肠内营养治疗十分重要,这不仅可进一步改善患者的营养状态,提高机体免疫力,还可诱导黏膜愈合和减轻炎症,减少临床和内镜下复发。对术中肉眼无法发现,从而没有完整切除的病变部位肠管,肠内营养治疗也可以诱导这些部位炎症的缓解,阻止病情的加重。此外,在给予肠内营养的同时,应口服克罗恩病治疗药物控制克罗恩病情,预防肠瘘复发。

六、相关营养背景知识

(一)炎性肠病营养不良及发生机制

营养不良在炎性肠病患者中非常普遍,国际上的统计数据显示,炎性肠病营养不良发生率为16%~85%,85%~100%的儿童克罗恩病患者有营养不良史,疾病活动期营养不良比缓解期普遍,合并并发症住院手术的克罗恩病患者营养不良的发生率高达86.7%。2017年我国 IBD 住院患者的营养状况调查结果表明,营养不良发生率为55%,外科住院克罗恩病患者合并营养不良者高达70%~85%,克罗恩病患者合并营养不良比溃疡性结肠炎患者多见,活动期合并营养不良比缓解期普遍。另一方面,由于缺乏运动和糖皮质激素类药物的应用,近年来越来越多的炎性肠病患者,尤其是儿童炎性肠病患者表现为肥胖。据文献报道,约 23.6% 的儿童炎性肠病患者罹患肥胖或超重,其中克罗恩病患者约占20.0%,而溃疡性结肠炎患者约占 30.1%。炎性肠病患者营养不良患病率高是其治疗效果不满意的重要原因之一,营养不良削弱患者抗感染能力,影响手术切口和肠吻合口愈合,延长住院时间,增加手术并发症发生率和病死率,降低生活质量。营养不良也是造成炎性肠病儿童和青少年生长发育迟缓和停滞的主要原因,对儿童和青少年来说,营养不良不但损害身体健康,而且影响生长发育。有研究表明,克罗恩病儿童发育迟缓或停滞、青春期延迟的比例高达 32%~88%,纠正营养不良能保证炎性肠病儿童正常生长和发育。

营养不良的表现形式多种多样,其中以蛋白质-能量营养不良多见,表现为消瘦和体重下降,疾病后期也可以呈现为混合型营养不良。微量元素和维生素缺乏很常见,活动期和缓解期患者均可发生,病史漫长者尤其明显。回肠病变、回肠切除以及药物治疗等因素的影响常导致维生素 B_{12} 和叶酸缺乏。缺铁性贫血也相当普遍。脂肪和脂溶性维生素(维生素 A、维生素 D、维生素 E、维生素 K)吸收不良,造成血 25(OH)-维生素 D 浓度降低,加剧钙丢失,出现骨质减少或骨软化,如果使用激素,骨质减少和骨质疏松的发病率会进一步提高。腹泻还会造成不同程度的钾、镁、钙和磷丢失,约 10%溃疡性结肠炎患者会出现锌缺乏,儿童克罗恩病缺锌现象更普遍。

炎性肠病患者营养不良的原因主要有以下几个方面:① 营养物质摄入减少:由于进食可能诱发腹痛、腹泻、梗阻和出血等胃肠道症状,造成患者进食恐惧,导致营养摄入减少。炎症产生的细胞因子如 IL-1、TNF 水平的增加造成厌食;抗生素应用可抑制食欲;锌、铜、镍缺乏也会引起味觉变化使食欲减退。② 吸收不良:肠道不同部位和范围的病变对营养摄入有不同程度的影响,小肠吸收营养的作用大于结直肠,回肠的作用大于空肠。克罗恩病患者的炎症波及小肠,广泛小肠炎症和肠切除都会减少小肠吸收面积;回肠切除可引起胆盐和维生素 B_{12} 吸收不良,导致胆盐缺乏进而影响脂肪和脂溶性维生素的吸收;患者因回盲瓣切除会引起小肠细菌过度生长或盲袢综合征,从而引起吸收不良。肠外瘘、肠内瘘以及反复小肠(尤其是回肠)切除会导致肠管吸收面积减少,肠内瘘形成的盲袢使得细菌过度繁殖,不利于营养物质吸收。③ 营养素丢失增加:由于肠管炎症、溃疡和腹泻的影响,从肠黏膜表面丢失的营养物质增加。肠道炎症和溃疡的黏膜面发生蛋白质渗出性丢失,在这些区域内存在上皮间紧密连接的缺乏和淋巴引流的改变,导致营养物质丢失增加。蛋白质丢失的程度与疾病严重程度有关。④ 能量和蛋白质需求增加:活动期或合并感染的患者存在高分解代谢状态,增加能量消耗。⑤ 治疗药物的影响:用于炎性肠病的药物会引起营养缺乏的发生。柳氮磺吡啶(SASP)竞争性抑制空肠叶酸结合酶而使叶酸吸收不良;皮质激素能抑制小肠钙的吸收和增加尿钙的排泄;考来烯酸能引起钙、脂肪和脂溶性维生素的缺乏;SASP 及甲硝唑能引起恶心、呕吐和消化不良而使营养素吸收减少。

（二）炎性肠病营养不良类型及特征

炎性肠病患者营养不良发生率较高,在儿童中甚至高达 100%。2017 年我国多中心横断面调查发现,55%的中国炎性肠病患者合并营养不良,尤其是克罗恩病患者高达 62%。炎性肠病患者营养不良特征以蛋白质-能量营养不良为主,表现为机体 BMI 下降,骨骼肌含量减少,多数患者合并微量元素如维生素 D、钙、铁的缺乏,贫血及骨密度降低的发生率高。青少年患者常有生长发育迟缓。

1. 蛋白质-能量营养不良　研究发现 20%～85%的炎性肠病住院患者存在营养不良,不同类型的炎性肠病患者或炎性肠病的不同阶段均存在营养不良。营养不良状态对于需要外科手术干预的患者来说是与术后并发症相关的一项重要的独立危险因素。研究发现术前 3～6 月体重丢失>10%、术前 BMI<18.5 kg/m² 或术前血清白蛋白<30 g/L 者,术后预后明显不良。蛋白质-能量营养不良是炎性肠病患者的突出特征,对疾病的死亡率有重大影响,其发生与全身炎性反应有关。由 IL-1、TNF 和 IL-6 介导的局部和全身炎性反应是炎性肠病的主要发病机制,临床检查发现低活性全身炎性反应监测指标 C 反应蛋白升高,低蛋白血症和循环中单核细胞释放的 IL-1、TNF-α 增加。研究发现活动期与非活动期克罗恩病患者的静息能量消耗增加,脂质过氧化增加,其程度与 CDAI 呈正相关,糖氧化与食物产热效应减低。尽管也有克罗恩病患者静息能量消耗不增加的报道,但如果合并感染、发热以及其他并发症,能量消耗仍然增加。营养不良的类型和严重程度取决于疾病的持续时间、活动度和病变范围。累及小肠的疾病比结肠性疾病更易引起蛋白质-能量缺乏和特殊营养元素的缺乏,甚至处于非活动期的克罗恩病患者往往也存在各种营养障碍。研究发现 50%～70%的克罗恩病患者存在营养不良,其中约 65%～75%的患者在首次就诊时就已经存在,这个比例在溃疡性结肠炎患者中占 18%～62%。同样,低蛋白血症在克罗恩病和溃疡性结肠炎患者中的比例分别占 25%～80% 和 25%～50%。所以,克罗恩病患者较溃疡性结肠炎患者往往存在更加严重的营养不良,其发生缓慢,但持续时间长。TNF-α 等促炎因子的介入,导致厌食和恶病质的发生,而消化吸收功能障碍、能量消耗增加以及胃肠道蛋白质

丢失等因素叠加在一起,导致了蛋白质-能量缺乏。体重丢失和低蛋白血症是炎性肠病患者营养不良的主要参数,在成人表现为体重减轻、皮下脂肪减少及肌肉萎缩,36%～88%的儿童、青少年尚可出现生长发育障碍。70%克罗恩病患者及18%～55%溃疡性结肠炎患者有体重减轻。

2. 少肌症 炎性肠病患者少肌症的发生率较高,欧洲的研究表明60%的克罗恩病患者存在肌肉衰减,且肥胖的发生率增高。此类患者并发症发生率高,住院时间长,临床结局差。炎性肠病患者长期处于慢性炎症状态,机体蛋白质分解增加,肌原纤维蛋白减少,诱发肌肉组织减少和肌肉萎缩,其主要原因是机体激素和致炎细胞因子共同作用于细胞通路中,诱导机体蛋白合成下降,分解加强。泛素蛋白酶体途径是介导蛋白质分解的主要通路之一,由E3连接酶、atrogin－1/MAFbx和MuRF－1激活,抑制泛素蛋白酶体途径可以储存肌肉。FoxO信号通路通过E3泛素连接酶调节骨骼肌中FoxO1、FoxO2和FoxO3转录参与骨骼肌代谢。炎症介质TNF－α、IL－1等参与NF－κB与p38 MAPK通路的调节。TNF－α、IL－1使E3连接酶肌肉环指蛋白-1(muscle ring finger protein 1,MuRF－1)表达上调,肌肉蛋白分解增加,蛋白合成抑制。血管紧张素Ⅱ也通过上调MuRF－1引起骨骼肌萎缩。抑制NF－κB通路后,MuRF－1表达上调障碍,肿瘤诱导肌肉丢失显著减少。

TGF－β家族配体肌肉生长抑制素作用于ACTRⅡB信号通路,抑制肌肉蛋白合成的Akt/mTOR通路,并增加泛素蛋白酶表达,加强肌肉蛋白水解,从而影响骨骼肌代谢,肌肉生长抑制素还作用于Smad复合物或p38 MAPK通路,蛋白质合成减少,分解增加,抑制肌肉生长过程,肌肉增殖减少。骨骼肌细胞、脂肪细胞、肿瘤细胞均可分泌肌肉生长抑制素。

胰岛素样生长因子1(insulin-like grouth factor－1,IGF－1)可激活胰岛素受体底物1(insulin receptor substrate－1,IRS－1)-PI3K-AKT信号通路,AKT抑制mTOR表达诱导蛋白质合成,AKT还可磷酸化POXO家族,调节MuRF－1与MAFbx表达,使E3连接酶上调被抑制,肌肉组织含量增加。近期研究发现一些microRNA参与IGF－1-AKT通路。miRNAs是一类调控基因的非编码RNA,不同的miRNA参与不同的炎症过程和疾病发生。

3. 贫血 贫血在炎性肠病患者中很常见,25%～85%克罗恩病患者及22%～68%溃疡性结肠炎患者有贫血。克罗恩病患者贫血的原因往往是多因素的,包括铁、叶酸和维生素B$_{12}$缺乏;而溃疡性结肠炎患者贫血常被认为是单一铁的缺乏所引起,骨髓铁储备的检测显示30%～80%溃疡性结肠炎患者呈现铁缺乏,肠溃疡和便血是铁丢失的主要原因。

4. 钙和维生素D缺乏 20%～60%克罗恩患者及0%～46%溃疡性结肠炎患者有钙缺乏,骨质减少和骨质疏松是钙和维生素D缺乏的直接后果,严重者出现骨折。Bernstein等发现炎性肠病患者与对照组相比,骨折发生的危险率增加40%;Vestergaard等报道女性克罗恩病患者骨折发生的危险率增加了25倍。除了饮食缺乏钙和维生素D外,长期使用皮质类固醇、人体组成下降、疾病活动以及遗传因素等均与克罗恩病的骨质疏松病理变化有关。值得注意的是,此类患者血清钙往往正常,这是由于继发性甲状旁腺功能亢进,动员了大量骨钙之故。

5. 叶酸缺乏 50%～79%克罗恩病患者及5%～20%溃疡性结肠炎患者有叶酸缺乏。由于饮食摄入不足、肠道丢失增加或SASP治疗引起的竞争性抑制造成叶酸缺乏。近端小肠是叶酸盐吸收的主要部位,研究发现,活动性克罗恩病患者其高细胞活性白细胞以及幼稚细胞数量增加,同时伴有低血浆叶酸盐水平。由此推论慢性炎症增加炎症细胞的产物,导致叶酸盐的高利用以及在叶酸盐摄入不足时出现巨细胞性贫血。叶酸和维生素B$_{12}$均为高半胱氨酸、蛋氨酸代谢途径的协同因子,血清低叶酸水平是造成高半胱氨酸血症的独立危险因素。作为促凝因素的高半胱氨酸血症,是炎性肠病患者动、静脉血栓形成增加的原因之一。

6. 矿物质和微量元素缺乏 50%克罗恩病患者缺乏铁、铜、锌、镁和硒,10%～44%克罗恩病患者及 30%～80% 溃疡性结肠炎患者有铁缺乏，42%～92% 克罗恩病患者及 12%～52% 溃疡性结肠炎患者有锌缺乏，30%～68% 克罗恩病患者及 2%～55% 溃疡性结肠炎患者有镁缺乏。铁缺乏是引起贫血的原因，而锌缺乏被认为是克罗恩病瘘管长期不愈的原因之一，另外锌是超氧化物歧化酶辅助因子，具有清除自由基、抗氧化作用。

7. 维生素及酶缺乏　维生素 B_1、维生素 B_2、维生素 B_6 以及维生素 A、维生素 D、维生素 E、维生素 K 均有不同程度的缺乏。具有抗氧化作用的维生素 C、维生素 B、β 胡萝卜素、谷胱甘肽及氨基乙磺酸也缺乏，甚至高达 90% 的克罗恩病缓解期患者血清胡萝卜素水平下降。16%～39% 克罗恩病患者及 8%～30% 溃疡性结肠炎患者有维生素 B_{12} 缺乏，尤其活动性克罗恩病患者常有维生素 B_{12} 缺乏，维生素 B_{12} 吸收不良的严重性与末端回肠疾病的严重性及范围有关。细菌过度繁殖也可导致脂肪和维生素 B_{12} 吸收不良。

值得注意的是：① 白蛋白水平降低的最主要原因是疾病活动，而与病变部位关系不大，因此血清白蛋白水平被认为是判断疾病活动的理想指标，血清视黄醇结合蛋白、前白蛋白是评估营养状况的重要参数；② 人体组成的改变、肠梗阻、瘘管形成、大面积肠道病变以及末端回肠切除均可进一步加重营养不良；③ 治疗克罗恩病的药物可以引起营养成分缺乏，如糖皮质激素引起钙缺乏，SASP 导致叶酸水平下降。

8. 生长迟缓　炎性肠病同时伴有高分解代谢，将增加对营养的需求，在儿童可能引起生长迟缓，特别是儿童克罗恩病患者。生长迟缓或停滞发生在 15%～40% 的青春前期克罗恩病患者和 2%～20% 的溃疡性结肠炎青年患者，青春期炎性肠病患者生长迟缓表现为比预期标准的年龄和性别生长发育速率减慢，骨髓成熟迟缓，青春期第二性征的发育延迟到来。延缓生长的机制可能为类固醇治疗，激素不足，营养障碍如锌缺乏，其中营养缺乏是生长障碍的主要原因。克罗恩病性生长停滞综合征类似于营养性矮小症，研究发现克罗恩病儿童蛋白质合成与分解的速率及蛋白质潴留率与正常对照个体无差异，生长停滞最重要的原因是饮食摄取不足难以满足生长发育的需要。外科切除病变肠段和传统的常规内科治疗可作为改善生长发育的手段，营养支持治疗应作为促进生长的主要方法。一旦确定炎性肠病导致生长停滞的诊断，营养支持治疗应尽快开始，如果延误治疗，骨骺闭合后再欲获得正常身高将很困难。

9. 骨质疏松　骨代谢骨量丢失和骨质疏松是炎性肠病营养障碍的另一特征，有研究发现约 48% 的溃疡性结肠炎患者和 56% 的克罗恩病患者存在骨量丢失。炎性肠病患者骨量丢失最主要的原因是长期糖皮质激素治疗，通过破坏成骨细胞功能、诱导成骨细胞凋亡、减少小肠钙吸收、增加肾脏钙排泄等作用诱发骨量减少和骨质疏松症。另一方面，炎性肠病患者的肠道炎症使得小肠黏膜功能受损，从而引起维生素 D、维生素 K 等营养素吸收不良。维生素 D 缺乏会激活 T 细胞介导的免疫反应，引起小肠黏膜破坏而加重钙等营养物质的吸收。长期单克隆药物的使用使得维生素 K 减少，其水平下降可引起未羧化的骨钙素增高和骨密度下降。此外，IL-2、IL-6、IL-1 等炎性介质也通过刺激破骨细胞分化和抑制成骨细胞分化参与炎性肠病的骨量丢失和骨疏松。

营养不良会影响炎性肠病的临床结局，蛋白质-能量营养不良会导致细胞和免疫功能缺陷，儿童生长发育延缓。维生素 D 缺乏的克罗恩病患者中会产生代谢性骨病。维生素 A、维生素 C 和维生素 E 是重要的抗氧化营养素，这些维生素缺乏会增加疾病活动期以及增强致癌作用。硒充当谷胱甘肽过氧化物酶的辅因子以防止细胞免受自由基的损伤，严重硒缺乏和炎性肠病患者潜在性死亡间有相关性。锌和铜是超氧化物歧化酶的辅因子，能保护细胞免受自由基损害。锌缺乏能抑制伤口愈合，可能为克罗恩病肠瘘经久不闭合的原因。叶酸对溃疡性结肠炎患者黏膜不典型增生和结肠癌的发生有防护作用，虽然其机制尚不明确，但实验发现缺乏叶酸的培养基中细胞染色体的脆性增加。

七、主编点评

克罗恩病出现肠瘘、膀胱瘘临床上并不少见,急性期病情重,临床症状和体征明显,治疗难度大。该病例的成功治疗为类似病例提供了非常好的示范,其中成功诱导缓解、有效的营养支持、良好地控制尿路感染以及有效的手术治疗是整个治疗的关键。首先,对于合并肠道膀胱瘘的克罗恩病患者,如何有效诱导疾病的缓解,能为手术创造有利的条件,面临更多选择。本例患者采用生物制剂+TEN方法,不仅成功诱导疾病缓解,而且明显改善了患者的营养状况,为后续的确定性手术创造了良好的条件,值得临床借鉴。其次,对于需要手术治疗的克罗恩病患者,围手术期处理恰当与否十分重要,许多时候可能决定患者最终的结局。对诸多的术前不良因素加以优化使之达到基本的生理状态,为手术创造良好的条件是围手术期处理的目的和宗旨,只有在营养状态改善、病情有所缓解、合并症得到控制后,外科手术才能取得预期的效果。此外,术前合理、有效的处理可显著提高手术后切除缓解的效果,延长复发周期、降低复发率和减少围手术期并发症。再则,择期手术时应根据具体情况尽量保留肠段,解决克罗恩病的并发症,避免短肠综合征的风险。急诊手术应遵循损伤控制原则,以减少术后并发症发生率,也应该尽量保留肠段,仅切除诱发症状的肠管,避免肠衰竭、短肠综合征的发生,许多情况下可考虑分期手术,先行暂时性造口术,达到病情稳定后再做进一步处置。

值得强调的是营养治疗在该患者整个治疗过程中起着十分重要的作用,营养治疗在克罗恩病并发肠瘘、肠-膀胱瘘患者诱导缓解、稳定期、确定性手术围手术期以及术后康复各个阶段中均发挥其他治疗措施无法替代的作用。临床实施应结合患者具体情况、并发症的类型及疾病的不同阶段灵活选择全肠外营养、肠外+肠内营养、TEN方式。在肠瘘发生的早期合并腹腔感染,胃肠道症状明显的患者,为控制病情进一步进展应考虑行全肠外营养支持。一旦病情稳定,肠道功能恢复,优先选择肠内营养方案,在肠内营养无法达到需求时应给予肠外补充。围手术期TEN不仅可以起到有效诱导缓解作用,还可以有效降低手术并发症发生率和病死率。康复阶段的肠内营养支持可延长患者缓解期,减少复发的发生率。

（吴国豪）

参考文献

［1］ Mack DR, Benchimol EI, Critch J, et al. Canadian association of gastroenterology clinical practice guideline for the medical management of pediatric luminal Crohn's disease[J]. Gastroenterology, 2019, 157: 320 - 348.

［2］ Hansen T, Duerksen DR. Enteral nutrition in the management of pediatric and adult Crohn's disease[J]. Nutrients, 2018, 10: 537 - 546.

［3］ Levine A, Wine E, Assa A, et al. Crohn's disease exclusion diet plus partial enteral nutrition induces sustained remission in a randomized controlled trial[J]. Gastroenterology, 2019, 157: 440 - 450.

［4］ Yamamoto T, Shimoyama T, Kuriyama M. Dietary and enteral interventions for Crohn's disease[J]. Curr Opin Biotechnol, 2017, 44: 69 - 73.

［5］ Li S, Ney M, Tannaz Eslamparast T, et al. Systematic review of nutrition screening and assessment in inflammatory bowel disease[J]. World J Gastroenterol, 2019, 25: 3823 - 3837.

［6］ Bischoff SC, Escher J, Hebuterne X, et al. ESPEN practical guideline: Clinical Nutrition in inflammatory bowel disease[J]. Clinical Nutrition, 2020, 39: 632 - 653.

病例 4

重度溃疡性结肠炎,慢性复发、广泛结肠型,活动期

一、病史简介

患者,女,53 岁。因"反复腹胀、黏液脓血便 10 年,加重 2 月"入院。患者 10 年前无明显诱因下出现腹胀、腹痛及黏液脓血便,腹胀、腹痛以脐周为主,呈阵发性隐痛,与饮食无关。同时出现腹泻,每天至少 3～4 次,黏液脓血性,便后腹痛可稍缓解,稍有里急后重感,无恶心、呕吐、呕血、发热、反酸、嗳气等,无关节肿痛、口腔溃疡等症状,无旅游史,就诊于当地医院。肠镜报告示:溃疡性结肠炎,予以康复新液及灌肠治疗未明显缓解,每日 2～3 次黏液脓血便,症状同前。10 年来患者多次到当地医院就诊,肠镜示溃疡性结肠炎,病理诊断降结肠黏膜急慢性炎伴浅溃疡,血沉 33.4 mm/h,粪细菌培养(－),T－SPOT(－),自身抗体未查,予以抗感染、抑酸护胃、激素灌肠、SASP 口服治疗后好转出院,大便次数减少为 1～2 次/d,复查肠镜:溃疡性结肠炎,黏膜愈合,后没有继续进行相关治疗。2 个月前患者无明显诱因下出现大便次数增多,每日 6～10 次,再次行肠镜检查,发现结肠各段及直肠黏膜充血,血管纹理欠清,直肠黏膜连续性弥漫性溃疡性病变,表面有较多分泌物,粪便隐血试验(＋＋＋＋),RBC(＋＋),粪钙卫蛋白＞61 μg/g,自身抗体、T－SPOT 未查,予以美沙拉嗪肠溶片、康复新液治疗,症状改善不佳,为求进一步诊治入住我科,发病以来,睡眠正常,食欲不振,小便正常,大便如上,近 2 个月体重无明显变化。

二、入院检查

体温 36.8℃,脉搏 68 次/分,呼吸 16 次/分,血压 130/70 mmHg,体重 55 kg,身高 160 cm。神志清楚,营养中等,全身皮肤无黄染,无肝掌、蜘蛛痣。全身浅表淋巴结无肿大,胸廓无畸形,双肺呼吸音清,未闻及干湿啰音。心前区无隆起,心界不大,心率 68 次/分,律齐,各瓣膜区未闻及病理性杂音。腹部平软,全腹未触及包块,全腹无压痛、反跳痛,肝脾肋下未触及,叩诊鼓音,无移动性浊音,肠鸣音 4 次/分。肛门指诊未及肿块,指套有血迹。四肢脊柱无畸形,活动自如,神经系统检查无异常体征。

红细胞 4.21×10^{12}/L;血红蛋白 119 g/L;血小板 201×10^9/L;白细胞 5.25×10^9/L;中性粒细胞 39.0%;总胆红素 5.3 μmol/L;直接胆红素 1.6 μmol/L;总蛋白 63 g/L;白蛋白 37 g/L;谷丙转氨酶 14 U/L;谷草转氨酶 14 U/L;前白蛋白 0.18 g/L;尿素 3.3 mmol/L;肌酐 54 μmol/L;尿酸 232 μmol/L;葡萄糖 4.3;总胆固醇 3.52 mmol/L;甘油三酯 0.94 mmol/L;钠 143 mmol/L;钾 3.4 mmol/L;氯 108 mmol/L;钙 2.13 mmol/L;无机磷 0.99 mmol/L;镁 0.85 mmol/L。

胸部 CT 平扫:两肺微小结节,慢性炎性灶可能,两肺尖少许慢性炎症陈旧灶,随访。肠镜检查:直肠至横结肠黏膜多发性溃疡,大小不一,以乙状结肠和直肠为重,黏膜肿胀明显,表面大量渗出物,局部肠腔狭窄,降结肠 2 处取活检。病理检查:(降结肠)黏膜急慢性炎伴黏膜糜烂,考虑黏膜重度慢性活动性炎症。

三、诊断及鉴别诊断

溃疡性结肠炎。

四、治疗经过

患者入院后第 2 天腹痛再发,同时出现畏寒、发热,体温最高 38.5℃,神萎,白细胞计数 $15.13×10^9/L$,中性粒细胞 87.0%,全天解 8 次脓血便,自诉左下腹痛,体格检查发现左下腹肌卫、压痛、反跳痛,肠鸣音活跃,考虑存在感染。暂停进食,给予美沙拉嗪口服,糖皮质激素+SASP 保留灌肠,奥硝唑+左氧氟沙星口服。同时行腹部、盆腔影像学检查,以协助了解肠道病变情况。CT 检查发现结肠自肝曲至直肠肠壁弥漫性不均匀增厚,边缘欠光整,增强时呈明显缓慢持续性分层强化,以乙状结肠和直肠更明显,肠系膜增厚、炎性渗出,腹腔未见游离气体、无腹水。在明确无消化道穿孔后行肠道准备,预约肠镜检查。结肠镜检查至末端回肠,横结肠见散在点片状糜烂。降结肠全程可见黏膜充血、水肿、糜烂,横结肠至直肠黏膜连续性弥漫性溃疡性病变,表面有脓苔,管腔狭窄,多点活检包括距肛缘 25 cm 处狭窄肠段活检 2 块,送病理(图 4-4-1)。病理报告:(左半结肠)黏膜重度慢性活动性炎伴糜烂,黏膜表面呈绒毛状突起。

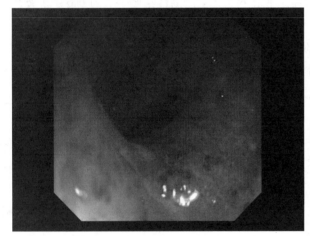 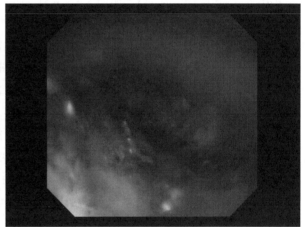

图 4-4-1 结肠镜检查

根据患者目前资料,患者目前诊断为溃疡性结肠炎,慢性复发型,广泛结肠型,活动期,重度,病情呈进行性加重,中毒症状明显,需要调整治疗方案,按照重度溃疡性结肠炎进行系统性和规范化治疗。在继续给予美沙拉嗪口服、糖皮质激素+SASP 保留灌肠的基础上,应用氢化可的松琥珀酸钠 300 mg 静脉滴注,1 次/日。禁食,全肠外营养,热量目标量为 25 kcal/(kg·d),蛋白质目标量为 1.5 g/(kg·d),葡萄糖占 60%非蛋白热量,选择含橄榄油的脂肪乳剂提供 40%非蛋白热量,应用平衡型氨基酸溶液作为氮源,同时静脉补充足量维生素和微量元素,采用全合一方式配置,通过深静脉输注。注意维持水、电解质及酸碱平衡,积极行抗感染治疗,监测生命体征,严密观察病情变化,特别是腹痛、腹泻等消化道症状和腹部体征,监测血糖变化等。经过上述治疗 3 天后患者体温降至正常,自诉腹胀、腹痛明显好转,白细胞计数降至正常,腹泻次数明显减少,腹部压痛及肌紧张较前明显减轻。继续上述治疗 4 天,患者一般情况改善,体温正常,白细胞计数 $6.10×10^9/L$,腹胀、腹痛消失,大便次数减少至 2 次/d,稀便,未见明显脓血便。体检全腹软、无压痛、无肌卫,肠鸣音正常。鉴于患者病情明显缓解,停用静脉糖皮质激素治疗,改为醋酸泼尼松 40 mg/d 口服,美沙拉嗪肠溶片 1 g 口服,3 次/d,锡类散灌肠等治疗。经过糖皮质激素静脉冲击治疗以及其后口服糖皮质激素继续诱导缓解治疗后,患者的症状、体征及实验室检查结果均明显好转,予以办理出院。由于患者目前仍处于疾病活动期,嘱出院后继续口服糖皮质激素诱导缓解,嘱定期门诊随访。

五、讨论分析

溃疡性结肠炎临床表现为持续或反复发作的腹泻、黏液脓血便伴腹痛、里急后重和不同程度的全身症状,病程一般较长,可有皮肤、黏膜、关节、眼、肝胆等肠外表现,黏液脓血便是溃疡性结肠炎最常见的症状。根据国际和我国的相关指南建议,对于任何临床拟诊为溃疡性结肠炎的患者,除了进行结肠镜检查并深入回肠末端外,还应进行上消化道和中消化道内镜检查,并合理应用染色、放大和超声技术。同时,消化道影像检查,尤其是肠道 CTE 或 MRE 检查也是必要的。此外,还应该进行病原学检查,除外感染性肠炎。如果考虑为溃疡性结肠炎,还应对病情进行进一步的评估,包括累及的部位、活动度及有无并发症。

临床上,溃疡性结肠炎按照患者的病程长短、发作程度、发作时间、累及范围以及病情分为初发型、慢性复发型、慢性持续性和急性型。初发型是指既往没有病史的首次发作;慢性复发型在临床上非常多见,是发作期和缓解期交替;慢性持续型的症状一般呈持续状态,中间有症状加重、急性发作的情况;而急性型的起病比较急,病情严重,全身毒血症状比较明显,可伴有中毒性巨结肠、肠穿孔、败血症等并发症,以上各型之间可以互相转化。溃疡性结肠炎的病情分期可以分为活动期和缓解期。缓解期指暂时没有症状,而活动期指有症状的时期,活动期的疾病按严重程度分为轻、中、重度。改良的 Truelove 和 Witts 严重程度分型标准(表 4-4-1)易于掌握,临床上实用。值得注意的是很多缓解期患者可以因为饮食失调、劳累过度、精神刺激、感染等原因加重症状,使疾病转为活动期。

表 4-4-1 改良 Truelove 和 Witts 疾病严重程度分型

严重程度分型	排便(次/天)	便血	脉搏(次/分)	体温(℃)	血红蛋白	ESR(mm/h)
轻度	<4	轻或无	正常	正常	正常	<20
重度	≥6	重	>90	>37.8	<75%正常值	>30

溃疡性结肠炎病变范围通常推荐采用蒙特利尔分类(表 4-4-2),该分型特别有助于癌变危险度的估计及监测策略的制订,亦有助于治疗方案的选择。

表 4-4-2 溃疡性结肠炎病变范围的蒙特利尔分类

分 类	分 布	结肠镜下所见炎症病变累及的最大范围
E1	直 肠	局限于直肠,未达乙状结肠
E2	左半结肠	累及左半结肠(脾曲以远)
E3	广泛结肠	广泛病变累及脾曲以近乃至全结肠

结肠镜检查及黏膜活组织检查是溃疡性结肠炎诊断的主要依据。结肠镜下溃疡性结肠炎病变多从直肠开始,呈连续性、弥漫性分布。轻度炎症反应的内镜特征为红斑、黏膜充血和血管纹理消失;中度炎症反应的内镜特征为血管形态消失、出血黏附在黏膜表面、糜烂,常伴有粗糙呈颗粒状的外观及黏膜脆性增加(接触性出血);重度炎症反应内镜下则表现为黏膜自发性出血及溃疡。缓解期可见正常黏膜表现,部分患者可有假性息肉形成或瘢痕样改变。对于病程较长的患者,黏膜萎缩可导致结肠袋形态消失、肠腔狭窄,以及炎(假)性息肉。病理组织学上可见以下主要改变。活动期:① 固有膜内有弥漫性、急性、慢性炎性细胞浸润,包括中性粒细胞、淋巴细胞、浆细胞、嗜酸性粒细胞等,尤其是上皮细胞间有中性粒细胞浸润(即隐窝炎),乃至形成隐窝脓肿。② 隐窝结构改变,隐窝大小、形态不规则,分支、出芽,排列紊乱,杯状细胞减少等。③ 可见黏膜表面糜烂、浅溃疡形成和肉芽组织。缓解期:① 黏膜糜烂或

溃疡愈合。② 固有膜内中性粒细胞浸润减少或消失,慢性炎性细胞浸润减少。③ 隐窝结构改变可保留,如隐窝分支、减少或萎缩,可见潘氏细胞化生(结肠脾曲以远)。溃疡性结肠炎治疗方案的选择建立在对病情进行全面评估的基础上,主要根据病情活动性的严重程度、病变累及范围和疾病类型制订治疗方案,并在治疗过程中根据患者对治疗的反应以及对药物的耐受情况随时调整治疗方案。该患者入院后临床表现为腹痛加剧,出现发热、白细胞计数升高、腹泻加重,存在腹膜炎体征。影像学及肠镜检查提示广泛结肠病变,降结肠全程可见黏膜充血、水肿、糜烂,横结肠至直肠黏膜连续性弥漫性溃疡性病变,表面有脓苔,管腔狭窄。病理报告显示:黏膜重度慢性活动性炎伴糜烂。根据该患者的病史、临床表现及肠镜检查结果,为慢性复发型溃疡性结肠炎,广泛结肠型,活动期,重度,病情呈进行性加重,中毒症状明显。该患者治疗的目标是尽快诱导并维持临床缓解以及黏膜愈合,防治并发症,改善患者生命质量,加强对患者的长期管理。因此,我们采取禁食,全肠外营养,补充电解质,维持水、电解质及酸碱平衡。静脉应用糖皮质激素以诱导疾病缓解,应用广谱抗菌药物积极控制感染。经过 1 周的糖皮质激素冲击治疗,患者体温降至正常,一般情况明显改善,腹胀、腹痛症状明显减轻,腹泻得以有效控制,腹部腹膜炎体征消失,白细胞计数降至正常,表明患者对糖皮质激素治疗应答良好。鉴于患者病情明显缓解,停用静脉糖皮质激素治疗。考虑到该患者此时仍处于疾病活动期,改为醋酸泼尼松 40 mg/d＋美沙拉嗪肠溶片 1 g 3 次/d,口服,以进一步诱导病情缓解。患者应定期随访,调整治疗药物并行肠镜检查、病理活检,以明确疾病是否缓解。根据诱导缓解时用药情况选择采用何种药物维持治疗。该患者应用糖皮质激素诱导缓解,缓解期应用氨基水杨酸制剂维持,剂量一般为 2～3 g/d,同时应用美沙拉嗪局部灌肠,隔天 1 次,通常情况下氨基水杨酸制剂维持治疗的疗程较长,须密切观察疾病是否复发。

六、相关营养背景知识

(一) 饮食相关危险因素与炎性肠病发病和复发

炎症性肠病是一组病因不明的慢性疾病,其发病主要与遗传易感性、肠黏膜稳态、环境及饮食等多因素相关。近年来,随着研究深入,人们逐渐发现饮食因素在炎性肠病发病、复发及治疗中起着至关重要的作用。膳食对炎症性肠病发病及临床症状的影响一直是人们关注的重点,即使是孪生兄弟或姐妹,膳食结构的差异也会显著影响炎症性肠病的发生。饮食因素可能通过改变炎症性肠病病原生物学和自然病程影响该病的发展。目前已经明确饮食可以影响微生物群的组成,直接损伤肠上皮细胞,影响局部肠黏膜炎症。食物含有丰富的抗原性,机体免疫系统可能会对某一种食物产生过敏反应。对于炎症性肠病患者来说,肠道黏膜免疫系统一直处于异常亢进状态,如果摄入食物过敏原便会加重肠道免疫反应和炎症反应。饮食在炎症性肠病发病机制中的作用得到流行病学研究的支持。例如,西方国家炎症性肠病发病率明显高于东方国家,与其饮食习惯差异有关。近年来东方国家炎症性肠病发病率明显增高,据调查与西方饮食流行有关。欧洲国家中,北欧国家的炎症性肠病发生率明显高于南欧国家,同样也与饮食差异有关。在移民中的研究显示,移民到新国家后保持其本国饮食习惯,其炎症性肠病发病率高于现居住国的群体。目前研究表明,饮食结构变化可能是 20 世纪后期炎症性肠病发病率急剧上升的主要原因。但是,由于受到食物的多样性、食物成分相互作用以及食物与肠道微生态之间的复杂关系等多方面因素的影响,有关膳食与炎症性肠病发病之间的关系一直缺乏大规模高质量的临床研究。因此,目前对膳食与炎症性肠病关系的认识均是基于小样本或实验研究结果,临床证据尚不充分。

1. **碳水化合物** 碳水化合物按其结构分为单糖(如葡萄糖、果糖)、双糖(如蔗糖)、低聚糖(如低聚果糖、低聚半乳糖)和多糖(如淀粉、纤维素、菊糖)。人体可吸收利用的有效碳水化合物有单糖、双糖等,人体不能吸收的无效碳水化合物有纤维素等。不同的碳水化合物分类对炎症性肠病的影响不同,目前认为,可吸收碳水化合物(如葡萄糖、蔗糖、乳糖、果糖等)可抑制肠道吸收功能,由于肠腔糖浓度升高,为微生物的增殖提供了能量,病理性微生物的过度繁殖可增加肠道通透性,从而引起炎性反应,有研究发现精制糖(蔗糖≥99.8%)与克罗恩病发病有关。2014 年一项大样本的前瞻性队列研究显示,总的碳水化合物、糖、淀粉摄入量与炎症性肠病发病无明显关系,但该试验将碳水化合物作为一个大类进行研究,并未对其进行细分,因此特殊类型碳水化合物与炎症性肠病发病是否有关联尚不能明确。由于双糖和多糖在小肠难以吸收,渗透压高,进入结肠后迅速被细菌发酵,某些碳水化合物如精炼糖、麦胶及某些淀粉经发酵后还会产气,刺激肠道分泌黏液,促进致炎细菌生长,因此有学者提出了剔除饮食的膳食思路,避免食入除单糖以外的其他碳水化合物膳食。相反,复杂碳水化合物、膳食纤维可降低炎症性肠病的发生,是人们关注的焦点之一。

2. 膳食纤维 膳食纤维分可溶性和不溶性两种。可溶性膳食纤维和抗性淀粉能在结肠发酵成短链脂肪酸,为结肠黏膜提供能量,并具有抗炎、调节免疫等作用,能够强化肠屏障,减少细菌易位,促进肠蠕动和益生菌生长,调节肠道免疫耐受,降低轻、中度炎症性肠病疾病活动度及粪便炎症反应指标,预防疾病复发,膳食纤维摄入不足增加克罗恩病风险。不溶性膳食纤维对炎症性肠病的影响尚不明确,虽然能增加粪便含水量,但有可能加重肠道梗阻症状,所以对于合并肠道狭窄的克罗恩病患者应予限制。新鲜蔬菜和水果富含维生素、微量元素和膳食纤维。研究表明,蔬菜及水果摄入减少、糖和软饮料摄入过多可能与克罗恩病及溃疡性结肠炎的发病增加相关。增加水果和蔬菜等富含可溶性膳食纤维食物的摄入量,少食红肉、人造脂肪和食用油可能降低炎症性肠病的发病风险。

SCFA 是碳原子少于 6 个的脂肪酸,其中人体肠道内存在较多的主要是乙酸、丙酸和丁酸 3 种。其由饮食中可溶性膳食纤维成分经肠道菌群酵解产生,随后通过识别 Toll 样受体,活化 G 蛋白耦联受体,抑制组蛋白去乙酰酶活性等影响不同免疫细胞的功能参与肠道黏膜免疫反应,维持肠道稳态。SCFA 同时参与调节体内固有性及适应性免疫应答,影响免疫细胞增殖分化及特定基因表达。在炎症反应状态下,SCFA 还可影响中性粒细胞迁移,诱导中性粒细胞脱颗粒,促进 ERK1/2 和 p38 MAPK 磷酸化、Ca^{2+} 流动及释放。丙酸和丁酸可抑制 CD40、IL-6、IL-12p40 影响 BMDC 活化,并通过抑制组蛋白去乙酰化酶的作用,影响 NO、IL-6 和 IL-12 分泌。此外,SCFA 又可诱导肠上皮细胞分泌 IL-18、抗菌肽和黏蛋白,加强肠上皮紧密连接,维持肠道黏膜屏障的完整性。另外,SCFA 可通过调节特异基因的表达,促进细胞能量代谢,诱导 B 细胞向浆细胞分化,在感染状态下,进一步加强宿主肠道黏膜中抗体反应,诱导 B 细胞分泌 IgA。

3. 脂肪酸 饮食中的脂肪包括饱和脂肪酸、单不饱和脂肪酸、PUFA 和反式脂肪酸。PUFA 有 ω-3 PUFA 和 ω-6 PUFA 2 种主要类型,必须通过饮食获取。大规模流行病学调查发现,脂肪摄入量和炎症性肠病发病呈明显正相关,脂肪的摄入在肠道炎性反应发生中起着重要作用。高脂肪低纤维饮食与高纤维低脂肪饮食相比,能够显著改变肠道菌群组成进而促进结肠炎的发生。但另有一项长达 26 年的大型前瞻性队列研究指出,脂肪摄入量的高低与炎性肠病患病率并不相关,但大量摄入亚麻籽油、大豆、鱼油等富含长链 ω-3 PUFA 的食物可能降低溃疡性结肠炎的发病风险,而大量摄入反式脂肪酸则可能会增加溃疡性结肠炎的发病风险。目前普遍认为,膳食脂肪的摄入量及脂肪成分是影响炎症性肠病发病的重要因素。近年来,饮食习惯的改变尤其是饮食西方化造成动物脂肪、食用油和人造奶油等富含 ω-6 PUFA 的食品摄入过多,而 ω-3 PUFA 摄入不足,这与全球炎性肠病发病率升高有关。ω-6 PUFA 是能量和必需脂肪酸的重要来源,但其代谢产物为促炎性介质,长期服用能够增加患炎症性肠病的风险,尤其是溃疡性结肠炎。有研究发现,富含 ω-6 PUFA 的食物(亚油酸、花生四烯酸、牛肉、猪肉、玉米油、葵花油、黄油)均可增加炎性肠病的发生风险,并能使溃疡性结肠炎的发生风险增加 2～4 倍。而富含 ω-3 PUFA 的食物(鱼油、蔬菜、水果、谷物、坚果)却对炎性肠病的发生有保护作用。有研究表明,适当调高膳食当中 ω-3 PUFA/ω-6 PUFA 的比例(如服用富含 ω-3 PUFA 的鱼油)可能降低患炎症性肠病的风险,降低溃疡性结肠炎的疾病活动度,下调活动期克罗恩病炎性因子表达,减轻肠黏膜炎症反应和临床症状,延长溃疡性结肠炎缓解时间,减少糖皮质激素的用量。动物实验证实,添加 ω-3 PUFA 能够提高肠内营养诱导活动期克罗恩病缓解的疗效,并且这种现象得到部分临床研究的证实,但尚缺乏大规模、高质量临床研究的支持,长期口服补充 ω-3 PUFA 维持克罗恩病或溃疡性结肠炎缓解的研究也没有得到预期的结果。因此,关于饮食中不同脂肪含量和成分对炎症性肠病的影响尚难下结论,最新的荟萃分析也未证明脂肪含量与诱导缓解率之间存在明显相关性。但限制脂肪尤其是 ω-6 PUFA 的摄入量,少食红肉、人造脂肪和食用油可能会降低罹患炎症性肠病的风险,对炎症性肠病患者有益却是学术界的主流观点。

4. 蛋白质 膳食中蛋白质分为动物蛋白和植物蛋白。动物蛋白的来源主要是肉、蛋、奶等,植物蛋白来源如大豆、坚果、谷薯类等。欧洲一项大型前瞻性研究对 67 581 名中年女性随访了 10 年,发现过量摄入蛋白质,尤其是动物蛋白,与炎性肠病发病有关。而另有病例对照研究显示多食鱼肉可降低炎性肠病发病率。目前研究认为,动物蛋白的来源尤其是红肉类可增加炎症性肠病发病风险,而鱼类和海鲜因富含 ω-3 PUFA,对炎症性肠病有保护作用。但也有研究者认为鱼肉中的蛋白可能是危险因素。因此,鱼类及海鲜能否成为炎症性肠病患者推荐饮食尚待进一步研究。

牛奶中主要含有 5 种蛋白,其中酪蛋白占总蛋白的 80%,是主要的过敏原成分,可引起胃肠道黏膜的变态反应。有回顾性病例对照研究报道饮用牛奶可能与溃疡性结肠炎发病有关,有牛奶过敏史的婴儿患炎性肠病的比例较高,牛奶过敏可能与溃疡性结肠炎发病有关。牛奶的氨基酸含量较高,在肠道细菌的作用下可产生多种含硫化合物(如硫化氢等),可直接对结肠细胞产生毒性作用,导致结肠黏膜损伤,从而导致溃疡性结肠炎。还有研究报道牛奶虽经巴氏消毒,但仍可能存在活的鸟分枝杆菌亚种副结核菌,这也是人类罹患炎症性肠病的可能危险因素。早期有研究报道母乳喂养是炎症性肠病发病的保护因素,这可能由于母乳中 IgA 对婴儿肠黏膜有免疫调节作用,可直接促进肠黏膜生长。尽管很多研究提示不同类型的蛋白类食物对炎症性肠病有致病或保护作用,但仍需更多研究来阐明蛋白质与炎症性肠病发病的关系。

5. 维生素 D 维生素 D 是一种具有广泛生物活性的激素,可通过维生素 D 受体信号介导调控一系列生物学活动。维生素 D 可调控先天性免疫应答和 Toll 样受体及其诱导的抗菌反应等适应性免疫应答对预防炎症性肠病的发生发挥重要作用。此外,维生素 D 对 B 细胞和 T 细胞功能具有一定作用,包括耐受自身抗原以及抑制淋巴细胞增殖所需的 IL-2 的产生。食物中维生素 D 缺乏或光照不足,会过度激活免疫系统或缺乏对外来抗原的免疫反应,均可导致炎症性肠病的发生。流行病学研究发现,维生素 D 缺乏在炎症性肠病发病中发挥一定作用。美国和欧洲的炎症性肠病发生率均与纬度相关,这可能反映了阳光暴露的差异。此外,第 12 号染色体上维生素 D 受体基因多态性与炎症性肠病的发生之间存在联系。一项全球性多中心大样本的研究显示,食物中维生素 D 摄入量、光照时间以及血浆维生素 D 水平与克罗恩病发病风险呈显著负相关。

6. 硫、铁和锌 过量的硫可能被转化为硫化氢并抑制丁酸盐氧化,对结肠造成损害,进而与炎症性肠病发生有关。矿物质的主要来源有含硫氨基酸(红肉、奶酪、全脂牛奶、禽蛋、鱼、坚果中半胱氨酸和甲硫氨酸)和无机硫,十字花科芸薹属蔬菜(花椰菜、卷心菜和西蓝花)含硫量最高,其次多见于加工类食品(面包、啤酒、香肠和干果等)中所含的反腐剂。有研究认为摄入过多富含胱氨酸的食物如红肉、禽蛋类、奶类,以及含添加剂(如亚硫酸盐、卡拉胶、硫酸软骨素等)的食品和饮料会增加硫的摄入,硫经肠道内硫酸盐还原菌代谢后产生硫化氢,增加炎症性肠病发生率。

铁可以通过促进氧化氢转化为高反应性的羟自由基来诱导肠黏膜的过氧化,造成蛋白质、DNA 和脂质破坏,从而导致肠黏膜组织损伤,在炎症性肠病的发病及复发中起着十分重要的作用。

锌也是导致炎症性肠病疾病进展和复发的危险因素之一，研究发现锌具有保护肠黏膜完整性和下调微量元素促炎因子表达的作用。锌缺乏与结肠炎的严重程度有关，锌是炎症性肠病进展的保护因素。

综上所述，饮食在炎症性肠病发生、复发以及患者的治疗中至关重要，虽然目前尚缺乏足够的前瞻性对照研究证据，但根据现有的临床研究，对炎症性肠病患者进行合理的饮食指导，制订个体化饮食方案，有利于减少肠道对大量食物抗原的暴露，改善患者肠道微生物多样性，减轻黏膜炎症反应，促进内镜下黏膜愈合，维持疾病缓解。

（二）营养支持在炎性肠病中的作用和地位

溃疡性结肠炎患者小肠功能正常，肠道疾病对营养物质消化、吸收的影响不大，因而此类患者通常无明显营养不良，只有少部分慢性持续型患者，由于疾病反复发作、药物治疗造成食欲下降，从而产生营养不良。目前大多数研究发现，营养支持治疗没有诱导或维持溃疡性结肠炎缓解的作用，因而对于溃疡性结肠炎病情无明显效果。但是，合理的营养支持能够纠正存在营养不良的溃疡性结肠炎患者的营养状况，改善营养风险所致的临床结局。

溃疡性结肠炎营养支持治疗首选肠内营养，只有在肠内营养无法实施或溃疡性结肠炎合并肠功能衰竭时才使用肠外营养。临床上，重症溃疡性结肠炎患者或由于其他原因造成的严重腹胀、腹泻或存在机械性肠梗阻、严重的肠动力障碍，通常需要全肠外营养支持。此外，如果通过肠内营养途径无法达到总能量需求的 60%，应给予补充性肠外营养支持。因此，如果临床上溃疡性结肠炎患者需要全肠外营养治疗，大多提示病情严重。传统观点认为，肠外营养支持通过使肠道休息及纠正营养不良以达到缓解病情的治疗效果，但相关研究显示，营养状况的改善才是肠外营养在溃疡性结肠炎治疗中的主要作用。

尽管目前的研究认为肠内营养对于溃疡性结肠炎病情缓解无明显作用，但肠内营养能够提供身体所需的营养物质，而且消化吸收途径符合生理状态，能增加门静脉血流量、维护消化道生理功能和肠黏膜屏障，另外还有改善免疫反应，促进炎症缓解，刺激病变肠黏膜愈合的作用。相较于普通食物，肠内营养的优势在于：① 要素饮食通过替代普通食团中复杂的蛋白质抗原及改变肠道菌群的作用而减少了抗原物质与肠黏膜的接触，极大地减少了抗原物质对炎性肠道的刺激。② 要素饮食含有谷氨酰胺，易于小肠黏膜的吸收，并且是肠黏膜修复和再生的主要能量来源，有利于防止小肠绒毛萎缩。③ 通过减少食物中脂肪含量减少肠道合成促炎介质。④ 能为病变肠段提供重要的微量营养物质及充分营养支持。增加饮食的营养成分、增加进食量以及高蛋白和高能量饮食应是提高营养状况的基本措施。⑤ 降低结肠粪便胆盐负荷（低脂饮食引起胆汁酸肝肠循环减少）。⑥ 改变肠道微生态，有利于保持与改善肠黏膜的屏障与免疫功能，保持肠道菌群的正常分布与平衡，维持各种肠道与体内重要激素的平衡，从而促进肠道病变与功能以及全身营养状态的恢复。

七、主编点评

本例患者病程长达 10 年，外院主要应用局部用药及氨基水杨酸制剂口服治疗，尽管患者对氨基水杨酸制剂治疗有一定应答，但病情长、反复发作，究其原因，主要是既往治疗不够规范、患者依从性较差所致。

患者本次入院后病情进行性加重，临床症状和体征较重，中毒症状明显，属重度溃疡性结肠炎活动期。对于重度溃疡性结肠炎，我们依然采用传统的静脉应用糖皮质激素冲击疗法，起效后再以足量糖皮质激素口服，直至缓解后糖皮质激素逐渐减停。如果糖皮质激素冲击治疗无效，可以转换治疗方案，选择生物制剂、环孢素或氨甲蝶呤治疗。近年来很多研究发现，对于重度、活动期溃疡性结肠炎患者，早期直接应用抗 TNF 抗体 IFX，可有效诱导缓解。该患者经过 1 周的糖皮质激素冲击治疗，一般情况明显改善，体温降至正常，腹胀、腹痛症状明显减轻，腹泻也得以有效控制，中毒症状消失，白细胞计数降至正常,表明患者对糖皮质激素治疗应答良好。近年来,随着研究的广泛深入,人们对炎症性肠病发病及发展的相关因素有了进一步的理解,这也催化了一些新型生物制剂和治疗方法的诞生和发展,出现了那他珠单抗等抗黏附分子药物、IL‐12/23 药物、趋化因子拮抗剂,为炎症性肠病的治疗提供更多的药物选择。

营养支持是炎症性肠病综合治疗中一个重要组成部分,尽管目前文献显示营养支持没有诱导或维持溃疡性结肠炎缓解的作用,对于溃疡性结肠炎病情治疗的作用也不如克罗恩病,而且本例患者和大多数溃疡性结肠炎患者一样,营养状况良好。但是,根据我们的临床治疗经验,对于许多病程长、病情重,特别是近期进食明显减少、存在营养风险的患者,合理的营养支持有利于患者顺利完成治疗,可以促进患者康复和改善预后。该患者入院时病情重,存在严重腹胀、腹泻,腹部体征较重,且全身中毒症状明显。因此,我们给予暂时禁食,行全肠外营养支持。我们认为,在炎性肠病急性活动期,尤其是病情危重或存在并发症时,全肠外营养支持可以通过使肠道休息,避免食物中抗原、脂肪等物质与肠黏膜的接触和对炎性肠道的刺激,以达到缓解病情的治疗效果。同时,肠外营养可以提供充足的营养底物,有效维持和改善机体的营养状况,提高机体免疫功能,有助于患者的康复。

(吴国豪)

参考文献

[1] Poggioli G. Ulcerative Colitis[M]. Italy：Springer Nature Italy AG，2019.

[2] Dreher ML. Dietary Fiber in Health and Disease[M]. Switzerland：Springer International Publishing AG，2018.

[3] Day AS. The impact of exclusive enteral nutrition on the intestinal microbiota in inflammatory bowel disease[J]. AIMS Microbiology，2018，4：584‐593.

[4] Esteban Sáez-González E，Mateos B，López-Muñoz P，et al. Bases for the Adequate Development of Nutritional Recommendations for Patients with Inflammatory Bowel Disease[J]. Nutrients，2019，11：1062‐1073.

[5] Comeche JM，Caballero P，Gutierrez-Hervas A，et al. Enteral Nutrition in Patients with Inflammatory Bowel Disease. Systematic Review，Meta-Analysis，and Meta-Regression[J]. Nutrients，2019，11：2657‐2678.

[6] Fernando Castro F，de Souza HSP. Dietary Composition and Effects in Inflammatory Bowel Disease[J]. Nutrients，2019，11(6)：1398.

[7] Khalili H，Chan SSM，Lochhead P，et al. The role of diet in the etiopathogenesis of inflammatory bowel disease[J]. Nat Rev Gastroenterol Hepatol，2018，15：525‐535.

[8] Bischoff SC，Escher J，Hebuterne X，et al. ESPEN practical guideline：Clinical Nutrition in inflammatory bowel disease[J]. Clinical Nutrition，2020，39：632‐653.

病例 5

儿童克罗恩病,重度营养不良,发育迟缓,贫血

一、病史简介

患者,女,14 岁。因"反复腹痛、腹泻 3 年余,加重 1 月"收入院。患者 3 年前无明显诱因出现脐周疼痛,为持续性隐痛,有时有阵发性绞痛,但时间短、疼痛不剧烈,疼痛发作多见于进食后,常伴有便意,每次排便后疼痛常能缓解。同时出现大便次数增多,4～5 次/日,稀便,有时有黏液脓血便,偶有发热,体温在 37.5～38.0℃,可自行消退。在当地医院就诊,行肠镜检查见回肠末端节段性溃疡性病变,病理为黏膜慢性炎症,拟诊为"克罗恩病",经过治疗后好转(具体用药不详)。2 年前上述症状再发,且症状较前加重,继续就诊于当地医院,血常规检查发现中度贫血,骨髓穿刺检查示缺铁性贫血。临床诊断为肠炎,缺铁性贫血,经对症治疗后病情好转。此后,患者常有腹痛、腹泻发作,间歇性发热,自行服用中药,未接受正规治疗。1 个月前患者在无明显诱因下出现发热,体温 38.5℃,同时出现下腹部疼痛,并逐渐加重,伴腹泻 6～8 次/日,同时有恶心、呕吐,当地医院诊断为"阑尾炎",行抗炎治疗,症状控制。2 天前上述症状再发,就诊于我院,门诊以克罗恩病收治入院。患者自发病以来精神可,无口腔溃疡及关节疼痛,食欲减退,小便正常,自述近 2 个月体重减轻 8 kg。

二、入院检查

体温 37.4℃,脉搏 80 次/分,呼吸 16 次/分,血压 90/60 mmHg,体重 35 kg,身高 150 cm。身材矮小,精神欠佳,贫血貌,营养较差,全身皮肤无黄染,无肝掌、蜘蛛痣。全身浅表淋巴结无肿大,巩膜无黄染,胸廓无畸形,双肺呼吸音清,未闻及干湿啰音。心前区无隆起,心界不大,心率 80 次/分,律齐,各瓣膜区未闻及病理性杂音。腹部平,右下腹轻压痛,无反跳痛,可疑肌卫,肝脾肋下未触及,肝肾区无叩击痛,肠鸣音 4 次/分。直肠指检无异常,生殖器未检,四肢脊柱无畸形,活动自如,双下肢不肿,双侧足背动脉搏动可,神经系统检查无异常体征。

红细胞 $3.12×10^{12}$/L;血红蛋白 87 g/L;血小板 $205×10^9$/L;白细胞 $11.10×10^9$/L;中性粒细胞 80.3%;总胆红素 9.2 μmol/L;直接胆红素 2.3 μmol/L;总蛋白 55 g/L;白蛋白 30 g/L;谷丙转氨酶 23 U/L;谷草转氨酶 20 U/L;尿素 7.8 mmol/L;肌酐 68 μmol/L;尿酸 223 μmol/L。钠 130 mmol/L;钾 3.3 mmol/L;氯 90 mmol/L;钙 1.95 mmol/L;无机磷 0.73 mmol/L;镁 0.75 mmol/L。

腹盆腔 CT:右腹部小肠壁稍增厚,建议进一步检查;腹膜渗出,腹膜炎机会大,腹腔盆腔积液,回肠远段-回盲部肠壁增厚,肠系膜、回盲部区多发小及增大淋巴结,符合炎症性肠病(图 4-5-1)。

三、入院诊断

克罗恩病。

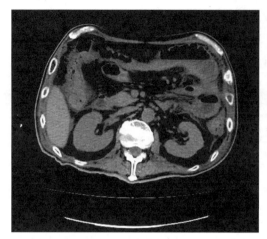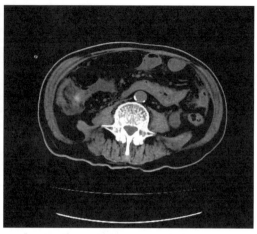

图 4‑5‑1　腹盆腔 CT 检查

四、治疗经过

患者入院后进行相关检查,经肠道准备后行肠镜检查,见末端回肠、回盲部及升结肠多发、节段性纵行溃疡及结节状增生,局部肠腔狭窄(图4‑5‑2)。取活检,病理学检查见黏膜慢性炎,黏膜炎症伴大量

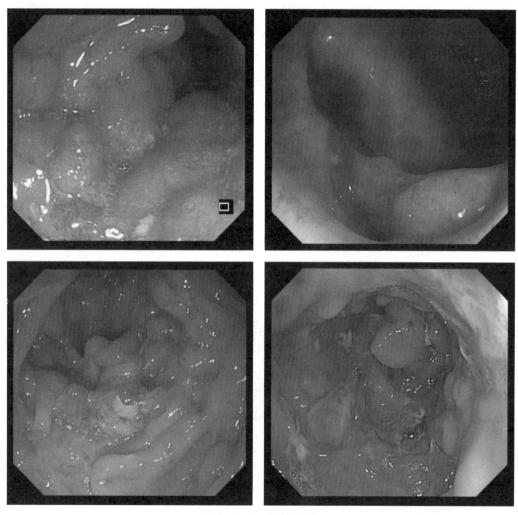

图 4‑5‑2　肠镜检查

炎性细胞浸润,黏膜固有层淋巴细胞、浆细胞、中性粒细胞浸润,小血管扩张,纤维组织增生。

根据患儿目前的资料,对照克罗恩病诊断标准和分型标准,临床诊断为克罗恩病(A1L3L4B2,活动期,重度)成立,合并营养不良及发育迟缓。鉴于该患儿发病年龄轻,病变广泛,有肠腔狭窄等预后不良,且存在较严重的营养不良,同时患儿处于生长发育期,目前有生长发育迟缓,肠内营养支持作为一线治疗措施,用于诱导疾病缓解和维持缓解。同时,在患者入院后给予 IFX 200 mg,静脉滴注治疗,在随后的第2、6周各给药一次以诱导缓解治疗。在第2次用药后加用 AZA 12.5 mg/d,口服。同时,鼻胃管给予全肠内营养,能量目标量为 30 kcal/(kg·d),蛋白质目标量为 1.5 g/(kg·d),应用整蛋白制剂"安素",遵循"循序渐进"的原则逐渐增加肠内营养投放量和输注速度,同时观察患者消化道耐受性,在明确患者没有腹痛、腹泻等胃肠道不良反应的情况下逐渐达到全量肠内营养,在肠内营养达到目标量前,不足的热量和蛋白质通过补充性肠外营养进行补充。经过3次 IFX 治疗和8周的肠内营养治疗后,患者症状和体征明显减轻,腹痛消失,大便次数减为 3~4 次/d,食欲好转,精神和体力明显好转,营养状况明显改善,体重增加。血常规检查:红细胞计数 $4.01×10^{12}$/L;血红蛋白 105 g/L;白细胞计数 $5.57×10^9$/L;中性粒细胞 65.8%。为了达到黏膜愈合,每隔8周给予1次 IFX 治疗,同时将口服的 AZA 剂量调整至 25 mg/d,完成了8次 IFX 治疗后行肠镜检查,发现肠黏膜愈合,表明患者已经处于内镜缓解期,黏膜愈合。患者体重增加 9 kg,身高增加 8 cm。停用 IFX,给予 AZA 50 mg/d 进行维持缓解治疗,同时继续予以肠内营养支持。每2个月门诊随访,无明显临床症状和体征,炎性指标正常,营养状况改善,体重和身高均增加,继续应用 AZA 维持治疗。以 AZA 维持治疗后1年复查肠镜提示内镜下复发,再次用 IFX 治疗后未能达到黏膜愈合,联合氨甲蝶呤治疗后病情逐渐缓解。

五、讨论分析

克罗恩病可发生在任何年龄,其中约 1/4 在儿童时期确诊。近年来,我国克罗恩病的发病率显著上升,且呈低龄化趋势。目前认为,儿童和青少年克罗恩病患者存在种族差异,这可能是由基因和环境方面共同作用的结果。临床上,很多克罗恩病的患儿都会有持续腹泻的表现,程度不一,以及阵挛性腹痛,大多数腹痛部位位于右下腹部,很容易和急性阑尾炎混淆,要注意鉴别。目前研究发现,儿童及青少年克罗恩病患者从开始出现症状到诊断明确的间隔时间往往较长,平均需要 4~6 个月。与成人克罗恩病常见病变部位为小肠不同,大多数儿童克罗恩病患者在确诊时病变范围较广,多已累及结肠或回结肠,而儿童克罗恩病这种病变范围广被认为与早期的诊断延迟有关。此外,儿童和青少年克罗恩病另一个特点是患儿常伴有一定程度的营养不良、体重下降、贫血、发热,进而导致生长曲线受损和青春期延迟。因此,2005 年世界胃肠病大会确立的蒙特利尔分型将儿童型克罗恩病作为克罗恩病的一个新的亚型与成人型克罗恩病独立区分开来,这对克罗恩病的诊治提供了一些帮助。

儿童克罗恩病的治疗用药与成人型大致相同,分为诱导缓解及维持治疗两部分。目前对于儿童克罗恩病患者的治疗研究并不充分,大多数数据都是从成人患者的研究中推演出来的。该患者属活动期克罗恩病,重度,病变范围广,合并营养不良及发育迟缓,其治疗目标不仅是控制症状,而是达到肠道黏膜愈合,这对年轻患者尤为重要,因为持续性的慢性炎症可导致生长受损,同时疾病并发症还会影响寿命。目前,活动期克罗恩病治疗药物有糖皮质激素、免疫抑制剂、生物制剂、营养治疗等。糖皮质激素为传统的诱导缓解用药,疗效显著,但由于其全身不良反应较多,尤其能明显阻滞儿童的生长发育,故儿童或青少年克罗恩病患者不宜应用糖皮质激素诱导缓解治疗。6-巯基嘌呤及硫唑嘌呤对儿童型及成人型克罗恩病均有良好的作用,但由于其作用的延迟性常与激素或其他药物联合作用于诱导缓解期,待激素等药物撤去后于缓解期维持治疗。但由于该类药物也会导致骨髓抑制、肝损害及类流感症状,因此儿童及青少年克罗恩病患者在使用时仍需谨慎。

传统的克罗恩病治疗是根据患者症状逐步强化,这种治疗方法不能改善患者的预后,患者出现肠道结构和功能障碍风险高。目前克罗恩病治疗策略的发展方向是更早使用可以改变病程的药物,能够改变克罗恩病进程及降低手术率。近年来随着 TNF-α 单克隆抗体的出现,黏膜愈合已成为儿童克罗恩病治疗的可实现目标。而其他类型生物制剂和新型小分子药物的出现,使得临床医生可基于疗效和安全性来选择克罗恩病患儿的治疗方案。因此,加拿大胃肠病学协会(Canadian Association of Gastroenterology,CAG)在其发布的 2019 儿童腔内克罗恩病临床管理指南中推荐:① 对于中重度克罗恩病患儿,如果使用糖皮质激素治疗未达到临床缓解,建议采用抗 TNF-α 单克隆抗体治疗诱导和维持临床缓解。② 对于中重度克罗恩病患儿,如果使用巯嘌呤或氨甲蝶呤未达到或无法维持临床缓解,建议采用抗 TNF-α 单克隆抗体治疗来诱导和维持临床缓解。③ 对于评估有进展性或致残性风险的重度克罗恩病患儿,建议将抗 TNF-α 单克隆抗体治疗作为一线治疗来诱导和维持临床缓解。该患者入院后我们给予 IFX 200 mg,静脉滴注治疗,在随后的第 2、6 周各再给药一次以诱导缓解治疗。经过 3次 IFX 治疗后,患者症状和体征明显减轻,腹痛消失,大便次数减少,食欲好转,精神和体力明显好转,营养状况明显改善,体重增加,表明患者对 IFX 治疗应答良好。事实上,在抗 TNF-α 单克隆抗体问世后的这十多年里,克罗恩病的治疗获得了巨大的进步,尤其对出现瘘管或肠外表现的患者疗效显著。大量的临床研究表明,早期使用抗 TNF-α 单克隆抗体治疗(即降阶梯疗法)较传统升阶梯疗法对患者病情预后有较大改善。

TEN 作为克罗恩病的主要治疗方式被越来越多的消化病专家所认同,欧洲儿童消化病与肝病协会提出将肠内营养作为儿童克罗恩病的一线治疗方案,促使肠黏膜炎症反应消退、溃疡愈合。对于儿童或青少年克罗恩病患者,TEN 由于同时具有补充营养和诱导活动期克罗恩病缓解的作用,在改善营养状况的同时能够减轻克罗恩病炎症反应程度,促进生长发育,因而成为儿童和青少年克罗恩病首选的治疗手段。目前认为,肠内营养在儿童和青少年克罗恩病患者中的作用机制包括:① 抗炎作用:目前的研究显示,肠内营养可降低肠道炎症反应从而缓解克罗恩病患者肠道的炎症性狭窄。肠内营养可直接作用于肠黏膜细胞,抑制黏膜细胞内促炎因子(如 IL-8,IL-6)的合成。给予肠内营养支持后,循环系统中抗炎因子(如 TGF-β1)的浓度增加。此外,肠内营养也能调节细胞免疫,可通过抑制 T 细胞的异常活化,降低局部炎症反应。De Jong 等的体外炎症模型发现,肠内营养可以有效降低由 TNF-α 刺激产生的 IL-8 水平,肠内营养的这种抗炎作用是通过破坏细胞内核因子 NF-κB 信号通路而实现的。② 改善肠道黏膜屏障功能:克罗恩病患者无论活动期或潜伏期,其肠道炎症导致肠黏膜通透性增加,肠道黏膜屏障功能受损,肠道抵抗细菌的能力降低。研究发现,肠道 30% 的营养是由肠系膜血管提供,而 70% 的营养则由肠腔内的营养物质供应。因此,肠内营养的实施不仅为克罗恩病患者提供了营养,还可以直接营养肠黏膜,促进肠黏膜的修复。小鼠的肠道炎症模型研究发现,整蛋白型肠内营养可以使异常通透性的黏膜正常化且使关键的紧密连接蛋白迁移回细胞膜内,使炎症反应明显的肠道黏膜转为正常。③ 调节肠道微生态:克罗恩病患者在肠道菌群多样性、菌群丰富度及菌群功能方面与正常人明显不同。在克罗恩病活动期,肠道菌群的种类及数量显著减少,菌群代谢功能改变。肠内营养可以调节肠道菌群,改变粪便代谢活动,刺激肠道内有益菌的生长,还能通过多种途径抑制致病菌的生长、黏附和侵袭,增强肠屏障功能,促进肠上皮细胞生长,保护肠黏膜屏障,调整肠黏膜免疫反应和抗体间的免疫反应。给予肠内营养支持后,克罗恩病患者肠道菌群的多样性及丰富度逐渐恢复,肠道中梭状芽孢杆菌、双歧杆菌等主要菌群的数量明显增加,同时菌群代谢产生的毒性物质显著降低。有研究显示,TEN 在儿童克罗恩病活动期的疗效和糖皮质激素相当,TEN 在长期维持克罗恩病缓解中的疗效也在大量研究中得到证实。Berni Canani 等比较了 TEN 和皮质类固醇激素在儿童克罗恩病患者中诱导缓解和促进肠道黏膜愈合的作用。结果显示,活动期儿童克罗恩病患者 TEN 支持治疗更有效地改善肠道炎症且能维持更久的临床缓解期。意大利的一组随机对照研究也得出了相同的结果,研究对两组儿童克罗恩病患者进行了为期10周的单一TEN或单一甲泼尼龙治疗发现,对于克罗恩病活动期,短期TEN治疗比甲泼尼龙更能有效促进肠道炎症损伤黏膜的愈合。另有研究显示,肠内营养联合IFX能更有效地诱导和维持克儿童罗恩病临床缓解,并在改善营养状况和维持生长发育中发挥重要作用。Gerasimidis等发现在应用肠内营养8周后,机体瘦组织群明显改善,且微量元素的水平也有所提高。在另一项研究中,应用6周TEN及2周部分肠内营养对儿童克罗恩病患者身高的增长作用明显。国内有关儿童和青少年克罗恩病患者对照研究结果显示,TEN组比糖皮质激素的缓解率更高,且更有效地改善炎症严重程度和促进生长发育,且并未观察到严重的不良反应。Whitten等在对儿童新发克罗恩病患者进行为期8周的肠内营养治疗后,发现肠内营养不仅能改善炎症反应,还能促进骨的发育。因此,CAG在2019年的儿童克罗恩病指南中推荐:对于克罗恩病患儿,建议给予全肠内营养治疗以诱导临床缓解,而不建议使用部分肠内营养来诱导临床缓解。对于缓解期克罗恩病患儿,建议如果使用部分肠内营养,则应与其他药物联合使用以维持临床缓解。鉴于该患者处于克罗恩病活动期且合并营养不良及发育迟缓,我们通过给予全肠内营养8周以配合IFX的治疗,对疾病的缓解可能起到较好的协同作用。

对于活动期克罗恩病患者经治疗后是否进入缓解期,应根据患者临床症状、实验室检查、影像学及肠镜结果综合评估。一般情况下,临床症状最先缓解,其后依次是血象和炎性指标、消化内镜及影像学所见。临床症状的缓解与内镜所见的缓解有时并不一致,甚至相互矛盾,其中消化内镜检查结果对判断克罗恩病是否已经由活动期进入缓解期更客观可靠,只有内镜下见到肠道黏膜溃疡已经愈合,才表明克罗恩病已经进入深度缓解,才有望改善患者的远期预后。

目前在炎性肠病的治疗中,达标治疗已经成为新的治疗理念。达标治疗即是通过多种治疗手段及各种改变疾病进程的药物达到设定的治疗目标。根据不同患者,治疗目标也不尽相同。对于大多数患者,症状作为治疗目标不能有效地减少患者远期手术率和致残率,而以黏膜愈合为治疗目标能够显著改变疾病进程,改善患者预后。达到黏膜愈合的患者,维持缓解的时间更长,住院事件更少,手术率更低,同时能够获得更好的生活质量。儿童及青少年克罗恩病患者治疗的目标是达到黏膜愈合,考虑到该患者为儿童,目前处于生长发育关键时期,疾病的反复发作不利于儿童的身心健康,会导致生活质量严重下降,影响其学习,故我们以黏膜愈合作为治疗目标,在经过3次IFX治疗达到临床缓解后再每隔8周给予1次IFX治疗,同时联合口服的AZA以期达到黏膜愈合。完成了8次IFX治疗后行肠镜检查,发现肠黏膜愈合,表明患者已经处于内镜缓解期,黏膜愈合。同时患儿体重、身高均增加才停用IFX,给予AZA进行维持缓解治疗,同时继续予以部分肠内营养支持。1年后复查肠镜检查发现内镜下复发,复发后进行第2轮IFX治疗,以定期炎症指标、内镜、IFX血药浓度监测作为患者病情进展、治疗效果的监测方法,指导达标治疗。许多克罗恩病患者内镜下复发,血象和炎性指标的异常在临床复发前即可出现,通过对疾病的定期随访和复查有助于早期发现肠道病变活动,尽早进行治疗,减少并发症的发生。因此,对于缓解期的克罗恩病患者,必须进行定期随访和复查。该患者第2次、第3次治疗后监测外周血白细胞正常范围,6-TGN浓度在有效范围内,CRP水平正常。患者无明显不适,体重维持稳定,IFX谷浓度$5.7\ \mu g/L$,抗IFX抗体(antibodies to infliximab,ATI)(-),肠镜检查结肠和末端回肠黏膜充血及散在浅溃疡,病变间黏膜大致正常。经过第2轮治疗后,患者仍然处于临床缓解期,结肠镜见原有的病变明显好转,但是未愈合,而且出现一些新的溃疡,提示患者对第二轮治疗有应答,但效果较差。IFX是人鼠嵌合型蛋白,作为异源蛋白可能会在患者体内诱导产生ATI,导致继发性失应答。因此,对于接受IFX治疗的患者,均应该监测IFX谷浓度和ATI,进行精准治疗。该患者ATI(-),IFX谷浓度尚可,提示患者对IFX仍有应答,但效果有限。考虑到目前国内临床上可以用的治疗克罗恩病的生物制剂只有IFX,因此我们推荐该患者接受粪菌移植治疗。近年来有许多研究显示,粪便菌群移植可以缓解儿童克罗恩病患者症状,类似于粪菌移植这种通过改变肠道微生态的治疗方法可能会改变目前炎性肠病的治疗模式,而不像目前传统的通过药物治疗抑制机体免疫应答。

另一方面,该患者存在较明显贫血,血红蛋白及血清铁浓度明显低于正常,不饱和铁结合力、总铁结合力及促红细胞生成素增高,骨髓检查呈增值相,属缺铁性贫血。同时,患者还存在低蛋白血症、低钙、低磷、低镁血症。贫血是炎性肠病最常见的肠道外表现,发生率高,缺铁是炎性肠病患者贫血的最主要原因,摄入或肠道吸收减少、持续或反复性失血是主要原因,其他可能因素还包括药物的毒性作用,炎症性肠病相关的自身免疫性溶血,以及维生素 B_{12} 及叶酸吸收障碍。低钙血症除了摄入不足、腹泻丢失、肠道吸收不良之外,很大可能还与维生素 D 缺乏有关,有研究表明,炎症性肠病患者是维生素缺乏的高危人群,尤其是儿童或青少年患者发生率更高,究其原因主要是与肠道炎症使维生素 D 经胃肠道丢失增加,肠道吸收减少,使用影响维生素 D 吸收的药物,以及疾病活动期的厌食等有关。

六、相关营养背景知识

(一)特殊营养素在炎症性肠病治疗中的作用

近年来,越来越多的特殊营养要素被人们所认识,包括谷氨酰胺(glutamine,Gln)、ω-3 PUFA、SCFA、益生菌和益生元等,相关研究表明上述营养素均对炎症性肠病患者的肠内营养疗法有着积极的影响。目前认为,肠外和肠内营养中各种抗氧化剂和 PUFA 的代谢产物,对炎症反应和免疫功能的影响发挥了重要作用。此外,营养支持治疗通过为肠黏膜上皮细胞提供营养物质降低肠黏膜通透性、保护肠黏膜屏障,并调节肠道免疫状况,促进肠黏膜上皮愈合及溃疡面修复。

1. 谷氨酰胺 Gln 不但是谷胱甘肽(glutathione,GSH)的前体物质,也是肠黏膜(尤其是小肠黏膜)上皮细胞的营养物质和代谢底物,摄入 Gln 能为肠黏膜上皮细胞提供原料,促进其增殖和修复。Gln 还是免疫细胞的重要能量来源,能调节免疫功能,对炎症性肠病患者具有保护作用。其作用可能是通过 NF-κB、信号传导及转录激活因子(STAT)、c-Jun 氨基端激酶(c-Jun N-terminal Kinase,JNK)或过氧化物酶体增殖物激活受体 γ(PPAR-γ)等途径实现。培养液中缺乏 Gln 时,促炎细胞因子产生增多,添加 Gln 能减少促炎细胞因子的产生。临床研究已证实,采用 Gln 灌肠能缓解贮袋炎患者的肠道症状。但在肠内营养中添加 Gln 能否促进炎症性肠病患者溃疡愈合、黏膜修复或诱导缓解,还缺乏足够的临床证据。补充外源性 Gln 可提高 GSH,促进淋巴细胞增生,提高 TLC、CD_4^+ 细胞、NK 细胞数量及活性,显著降低肠黏膜通透性,维护肠道黏膜屏障功能,增强肠道免疫功能,减少细菌易位,防止肠源性感染的发生。

2. 短链脂肪酸 膳食纤维的分解产物 SCFA 是结肠黏膜上皮细胞的营养物质,缺乏 SCFA 易造成结肠上皮萎缩和炎症。有许多临床研究探索 SCFA(尤其是丁酸)对溃疡性结肠炎的治疗作用,结果表明,丁酸具有促进结肠上皮细胞增殖和分化、降低肠黏膜通透性和提高 GSH 转移酶活性的作用。临床证实,溃疡性结肠炎患者在使用氨基水杨酸治疗的同时,若添加丁酸盐则能显著减轻临床症状和黏膜炎症,降低疾病的活动程度,用丁酸盐灌肠也能显著减轻结肠远端的炎症反应。此外,乙酸盐和丙酸盐也具有抑制 NF-κB 活性和促炎细胞因子表达的作用。

3. ω-3 PUFA ω-3 PUFA 的代谢产物 3-烯酸环氧化物和 5-烯酸酯氧化物具有抑制炎症反应和改善免疫功能的作用,而 ω-6 PUFA 的代谢产物 2-烯酸环氧化物和 4-烯酸酯氧化物对代谢和免疫的影响则与之相反。活动期 IBD 主要表现为全身和肠道局部的炎症反应,目前的治疗策略是通过糖皮质激素或免疫抑制剂等药物抑制炎症反应和免疫功能,从而达到诱导病情缓解的目的。若调整 ω-3 PUFA 与 ω-6 PUFA 的比例,适当提高营养液或饮食中 ω-3 PUFA 的含量,将有助于降低活动期炎症性肠病的炎症反应。有实验研究已证实,给结肠炎大鼠服用鱼油能减轻肠黏膜炎症程度,减少抗炎药物的用量。同样,有大量临床研究结果表明,ω-6 PUFA摄入量增加与克罗恩病患病率的增加显著相关,而ω-3 PUFA摄入量则与克罗恩病患病率呈负相关。口服ω-3 PUFA可以显著提高血中ω-3 PUFA/ω-6 PUFA比值,ω-3 PUFA能显著改变淋巴细胞膜磷脂构成,增加膜流动性;同时ω-3 PUFA融入T淋巴细胞和内皮细胞的脂质双分子层中,可以改变细胞膜的组成,影响细胞膜上受体的空间构象,调节离子通道的功能,进而影响细胞功能分子的合成,抑制信号转导,ω-3 PUFA可通过不同机制影响白细胞功能,调节类二十烷酸、细胞因子的合成,调控基因表达,改变脂筏的脂肪酸组成及结构等,最终抑制细胞的炎症反应,提高机体免疫功能。近年来,有许多流行病学调查及临床研究发现,饮食中ω-3 PUFA的含量与炎症性肠病的发病率及疾病的活动度相关。

4. 核苷酸　核苷酸及其代谢成分广泛参与了机体蛋白质的合成、分解及代谢,可刺激淋巴细胞增生并影响巨噬细胞和自然杀伤细胞的免疫功能。外源性的核苷酸补充可对免疫功能缺失起到修复作用。许多研究表明,核苷酸对肠道营养有重要作用,能促进肠道的正常发育、成熟和修复。当核苷酸缺乏时可出现明显的免疫抑制,如IL-2、NK细胞毒性和巨噬细胞都有所下降,出现细菌移位,机体抗病毒和细菌感染能力均明显降低。核苷酸主要通过选择性地抑制辅助性T淋巴细胞及IL-2的产生,提高机体细胞免疫功能。肠内营养时添加核苷酸有助于炎症性肠病患者病变肠道的修复和愈合。

5. 抗氧化剂　巨噬细胞在杀灭、清除病原微生物的过程中,活性氧发挥了积极作用。中性粒细胞在吞噬病原体的过程中通过多条反应途径,产生多种活性氧来杀灭病原体。呼吸暴发同样也是白细胞利用活性氧发挥防御功能的重要途径,通过呼吸暴发,白细胞可产生更多的活性氧,在杀灭细菌中起着十分重要的作用。炎症性肠病患者肠道内存在大量抗原及免疫细胞,肠道内免疫细胞异常激活、产生炎性反应在炎性肠病的发病或活动中起着十分重要的作用。所产生的活性氧类化学性质活泼,极易诱发氧化应激,引起蛋白质/酶、脂质、DNA等各种生物大分子的损伤,甚至破坏细胞的正常结构和功能,造成细胞功能失调,肠黏膜广泛受损,肠黏膜屏障破坏,肠道细菌易位,导致疾病发生。

正常机体可以通过抗氧化酶类及抗氧化物及时清除活性氧,防止其累积造成有害影响。外源性提供抗氧化的营养素(维生素E、维生素C、无机硒、β-胡萝卜素等)等特殊营养物质,利用这些物质的药理作用达到调节机体代谢和免疫功能的目的,能提供电子使自由基还原,故有重要的防护作用。

维生素E的主要生物功能是抗氧化作用,是生物膜中一种脂溶性的阻断链式反应的抗氧化剂,可有效地维护生物膜的稳定性,防止生物膜因受氧自由基或脂质过氧化产物对细胞的毒性作用。在病理状态下,防御系统处于劣势或抗氧化剂缺乏,体内的清除剂不足以与这些活性分子下降,就会出现脂质过氧化。GSH是所有真核细胞内的主要还原剂,细胞内ROS的清除通常伴有GSH减少。抗坏血酸(维生素C)具有强反应活性,可以清除OH自由基,生成脱氢抗坏血酸,再经还原酶催化转变为还原型。

机体存在抗过氧化作用的酶类有超氧化物歧化酶(superoxide dismutase,SOD)和谷胱甘肽过氧化物酶(glutathione peroxidase,GSH-Px)、谷胱甘肽还原酶(glutathione reductase,GR)、谷胱甘肽转移酶等。抗氧化酶的特点是分布广泛,细胞含量有高度特异性,有专门亚细胞定位,含有专门的金属,特别是铜、锰、铁、硒。这些酶不但彼此协同地防止活性氧的损伤效应,而且相互间起着保护作用。动物实验及临床研究均发现,炎症性肠病特别是克罗恩病患者血清GSH-Px明显低于正常水平,给予GSH-Px的前体物质可明显减轻肠道炎症的程度,有利于疾病的缓解。

6. 益生元与益生菌　生态免疫营养学是近年来提出的一种新的临床营养学概念,在免疫营养的基础上,添加益生菌和合生元等组成的生态免疫制剂,调节或改善肠道内微生态系统平衡,减少病原菌的生长和肠道细菌易位的发生,维持肠道黏膜结构和功能。

机体内主要的益生菌包括乳酸杆菌和双歧杆菌,而益生元是一种不被人肠道酶消化的膳食纤维,可使少数有益于机体健康的细菌成为肠道优势菌。生态免疫营养制剂可以用于胃肠道微生物失调的患者,以重建胃肠道内微生态系统的平衡,维持胃肠黏膜天然屏障,减少菌群移位和内毒素血症的发生,促进患者对肠内营养的耐受。益生菌的主要生理功能有:① 降低肠道 pH 值,抑制致病菌和条件致病菌对肠上皮的黏附、定植,以维持肠道有益菌(乳酸杆菌、双歧杆菌、嗜热链球菌等)的优势地位。② 调节肠道的神经肌肉活性,促进肠道的蠕动,刺激肠黏膜乳糖酶活性,从而减轻乳糖不耐受和容量性腹泻。③ 激活免疫系统,通过提高 Th1 细胞、抗原呈递细胞(antigen presenting cell,APC)的抗原呈递功能,诱导非特异性免疫反应,下调 NF-κB 的表达,减少 TNF-α、IL-8、IL-1β 等炎性介质以及肠上皮细胞类似 Toll 样受体的表达和分泌。④ 维持肠上皮细胞屏障,防止肠黏膜细胞凋亡,防止肠道细菌易位发生。近年来,有关益生菌和益生元的临床研究越来越多,特别是在肠道细菌感染性疾病、过敏反应性疾病、炎症性肠病、肠易激惹综合征、肠道手术患者中的应用。Meta 分析显示,益生菌在缓解肠易激惹综合征的症状、治疗炎性肠病方面疗效确切,证据相当充分。国内学者研究报道,益生菌可通过改善粪便菌群,改善结直肠癌手术后患者肠道黏膜屏障的完整性,并减少肠源性感染的发生率。

临床研究证实,益生元有助于调整肠道菌群,也能为结肠黏膜上皮提供能量,促进肠上皮细胞生长,保护肠黏膜屏障,调整肠黏膜免疫反应和抗体介导的免疫反应,并能维护水、电解质平衡。临床研究结果表明,给克罗恩病患者服用 21 天低聚果糖能显著降低克罗恩病活动程度。给贮袋炎患者口服菊糖也能降低肠道炎症程度和内镜评分。益生菌能产生抗致病菌物质,阻止致病菌黏附于肠黏膜上皮,调整肠道菌群,促进 sIgA 和 IL-10 分泌,减少 TNF-α 和 IFN-γ 产生。益生菌还能分解膳食纤维,产生 SCFA,降低肠腔内 pH 值,抑制致病菌的生长,并具有抑制肠黏膜上皮细胞凋亡、促进黏蛋白基因表达、保护肠黏膜屏障的作用。慢性贮袋炎或溃疡性结肠炎患者长期口服益生菌能使症状缓解。目前,有大量实验和临床资料显示,炎症性肠病患者存在肠道菌群失调,肠道菌群参与了炎症性肠病的发生。补充益生菌不仅能刺激肠道内有益菌的生长,而且还能通过多种途径抑制致病菌的生长、黏附和侵袭,增强肠屏障功能。口服乳酸杆菌有维持溃疡性结肠炎缓解期的疗效,这与益生菌有助于调整肠道菌群、为结肠黏膜上皮提供能量、促进肠上皮细胞生长、保护肠黏膜屏障、调整肠黏膜免疫反应和抗体间的免疫反应、维护电解质平衡的作用有关。研究发现,炎症性肠病患者使用添加益生菌的低脂高蛋白肠内营养制剂进行治疗,不仅可以纠正菌群失调,改善患者的肠黏膜屏障功能和营养状况,而且还可以增强免疫功能,改善腹泻的发生,是临床治疗有益的措施。

总之,越来越多的证据表明特殊营养素的应用具有较高的临床和科研价值,此类营养素的补充对炎症性肠病的治疗有深远的意义。虽然目前相关的临床研究结果尚无法达成一致的结论,但大多数结果显示营养素对炎症性肠病有积极的治疗作用,此方面的基础和临床研究方兴未艾,前景广阔。

(二)菌群移植在炎症性肠病治疗中的价值

炎症性肠病发病与机体免疫、遗传易感性、肠道菌群、环境等多重因素密切相关。其中肠道菌群失调、肠黏膜屏障功能受损,是炎症性肠病发病的特征。因此,维持肠道菌群稳态、保护肠黏膜屏障完整性,成为炎症性肠病预防和治疗的关键。粪菌移植(fecal microbiota transplantation,FMT)是指将健康人粪便中菌群移植到患者肠道内,重建正常肠道菌群,达到治疗肠内外疾病的目的,目前认为 FMT 是重建肠道菌群的最有效手段。随着人类对肠道菌群失调对疾病影响的认识增加,FMT 成为全球生物学、微生物学和临床医学研究的热点,有关 FMT 治疗炎症性肠病的相关研究逐渐增多,为炎性肠病患者提供了新的治疗方法。

1. 肠道微生态失衡在炎症性肠病发病中的机制 人类肠道菌群是一个复杂的生态系统,包括 300~500 种的细菌,接近 200 万基因型(所谓"微生物组"),肠道内细菌数目约为 10^{14}。肠道菌群对人体的影响从一出生便开始了,人体的肠道菌群最初来自进食和呼吸等途径,逐渐在肠道内定植,并随着宿主的发育而稳定。肠道必须与进入消化道的微生物合作以应对源源不断的外源性病原体挑战。研究表明，在无菌条件下，动物的肠毛细血管网络和潘氏细胞发育受损，但不发生小肠结肠炎，当其暴露于肠菌时便可发生轻至重度的小肠结肠炎。与此同时，微生物群也可通过侵入病原体等微生物，抑制病原体的定植和过度生长，这种现象被称为"定植抗性"，其主要由人体肠道内稳定而多样化的微生态关联，从而预防及控制肠道的传染性疾病，当肠道菌群时失调，肠道的定植抗力便会随之下降。

胃肠道黏膜的特殊性在于其保持了正常机体免疫反应和免疫耐受间的微妙平衡，后者涉及黏膜免疫的下调。从食物的消化，营养物质的吸收、储存，到通过产生抑菌素和竞争营养物质对抗病原微生物的增殖，肠道菌群对于人体肠道健康状态的维持都有着重要的作用。同时，肠道菌群的稳定性与多样性对保持肠黏膜其他屏障完整性和调节肠道免疫系统也至关重要。肠相关淋巴组织（gut-associated lymphoid tissue，GALT）是人体最大的淋巴组织集合，约 25% 的肠黏膜由淋巴组织构成，发生于肠道的免疫反应可能影响其他发生于黏膜的免疫反应。肠道菌群为 GALT 中淋巴细胞成熟和淋巴细胞迁徙的首要抗原刺激因素，且结肠微生物为局部或系统水平特异性免疫应答的直接刺激。炎症性肠病患者肠道菌群变化对人体的重要作用日益明确，而肠腔内菌群生态系统的失调、菌群与机体间的相互作用，可使肠道生物屏障受损、肠道天然抵抗力下降，最终导致疾病的发生和发展，尤其是引发肠道炎症的决定性因素。

肠道微生态失衡在炎症性肠病发生、发展中起重要作用。炎症性肠病患者肠道拟杆菌门和厚壁菌门中双歧杆菌、乳酸菌等数量显著减少，而变形菌门、放线菌门及蛋白菌门等细菌数量增加，这表明肠道微生态紊乱是炎症性肠病的重要致病因素，炎症性肠病患者肠道微生态失调后，促炎微生物的比例增加而抗炎微生物的比例降低，从而加重宿主的缺陷性免疫反应，导致严重肠道炎症。由于炎症性肠病的炎症过程主要由巨噬细胞衍生的细胞因子维持，而肠道微生物产生的丁酸盐可抑制巨噬细胞中 NF-κB 的活化，还能调节结肠黏膜固有层巨噬细胞的功能，下调脂多糖诱导的炎症因子如 NO、IL-6 及 IL-12 水平，因此丁酸盐被建议用来灌肠治疗结肠炎。肠道菌群参与炎症性肠病的发病机制可概括为：肠道中有益菌与致病菌间的平衡被打乱，且出现顽固性致病菌，肠道菌群生物多样性降低（乳酸杆菌、双歧杆菌、厚壁菌和拟杆菌比例下降，使易于黏附肠黏膜上皮的致病菌和真菌比例增加），导致肠道上皮渗透性增加，肠道细菌与免疫组织相互作用紊乱，从而发生细菌移位和产生一系列免疫应答反应。

炎症性肠病患者接受 FMT 治疗后，肠道菌群变化表现为菌群多样性或者丰度增加，而非某种菌种的改变。随机对照试验发现炎症性肠病患者经 FMT 治疗后肠道菌群的多样性与供体的肠道菌群高度接近。益生菌对肠道的调节作用机制有：① 结肠中益生菌与病原微生物竞争营养物质并产生抑菌素有效阻止病原微生物的入侵和繁殖。② 调节肠壁细胞基因表达和细胞分化，修复受损肠黏膜上皮组织。③ 降低肠道 pH 值，抑制致病菌的生长。④ 刺激有益菌群生长，特别是双歧杆菌、乳酸菌。⑤ 防止细菌黏附肠上皮细胞，从而阻止致病菌穿过肠黏膜上皮屏障，防止细菌移位。⑥ 有效预防和缓解肠道炎症反应；益生菌对溃疡性结肠炎的治疗作用。近年来，多项临床试验结果表明，益生菌可有效调节炎症性肠病患者肠道微环境，保护肠黏膜上皮屏障，对病情缓解起着重要作用，且避免药物治疗的不良反应。研究表明，使用益生菌可有效诱导、维持炎症性肠病患者临床缓解期，降低复发率，减轻肠道炎症反应，促进受损肠黏膜愈合，改善患者全身营养状况，提高患者生活质量，具有重要的临床意义。但是，鉴于不同个体之间肠道菌群数量及种类的差异性，能否针对炎症性肠病患者制订精准的个体化微生态治疗值得期待。

2. FMT 在治疗炎症性肠病的作用　1989 年，Bennet 等首次报道将 FMT 用于治疗炎症性肠病，将健康供体的粪菌移植给重度活动期溃疡性结肠炎患者后，发现移植 6 个月后患者的症状得到了改善，患者维持了 11 年的临床缓解和组织学愈合。Borody 等报道 6 例经 FMT 治疗的溃疡性结肠炎患者，经过 13 年随访，结果显示 6 例患者获得临床缓解且无复发，2 例临床症状改善，肠镜下仅表现为轻微的慢性炎症反应,该研究认为 FMT 对溃疡性结肠炎有一定疗效,且能维持长期有效性。2017 年发表的一项多中心、双盲 RCT 研究中,活动期溃疡性结肠炎患者被随机分为 FMT 组和对照组,FMT 组 27%患者达标,而对照组仅为 8%。该研究提示多供菌、强化剂量的 FMT 能有诱导活动期溃疡性结肠炎临床缓解以及改善内镜下表现,这和肠道微生态的改变有关。234 例溃疡性结肠炎患者接受 FMT 治疗,总体临床缓解率为 41.58%,临床有效率为 65.28%,临床症状及肠镜下表现均明显改善,FMT 治疗溃疡性结肠炎能长期维持缓解。一项 661 例炎症性肠病患者(包含溃疡性结肠炎 555 例、克罗恩病 83 例以及结肠袋炎 23 例)接受 FMT 治疗,临床缓解率分别 36%、50.5%及 21.5%,未出现严重不良反应。在多项试验中,FMT 治疗溃疡性结肠炎不仅具有缓解临床症状的效果,甚至有部分患者能达到黏膜愈合。一项长达 24 年的随访研究发现,尽管通过 FMT 治疗溃疡性结肠炎的效果有一定的迟滞性,但是患者的肠道炎性反应性黏膜有缓慢的黏膜愈合倾向。该研究显示,57%的患者在长期随访中逐渐达到完全性黏膜愈合,即在内镜下显示为正常的黏膜,同时也没有组织学炎性反应的证据。这一研究结果为仅使用 FMT 等内科手段彻底控制溃疡性结肠炎症状并恢复正常黏膜提示了可能性。

克罗恩病是累及全消化道的透壁性炎性反应,临床上应用肠道益生菌辅助治疗的疗效不佳。1989 年 Borody 等使用 FMT 治疗克罗恩病,结果显示移植后患者的临床症状得到缓解,并持续了 4 个月。Cui 等的前瞻性研究纳入 30 例难治性活动期克罗恩病患者,通过 FMT 联合美沙拉嗪治疗后 1 个月,总体临床缓解率和临床缓解率分别为 86.7%和 76.7%。一项前瞻性研究显示 FMT 对克罗恩病的治疗效果不佳。尽管肠道菌群的组成较移植前出现了一定的差异,但 8 周后所有患者的肠道菌群组成均恢复为移植前的微生物组成。目前使用 FMT 治疗克罗恩病的临床研究尚不多,大多数研究中所测量的参数和汇报的结果都是症状的消退或减轻等,这些参数存在相当大的差异,其结果也不尽如人意。

Anderson 等对 17 篇运用 FMT 治疗炎症性肠病和炎症性肠病继发感染文献中的 41 例患者进行了系统性回顾。这些炎症性肠病患者多对药物不敏感且易复发,其中 26 例为炎症性肠病患者,15 例为合并艰难梭菌感染的炎性肠病患者。结果显示,FMT 不论对炎症性肠病还是炎性肠病合并艰难梭菌感染均有良好的治疗作用。在对炎症性肠病患者的治疗中,76%获得了早期应答,在 6 周内可以中断原来的药物治疗,76%消化道症状好转,63%可在治疗后 3~36 周内保持临床缓解。采用 FMT 治疗炎症性肠病合并艰难梭菌感染患者的疗效更加显著。最近的荟萃分析研究表明,炎症性肠病患者进行 FMT 治疗后,45%的患者临床症状缓解,综合估计实际临床缓解率为 36.2%。Paramsothy 等的多中心、随机对照研究也获得相似的临床缓解率。综上所述,炎症性肠病患者接受 FMT 治疗后消化道症状得到改善,内镜下黏膜情况得到改善,多数能达到临床缓解,长期随访中发现,仍有部分患者可维持缓解,但不同临床试验的疗效相差较大,这可能与患者个体情况、疾病严重程度、病变部位、FMT 供者、术前准备、移植途径等多种因素有关。

3. FMT 改善炎性肠病病情的机制　　FMT 缓解炎症性肠病病情的机制目前尚不明确,研究认为疾病状况的改善与移植后患者肠道细菌组成的长时间改变和粪便混悬液中供者细菌产物的调节作用相关。Khoruts 等发现艰难梭菌感染患者使用 FMT 治疗后 14 天,肠道菌群和供体仍然保持一致性。目前研究发现最长的肠道菌群改变维持时间是 6 个月。肠道菌群的保护性作用主要通过阻止病原菌入侵实现,这种阻止病原菌入侵不仅通过竞争营养和生态位,而且通过肠道益生菌生成抗菌素及其相关的免疫调节分子。已有研究证明肠道细菌的改变可以调节机体的细胞免疫功能。澳大利亚的一项研究采用同一志愿者的粪便混悬液,对 6 例药物治疗疗效不佳的溃疡性结肠炎患者进行结肠镜粪便混悬液的移植治疗,结果显示所有患者在 FMT 后 2 周内临床症状都出现好转,但尚达不到临床缓解。通过 16S rRNA 的检测发现所有患者移植后的肠道菌群较前均发生了明显变化,其共同特点是移植后肠道中变形菌属减少、拟杆菌属增多,但仅有 3 例患者肠道菌群的组成向供者发生转化,而且这种转化和临床症状缓解之间无相关性,这提示 FMT 在不同患者中的效果不同,其缓解症状的作用通过改变患者肠道菌群来实现。但这种改变和临床症状好转之间无明确的相关性又提示 FMT 治疗溃疡性结肠炎的机制不仅仅是通过改变肠道菌群组成而达到的。常规的粪便混悬液中包括粪便中所有的微生物及水溶性物质,后者包括了黏液、蛋白、脂肪及所有水溶性小分子,这些水溶性分子在 FMT 中可能也起到了重要作用,有关其在 FMT 治疗炎症性肠病中的具体作用机制还需要进一步深入研究。

七、主编点评

近年来,儿童及青少年克罗恩病的患病率逐年上升,相较于成人,儿童克罗恩病往往病情重、病变范围更广泛、进展更迅速、手术率及术后复发率高,且大部分患者需要长期治疗。此外,儿童或青少年克罗恩病常合并有明显的肠外表现,如生长迟缓,是生长期儿童的最独特症状,常在婴儿期就已出现,疾病以及药物或手术治疗不但给儿童的身体带来负担,更会影响其生长发育与心理健康。本例患者发病年龄轻、病变广泛、有肠腔狭窄(A1L3L4B2,活动期,重度),合并营养不良及发育迟缓。因此,尽早明确诊断,及时实施早期优化治疗对该患者十分重要。为此,我们按照降阶梯治疗策略,以肠道黏膜愈合为治疗目标,应用抗TNF-α 单克隆抗体治疗联合全肠内营养来诱导和维持临床缓解。患者第一阶段对 IFX 治疗应答良好,经过 3 次 IFX 治疗,患者症状和体征明显减轻,腹痛消失,大便次数减少,食欲好转,精神和体力明显好转,营养状况明显改善,体重增加。为了达到黏膜愈合,我们每隔 8 周给予 1 次 IFX 治疗,同时口服 AZA,经过 8 次 IFX 治疗经肠镜检查证实达到肠黏膜愈合目标,患者体重、身高均增加,停用 IFX,给予 AZA 维持缓解治疗,同时继续予以部分肠内营养支持。治疗后 1 年复查肠镜提示内镜下复发,再进行第 2 轮IFX 治疗,监测 IFX 谷浓度和 ATI 以评估和指导 IFX 治疗。该患者 ATI(-),IFX 谷浓度尚可,提示患者对 IFX 仍有应答,但效果有限。除给予 AZA 维持缓解治疗外,我们推荐该患者接受 FMT 治疗。根据近年来大量研究显示,FMT 有助于儿童或青少年炎症性肠病患者病情缓解,可减少或避免长期应用抑制机体免疫应答的药物治疗,通过改变肠道微生态的治疗方法可能会改变目前对炎症性肠病的治疗模式。

(吴国豪)

参考文献

[1] Bouchard D, Pigot F, Staumont G, et al. Management of anoperineal lesions in Crohn's disease: a French National Society of Coloproctology national consensus[J]. Tech Coloproctol, 2018, 22: 905-917.

[2] Levine A, Wine E, Assa A, et al. Crohn's Disease Exclusion Diet Plus Partial Enteral Nutrition Induces Sustained Remission in a Randomized Controlled Trial[J]. Gastroenterology, 2019, 157: 440-508.

[3] Mack DR, Benchimol EI, Critch J, et al. Canadian Association of Gastroenterology Clinical Practice Guideline for the Medical Management of Pediatric Luminal Crohn's Disease[J]. Gastroenterology, 2019, 157: 320-348.

[4] Torres J, Bonovas S, Doherty G, et al. ECCO Guidelines on Therapeutics in Crohn's Disease: medical treatment[J]. J Crohns Colitis, 2020, 14(1): 4-22.

[5] Adamina M, Bonovas S, Raine T, et al. ECCO Guidelines on Therapeutics in Crohn's Disease: Surgical Treatment[J]. J Crohns Colitis, 2020, 14(2): 155-168.

[6] Panaccione R, Steinhart AH, Bressler B, et al. Canadian Association of Gastroenterology Clinical Practice Guideline for the Management of Luminal Crohn's Disease[J]. Clin Gastroenterol Hepatol, 2019, 17: 1680-1713.

[7] Bischoff SC, Escher J, Hebuterne X, et al. ESPEN practical guideline: Clinical Nutrition in inflammatory bowel disease[J]. Clinical Nutrition, 2020, 39: 632-653.

第五章

短肠综合征

病例 1

门静脉系统广泛血栓形成,广泛小肠切除,短肠综合征

一、病史简介

患者,男,36 岁。因"腹痛、腹胀 5 天"入院。5 天前患者无明显诱因出现腹痛、腹胀,伴有排便困难,就诊于当地诊所,给予乳果糖口服溶液(杜密克)后有排便(黄色便)。1 天前患者腹痛、腹胀加重,就诊于外院,行肠系膜动脉 CTA、静脉 CTV 示门静脉、脾静脉及肠系膜上静脉充盈欠佳,血栓可能,伴门静脉海绵样变。给予抗凝、抗感染、扩容及解痉等治疗,患者腹痛、腹胀未见明显缓解,后转至我院急诊。复查肠系膜动脉 CTA、静脉 CTV 示门脉系统广泛血栓形成,腹盆腔积液,肠系膜渗出,部分小肠壁增厚,肠管积液扩张。行腹腔穿刺抽出淡血性液体,考虑患者肠坏死可能,有急诊剖腹探查指征,遂收入我科。患者自发病以来神清,精神欠佳,小便正常,大便如上所述,体重无明显变化。

患者 5 年前有急性心肌梗死病史,外院冠状动脉造影未见严重狭窄,未置入支架,后长期服用阿司匹林、阿托伐他汀、美托洛尔至发病前。否认高血压、糖尿病等其他慢性病史。

二、入院检查

体温 37.6℃,脉搏 100 次/分,呼吸 22 次/分,血压 146/88 mmHg,体重 75 kg,身高 176 cm。神志清晰,精神欠佳,呼吸急促,营养中等,表情痛苦,发育正常,体位固定。全身皮肤无黄染,无肝掌、蜘蛛痣。全身浅表淋巴结无肿大,巩膜无黄染,胸廓无畸形,双肺叩诊清音,听诊呼吸音清。心前区无隆起,心界不大,心率 100 次/分,律齐。腹部膨隆,腹肌紧张,全腹压痛,有反跳痛。肝脾肋下未触及,肝肾区无叩击痛,肠鸣音 6 次/分。直肠指检未及异常,生殖器未检,四肢脊柱无畸形,活动自如,神经系统检查(一)。

红细胞 4.63×10^{12}/L;血红蛋白 146 g/L;血小板 351×10^9/L;白细胞 24.31×10^9/L;中性粒细胞 85.5%;总胆红素 12.7 μmol/L;直接胆红素 5.3 μmol/L;总蛋白 61 g/L;白蛋白 32 g/L;谷丙转氨酶 23 U/L;谷草转氨酶 11 U/L;前白蛋白<0.08 g/L;尿素 3.8 mmol/L;肌酐 47 μmol/L;尿酸 172 μmol/L。钠 138 mmol/L;钾 3.8 mmol/L;氯 107 mmol/L。

心电图:① 窦性心律。② Ⅱ、Ⅲ、aVF 导联 Q 波>同导联 R/4,请结合临床。③ 左胸导联低电压。④ T 波改变(T 波在 Ⅱ、V5、V6 导联低平)。肠系膜动脉 CTA、静脉 CTV:门脉系统广泛血栓形成,腹盆腔积液,肠系膜渗出,部分小肠壁增厚,肠管积液扩张,请结合临床随访(图 5 - 1 - 1)。

三、入院诊断

肠系膜静脉血栓形成伴小肠坏死。

四、治疗经过

患者入院后请相关科室会诊,介入科会诊后考虑患者存在肠坏死可能,为介入手术禁忌证。血管外科会诊后考虑暂无急诊血管外科手术处理指征。积极术前准备后急诊行剖腹探查,探查发现腹腔内血

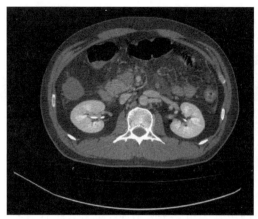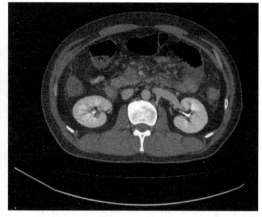

图 5 - 1 - 1　入院时肠系膜动脉 CTA、静脉 CTV

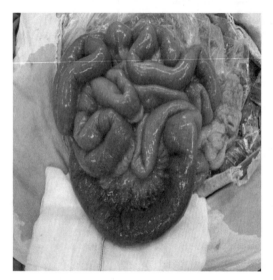

图 5 - 1 - 2　第一次手术时术中情况

性腹水 800 ml,距屈氏韧带以远 70 cm,小肠系膜明显肿胀可触及血栓,对应的 40 cm 长小肠坏死,其余小肠及结肠颜色可,予行小肠部分切除术(图 5 - 1 - 2)。切除病变小肠 60 cm,剩余小肠约 300 cm。术中出血 100 ml,未输血,术后送监护室进一步治疗。术后第 1 天起,积极给予肝素抗凝(那屈肝素 4 100 IU bid)。患者于术后第 2 天转回普通病房,考虑患者病情基本稳定,给予全肠外营养。术后第 4 天患者开始下床活动,活动后排气。术后第 5 天上午患者下床活动后出现腹痛,呈阵发性绞痛,不伴发热,无明显腹胀,予以观察。术后第 5 天下午,患者述腹痛加重,伴发热、恶心,无呕吐。查体:心率 86 次/分,血压 158/108 mmHg,呼吸 27 次/分,经皮血氧饱和度 99%。腹软,右下腹压痛、无反跳痛,未触及包块,伤口负压球引流液体呈清亮淡血性,查血:血红蛋白 126 g/L;血小板 397×10⁹/L;白细胞 17.91×10⁹/L;中性粒细胞 83.3%;D -二聚体 28.03 mg/L;总胆红素 29.7 μmol/L;结合胆红素 13.2 μmol/L;C 反应蛋白 76.8 mg/L。腹盆部 CT 示肠道水肿较前加重,无明显扩张表现。考虑患者暂无肠坏死、吻合口瘘依据,予以对症治疗,密切关注患者生命体征、腹部体征及引流液变化。术后第 6 天患者述腹痛缓解,无恶心、呕吐、发热。查体右下腹压痛明显,无反跳痛,未触及包块。术后第 7 天患者腹痛加重,无缓解,检查示白细胞 28.19×10⁹/L;C 反应蛋白>90.0 mg/L;急行肠系膜动脉 CTA、静脉 CTV 示门脉系统广泛血栓形成;部分小肠壁增厚水肿,肠管积液扩张,肠系膜渗出,腹盆腔少量积液(图 5 - 1 - 3)。考虑患者病情加重,白细胞显著升高,右下腹痛明显,肠坏死可能性较大,予急诊再次剖腹探查。探查发现原吻合口位于屈氏韧带以远 40 cm,吻合口近端 15 cm 小肠血运差,吻合口远端 5 cm 起的肠管缺血坏死直至距回盲部约 25 cm,其间夹杂一段约 20 cm 小肠血运尚可。胃、十二指肠、结肠无明显缺血表现。切除小肠约 250 cm,剩余小肠约 45 cm(屈氏韧带远端剩余小肠约 20 cm,回盲部剩余小肠约 25 cm)。手术顺利,术中输少浆血 4 U,血浆 200 ml,术后送监护室进一步治疗。入监护室后继续给予抗凝、抗感染,维持水、酸碱、电解质平衡等对症治疗后患者一般情况改善,于第二次手术后第 4 天转回普通病房进一步诊治。转回病房后继续给予全肠外营养支持,第二次术后第 4 天患者出现腹泻,开始为暗黑色稀便,后为水样便,8~12 次/日,应用生长抑素抑制消化液的分泌,控制腹泻。考虑患者无腹痛,且已排气排便,于第二次术后第 7 天开始给予少量肠内营养,腹泻次数明显增加,患者出现口干等脱水症状,停用肠内营养,继续应用肠外营养支持。经积极治疗后,患者于第一次术后 26 天出院。

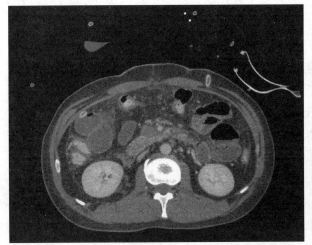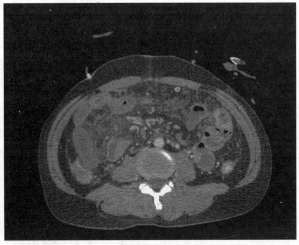

图 5-1-3　第二次手术前肠系膜动脉 CTA、静脉 CTV

五、讨论分析

　　肠系膜静脉血栓形成(mesenteric venous thrombosis,MVT)在急腹症中并不少见,该病起病隐匿,误诊、漏诊率较高。MVT 的病因可分为原发性、继发性两类。原发性 MVT 的定义是无相关病理生理基础及合并症的 MVT。继发性 MVT 的病因复杂,可分为 3 大类原因:血液的高凝状态(如恶性肿瘤、抗磷脂综合征、红细胞增多症)、血流动力学改变(如肝硬化门静脉高压、布加综合征、心力衰竭)、肠系膜血管受损(如腹腔感染、腹部手术导致的血管损伤)。该患者否认恶性肿瘤、腹膜炎、腹部手术史等,但既往有疑似心肌梗死病史,长期口服阿司匹林,是否存在其他血液高凝的原因尚不清楚。另肠系膜血管 CTA/CTV 提示该患者门脉系统广泛血栓,而门静脉高压是门脉系统血栓最主要的原因。因此,该患者发病前是否存在门静脉高压值得探究。

　　对于肠系膜静脉血栓,其治疗的目标是预防血栓再形成,降低肠坏死的风险。急性肠系膜静脉血栓的处理包括如下几点:① 积极扩容:急性肠系膜静脉血栓患者往往存在血容量不足、电解质紊乱,因此须早期液体复苏。② 加强抗感染:肠系膜静脉血栓可损伤肠黏膜屏障,导致菌群易位,因此须早期足量使用广谱抗生素。③ 积极抗凝:抗凝药物治疗可促进血管再通,减少肠坏死的发生。④ 介入治疗:目前介入治疗在肠系膜静脉血栓方面虽有报道,但仍未广泛使用。⑤ 手术治疗:手术治疗包括静脉取栓和切除坏死肠管。因为肠系膜静脉血栓往往分布广泛,难以取尽,且术后再栓塞的概率非常高,因此适合静脉取栓的患者并不多。而手术切除坏死肠管应先准确地判断肠管的血运情况,避免切除过多导致短肠综合征的发生,同时也应避免术中对肠管血运判断有误,导致切除过少造成手术后吻合口瘘及残余肠管再坏死而再次手术。该患者入院时已有肠坏死,无介入治疗及手术取栓指征,手术探查发现有 40 cm 小肠坏死,予以切除。术中检查发现其余小肠及结肠颜色正常,血运尚可,因此予以保留。术后予肝素抗凝,但患者在术后第 7 天仍再次发生肠坏死,考虑主要由两方面的原因引起:一方面,患者术前即有门脉系统广泛血栓,肠管血运已受影响;而肠坏死、手术创伤等导致腹部炎症、渗出、肠管水肿,加重了肠道的血运的负荷,使肠道血液循环进一步受限。另外,肠坏死、手术等应激事件导致全身炎症反应,使血液处于高凝状态,严重影响了术后抗凝的效果,可能导致血栓进一步形成。因此,有学者建议对于临床上手术通过常规方法难以判断残余肠管血运是否正常时,建议将残余的小肠两端行腹部造口,可以观察其肠管的生机,避免残余肠管继续坏死造成并发症。

短肠综合征(short-bowel syndrome,SBS)是小肠广泛切除后肠道吸收面积不足,导致消化及吸收功能障碍的综合征。常见的原因包括肠扭转、肠系膜血管缺血性疾病、外伤、炎症性肠病等。一般情况下,正常人的小肠吸收能力远满足于正常的生理需要,即使切除一半的小肠也可不出现 SBS。有观点认为,小肠短于 100 cm 会导致短肠综合征,小肠越短,患者腹泻、营养不良的症状就越严重。而回盲瓣的保留则能有效减轻短肠的症状。另外,小肠也有代偿的能力,食物能刺激小肠代偿性增生,肠管增粗、延长,增强小肠消化、吸收的能力。但此过程较长,常需 1~2 年的时间,约一半的短肠患者最终能完全代偿。该患者第二次手术后仅剩余 45 cm 小肠(屈氏韧带远端剩余小肠约 20 cm、回盲部剩余小肠约 25 cm),无法满足机体对营养物质消化、吸收的需求。庆幸的是该患者的回盲瓣尚在,能有效地限制小肠内容物的排空,增加了小肠消化和吸收食物的时间。在手术后短肠综合征早期,肠道还不能适应肠黏膜吸收面积的骤然减少,由于肠道过短,食物通过速度加快,患者可以出现严重腹泻,往往 2~3 周达高峰,每日大便中丢失液体可达 2.5~5 L。大量消化液的丢失不但造成体液丧失、少尿、脱水、电解质缺乏、酸碱平衡紊乱、低钙、低镁、抽搐等表现,而且脂肪、蛋白质和碳水化合物等营养物质吸收不良的表现也逐渐明显,使营养状况迅速恶化。钙、镁的吸收不良可引起手足抽搐,由于免疫功能降低,易于发生感染。约半数患者可能由于手术后应激状态和肠抑胃肽、胰泌素、缩胆囊素分泌减少而引起胃酸在短期内分泌显著增加,可加重吸收不良和并发消化性溃疡,临床上可表现为程度不同的吸收不良性腹泻和脂肪泻。此阶段应暂禁食,如果过早进食即使是单纯饮水都会导致腹泻加重,引起水、电解质及酸碱平衡紊乱。因此,我们给予肠外营养支持,同时使用生长抑素抑制消化液的分泌,控制腹泻。术后第 7 天,床位医师考虑到患者已有排气、排便,尝试开始肠内营养,腹泻次数明显增加,并出现脱水症状,遂停止经肠道喂养,继续给予肠外营养支持至出院。嘱该患者出院后在当地医院继续维持肠外营养支持,最终小肠能否完全代偿,摆脱对肠外营养的依赖还需等待观察。患者 1 周后因"神志改变"急诊入院,检查发现高钠血症、高钾血症,血肌酐增高,询问其出院后情况得知,患者出院后回到家中进食半流质食物,间断去家附近诊所输注葡萄糖液体,每日排水样便 5~10 次不等,口干,经口饮水,2 天前甚至出现淡漠,不愿多语,逐渐加重再转至我院。经过扩容、纠正水、电解质紊乱后继续给予肠外营养支持,同时培训家属及患者相关肠外营养知识,为今后家庭肠外营养作好准备工作。

六、相关营养背景知识

(一)短肠综合征的病因

大约 80% 婴儿或儿童 SBS 出现在新生儿期,大多是由先天性疾病(胃裂、肠闭锁、肠畸形、肠狭窄、肠梗阻、脐膨出、神经节细胞缺乏症等)引起,中肠旋转不良导致的小肠异位固定或异常扭转,较少见的有先天性巨结肠病波及小肠、系膜血管栓塞或血栓形成、放射性肠炎或克罗恩病等,但最严重的导致 SBS 和肠功能衰竭的则是坏死性小肠结肠炎。成人 SBS 最常见的原因有急性肠系膜血管疾病(动脉或静脉血栓形成)、肠扭转、克罗恩病、腹部损伤和其他腹部手术的并发症(如转流的减重手术)、肠道原发或继发性肿瘤行广泛小肠切除、放射性肠炎、内外疝绞窄或胃回肠错误吻合等。

1. **肠系膜血管病变** 急性肠系膜血管病变是由各种原因引起肠系膜血管血流减少,而导致肠壁缺血、坏死和肠管功能障碍的一种综合征,临床上表现为绞窄性肠梗阻。近年来,随着代谢综合征发生率的增高,急性肠系膜血管病变已成为 SBS 最主要的发病原因。导致肠系膜血管栓塞或血栓形成的因素有:高龄、长期存在充血性心力衰竭、动脉粥样硬化及心脏瓣膜疾病、长期利尿剂的应用、高凝状态、口服避孕药等。常见的类型有:① 肠系膜上动脉栓塞:肠系膜上动脉栓塞是肠系膜上动脉闭塞(superior mesenteric artery occlusion,SMAO)为最常见的病因,超过一半的 SMAO 由肠系膜动脉栓塞导致。绝大多数栓子来源于心脏,常见的原因有长期心房颤动、心肌缺血或梗死、细菌性心内膜炎、风湿性心脏病、心肌病、心室壁瘤、心脏瓣膜病等，其他如主动脉钙化及各种肿瘤也是栓子来源的重要途径。由于肠系膜上动脉(superior mesenteric artery, SMA)与主动脉成一锐角，在腹腔干、肠系膜上下动脉三支中，以 SMA 栓塞最为常见，而在 SMA 栓塞中，15% 的栓塞位于 SMA 起始部，50% 位于 SMA 的第一分支血管，即结肠中动脉开口的远心端。约 30% 的 SMA 栓塞患者既往有其他部位栓塞病史，如四肢动脉、脑动脉栓塞等。② 肠系膜上动脉血栓形成：肠系膜上动脉血栓一般在原有的动脉硬化基础上形成，约占 SMAO 的 30% 以上，该类患者多数合并有严重的长期动脉硬化史。血栓形成的最常见部位在 SMA 的起始部。由于动脉硬化性闭塞是一个慢性的病理过程，该类患者多有较为丰富的侧支循环建立，可以耐受只有一支主要血流供血的情况。但是当最后一支主要血流供应中断，患者可能会出现比动脉栓塞更为广泛的肠道缺血及坏死。③ 肠系膜上动脉瘤：肠系膜上动脉瘤(superior mesenteric artery aneurysm, SMAA)的发病率较低，其病因包括动脉硬化、链球菌或真菌感染、胰腺炎、手术损伤及发育异常等，动脉瘤内血栓形成可造成 SMAO。④ 主动脉夹层：SMAO 作为主动脉夹层的并发症在临床上并不罕见。主动脉夹层的年发病率超过 3/10 万，而影响到肠管血运者占 5%。患者多有长期控制不佳的高血压病史，预后较差。⑤ 医源性肠系膜血管损伤：腹部手术时意外损伤肠系膜血管并不多见，一旦发生则后果严重。如胃部手术损伤结肠中动脉，胰十二指肠手术损伤肠系膜上动脉等。但此类损伤在熟悉解剖、暴露充分、谨慎操作的前提下是完全可以避免。⑥ 肠系膜上静脉血栓形成：一般继发于腹腔感染、门静脉高压和血管损伤等。

　　临床上导致短肠综合征的主要肠系膜血管病变以肠系膜上动脉栓塞多见。无论是肠系膜上动脉栓塞，或是肠系膜血管血栓形成，都可导致小肠缺血及坏死。肠管受累的范围与血管病变部位有关，血管病变越靠近主干，累及的小肠就越多。该病起病急骤，发展迅速，病情危重，由于临床上早期缺乏典型的临床症状和体征，难以在发病早期明确诊断，同时该病的发病率在急腹症中少见，临床医生多对此病认识不足，加上临床上又缺乏特异性检查方法，早期诊断比较困难，疾病迅速发展为绞窄性肠梗阻，手术时机已晚，虽手术切除大量肠管，但常因中毒性休克和内环境严重失衡而死亡。此外，急性肠系膜血管病变患者多伴有器质性心血管疾病，因此患者病死率较高。

　　2. 急性肠扭转　　肠扭转是一段肠袢沿肠系膜长轴旋转或两段肠袢扭缠成结而造成闭袢性肠梗阻，前者常见。常常是因为肠袢及其系膜过长，肠扭转后肠腔受压而变窄，引起梗阻、扭转与压迫影响肠管的血液供应。因此，肠扭转所引起的肠梗阻多为绞窄性。急性肠扭转时，由于肠系膜呈顺时或逆时钟方向扭转 360° 甚至 720°，致肠管血供受阻。常累及全部小肠，甚至包括右半结肠。起病急骤，手术时往往肠管已缺血、坏死。因患者丧失全部小肠，后果极为严重。慢性肠扭转时如果时间过长，同样也可影响肠道血运，长时间的肠系膜血流减少可导致肠系膜上动脉血栓形成，从而导致肠道缺血性坏死。

　　3. 克罗恩病　　克罗恩病是一种慢性、易复发的肠道非特异性炎症疾病，可累及消化道的每一部分，主要累及小肠，结肠和直肠亦可累及，受累肠段呈节段性分布。病变发展很缓慢，受累肠管的各层均有增殖性炎症改变，管壁增厚、僵硬，可引起肠管狭窄、梗阻，也可引起肠瘘。在疾病的进展期，可有黏膜溃疡、结节样肉芽肿，炎症呈灶性伴有糜烂和裂隙状溃疡、淋巴聚集以及中性粒细胞浸润，病变波及肠壁全层。肠壁由于发生肉芽肿性炎症而发生肥大、炎性息肉、萎缩、肠袢狭窄、畸形、瘘管等改变。由于该病目前尚无有效的治疗方法，当发生肠梗阻、肠瘘及消化道大出血时常须行手术，做病段小肠切除以缓解病情，但数年后又会再发作而须再手术。多次的肠切除使大部分小肠丧失，最终产生短肠综合征。本病在欧美地区多见，国内较少，但近年来已有增多趋势。为尽量避免发生 SBS，在克罗恩病手术治疗时，切除的肠段只能限制在引起梗阻或有肠瘘的部分，而不是把受累肠管(但并无狭窄)全部切除。

　　除上述几种常见病因之外，SBS 较少见的原因有：腹部损伤、肠道或肠系膜原发或继发性肿瘤、肠系膜血管损伤、放射性肠病变。近年来随着减重及代谢性疾病手术治疗的增加,转流手术中的空回肠短路手术也可发生短肠综合征症状。临床上,极少见情况有医疗失误将胃-回肠吻合,产生与广泛小肠切除相似的临床症状。

（二）短肠综合征定义及解剖形式

目前,SBS尚无统一、公认的标准定义,其基本概念是指小肠广泛切除后残余肠道吸收面积不足,无法满足患者的营养需求,导致消化及吸收障碍的临床综合征。胃肠道的主要功能是充分消化和吸收满足新陈代谢所需的宏量营养素、液体、电解质、微量元素和维生素,从而保持营养平衡、生长、身体组成、功能以及整体健康状况。完整、健康的胃肠道具有很强的消化和吸收营养物质的功能。在成年人中,消化道对所有营养物质的净吸收量(即饮食摄入减去粪便排泄量)超过97%,当由于各种原因造成消化道部分缺失后,剩余的肠道通过各种方式和机制进行代偿,以保持正常的生理功能、生长和健康。SBS的临床表现受多种因素影响,如患者的年龄、小肠切除的长度及部位(空肠或回肠)、回盲瓣及结肠是否保留、剩余小肠的吻合方式及功能状态、肠内营养的开始时间及供给量等。SBS不仅表现为肠道吸收面积减少,还包括胃酸分泌增加、肠道蠕动加快、营养素缺乏(如维生素B_{12})和代谢紊乱(如草酸盐结石)等。

对于到底剩余小肠多少长度会产生SBS一直说法不一,以往把切除小肠75%作为诊断SBS的标准显然不够恰当,因为小肠长度存在很大的个体差异,因此,很难准确定义究竟剩余多少小肠即属于短肠,而且实际上也不容易算出这个百分数。根据美国胃肠病学会的一项技术评论,SBS在成人可定义为剩余的功能性小肠小于200 cm,其理论依据是不需要依赖外界液体或营养支持而要维持机体正常的生理功能、生长和健康代谢所必需的小肠长度不能小于200 cm。此外,也曾经有学者认为残留小肠短于100 cm就会导致SBS,显然这个标准也不够确切,其理由是每个患者原来的小肠长度差异很大,因而剩余小肠长度占原有肠道的比例也不同。其次,能够保证充分营养素吸收的最短小肠长度取决于剩余肠道的状况和吸收能力,因为其中不少患者仍能维持小肠的消化、吸收功能而不出现症状。目前认为,通常情况下机体需要小肠长度的最低极限是1 cm/kg,即60 kg体重者至少要有60 cm的小肠。但是,除了残留小肠的绝对长度之外,还有其他因素会影响消化、吸收功能,如回盲瓣是否保留、结肠是否保留、残留的小肠是空肠还是回肠等。如果同时缺失回盲瓣和(或)部分结肠,或缺失回肠而不是空肠,则症状会明显加重,而且代偿也会更困难。

SBS患者在治疗前首先要弄清三个问题:剩余小肠的长度、剩余小肠的类型和有功能的结肠是否存在。尽管对不同病因导致SBS的处理差别不大,但一定的解剖学因素和患者潜在健康状况对SBS患者治疗及远期预后有影响。小肠大部分切除后是否引起严重临床症状或营养不良主要取决于切除部位、范围和手术方法。根据广泛小肠切除后肠道的解剖结构关系,Messing等将短肠综合征患者的手术方法以及术后的主要解剖类型分为以下3型:① Ⅰ型:末端空肠造口术;② Ⅱ型:空肠-结肠吻合(无回盲瓣保留);③ Ⅲ型:空肠-回肠吻合(回盲瓣保留)(图5-1-4)。在远端小肠切除时保留回盲瓣非常重要,这是因为回盲瓣可以延长小肠运转时间,防止小肠细菌定殖,从而增加肠道对水、电解质的吸收。有研究发现,与不保留回盲瓣剩余相同长度的小肠患者相比,保留回盲瓣者其吸收能力可增加2倍。上述几种手术方式中,末端空肠造口患者最难处理,常伴有严重的水、电解质紊乱,营养素吸收障碍,对肠康复治疗的反应差,营养物质吸收代偿较差,更有可能需要永久肠外营养支持。目前认为,对于Ⅰ型成年SBS患者至少保留115 cm小肠才能不会永久性依赖肠外营养。

与回盲瓣相对应,结肠的存在对SBS患者大有益处:吸收水、电解质、脂肪酸;延缓小肠的传输;刺激小肠黏膜增生,刺激肠道代偿。空肠-结肠吻合的患者即使剩余很短一段空肠,甚至在无空肠的情况下,也可不依赖肠外营养生存,并很少需要水和电解质的补充,而且对肠康复治疗的反应好。因此,对于空肠-结肠吻合的Ⅱ型SBS患者,如果剩余空肠长度>60 cm,通常可以摆脱长期依赖肠外营养治疗。

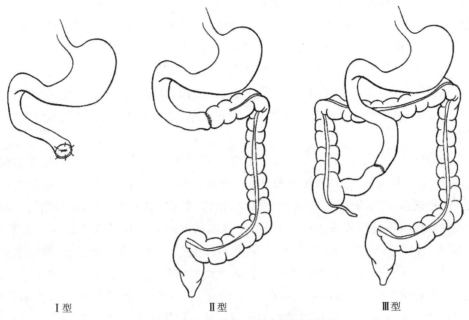

Ⅰ型　　　　　　　　　Ⅱ型　　　　　　　　　Ⅲ型

图 5-1-4　短肠综合征手术解剖类型

反之,如果没有结肠,即使在空肠长度 100 cm 的成人 SBS 患者往往也需要永久肠外营养治疗。空肠-回肠-结肠吻合术的Ⅲ型患者,剩余小肠在 35～40 cm 以上,通过合理的促代偿治疗,则有望摆脱对肠外营养的依赖。

广泛小肠切除后,消化道结构、运动、消化腺分泌及内分泌激素等相继出现变化,以适应或代偿机体的病理生理改变。正常情况下,进食后机体可以通过胃肠道黏膜内的神经末梢和内分泌细胞经过肠神经系统传递信息,调节肠内容物的传递,从而协调营养物质在消化道的消化、吸收过程。这种神经-内分泌反馈机制,通常被称为"胃-回肠和结肠反射"。在 SBS 患者中,这种调节机制则可能因为远端肠切除或肠道黏膜受损而被破坏,从而导致一系列临床症状。有学者提出,SBS 患者大体可被分为"净吸收者"或"净排泄者"两种类型,这与 SBS 解剖类型有关。正常情况下在近端 200 cm 内空肠,消化液将食糜稀释 3～5 倍,"吸收者"型的成人 SBS 患者通常有至少 100 cm 空肠并且从食物中吸收更多水和钠,因此每天粪便排泄在 2 L 或以下,绝大多数可以经口摄入补充钠和液体。相反,Ⅰ型空肠造口的 SBS 患者,膳食刺激激素可导致胃肠运动加速,胃肠高分泌,肠血流量减少,免疫和屏障紊乱功能,肠黏膜修复和代偿差,每天粪便排泄量在 4～8 kg。因此,成人"排泄者"型 SBS 患者将从造口丢失比经口摄入量还要大的液体,此类患者在进食任何食物后将产生钠和液体负平衡,从而更加依赖肠外营养支持以维持生存,这也是Ⅰ型 SBS 患者疗效差的原因。

七、主编点评

肠系膜静脉血栓形成是临床上较常见的急腹症,也是目前成人短肠综合征最主要的病因,但因其起病隐匿,临床上早期准确诊断往往较困难,容易被医疗工作者所忽视,因而误诊、漏诊率较高,严重者容易导致肠坏死甚至短肠的发生。因此,早期诊断和治疗对本病的预后尤为关键,一旦怀疑肠系膜静脉血栓形成可能,应尽早行肠系膜血管成像予以明确。在治疗上,其治疗的目标是预防血栓再形成,降低肠坏死的风险。早期、足量的抗凝治疗可有效降低肠缺血坏死的发生,而全身炎症反应的控制可有效防止高凝状态。对于已发生肠坏死的患者,应最大限度保留正常肠管,避免短肠综合征的发生。该患者入院时已有肠坏死,第一次手术切除 60 cm 小肠后,仍再次发生小肠坏死,不得不再次手术,切除了大部分小肠,造成短肠。分析原因可能与第一次手术肠管血运判断和手术后疾病继续进展有关。对于肠系膜血管性病变造成的肠坏死,手术切除坏死肠管应先准确地判断肠管的血运情况,既要避免切除过多导致短肠综合征的发生,同时也应避免术中对肠管血运判断有误,导致切除过少造成手术后吻合口瘘及残余肠管再坏死而再次手术。另一方面,该患者术前门脉系统血栓范围较广泛,肠管血运已受影响,而肠坏死、手术创伤等导致腹部炎症、渗出、肠管水肿,加重了肠道血运的负荷,全身炎症反应导致高凝状态,从而影响了术后抗凝效果,可能导致血栓进一步形成。因此,今后临床上遇到此类患者,应特别注意控制患者的应激反应。

小肠广泛切除后早期由于肠道过短,肠黏膜吸收面积骤然减少,肠内容物通过速度加快,患者可以出现严重腹泻,2～3周达高峰,每日大便中丢失液体可达2.5～5 L,对机体代谢影响最大的首先是大量消化液丢失所产生的水、电解质紊乱、酸碱平衡紊乱、低钙、低镁、抽搐等表现,而且脂肪、蛋白质和碳水化合物等营养物质吸收不良的表现也逐渐明显,使营养状况迅速恶化。该患者第2次手术后仅剩余45 cm小肠,临床上存在高胃酸分泌、较严重腹泻,此阶段治疗策略应该完全禁食,维持水、电解质及酸碱平衡,维持机体内环境稳定,给予肠外营养支持,因为此时如果过早进食即使是单纯饮水都会导致腹泻加重,引起水、电解质及酸碱平衡失调。因此,我们手术后早期待患者循环、呼吸等生命体征稳定,水、电解质紊乱纠正后即开始肠外营养,同时使用生长抑素抑制消化液的分泌,控制腹泻。第2次手术后第7天,患者一般情况平稳,腹泻次数减少,开始尝试肠内喂养,但由于腹泻次数明显增加,并出现脱水症状,不得不停止经肠道喂养,继续给予肠外营养。理论上,短肠综合征患者残余肠道的代偿在很大程度上依赖食物对肠道的刺激,为促进残存小肠的代偿,应早期给予肠内营养,使患者尽量摆脱或减少对肠外营养的需求。但是,由于该患者残余肠道过短,如果过早给予进食或肠内营养,会导致患者严重腹泻导致脱水。临床上,对于残余小肠过短的患者,通常需要较长时间肠外营养支持,待残余肠道充分代偿后才能逐渐过渡到肠内营养或正常进食,有时需要数月甚至更长时间,不能操之过急。该患者出院后没有按照医嘱继续维持肠外营养支持,在家自己进食,间断补液,以致出院后1周后因严重脱水、电解质紊乱再次急诊入院治疗,这是值得临床医生借鉴的。

（吴国豪　沈　雷）

参考文献

［1］ Hackam DJ, Sodhi CP, Good M. New insights into necrotizing enterocolitis: from laboratory observation to personalized prevention and treatment[J]. J Pediatr Surg, 2019, 54(3): 398 - 404.

［2］ Pironi L, Corcos O, Forbes A, et al. Intestinal failure in adults: recommendations from the ESPEN expert groups[J]. Clin Nutr, 2018, 37(6 PtA): 1798 - 1809.

［3］ Baxter JP, Fayers PM, Bozzetti F, et al. An international study of the quality of life of adult patients treated with home parenteral nutrition[J]. Clin Nutr, 2019, 38: 1788 - 1796.

［4］ Burden ST, Jones DJ, Gittins M, et al. Needs-based quality of life in adults dependent on home parenteral nutrition[J]. Clin Nutr, 2019, 38: 1433 - 1438.

［5］ Kovler ML, Hackam DJ. Generating an Artificial Intestine for the Treatment of Short Bowel Syndrome[J]. Gastroenterol Clin N Am, 2019, 48: 585 - 605.

［6］ Buchman AL. Intestinal failure and rehabilitation[J]. Gastroenterol Clin North Am, 2018, 47: 327 - 340.

病例 2

肠系膜上动脉栓塞,广泛小肠切除,
部分结肠缺失,短肠综合征

一、病史简介

患者,女,62 岁。因"腹痛伴呕吐腹泻 10 小时"入院。患者昨夜无明显诱因下出现右下腹疼痛,疼痛剧烈,持续不伴放射,呕吐 1 次,呕吐物为胃内容物,腹泻 5 次,便稀,无呕血、便血、发热。当晚就诊于外院,给予输液支持治疗未明显好转。后在该院行腹部 CT 示右中腹壁疝,局部肠管疝出;今晨行心电图示心房颤动;查血示:D-二聚体 2.76 mg/L;血钾 2.5 mmol/L。同时解暗红血便数次。为求进一步诊治至我院,急诊收住入院。发病以来,患者神志清,精神可,小便无殊,大便如上,未进食,体重无明显变化。

患者 20 年前因结肠恶性肿瘤行右半结肠切除手术治疗,术后恢复可。高血压 10 年余,服用苯磺酸、左旋氨氯地平及氯沙坦钾、氢氯噻嗪控制可。2017 年因外伤致脑出血,保守治疗后恢复。心房颤动,病史不详。有剖宫产史,否认糖尿病等其他慢性病史。

二、入院检查

体温 36.8℃,脉搏 85 次/分,呼吸 20 次/分,血压 147/66 mmHg,体重 47.5 kg,身高 150 cm。神志清楚,营养中等,全身皮肤无黄染,无肝掌、蜘蛛痣。全身浅表淋巴结无肿大,胸廓无畸形,双肺呼吸音清,未闻及干湿啰音。心前区无隆起,心界不大,心率 85 次/分,律齐,各瓣膜区未闻及病理性杂音。腹部见手术瘢痕,全腹肌紧张,腹部压痛,以右下腹为重,右下腹可疑反跳痛,肝脾肋下未触及,叩诊鼓音,无移动性浊音,肠鸣音 6 次/分。直肠指检无异常,生殖器未检,四肢脊柱无畸形,活动自如,双下肢无水肿,双侧足背动脉搏动可,神经系统检查无异常体征。

红细胞 4.60×10^{12}/L;血红蛋白 137 g/L;血小板 345×10^9/L;白细胞 21.74×10^9/L;中性粒细胞 94.8%;总胆红素 10.1 μmol/L;直接胆红素 2.8 μmol/L;总蛋白 81 g/L;白蛋白 43 g/L;谷丙转氨酶 12 U/L;谷草转氨酶 27 U/L;前白蛋白 0.25 g/L;钠 135 mmol/L;钾 3.6 mmol/L;氯 97 mmol/L。

心电图:① 窦性心律不齐;② 频发室性早搏;③ Ⅰ度房室传导阻滞;④ T 波改变(T 波在 V3～V6 导联低平、双相、浅倒置)。肠系膜动脉 CTA、静脉 CTV 示:肠系膜上动脉栓子形成;双肾囊肿,腹壁疝;主动脉及冠脉斑块;肠 MT 术后改变(图 5-2-1)。

三、诊断及鉴别诊断

弥漫性腹膜炎,肠系膜上动脉栓塞,肠坏死。

四、治疗经过

患者入院后紧急完善术前检查,初步诊断为肠系膜上动脉栓塞,肠坏死可能。在全麻下行急诊剖腹探查,探查发现原切口处腹壁缺损,小肠疝入缺损,分离小肠并还纳入腹腔。自小肠结肠吻合口起约

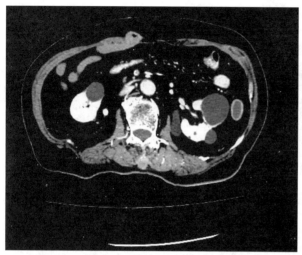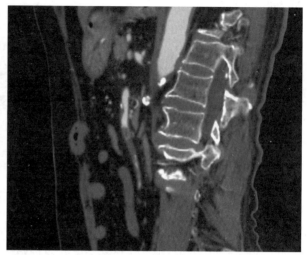

图 5-2-1　入院时肠系膜动脉 CTA、静脉 CTV

220 cm 小肠呈暗褐色,无明显肠蠕动,系膜内血管无明显搏动感。其余小肠、胃及结肠颜色呈粉红色,有明显蠕动。术中请血管外科台上会诊,考虑无肠系膜上动脉切开取栓的必要性和手术指征,决定行小肠部分切除术。切除肠段约 230 cm,剩余近端空肠长度约 100 cm,行小肠-横结肠端端吻合。自原切口外侧以 0~8 针间断缝合右侧腹直肌后鞘与腹白线,关闭原切口处腹壁缺损。手术经过顺利,术中出血约 50 ml,未输血,术后送监护室。术后病理示:(小肠)镜下病变区肠管充血,较多炎症细胞浸润,部分区黏膜缺血坏死脱落,符合缺血性梗死改变。

术后第一天起予以肝素钠 20 mg 抗凝,每日 2 次。患者术后出现焦虑、烦躁,易激惹,存在猜疑被害,感到别人要夺自己的房产,言语滔滔不绝,内容难以理解,向家属追问病史得知患者术前即有可疑认知功能障碍,给予奥氮平(5 mg)控制兴奋躁动,同时给予唑吡坦改善睡眠后患者症状缓解。术后第 6 天患者开始流质饮食,进食后无明显不适,术后第 8 天改半流质饮食,出现持续性腹泻,进食后明显,每日排便 10 次以上,稀便,量少,进食后迅速出现呕吐。患者无发热、腹痛、腹胀、呕血、便血。同时再次出现烦躁,夜间睡眠不佳,伴有叫喊等症状。请心理科会诊,精神检查示:患者能简单对答,无法说出正确的时间,地点人物定向好。情绪无明显低落,未引出明确的幻觉。思维相对贫乏,未引出明确的妄想。认知功能差,即刻记忆差,简单计算差,自知力不全。心理科会诊后考虑:神经认知障碍伴精神行为症状,将奥氮平加量至 7.5 mg 后患者症状减轻。此时,予以禁食、抗感染、补液治疗,但患者腹泻无明显缓解。复查肠系膜动脉 CTA、静脉 CTV 示肠系膜上动脉右侧分支栓塞,局部肠管缺血改变,增厚粘连。考虑患者为短肠相关腹泻,予以禁食、肠外营养支持、抑酸、抑制胃肠道分泌等治疗。同时请血管外科会诊,给予抗凝(那屈肝素钙 4 100 IU)、扩血管(前列地尔 10 μg)治疗。经过上述治疗后患者腹泻次数减少,每日 4~5 次,黄色水样,量少。遂给予少量肠内营养支持,同时服用洛哌丁胺,患者口服肠内营养后腹泻无加重。后逐渐增加肠内营养量,患者无明显不适,同时逐步减少肠外营养,开始流质饮食,配合肠内营养支持,患者腹泻好转,每日大便 2~3 次,量少,予以出院,嘱来院进行间歇性肠外营养补充,定期随访以评估残余肠道功能恢复情况及营养状况。

五、讨论分析

肠系膜上动脉栓塞(superior mesenteric arterial embolism,SMAE)是栓子进入肠系膜上动脉导致血管闭塞。SMAE、肠系膜上动脉血栓形成、肠系膜上静脉血栓形成及非闭塞性肠系膜缺血同属于肠系膜血管缺血性疾病,以上疾病均能导致肠管缺血、缺氧,进而演变为肠坏死。SMAE 占肠系膜血管缺血性疾病的 40% 左右,该病起病急,早期诊断较困难,可引起急性肠道缺血,导致缺血肠管迅速进展至缺血性坏死,进而导致严重的腹腔感染、多器官功能障碍,最终危及患者生命。Bergan 三联征是肠系膜上动脉栓塞的典型临床表现,即症状与体征不一致(腹痛剧烈,而腹膜炎体征不明显)、胃肠动力异常(呕吐、腹泻)、合并心脏或血管疾病(风湿性心脏病、心房颤动、感染性心内膜炎等)。解剖上肠系膜上动脉从腹主动脉前壁发出,在腹主动脉上开口较大,且与腹主动脉呈倾斜夹角;而心房颤动、风湿性心脏病、冠心病、感染性心内膜炎等患者易形成心脏的附壁血栓,血栓脱落后通过此解剖结构进入肠系膜上动脉形成栓塞。SMAE 的治疗原则是迅速去除血管内的栓子,恢复血运,如已发生肠管缺血坏死,应及时手术切除,同时应积极预防再栓塞、短肠综合征的发生。该患者有心房颤动病史,且有高血压、脑卒中等高危因素。因此考虑患者心脏内血栓脱落,进而导致急性肠系膜上动脉栓塞的可能性大。通常情况下,SMAE 患者大多数均有典型的 Bergan 三联征表现,但该患者入院时急性腹膜炎症状和体征已很明显,出现这一现象的原因是患者来院就诊时肠管缺血时间过久,已发生肠坏死,进而出现急性腹膜炎体征。正是考虑到患者已发生肠坏死,我们选择了急诊剖腹探查,而非介入溶栓或取栓,因为介入治疗适用于早期、无肠坏死的 SMAE 患者。

腹泻是短肠综合征十分常见的临床表现,通常被认为与大量小肠缺失后肠道吸收面积减少有关。尽管该患者残存小肠长度约 100 cm,但术后出现持续性的腹泻,进食后明显,每日 10 次以上。分析原因可能与以下多种潜在的因素相互作用有关:① 吸收面积损失:SBS 腹泻最重要的机制之一是小肠吸收面积的丧失。小肠负责吸收大部分营养素和每天从内源和外源接受的水和电解质,正常情况下至少需要 100 cm 完整的空肠才能保持水分的吸收,同时需要有完整的结肠协助吸收水分。如果结肠完整,70 cm 小肠即可维持水平衡;如果缺乏结肠连续性,则患者需要大约 110 cm 的健康小肠才能有效吸收水分。该患者既往因结肠癌行右半结肠切除,缺失了约 1/3 的结肠,可能是腹泻的重要原因之一。此外,小肠切除术的部位(即空肠与回肠)在病理生理学上同样起着重要作用。小肠大部切除术后,残余小肠可进行适应性改变以增强吸收表面。然而,这种代偿大部分发生在回肠,空肠的代偿能力十分有限(如果有的话)。空肠近端 100~200 cm 是碳水化合物、蛋白质和水溶性维生素、许多电解质和微量营养素包括铁、钙、镁、磷和叶酸的主要吸收部位,而回肠远端 60 cm 是维生素 B_{12} 吸收的重要部位。同时,回肠末端在胆汁酸的吸收和肝肠循环的维持中发挥重要作用,大约 95% 的胆汁酸在此被重新吸收并运输回肝脏。回肠末端切除<100 cm 可导致胆汁酸吸收障碍和胆汁酸性腹泻,其原因是肝肠循环受损和未吸收胆汁酸进入结肠,未吸收胆汁酸、脱氧胆酸和鹅去氧胆酸会促进液体和电解质分泌到结肠,引起腺苷酸环化酶的激活和结肠黏膜的渗透性增加,脂肪吸收不良并增加结肠收缩,从而导致腹泻。该患者切除了所有回肠,可能是腹泻的另一个因素。② 回盲瓣(或回肠末端)缺失:回盲瓣的作用是通过减缓肠道传输阻止小肠内物质和水分过快进入结肠,以增加营养物质及水分的吸收。虽然这种特性通常归因于回盲瓣,但是实际上真正起作用的可能是由回肠末端分泌的激素包括胰高血糖素样肽 1 和 2(GLP-1 和 GLP-2)和肽 YY 所介导的。远端回肠和近端结肠丧失(必要时回盲瓣)的 SBS 患者,更容易由于肠道快速转运导致腹泻,这可能是该患者腹泻的原因之一。③ 小肠细菌过度生长:回盲瓣缺失或行空肠-结肠吻合术的患者(本例患者),结肠内容物容易回流到小肠,增加了小肠细菌感染的风险,容易导致小肠内细菌过度生长(small intestinal bacterial overgrowth,SIBO)相关腹泻。此外,还有许多因素如剩余肠道的有效蠕动减少、吻合口狭窄等均可导致 SIBO 腹泻的发生。游离胆汁酸不仅会导致脂肪吸收障碍和腹泻,还能直接对肠上皮造成损害,导致蛋白质和碳水化合物吸收障碍。此外,肠道细菌对肠上皮有直接的炎症作用,导致绒毛萎缩和吸收不良。SBS 患者在摄入大量碳水化合物后,未被吸收的碳水化合物被结肠代谢时细菌转化为 D-乳酸,大量的 D-乳酸积聚、被吸收后会发生 D-乳酸中

毒,可产生代谢性酸中毒和神经症状,包括精神状态的改变、言语贫乏、共济失调、记忆力减退。因此,SBS 患者出现神经系统疾病时,应高度怀疑发生 D -乳酸中毒。该患者出现的精神症状是否与此有关,尚不得而知。④ 高胃酸分泌:SBS 患者常存在高胃酸分泌,其发生机制是由于促胰液素、促胆囊收缩素及肠抑胃素的分泌减少,负反馈引起胃泌素分泌增加,导致胃酸分泌增加,这不仅降低了胰酶的活性,减少了胆盐和脂肪的吸收,影响了肠肝循环,高胃酸状态还会直接刺激肠蠕动,在 SBS 引起腹泻中起着重要作用。⑤ 其他:SBS 患者的腹泻也可能由感染、药物和潜在的肠道疾病所致。该患者存在诸多引起腹泻的因素,当患者腹泻急性期,每日腹泻达十余次,我们予以禁食,减少食物对肠道的刺激,特别是限制脂肪含量高的饮食以减少腹泻和脂肪痢疾,通过全肠外营养予以营养支持。另外,予以兰索拉唑抑制胃酸的分泌,生长抑素抑制胃肠道的分泌。1 周后患者腹泻逐渐减轻,此时我们开始尝试给予患者肠内营养,而此时的肠内营养只是滋养性喂养,其目的是维持肠黏膜屏障功能,促进残余肠道代偿,而主要能量及营养物质提供则通过补充性肠外营养方式供给,通过肠外营养是为了最大限度地保证营养和水化状态。随着残余肠道的逐步代偿,肠内营养量逐渐增加,当肠内营养供给量超过每日所需热量的一半时,可考虑逐步停用肠外营养,但此过程时间的长短依据每位患者的具体情况不同。本例患者肠内营养后腹泻无加重,逐渐增加肠内营养量,患者无明显不适,同时逐步减少肠外营养,开始流质饮食,配合肠内营养支持,患者腹泻好转后出院。鉴于该患者缺乏回盲瓣及右半结肠,残余空肠 100 cm,估计需要一段较长时间才能确定残余肠道是否能够完全代偿,在相当长一段时间内患者可能无法完全摆脱肠外营养支持,我们以家庭肠内营养支持为主,每周间断补充 2～3 次肠外营养来维持患者的营养状况,患者定期随访以评估残余肠道功能恢复情况及营养状况。

六、相关营养背景知识

（一）消化道解剖和功能与短肠综合征

消化系统的主要生理功能是对食物进行消化和吸收,为机体的新陈代谢提供必不可少的营养物质和能量以及水和电解质。此外,消化器官还有重要的内分泌功能和免疫功能。当小肠广泛切除后,消化道功能会发生一系列的病理生理改变,导致机体对营养物质的消化和吸收发生障碍,即短肠综合征。

1. 消化道解剖　小肠始于幽门,止于回盲瓣,包括十二指肠、空肠和回肠,空肠、回肠从十二指肠空肠曲延伸至回盲部与盲肠相接。正常人体内由于肠管持续肌张力的存在,小肠长度测量时约 3 m。空肠和回肠的形态结构并不完全一致,但两者间常无明显解剖学标志,变化是逐渐发生的,一般将近段 2/5 的小肠称为空肠,主要位于上腹;远端 3/5 的小肠称为回肠,主要分布于下腹及骨盆腔。小肠解剖特征有黏膜皱襞、绒毛和微绒毛,其作用是扩大小肠的吸收面积。空肠虽然较短,但由于其内的黏膜皱襞远较回肠高而密,黏膜表面积远大于回肠,是消化系统的主要部位。靠近起始处的空肠与靠近末端的回肠在形态上有许多区别,空肠由于黏膜皱襞高而密,故壁厚,而回肠则相反。

空肠回肠的血液供应来自肠系膜上动脉,该动脉起源于腹主动脉,约在腹腔动脉干开口处下方 1 cm 处分出,向下行越过胰腺钩突及十二指肠横部前方进入小肠系膜,再向右斜行至右髂窝部,在该处与自身的分支回结肠动脉相吻合。自肠系膜上动脉左侧发出 10～20 个小肠动脉支,这些动脉支在小肠系膜内再分支,彼此吻合形成动脉弓,自动脉弓再发出直支到达肠壁。

小肠壁分为黏膜、黏膜下层、肌层及浆膜 4 层。黏膜(包括部分黏膜下层)向肠腔内隆起形成多个环行皱襞,环行皱襞在空肠内高而且较多,走向回肠远段则变低,且逐渐减少。黏膜表面有大量小的突起,称为小肠绒毛。这些绒毛表面覆有肠上皮,中间为黏膜固有层,其中有中央乳糜管、毛细血管网、平滑肌束和神经纤维。肠上皮由柱状细胞、杯状细胞和内分泌细胞所构成,其中柱状细胞约占 90%,具有吸收功能,又称吸收细胞,是肠上皮的主要功能细胞。吸收细胞的游离面有大量密集的微绒毛,构成上皮细胞的纹状缘,这些环行皱襞、绒毛和微绒毛使小肠的吸收面积扩大约 600 倍。杯状细胞的功能是合成与分泌黏蛋白。在绒毛下固有层内有肠腺,其顶端开口于绒毛之间的黏膜表面。肠上皮除有柱状细胞和杯状细胞外,其底部还有潘氏细胞和未分化细胞。潘氏细胞分泌溶菌酶有助于控制肠道细菌,未分化细胞可以增殖分化、修复肠上皮。在固有膜的网状结缔组织间隙中,有很多淋巴细胞包括 T 和 B 淋巴细胞,还有许多浆细胞、巨噬细胞等,因此小肠具有重要的免疫功能。小肠的内分泌细胞散布在肠腺和绒毛上皮的细胞中间。黏膜下层由蜂窝结缔组织组成,含有血管、淋巴管和神经丛。肌层包括内层环肌和外层纵肌两层,两层之间有肌肉神经丛。浆膜是空回肠的外膜,包被小肠后与小肠系膜相连。

回肠末端与盲肠交界处的环行肌显著加厚,称为回盲括约肌,其长度约 4 cm,静息状态下回肠末端内压比结肠内高 15～20 mmHg。进食后,食物入胃,引起胃-回肠反射,使回肠蠕动加强,当蠕动波到达回肠末端时,回盲括约肌舒张,约 3～4 ml 食糜被排入结肠。正常情况下,每日有 450～500 ml 食糜进入大肠。盲肠的充盈刺激可通过肠段局部的壁内神经丛反射,引起回盲括约肌收缩和回肠运动减弱,延缓回肠内容物通过。故回盲括约肌的作用是防止回肠内容物过快、过早地进入结肠,以便小肠内容物充分消化和吸收。此外,回盲括约肌具有活瓣样作用,可阻止大肠内容物倒流入回肠。

2. 营养物质的吸收　大多数营养物质在小肠内吸收,小肠具备多方面的有利条件:① 吸收面积大。正常成人小肠黏膜具有许多环状皱褶,皱褶上有大量绒毛,在绒毛的每个柱状上皮细胞顶端又有1 700 条左右微绒毛,这样的结构可使小肠黏膜的总面积增加 600 倍,达到 200～250 m²。② 绒毛内富含毛细血管、毛细淋巴管、平滑肌纤维和神经纤维网等结构。淋巴管纵贯绒毛中央,称为中央乳糜管。消化期内,小肠绒毛产生节律性的伸缩和摆动,可促进绒毛内毛细血管网和中央乳糜管内的血液和淋巴向小静脉和淋巴管流动,有利于吸收。③ 营养物质在小肠内已被消化为结构简单的可吸收物质。④ 食物在小肠内停留时间较长,一般为 3～8 h。

空肠近端 100～200 cm 是吸收碳水化合物、蛋白质和水溶性维生素的主要场所。脂肪的吸收则在更长的肠段中进行,并且随着摄入脂肪的增多,吸收肠段的长度也随之增加。空肠上皮的特征有黏膜刷状缘载体介导的单糖、氨基酸、二肽和核苷的转运。甘油三酯、脂肪酸不参与决定肠壁两侧液体流向渗透压的形成。随着长链脂肪酸的酶解,甘油一酸酯与胆盐形成微粒,并弥散到黏膜刷状缘参与主动吸收;中链脂肪酸则直接通过小肠和结肠吸收并进入门静脉系统。空肠上皮细胞间连接较其他肠段大,允许液体和营养素的快速流通,从而使空肠内容物等渗。与回肠相比,空肠渗透压介导的水的流通是其 9倍,钠的流通是其 2 倍。钠在空肠的吸收只能是逆浓度梯度吸收,并依赖于水的流通,是葡萄糖吸收的2 倍。与空肠相比,回肠上皮细胞间连接更紧密,孔隙减小,从而水、钠流通减少,但回、结肠能对氯化钠主动转运,因此回肠对液体的重吸收明显使其内容物浓缩,由于向肠腔内的分泌少,回肠对水、钠的净吸收较空肠多,醛固酮能增加回肠对钠的吸收。回肠是载体介导的胆盐和维生素 B_{12} 吸收的主要场所,也是许多胃肠道激素如 GLP-1、GLP-2 和 YY 肽的产生地,这些激素对调节肠道运动具有重要作用。

近端小肠包括十二指肠,对许多微量营养元素如钙、镁、磷、铁和叶酸的吸收具有重要作用。上消化道能分泌许多与自主神经系统密切相关的胃肠道激素,这些激素的分泌与消化道腔内的刺激相关,其作用有控制消化道的运动和分泌、调解消化速度、促进肠道生长。SBS 患者这些激素分泌的变化可导致吸收不良。同时伴有十二指肠病变的 SBS 患者,胆胰液异常分泌进一步加剧了吸收不良。大肠主要吸收水分和无机盐,大肠黏膜具有很强的吸水能力,每日可吸收 5～8 L 水和电解质溶液。

3. 胃肠的内分泌激素及功能　消化道不仅是个消化器官,也是机体最大的内分泌器官,由消化道内分泌细胞合成和释放的激素,统称为胃肠激素,迄今已被鉴定的约 30 种,其中最主要的有胃泌素、缩胆囊素、促胰液素、抑胃肽和胃动素等。胃肠激素的主要作用是调节消化器官的功能,但对体内其他器官的活动也可产生广泛的影响:① 调节消化腺的分泌和消化道的运动:胃肠激素的靶器官包括食管和胃的括约肌、消化道平滑肌、消化腺、胆囊、肝细胞等。不同的胃肠激素对不同的器官、组织可产生不同的调节作用，一个激素可调节多个消化器官的功能，而一个消化器官的功能往往接受多种激素的调节。如胃泌素既能刺激胃酸、胰酶、胆汁、小肠液等的分泌，又能促进食管和胃的括约肌以及消化道平滑肌的收缩，而胃酸的分泌既可为胃泌素、缩胆囊素所促进，又可被促胰液素、抑胃肽所抑制。② 营养作用：一些胃肠激素具有促进消化道组织代谢和生长的作用，称为营养性作用。例如，胃泌素能刺激胃泌酸腺区黏膜和十二指肠黏膜的 DNA、RNA 和蛋白质合成，从而促进其生长。③ 调节其他激素的释放：胃肠激素还能调节其他激素的释放，如消化道释放的抑胃肽对胰岛素的分泌具有很强的刺激作用，胃窦部由 D 细胞释放的生长抑素可抑制 G 细胞释放的胃泌素，结果使胃液分泌减少。此外，胰多肽和血管活性肠肽对生长激素、胰岛素、胰高血糖素和胃泌素等多种激素的释放均有调节作用。

广泛小肠切除后，消化道结构、运动、消化腺分泌及内分泌激素等相继出现变化，以适应或代偿机体的病理生理改变。

（二）短肠综合征病理生理变化

小肠广泛切除后，消化道结构、运动、消化腺分泌及内分泌激素等相继出现变化，以适应或代偿机体的病理生理改变。在疾病发生初期，机体产生以营养吸收不良为主要症状的一组综合征，其严重程度取决于切除肠管的范围及部位、是否保留回盲瓣、残留肠管及其他消化器官（如胰和肝）的功能状态以及剩余小肠、大肠的代偿适应能力等。

短肠综合征对机体代谢的影响大，首先是产生水、电解质紊乱和严重的营养不良，继而可致器官功能衰竭，最终甚至危及生命。切除的小肠范围越广，对营养物质、水、电解质的吸收面积也丢失越多，临床症状越重。短肠综合征的主要临床表现有：严重腹泻、脂肪泻、脱水、体重下降、营养不良、宏量营养素及液体、维生素、电解质、微量营养素吸收不良，并可导致继发性低血容量、低蛋白血症和代谢性酸中毒。因此，首先必须充分认识短肠综合征产生的一系列代谢变化，了解其代偿机制及能力，然后才能针对性地采取最佳的营养支持治疗措施，使机体保持营养状态，使得患者能平稳地度过失代偿阶段。

1. 胃肠道动力改变　一般来说，部分空肠切除比部分回肠切除能更好地被耐受，短肠综合征更多见于回肠切除术后，因为空肠的功能适应能力差。胃排空和小肠传输速度在空肠造口患者中是加快的，而在有结肠存在的患者中是正常的，可能与循环血液中多肽 YY 在两者的水平分别是低和高有关，而多肽 YY 对胃肠道传输速度是抑制的。

2. 胃肠道分泌的改变　小肠大部分切除后，由于空肠正常分泌的抑制性激素如胃抑制性多肽、血管活性肽等的丧失，引起胃泌素增高，刺激高胃酸分泌。研究发现，小肠大部分切除后 24 h 内，空肠切除比回肠切除引起的高胃酸分泌更加严重。高胃酸分泌可导致溃疡发生率增高，胃酸负荷可加重腹泻，高胃酸抑制胰脂酶的活性，从而抑制肠腔内胆盐结合而影响营养素吸收，胰酶活性下降和空肠运动增加。临床上，静脉给予质子泵抑制剂有利于改善小肠消化和吸收营养素的能力，并可预防急性消化性溃疡所致的出血。此外，胃酸抑制剂还有助于减少小肠内的总液体量。

3. 胃肠道吸收的改变　小肠黏膜具有环形皱襞、绒毛和微绒毛等结构，这些结构使其功能面积极度扩大。黏膜细胞还含有多种酶类（如双糖酶、低聚糖酶、肽酶、ATP 酶及碱性磷酸酶等），因此具有很强的消化能力。切除小肠的部位对术后代谢的影响也很重要，蛋白质、碳水化合物、脂肪及大多数水溶性维生素、微量元素吸收与小肠切除的部位有密切关系，特别是在十二指肠及空肠。近端小肠主要吸收铁、钙、水溶性维生素（叶酸、维生素 C 及维生素 B 族等，但不吸收维生素 B_{12}）、脂肪酸和部分单糖。小肠中段吸收大部分氨基酸、多肽及部分单糖。小肠远段（即末段回肠）具有吸收胆盐和维生素 B_{12} 的特殊功能。当切除近端小肠后，正常的回肠将代替全部吸收功能，由于近端小肠也是胆囊收缩素、促胰液素合成与释放的场所，切除该段小肠会导致胆汁分泌和胰腺外分泌物减少，进一步加重肠内容的运输、吸收障碍。回肠是吸收结合性胆盐及内因子结合性维生素 B_{12} 的特定场合,切除后造成的代谢紊乱明显重于空肠,维生素 B_{12} 的缺乏将导致巨幼红细胞性贫血及外周神经炎,最终导致亚急性脊髓退行性改变。当部分或全部结肠切除术时,切除回盲瓣将导致代谢紊乱。切除回盲瓣将导致小肠内容物的停留时间缩短,影响残余小肠内细菌的繁殖和胆盐的分解,从而减少了脂肪及脂溶性维生素的吸收,进入结肠的胆盐增加。由于小肠内细菌增多,维生素 B_{12} 被部分代谢,进一步减少了其吸收。因此,如能保留回盲瓣,即使残留的小肠段短一些,患者也常能耐受。

上述诸多消化、吸收功能在 SBS 时均受到不同程度的损害,尤其是三大宏量营养素:① 糖的吸收:SBS 患者因小肠吸收面积减少和残存的二糖酶减少,使糖的吸收减少。由于短肠综合征时胃酸分泌增加,肠内容物的酸化则影响糖的吸收。② 氨基酸的吸收:正常情况下,当食糜到达末段回肠时,氨基酸及多肽已被完全吸收。小肠被广泛切除后,不仅影响蛋白质的消化,氨基酸的吸收也受到明显影响。蛋白质、氨基酸消化吸收不良的程度与残留小肠长度密切相关。小肠越短,吸收越少。③ 脂肪的吸收:脂肪的吸收主要在空肠上段进行。在碱性环境下,受胰脂肪酶等的作用,脂肪被水解成游离脂肪酸及甘油。胆盐使后者凝集而成微胶粒,被小肠吸收。在上皮细胞内通过结合胆盐和某些酶的作用,绝大部分游离脂肪酸与甘油再合成为甘油三酯。后者与胆固醇、磷脂形成乳糜微粒,进入乳糜管、胸导管,最后汇入静脉。SBS 患者不仅缺失了消化、吸收脂肪的大部分场所,还因 SBS 时经常伴有的肠肝循环中断,肠道中胆盐缺乏,加之 SBS 患者胃酸分泌亢进,小肠环境被酸化,这些都严重影响了脂肪的吸收。与此同时,脂溶性维生素(维生素 A、维生素 D、维生素 E 和维生素 K)及钙的吸收也发生障碍。另外,回肠被切除则可影响维生素 B_{12} 和胆盐的吸收。对成人来说,末端回肠切除超过 60 cm 往往需要维生素 B_{12} 替代治疗,超过 100 cm 将破坏肠肝循环,从而导致胆盐缺乏和脂肪吸收障碍,少于 100 cm 的切除可导致腹泻,是由于未吸收的胆盐引起结肠水钠分泌增加、蠕动加快。然而,这些表现在具体每一个患者中往往差异很大。短肠综合征者小肠残留过短或同时伴有部分结肠缺失,使消化液的再吸收受到影响,以致产生明显水泻,严重时每天可从大便排出液体达 3~5 L 之多,从而造成水和电解质失衡。

七、主编点评

急性 SMAE 是临床上较常见的急腹症,也是导致肠道缺血、坏死最常见的原因,主要是由于 SMAE 与血栓形成,患者多有风湿性心脏病、心房颤动、心内膜炎、心肌梗死、瓣膜疾病和瓣膜置换术等病史,血栓形成主要与动脉粥样硬化有关,少数见于肠系膜动脉的炎症。肠系膜动脉栓塞的发生亦与肠系膜上动脉的解剖结构有关,肠系膜上动脉从腹主动脉呈锐角分出,与主动脉走行平行,管腔较粗,与腹主动脉血流的方向一致,脱落的栓子易于进入,在血管狭窄处或分叉处导致血管栓塞。临床上,多数患者起病急骤,早期表现为突然发生剧烈腹部绞痛、恶心、频繁呕吐、腹泻。临床特点是严重的症状与轻微的体征不相符。初起时腹部柔软,压痛不明显,肠鸣音存在与腹痛程度不相称。早期无明显异常,随着肠坏死和腹膜炎的发展,当患者呕吐血性水样物或排出暗红色血便而腹痛有所减轻时,出现腹部明显压痛、反跳痛、腹肌紧张等腹膜刺激征,往往提示已经存在肠坏死。该患者发病起初有剧烈腹痛史,入院时急性腹膜炎症状和体征已很明显,结合患者有心房颤动、高血压、脑卒中等病史,应考虑急性 SMAE 导致肠坏死,手术证实大部分小肠缺血坏死,剩余 100 cm 左右空肠,造成短肠。

该患者手术后出现严重腹泻,这是短肠患者十分常见的临床表现,严重的腹泻会导致营养障碍及水、电解质紊乱。该患者腹泻的原因可能与剩余肠道黏膜面积不足、缺失回盲瓣及右半结肠、回肠缺失、高胃酸分泌以及小肠内细菌过度繁殖等因素有关。此外,我们认为急性肠系膜血管栓塞患者,肠道在经历缺血、缺氧、缺血-再灌注损伤后,肠黏膜屏障功能严重受损,肠道菌群失调,可能也是导致术后腹泻的原因之一。因此,在腹泻严重的急性期,我们建议给予全肠外营养支持,同时给予生长抑素及质子泵抑制剂等抑制胃肠道的分泌,以免加重水、电解质紊乱。临床上我们常发现此时残余的肠管往往水肿明显,有时可见肠道存在斑片状缺血灶,肠道动力障碍,恢复缓慢,肠黏膜屏障功能受损严重,肠内营养耐受较差,使得肠内营养在短期内难以实施。

但是,短肠综合征治疗的目标是尽可能促进残余肠道代偿,最终让患者过渡到经口进食,摆脱肠外营养。短肠综合征患者残余肠道代偿、适应过程在整个治疗中起着非常重要的作用,而肠腔内食物的刺激对短肠综合征患者残余肠道代偿起着十分重要的作用,如果没有营养物质对肠腔的刺激,残余肠道的适应性改变(增加绒毛高度、陷凹深度、黏膜细胞 DNA 量)就难以实现。因此,临床上当患者度过急性期,腹泻次数减少后,应及时给予肠内营养,肠内营养应从少量的滋养性喂养开始,根据患者胃肠道的耐受情况逐渐增加摄入量,此阶段肠内营养的意义不在于提供能量和营养物质,而在于维持肠黏膜屏障功能,调节肠道微生态,减少肠道菌群异位,控制肠源性感染。不足的热量和蛋白质可通过补充性肠外营养供给,以提供机体实际代谢所需的能量及营养物质,待残余肠道充分代偿,通过消化道摄入的营养物质能够维持机体正常代谢和营养状况,才有可能成功脱离肠外营养,这一过程时间的长短和患者的残余肠道情况、肠道康复治疗效果等有关,有些患者则因各种原因需终身依赖肠外营养。

(吴国豪　沈　雷)

参考文献

[1] Skvarc DR, Berk M, Byrne LK, et al. Post-Operative Cognitive Dysfunction: An exploration of the inflammatory hypothesis and novel therapies[J]. Neurosci Biobehav Rev, 2018, 84: 116 - 133.

[2] Daiello LA, Racine AM, Yun Gou R, et al. Postoperative Delirium and Postoperative Cognitive Dysfunction: Overlap and Divergence[J]. Anesthesiology, 2019, 131: 477 - 491.

[3] Jeppesen PB, Fuglsang KA. Nutritional Therapy in Adult Short Bowel Syndrome Patients with Chronic Intestinal Failure[J]. Gastroenterol Clin N Am, 2018, 47: 61 - 75.

[4] Ladd MR, Costello C, Gosztyla C, et al. Development of intestinal scaffolds that mimic native mammalian intestinal tissue[J]. Tissue Eng Part A, 2019, 25(17 - 18): 1225 - 1241.

[5] Wu GH, Jiang Y, Zhu X, et al. Prevalence and risk factors for complications in adult patients with short bowel syndrome receiving long-term home parenteral nutrition[J]. Asia Pac J Clin Nutr, 2017, 26(4): 591 - 597.

[6] Pironi L, Corcos O, Forbes A, et al. Intestinal failure in adults: recommendations from the ESPEN expert groups[J]. Clin Nutr, 2018, 37(6 PtA): 1798 - 1809.

[7] Baxter JP, Fayers PM, Bozzetti F, et al. An international study of the quality of life of adult patients treated with home parenteral nutrition[J]. Clin Nutr, 2019, 38: 1788 - 1796.

[8] Burden ST, Jones DJ, Gittins M, et al. Needs-based quality of life in adults dependent on home parenteral nutrition[J]. Clin Nutr, 2019, 38: 1433 - 1438.

[9] Lauro A, Lacaille F. Short bowel syndrome in children and adults: from rehabilitation to transplantation[J]. Expert Review of Gastroenterology & Hepatology, 2019, 13: 55 - 70.

病例 3

急性肠扭转,肠坏死,广泛小肠切除,短肠综合征

一、病史简介

患者,女,42 岁。因"剧烈腹痛 10 小时"急诊入院。患者自诉昨晚饭后散步时突然出现腹痛,呈持续性疼痛,阵发性加剧,以脐周明显,腹痛剧烈,伴恶心、呕吐。到当地医院就诊,CT 检查提示"肠梗阻",经补液、解痉治疗后腹痛稍好转,出现腹胀、停止排气和排便,约 3 h 后出现全腹疼痛,转入本院。

患者 15 年前曾有阑尾切除手术史,否认输血史。

二、入院检查

体温 38.5℃,脉搏 105 次/分,呼吸 20 次/分,血压 90/55 mmHg,身高 162 cm,体重为 52 kg。急性面容,神志清晰,精神欠佳,呼吸急促,营养中等,表情痛苦,体位固定,全身皮肤无黄染,无肝掌、蜘蛛痣。全身浅表淋巴结无肿大,胸廓无畸形,双肺叩诊清音,听诊呼吸音清。心前区无隆起,心界不大,心率 100 次/分,律齐。腹稍隆,腹部未见胃、肠型,全腹肌紧张,压痛明显,未触及肿块,肝、脾肋下未触及,肠鸣音减弱,四肢、关节正常,直肠指检正常。

红细胞 $3.45×10^{12}/L$;血红蛋白 110 g/L;血小板 $222×10^9/L$;白细胞 $21.1×10^9/L$;中性粒细胞 87.9%;总胆红素 10.5 μmol/L;直接胆红素 4.7 μmol/L;总蛋白 63 g/L;白蛋白 35 g/L;谷丙转氨酶 30 U/L;谷草转氨酶 13 U/L;前白蛋白 0.18 g/L;尿素 6.5 mmol/L;肌酐 87 μmol/L;尿酸 150 μmol/L;葡萄糖 8.0 mmol/L;钠 142 mmol/L;钾 4.4 mmol/L;氯 110 mmol/L;二氧化碳 22 mmol/L;阴离子隙 13 mmol/L。

腹部 CT 和血管三维重建:腹部增强 CT 检查显示有漩涡征(箭头示);肠系膜上动脉 CTA 检查和三维重建显示肠系膜上动脉扭转约 720°(箭头示)(图 5 - 3 - 1)。

三、入院诊断

弥漫性腹膜炎,肠扭转,肠坏死。

四、治疗经过

该患者入院后经积极术前准备后急诊行剖腹探查,术中发现右中下腹肠系膜与右侧腹壁粘连索带,近端小肠沿索带顺时针扭转 720°,腹腔内约 1 500 ml 暗红色血性积液,屈氏韧带以下 40 cm 至回盲部 30 cm 范围的小肠颜色发黑、刺激后无蠕动,已完全坏死。大量小肠颜色发暗,残留约 40 cm 近端空肠和 30 cm 末端回肠,行空肠-回肠端端吻合,手术经过顺利,术中患者循环不稳定,血压低,需要较大剂量升压药物维持,术后入外科重症监护病房(intensive care unit,ICU)治疗,APACH Ⅱ评分 26 分,机械通气。

患者入 ICU 之初,血流动力学不稳定,出现严重腹泻和电解质紊乱,此时主要任务是努力维持重要器官功能和机体内环境稳定,改善微循环,抗感染、抑酸治疗。进行充分体液复苏,获得稳定的血流动力

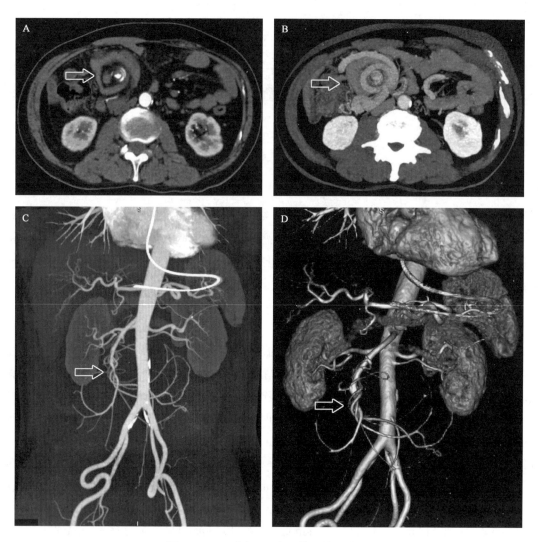

图 5-3-1 腹部 CT 和血管三维重建图

A：腹部增强 CT 检查显示有漩涡征（箭头示）；B、C 和 D：肠系膜上动脉 CTA 检查和三维重建显示肠系膜上动脉
扭转约 720°（箭头示）

学状态,应用生长抑素和止泻药物控制严重的腹泻,纠正严重的水、电解质、酸碱平衡紊乱以及代谢紊乱。经过积极治疗后患者生命体征逐渐平稳,腹腔感染逐渐控制,腹泻次数减少,患者病情逐渐稳定。此时,我们着手进行肠外营养支持治疗。采用间接测热法测定患者的静息能量消耗值为 1 100 kcal/(kg·d),以此值作为能量需要目标量,采用双能源系统,非蛋白热量中糖/脂比例为 60%：40%,采用中长链脂肪乳代替长链脂肪乳剂。蛋白质的供给量为 1.5 g/(kg·d),应用平衡型氨基酸作为氮源,补充每日正常需要量的电解质、维生素和微量元素,采用全合一营养液配制。患者一般情况改善后转回普通病房进一步诊治,转回病房后继续给予全肠外营养支持。术后第 10 天患者情况稳定,每日腹泻次数 4～6 次,水样便,无腹痛,予以出院,嘱患者回当地医院继续行肠外营养支持,患者出院时体重 46 kg。

2 周后患者因腹泻、脱水、体重下降再次入院,询问患者出院这 2 周的治疗情况得知,患者出院后到当地医院住院,接受肠外营养支持,具体配方不详,同时经口进食流质和半流质,进食后腹泻次数明显增加,多时每天达 10 多次,常感口渴,晨起头晕,自觉乏力、肌肉酸痛、气促、活动受限。入院后血生化检查示：钠 122 mmol/L；钾 2.7 mmol/L；氯 92 mmol/L；钙 2.13 mmol/L；无机磷 0.62 mmol/L；镁 0.52 mmol/L。给予禁食,纠正低钠、低钾等电解质失衡,重新制订肠外营养方案以满足患者每日热量、蛋白质和液体量摄入。评估患者残余肠道代偿需要时间可能较长,患者在今后相当长时间内可能需要依赖肠外营养以维持机体营养状况和体重,具体何时实施肠内营养则应根据患者肠道功能而定,如出现小肠外分泌功能障碍影响营养素的吸收,或胃肠道动力紊乱严重影响营养素在消化道的运输,则将延迟肠内营养的实施。该患者经过1～2周肠外营养治疗后情况稳定,各项检测指标在正常范围,我们开始尝试通过口服补充营养,营养物质的目标量为每日总热量25 kcal/kg,蛋白质1.5 g/kg,肠内营养投放量根据患者胃肠道的耐受性而定,肠内营养不足的热量和蛋白质通过肠外营养提供。同时,通过肠外营养补充足量的电解质、维生素和微量元素。随着肠内喂养耐受程度增加,逐渐减少肠外营养用量而增加肠内营养用量,同时密切监测所有营养途径的总能量,估计患者胃肠道的耐受程度,随访患者体重及其他营养、代谢指标,并根据营养评价结果及相关检测指标来调整营养治疗计划。此外,我们给家属及患者介绍相关肠外营养知识及短肠综合征代偿过程相关注意事项,为今后家庭肠外营养作好准备工作。

五、讨论分析

本病例因急性肠扭转肠坏死行大部分坏死小肠切除,残留近端40 cm空肠和30 cm末端回肠,导致短肠综合征。该患者残留小肠约60～70 cm,结直肠完整,如果能通过恰当治疗促使残余肠道代偿,理论上该患者可以通过恢复进食维持机体营养状况,摆脱肠外营养支持。因此,该患者治疗重点是如何安全度过短肠综合征急性期,积极促进残余肠道功能代偿,争取通过正常进食能够维持机体营养状态和体重,摆脱对肠外营养的依赖,改善患者的生活质量。在此过程中,营养支持起着举足轻重的作用。

营养支持是短肠综合征治疗中十分重要的措施之一,营养支持纵贯整个短肠综合征治疗过程,营养支持挽救了许多肠功能衰竭的短肠综合征患者的生命。在短肠综合征各个阶段,不同营养支持方式发挥着不同作用。全肠外营养支持为短肠综合征急性期的治疗赢得了宝贵时间,有效的肠内营养则在短肠综合征治疗及促进残余肠道代偿中起着十分重要的作用。

典型的短肠综合征病程需经过急性期、代偿期和恢复期三个阶段,在各个时期营养支持的侧重点各不相同。短肠综合征急性期,肠道不能适应吸收面积骤然减少,患者可出现严重腹泻,大量体液丧失,高胃酸分泌,营养状况迅速恶化,易出现水、电解质紊乱、感染和血糖波动。此阶段应以肠外营养支持为主,因为此时如进食甚至是饮水,均可加重腹泻,进一步造成内环境紊乱。一般说来,在短肠术后2～3 d,当患者血流动力学和代谢状态稳定、电解质紊乱纠正后,应开始肠外营养支持。由于患者此时尚处于高代谢状态,营养需要量相差很大,此时应该采用间接测热法确定患者的能量需要量,并以测定结果作为营养支持依据。由于多数短肠综合征患者需接受相当长时间的肠外营养支持,不合理的肠外营养配方或反复中心静脉导管感染可在很短时间内诱发肝功能损害,使肠外营养无法实施,因此在制订肠外营养配方时应避免过度喂养和高糖,选择具有保肝作用的氨基酸,脂肪乳剂使用量不宜过大,一般不超过总热量的30%～40%,并采用中/长链脂肪乳或含橄榄油脂肪乳剂,可减少肝损害和免疫功能抑制。同时,应补充足量的电解质、维生素和微量元素。

另一方面,由于长期肠外营养不仅费用昂贵、操作复杂、涉及环节多,可导致一系列并发症,而且不利于残留肠道的代偿。因此,即使在急性期如有可能也应尽早过渡到肠内营养和口服进食。研究表明,肠内营养实施得越早,越能促进肠功能代偿。但是,短肠综合征患者能否从肠外营养过渡到肠内营养主要取决于残留肠管的长度和代偿程度,过早进食只会加重腹泻、脱水、电解质和酸碱平衡紊乱,尤其食物刺激产生的明显分泌性反应使此类问题更为明显,此时可能连胃肠分泌物也难以完全吸收。因此,短肠综合征者在从肠外营养过渡到肠内营养时应十分谨慎。我们的经验是当短肠综合征患者水、电解质和酸碱平衡稳定,腹泻量降至2 L/d以下,并保留有30 cm以上的小肠时,可口服少量相对等渗液体,同时放置鼻饲管,开始肠内营养支持。肠内营养时应从低容量、低浓度开始,循序渐进,逐渐提高输注速度和营养液浓度。一般从 1/4 浓度、1/4 量开始,逐渐增至全量,不可操之过急,否则容易加重腹泻。肠内营养开始时先应用由短肽类或单糖、氨基酸、脂肪酸为主要成分的制剂,这些制剂在肠道内几乎无须消化就能被吸收。如果患者能够耐受,再逐渐使用或添加整蛋白型肠内营养制剂及膳食纤维。在肠内营养早期,单纯肠内营养无法满足患者营养需求,不足部分可从肠外途径进行补充。

短肠综合征典型代偿期从术后 2 个月左右开始,至代偿完全一般需 1～2 年,包括小肠和结肠代偿。小肠切除后数天,残留肠段即开始代偿,表现为肠黏膜绒毛变长、皱襞增多、肠陷凹加深、黏膜上皮细胞更新速度加快、肠管增粗伸长、肠壁增厚、排空时间延长、小肠和结肠黏膜吸收能力也有提高。在这一阶段,肠道逐渐适应吸收面积减少所带来的变化,结构和功能代偿增强,腹泻量明显减少,应继续给予肠内营养和膳食,量可逐渐增加,加用肠外营养是为了最大限度地保证营养和水化状态,逐步将常量营养素、微量营养素与液体由肠外转变为肠内途径供给,某些维生素与矿物质可改为肌内注射。除了食物和液体改变外,长期使用抑制胃肠道蠕动和抑制分泌的药物对控制排便量也很重要,这些药物通过改善肠道吸收效率间接促进了功能性代偿过程。当肠内营养供给量超过每日所需热量的一半时,可考虑逐步停用肠外营养。

部分短肠综合征患者残余肠道能够获得完全代偿,患者能从肠道获得足够营养,达到肯定的营养平衡,因而有可能成功脱离肠外营养。这一阶段由肠内营养逐渐过渡到经口饮食为主,肠内营养与普通饮食的比例视患者对普通饮食的消化吸收情况而定,如患者依靠普通饮食不能维持营养状况,则肠内营养比例应适当增加。即使短肠综合征患者的吸收功能接近正常,但由于吸收面积减少,患者往往需要服用比需要量多的营养物质才能满足营养摄入的需求。反之,如果患者不能耐受普通饮食和肠内营养,则必须依赖肠外营养维持生命。

该患者属在解剖学上属Ⅲ型短肠,残余小肠为 60～70 cm,结肠完整,根据我们多年治疗经验,该患者通过合理的肠道康复治疗,应该能有机会达到完全代偿,从而摆脱肠外营养。但从该患者目前的治疗情况来看,其残余肠道的代偿可能需要一个相对较长的时间,不能操之过急,否则欲速则不达,对肠道代偿造成不利影响。

六、相关营养背景知识

(一)短肠综合征残余肠道的代偿

短肠综合征患者残余肠道代偿、适应过程在短肠患者治疗中起着非常重要的作用。短肠综合征代偿、适应过程是指残余肠道吸收宏量营养素、微量元素、水等物质的程度逐渐恢复至肠道手术前水平,并获得自主性的过程。这一段时间长短不一,短则数月,长则需要 1～2 年。不少患者经过一段时间代偿、适应过程之后可以基本恢复小肠的消化、吸收功能,摆脱肠外或肠内营养,正常进食后能维持体重及营养状态。代偿一旦成功,不仅可节省肠内、肠外营养费用,避免长期肠外营养支持所造成的并发症,更重要的是能明显地改善患者的生活质量。因此,如何积极地促进残余肠道功能早日代偿已成为短肠综合征治疗中的重点。

1. 短肠综合征残余肠道代偿机制 短肠综合征残余肠道的代偿、适应表现在结构和功能两个方面。结构上表现为吸收面积的增加,功能上则表现为肠道蠕动延缓,从而使吸收时间增加。动物实验发现,大鼠的小肠被广泛切除之后,残留的小肠很快就发生明显的代偿性改变,小肠肠管扩张和延长,绒毛变高,隐窝变深,腺细胞增生(并非细胞肥大)。在短肠综合征动物模型中,除残留小肠发生代偿性变化外,结肠也可呈现细胞增殖、肠管增粗等代偿性改变,表现为结肠直径明显增大,结肠壁和黏膜厚度、皱襞高度以及皱襞表面积均有极明显增加,此现象在短肠综合征者中同样存在。

短肠综合征残余肠道结构的代偿发生在肠壁全层。肠道在结构上不是个单纯的圆柱状管腔,小肠壁分为黏膜、黏膜下层、肌层及浆膜 4 层,黏膜层还存在向肠腔内隆起形成多个环行皱襞,黏膜表面有大量小的突起,称小肠绒毛,这些绒毛表面覆有肠上皮,肠上皮由柱状细胞、杯状细胞和内分泌细胞所构成,其中柱状细胞约占 90%,具有吸收功能,又称为吸收细胞,是肠上皮的主要功能细胞。吸收细胞的游离面有大量密集的微绒毛,构成上皮细胞的纹状缘这些环行皱襞、绒毛和微绒毛使小肠的吸收面积扩大约 600 倍。肠上皮细胞、绒毛及微绒毛等共同组成了肠道吸收面积。在小肠广泛切除后数小时,肠黏膜细胞 DNA、蛋白质合成及杯状细胞增殖,同时,隐窝的细胞数量、干细胞数量明显增加,绒毛及微绒毛高度增加,黏膜重量和黏膜皱襞增加。

肠黏膜细胞的代偿有其分子机制,有研究发现,在小肠广泛切除后数小时,肠上皮黏膜及隐窝细胞的基因表达发生变化,这些基因表达的变化促使肠道黏膜细胞的增殖、营养物质的吸收和转运、细胞内环境的稳定。蛋白水平的检测同样发现,在小肠切除后许多蛋白的表达上调,这些蛋白如脂肪酸结合蛋白的表达增加有助于残余肠道的代偿。上皮生长因子(epithelium growth factor,EGF)及 GLP - 2 等调节这些基因表达的变化。和肠道黏膜层的代偿一样,肠壁肌层的长度和厚度在广泛小肠切除后同样发生变化,但其代偿发生的时间要晚于黏膜的适应、代偿。肠壁肌层的代偿结果使得肠道长度延长、肠壁增厚、肠腔周径增加。这样,肠壁整个结构的代偿使得肠道的面积增加。黏膜上皮的增生是肠道代偿、适应过程发生的物质基础,各种各样刺激如细胞增生、肠腔内营养物质、激素、生长因子和胆胰分泌物等可引起小肠和大肠增加吸收面积和功能来满足机体代谢和生长的需要。短肠综合征残余肠道的代偿除了结构上的改变之外,还发生在动力和功能上。短肠综合征代偿期残余小肠平滑肌的紧张性收缩、分节运动及蠕动减慢,单位小肠面积对营养物质的吸收能力增加。

临床上短肠综合征患者代偿的情况也普遍存在,短肠综合征发生早期患者会有明显的腹泻、消瘦,出现营养不良,但到后期能逐渐适应,大便次数减少,营养状况逐渐改善,这即是残余肠道代偿、适应的结果。人体的代偿过程比较缓慢,通常需要经过一年左右时间,约 90% 的绒毛才能达到最大的高度。广泛小肠切除后每单位长度小肠的上皮细胞数量增加,经过一段时间之后,在功能上出现功能的适应,即葡萄糖、氨基酸、脂肪、钠、水和钙的吸收增加。

2. 影响短肠综合征残余肠道代偿的因素 影响短肠综合征患者残余肠道的代偿、适应过程的主要因素有以下几点:① 残余小肠的长度:这是影响短肠综合征预后最关键的因素,理论上残余的小肠越少,代偿也越困难,患者的临床预后也越差。如果残留的空肠长度不足 30 cm 就很难完全代偿,如果全部小肠都被切除,其代偿几乎是不可能的,需要永久依赖全肠外营养维持生命。事实上,切除的小肠范围越广,对营养物质、水及电解质的吸收面积也丢失越多,无论是主动吸收还是被动弥散吸收均减少。正常小肠黏膜的吸收面积大大超过维持正常营养所必需的面积,有很大的功能储备,因而能够耐受部分小肠切除而不发生临床症状。但当残留小肠的长度过短时,尽管代偿非常充分,仍不能完全供给机体所需的各种营养成分以维持机体生长发育和新陈代谢的需要,可引起显著的消化、吸收不良症状,严重者可危及生命。目前认为,具有正常肠黏膜的患者至少应残留小肠 50～70 cm 并保留完整结肠,甚至有学者认为需 35 cm 空、回肠,保留有回盲瓣及部分结肠,经代偿后可依赖肠道维持机体所需营养,结肠切除者则残留肠管应有 110～150 cm,而有肠道黏膜病变如克罗恩病的患者,则需要残留更多的肠管。② 年龄:年龄是影响短肠综合征患者残余肠道代偿的另一个重要因素,同样长度的残余小肠,小儿短肠综合征患者的代偿能力比成人强得多。成人短肠综合征患者,当残留小肠长度低于 60 cm 时,肠管结构和功能的代偿已不能维持机体消化吸收功能及供给足够营养物质的需要,终生全肠外营养支持治疗成为唯一有效的治疗方法。我们也有相同的资料:小儿及成人全小肠切除后长期随访的结果提示,前者的代偿能力显著优于后者。③ 残留小肠的部位:切除小肠的部位(或残留小肠的部位)对术后代谢的影响也很重要,蛋白质、碳水化合物、脂肪及大多数水溶性维生素、微量元素吸收均与小肠切除的部位有密切关系。虽然空、回肠同样具有很强的消化、吸收功能,但相比之下,回肠显得更为重要。因为回肠能在结构和功能上都有适应性变化以增加吸收,而空肠往往只有功能上的适应性变化。回肠黏膜的通透性较差有利其内容物的吸收,回肠的传输速度较慢使吸收时间延长,利于其代偿作用的发挥。当切除近端小肠后,正常的回肠将代替全部吸收功能。此外,由于近端小肠也是胆囊收缩素、促胰液素合成和释放的场所,切除该段小肠会导致胆汁分泌和胰腺外分泌物减少,对于肠内容运输、吸收会产生明显影响。回肠是吸收结合型胆盐及内因子结合性维生素 B_{12} 的特定场合,回肠对胆盐和维生素 B_{12} 的吸收可改善脂肪吸收,也减少未吸收的胆盐引起结肠水钠分泌增加、蠕动加快,切除回肠后造成的代谢紊乱明显重于空肠。一般说来,切除较短回肠(<50 cm),患者通常能够吸收内因子结合性维生素 B_{12},不会产生吸收障碍。当切除段回肠 >50 cm 将导致明显的吸收障碍,此维生素的缺乏将导致巨幼红细胞性贫血及外周神经炎,最终导致亚急性脊髓退行性改变。切除 100 cm 回肠将导致胆盐吸收减少,未吸收的胆盐进入结肠,导致胆盐性腹泻,胆盐的肠-肝循环减少,肝脏通过增加胆盐合成补偿胆盐的丢失,以缓和脂肪吸收不良造成的脂肪泻。但如更广泛地切除回肠(>100 cm),将导致严重的胆盐代谢紊乱,而肝脏代偿性合成胆盐的能力也是有限的(可增加 $4\sim8$ 倍),造成严重的脂肪泻。此外,末段回肠中的 L 细胞可以分泌多种激素,包括 YY 肽、GLP-1、GLP-2、神经紧张素,可以影响食欲、胃肠道动力、肠道的吸收功能和残余肠道的适应及代偿。④ 回盲瓣是否保留:短肠综合征患者是否留有回盲瓣,对其代偿能力的影响很大。回盲瓣能限制食物过快通过小肠,利于肠功能的代偿。当部分或全部结肠切除术时,切除回盲瓣将导致代谢紊乱,切除回盲瓣将导致小肠内容物的停留时间缩短,影响残余小肠内细菌的繁殖和胆盐的分解,从而减少了脂肪及脂溶性维生素的吸收,进入结肠的胆盐增加,由于小肠内细菌增多,维生素 B_{12} 被部分代谢,进一步减少了其吸收。因此,如能保留回盲瓣,即使残留的小肠段短一些,患者也常能耐受。反之,如果回盲瓣缺失,则临床症状重,代偿较为困难。⑤ 结肠是否保留:短肠综合征患者如果保留有完整的结肠,其代偿能力将明显增强。结肠吸收水、电解质和脂肪酸,延缓小肠的传输,刺激小肠黏膜增生,有利肠道代偿。研究发现,短肠综合征患者的结肠可有明显的形态学变化,包括代偿性细胞增殖、肠管增粗、黏膜皱襞增多、陷凹加深、肠黏膜 RNA 和 DNA 增加等。有研究表明,存在至少 $1/2$ 的结肠相当于 50 cm 小肠。临床上,结肠完整或留有结肠的短肠综合征患者,即使残余小肠较短,代偿时间往往较短,并很少需要水和电解质的补充。反之,如大部分结肠缺失,即使残留小肠较多,代偿仍很困难。⑥ 残留肠道和其他消化器官的状态:广泛小肠切除术后,残留肠管的功能对于患者的生存及健康质量至关重要,例如患者由于克罗恩病、淋巴瘤、放射性肠炎而行小肠切除术,其本身疾病的功能性损害仍然存在,吸收功能将进一步减少,处理起来十分棘手,一旦发生短肠综合征,代偿就非常困难。此外,其他消化器官的功能也会影响短肠综合征患者残余肠道的代偿。如广泛小肠切除术后将出现胃酸高分泌状态,使小肠腔内 pH 下降,直接影响胰腺外分泌消化功能。胰腺的内分泌功能在营养极度不良的患者中将受到明显损害,相关酶类的分泌降低,必然影响营养物质的消化、吸收。⑦ 残留肠道的适应、代偿能力:小肠部分切除后,剩余肠管形态及功能方面发生变化。动物实验证实,空肠切除剩余回肠肠管周径变大,肠壁变厚,绒毛变高,细胞增殖转化加速,以及细胞分裂周期缩短。在回肠切除术,空肠也发现有类似现象,肠黏膜细胞增生,但不如上者明显。动物近端小肠切除术后,随着黏膜的增生,酶和代谢也发生相应的变化,Na^+-K^+ 泵的特异性活性依赖的三磷酸腺苷、水解酶、肠激酶、DNA 酶、嘧啶合成酶活性均显著增加,相反每个细胞的二糖酶活性降低,增生的黏膜内经磷酸戊糖途径的葡萄糖代谢增加。人类广泛小肠切除后,研究显示残余肠道可逐渐改善对脂肪、内因子和碳水化合物,特别是葡萄糖的吸收。人类或动物小肠切除术后,有关结肠适应性改变的研究尚处于初级阶段,已有的资料显示小肠切除术或病态肥胖治疗性回结肠短路术后,结肠可增加对葡萄糖和钙的吸收。

　　3. 促进短肠综合征残余肠道代偿的物质及作用机制　小肠切除术后以下因素可影响残余小肠的

适应及代偿：① 食物营养性物质及非营养性物质与残余肠管的接触。② 胆汁和胰液刺激,肠道激素或其他因子的营养作用。③ 肠外生长因子、激素、聚胺等的刺激作用。④ 剩余小肠血流的增加。

肠腔内食物的刺激对短肠综合征患者残余肠道代偿起着十分重要的作用,其机制为：① 营养物质直接接触上皮细胞可刺激黏膜增生：许多因素参与了营养物质敏感性上皮细胞更新,肠内营养物不仅可增加肠上皮细胞的营养能源,还可通过体液因子等局部分泌或旁分泌机制发挥作用。② 刺激胃肠道激素的分泌：肠内营养刺激胃肠道营养激素释放,后者通过血流循环到达功能障碍的肠段,刺激肠道代偿、适应。③ 刺激胆汁、胰液分泌：实验表明,胆汁和胰液进入远端小肠可刺激绒毛肥大,证实了胆、胰分泌液在肠道适应代偿过程中的作用。现有资料表明,剩余肠腔内营养物质对小肠的适应性变化起重要作用,如没有营养物质对肠腔的刺激,尽管肠壁会有增生性变化(在接受全肠外营养短肠综合征患者身上可见,此机制目前尚不清楚),但肠道不会产生适应性改变(增加绒毛高度、陷凹深度、黏膜细胞DNA量)。同时,动物体内实验证明混合性食物较要素饮食更能刺激小肠的适应性改变,从而证明营养性食物及非营养性食物对小肠适应性改变的协同作用。

小肠腔内营养物质尤其是较高浓度营养物质可刺激胆汁和外分泌胰液的分泌,并直接刺激黏膜的增生,当胆汁或胰液进入回肠时可明显刺激黏膜的增生,在刺激黏膜的增生中胰液产生更明显的作用,胰液同时也可改变小肠刷状缘酶的活性。然而,这些因素如何促进小肠切除术后肠黏膜的增生尚不清楚,有学者认为是肠腔营养物质通过对小肠的营养作用刺激肠道营养性激素及其他因子的释放,也可能是小肠切除去除了肠道抑制性因子,导致对营养因子效应的增加。

在众多的肠道营养性激素中胃泌素的作用已被大多数学者公认,但胃泌素似乎仅对胃及近段小肠适应性改变有作用,而对远段肠道适应性改变作用不大。肠高血糖素在刺激肠适应性改变中起主导作用,最近的报道认为其前体物质似乎发挥更重要的作用。Drucker研究发现动物模型服用GLP可明显刺激肠道绒毛的增生,认为其是刺激肠道适应性改变的主要激素。在全胃肠外营养中,肠外给予胰酶和胆囊收缩素可以刺激黏膜的增生,这些激素可能是通过刺激胆汁、胰液分泌而产生作用,而非直接作用。同样,前列腺素、EGF和生长激素释放因子均可刺激小肠上皮细胞增生。与生长有关的因子如聚胺、腐胺、精脒、精胺对小肠切除术后残留小肠的适应性改变也越来越引起重视,最初的研究显示鸟氨酸脱羧酶在聚胺生物合成中起限速酶的作用,对肠道适应性改变起重要作用。现在认为与聚胺水平有关的其他生物合成酶,如s-腺苷基蛋氨酸脱羧酶可能会有更重要的作用。

目前对小肠切除后结肠的功能性适应和代偿的情况了解很少,结肠可能对葡萄糖和氨基酸的吸收增加。从目前研究来看,小肠切除术后残余肠道的适应性改变或代偿受多因素影响,一般在术后几个月至1年完成,这对于短肠综合征患者的身体健康、营养情况以及生存都具有重要的影响。

（二）短肠综合征肠道康复治疗

短肠综合征患者代偿期营养支持的另一重要措施是进行肠道促代偿和康复治疗。在肠道代偿期进行一些促代偿治疗可以在一定程度上帮助残留肠道提早实现代偿,部分患者能在治疗后近期内完全摆脱肠外营养或减少肠外营养用量。目前研究证实,许多物质能促进肠道结构及功能的代偿,充分认识这些物质的特点,并选择合适的时机恰当地应用,对短肠综合征残余肠道代偿很有意义。

1. 谷氨酰胺及生长激素　Gln是体内含量最丰富的非必需氨基酸,是肠道上皮细胞的主要能源物质之一,在肠道代偿、适应过程中起重要作用。广泛切除小肠后无论肠外或肠内途径补充Gln均能有效地促进小肠肠道上皮增生,促进肠道吸收葡萄糖和钠,防止肠黏膜的萎缩,保护肠屏障和免疫功能。研究表明,生长激素(growth hormone,GH)可以促进肠黏膜增殖并导致结肠重量和生物机械力增加,促进水、钠和氨基酸的吸收,减少人结肠上皮细胞分泌氯化物,从而在结构和功能上促进肠道代偿。自1995年Byrme等报告以来,全球许多联合应用Gln及GH可促进短肠综合征患者残余肠道代偿临床研究,其报道的结果和疗效并不一致。我们的研究发现,短肠综合征患者残余肠道的代偿在手术后 2 年左右已达到极限,GH 及 Gln 最理想的应用时间是在代偿期内,随后的代偿作用效果增加有限。GH 及 Gln 等药物只能在短时间内促进残余肠道对单糖、脂肪酸及氨基酸吸收能力的增强,停药后不久,肠道对单糖、脂肪酸及氨基酸的吸收能力回落至治疗前水平。目前,该方法正逐步被疗效更佳的方法(如 GLP-2)所取代。

2. GLP-1　IGF-1 主要在 GH 的作用下由肝细胞产生,肠道局部亦能少量合成,其通过内分泌和旁分泌方式作用于肠上皮 IGF-1 受体发挥促进肠上皮生长的效应。研究发现,转入 IGF-1 基因的小鼠小肠重量和长度增加,肠上皮绒毛高度及隐窝深度也增加。短肠综合征大鼠的结肠 IGF-1 mRNA 表达上调,给予 IGF-1 治疗后,小肠和大肠的重量和长度增加,黏膜重量、DNA 及蛋白质含量、隐窝深度均增加,肠道吸收功能增加。

3. GLP-2　GLP-2 是一种由 33 个氨基酸组成的多肽,来源于小肠和大肠的 L 细胞合成的胰高血糖素原物质。Drucker 等最早发现 GLP-2 具有促进肠黏膜增殖和生长的作用,而且这种作用还具有器官特异性,仅限于肠道,其效果比 EGF、IGF-1、IGF-2 及 GH 更明显。随后的研究进一步发现,GLP-2 不仅能促进肠黏膜增殖,还能促进肠黏膜上皮细胞分化,促进小肠对营养物质的吸收,减少肠黏膜上皮细胞凋亡。此外,GLP-2 还能保持接受长期全肠外营养大鼠的肠湿重、肠黏膜 DNA 及蛋白质含量、黏膜厚度及绒毛高度,促进短肠大鼠残余肠道黏膜的代偿性增生。Scott 等报道外源性给予 GLP-2 可以显著促进 SBS 大鼠残留小肠黏膜增生和肠壁重量增加以及 D-木糖吸收增加。Jeppesen 等发现给未保留末端回肠和结肠的 SBS 患者应用 GLP-2 可以改善营养底物的吸收,使体重和瘦组织群体重增加,而且大多数患者的肠黏膜隐窝深度和绒毛高度增加。他们首先提出 GLP-2 可以改善伴有餐后 GLP-2 分泌减少的未保留末端回肠及结肠的 SBS 患者的营养状态和残留肠道的吸收代偿,并且治疗过程中没有发现 GLP-2 的不良反应。

替度鲁肽是一种重组的 GLP-2 类似物,具有更长的半衰期、良好的耐受性和安全性,2012 年被美国 FDA 批准应用于临床。在最近的 4 个大样本多中心随机双盲的临床研究中,替度鲁肽被证实具有良好的安全性,治疗组残余肠道绒毛高度、隐窝深度及机体瘦组织群含量均明显增加,完全摆脱肠外营养以及减少肠外营养用量的比例明显高于对照组。最近另有一项长时间的开放研究发现,无论是应用 0.05 mg/(kg·d)还是 0.10 mg/(kg·d)剂量的替度鲁肽,分别有 68% 和 52% 患者摆脱肠外营养,另有 20% 和 37% 患者减少肠外营养的应用量。这个临床研究的结果令人振奋,给短肠综合征患者的治疗带来光明。2018 年 ESPEN 在肠功能衰竭和短肠综合征治疗指南中也提出了临床应用替度鲁肽的指导建议。

4. 表皮生长因子　表皮生长因子(epidermal growth factor,EGF)是由 53 个氨基酸组成的单链多肽,其生物活性是通过与特异性受体结合而实现的。肠黏膜细胞膜的 EGF 受体分别位于刷状缘及基底膜,前者引起物质转运,后者导致细胞生长发育。因此,EGF 除促进肠上皮增生作用外,还能增加肠细胞对营养物质及电解质的转运和吸收。动物实验发现,大鼠肠腔内给予 EGF 有助于防止饥饿导致的肠黏膜萎缩,而经静脉注射 EGF 则表现为刺激小肠隐窝细胞和结肠细胞增生的效应。临床研究也发现,EGF 具有刺激肠上皮细胞增生作用。

5. 膳食纤维　膳食纤维对 SBS 患者残余肠道具有一定的促代偿作用,在广泛小肠切除的动物模型中,肠内营养制剂中加入膳食纤维能明显增加黏膜重量、DNA 含量、黏膜厚度,促进残余肠道的代偿和适应。研究表明,膳食纤维对 SBS 残余肠道代偿作用与纤维素在结肠细菌发酵分解后产生短链脂肪酸有关,乙酸盐、丙酸盐和丁酸盐等短链脂肪酸可作为肠细胞的能源,对结肠的黏膜生长和细胞增殖均有刺激和促进作用,并可增加粪便容积,因而具有抗腹泻作用。Byrne 等将膳食纤维、GH 及 Gln 联合应用于 SBS 患者,取得了令人鼓舞的治疗效果。

6. 其他　另有一些肠道的肽类也与小肠黏膜生长的调节有关,包括神经加压素、蛙皮素、YY 肽、转化生长因子 α、肝细胞生长因子、角化细胞生长因子等。动物实验发现,上述这些物质可诱导肠上皮细胞增生,增加小肠 DNA、RNA 及蛋白质含量,有助于短肠大鼠剩余肠道的代偿,并促进结肠黏膜的增生。其他对肠道代偿起作用的胃肠道激素包括胃泌素、神经紧张素、分泌素、胆囊收缩素和瘦素。前列腺素在肠道代偿适应过程中也起重要作用。多胺是聚阳离子复合物,存在于原核细胞和真核细胞中,多胺对细胞正常的生长和分化是必需的,在肠道代偿中的作用受到关注。

七、主编点评

短肠综合征患者由于残存的功能性肠管不能维持机体营养需要,从而导致水、电解质代谢紊乱以及各种营养物质吸收障碍,许多患者需要终身依赖全肠外营养以维持生命,严重影响患者生活质量,致死率较高。近年来,随着对短肠综合征代谢变化、残留肠道代偿机制认识的加深,短肠综合征患者的治疗措施也日趋完善。通过合理的营养支持治疗和肠道康复治疗,可促进残留肠道的代偿,不少患者已可能治愈或完全摆脱肠外营养而长期生存,回归正常生活。

每个短肠综合征患者在小肠广泛切除后,其消化道功能均会发生一系列病理生理改变,主要的临床表现有严重腹泻、脂肪泻、高胃酸分泌和水、电解质紊乱,并可致继发性低血容量、低蛋白血症、代谢性酸中毒、体质量下降和营养不良以及宏量营养素、液体、维生素、电解质和微量营养素的吸收不良,严重者可致器官功能衰竭甚至危及生命。传统上我们将短肠综合征患者的临床过程经历为分急性反应期、功能代偿期和恢复期 3 个阶段。急性反应期通常发生在小肠广泛切除术后前几天至数周,此时由于肠黏膜吸收面积骤然减少,患者可以出现严重腹泻导致液体和电解质丢失、酸碱平衡紊乱和低钙、低镁、抽搐等,营养物质吸收不良的表现也逐渐明显,使营养状况迅速恶化。此阶段几乎所有患者都需接受肠外营养治疗。由于短肠综合征患者需要肠外营养支持的时间往往相当长,因此营养液的输入以经中心静脉途径为宜,临床上常采用颈内静脉或锁骨下静脉穿刺置管的方式进行。短肠综合征患者肠外营养原则上和其他情况基本相同,在短肠早期因为丢失的肠液较多,应增加营养液的液体总量以补充足够的水分,避免摄入过量热量,推荐 20~25 kcal/(kg·d),采用双能源系统,建议采用中-长链脂肪乳或含橄榄油的脂肪乳剂,可减少肝损害和免疫功能抑制,蛋白质目标量为 1.2~1.5 g/(kg·d),同时应注意补充足量的电解质、维生素和微量元素。

短肠综合征代偿期一般在术后 1 个月左右开始,至代偿完全常需 1~2 年,此阶段是短肠综合征患者治疗的关键时期,通过残余肠道在结构上和功能上代偿、适应,残余肠道对葡萄糖、氨基酸、脂肪、钠、水和钙的吸收增加。各种各样刺激如细胞增生、肠腔内营养物质、激素、生长因子和胆胰分泌物等均可引起小肠和结直肠增加其吸收面积和功能来满足机体代谢和生长的需要。残余小肠的长度、部位、回盲部和结肠是否完整,以及残留肠道和其他消化器官的状态、患者年龄等均是影响短肠综合征患者残余肠道代偿、适应过程的主要因素,从而影响患者的临床预后。其中,残余小肠的长度是影响短肠综合征预后的最关键因素,理论上残余小肠越短代偿越困难,患者的临床预后也越差。如果残余肠道能够得到充分代偿,患者排粪次数减少,营养状况逐渐改善,许多患者可逐步摆脱或减少肠外营养而过渡到经胃肠道营养或正常进食。在短肠综合征代偿期,促进残余肠道进一步代偿的肠康复治疗是目前研究的重点,目前临床上应用最多、疗效最确切的是 GLP-2,大量的临床研究证实,GLP-2 通过诱导肠腺细胞增殖,抑制肠上皮细胞细胞凋亡,延缓胃转运,抑制胃酸分泌,增加肠系膜血流等机制促进残余肠道的代偿,有助于 60% 主要短肠综合征患者最终摆脱长期肠外营养支持,且疗效较持久。

短肠综合征恢复期是指机体达到一个平衡状态,没有新的适应性变化和进展发生。部分患者能从肠道获得足够的营养,不再依赖肠外营养支持,另一些患者不能依靠普通饮食满足营养需求,需要在普通饮食的同时添加肠内营养,还有少数患者由于各种原因,无法通过进食或肠内营养维持机体正常代谢,则需要终身依赖肠外营养维持生命。

（吴国豪）

参考文献

［1］ Hackam DJ，Sodhi CP，Good M. New insights into necrotizing enterocolitis：from laboratory observation to personalized prevention and treatment［J］. J Pediatr Surg，2019，54(3)：398－404.

［2］ Pironi L，Corcos O，Forbes A，et al. Intestinal failure in adults：recom-mendations from the ESPEN expert groups［J］. Clin Nutr，2018，37(6 PtA)：1798－1809.

［3］ Baxter JP，Fayers PM，Bozzetti F，et al. An international study of the quality of life of adult patients treated with home parenteral nutrition［J］. Clin Nutr，2019，38：1788－1796.

［4］ Burden ST，Jones DJ，Gittins M，et al. Needs-based quality of life in adults dependent on home parenteral nutrition［J］. Clin Nutr，2019，38：1433－1438.

［5］ Kovler ML，Hackam DJ. Generating an Artificial Intestine for the Treatment of Short Bowel Syndrome［J］. Gastroenterol Clin N Am，2019，48：585－605.

［6］ Buchman AL. Intestinal failure and rehabilitation［J］. Gastroenterol Clin North Am，2018，47：327－340.

［7］ Pironi L. Translation of Evidence Into Practice With Teduglutide in the Management of Adults With Intestinal Failure due to Short－Bowel Syndrome：A Review of Recent Literature［J］. JPEN J Parenter Enteral Nutr，2019/doi. org/jpen. 1757.

病例 4

大部分小肠切除、空肠回肠造瘘术后，极短肠综合征

一、病史简介

患者,男,46 岁。因"SMAE、肠坏死行大部分小肠切除术后 2 个月"来院就诊。患者 2 个月前无明显诱因下出现上腹部疼痛、呕吐 1 天到当地医院就诊,行腹部 CT 及肠系膜上动脉 CTA 检查,提示肠系膜上动脉主干无对比剂充盈,提示肠系膜上动脉主干近端栓塞,部分肠管水肿(图 5 - 4 - 1)。患者入院后经过相关检查和准备后行急诊剖腹探查手术,术中发现肠系膜上动脉血栓栓塞,整个小肠呈暗黑色、扩张,血管无搏动,肠管蠕动消失,切除坏死部分小肠,残留近端血供尚可的空肠约 25 cm 和末端 15 cm

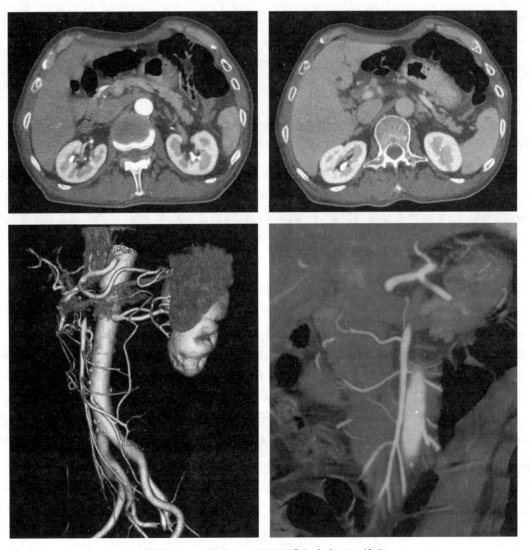

图 5 - 4 - 1　腹部 CT 及肠系膜上动脉 CTA 检查

回肠,由于无法确定残留空肠的血运状况,行空、回肠造口。术后早期出现高流量肠瘘,胃肠引流量大、明显腹泻,进行体液治疗和全肠外营养支持。肠功能恢复后开始辅以肠内营养,但因为造瘘口流量大而无法耐受肠内营养,转而依赖全肠外营养支持。现术后 2 个月左右,患者一般情况较好,为了进一步治疗转入本院。患者自发病以来体重下降约 15 kg,每天进食少量流质,大便次数 4～5 次/d。

患者高血压 10 年余,一直服用降压药物,控制可。有心房颤动病史数年,无不适感。

二、入院检查

体温 37.0℃,脉搏 80 次/分,呼吸 16 次/分,血压 145/85 mmHg,体重 55.5 kg,身高 176 cm。神志清楚,神萎,营养较差。皮肤干燥,无黄染,无肝掌、蜘蛛痣,全身浅表淋巴结无肿大,巩膜无黄染,胸廓无畸形,双肺呼吸音清,未闻及干湿啰音。心前区无隆起,心界不大,心率 80 次/分,律齐,各瓣膜区未闻及病理性杂音。腹部见手术瘢痕,左上腹及右下腹可见小肠造瘘口,周围皮肤红,全腹软,无压痛,肝脾肋下未触及,叩诊鼓音,无移动性浊音,肠鸣音 5 次/分。直肠指检无异常,生殖器未检,四肢脊柱无畸形,四肢肌肉萎缩,活动自如,双下肢无水肿,双侧足背动脉搏动可,神经系统检查无异常体征。

红细胞 $3.68×10^{12}$/L;血红蛋白 115 g/L;血细胞比容 35.0%;血小板 $323×10^9$/L;白细胞 $5.74×10^9$/L;中性粒细胞 64.8%;总胆红素 27.4 μmol/L;直接胆红素 12.5 μmol/L;总蛋白 52 g/L;白蛋白 23 g/L;谷丙转氨酶 82 U/L;谷草转氨酶 55 U/L;前白蛋白 0.10 g/L;钠 130 mmol/L;钾 3.2 mmol/L;氯 99 mmol/L。

三、入院诊断

短肠综合征。

四、治疗经过

本例患者由于肠系膜上动脉主干栓塞导致大部分小肠坏死,手术切除坏死部分小肠,残留近端血供尚可的空肠约 25 cm 和末端 15 cm 回肠,当时由于无法准确判断残留肠管的血运生机,再加上手术中患者循环状态不稳定、手术技术受限等因素,行空、回肠造口,造成术后高流量肠瘘、严重腹泻,营养状况迅速恶化,体重在短时间内丢失＞20%,依赖体液治疗和全肠外营养支持,经会诊后为了进一步治疗转入本院。

大部分小肠切除术行空肠造瘘的患者临床上治疗最困难,此类患者手术后经空肠造瘘口丢失大量消化液,不仅造成大量体液丧失,容易产生水、电解质紊乱和内环境失衡,如果没有合理有效的肠外营养支持,患者极易在短时间内造成严重的营养不良,表现为体重减轻、疲乏、肌萎缩、贫血和低蛋白血症、低钙、低镁、抽搐等表现。该患者转入本院后呈脱水貌,营养状况较差,肌萎缩,低蛋白血症,BMI 17.9 kg/m² 首先建立中心静脉输液途径以肠外营养支持,考虑到该患者需要长期肠外营养甚至可能会终身依赖肠外营养支持以维持生命,所以我们采用隧道式锁骨下静脉穿刺置管的中心静脉置管,即将导管从锁骨下穿刺处再向下在前胸壁做 20 cm 左右的皮下隧道,使导管通过皮下隧道从前胸壁引出,这样不仅可降低中心静脉导管感染发生率,方便患者本人或其家属在家中操作、实施,护理方便且不影响日常活动。通过间接测热法测定该患者静息状况下的能量消耗值为 1 350 kcal/d,根据其实际的代谢情况及营养状态,我们制订肠外营养支持计划,目标热量为 1 300 kcal/d,蛋白质目标量为 1.5 g/(kg·d),由碳水化合物、脂肪乳剂、氨基酸、水、维生素、电解质及微量元素等基本营养素组成,并采用全营养液混合的方式将各种营养素混合后输注,考虑到该患者空肠造口丢失消化液量较大,每日补充足量的液体。同时,每天收集空肠造口漏出的消化液,经过滤后从末端回肠的造口回输。此外,安排做全消化道造影检查,了解剩余消化道的解剖结构和相应功能状况,为后期消化道连续性恢复手术提供依据。

经过 1 个月肠外营养支持,患者一般情况稳定,体重增加,营养状况改善,行择期手术,关闭空-回肠造口,行空、回肠端端吻合,术中测量剩余小肠长度约 30 cm,手术恢复顺利,术后 1 周出院。患者出院前对患者和其家属进行家庭肠外营养相关知识的专门教育和培训,帮助其在家中建立营养液配置设备和场所,在家中配置每日所需的全营养混合液。在患者回家后最初 1 周,由医院药房配置好营养液后送到其家中,在具有专业资质的医护人员监督下输注应用。在随后 HPN 的实施过程中,由专门的医生、护士上门作定期随访和监测,对 HPN 实施的效果以及可能出现的意外情况进行随访和监测,从而保障HPN 安全、有效的实施。

五、讨论分析

急性 SMAE 最大的危害是导致缺血肠管迅速进展至缺血性坏死,导致大面积肠坏死、严重的腹腔感染、多器官功能障碍,最终危及患者生命。肠系膜上动脉栓塞部位不同,所造成的损害差别较大。如果肠系膜上动脉某一分支栓塞,仅累及局部肠管坏死;如果肠系膜上动脉主干栓塞,则全部小肠和右半结肠坏死,须行全部小肠及右半结肠切除术。因此,临床手术时应仔细探查全部肠道,根据肠管颜色、弹性、光泽、肠壁张力、肠表面有无新鲜出血、缺血肠段近端和肠动脉弓有无搏动、肠管蠕动、肠系膜的出血性片状改变等来判断肠管的活力和动脉血栓的累及范围,然后根据肠管缺血范围行坏死肠管切除。由此可见,肠系膜上动脉栓塞手术处理的关键是肠管血运判断。对不存在肠管长度不够的患者,行肠切除时需要切除坏死肠管及邻近数厘米血运正常的肠管,以确保肠道吻合口愈合。如果估计剩余肠管长度不足,手术中术者应准确判断肠道的血运状况,尽可能地避免切除过多的小肠,尽可能保留生机可疑的肠管。为了避免剩余的生机可疑的肠管术后是否存在血运障碍,临床上采用行近、远端双造口方法,观察剩余肠管血供及生机恢复情况,可以通过计划性再剖腹探查剩余肠管血供及生机,以避免因为术中判断困难切除过多生机可疑肠管,造成今后无法代偿的短肠综合征患者。本例患者急诊剖腹探查手术时发现肠系膜上动脉血栓栓塞,整个小肠呈暗黑色、扩张,血管无搏动,肠管蠕动消失,切除坏死部分小肠,残留近端血供尚可的空肠约 25 cm 和末端 15 cm 回肠,由于无法确定残留空肠的血运状况,行空、回肠造口。

短肠综合征患者治疗中以行空肠造瘘的患者处理最为棘手,此类患者容易在短时间内导致严重的营养不良,更有可能需要永久肠外营养支持。我们在多年的临床实践中发现,部分短肠综合征患者在外院首次手术时中,有的行空肠造瘘,也有些患者行残留空肠与横结肠吻合。前者由于经空肠造瘘口丢失大量消化液,不仅造成大量体液丧失,容易产生水、电解质紊乱和内环境失衡,使得短肠术后早期处理困难,而且极易在短时间内造成严重的营养不良。后者由于旷置了回盲瓣及部分结肠,导致回盲瓣功能丧失,部分结肠缺损和盲端综合征,被旷置的右半结肠内细菌过度繁殖,容易引起腹泻等症状。因此,我们在收治此类患者时,通常先纠正患者水、电解质紊乱,维持内环境稳定,应用肠外营养支持积极改善患者营养状况,进行相关检查证实残余消化道状况后,再次手术行残留空肠与末端回肠端端吻合,恢复消化道的连续性,发挥回盲瓣及结肠功能,有利于进一步的残留肠道的代偿治疗。

肠外营养支持是此类短肠综合征患者治疗中十分重要的措施之一,迄今为止肠外营养支持仍是极短肠患者首选的治疗方法,肠外营养可以挽救类似的肠功能衰竭的短肠综合征患者生命,绝大部分极短肠综合征患者需要终身依赖肠外营养以维持生命。鉴于该患者每日消化液丢失量较大,近期体重丢失明显,目前存在严重营养不良、骨骼肌萎缩、低蛋白质血症状况,入院后除了完成必要的检查之外,根据患者目前的代谢状况,我们制订营养治疗计划时给予较高的热量和蛋白质目标量,提供充足的维生素和微量元素等营养底物,希望能在较短时间内改善患者的营养状况,为进一步手术创造良好的条件。同时,通过末端回肠的造口回输收集的消化液,以减少体液的丢失和电解质紊乱,有助于残余肠道的营养和功能维持。

该患者经过1个月左右的肠外营养支持,腹泻次数减少,营养状况明显改善,体重增加,择期手术关闭空肠、回肠造口,行空、回肠端端吻合,术中测量剩余小肠长度约30 cm,手术恢复顺利,术后1周出院。根据术前该患者消化道检查结果,判断该患者残余小肠过短,极有可能需要长期家庭肠外营养。因此,我们在患者手术前就对患者及家属进行家庭肠外营养相关知识的教育和培训,并做好了相应的准备工作,使得患者出院后能够顺利实施家庭营养治疗。

六、相关营养背景知识

(一)营养支持小组

20世纪70年代和80年代初,欧美发达国家为了充分利用医疗资源、提高医疗质量,诞生了营养支持团队(nutrition support team,NST)这种团队医疗模式制度,用于临床营养支持管理。随后的数年内营养支持小组快速增长,全球许多国家较大规模的医院内均建立了临床营养专业团队,形成了一整套营养师制度和完善的法律、法规,负责医院内临床营养支持工作。我国的临床营养支持起步并不晚,北京、上海和南京等地在20世纪70年代初即已开展临床营养支持并取得了一定成绩。但由于缺乏营养立法和NST制度的支持,大型医疗机构在临床营养支持团队建设和管理领域显得比较落后且存在很多问题,亟待改进和发展。

1. 建立临床NST的必要性 临床上住院患者营养不良的发生率相当高,营养不良不可避免影响细胞、组织及器官功能,导致更高的营养不良相关并发症发生率、更长的住院时间、更高的死亡率以及更高的医药费用。因此,如何采用合适的工具和方法进行营养不良评价和筛查,甄别营养不良患者,并针对性地制订和实施有效的营养支持方案,是临床营养治疗的重要工作。但是,由于当今临床工作十分繁忙,多数专科医生将精力主要放在"专病"的研究上,较少亲自参加临床营养治疗的研究和实践,也缺乏该领域基本知识和技能,以致临床上至今仍存在不少非规范的营养支持操作,从而影响了临床营养治疗的疗效。此外,临床营养支持过程中可出现一系列并发症,严重时甚至可危及患者生命,这些并发症有些是由于营养方式本身存在不足,有些则与临床操作不当、护理及监测不够有关。因此,临床营养治疗期间规范操作,严密、定期监测以及精心护理对于并发症的预防、发现和及时处理就显得极为重要。所有这些工作需要有专业团队利用专业知识进行有效的执行,需要操作人员经过专业培训、掌握营养支持的理论知识并精通实践和进行有效的管理。临床NST则可利用所掌握的临床营养专业知识,按照行业操作规范实施临床营养支持,提高我国临床营养整体水平。

2. NST的目标和任务 NST的目标是为患者提供合理有效的营养支持,具体包括以下几个方面:① 识别患者是否存在营养不良,或是否存在发生营养不良的风险。② 对患者进行科学的营养评价,并制订合理的营养支持方案。③ 为患者提供安全、合理、规范有效的营养支持。④ 对需要家庭营养的患者进行宣教和指导,监测和随访。为了实现以上的目标,NST的每个成员必须明确其工作职责和范围,各司其职,完成以下任务:① 建立医院临床营养工作的标准操作规范(standard operating procedure,SOP):临床营养支持治疗是一项相当完善、有效的临床治疗措施,营养支持的正确实施可以发挥良好的效果,降低并发症发生率和病死率,促进患者早日康复。目前,临床营养支持技术应用于临床医学的各个领域。但由于历史的原因,临床营养最早由外科医师首先开始并在外科患者中普遍使用,相比之下,其他许多学科对代谢、营养的认识尚显不足,营养支持的不规范现象也比较普遍。有时在同一个单位内,不同学科、不同层次的医护人员对营养支持的认识程度也会有很大差别。因此,NST的首要任务是建立所在医疗单位临床营养工作的操作规范和相应的规章制度、政策和使用程序,用制度规范临床营养支持的实施。设计规范的会诊单、配方单、监测单和巡视单。② 建立会诊制度,负责全院需要营养支持患者的营养会诊工作:NST 一旦建立就应该承担全院的临床营养支持工作,建立起良好的会诊制度,对全院各个科室、部门需要营养支持的患者进行营养会诊,提供临床营养支持方面的医疗服务。③ 指导营养支持的实施:对需要营养支持的患者进行营养状况评价和营养风险评估和筛查,制订营养支持的计划和方案,指导临床营养的具体实施过程,监测营养支持可能的并发症并提供防治对策。④ 对营养支持进行质量控制:有计划地对接受营养支持患者进行严格的实验室和临床监测,参与该患者的治疗查房工作,并根据具体情况及时调整营养治疗计划和方案,随访、评价营养治疗疗效。⑤ 承担全院医护工作人员营养支持知识的教育和培训,以及对患者进行营养支持知识宣教等工作的责任,包括为临床医师、护士、营养师及药剂师开设一系列讲座和在职培训课程、让住院医师到 NST 轮转、撰写和印发宣教材料给医护工作者及患者。⑥ 进行营养支持的研究工作,推动学科向前发展,包括不断发展和完善营养支持的理论和方法、进行营养和代谢支持的产品以及用于评价营养的指标,不断提高营养支持的效率。⑦ 执行家庭营养支持计划(home nutritional support,HNS),评估患者是否有家庭营养支持的指征,得到患者及家属的同意,并评估及核实家庭情况,包括住房条件、卫生情况、经济状况、心理素质等。对患者及其家属进行临床营养专业知识的教育和培训,主要包括肠内喂养管的护理和维护、肠内营养液制备、肠内营养输注方法、肠外营养制剂选择、无菌操作原则、肠外营养配制操作流程、静脉导管护理、肠外营养输注方式、并发症的监测及发现、建立与医师及小组成员的联系方法以及建立肠内营养制剂的供应渠道等。帮助患者制订出院后的营养支持计划,告之如何处理好与营养产品推销商的关系,对患者进行随访、营养监测和疗效评价。⑧ 开设营养门诊,提供营养咨询,指导各类患者营养支持计划的实施,治疗营养失调,并负责出院患者营养治疗的随访工作。

3. 营养支持小组的组成和作用　　一个正规而标准的 NST 应该是多学科组成的团队,主要由医师、营养师、药剂师和护士组成。同时还可包括社会工作者、营养专业科研人员、研究生以及到 NST 轮转的受训者等。NST 的建立有利于为患者提供合理、全面而有效的营养支持服务,有利于 NST 不断发展和完善营养支持的理论和方法。NST 的医师可以是外科也可以内科。NST 的领导者通常由医师担任。NST 的人数一般可根据各家医疗机构情况而定,通常在 4 人以上。临床营养治疗团队是个多学科协作组织,以 NST 形式存在,该小组内各类成员之间既相互合作又各有分工。一般情况下,NST 各个成员的责任分工如下:① 医师:外科或内科医师是大多数 NST 的负责人,负责 NST 的日常工作,这是由于其应具有正常或疾病状态下的营养生化及代谢知识,熟悉各种营养不良的病理生理改变及临床表现,具有治疗、处理临床各类疾病的临床经验。其职责是指导营养小组的正常工作,制订临床、教学及科研计划。② 营养师:NST 中营养师的作用是评定患者的营养状况和营养风险筛查,决定营养的需要量,参加营养配方及营养支持途径的确定,特别是肠内营养配方的配制,指导临床营养的具体实施过程,随访、监测病情变化,评价营养支持疗效等。参与营养门诊工作,提供营养咨询,指导各类患者营养支持计划的实施,负责出院患者营养治疗的随访工作,对接受家庭营养支持的患者及家属提供技术指导和服务。③ 药剂师:药师在临床 NST 中的作用是提供营养制剂方面药学知识的咨询服务,核查处方的正确性,准确理解处方中的医嘱,提供配伍禁忌和药效学等方面的资料,负责营养的配制,提供安全、有效的肠外营养液,及时发现处方的问题并与医生联系及时调整处方,收集各方面材料,评价疗效,多方面保证安全用药,促进临床营养支持的技术发展。④ 护士:NST 内护士的职责是负责实施并指导营养支持的标准护理程序,包括插管部位敷料更换及输液管道更换,需要时应进行营养液的配置。在临床监测中,应准确定时留取血、尿、粪等标本,定时进行人体测量和皮肤抗原反应试验等。

NST 的作用包括以下几个方面:① 识别和治疗营养不良,减少住院患者的并发症发生率和病死率,从而减少住院患者的住院日和医疗开支。大量资料证实,具有良好专业知识的营养专业团队可以准确评价患者的营养状况和营养风险,制订营养支持计划,提供安全、规范、合理有效的营养支持,有效地改善患者的临床结局。② 降低营养支持过程中的中心静脉导管相关败血症以及机械性和代谢性并发症的发生率是早年许多国家建立 NST 的重要原因。③ 严格掌握营养支持的指征,避免不必要的营养支持。目前的证据表明,存在营养不良或营养不良高危的患者是营养支持的适应证人群,需要进行营养支持。对于没有营养不良的患者,营养支持不仅不会带来益处,相反可能会增加代谢性并发症的发生率。④ 选择正确的营养支持方式,并决定何时结束营养支持或改变支持的方式,避免不合理的营养支持。⑤ 规范化的营养支持,减少肠内和肠外营养支持过程中机械性和代谢性并发症的发生率。⑥ 提供更好质量和价格比的肠内和肠外营养产品,减少由于不合理配方造成的浪费。选择合理的营养支持设备和仪器,减少由于不合理的营养支持所造成的医疗纠纷。选择合理有效的实验室检查指标进行监测。

(二)家庭肠外营养

家庭肠外营养(home parenteral nutrition,HPN)是指在专业 NST 的指导下,让某些病情相对平稳,需要长期或较长期依赖肠外营养的特殊患者在家中实施肠外营养。HPN 包括全肠外营养和部分补充性肠外营养两类,常用于慢性肠衰竭、恶性肿瘤梗阻或胃肠道不全梗阻等患者。HPN 是无法正常进食或肠内营养障碍患者的基本生命支持治疗,合理的 HPN 能满足患者对能量和营养素的需求,维持和改善患者的营养状况和器官功能,降低并发症发生率,增强体力及活动能力,提高生活质量,同时可减少医疗费用并节省医疗资源。

1. HPN 的适应证 HPN 适用于可以出院治疗但又无法通过胃肠道摄入足够营养物质以满足机体需要的患者,通常是病情稳定的住院患者出院后肠外营养支持治疗的延续。实施 HPN 不仅需要满足肠外营养的基本条件,还要求患者病情稳定可以出院继续治疗,同时能获得患者和家属的配合,以及有合适的实施肠外营养的家庭环境。因此,无论是良性疾病还是恶性疾病,符合以上基本要求,都可以考虑实施 HPN。HPN 的适应证包括:① 患者病情稳定可以出院,但存在肠功能暂时性或永久性障碍,无法通过正常进食、肠内营养或肠内营养满足机体对营养的需求或维持液体平衡,估计须通过肠外途径供给营养及液体来维持生命的时间＞2 周。② 患者和家属均渴望并要求出院在家中继续治疗,且能积极配合医护人员进行 HPN 的相关培训和教育,能学会和掌握肠外营养的配置和输注等基本操作以及 HPN 常见并发症的预防和初步处理。③ 患者的家庭居住条件较好,具有特定的房间可供肠外营养液配置,或者附近医院能够配置和提供患者所需的肠外营养液。对于预期生存期较短的恶性肿瘤患者,其死亡原因主要是原发肿瘤疾病而非营养不良,且该类患者的自主活动能力和生活质量均较差。因此,多数国家或地区的指南均不推荐对预期生存期较短的恶性肿瘤患者实施 HPN。

2. HPN 的组织管理 HPN 的实施通常由 NST 负责实施,包括制订和调整 HPN 具体方案,实施 HPN 的监控和随访,指导患者及家属防治 HPN 的常见并发症。NST 需要评估及核实患者的家庭情况,包括住房条件、卫生情况、经济状况、心理素质等。开展对患者及其家属进行有关 HPN 相关知识的培训和教育,包括无菌操作原则、肠外营养制剂选择、肠外营养配置操作流程、中心静脉导管护理、肠外营养输注管理、并发症的监测及发现,帮助建立营养制剂的供应渠道以及与 NST 中医师及小组成员的联系方法等。不同于住院期间的肠外营养,HPN 的安全实施对患者和负责实施 HPN 的家属或指定人员的要求较高,要求患者和负责实施 HPN 的家属或指定人员的认知能力和日常行为能力无明显障碍,可胜任 HPN 的日常管理。患者准备出院前,NST 的医护人员须对患者和负责实施 HPN 的家属或指定人员作 HPN 技术和相关知识的专门教育和培训,内容包括营养支持治疗的目的和目标、无菌操作基本规程、肠外营养液的配置和输注、导管护理、输液泵的使用和维护、常见并发症的识别及防治以及营养支持疗效评价和自我监测等。须在具有专业资质的医护人员监督下反复独立实践 HPN 的全部操作过程,做到准确、熟练地掌握,并通过视频或宣传册等方式进行宣教,直到医护人员评估其完全合格后患者方可出院,必要时须签署知情同意书。在实施 HPN 初始阶段,患者所用的全营养混合液可以由医院药房统一配置后送到其家中,帮助其在家中建立营养液配置设备和场所,在家中配置每日所需的全营养混合液。随后在 HPN 的实施过程中,由专门的医生、护士上门作定期随访和监测,对 HPN 实施的效果以及可能出现的意外情况进行随访,必要时对患者和负责实施 HPN 的家属或指定人员进行 HPN 技术和相关知识的继续教育和培训,从而保障 HPN 的安全有效实施。有条件的地区,患者所在的社区医疗机构有关医护人员应接受相关专业知识的培训并参与 HPN 实施、随访和监测。

3. HPN 治疗方案制订 HPN 配方由碳水化合物、脂肪乳剂、氨基酸、水、维生素、电解质及微量元素等基本营养素组成,并采用全营养混合液(total nutrient admixture,TNA)的方式将各种营养素混合后输注。临床实践中,不同的个体对营养的需求不同,肠外营养的配方也不尽相同。HPN 的配方应根据患者实际的代谢需要、营养状态、器官功能、输注途径、方便配置以及治疗目标来制订。营养处方须考虑与其他药物或液体治疗、营养素之间以及营养素与疾病之间的配伍与禁忌。营养配方必须易于混合和输注,以方便患者和医护监护者实施家庭治疗,避免使用过多添加剂,尽可能采用经济简单的配方。临床实践和经验证实,长期 HPN 患者能量供给不宜太大,否则容易发生代谢性并发症和器官功能损害。如果患者能够进食,通过肠道尚能吸收部分营养素,则 HPN 的供给量应适当减少。需要注意的是,应在患者出院前制订 HPN 的配方,并通过住院期间一段时间的观察,证实符合患者的实际代谢需要后方可最终决定并出院实施。实施 HPN 一段时间后,患者的营养需求可能发生变化,HPN 的具体配方需要根据患者实际代谢需要、营养状态以及器官功能等及时调整。由于 HPN 通常需要长期应用且不方便随时调整,因此,在制订配方时一定要非常慎重,每一种营养产品的选择及其用量都要认真、仔细衡量,要考虑到长期使用该配方后可能会发生的不良反应,应尽可能选择不良反应最小的产品,保持配方的相对稳定性,以保证其能较长时间地使用。一般情况下,在刚开始实施 HPN 时配方中各种营养底物的供给量宜从低剂量开始,应用 2~3 周如无任何不良反应,再相应增加摄入量。此外,对于病情稳定、营养配方变化不大,或者仅需要进行部分补充肠外营养的患者,可以采用标准化、工业生产的肠外营养产品,这些标准化多腔肠外营养液在常温下保存时间长,既简化了肠外营养液的配置又可避免家中配制营养液的污染问题,可以根据患者的具体情况选择适合规格的标准化肠外营养产品,需要时可添加电解质、维生素、微量元素等以满足患者的需要。

4. HPN 的操作实施 HPN 采用 TNA 方式实施,既有利于营养物质更好地代谢和利用,又避免了多瓶输注时的操作和可能发生污染等并发症的机会,基本上是"一日一袋式"的输液方法,使得 HPN 更加简单易行且更安全。家庭肠外营养液的配置需要一个相对独立的房间放置配置营养液的超净工作台,房间内有防尘设备、紫外线或电子灭菌灯或电子空气消毒器等装置。肠外营养液由接受专业培训的家庭人员按照无菌操作技术、规范的配置操作流程完成。

HPN 静脉输注途径的建立首选通过颈内静脉或锁骨下静脉置管的上腔静脉途径,也可选择经周围静脉插入中心静脉导管(peripherally inserted central venous catheter,PICC)途径。对于需要长期肠外营养甚至是终身依赖肠外营养支持以维持生命的患者,推荐采用隧道式锁骨下静脉穿刺置管的中心静脉置管,这样不仅可降低中心静脉导管感染发生率,又适合患者本人或其家属在家中操作、实施、护理方便,不影响日常活动。PICC 是目前国内外应用较广泛的另一个中心静脉置管途径,其优点主要是可以避免因中心静脉导管置管导致的并发症,可以较长时间留置,感染发生率较低,短期 HPN 患者可考虑使用 PICC 途径。由于 PICC 途径的血栓性并发症发生率较高,且患者自己操作不方便等原因,故不推荐长期 HPN 患者使用。HPN 的输注通常采用循环输注法,即选择每天某一段时间内输注营养液,而一天内有一段时间不输液,一旦输注时间确定,患者和家庭成员须一起帮助改变患者的生活方式,从而提高患者的依从性,这样有利于患者参加正常日常工作或活动,改善其生活质量,营养液输注的速度应快慢适宜。

5. HPN 的随访及监测　HPN 实施过程中首先需要患者学会自我监测,发现任何异常应该及时通报医生。自我监测项目包括:① 是否有高热、畏寒,甚至寒战。② 是否有心悸、胸闷、气急的征象。③ 是否有舌干、口渴、浮肿以及尿量过多或过少等表现。④ 是否有明显乏力或肌肉抽搐、食欲明显减退、巩膜及皮肤黄染、皮疹等症状。⑤ 是否有与导管同侧的上肢突然肿胀。⑥ 是否有导管堵塞、易位、脱出等迹象。⑦ 是否有较明显的体重变化。此外,NST 的专业人员应对患者进行定期随访和监测,通过系统、全面、持续的监测了解患者的代谢情况,及时发现或避免可能发生的并发症。

6. HPN 并发症的防治　长期 HPN 可导致一系列并发症,影响 HPN 的维持,严重时甚至可危及患者生命。与住院患者肠外营养相同,HPN 具有静脉导管相关并发症、代谢性并发症以及脏器功能损害等并发症,但临床上主要以营养素缺乏或过剩、导管堵塞或感染、肝功能损害以及胆囊结石等最为常见。导管感染是 HPN 最常见、最严重的并发症之一,几乎每例长期实施 HPN 的患者都会发生。临床实践发现,严格的无菌操作及认真的导管护理在预防导管感染中起重要作用。采用锁骨下静脉穿刺置管,并经皮下隧道由前胸壁引出可明显降低导管感染的发生率。选用单腔导管、避免静脉导管的频繁操作、有效地预防导管堵塞等,均能降低导管感染风险。导管堵塞是 HPN 另一个常见并发症,导管的质量、输液后的导管护理以及营养液的成分在管壁内沉积等均是引起导管堵塞的重要因素。近年来的文献和临床经验报告是采用生理盐水冲洗并封管以预防导管堵塞,对于已经堵塞的导管,我们的经验是通过定期向导管内注入 1 nmol/L 氢氧化钠 0.5~0.75 ml,保留 2 h 后回抽,再用等渗盐水冲洗导管,即可消除导管内壁上的沉积物。长期 HPN 者每 3 个月使用 1 次,能使导管保持通畅,可有效延长导管使用时间。长期实施 HPN 容易引起肝功能损害,为减少肝功能损害的发生,应避免长时间过高热量及过量葡萄糖摄入,适当调整营养液成分或营养素的比例,包括使用中/长链脂肪乳剂,含橄榄油脂肪乳剂或鱼油脂肪乳剂。同时,在允许情况下尽可能保持经口进食或使用经胃肠道喂养,均可减少肝功能损害的发生。对于长期 HPN 患者,应根据具体情况尽可能保持进口进食或给予一定量的肠内营养,以防止发生肠道结构和功能损害等并发症。长期 HPN 时肠道激素的分泌受抑制,不可避免地出现胆囊胆汁淤积,胆囊或胆道系统结石形成。胆泥淤积和胆囊结石形成还可能进一步诱发急性胆囊炎、急性胰腺炎和胆道感染等并发症。因此,当长期 HPN 患者发生胆囊结石、急性胆囊炎时通常需行胆囊切除术。部分长期 HPN 患者可出现骨钙丢失、骨质疏松、血碱性磷酸酶增高、高钙血症、尿钙排出增加、四肢关节疼痛,甚至出现骨折等表现,称为代谢性骨病。因此,长期 HPN 患者临床上除注意钙、磷的补充外,还应适量补充维生素 D,以防止代谢性骨病的发生。

七、主编点评

本例患者因急性肠系膜上动脉栓塞行小肠大部分切除,仅残留近端 25 cm 空肠和末端 15 cm 回肠,由于无法确定残留空肠的血运状况,行空、回肠造口。我们在多年的临床实践中发现,部分短肠综合征患者在外院首次手术时中,有的行空肠造瘘,也有的行残留空肠与横结肠吻合。前者由于经空肠造瘘口丢失大量消化液,不仅造成大量体液丧失,容易产生水、电解质紊乱和内环境失衡,使得短肠术后早期处理困难,而且极易在短时间内造成严重的营养不良。后者由于旷置了回盲瓣及部分结肠,导致回盲瓣功能丧失,部分结肠缺损和盲端综合征,被旷置的右半结肠内细菌过度繁殖,容易引起腹泻等症状。因此,我们在收治此类患者时,通常先纠正患者水、电解质紊乱,维持内环境稳定,应用肠外营养支持积极改善患者营养状况,作相关检查证实残余消化道状况后,再次手术行残留空肠与末端回肠端端吻合,恢复消化道的连续性,发挥回盲瓣及结肠功能,有利于进一步残留肠道的代偿治疗。

该患者残留小肠长度短,根据我们的经验其残余肠道极有可能无法充分代偿,可能需要长时间甚至终身依赖肠外营养维持机体生存。因此,在对该患者进行积极的促进残余肠道代偿和康复治疗的同时,我们着手制订 HPN 的计划。近些年来,我们实施了许多 HPN 支持的病例,最长的病例达 30 年,我们的体会是并非所有短肠综合征患者都适合 HNS,只有那些临床病情稳定、容易在家中观察、有良好依从性、能胜任安全输液治疗教育的患者,才适合 HNS。本例患者年轻、经治疗后病情稳定,受过良好教育,患者及家属充分认识其疾病治疗情况,配合程度佳,是理想的 HNS 对象。

HPN 支持是一项十分复杂的工程,在准备实施前应充分做好各方面准备工作,出院前应制订详细的营养支持计划,具体包括:① 医院 NST 首先应将 HNS 的目的、必要性、益处、风险、可能结果告知患者及其家属,使其对整个治疗方案有充分认识。② 对该患者及其家庭状况进行仔细的评价,包括患者及其家属的文化程度、接受能力、患者的医疗保障体系情况、家庭经济状况及家庭环境等。③ 了解患者家庭附近的医疗设施情况,是否有能提供适当治疗的医疗机构,是否有紧急情况下接受医疗救治的条件。④ 帮助患者建立营养物质、医疗用品的供应途径,确定患者与医院 NST 联系的方法,确保能够及时得到医务人员相应的帮助。⑤ 对患者家庭居住环境进行评估和改造,添置超净工作台等肠外营养配制装置。⑥ 对患者或其家属进行培训,包括无菌概念、肠外营养液的配制和保存、导管护理操作、营养液输注技术、自我监测内容及简单的营养状况评价方法。⑦ 患者出院之前,应对患者的营养状况做全面的检测和评价,并为患者建立医疗档案,为将来的定期随访提供基本资料。⑧ 提供给患者一份完整的出院小结,妥善回答提出的问题,以消除其焦虑情绪。⑨ 告知患者附近的医疗机构,以便其能启动接收程序,向接收医疗机构传真患者的所有医嘱,包括近期的肠外营养配方、静脉补液医嘱、创伤用药、胃肠道用药、医疗和物理治疗方案以及所有的护理计划,使得当地医疗机构可以根据上述资料在患者到达后及时实施护理。

另一方面,在开始家庭营养支持的初始阶段,原治疗机构应对患者定期进行随访。一般说来,在最初的 4～5 天内每天进行随访,1 周后变为 2～3 次,第 3、4 周随访的主要内容是估计患者的耐受性、治疗的反应和临床表现。在治疗的第 1 天,患者或照顾者必须学会发现导管的并发症、液体失衡的症状和体征、高血糖和低血糖的表现以及如何测量手指血糖或尿糖。在营养支持方案最终确定成形前,可能需要 1 周或几周适应时间,才能使患者达到营养治疗的目标。

（吴国豪）

参考文献

［1］ Skvarc DR, Berk M, Byrne LK, et al. Post‐Operative Cognitive Dysfunction: An exploration of the inflammatory hypothesis and novel therapies[J]. Neurosci Biobehav Rev, 2018, 84: 116-133.

［2］ Daiello LA, Racine AM, Yun Gou R, et al. Postoperative Delirium and Postoperative Cognitive Dysfunction: Overlap and Divergence[J]. Anesthesiology, 2019, 131: 477-491.

［3］ Jeppesen PB, Fuglsang KA. Nutritional Therapy in Adult Short Bowel Syndrome Patients with Chronic Intestinal Failure[J]. Gastroenterol Clin N Am, 2018, 47: 61-75.

［4］ Ladd MR, Costello C, Gosztyla C, et al. Development of intestinal scaffolds that mimic native mammalian intestinal tissue[J]. Tissue Eng Part A, 2019, 25(17-18): 1225-1241.

［5］ Baxter JP, Fayers PM, Bozzetti F, et al. An international study of the quality of life of adult patients treated with home parenteral nutrition[J]. Clin Nutr, 2019, 38: 1788-1796.

［6］ Burden ST, Jones DJ, Gittins M, et al. Needs-based quality of life in adults dependent on home parenteral nutrition[J]. Clin Nutr, 2019, 38: 1433-1438.

［7］ Lauro A, Lacaille F. Short bowel syndrome in children and adults: from rehabilitation to transplantation[J]. Expert Review of Gastroenterology & Hepatology, 2019, 13: 55-70.

病例 5

大部分小肠及右半小肠切除后长期家庭肠外营养，
上腔静脉堵塞

一、病史简介

患者,男,12 岁。因"急性肠扭转,小肠大部分及升结肠部分切除术后 3 年,上腔静脉狭窄、肝功能损害"来院就诊。患者 3 年前晚饭奔跑途中出现急性腹痛伴呕吐,到当地医院就诊,应用止痛药物后疼痛缓解,数小时后患者再次出现腹痛,同时出现弥漫性腹膜炎、感染性休克表现,行急诊剖腹探查手术,术中发现小肠沿肠系膜上血管扭转 720°,肠系膜上动脉主干没有搏动,距屈氏韧带约 30 cm 处全部小肠及部分升结肠呈暗黑色、扩张,血管无搏动,肠管蠕动消失,腹腔约 2 000 ml 暗红色腹水,手术切除坏死的小肠及升结肠,行空肠、升结肠端端吻合术,剩余近端空肠长度约 30 cm。术后早期出现严重腹泻,进行体液治疗和 TPN 支持,后采用 HPN 支持维持。其间反复发生深静脉导管感染、导管堵塞,每次都不得不拔除深静脉导管,再行对侧深静脉穿刺置管,导致上腔静脉置管困难,改为两侧大隐静脉切开置管或股静脉穿刺置管输注营养液。家庭肠外营养 3 年后,患者出现肝功能损害,并逐渐加重。患者自发病以来身高增加 3 cm,体重与手术前无增加,每天少量进食,正常参加学校学习,夜间输注肠外营养液,大便次数 3～5 次/d。为进一步治疗来我院就诊,门诊以短肠综合征收治入院。

二、入院检查

体温 37.0℃,脉搏 72 次/分,呼吸 12 次/分,血压 85/50 mmHg,体重 35.0 kg,身高 150 cm。神志清楚,神萎,营养较差,发育正常,消瘦。皮肤干燥,轻度黄染,无肝掌、蜘蛛痣。全身浅表淋巴结无肿大,颜面浮肿,巩膜黄染,前胸壁可见浅静脉曲张,血流方向自上向下,未触及明显血栓,胸廓无畸形,双肺呼吸音清,未闻及干湿啰音。心前区无隆起,心界不大,心率 72 次/分,律齐,各瓣膜区未闻及病理性杂音。腹部见手术瘢痕,全腹软,无压痛,肝脾肋下未触及,叩诊鼓音,无移动性浊音,肠鸣音 5 次/分。直肠指检无异常,生殖器未检,四肢脊柱无畸形,双下肢无水肿,神经系统检查无异常体征。

红细胞 3.23×10^{12}/L;血红蛋白 102 g/L;血小板 211×10^9/L;白细胞 4.93×10^9/L;中性粒细胞 67.3%;总胆红素 75.3 μmol/L;直接胆红素 52.7 μmol/L;总蛋白 50 g/L;白蛋白 24 g/L;谷丙转氨酶 155 U/L;谷草转氨酶 97 U/L;碱性磷酸酶 113 U/L;γ-谷氨酰转移酶 197 U/L;前白蛋白 0.08 g/L。钠 131 mmol/L;钾 3.1 mmol/L;氯 100 mmol/L。

三、入院诊断

短肠综合征。

四、治疗经过

该患者入院时 BMI 15.6 kg/m²,血红蛋白 102 g/L,白蛋白 24 g/L,前白蛋白 0.08 g/L,存在重度营养不良。肠外营养 3 年后出现上腔静脉堵塞,深静脉置管困难,肝功能损害,肠外营养难以继续。患者入院查体见颜面部肿胀,右上肢张力较高,胸腹壁可见浅静脉曲张,血流方向自上向下,无明显血栓形成。入院后完善检查,彩超检查发现双侧颈内静脉、锁骨下静脉血栓,部分血管狭窄、闭塞,血流受阻,下腔静脉彩超未见异常。上腔静脉 CTV 提示:双侧颈内静脉、锁骨下静脉、上腔静脉不显影,纵隔多个淋巴结稍有肿大,肺部无占位,胸片无异常。请血管外科会诊,建议行上腔静脉造影检查。介入科行上腔静脉造影,发现上腔静脉内较多机化的血栓,双侧颈内静脉和锁骨下静脉汇合处狭窄,行球囊扩张狭窄处,在右锁骨下静脉放置单腔深静脉导管,导管尖端近右心房与上腔静脉交界处,重新建立深静脉导管。

该患者入院前在家间断应用肠外营养,平均每 2 天由医院提供一袋全肠外营养液,由当地医院配置后由患者家属取回家应用,每次的热量约 1 500 kcal,70%非蛋白质热量由葡萄糖供给,另 30%非蛋白质热量由大豆油来源长链脂肪乳剂供给,在患者放学后晚间输注,大多数情况下是隔天应用。患者入院后采用间接测热法测定患者静息状态下能量消耗值为 890 kcal/d,我们调整该患者每日能量摄入量为800 kcal/d,葡萄糖占非蛋白质热量 50%,另 50%非蛋白质热量由 20%橄榄油脂肪乳剂供给,同时提供足量蛋白质、维生素及微量元素。经过 2 周左右肠外营养支持,患者精神状况好转,营养状况改善,总胆红素 40.5 μmol/L,直接胆红素 23.3 μmol/L,谷丙转氨酶 75 U/L,谷草转氨酶 56 U/L,碱性磷酸酶85 U/L,γ-谷氨酰转移酶 79 U/L,提示肝功能较入院时改善。

考虑到该患者年轻,短肠综合征需要依赖全肠外营养维持生命,临床上出现中心静脉通路的丧失以及长期肠外营养导致严重的肠外营养相关性肝损害,是理想的小肠移植对象,医疗组建议患者接受小肠移植术,并报医院移植伦理委员会讨论审批,最终由于患者家庭经济和其他一些因素,拒绝接受小肠移植手术。该患者出院后在外院间断接受肠外营养支持,1 年后出现严重的肝功能损害及肝硬化,因肝功能衰竭去世。

五、讨论分析

本例患者因急性肠扭转大部分小肠及部分右半结肠坏死,导致短肠综合征。患者虽仍保留约30 cm 近端空肠,但由于缺失回盲瓣和部分升结肠,导致患者在手术后相当长一段时间内出现严重的腹泻,患者不得不依赖全肠外营养以维持生命及生长发育。由于受所在地医疗条件的限制,缺乏临床营养专业队伍的指导,患者出现明显的腹泻、脱水、营养不良及生长发育迟缓。在其接受肠外营养支持的 3年中,出现代谢异常、反复导管感染、败血症、导管堵塞等多种并发症。由于缺乏长期肠外营养治疗经验,每次发生深静脉导管感染、导管堵塞,当地医生的处理是拔除深静脉导管,然后再行对侧深静脉穿刺置管,不断反复操作导致上腔静脉置管困难,曾改为两侧大隐静脉切开置管或股静脉穿刺置管输注营养液。同时,考虑到患儿处于生长发育期,在制订肠外营养计划时设计的能量目标量较高,尤其是葡萄糖的摄入量较高,维生素及微量元素的摄入不足,导致了较严重的肝功能损害。患者在发生短肠综合征后的 3 年,没有进行合理的残余肠道促代偿及肠康复治疗,使得该患者丧失了短肠残余肠道代偿的最佳时机,无法摆脱对肠外营养的依赖。由于患者目前存在上腔静脉堵塞以及较严重的肠外营养相关性肝损害,使得肠外营养难以继续。

该患者的上腔静脉堵塞与静脉导管相关并发症密切相关,主要原因有深静脉穿刺损伤、中心静脉导管感染及导管堵塞。目前普遍公认静脉壁损伤、血流滞缓和高凝状态是静脉血栓形成的三大因素。反复导管穿刺操作或导管尖端常对静脉壁造成一定程度损伤,引起凝血活酶的形成和血小板集聚,促使血栓形成。静脉内留置导管造成局部血流滞缓,首先是白细胞,然后是血小板,可以在血流的周围层集聚,血小板沉积在血管内膜上,构成血栓形成的核心。血流速度减慢后,可使血液中的细胞成分停驻于血管壁,最后形成血栓。血液组成成分改变而处于高凝状态,也是造成静脉血栓形成的基本因素之一,静脉内血栓形成则可部分或完全堵塞导管和所在的血管。血栓形成的部位若在锁骨下静脉,可引起同侧上肢及颈根部肿胀,静脉压升高、胸壁及颈静脉充盈,血液回流受阻。若是在上腔静脉形成血栓,则有生命危险。

中心静脉导管相关感染是肠外营养最常见、较严重的并发症,其包括导管局部感染或全身相关血流感染。局部感染是发生在导管局部皮肤或周围组织的感染、腔隙感染及隧道感染,全身感染是指导管所致菌血症或败血症。穿刺置管时没有遵循严格无菌操作、导管护理不当、营养液配制过程或输注过程受污染导致细菌快速繁殖、导管放置时间过长及本身的异物反应作用和患者存在感染病灶等,都是产生导管性败血症的条件及因素。导管拔除以往一直是治疗中心静脉导管相关感染的金标准,主要用于短期治疗的中心静脉导管感染患者,对需要长期肠外营养的患者则无须每次都拔除导管。我们认为,中心静脉导管感染时是否需要拔管应根据每个患者的具体情况而定,其决定因素包括:患者病情、今后是否仍需中心静脉置管、患者机体免疫状况以及病原体的毒性等。导管拔除的通常指征为:证实为真菌感染、菌血症复发、行 48 h 抗菌治疗后血培养仍然阳性及多种病原微生物感染。对于长期肠外营养或家庭肠外营养支持患者,我们的经验是除上述指征外,许多情况下可以采用抗生素封管方法治疗,不必每次都拔除导管,既可有效控制导管感染,又能避免反复拔除导管然后再穿刺置管造成深静脉的损伤。

导管堵塞是长期肠外营养常见的并发症,主要原因有血栓形成因素和非血栓因素两大类,前者约占95%。造成静脉导管血栓形成的重要原因有:① 血管壁损伤;② 血流改变;③ 全身凝血功能变化。血管壁损伤常常是在置管时导管尖端损伤血管壁所致,血管壁损伤后可以激活凝血因子,纤维蛋白与血小板和血细胞相互作用形成血栓。此外,由于静脉内置入导管会影响局部血流动力学,导致血流减慢,容易引起静脉血栓。此外,机体促凝血机制改变,导致静脉血栓形成。事实上,当导管插入静脉时,导管表面随即就被纤维蛋白鞘所附着,进一步则可形成血栓。如果仅仅是导管尖端被纤维蛋白鞘堵塞,则对营养液输注影响不大,但血液回抽困难。静脉导管堵塞的非血栓因素主要是由于营养液内的某些成分少量沉着在导管壁内,时间长了,这些沉积物就会堆积而致导管阻塞。由于导管堵塞常造成患者最后不得不拔除留置的导管,重新置管,给需长期肠外营养的患者带来痛苦。我们经过长期的观察、研究,发明了一种有效的方法,既能防止阻塞,又能使已大部分被阻塞的导管再通。我们应用 1N 氢氧化钠 0.51 ml,注入导管并留置 2 h,用针筒回抽,就可把已被溶解的沉积在导管内壁的物质溶解后抽除。由于氢氧化钠是一种强碱,因此其用量必须严格限制,通常其用量不超过 1.0 ml,只要使药液灌满导管腔即可。我们的经验是长期肠外营养患者每 3 个月使用一次,能使导管保持通畅,显著延长每根导管的使用时间。深静脉是长期肠外营养患者的"生命线",本例患者在接受肠外营养支持 3 年内,由于反复导管感染、导管堵塞,不断拔除深静脉导管,再重新穿刺置管,造成上腔静脉严重堵塞,使得肠外营养支持通路难以建立,给今后的治疗带来困难,这是本例患者给我们的警示。

肝脏损害和胆汁郁积是长期肠外营养常见的并发症,病理改变从轻度肝脏脂肪浸润、胆汁淤积到最终的纤维化或失代偿性肝硬化不等,目前将此类肝脏损害统称为肠外营养相关性肝病(parenteral nutrition associated liver disease,PNALD)。实际上,肠外营养时肝功能损害的发生机制在成人和婴幼儿有所不同,在成人称为 PNALD,其病理生理改变主要表现为淤胆和肝脂肪浸润,在婴幼儿则主要表现为胃肠外营养相关性胆汁淤积(parenteral nutrition associated cholestasis,PNAC)。目前的证据表明,在接受肠外营养的儿童中肝脏损害和胆汁郁积发生率要远高于成人。PNALD 的发生机制目前尚未完全阐明,严重创伤应激、感染、回肠疾病、早产儿等原发疾病以及肠道细菌易位、炎性因子等均是PNALD 发生的因素。另外,长期禁食时肠内缺乏食物刺激、过高的能量供给、葡萄糖、脂肪与氮量的提供不合理、胆汁郁积及某些营养制剂中的某些成分的不合理也与 PNALD 的发生可能有关。过高的热量摄入,特别是过量葡萄糖进入体内后不能被完全利用,而转化为脂肪沉积于肝内,引起脂肪肝。尤其是在那些原有肝病基础或伴有疾病,如败血症、中或重度营养不良、短肠或极短肠及肠道已有损伤(化疗或放疗)患者中更易产生。临床上,许多短肠综合征患者在接受较长时间肠外营养后发生严重的肝功能损害,有些甚至因肝功能衰竭而无法继续营养支持。本例患者在接受 3 年肠外营养支持后出现较为严重的肝功能损害,可能与其接受不恰当的肠外营养有关。

肠衰竭患者治疗方案除了家庭肠外营养之外还有小肠移植,早年由于小肠移植后出现急性排异反应、严重感染、移植肠功能障碍等问题,小肠移植的存活率远低于肠外营养治疗,因而肠外营养一直被认为是肠功能衰竭患者的首选治疗方法。但肠外营养对患者的全身代谢功能要求很高,长期使用后会引起肝功能衰竭、代谢紊乱等严重并发症,而且患者生活质量和长期存活率并没有显著提高。近年来,由于新型免疫抑制方案的不断发展及应用,手术技术也不断完善,围手术期处理也有较大的进步,小肠移植疗效显著提高,小肠移植术后患者生活质量和价效比都要优于肠外营养,肠衰竭治疗策略由以往的肠外营养治疗向小肠移植倾斜。该患者年轻,短肠综合征需要依赖全肠外营养维持生命,临床上出现中心静脉通路的丧失以及长期肠外营养导致严重的肠外营养相关性肝损害,是理想的小肠移植对象。该患者由于家庭经济和其他一些因素,拒绝接受小肠移植手术。住院期间我们调整肠外营养配方,减少其热量及氮量的摄入,替换部分肠外营养成分后患者的肝功能有所改善。我们治疗组曾讨论是否行连续横向肠成形术(serial transverse enteroplasty procedure,STEP),但考虑到剩余空肠较短,即使通过手术延长其残余小肠长度,但由于缺失回盲瓣和部分右半结肠,且患者已经错过了残余肠道代偿最佳时机,残余肠道无法继续代偿,患者最终极有可能无法摆脱肠外营养,故未能行手术治疗。该患者出院后在外院间断接受肠外营养支持,1 年后出现严重的肝功能损害及肝硬化,死于肝功能衰竭。

六、相关营养背景知识

(一)肠衰竭相关性肝病

肠衰竭相关性肝病(intestinal failure-associated liver disease,IFALD)包括一系列从轻微的肝酶异常到肝脂肪变性到最终的纤维化或失代偿性肝硬化。临床上,IFALD 是肠衰竭长期应用肠外营养常见的并发症,尤其在长期肠外营养患者和(或)接受全肠外营养的婴、幼儿中发生率更高。实际上,肠外营养时肝功能损害的发生机制在成人和婴幼儿有所不同,在成人我们称为 PNALD,其病理生理改变主要表现为淤胆和肝脂肪浸润。在婴幼儿则主要表现为 PNAC,病理表现为脂肪变性、炎症细胞浸润、毛细胆管胆汁淤积、肝纤维化、肝硬化,临床特征性生化改变有转氨酶、碱性磷酸酶、胆红素升高。目前的证据表明,在接受肠外营养的儿童中肝脏损害和胆汁郁积发生率要远高于成人的 PNALD,儿童比成人更容易患上严重的 IFALD。IFALD 包括 PNAC 和 PNALD,此处介绍的 IFALD 主要指 PNAC,成人的 PNALD 在本书另处介绍。

目前 PNAC 的发病机制尚不清楚,一般认为其病因学是多因素的,主要的危险因素包括早产、炎症、氧化应激、感染(脓毒症)、缺乏肠道喂养、静脉营养过量及营养成分失衡等。PNAC 主要是儿科疾病,而且越小的早产儿发生率越高。研究显示,接受长期肠外营养的肠功能衰竭婴儿 PNAC 发病率为 40%～60%,而接受家庭肠外营养成人的 PNALD 发病率为 15%～40%。早产儿 PNAC 的发病原因首先是早产儿的肝脏胆汁酸运输和代谢功能不成熟,导致胆汁酸肠肝循环障碍。此外,早产儿胆囊收缩和胆汁酸分泌减少,以及肠道、肝脏通过门脉循环对胆汁酸的摄取功能也不成熟,这些均与胆汁酸的运输和代谢有关。早产儿胆汁酸代谢系统不成熟与调控胆汁酸转运体的重要基因有关,已有研究涉及胆汁酸转运体和调节其表达的细胞核受体,如胆汁酸受体,其在各病理状态合并胆汁淤积中发挥的作用有待阐明。这些转运体对胆汁酸肠肝循环很重要,尤其在胆汁酸负荷增加时。

肠道长时间缺乏食物有效的刺激在 PNAC 的发生中起着十分重要的作用。长时间禁食时胃肠激素和消化液分泌异常、肠道分泌减少、肠蠕动减少、胃肠激素水平降低,影响胆汁分泌、排空、循环,导致胆汁淤积、肝脏脂肪变性。长期禁食时黏膜结构改变,肠道菌群失调,肠道细菌过度生长,使肠腔内甘氨酸鹅脱氧胆酸转化为石胆酸,而石胆酸可损伤毛细胆管膜的 Na^+-K^+-ATP 酶活性,影响膜的流动性与通透性,抑制肝血窦内皮细胞核肝 Kupffer 细胞的活性,抑制肝血窦内皮细胞和肝巨噬细胞对胆盐的主动摄取,使胆盐摄取下降、胆盐依赖性胆汁流减少而导致淤胆。此外,感染时产生的炎性细胞因子可造成肝脏损害及淤胆。

静脉营养过量及营养成分失衡与 PNAC 的发生相关。碳水化合物摄入过量超过了肝脏的氧化能力,经乙酰辅酶 A 羧化酶和脂肪酸合成酶的作用,增加了甘油三酯合成,造成肝脏脂肪浸润。此外,高浓度葡萄糖可刺激胰岛素的释放,可加速脂肪生成和酰基甘油的合成,同时抑制脂肪氧化的限速酶——线粒体肉毒碱转移酶的合成,从而促使肝内脂肪沉积。胰高血糖素则可抑制脂肪酸合成,并增加其在肝脏的排出。脂肪乳剂的不同类型也与肝脂肪变性的发生有关,大豆油脂肪乳剂亚油酸和植物甾醇的含量高,可增加炎症细胞因子的产生,中性粒细胞趋化作用及巨噬细胞活化,可造成肝细胞损害。此外,过量以及过快地摄入脂肪乳剂,会加重肝脏清除脂肪乳剂残余颗粒的负担以及增加肝脏的再酯化作用,均可造成肝脏功能的损害。含橄榄油的脂肪乳剂由纯化橄榄油(占 80%)和大豆油(占 20%)混合组成,从生化角度来看,油酸是橄榄油中主要的脂肪酸,含有大量生物活性的维生素 E(生育酚),含橄榄油的脂肪乳剂由于亚油酸含量低,且富含生物活性的生育酚,起到较强的抗氧化作用。目前的临床研究资料表明,含橄榄油的脂肪乳剂对肝功能的影响相对较小,尤其在长期肠外营养时的优势更明显,其原因可能与其含较少植物甾醇以及较轻的脂质过氧化有关。此外,近年来的研究还发现,含鱼油的脂肪乳剂对 PNAC 的发生有一定的预防作用,其机制尚未完全阐明,可能与减少炎症介质释放、抑制中性粒细胞趋化作用及巨噬细胞活化有关。

此外,PNAC 的发生还与牛磺酸、胆碱、甲硫氨酸、必需脂肪酸、肉毒碱、谷氨酰胺及某些微量元素缺乏有关。胆碱缺乏可降低低密度脂蛋白的合成,从而损伤肝脏脂肪酸的排除功能,引起肝脂肪变性及肝功能异常。必需脂肪酸缺乏被认为可导致长链脂肪酸向肝细胞线粒体内转移的功能受损,影响脂肪酸的氧化功能,损害脂蛋白形成和甘油三酯分泌,引起肝脏脂肪聚集。牛磺酸可以促进胆汁流动及防止石胆酸盐的毒性,牛磺酸比甘氨酸更有效地结合胆汁酸,而且其结合产物更易溶于水,牛磺酸缺乏可以使甘氨酸结合的胆汁酸增加而引起淤胆。

近年来的研究还发现,PNAC 的发生还与氧化应激损伤和肝脂肪变性有关。肠外营养输注氨基酸产生的氧自由基和脂肪乳剂产生的脂质过氧化物加重了氧化应激和过氧化损害,肠外营养相关的淤胆和肝细胞损伤可能与维生素 E 和硒缺乏所致的氧自由基损伤有关。动物实验发现,在长期肠外营养大鼠的肝脏组织中,肝脏线粒体的氧化功能损害,肝细胞超氧化物歧化酶活性降低,丙二醛含量增高,提示可能机制是肠外营养某些物质应用过程中脂质过氧化产生肝脏氧化损害,肝脏线粒体的氧化功能受损,产生肝细胞凋亡,导致肝损伤。

（二）短肠综合征的外科治疗

经过肠外营养以及肠康复治疗等非手术治疗后仍存在严重的短肠综合征,或者小肠适应性变化长时间无改善时,残余肠道无法继续代偿的短肠综合征患者可考虑外科治疗。外科治疗的目的是通过增加肠吸收面积或减慢肠运输时间以增加小肠的吸收能力。目前,临床上短肠综合征外科治疗常用的手术方式有以下几类。

1. 减慢肠运输的有关手术方式　目前临床上多种降低肠运输时间的外科手术,这些手术的目的是通过延长食糜在肠道内停留时间来改善患者的吸收状况,具体手术方式有:① 小肠肠段倒置术:将一段小肠倒置吻合使倒置的肠管呈逆蠕动,能减慢肠运输和改变肌电活动,有利于营养物质的吸收。倒置的肠段必须位于小肠最远端,倒置肠段的理想长度成人为 10~15 cm,婴儿为 3 cm,倒置的肠管过长可能会由于逆蠕动过强而引起肠梗阻,过短则无法达到延长肠内容物停留的目的,当患者残余肠段过短不能提供 10 cm 的肠段供倒置时不宜行此手术(图 5-5-1)。② 结肠间置术:这种手术方法的优点在于不使用小肠的表面积,利用结肠蠕动缓慢且肠段蠕动冲击少见的特点,将结肠间置于空肠或回肠间,延长肠运输时间。具体手术方法有两种:其一为同向蠕动间置结肠,其二为逆向蠕动间置结肠,如同小肠倒置一样。间置的结肠长度目前尚无统一标准,范围以 8~24 cm 为宜(图 5-5-2)。③ 小肠瓣或括约肌再造术:由于广泛切除小肠同时又切除了回盲部的患者预后极差,本术式主要为此类病例所设计。外科建立人工瓣膜或括约肌的目的在于减慢肠运输的时间,阻止肠内容物通过过快以及预防结肠内容物逆行性反流所导致的小肠细菌过度生长。目前最常用的方法是在残余小肠的最远端建立人工套叠,人工套叠的肠段过长会引起肠梗阻,过短则无效。技术上的挑战是制造一种不会引起肠梗阻的、接近于天然瓣膜的人工瓣膜(图 5-5-3)。

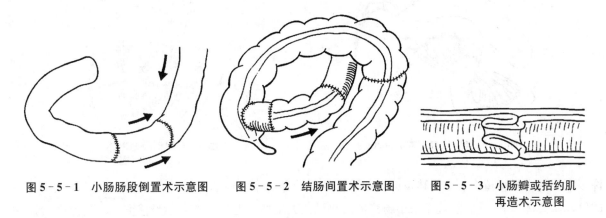

图 5-5-1　小肠肠段倒置术示意图　　　图 5-5-2　结肠间置术示意图　　　图 5-5-3　小肠瓣或括约肌再造术示意图

2. 增加肠表面面积的手术方式　残存肠段的扩张是广泛肠切除后的适应性改变之一。肠襻扩张伴随肠道无效蠕动和食糜停滞不前是 SBS 患者常见的问题,随之而来的是细菌过度繁殖导致的败血症。手术的目的是在不牺牲肠道长度的情况下缩窄扩张的肠段来改善肠蠕动。手术时机的选择非常重要,当肠道适应达到最大,或肠内营养推进缓慢并且受到细菌过度生长的阻碍时,就是手术的最佳时期。常用的方法有:① 纵行小肠延长术:由于肠系膜血管分为前后两部分进入肠壁,中间的空隙无血液供应。1980 年 Bianchi 首先提出沿肠系膜两支血管间的间隙将系膜侧和对系膜侧的肠管纵行切开,再将两部分肠管分别缝合成管状,这样就形成了两段有独立血供的肠管,最后将两段小肠同向吻合,其直径为原肠管的一半,长度为原肠管的 2 倍。该手术称为纵向小肠延长术(longitudinal intestinal lengthening and tailoring,LILT),也称为 Bianchi 手术(图 5-5-4A)。该手术方式适合肠段扩张的患者特别是患儿,但有潜在的并发症如吻合处多发粘连及狭窄。② 连续横向肠成形术:2003 年 Kim 及同事提出 STEP 术(图 5-5-4B),其方法是每隔一定距离交替方向垂直肠管方向切开部分肠管并作吻合,保持肠道连续性并延长肠管长度。临床上可以用吻合器沿肠系膜边缘交替对向不完全离断,制造出类似于"Z"字形变窄并且延长的肠管。为了使食糜顺利通过,肠道宽度一般不得小于 2.5 cm。为了避免吻合口漏肠液或出血,常常需要在横断拐角处多缝 1 针或 2 针。

3. 小肠移植　小肠移植是治疗短肠综合征最理想和最有效的方法,早年由于小肠移植后急性排异反应、严重感染、移植肠功能障碍等问题,小肠移植的存活率远低于肠外营养治疗,因此肠功能衰竭患者的首选治疗方法是肠外营养,只有当患者不能耐受肠外营养或肠外营养难以继续时才选择小肠移植。但是,肠外营养对患者的全身代谢功能要求很高,长期使用后会引起肝功能衰竭、代谢紊乱等严重并发症,而且患者生活质量和长期存活率并没有显著提高。近年来,由于新型免疫抑制方案的不断发展及应用,手术技术也不断完善,围手术期处理也有较大的进步,小肠移植的效果近年来获得了明显的提高。

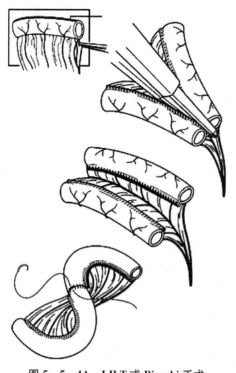
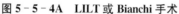
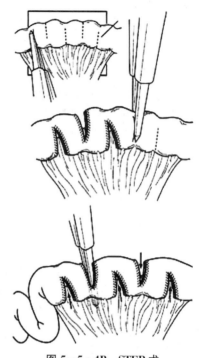

图 5-5-4A LILT 或 Bianchi 手术　　　　　图 5-5-4B STEP 术

许多大型的小肠移植中心小肠移植患者和移植脏器的存活率已经达到肠外营养治疗水平,而小肠移植的价效比又优后者。因此,近年来小肠移植的数量大大增加。近年来国际小肠移植会议共识是,肠衰竭治疗中心应由非移植的肠康复治疗和小肠移植共同构成,一旦患者不能依赖肠道吸收营养维持生存,应尽早行小肠移植,小肠移植疗效显著提高,小肠移植术后生活质量和性价比都要优于肠外营养。因此,小肠移植的适应证应该适当放宽,肠衰竭治疗策略由以往的肠外营养治疗向小肠移植倾斜,一旦患者不能摆脱肠外营养以维持生存,就应尽早进行小肠移植,小肠移植也将最终从挽救生命的治疗措施发展为显著提高患者生活质量的治疗措施。

目前国际上对于小肠移植指征已经达成共识,主要适用于不可逆的肠功能衰竭且合并有以下严重并发症的患者:① 反复的危及生命的感染;② 中心静脉途径丧失超过50%;③ 反复且难以纠正的体液平衡失调;④ 肝功能衰竭和门静脉高压。除以上各项之外,专家们还提出以下推荐意见:① 广泛小肠切除的儿童;② 合并严重肠道疾病预计病死率很高的儿童;③ 进行性预后不良患者;④ 存在肠道上皮发育不良或微绒毛疾病患者。临床小肠移植方式主要有单独小肠移植、肝小肠联合移植以及包括小肠的腹腔多脏器移植。单独小肠移植主要适用于单纯小肠功能缺失的患者,其技术已较为成熟,临床应用最多。肝小肠联合移植适用于小肠功能衰竭同时伴有肝功能衰竭的患者,当肠衰竭患者因长时间全肠外营养导致肝功能严重受损时,可考虑加用辅助旁原位肝移植、部分肝移植乃至全肝原位移植的肝小肠联合移植。由于手术技术难度高、操作复杂、并发症较多、手术失败率较高,目前更多地倾向于应用保留十二指肠的整块肝脏小肠联合移植术。此术式的肝肠移植物中,供者的十二指肠及胰头一并植入,保留了供者的胆管系统,自体的上腹部脏器也能保持完整性。由于无须施行肝动脉和胆管的吻合,简化了手术操作,成功率较高。

七、主编点评

本例患者因急性肠扭转大部分小肠及部分右半结肠坏死,仅保留 30 cm 近端空肠,加上缺失回盲瓣和部分升结肠，导致极短短肠综合征，患者不得不依赖全肠外营养维持生命。由于缺乏长期肠外营养治疗经验，患者在此后 3 年家庭肠外营养支持过程中反复发生导管感染、败血症、导管堵塞、代谢异常等多种并发症，反复拔除深静脉导管，不断静脉穿刺置管操作导致深静脉血栓形成、上腔静脉堵塞、置管困难，使得肠外营养难以继续。同时，由于医疗条件等限制，患者间断接受肠外营养支持，每次摄入过高的能量，葡萄糖、脂肪与氮量的提供不合理，再加上消化道激素分泌障碍、肠道细菌过度繁殖等因素，导致了较严重的肠外营养相关性肝损害，使得肠外营养难以继续。

多年来本中心接受和诊治了大量短肠综合征患者，许多患者是在外院接受初期治疗后因各种原因转入本院，其中不乏由于长期肠外营养并发症需要进一步处置的患者。深静脉导管是依赖肠外营养维持生命患者的"生命线"，必须十分重视导管的日常维护。我们的经验是对于需要长期肠外营养甚至是终身依赖肠外营养支持以维持生命的患者，推荐采用隧道式锁骨下静脉穿刺置管的中心静脉置管，即将导管从锁骨下穿刺处再向下在前胸壁做 20 cm 左右的一皮下隧道，使导管通过皮下隧道从前胸壁引出，这样不仅可降低中心静脉导管感染发生率，又适合患者本人或其家属在家中操作、实施，护理方便，不影响日常活动。静脉导管应选择硅胶或聚氨酯为材料的高质量导管，导管质地柔软、组织反应小、导管内壁光滑，有较好的抗血栓性能，溶液中的成分、血凝块及细菌等不容易沉着或附壁，降低了导管阻塞或导管感染的发生率，可以较长时间留置和使用。长期家庭肠外营养患者应选择单腔静脉导管，不宜选用双腔或多腔的导管，避免静脉导管被多用途使用，可采用新型的有缓释抗生素涂层的中心静脉导管，以减少导管表面细菌定植，降低导管相关性血行感染发生率。此外，严格的无菌操作及认真的导管护理在预防导管感染中起重要作用。一旦发生中心静脉导管感染，并不需要每次都要拔除导管，许多情况下在进行抗菌治疗的同时采用抗生素封管方法治疗，大多数情况下可有效控制导管感染，只有证实为真菌感染、多种病原微生物感染、抗菌治疗 2 天后感染无法控制情况下才不得不拔除导管，这样可以避免由于反复拔除导管后再穿刺置管造成深静脉的损伤。

导管堵塞是 HPN 另一个常见并发症，导管的质量、输液后的导管护理以及营养液的成分在管壁内沉积等均是引起导管堵塞的重要因素。我们的经验是在每次结束肠外营养液输注时用无菌 0.9% 氯化钠注射液 20 ml 冲洗导管，以防营养液沉积而致阻塞，冲洗完毕后再用 0.9% 氯化钠注射液约 2 ml 将导管腔充满，防止回血在导管内沉着、凝结。我们采用氢氧化钠溶液冲洗法，既能防止导管阻塞，又能使大部分已经堵塞的导管再通。具体方法是通过定期向导管内注入 1 nmol/L 氢氧化钠 0.5~0.75 ml，保留 2 h 后回抽，再用等渗盐水冲洗导管，即可消除导管内壁上的沉积物。我们的经验是长期肠外营养患者每 3 个月使用一次，能使导管保持通畅，显著延长每根导管的使用时间。

肝脏损害和胆汁淤积是长期肠外营养常见的并发症，病理改变从轻度肝脏脂肪浸润、胆汁淤积到最终的纤维化或失代偿性肝硬化不等。临床上我们经常见到一些患者在接受肠外营养数年后因严重肝脏损害而无法继续进行肠外营养支持，从而难以维持生命。我们的经验是对于需要长期肠外营养的患者，应根据患者机体代谢情况制订肠外营养方案，避免长时间过高热量及过量葡萄糖摄入，适当调整营养液成分或营养素比例，尽可能保持经口进食或使用经胃肠道喂养，可减轻或避免肝脏、肠道结构和功能的损害。此外，对于存在肠衰竭的年轻短肠综合征患者，除了家庭肠外营养之外要评估小肠移植的可行性。每个肠衰竭治疗中心应由非移植的肠康复治疗和小肠移植共同构成，一旦患者不能依赖肠道吸收营养维持生存，应尽早行小肠移植，小肠移植疗效显著提高，小肠移植术后生活质量和价效比都要优于肠外营养，术前病情状态稳定的患者移植疗效显著好于病情不稳定的患者，不论是小肠移植的费用还是手术效果，均优于出现肠衰竭时再行小肠移植。因此，小肠移植的适应证应该适当放宽，肠衰竭治疗策略由以往的肠外营养治疗向小肠移植倾斜，一旦患者不能摆脱肠外营养以维持生存，就应尽早进行小肠移植，小肠移植也将最终从挽救生命的治疗措施发展为显著提高患者生活质量的治疗措施。

（吴国豪）

参考文献

［1］ Kovler ML，Hackam DL. Generating an Artificial Intestine for the Treatment of Short Bowel Syndrome［J］. Gastroenterol Clin N Am，2019，48：585－605.

［2］ Daiello LA，Racine AM，Yun Gou R，et al. Postoperative Delirium and Postoperative Cognitive Dysfunction：Overlap and Divergence［J］. Anesthesiology，2019，131：477－491.

［3］ Jeppesen PB，Fuglsang KA. Nutritional Therapy in Adult Short Bowel Syndrome Patients with Chronic Intestinal Failure［J］. Gastroenterol Clin N Am，2018，47：61－75.

［4］ Ladd MR，Costello C，Gosztyla C，et al. Development of intestinal scaffolds that mimic native mammalian intestinal tissue［J］. Tissue Eng Part A，2019，25(17－18)：1225－1241.

［5］ Lauro A，Lacaille F. Short bowel syndrome in children and adults：from rehabilitation to transplantation［J］. Expert Review of Gastroenterology & Hepatology，2019，13：55－70.

［6］ Vikram K，Raghu VK，Beaumont JL，et al. Pediatric intestinal transplantation：Analysis of the intestinal transplant registry［J］. Pediatric Transplantation，2019，23(8)：e13580.

病例 6

门静脉血栓形成，急性淤血性肠坏死，感染性休克，短肠综合征

一、病史简介

患者，男，69 岁。因"反复腹胀、腹痛 2 日，加重伴呕吐 2 小时"于急诊就诊。急诊治疗过程中出现一过性晕厥，考虑糖尿病高渗昏迷，予对症支持治疗并进一步检查肺动脉 CTA 及肠系膜血管 CTA，结果提示未见肺栓塞、门脉系统静脉血栓，小肠缺血可能。普外科会诊后考虑患者小肠坏死可能大，遂拟行急诊剖腹探查手术，自急诊抢救室直接送往手术室。

患者既往有高血压病史，口服缬沙坦，平素血压控制于 130～140/80～90 mmHg。患者否认糖尿病及心脏病等其他慢性病史。2008 年行阑尾切除术，2011 年行右侧腹股沟疝修补术，2016 年行良性前列腺增生手术治疗。否认传染病史。预防接种随社会。

二、入院检查

体温 38.6℃，脉搏 101 次/分，呼吸 40 次/分，血压 110/72 mmHg（去甲肾上腺素维持血压）。神志烦躁，四肢肢端厥冷，腹部膨隆，全腹压痛（＋），腹壁皮肤发绀。余查体不能配合。

红细胞 $2.98×10^{12}$/L；血红蛋白 93 g/L；血小板 $69×10^9$/L；白细胞 $7.4×10^9$/L；中性粒细胞88.8%；总胆红素 36.2 μmol/L；直接胆红素 13.4 μmol/L；白蛋白 24 g/L；谷丙转氨酶 1 985 U/L；谷草转氨酶 2 800 U/L；尿素 22.1 mmol/L；肌酐 230 μmol/L；尿酸 632 μmol/L；PH 7.21；二氧化碳分压23.00 mmHg；氧分压 77.0 mmHg；血红蛋白 94 g/L；碱剩余－7.2 mmol/L；乳酸 6.00 mmol/L。

腹部 CT：患者肠管扩张明显，可见较多肠内容物，未见明显腹腔游离气体，盆腔少量积液，门脉系统静脉血栓，小肠缺血可能。

三、入院诊断

感染性休克，急性淤血性肠坏死，门静脉血栓形成，高血压。

四、治疗经过

患者诊断明确后，立即行急诊剖腹探查手术，术中见血性腹水 1 000 ml，距屈氏韧带 30 cm 起至回盲部 30 cm 之间小肠肠壁发黑、肠腔显著扩张，距屈氏韧带 50 cm 处小肠断裂、肠液外漏，结合术前影像学检查考虑肠系膜静脉栓塞导致小肠大部分坏死，决定行坏死小肠切除术。术中切除坏死小肠，并将残余小肠端端吻合，术毕共残余小肠 55 cm。手术后，患者进入 ICU，早期经积极液体复苏、抗感染对症支持治疗以及床旁连续性肾脏替代治疗（continuous renal replacement therapy，CRRT）辅助清除炎性介质后，患者循环及一般情况逐步恢复稳定。待患者逐步撤离器官辅助支持、减少升压药物用量及抗生素降级后，开始逐步给予患者营养支持治疗。早期仅给予患者接受肠外营养支持。使用以下公式估算营养需要：25～35 kcal/（kg·d）理想体重（ideal body weight，IBW）和 1.5～2.0 g 蛋白质/（kg·d）

IBW。最终实际根据 28 kcal /(kg·d) IBW 和 1.8 g 蛋白质/(kg·d) IBW 的起始剂量开始 TPN,并监测患者的输入/输出、体重和临床状况以调整 TPN。在 PN 给药期间未观察到明显的体重减轻。

因预期该患者需要长期肠外营养支持,我们使用了鱼油基脂肪酸,并将每日剂量的多种维生素和微量元素添加到 PN 中。在 PN 给药期间,PN 中微量元素和多种维生素的含量为推荐水平。手术后每两周测量一次血清维生素 B_{12}、叶酸、锌和铜的水平,所有测量值均保持在正常范围内。我们建议患者出院时补充维生素。从 PN 后第 10 天,开始给患者添加以大米为原料的软性流质饮食,然后在临床营养师的监督管理下进入软性半流饮食。从第一顿固体食物开始,每天给患者提供低脂、低纤维饮食,每天 6顿。根据患者的耐受性(如大便量和次数),调整进餐过程和细节。在患者能够逐步增加口服摄入量之后,实时根据 NST 建议对饮食和药物方案进行修改,以减少腹泻的发生。在治疗过程中,临时性尝试添加谷氨酰胺和口服营养补充剂,并建议患者在饮用水中适当加入谷氨酰胺粉末。

一个月后,PN 摄入量已降至初始水平的 60%。手术后第 35 天,患者进入正常规律饮食。在监测体重变化和口服摄入量的情况下,逐渐减少 PN。患者最终在手术后第 45 天转出 ICU。此时,患者的经口摄入量约为 1 500 kcal,已不再需要 PN 支持。

五、讨论分析

SBS 是一种较为罕见的复杂临床疾病,是由外科手术、先天性缺陷或疾病原因引起的肠道吸收功能丧失。成人 SBS 患者具有高度的异质性,剩余肠管的长度和残余功能以及社会心理等因素均会对其产生影响。SBS 的症状虽因患者而异,然而通常以腹泻、大便油腻、腹痛、营养不良和脱水为特征性表现。

SBS 的过程主要分为急性期和适应期。急性期的特点是液体、电解质等物质经肠道大量丢失和代谢紊乱,该阶段在切除后立即开始,通常持续 3～4 周。适应期的特点是结构和功能发生变化,以增加营养素吸收和减缓胃肠传输,适应期通常持续 1～2 年。SBS 患者急性期的治疗主要包括密切监测排便量和尿量,以及胃肠外补充液体和电解质丢失。肠切除后一旦患者病情稳定,则应立即开始肠外营养。经粪便丢失可控后,也应尝试肠内营养。肠外营养支持的持续时间取决于切除小肠的长度、切除部位,以及是否存在完整回盲瓣和与小肠相连的结肠。

与 SBS 相关的营养不良会逐渐损害所有身体系统的功能,从而降低整体健康状况和生活质量。SBS 患者对疾病的敏感性增加,疾病和手术的并发症更加严重,恢复时间延长,死亡风险增加。SBS 患者的结局取决于其残余肠道的适应程度。结合药物和营养疗法用于支持肠道适应能力,通过增加吸收来减少粪便输出,可以改善营养健康、水合状况和整体生活质量。减少粪便排出量的关键步骤之一是饮食控制。适当的饮食控制取决于个体的肠道解剖结构,需要大量的宣教和持续的监督以确保成功。

肠道适应最为明确的刺激因子是肠腔中存在的营养素。这种作用主要由肠道产生的生长因子介导。采用肠外喂养的 SBS 动物模型研究已经证实,肠道适应需要肠内喂养,全肠外营养时不会发生肠道适应。需要经过消化过程才能吸收的营养素是肠道适应的重要刺激因子。因此,双糖和长链脂肪刺激肠道适应的能力分别强于单糖和中链脂肪。营养素很可能通过诱导一种或多种营养性胃肠激素的释放(该刺激主要由脂肪介导)来促进肠道适应。

SBS 患者可能存在肠溶药物和定时释放/迟释药物吸收受损的风险。在可行的情况下,应使用其他给药方法(如液体、透皮、栓剂),并监测药物水平。应在数周至数月时间内缓慢、逐步过渡到经口进食。肠内营养需要经常重新评估患者的吸收状态,因为吸收状态会随着肠道逐步适应而发生改变。

尽管有和没有结肠节段患者的 SBS 饮食非常相似,但仍应注意一些关键差异。具体来说,仍然具有结肠部分的 SBS 患者通过高复杂碳水化合物、低中度脂肪饮食可以更好地吸收营养并减少粪便流失。减少对肠外营养的依赖非常重要,肠道适应会导致形态和功能的改变,从而增加剩余肠管的功能,这些改变往往在肠切除后自然发生。这些作用可以通过营养和药物途径来增强,例如,口服或管饲营养素刺激肠组织的生长和适应。许多肠功能衰竭的患者,特别是 SBS,需要长期的肠外营养和(或)静脉液体。通过个性化的 SBS 饮食和药物管理优化水合和肠内营养,可以减少或消除对肠外营养和(或)静脉液体的需求,并改善该患者群体的结局。

SBS 患者的管理很复杂,需要采取综合的、多学科的方法并给予更为详尽的关注,并且必须考虑其病理生理学的特殊变化情况,从长远来看,通过使用适当的口服饮食以及适当的患者教育和监测,可以增加实现营养自主的可能性。因此,多学科团队合作对于获得最佳结果显得尤为重要。

六、相关营养背景知识

短肠综合征患者的营养支持

SBS 患者的管理非常复杂,需要采取综合的、多学科合作的方法以及密切的关注。尽管关于 SBS 患者营养管理的数据有限,但从临床实践来看,细致的营养干预可以促进 PN 撤离的成功率。通过使用适当的口服饮食并结合完善的宣教和严密监管,可以提高患者长期实现营养自主的可能性。

对 SBS 患者最重要的饮食干预措施包括推荐少量多次进餐,避免使用所有类型的单糖以及鼓励反复咀嚼食物。通过进食复杂的碳水化合物来替代浓缩糖的摄入,SBS 患者的粪便量减少,营养吸收得到了增强。低纤维和复合碳水化合物易于消化和吸收。因此,无论其余的肠道解剖结构如何,这些都应是主要的热量/营养来源。

患者的蛋白质需求量取决于疾病进展的程度。许多 SBS 患者营养不良,可能会从增加蛋白质的摄入量中受益。首选的蛋白质来源为具有较高生物学价值的蛋白质,而非植物蛋白质。由于吸收表面积的减少对氮吸收的影响最小,因此这些患者通常不需要基于短肽的饮食,因为他们通常的饮食蛋白质来源就足够了。SBS 患者通常建议口服谷氨酰胺,但是,其临床益处尚存争议。尚缺乏足够的证据支持其在 SBS 患者中的应用。

微量营养素的补充是必要的,尤其是当患者期望从 PN 撤离时。维生素和矿物质缺乏症在这些患者中很常见,并且通常具有营养缺乏症的临床体征。营养补充剂的建议通常基于临床怀疑,因为许多因素会改变血清水平,仅凭实验室检查的改变,往往难以适时地给予患者必要的营养补充剂支持。

脂肪是热量的极好来源。但是,根据剩余的肠道解剖结构,摄入过多的脂肪可能会加剧脂肪泻。这会导致粪便丢失过多热量、脂溶性维生素和二价矿物质。SBS 患者通常建议使用中长链脂肪乳(medium-chain triglyceride,MCT)作为脂肪摄入来源,因为 MCT 直接通过黏膜吸收进入血液,然后直接到达肝脏。但是 MCT 不能像长链脂肪那样促进肠道适应,因此建议仅作为日常饮食计划的一部分来实行。

在确认患者的口服摄入稳定后,应当建议避免食用高脂食物并保持低草酸盐饮食。这些建议的目的是预防肾结石。草酸钙结石是一种常见并发症,据报道在多达 60% 的 SBS 患者中有发生。为避免肾结石,患者应避免食用高脂和高草酸盐的食物。

而多学科团队中,营养师的关键任务之一是将所有相关数据转换为符合个人喜好和生活方式的饮食计划。需要仔细监测以建立每日热量和液体摄入量目标,并根据需要进行调整以确保患者可以耐受所推荐的饮食。通过监测症状、大便排出量、微量营养素水平、体重变化、水合状况和食用食物情况等,评估患者是否理解并正确实施饮食疗法。

通过多学科团队的强化营养管理,我们建议为最近接受小肠切除术的 SBS 患者增加口服摄入量。从 PN 开始提供营养支持,随着口服摄入量的增加,PN 逐渐减少。在从 PN 过渡到口服饮食的过程中,应严密监控患者,以免出现喂养不足或过量。

总之,营养疗法对于 SBS 患者的成功治疗至关重要。从一开始就进行实质性和持续性的教育,使患者或护理人员易于理解,这是必不可少的,必须分配足够的时间来达到这个目的。随着肠道的适应和吸收的改善,饮食限制可能会放宽。SBS 患者需要终生监测,并且管理目标需要随着实际情况的变化而做出相应的调整。

七、主编点评

治疗短肠综合征患者的最终目标是实现肠内自主,从而逐渐撤离对肠外营养或静脉输液的依赖。但是临床中从肠外营养或静脉输液的支持下撤离是一个非常复杂且漫长的过程,每个患者都应该做到个体化,并在逐步优化过程并使患者达到稳定之后再尝试下一步努力,包括饮食结构的调整、口服补水和常规抗腹泻药物等。

此病例为一门静脉血栓事件引起的大范围肠坏死切除病例,剩余肠管 55 cm,可诊断为短肠综合征。患者从感染性休克到急诊手术,并在 ICU 中逐步恢复的过程中,成功从全肠外营养过渡到了完全经口进食,其间很好体现了从肠外到口服的循序渐进过程,并且结合了多学科的合作。临床营养师在短肠综合征患者的饮食过渡过程中起到了至关重要的作用,是此患者最终完全做到肠适应过程中不可或缺的一环。

临床中短肠综合征患者总体预后仍不理想,如何帮助更多的短肠综合征患者成功做到肠适应、摆脱肠外营养和(或)静脉输液的支持、彻底改善患者的生活质量将是临床医师必须面对的一项重要课题,而想要成功实施必须要像此病例一般,彻底贯彻好患者个体化、多学科团队合作以及循序渐进的诊疗模式,最终帮助更多的短肠综合征患者真正回归正常社会生活。

(陈 嵩 罗 哲)

参考文献

[1] Kelly DG, Tappenden KA, Winkler MF. Short bowel syndrome: highlights of patient management, quality of life, and survival[J]. JPEN J Parenter Enteral Nutr, 2014, 38: 427 - 437.

[2] Parrish CR, DiBaise JK. Short bowel syndrome in adults — part 2. Nutrition therapy for short bowel syndrome in the adult patient[J]. Pract Gastroenterol, 2014: 40 - 51.

[3] Matarese LE. Nutrition and fluid optimization for patients with short bowel syndrome[J]. JPEN J Parenter Enteral Nutr, 2013, 37: 161 - 170.

[4] Matarese LE, O'Keefe SJ, Kandil HM, et al. Short bowel syndrome: clinical guidelines for nutrition management[J]. Nutr Clin Pract, 2005, 20: 493 - 502.

[5] Song JY, Kim HY. Nutrition support for pediatric short bowel syndrome[J]. J Clin Nutr, 2014, 6: 19 - 23.

病例 7

全小肠及右半结肠切除,家庭肠外营养 30 年,铁中毒

一、病史简介

患者,女,57 岁。因"全小肠及右半结肠切除术后 30 年,发热 2 天"入院。患者 30 年前因急性肠扭转行全小肠及右半结肠切除术,行家庭肠外营养支持。家庭肠外营养 2 年时曾因胆囊结石接受胆囊切除术,家庭肠外营养支持 5 年后自然妊娠,于孕 36 周剖腹产一正常女婴。患者在接受家庭肠外营养的近 30 年期间,绝大部分时间里病情平稳,中间曾多次由于深静脉导管损坏、堵塞或严重导管感染来院就诊,更换静脉导管。在家庭肠外营养 8 年时发现高铁血症(血铁浓度比正常值高 20 倍),无临床症状。3年前患者在傍晚时出现头晕乏力、神志淡漠、反应迟钝、自言自语、口齿不清,有时出现短暂的意识模糊,上述现象通常持续数十分钟后自行好转。本院内分泌科查肝功能正常,头颅 CT 检查未发现异常,24 h动态血糖监测和 72 h 饥饿试验、七点血糖、胰岛素、C 肽检测未见异常,排除低血糖和胰岛素瘤可能。神经内科相关检查未发现异常,上述症状未经特殊治疗自行消失。1 年前患者出现不明原因的发热而入院,体温在 38.3~39℃之间,实验室检查示贫血、肝肾功能不全,腹盆部 CT 平扫示腹、盆腔积液,肝脾肿大,左肾周渗出,炎性改变可能。血培养金黄色葡萄球菌(+),予更换深静脉导管,抗生素治疗,患者病程中出现气促,胸片示双侧胸腔积液,超声心动图示双侧胸腔中-大量积液,LVEF 62%。胸部 CT 示两肺炎症,左下肺局部肺不张,两侧胸腔积液。后因病情加重转入外科 ICU,予胸腔穿刺置管引流、抗生素治疗、输血、护肝、静脉营养支持后好转出院。3 个月后再次出现发热、不完全性肠梗阻入院,经补液、抗炎、输血、升白细胞、EPO、肠外营养支持,患者病程中出现意识障碍、酸中毒,超声心动图未见异常,因病情加重转入外科 ICU 治疗,予支持治疗后好转,本次因不明原因发热 2 天入院。

患者行全小肠及右半结肠切除术后 29 年余,长期家庭肠外营养支持,有胆囊切除和剖腹产等手术史,有手术输血史。曾有肺结核病史,治疗情况不详。

二、入院检查

体温 38.6℃,脉搏 92 次/分,呼吸 22 次/分,血压 80/50 mmHg,体重 36 kg,身高 165 cm。神志清楚,神萎,呼吸急促,营养较差,发育正常,消瘦,自主体位,应答流畅,查体合作。皮肤干燥,肤色灰暗,无肝掌、蜘蛛痣。全身浅表淋巴结无肿大,头颅无畸形,颜面轻度浮肿,巩膜轻度黄染,口腔无特殊气味,前胸壁未见浅静脉曲张,左锁骨下静脉留置静脉导管,胸廓无畸形,双肺呼吸音清粗,两下肺低可闻及干湿啰音。心前区无隆起,心界不大,心率 92 次/分,律齐,各瓣膜区未闻及病理性杂音。腹部见手术瘢痕,全腹软,无压痛,肝脾肋下未触及,质韧,腹部叩诊鼓音,无移动性浊音,肠鸣音 5 次/分。直肠指检无异常,生殖器未检,四肢脊柱无畸形,活动自如,双下肢无水肿,双侧足背动脉搏动可,神经系统检查无异常体征。

红细胞 $1.75 \times 10^{12}/L$;血红蛋白 59 g/L;白细胞 $7.04 \times 10^{9}/L$;血小板 $119 \times 10^{9}/L$;总胆红素26.1 μmol/L;直接胆红素 25.4 μmol/L;总蛋白 49 g/L;白蛋白 21 g/L;前白蛋白 0.1 g/L;谷丙转氨酶24 U/L;谷草转氨酶 27 U/L;碱性磷酸酶 186 U/L;γ-谷氨酰转移酶 111 U/L;总胆汁酸 3.8 μmol/L;

乳酸脱氢酶 235 U/L；尿素 23.4 mmol/L；肌酐 154 μmol/L；尿酸 250 μmol/L；钠 148 mmol/L；钾 2.9 mmol/L；氯 116 mmol/L；钙 1.71 mmol/L；无机磷 0.55 mmol/L；镁 0.67 mmol/L。

腹盆腔 CT：右肾 AML 可能，左肾下极可疑占位，左侧腰大肌占位，左肾周结节，肝门区高密度影（图 5-7-1A）。胸部 CT：两肺散在慢性炎症，右下肺陈旧灶，右侧少量胸腔积液。双侧部分肋骨陈旧性骨折可能。上腹部 MRI：左侧腰大肌、左肾下极周围脓肿可能较大，右肾 AML 可能；肝脾肿大伴信号减低，考虑代谢性铁沉积所致。超声心动图：左室射血分数 30%，三尖瓣增厚伴中度反流，右房增大，轻度肺动脉高压。

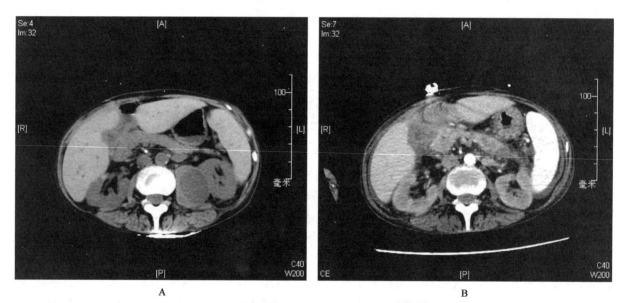

图 5-7-1　A. 腰大肌脓肿；B. 腰大肌脓肿引流后

三、入院诊断

全小肠切除及右半结肠切除术后，败血症，腰大肌脓肿。

四、治疗经过

患者入院后检查显示三系降低，肝、肾功能不全，电解质紊乱，低蛋白血症，血培养示金黄色葡萄球菌感染。腹部 CT 示左肾下极、左侧腰大肌占位，脾肿大。胸部 CT 示右侧少量胸腔积液。入院后给予抗感染、保肝、补液营养支持、纠正贫血等对症治疗。上腹部 MRI 检查示左侧腰大肌、左肾下极周围脓肿，肝脾肿大伴信号减低，考虑代谢性铁沉积。床旁 B 超提示左肾下极左侧腰大肌前脓肿，在超声引导下穿刺抽出较多脓性液体并置管引流，脓液培养为金黄色葡萄球菌，予万古霉素加强抗感染治疗，并定期检测万古霉素血药浓度，适时调整剂量。患者贫血明显，予输少浆血。经过上述处理后患者体温下降不明显，再次行血培养示金黄色葡萄球菌、平滑假丝酵母菌，加用抗真菌治疗后情况稳定。约 1 周后患者出现呼吸浅快，心率 118 次/分，SpO₂ 99%，呼吸 28 次/分，血压 112/65 mmHg。查体：嗜睡，呼吸浅促，双肺呼吸音粗，腹软，肠鸣音 3 次/分。血气分析：血浆 pH 6.99；血二氧化碳分压 15.80 mmHg；血氧分压 65.8 mmHg；乳酸 0.30，存在严重酸中毒，经静滴碳酸氢钠纠酸处理后有所改善，继续抗感染治疗，维持酸碱平衡及水电解质稳定。复查 CT 示左侧腰大肌旁脓肿消失（图 5-7-1B），超声心动图示 LVEF 30%。患者病情进展，出现肝、肾功能持续恶化，予护肝治疗并调整抗生素剂量。数日后出现嗜睡、低体温、血压下降，血气分析：血浆 pH 7.01；血二氧化碳分压 18.90 mmHg；血氧分压 174.0 mmHg；总血红蛋白 4.9 g/dl；血氧饱和度 99.6%；碱剩余—24.40 mmol/L；碱剩余（标准化）—24.40 mmol/L；碳酸氢根离子 6.30 mmol/L；碳酸氢根离子（标准化）4.60 mmol/L；乳酸 0.40。予碳酸氢钠纠酸，琥珀酰明胶注射液（佳乐施）扩容及去甲肾上腺素泵入升压处理，患者病情进一步恶化，昏迷，呼之不应，血压低，予去甲肾上腺素维持血压，血气分析提示代谢性酸中毒，腹胀，腹肌紧张，行 CT 检查示脾大，盆、腹腔积液。行气管插管呼吸机辅助通气，后患者病情好转，神志转清，体温上升，呼吸循环稳定后拔除气管插管，继续给予抗感染、保肝、营养支持等治疗，但患者肝、肾功能持续恶化并出现肝、肾功能衰竭，严重酸中毒，病情危重，进行对症治疗，监测生命体征，维持器官功能。观察中患者出现神志淡漠，呼之不应，后出现口吐少量淡红色泡沫，心率 70～80 次/分，呼吸 20 次/分，血压 104～119/56～62 mmHg，SpO₂ 100%，患者心率逐渐减慢至 40 次/分，呼吸 24 次/分，血压、SpO₂ 测不出，予肾上腺素静推，并予紧急可视喉镜下气管插管，14:35 患者出现呼吸心跳停止，血压、SpO₂ 测不出，立即予心外按压、电除颤等抢救措施，先后多次予去甲肾上腺素、肾上腺素、电除颤等治疗后，15:32 患者恢复自主心率 71～130 次/分。患者大剂量去甲肾上腺素及垂体后叶素维持血压，肾上腺素维持心率，后再次出现血压进行性下降，心率 140 次/分，复查血气：血浆 pH 7.71；血二氧化碳分压 17.20 mmHg；血氧分压 146.0 mmHg；总血红蛋白 4.7 g/dl；血细胞比容 15.10%；SpO₂ 100.0%；钾离子 6.20 mmol/L；钠离子 147.00 mmol/L；离子钙 0.57；氯离子 108.00 mmol/L；碱剩余 1.40 mmol/L；碱剩余（标准化）1.40 mmol/L；碳酸氢根离子 1.40 mmol/L；碳酸氢根离子（标准化）22.10 mmol/L。2:24 心电监护示室性逸搏，立即予以胸外按压，分次肾上腺素静注强心，持续大剂量去甲肾上腺素及垂体后叶素维持血压，患者始终未恢复窦性心律，患者无自主呼吸，双侧瞳孔散大，对光反射消失，心电图呈一直线，宣告临床死亡。

五、讨论分析

本例患者因急性肠扭转全小肠及右半结肠坏死行全小肠及右半结肠切除、十二指肠造瘘。2 个月后作十二指肠-横结肠吻合。在对患者及其家属培训后行家庭肠外营养支持，至本次入院患者依靠全肠外营养支持超过 30 年。本例患者不仅是我国首例接受家庭肠外营养支持的患者，也是迄今为止全世界全小肠及右半结肠切除术后接受肠外营养时间最长的病例。患者平日白天进食早餐及午餐，以肉类和蔬菜为主，量接近正常人，米饭等主食较少，每餐 25 g 左右，晚餐较少食用。每晚 8 点至次晨予静脉营养。一般情况良好，平日料理家务等一般体力活动不受影响，保持较好的生活质量。因此，本例患者无疑是肠功能衰竭患者成功救治的范例，不仅开创了我国家庭肠外营养工作，也为日后类似患者的治疗提供了宝贵的经验。

家庭肠外营养是肠功能衰竭患者重要的维持生命的治疗方式，合理的、有效的家庭肠外营养支持能满足患者对能量和营养素的需求，维持和改善患者的营养状况和器官功能。欧美国家开展家庭营养支持较早，我国的家庭营养支持工作在本例患者之前尚未开展，因此我们也缺乏实际经验，在对本例患者诊治过程中，我们建立了专业营养支持小组，着手学习和进行家庭肠外营养的各项工作，从家庭肠外营养组织管理、肠外营养计划及配方的制订、如何建立有效的静脉通路、肠外营养药物的配送、发放，家庭中全合一肠外营养液配制的设备、条件及操作实施，导管管理和各种并发症的防治等方面，逐一安排落实，积累经验。对于肠功能衰竭患者来说，家庭肠外营养是患者维系生命的治疗措施，关键是如何在长期的肠外营养支持过程中维持良好的器官功能和营养状况，尽量避免或减少并发症的发生。因为长期肠外营养不可避免会导致一系列并发症，影响肠外营养的继续，其中营养素的缺乏或过剩、导管堵塞或感染、肝功能损害以及胆囊结石等为最常见的并发症，严重时甚至可危及患者生命。本例患者在其治疗过程中几乎经历过上述长期肠外营养所有的并发症，我们也在处理这些并发症的过程中不断探索、不断总结和积累治疗经验，创造和发明了一些切实有效的治疗措施和方法，这些在后期类似患者的治疗中发挥重要作用,使得我们对短肠综合征患者治疗的疗效处于国际先进水平,尤其是导管感染性并发症发生率远低于其他治疗中心,明显延长了每根导管的平均使用时间,导管更换次数因此显著降低。

本例患者最早出现较严重的并发症是发生在家庭肠外营养 6 个月后,患者出现不明原因高热、脱发、严重皮疹、大疱性皮炎、口腔溃疡,当时无法确定其发生原因,查阅文献也没有发现相似的报道,临床上常规的检测未发现异常,经过分析讨论考虑是某种微量营养素缺乏所致,但由于当时无法做血维生素及微量元素的测定,经过多方联系在其他机构帮助下检测发现患者存在严重的低锌血症(0.3 $\mu g/dl$;正常值:65~70 $\mu g/dl$),当时临床上没有微量元素制剂,也没有药用的锌制剂,我们联系相关制药企业制作了一批氯化锌制剂,在征得患者及家属同意后静脉补充氯化锌 10 mg/d,两周后症状消失。患者在接受家庭肠外营养早期,经常发生的深静脉导管感染和导管堵塞是阻碍治疗进行的一个十分突出问题,我们和麻醉科一起改进患者的上腔静脉置管通路,采用隧道式锁骨下静脉穿刺置管的中心静脉置管,即将导管从锁骨下穿刺处再向下在前胸壁做一 20 cm 左右的皮下隧道,使导管通过皮下隧道从前胸壁引出,这样不仅可降低中心静脉导管感染发生率,又适合患者本人或其家属在家中操作、实施,护理方便,不影响日常活动。

导管感染是 HPN 最常见、最严重的并发症之一,几乎每例长期实施长期家庭肠外营养的患者都会发生。一旦发生静脉导管感染,有时不得不拔除导管,这就会迫使肠外营养中断,后果严重者甚至危及生命。我们的体会是,严格的无菌操作及认真的导管护理在预防导管感染中起重要作用。此外,中心静脉置管的方式、部位以及导管的质量也是影响导管感染的重要因素。选用单腔导管、避免静脉导管的频繁操作、有效地预防导管堵塞等均能降低导管感染风险。导管堵塞是长期家庭肠外营养另一个常见并发症,导管的质量、输液后的导管护理以及营养液的成分在管壁内沉积等均是引起导管堵塞的重要因素。目前,预防导管堵塞的方法众多,但实际效果差异较大。传统的方法是每次结束营养液输注时用 0.9%无菌氯化钠注射液 20 ml 冲洗导管,以防营养液沉积而致阻塞,冲洗完毕后再用肝素加 0.9%氯化钠注射液(肝素浓度为 1 mg/ml)约 2 ml 将导管腔充满,防止回血在导管内沉着、凝结。目前,我们通常是采用生理盐水冲洗并封管以预防导管堵塞,而不再用含肝素的溶液封管,效果良好。对于已经堵塞的导管,我们经过长期的观察和研究,发明了氢氧化钠溶液冲洗法,既能防止导管阻塞,又能使大部分已经堵塞的导管再通。具体方法是定期向导管内注入 1 nmol/L 氢氧化钠 0.5~0.75 ml,保留 2 h 后回抽,再用等渗盐水冲洗导管,即可消除导管内壁上的沉积物。长期肠外营养患者每 3 个月使用 1 次,能使导管保持通畅,可有效延长导管使用时间。最近我们总结了本中心 47 例长期接受肠外营养支持的短肠综合征患者的资料,导管相关性败血症的发生率平均是 0.31 次/导管/年,中位时间是 0.30 次/导管/年,开始接受家庭肠外营养治疗的前两年导管相关性败血症发生率要明显高于后面。本例患者导管相关性败血症的发生率平均是 0.19 次/导管/年,明显低于其他病例。

长期肠外营养容易引起肝功能损害,在成人称为肠外营养相关肝损害,其病理生理改变主要表现为淤胆和肝脂肪浸润。临床上表现为胆汁淤积、肝酶谱升高和黄疸,严重者可导致肝脏发生不可逆的损害,甚至可引起肝衰竭及死亡,这也是临床上大多数长期家庭肠外营养患者无法继续下去的重要原因。肠外营养相关肝损害是多因素综合作用的结果,其中原发疾病影响与胃肠道长时间缺乏食物刺激、胆汁淤积、长期过高的能量供给、葡萄糖、脂肪与氮量的提供不合理、胆汁淤积及某些营养制剂中的某些成分有关。我们的体会是,为了避免或减少肝功能损害的发生,在开始制订肠外营养方案时就应该注意避免过高热量及过量葡萄糖摄入,适当调整营养液成分或营养素的比例,包括使用中/长链脂肪乳剂,含橄榄油脂肪乳剂或鱼油脂肪乳剂。同时,在允许情况下尽可能保持经口进食或使用经胃肠道喂养,均可减少肝功能损害的发生。本例患者在家庭肠外营养支持 5 年后自然妊娠,为了保证充足的营养供给,自妊娠中期我们调整患者的肠外营养配方,每日增加 300 kcal 热量和 4.7 g 氮量,并相应增加维生素、微量元素用量,注意补充维生素 D、钙、碘、硒等制剂。孕 34 周检查时发现患者出现贫血(血红蛋白 74 g/L)、低蛋白血症(白蛋白 26 g/L)、低锌血症(血锌 30 μg/ml)、高胆红素血症(总胆红素 78.5 μmol/L)、肝功能损害(谷丙转氨酶 95 U/L;谷草转氨酶 76 U/L),针对患者出现的情况我们调整治疗计划,降低摄入的热量,减少葡萄糖的用量,用中/长链脂肪乳剂取代长链脂肪乳剂,氮源由高支链氨基酸的氨基酸溶液供给,静脉补充锌制剂。2 周后上述异常基本得到纠正。患者于孕 36 周剖腹产 1 女婴,重 2 020 g,发育正常无畸形。术中探查患者肝脏色泽、质地均正常,肝穿刺活检示小叶结构完好,有肝细胞淤胆,肝脂肪浸润甚轻微,子宫壁及胎盘活检均未见脂肪浸润。肠外营养 30 年后患者去世时腹部尸体解剖病理学提示患者肝脏未见明显肝硬化和脂肪变性,没有明显得胆汁淤积,除了个体因素之外,我们认为这与该患者一直采用低热量、低碳水化合物比例的营养计划密切相关。

营养物质代谢异常是长期家庭肠外营养另一个常见的并发症,本例患者在接受肠外营养支持 8 年时体检偶然发现存在高铁血症(血铁浓度比正常值高 20 倍),患者无任何临床不适症状,当时也无法解释为何产生机体铁超载。随后我们对患者进行骨髓穿刺检查,其骨髓中充满大量铁和含铁血黄素颗粒,证实机体铁含量明显增高。分析患者发生血铁异常升高的原因,铁的吸收部位主要在十二指肠及空肠上段,而铁的排出是随衰老的小肠上皮细胞脱落而丢失,女性可通过经血少量丢失。人类不具有主动排泄铁的机制,所以体内含铁量是由铁吸收量来决定。患者由于行全小肠切除,残余的十二指肠代偿性地增加对铁和其他营养物质的吸收,由于小肠缺失患者体内铁正常的排出途径丧失,最终机体铁含量增高和在体内的蓄积。发现后我们立即控制患者饮食和肠外营养中铁的摄入,但遗憾的是我们缺乏有效的措施和方法促进铁从其体内排出,再者患者无任何临床表现,查阅书籍和文献也未有长期肠外营养铁过量造成危害或如何处理的报道,因而未引起高度重视。近 1~2 年来患者曾出现不明原因的神志淡漠、意识改变,多次发生心律失常、心包积液和胸腔积液,以及反复出现的感染征象,临床上反复讨论没有找到确切的发生原因,因而无法有效地根治。当患者去世后腹部器官尸检发现大量铁积聚在肝脏、脾脏、网状内皮系统中,粒细胞、吞噬细胞、肝脏中的 Kuffer 细胞及骨髓中沉积了大量的铁和含铁血黄素颗粒,吞噬细胞及脾结构严重损毁,几乎见不到正常的结构存在,因而明确是由铁中毒导致的各器官功能损害所致。再回顾这段时间患者出现的临床表现,发现可以用铁过量对机体产生一系列毒性作用来解释患者后期出现的一系列临床表现。

铁过量对大脑和神经组织损害,脑细胞线粒体损害,能量供应障碍,神经元退行性病变或脱髓鞘,从而出现头晕乏力、神志淡漠、反应迟钝、自言自语、口齿不清甚至短暂的意识模糊等一系列临床症状。铁过量心肌肌膜和溶酶体膜损害,可造成局部电生理紊乱,影响心脏传导系统,触发严重的室性心律失常。心肌细胞内铁增加可引起心肌功能受损,影响心肌细胞的结构和功能,最终导致心脏结构改变和心脏收缩功能降低。所以患者多次出现心律失常、心室扩大、射血分数下降。铁过量可导致肺组织伤害,从而降低肺的防御功能,患者病程中出现气促、两肺炎症、肺不张及两侧胸腔积液。严重的铁过量对机体巨噬细胞和网状内皮系统造成不可逆的破坏,严重损害机体网状内皮系统功能和免疫功能,影响宿主免疫应答细胞因子的产生和功能,降低机体抗感染能力,这就是患者后期反复出现各种感染且很难控制的原因。由于大量的铁在肝脏、脾、心脏及脑组织中沉积,不可避免造成器官功能损害,导致最后的多器官功能衰竭。

综上,该病例既是一个短肠综合征十分成功救治的病例,也是一个令人遗憾的病例,本病例的治疗过程正好经历了我国临床营养事业蓬勃发展的时期,在某种程度上也推动了我国家庭肠外营养和临床营养事业的发展,是一个很好的教材,我们都从中受益匪浅。

六、相关营养背景知识

铁超量对机体的毒性作用

铁既是人体所必需的营养元素,同时又具有潜在的毒性作用。在正常生理状态下,铁的吸收、转运、细胞摄取及利用、储存、释放、排泄以及铁代谢调节等过程维持着机体铁稳态。然而在病理状态下,机体的铁代谢发生变化并与疾病状态存在着一定联系,体内铁含量过高,会对机体产生一系列毒性作用。

1. 铁的正常代谢及调节机制 十二指肠及空肠上段是铁吸收的主要部位,骨髓是铁利用的主要部位,肝细胞及肝脾的巨噬细胞是铁储存的主要部位。肠道吸收铁依赖 4 种铁代谢蛋白:十二指肠细胞色素 b、二价金属离子转运蛋白 1、膜铁转运蛋白 1 和膜铁转运辅助蛋白。十二指肠细胞色素 b 先将食物中 Fe^{3+} 还原成 Fe^{2+},Fe^{2+} 在二价金属离子转运蛋白 1 介导下进入小肠上皮细胞。然后 Fe^{2+} 有 3 个去向:一是以铁蛋白的形式储存在小肠上皮细胞内;二是随衰老的小肠上皮细胞脱落而丢失;三是在膜铁转运蛋白 1(将 Fe^{2+} 运出细胞)和膜铁转运辅助蛋白(将 Fe^{2+} 氧化成 Fe^{3+})的共同作用下穿过肠上皮细胞的基底膜,与血液内的转铁蛋白结合后被转运至其他利用(如骨髓)或储存铁的部位(如肝脏),部分铁也可经血液直接到达骨髓。肝脏是通过肝细胞膜上转铁蛋白受体 1 和 2 与转铁蛋白结合而摄取并储存铁的。另外,铁还可通过衰老红细胞的血红蛋白在骨髓和其他组织中降解并被网状内皮系统中巨噬细胞吞噬后释放而再循环利用。

铁代谢通过复杂的调节机制维持着血浆铁处于最佳水平对机体至关重要。人类不具有主动排泄铁的机制,所以体内含铁量是由铁吸收量来决定。小肠隐窝细胞可感知血浆铁浓度的变化,当血浆铁浓度降低时,进入隐窝细胞内的铁下降,可被小肠隐窝细胞感知,引起成熟肠上皮细胞(由小肠隐窝细胞分化而来)的铁摄取相关蛋白表达增加,铁吸收增加;相反,血浆铁浓度增高时,也能被隐窝细胞感知,引起成熟肠上皮细胞的铁摄取相关蛋白表达减少,铁吸收下降。

2. 铁的毒性作用 在不同的细胞环境下,Fe^{2+} 和 Fe^{3+} 两种不同的氧化态之间相互转化使得铁成为重要的生物化学反应物质,但与此同时也具有潜在的危害。铁的毒性作用主要是芬顿反应产生的自由基及有害的活性基团,这些活性物质可以导致蛋白质氧化、细胞膜脂质过氧化及核酸变性等。当这些活性物质产生量超过机体清除能力时称为氧化应激。过度的芬顿反应会加剧氧化应激而导致组织损害加重。正常机体的细胞外铁绝大部分与转铁蛋白结合以保持可溶性和无毒性;而在病理状态时,转铁蛋白的铁结合能力饱和后,转运蛋白结合的铁增多可产生对组织细胞的损害作用:① 对大脑和神经系统损害:铁存在潜在的神经毒性,铁过载均可导致神经组织损害。铁对大脑和神经传递系统和认知方面有着复杂的、持续性的影响,过量的铁可以和细胞内的过氧化氢反应生成羟基等一些活性氧自由基,这些分子可以引起一系列的级联反应进而破坏细胞的磷脂膜、蛋白质和核酸等,导致细胞严重的氧化损伤和氧化应激,引起细胞病变造成细胞损伤甚至死亡,病理表现主要以炎性反应、血管周围髓鞘崩解等为主,后期则以形成瘢痕、胶质增生等为主,从而出现一系列相应的临床症状。② 对机体巨噬细胞和网状内皮系统的损害:单核细胞及由单核细胞演变而来的具有吞噬功能的巨噬细胞,称为单核吞噬细胞系统。单核细胞发生于骨髓的多能干细胞,循环于血液中,穿透血管内皮进入组织内,转变为巨噬细胞。单核吞噬细胞系统在体内分布广,细胞数量多,主要分布于疏松结缔组织、肝、脾、淋巴结、骨髓、脑、肺以及腹膜等处,并依其所在组织的不同而有不同的名称。单核吞噬细胞系统的细胞有很强的吞噬能力,能吞噬异物、细菌、衰老和突变的细胞等。此外,也吞噬抗原抗体复合物,并参与脂质与胆固醇代谢,可吞噬和蓄积脂质。巨噬细胞和单核细胞皆为吞噬细胞,其主要功能是以固定细胞或游离细胞的形式对细胞残片及病原体进行噬菌作用(即吞噬以及消化),并激活淋巴细胞或其他免疫细胞,令其对病原体作出反应。铁超载时可以出现铁的沉积,大量的含铁颗粒和铁蛋白被网状内皮系统中的吞噬细胞所吞噬,沉积在网状内皮细胞内,造成网状内皮系统堵塞并伴有所在器官的实质细胞损伤,巨噬细胞内铁增加可使巨噬细胞失去杀死被吞噬的致病菌的能力,这不仅影响了网状内皮系统功能,增加病原体的易感性,同时也会直接损害机体的先天性免疫和获得性免疫反应,使机体免疫功能降低,易遭受病原菌感染,还损伤各脏器功能。肝脏是铁储存的主要部位,由于铁沉积在网状内皮细胞和实质细胞中,导致肝肿大和肝硬化,因此是铁过量损伤的主要靶器官,铁过量可引起肝纤维化和肝细胞坏死,可导致肝功能不全,其病理特征是在肝细胞内存有大量棕褐色的含铁血黄素,纤维化主要出现在血管内及其周围。动物实验结果表明,过量铁能损害肝脏细胞的 DNA 铁及其具有免疫调节作用的结合蛋白,铁过量会伴有免疫系统功能障碍,铁过量可降低抗体介导核分裂素刺激的单核细胞和巨噬细胞的吞噬作用,导致 T 淋巴细胞亚型改变和淋巴细胞在免疫系统中的分布改变,通过改变巨噬细胞来影响宿主免疫应答细胞因子的产生和功能,导致机体抗感染能力降低。③ 对心血管系统的损害:铁超载可引起充血性心脏病、心律失常、冠状动脉病变和心功能衰竭。铁催化的自由基形成在再灌注损伤中起重要作用,当心肌组织灌流时,随着氧的大量增加,氧自由基生成增加,加重了细胞自由基清除负荷,引起细胞膜离子泵活性受损,局部电生理紊乱,影响心脏传导系统,触发严重的室性心律失常。心肌细胞内铁增加可引起心肌功能受损和脂质过氧化程度增高,脂质过氧化的链锁式反应攻击心肌线粒体脂双层磷脂中丰富的不饱和脂肪酸,从而导致心肌线粒体膜脂物理状态的变化,导致线粒体膜功能的损伤,降低了线粒体膜能量转换功能,线粒体结构和功能的破坏会进一步影响整个细胞的结构和功能,最终导致细胞死亡及组织坏死。在心肌细胞水平上,铁沉积在心肌细胞及间质细胞内,铁的沉积会引起心肌细胞动作电位幅度降低、钠电流内流减弱、暂时性外向钾电流增加,同时会引起心肌细胞坏死,心肌纤维消失并导致间质纤维化和局灶性钙化。心脏铁沉积过多的患者往往产生心律失常,包括阵发性房性心动过速、心房扑动、心房颤动、室性早搏、房室传导阻滞等症。超声波检测发现,心脏铁沉积患者左心房及其他房室扩大,收缩功能降低。

七、主编点评

本例患者因急性肠扭转行全小肠及右半结肠切除术后接受家庭肠外营养 30 年,是迄今为止国际上全小肠切除术后依靠全肠外营养支持时间最长的病例,也是家庭肠外营养最为成功的病例。纵观该患者 30 年家庭肠外营养经历,尽管同样出现各种并发症,尤其是最后 1 年出现严重的贫血、营养不良及反复感染,但在前面 28~29 年时间内,患者各脏器功能良好、导管感染的发生率及导管更换频率均很低,其中最长一根导管使用时间为 6 年,这得益于良好的导管维护技术和精心的护理。

患者后期出现不明原因的神志淡漠、意识改变,多次发生心律失常、心包积液和胸腔积液,以及反复出现的感染征象,临床上反复讨论没有找到确切的发生原因,因而无法有效地根治。当患者去世后腹部器官尸检发现大量铁积聚在肝脏、脾脏、网状内皮系统中,粒细胞、吞噬细胞、肝脏中的 Kuffer 细胞及骨髓中沉积了大量的铁和含铁血黄素颗粒,吞噬细胞及脾结构的严重损毁,几乎见不到正常的结构存在,因而明确是由铁中毒导致的各器官功能损害。回顾患者的病史我们不难发现患者最早在全肠外营养 8 年后,在瑞典 Karolinska Institute Hudding Hospital 检查时发现存在高铁血症(血铁浓度比正常值高 20 倍),当时我和导师 Jorgen Nordenstron 教授分析该患者发生血铁异常升高的原因,铁的吸收部位主要在十二指肠及空肠上段,而铁的排出主要是随衰老的小肠上皮细胞脱落而丢失,女性可通过经血少量丢失。人类不具有主动排泄铁的机制,所以体内含铁量是由铁吸收量来决定。患者由于行全小肠切除,残余的十二指肠代偿性地增加对铁和其他营养物质的吸收,由于小肠缺失患者体内铁正常的排出途径丧失,最终机体铁含量增高和在体内的蓄积。这在患者随后的骨髓穿刺中证实,其骨髓中充满大量铁和含铁血黄素颗粒,发现后我们立即控制患者饮食和肠外营养中铁的摄入,但遗憾的是我们缺乏有效的措施和方法促进其铁从体内排出,最终导致铁中毒的发生。

铁超载会对机体产生一系列毒性作用,这就可以解释患者后期出现的一系列临床表现。铁过量损害大脑和神经组织、脑细胞线粒体,能量供应障碍,神经元退行性病变或脱髓鞘,从而出现头晕乏力、神志淡漠、反应迟钝、自言自语、口齿不清甚至短暂的意识模糊等一系列临床症状。铁过量时心肌肌膜和溶酶体膜受损,可造成局部电生理紊乱,影响心脏传导系统,触发严重的室性心律失常。心肌细胞内铁增加可引起心肌功能受损,影响心肌细胞的结构和功能,最终导致心脏结构改变和心脏收缩功能降低。所以患者多次出现心律失常、心室扩大、射血分数下降。铁过量可导致肺组织伤害,从而降低肺的防御功能,患者病程中出现气促、两肺炎症、肺不张及两侧胸腔积液。严重的铁过量对机体巨噬细胞和网状内皮系统造成不可逆的破坏,严重损害机体网状内皮系统功能和免疫功能,影响宿主免疫应答细胞因子的产生和功能,降低机体抗感染能力,这是患者后期反复出现各种感染且很难控制的原因。由于大量的铁在肝脏、脾、心脏及脑组织中沉积,不可避免造成器官功能损害,导致最后的多器官功能衰竭。

作为该患者 30 年治疗过程的参与者,本人感触良多。本病例不仅是一个十分成功的短肠综合征治疗病例,更是一本非常好的教材,我们都从中受益匪浅,该病例的治疗也推动了我国临床营养事业特别是家庭肠外营养工作的发展。

(吴国豪)

参考文献

[1] Kovler ML, Hackam DL. Generating an Artificial Intestine for the Treatment of Short Bowel Syndrome[J]. Gastroenterol Clin N Am, 2019, 48: 585 - 605.

[2] Jeppesen PB, Fuglsang KA. Nutritional Therapy in Adult Short Bowel Syndrome Patients with Chronic Intestinal Failure[J]. Gastroenterol Clin N Am, 2018, 47: 61 - 75.

[3] Pironi L, Corcos O, Forbes A, et al. Intestinal failure in adults: recommendations from the ESPEN expert groups[J]. Clin Nutr, 2018, 37(6 PtA): 1798 - 1809.

[4] Baxter JP, Fayers PM, Bozzetti F, et al. An international study of the quality of life of adult patients treated with home parenteral nutrition[J]. Clin Nutr, 2019, 38: 1788 - 1796.

[5] Burden ST, Jones DJ, Gittins M, et al. Needs-based quality of life in adults dependent on home parenteral nutrition[J]. Clin Nutr, 2019, 38: 1433 - 1438.

[6] Altomare DF, Rotelli MT. Nutritional Support after Gastrointestinal Surgery[M]. Switzerland: Springer Nature Switzerland AG, 2019.

[7] Wu GH, Jiang Y, Zhu X, et al. Prevalence and risk factors for complications in adult patients with short bowel syndrome receiving long-term home parenteral nutrition[J]. Asia Pac J Clin Nutr, 2017, 26: 591 - 597.

第六章

肝脏疾病

病例 1

药物性肝损害,肝硬化,门静脉高压,脾功能亢进

一、病史简介

患者,女,44岁。因"恶心呕吐6周,双下肢水肿1月"入院。患者2019年10月下旬无明显诱因下出现恶心、呕吐、胃纳不佳,伴反酸、嗳气,不伴腹痛、发热、水肿等不适,遂至当地医院行胃镜检查,示食管胃底静脉曲张、糜烂型胃炎(具体报告未见),予莫沙比利等药物治疗后好转(具体不详)。2019-11-02发现双足踝及小腿水肿,不伴胸闷、气促、乏力、恶心、呕吐等不适,在外院予以保肝、护胃、利胆、通便等治疗。CT和MRI检查示:肝硬化,脾大,腹水,门脉高压,食管胃底静脉曲张。经过治疗后胆红素、肝酶逐渐下降,水肿好转,予以出院。现患者为求进一步诊治,收入我院消化科。追问病史,患者近2年间断口服中药制剂治疗色斑,具体不详。发病以来患者精神可,睡眠可,胃纳不佳,进食量明显下降,有便秘,小便无殊,体重下降4 kg。

患者因"月经不调、痛经"长期服用中药。否认高血压、糖尿病史。否认乙肝、结核等传染病史,否认输血及手术史外伤史。

二、入院检查

体温37.2℃,脉搏74次/分,呼吸20次/分,血压126/73 mmHg,体重48 kg,身高166 cm。神志清楚,营养中等,全身皮肤无黄染,无肝掌、蜘蛛痣。全身浅表淋巴结无肿大,巩膜略有黄染,胸廓无畸形,双肺叩诊清音,听诊呼吸音清。心前区无隆起,心界不大,心率74次/分,律齐。腹部平软,肝脏肋下未触及,脾脏肋下刚可触及,质中,肝肾区无叩击痛,肠鸣音4次/分。肛门及生殖器未检,四肢脊柱无畸形,活动自如,双下肢水肿。神经系统检查(一)。

红细胞 3.69×10^{12}/L;血红蛋白100 g/L;血小板 162×10^9/L;白细胞 2.43×10^9/L;中性粒细胞33.7%;总胆红素72.6 μmol/L;直接胆红素57.1 μmol/L;总蛋白56 g/L;白蛋白27 g/L;谷丙转氨酶180 U/L;谷草转氨酶138 U/L;碱性磷酸酶113 U/L;γ-谷氨酰转移酶389 U/L;前白蛋白<0.08 g/L;尿素4.4 mmol/L;肌酐54 μmol/L;总胆固醇3.43 mmol/L;甘油三酯0.50 mmol/L;钠144 mmol/L;钾4.1 mmol/L;氯110 mmol/L;钙2.19 mmol/L;无机磷1.26 mmol/L;镁0.84 mmol/L;乙肝病毒表面抗原(一)0.396 COI;乙肝病毒表面抗体20.1 mIU/ml;乙肝病毒e抗原(一)0.096 COI;乙肝病毒e抗体(一)1.200 COI;乙肝病毒核心抗体(+)0.009 COI。

B超:肝硬化,肝囊肿;胆汁淤积;少量腹腔积液。CT:肝硬化,脾大,食管胃底及脾静脉曲张;子宫多发肌瘤,盆腔少量积液(图6-1-1)。

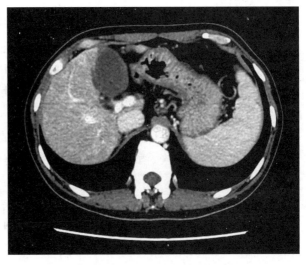

图6-1-1　CT扫描

三、入院诊断

肝硬化,脾大,食管胃底静脉曲张。

患者既往有长期中药服用史,药物来源不清,故药物性肝损害可能性大。药物性肝损害的诊断目前主要依靠排除法,该患者有长期服用中药病史,其间出现总胆红素、直接胆红素、谷丙转氨酶、谷草转氨酶异常升高等肝功能损害征象,停药后相关指标下降。因此,根据患者服药史、临床症状、血生化检查、肝脏活检、停药后的效应和是否合并其他肝外表现做出综合诊断。同时,对引起肝胆疾病的其他因素逐一排除,须认真鉴别病毒性肝炎、酒精性肝损害、自身免疫性肝病、脓毒症引起的胆汁淤积、代谢性肝病等。

四、治疗经过

患者入院后完善相关检查,停用所有可疑的药物。予以注射用丁二磺酸腺苷蛋氨酸(甘复能)1 g qd 静滴,注射用还原谷胱甘肽(双益健)1.2 g＋维生素 K_1 10 mg qd 静滴,兰索拉唑肠溶片 15 mg qd 口服,口服维生素 B 族和维生素 C,维生素 E,螺内酯片 40 mg qd 口服。经颈静脉肝脏穿刺活检术＋HVPG 测量＋肝静脉下腔静脉造影术,测量 FHVP 2 mmHg,FHVP 16 mmHg,HVPG 14 mmHg,平均 HVPG 15 mmHg,经肝右静脉穿刺肝脏不同角度的 5 条肝脏组织,甲醛固定,送病理检查。

患者入院时 NRS 2002 评分 4 分,SGA 为 C 级,近 1 个月来进食量明显下降,体重降低约 8%,BMI 17.4 kg/m^2,严重低蛋白血症,贫血,存在明确的营养支持指征。鉴于患者能够经口进食,但发病以来进食量明显减少,肝功能代偿期,无肝性脑病和肾功能不全。同时,患者存在食道胃底静脉曲张,放置鼻饲管存在一定风险。入院后我们采用口服营养补充方式再联合应用补充性肠外营养,设定的能量目标量为 35 kcal/(kg·d),蛋白质目标量为 1.5 g/(kg·d)。首先改变患者饮食摄入模式,少量多餐,每日 5～6 餐,以易消化、富含优质蛋白的食物为主,同时应用口服补充肠内营养,应用整蛋白制剂,每日摄入热量约 600 kcal,分次口服补充,不足的营养物质通过肠外营养供给。肠外营养采用双能源系统,葡萄糖占 50% 肠外营养中的非蛋白热量,剩余热量由含橄榄油的脂肪乳剂提供,氮源应用平衡型氨基酸制剂,同时给予足量的维生素和微量元素。经过 2 周左右治疗,患者一般情况、营养状况及肝功能改善出院。嘱出院后注意营养和休息,低脂软食,门诊随访。

五、讨论分析

绝大多数药物均通过肝脏的代谢作用将药物降解、灭活或转化为更易排泄的产物,这种药物代谢的过程统称为生物转化。药物的生物转化过程需要经过氧化、还原或水解以及结合的过程,在这一系列的过程中,需要肝细胞内的多种酶参与,如细胞色素 P450、单氨氧化酶、水解酶、葡萄糖醛酸转移酶、硫酸转移酶、乙酰转移酶等。肝脏既是药物代谢的主要场所,也是药物毒性反应的靶器官,所以肝脏常易遭受药物的损害。中草药在我国应用相当普遍,中草药种类繁多,许多中草药成分尚不清楚,人们对中草药潜在的毒性认识还远远不够,由此引起的肝损害在临床上越来越常见。该患者有长期服用中草药病史,检查排除病毒性肝炎、酒精性肝损害、自身免疫性肝病、代谢性肝病等情况,因而考虑是药物性肝损害。

药物性肝损害的临床表现和程度变化很大,一般可分为急性、亚急性和慢性 3 类。急性药物性肝损害临床上较常见,包括急性肝炎型、肝内胆汁淤积型、急性脂肪肝型和混合型等。临床上以肝病表现为主,伴有较多的肝外表现。临床上,慢性药物性肝损害较为多见,临床表现从轻微症状到明显肝病不等,常出现恶心、乏力、纳差、疲惫、全身不适、腹部不适或腹泻等症状,严重者可出现肝脾肿大、腹水、门静脉高压等症状,甚至出现急性肝功能衰竭。根据国际医学科学组织理事会及 FDA 药物肝毒性委员会确定的标准,药物性肝损害分为肝细胞型、胆汁淤积型和混合型,3 型的诊断标准如下:肝细胞损伤型:ALT≥3 ULN(正常值上限),且(ALT/ULN)/(ALP/ULN)≥5;胆汁淤积型:ALP≥2 ULN,且(ALT/ULN)/(ALP/ULN)≤2;混合型:ALT≥3 ULN,ALP≥2 ULN,且 2<(ALT/ULN)/(ALP/ULN)<5。药物性肝损害的病理表现非特异性,与所有已知的急、慢性肝损伤相似。肝活检穿刺行病理诊断有助于疾病的诊断和鉴别诊断。组织学一般特征为:① 肝小叶中间较为明显的坏死和脂肪变性,坏死灶严重程度与临床不成比例。② 肝脏炎症较轻,小胆管胆汁淤积明显。③ 门管区炎症程度较轻。④ 多为中性粒细胞和嗜酸性细胞浸润。⑤ 类上皮肉芽肿形成。⑥ 微泡性脂肪变和脂肪性肝炎。本例患者临床表现符合药物性肝损害的表现,按照该诊断标准属肝细胞损伤型。

营养不良是肝功能不全、肝硬化患者常见的并发症,有研究发现,肝硬化患者中营养不良、蛋白质缺乏和微量元素缺乏的患病率很高,>80%失代偿期肝硬化患者和 20%代偿期肝硬化患者会伴有营养不良,同时存在碳水化合物、蛋白质和脂质代谢紊乱,营养不良会进一步恶化肝硬化患者的预后,降低生存率。肝功能不全、肝硬化患者营养不良的发生原因可能有:① 食物摄入减少,营养物质丢失过多,包括因腹水、消化道出血、感染等导致的大量蛋白质丢失。② 肝脏合成蛋白质能力下降,血清蛋白质水平降低,影响正常血浆胶体渗透压及某些激素的生成、微量元素的利用等,从而影响机体的营养状态。③ 消化、吸收不良:肝功能不全尤其是胆汁性硬化、门静脉高压患者,消化道淤血、黏膜水肿,营养物质的消化、吸收存在一定程度障碍。此外,营养物质代谢变化、能量消耗增加以及药物的作用,都增加了营养不良的发生风险。因此,营养支持对于慢性肝病、肝功能不全患者的治疗非常重要,不仅能满足患者的能量需求,改善患者的营养状态,增强机体的免疫功能,而且可以改善肝脏的代谢功能,促进损伤的肝细胞修复和再生,有助于慢性肝病病情的好转。2019 年 ESPEN 和欧洲肝脏研究学会(European Association for the Study of the Liver,EASL)分别针对急性肝衰竭、严重酒精性脂肪性肝炎、非酒精性脂肪性肝病、肝硬化、肝脏手术和肝移植,以及不同于脂肪性肝病的营养相关性肝损伤等营养和代谢管理提出指南推荐意见,对规范肝脏疾病患者的临床营养支持起到积极作用。

本例患者入院时 NRS 2002 评分 4 分,SGA 为 C 级,近 1 个月来进食量明显下降,体重降低约 8%,BMI 17.4 kg/m²,严重低蛋白血症,双下肢浮肿,贫血,存在重度营养不良。因此,患者入院后我们即启动营养支持计划,鉴于患者能够经口进食,首先采用饮食调整,少量多餐,每日 5~6 餐,以易消化、富含优质蛋白的食物为主。大量的临床研究表明饮食摄入不足是肝硬化患者营养不良的重要原因,肝硬化患者每日热量摄入减少与肝功能衰竭进展性加重密切相关,饮食摄入不足被认为是预测死亡率的独立危险因素。有很多研究已经证明增加膳食摄入量可以改善肝硬化患者结局,且短期的随访能够证实营养状况的改善。有研究证实,肝硬化患者(代偿或失代偿)每天 4~6 餐以促进蛋白质的吸收,睡前或午夜加餐可以提高总蛋白水平。由于肝功能不全患者机体储存糖原能力降低,能量消耗的速度快,加上处于高代谢状态,如果营养摄入不足,导致体重迅速减轻,从而加重营养不良的程度。因此,对于肝硬化或肝功能不全患者应该尽量避免长时间空腹,防止机体过度利用糖异生来保持内脏血糖输出。白天禁食时间不应超过 3~6 h,所以应该鼓励采取少吃多餐的方法,一天均匀分配小餐,夜间加餐,以最大程度减少蛋白质的丢失。有研究证实,睡前能量补充能有效地减低脂肪和蛋白质的氧化,改善葡萄糖耐受不良现象,患者氮平衡和能量代谢状态能够得到一定程度的改善。但是,由于该患者每次进食量较少,通过饮食摄入的热量及蛋白质有限,根据 ESPEN 和 EASL 最新的指南推荐,肝硬化患者每日最佳能量摄入量不应低于 35 kcal/(kg·d),蛋白质摄入量不应低于 1.2~1.5 g/(kg·d),如果口服不能获得足够的膳食摄入量(甚至口服补充剂),建议进行一段时间的肠内营养。由于该患者存在食道胃底静脉曲张,放置鼻饲管存在一定风险,我们采用口服营养补充方式再联合应用补充性肠外营养方式以提供患者充足的能量、蛋白质及其他营养底物。经过一段时间的营养支持治疗,患者一般情况、营养状况及肝功能改善后顺利出院。

六、相关营养背景知识

(一)肝功能不全患者的代谢改变

肝脏是机体重要的代谢器官,各种肝脏疾病可不同程度损害肝脏功能,从而引起机体能量代谢、碳水化合物、蛋白质及脂肪等物质代谢改变。同时,肝脏代谢变化会影响和损害肝脏的再生和储备能力,从而进一步加重肝脏的病变。

1. **能量代谢的改变** 肝脏是营养物质代谢的重要脏器,肝脏疾病或肝功能损害时可出现物质代谢异常,从而影响机体能量代谢。肝脏疾病时肝糖原含量下降,糖异生作用明显增高,机体从以葡萄糖作为主要能源的优势转化为利用脂肪作为主要能源,从而引起机体能量消耗改变。正常情况下,机体以葡萄糖作为主要能源,其余 40% 的能源由脂肪氧化供能,而肝病时肝糖原含量显著下降,糖异生作用明显增强,机体改从脂肪获得主要能源以供能,达到 60%~80%,从而导致机体能量消耗组成的改变。有研究报道,大部分肝硬化患者基础能量消耗基本在正常范围,但存在营养不良的肝功能不全患者,则普遍存在能量消耗增加现象,且预后较差。目前的大量临床研究结果显示,肝硬化患者总体处于高代谢状况,其基础能量消耗约高出正常人的 10%。肝功能不全患者高代谢状态形成的具体原因尚不明确,认为与性别、病原、疾病严重程度、蛋白缺乏、腹水或肿瘤均无关。终末期肝病患者常存在机体组成成分的失衡,从而影响到机体代谢率。研究发现约三分之一的终末期肝病患者处于高代谢状态,而且处于高代谢状态的患者往往预后较差。因此,对于肝功能不全患者尤其是终末期肝病患者,临床上具体实施营养支持时,应尽可能采用间接测热法测量机体实际的能量消耗值,作为判断患者能量需要量的根据。

2. **碳水化合物代谢的改变** 肝脏在碳水化合物代谢中起关键作用,对于机体内糖的贮存、分解和血糖的调节方面均极其重要。在肝脏疾病或肝功能不全时,机体糖原贮存、葡萄糖氧化利用和血糖的调节均发生相应的改变。但是,由于肝脏对糖代谢的调节具有相当大的代偿能力,因此,轻度或中度肝损害时,并无显著的血糖变化。但对于失代偿的肝功能不全患者,碳水化合物的代谢可发生明显改变。现已证明,肝硬化患者常表现出糖耐量试验异常,并伴有高胰岛素血症和高胰高血糖素血症;部分患者可出现 2 型糖尿病表现,又称为肝源性糖尿病或肝性糖尿病,肝源性糖尿病主要与胰岛素抵抗和葡萄糖耐量的异常有关。研究显示,肝硬化合并肝癌的患者极易发生糖代谢紊乱,肝脏对葡萄糖的摄取、利用、合成能力大为下降,临床上表现为血糖升高,糖耐量减退。高血糖所致的高胰岛素血症进而引起胰岛素抵抗,胰岛素抵抗又反过来加重高胰岛素血症,两者恶性循环,最终导致胰岛 β 细胞功能受损,糖耐量异常加重,使得肝脏摄取和处理葡萄糖的能力进一步下降。肝硬化患者,尤其是在大手术、出血或感染的情况下,机体往往存在胰岛素抵抗(insulin resistance,IR)。产生 IR 的原因可能与肝细胞数减少、门腔静脉分流及 Disse 腔毛细血管化导致肝内胰岛素受体数量减少和生理效应降低等因素有关。肝硬化时胰岛素受体数量减少,受体的活性也降低。高胰岛素血症反过来又减少胰岛素在受体部位的结合,产生 IR,并降低组织内的糖代谢。

肝硬化门静脉高压时,肝细胞与门静脉血中葡萄糖接触减少,导致了葡萄糖耐量的异常。此外,门腔静脉分流的患者常伴有高胰高血糖素血症,从而使得肝硬化患者出现胰高血糖素和胰岛素的不平衡,即胰岛素/胰高血糖素的比值下降;当肝功能衰竭患者发生肝性脑病(肝昏迷)时,胰高血糖素的水平显著升高,而胰岛素水平不变或下降,从而造成胰高血糖素和胰岛素的比值进一步失衡,严重影响机体的碳水化合物代谢。肝脏疾病时低血糖少见,但可发生于大量肝细胞坏死的病例(如暴发性肝衰竭)或慢性营养不良的酒精性肝硬化患者,这些患者短期的禁食即可引起低血糖。肝硬化时肝糖原储备能力虽然下降,但肝脏的糖异生作用仍然存在,从而得以维持机体的血糖浓度。然而,如合并急性肝功能衰竭,肝脏停止摄取糖异生的代谢底物,将会导致显著的高氨基酸血症和乳酸性酸中毒,并最终丧失糖异生的作用,发生低血糖,重度的低血糖更会带来致命的后果。

3. 蛋白质、氨基酸和尿素代谢的改变　肝脏是肌肉以外人体最重要的蛋白质合成器官,所合成的蛋白质约 20% 作为能量需要而被消耗,余下的 80% 释放入血。肝硬化时,蛋白质代谢最重要的改变是蛋白质的合成减少、氨基酸的代谢异常和尿素的合成变化,其中氨基酸的代谢异常表现最为突出。

肝脏具有很强的合成蛋白质的能力,在部分切除或受损后,机体的蛋白质合成加速,肝脏结构得以迅速修复。肝内的蛋白质更新很快,其半衰期为 7~10 天。除免疫球蛋白外,几乎所有的血浆蛋白都由肝脏制造,白蛋白占血清总蛋白的 60%,白蛋白在肝细胞内合成,其合成调节取决于患者的营养状态,以及抵达肝脏的氨基酸量和激素量。胰岛素、生长激素和皮质激素均可促进蛋白质合成,而胰高血糖素则抑制其合成。另外,肝内的蛋白质合成还与胶体渗透压、肝内蛋白合成的调控系统有关。肝蛋白质又由肝细胞内水解酶及溶酶体降解。急性肝脏疾病时,由于病程短,对白蛋白合成影响不大。肝硬化时,由于有效肝细胞总数的减少和肝细胞代谢障碍,导致血清白蛋白合成显著下降,出现低白蛋白血症。此外,胶原的堆积也可干扰白蛋白经由肝细胞至血浆的分泌途径。另一方面,肝硬化时进入肝脏的氨基酸含量下降,胰岛素和胰高血糖素的平衡失调,均可进一步影响蛋白质合成和分解,以及肝内氨基酸、氨和尿素的合成等,加重低白蛋白血症。

肝脏对从门静脉系统来的氨基酸的调节和代谢起着十分重要的作用,肝脏对摄取氨基酸的选择性与蛋白质和某些氨基酸的摄入水平有关。当蛋白质或氨基酸摄入增加时,肝脏摄取某种蛋白质和氨基酸也相应增加,从门静脉流入肝脏的氨基酸中,还有一部分直接被分解代谢成为具有营养作用的物质,如丙氨酸是小肠谷氨酸和谷氨酰胺分解代谢的重要终产物。

肝硬化患者的血浆氨基酸谱发生改变,支链氨基酸(branched chain amino acid,BCAA)如亮氨酸、异亮氨酸和缬氨酸的水平下降,而血浆芳香族氨基酸(aromatic amino acid,AAA)如苯丙氨酸、酪氨酸、色氨酸、蛋氨酸、组氨酸、谷氨酸盐以及天冬氨酸盐等浓度增高,从而造成 BCAA/AAA 比值(Fisher比)下降。肝功能不全患者血浆中 BCAA 浓度下降是由于外周组织中 BCAA 消耗增加,而血浆中 AAA 浓度增加是由于肝脏清除 AAA 能力下降。肝病时氨基酸代谢不仅与肝脏疾病本身相关,还受骨骼肌氨基酸代谢的影响,骨骼肌代谢大量的支链氨基酸,其生成的氮以谷氨酰胺和丙氨酸形式输出,然后其碳链骨架进入柠檬酸循环或完全氧化为 CO_2 和 H_2O,或再被用于谷氨酰胺和丙氨酸的合成。慢性肝功能不全、肝硬化患者血浆中色氨酸的变化,因其与肝性脑病的发生率密切相关,越来越受到重视。色氨酸是与白蛋白结合后再进行代谢的,在肝功能不全患者中,虽然色氨酸的总浓度正常或下降,但其白蛋白结合能力降低,导致色氨酸浓度升高。另外,肝硬化时,肝脏对苯丙氨酸、酪氨酸、蛋氨酸、谷氨酸、天冬氨酸和组氨酸等氨基酸清除率明显降低,且上述芳香族氨基酸都是生胺性神经递质的前体,均可通过 L-系统转运并穿过血脑屏障,从而引起肝性脑病。

尿素循环承担着对氨的解毒及调节血液 pH 值的主要作用,尿素的合成发生于汇管区周围肝细胞的线粒体及胞质内。因此,肝内酶含量的减少是肝硬化尿素合成降低的主要原因。肝硬化或慢性肝功能不全时,肝脏形成尿素的能力明显下降,可导致高氨血症。

4. 脂肪代谢的改变　肝脏是脂肪代谢和游离脂肪酸氧化、利用的重要器官,肝内脂肪酸的代谢很快,并产生大量能量,血循环中脂肪酸含量越高,肝脏摄取的脂肪酸量也越多,此过程由肝细胞膜上的相关受体介导。游离脂肪酸在肝脏的代谢主要有两条途径:一是在线粒体内进行 β 氧化,最后被氧化为乙酰 CoA 供能;二是利用必需脂肪酸前体合成多不饱和脂肪酸,或被转变成甘油三酯和磷脂。肝脏是产生酮体的唯一器官,但缺乏分解酮体的能力,酮体需经血液运输到其他组织,如肌肉、肾脏等进一步氧化,提供能源。大脑虽然优先以葡萄糖作为能量来源,但在长期禁食时,大脑可转为利用酮体作为能源。因此,各种肝脏疾病导致肝功能损害时,不仅机体产能障碍,也可造成多不饱和脂肪酸缺乏。研究也证实,终末期肝病患者血浆总脂肪酸浓度下降,必需脂肪酸和长链多不饱和脂肪酸也缺乏,目前认为必需脂肪酸和多不饱和脂肪酸的缺乏程度与营养不良及肝病的严重程度均相关。

正常情况下,肝内甘油三酯的合成和分泌相等。肝功能不全时,甘油三酯的合成超过了脂蛋白形成的能力。一方面脂肪动员、分解过多,而另一方面是肝脏利用减少,从而导致血浆游离脂肪酸及甘油三酯增高。过量的甘油三酯又以脂肪小滴形式贮存,从而导致脂肪肝。在将长链脂肪酸代谢成酮体及维持血浆中短链脂肪酸的正常浓度中,肝脏起着重要的作用。因此,肝功能不全时,血浆中的短链脂肪酸类物质浓度明显上升,脂质动员加快,而血循环中未酯化脂肪酸增多,游离色氨酸的浓度也逐渐升高,使血循环中有更多的色氨酸通过血脑屏障输送到脑中,共同引发肝性脑病。

肝脏还是脂蛋白的合成、分泌、降解及转运的主要场所,绝大部分的 VLDL 和部分的 HDL 在肝内合成,肝脏还是产生调控脂蛋白代谢相关酶系的主要脏器和场所。肝功能不全,尤其是脂肪肝患者,载脂蛋白的合成出现明显的障碍,可导致甘油三酯及 VLDL 大量堆积,引起高甘油三酯血症。肝脏通过合成卵磷脂胆固醇转酰酶(lecithin-cholesterol acyltransferase,LCAT)和脂蛋白脂酶(lipoprotein lipase,LPL)及一些载脂蛋白对血液中各种脂蛋白的相互转换及分解起调节作用。在胆固醇酯化和卵磷脂形成过程中,LCAT 起着重要的作用,其活性降低使胆固醇的酯化受阻,含量显著降低。在 LPL 作用下,VLDL 中甘油三酯被水解,形成中密度脂蛋白(intermediate density lipoprotein,IDL),继而转化为 LDL。肝硬化时,LCAT 和 LPL 活性明显减低,导致脂蛋白代谢异常,具体表现为脂蛋白量和质的改变,胆固醇酯及 LDL 的显著下降,这些均是肝细胞严重受损的征象,常提示预后不良。

（二）肝脏疾病营养不良发生机制

营养不良在肝脏疾病患者中十分常见,其原因主要有：① 饮食摄入不足：营养物质摄入不足是进展期肝功能不全患者营养不良最主要的原因。由于大多数肝功能不全患者存在胃肠道症状,如厌食、早期饱胀感(腹水)、味觉丧失或障碍、恶心、呕吐使得饮食摄入减少。味觉障碍与锌、镁缺乏有关。② 消化、吸收不良：肝功能不全尤其是胆汁性硬化、门静脉高压患者,消化道淤血、黏膜水肿,营养物质的消化、吸收存在一定程度障碍。此外,胆汁性肝硬化患者存在脂肪泻,10% 有严重脂泻,这与胰腺功能不足有关。③ 肠道蛋白丢失增加：胆汁性肝硬化门静脉高压患者,可反复出现上消化道出血,使得从消化道丢失的蛋白增加,出现贫血。④ 蛋白质合成下降：肝功能损害时肝脏的蛋白合成能力下降,易引起蛋白质缺乏性营养不良。⑤ 营养物质代谢异常：包括葡萄糖氧化利用下降,蛋白质合成下降,脂肪氧化增加,胰岛素阻抗等。⑥ 能量消耗增加：研究发现,大部分肝功能不全患者处于高代谢状况,这与一些细胞因子的介导有关。胆汁性肝硬化患者肠道通透性增加,肠腔内革兰阴性菌及内毒素易位入血,可诱导 TNF-α、IL-1 及 IL-6 等细胞因子及一氧化氮自由基等产生,介导机体的高代谢状况。⑦ 药物治疗：肝脏疾病患者常接受多种药物治疗,药物往往对肝脏功能和机体营养状况造成不良影响。此外,许多肝脏恶性肿瘤患者存在相当高的营养不良的发生率,部分患者出现恶病质征象,表现为厌食、进行性体质量下降、贫血或低蛋白血症等,晚期还会出现疼痛、呼吸困难或器官衰竭。恶病质是恶性肿瘤常见的致死因素,其直接影响治疗效果,增加并发症发生率,并使生活质量下降、生存期缩短、住院时间延长和医疗费用增加。

七、主编点评

肝脏在药物代谢中起重要作用,大多数药物在肝脏经生物转化作用而清除。药物性肝损害在临床上并非罕见,但尚未引起我国民众和临床医师的足够重视。据统计,欧美国家药物性肝损害约占急性肝功能衰竭的 30%～40%，在美国已高达 50% 以上。因此，应引起广大临床医师和民众的高度关注。药物性肝损伤根据生物化学特征分为：肝细胞型、胆汁淤积型和混合型 3 类，根据临床进展分为：进行、亚进行和慢性药物性肝损害，其临床诊断仍以排除法为主，目前无特异性诊断标志。该患者有长期服用中药病史，其间出现总胆红素、直接胆红素、ALT、AST 异常升高等肝功能损害征象，停药后相关指标下降，同时根据患者病史、血生化检查等排除了病毒性肝炎、酒精性肝损害、自身免疫性肝病及代谢性疾病引起的肝损害，故诊断成立，根据其临床病程及相关检查，属肝细胞型慢性药物性肝损害。

营养不良是肝功能障碍患者十分常见的一个重要并发症，该患者入院时经过营养状况评价存在重度营养不良，而营养不良对肝功能不全患者的治疗效果及临床结局会产生明显的不良影响。因此，该患者入院后除停用原来使用药物，进行保肝治疗，行肝穿刺进一步明确诊断之外，我们的治疗重点是给予积极的营养支持。鉴于患者的实际情况，根据我们以往的治疗经验再参考 2019 年 ESPEN 和 EASL 对急性肝病患者营养和代谢管理的指南推荐意见，采用以饮食干预、口服营养补充以及部分肠外营养支持的方式对该患者进行营养支持，以保证患者在较短时间内摄入足够的能量、蛋白质及其他营养底物，同时避免造成进一步的肝功能损害，取得了满意的治疗效果。

（吴国豪）

参考文献

[1] Cohen SM，Davitkov P. Liver Disease — A Clinical Casebook[M]. Switzerland：Springer Nature Switzerland AG，2019.

[2] Plauth M，Bernal W，Dasarathy S，et al. ESPEN guideline on clinical nutrition in liver disease[J]. Clinical Nutrition，2019，38：485 - 521.

[3] European Association for the Study of the Liver. EASL Clinical Practice Guidelines on nutrition in chronic liver disease[J]. Journal of Hepatology，2019，70：172 - 193.

[4] Plauth M. Nutritional Intervention in Chronic Liver Failure[J]. Visc Med，2019，35：292 - 298.

[5] Stirnimann J，Stirnimann G. Nutritional Challenges in Patients with Advanced Liver Cirrhosis[J]. J Clin Med，2019，8：1926 - 1937.

[6] Theodoridis X，Grammatikopoulou MG，Petalidou A，et al. A Systematic Review of Medical Nutrition Therapy Guidelines for Liver Cirrhosis：Do We Agree？[J]. Nutr Clin Pract，2019，35(1)：98 - 107.

病例 2

肝炎后肝硬化,肝功能失代偿,肝性脑病,门静脉高压

一、病史简介

患者,男,45 岁。因"反复鼻衄 4 年,腹胀、双下肢肿半月"入院。患者 4 年前因反复鼻衄就诊,发现血小板降低,HBsAg(+),诊断为"乙型肝炎后肝硬化",服用中药治疗。2 个月前无明显诱因出现精神亢奋、言语增多、睡眠减少。同时出现腹胀,双下肢渐进性水肿,尿量减少。感觉双下肢沉重,抬腿及行走困难,呈剪刀步态,可拄拐站立,双下肢感觉无异常。发病以来无发热、腹胀、腹泻等症状。外院彩超发现"肝脾大,门脉增宽,腹水",胸部 CT 示胸腔积液。胸腔积液、腹水检查均为"漏出液"。在外院服用利尿剂、输注白蛋白后,尿量增加,双下肢水肿减轻。近半个月来再次出现腹胀、双下肢水肿,为进一步诊治遂来我院就诊。患者自发病以来纳差,进食量明显下降,体重下降 3 kg。

数十年前曾患肝炎(具体不详)。饮酒 20 余年,2~3 两白酒/d。

二、入院检查

体温 36.5℃,脉搏 68 次/分,呼吸 16 次/分,血压 135/70 mmHg,体重 60 kg,身高 174 cm。神志清楚,精神亢奋,言语增多,呼吸平稳,营养中等,贫血貌,皮肤无黄染,肝掌(+),全身浅表淋巴结无肿大,巩膜略有黄染,口腔无特殊气味,颈根部蜘蛛痣,颈静脉充盈,胸廓无畸形,双肺叩诊清音,双肺呼吸音粗。心前区无隆起,心界不大,心率 68 次/分,律齐。全腹膨隆,腹壁静脉曲张,脐以上血流方向向上。腹部压痛、反跳痛(+)。肝剑下 10 cm,肋下 6 cm,可触及、质硬、触痛、叩痛(+)。脾锁骨中线上肋下 4 cm,可触及、质中、有触痛,肠鸣音 4 次/分,腹部叩诊实音。肛门及生殖器未检。双下肢轻度凹陷性水肿。双下肢强直,不能屈膝,不能行走。双下肢肌张力增高,肌力下降,近端肌力 1 级,远端肌力 3 级,感觉无异常,膝腱反射和跟腱反射亢进,双侧膝、踝阵挛(+),扑翼样震颤(+),左侧巴氏征(+),右侧查氏征(+)。

红细胞 $2.72×10^{12}/L$;血红蛋白 60 g/L;血小板 $34×10^9/L$;白细胞 $2.5×10^9/L$;中性粒细胞 42.5%;总胆红素 97.0 μmol/L;直接胆红素 35.4 μmol/L;总蛋白 55 g/L;白蛋白 26 g/L;谷丙转氨酶 280 U/L;谷草转氨酶 192 U/L;碱性磷酸酶 155 U/L;γ-谷氨酰转移酶 312 U/L;前白蛋白<0.12 g/L;葡萄糖 5.4 mmol/L;尿素 6.0 mmol/L;肌酐 56 μmol/L;总胆固醇 4.50 mmol/L;甘油三酯 2.0 mmol/L;钠 128 mmol/L;钾 2.8 mmol/L;氯 99 mmol/L;钙 2.05 mmol/L;无机磷 1.34 mmol/L;镁 0.81 mmol/L;血氨 145 μmol/L(11~35 μmol/L);乙肝病毒表面抗原(-)0.326 COI;乙肝病毒表面抗体 710.4 mIU/ml;乙肝病毒 e 抗原(-)0.085 COI;乙肝病毒 e 抗体(+)0.110 COI;乙肝病毒核心抗体(+)0.009 COI;HBV DNA $1.0×10^5$/ml,HCV-Ab(-)。

彩超:门静脉稍宽 12 mm,流速明显减低,为向肝血流,脾静脉扩张迂曲,直径 25 mm,下腔静脉血流通畅,为回心血流,肝静脉普遍变细,血流通畅。肝硬化;肝囊肿;胆汁淤积;腹腔积液。腹部 CT:肝硬化,脾大,伴脾静脉及腹膜后静脉曲张,腹水,少量胸腔积液。胃镜显示:食管-胃底重度静脉曲张,慢性浅表性胃炎伴糜烂结节。

三、入院诊断

慢性乙型肝炎,肝硬化,门静脉高压,腹水,脾大,脾功能亢进,肝功能失代偿期,肝性脑病。

四、治疗经过

由于该患者处于肝硬化失代偿期,同时存在慢性持续性肝性脑病(Ⅲ级)、脊髓病变和进行性下肢运动障碍,考虑到患者病情较重,近期短时间内无法恢复正常进食,故需要进行适当营养支持。入院后我们给予患者以下治疗措施:① 保持水、电解质平衡,维护机体内环境稳定。肝硬化时肾素-血管紧张素系统紊乱、肝脏灭活醛固酮等激素减少、不恰当地应用利尿剂、长期限制水钠摄入等均可导致水盐平衡障碍,出现低钠、低钾、低钙、低镁等电解质紊乱。低钾血症可引起碱中毒,血氨和毒素吸收增多,干扰脑细胞代谢,引起或加重肝性脑病。因此,在治疗原发病的基础上,密切监测患者血气,积极纠正电解质紊乱,维持机体内环境稳态,可降低病死率。② 口服乳果糖酸化肠道以减少氨的吸收。③ 口服双歧三联活菌胶囊(培菲康)等调节肠道菌群。④ 静脉输注白蛋白、应用利尿剂以纠正低蛋白血症,减轻腹水。⑤ 静脉应用谷氨酸钠和谷氨酸钾进行降氨治疗。⑥ 肠外营养支持。

患者入院时纳差,神萎,不愿进食,2 个月来体重下降 5%,同时有较多量胸腔积液、腹水、腹胀明显,且患者存在食管-胃底重度静脉曲张,长时间放置鼻胃管/肠管存在诱发上消化道大出血的风险,相对来说不宜行肠内营养,所以我们提供肠外营养支持。由于该患者属肝硬化失代偿期,存在大量胸腔积液、腹水,机体实际体重要低于所测量的体重。因此,我们采用间接测热法测定其静息状态下能量消耗值为 1 750 kcal/d,设定其能量目标量为 1 800 kcal/d,其中葡萄糖供给量为 250 g,可供给约 1 000 kcal 能量;20%中/长链脂肪乳剂 250 ml 可供给约 500 kcal 能量;蛋白质的摄入量为 0.6 g/(kg·d),应用含高浓度支链氨基酸的氨基酸液作为氮源;同时提供足量电解质、维生素及微量元素。由于该患者有较多量腹水,需要限制入水量和钠的摄入量,我们通过选择高浓度营养制剂以控制总的液体摄入量,采用中心静脉途径供给。经过近 1 个月治疗,患者一般情况改善,精神、睡眠均较好,腹水量减少,腹胀症状消失,肝性脑病减轻,但双下肢运动障碍无明显好转,双下肢肌力较前好转。此时,鼓励患者逐步恢复口服进食,并辅以肠内营养支持,逐渐停用肠外营养,以避免长时间全肠外营养对肝功能的潜在损害风险。给予的热量为 30～35 kcal/(kg·d),蛋白质摄入量仍为 1.5 g/(kg·d),也不需要再严格限制入水量及钠的摄入。维生素、其他矿物质和微量元素按照正常每日需要量供给。在鼓励患者经口摄入高碳水化合物、富含优质蛋白、质软膳食的同时,通过分次口服一定量的整蛋白型肠内营养制剂,以达到摄入每日机体所需的热量、蛋白质、维生素、其他矿物质和微量元素。

五、讨论分析

该患者有 HBV 感染和长期饮酒史,肝硬化,门脉高压诊断明确,其肝硬化原因可能是 HBV 感染和酗酒。近 2 个月有精神亢奋,言语增多,睡眠减少及出现扑翼样震颤,可以诊断肝性脑病。患者双下肢肌张力高,肌力差,腱反射亢进,膝、踝阵挛(＋),病理征(＋),深、浅感觉正常,双上肢基本正常,符合脊髓侧索硬化综合征,锥体束损害,考虑是肝硬化脊髓病。肝硬化脊髓病是脊髓变性疾病,以脊髓侧索中的锥体束脱髓鞘最为显著,变性自颈髓起,贯穿脊髓全长,一般以胸髓水平变化最为明显,多由肠道代谢产物未经肝脏代谢进入体循环,引起脊髓神经元变性所致。肝性脊髓病症状与肝性脑病症状并不平行,肝性脑病脑症状以反复发作为特征,而脊髓症状呈缓慢进行性加重,多先累及下肢,初发症状是一侧下肢僵硬、步态不灵活,渐累及另一侧下肢,形成双侧对称性痉挛性截瘫。通常表现为双膝内收,双足下垂,常呈剪刀样步态或雀跃步态,严重者不能站立而卧床不起。神经系统体检可见双下肢腱反射亢进,腹壁反射和提睾反射消失,踝阵挛和膑阵挛(+),巴氏征等病理反射(+)。早期呈伸直性痉挛性截瘫,晚期呈屈曲性痉挛性截瘫。上肢较少累及,一般无感觉障碍,肌电图正常或有神经源性损害,血氨显著增高为重要的实验室特征。此患者与以上肝硬化脊髓病表现相符合,且腰穿、胸腰椎 MRI 排除其他神经系统疾病,因此,诊断肝硬化脊髓病基本成立。国外有文献报道,肝移植可显著改善肝硬化脊髓病的临床症状,患者可在肝移植术 1~2 年后由卧床恢复行走。有研究报告肝移植治疗效果与发病时间长短有关。因此,充分认识本病,提高诊断率,对于改善患者预后有很大意义。

临床上,肝性脑病分为急性肝性脑病(A 型、B 型)、慢性复发性肝性脑病和慢性持续性肝性脑病,后者有中枢神经系统不可逆的损害,如痴呆、痉挛性瘫痪、小脑退行性病变、锥体外系运动障碍、脊髓病变等。根据该患者的病史、临床症状和体征,该患者应该是慢性持续性肝性脑病。此类血氨水平大多升高,但血氨水平与肝性脑病的严重程度不呈平行关系。病情常慢性持续进展,多为不可逆病变。有研究报告肝移植可使症状改善。该患者无明显肝性脑病的诱因(如感染、消化道出血、便秘和不适当利尿等),出现此症与食管-胃底静脉曲张、脾静脉高度扩张,脊髓变性和自发性门-腔分流形成,以及肝功能恶化有关。

肝硬化失代偿患者常伴有明显的营养不良,营养不良的严重程度与肝硬化进展密切相关,严重影响疾病的治疗和预后。肝硬化患者由于门静脉高压,可导致胃肠道淤血水肿、腹水、肠道细菌过度生长、消化道出血、继发性感染等并发症,使其营养摄入减少、吸收障碍、合成不足、丢失过多,上述多种因素均能加剧营养缺乏,导致代谢紊乱加重,增加并发症发生,加重死亡风险。营养支持不仅可以满足能量的需求,改善患者营养状况,而且还可以改善肝细胞代谢,降低并发症的发生,从而改善预后。该患者处于肝硬化失代偿期,门静脉高压,脾大,腹水,肝性脑病(Ⅲ级),脊髓病变和进行性下肢运动障碍,考虑到患者病情较重,近期短时间内无法恢复正常进食。因此,加强营养支持至关重要,营养支持可促进肝细胞再生,有利于防止病情的进一步恶化,促进机体康复。

肝硬化失代偿伴肝性脑病患者营养治疗的目的是通过给予适当的葡萄糖、脂肪、蛋白质或氨基酸、维生素和微量元素等营养物质,确保充足的能量供给,确保蛋白质合成的最佳速率,减少体内氨以及代谢毒物的产生,维持机体瘦组织群含量,促进肝细胞的修复,改善肝功能,改善患者预后,降低病死率。肝硬化失代偿营养治疗的关键措施有:① 热量的供应:肝硬化患者发生肝性脑病时,供给充足的热量以满足脑组织代谢、减少体内组织蛋白分解、促进肝细胞修复,而能量缺乏则会加重脏器功能的衰竭。2019 年 ESPEN、EASL 推荐的肝硬化患者能量目标量为 35 kcal/(kg·d),由葡萄糖和脂肪乳剂共同提供。② 蛋白质目标量:非营养不良的代偿性肝硬化患者蛋白质的推荐量为 1.2 g/(kg·d),营养不良和(或)少肌性肝硬化患者则为 1.5 g/(kg·d),肝硬化失代偿或合并肝性脑病患者不应限制蛋白质摄入,因为其蛋白质分解代谢增加,限制蛋白质的摄入对患者不利,应尽量避免。③ 营养支持途径选择:失代偿期肝硬化口服能耐受的患者应首选口服饮食,饮食策略是通过每天 4~6 餐来缩短饥饿期,并应推荐夜间加餐以改善全身蛋白质状况。如果不能口服或口服不能获得足够的膳食摄入量(包括口服补充剂),建议进行肠内营养,每日最佳蛋白质和能量摄入量不应低于肝硬化患者的一般推荐量。可通过鼻胃管/鼻空肠管途径提供营养,食管静脉曲张不是放置鼻胃管的绝对禁忌证。由于腹水或静脉曲张,放置 PEG 会增加并发症的风险,因此只能在特殊情况下使用。肠内营养可以采用标准的肠内配方,目前尚无关于疾病特异性制剂的相关资料。对于不能通过经口和(或)肠内营养的患者,应及早应用肠外营养,肠内营养无法达到能量及蛋白质的目标量时,可以联合应用补充性肠外营养。④ 补充足量维生素和微量元素:无论口服还是肠外途径,肝硬化患者都应给予足量的维生素和微量营养素,补充足量维生素、矿物质和微量元素有助于促进肝脏损害的修复,维持肝功能,进而纠正营养不良状态,这对改善肝性脑病有积极意义。

由于该患者有较多量腹水,腹胀明显,且存在食管-胃底重度静脉曲张,长时间放置鼻胃管/肠管存在诱发上消化道大出血的风险,相对来说不适宜行肠内营养,所以我们提供肠外营养支持。由于该患者属肝硬化失代偿期,并有较重肝性脑病,根据 2019 年 ESPEN 和 EASL 的推荐标准,按照 35 kcal/(kg·d)提供热量,每日需要摄入 2 100 kcal 能量,鉴于患者存在大量胸腔积液、腹水,水、钠潴留明显,机体实际体质重量要低于所测量的体重,我们采用间接测热法测定其静息状态下能量消耗值为 1 750 kcal/d,设定其能量目标量为 1 800 kcal/d,其中葡萄糖供给量为 250 g,可供给约 1 000 kcal 能量;20%中/长链脂肪乳剂 250 ml 可供给约 500 kcal 能量;蛋白质的摄入量为 1.5 g/(kg·d),应用含高浓度支链氨基酸的氨基酸液作为氮源;同时提供足量电解质、维生素及微量元素。由于该患者有较多量腹水,需要限制入水量和钠的摄入量,我们通过选择高浓度营养制剂以控制总的液体摄入量,采用中心静脉途径供给。经过近一个月治疗,患者一般情况改善,精神、睡眠均较好,腹水量减少,肝性脑病减轻,但双下肢运动障碍无明显好转,双下肢肌力较前好转。考虑到患者属慢性肝损害发展成为肝硬化,且存在门静脉高压、脾亢、食管-胃底重度静脉曲张、肝硬化脊髓病,内科治疗无法解决根本问题,患者年龄尚轻,决定行肝移植治疗。

该患者经过上一阶段内科治疗及营养支持,一般情况好转,腹水明显减少,肝性脑病症状改善。在等待肝移植期间,我们继续给予营养支持,其目的是防止营养状况的进一步恶化,防止肝脏进一步损害,尽可能地促进肝脏再生,延缓患者的衰竭,减少感染发生的危险,避免维生素及矿物质的缺乏。考虑到此时该患者肝性脑病症状改善,腹胀症状消失,所以逐步恢复口服进食,并辅以肠内营养支持,逐渐停用肠外营养,以避免长时间全肠外营养对肝功能的潜在的损害危险。给予的热量为 30～35 kcal/(kg·d),蛋白质的摄入量目标量仍为 1.5 g/(kg·d),也不需要再严格限制入水量及钠的摄入。维生素、其他矿物质和微量元素按照正常每日需要量供给。具体方法:在鼓励患者经口摄入高碳水化合物、富含优质蛋白、质软膳食的同时,通过分次口服一定量的整蛋白型肠内营养制剂,以达到摄入每日机体所需的热量、蛋白质、维生素、其他矿物质和微量元素。

六、相关营养背景知识

(一) 肝硬化患者营养推荐指南

肝脏是人体物质代谢的重要器官,参与广泛而复杂的生化过程。肝脏疾病导致患者代谢异常和营养不良,尤其是终末期肝病或肝功能衰竭的患者。临床上,肝脏疾病或功能不全的外科患者,其疾病过程、病理生理变化、机体代谢改变的变化范围很大,从代偿性肝病患者到需要行肝移植的终末期肝病患者。因此,对肝脏疾病或肝功能不全的外科患者,应根据患者的疾病情况、代谢改变及营养状况,选择合理的营养支持。肝硬化患者存在着不同程度的营养不良和肝功能损害,此时肝内营养物质代谢受到严重损害,营养治疗的实施相当困难,供给的营养素难以提供给机体进行合成代谢并改善营养状态,且可能因输入物质过多反而加重肝脏负担,促使肝功能的损坏进一步加重,并发症率和病死率升高。2019年 ESPEN 和 EASL 分别针对各种不同肝脏疾病的营养和代谢管理提出了推荐意见,为成人肝病患者提供临床营养和代谢支持管理建议。

肝硬化患者营养支持的目的在于提供充足的能量代谢和蛋白质合成的底物,避免肝功能的恶化以及肝性脑病等并发症的发生。失代偿或终末期肝硬化患者营养支持的目的是最大程度维持生长潜能,防止营养状况的进一步恶化,等待肝移植。

1. **代偿期肝硬化患者的营养支持意见** ① 营养咨询:对所有肝硬化患者进行快速营养筛查,并对有营养不良风险的患者进行详细评估,以确认营养不良的存在和严重程度。应采用多学科营养管理团队对肝硬化患者进行有针对性的营养状况监测、营养咨询,为达到营养治疗目标提供指导,以提高患者的长期预后或生存率。② 营养干预:肝硬化患者应遵循营养管理的一般原则进行营养干预,包括饮食指导，口服营养补充、肠内营养和肠外营养，以获得潜在的临床益处，且不会增加不良事件的发生。③ 能量供给：能量供应满足机体总能量消耗所需，其中包括静息能量消耗、与食物相关的产热和与身体活动相关的能量消耗。肝硬化患者总能量消耗在 $28\sim37.5$ kcal/（kg·d），因此，推荐日最佳能量摄入量不应低于推荐的 35 kcal/（kg·d），超重或肥胖的肝硬化患者不建议增加能量摄入，在能量消耗增加患者（如急性并发症、顽固性腹水）或营养不良的情况下，应当增加摄入的能量。④ 蛋白质目标量：蛋白质需求是基于维持氮平衡所需的最小蛋白质摄入量，尽可能促进机体向蛋白质合成转化。确诊肝硬化患者推荐的蛋白质摄入量为 1.2 g/（kg·d），营养不良和（或）少肌性肝硬化患者则为 1.5 g/（kg·d）。⑤ 补充微量营养素：肝硬化患者应给予微量营养素来治疗确诊的或临床怀疑的缺乏症。⑥ 营养支持方式：首先通过合理分配或调节患者的膳食来进行营养支持，饮食量不足时推荐口服补充肠内营养制剂，如出现厌食、恶心等消化道症状时，也可通过放置喂养管进行短时间肠内营养。肠内营养无法达到能量及蛋白质的目标量时，可以联合应用补充性肠外营养，但一般情况下代偿期肝硬化患者很少通过肠外营养方式进行营养支持。临床实践表明，此类患者通过适当的营养支持，可改善机体氮平衡，缩短住院时间，改善患者肝功能。

2. 肝硬化失代偿期或肝功能衰竭患者的营养支持意见　肝硬化失代偿期或肝功能衰竭患者营养治疗目的是稳定代谢和生命功能、支持肝细胞再生和预防并发症发生。营养治疗目标有：通过给予葡萄糖、脂肪、维生素和微量元素，确保充足的能量供给；提供适当的蛋白质或氨基酸摄入，确保蛋白质合成的最佳速率；确保血糖正常，预防高氨血症和高甘油三酯血症，避免营养治疗的代谢并发症。具体措施有：① 失代偿期肝硬化口服能耐受的患者应首选口服饮食，饮食策略是通过每天 $4\sim6$ 餐来缩短饥饿期，并应推荐夜间加餐以改善全身蛋白质状况。对于蛋白质"不耐受"的肝硬化患者，应通过口服植物蛋白或支链氨基酸。晚期肝硬化患者应长期口服 BCAA 补充剂（0.25 g/kg·d），以提高肝性脑病生存率，提高生活质量。② 营养治疗的时机：如果不能口服或口服不能获得足够的膳食摄入量（包括口服补充剂），建议同危重患者一样应立即进行肠内营养。无营养不良的肝功能衰竭患者若 $5\sim7$ d 内不能恢复正常的经口营养，如同其他危重疾病一样，应提供营养支持，首选肠内营养。对于有脑水肿危险的肝性脑病和动脉血氨水平升高的严重超急性患者，蛋白质供给可推迟 $24\sim48$ h，直至控制高氨血症。开始给予蛋白质时，应监测动脉血氨，以确保无病理性升高。③ 可通过鼻胃管/鼻空肠管途径提供营养，食管静脉曲张不是放置鼻胃管的绝对禁忌证。由于腹水或静脉曲张，放置 PEG 会增加并发症的风险，因此只能在特殊情况下使用。肠内营养可以采用标准的肠内配方，目前尚缺乏足够证据证实疾病特异性制剂具有优势。肠内营养应从低剂量开始进行，逐渐增加摄入量，对于不能通过经口和（或）肠内营养的患者，应及早应用肠外营养。肠内营养无法达到能量及蛋白质的目标量时，可以联合应用补充性肠外营养。④ 能量及蛋白质目标量：肝硬化失代偿或肝功能衰竭患者的能量及蛋白质需求与肝硬化代偿期患者相同，每日最佳蛋白质和能量摄入量不应低于肝硬化患者的一般推荐量，需要避免长时间的禁食，能够进食患者应鼓励将能量和蛋白质的摄入量分成少量、多次的膳食。肝硬化失代偿或合并肝性脑病患者不应限制蛋白质摄入，因为其蛋白质分解代谢增加，限制蛋白质的摄入对患者不利，应尽量避免。⑤ 对于肝性脑病患者应考虑补充支链氨基酸以改善神经精神状态，并达到推荐的氮摄入量。⑥ 肝硬化失代偿患者维生素缺乏与肝功能障碍、储备减少，以及随着疾病严重程度的增加导致饮食摄入不足和吸收不良有关，其中以脂溶性维生素缺乏较为常见。临床上应测定所有慢性肝病患者特别是晚期肝病患者进行血浆维生素 D 水平，因为维生素 D 缺乏非常普遍且可能对临床预后产生不利影响。因此，指南推荐对于肝硬化患者维生素 D 水平<20 ng/ml 时需补充维生素 D 以达到血清维生素 D[25(OH)D]>30 ng/ml。⑦ 骨质疏松症是慢性肝病患者常见的疾病，其特点是骨量和骨质量的丧失导致脆性骨折。营养、激素、代谢、遗传和炎症因子在慢性肝病患者骨质疏松的发病中起着重要作用，这主要归因于骨形成的减少。因此,肝硬化、胆汁淤积性肝病、长期接受皮质激素治疗及肝移植前患者均应测量骨密度。指南推荐慢性肝病患者应提供钙(1 000~1 500 mg/d)和 25(OH)D(400~800 IU/d 或 260 μg/2 周)的补充剂或维持正常水平所需的剂量,合并骨质疏松症和等待肝移植的肝硬化患者推荐使用双膦酸盐类治疗。

（二）肝性脑病代谢改变及治疗对策

肝性脑病是继发于严重肝脏疾病、以代谢紊乱为基础的中枢神经系统机能障碍所呈现的精神、神经综合病症,其主要临床表现是意识障碍、行为失常和昏迷。引起肝性脑病的原发病有重症病毒性肝炎、重症中毒性肝炎、药物性肝病、妊娠期急性脂肪肝、各型肝硬化、门-体静脉分流术后、原发性肝癌以及其他弥漫性肝病的终末期,而以肝硬化患者发生肝性脑病最多见,约占 70%。常见的诱发肝性脑病的因素有上消化道出血、高蛋白饮食、大量排钾利尿、放腹水,使用安眠、镇静、麻醉药,便秘、尿毒症、感染或手术创伤等。这些因素大体都是通过以下作用机制诱发脑病:① 使神经毒素产生增多或提高神经毒素的毒性效应。② 提高脑组织对各种毒性物质的敏感性。③ 增加血-脑脊液屏障的通透性。因此,应根据机体代谢改变和其发病机制,临床上进行相对应的治疗策略。

1. 降低血氨措施　"氨中毒学说"在肝性脑病的发病机制中占重要地位,血氨增多可能是肝性脑病发生的一个重要因素,其发生机制有:① 肝功能不全时肝脏酶系统受损害,导致鸟氨酸循环障碍,尿素合成能力降低,由组织代谢过程中形成的氨及肠道吸收的氨在肝内合成尿素减少,血氨增多。② 肝硬化并发门静脉高压症可导致肠黏膜淤血水肿,未经消化吸收的蛋白质及其含氮的分解产物成分在肠道潴留,产氨增多。此外,肠道黏膜屏障受损引起菌群易位和比例失调,导致肠源性内毒素血症及炎性介质大量释放直接加重肝损,干扰血氨在肝脏的转化和代谢,加重疾病进展。因此,"降氨"成为临床肝性脑病治疗中不可或缺的重要手段,目前常用的措施是应用乳果糖、乳梨醇等双糖,口服后在小肠不会被分解,到达结肠后可被乳酸杆菌、粪肠球菌等细菌分解为乳酸、乙酸而降低肠道的 pH 值。肠道酸化后对产尿素酶的细菌生长不利,但有利于不产尿素酶的乳酸杆菌生长,使肠道细菌所产的氨减少。此外,酸性的肠道环境可减少氨的吸收,并促进血液中的氨渗入肠道排出。近年来国外有研究发现肠道微生态紊乱在肝性脑病发病中起重要作用,应用肠道微生态制剂可抑制肠道细菌失调,酸化肠腔内环境,对防止氨和有毒物质的吸收有一定的作用。目前对于肠道菌群失调以及肠源性内毒素血症在肝性脑病病程中的作用机制尚不明确,其可能机制为:肝硬化患者网状内皮吞噬系统功能受损,肝脏的清除能力受损,内毒素和细胞因子水平升高,易透过肠壁进入外周循环,与受体相结合后,可刺激单核巨噬细胞产生 TNF-α、IL-1β、NO 等细胞因子,进一步加重肝脏损害。肝硬化患者中主要是由活化的单核巨噬细胞产生,可促进 Th1 细胞分化,诱导 Th1 和 NK 细胞分泌 IFN-γ、TNF-α 等炎症因子,并介导 Fas 配体的细胞毒效应,进一步加重炎症程度。肝硬化失代偿期患者细胞免疫功能抑制,淋巴细胞及细胞因子调节紊乱也可以引起 TNF-α、IL-1β、NO 等细胞因子水平升高,启动细胞因子的级联反应。因此,肠道菌群失调以及肠源性内毒素血症导致的肠道黏膜屏障受损在肝性脑病进程中发挥着重要作用。

2. 改变血浆氨基酸失衡　肝性脑病的发生可能与中枢神经系统正常的神经递质被假性神经递质所取代有关。正常血浆及脑内各种氨基酸的含量有适当的比例,肝脏受损害时,苯丙氨酸、酪氨酸和色氨酸等 AAA 在肝内分解代谢发生障碍,致血液和脑组织内苯丙氨酸、酪氨酸和色氨酸含量增多,苯丙氨酸和酪氨酸则在脑组织内形成假性神经递质。色氨酸则在脑组织内经色氨酸羟化酶和 5-羟色氨酸脱羟酶的作用,生成大量 5-羟色胺。5-羟色胺是中枢神经系统中的一个抑制性递质,是去甲肾上腺素的拮抗物,脑内 5-羟色胺增高可引起睡眠,故认为其可能是引起肝性昏迷的一个重要原因。

BCAA(亮氨酸、缬氨酸和异亮氨酸)作为氮的载体在蛋白质的代谢中起着十分重要的作用。支链氨基酸涉及多种生物过程,如刺激白蛋白和糖原的合成,改善 IR,抑制 ROS-pro-诱导、肝细胞凋亡和肝再生。富含支链氨基酸制剂应用于肝性脑病的作用机制有：① 支链氨基酸刺激胰岛素、GH 和 IGF－1 的产生，增加蛋白质合成，抑制蛋白分解和肌肉丢失。② 通过刺激细胞内信号传感器，氨基酸代谢发生明显的异常，外周组织对芳香族氨基酸的代谢能力增加，增加血中支链氨基酸/芳香族氨基酸值水平。此外，补充高浓度支链氨基酸可抑制芳香族氨基酸通过血脑屏障，减少假性神经递质的形成；支链氨基酸还可使肌肉的分解代谢减少，进而抑制或中止氨基酸释放入血，最终使氨基酸在全身细胞内重新分布，调节血清中氨基酸组成，使之比例正常，保持体内的氮平衡。最新 ESPEN 和 EASL 在指南中均明确提出肝硬化并发肝性脑病患者给予的氨基酸溶液富含 BCAA（35%～45%），同时降低色氨酸、芳香族氨基酸以及含硫氨基酸比例以纠正氨基酸比例失衡的状况。支链氨基酸可以作为一种能量物质，直接被骨骼肌、心肌、脑、肝等组织利用，具有能量底物、糖元异生底物和肌蛋白调节剂的作用，能被外周组织氧化供能，而又不增加肝脏负担。

七、主编点评

本例患者肝硬化失代偿、门静脉高压、脾亢、大量腹水导致胃肠道瘀血水肿、消化吸收功能障碍、肠道菌群失调，患者出现食欲减退、上腹饱胀不适、厌食、恶心、呕吐，同时并发肝性脑病，从而导致机体一系列代谢异常和营养障碍。目前临床上对硬化肝失代偿患者缺乏有效的治疗手段，主要是控制疾病进展，防止相关并发症的发生，而营养支持则是此类患者重要的支持治疗措施。目前认为，积极的营养支持不仅提供机体代谢所需的营养物质，而且对肝细胞的再生和降低病死率起着至关重要的作用。因此，近年来对营养支持的策略也相应发生变化，营养支持不再以单纯提供营养物质为目的，更重要的是使机体细胞获得所需的营养物质，并提供进行正常新陈代谢合成所需的营养，从而保持或改善组织、器官的结构及其功能。最近，ESPEN 和 EASL 基于循证医学证据，分别针对不同肝脏疾病的营养和代谢管理提出了推荐意见，改变了以往临床上的一些治疗观点，对规范成人肝病患者临床营养和代谢支持起到指引的作用。该指南提出肝病患者营养治疗主要 3 个目标：① 通过给予葡萄糖、脂肪、维生素和微量元素，确保充足的能量供给。② 通过分别提供适当的蛋白质或氨基酸摄入，确保蛋白质合成的最佳速率。③ 确保血糖正常，预防高氨血症和高甘油三酯血症，避免营养治疗的代谢并发症。我们体会相较于传统的观点，目前肝病营养治疗主张饮食干预，通过合理饮食及营养，给予高蛋白饮食，有利于恢复肝细胞功能，稳定病情。治疗中主张给予高热量，充足的热量、高维生素及微量元素丰富的饮食既可以满足机体需要，又可以增强机体抵抗力。不限制蛋白质摄入，即使是肝性脑病的患者也如此，强调足量的蛋白质可以减轻体内蛋白质分解，促进肝脏蛋白质的合成，维持蛋白质代谢平衡，有效保持机体瘦组织群含量，可改善患者的生存率。

（吴国豪）

参考文献

［1］ Cohen SM，Davitkov P. Liver Disease — A Clinical Casebook［M］. Switzerland：Springer Nature Switzerland AG，2019.

［2］ Plauth M，Bernal W，Dasarathy S，et al. ESPEN guideline on clinical nutrition in liver disease［J］. Clinical Nutrition，2019，38：485-521.

［3］ European Association for the Study of the Liver. EASL Clinical Practice Guidelines on nutrition in chronic liver disease［J］. Journal of Hepatology，2019，70：172-193.

［4］ Plauth M. Nutritional Intervention in Chronic Liver Failure［J］. Visc Med，2019，35：292-298.

［5］ Stirnimann J，Stirnimann G. Nutritional Challenges in Patients with Advanced Liver Cirrhosis［J］. J Clin Med，2019，8：1926-1937.

病例3

一、病史简介

患者,男,60岁。因"反复双下肢水肿2年,加重2周伴神志改变1天"急症入院。患者2年前劳累后出现双下肢水肿,休息后可缓解,2年来上述症状反复发作,2周前无明显诱因下出现腹围明显增大,腹胀不适,逐渐加重,纳差。1天前患者饮酒后出现呕吐、胡言乱语、神志改变而急诊入院。患者既往体健,有长期饮酒史,饮白酒30余年,1斤/d,10年前体检发现重度脂肪肝,否认肝炎病史。入院时患者意识不清,闭目昏睡,口中有烂苹果味。

10年前曾诊断为重度脂肪肝。饮酒30余年,1斤白酒/d。否认高血压、糖尿病史,否认肝炎、结核等传染病史,否认输血及手术史、外伤史。

二、入院检查

体温38.8℃,脉搏98次/分,呼吸22次/分,血压140/90 mmHg,体重62 kg,身高175 cm。神志不清,呼吸稍急促,查体无法配合。全身皮肤湿润暗黄,无肝掌、蜘蛛痣。全身浅表淋巴结无肿大,巩膜无黄染,瞳孔等大等圆,瞳孔对光反射迟钝,压眶反射存在,口腔有烂苹果味,胸廓无畸形,双肺叩诊清音,听诊呼吸音清,未闻及杂音,有潮式呼吸。心前区无隆起,心界不大,心率88次/分,律齐。腹部明显膨隆,腹壁见曲张静脉(图6-3-1),腹部触诊不满意,肝脾肋下未触及,腹部叩诊实音,肝肾区无叩击痛,肠鸣音4次/分。肛门及生殖器未检,小便失禁。四肢脊柱无畸形,双下肢水肿明显,上肢不自主抽动,双下肢肌张力增高,肌力下降,膝腱反射和跟腱反射亢进,双侧膝、踝阵挛(+),扑翼样震颤(+),左侧巴氏征(+),右侧查氏征(+)。

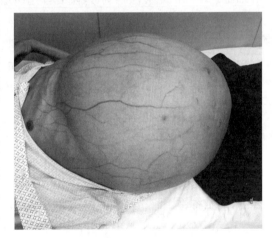

图6-3-1 患者腹部情况

红细胞3.52×10¹²/L;血红蛋白103 g/L;血细胞比容31.0%;白细胞14.37×10¹²/L;中性粒细胞94%;淋巴细胞5%;血小板140×10⁹/L;尿胆原(+++)。总胆红素30.1 μmol/L;直接胆红素12.5 μmol/L;总蛋白58 g/L;白蛋白27 g/L;谷丙转氨酶1 280 U/L;谷草转氨酶976 U/L;碱性磷酸酶219 U/L;γ-谷氨酰转移酶565 U/L;总胆汁酸17.2 μmol/L;乳酸脱氢酶194 U/L;胆碱酯酶6 017 U/L;前白蛋白0.08 g/L;血糖9.9 mmol/L,尿素6.9 mmol/L;肌酐122 μmol/L;尿酸130 μmol/L;血氨179 μmol/L(11~35 μmol/L);钠129 mmol/L;钾2.9 mmol/L;氯99 mmol/L;二氧化碳21 mmol/L;阴离子隙9 mmol/L;钙2.12 mmol/L;无机磷0.90 mmol/L;镁0.83 mmol/L;凝血酶原时间16.3 s;凝血酶原时间比值1.17;国际正常化比值1.17;凝血酶时间17.4 s;活化部分凝血活酶时间23.9 s;纤维蛋白原347 mg/dl;D-二聚体2.36 mg/L;乙肝病毒表面抗原(-)0.318 COI;乙肝病毒表面抗体721.0 mIU/ml;乙肝病毒e抗原

（一）0.079 COI；乙肝病毒 e 抗体（＋）0.020 COI；乙肝病毒核心抗体（＋）0.009 COI；丙肝病毒抗体（－）0.0428 COI。

彩超：肝硬化，脾稍大，大量腹水，双侧胸腔积液。腹部、盆腔 CT：肝硬化，脾大，腹、盆腔大量积液。颅脑 CT：未见阳性体征。

三、入院诊断

重症酒精性肝炎，急性肝细胞衰竭，肝性脑病（Ⅳ级）。

该患者有长期饮酒史，时间超过 30 年，每天量大，既往有重度脂肪肝诊断。2 年前出现双下肢水肿，反复发作，2 周前出现腹围明显增大，腹胀不适且逐渐加重，伴纳差，1 天前出现神志改变。体检发现：神志不清，口腔有烂苹果味。腹部明显膨隆，腹壁见曲张静脉，腹部叩诊实音，双下肢水肿明显，上肢不自主抽动，双下肢肌张力增高，肌力下降，腱反射亢进，膝、踝阵挛阳性，病理征阳性。血清胆红素增高、谷丙转氨酶和谷草转氨酶明显增高，碱性磷酸酶、γ-谷氨酰转移酶等指标增高。彩超及腹部、盆腔 CT 示：肝硬化，腹盆腔大量积液，双侧胸腔积液。根据患者病史、体格检查、实验室检查及辅助检查结果，排除了病毒性肝炎。鉴于患者发病急，症状重，存在发热、明显神经症状，出现急性肝功能衰竭、肝性脑病的表现，所以重症酒精性肝炎诊断成立。

四、治疗经过

患者起病急骤，数天内病情迅速恶化，考虑到由于肝细胞严重损坏，肝功能急剧退化，导致发生急性肝细胞衰竭和严重肝性脑病，入院后首先纠正低钠、低钾等电解质紊乱，严格限制入水量以免加重脑水肿。超声引导下双侧胸腔穿刺引流胸腔积液，以缓解患者的呼吸状况。腹腔穿刺留置引流管用于放腹水，每天放腹水量在 1 000～1 500 ml，分次进行，以减轻腹胀症状。静脉输注白蛋白、应用利尿剂以纠正低蛋白血症，减轻腹水。鉴于患者病情危重，伴有发热、肝性脑病，入院后前几天静脉滴注甲泼尼龙 40 mg/d，同时给予一定量的葡萄糖以防止发生低血糖，减少机体的糖异生作用，避免蛋白质和体脂大量被消耗。启动肠外营养支持，按照相关指南推荐意见给予足够热量、蛋白质、维生素及微量元素。氮源采用含高浓度 BCAA 的氨基酸液，一方面既保证有效的蛋白质摄入量，防止患者长时间处于负氮平衡状态；另一方面也希望能减轻肝性脑病程度。同时，静脉应用谷氨酸钠和谷氨酸钾进行降氨治疗，给予积极抗感染治疗。该患者通过上述处理约 1 周后，意识有所清醒，可被唤醒，体温恢复正常，神志逐渐好转，黄疸逐渐减轻。但在入院第 8 天起出现持续性少尿，肾功能进行性下降，尿素氮 32.6 mmol/L，肌酐 443 μmol/L。鉴于患者经过前阶段适当的治疗，肝功能和肝性脑病症状好转时逐渐发生少尿、无尿、氮质血症等功能性肾功能衰竭的表现，同时排除肾脏本身器质性病变，考虑发生了肝肾综合征并发症。此时，除了继续积极保肝治疗并停用任何诱发氮质血症及损害肾脏的药物外，停止放腹水和胸腔引流，减少体液过多丢失。应用血浆、全血、白蛋白等制剂增加胶体渗透压，增加有效循环血量，纠正水、电解质及酸碱平衡。在补充有效血容量的基础上增加尿量及尿钠排泄，积极纠正 K^+、Na^+、Cl^-、Mg^{2+} 及酸碱失衡，应用多巴胺、酚妥拉明可等张肾脏血管、改善肾血流量、降低肾血管阻力。同时给予速尿等，减轻血管阻力，改善肾血流量。经过上述各项治疗措施后，患者病情逐渐趋于平稳，神志明显改善，能够准确应答提问，肝、肾功能检查指标逐步改善，胸、腹水减少。此时，我们通过放置鼻胃管开始给予肠内营养支持，应用富含高支链氨基酸的肠内营养制剂，热量目标量为 30 kcal/（kg·d），蛋白质的目标量为 1.2 g/（kg·d），减少肠外营养用量，同时鼓励患者进食富含蛋白质、易消化的半流质食物，直至患者出院。

五、讨论分析

酒精性肝病(alcoholic liver disease,ALD)是由于长期大量饮酒导致的肝脏疾病。初期通常表现为脂肪肝,进而可发展成酒精性肝炎、肝纤维化和肝硬化。严重酗酒时可诱发广泛肝细胞坏死,甚至引起肝功能衰竭。影响酒精性肝损伤进展或加重的因素较多,目前证实的危险因素主要包括:饮酒量、饮酒年限、酒精饮料品种、饮酒方式、性别、种族、肥胖、肝炎病毒感染、遗传因素、营养状况等。根据流行病学调查资料,酒精所造成的肝损伤是有阈值效应的,即达到一定饮酒量或饮酒年限,就会大大增加肝损害风险。种族、遗传以及个体差异也是酒精性肝病的重要危险因素。汉族人群的 ALD 易感基因乙醇脱氢酶和乙醛脱氢酶的等位基因频率以及基因型分布不同于西方国家,可能是中国嗜酒人群和酒精性肝病的发病率低于西方国家的原因之一。此外,并不是所有的饮酒者都会出现酒精性肝病,只是发生在一小部分人群中,表明同一地区群体之间还存在着个体差异。

酒精性肝病主要是乙醇及其衍生物的代谢过程中直接或间接诱导的炎症反应,氧化应激、肠源性内毒素、炎性介质和营养失衡等多种因素相互作用的结果。首先,酒精通过氧化应激促使反应性氧化物增加,而诱发肝脏脂肪聚集。在氧化应激相关的脂质过氧化及炎性细胞因子的作用下,使脂肪变的肝细胞发生第二次打击,造成炎症、坏死和纤维化。其次,酒精诱导 Kupffer 细胞激活在酒精性肝病的发生和发展中有重要作用。Kupffer 细胞分泌的细胞因子(如 IL-8、IL-6、TGF-β 等)可通过自分泌和旁分泌或者两者兼有的方式相互激活并导致肝细胞损伤。乙醛和自由基所致的蛋白质改变作为一种新抗原诱导机体免疫应答,这些自身免疫反应在酒精性肝病的发病机制中起着十分重要的作用。乙醛与多种蛋白形成的乙醛加合物具有很强的免疫原性,刺激机体产生抗体引起免疫损伤,导致包括蛋白酶在内的重要蛋白质以及 DNA 的损伤。研究发现,酒精性肝病患者普遍存在体液免疫和细胞免疫异常,提示免疫因素尤其是自身免疫可促进肝组织的损伤,显著增加炎性细胞因子的转录与释放,放大炎症效应,刺激星状细胞向成纤维细胞转化,导致肝纤维化的发生。

ALD 临床表现差异很大,根据患者病情及实验室检查可分为:① 轻症酒精性肝病:肝脏生物化学指标、影像学和组织病理学检查结果基本正常或轻微异常。② 酒精性脂肪肝:影像学诊断符合脂肪肝标准,血清 ALT、AST 或 GGT 可轻微异常。③ 酒精性肝炎:是短期内肝细胞大量坏死引起的一组临床病理综合征,可发生于有或无肝硬化的基础上,主要表现为血清 ALT、AST 或 GGT 升高,可有血清胆红素增高,伴有发热、外周血中性粒细胞升高。④ 重症酒精性肝炎:是指酒精性肝炎患者出现肝功能衰竭的表现,如黄疸、凝血机制障碍、肝性脑病、急性肾功能衰竭、上消化道出血等,常伴有内毒素血症。⑤ 酒精性肝纤维化:临床症状、体征、常规超声显像和 CT 检查常无特征性改变,须根据病史、超声瞬时弹性成像或 MRI、血清纤维化标志物或肝活组织检查作出诊断。⑥ 酒精性肝硬化:有肝硬化的临床表现和血清生物化学指标、瞬时弹性成像及影像学的改变。该患者有 30 年饮白酒史,每天量大,既往曾确诊为重度脂肪肝,本次发病急伴有发热、白细胞和中性粒细胞升高,血清胆红素及 ALT、AST、GGT 升高,凝血机制障碍,同时出现肝性脑病等肝功能衰竭的表现,属重症酒精性肝炎。重症酒精性肝病(severe alcoholic liver disease,SALD)病情进展快、近期死亡率高达 50%,预后差。该患者入院后我们组织相关科室进行积极治疗,早期短时间应用糖皮质激素,糖皮质激素有强大的抗炎、抑制免疫作用,能抑制免疫反应,降低促炎因子,稳定肝细胞膜,从而在短期内明显改善肝脏损伤,降低 SALD 近期病死率。同时,及时纠正水、电解质及酸碱代谢紊乱,采取措施降低血氨、治疗肝性脑病,进行积极的营养支持。

酒精性肝损害患者的主要治疗方法是戒酒、药物治疗和积极的营养支持。早期包括糖皮质激素在内的药物治疗对于控制病情进展有着重要作用,药物治疗可以降低机体高代谢状态,降低耗氧量,预防缺氧,减少组织损伤。Kupffer 细胞的氧化应激可以诱导 TNF 的生成,进而导致肝脏产生炎症和细胞凋亡,促进肝细胞损伤。抗炎药物可降低局部巨噬细胞的活性以及侵入肝内炎症细胞的活性。

酒精性肝病患者进行营养支持治疗不仅能够改善其营养状况,而且有助于减少并发症,改善临床预后。营养支持的具体措施应根据患者不同的病理改变、病情而定,原则上与慢性肝炎患者的营养支持基本相同。对于中度或者重度营养不良的酒精性肝损害患者,经口或肠内营养方法不能满足需求,应立即开始肠外营养支持。该患者属重症酒精性肝炎,本次发病急、病情危重,伴有发热、肝性脑病,患者入院时处于昏迷状况,无法建立有效的肠内喂养途径,患者来院已经禁食超过 24 h,先给予一定量葡萄糖静注以避免发生低血糖,造成脑部进一步损害,同时静脉补充水溶性和脂溶性维生素、矿物质、微量元素,及时启动全胃肠外营养支持。

由于该患者存在大量腹水、双侧胸腔积液,在引流胸腔积液及治疗腹水的同时,注意患者体液平衡。按照"量出为入,宁少勿多"的输液原则,避免输入过多液体增加脑、肺水肿和心功能不全的危险性。该患者虽昏迷但有自主呼吸,无法应用间接测热仪测定机体的能量消耗值,我们按照指南的推荐设定患者的能量目标量为 30 kcal/(kg·d),采用双能源系统作为能源物质,同时给予足量高支链氨基酸为氮源的蛋白质,添加足量维生素和微量元素。肠外营养逐渐加量,分 4 天达到目标量,防止发生再喂养综合征。与大多数危重患者一样,肠内营养支持也是酒精性肝病患者重要的营养支持途径,当患者病情稳定即可通过建立经空肠途径进行肠内营养支持。肠内营养开始时给予标准型配方低浓度、少量低速输注,随后根据患者的耐受情况逐渐增加,最后过渡至经口进食。

该患者经过适当的治疗,在肝功能和肝性脑病稍有好转时逐渐发生少尿、无尿、氮质血症等功能性肾功能衰竭的表现,出现了肝肾综合征。肝肾综合征是指严重肝脏疾病患者体内代谢产物的损害,血流动力学的改变及血流量的异常,导致肾脏血流量的减少和滤过率降低所引起,而其肾脏并无解剖和组织学方面的病变。肝肾综合征的临床表现包括肝硬化失代偿期及功能性肾功能衰竭两方面的症状和体征。患者常有门静脉高压、脾大、大量腹水、黄疸、氮质血症、肝性脑病、少尿、低钠血症等。肝肾综合征的发生主要为肾血流量减少,肾小球滤过率降低而导致的尿量减少和尿素氮增高,肝功能不全引起的肾血管收缩是导致肝肾综合征的关键环节,其可能的发生机制有:① 肾交感神经张力增高:在肝功能严重受损的情况下,低血容量和内脏血流动力学改变可使肾交感神经张力增高,去甲肾上腺素分泌增加是保钠储水、恢复血容量的一种代偿机制。但交感神经兴奋导致肾血流灌注减少和血流分布不均匀、不稳定,可能是肝肾综合征发生的病理基础。② 肾素-血管紧张素系统活动增强:在肝功能不全患者,一般都有明显的肾素-血管紧张素增多,从而导致肾血管收缩,肾血流减少,肾小球滤过率下降。③ 激肽释放酶-激肽系统活动异常:严重肝硬化患者血浆中激肽释放酶和缓激肽减少,而血浆肾素与血管紧张素活性增强,这些综合性变化导致血管扩张剂活性降低而血管收缩剂活性增强,导致肾血管收缩。④ 前列腺素不足:前列腺素是肾内最重要的血管扩张因子,能够抵消因血管收缩因子水平增高而影响肾功能。严重肝损害时,肾脏前列腺素合成和释放不足,导致肾血管收缩增强。⑤ 内毒素血症:肝硬化患者的内毒素来自肠道内异常增生的革兰阴性杆菌和并发腹水感染的细菌,肝功衰竭时,Kupffer 细胞的功能减低,肝脏功能减退,对肠源性内毒素的屏障作用消失,或通过门脉高压后形成的门体侧支循环,致使内毒素不经肝脏直接入血形成内毒素血症。内毒素具有强烈的缩血管作用,使肾血管收缩、肾皮质缺血而引起肾血流动力学障碍,同时能刺激多种缩血管物质如内皮素、白三烯等的合成和释放,导致肾血流量进一步减少。⑥ 假性神经递质增多:肝功能衰竭时,血中代谢产物不能被清除,假性神经递质替代了正常末梢交感神经递质,使末梢血管张力减低,引起小动脉扩张,血压下降,肾血流灌注减少,肾小球滤过率下降。⑦ 其他:除上述各种原因及机制外,肝肾综合征的发生还与内皮素、腺苷、白三烯 C4 和 D4、血栓素 A2、肾血管舒张因子、NO 及利钠肽等物质的作用有关。

肝肾综合征患者治疗过程中应注意保持水、电解质平衡，应补充足量的维生素和微量元素，以避免补充维生素和微量元素缺乏对机体代谢造成的不利影响。

六、相关营养背景知识

（一）酒精性肝病患者代谢变化及营养不良发生机制

近年来我国酒精性肝损害人数呈逐年增加趋势，已成为一个不可忽视的公共卫生问题。酒精性肝病患者尤其是某些慢性和重症肝病（如肝硬化、肝功能衰竭）患者普遍存在代谢异常和营养不良，许多因素参与营养不良的发生过程，而营养不良又会加重酒精性肝损害的进展，从而形成恶性循环。酒的主要成分是乙醇，饮酒之后，乙醇在胃肠道内很快被吸收，仅 5%～10% 从肺、肾及皮肤排出，而 90% 以上的乙醇要在肝脏内代谢。过量的酒精摄入改变了食物中的营养成分，造成糖类、蛋白质和脂类等营养物质摄入不足，并影响多种营养素的代谢和作用。酒精摄入后被胃肠道迅速吸收入血，其大部分在肝脏内进行代谢，乙醇进入肝细胞后氧化为乙醛，乙醇和乙醛都具有直接刺激、损害肝细胞的毒性作用，能使肝细胞发生变性、坏死。正常人少量饮酒后乙醇和乙醛可通过肝脏代谢解毒，一般不会导致肝损，而一次大量的饮酒即可致急性酒精中毒，造成中枢神经抑制，胃肠道功能的损害，产生腹痛、呕吐、胃炎、胰腺炎、急性胆囊炎和急性酒精性肝炎，严重者甚至神志不清、昏迷、呼吸中枢麻痹而死亡。长期嗜酒者，乙醇和乙醛的毒性经常影响肝脏对糖类、蛋白、脂肪的正常代谢及解毒功能，日积月累导致严重的酒精性肝炎、酒精性脂肪肝和酒精性肝硬化，对身体造成极大的危害。

酒精性肝病患者普遍存在蛋白质-热量营养不良。蛋白质和热量摄入不足、多种营养素缺乏和代谢状态的改变是酒精性肝病患者营养不良的主要特点。首先，酗酒者常由于饮食结构单一，且酒精长期刺激会导致胃黏膜损伤和肝功能异常。酒精性肝病患者常由于 TNF 等炎性介质升高引起饱腹感、味觉和嗅觉改变、厌食，或由此产生的恶心和呕吐等胃肠道症状，导致营养物质摄入减少，影响营养物质的吸收。另一方面，随着患者出现腹水和外周水肿等并发症，进一步降低食欲，再加上治疗腹水的低钠饮食，为预防肝性脑病的低蛋白饮食等饮食结构的变化，导致蛋白质和钾、镁等电解质缺乏。此外，酒精性肝病患者常合并胰腺功能不全、胃蛋白酶分泌下降、慢性胰腺炎等，导致蛋白质和脂肪消化吸收障碍和胆汁酸缺乏，小肠细菌过度生长，从而影响营养物质的吸收。急性酒精性肝炎患者，全身炎症反应导致机体能量消耗及蛋白质分解增加，长时间的分解代谢亢进加剧了营养不良的发生。

维生素及微量元素缺乏是酒精性肝病营养不良的重要特征，最常见的是维生素 B 族、叶酸、维生素 D、锌和硒缺乏，微量营养素缺乏是酒精性肝病患者发生老年痴呆的主要原因。慢性酒精中毒主要引起体内硫胺、叶酸、烟酸、吡多醇等缺失及利用障碍，主要是由于饮食摄入减少，肠道吸收下降，肝摄取和储存减少，而尿排泄增加。硫胺缺乏可影响脂类的合成与更新，可造成中枢及周围神经轴索变性、脱髓鞘改变，而叶酸、烟酸、吡多醇不足可引起神经细胞蛋白质和神经递质合成障碍，其神经系统损害是多方面的。酒精为亲神经物质，长期饮用可产生慢性中毒，造成神经系统难以逆转的损害，最常受累者为大脑、脑干、小脑及周围神经，但脊髓及肌肉也可受累。慢性酒精中毒对机体代谢和神经系统的影响主要是长期饮酒引起营养代谢障碍，其次是酒精及其代谢产物对神经系统的直接影响，从而产生临床症状。

大量饮酒的患者肠道叶酸转运受损，酒精可减少叶酸在空肠刷缘的吸收。此外，酒精可显著降低叶酸在肝脏代谢和脂肪储存。叶酸是肝脏蛋氨酸代谢的基础，通过调节同型半胱氨酸水平、抗氧化防御、DNA 组装、甲基化反应促进基因调控。叶酸的最终代谢产物是 S-腺苷蛋氨酸，在肝脏中进行处理。严重酒精性肝病患者叶酸的有效利用率降低，干扰 DNA 组装、组蛋白和蛋白质的甲基化，影响甲基化对细胞信号和生长，可能增加肝损伤风险。

锌缺乏在酒精性肝病患者中十分普遍，锌缺乏可引起酒精性肝损伤患者机体抗氧化能力受损，加重肝损伤和肝脂肪变性。有研究发现,血清锌水平与酒精性肝病严重程度相关,多因素相关分析显示低血清锌水平是肝脏失代偿的独立预测因子,与肝性脑病、自发性细菌性腹膜炎、肝肾综合征密切相关。补充锌可以改善乙醇脱氢酶活性,有效降低乙醇诱导的氧化应激损害。

(二)酒精性肝病患者骨骼肌质量减少及发生机制

骨骼肌是人体最大组织和重要器官系统,是运动系统的主要组成部分。除运动功能之外,骨骼肌也是机体蛋白质的主要存在形式,占人体总蛋白质的 50%~75%,在机体蛋白质代谢和氮平衡维持中起着十分重要的作用,是机体主要的能量消耗和代谢组织。此外,骨骼肌还是内分泌器官,能产生肌肉因子和其他细胞因子,作用于自身和其他器官而起到相应的作用,从而影响机体的正常代谢、其他器官功能以及整个机体的健康状态。肌肉的强度与机体的营养状况密切相关,肌肉质量、数量、力量、氧化能力反映了机体代谢状况,健康的骨骼肌与慢性病预防密切相关。酒精性肝病患者肌肉减少比脂肪组织减少更为明显,男性患者更为明显。肌肉衰减、虚弱无力会导致机体活动能力下降,从而引起肌肉功能丧失,影响日常基本活动。骨骼肌衰减容易引起患者独立性丧失以及抑郁发生,增加骨折、跌倒的风险,活动减少,进食减少,机体对疾病和创伤反应减退,增加患病率和病死率,导致患者生存质量下降和死亡风险增加。近年来的研究发现,骨骼肌衰减对多种疾病患者的临床预后均有不良影响,骨骼肌含量减少是酒精性肝病患者病死率增高的独立预后因素,并且和生存时间短和并发症增加有关,严重的骨骼肌衰减是肝硬化患者生存期的独立预后因素,缓解肝硬化引起的门静脉高压可以恢复骨骼肌质量、逆转骨骼肌衰减并改善患者的预后。此外,骨骼肌衰减还增加等待肝移植的肝硬化患者以及肝癌移植术后患者的病死率。

酒精性肝病肌减少症发生机制主要和肝脏病变和乙醇的直接作用有关。肝脏疾病的作用包括两个主要组成部分:① 肝坏死性炎症/纤维化伴肝细胞功能障碍。② 门静脉循环肝转流,这是由于肝功能受损发生高氨血症和尿毒症,通过肝-肌肉轴介导所致。乙醇的作用包括骨骼肌蛋白合成降低、自噬增加以及乙醇或其代谢产物包括乙醛造成的线粒体功能衰竭。在酒精性肝硬化和肝病患者中,高氨血症和乙醇导致的肌肉萎缩是产生骨骼肌衰减的重要原因,这可以解释严重的酒精性肝病患者肌肉丢失更明显的现象。此外,乙醇以及其直接的氧化产物乙醛通过细胞毒性氨代谢途径造成肝损伤。除了高氨血症和酒精的损害外,内毒素血症和细胞因子在酒精性肝病肌肉减少症的发生中起着重要作用。蛋白质合成的典型信号通路是通过 Akt/PKB 依赖性磷酸化和活化 mTORC1,激活下游分子,促进蛋白质合成,抑制自噬。动物实验和临床研究证实,乙醇能抑制 mTORC1 的磷酸化,从而抑制蛋白质的合成,导致骨骼肌萎缩,这被认为是酒精性肝病患者发生骨骼肌衰减的主要分子机制。同样,高氨血症也抑制 mTORC1,但机制可能不同。

肌生长抑制素是 TGF-β 超家族成员,在高氨血症和酒精中表达增加,乙醇通过其代谢产物乙醛激活自噬。骨骼肌肉表达 CYP2E1,是微粒体乙醇氧化系统(microsomal ethanol oxidizing system,MEOS)的一个组成部分,可代谢乙醇并产生线粒体活性氧,导致线粒体功能障碍,导致酒精性肝病的肌肉减少。乙醇可导致骨骼肌会发生一些代谢紊乱,乙醇主要在肝脏代谢,但也可在肌肉组织中代谢,主要是通过线粒体和非线粒体的 MEOS 增加氧化,由于 MEOS 氧化不产生大量的 ATP 而且乙醇会引起线粒体功能障碍,因此导致骨骼肌 ATP 含量降低。有研究表明,乙醇导致肌肉线粒体功能障碍和 ATP 含量下降,由于蛋白质合成是需要消耗大量能量,因此,ATP 产生不足可能是酒精性肝病患者肌肉衰竭的另一发生机制。由此可见,CYP2E1 低表达、ATP 含量下降、线粒体活性氧增加及自噬激活是导致肌肉蛋白质合成减少、分解增加的机制。此外,乙醇还可以导致脂肪组织氧化应激以及脂肪分解,降低酒精性肝病患者的脂肪含量。

近年来,肠道在酒精性肝病营养不良中的作用越来越引起重视,肠道微生物的氨化作用不仅与肝性脑病有关,还是引起酒精性肝病骨骼肌衰减的因素之一。乙醇不仅直接影响必需营养素的吸收,还损害肠道通透性和屏障功能,改变肠道微生物群,增加内毒素血症的吸收和转运,导致机体系统性炎性反应和高代谢。目前,有关酒精性肝病患者肠道微生物群改变对骨骼肌减少的具体机制尚不清楚,但已有研究发现肠道通透性紊乱和由此引起的内毒素血症导致了包括肌肉减少症在内的营养不良的发生,如何以肠道为潜在目标逆转肌肉丧失和其他营养不良,是目前研究的热点。

（三）酒精性肝病营养治疗

酒精性肝病患者进行营养支持治疗不仅能够改善其营养状况,而且有助于减少并发症,改善临床预后。最近,美国肝病研究学会(American Association for the Study of Liver Disease,AASLD)以及ESPEN对于酒精性肝病患者提出了营养支持推荐意见,两个学会在指南中均提出为了改善患者的肝功能状况,提高肝性脑病的治愈率和生存率,降低感染率,对自主进食不能满足机体营养需求的所有酒精性肝病患者,在原发病治疗的基础上应进行积极的营养干预,包括基础饮食、口服营养补充、合理的肠内营养和肠外营养支持,强调应针对患者的实际情况制订个性化治疗方案。

1. 饮食治疗　对于能够经口进食的患者,只要咳嗽和吞咽反射完好,且能达到能量和蛋白质摄入目标,首先选择经口进食。为了增加食物摄入,应采用个体化营养咨询。当单独经口进食无法达到喂养目标时,口服营养补充必须作为一线治疗,并应作为夜间或睡前加餐的主要补充。重度酒精性肝病患者往往不能通过正常食物满足其能量需求,此时应使用口服营养补充,可提高生存率。经口进食以及口服营养补充要保证患者每日能量及蛋白质的摄入量。有研究发现,对于酒精性肝病患者,增加膳食中摄入的饱和脂肪含量可降低病死率,而不饱和脂肪的摄入与病死率增加相关。目前的证据表明口服肠内营养补充可调整患者的心理状态,增强对治疗的信心,可以减少并发症发生率和病死率。

2. 肠内营养　无法经口进食的重度酒精性肝病患者,或者通过正常食物和口服营养补充无法满足机体能量及蛋白质需求时,应采用肠内营养支持以改善生存率和感染发生率。合理的肠内营养可确保足够的能量和蛋白质摄入,而不增加肝性脑病的发生风险。肠内营养不仅可维持患者胃肠道功能,其营养物质经门静脉入肝脏,可刺激肝细胞表面受体,促进肝脏白蛋白的自发合成,缓解肝硬化时的低蛋白状态,是较为理想的营养支持途径。腹水患者可以采用高能量密度(1.2~1.5 kcal/ml)和低钠制剂,以控制摄入的液体量。使用输液泵管饲可提高肠内营养耐受性,减少消化道并发症,特别是在难治性腹水患者中。标准型肠内营养制剂适合大部分酒精性肝病患者,合并肝性脑病的患者推荐采用含高支链氨基酸的制剂。现有的证据表明,对于重度酒精性肝病患者,肠内营养的作用与单独使用类固醇治疗一样有效,对于能够在前4周存活的患者,肠内营养可显著提高其1年的生存率。

3. 肠外营养　如果重度酒精性肝病患者合并有中、重度营养不良,或者患者通过经口进食、口服营养补充和(或)肠内营养无法达到热量和蛋白质目标量,必须立即开始肠外营养治疗。对于无气道保护的肝性脑病患者,当咳嗽和吞咽反射受损或肠内营养禁忌或无法实行时,应进行肠外营养支持。此外,对于通过经口或肠内途径喂养充足但必须暂时禁食(包括夜间禁食)超过12 h的重度酒精性肝病患者应静脉输注葡萄糖,当禁食时间超过72 h,则需要全肠外营养支持。重度酒精性肝病患者肠外营养的使用应如同其他危重症患者一样。高支链氨基酸作为氮源,可以改善肝性脑病患者的临床症状和严重程度,降低死亡率。

4. 热量目标量　对于酒精性肝病患者,保证足量的能量摄入十分重要,目前大多数学会推荐的能量目标量为35~40 kcal/(kg·d),充足的热量可减少体内组织蛋白分解,促进肝细胞修复,满足脑组织代谢。能够口服营养补充或肠内营养患者,可使用标准肠内营养配方,最好使用高能量密度(≥1.5 kcal/ml)的配方。接受肠外营养患者,非蛋白热量由葡萄糖和脂肪乳剂共同提供,脂肪乳剂供能一般不超过总热量的30%~35%。中/长链脂肪乳剂或含橄榄油脂肪乳机是较理想的功能物质,对肝细胞的影响较少,ω-3多不饱和脂肪酸可以减少肠外营养相关性肝损害的发生。临床研究发现,足量的热量摄入可以改善肝脏脑病症状,减少感染发生率。

5. 蛋白质目标量　酒精性肝病患者蛋白质的推荐量为1.2～1.5 g/(kg·d),以改善氮平衡。合并肝性脑病的患者不应限制蛋白质摄入,因为其蛋白质分解代谢增加,限制蛋白质的摄入对患者不利,应尽量避免。

6. 微量营养素用量　酒精性肝病患者普遍存在微量元素和维生素缺乏,无论口服还是肠外途径,肝硬化患者都应给予足量的维生素和微量营养素,补充足量维生素、矿物质和微量元素有助于促进肝脏损害的修复,维持肝功能,进而纠正营养不良状态,这对改善肝性脑病有积极意义。肠外营养支持患者必须每天补充水溶性、脂溶性维生素以及电解质和微量元素,以满足机体需求,特别应重视维生素B族、叶酸、维生素A、维生素D、维生素E、硒、镁和锌等补充,预防Wernicke脑病的发生。

总之,营养不良可增加酒精性肝病患者并发症发生率,合理的营养支持包括合理的膳食干预、口服营养补充、肠内营养及肠外营养支持,保证足量的热量、蛋白质以及微量营养素的摄入被证实可降低并发症发生率和病死率。

七、主编点评

酒精性肝病是由于长期大量饮酒导致的肝脏疾病,早期表现为脂肪肝,进而可发展成酒精性肝炎、肝纤维化和肝硬化。酒精性肝病临床表现差异很大,其主要临床特征是恶心、呕吐、黄疸,可有肝脏肿大和压痛。严重者由于广泛肝细胞坏死可发生肝功能衰竭、上消化道出血、肝性脑病等并发症。本例患者有30年每天大量饮白酒史,本次发病急、进展快,同时出现肝性脑病等肝功能衰竭的表现,属重症酒精性肝炎,治疗过程中出现肝肾综合征,经过积极治疗转危为安,是重症酒精性肝病成功救治的病例,其经验值得借鉴。

营养不良在酒精性肝病患者中十分普遍,营养不良会加重病情进展,增加并发症发生率。营养支持在酒精性肝病治疗中起着十分重要的作用,合理的营养支持不仅能够改善患者的营养状况,而且有助于减少并发症,改善临床预后。最近,American Association for the Study of Liver Disease(AASLD)以及ESPEN对于酒精性肝病患者提出了营养支持推荐意见,为临床患者治疗提供了指导意见。两个学会在指南中均提出为了改善患者的肝功能状况,提高肝性脑病的治愈率和生存率,降低感染率,对自主进食不能满足机体营养需求的所有酒精性肝病患者,在原发病治疗基础上应进行积极的营养干预,包括基础饮食、口服营养补充、合理的肠内营养和肠外营养支持,强调应针对患者的实际情况制订个性化治疗方案。无论采用何种方式进行营养支持,保证足量的热量、蛋白质以及微量营养素摄入被证实可降低并发症发生率和病死率,是临床上营养支持的关键。

(吴国豪)

参考文献

[1] Cohen SM, Davitkov P. Liver Disease — A Clinical Casebook[M]. Switzerland: Springer Nature Switzerland AG, 2019.

[2] Plauth M, Bernal W, Dasarathy S, et al. ESPEN guideline on clinical nutrition in liver disease[J]. Clinical Nutrition, 2019, 38: 485-521.

[3] European Association for the Study of the Liver. EASL Clinical Practice Guidelines on nutrition in chronic liver disease[J]. Journal of Hepatology, 2019, 70: 172-193.

[4] Plauth M. Nutritional Intervention in Chronic Liver Failure[J]. Visc Med, 2019, 35: 292-298.

［5］ Stirnimann J，Stirnimann G. Nutritional Challenges in Patients with Advanced Liver Cirrhosis［J］. J Clin Med，2019，8：1926－1937.

［6］ Shipley LC，Kodali S，Singal AK. Recent updates on alcoholic hepatitis［J］. Digestive and Liver Disease，2019，51：761－768.

［7］ Dang K，Hirode G，Singal A，et al. Alcoholic Liver Disease Epidemiology in the United States：A Retrospective Analysis of 3 US Databases［J］. Am J Gastroenterol，2020，115(1)：96－104.

［8］ 中华医学会肝病学分会脂肪肝和酒精性肝病学组.非酒精性脂肪性肝病防治指南(2018 更新版)［J］.传染病信息，2018,31：393－420.

病例 4

> # 妊娠急性脂肪肝,急性肝功能衰竭,
> # 急性肾损伤,急性左心力衰竭

一、病史简介

患者,女,27岁。因"剖宫产术后,肝肾功能衰竭,肺部感染40余日"入院。患者40余天前(孕36周)食用烤肉后出现恶心、腹泻,伴乏力、尿少、牙龈出血、黄疸,否认其他不洁饮食史。起病7天后至当地医院就诊,查凝血酶原时间、活化部分凝血活酶时间延长,白细胞稍升高,肝酶升高,总胆红素升高,肌酐升高,予冷沉淀、血浆、补充凝血因子等对症处理后,当日行剖宫产,产后转入ICU。随后出现肝酶下降,胆红素、肌酐稍有升高,白细胞升高。第10天凌晨患者出现呼吸困难,咳粉红色泡沫痰,予气管插管,呼吸机辅助通气,SpO_2维持在90%。予血浆置换和床旁CRRT。现为行进一步诊治至我院急诊妇科,为进一步监测生命体征及治疗转入ICU。

患者既往体健,青霉素(+),否认其他药物、食物过敏史。否认高血压、糖尿病及心脏病等其他慢性病史。否认传染病史。预防接种按时按序。否认手术、外伤史及输血史。

二、入院检查

体温38.6℃,脉搏73次/分,呼吸18次/分,血压132/82 mmHg(去甲肾上腺素维持血压)。镇静药物维持,经口气管导管接呼吸器辅助通气,SpO_2 100%(吸氧浓度40%),浅昏迷,全身水肿,皮肤巩膜黄染,全身多处瘀斑、紫癜。腹胀软,无压痛、反跳痛,下腹部正中见20 cm手术瘢痕,未拆线。双瞳等大等圆,对光反射存在。双肺呼吸音粗,未闻及干湿啰音。心前区无隆起,心界不大,心率73次/分,律齐,各瓣膜区未闻及病理性杂音。双下肢无水肿,双侧足背动脉搏动可,病理征(一),余查体不能配合。

红细胞$2.49×10^{12}$/L;血红蛋白76 g/L;血小板$65×10^9$/L;白细胞$14.79×10^9$/L;中性粒细胞82.7%;总胆红素259.2 μmol/L;直接胆红素199.0 μmol/L;白蛋白26 g/L;谷丙转氨酶26 U/L;谷草转氨酶49 U/L;γ-谷氨酰转移酶33 U/L;尿素15.2 mmol/L;肌酐204 μmol/L;尿酸497 μmol/L;pH 7.50;二氧化碳分压31.00 mmHg;氧分压125.0 mmHg;血红蛋白84 g/L;碱剩余1.60 mmol/L;乳酸3.00 mmol/L;凝血酶原时间21.6 s;国际正常化比值1.87;活化部分凝血活酶时间68.9 s;纤维蛋白原105 mg/dl;D-二聚体12.51 mg/L;心肌肌钙蛋白T 0.042 ng/ml;氨基末端利钠肽前体4 023 pg/ml;血氨84 μmol/L;降钙素原3.46 ng/ml;病毒(一)。

腹部B超:肝区回声较密尚匀,门静脉、肝动脉、肾动脉及下腔静脉血流通畅。心脏彩超:未见明显异常,左室射血分数68%。

三、入院诊断

G2P1剖宫产术后,急性肝功能衰竭,急性肾功能不全,急性左心力衰竭。

四、治疗经过(图6‑4‑1~8)

患者入院后立即组织妇产科、重症医学科、血液科、心内科、消化科、肾病科、神经内科等专家进行全院大讨论,讨论意见该患者系妊娠期急性脂肪肝。予完善相关检查及准备后,行 CRRT＋血浆置换治疗(入 ICU 后 3~7、10、12、15 天)。同时予镇静肌松、机械通气、保肝、退黄、抗感染、免疫调节、输血、补充凝血因子、营养支持等治疗。营养方式为肠内营养(enteral nutrition,EN)＋肠外营养(parenteral nutrition,PN)。

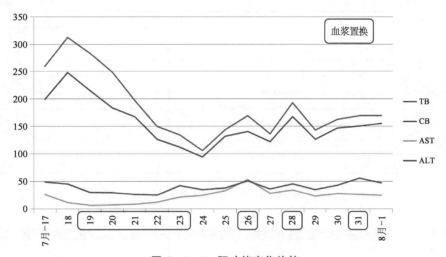

图6‑4‑1 肝功能变化趋势

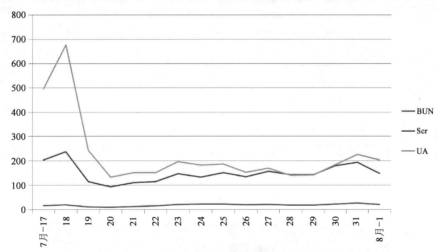

图6‑4‑2 肾功能变化趋势

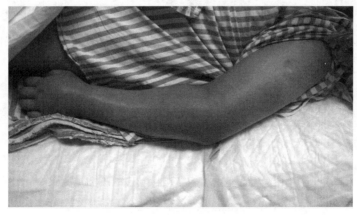

图6‑4‑3 左上肢红肿

编号	细菌名称		结果/体度		菌落计数	
ACINBAU	鲍曼不动杆菌		其他			
编号	药敏名称		直径		结果	MIC/RAD
1	阿米卡星				R耐药	>32
2	庆大霉素				R耐药	>8
3	亚胺培南(泰能)				R耐药	>8
4	美罗培南				R耐药	>8
5	头孢他啶				R耐药	>16
6	头孢噻肟				R耐药	>32
7	头孢吡肟				R耐药	>16
8	哌拉西林				R耐药	>64
9	氨苄西林/舒巴坦				R耐药	>16/8
10	哌拉西林/他唑巴坦				R耐药	>64/4
11	多黏菌素				S敏感	1
12	复方新诺明(SXT)				R耐药	>2/38
13	环丙沙星				R耐药	>2
14	左氧氟沙星(LVX)				R耐药	>8
15	四环素				R耐药	>8
16	头孢哌酮/舒巴坦		14		R耐药	

图 6-4-4　第 18 天血培养

编号	细菌名称		结果/体度		菌落计数	
9508	鲍曼不动杆菌		2+			
编号	药敏名称		直径		结果	MIC/RAD
1	头孢他啶		6		R耐药	>128.0
2	头孢吡肟		11		R耐药	48.0
3	哌拉西林/他唑巴坦		6		R耐药	>512.0
4	头孢哌酮/舒巴坦		25		S敏感	6.0
5	左氧沙星		6		R耐药	>16.0
6	氨曲南		9		R耐药	>64.0
7	美洛培南		9		R耐药	12.0
8	米诺环素(美满霉素)		9		R耐药	>48.0
9	多黏菌素B		15		S敏感	-
10	哌拉西林(氧哌嗪青霉素)		6		R耐药	>512.0
11	替加环素		6		R耐药	-

图 6-4-5　第 18 天痰培养

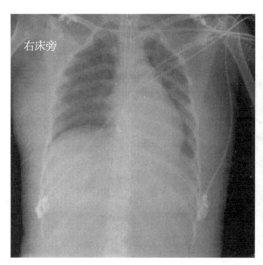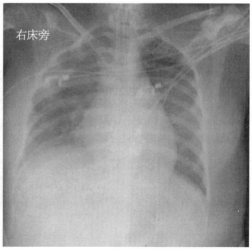

图 6-4-6　入院(左图)及第 18 天(右图)床旁胸片

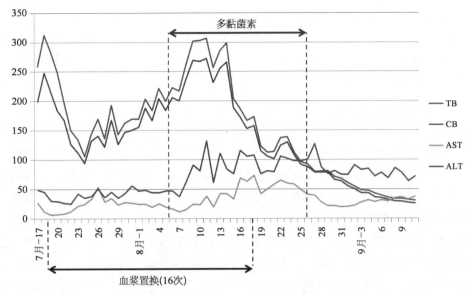

图 6-4-7 肝功能变化趋势

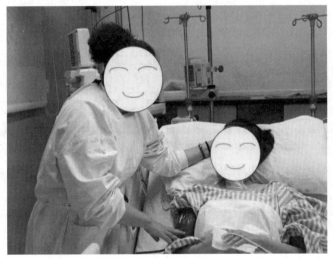 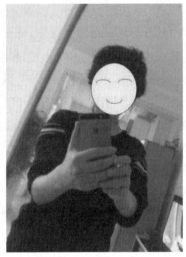

图 6-4-8 出院前(左图)及出院后(右图)

经积极治疗后肝、肾、心脏、凝血等功能渐趋稳定,于入院后 2 周行床旁气管切开,停用镇静药物,2 天后意识清醒,予脱机功能锻炼。

入院第 18 天起(脱机锻炼后 2 天),患者突发高热,体温升高至 39.2℃,查体见左上肢红肿,床旁 B 超见左腋静脉置管处血栓形成,予留取血培养、痰培养,更换对侧中心静脉导管。根据血培养及痰培养+药敏试验报告(鲍曼不动杆菌、多药耐药菌、多黏菌素敏感),调整抗生素治疗方案为多黏菌素 E+美罗培南+达托霉素。

抗感染方案调整后,体温逐渐平稳,4 天后随访血培养及痰培养转阴,继续脱呼吸机,予呼吸功能锻炼。但同时由于二次打击,肝功能又一次恶化,继续予间断 CRRT+血浆置换、保肝退黄、EN 等治疗。约 2 周后肝功能逐渐恢复、完全脱离呼吸机,予下床康复锻炼。于入院后 2 个月康复出院。

五、讨论分析

妊娠急性脂肪肝(acute fatty liver of pregnancy,AFLP)是人类妊娠期的一种特有疾病,以肝细胞小泡性脂肪浸润为特征,最早在1940年由Sheehan首次报道。其发病率约1/10 000~15 000,发病孕周28~40周(平均35~36周),危险因素包括初产、男胎、多胎、药物等。AFLP起病急、病情凶险、病死率高,早期报道其病死率高达75%~85%,近期报道病死率18%~23%。其可能的发病机制包括: ① 胎儿线粒体长链3-羟酰基辅酶A脱氢酶缺乏症(longchain 3 - hydroxyacyl - CoA dehydrogenase deficiency,LCHAD)导致胎儿脂肪酸氧化障碍。② 雌孕激素对肝脏合成和代谢功能的影响。③ 病毒、中毒、药物(非甾体抗炎药)、营养不良、妊娠高血压疾病等因素对孕晚期线粒体脂肪酸氧化功能的损害。

　　该病临床表现缺乏特异性,最常见的初始症状是恶心或呕吐(约75%的患者发生)、腹痛(尤其是上腹部,见于50%的患者)、厌食和黄疸。超声影像学检查可见:肝脏轻度或中度肿大,肝前缘变钝;肝区近场弥漫性点状高回声,回声强度高于脾脏和肾脏,少数表现为灶性高回声;远场回声衰减,光点稀疏,肝内管道结构显示不清。CT检查假阴性较高,可见肝脏密度降低或肝/脾CT比值<1。组织病理学检查表现为:肝小叶结构无破坏,无或较少的肝细胞坏死;脂肪呈微囊泡状充满于肝细胞内,油红O染色(+)。电镜可见脂肪微滴见于肝细胞胞浆、溶酶体、光面/粗面内质网、高尔基体。脂肪性变可累及多个脏器,出现肾小管、胰腺、心脏等脂肪浸润,发生肝外并发症。通常患者分娩后肝组织学可迅速改善,不会发展为肝硬化。

　　该患者进食油腻食物(烤肉)后出现急性肝功能衰竭,虽未行组织病理学检查,但临床表现及病程特点均支持AFLP诊断。患者入院时BMI 24.8 kg/m²,NRS 2002评分3分,有营养不良风险。患者AFLP同时,合并凝血功能紊乱、急性肾功能衰竭及急性左心功能衰竭。入院时高热,镇静用药机械通气,须血管活性药物维持血压,血流动力学及内环境均不稳定,因此入院之初主要矛盾及治疗重点集中在脏器功能维护、纠正凝血功能紊乱以及维持水、酸碱、电解质平衡,仅给予基本补液支持。经初始治疗,3天后患者全身情况逐渐稳定,升压药物逐渐减量,血流动力学改善,肝肾功能指标略有好转趋势,此时开始启用EN。患者胃肠道完整,因而供给途径选择经鼻置入胃管滴注,应用标准型整蛋白EN制剂,从200 ml/d开始给予,初始输注时速度为20~30 ml/h,患者耐受好,则2~3 d以后逐渐增量。在入院一周左右时(EN增量至1 000 ml),患者出现高热,微生物学培养证实为鲍曼不动杆菌血流感染及肺部感染,再次出现血流动力学波动,并因感染而导致脏器功能二次打击。此时,肠内喂养过程中出现一次呕吐,胃残余量增加,因而EN减量至每日500 ml缓慢输注维持。至感染控制、血流动力学重新稳定以后,再次缓慢逐步增加EN至每日1 500 ml(约1 500 kcal,即23 kcal/kg),并逐渐停用PN补充。在未达到足量EN以前,联合应用PN支持(使用高支链氨基酸配方制剂补充氨基酸),以达到机体对能量及蛋白质的目标需求量,随着EN的逐步增量,逐渐减少PN用量至停用。后续加量过程中,患者整体耐受性良好,无明显消化道并发症。气管切开,停用呼吸机以后,逐步恢复经口进食,顺利出院。

六、相关营养背景知识

(一)营养状态评估

　　在给危重患者起始营养治疗之初,首先应进行营养状态评估。NRS 2002是目前比较常用的一种营养状态筛查量表,提示是否可能存在营养风险。其所使指的营养风险,是指因营养因素而出现不良临床结局(比如并发症)的风险,而不是出现营养不良的风险。NRS 2002经过了百余篇随机对照试验研究进行回顾性的有效性验证,其信度和效度已得到验证。

　　目前,尚缺乏特定的肝功能衰竭患者营养状态评价的金标准。一般人群使用较多的营养状态评估方法包括:人体测量学指标、生化学指标、人体组成评定、复合型营养评定工具、手握力测量、腰3水平骨骼肌指数等。但需要注意的是,人体测量学指标由于危重患者无法配合站立测量、组织间隙水肿、体腔积液等原因,使其可靠性受到影响,因此不推荐单独使用。血浆生化学指标(白蛋白、前白蛋白、转铁蛋白及凝血因子)由肝脏合成,其高低可以反映营养状况或肝脏的合成能力,但作为营养判定的指标,会受到肝功能的影响,亦不推荐单独使用。

(二)急性肝功能衰竭患者的营养治疗

急性肝功能衰竭(acute liver failure,ALF)通常累及青壮年,在既往无慢性肝病情况下发展形成。由于急性起病、发展快,因而大多数患者在发病初期无营养不良的迹象。ALF 由于肝细胞功能急速丧失,随后发生多器官功能衰竭。在营养支持时,应预先考虑可能发生的碳水化合物、蛋白质和脂质代谢严重紊乱,其特征是肝脏生成葡萄糖和清除乳酸的能力受损,以及与高氨基酸血症和高氨血症相关的蛋白分解代谢受损。

ALF 的少见性、严重性和病程发展迅速,使得各种临床试验包括营养干预极少开展。因此,目前的治疗干预建议,主要基于对 ALF 患者的临床观察和来自其他危重疾病的推断。此时对危重患者的营养治疗主要有 3 个目标:① 通过给予葡萄糖、脂肪、维生素和微量元素,确保充足的能量供给。② 通过分别提供适当的蛋白质或氨基酸摄入,确保蛋白质合成的最佳速率。③ 确保血糖正常,预防高氨血症和高甘油三酯血症,避免营养治疗的代谢并发症。

1. ALF 时营养治疗的时机　根据《2019 年欧洲临床营养和代谢学会指南》的推荐:① 对于营养不良的 ALF 患者,如同其他危重症患者一样,应当立即开始 EN 和(或)PN。② 不存在营养不良的 ALF 患者,若 5～7 天内不能恢复正常经口喂养,也如同其他危重疾病一样,应当尽早提供营养支持,营养途径首选 EN。③ 对于存在脑水肿风险的肝性脑病和高氨血症的严重超急性患者,蛋白质供给可推迟24～48 h 再给予,直至控制高氨血症。开始给予蛋白质时,须密切监测血氨浓度,以确保无病理性升高。

2. 营养途径的选择　ALF 时,足够能量和氨基酸的补充能够减少机体对自身蛋白质的分解,因此营养支持治疗对于原发疾病控制和肝功能的恢复是非常必要的。对于这类患者,最为有效的方法之一是尽早开始启用胃肠道营养,在提供合成代谢底物的同时,对于稳定肠道功能、维持肠道菌群稳定、减少细菌移位也有着积极作用。

对于不合并肝性脑病或轻度肝性脑病的患者,只要其咳嗽和吞咽反射完好,即可经口喂养;当轻度肝性脑病患者仅靠口服营养无法达到喂养目标时,可给予 ONS。当患者不能经口喂养时,应通过鼻胃管/鼻空肠管,从低剂量起逐渐给予 EN。EN 配方的选择,可以采用标准的肠内配方,目前尚无关于疾病特异性组成成分比例的推荐资料。对于不能通过经口和(或)EN 充分喂养的患者,可以将 PN 作为二线治疗。

3. BCAA 的补充　ALF 的患者缺乏 BCAA 时,会加速肌肉蛋白质分解代谢,骨骼肌含量减少,白蛋白合成降低,同时与高氨血症及肝性脑病的发生相关。因此,推荐肝功能障碍的患者适当补充 BCAA,从而达到改善蛋白质代谢、改善临床结局的目的。BCAA 的补充可采取静脉和口服两种形式。静脉 BCAA 补充多年来一直用于肝性脑病的治疗,效果肯定。口服 BCAA 制剂、颗粒以及 BCAA 和碳水化合物的混合物,也可作为肝硬化失代偿患者改善结局的营养补充物质。

七、主编点评

由于肝脏是人体最重要的代谢器官,三大营养物质(蛋白质、脂肪、碳水化合物)均需要通过肝脏的代谢被人体吸收利用。虽然在 ALF 初期,患者往往不合并营养不良的情况,但肝功能障碍后期,可通过影响机体代谢状态、诱发并加重感染等因素促使原发疾病进展,从而出现营养不良的风险,并可能进一步导致患者免疫功能低下、能量储备耗竭,不利于肝功能的恢复,还会导致肝性脑病、消化道出血、腹水、感染等一系列并发症。因而对于 ALF 患者进行合理、有效的营养支持治疗不仅能改善患者的营养状态,还有助于促进肝功能恢复,改善危重症患者的预后。

ALF时主要的治疗措施包括稳定代谢和生命功能、支持肝细胞再生以及预防或治疗脑水肿。在制订营养支持方案时，须遵循早期EN支持，避免肠外营养相关性肝损伤的发生。足够的能量和氨基酸补充能够减少机体对自身蛋白质的分解，同时胃肠道的启用对于稳定肠道功能、维持肠道菌群稳定、减少菌群易位也有着积极的作用。

该患者入院时BMI 24.8 kg/m² 基础营养状况较好，NRS 2002评分为3分，存在因营养因素而出现不良临床结局（比如并发症）的风险。患者初入院时，全身状况差，血流动力学不稳定，合并多器官功能衰竭，因而此时的治疗目标是维持生命功能和稳定代谢。待病情稳定出现好转迹象后，我们开始着手尽早建立营养途径。因当时患者经口气管插管接呼吸机辅助通气，无法经口进食，故予留置鼻胃管启用整蛋白型标准EN制剂，并逐渐加量。加量期间辅以静脉BCAA改善蛋白质代谢，直至加至全量EN。患者治疗期间存在严重感染、血液净化、有创操作、机械通气等因素，机体对能量的需求较高，在EN加量期间可能存在喂养不足的情况，因而一定程度上可能影响了疾病后期康复脱机锻炼的时间。今后临床上遇到类似情况，可遵循相关营养支持指南，加强营养状况评估，采用间接测热法测定患者实际的能量消耗，作为目标需要量的参考依据，制订更精细化、个体化的营养治疗计划。

（郑毅隽　罗　哲）

参考文献

［1］ Sheehan H. The pathology of acute yellow atrophy and delayed chloroform poisoning[J]. J Obstet Gynaecol，1940，47：49.

［2］ Nelson DB, Yost NP, Cunningham FG. Acute fatty liver of pregnancy：clinical outcomes and expected duration of recovery[J]. Am J Obstet Gynecol，2013，209：456. e1－e7.

［3］ Heung K，Lee SS，Raman M. Prevalence and mechanisms of malnutrition in patients with advanced liver disease，and nutrition management strategies[J]. Clin Gastroenterol Hepatol，2012，10：117.

［4］ Plauth M，Bernal W，Dasarathy S，et al. ESPEN guideline on clinical nutrition in liver disease[J]. Clin Nutr，2019，38：485.

［5］ Holeček M. Branched-chain amino acids in health and disease：metabolism，alterations in blood plasma，and as supplements[J]. Nutr Metab (Lond)，2018，15：33.

病例 5

肝炎后肝硬化失代偿,肝功能衰竭,肝移植

一、病史简介

患者,女,65 岁。因"发现乙肝肝硬化失代偿半年,拟行肝移植"入院。患者半年前无明显诱因下出现皮肤巩膜黄染,伴有皮肤瘙痒、小便黄赤、食欲不振、腹胀等不适,于当地医院就诊,查肝功能:总胆红素 163.4 μmol/L,直接胆红素 70.4 μmol/L,白蛋白 26 g/L,谷丙转氨酶 89 U/L,谷草转氨酶 111 U/L,碱性磷酸酶 256 U/L,γ-谷氨酰转移酶 287 U/L。诊断为"乙肝肝硬化失代偿",予以使用异甘草酸镁、丁二磺酸腺苷蛋氨酸、螺内酯、白蛋白等保肝、利尿等综合治疗后好转,黄疸逐渐下降至总胆红素 33.8 μmol/L,直接胆红素 16.5 μmol/L 左右,出院后长期口服西利宾胺、甘草酸二铵(甘平)等治疗。两个月前患者无明显诱因出现反应迟钝,计算能力下降,随地大小便等症状,遂至我院急诊,查血氨 91 μmol/L,考虑肝性脑病,予杜秘克通便,门冬氨酸鸟氢酸(雅博司)降血氨等对症治疗后症状好转。目前诊断为"乙肝肝硬化失代偿",现为行肝移植手术治疗收入我科。患者近来神志清楚,睡眠食欲欠佳,小便可,大便如常,近半年以来,体重下降 5 kg。

既往高血压病史 15 年,最高血压 160/100 mmHg,目前口服"福辛普利那"1 粒,一天一次,血压控制好;否认糖尿病及心脏病等其他慢性病史;乙肝 40 年,之前未规律服用抗病毒药物,6 个月前开始口服恩替卡韦抗病毒治疗;否认其他结核、甲肝等传染病史;2005 年行"腰椎钢板置入术";2017 年因"右侧股骨头坏死"行"右侧髋关节置换术",否认输血史。

二、入院检查

体温 36.6℃,脉搏 85 次/分,呼吸 16 次/分,血压 128/68 mmHg,体重 53 kg,身高 158 cm。神志清楚,营养稍差,全身皮肤轻度黄染,肝掌,无蜘蛛痣。全身浅表淋巴结无肿大,巩膜黄染,口腔无特殊气味,胸廓无畸形,双肺呼吸音清,未闻及干湿啰音。心前区无隆起,心界不大,心率 85 次/分,律齐,各瓣膜区未闻及病理性杂音。腹部平软,全腹未触及包块,全腹无压痛、反跳痛,肝脾肋下未触及,叩诊鼓音,无移动性浊音,肠鸣音 4 次/分。肛门及生殖器未检,四肢脊柱无畸形,活动自如,双下肢无水肿,双侧足背动脉搏动可,神经系统检查无异常体征。

红细胞 3.39×10^{12}/L;血红蛋白 127 g/L;血细胞比容 36.1%;血小板 110×10^9/L;白细胞 4.65×10^9/L;总胆红素 64.4 μmol/L;直接胆红素 30.2 μmol/L;总蛋白 61 g/L;白蛋白 29 g/L;谷丙转氨酶 47 U/L;谷草转氨酶 142 U/L;碱性磷酸酶 205 U/L;γ-谷氨酰转移酶 249 U/L;尿素 5.2 mmol/L;肌酐 61 μmol/L;尿酸 238 μmol/L;前白蛋白<0.08;钠 142 mmol/L;钾 3.3 mmol/L;氯 108 mmol/L;甲胎蛋白 7.0 ng/ml;癌胚抗原 9.7 ng/ml;乙肝病毒表面抗原(一);乙肝病毒表面抗体(+)343.0 mIU/ml;乙肝病毒 e 抗原(一);乙肝病毒 e 抗体(一);乙肝病毒核心抗体(+)0.009 COI;乙肝病毒 DNA 1.51×10^2。

心脏超声:左房增大,室间隔基底段稍增厚 13 mm,左室射血分数 65%。

腹部 MRI:肝硬化,脾大,少量腹水。

三、入院诊断

乙肝肝硬化失代偿,高血压。

四、治疗经过

患者此前肝功能恶化时评估 CHILD - Pugh 评分 C 级,终末期肝病模型(model for end-stage liver disease,MELD)评分 22 分,经保守治疗后肝功能稍有好转,但 2 个月前发生肝性脑病一次。本次入院后经过常规检查、术前准备,明确无手术禁忌证。在全麻下行同种异体肝脏移植手术,术中见重度肝硬化,硬化结节 0.2～0.5 cm,腹水约 100 ml,病肝切除后重 785 g。书页状切开病肝,未见明显肿瘤,术中共计出血约 200 ml,未输血。手术后恢复顺利,常规使用甲强龙＋麦考酚酯＋他克莫司＋巴利昔单抗四联激素以及免疫抑制剂治疗,肝功能逐渐恢复,胆红素、转氨酶以及凝血功能明显好转,术后 2 天开放饮食,口服流质以及膳食营养素,但因患者 CYP3A5 基因分型检测为纯合突变 GG,术后第 4 天他克莫司血药浓度急速上升至 15.7 ng/ml,立即予以调整药物剂量,浓度降至 8.5 ng/ml。术后 9 天,患者突发高热,热峰 38.9℃,血白细胞降至 0.89×10^9/L,降钙素原 0.89 ng/ml,患者发生严重感染性休克、意识障碍,血、痰液、腹腔引流液等均提示多重耐药的肺炎克雷伯菌感染,予以停用所有免疫抑制剂,考虑到患者肝功能以及细菌药敏,使用美罗培南＋头孢他啶阿韦巴坦联合抗感染,同时气管插管接呼吸机辅助通气,每日唤醒意识状况尚可。其间考虑患者腹腔内感染,短时间内不能建立肠内营养,根据患者标准体重(158－70)×60％＝52.8 kg,每千克体重 25 kcal,共计 1 320 kcal,血流动力学稳定后予以使用静脉营养,葡萄糖 175 g＋氨基酸 50 g＋脂肪乳 50 g 配置成"三升袋"(约 1 200 kcal),其中脂肪乳为间隔一日使用(肝功能未完全恢复),蛋白质供给量按 1.2 g/(kg·d)供给,因而每日额外补充白蛋白 60 g 左右,抗感染效果好,病情逐渐稳定。其间行代谢仪测算静息能量消耗为 1 432 kcal/d(术后 15 天)。

但患者移植手术后 17 天,突发四肢抽搐、癫痫样发作,神志昏迷,不能唤醒。紧急性头颅 CT 以及 MRI 提示双侧颞叶多发腔隙性梗死,予以镇静、抗癫痫药物治疗后,癫痫症状明显好转,脑电图提示未再有痫样放电。术后 3～4 周左右患者腹腔、血流感染逐渐控制,但其意识状况始终未能恢复,格拉斯哥昏迷评分(Glasgow coma scale,GCS)(2)T,因而予以气管切开、磁导航下放置鼻空肠营养管,逐渐开放肠内营养(整蛋白肠内营养液,从 250 ml 逐渐加量至 1 000 ml,1 250 kcal),然后停止静脉营养。其间行代谢仪测算静息能量消耗为 1 256 kcal/d(术后 25 天)。

肝脏移植术后 45 天,患者逐渐转醒,呼吸机脱机,再次行代谢仪测算静息能量消耗为 1 033 kcal/d(术后 46 天)。考虑到患者经过手术创伤、严重感染、昏迷及多次有创操作等应激情况,机体自身组织消耗较大,目前已经度过了应激的高峰期,按照患者的实际静息能量消耗值作为能量需求的目标量,适当增加能量供给,以肠内营养供能为主,整蛋白肠内营养液 1 000 ml(1 250 kcal/d),同时额外补充白蛋白 40～60 g 天,术后 60 天患者神志已完全清醒,四肢运动、肌力逐渐恢复,可以经口进食,此后逐渐减少肠内营养,加强康复锻炼,适当补充白蛋白、口服含膳食纤维素的营养素,术后 90 天康复出院,出院时体重 56 kg。

五、讨论分析

患者近半年以来,胃纳稍差,体重下降 5 kg,目前身高 158 cm,体重 53 kg,BMI 21.23 kg/m^2,属于正常范围,SGA 评分 C 级,NRS 2002 评分 6 分,NUTRIC 6 分。根据目前的共识,该患者入院时存在严重营养不良的风险,需要适当的营养支持。因而患者肝脏移植手术后胃肠道动力恢复,即开放饮食,口服膳食营养素,静脉适当额外补充氨基酸以及白蛋白,保证蛋白质供给量按 1.2 g/(kg·d)供给,同时额外补充腹水引流液等丢失蛋白量。

患者术后第 9 天病情突然恶化,发生严重感染性休克、腹腔、血流感染多重耐药肺炎克雷伯杆菌,出现血流动力学不稳定,予以机械通气、积极的联合抗感染治疗。此时我们的工作终点主要是早期目标导向的液体复苏,获得稳定的血流动力学状态,纠正酸碱平衡紊乱以及根据细菌性培养和药敏证据,联合使用抗生素积极抗感染治疗。虽然早期肠内营养在重症患者维持肠屏障功能、减少细菌移位、减少感染性并发症、缩短机械通气时间、减少 ICU 时间和总住院时间等方面有着积极的作用。但是,由于该患者血流动力学不稳定时会造成胃肠道的低灌注及缺血、缺氧,会直接影响到胃肠道功能,引起肠功能衰竭的发生。因而在患者血流动力学稳定,但腹腔残留感染仍继续存在期间,考虑到此时肠内营养不利因素和短时内不能建立肠内营养,因而短期内使用静脉营养过渡。等腹腔感染控制后,放置鼻空肠管(磁导航引导下,见图 6-5-1),开始整蛋白肠内营养治疗。建立好肠内喂养途径当天即开始肠内喂养,应用标准型整蛋白肠内营养制剂,从 250 ml/d 开始逐渐增量至每日 1 500 ml 维持,肠内营养液开始输注时速度为 25～50 ml/h,以后每 12～24 h 增加 25 ml/h,最大速率为 100～120 ml/h,考虑到肠内营养的总液体量,最终使用常规能量密度和高能量密度营养液各 500 ml,总计 1 250 kcal。患者对肠内营养的耐受性良好,无明显消化道并发症。在肠内营养开始初期,仍联合应用肠外营养支持,以达到机体对能量及蛋白质的目标需求量,随着肠内营养的逐步增量,逐渐减少肠外营养用量,其间虽然因患者发生癫痫、意识障碍等神经系统问题,经气管切开等操作,但其营养治疗基本贯彻以肠内营养为主,根据代谢仪测定静息能量消耗为 1 000～1 300 kcal/d,适

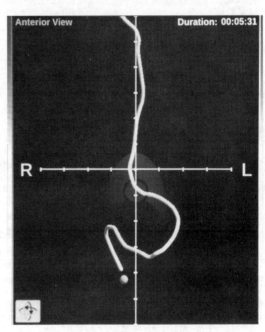

图 6-5-1 磁导航下放置鼻空肠管

当调整肠内营养热量,基本维持 1 250 kcal/d,额外补充足够的白蛋白 40～60 g/d。等待患者神志清楚,吞咽、肌力等正常后改为经口进食,口服膳食纤维素,逐渐减少肠内营养,最终达到完全经口饮食,康复出院。

六、相关营养背景知识

(一)重症肝病患者营养不良的发病机制

重症肝病是由不同原因的疾病导致肝功能衰竭的统称,包括各种病毒性肝炎急性、慢性或慢加急发作引起的肝功能衰竭、毒物/药物损伤、自身免疫性疾病、妊娠期脂肪肝、酒精肝、遗传性肝病、肝硬化、肝癌等引起的肝功能衰竭,重症肝病患者由于其特殊的病理生理状态,均可导致不同程度的营养不良,在慢性肝病患者中该比率可以到达 75%～80%,并随着 Child-Pugh 分级的增加,营养不良的发生率同时增加。肝脏移植手术可以改善这些患者的肝脏功能和营养状态,同时营养不良也可以影响肝脏移植手术的成功率、并发症的发生率、生活质量和远期生存期。

肝脏是人体最大的代谢器官,蛋白质、碳水化合物及脂质的代谢都会受到肝脏疾病的影响,各种营养素摄入不足、合成或吸收障碍、丢失或消耗增加、代谢改变和医源性因素,均可以导致重症肝病患者不

同程度的营养不良。

1. 营养素摄入减少 厌食、恶心、肝性脑病、门脉高压性胃病、腹水、限钠膳食、胃肠功能减弱、胃底静脉曲张、消化道反复出血、禁食治疗等都能促使营养素摄入减少。

2. 营养素吸收障碍 严重肝病时胆汁酸盐分泌异常,导致肠道细菌过度生长、肠蠕动能力减退、肠道门脉高压性改变使黏膜损伤及肠道通透性增加均可导致营养素吸收不良和消化不良。

3. 蛋白质的合成障碍和消耗 在蛋白质代谢中,肝脏具有合成血浆蛋白、分解及转化氨基酸(除支链氨基酸外)及合成尿素脱氨的作用。肝功能障碍时肝蛋白质合成减少、肠道蛋白质吸收减少及尿氮排泄增加、大量的腹水丢失均可以导致蛋白质总量丢失。目前研究认为,肝硬化患者在蛋白质的代谢过程中,支链氨基酸和芳香族氨基酸代谢均受阻,同时肠道吸收的 AAA 不经肝脏而直接进入循环系统(门静脉高压,大量侧支循环开放),导致血液中的 AAA 浓度升高。而 BCAA 主要在肌肉组织中分解,肝脏对 BCAA 的代谢有限。肝硬化时,一方面,肌肉分解蛋白 BCAA 增加,造成释放至血液中的 BCAA 减少;另一方面,肝脏灭活胰岛素功能下降,高水平的胰岛素使 BCAA 进入肌肉和 AAA 进入肝脏进行分解。由于肝脏蛋白合成功能下降,又将进入肝脏的 AAA 返回血液,最终导致 BCAA 与 AAA 的比例失调,BCAA/AAA 值由正常 3.0~3.5 降至 0.6~1.2。

4. 能量代谢异常 肝硬化是一种加速饥饿状态,即机体利用了除葡萄糖以外的能量物质(蛋白质、脂肪)。大量的文献研究发现以肝硬化为代表的终末期肝病患者,其能量代谢发生显著变化,通过静息能量消耗(resting energy expenditure, REE)发现, REE 总体呈高代谢状态,而且代谢底物以蛋白质、脂肪等为主,呼吸商(respiratory quotient, RQ)降低,接近 0.7~0.8,脂肪氧化率相对较高。

5. 葡糖糖利用障碍 碳水化合物代谢异常与严重肝病时胰岛素抵抗、糖异生作用受损和糖原储备下降有关。其结果导致能量代谢底物以脂质为优先氧化供能,从而引起机体游离脂肪酸的更新加速,肌肉摄取和氧化游离脂肪酸的量增加,同时蛋白质的利用也随之增加,碳水化合物的利用减少,机体对蛋白质、脂肪的消耗不断增加,机体出现消瘦、营养不良。

(二)肝病患者的营养治疗

对于肝硬化患者、肝移植或其他手术前患者的营养治疗,ESPEN 和 ASPEN 已经有明确的推荐方案。

(1) 使用简易床旁检测方法(如 SGA 或人体测量)来识别有营养低下风险的患者。

(2) 尽管其对腹水患者有一些局限性,但任何建议使用生物电阻抗法(bioelectric impedance analysis, BIA)对营养低下状况进行定量分析。

(3) 肝移植术后 12~24 h 内开始进食常规食物或肠内营养,其他外科手术后早期开始进食常规食物或肠内营养。

(4) 能量摄入量为 35~40 kcal/(kg·d),蛋白质摄入量为 1.2~1.5 g/(kg·d)。

(5) 使用鼻胃管或空肠造瘘管行早期肠内营养,通常推荐使用整蛋白配方,腹水患者由于存在液体平衡问题,可首选浓缩的高能量配方。

(6) 对肠内营养期间出现肝性脑病的患者使用富含支链氨基酸的配方。

(7) 微量元素缺乏在重症肝病患者中较为常见,维生素 A、维生素 B、维生素 C、维生素 E 等,叶酸以及硒、锌等微量元素的补充有助于逆转一些微量元素缺乏的相应症状。

(8) 肝病患者主要协会指南内容摘要:见表 6-5-1。

表 6-5-1 肝病患者主要协会指南内容摘要

指南	指南建议的特殊 EN 或营养支持
EASL-2019	● 肝硬化患者伴有营养不良,如不能通过口服饮食维持足够的营养摄入,推荐进行一段时间的肠内营养 ● 肝脏移植术后,可在术后 12～24 h 内经口进食或肠内营养治疗,如果不能实现,可经肠外营养来降低并发症的发生率、减少机械通气时间和缩短 ICU 停留时间 ● 对于肥胖患者采用目标能量摄入少于(25 kcal/kg BW/d)和目标蛋白摄入多于(2.0 g/kg BW/d)的 EN 和(或)PN 的营养方案
ESPEN-2019	● 无营养不良的代偿性肝硬化患者应摄入 1.2 g/(kg·d)的蛋白质 ● 对于通过口服饮食没法达到营养目标的肝硬化患者,应进行 EN 治疗 ● 营养不良和(或)肌肉减少的肝硬化患者,应摄入 1.5 g/(kg·d)的蛋白质 ● 对于营养不良的急性肝功能衰竭患者,应尽早开始 EN 和(或)PN ● 移植后,肠内营养配方应与益生菌一起使用可降低感染的发生率
ASPEN-2016	● 肝硬化和肝功能衰竭患者在计算能量和蛋白质的使用,建议使用干重或标准体重,而非实际体重 ● 肝功能衰竭患者避免限制蛋白质摄入 ● ICU 的急和(或)慢性肝病患者,营养治疗优先选用 EN,推荐使用标准肠内营养制剂 ● 伴有肝性脑病重肝患者,如已经使用抗生素和乳果糖治疗,目前尚无证据支持使用支链氨基酸可以减轻患者昏迷程度
AASLD-2010	● 富含不饱和脂肪的饮食会加重酒精引起的肝脏疾病,而相反,富含饱和脂肪的饮食可能具有保护作用 ● 酒精性肝硬化患者应频繁地间隔营养治疗,并有规律地口服饮食(蛋白质摄入量为 1.2～1.5 g/kg,能量摄入量为 35～40 kcal/kg),并在晚餐和早餐之间的夜间加餐,以改善氮平衡
ISHEN-2013	● 肝硬化患者,无论有无肝性脑病,均应采用高营养、高蛋白饮食治疗 ● 伴有肝性脑病的患者每日所需能量为 35～45 kcal/g,所需氮为 1.2～1.5 g/kg 蛋白。同时应鼓励每天摄入 25～45 g 纤维素 ● 对于失代偿期的肝硬化患者,应通过减少饮食中的碳水化合物和脂肪含量,同时保持每天高达 2 g/kg 的高蛋白摄入来尝试适当减轻体重 ● 患者应避免在白天禁食超过 3～6 h,并应鼓励患者全天少食多餐,晚间加餐应包含至少 50 g 的复合碳水化合物

(三) 关于重症患者早期 PN 还是晚期 PN 的讨论

对于重症患者是否应早期行 PN,即早期单独通过 PN 供给能量以及蛋白质,ESPEN 和 ASPEN 指南已经有明确的推荐方案。

(1) 在低营养风险的患者(如 NRS 2002≤3 或 NUTRIC 评分≤5)中,患者如无经口进食的意愿或早期 EN 不能实现,可在入住 ICU 7 天内即开始 PN。

(2) 对于营养风险高(如 NRS 2002≥5 或 NUTRIC 评分≥5)或严重营养不良的患者,当 EN 不可行时,我们建议在 ICU 入院后尽快启动 PN。

(3) 高风险或严重营养不良的患者在最初 ICU 住院的第一周里,建议使用低热量 PN 剂量[≤20 kcal/(kg·d)或估计能量需求的 80%]和足够蛋白[≥1.2 g 蛋白/(kg·d)]的 PN 方案。

七、主编点评

重症肝病患者由于其特殊的病理生理过程以及疾病发展过程中经历各种消化道出血、腹水、肝性脑病等并发症,其或多或少存在营养不良,营养不良可以影响这部分终末期肝病患者的并发症发生率、生活质量以及生存时间。对于这些患者的营养状态评估、营养风险的筛查、营养方案的制订等都是我们亟须解决的问题,最终来改善这些患者的生活质量,延长生存时间。

虽然终末期肝病患者营养不良状态的评估以及风险预测尚无金标准，一般认为，包括身高、体重、TSF 等人体学参数，联合 BIA 或 REE、肌肉力量测定，NRS 2002、NUTRIC 等评分量表，应用多个指标联合分析，基本上能够对肝病患者的营养状态作出较好的评估，对营养风险能够较准确地预测，对营养治疗方案的制订起到重要的指导作用。

总体来说，对于有营养不良风险的重症患者，营养支持治疗至关重要，但何时开始营养、经何种途径开始营养、EN 和 PN 的选择、早期 PN 是否影响预后和其利弊等一系列的问题，一直是 ESPEN、ASPEN 等指南和各种营养学会研究讨论的重点。目前大部分主流观点认为：在危重症急性期行早期肠内营养，每天提供 20～25 kcal/kg，与肠外营养相比，EN 可改善胃肠道黏膜完整性、免疫功能和组织修复反应，从而减少非院内感染、医院和 ICU 的住院时间和医疗成本。早期开始肠内营养（ICU 入院后 24～48 h 内）可能增强这些有益作用并降低病死率，但有报道称 30%～70% 的 ICU 患者出现呕吐、胃肠道不耐受等情况，尤其是在脓毒症、休克等情况下，胃肠道存在缺血，肠内营养对肠道的保护作用还是有害作用仍然存在争议。一些荟萃分析研究了关于喂养方式对患者预后影响的结果相互矛盾，可能与样本量和疾病严重程度的研究等均相关。大量文献研究表明，血流动力学不稳定的机械通气 ICU 患者早期给予肠内营养可能比肠外营养更能改善生存率。但指南对于休克患者的营养治疗建议延迟 EN，直到达到血流动力学稳定后再开始 EN。

除非经口进食或 EN 存在禁忌证，一般情况下不主张早期单独使用 PN。因而在大多数情况下临床实际工作中我们使用的 PN 应该称为补充性 PN，其是指肠内营养不足时，部分能量和蛋白质需求由肠外营养来补充的混合营养支持治疗方式。对于入住 ICU 一周后仍无法耐受全量 EN 的患者，应进行启动 PN 的个体化评估（评估安全性和益处），不能仅仅发现腹胀、腹泻、恶心、呕吐等症状后就放弃 EN，而应尝试不同肠内营养制剂、加温、降低肠内营养喂养速度、尝试放置幽门后营养管等各种优化方案后均未能改善症状，再考虑予以 PN。而补充性 PN 可以在此时 EN 因各种原因未能达到目标能量或蛋白量，供给量低于 60%，可以尝试使用个体化 PN 联合 EN 来补充足够的热量和蛋白质供给，这样既能维护肠道屏障功能，又能快速达到目标喂养量，满足机体的代谢需求，进而改善临床结局。

虽然在何时启动补充性肠外营养，ESPEN 指南和 ASPEN 有些许差别，ESPEN 指南认为 EN 实施后 2～3 天仍未达到目标量，应在 24～48 h 内启动补充性肠外营养（supplementary parenteral nutrition，SPN），但是 ASPEN 认为即使 EN 未达到能量和蛋白供给的 60%，一周内也无须 SPN，建议一周后开始 SPN。事实上，营养支持治疗的疗效和疾病严重程度、机体的营养状况和代谢变化密切相关。一般认为围手术期患者，补充性 PN 建议在低营养风险的患者（如 NRS 2002≤3 或 NUTRIC 评分≤5）术后 7 天尝试使用；对于营养风险高（如 NRS 2002≥5 或 NUTRIC 评分≥5）或严重营养不良的患者，建议术后 48～72 h 开始尝试使用。

而对于重症肝病患者的营养治疗方案区别于不同重症患者，即肝脏移植手术或其他手术围手术尽早（24 h 左右）开始经口进食或肠内营养，能量摄入量为 35～40 kcal/(kg·d)，蛋白质摄入量为 1.2～1.5 g/(kg·d)，尽量选用整蛋白制剂，保证足够的热量供应和蛋白质供应。如治疗期间出现肝性脑病，可酌情使用富含支链氨基酸的配方改善症状和预后。

（马杰飞　罗　哲）

参考文献

［1］ Singer P，Blaser AR，Berger MM，et al. ESPEN guideline on clinical nutrition in the intensive care unit［J］. Clin Nutr，2019，38（1）：48－79.

［2］ McClave SA，Taylor BE，Martindale RG，et al. Guidelines for the Provision and Assessment of Nutrition Support Therapy in the Adult Critically Ill Patient：Society of Critical Care Medicine（SCCM）and American Society for Parenteral and Enteral Nutrition（A. S. P. E. N.）［J］. PEN J Parenter Enteral Nutr，2016，40（2）：159-211.

［3］ Palmese F，Bolondi I，Giannone FA，et al. The Analysis of Food Intake in Patients with Cirrhosis Waiting for Liver Transplantation：A Neglected Step in the Nutritional Assessment［J］. Nutrients，2019，11（10）：2462.

［4］ van Puffelen E，Vanhorebeek I，Joosten KFM，et al. Early versus late parenteral nutrition in critically ill，term neonates：a preplanned secondary subgroup analysis of the PEPaNIC multicentre，randomised controlled trial ［J］. Lancet Child Adolesc Health，2018，2（7）：505-515.

［5］ Arab JP，Roblero JP，Altamirano J，et al. Alcohol-related liver disease：Clinical practice guidelines by the Latin American Association for the Study of the Liver（ALEH）［J］. Ann Hepatol，2019，18（3）：518-535.

［6］ 段钟平，杨云生.终末期肝病临床营养指南［J］.中华肝脏病杂志,2019,27(5)：330-342.

［7］ 中华医学会肠外肠内营养学分会.成人补充性肠外营养中国专家共识［J］.中华胃肠外科杂志,2017,20(1)：9-12.

第七章

恶性肿瘤

病例 1

食管癌新辅放、化疗后手术治疗，营养不良

一、病史简介

患者，男，63 岁。因"进行性吞咽困难、胸骨后疼痛不适 4 个月"入院。患者自 4 月前出现胸骨后隐痛、不适，同时出现进食哽噎感，开始在进固体食物时出现，随后进食半流质时也出现哽噎感，目前仅能进流质饮食。外院行上消化道造影检查示食道中下段狭窄性病变，拟诊为"食道癌"，为进一步治疗转入我院。近一个月来患者出现明显厌食表现，进食量明显减少，自觉乏力，易疲劳，活动力下降。近 3 个月来体重下降 8 kg。患者既往有多年的高血压病史，长期吸烟史。

患者既往有多年的高血压病史，每日早晨口服络活喜 1 粒(5 mg/粒)，平时血压波动在 120～140/80～90 mmHg 范围内，长期吸烟史，否认慢性阻塞性肺疾病、心脏病等其他慢性病史，否认手术外伤史及输血史。

二、入院检查

体温 36.6℃，脉搏 66 次/分，呼吸 16 次/分，血压 180/100 mmHg，体重 54 kg，身高 176 cm。神志清楚，消瘦，营养较差，全身皮肤无黄染，无肝掌、蜘蛛痣。全身浅表淋巴结无肿大，巩膜无黄染，胸廓无畸形，双肺呼吸音清，未闻及干湿啰音。心前区无隆起，心界不大，心率 66 次/分，律齐，各瓣膜区未闻及病理性杂音。腹部平软，全腹未触及包块，全腹无压痛、反跳痛，肝脾肋下未触及，叩诊鼓音，无移动性浊音，肠鸣音 3 次/分，肛门无殊，直肠指检未触及肿块。双下肢无水肿，双侧足背动脉搏动可。四肢脊柱无畸形，活动自如，神经系统检查无异常体征。

红细胞 4.08×10^{12}/L；血红蛋白 110 g/L；白细胞 5.91×10^9/L；血小板 214×10^9/L；总胆红素 11.2 μmol/L；直接胆红素 3.7 μmol/L；总蛋白 59 g/L；白蛋白 29 g/L；前白蛋白 0.12 g/L；谷丙转氨酶 32 U/L；谷草转氨酶 29 U/L；尿素 5.0 mmol/L；肌酐 64 μmol/L；尿酸 313 μmol/L；葡萄糖 6.3 mmol/L；总胆固醇 6.92 mmol/L；甘油三酯 2.77 mmol/L；钠 146 mmol/L；钾 3.7 mmol/L；氯 101 mmol/L；钙 2.25 mmol/L；无机磷 1.30 mmol/L；镁 0.93 mmol/L。

食管吞钡摄片：食管中段见长约 6 cm 充盈缺损，局部管腔狭窄，黏膜纹破坏，余食管未见其他异常，提示食管中下段癌(图 7-1-1)。

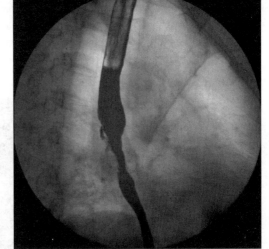

图 7-1-1　食管吞钡摄片

三、入院诊断

食管癌。

四、治疗经过

患者入院后完善相关检查,PET-CT 提示食管胸中下段 MT、纵隔胸廓入口气管右侧旁及肝胃间隙淋巴转移,病变食管周围淋巴结炎可能,转移不除外,请结合临床(图 7-1-2)。胃镜检查:食管距门齿 26～31 cm 见一隆起性病灶,表面溃烂,管腔僵硬,蠕动差,胃镜可通过。齿状线清晰,40 cm 过贲门,黏液湖稍混。高位倒转胃底贲门无异常;胃体黏膜稍充血,胃角光滑无溃疡;胃窦部充血水肿,蠕动正常,见散在点片状糜烂灶;幽门口圆,开闭好。十二指肠球部无溃疡、无畸形,降部伸入未见异常(图 7-1-3)。取多点活检,病理为食道鳞癌。考虑到患者病灶范围较广,决定进行综合治疗,先行食道病变局部放射治疗以缩小局部病灶,增加手术切除可能性,同时接受新辅助化疗以减少转移发生率。鉴于患者病程较长,发病以来体重下降＞10%,NRS 2002 为 4 分,BMI 17.4 kg/m²,低蛋白血症,存在中-重度营养不良。目前该患者无法正常进食或通过口服摄入足量的营养物质,同时该患者需要接受大剂量放、化疗,不可避免会产生各种不良反应,影响患者的营养状况,因此存在明确的营养支持指征。根据相关指南推荐,要维持肿瘤患者的营养状况和增加患者的体重,热量摄入量为 25～30 kcal/kg,蛋白质需要量为 1.5～2.0 g/kg,体液量为 1 500 ml/m²,还要提供足量的矿物质、维生素和微量元素。因此,该患者所需的热量约为 1 500 kcal/d,蛋白质约为 100 g/d,液体量约为 2 500 ml/d。营养科按照上述营养素的需要量进行配餐,但患者通过口服仅能摄入约 50%能量、30%蛋白质和 60%液体量。鉴于此,嘱患者

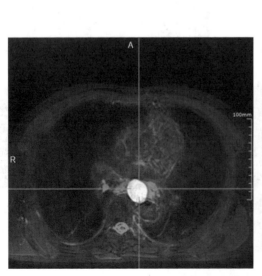

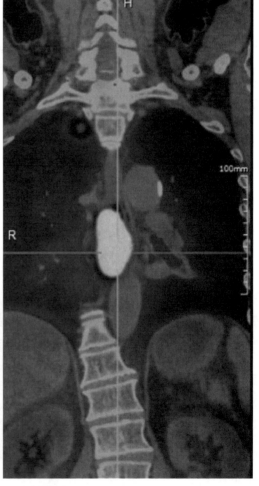

图 7-1-2　PET-CT 检查

通过分次口服高能量密度(1.5 kcal/ml)的整蛋白型肠内营养制剂以补充不足部分的营养素。同时,患者开始接受为期 3 周的放射治疗,在治疗初期,患者无明显不良反应,营养物质的摄入量无明显影响,患者体重增加 1.5 kg。但是,在放射治疗第 2 周开始患者出现乏力、虚弱、食道返流、纳差、口腔溃疡,进食量明显下降,再次出现体重下降。考虑到患者消化道功能基本正常,因此首选的营养支持方式应为肠内途径。由于需要接受放射治疗,且有明显食道狭窄,无法通过内镜下放置鼻胃管/肠胃管,而且患者放疗后局部水肿等原因,出现明显的食道反流现象,存在潜在的反流、吸入性肺炎的危险。此时,除维持少量经口进食之外,不足的热量、蛋白质通过补充性肠外营养支持供给。

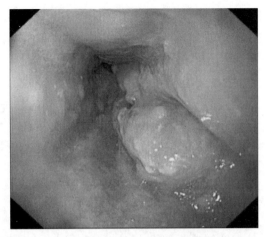

图 7-1-3 胃镜检查

放疗结束后该患者接受四个疗程的新辅助化疗。化疗期间患者出现明显的恶心、呕吐、腹泻症状,严重影响患者的进食量。复查胃镜示食管病灶较前退缩,在胃镜下放置鼻饲管进入十二指肠-空肠交界处,通过鼻饲管给予肠内营养支持,同时继续进行补充性肠外营养,以保证患者充足的营养底物摄入,患者顺利完成 4 次新辅助化疗。放、化疗结束后,复查 CT 发现患者食道病灶明显缩小,决定行食道癌根治性手术,患者转入外科。

经过术前常规准备后择期在全麻下行食道癌根治术,手术经过顺利,术中放置空肠喂养管,手术后患者胃肠道功能恢复后通过空肠喂养管继续肠内喂养,输注速度从 25 ml/h 开始,每日递增 25 ml/h,逐渐增加至全量,患者胃肠道耐受性良好,术后 14 天康复出院,嘱出院后继续通过空肠造瘘管进行家庭肠内喂养,以进一步改善患者的营养状况,门诊随访复查。

五、讨论分析

本例患者因进行性吞咽困难、胸骨后疼痛不适 4 个月入院,发病开始时表现为胸骨后隐痛、不适,出现进食固体食物时哽噎感,症状逐渐加重,随后进食半流质时也出现哽噎感,入院时仅能进流质饮食,同时出现进食量减少、乏力、易疲劳、体力下降等症状,这是典型食道癌的临床表现。此外,本例患者病史中一个明显的特征是近 1 个月来出现明显厌食表现,患者不愿进食,导致患者自发病以来进食量明显下降、体重丢失>10%,出现严重的营养不良。

厌食是恶性肿瘤患者十分常见的临床表现,超过 50% 的恶性肿瘤患者伴有厌食症,以食欲减退和早饱(进少量食物即觉饱胀)为特征。尽管恶性肿瘤患者常常伴有摄食减少,但肿瘤所致的体重下降不能单纯用摄食减少解释。首先恶病质和饥饿消耗的体成分不同,饥饿时,酮体取代葡萄糖成为大脑的主要供能物质。因此肝脏通过氨基酸的糖异生减少,肌肉组织得以保存。机体组成测定显示减少的体重主要是脂肪成分。厌食症患者不但有脂肪组织的丢失,还伴有内脏蛋白质和骨骼肌的成比例丢失。骨骼肌蛋白的丢失引起肿瘤患者虚弱和活动能力下降,最终导致呼吸衰弱和死亡。研究表明,体重下降超过 30% 的肺癌患者有 85% 的体脂和 75% 的骨骼肌丢失,内脏蛋白质被保存。第二,有研究显示食物摄取和营养不良的程度并不相关,而且即使增加食物摄取,满足患者静息能量消耗的代谢需要,仍然不能逆转机体消耗。即使在此过程中机体体重有回升只是一过性的,并且主要成分不是瘦组织群,而是水和脂肪,这提示肿瘤患者的体重下降是代谢紊乱而不是单纯进食不足的结果。第三,动物实验和临床研究发现,体重下降可以发生在食物摄取减少即厌食症发生之前。第四,肿瘤患者伴有体重下降,而食物摄取量是与这样的体重变化相一致,进食减少可以认为是机体对体重下降产生的适应性变化。

目前认为,肿瘤患者的厌食是由于食物摄取中枢和相关的外周信号通路紊乱造成的。摄食中枢位于下丘脑,主要通过两条通路调节摄食行为。神经肽 Y(NPY)通路刺激摄食,而受阿片样黑皮质素前体/可卡因和苯丙胺调节的转录物(POMC/CART)通路抑制食物摄取。在厌食症大鼠模型中发现,下丘脑 NPY 活性神经元减少,肿瘤动物对抑制因子 NPY 和刺激因子异丙肾上腺素的反应减弱。给大鼠下丘脑内注射 NPY,3-甲基胆蒽致肉瘤的大鼠进食量的增加不如正常对照组明显。同时,肿瘤大鼠下丘脑和室旁核的 NPY 水平和释放速度均比禁食和饥饿对照组下降,这发生在有厌食症表现之前,而且与病情进展相关,提示肿瘤大鼠下丘脑突触后 NPY 通路改变。另有实验证明,阻断 POMC/CART 通路可以让肿瘤动物恢复摄食。

近年的研究发现,肿瘤患者大脑摄取色氨酸增加,引起下丘脑腹内侧核 5-羟色胺能神经元活性增强,在厌食症发病过程中起到重要作用。色氨酸是 5-羟色胺的前体物质,进入大脑时必须和大分子量的中性氨基酸(支链氨基酸)竞争同一个转导系统。血浆色氨酸浓度增高,导致大脑游离色氨酸(5-羟色胺的前体物质)和 5-羟色胺浓度增高,后者可刺激下丘脑饱食中枢引起厌食。在一项临床实验中,给出现厌食但无体重下降的肿瘤患者口服支链氨基酸后发现,厌食症状明显缓解。以上通路主要通过激素和神经递质进行外周调节,前者如 Gherlin(有刺激食欲作用)和瘦素(有抑制食欲作用),后者如 5-羟色胺(抑制摄食)。IL-1β、TNF-α、IL-6 等细胞因子在厌食症致病中发挥重要的作用。TNF-α 和 IL-1 等细胞因子可以直接作用于中枢产生厌食症。在摄食中枢可以检测出 TNF-α 和 IL-1 受体,给正常大鼠注射 IL-1 后发生与肿瘤恶病质相似的摄食行为改变。外周注射 IL-1 显著增加脑内酪氨酸和 5-羟色胺的浓度,脑内注射 IL-1 增加神经细胞代谢率和 5-羟色胺释放,提示 IL-1 和下丘脑腹内侧核 5-羟色胺系统有密切的联系。这可能是通过瘦素介导的负反馈信号,持续刺激厌食肽类如促皮质素释放因子,或者抑制神经肽 Y 通路造成的。此外,细胞因子之间可能有协同作用,TNF-α 会刺激 IL-1 分泌,两者都可以引起级联反应刺激 IL-6 等其他细胞因子的生成和分泌。用布洛芬抑制前列腺素 E2 合成的大鼠可以完全阻断 IL-1 的致厌食症作用,COX 抑制剂可以阻断 TNF-α 的致厌食症作用也支持这一观点。总之,肿瘤相关的厌食症是多因素作用的结果。肿瘤生长导致胃肠道机械性梗阻、侵犯黏膜导致吸收不良或胃排空时间延长可以引起早饱。肿瘤患者经常伴有味觉异常(表现为甜域增加和苦域下降)和嗅觉减退及精神情绪异常会引起食欲下降。肿瘤的治疗,特别是化疗会引起恶心、呕吐,也会导致厌食和体重下降。

该患者入院后相关检查发现肿瘤病变范围较广,临床分期较晚,经讨论后建议先采用放疗和新辅助化疗等转化治疗,争取肿瘤降期,增加手术切除可能性及降低术后复发、转移发生率。但是,放化疗在杀灭肿瘤细胞的同时,也损伤正常的组织细胞,特别是快速增殖细胞。除了对骨髓的抑制外,消化道黏膜上皮也是容易受累的组织,化疗药物可阻止胃肠道黏膜上皮细胞 DNA 的合成,导致胃肠道黏膜上皮细胞的代谢障碍,形成溃疡,加重肝细胞损害,造成口炎、咽喉炎、胃肠道黏膜炎症和肝功能障碍。临床上患者常表现恶心、呕吐、厌食和腹泻等症状,有时甚至出现便血,严重影响患者的摄食和吸收,加重营养不良的发生。此外,放化疗可损害机体的免疫功能,增加感染性并发症的发生。因此,临床上许多患者即使治疗前营养状况良好,但随着疾病治疗的进程,常因为严重的放化疗不良反应导致营养物质摄入减少,机体自身组织不断消耗,产生营养不良,从而降低治疗的耐受性,无法完成制定的治疗计划,从而影响疾病的治疗效果。因此,肿瘤患者的营养支持已成为肿瘤多学科综合治疗的重要组成部分,合理、有效地提供营养支持对大部分营养不良肿瘤患者具有积极意义。营养支持的目的是给机体提供适当的营养底物,减轻代谢紊乱和骨骼肌消耗,改善机体生理及免疫功能,缓解疲劳、厌食等症状,降低促炎细胞因子水平,改善机体活力,降低治疗中断的风险,并帮助患者安全度过治疗阶段,减少或避免由治疗引起的不良反应,改善症状,提高生活质量。目前的观点是营养支持应该从患者接受疾病治疗开始时尽早开始,与常规的肿瘤治疗平行开展,不应等到患者出现了严重的营养不良时才考虑进行营养支持。

本例患者病程较长,发病以来体重下降>10%,BMI 17.4 kg/m²,低蛋白血症,存在中-重度营养不良。因此,患者入院后即进行营养支持,包括饮食指导、改善摄食、口服肠内营养补充等方式的营养支持。随着放化疗的进行,患者出现明显的恶心、呕吐、腹泻、口腔溃疡等消化道毒性反应,进食量明显下降,营养状况进一步恶化。此时,单纯通过口服补充营养无法满足患者充足的营养物质摄入量,对于饮食摄入不足、存在营养不良或营养风险的肿瘤患者,进行积极的营养支持十分必要,营养支持可增加机体营养底物的摄入量,改善机体的营养状态、组织器官功能和生活质量。此外,营养支持还能增加肿瘤患者手术、放化疗耐受力性,降低手术并发症,减少放化疗的中断,减轻放化疗的不良反应,可确保放化疗方案的完成。肠内营养可加速放化疗损伤的胃肠道黏膜的修复,有助于维护肠黏膜屏障,防止肠道细菌易位。因此,临床上应首先考虑和选择肠内营养支持。如果患者存在严重的胃肠道功能障碍或明显消化道症状,则应选择肠外营养支持。本例患者由于存在消化道梗阻,无法建立有效的肠内营养途径,同时,放化疗期间出现明显的恶心、呕吐、腹泻症状,严重影响患者的进食和肠内营养的实施,此时可选择肠外营养支持。患者经过放化疗后,局部梗阻解除后能通过内镜帮助建立有效的肠内营养途径时,就优先选择肠内营养。对于需要接受大手术的中、重度营养不良患者,以及重大、复杂手术后处于严重应激状态的危重患者,往往不能耐受长时间的营养缺乏,应及时给予恰当的营养支持。该患者通过转化治疗,具备根治手术条件,因此围手术期我们给予患者全程的营养支持。此外,对于接受手术治疗后出院的肿瘤患者,虽然病情平稳,肿瘤得到有效或暂时控制,但由于手术创伤应激及机体本身存在肿瘤导致的代谢改变,术后相当长时期内机体仍处于分解代谢状态,有研究发现,70%接受手术的肿瘤患者出院后出现体重下降。因此,为防止肿瘤患者出院后营养状态的持续恶化,出院后继续对这类患者进行有效的家庭营养支持十分必要。目前肿瘤患者术后出院后进行营养支持的临床研究证据相对较少,我们前期的研究结果显示,对肿瘤手术后的营养不良患者在出院后进行营养支持,不仅能为患者提供机体所需要的营养底物,改善营养状态,更重要的是能够有效地降低手术后机体体重及瘦组织群的下降,有效地改善机体的营养状况和生活质量,而机体营养状态的改善将增加患者对放化疗等肿瘤后续治疗的耐受性,降低肿瘤相关治疗的中断率,甚至提高肿瘤患者的生存率和生活质量。因此,我们对该患者出院后继续3个月的肠内营养支持,以减少机体瘦组织群的进一步消耗,提高对后续治疗的耐受性。

目前的观点认为,营养支持无法完全逆转已经发生的恶病质,但对于恶性肿瘤患者,营养支持能够获得最肯定的效果是防止机体营养状况的进一步恶化;对于进展较缓慢的肿瘤患者,营养支持能够使机体储备得到较好的恢复,以保证机体能够耐受手术、放疗或化疗等治疗措施,从而获得较好的远期效果;对于机体消耗严重、肿瘤已累及多个器官的患者,营养支持只是起到缓减自身消耗的作用。特别需要指出的是,迄今为止没有明确的证据表明营养支持会加速肿瘤生长,不应该因此影响肿瘤患者营养支持的实施。

六、相关营养背景知识

(一)肿瘤患者营养不良及代谢变化

营养不良及机体消耗是恶性肿瘤患者常见的致死因素,直接影响肿瘤的治疗效果,增加并发症发生率,降低生活质量,甚至影响预后。肿瘤患者营养不良的原因及发生机制很复杂,有肿瘤本身的因素和肿瘤治疗的影响。目前认为,恶性肿瘤患者的营养不良主要与宿主厌食、机体代谢异常、肿瘤因子的作用、肿瘤治疗影响等因素有关。众多因素可能同时或相继作用,从而导致了肿瘤患者营养不良的发生和发展。

营养物质摄入不足是肿瘤患者营养不良的主要因素,而厌食则是导致恶性肿瘤患者食物摄入不足的主要原因。肿瘤患者厌食主要是大脑进食调节中枢功能障碍所致,化疗、放疗或手术治疗以及味觉、嗅觉异常,心理因素、压抑、焦虑和肿瘤疼痛等也可影响食欲及进食习惯。此外,肿瘤生长导致胃肠道机械性梗阻、胃排空延迟、消化吸收障碍、体液异常丢失等均可导致摄食减少。肿瘤患者营养不良的另一重要原因是由于营养物质代谢异常。机体能量消耗改变、碳水化合物代谢异常、蛋白质转变率增加、骨骼肌丢失、内脏蛋白消耗、血浆氨基酸谱异常、瘦组织群下降、脂肪分解和脂肪酸氧化增加、体脂储存下降以及水、电解质失衡等均是恶性肿瘤患者营养物质代谢的特征,也是导致营养不良和恶病质的主要原因。此外,恶性肿瘤患者营养不良还与肿瘤细胞产生的促炎因子和促分解代谢因子、肿瘤细胞生长产生的微环境导致机体的炎症反应,以及宿主针对肿瘤作出的免疫应答等因素所导致的机体处于分解代谢亢进状态密切相关,这种分解状态加速了机体的营养不良和恶病质进程。

癌性恶病质是由多种因素导致的机体骨骼肌质量进行性丢失,伴或不伴脂肪质量的下降,这种丢失往往不能通过传统的营养支持得到完全纠正,并可以进一步导致机体多器官功能障碍的临床综合征。癌性恶病质的发病机制尚未完全明确。目前认为,厌食、系统性炎症及代谢异常等因素参与了癌性恶病质的发生和发展。骨骼肌消耗与萎缩是癌性恶病质的典型表现。研究显示,蛋白合成分解异常、氨基酸转运、氧化异常、肌肉细胞凋亡增加及再生功能受损均可导致骨骼肌消耗,肌肉细胞中肌原纤维蛋白减少,肌肉功能减退。泛素蛋白酶体途径是介导蛋白质分解的主要通路之一,由 E3 连接酶、atrogin-1/MAFbx 和 MuRF-1 激活,FoxO 信号通路通过 E3 泛素连接酶调节骨骼肌中 FoxO1,FoxO2 和 FoxO3 转录参与骨骼肌代谢,而 FoxO 蛋白过表达可导致骨骼肌萎缩。此外,肿瘤细胞或机体自身免疫细胞可释放 TNF-α、IL-1 等炎症介质参与 NF-κB 与 p38 MAPK 通路所介导的骨骼肌消耗与萎缩。TNF-α、IL-1 使 E3 连接酶 MuRF1 表达上调,肌肉蛋白分解增加,蛋白合成抑制。TGF-β 家族配体肌肉生长抑制素作用于 ACTRⅡB 信号通路,抑制肌肉蛋白合成的 Akt/mTOR 通路,并增加泛素蛋白酶表达加强肌肉蛋白水解,从而影响骨骼肌代谢。

癌性恶病质可分为恶病质前期、恶病质期与顽固性恶病质期。恶病质前期定义为"6 个月内无意识体重下降<5%,厌食,代谢改变";恶病质期定义为"6 个月内无意识体重下降>5%,或者当 BMI<20 时,6 个月内体重下降>2%,或者对合并肌少症患者,6 个月体重下降>2%";顽固性恶病质期定义为"晚期肿瘤患者或抗肿瘤治疗不理想导致肿瘤快速进展的患者,预期生存期常<3 个月"。在恶病质期与顽固性恶病质期,临床表现为厌食、恶心、呕吐、体重减轻、骨骼肌与脂肪丢失、贫血、抗肿瘤药物抵抗等,晚期还会出现疼痛、呼吸困难或器官衰竭。癌性恶病质是恶性肿瘤常见的致死因素,许多恶性肿瘤患者往往并非死于肿瘤本身,而是机体组织严重的消耗、衰竭。此外,恶病质严重影响患者的体力活动能力,直接影响肿瘤治疗效果,增加并发症发生率,降低生活质量,影响患者的预后。因此,深入理解肿瘤患者,特别是癌性恶病质患者的机体代谢变化及营养不良的发生机制,对防治肿瘤患者的营养不良具有积极作用。

(二)肿瘤患者营养风险筛查及营养评定

营养风险是预测临床结局的一项独立指标。营养风险与生存率、病死率、并发症发生率、住院时间、住院费用、成本-效果比及生活质量等临床结局密切相关。营养风险的内涵包括两个方面:有营养风险的个体发生不良临床结局的可能性大;有营养风险的患者有更多的从营养治疗中受益的机会。肿瘤患者营养风险筛查的目的是发现存在营养风险个体,进一步评定其营养状况,对于有适应证的患者给予合理的营养支持。Pan 等对 2 248 例肿瘤患者进行一项多中心前瞻性队列研究。结果表明,对肿瘤患者进行营养风险筛查并进行合理的营养支持可以改善肿瘤患者的临床结局。ASPEN 与 ESPEN 指南均建议,应对所有的肿瘤患者进行营养风险筛查及营养评定。由于合理的营养风险筛查和营养评定可为营养支持提供依据,从而改善肿瘤患者治疗效果和临床结局,节省医药费用。因此,近年来许多国家已建立了针对肿瘤患者的强制营养风险筛查制度。

目前没有公认的营养风险筛查和营养评定的标准工具。理想的营养风险筛查工具和营养评定方法应当能够准确判定机体营养状况，预测营养相关性并发症的发生，从而提示预后。敏感、特异、简便易用的营养风险筛查和评定方法通常是临床上选择营养风险筛查和营养评定工具的依据。NRS 2002 是ESPEN 推荐的营养风险筛查工具，因其简单、易行，能够较好地预测住院患者营养风险，为合理的营养支持提供依据而被广泛认可。研究显示，NRS 2002 可恰当且有效地筛查出存在营养风险的肿瘤患者，适用于住院肿瘤患者的营养风险筛查，能够良好地判断肿瘤患者手术后并发症情况。CSPEN 也推荐其作为住院患者营养风险筛查工具。因此，NRS 2002 同样适合作为住院肿瘤患者的营养风险筛查工具。此外，MST 以及 MUST 均是常用的肿瘤患者营养风险筛查工具。MST 包含食欲减退、近期体重下降情况等 3 个问题测试，特别适合于门诊肿瘤患者，尤其是接受放疗的肿瘤患者。尽管如此，营养风险筛查的效果最终将取决于是否对筛查出存在营养风险的患者采取干预行动以及随之进行的营养支持是否有效。由于肿瘤具有异质性，目前尚无足够的证据表明普遍的营养风险筛查能改善异质性肿瘤人群的临床结局。

对于存在营养风险的肿瘤患者应进行营养状况评定，判定机体营养状况，确定营养与代谢紊乱的原因和程度，监测营养支持的疗效，为制订合理的营养支持计划提供根据。临床上常用的营养状况评定方法有多种，每个评价方法均存在一定的局限性。对于肿瘤患者来说，体重变化、膳食摄入、体力活动和BMI、机体组成、内脏蛋白浓度均是预测住院时间、病死率或并发症发生率的良好指标。厌食、食欲减退和进食量减少是肿瘤患者常见的临床表现，许多肿瘤患者可能伴有味觉与嗅觉改变从而影响膳食摄入。头颈部肿瘤、食管癌患者常因吞咽功能受损或进食梗阻导致进食量下降；放化疗患者常因口腔干燥症、恶心、呕吐、黏膜炎、便秘、腹泻、吸收不良等影响营养物质的摄入。而营养物质摄入减少则是营养不良发生的独立危险因素。体重下降是恶性肿瘤最重要的临床表现之一，肿瘤患者体重丢失与其临床结局明显相关。一般说来，3～6 个月内非自愿的体重减轻是评价肿瘤患者营养状况非常有价值的指标。体重减轻<5%属轻度营养不良，体重减轻>10%则为重度营养不良。

体力活动是肿瘤营养状况评价的另一个有价值的指标。营养不良或恶病质均可导致体力活动下降，而适当的体力活动则可减少营养不良发生的发生。体能状况可以使用 WHO/ECOG 量表或Karnofsky 量表进行评定。此外，步行测试可用于监测日常活动、测定体能状况以及肌肉功能。握力测量能可靠地反映肌肉丧失程度，可评估人体功能、营养状态、日常生活能力、残疾程度，并预测生存结局。修正的格拉斯哥预后评分（modified Glasgow prognostic score，mGPS）可以高度预测肿瘤患者的死亡率，在临床研究中具有重要意义。另外，代谢紊乱或系统性炎症是肿瘤患者常见的病理生理变化。肿瘤恶病质常表现为分解代谢增强、肌肉蛋白分解。因此，血清 C-反应蛋白，血清白蛋白、前白蛋白、视黄醇结合蛋白等实验室检查指标同样是肿瘤患者营养状况评价的重要参考指标。

近年来，营养评定量表获得了广泛使用，如 SGA、PG-SGA 以及 MNA 等均是临床上常用的营养状况评定工具。Sealy 等系统评价了这些营养评定工具在肿瘤患者中的价值。其中，SGA、PG-SGA与 MNA 获得了最高的有效性评分，并最大限度地涵盖了 ESPEN 与 ASPEN 对营养不良的定义。Arrieta 等研究表明，对化疗的肺癌患者使用 SGA 进行营养评定的结果与血清蛋白分析结果基本一致，均能较好地反映患者的营养状况。而 Prevost 等认为 PG-SGA 对监测伴有高度营养风险的头颈部肿瘤患者的营养状况更为有效。因此，美国膳食协会认定 PG-SGA 可作为肿瘤患者营养评定的标准。

机体组成成分测定是近年来常用的营养评定方法。机体组成与营养素摄入、能量消耗和代谢以及激素调节等密切相关，机体各组成含量及其变化能准确反映营养状况。营养不良、慢性疾病、恶性肿瘤、创伤应激状况下，骨骼肌、脂肪和体液等人体组成成分发生相应改变。目前临床上常用的机体组成测定方法有 BIA、双能 X 线吸收法、计算机断层扫描、核磁共振及全身钾含量法,其中双能 X 线吸收法和计算机断层扫描成像分析被视作评估恶性肿瘤患者机体成分的金标准,是测定机体瘦组织群或骨骼肌含量以及营养评定的有效工具。骨骼肌是人体重要器官组织,骨骼肌蛋白质约占人体总蛋白质的 50%～75%,在机体蛋白质代谢和氮平衡维持中起着十分重要的作用。骨骼肌消耗是恶性肿瘤患者及癌性恶病质的重要特征,骨骼肌消耗导致蛋白质合成减少和蛋白质分解增加,损伤机体组织和器官功能,导致患者生活质量严重下降,也增加了患者并发症的发生率和死亡率。研究表明,与 BMI 相比,骨骼肌含量是更理想的恶性肿瘤患者营养状态评价指标,与患者的临床结局密切相关。ESPEN 推荐的骨骼肌含量的界定值为人体测量上臂肌肉面积(男性$<32 \text{ cm}^2$;女性$<18 \text{ cm}^2$),双能源 X 线测定的骨骼肌指数(男性$<7.26 \text{ kg/m}^2$;女性$<5.45 \text{ kg/m}^2$);计算机断层扫描成像躯干骨骼肌指数(男性$<55 \text{ cm}^2/\text{m}^2$;女性$<39 \text{ cm}^2/\text{m}^2$);BIA 测定的非脂质群指数(男性$<14.6 \text{ kg/m}^2$;女性$<11.4 \text{ kg/m}^2$)。骨骼肌含量分别低于上述值的肿瘤患者,病死率、手术并发症的发生率以及各种抗肿瘤治疗的不良反应将明显增高。

值得注意的是,迄今为止国内外对营养状况的评定尚无统一的标准。任何单一方法都不能完全反映被评估的肿瘤患者的整体营养状况,需要综合多方面的评估结果。此外,营养评价贯穿于肿瘤治疗的整个过程,应间隔一定时间重复评定,以判断营养支持的实际效果。

七、主编点评

肿瘤患者营养不良的发生率相当高,营养不良不仅影响到肿瘤治疗的临床决策,还会增加并发症的发生率和病死率,降低患者的生活质量,影响患者的临床结局。肿瘤患者的营养支持已成为肿瘤多学科综合治疗的重要组成部分。合理、有效地提供营养支持对改善肿瘤患者的预后及生活质量具有积极作用。同样,营养支持在本例患者的治疗过程中起着十分重要的作用,其贯穿了患者各个阶段的治疗过程,各种营养支持方式分别在不同时期充分发挥各自的优势,有效地保障了患者顺利完成既定的治疗计划,值得临床借鉴。

本例患者发病以来进食量明显减少,短期内体重丢失>10%,入院时已经存在重度营养不良。疾病治疗经历了放疗、新辅助化疗以及手术几个阶段,每个阶段面临的状况各不相同,营养支持的方式也因而不同。患者在接受放疗初期尚能进食流质,因此除给予经口进食之外,通过分次口服高能量密度的整蛋白型肠内营养制剂以补充不足部分的营养素,患者能够维持较好的体重。在随后的放疗后期,患者出现恶心、呕吐、食管返流、口腔溃疡,出现明显的进食障碍和体重下降,患者放疗后局部水肿等原因导致食道局部梗阻加重,无法建立有效的肠内营养途径。此外患者存在明显的食道返流现象,有潜在的返流、吸入性肺炎的危险,此时肠外营养支持成为主要的营养支持方式。随着治疗进行,食管病灶退缩,消化道梗阻减轻,我们在内镜帮助下设法建立有效的肠内营养途径,不仅可以通过肠内营养保证患者充足的营养底物摄入,还有利于修复放化疗所引起的胃肠道黏膜损伤,减轻消化道不良反应。此外,建立有效的肠内营养途径还确保整个围手术期的营养支持能够得以顺利进行,避免长时间肠外营养可能的并发症。

恶性肿瘤患者营养支持能够获得最肯定的效果是防止机体营养状况的进一步恶化,能够使机体储备得到较好的恢复,以保证机体能够耐受手术、放疗或化疗等治疗措施,从而获得较好的远期效果。因此,目前的观点是在肿瘤患者整个治疗过程中应该进行全程营养管理,包括出院后的家庭营养支持,这不仅可以为患者提供机体所需的营养底物,改善营养状态,更重要的是能够有效地降低机体瘦组织群的下降,改善患者的生活质量,提高长期生存率。

(吴国豪)

参考文献

［1］　Altomare DF，Rotelli MT. Nutritional Support after Gastrointestinal Surgery［M］. Switzerland：Springer Nature Switzerland AG，2019.

［2］　de Pinho NB，Martucci RB，Rodrigues VD，et al. High Prevalence of Malnutrition and Nutrition Impact Symptoms in Older Patients With Cancer：Results of a Brazilian Multicenter Study［J］. Cancer，2020，126：156‐164.

［3］　Reglero C，Reglero G. Precision Nutrition and Cancer Relapse Prevention：A Systematic Literature Review［J］. Nutrients，2019，11：2799‐2821.

［4］　Ravasco P. Nutrition in Cancer Patients［J］. J Clin Med，2019，8：1211‐1224.

［5］　Wiseman MJ. Nutrition and cancer：prevention and survival［J］. British Journal of Nutrition，2019，122：481‐487.

［6］　Muscaritoli M，Arends J，Aapro M. From guidelines to clinical practice：a road map for oncologists for nutrition therapy for cancer patients［J］. Ther Adv Med Oncol，2019，11：1‐14.

［7］　Jann Arends J，Bachmann P，Baracos V，et al. ESPEN guidelines on nutrition in cancer patients［J］. Clinical Nutrition，2017，36：11‐48.

［8］　Pradol CM，Purcell SA，Laviano A. Nutrition interventions to treat low muscle mass in cancer［J］. Journal of Cachexia，Sarcopenia and Muscle，2020，11（2）：366‐380.

［9］　中华医学会肠外肠内营养学分会.肿瘤患者营养支持指南［J］.中华外科杂志,2017,55：801‐829.

病例 2

胰腺癌，胰十二指肠切除术后胰瘘，胃动力障碍

一、病史简介

患者，男，63 岁。因"上腹部不适，乏力、纳差、消瘦 2 个月，皮肤、巩膜黄染 2 周"入院。患者 2 个月前无明显诱因下出现食欲下降，每日进食量减少，伴有消瘦。2 周前出现皮肤、巩膜黄染，至当地医院就诊，腹部 CT 平扫提示胰头部占位，为求进一步诊治来我院。患者自发病以来精神可，睡眠欠佳，无恶心、呕吐，无呕血、黑便，无发热，无胸闷、咳嗽及呼吸困难，大、小便无明显变化，入院前的 2 个月内体重下降 4 kg，近半个月以来进食量明显减少。

患者既往有高血压病史多年，不规则服药。否认其他慢性病史和传染病史，预防接种按时按序，否认食物药物过敏史，否认手术外伤史及输血史。

二、入院检查

体温 36.8℃，脉搏 72 次/分，呼吸 12 次/分，血压 150/90 mmHg，体重 63 kg，身高 171 cm。神志清楚，营养中等，全身皮肤轻度黄染，无肝掌、蜘蛛痣。全身浅表淋巴结无肿大，巩膜黄染较明显，胸廓无畸形，双肺呼吸音清，未闻及干湿啰音。心前区无隆起，心界不大，心率 72 次/分，律齐，各瓣膜区未闻及病理性杂音。腹部平软，右肋下可触及肿大的胆囊，余腹未触及肿块，无压痛，无肌卫，肝肾区无叩击痛，肠鸣音 3 次/分，移动性浊音（-），双下肢无水肿，双侧足背动脉搏动可。肛门及生殖器未检，四肢脊柱无畸形，活动自如，神经系统检查（-）。

红细胞 3.81×10^{12}/L；血红蛋白 118 g/L；血细胞比容 34.4%；白细胞 8.30×10^9/L；血小板 331×10^9/L；总胆红素 115.7 μmol/L；直接胆红素 87.8 μmol/L；总蛋白 60 g/L；白蛋白 30 g/L；前白蛋白 0.13 g/L；谷丙转氨酶 210 U/L；谷草转氨酶 129 U/L；碱性磷酸酶 787 U/L；尿素 6.1 mmol/L；肌酐 58 μmol/L；尿酸 212 μmol/L；葡萄糖 9.0 mmol/L；总胆固醇 3.53 mmol/L；甘油三酯 1.37 mmol/L；钠 140 mmol/L；钾 5.0 mmol/L；氯 102 mmol/L；钙 1.83 mmol/L；无机磷 1.75 mmol/L；镁 0.79 mmol/L。

腹部 CT：胰头及十二指肠降部内缘软组织密度结节影，胰头癌可能（图 7 - 2 - 1）。上腹部磁共振：十二指肠降部系膜缘-胰头占位，直径约 18 mm，考虑胰头来源肿瘤较十二指肠来源机会大，周围稍大淋巴结（图 7 - 2 - 2）。PET - CT：考虑为胰头肿瘤侵犯十二指肠降部可能，胰头旁淋巴结转移不除外（图 7 - 2 - 3）。

三、入院诊断

胰头癌。

四、治疗经过

患者入院后完善各项常规检查，NRS 2002 评分 4 分，近 2 个月体重下降＞5%，存在中等程度营养

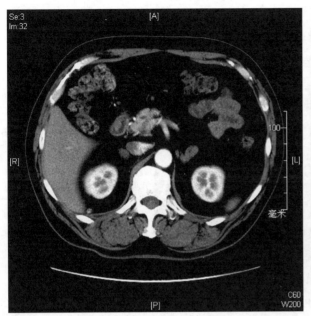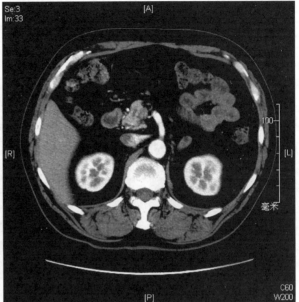

图 7-2-1 腹部 CT

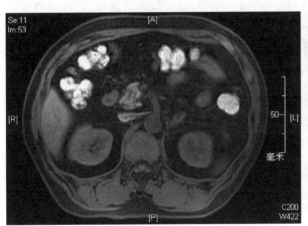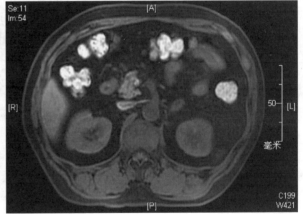

图 7-2-2 上腹部磁共振

不良,行常规术前准备的同时接受 7 天的营养支持。能量目标量 25 kcal/(kg·d),蛋白质的摄入量为 1.5 g/(kg·d),通过改善进食及分次口服肠内营养补充完成。在完成所有术前准备及术前营养支持后全麻下择期手术,术中探查无腹水,肝脏、腹腔、大网膜未及转移。胰头可见一 45 mm×35 mm 肿块,活动度差,质地硬,未侵犯周围血管。遂行胰十二指肠切除术+腹膜后淋巴结清扫+胆囊切除,距曲氏韧带 25 cm 空肠放置空肠喂养管,在胆肠吻合口及胰肠吻合口旁各放置一根引流管。手术经过顺利,术后患者回病房。

术后第 1 天,患者生命体征平稳,神清、气平,晨体温 37.2℃,无腹痛、腹胀,无恶心呕吐,无肛门排气排便。腹平软,全腹无压痛、反跳痛,切口外敷料干洁,切口无红肿渗出,胃管引流 300 ml,两根腹腔分别引流 132 ml 和 150 ml 淡血性液体。通过空肠喂养管给予 500 ml 多肽类肠内营养液,应用输注泵按照 50 ml/h 速度输注,患者无明显不适症状,应用生长抑素,肠内营养补充不足的热量和蛋白质通过肠外营养提供,确保患者热量及蛋白质达到目标量,同时通过肠外营养补充维生素和微量元素。第 2 天将肠内营养液增至 750 ml,按 80 ml/h 输注,无腹胀、腹痛、腹泻症状,腹腔引流通畅。术后第 3 天,患者晨

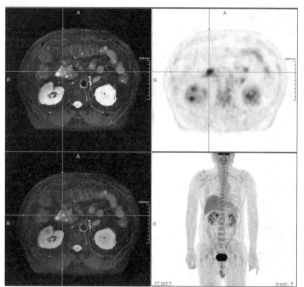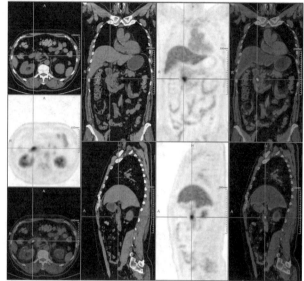

图 7‑2‑3　PET‑CT 检查

体温 38.2℃,自觉稍有气促,胃肠减压引流量 600 ml,右侧腹腔引流出 300 ml 稍浑浊的引流液,测淀粉酶高,考虑存在胃动力障碍和胰瘘。鉴于患者一般情况稳定,腹腔引流通畅,保持引流通畅,肠内营养增至 1 000 ml,患者肠功能已恢复,排气、排便 5 次,患者能下床活动。术后第 4 天将肠内营养增至全量 1 500 ml,输注速度增至 125 ml/h,停用肠外营养,患者右侧引流出 100 ml 含胆胰液的引流液,每天用少量生理盐水分次冲洗,患者体温渐趋平稳,停用生长抑素。术后第 8 天开始患者一般情况明显好转,右侧引流液减少,开放饮食,每日多次少量流质,维持全量的肠内营养支持。术后第 17 天,腹腔引流液减少至 20 ml,拔除引流,局部换药,患者饮食量逐渐增加,减少经空肠的肠内喂养。术后第 21 天出院。

五、讨论分析

　　肿瘤患者普遍存在蛋白质‑热量营养不良,营养不良不仅损害机体组织、器官的生理功能,而且可增加手术危险性、手术后并发症及病死率。理论上,营养支持可纠正外科患者的营养不良,改善患者的营养状况,因而进行围手术期营养支持应该可以改善患者的临床结局。但是,近年来一些临床研究却发现肿瘤患者围手术期营养支持与手术后并发症、手术病死率之间并无必然联系。相反,营养支持尤其是长期肠外营养支持本身可引起一些并发症,增加感染性并发症的发生率。因此,在很长一段时间内对于肿瘤患者围手术期营养支持的适应证和作用一直存在争议。任何治疗措施成功与否取决于患者是否从该治疗中获益,如果营养状况与手术后并发症发生率、手术病死率直接相关,我们就可通过纠正营养不良而改善患者的预后。临床上,许多患者入院时即存在明显的代谢变化和营养不良,有些患者即使在入院时或治疗初期并无营养不良,但随着疾病治疗的进程或并发症的发生,机体发生代谢变化,自身组织消耗增加,产生营养不良。本例患者入院时 NRS 2002 评分为 4 分,BMI 21.6 kg/m^2,近 2 个月体重下降>5%,存在营养不良。机体组成测定发现,该患者的骨骼肌含量明显低于同龄、同性别的健康人,存在严重的瘦组织群消耗,根据最新的恶病质定义,判断其属癌性恶病质的恶病质期。恶病质是由多种因素引起的综合征,临床特征是以肌肉组织和脂肪组织减少为主的体重减轻,可以导致肿瘤患者对抗肿瘤治疗的耐受性下降,生活质量下降,生存时间缩短,是导致大多数进展期肿瘤患者死亡的重要原因。恶病质常被认为是一种副肿瘤综合征,是由肿瘤产生的一系列细胞因子及肿瘤刺激机体产生的免疫、神经内分泌应答,诱发的一系列全身蛋白表达变化和代谢状态改变,多种代谢通路、信号通路、调控因子参与了恶病质的病程。临床上,肿瘤的恶病质程度与肿瘤的类型、部位和大小有关,胰腺癌患者营养不良及恶病质的发生率很高,有研究发现约70%进展期胰腺癌患者存在不同程度的营养不良,其原因可能是肿瘤高代谢状态及肿瘤代谢因子引起的厌食、吸收不良,肿瘤引起的梗阻性黄疸,导致患者进食不足,胰腺外分泌功能不全及内分泌功能不全,蛋白质、脂肪等营养物质消化吸收异常、高血糖等。此外,另有研究发现约50%胰腺癌患者存在恶病质,骨骼肌及体脂显著减少,骨骼肌的减少是判断生存时间的独立因素。据研究,胰腺癌恶病质的发生机制中一个重要的因素是胰腺癌细胞产生大量IL-6,诱发恶病质的产生。但是,临床上胰腺癌恶病质的表现异质性较大,这可能与宿主的基因型有关。由于骨骼肌是恶病质的重要靶点,因此,恶性肿瘤患者骨骼肌含量测定十分重要,对于营养干预和预后评估均有重要的参考价值。

胰腺癌患者不仅营养不良或恶病质的发生率高,而且胰腺癌根治术的切除范围较广,手术创伤大,影响机体的胃肠道功能,通常病程较长,术后往往较长时间内无法正常进食,抑制机体的营养摄入,降低机体的免疫力,术后并发症发生率高。胰腺癌手术后机体应激反应大,手术创伤应激和围手术期营养素摄入中止或减少等多种因素均可引起或加重肿瘤患者围手术期营养不良的发生。目前认为,营养状况良好的患者可以耐受一般手术创伤,而需要接受大手术的中、重度营养不良患者,以及重大、复杂手术后处于严重应激状态的危重患者,往往不能耐受长时间的营养缺乏。大量临床研究结果显示,营养不良患者术后并发症的发生率和病死率升高,ICU停留时间及住院时间延长,医疗费用增加,影响患者的临床结局及生活质量。因此,ESPEN在指南中推荐对中、重度营养不良患者给予7~14 d的术前营养支持,并建议推迟此类患者的手术时间。术前营养支持的目的在于改善患者的营养状况,提高其对手术创伤的承受能力,减少或避免术后并发症和降低病死率。术前的营养支持应持续7~10天,更短时间的营养支持则难以达到预期效果。我们前期的研究显示,中、重度营养不良的胃肠道肿瘤围手术期接受营养支持的患者较未接受营养支持者在并发症发生率、病死率和术后住院时间上都有明显获益。鉴于此,该患者入院后我们即制订患者营养支持方案,按照指南推荐意见确定患者能量和蛋白质目标量,通过饮食干预加口服肠内营养补充方式,给予积极的营养支持。

胰十二指肠切除术后,严重的创伤应激、消化道解剖结构及生理功能的改变,将导致患者自身组织消耗,营养状态下降。此时,合理的营养支持有利于患者度过手术应激,减少术后并发症,缩短住院时间,降低病死率,改善远期预后。临床上以下情况通常需要手术后进行营养支持:① 术前营养支持患者,术后继续营养支持。② 严重营养不良而术前未进行营养支持者,术后应进行营养支持。③ 手术后估计超过一周以上不能进食的患者。④ 术后出现严重并发症的患者,使代谢需要量增加和禁食时间延长,须进行营养支持。该患者术前存在明显的营养不良,术后需要继续营养支持,我们在行胰十二指肠切除时,手术结束前留置了空肠喂养管,这不仅能使患者在手术后早期就可以开始肠内营养,而且在术后出现胆瘘、胰瘘时,可经空肠造瘘途径进行较长时间的肠内营养支持而不影响胰腺外分泌量,有利于瘘的愈合。

六、相关营养背景知识

(一)肿瘤患者能量和营养物质的目标量

1. 肿瘤患者机体代谢变化　　要确定肿瘤患者每日的能量需要量,首先要了解肿瘤患者机体能量消耗情况。但是,有关肿瘤患者能量代谢变化多年来一直存在争议。早年一些多中心、大样本的临床研究结果显示,肿瘤患者并非均处于高代谢状态,即使是进展期发生广泛转移的肿瘤患者,其能量消耗也可能处于正常范围。在肿瘤活跃期患者中,约25%患者的静息能量消耗比正常值高出10%,另有25%患者的静息能量消耗则比正常值低10%,这种能量消耗的差异尚无规律可循,对于具体患者则无法预测。

但也有学者认为,大多数肿瘤患者机体的静息能量消耗增加,是导致机体组织消耗,产生营养不良或恶病质的原因之一。Bosaeus 等发现体重减轻的肿瘤患者约 50%处于高代谢状态,并与机体活力、身体条件和年龄等因素相关。我们的前瞻性大样本对照研究发现,在新诊断的肿瘤患者中,约 48.6%的患者处于高代谢状态,能量消耗增加明显的肿瘤患者,其体重下降的发生率、下降程度及机体组成的改变也较其他肿瘤患者明显,而且更容易发生恶病质。另有研究结果显示,肿瘤患者能量消耗与肿瘤类型有关。胃癌或结直肠癌患者的静息能量消耗可能正常,而胰腺或肺癌患者通常则升高。由于机体能量消耗的产生组织是机体细胞总体或机体瘦组织群,而恶性肿瘤组患者的机体细胞总体和瘦组织群常明显消耗,因此如果对机体细胞总体和瘦组织群进行校正,就不难发现实际上体重或瘦组织群丢失明显的肿瘤患者能量消耗要高于正常。事实上,肿瘤细胞快速分裂,肿瘤细胞产生的促炎细胞因子、促分解代谢因子和肿瘤细胞生长产生的微环境导致的炎症反应,以及宿主针对肿瘤作出的免疫应答导致机体处于分解代谢亢进状态、机体乳酸循环增加、葡萄糖和蛋白质转化增加、脂解作用增强、糖原合成加速等耗能过程是肿瘤患者机体代谢率增高的病理生理基础,也是肿瘤患者营养不良或恶病质发生的重要原因之一。尽管如此,在考察肿瘤患者总能量消耗时,情况又有所变化。营养不良的肿瘤患者虽然静息能量消耗可能增加,但由于日常活动减少,总能量消耗降低。事实上,肿瘤患者疾病类型、系统性炎症、肿瘤负荷、治疗措施、体力活动情况、饮食摄入改变及肿瘤异质性都会影响机体能量消耗,导致能量需求产生差异。因此,在制订肿瘤患者营养支持计划时,理想情况是采用间接测热法对肿瘤患者的能量消耗进行个体化测量以指导能量供给,使能量摄入量尽可能接近机体能量消耗值,以保持能量平衡,避免摄入过量或不足。能量摄入不足可造成不同程度的蛋白质消耗,影响器官的结构和功能,从而影响患者预后。另一方面,能量摄入过量则可造成代谢紊乱。然而,临床上大多数情况下无法直接测量每例患者的实际能量消耗值以指导营养供给,此时可采用体重公式计算法估算能量目标需要量。鉴于现有的研究证据、指南与共识,目前国际上大多数权威机构推荐给予非肥胖肿瘤患者与非肿瘤患者相似的能量目标需要量,即 25~30 kcal/(kg·d),能满足大多数患者的能量需求。

2. 肿瘤患者营养底物选择 肿瘤患者能量底物中碳水化合物与脂肪的最佳比例尚未确定,但由于多数肿瘤患者存在全身性炎症、胰岛素抵抗等代谢紊乱,机体对葡萄糖的摄取和利用受损,脂肪成为肿瘤患者重要的供能物质。多数研究结果显示,无论是体重稳定还是体重丢失的肿瘤患者,都能充分利用外源性脂肪作为高效的能量来源。因此,从代谢的角度看,提高脂肪在肿瘤患者尤其是有明确胰岛素抵抗的患者能源物质中的比例是有益的,在条件允许的情况下,可尽量减少碳水化合物的供给量,以降低血糖负荷。肠内营养或口服营养补充时,通过增加制剂配方中脂肪的比例,可以有效提高制剂的能量密度,提高食欲减退、早饱和肠蠕动减少的患者的能量摄入量,有利于机体蛋白质合成,改善肿瘤患者营养状况。脂肪乳剂是肠外营养中重要的供能物质。有研究结果显示,与健康人相比,肿瘤患者对脂肪乳剂的代谢清除率更高。因此,可适当提高脂肪乳剂在肿瘤患者肠外营养配方非蛋白质热量中的比例,不仅可减少高血糖风险,也可减轻水钠潴留。

3. 肿瘤患者蛋白质需要量 肿瘤患者的蛋白质目标需要量尚无定论。早期的观点是,肿瘤患者蛋白质最小摄入量为 1 g/(kg·d),目标需要量为 1.2~2 g/(kg·d)。近年的研究结果显示,蛋白质目标摄入量提高为 1.5~2.0 g/(kg·d)能达到更理想的效果,其原因在于外源性蛋白质的供给量与机体蛋白质合成和瘦组织群含量存在量效关系,在提供足够能量的前提下,蛋白质摄入增加可以促进肿瘤患者肌肉蛋白质合成代谢,发挥纠正负氮平衡、修复损伤组织、合成蛋白质的作用,尤其是手术创伤大的肿瘤患者蛋白质目标需要量更高,更应补充较多的蛋白质。目前认为,对于老年、肿瘤不活动和合并全身性炎症的肿瘤患者,蛋白质供应量为 1.2~1.5 g/(kg·d),肾功能正常的患者蛋白质目标需要量可提高至 2 g/(kg·d),而急性或慢性肾功能不全患者蛋白质目标需要量应限制在 1.0~1.2 g/(kg·d)以内。

氨基酸溶液是目前临床肠外营养主要的蛋白质供给形式。平衡型氨基酸制剂能满足绝大多数肿瘤患者的蛋白质需求,目前无足够证据表明肿瘤患者营养支持时特殊氨基酸具有优越性。此外,由于静脉输注氨基酸的净利用率不到 100%,因此应适当降低热氮比(≤100%)。同时,静脉输注氨基酸可能引起高氨基酸血症,进而加强蛋白质分解代谢,因此,以正氮平衡为目的时蛋白质目标需要量应接近 2 g/(kg·d)。

4. 微量营养素 维生素和微量元素是维持机体正常代谢所必需的营养素,在调节体内物质代谢、促进生长发育和维持机体生理功能方面发挥着重要作用。微量营养素不能在体内合成或合成的量不足以满足机体需要,必须接受外源性补充。肿瘤患者由于进食减少、手术创伤或放化疗等原因,维生素及微量元素缺乏较常见。美国癌症协会及 ESPEN 推荐肿瘤患者微量营养素参照人体每日摄取推荐量进行供给,此剂量具有良好的安全性,亦适用于正接受化疗和放疗的肿瘤患者,并可以提高治疗耐受性。应注意避免使用大剂量的微量营养素。此外,许多研究结果显示,肿瘤患者机体维生素 D 水平较低,高于标准剂量的维生素 D 可以改善多种肿瘤患者的生活质量和无病生存率。

(二) 肿瘤患者围手术期营养支持

手术创伤应激和围手术期营养素摄入中止或减少等多种因素均可引起或加重肿瘤患者围手术期营养不良的发生。大量临床研究结果显示,营养不良患者术后并发症(包括感染、吻合口瘘等)的发生率和病死率升高,ICU 停留时间及住院时间延长,医疗费用增加,影响患者的临床结局及生活质量。需要接受大手术的中、重度营养不良患者,以及重大、复杂手术后处于严重应激状态的危重患者,往往不能耐受长时间的营养缺乏,应及时给予恰当的营养支持。需要指出的是,没有明显营养不良的肿瘤患者并不能从营养支持中获益,不推荐对肿瘤患者常规进行围手术期营养支持,但存在营养不良特别是重度营养不良的患者则可从合理的营养支持中获益。

ESPEN 在指南中推荐对中、重度营养不良患者给予 7~14 d 的术前营养支持,并建议推迟此类患者的手术时间。加拿大肿瘤协会研究发现,即使将非急症结肠肿瘤患者的手术时间推迟至确诊后 6 周,病死率或总体生存率也未受影响。Bozzetti 等总结 5 项 RCT 发现对于存在营养不良的胃肠道肿瘤患者,术前营养支持能明显减少术后并发症。Meijerink 等对 200 例胃肠道肿瘤患者进行分析发现,重度营养不良患者术前给予至少 10 d 的 EN 或 PN 能明显减少术后并发症尤其是感染并发症的发生,并且该作用随着患者术前营养不良程度的增加而更加明显。我们的研究显示,中、重度营养不良的胃肠道肿瘤患者围手术期接受营养支持的患者较未接受营养支持者在并发症发生率、病死率和术后住院时间上都有明显获益。近年一项 Meta 分析的结果显示,对营养不良患者进行围手术期营养支持可有效地降低感染和非感染并发症发生率,缩短住院时间。美国胃肠学院在最近发布的住院患者营养支持指南中推荐,对有高营养风险或预计 5~7 d 无法经口进食的住院患者应进行营养支持。中华医学会肠内肠外营养学会在围手术期营养支持指南中明确指出,营养不良患者围手术期接受营养支持可降低感染性及非感染性并发症的发生率。需要指出的是,充足的能量和蛋白质是影响营养支持效果和临床结局的重要因素,能量及蛋白质不足可造成机体组织消耗,影响器官的结构和功能,从而影响患者预后。Neumayer 等发现,术后足量(>60%能量和蛋白质目标需要量)和术后早期(48 h 内)营养支持能明显缩短术后住院时间,降低费用。随后的多项研究结果也证实,只有能量摄入大于 50%~65% 目标需要量才能有效地改善患者的临床结局。Tsai 等对外科重症患者进行回顾性分析,发现入院后接受小于 60%能量目标需要量的患者较大于 60%者病死率风险明显升高。因此,围手术期的营养支持对营养不良的肿瘤患者具有积极作用,但需要选择合适的病例,合理有效地开展,方可使患者受益。

肿瘤患者围手术期的营养支持应遵循快速康复外科原则。大多数外科手术患者无须从手术前夜开始禁食。无误吸风险的非糖尿病患者麻醉前 2 h 可摄入适量的碳水化合物,无法进食或术前禁饮患者可静脉输注一定剂量的葡萄糖。Lambert 等研究发现,术前禁食最小化、进食清流质时仅需禁食 2 h、术后早期经口进流食这几项指南推荐意见背后都有强大且一致的证据支持。多项针对胃肠道肿瘤患者的研究结果显示,术前给予碳水化合物者较传统禁食者围手术期客观感觉评分明显改善,特别是口渴感和饥饿感,术后胰岛素抵抗明显降低,住院时间缩短。迄今为止共有 4 项 Meta 分析或系统评价阐述了术前给予碳水化合物较传统术前禁食对手术患者的益处,结果一致显示,前者能改善术后胰岛素抵抗,提高各项术后舒适指数,缩短住院时间。因此,目前对于无胃肠道动力障碍肿瘤患者麻醉 6 h 前允许进软食,2 h 前允许进食清流质。

手术后早期进食或肠内营养是肿瘤围手术期另一个重要措施,其意义不仅仅是提供营养底物,更重要的是降低术后机体高分解代谢反应和胰岛素抵抗,减少炎性介质释放,促进合成代谢和机体恢复,维护肠黏膜屏障及免疫功能,防止肠道细菌移位。大量临床研究结果显示,术后早期经口进食或肠内营养有助于改善营养状态,促进伤口愈合,减少并发症,缩短住院时间。胃肠道肿瘤患者术后早期进食较禁食不仅不会增加吻合口破裂、误吸等并发症的发生率,反而会降低感染性并发症的发生率,缩短住院时间。Lewis 等对 11 项 RCT 共 837 例胃肠道肿瘤手术患者进行 Meta 分析发现,术后早期经口进食或管饲并未增加吻合口破裂的发生,并且能减少感染并发症。Zhong 等对 15 篇 RCT 共 3 831 例外科患者进行 Meta 分析发现,营养支持能降低感染和非感染并发症的发生率,缩短住院时间,但病死率和住院费用并无明显差异。谈善军等对 14 篇 RCT 共 875 例胰十二指肠切除术患者进行 Meta 分析,结果显示,胰十二指肠切除术后早期应用 EN 能有效地促进术后肠功能恢复,缩短住院时间,减少术后并发症,降低住院费用。因此,国际上多个学会指南均推荐鼓励各种类型手术患者术后经口进食,并根据患者耐受程度逐渐加量。

肿瘤患者围手术期的营养支持有口服营养补充、肠内营养和肠外营养等多种形式,各有适应证和优缺点,应用时需互相配合、取长补短。一般说来,消化道功能正常或具有部分消化道功能患者应优先使用口服营养补充或肠内营养,如果肠内营养无法提供能量及蛋白质目标需要量时可行肠外营养补充。无法实施肠内营养或能量及蛋白质目标需要量较高及希望在短时间内改善患者营养状况时,则应选用肠外营养。口服营养补充是肿瘤患者重要的营养支持方式,大量临床研究结果显示,口服营养补充对加速伤口愈合、恢复机体组成、减少体重丢失、降低术后并发症的发生率和再入院率、缩短住院时间、改善生活质量均有积极作用。Burden 等发现营养不良肠癌手术患者术前应用高蛋白口服营养补充后,手术部位感染性并发症的发生率明显降低。Imamura 等研究证实,接受全胃切除术的胃癌患者围手术期口服营养补充可明显减少术后体重丢失。因此,多国营养学会在指南中均指出,对于存在营养风险或营养不良且能够经口进食的手术患者,如果预计围手术期不能正常进食时间超过 7 d,或经口进食仅能提供<60%能量和蛋白质目标需要量时,推荐使用口服营养补充。如果无法经口进食或口服营养补充无法达到能量和蛋白质目标需要量,则可选择通过管饲进行肠内营养。迄今为止多项 Meta 分析结果显示,肠内营养较肠外营养在减少感染并发症、吻合口瘘、腹腔脓肿发生率及缩短住院时间上均有优势。当患者因消化道机械性梗阻、不受控制的腹膜炎、肠缺血、重度休克、高位或高流量肠瘘、胃肠道出血等无法使用肠内营养时,应选择肠外营养。另外,部分营养不良或高营养风险患者虽能够接受肠内营养,但肠内营养无法提供能量和蛋白质目标需要量,则应选择补充性肠外营养或肠外营养。研究结果显示,因各种原因无法经肠道途径进行营养支持或预计经肠道途径无法提供 60%能量和蛋白质目标需要量持续 7~10 d 时,联合肠外营养可使患者获益。值得注意的是,对于重度营养不良或长期禁食的肿瘤患者,营养支持应从低剂量开始并根据患者的耐受情况逐渐增加,防止发生再喂养综合征。接受肠内营养和肠外营养联合治疗的患者,随着肠内营养耐受性增加,应逐渐减少肠外营养供给量以防止过度喂养。通常来说,当肠内营养提供的能量和蛋白质>60%目标需要量时即可停用肠外营养。围手术期营养支持应持续 7～10 d,更短时间的营养支持难以达到预期效果。

对于接受手术治疗后出院的肿瘤患者,虽然病情平稳,肿瘤得到有效或暂时控制,但由于手术创伤应激及机体本身存在肿瘤导致的代谢改变,术后相当长时期内机体仍处于分解代谢状态,常合并营养不良或高营养风险。此外,肿瘤患者术后常需要进行辅助放化疗,放化疗的不良反应会加重患者的营养不良。Corish 等研究发现,70%接受手术的肿瘤患者出院后出现体重下降。因此,为防止肿瘤患者出院后营养状态的持续恶化,出院后继续对这类患者进行有效的家庭营养支持十分必要。

目前肿瘤患者术后出院后进行营养支持的临床研究证据相对较少,但现有的研究结果显示,对肿瘤手术后的营养不良患者在出院后进行营养支持,不仅是为患者提供机体所需要的营养底物,改善营养状态,更重要的是机体营养状态的改善将增加患者对放化疗等肿瘤后续治疗的耐受性,降低肿瘤相关治疗的中断率,甚至提高肿瘤患者的生存率和生活质量。Gavazzi 等通过一项多中心 RCT 对出院时 NRS 2002 评分≥3 的上消化道恶性肿瘤术后患者开展至少 2 个月的家庭肠内营养或营养咨询,结果显示,家庭肠内营养组出院后 2 个月和 6 个月的体重较出院时无明显变化,营养咨询组则分别下降了 3.6 kg 和 2.4 kg,家庭肠内营养组化疗完成率较营养咨询组明显提高,家庭肠内营养组在营养支持期间无相关并发症发生,生活质量两组无明显差异。Senesse 等在一项多中心前瞻性观察性研究中对 370 例胃肠道肿瘤患者开展至少 14 d 的家庭肠外营养(其中 84%的患者在经口进食基础上给予肠外营养),结果显示,患者的生活质量评分明显提高,体重明显增加,营养风险评分明显下降。因此,ESPEN 在其最新的肿瘤营养指南中也推荐,术后营养不良的肿瘤患者出院后应继续进行营养支持,但具体的营养支持方式应综合患者的肠道功能、营养状态、疾病种类等进行个体化选择。一般来说,出院后肿瘤患者的营养支持方式与住院患者相似,同样首选肠内营养,当肠内营养无法实施或不能满足营养需求时,则给予肠外营养。

七、主编点评

胰腺癌患者营养不良及恶病质的发生率高,胰腺癌根治手术创伤大,术后胰腺内、外分泌功能受损,胃肠道结构改变,且并发症发生率高,机体常处于严重应激的高分解代谢状态,进一步加重了机体瘦组织群的消耗。因此,围手术期营养支持十分重要,尤其是对于手术后出现出血、胰瘘、胆瘘、胃动力障碍、腹腔感染等并发症的患者,合理的营养支持对于提高此类患者的救治成功率具有关键作用。我们的临床实践体会是,肿瘤患者营养支持策略与非肿瘤患者基本相同,在制订营养支持计划时应了解不同阶段机体代谢特点、胃肠道功能以及营养状态,根据当前指南推荐意见和已经获得的研究证据,结合个人专业技能和临床经验,同时考虑患者的价值和愿望,制订患者最佳的治疗措施,进行个体化的营养支持治疗。本例患者术前就存在较明显的营养不良,而且所接受的手术大,预计手术后无法早期恢复正常进食,我们在术前准备期间即给予术前营养支持,此时患者能正常进食,采用饮食干预加口服肠内营养补充的方式,每日摄入的营养底物要达到机体能量及蛋白质的目标需要量,如果经口进食或口服补充＜60%目标量,不足部分通过补充性肠外营养供给。目前大量的临床研究表明,营养不良患者手术耐受性较差,术后并发症发生率和病死率均明显增高,存在营养不良特别是重度营养不良的患者则可从合理的营养支持中获益。因此,目前各个国际营养学会在指南中均推荐对中、重度营养不良患者给予 7～14 d 的术前营养支持,并建议推迟此类患者的手术时间。

接受重大、复杂手术的中、重度营养不良患者往往不能耐受长时间的营养缺乏,手术后应尽早或及时给予恰当的营养支持。肠内营养是具有肠道功能患者首选的营养方式。研究显示,相比肠外营养,肠内营养在降低手术患者病死率、感染发生率、缩短 ICU 时间和总住院时间方面更具优势。肠内营养的这种优势主要与减轻患者应激反应、降低分解代谢程度、减少炎性介质释放、促进合成代谢和机体恢复、维持和改善肠道及机体免疫功能有关。本例患者在胰十二指肠切除手术时预置了空肠营养管,这对术后早期开始肠内营养提供了良好的途径,在术后 24 小时即可启动肠内营养,手术后早期肠内营养可有效降低患者的创伤应激和炎性介质的释放,在降低病死率、感染发生率、缩短 ICU 时间和总住院时间方面优势明显,即使在患者出现手术后胃动力障碍、胰瘘,都不影响肠内营养的实施,也不影响胰瘘的流量。相反,通过有效的肠内营养可以促进瘘早日自愈。因此,我们的体会是对于手术操作较困难、局部组织条件较差或预计术后胰瘘、胆瘘发生率较高的患者,术后留置空肠喂养管可以为术后早期肠内营养实施创造良好的条件,值得借鉴。

尽管如此,对于胰十二指肠切除术后患者大部分时间内,由于疾病和治疗等原因,单纯使用肠内营养难以满足机体对热量和蛋白质的需求,许多患者在使用肠内营养过程中出现不耐受、中断或推迟实施等情况,从而造成能量及氮量负债,而长时间能量及蛋白质缺乏将不可避免导致机体瘦组织群消耗,损害组织器官功能,从而影响患者救治的成功率及预后。因此,对于无法实施肠内营养或肠内营养提供的营养底物未达到机体目标需求量 60% 以上的患者,肠外营养仍是重要的营养支持方式,通过实施补充性肠外营养来弥补肠内营养不足时机体对能量和蛋白质的需求,达到机体目标需要量,有利于组织的正常代谢和维护组织器官功能。特别是出现严重并发症、长时间处于严重应激状态下的重症患者,足量的营养底物供给显得尤为重要,肠内联合肠外营养支持,既克服了单一应用肠外或肠内营养的不足,又保留了肠外和肠内营养各自的优点,使患者的营养治疗更合理化,从而提高临床营养治疗的效果,改善患者的临床结局。

(吴国豪)

参考文献

[1] Altomare DF, Rotelli MT. Nutritional Support after Gastrointestinal Surgery[M]. Switzerland: Springer Nature Switzerland AG, 2019.

[2] Jann Arends J, Bachmann P, Baracos V, et al. ESPEN guidelines on nutrition in cancer patients[J]. Clinical Nutrition, 2017, 36: 11-48.

[3] Obling SR, Wilson BV, Pfeiffer P, et al. Home parenteral nutrition increases fat free mass in patients with incurable gastrointestinal cancer. Results of a randomized controlled trial[J]. Clin Nutr, 2019, 38: 182-190.

[4] Keane N, Fragkos KC, Patel PS, et al. Performance Status, Prognostic Scoring, and Parenteral Nutrition Requirements Predict Survival in Patients with Advanced Cancer Receiving Home Parenteral Nutrition[J]. Nutr Cancer, 2018, 70: 73-82.

[5] Prado CM, Purcell SA, Alish C, et al. Implications of low muscle mass across the continuum of care: a narrative review[J]. Ann Med, 2018, 50: 675-693.

[6] Brown JC, Cespedes Feliciano EM. The evolution of body composition in oncology-epidemiology, clinical trials, and the future of patient care: facts and numbers[J]. J Cachexia Sarcopenia Muscle, 2018, 9: 1200-1208.

[7] Prado1 CM, Purcell SA, Laviano A. Nutrition interventions to treat low muscle mass in cancer[J]. Journal of Cachexia, Sarcopenia and Muscle, 2020, 11(2): 366-380.

病例3

胰腺癌放疗、化疗，营养不良

一、病史简介

患者，男，67 岁。因"左上腹疼痛 2 个月"入院。患者自 2 个月前出现左上腹隐痛不适，伴左侧腰背部放射痛，疼痛呈持续性，夜间明显。同时伴乏力、纳差，皮肤无黄染，尿色无加深，无发热，无反酸、嗳气，无呕吐，无呕血、黑便、腹泻，到当地医院就诊，腹部 CT 检查发现胰体尾占位，为进一步诊治来我院就诊，门诊以胰腺癌收治入院。患者自发病以来进食量减少，体重下降 8 kg，大小便正常。

患者既往有高血压病史，没有用药。否认慢性阻塞性肺疾病、心脏病等其他慢性病史，否认传染病史，否认食物药物过敏史，否认手术外伤史及输血史。

二、入院检查

体温 36.8℃，脉搏 76 次/分，呼吸 18 次/分，血压 136/80 mmHg，体重 65 kg，身高 177 cm。神志清楚，营养中等，全身皮肤无黄染，无肝掌、蜘蛛痣。全身浅表淋巴结无肿大，巩膜无黄染，胸廓无畸形，双肺呼吸音清，未闻及干湿啰音。心前区无隆起，心界不大，心率 76 次/分，律齐，各瓣膜区未闻及病理性杂音。腹部平软，全腹未触及包块，全腹无压痛、反跳痛，肝脾肋下未触及，叩诊鼓音，无移动性浊音，肠鸣音 3 次/分，肛门无殊，直肠指检未扪及肿块。双下肢无水肿，双侧足背动脉搏动可。四肢脊柱无畸形，活动自如，神经系统检查无异常体征。

红细胞 3.76×10^{12}/L；血红蛋白 118 g/L；白细胞 6.12×10^9/L；血小板 211×10^9/L；总胆红素 13.2 μmol/L；直接胆红素 3.9 μmol/L；总蛋白 63 g/L；白蛋白 32 g/L；前白蛋白 0.124/L；谷丙转氨酶 45 U/L；谷草转氨酶 33 U/L；碱性磷酸酶 62 U/L；γ-谷氨酰转移酶 56 U/L；尿素 5.5 mmol/L；肌酐 67 μmol/L；尿酸 238 μmol/L；葡萄糖 6.6 mmol/L；总胆固醇 5.23 mmol/L；甘油三酯 2.15 mmol/L；钠 140 mmol/L；钾 3.6 mmol/L；氯 100 mmol/L；钙 2.03 mmol/L；无机磷 1.47 mmol/L；镁 0.99 mmol/L。

腹部 CT：左上腹实质性低密度病灶占位，最大径为 11.3 cm×9.6 cm，增强后病灶强化，与脾脏分界不清。影像诊断：胰腺癌。

三、入院诊断

胰体癌。

四、治疗经过

患者入院后行常规检查，腹部 CT 检查，提示胰腺颈体部恶性肿瘤侵犯脾动静脉及腹腔干（图7-3-1）。进一步行上腹部磁共振检查，结论与 CT 检查一致。行超声胃镜检查，探得胰腺颈体部低回声占位，肿块横截面大小 5.4 cm×4.8 cm，肿块紧贴、包绕腹腔干、脾动脉及脾静脉，在超声引导下经胃壁行肿块穿刺活检。病理报告：胰腺导管腺癌，分化较差。

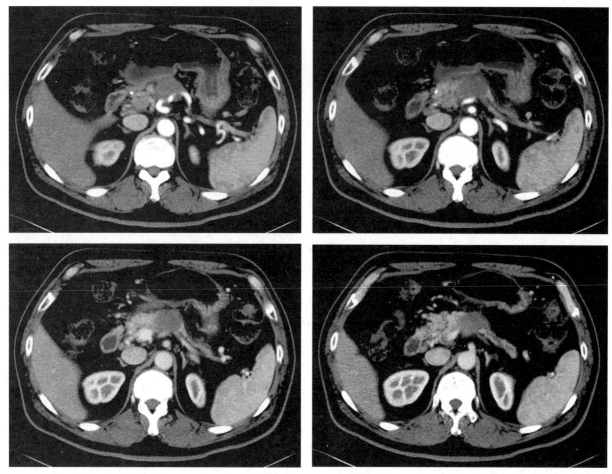

图 7-3-1　腹部 CT 检查

完善上述检查后组织胰腺多学科团队讨论,考虑胰腺颈体部导管腺癌,局部肿块较晚,肿瘤侵犯、包绕腹腔干及周围大血管,部分胃壁侵,手术无法切除或无法做到肿瘤 R0 切除,如直接尝试手术切除,不仅手术难度高、风险大,且远期预后不佳。经过胰腺肿瘤多学科团队讨论,决定先行放疗、化疗及介入等综合治疗,转入放疗科接受放、化疗,采用同步放、化疗治疗方案。先行全身化疗,采用白蛋白、紫杉醇 $125\ mg/m^2$,d1、8、15,4 周,＋吉西他滨 $1\ 000\ mg/m^2$,d1、8、15,4 周。两个疗程化疗后行立体定向体部放疗(stereotactic body radiation therapy,SBRT)计划:50GY/25 次。

五、讨论分析

问题一:该患者放化、疗期间否需要营养支持? 营养状况与放疗、化疗效果的关系如何?

讨论:综合治疗是当今恶性肿瘤治疗的主流观点,目前大多数恶性肿瘤的各阶段标准治疗都需要化疗、放疗或者放化疗联合治疗的介入。然而,放疗、化疗都不可避免存在不良反应,这些不良反应可直接或间接地损害机体的营养状况,导致营养不良或者加重已经存在的营养不良程度。由此可见,恶性肿瘤患者的营养不良不仅仅是由于摄入不足、代谢改变或炎性反应等,在许多情况下还与肿瘤的治疗有关。

放疗、化疗从局部和全身两方面发挥杀灭肿瘤细胞的作用,但在治疗的同时,却难以避免损害机体组织、器官,产生急性和慢性不良反应,影响营养物质的摄取、消化和吸收,从而对机体的营养状况造成不良影响。有研究发现,头颈部肿瘤患者接受放疗、化疗,80％患者出现黏膜炎症,其中有 60％患者出现 3～4 度黏膜炎,导致口腔疼痛、吞咽困难、进食减少;约 30%患者在放疗过程中出现体重明显下降,其中 17%患者的体重下降＞10%,出现重度营养不良的表现。

恶性肿瘤患者接受全身或腹部放射治疗以及大剂量细胞毒性药物治疗,可对胃肠道产生直接和间接影响,严重者可损伤肠屏障功能完整性。直接影响主要由于放疗和化疗的特异性伤害,而间接影响则源于不能进食和胃肠道激素等分泌减少。放疗对肠道屏障的损害与剂量、放射时间和患者营养状况等有关。大剂量照射后几小时内即可出现隐窝周围细胞损伤,肠道上皮细胞进行性丢失。随后出现肠道黏膜的剥脱、糜烂。患者出现恶心、呕吐、痉挛性腹痛、发热和腹泻等症状。肠道通透性增加,吸收和分泌功能下降。化疗对胃肠道的影响取决于用药种类和剂量。临床上,化疗导致的胃肠道不良反应十分常见,表现为厌食、恶心、呕吐、痉挛性腹痛、腹泻、黏膜炎和发热,其实质是胃肠道黏膜损害。动物实验证实,大剂量全身或腹腔灌注化疗后肠黏膜水肿、充血、糜烂、脱落,肠通透性明显增加,肠道细菌易位。

此外,放、化疗产生的口腔干燥、味觉丧失、恶心、呕吐、腹泻、疼痛及食欲下降均可影响营养物质的摄入、消化及吸收,这些症状往往在治疗的第 3～4 周出现,并可持续到放、化疗结束后 2 周以上。由此可见,即使在接受放疗、化疗或者联合治疗前营养状况良好的患者,在治疗过程中仍然会导致营养不良的发生,而对于治疗前已经存在营养不良的患者,营养不良程度可以加重。因此,对于大多数接受放疗、化疗的患者,需要接受营养支持。

肿瘤患者的营养状况不仅影响患者对治疗的耐受性、生活质量、机体免疫力和心理状态,还与放、化疗的疗效息息相关。营养不良患者更容易出现较严重的放、化疗毒副反应,其治疗效果往往也较差,或者因机体严重的营养不良、衰弱而不得不中断治疗,从而影响治疗效果。因此,营养状况已成为放、化疗效果的预测因子。营养不良的恶性肿瘤患者普遍存在低蛋白血症,而血浆蛋白水平的降低可导致化疗药物的吸收、代谢障碍,从而影响化疗药物的药代动力学,降低疗效,增加化疗药物的不良反应。在放、化疗过程中,营养不良患者机体细胞、组织的修复功能下降,机体耐受性较差,往往导致治疗不足,引起治疗剂量降低,治疗间断甚至中止,从而影响患者治疗计划和放、化疗的疗效。有研究发现,接受放疗的头颈部肿瘤患者中,9%～10%患者由于不良反应中断治疗,当联合同期化疗时,57%患者的体重下降超过 20%,有 29%患者被迫中止治疗。来自消化道肿瘤的研究资料同样显示,营养不良患者放、化疗中断的比例更高。两项大样本、多中心、多个实体瘤患者的临床研究显示,体重下降患者治疗的有效率、疾病控制时间及总生存时间都显著降低,其原因与肿瘤治疗不足、中断或中止有关,营养不良是治疗效果差或预后不良的因素。一项针对胸部肿瘤的研究发现,小细胞肺癌、非小细胞肺癌以及胸膜间皮瘤患者化疗后体重下降是较短生存时间的独立危险因素。

另一方面,放、化疗过程中营养不良患者的生活质量相对较差,营养状态损害与生活质量下降呈线性关系。值得注意的是,肿瘤患者生活质量不仅是独立的预后参数,还和患者的长期生存时间相关。

问题二:该患者患病以来体重丢失明显,体脂含量明显低于正常,为何不同恶性肿瘤患者机体成分的改变不同? 恶病质时脂肪丢失的机制如何?

讨论:恶性肿瘤患者体重下降一般与能量摄入不足呈正比,这时非脂质群和脂肪都减少。癌性恶病质哪种组分丢失为主,主要取决于两个因素:最初的体脂量和能量不足的程度。例如,瘦者禁食时每减少 1 kg 体重所丢失的氮量是肥胖者的 2 倍。第二个因素也同样重要,无论基础体脂量有多么不同,非脂质群的变化量与体重变化量之比与能量不足的多少直接相关,这一比值在禁食时最高,当能量摄入量增加时比值逐渐减少。基础能量代谢率与非脂质群的相关性比体重更高,对成年女性的研究发现,能量需要与非脂质群呈正比,其回归线的截距接近零,表明了显著的相关性。所以,在比较不同患者静息能量消耗时,有必要按非脂质作为比较基础。

脂肪消耗是恶病质的主要特征之一,在肿瘤早期即可发生。肿瘤患者内源性脂肪水解增强,外源性甘油三酯水解减弱,甘油和脂肪酸的转化率增加。研究发现,恶性肿瘤患者血浆游离脂肪酸浓度增加,而且在体重丧失前已经发生,这与内源性脂肪水解增强、氧化率增加有关。而即使给予外源性葡萄糖,也不能抑制体内脂肪的持续分解和氧化。恶病质时宿主和肿瘤对脂类的利用均增加。脂肪酸是荷瘤状态下宿主利用的主要能源物质。有些多不饱和脂肪酸,如亚油酸和花生四烯酸是肿瘤生长所必需的。脂肪分解率和脂肪酸氧化率均增加将导致体重丢失,仅有脂肪分解增加而无脂肪酸氧化率的同步增加时,由脂肪分解而来的脂肪酸再酯化为甘油三酯,表现为甘油三酯和脂肪酸循环增强,该循环过程需消耗能量。与无体重丢失的肿瘤患者或良性疾病患者相比,伴有明显体重丢失的肿瘤患者脂肪的氧化率较高,而碳水化合物的氧化率较低。

导致脂肪代谢障碍的机制可能有以下几种:摄入减少和营养不良、肾上腺髓质受刺激致血儿茶酚胺水平升高和胰岛素抵抗、肿瘤本身或髓样组织产生并释放脂肪分解因子。有关脂质生成减少机制的研究还很少,但是已知几种导致脂肪分解增加的机制,包括腺垂体引发的应激反应、血中增高的儿茶酚浓度、胰岛素抵抗。已经证明由肿瘤或骨髓细胞产生的脂裂因子脂肪动员因子有促进脂肪动员的作用。

问题三:放、化疗患者如何进行合理的营养干预?

讨论:放疗、化疗作为治疗恶性肿瘤的重要手段,常会引起明显的不良反应,尤其是消化道反应如恶心、呕吐、腹痛、腹泻和消化道黏膜损伤等,会严重地削弱患者的食欲或影响进食过程,在肿瘤引起的代谢异常基础上进一步加重机体营养不足。临床上,许多患者在治疗前营养状况尚好,但随着治疗的进展,逐渐出现营养障碍。另一方面,营养不足会降低患者对放疗、化疗的耐受程度,影响中性粒细胞的水平,致使患者无法完成化疗计划,化疗提前中止,从而影响患者的抗肿瘤治疗效果。因此,临床医生要重视化疗给肿瘤患者带来的营养风险,积极评估,及早应对,维持患者营养水平,为放疗、化疗提供良好的代谢环境。因此,对于放疗、化疗患者在接受治疗前需要进行营养状况评价或营养风险筛查,随后在治疗过程中每一个阶段的随访中重新评估,以便在患者发生全身营养不良前就给予早期的营养治疗和干预。

非终末期肿瘤放疗、化疗患者的营养治疗目标是:① 预防和治疗营养不良或恶病质。② 提高对化疗的耐受性与依从性。③ 控制化疗的不良反应。④ 改善生活质量。目前的研究显示,对于常规放疗、化疗患者而言,营养治疗能提高患者的生活质量,增加食欲。

就临床结局来看,营养治疗对于化疗、放疗患者临床结局及生存时间的影响有限。因此,对于营养状况良好的放疗、化疗患者,不推荐常规应用营养治疗。治疗开始前已经存在中、重度营养不良的患者,或在化疗、放疗过程中出现严重的不良反应,预计超过一周或以上不能进食的患者,应及时进行营养治疗。头颈部肿瘤和食管癌患者在放化疗期间伴随的黏膜炎可导致体重下降,而这种丢失可通过营养支持治疗预防。有研究提示对于接受放、化疗的恶性肿瘤患者而言,及时给予营养干预可以有效减少体重丢失,防止营养状态恶化,提高生活质量。

肠内营养是化疗、放疗患者首选的营养治疗方式,建议肿瘤患者的营养治疗采用标准肠内营养配方。肠内营养可选择经鼻或经皮胃肠道置管管饲。管饲营养可用于梗阻性头颈部肿瘤和食管癌导致吞咽困难,以及由于局部严重黏膜炎而影响吞咽的患者,如喉癌或食管癌放化疗的患者。通过肠内营养可以维护生活质量,预防治疗中断,而且可以减少再入院率。对于消化道梗阻、出现胃肠道黏膜损伤、严重呕吐或者有严重放射性肠炎不能耐受肠内营养患者,推荐使用肠外营养。如果通过胃肠道每日摄入能量、蛋白质低于60%目标量超过7～10天时,应补充肠外营养。临床研究显示,合理的营养治疗可改善化疗、放疗患者的营养状况,提高对治疗的耐受性和生活质量。

　　问题四：该患者放、化疗结束后 2 个月后，出现食欲减退、乏力、消瘦、持续低热、腹胀、排便困难等症状，收入肿瘤内科。请问：该患者出现什么情况？如何处理？是否需要进行营养支持？实施过程中应注意什么？

　　讨论：根据该患者的临床表现及相关检查，可以确定该患者存在癌性恶病质、癌性腹水及癌性肠梗阻，属终末期恶性肿瘤状况。终末期肿瘤患者系指已经失去常规抗肿瘤治疗，包括手术、放疗、化疗和分子靶向药物治疗等指征的患者，一般来说，预计生存期不足 3 个月。终末期恶性肿瘤患者往往伴随有严重的恶病质，终末期患者的治疗原则是以保证生活质量及缓解症状为目的。

　　对于终末期恶性肿瘤患者是否应该进行营养支持尚存争议，终末期肿瘤患者的营养治疗可提高终末期恶性肿瘤患者生活质量，而能否延长其生存期尚缺乏高标准的循证医学依据。事实上，终末期肿瘤患者的营养治疗不仅仅是一个医学问题，更多地涉及伦理、患者及家属的意愿，医生应以临床指征和社会伦理为依据，认真评估具体患者营养治疗的风险/效益比，在掌握营养治疗适应证和尊重患者的权利前提下，兼顾公平合理地使用有限的医疗资源的原则，决定是否实施营养治疗。

　　一般说来，终末期肿瘤患者不推荐常规进行营养治疗，对有机会接受有效抗肿瘤药物的患者，营养治疗会为化疗、分子靶向治疗提供机会，使失去指征的患者再获得治疗机会，有益于生活质量提高和生存期延长。对于接近生命终点的患者，只需极少量的食物和水以减少饥渴感，并防止因脱水而引起的精神错乱。此时，过度营养治疗反而会加重患者的代谢负担，影响其生活质量。生命体征不平稳和多器官功能衰竭者，原则上不考虑系统性的营养治疗。

　　ESPEN 及 ASPEN 对终末期肿瘤患者营养支持的推荐意见如下：应尽量联合有效的抗肿瘤药物，如时效依赖性化疗、分子靶向治疗，在无有效抗肿瘤治疗前提下的营养支持治疗对生存获益存在争议，倾向认为生存获益不明显，因而不作为极力推荐，但积极营养支持治疗会为化疗、分子靶向治疗提供机会，故认为两者联合应有益于生活质量提高和生存期延长。

　　关注生命体征与营养支持的关系：生命体征（血压、心率、呼吸、脉搏）不平稳和多器官功能衰竭者原则上不考虑系统规范的营养支持治疗。生命体征平稳而自主进食能力障碍者，如患者同意应予营养支持，其中存在胃肠道功能的以肠内营养为主。关注特殊情况下的营养支持：慢性机械性恶性消化道梗阻者，不应放弃积极的抗肿瘤治疗，对于那些对化疗尚且敏感的患者，给予胃肠外营养支持联合符合患者病情的化疗及常规内科处理，尚有挽救的可能。

　　临床上常见的癌性肠梗阻情况有：

　　（1）肿瘤源性进食障碍者：① 重度蛋白质-能量营养不良、恶病质者。② 头颈部恶性肿瘤致吞咽障碍者。③ 癌性浸润或手术严重损伤喉返神经致进食呛咳者。④ 肿瘤占位引起消化道瘘及穿孔、麻痹性梗阻者。⑤ 腹腔大量恶性积液或肠管扩张者。

　　（2）医源性进食障碍者：① 放化疗导致重度口腔黏膜溃烂而吞咽障碍者，化疗致消化道黏膜炎、重度腹泻、胃肠功能暂时性完全或部分丧失者。② 肿瘤手术后消化道功能紊乱和（或）消化道功能部分或完全丧失者。③ 肿瘤放疗后组织粘连致消化道梗阻者。④ 大剂量化疗后胃肠功能发生短期急性障碍者，均可以在营养支持联合代谢调理的前提下，积极开展含抗肿瘤治疗在内的综合治疗措施来挽救生命。

　　另一方面，尽可能鼓励终末期肿瘤患者进食，以增强患者对抗疾病的信心，具体实施过程中，膳食建议如下：① 手边常备一些营养丰富的食物和饮料，当感觉好并胃口好时争取多吃一些。② 少食多餐，1～2 h 可以吃一次，每次量不要太大。③ 多选高热量、高蛋白的食物，如鸡蛋、酸奶、豆腐、饼干。④ 避免吃饭时喝汤，以避免早期饱腹感，除非口干或需要帮助吞咽。⑤ 避免炒菜时的油烟味。⑥ 维持目前的体重，但是如果已经发生体重丢失也不要有压力。⑦ 经常饮用足够的液体将有助于保持胃肠功能的正常,如果便秘,尤其在服用一些止痛药时,可以服用一些通便药。⑧ 如果有吞咽困难或虚弱无力,可以选用软食或液体食物,营养师可以帮助选择营养补充剂。全营养素制剂在食物摄入不足的情况下可能对改善营养有帮助,尤其是在不想吃饭的情况下。⑨ 正确服用药物,有问题随时请教医生,一些药物剂量和时间上简单的调整也许可以解决进食方面的问题。⑩ 不推荐常规的营养支持,应鼓励经口进食。但如果口服摄入严重不足,肠内外营养支持至少可以延缓患者体重丢失,提高生活质量。

六、相关营养背景知识

(一) 放、化疗对患者机体营养状况的影响

放疗和化疗是肿瘤综合治疗中常用的治疗方法之一,恶性肿瘤本身代谢异常及治疗过程中伴随的急性和慢性不良反应极易导致患者发生营养不良。肿瘤患者的营养状况不仅影响患者对治疗的耐受性、生活质量、机体免疫力和心理状态,还与治疗的疗效息息相关。营养不良患者机体细胞、组织的修复功能下降,机体耐受性较差,更容易出现较严重的放疗不良反应,引起治疗剂量降低,其治疗效果往往较差,容易导致治疗不足、治疗间断甚至中止,从而最终影响患者的生活质量和治疗效果,进而对结局产生不利影响。

1. 放疗对机体营养状况的影响 放疗主要作用于细胞的 DNA,使细胞不能继续分裂和成长。由于放射线对肿瘤细胞和正常组织细胞均有不良反应,因此患者在接受放疗过程中,皮肤、口腔食道黏膜、唾液腺、味蕾等出现一系列的损坏,出现急性(治疗期间出现)或慢性(一直持续到或在治疗后出现)的放疗反应。放疗在发挥杀灭肿瘤细胞作用的同时却难以避免损害机体组织、器官,产生急性和慢性不良反应,影响营养物质的摄取、消化和吸收,从而对机体的营养状况造成不良影响。头颈部、消化道和腹、盆腔部位放疗过程中往往会出现相应部位放射损伤而影响患者进食,从而进一步加重肿瘤患者营养状况恶化。随着肿瘤的发展,机体的应激状态及肿瘤组织不断增殖,导致机体营养不断消耗,呈异常代谢状态。营养不良的肿瘤患者常常会出现疲乏、疼痛、食欲丧失和身体机能下降,更容易出现Ⅲ级、Ⅳ级放疗不良反应,还会引起放、化疗的中断,明显影响其生活质量。

放疗在杀伤肿瘤细胞的同时,肿瘤附近的正常组织和器官也会受到放射性损伤。头颈部肿瘤放疗时会出现放射性黏膜炎、吞咽困难、口腔黏膜溃疡、味觉损伤和唾液分泌减少,软腭、颞颌关节和颈部软组织纤维化等;上消化道肿瘤放疗时可发生放射性食管炎,吞咽困难和疼痛;腹盆腔放疗时会出现肠道黏膜损伤、炎症和穿孔等,会导致患者食欲下降、进食困难。有研究发现,90%接受放疗的头颈部肿瘤患者出现口腔黏膜炎症。放疗引起的口腔黏膜炎症导致口腔疼痛、口腔干燥、味觉丧失、吞咽困难、进食减少,在放疗过程中出现体重明显下降及营养不良的表现。这些放疗不良反应症状在治疗的不同时期出现,并可持续到放、化疗结束后2~3周以上。放疗对组织的继发损伤使组织纤维化、僵硬,进而使其功能丧失,晚期的淋巴水肿和放射性神经结构损害会导致吞咽困难,进而发生营养不良。头颈部肿瘤患者放疗前及放疗期间体重丢失是不良预后的预测因素。

胸部放疗依据放疗剂量和体积的变化引起不同程度的急性不良反应,导致机体营养状况改变。有研究发现,肺癌患者胸部放疗后,72.3%会出现1~2级放射性食管炎,8.5%出现3~4级急性食管炎并需要长期肠外营养。肺癌放疗还会引起食欲不振、吞咽困难等不良反应。71.4%的食管癌患者放疗后可引起吞咽困难、食管炎、食欲减退、恶心、呕吐和抑郁等不良反应,这些不良反应均是导致患者体重下降进而出现营养不良的主要不利因素。因此,胸部放疗引起的诸多不良反应直接影响了患者营养摄入的能力,进而增加患者体重下降和营养不良的风险。

腹部放射治疗可对胃肠道黏膜产生直接和间接作用,肠黏膜因其细胞的较快更新,比其周围组织更容易受到射线的损害,放射性肠炎是腹盆腔放疗的常见并发症,分为急性肠炎和慢性肠炎两个阶段。当

放射线直接作用于肠黏膜快速增殖的细胞时,易引起急性放射性肠炎,导致肠屏障功能完整性受损,出现恶心、呕吐、痉挛性腹痛、发热和腹泻等症状,影响营养物质的摄入、消化及吸收。肠功能上皮细胞的表面积减少,导致胆盐、脂肪、碳水化合物、蛋白质和维生素的吸收不良和代谢障碍。此外,肠的分泌功能和蠕动能力减低,导致肠壁溃疡、纤维化和肠壁增厚。临床特征是恶心、呕吐、腹痛和腹泻,这些症状常会在2～12周后自发缓解。急性放射性肠炎患者可有短暂的营养不良阶段,然而超过80%接受盆腔放疗的患者大便习惯会有一个长期变化。慢性放射性肠炎一般在放疗结束后数月到数年发生,常由闭塞性动脉内膜炎和肠功能上皮面积的广泛减少所致。不典型成纤维细胞形成和胶原沉积于黏膜下层,伴随内膜层的闭塞性动脉内膜炎是肠壁溃疡和肠壁增厚、肠壁纤维化的微观表现。慢性放射性肠炎的临床变现多为消瘦、腹痛、腹泻、直肠出血、消化不良、肠狭窄甚至形成慢性肠梗阻、非创伤性的肠穿孔或肠瘘等并发症。放射性损伤所致的慢性炎性变化可导致患者机体静息消耗的增加,患者肌肉蛋白减少、体重下降,容易引起患者全身炎性反应综合征,使体内脂肪、蛋白质和碳水化合物代谢紊乱,从而使患者发生营养不良。此外,骨髓是另一个受放疗影响较大的器官,放疗对其的不良反应表现为贫血、白细胞和血小板减少,导致患者的免疫功能损害及对感染的易感性增加。

　　肿瘤患者营养不良促成机体一系列的代谢紊乱事件,使患者免疫系统受损,降低患者机体的适应能力、恢复能力和生存能力。恶性肿瘤患者中,长期进食减少和饥饿导致患者体内构成肌肉或器官的结构蛋白分解,长期发展造成患者蛋白代谢异常和肌肉快速萎缩,形成机体恶病质状态,进而影响机体对放疗的敏感性,降低放疗的疗效。营养不良会降低患者机体对放、化疗的反应,增加肿瘤治疗不良反应的发生风险,也会增加肿瘤患者术后并发症的发生率。当肿瘤患者长期处于能量和营养缺乏时,会对放疗的耐受性、依从性下降。在放疗未达到有效肿瘤杀灭剂量时,机体就已发生明显的放疗毒性,如出现严重的放疗毒性,患者不得不中断或延迟治疗,影响治疗效果,增加患者治疗的并发症和病死率。患者因放疗毒性所造成的营养不良,使患者体重下降、身体轮廓发生变化,可导致患者治疗区域变化,发生摆位错误、放射线剂量分布改变,影响放疗精准性。放疗患者因营养不良状态,体力降低、肌肉功能下降、生活不能自理或需要特殊的家庭护理。多项研究表明,营养不良患者因其一般健康状况较差和远期并发症的发生,增加了康复需求,也增加了再次入院率,使得后续放疗计划的实施难以进行,潜在增加了放疗的禁忌证。此外,营养不良与肿瘤患者的病死率紧密相关。研究发现,对任何肿瘤类型来说,治疗前体重下降的患者生存时间相对较短。患者免疫功能受损、并发症发生率增加以及放疗相关的不良反应均会使营养不良患者生存期缩短,进而降低了整体的治疗疗效。考虑到需要营养疗法的患者可从营养咨询和营养疗法(口服、肠内管饲和肠外营养)获益,相比于未采取营养疗法的患者该项成本大大减小。

　　2. 化疗对机体营养状况的影响　化疗是治疗恶性肿瘤的主要手段之一,化疗常引起明显的不良反应,尤其是消化道反应如恶心、呕吐、腹痛、腹泻和消化道黏膜损伤等,使得营养物质摄入不足或吸收障碍,导致体重下降,骨骼肌及脂肪丢失,从而影响机体重要脏器功能。另外,化疗也可影响支配肠道的神经或直接影响肠道的分泌和运动,诱导炎症的产生,引起化疗相关性腹泻。再者,化疗药物可刺激5-羟色胺分泌,进而抑制外周及中枢 Ghrelin 的分泌,导致食欲减低。化疗相关不良反应都会导致患者营养摄入障碍及营养不良,引起骨骼肌及体重丢失,最终影响患者的生活质量及生存。此外,化疗药物可影响患者肠道微生物的组成,而肠道微生物群的改变又会影响肠黏膜的屏障、免疫及修复,进而导致化疗相关黏膜炎的发生。另一方面,患者的营养状况也会影响化疗药物的分布、代谢,营养不良会增加化疗相关不良反应的发生率,并能影响肿瘤对化疗的反应,降低患者对化疗的耐受程度,致使患者无法完成或提前中止治疗计划,最终影响患者的抗肿瘤治疗效果。有研究显示,蛋白质缺乏会减慢蒽环类药物的清除速度,延长心脏接触药物的时间,从而增加了蒽环类药物的心脏毒性。因此,肿瘤患者化疗时除考虑疾病治疗目标(治愈、控制或姑息),还应保证充足的营养摄入,积极预防和改善营养不良,达到或保持理想的体重,防止瘦组织群的丢失。良好的营养状态不仅能提高患者的生活质量,也是化疗顺利实施的保证。

化疗可在很大程度上改变机体的营养状态,这种影响可以是直接的(通过干扰机体细胞代谢和DNA合成和细胞复制),也可以是间接的(通过产生恶心、呕吐、味觉改变及习惯性厌食)。许多抗肿瘤药物可刺激化学感受器的触发区,导致患者恶心和呕吐。消化道黏膜细胞增殖更新快,对化疗极敏感,易发生炎症、溃疡及吸收能力下降,这些结果均可导致营养物质的摄取及吸收减少。由于化疗可使患者免疫损伤进一步加剧,营养消耗进一步恶化,营养不良的肿瘤患者常不能耐受化疗。

(二)营养支持对放、化疗肿瘤患者的作用

1. 化疗患者营养支持 非终末期肿瘤化疗患者的营养支持目标是预防和治疗营养不良或恶病质,提高患者对化疗的耐受性和依从性,控制化疗的不良反应,改善生活质量。目前认为,肿瘤患者在接受化疗前以及化疗期间应进行营养风险筛查及营养状况评价,对于营养状况良好的化疗患者,不推荐常规应用营养支持。但对治疗开始前已经存在中、重度营养不良的患者,尤其是高龄、晚期、进食障碍的肿瘤患者,或在化疗过程中出现严重的不良反应,预计超过一周或以上不能进食的患者,应及时进行营养支持。如果患者没有严重的营养不良或者能量缺乏,常规地给予肠内营养或肠外营养并不能改善患者的生存时间,反而肠外营养会增加感染的风险(16%)、降低肿瘤对化疗的反应(7%)。对存在恶病质的化疗患者研究发现,营养支持可明显改善患者的营养摄入,维持体重,提高生活质量及生存期。

进行强化化疗和造血干细胞及外周血造血干细胞移植(hematopoietic and peripheral blood stem cell transplantation,HPSCT)患者常需接受高剂量的化疗,化疗引起的一系列不良反应会影响患者的营养摄入,从而引起不良的临床结局。许多需要强化化疗或HPSCT的血液系统恶性肿瘤患者,在入院时就有营养不良,而高剂量放、化疗的联合治疗又会引起恶心、呕吐、黏膜炎、腹泻和感染等一系列症状,同时经口进食障碍及体重减轻又会对患者的临床结局带来负面影响。因此,对于HPSCT患者入院时即进行营养筛查,入院后每周监测患者的营养状况、营养摄取及消耗情况,保证每日充分的营养物质摄入,对营养不足患者应及时给予营养支持,避免体重进一步丢失。在肠道功能基本正常的情况下,一般应优先考虑口服营养补充或肠内营养。对于同种异体HPSCT患者,与肠外营养相比肠内营养能降低感染发生率。对于HPSCT患者,肠内营养较肠外营养更能降低移植物抗宿主反应、住院时间、血小板恢复时间。当出现严重的毒性黏膜炎、胃肠道感染顽固性呕吐、肠梗阻、严重吸收不良、持续腹泻或症状性胃肠道移植物抗宿主反应时,可考虑给予肠外营养。由于肠外营养能选择性地提供营养混合物,可能带来独特的好处。最近的RCT研究发现由药剂师控制的营养支持肠外营养方案比常规营养支持方案更好。另外一项研究发现个体化肠外营养方案组的患者营养状况更佳、住院时间更短。

高剂量化疗和HPSCT可导致严重的免疫抑制,从而增加食源性感染的风险,但尚无通过无菌饮食来防止胃肠道微生物感染的证据支持。美国疾病控制中心的感染治疗指南推荐HPSCT相关中性粒细胞减少期间不需要特别饮食。尽管目前尚无证据表明化疗相关性中性粒细胞减少期间需要无菌饮食,但对于中性粒细胞减少的患者,更加强调严格遵守食品安全指南,规范食物的购买、储存、烹饪等流程,尽量减小食源性感染的风险。

2. 营养支持方式选择 口服营养补充是最常见的营养支持方式,适应于能够吞咽、胃肠道功能正常的患者。现有的临床研究结果显示,口服营养补充能改善肿瘤患者的营养状态,提高肿瘤患者放、化疗等治疗的耐受性,甚至延长肿瘤患者的生存期,改善生活质量。一项RCT比较了常规饮食与口服营养补充的差异,共入组92例晚期非小细胞肺癌化疗患者,口服营养补充组瘦组织重明显增加,同时口服营养补充组的疲劳、食欲不振和神经病变等不良反应明显减少。另外,口服营养补充应使用高能量密度的营养制剂,更容易达到营养需求量。

对于上消化道肿瘤、严重的口腔、食管黏膜炎引起进食障碍，但胃肠道功能正常或可耐受的患者推荐使用管饲。肠内营养既可选择鼻胃管的方式，也可选经内镜胃造口的方式。多个研究表明，与肠外营养相比肠内营养的相关并发症更低，是更加安全的营养支持途径。荟萃分析结果表明，对于青少年化疗患者，没有充足的证据表明肠外营养优于肠内营养。只有当肠道功能障碍，如消化道梗阻、胃肠道黏膜损伤、严重呕吐或者有严重放射性肠炎，无法施行肠内营养或者不能耐受肠内营养的患者，才推荐使用肠外营养。此外，如果通过胃肠道每日摄入能量、蛋白质低于 60%目标量超过 10 天时，应使用肠外营养或肠外营养。对部分患者来说，肠内营养和肠外营养联合应用也是一种可行的营养支持方式。

3. 放疗患者营养支持　肿瘤患者放疗的效果与机体的营养状况息息相关。营养不良能引起机体细胞、组织的修复功能下降，机体耐受性较差，更容易出现较严重的放疗不良反应，治疗效果往往较差，容易导致治疗不足、治疗间断甚至中止，从而影响放疗的疗效。有研究发现，接受放疗的头颈部肿瘤患者约 10%由于不良反应中断治疗，当联合同期化疗时，57%的患者体重下降超过 20%，有 29%的患者被迫中止治疗。来自消化道肿瘤的研究资料同样显示，营养不良患者接受放疗期间中断的比例更高。另一方面，放疗在发挥杀灭肿瘤细胞作用的同时却难以避免损害机体组织、器官，产生急性和慢性不良反应，影响营养物质的摄取、消化和吸收，从而对机体的营养状况造成不良影响。有研究发现，90%接受放疗的头颈部肿瘤患者出现黏膜炎症，导致口腔疼痛、口腔干燥、味觉丧失、吞咽困难、进食减少，在放疗过程中出现体重明显下降及营养不良的表现。这些放疗不良反应在治疗的不同时期出现，并可持续到放、化疗结束后 2～3 周以上。腹部放射治疗可对胃肠道黏膜产生直接和间接作用，可损伤肠屏障功能完整性，出现恶心、呕吐、痉挛性腹痛、发热和腹泻等症状，影响营养物质的摄入、消化及吸收，部分患者出现慢性放射性肠炎，形成慢性肠梗阻或肠瘘等并发症。骨髓是另一个受放疗影响较大的器官，放疗对其的不良反应表现为贫血、白细胞和血小板减少，导致患者的免疫功能损害及对感染的易感性增加。因此，放疗患者应接受全面的营养评估、充分个体化的营养咨询，并根据具体情况进行营养干预。

许多 RCT 结果表明，对放疗患者进行营养支持可以改善患者的营养物质摄入、增加体重并改善患者生活质量，从而避免治疗中断，最终使患者获益。头颈部肿瘤和食管癌患者在放、化疗期间伴随的黏膜炎可导致体重下降，而这种丢失可通过营养支持来预防。临床研究提示对于可下床活动的头颈部和胃肠道肿瘤放疗患者而言，及时给予营养干预可以有效减少体重丢失，防止营养状态恶化，提高生活质量，使临床获益。治疗开始前已经存在中、重度营养不良的患者，或在化疗、放疗过程中出现严重的不良反应、中-重度吞咽梗阻、预计超过一周或以上无法进食患者，应及时进行营养支持。即使在接受放疗前营养状况良好的患者，在治疗过程中仍然会导致营养不良的发生。因此，肿瘤患者在放疗的同时给予合理的营养支持十分必要。

肠内营养可加速放疗损伤的胃肠道黏膜修复，有助于维护肠黏膜屏障、防止肠道细菌易位和肠源性感染。因此，放疗患者需要营养支持时应首选肠内营养。肠内营养的途径主要有口服营养补充和管饲。目前，口服营养补充在放疗肿瘤患者中应用的相关研究相对较少，现有的临床研究结果显示，口服营养补充能改善肿瘤患者的营养状态，提高肿瘤患者放、化疗等治疗的耐受性，甚至延长肿瘤患者的生存期，改善生活质量，是放疗患者肠内营养时的首选方式。荟萃分析证实口服营养补充能显著增加患者体重和能量摄入量，对肿瘤患者的情感、呼吸困难、食欲不振等均有明显的改善。

头颈部恶性肿瘤或食管癌伴吞咽困难患者以及有严重放射性口腔或食管黏膜炎患者，口服营养补充往往难以实施或无法满足机体营养物质的需求量，这类患者需要通过管饲治疗。而对于高风险的患者（如下咽部原发癌、T4 期肿瘤、联合放化疗），预防性管饲以及放疗早期即给予肠内营养相对于出现吞咽困难后才开始管饲喂养，更能保持患者的营养状态和避免放疗中断，降低再住院治疗率。此外，对于食物摄入不足患者行肠内管饲治疗比口服营养补充能减少体重丢失，患者中断治疗和再住院的频率和时间也会下降。

肠内营养可选择经鼻或经皮胃肠道置管进行管饲。短期内肠内营养(<30 d)可通过鼻胃管实现,更长的时间肠内营养可以通过 PEG 实施。PEG 与 RIG 相比,腹膜炎的发生率和病死率较低。有多项 RCT 研究和系统评价表明,头颈部癌症患者以及吞咽困难患者通过 PEG 和鼻饲管喂养均能有效改善机体营养状况,但 PEG 管脱的风险更低,患者的生活质量更好,肺炎和其他感染的风险两者相似。

因此,放疗患者营养支持的基本原则是能应用口服营养补充时不用管饲喂养,能用肠内营养就不用肠外营养,不推荐常规或者无选择性地对所有放疗患者进行肠外营养。但对于消化道梗阻患者,放疗导致胃肠道黏膜损伤、严重吞咽困难以及顽固性恶心、呕吐、腹泻和吸收不良,有严重放射性肠炎不能耐受肠内营养的患者,或者通过胃肠道每日摄入能量、蛋白质低于 60% 目标量超过 10 天时推荐使用肠外营养或进行肠外营养。当患者出现肠功能衰竭时,肠外营养是合理的选择,其疗效优于手术干预。

七、主编点评

胰腺癌是一种恶性程度高、预后差的消化系统肿瘤,在全世界范围内其总体发病率和病死率均呈逐年上升趋势。尽管近年来外科手术技术进展迅速,手术切除率有所提高,围术期病死率及并发症发生率显著下降,由于总体手术切除率低、术后复发率或转移发生率高,患者的远期预后改善甚微,5 年生存率仍小于 10%,临床疗效的改善仍差强人意。随着对胰腺癌生物学行为认知的不断深入,其治疗模式已从单纯依靠外科治疗逐步转为以多学科联合为基础的手术、化疗和放疗等综合诊断与治疗。综合治疗的理念与价值逐渐得到了临床医师的认可,以疗效为导向的多学科、多模式、多手段联合治疗的价值亦得到越来越多临床医师的重视与肯定,为胰腺癌的治疗带来新的发展与机遇。本例患者胰腺体尾部导管腺癌,肿瘤侵犯、包绕腹腔干及周围大血管,临床判断手术无法切除或无法做到肿瘤 R0 切除,此类患者如直接尝试手术切除,不仅手术难度高、风险大,且远期预后不佳。经过胰腺肿瘤多学科团队讨论,决定先行放疗、化疗及介入等综合治疗。

胰腺癌患者营养不良及恶病质的发生率高,本例患者自发病以来进食量减少,3 个月内体重下降>10%,入院时即存在重度营养不良,肿瘤患者放、化疗的效果与机体的营养状况密切相关,营养不良能引起机体细胞、组织的修复功能下降,机体耐受性较差,更容易出现较严重的放疗不良反应,治疗效果往往较差,容易导致治疗不足,治疗间断甚至中止,从而影响放疗的疗效。另一方面,放、化疗在发挥杀灭肿瘤细胞作用的同时却难以避免损害机体组织、器官,产生急性和慢性不良反应,影响营养物质的摄取、消化和吸收,从而对机体的营养状况造成不良影响。临床上,许多进展期恶性肿瘤患者随着疾病的进展和放疗、化疗等治疗的进程,治疗的不良反应逐渐积累,患者的机体组织消耗不断加重,营养状况日趋恶化,使得患者无法完成既定的治疗计划,从而影响整体治疗效果。因此,营养治疗应该成为肿瘤患者综合治疗中不可或缺的组织部分,提倡对接受放疗、化疗的患者从治疗开始之初就进行全程营养管理,不仅要对治疗开始前已经存在中、重度营养不良的患者进行积极的营养支持,在接受放、化疗前营养状况良好的患者,同样需要进行定期、及时的营养状况监测和评价,因为大多数患者在治疗的进程中会出现进食量减少,营养物质的摄入、消化及吸收障碍,严重者可由于出现恶心、呕吐、腹痛和腹泻等症状而短时间内发生明显的营养不良。因此,肿瘤患者在放、化疗的同时给予合理的营养支持十分必要,可保证足量的能量、蛋白质和其他营养素的摄入,维持和改善机体的营养状况和免疫功能,尽量减少体重丢失,减轻治疗的不良反应,提高对化疗的耐受性与依从性,从而避免治疗中断,最终使患者获益。

(吴国豪)

参考文献

［1］ Altomare DF，Rotelli MT. Nutritional Support after Gastrointestinal Surgery［M］. Switzerland：Springer Nature Switzerland AG，2019.

［2］ Cotogni P，Pedrazzoli P，Waele ED. Nutritional Therapy in Cancer Patients Receiving Chemoradiotherapy：Should We Need Stronger Recommendations to Act for Improving Outcomes? ［J］. Journal of Cancer，2019，10：4318-4325.

［3］ Durán-Poveda M，Jimenez-Fonseca P，Sirvent-Ochando M，et al. Integral nutritional approach to the care of cancer patients：results from a Delphi panel［J］. Clin Transl Oncol，2018，20：1202-1211.

［4］ Obling SR，Wilson BV，Pfeiffer P，et al. Home parenteral nutrition increases fat free mass in patients with incurable gastrointestinal cancer［J］. Results of a randomized controlled trial. Clin Nutr，2019，38：182-190.

［5］ Shuklaa SK，Dasguptab A，Mulderb SE，et al. Molecular and physiological evaluation of pancreatic cancer-induced cachexia［J］. Methods Mol Biol，2019，1882：321-333.

［6］ Pradol CM，Purcell SA，Laviano A. Nutrition interventions to treat low muscle mass in cancer［J］. Journal of Cachexia，Sarcopenia and Muscle，2020，11(2)：366-380.

［7］ 中华医学会肠外肠内营养学分会.肿瘤患者营养支持指南［J］.中华外科杂志,2017,55：801-829.

病例 4

胃癌新辅化疗后全胃切除，营养不良，癌性恶病质

一、病史简介

患者，女，43岁。因"上腹部不适3个月，呕血1天"入院。患者自3个月前无明显诱因下出现上腹部隐痛、不适、嗳气、反酸，到当地医院就诊，服用"奥美拉唑、达喜"后症状好转。1个月前上述症状再出现，且较前加重，同时患者出现明显厌食表现，进食量明显减少，自觉乏力，易疲劳，活动力下降。1周前出现上腹部疼痛，进食哽咽感明显，在进固体食物时明显。1天前无明显诱因下出现呕血，色鲜红，约100 ml，到当地医院就诊，急诊胃镜检查示胃体上部巨大肿块，累及贲门口，肿块中间3.5 cm×3.0 cm溃疡，胃腔内较多积血，拟诊为"胃癌"，为进一步治疗转入我院。患者自发病以来精神状态较差，偶有数次黑便，小便正常，近3个月来体重下降十分明显，达11 kg。

患者既往体健，否认糖尿病、慢性阻塞性肺疾病、心脏病等其他慢性病史，否认传染病史，否认手术外伤史及输血史。

二、入院检查

体温37.0℃，脉搏72次/分，呼吸16次/分，血压110/60 mmHg，体重36 kg，身高160 cm。神志清楚，消瘦、恶病质貌，营养差，全身皮肤无黄染，无肝掌、蜘蛛痣。全身浅表淋巴结无肿大，巩膜无黄染，胸廓无畸形，双肺呼吸音清，未闻及干湿啰音。心前区无隆起，心界不大，心率72次/分，律齐，各瓣膜区未闻及病理性杂音。舟状腹，全腹未触及包块，全腹无压痛、反跳痛，肝脾肋下未触及，叩诊鼓音，无移动性浊音，肠鸣音3次/分，肛门无殊，直肠指检未触及肿块。双下肢无水肿，双侧足背动脉搏动可。四肢脊柱无畸形，活动自如，神经系统检查无异常体征。

红细胞 $3.03×10^{12}$/L；血红蛋白76 g/L；白细胞 $5.35×10^9$/L；血小板 $210×10^9$/L；总胆红素7.2 μmol/L；直接胆红素3.0 μmol/L；总蛋白55 g/L；白蛋白26 g/L；前白蛋白0.07 g/L；谷丙转氨酶27 U/L；谷草转氨酶32 U/L；碱性磷酸酶59 U/L；尿素5.4 mmol/L；肌酐62 μmol/L；尿酸253 μmol/L；葡萄糖5.3 mmol/L；总胆固醇4.22 mmol/L；甘油三酯1.75 mmol/L；钠133 mmol/L；钾3.2 mmol/L；氯100 mmol/L；钙1.75 mmol/L；无机磷1.01 mmol/L；镁0.73 mmol/L。

胃镜：胃体上部巨大肿块，累及贲门口，肿块中间3.5 cm×3.0 cm溃疡。病理：（胃体）腺癌。

三、入院诊断

胃癌，营养不良，恶病质。

四、治疗经过

患者入院后完善相关检查，无呕血。复查胃镜检查示：食管下段黏膜粗糙隆起，贲门口狭窄，内镜勉强通过，高位倒转胃底贲门口环周见巨大黏膜隆起，表面溃疡，覆污苔，质地硬，活检易出血，胃体黏膜稍充血。胃镜诊断：胃底贲门癌（图7-4-1）。腹部盆腔增强CT检查示：胃底贲门恶性肿瘤，周围淋

巴结肿大,盆腔多发种植转移可能(图7-4-2)。病理报告:(胃底)腺癌,分化Ⅱ级,Lauren分型肠型。PET-CT证实盆腔多发种植转移。考虑患者年纪较轻,以转化为目的,选择三药联合mDCF方案,给予多西他赛、奥沙利铂及卡培他滨联合,应用4个疗程后行影像学评估,腹部CT示胃原发病灶及转移淋巴结均缩小,疗效评价为部分缓解(partial response,PR),继续原方案化疗2个周期,PET-CT检查提示原来盆腔种植转移病灶消失,疗效持续PR。治疗过程中,患者依从性良好,主要不良反应为3级白细胞下降和2级血小板下降,食欲下降和乏力。经MDT讨论,认为患者原发灶和转移灶效果显著,可考虑原发灶根治性切除,以期尽量延长患者总生存期。然而,由于患者发病初期病灶广泛,手术仍很难达到完全根治的目的,应充分告知。与患者充分沟通后,患者要求手术治疗。经过常规术前准备后剖腹探查:肝脏、腹腔及盆腔未见明显转移病灶,无腹水,择期行全胃切除,手术经过顺利,术后恢复良好。术后联合奥沙利铂+替吉奥(S-1)(SOX方案)化疗6周期,疗效评估疾病稳定(stable disease,SD)。

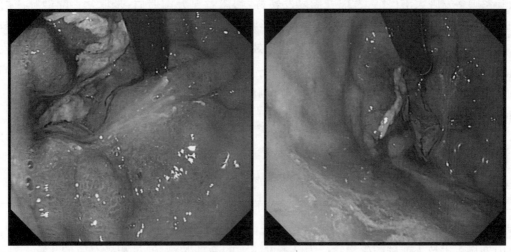

图7-4-1　胃镜检查

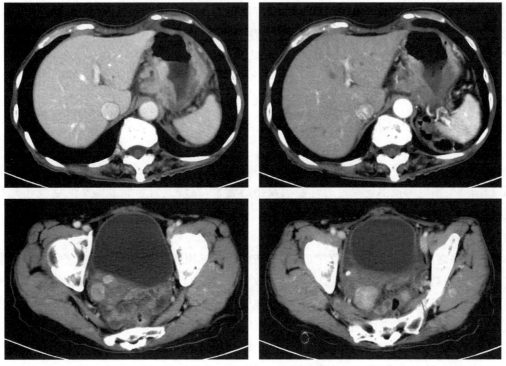

图7-4-2　腹部、盆腔CT检查

该患者发病以来体重下降十分明显,BMI 14.1 kg/m² ,存在重度营养不良和恶病质,因此该患者除肿瘤治疗之外另一个重要的治疗措施是积极的营养支持。患者入院时我们即测定患者的机体组成,发现其骨骼肌及脂肪的含量明显低于同龄正常值,在肿瘤化疗开始前即给予足量的肠外营养及口服补充肠内营养支持。根据患者的实际情况,热量摄入量为 30 kcal/kg,蛋白质需要量为 1.5 g/kg,同时提供足量的矿物质、维生素和微量元素。营养支持贯穿整个化疗周期及围手术期,由于保证了患者足够的营养底物摄入,在整个治疗过程中患者的体重得到有效的维持,营养状况没有因为大剂量化疗和随后的手术而出现恶化,保证患者顺利完成化疗、手术治疗计划。患者在手术时我们放置空肠喂养管,手术后患者胃肠道功能恢复后通过空肠喂养管继续肠内喂养,患者胃肠道耐受性良好,出院后继续通过空肠造瘘管进行家庭肠内喂养,以进一步改善患者的营养状况。

手术后 17 个月后患者因腹胀、消瘦、纳差再次入院,CT 检查示腹盆腔积液,大网膜、肠系膜增厚,胃小弯侧、肠系膜多发肿大淋巴结,考虑肿瘤复发转移,与患者充分沟通后,采取紫杉醇静脉注射+口服S-1 和阿帕替尼治疗,同时口服利尿剂,3 个周期治疗后,患者腹胀消失,CT 评估腹盆腔积液明显减少,大网膜、肠系膜增厚,胃小弯侧多发肿大淋巴结,疗效评估 PR。阿帕替尼作为国内首个自主研发的抗血管生成靶向药物,高度选择性竞争细胞内 VEGFR-2 的 ATP 结合位点,阻断下游信号转导,抑制肿瘤组织新血管生成,对于部分晚期胃癌患者具有延缓肿瘤生长、提高生活质量的效果,适用于既往至少接受过 2 种系统化疗后进展或复发的晚期胃腺癌。

五、讨论分析

我国胃癌发病率高,多数患者在确诊时即为进展期胃癌,单纯手术难达根治目标。目前已形成以手术为主,包括化疗、放疗、分子靶向治疗和免疫治疗的多学科综合治疗模式。本例患者胃癌伴腹膜转移,是Ⅳ期或不可切除的晚期胃癌,预后极差。近年来,对于Ⅳ期胃癌开展转化治疗已成为临床关注的热点,即对因外科手术技术或肿瘤生物学行为已不可切除的晚期肿瘤,通过积极有效的化疗、放疗及靶向治疗,使原发病灶降期,远处转移灶获得有效控制,并争取实施 R0 切除,以提高此类晚期肿瘤患者的生存率。本例患者通过转化治疗后远处转移灶获得有效控制,并完成原发灶根治手术,获得了较好的生存期。在此过程中,有效的化疗和积极的营养支持在整个治疗过程中起到十分重要的作用。

癌性恶病质(cancer cachexia,CAC)是一种危害严重的临床综合征,表现为进行性体重减轻,以脂肪组织和肌肉组织丢失为主要表现。大约 50%~80% 的恶性肿瘤患者会发生恶病质,且不同的肿瘤类型发生 CAC 的比例不一样,胰腺癌、胃癌等消化道肿瘤患者恶病质发生率较高。目前,癌性恶病质的诊断标准采用 2011 年欧美专家组提出的癌性恶病质诊断标准:6 个月内体重下降≥5%;或体重指数<20.0 kg/m²,体重下降>2%;或少肌症相关的四肢骨骼肌指数下降(男性<7.26 kg/m²,女性<5.45 kg/m²),体重下降>2%。本例患者发病以来体重下降>10%,入院时 BMI 14.1 kg/m²,通过第 3 腰椎 CT 扫描及生物电阻抗测定患者的骨骼肌及脂肪含量,发现其骨骼肌及脂肪的含量明显低于上述的诊断标准,存在明显的恶病质。

癌性恶病质的发生机制有多种,包括代谢功能异常,如能量消耗增加、分解过度以及炎症等。目前认为,肿瘤与宿主之间相互作用的过程中(尤其是与免疫系统相互作用),可以释放多种分解因子及炎症因子,作用于中枢神经系统及外周各组织器官,导致厌食、蛋白合成减少、分解代谢增加,导致机体骨骼肌和体脂消耗。癌性恶病质患者不仅会出现体重减轻,其肿瘤治疗相关的不良反应及并发症也明显增加,直接影响肿瘤治疗效果,增加并发症发生率,降低患者的生活质量,甚至影响预后。患者的生活质量严重受损,生存时间缩短。癌性恶病质是恶性肿瘤常见的致死因素,据统计,高达 20% 的肿瘤相关死亡与癌性恶病质相关,癌性恶病质患者往往并非死于癌症本身,而是死于机体组织严重的消耗、衰竭。因此,恶性肿瘤患者癌性恶病质的防治已成为恶性肿瘤多学科综合治疗的重要组成部分,这已成为人们的共识。但是,令人遗憾的是目前尚无针对癌性恶病质的有效治疗方法,合理的营养支持是纠正或逆转癌性恶病质切实有效的措施。

临床上对于癌性恶病质患者营养支持的目的是提供机体适当的营养底物,维持机体的组成,增加机体瘦组织群,改善机体生理及免疫功能,缓解疲劳、厌食等症状,降低促炎性细胞因子水平,改善机体活力,帮助患者安全度过治疗阶段,减少或避免由于治疗引起的不良反应,改善症状,提高生存质量。对于肿瘤患者来说,营养支持的理想目标是逆转恶病质和营养不良,进而防止与之相关的并发症和死亡。但是,这一目标只具有部分可行性,这是因为癌性恶病质与单纯性饥饿和营养不良不同,其发生机制相当复杂,是多种代谢紊乱的结果。因此,目前的观点是对于肿瘤患者,营养支持能够获得的最肯定的效果是防止机体营养状况进一步恶化。如果肿瘤进展并非十分迅速,且导致衰竭的主要原因是摄入不足,那么一定时间内的营养支持可以获得较好的远期效果,并使机体储备得到较好的恢复。但是,如果机体消耗程度严重,肿瘤已累及多个器官,那么营养支持只能起到缓减自身消耗的作用。本例患者尽管在入院时即存在严重的营养不良和恶病质,却能够顺利完成化疗、手术过程,积极、有效的营养支持在其中发挥了重要作用,这得益于本单位拥有一支强大的临床营养专业队伍。但是,在我国临床肿瘤的治疗中,对营养支持重要性的认识尚有待提高,许多大型的肿瘤专科医院还很少有专门的营养支持小组,很多肿瘤患者是在饥饿及营养不良的情况下,反复多次地进行化疗、放疗或手术治疗。由于营养不良,血浆蛋白水平降低,机体对化疗药物的吸收、分布、代谢及排泄均产生障碍,明显影响化疗药物的药动学,导致化疗药物的不良作用增加,机体耐受性下降,抗肿瘤治疗效果也有明显影响。同样,营养不良也同样使放疗患者的耐受性下降。因此,对多数需手术治疗而又伴有营养不良的肿瘤患者而言,围手术期营养支持显得尤为必要。而对于接受化疗和放疗并伴营养不良或不能正常摄食的肿瘤患者,营养支持同样必要。

肿瘤患者营养治疗原则上与其他非肿瘤疾病患者相同,能量与蛋白质的需求也相差不大。一般说来,25~30 kcal/(kg·d)热量,1.2~1.5 g/(kg·d)蛋白质可满足大部分肿瘤患者需求。营养治疗途径选择上,只要患者胃肠道功能完整或具有部分胃肠道功能,能源物质供给的首选途径仍是胃肠道。若因局部病变或治疗限制不能利用胃肠道,或营养需要量较高并希望在短时间内改善患者营养状况时,则选用或联合应用肠外营养。一旦肠道功能恢复或肠内营养治疗能满足患者能量及营养素需要量,即停止肠外营养治疗。肿瘤患者营养制剂选择上推荐采用标准型制剂,含有特殊底物如精氨酸、谷氨酰胺、ω-3脂肪酸、核苷酸等的免疫增强型营养制剂对接受大型颈部手术和腹部手术的患者有益,可减少术后并发症并缩短住院时间。外源性胰岛素可减轻肿瘤患者存在的胰岛素抵抗,能促进肿瘤患者的合成代谢,对营养治疗可能有益。

六、相关营养背景知识

(一)癌性恶病质骨骼肌消耗发生机制

骨骼肌消耗是癌性恶病质的关键特征,研究显示骨骼肌消耗会带来一系列负面结果包括化疗毒性增加,并发症增多,生存期缩短。因此,骨骼肌消耗已经成为一种能独立判断肿瘤患者预后的因子。癌性恶病质骨骼肌消耗最主要原因是蛋白质和氨基酸代谢障碍,蛋白分解增加,合成降低,并导致氨基酸的转运失调和支链氨基酸氧化过度。另外,凋亡和肌细胞再生能力受损在这其中也有参与,而这些改变最终都会指向同一个结局——负氮平衡增加和骨骼肌消耗。

蛋白质分解增加是癌性恶病质患者最显著的代谢变化。首先,钙蛋白酶会对锚定在Z带上的肌丝和蛋白质进行裂解,从而使得原先完整的肌纤维分散解离,接着激活泛素-蛋白酶体系统(ubiquitin-proteasome system,UPS),对这些分散的蛋白质持续地泛素化并通过蛋白酶体作用对其进行降解。而除 UPS 通路以外,自噬通路也是蛋白分解的一个作用途径。不过,研究发现通过使用蛋白酶抑制剂 Bortezomib 阻断 UPS 通路能显著降低去肌肉神经恶病质模型肌肉的消耗,但阻断自噬通路却反而会导致肌无力和肌纤维紊乱,因此,自噬通路在其中的作用还有待进一步研究。另外,骨骼肌消耗的背后是蛋白分解和合成转换的变化,而在这个变化之中则包含了许多胞内的信号通路的激活和改变。而炎性因子,无论是免疫细胞还是肿瘤细胞分泌的,都能直接激活细胞内信号通路变化并诱导骨骼肌蛋白分解和合成改变。研究显示,癌性恶病质患者体内的促炎因子和恶病质因子 TNF - α、IL - 1 升高,这两者参与激活了 NF - κB 和 p38 MAPK 通路并诱导在恶病质蛋白分解中关键的 E3 连接酶升高。这些连接酶主要包括 MuRF1 和 MAFbx,能介导肌肉蛋白结构崩解并抑制蛋白合成。此外,MuRF1 还介导着肌节中的粗肌丝及其他成分的泛素化。动物实验显示,部分抑制 NF - κB 通路能导致 MuRF1 表达降低,减轻癌性恶病质引起的肌肉消耗。除蛋白分解外,肌原细胞的再生功能受损在恶病质骨骼肌消耗中也扮演着一定的角色。此外,肌肉合成通路受抑在恶病质肌肉消耗中也占据着重要地位。恶病质状态下,IGF - 1 通路是肌肉蛋白质合成上的一条主导通路。IGF 作用于 IRS - 1 并相应的激活之后的 PI3K - AKT 通路,然后 AKT 通过阻断对 mTOR 的抑制从而引发蛋白合成。另外,AKT 的下游为叉头(FoxO)家族转录因子,AKT 通过磷酸化该因子,激活 MuRF1 和 MAFbx 的转录上调。而通过激活 IGF1 - AKT 增加 FoxO 磷酸化,减少 FoxO 转录入核后就足以阻断参与到肌肉蛋白分解的 E3 连接酶的上升。除了上述提到的几种细胞因子之外,转化生长因子 - β(transforming growth factor - β,TGF - β)家族的配体 myostatin 也能通过激活 SMAD 复合体和 p38 - JAK - MAPKs 通路来诱导蛋白质降解增加和合成降低。另外,myostatin 还能抑制肌原细胞的生长,从而导致成肌细胞增殖减少。近些年的另一项研究发现,在恶病质骨骼肌中,微 RNA(microRNA,miRNA)也能参与 IGF - 1/Akt 通路的调控。这些结果显示,这些 miRNA 在肺癌和胰腺癌中分泌微囊泡,并通过这种独特的方式能激活 Toll 样受体 7(Toll-like receptor 7,TLR - 7)从而引发肌肉细胞凋亡。

癌性恶病质状态下骨骼肌分解的主要信号通路线粒体是机体内能量生成的中心器官,并且也是一个在维持细胞稳态、代谢、衰老、固有免疫、凋亡甚至调节多种信号通路方面具有重要作用的关键细胞器。通过对线粒体系统的分子和形态学分析发现,每一个线粒体的一生中都会经历多次分裂和融合,而细胞内接收到损伤线粒体发出的信号时则会通过线粒体自噬的方式将其清除。因此,线粒体融合分裂、自噬对维系线粒体稳态和质量方面具有重要作用,甚至可以说线粒体的形态变化与其功能是息息相关的。线粒体通过融合扩张其网络,而在这过程中起关键作用的主要是线粒体融合蛋白 1(mitofusion 1,Mfn1)、融合蛋白 2(mitofusion,Mfn2)和视神经萎缩症蛋白 1(optic atrophy protein - 1,OPA1)这几种因子。目前研究发现,恶病质早期小鼠中肌肉氧化功能失调,Mfn1、Mfn2 表达降低,这说明在动物癌性恶病质型模型中,线粒体融合改变是个早期事件。此外,线粒体融合蛋白具有 IL - 6 敏感性,恶病质模型中系统性高表达 IL - 6 能降低肌肉 Mfn2 的表达,而 IL - 6 受体抗体的拮抗作用能提高恶病质小鼠肌肉中的 Mfn2。另外,通过对人类肌肉原代细胞的培养发现,IL - 6 能直接抑制 Mfn2 基因的表达,说明其对 Mfn2 有直接作用。

线粒体分裂,也就是细胞器的分离,主要由发功蛋白相关蛋白 1(dynamin-related protein 1,DRP1)和分裂蛋白 1(fission protein 1,FIS1)所调控。分裂增多会引起线粒体碎片化,减少分裂则增加线粒体网络化。与融合蛋白的表达不同的是,在恶病质动物模型中肌肉 FIS1 表达直到恶病质严重阶段才显现。另外,FIS1 的表达不受肌肉氧化能力左右,因为其在恶病质小鼠的氧化型和糖酵解型肌肉中都有表达增高。不过与 Mfn2 相似的是,FIS1 在恶病质中也具有 IL - 6 敏感性,IL - 6 对肌肉的直接作用,IL - 6 作用于肌管也能增加 FIS1 的表达。另外 FIS1 对于调控肌肉分解也有明显作用,过表达 FIS1 能促凋亡,在癌性恶病质临床和体外实验中均已证实肌肉出现明显凋亡。FIS1 表达升高还会增加活性氧(reactive oxygen species,ROS)生成,激活蛋白分解,所有这些改变都和调控肌肉量有直接或间接的联系。线粒体分裂能激活 AMPK 通路,使得 FoxO 家族成员 FoxO3 基因在不依赖 AKT 的情况下被激活。在去肌肉神经和饥饿导致的小鼠肌萎缩模型中都已经被证实,而下调 AMPK 或 FoxO 能抑制恶病质带来的线粒体功能失调和肌萎缩。

（二）癌性恶病质脂肪丢失的机制

恶性肿瘤患者在癌性恶病质状态下分解代谢明显升高,机体处于能量负平衡状态。脂肪作为机体主要的储能组织,在癌性恶病质中的丢失往往比肌肉丢失出现的更早且更明显。另外,脂肪丢失又能进一步加速肌肉的萎缩。研究发现,在癌性恶病质早期,当体重丢失小于 10% 时,癌性恶病质患者的白色脂肪组织丢失已高达 34%~42%,且脂肪分解及代谢产热相关基因表达升高,而此时患者的肌肉并未检测到改变。此外,脂肪丢失是癌性恶病质患者重要的预后因素,脂肪丢失越多,患者的生存时间越短。

脂肪分解增加是癌性恶病质患者脂肪丢失的主要原因,和正常人或无体重减轻的肿瘤患者相比,癌性恶病质患者脂肪组织中激素敏感性脂肪酶(hormone - sensitive lipase,HSL)水平升高了 1 倍,脂肪分解升高了 40%。将恶病质及非恶病质患者的脂肪组织进行离体培养,发现两者的基础脂肪分解率并没有差别。然而,将儿茶酚胺加入培养体系后,和非恶病质组相比,恶病质组脂肪细胞的脂肪分解增加了 2~3 倍,培养基中甘油及游离脂肪酸的含量明显升高。这可能是因为癌性恶病质患者脂肪中 $\beta 1$ - 肾上腺素受体 ADRB1 表达升高,使得脂肪对激素刺激更敏感,脂肪分解潜力更强。

癌性恶病质脂肪丢失涉及多种机制,主要包括脂肪分解增加、白色脂肪棕色变、脂肪分化受抑制等。脂肪分解增加是癌性恶病质脂肪丢失的主要方式,癌性恶病质患者脂肪中高表达 HSL 和脂肪甘油三酯脂肪酶(adipose triglyceride lipase,ATGL),这 2 种酶是甘油三酯分解过程的限速酶,其激活后能促进甘油三酯分解为甘油和脂肪酸,导致脂肪丢失。同时,癌性恶病质患者白色脂肪中会出现一种类似于棕色脂肪的细胞,称为米色脂肪细胞,这个过程称为白色脂肪棕色变。米色脂肪细胞高表达解偶联蛋白-1(uncoupling protein - 1,UCP1),将氧化呼吸产生的能量以热量的形式散发,加速了脂肪的消耗。另外,脂肪分化受抑制也是癌性恶病质脂肪丢失的重要方式。癌性恶病质状态下,脂肪中脂肪分化相关转录因子 C/EBP - α、C/EBP - β 及 PPAR - γ 表达降低,导致脂肪分化受抑制。

癌性恶病质状态下,多种脂肪分解途径被激活,癌性恶病质患者脂肪中 HSL 的 mRNA 及蛋白水平升高,血清游离脂肪酸的水平升高。癌性恶病质患者脂肪中的 HSL 不仅表达升高,其磷酸化水平也增加。磷酸化的 HSL 从胞质转移到脂滴表面,继而促进甘油三酯的分解,导致患者血清中的游离脂肪酸增多。ATGL 同样也参与了癌性恶病质脂肪丢失的过程,癌性恶病质患者脂肪中 ATGL 的活性明显升高。相比 HSL,ATGL 在癌性恶病质脂肪丢失中可能起着更关键作用。

1. 白色脂肪棕色变 传统观点认为,人体的脂肪分为白色脂肪和棕色脂肪两种。白色脂肪来源于 Myf5＋的细胞,全身广泛分布。白色脂肪通常只含一个脂滴,占了 90% 以上的细胞体积,其主要功能是储存能量,为代谢提供燃料。棕色脂肪则来源于 Myf5＋的前体细胞,主要分布在肩胛间区域。棕色脂肪细胞内有多个小脂滴,并含有大量线粒体,高表达 UCP1 等代谢相关基因,其主要功能是代谢、产热、维持体温。近来研究发现,恶病质状态下白色脂肪中会出现一种类似于棕色脂肪的细胞,称为米色脂肪细胞,而这个过程称为白色脂肪棕色变。米色脂肪细胞同样高表达 UCP1 等代谢相关基因,能将脂肪酸氧化产生的能量以热量的形式散发,从而导致脂肪丢失。

多种转录因子参与了白色脂肪棕色变的过程,如 PGC - 1、CIDEA 等。在荷瘤小鼠模型中,早期即可观察到大核、小脂滴细胞分散在白色脂肪中,外形类似于棕色脂肪细胞,并且 UCP1 染色呈阳性。脂肪中高表达的 UCP1 可抑制 ATP 的形成,将线粒体氧化呼吸产生的能量直接转化为热量。PGC - 1 可分为 PGC - 1α 及 PGC - 1β 两种形式,PGC - 1α 主要能诱导线粒体的产生,促进脂肪的代谢;PGC - 1β

主要参与了棕色脂肪的分化过程。癌性恶病质患者血清中游离脂肪酸及甘油增多,脂肪中 CIDEA 的表达升高,CIDEA 可刺激脂肪酸的氧化,导致患者的呼吸商降低。癌性恶病质状态下,肾上腺素-交感神经系统激活,血清中 IL-6、PTHrP 等分泌增加,上述因素都能促进代谢相关基因的表达,诱导白色脂肪棕色变的发生。研究发现,C26 荷瘤小鼠模型早期即可出现白色脂肪棕色变,导致机体能量消耗和脂肪丢失,而敲除 IL-6 受体能显著抑制白色脂肪棕色变的发生。另外,阻断支配脂肪的交感神经或者运用 β3 肾上腺素受体拮抗剂也能显著抑制白色脂肪棕色变的发生,说明 IL-6 及肾上腺素能神经在癌性恶病质诱导的白色脂肪棕色变中具有重要作用。LLC 荷瘤小鼠血清中 PTHrP 高表达,抑制 PTHrP 后白色脂肪棕色变明显减弱。

2. 脂肪分化受抑制　脂肪分化是一系列相关基因级联表达的过程,几乎所有的信号通路都参与其中,这些基因、通路汇合在一起共同构成了调控网络。干细胞首先定向分化为前脂肪细胞,前脂肪细胞在多种转录因子、转录共激活因子及细胞周期调节因子的共同调控下,最终分化为成熟脂肪细胞。脂肪分化过程通常包括两个阶段:第一阶段为克隆扩增阶段,在脂肪分化诱导剂的刺激下,前体脂肪细胞至少分裂两次,并表达脂肪分化相关转录因子及细胞周期调节因子;第二阶段为终末分化阶段,脂肪细胞内出现脂滴,并且表现为成熟脂肪细胞的代谢特征。C/EBP 家族及 PPAR-γ 在脂肪分化中起着至关重要的作用。C/EBP 家族成员包括 C/EBP-α、C/EBP-β、C/EBP-γ 及 C/EBP-δ 等,而这些 C/EBP 家族成员在表达顺序上也有级联的关系。在分化早期 C/EBP-β 和 C/EBP-δ 首先被诱导表达,然后和 C/EBP-α 的启动子结合并诱导其表达。PPAR-γ 作为核受体超家族成员在脂肪分化中起着至关重要的作用,PPAR-γ 能独立诱导胚胎成纤维细胞分化为成熟脂肪细胞,而敲减 PPAR-γ 后,胚胎成纤维细胞完全失去了分化为脂肪的能力。

研究表明,脂肪分化受抑制是癌性恶病质脂肪丢失的重要机制。近期,多个研究从分子、细胞、动物以及人体水平探讨了肿瘤引起的脂肪分化受抑制。肿瘤和机体的免疫系统相互作用,可刺激释放多种炎症因子,如 TNF-α、IL-6 等。研究发现,TNF-α 能通过 β-catenin/TCF-4 通路抑制脂肪分化。有研究发现癌细胞分泌的外泌体可作用于脂肪来源的间充质干细胞,通过 TGF-β 通路抑制脂肪分化,最终导致脂肪丢失。动物实验提示癌性恶病质状态下脂肪分化严重受抑制。

3. 脂肪分解增强　肿瘤与机体相互作用的过程中(尤其是与免疫系统相互作用),可以释放多种分解因子及炎症因子,导致脂肪分解增加。将肿瘤患者的尿液提取物注射给正常小鼠后,小鼠的脂肪明显丢失,其中脂肪动员因子(lipid mobilizing factor,LMF)起着关键的作用。癌性恶病质患者血清中也存在 LMF,且癌性恶病质患者脂肪丢失的程度与 LMF 的表达水平成正比。LMF 可增加白色脂肪对儿茶酚胺的敏感性,通过 cAMP-PKA-HSL 通路促进脂肪的分解。另外,在癌性恶病质患者及癌性恶病质小鼠模型中都能观察到 LMF 对脂肪氧化的促进作用。作为 LMF 家族的一员,锌-α2-糖蛋白(zinc-α2-glycoprotein,ZAG)是一种分子量大小为 43 kDa 的蛋白,其在癌性恶病质患者中高表达,能促进甘油三酯的分解,并且具有剂量反应。研究发现,ZAG 能促进脂肪分解,诱导白色脂肪棕色变的发生,促进癌性恶病质小鼠的脂肪丢失。另外,肿瘤也可分泌 PTHrP,PTHrP 通过激活 PKA 诱导白色脂肪棕色变的发生,促进脂肪酸的氧化,导致脂肪丢失。

癌性恶病质患者血清中多种炎症因子的表达水平升高,如 IL-6、TNF-α 等,这些炎症因子可通过多种途径导致脂肪丢失。IL-6 可通过诱导 STAT3 的磷酸化,导致脂肪丢失。IL-6 不仅能直接作用于白色脂肪细胞,还可以激活 β-肾上腺素能神经,促进白色脂肪棕色变的发生,加速脂肪丢失。随着癌性恶病质的进展,血清中 IL-6 的表达水平升高。癌性恶病质患者血清中 TNF-α 的表达水平明显升高,TNF-α 可通过多种机制来促进脂肪的丢失,如 TNF-α 可以抑制 LPL 的表达水平及活性,抑制脂肪细胞对游离脂肪酸的摄取及储存。另外,TNF-α 作用于脂肪细胞后,通过 MAPK-ERK-cAMP 通路激活脂肪分解。

七、主编点评

本例是个Ⅳ期胃癌患者,且局部病灶很晚,理论上不可切除,但通过转化治疗后成功降期,争取手术切除原发病灶并获得较长生存期,是晚期胃癌成功治疗病例。本病例另一个重要特点是患者在入院时即存在明显的恶病质表现,这在临床上实际上较为常见,但往往不被临床医师所认识或重视。癌性恶病质是肿瘤引起的一种多因素临床综合征,表现为进行性体重减轻,以脂肪组织及肌肉组织丢失。目前,国际上将癌性恶病质分为癌性恶病质前期、恶病质期及难治性恶病质期,不同的肿瘤类型发生癌性恶病质的比例不一样,胰腺癌、胃癌、食管癌患者更易出现癌性恶病质。有资料显示约50%～80%的恶性肿瘤患者会发生癌性恶病质,癌性恶病质状态下机体处于蛋白及能量的负平衡状态,而肌肉和脂肪丢失尤为明显,且20%的肿瘤相关死亡与癌性恶病质相关。癌性恶病质不仅会导致患者的体重减轻,还会增加肿瘤治疗相关不良反应,降低患者的生活质量及生存时间。

胃癌患者营养不良的发生率相当高,营养不良不仅影响到肿瘤治疗的临床决策,还会增加并发症的发生率和病死率,降低患者的生活质量,影响患者的临床结局。肿瘤患者的营养支持已成为肿瘤多学科综合治疗的重要组成部分,合理、有效地提供营养支持对改善肿瘤患者的预后及生活质量具有积极作用。本例患者是临床营养支持在肿瘤治疗中重要作用的成功范例,尽管患者在入院时存在重度营养不良和恶病质,但通过有效的营养支持,患者不仅顺利完成所有的治疗计划,而且在整个较长的治疗过程中维持较好的营养状况,证明合理的营养支持能够防止机体营养状况的进一步恶化,使机体储备得到较好的恢复,以保证机体能够耐受手术、放疗或化疗等治疗措施,从而获得较好的远期效果。因此,目前的观点是在肿瘤患者整个治疗过程中应该进行全程营养管理,包括出院后的家庭营养支持,这不仅可以为患者提供机体所需要的营养底物,改善营养状态,更重要的是能够有效地降低机体瘦组织群的下降,有效地改善患者的生活质量,提高长期生存率。

（吴国豪　沈　雷　毛祥宇）

参考文献

[1] Penna F，Ballarò R，Beltrà M，et al. The Skeletal Muscle as an Active Player Against Cancer Cachexia[J]. Frontiers in Physiology，2019，10：41.

[2] Gorjao R，dos Santos CMM，Serdan TDA，et al. New insights on the regulation of cancer cachexia by N-3 polyunsaturated fatty acids[J]. Pharmacology & Therapeutics，2019，196：117-134.

[3] Nasrah R，Van Der Borch C，Kanbalian M，et al. Defining barriers to implementation of nutritional advice in patients with cachexia[J]. Journal of Cachexia, Sarcopenia and Muscle，2020，11(1)：69-78.

[4] de Las PR，Majem M，Perez-Altozano J，et al. SEOM clinical guidelines on nutrition in cancer patients[J]. Clin Transl Oncol，2019，21：87-93.

[5] Pradol CM，Purcell SA，Laviano A. Nutrition interventions to treat low muscle mass in cancer[J]. Journal of Cachexia, Sarcopenia and Muscle，2020，11(2)：366-380.

[6] Heuberger R，Wong H. Knowledge, attitudes, and beliefs of physicians and other health care providers regarding artificial nutrition and hydration at the end of life[J]. J Aging Health，2019，31：1121-1133.

病例 5

卵巢癌,慢性放射性肠损伤,反复不全性肠梗阻

一、病史简介

患者,女,69 岁。因"反复腹痛、腹胀伴恶心、呕吐 5 个月"收住入院。患者 5 个月前无明显诱因下出现腹部疼痛、饱胀不适,疼痛无向他处放射,进食后明显,呈持续性,无进行性加重,无停止排便排气,无黑便,无发热、黄疸等不适,伴有恶心、嗳气、反酸及呕吐,呕吐为胃内容物,呕吐后腹痛、腹胀得到缓解,进食逐渐减少。患者 1 年前有卵巢恶性肿瘤术后放化疗病史,当地医院就诊检查后考虑为不完全性肠梗阻、放射性肠损伤可能,给予禁食、抑酸护胃、肠外营养等对症支持治疗有所好转,但出院后上述症状反复发作,间断有腹泻发生,多次住院行内科保守治疗。半个月前患者上述症状进行性加重,有少量排气排便,呕吐更为频繁,每日基本无进食,体重下降明显。当地医院复查腹部 CT 提示为不完全性肠梗阻,再次予以禁食、抑酸护胃、肠外营养等对症支持治疗,但无明显好转。现为进一步诊治遂来我院门诊,拟诊断"不完全性肠梗阻,放射性肠损伤"收住入院。患者自发病以来,精神差,睡眠欠佳,进食明显减少,现每日基本无进食,大小便较前有所减少,体重明显下降,大约为 9 kg。

患者 1 年前因卵巢癌行全子宫＋双侧附件切除,术后予以化疗及盆腔放射治疗,具体不详。否认高血压、糖尿病及心脏病等慢性病史。

二、入院检查

体温 36.5℃,脉搏 73 次/分,呼吸 15 次/分,血压 115/75 mmHg,体重 41 kg,身高 160 cm。神志清楚,精神欠佳,营养欠佳,全身皮肤干燥、无弹性,无黄染,无肝掌、蜘蛛痣。全身浅表淋巴结无肿大。巩膜无黄染,胸廓无畸形,双肺叩诊清音,听诊双肺无干湿性啰音。心前区无隆起,心界不大,心率 73 次/分,律齐。腹部膨隆,下腹部可见陈旧手术瘢痕,肝脾肋下未触及,全腹未触及包块,下腹部有轻压痛,无反跳痛,叩诊有鼓音,无移动性浊音,肝肾区无叩击痛,肠鸣音 3 次/分。肛门及生殖器未检,四肢脊柱无畸形,活动自如,双下肢无水肿,双侧足背动脉搏动可,神经系统检查无异常体征。

红细胞 2.97×10^{12}/L;血红蛋白 83 g/L;白细胞 6.25×10^9/L;中性粒细胞 77.1%;血小板 109×10^9/L。总胆红素 17.9 μmol/L;直接胆红素 8.3 μmol/L;总蛋白 53 g/L;白蛋白 31 g/L;谷丙转氨酶 36 U/L;谷草转氨酶 63 U/L;前白蛋白 0.12 g/L;尿素 5.3 mmol/L;肌酐 51 μmol/L;尿酸 223 μmol/L;葡萄糖 7.5 mmol/L;高敏感 C 反应蛋白 13.8 mg/L。钠 136 mmol/L;钾 4.0 mmol/L;氯 103 mmol/L;钙 2.13 mmol/L;无机磷 0.76 mmol/L;镁 0.74 mmol/L。

腹部、盆腔平扫＋增强 CT:腹腔少许积液,部分肠管积气积液(图 7-5-1)。

三、入院诊断

慢性放射性肠损伤伴不完全性肠梗阻,营养不良。

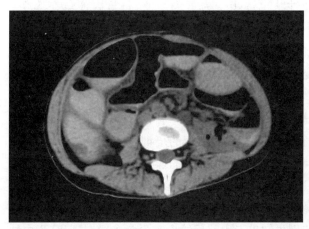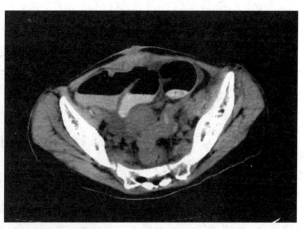

图 7 - 5 - 1　腹部、盆腔平扫＋增强 CT

四、治疗经过

患者入院后完善检查,明确主要诊断为慢性放射性肠损伤伴不完全性肠梗阻,暂无手术指征,予以补充外源性白蛋白、生长抑素抑制消化液分泌、稳定内环境等对症支持治疗,同时进行营养风险筛查和营养评定。NRS 2002 评分 5 分,提示患者存在营养风险;SGA 评估提示存在重度营养不良,须尽早给予营养支持治疗。入院当天放置鼻肠管拟行肠内营养支持治疗,患者仅能耐受少量葡萄糖氯化钠注射液。因患者肠内营养实施较为困难,入院后第 1 天根据机体能量测定确定机体实际所需能量,选用肠外营养支持治疗为患者提供营养需求,剂量从少到多缓慢增加,并予以维生素 B₁ 预防再喂养综合征的发生。与此同时,多次尝试和调整肠内营养滴速和剂量,患者仍反复出现腹胀、恶心、呕吐等不适症状,肠内营养无法实施。入院后第 3 天在内镜下放置肠梗阻导管予以肠道减压、引流,同时不断尝试肠内营养。

入院后第 10 天患者肠梗阻症状无明显改善,腹部肠型明显,立位腹平片显示气液面较前增多、增宽,同时患者腹痛、腹胀更加明显。经治疗组讨论认为患者肠梗阻有加重趋势,具有手术指征。入院后第 11 天患者在全麻下行剖腹探查术。术中探查未见明显肿瘤复发,自回盲部约 20 cm 处起近端回肠广泛粘连成团、纤维化严重,多处与腹壁粘连,近端空肠显著扩张。鉴于损伤控制原则,最大限度保留小肠,台上讨论后决定切除纤维化严重及无活力的小肠,行空肠回肠吻合,残留小肠约 150 cm。术后给予抗炎、抑酸护胃、肠外营养等对症支持治疗。术后第 4 天患者开始排气,首先通过鼻肠管以 20 ml/h 的速度泵入葡萄糖氯化钠注射液,以滋养肠道。观察患者无腹胀、腹泻出现,改为短肽型肠内营养制剂,以 20 ml/h 为起始速度泵注。患者出现腹泻症状,每日排稀水样便 10 余次,总量 1 000～1 200 ml,考虑是患者残存小肠亦有不同程度的放射性肠损伤,其消化吸收等功能受损,暂无法耐受肠内营养,暂停给予短肽型肠内营养制剂,仅予以 20 ml/h 的速度泵入葡萄糖氯化钠注射液,以滋养肠道。同时在继续维护内环境稳定和肠外营养支持治疗等基础上积极予以止泻,管饲可溶性膳食纤维和益生菌、益生元等来延缓消化道排空以减轻腹泻,并促进残存结肠的代偿增加营养物质的吸收。

经过积极治疗,术后第 10 天患者一般状况不断改善,腹泻症状也获得缓解。然而患者肝功能检测血胆红素和肝脏酶谱有所升高,考虑是因为住院前后长时间的肠外营养支持治疗出现了肝损害。此时,一方面通过管饲熊去氧胆酸、灭滴灵,以及减少葡萄糖供给、添加鱼油等调整肠外营养方案来治疗和减少肝损。同时再次尝试肠内营养支持治疗,给予短肽型肠内营养制剂,以 20 ml/h 为起始速度泵注。观察患者无明显腹泻、腹胀等不适反应后,逐步增加肠内营养泵入速度。术后第 20 天患者肠内营养可耐受 50 ml/h,腹泻次数明显减少,每日 3～5 次,大便性状也逐步变为黄色稀便,每日大便量在 500～1 000 ml。此时患者可少量流质饮食,立即停止肠外营养支持治疗,并增加经口进食和口服营养补充。术后第 30 天患者肠内营养可耐受 100 ml/h 的整蛋白型肠内营养制剂,但经口进食量和口服营养补充仍然较少,饮食以流质为主。此时患者一般状况稳定,复查各项指标较前明显好转,因此观察 2 天后患者无明显不适,予以出院行家庭肠内营养治疗。

为了使患者及其家属熟悉出院后顺利实施家庭肠内营养治疗以满足患者营养需求,出院前营养支持小组安排专人对患者及其出院后的主要照顾者进行家庭营养支持治疗的培训和指导,包括告知其家庭肠内营养治疗的目的、意义及须达到的目标用量,对家庭肠内营养治疗的操作进行演示,以及对家庭肠内营养治疗相关并发症的预防、识别、处理等知识进行讲解,并在出院前 2 天模拟出院环境。此外,膳食营养师通过图片、视频、宣传册等形式对患者及其家属讲解指导出院后饮食的注意事项,鼓励患者经口进食,从流质逐步过渡至半流质,直至普通饮食,特别告知患者出院后饮食需少食多餐,并以高蛋白饮食为主来增加营养需求。通过积极培训和指导,患者及其出院后的主要照顾者已能熟练掌握家庭肠内营养治疗的各项操作和流程以及出院后的膳食计划和注意事项,准予出院。出院后营养支持小组安排专人通过微信或电话等方式随访,了解患者情况,实施个体化营养咨询和指导,并对患者出现的不适反应或并发症及时指导和处理。

出院后患者经口进食量逐渐增加,出院后第 45 天患者饮食恢复正常,每日排便次数 1～2 次,为黄色软便,体重较出院时增加 3 kg,营养不良状态得到纠正(SGA 评估等级为营养良好),NRS 2002 评分为 1 分,无营养风险,停止家庭肠内营养。家庭肠内营养治疗期间患者曾出现腹胀、腹泻加重,但通过营养支持小组的网上或电话指导或来院治疗均得以改善,无严重并发症发生。继续随访 3 个月,患者营养状态及经口进食情况保持良好。

五、讨论分析

放射治疗是盆腔恶性肿瘤的有效治疗手段之一。根据国家癌症中心统计数据,我国每年新增盆腔恶性肿瘤(如宫颈癌、子宫内膜癌、卵巢癌、前列腺癌、直肠癌、膀胱癌等)约 73 万例,其中有 20%～60% 的患者需要接受盆腔放射治疗。尽管放射治疗显著延长了患者的生存时间,但其对正常组织产生损伤,导致腹盆腔脏器的损伤,其中以放射性肠损伤最为常见。放射性肠损伤也叫放射性肠炎或放射性肠病,是盆腔恶性肿瘤接受放射治疗后的一种肠道并发症。根据肠损伤的起病时间和病程变化,放射性肠损伤可分为急性和慢性,通常以 3 个月为界。超过 75% 接受盆腔放射治疗的患者会发生急性肠损伤,绝大多数呈现一过性,具有可自愈性特点,至少 5%～20% 的患者会发展为慢性放射性肠损伤。慢性放射性肠损伤表现为迁延反复、进行性加重,常合并多种并发症,严重影响患者身心健康,给临床诊治带来困难。

营养不良是慢性放射性肠损伤常见且主要的并发症。在需要外科手术治疗的慢性肠损伤患者中,因病变活动、并发症、机体消耗、丢失显著增加、摄入不足和肿瘤复发等因素,发生营养不良的比例更高。据统计,腹盆部放射治疗后体质量减少患者可达 83%,出现明显放射性肠损伤合并肠梗阻的患者中,营养不良发生率为 66.6%～86.16%。营养不良将增加患者的并发症发生率,严重影响患者的其他治疗效果,若不及时干预将给患者带来不利的临床结局。因此,及时合理的营养支持治疗对减少慢性肠损伤患者并发症的发生率,提高生活质量,改善预后具有重要意义。

该患者入院后在进行专科检查的同时,积极进行营养筛查和评估。患者的营养风险筛查结果为具有营养风险,营养评估结果为具有重度营养不良,需要立即进行营养支持治疗,改善患者的营养状况。由于患者肠内营养无法耐受,因此入院后即给予全肠外营养支持治疗,但考虑到患者入院前营养不良的时间较长,且存在重度营养不良,为防止再喂养综合征的发生,肠外营养支持治疗的剂量从小剂量开始,逐渐增多,并同时给予维生素 B_1 进行预防。通过 10 天的营养支持治疗,患者的营养状况有所改善,但患者的肠梗阻症状没有缓解,有加重倾向。考虑到患者入院前已经发病一段时间,且目前的营养状况有所改善,治疗组因此考虑手术治疗是患者较为理想的选择,继续保守治疗给予肠外营养支持治疗对于患者的病情无明显获益,甚至会延误病情,增加肠外营养相关的并发症。因此,患者在入院后第 11 天接受了手术治疗,术中探查发现患者的放射性肠损伤引起的纤维化严重,虽然本着损伤控制的原则,但也只能保留 150 cm 小肠。然而,由于残留小肠存在一定的放射性损伤,患者术后的肠道功能恢复较慢,初期表现为腹泻,有短肠综合征的表现。通过术后积极的维持电解质平衡、补液、止泻、肠外营养等对症支持治疗,患者腹泻症状改善,逐渐恢复肠内营养支持治疗。

然而,由于患者本身营养状况较差、术前存在肠梗阻,且放射性肠损伤的肠道术后修复功能较差等影响营养支持治疗的效果,即使经过住院期间的积极营养支持治疗和肠道功能康复,患者出院时仍存在营养不良,且肠道功能未完全恢复,仍然不能完全经口进食,只能通过全肠内营养提供机体的营养需求。此时,患者是家庭肠内营养支持治疗的较好适应对象。因此,患者在营养支持治疗小组的指导下接受为期 45 天的家庭肠内营养,最后恢复经口进食,营养状况改善,顺利康复。

六、相关营养背景知识

(一) 慢性放射性肠损伤

随着妇科和结直肠肿瘤放疗患者的逐年增多及肿瘤患者生存期延长,放疗造成的并发症也日益显著。据统计,40%的生殖系统、泌尿系统和结直肠肿瘤患者曾接受放疗,而消化道是腹腔放疗最易损伤的部位,其中近 50%的盆腔放疗患者存在明显影响生活质量的消化道症状,即放射性肠损伤(或称为放射性肠病、放射性肠炎)。放射性肠损伤根据病理学分期、特征和临床表现等分为急性期和慢性期,一般以 3～6 个月为界限,急性期更多表现为肠黏膜炎性反应,而慢性期的病理学基础是肠壁缺血和纤维化;根据部位不同,放射性肠损伤又可分为小肠损伤和直肠损伤。因此,放射性肠损伤最终可分为 4 个亚型:急性放射性小肠损伤、急性放射性直肠损伤、慢性放射性小肠损伤、慢性放射性直肠损伤。其中慢性放射性小肠损伤在放疗患者中具有普遍性,也是短肠综合征和肠功能衰竭的重要病因之一。因此,参考中华医学会外科学分会胃肠外科学组等发布的慢性放射性肠损伤外科治疗专家共识(2019 版),本文主要对慢性放射性小肠损伤进行阐述。为叙述简便,故使用"放射性肠损伤"描述这一病理过程。

1. 流行病学特点 近年来,随着治疗技术和药物的进步,接受盆腔放疗的肿瘤患者生存时间延长,同时治疗方案由单一的放疗向同步放化疗转变,慢性放射性肠损伤的发病率和患病率持续增高。但放疗患者慢性放射性肠损伤的发病率不同文献报道差异较大。据统计,大部分接受盆腔放疗的患者会出现长时间的排便习惯改变,部分患者因中-重度的胃肠道不适而影响生活质量,但只有少部分患者前往医院就诊。因此,慢性放射性肠损伤的实际发病率远高于文献报道。此外,慢性放射性肠损伤易被误诊为其他炎性、感染性、药物性肠道疾病,从而延误治疗,甚至在梗阻、肠瘘、穿孔、出血等并发症出现后才得以确诊,这也导致文献报道的发病率与实际不同。

2. 临床表现及诊断 放射性肠损伤的临床表现几乎涵盖所有可能出现的消化道症状和体征。慢性放射性肠损伤的主要临床表现为肠梗阻、肠瘘、腹泻、消化道出血、贫血和营养不良。目前放射性肠损伤的诊断尚缺乏金标准,主要基于临床、内镜、影像学以及组织病理学等进行综合分析,在排除感染性和其他非感染性肠炎的基础上作出诊断。然而根据放疗病史和消化道症状,慢性放射性肠损伤的诊断并不困难,但需要鉴别原发肿瘤复发或转移以及手术后腹腔粘连造成的肠梗阻。CT 检查有助于评估腹腔纤维化的严重程度和判断梗阻位置。消化道和瘘管造影检查可以发现肠管狭窄、评估瘘管。另外,为了评估可能同时存在的放射性直肠损伤,患者往往需要行结肠镜或结肠造影检查。对于缺铁性贫血患者,除了排除慢性腹泻等导致的丢失,还需要通过内镜(小肠镜、结肠镜、胶囊内镜)检查以明确是否存在溃疡出血。慢性放射性肠损伤的临床表现往往难以与转移性肿瘤鉴别,应综合临床表现、实验室和影像学检查进行判断,很多情况下只有开腹探查才能确认。

3. 病理学特征、发病机制及易感因素　放射线作用于肠管后数小时内即可发生组织学改变,早期表现为上皮细胞凋亡、固有层炎症、隐窝脓肿,后期的改变包括血管炎、小血管缺血、黏膜下层纤维化、肠壁增厚等,其后的病理学发展过程遵循2条典型的发展路径:一是黏膜溃疡、穿孔、瘘、腹腔脓肿;二是肠壁纤维化、狭窄和肠梗阻。肠黏膜及黏膜下层血管内皮细胞出现闭塞性动脉内膜炎,进而导致进行性的间质纤维化改变,是其典型的病理学改变。在所有手术患者中,70%的患者手术指征为小肠梗阻。

放射性肠损伤的易感因素包括治疗相关因素和患者个体因素。治疗相关因素:① 剂量学因素:这是放射性肠损伤最直接的因素,60~80 Gy 的剂量照射时肠道损伤发生率可达50%以上。② 放疗方式的差异:不同的放疗方式所造的放射性肠损伤发病率有所差异,如传统的三维适形放疗较调强放疗对周围组织器官的损伤概率更高。患者个体因素包括消瘦、低体质量、放疗期间的急性肠道反应、盆腔手术史、糖尿病史、吸烟个人史及抗凝药物使用史等。

(二) 慢性放射性肠损伤的营养支持治疗

慢性放射性肠损伤患者治疗的全程发生营养不良的风险均较高。肿瘤状态、小肠细菌过度生长、短肠综合征、抑郁造成的食欲下降均为营养不良的原因,而发生梗阻、肠瘘、消化道出血等并发症的患者更易出现营养不良。其中,需要行外科手术治疗的慢性放射性肠损伤患者约1/3存在营养不良。因此,营养支持治疗是慢性放射性肠损伤的重要治疗方式之一,是外科等其他治疗发挥作用的基础和前提。

1. 慢性营养不良患者的营养支持治疗　慢性放射性肠损伤的患者应进食高蛋白、高热量、少渣、低纤维饮食,并根据小肠的消化吸收能力或梗阻程度作更进一步的饮食调整。为纠正慢性放射性肠损伤患者营养不良、免疫力下降和内环境紊乱的情况,对慢性放射性肠损伤患者应进行全程规范化的营养风险筛查和评估,对其中营养不良者常规进行营养支持治疗,并首选肠内营养支持治疗。对于反复发作的慢性不全性肠梗阻以及肠瘘患者,如暂无手术指征,应进行家庭口服营养补充以维持营养状况,建议肠内营养选择等渗、低渣配方以减少大便容积和对肠黏膜的刺激。研究表明,对慢性放射性肠损伤合并肠梗阻或肠瘘的患者进行长期家庭肠外营养也是治疗方法之一。但在我国,由于家庭肠外营养尚未广泛开展,而且手术的并发症发生率和病死率已明显降低,并无必要必须选择此治疗方法。

2. 围手术期营养支持治疗　对不能耐受肠内营养的慢性放射性肠损伤患者,如符合外科手术适应证,建议积极进行手术治疗,否则营养状况显著恶化后手术风险将明显增加。围手术期营养支持治疗应以迅速改善营养状况为目的。术前应尽量将 BMI 调整为 18.5 kg/m^2 以上。每日热量的供给量最好能够依据间接能量测定,如不可行则按照常规公式计算,并补充足够的蛋白质以减少分解代谢,即使在热量补充不足时也应如此,不必过分强调热氮比。临床实践中,大部分患者就诊时已发生显著的体重减轻,术前准备阶段就应进行肠外营养治疗。慢性放射性肠损伤患者的营养支持治疗应贯穿于整个围手术期,其术后肠功能恢复缓慢,大部分术后需要较长时间营养支持治疗。术后早期往往需要继续给予肠外营养支持治疗,根据肠功能恢复情况逐渐过渡至肠内营养支持治疗。如果患者所剩小肠长度符合短肠综合征的诊断标准,手术中应考虑建立必要的肠内营养通路(如胃插管造口),如果患者为空肠造口型短肠综合征,应行远端肠管插管造口以回输肠液。出院后建议继续口服营养补充直至体重恢复或二期手术。对遗留短肠综合征的患者,应按照相应治疗原则进行长期营养支持治疗或者手术治疗。

七、主编点评

放疗在治疗腹盆腔恶性肿瘤，提高患者生存率的同时，其导致的放射性肠损伤特别是慢性放射性肠损伤也日益受到关注。慢性放射性肠损伤患者是营养不良和营养风险的高发人群，这在外科患者中尤为显著。因多次放化疗、反复肠梗阻、既往手术或肿瘤负荷等因素影响，多数慢性放射性肠损伤患者存在不同程度的营养不良和营养风险。此外，小肠细菌过度滋生在慢性放射性肠损伤中较为普遍，尤其是在伴有不完全性肠梗阻时，其可导致吸收不良和脂肪泻，导致腹胀和腹泻交替出现，加剧营养不良的发生。慢性放射性肠损伤肠道和腹壁本身由于放疗造成的肠壁纤维化和血管闭塞，组织愈合能力不足，营养不良，尤其是术前低蛋白血症可加重其损害，增加吻合口瘘和手术部位感染等并发症的发生风险。慢性放射性肠损伤手术往往创伤较大、手术操作时间更长，这就要求患者有更好的生理和营养储备。合理的营养支持治疗可显著降低术后并发症发生率和肠造口率。该病例在术前积极的营养支持治疗下，营养状况获得改善，术后没有发生严重并发症，也避免了造口的命运，减少了二次手术还纳的麻烦。

"当肠道有功能，首选肠内营养"虽是一条简单的原则，但具体实施起来并不容易。对慢性放射性肠损伤合并不完全性肠梗阻者，可用鼻肠管或经皮内镜下胃（空肠）造口进行肠内营养，其目的一是作为肠内营养通路，二是鼻肠管可用于小肠造影，明确梗阻部位和病变范围。肠内营养的量应以患者耐受为佳，争取实施全量肠内营养，但需避免过度输注诱发新的梗阻，不足部分则及时考虑应用 SPN 来达到机体目标需要量，满足患者营养需求。多数情况下，SPN 是慢性放射性肠损伤较为现实的营养支持治疗选择。

然而对于慢性放射性肠损伤患者，绝不应满足于将营养支持治疗作为维持其营养状况的手段，而应将其作为降低营养风险、减少术后并发症的围手术期处理措施。有国外学者曾认为，HPN 作为慢性放射性小肠损伤合并梗阻的一线治疗，其依据是很大一部分手术患者会发展为肠衰竭。然而，近年来研究表明，在有经验的外科中心，慢性放射性肠损伤术后肠衰竭的发生率、远期治疗效果和患者生活质量均优于 HPN，故在慢性放射性肠损伤合并梗阻的病例中，仍应以手术治疗为首选。慢性放射性肠损伤合并完全性肠梗阻，经积极肠管减压和生长抑素治疗后仍未能恢复通畅者，可在全肠外营养 10～14 d 后施行限期手术。更长时间的肠外营养支持治疗无法进一步改善患者的营养状况，且会增加治疗费用和并发症风险。全身营养状况较差、估计一期手术超出其生理承受能力者，应遵循损伤控制原则行分期手术。一期手术先行梗阻近端肠管造口，病变肠管是否切除视患者对手术的耐受程度而定。术后可利用近端的肠管进行肠内营养支持治疗，待患者营养状态改善后，二期行确定性手术。

术后肠衰竭是很多医师对慢性放射性肠损伤实施外科治疗时关心的问题，这在早期文献中更为突出。现仍有国外报道显示，超过半数的术后患者需 HPN。但国内有的单位曾对超过 120 例患者随访的结果表明，约 93% 患者术后可摆脱肠外营养而恢复口服饮食，约 21.6% 的患者需服用止泻药物或补充肠内营养，这一比例似乎较国外疗效更好。术前腹部 CT 或鼻肠管小肠造影可初步判断病变范围，高度扩张的肠管往往是慢性梗阻的非放射损伤的肠管，在此基础上结合某些血清纤维化指标（如Ⅲ型前胶原肽和透明质酸）可更好地预测肠衰竭的风险。术中确定病变范围时，除避免切除不足外，亦应注意避免切除过多，尤其是预计保留小肠不足时。病变肠管与非病变肠管之间往往并无明确界限，某些扩张的增厚肠管可能是慢性梗阻导致肠壁肌层肥厚的结果，而非放射损伤的改变，可予保留。梗阻近、远端肠管直径相差较大，可行侧侧吻合，血供也更佳，可降低术后吻合口瘘的发生。部分慢性放射性小肠损伤确因病变范围较广或肠管纤维化程度较重，术后有可能发生Ⅱ型肠衰竭。因放射性肠损伤患者术后残留小肠亦可能有不同程度的放射性损伤，肠道的吸收功能受损，且回盲部切除后小肠细菌过度滋生表现更突出，更易出现肠衰竭表现，甚至保留 120～180 cm 小肠的部分患者亦无法摆脱肠外营养。故对于术后残留小肠小于200 cm的患者,营养支持治疗的目标应为促进残留肠道吸收功能的代偿,可通过合理补充肠内营养、选择恰当的肠内营养方式(持续管饲)和止泻药物等,使患者摆脱肠外营养支持治疗。可溶性膳食纤维(如苹果胶原等)不仅可以延缓消化道的排空以减轻腹泻,还可促进残存结肠的代偿增加营养物质的吸收,可予合理补充。该病例入院后通过积极的营养支持改善营养状况,保守治疗后无明显改善,及时行手术治疗,虽然术后小肠残留有150 cm,但术后短时间内曾出现腹泻等胃肠道不耐受现象,然而正是在优化的营养支持治疗下维护肠道功能,促进肠道代偿,最后患者顺利摆脱肠外营养,从肠内营养逐步恢复经口进食。

此外,肠道共生菌群与放射性肠损伤的关系正逐渐受到关注。实验动物置于无菌环境下放疗时小肠损伤的发生率更低。临床研究也表明,既往有肠道菌群紊乱者更易发生放射性肠损伤,而放疗后出现与未出现腹泻患者的基础菌群截然不同。通过检测基础菌群预测患者发生放射性肠损伤的风险或者通过调节肠道菌群预防或治疗放射性肠损伤,可作为今后研究的方向。基于乳酸杆菌的益生菌治疗已被推荐为预防放疗所致肠道损伤的措施。此外,通过FMT重建放疗敏感患者的肠道菌群,以减少放射性肠损伤的发生率,可能具有更广阔的应用前景。

(谈善军)

参考文献

[1] Hale MF. Radiation enteritis: from diagnosis to management[J]. Curr Opin Gastroenterol, 2020, 36(3): 208-214.

[2] Gandle C, Dhingra S, Agarwal S. Radiation-Induced Enteritis[J]. Clin Gastroenterol Hepatol, 2020, 18(3): A39-A40.

[3] Ding X, Li Q, Li P, et al. Fecal microbiota transplantation: A promising treatment for radiation enteritis? [J]. Radiother Oncol, 2020, 143: 12-18.

[4] Wang Z, Wang Q, Wang X, et al. Gut microbial dysbiosis is associated with development and progression of radiation enteritis during pelvic radiotherapy[J]. J Cell Mol Med, 2019, 23(5): 3747-3756.

[5] Chater C, Saudemont A, Zerbib P. Chronic radiation enteritis[J]. J Visc Surg, 2019, 156(2): 175-176.

[6] 中华医学会外科学分会胃肠外科学组,中国研究型医院学会肠外肠内营养学专业委员会.慢性放射性肠损伤外科治疗专家共识(2019版)[J].中国实用外科杂志,2019,39(4):307-311.

[7] 王磊,马腾辉,刘志航,等.慢性放射性肠损伤的规范化诊治[J].中华胃肠外科杂志,2019,22(11):1021-1026.

病例 6

一、病史简介

患者,男,57岁。因"上腹部隐痛伴乏力、纳差3个月,皮肤、巩膜黄染2周"收住入院。患者3个月前无明显诱因下出现上腹部间断性隐痛不适,常在夜间发作,能自行缓解,伴有全身乏力和食欲下降,进食逐渐减少,无恶心、呕吐,无反酸、嗳气,无发热、黄疸,无腹泻、便秘等症状,当时未予以重视。2周前患者上述症状开始加重,进食后出现恶心、呕吐,呕吐为胃内容物,未见血性或胆汁性呕吐物,每日进食显著减少,体重下降明显,同时患者皮肤、巩膜出现黄染。遂就诊于当地医院,腹部CT显示胰头占位,外院拟诊断为"胰腺癌"。现为进一步治疗收治于我科。患者自发病以来,精神差,睡眠欠佳,进食明显减少,大小便较前有所减少,无黑便,体重明显下降,大约9 kg。

患者有高血压5年余,不规律口服药物控制,血压控制范围不详。5年前因右下肺恶性肿瘤行右下肺叶切除手术,术后恢复可。3年前PET-CT发现直肠息肉,在内镜下行结肠黏膜下剥离术,术后恢复可。

二、入院检查

体温36.5℃,脉搏72次/分,呼吸12次/分,血压130/85 mmHg,体重50 kg,身高170 cm。神志清楚,营养欠佳,全身皮肤干燥、无弹性,无黄染,无肝掌、蜘蛛痣。全身浅表淋巴结无肿大。巩膜无黄染,胸廓无畸形,双肺叩诊清音,听诊双肺无干湿啰音。心前区无隆起,心界不大,心率72次/分,律齐。腹部无膨隆,肝脾肋下未触及,全腹未触及包块,上腹部有轻压痛,无反跳痛,叩诊有鼓音,无移动性浊音,肝肾区无叩击痛,肠鸣音3次/分。肛门及生殖器未检,四肢脊柱无畸形,活动自如,双下肢无水肿,双侧足背动脉搏动可,神经系统检查无异常体征。

红细胞$3.33×10^{12}$/L;血红蛋白102 g/L;白细胞$6.73×10^9$/L;血小板$259×10^9$/L。总胆红素11.6 μmol/L;直接胆红素3.2 μmol/L;总蛋白50 g/L;白蛋白28 g/L;谷丙转氨酶26 U/L;谷草转氨酶26 U/L;碱性磷酸酶84 U/L;γ-谷氨酰转移酶53 U/L;尿素6.5 mmol/L;肌酐85 μmol/L;估算肾小球滤过率90 ml/min/1.73 m^2;尿酸83 μmol/L;葡萄糖6.9 mmol/L;钠148 mmol/L;钾3.8 mmol/L;氯114 mmol/L;钙1.92 mmol/L;无机磷0.61 mmol/L;镁0.95 mmol/L。

上腹部平扫+增强+DWI+MRCP:胰头局部见小团片灶,约2 cm,T1WI为低信号,T2WI稍高信号,DWI高信号,增强后稍明显强化,胰管未见明显增宽;后腹膜未见肿大淋巴结;腹腔内无积液。诊断为:肝多个小囊肿,胰头肿瘤可能性大,包括转移瘤(图7-6-1)。腹部超声:胰头实质占位-肿瘤不能除外,建议超声造影。PET-CT:胰腺钩突病灶糖代谢明显增高,考虑为肿瘤可能性大(包括转移瘤),请结合临床。

三、入院诊断

胰腺癌,营养不良(癌性恶病质)。

四、治疗经过

患者入院后完善相关常规检查,并在超声引导下胰腺细针穿刺,病理见小灶异型细胞巢,结合免疫组化结果为腺癌。术前明确诊断为胰腺癌,无明显手术禁忌。术前给予为期 8 天的肠内营养＋补充性肠外营养支持治疗。经过常规的围手术期准备,入院后第 10 天患者在全麻下行胰十二指肠根治术(Child's),术中放置空肠造口管。手术经过顺利,术中出血约 100 ml,未输血,术后安返回病房。术后通过间接测热法测定该患者的机体静息能量消耗值为 1 600 kcal/d。术后第 1 天

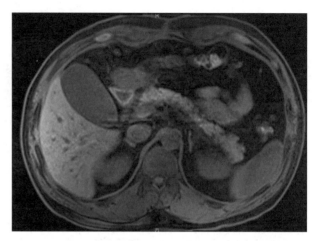

图 7 - 6 - 1　上腹部平扫＋增强＋DWI＋MRCP

开始通过空肠造口管给予短肽类肠内营养制剂 500 kcal,剩余的能量通过补充性肠外营养供给。随着肠内营养摄入量的增加,逐渐降低补充性肠外营养的供给量。

术后第 6 天患者排气排便,胃肠功能恢复,经口进食少量流质,停止使用补充性肠外营养,通过肠内营养供给目标需要量。当天下午患者出现上腹部隐痛不适,伴有发热,最高达 39.3℃,腹腔引流管引流出少许脓性液体,其中淀粉酶检查结果为 85 264 U/L,复查腹部 CT 提示腹腔胰腺手术区域有少许积液,考虑腹腔感染、胰瘘可能。鉴于患者生命体征尚平稳,暂不考虑手术治疗或穿刺引流。积极予以抗感染治疗,并保持腹腔各引流通畅,同时由于患者肠内营养耐受性下降,再次添加补充性肠外营养加强营养支持治疗。经过积极治疗,术后第 11 天患者体温恢复平稳,生命体征平稳,每日引流脓性液体量逐渐减少,予以拔除,肠内营养也再次达到机体目标量,停止补充性肠外营养。术后第 13 天患者完全恢复经口进食,拔除空肠造口管,观察 2 天无不适反应后予以出院。

考虑患者术前为恶病质状态,出院时仍存在营养不良,出院后经口饮食亦难以达到患者的营养需求,治疗组为患者制订家庭营养支持计划,安排患者出院后继续口服营养补充,每天口服营养补充 600~800 kcal,同时指导患者积极锻炼,术后 1 个月左右开始化疗。化疗结束 5 个月后患者开始出现食欲降低、乏力、持续低热、腹胀、排便困难等症状,1 个月内体重下降约 10 kg,复查腹部 CT 发现患者腹腔脏器肿瘤广泛转移伴有腹水,考虑患者为终末期恶性肿瘤状况,目前已发展为顽固恶病质期,患者及其家属要求出院回社区医院治疗,主要予以对症支持治疗,改善患者的症状和生活质量。

五、讨论分析

胰腺癌是一种恶性程度极高的肿瘤,预后较差。目前胰腺癌的治疗包括手术、放疗、化疗和免疫治疗等多种选择,其中手术治疗是目前唯一能根治胰腺癌的方法,但手术仅适用于约 15% 的病例,因此以手术治疗为主的综合治疗策略是胰腺癌目前的主要治疗手段。由于肿瘤本身的原因及抗肿瘤治疗的影响,胰腺癌患者是恶病质的高发人群,约 70%～80% 的胰腺癌患者表现为恶病质状态,尤其是手术及放、化疗等诸多因素使患者食物摄入量减少、机体消耗增加,恶病质更加频繁发生,营养状况不断恶化。大量研究表明,恶病质能增加患者并发症发生率,降低放、化疗耐受性,增加再住院率,是引起肿瘤患者生活质量变差和预后不良的重要原因。因此,关注胰腺癌患者的营养状况并及时预防和治疗恶病质对于提高胰腺癌患者的生活质量和改善预后具有重要意义。

该患者入院后术前 NRS 2002 评分大于 3 分,具有营养风险;SGA 评分为 B 级,存在中度营养不良;加上患者入院前 3 个月不自主体重丢失大于 5%,恶病质评估为已发生恶病质。根据国内外营养指

南推荐意见,为增加手术耐受性,降低术后并发症发生风险,术前给予8天的肠内营养+补充性肠外营养支持治疗使患者营养状况改善后予以手术治疗。考虑到术后能早期开始肠内营养,以及一旦出现胆瘘、胰瘘等并发症可经过空肠造瘘管进行长时间的肠内营养支持而不影响胰腺的外分泌量,有利于瘘的愈合,遂在术中放置空肠造瘘管。术后继续通过肠内营养和肠外营养相结合的混合营养模式进行营养支持治疗来改善患者营养状况。然而,可能由于患者营养不良及恶病质的原因,患者术后还是发生了胰瘘。所幸的是,患者胰瘘量小,通过积极的营养支持治疗胰瘘逐渐自愈,最终患者恢复经口进食,一般状况获得改善,予以出院。

考虑到患者出院时仍存在营养不良以及术前已发生的恶病质状态,出院后通过制订以口服营养补充为主的家庭营养支持治疗计划,并辅以运动和精神心理治疗等手段来延缓患者的肿瘤恶病质进程,并为后续的化疗增加耐受性。通过一系列的积极干预,患者出院后半个月来院复查体重进一步增加,营养状况获得进一步改善,按计划进行术后化疗,并在化疗过程中通过合理的营养干预来增加化疗的耐受性以及减少患者的营养状况恶化,最后顺利完成既定化疗方案,复查肿瘤无复发,获得满意效果,回归正常生活,生活质量明显提高。然而,由于胰腺癌的高度恶性,化疗后肿瘤很快复发,加速了患者恶病质进程,患者最后进入顽固性恶病质期,为肿瘤的终末状态。患者此时的治疗原则是给予对症支持治疗,保证生活质量及缓解症状,是否应该进行营养支持目前尚存在争议。研究显示,终末期肿瘤患者的营养治疗可提高终末期恶性肿瘤患者的生活质量,而能否延长其生存期尚缺乏高标准的循证医学依据。一般来说,终末期肿瘤患者不推荐常规进行营养支持治疗,对有机会接受有效抗肿瘤药物(如时效依赖性化疗、分子靶向药物治疗)的患者,营养支持治疗会为化疗、分子靶向药物治疗提供机会,使失去指征的患者再获得治疗机会,有益于生活质量提高和生存期延长。对于接近生命终点的患者,只需极少量的食物和水以减少饥渴感,并防止因脱水而引起的精神错乱。此时,过度营养支持治疗反而会加重患者的代谢负担,影响其生活质量。此外,对于生命体征不平稳和多器官功能衰竭的终末期患者,原则上不考虑系统性的营养支持治疗。

六、相关营养背景知识

(一) 癌性恶病质

癌性恶病质是由多种因素导致的机体骨骼肌质量进行性丢失,伴或不伴脂肪质量的下降,这种丢失往往不能通过传统的营养支持治疗完全纠正,并且可以进一步导致机体多器官功能障碍的临床综合征。恶病质发生是一个连续的病理生理过程,包括前恶病质期、恶病质期、顽固恶病质期,但并非每例患者都经历整个过程。在前恶病质期,早期的临床和代谢症状如厌食、乏力、胰岛素抵抗等往往出现,而患者体重下降通常低于恶病质诊断标准。符合恶病质的诊断标准但尚未进入顽固性恶病质期,即为恶病质期。顽固恶病质常见于晚期肿瘤患者或抗肿瘤治疗不理想导致肿瘤快速进展的患者,此期患者的预期生存期常小于3个月。癌性恶病质发生的原因和机制十分复杂,其确切发病机制仍未完全了解。目前认为,癌性恶病质是由肿瘤因素、机体因素及肿瘤和机体的相互作用而导致机体厌食、糖类、蛋白质、脂肪代谢紊乱引起的代谢综合征。

1. 厌食 食欲丧失是恶性肿瘤患者的常见症状,也是引起肿瘤患者营养不良的主要因素之一。恶性肿瘤的厌食主要是食物摄取中枢和相关的外周信号通路紊乱所致。近年的研究发现,在肿瘤生长过程中,肿瘤组织的代谢产物作用于下丘脑饮食中枢,使之发生厌食、疼痛、发热等症状。肿瘤生长增加了血浆色氨酸浓度,大脑中色氨酸浓度增加可引起下丘脑腹内侧核5-羟色胺能神经元活性增强,在厌食发病过程中起到重要作用。此外,PYY、Leptin、Ghrelin、IL-1β、TNF-α、IL-6等在厌食症致病中同样发挥重要作用。另一方面,肿瘤局部作用也是导致厌食的另一因素,如腹部肿瘤生长导致胃肠道机械性梗阻、胃排空延迟、消化吸收障碍、体液异常丢失等均可导致进食减少、厌食。肿瘤患者经常伴有味觉和嗅觉异常、心理因素、压抑、焦虑和肿瘤疼痛等也可影响食欲及饮食习惯。此外,肿瘤的治疗特别是化疗、放疗与手术治疗,引起的食欲不良和组织消耗会导致机体恶病质的发生。

2. 代谢异常 恶病质是由肿瘤因素、机体因素及肿瘤和机体的相互作用而导致的糖类、蛋白质、脂肪代谢紊乱引起的代谢综合征。

(1) 蛋白质和氨基酸代谢:肿瘤患者蛋白质代谢和氨基酸改变主要表现为骨骼肌蛋白分解增加和合成减少,蛋白转换率升高,低蛋白血症,急性期反应蛋白升高,血浆氨基酸谱异常以及机体呈现负氮平衡。大多数恶性肿瘤患者可能在恶病质临床症状出现前即存在蛋白质分解增加,并随着病情发展进行性加重。骨骼肌是肿瘤患者内源性氮丢失的主要场所,约占正常成人体重的40%,是瘦组织群的主要成分。因此,骨骼肌蛋白消耗增加是导致恶性肿瘤患者恶病质的主要原因。癌性恶病质的蛋白质消耗与单纯性饥饿所致的氮丢失不同,宿主蛋白的分解为肿瘤代谢提供底物,因为肿瘤患者肝脏合成肿瘤相关蛋白和急性相反应蛋白增加。事实上,肿瘤患者肝脏急性相反应蛋白合成增加可能是对炎症的一种代偿反应。目前认为,肿瘤患者蛋白质降解增加至少有1条独立的机制:① 溶酶体蛋白酶途径。② 钙依赖的蛋白酶途径。③ ATP-泛素-蛋白酶体途径。其中泛素-蛋白酶体途径是主要的机制。肿瘤组织可以产生蛋白水解诱导因子(proteolysis-inducing factor, PIF), PIF可能通过 NF-κB 和 STAT3 途径主要激活 ATP-泛素-蛋白酶体途径,导致蛋白质分解。促炎症因子 IL-1、IL-6、TNF-α 也和蛋白质分解有关,这些促炎症因子还可以促使机体产生系统炎症,进一步推动恶病质的病程。

(2) 脂类代谢:肿瘤患者脂类代谢改变主要是脂肪动员增加、脂肪合成减少、脂肪转换率增加、高甘油三酯血症。脂肪分解和脂肪酸氧化增加导致机体体脂储存下降,体重丢失。因此,脂肪消耗成为肿瘤恶病质的主要特征之一。研究发现,肿瘤患者的脂肪代谢变化在肿瘤发生的早期即已存在,肿瘤患者在体重丧失前就已经存在游离脂肪酸活动增加现象,即使给予外源性营养支持治疗,也不能抑制体内脂肪的持续分解和氧化。事实上,脂肪酸是荷瘤状态下宿主利用的主要能源物质,宿主和肿瘤对脂类的利用均增加。脂肪分解增加时,部分由脂肪分解而来的脂肪酸再酯化为甘油三酯,表现为甘油三酯和脂肪酸循环增强,该循环过程需要消耗能量,导致机体的能量消耗增加,也可能是间接导致机体组织消耗的诱因。肿瘤患者脂肪代谢改变与 LMF 和细胞因子(IL-1、IL-6、TNF-α)的作用有关。LMF 由肿瘤组织产生,可能通过促进 cAMP 的合成增加脂肪细胞对脂解激素的敏感性,从而使机体脂肪动员增强。高甘油三酯血症通常认为是脂蛋白酯酶抑制的结果,这可能与 IL-1、IL-6、TNF-α 等炎症因子有关。

(3) 糖类代谢:肿瘤患者碳水化合物代谢改变主要是糖酵解增强,葡萄糖氧化和利用降低,糖异生增强,胰岛素抵抗。恶性肿瘤细胞以葡萄糖酵解为主要、唯一的能量获取方式,被认为是恶性肿瘤细胞一个重要特征,肿瘤细胞在有氧条件下仍大量摄取葡萄糖并产生乳酸,该现象被称为"Warburg 效应"。Warburg 效应表明肿瘤细胞主要依靠糖酵解获得能量,这可能与肿瘤细胞线粒体功能障碍和糖代谢相关酶类改变有关。肿瘤细胞糖酵解产生的大量乳酸,大都进入乳酸循环,在肝内重新合成葡萄糖,再被肿瘤细胞摄取进行糖酵解供能,这一无效循环导致了机体大量的能量消耗。研究发现肿瘤患者血乳酸水平与肿瘤的转移和复发率呈正相关,与患者的生存率呈负相关。

(4) 能量消耗变化:恶性肿瘤患者机体代谢率增高是导致机体进行性热量缺乏和自身组织不断消耗,最终导致恶病质的主要原因之一。我们的研究发现,肿瘤患者总体上处于高代谢状态,机体细胞内水减少,细胞外水含量增高,体脂及瘦组织群含量明显下降。进一步研究还发现,不同类型肿瘤之间机体能量消耗变化存在差异,能量消耗增高明显的肿瘤,患者体重下降发生率和下降程度以及机体组成改变也较其他恶性肿瘤患者明显,而且更容易发生恶病质。事实上,恶性肿瘤患者葡萄糖和蛋白质转化增加、脂解作用增强、糖原合成加速等耗能过程是肿瘤患者机体代谢率增高的病理基础。从能量平衡的角度来说,恶性肿瘤患者营养不良的原因更可能是能量消耗增高所致。

3. 炎性介质及其他调控因子的作用　在肿瘤的发生过程中,慢性炎症起着重要作用,肿瘤细胞的生长、凋亡逃避、血管新生及转移都可能依赖于促炎因子的产生。目前的研究发现,与癌性恶病质发生有关的促炎因子主要有 TNF-α、IL-1、IL-6。在体外,TNF-α 可抑制脂肪细胞和肌肉细胞分化,可通过作用于胰岛素信号通路产生胰岛素抵抗。此外,TNF-α 可以通过激活 NF-κB 信号通路,增加氧化压力和 NOS 生成等途径增加骨骼肌中泛素连接酶基因如 MAFbx 的表达,从而介导肌肉纤维蛋白的泛素-蛋白酶体途径降解。TNF-α 诱导的 NF-κB 激活还可以降解 MyoD 转录因子从而抑制肌肉生成。在动物恶病质模型中 TNF-α 还可诱导线粒体呼吸链解离,代谢能量产生增多,TNF-α 的结构同源物 TWEAK 可以通过诱导 E3 泛素连接酶 MuRF1 表达,继而诱导肌膜粗肌球蛋白丝的肌球蛋白重链降解而产生恶病质。大脑中 IL-1 水平增高与动物的厌食反应相关,IL-1 可能通过共同信号通路影响恶病质中厌食和抑郁。许多类型肿瘤均可分泌 IL-6,循环中 IL-6 水平与肿瘤患者体重下降和生存率相关。近年来研究发现,IL-6 可以缩短许多长期蛋白的半衰期,通过非溶酶体(蛋白酶体)和溶酶体(组织蛋白酶)途径降解肌肉蛋白。肿瘤患者体内由激活的巨噬细胞分泌的 IL-6 可刺激肝发生 APR 进而调控恶病质。

（二）癌性恶病质的防治对策

癌性恶病质最好的治疗方法就是治愈癌症,这样可以完全逆转恶病质进程。但事实上,大部分癌性恶病质患者都难以治愈。目前认为,癌性恶病质的治疗应该是包括药物治疗、营养支持治疗、运动治疗和分子靶向治疗等多方面的综合治疗。通过综合治疗解决食物摄入减少、运动水平降低、系统性炎症和肌肉萎缩可能会成为最终成功治疗恶病质的模式。

1. 营养支持治疗　癌性恶病质患者常合并厌食、能量及营养底物摄入减少、进行性体重下降和营养不良。目前认为,尽管传统的营养支持治疗难以完全逆转恶病质的发生和进程,但通过增加营养物质的摄入在一定程度上可以缓解这一进程。营养支持治疗能维持机体营养和功能状况,提高患者对各种抗肿瘤治疗的敏感性和耐受力,延缓恶病质进程,改善生活质量。此外,随着营养支持治疗理念的拓展和技术的进步,营养支持治疗除了通过传统手段给癌性恶病质患者提供能量和营养素之外,越来越多的研究表明,针对癌性恶病质患者的代谢改变进行相应的代谢调节治疗已成为营养支持治疗的新方向,有望能扭转癌性恶病质的进展,对癌性恶病质的防治起着积极作用。

2. 药物治疗　目前抗恶病质临床药物主要着重于刺激食欲、促进机体合成代谢、抑制和(或)拮抗炎症相关细胞因子、抗炎治疗、减少骨骼肌消耗等措施。① 食欲刺激药物:甲羟孕酮是目前应用最广泛的刺激食欲药物,大量的临床试验证明其在短期内刺激患者食欲,增加体重效果显著。甲羟孕酮可能通过刺激神经肽 Y 的分泌,抑制恶病质相关促炎因子的合成和释放而起作用。但有研究发现,甲羟孕酮虽可短期内刺激患者食欲,增加患者体重,明显改善患者生活质量,但并未有效增加患者的 LBM。此外,有研究发现,口服一定剂量的 EPA 可改善恶病质患者的食欲。② 抗炎药物:由于癌性恶病质与炎性过程密切相关,因此,理论上下调炎性反应可延缓癌性恶病质的进展。研究发现,非甾体抗炎药,包括选择性 COX-2 酶抑制剂能够缓解癌性恶病质患者的体重丢失,降低基础代谢率,有效维持患者机能状态。沙利度胺是一种免疫调节剂,Gordon 等研究发现沙利度胺在抑制恶病质患者体重下降和瘦组织消耗方面有一定积极作用,可能通过抑制相关 mRNA 合成来降低 TNF-α 的合成和释放起作用。③ 促合成药物:临床上应用的促合成药物主要是各种激素及其衍生物。糖皮质激素可以刺激食欲,改善生活质量,但如果长期应用,药物相关的不良反应会明显增加。胰岛素治疗可以显著增加恶病质患者的热量摄入,降低血浆游离脂肪酸浓度,增加脂肪储备,提高存活率。此外,雄激素衍生物如诺龙、氧雄龙等的应用目前还需要更多临床试验加以验证。

3. **分子靶向治疗** 分子细胞生物学进展为恶病质治疗提供了一系列药物靶点。药物干预既可以通过上游(例如拮抗系统性炎症的关系调控子),也可通过下游(刺激骨骼肌合成代谢通路或阻碍骨骼肌分解代谢通路)来实现。考虑到恶病质存在异质性,且调控机制复杂,上游靶点干预具有可影响恶病质多个方面的优势。与此相反,myostatin是骨骼肌持续生长的生理抑制因子,是一个潜在下游靶点,阻碍myostatin可诱导肌肉肥大。通过下游信号通路的一个关键问题是怎样提供足够的底物以维持肌肉量或支持肌肉肥大。目前,基于一系列新靶向分子的药物正进行Ⅰ期和Ⅱ期临床试验,这些药物对改善体重和肌肉减轻、机体功能改变、生活质量的临床效果均正在进行中。

4. **运动治疗** 除了药物治疗,运动训练已被认为是预防恶病质的一种有效对策。研究证明,恶病质期间肌肉的力量和耐力会显著降低。这种改变严重限制了进行日常活动的能力,因此损害了患者的生活质量。相反,根据不同运动类型,运动训练能够增加患者的力量和耐力。

肌肉萎缩是恶病质的主要特征之一,与蛋白质降解途径的过度激活和线粒体功能的改变有关,这两者都可能是氧化还原稳态的受损所致。一项研究调查了在有或没有中等运动训练的情况下,氧化应激在肿瘤引起恶病质过程中的作用。适度的运动可以减轻肌肉的消耗,防止肌肉力量的损失。总之,适度运动可能是预防肿瘤患者肌肉萎缩、减少肌肉蛋白分解代谢和氧化应激与保护线粒体的有效非药物方法。

七、主编点评

恶病质可见于包括肿瘤、获得性免疫缺陷综合征、严重创伤以及慢性心力衰竭等在内的多种疾病,其中以肿瘤伴发的恶病质最为常见,称之为癌性恶病质。据统计,60%~80%的晚期肿瘤患者为癌性恶病质,尤以胰腺癌和胃肠癌患者的发病率最高。癌性恶病质可显著降低肿瘤患者的抗肿瘤治疗疗效,增加治疗不良反应,加重患者的症状负担,影响患者的生活质量,并最终缩短患者的生存时间。然而,尽管癌性恶病质的危害逐渐受到重视,癌性恶病质在临床上仍然是一种被低估的疾病,且大多未接受治疗,并缺乏有效的治疗措施。目前认为,癌性恶病质治疗难度大,常规的治疗手段不可逆转,治疗恶病质需要综合性措施,要针对肿瘤代谢的不同方面以及多个组织和器官进行干预,方能取得满意疗效。然而,营养支持治疗是恶病质综合治疗的基础和前提已获得共识。

目前癌性恶病质开始营养支持治疗的最佳时机尚无定论,但是由于营养不良能够影响患者生活质量、肿瘤治疗效果以及预后,而且肿瘤患者发生明显的营养不良和代谢异常后往往较难纠正,因此营养支持治疗应尽早开始。营养支持治疗过程中,具体的营养支持方式取决于患者的病史、食欲、肿瘤类型及分期以及对治疗的反应。针对不同恶病质阶段制订相应的营养支持治疗方案,可以更好地满足患者在不同阶段的营养需求。本例胰腺癌患者入院时已存在癌性恶病质,虽然无法完全逆转恶病质最终发展为肿瘤终末期的命运,但通过全程合理的营养支持治疗,使患者在不同疾病阶段接受不同的营养支持治疗方案,并联合运动、社会心理干预等治疗,同时积极防治相关并发症,患者的体重丢失在一段时间内得以控制,癌性恶病质进程也得到了一定程度的延缓,这也为患者的其他抗肿瘤治疗提供了条件和基础,提高了生活质量,延长了生存期。本例癌性恶病质患者的营养支持治疗经验表明,合理的营养支持治疗能改善癌性恶病质患者的营养状态,并增强其他抗肿瘤治疗的耐受性,进而有利于改善患者的临床结局。同时本病例也进一步提示临床医师要更多地关注肿瘤患者,特别是胰腺癌患者的营养状态,以警惕或预防癌性恶病质的发生,做到早发现、早治疗,从而获得满意效果。

(谈善军)

参考文献

［1］ Bray F，Ferlay J，Soerjomataram I，et al. Global cancer statistics 2018：GLOBOCAN estimates of incidence and mortality worldwide for 36 cancers in 185 countries［J］. CA Cancer J Clin，2018，68(6)：394 - 424.

［2］ Cruz-Jentoft AJ，Bahat G，Bauer J，et al. Sarcopenia：revised European consensus on definition and diagnosis ［J］. Age Ageing，2019，48：16 - 31.

［3］ Bischoff SC，Austin P，Boeykens K，et al. ESPEN guideline on home enteral nutrition［J］. Clin Nutr，2020，39：5 - 22.

［4］ Volkert D，Beck AM，Cederholm T，et al. ESPEN guideline on clinical nutrition and hydration in geriatrics［J］. Clin Nutr，2019，38(1)：10 - 47.

［5］ VSolheim TS，Laird BJA，Balstad TR，et al. Cancer cachexia：rationale for the MENAC（Multimodal-Exercise，Nutrition and Anti-inflammatory medication for Cachexia）trial［J］. BMJ Support Palliat Care，2018，8：258 - 265.

［6］ 中华医学会肠外肠内营养学分会.肿瘤患者营养支持指南［J］.中华外科杂志,2017,55(11)：801 - 829.

第八章

重症患者

病例 1

> ### 急性胸主动脉夹行升主动脉瘤切除术后，
> ### 肠坏死，多器官功能障碍

一、病史简介

患者，男，46 岁。因"突发胸痛 14 小时"入院。患者 14 小时前无明显诱因突发胸背部疼痛，呈撕裂样，程度较剧，持续性加剧，无呕吐、晕厥，无肢体运动障碍，遂于当地医院就诊，行胸、腹主动脉 CTA 示：胸腹主动脉腔内对比剂充盈不均匀，见腔内内膜瓣形成，管腔分真假两腔，第一破口升主动脉起始处，假腔呈螺旋形下行，直达两侧髂动脉，假腔内对比剂延迟充盈，腹腔干累及，两侧肾动脉起始真腔。左颈总动脉、左锁骨下动脉由真腔供血。诊断为主动脉夹层（Stanford A 型）。因当地医院手术条件受限，于 2018-03-08 上午急诊转入我院进一步求治。病程中患者神清，精神欠佳，纳差，二便如常，体重无明显改变。

患者既往体健，否认高血压、糖尿病及心脏病等其他慢性病史，否认传染病史，否认手术外伤史及输血史。

二、入院检查

体温 37.7℃，脉搏 110 次/分，呼吸 22 次/分，血压 150/78 mmHg，体重 85 kg，身高 168 cm。神志清楚，营养中等，全身皮肤无黄染，无肝掌、蜘蛛痣，全身浅表淋巴结无肿大，巩膜无黄染，胸廓无畸形，双肺呼吸音清，未闻及干湿啰音。心前区无隆起，心界不大，心率 110 次/分，律齐，各瓣膜区未闻及病理性杂音。腹部平软，全腹未触及包块，全腹无压痛、反跳痛，肝脾肋下未触及，叩诊鼓音，无移动性浊音，肠鸣音 4 次/分。肛门及生殖器未检，四肢脊柱无畸形，活动自如，双下肢无水肿，双侧足背动脉搏动可，神经系统检查无异常体征。

红细胞 5.09×10^{12}/L；血红蛋白 159 g/L；白细胞 20.99×10^9/L；血小板 188×10^9/L；总胆红素 19 μmol/L；直接胆红素 5.2 μmol/L；总蛋白 69 g/L；白蛋白 47 g/L；前白蛋白 0.23 g/L；谷丙转氨酶 34 U/L；谷草转氨酶 69 U/L；尿素 6.0 mmol/L；肌酐 67 μmol/L；尿酸 418 μmol/L；葡萄糖 8.2 mmol/L；钠 137 mmol/L；钾 3.68 mmol/L；氯 104.9 mmol/L；钙 2.16 mmol/L；无机磷 1.08 mmol/L；镁 1.0 mmol/L；pH 7.40；血二氧化碳分压 43 mmHg；血氧分压 83.7 mmHg；血氧饱和度 97.8%；碳酸氢根离子（标准化）25.9 mmol/L；碱剩余 0.78 mmol/L；D-二聚体 8.97 mg/L；降钙素原 0.28 ng/ml；高敏感 C 反应蛋白 39.7 mg/L；乳酸 2.2 mmol/L。

心脏超声：主动脉夹层（Stanford A 型），主动脉瓣局部钙化伴轻度返流，升主动脉增宽，极少量心包积液，左室壁增厚。胸腹主动脉 CTA：胸腹主动脉腔内对比剂充盈不均匀，见腔内内膜瓣形成，官腔分真假两腔，第一破口升主动脉起始处，假腔呈螺旋形下行，直达两侧髂动脉，假腔内对比剂延迟充盈，腹腔干累及，两侧肾动脉起始真腔。左颈总动脉、左锁骨下动脉由真腔供血。

三、入院诊断

急性主动脉夹层（Stanford A 型）。

四、治疗经过

患者入院后经过常规检查、术前准备,明确诊断为急性主动脉夹层,Stanford A 型,无手术禁忌证,遂于 2018-03-08 急诊在全麻+体外循环下行升主动脉瘤切除+主动脉弓全部切除及血管移植+降主动脉支架置入术。术中探查见血性心包积液 100 ml,夹层累及升主动脉及主动脉弓上头臂血管,破口位于弓降部,夹层累及右、无冠窦,夹层呈袖状撕脱,右无交界撕脱,未见冠瓣脱垂,瓣叶质地良好,冠脉开口未受夹层累及。切除病变的主动脉升、弓部。将 28 mm×10 cm MicroPort Cronus 血管支架固定于降主动脉起始部,取 28 mm Vascuteck 四分支人工血管替换主动脉弓部,主动脉近端予 BioGlue 封闭夹层关闭假腔,最后将近端人工血管吻合至升主动脉起始段。充分排气,开放后心脏自动复跳,逐步撤离体外循环。停机后出现外周循环灌注不良,外周血压 50 mmHg,中心血压 100 mmHg。予以肾上腺素、去甲肾上腺素、垂体后叶素维持循环、输血、纠正酸中毒等待循环改善后彻底止血,关闭切口,留置心包、纵隔、左侧胸腔引流管各一。术中体外循环时间 176 min,主动脉阻断时间 117 min,深低温停循环时间 30 min,术中输注少浆血 6 单位,血浆 800 ml,无输血不良反应。术后安返心外科 ICU。

患者转入 ICU 后,循环尚不稳定,引流较多,须大剂量血管活性药物维持血压,入室血气分析:pH 7.23;动脉血二氧化碳分压 61.1 mmHg;动脉血氧分压 54.7 mmHg;碳酸氢根离子(标准化)25.20 mmol/L;碱剩余−2.29 mmol/L,阴离子间隙 17.6 mmol/L;乳酸 17.6 mmol/L。予输血补液改善内环境等治疗,循环逐渐稳定。术后第一天患者神志清楚,出现双下肢活动障碍及少尿,考虑发生了脊髓缺血及肾功能衰竭,紧急置入脑脊液引流管,进行脑脊液引流减压,并行床旁 CRRT 治疗肾功能衰竭。此时患者机械通气中,我们留置鼻胃管,予低剂量肠内营养——5%糖水 500 ml 鼻饲。次日(术后第 2 天)患者胃肠引流液增多,达 650 ml,考虑患者肠道不耐受,于是暂停肠内营养。术后第 4 天,患者循环稳定,查体腹部不胀,肠鸣音正常,每日胃肠引流量 100 ml 左右,又重新启动肠内营养,予小剂量整蛋白制剂瑞能 200 ml 鼻饲。结果次日(术后第 5 天)患者出现腹泻,大便量 1 500 ml 左右,为绿色糊状便,伴发热,体温高达 39℃。考虑患者肠道不耐受,遂暂停肠内营养,禁食,开始全肠外营养治疗,同时鼻饲乳酸杆菌 LB 胶囊及酪酸梭菌活菌片改善肠道菌群,蒙脱石散止泻。患者发热,可能已经出现感染,查血培养、痰培养及大便培养寻找病原菌,经验性应用抗生素抗感染治疗。经过禁食、止泻等治疗,

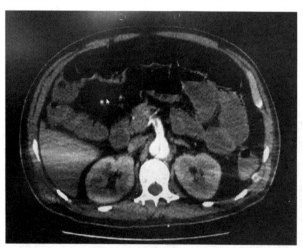

图 8-1-1 腹部 CTA(支架下方主动脉腔内见内膜形成,管腔分真假两腔,下行直达双侧髂总动脉,肠系膜上动脉近段受累,肠系膜上动脉骑跨真假腔)

患者腹泻 2 天后好转,大便量减少至 150 ml/d,术后第 8 天又开始恢复肠内营养,考虑患者肠道耐受性差,又出现脱水表现,血钠高达 152 mmol/L,因此予灭菌水 500 ml+10%葡萄糖 250 ml 鼻饲,次日患者出现腹胀腹痛,胃肠减压引流量达 1 000 ml/d,为墨绿色胃液,查体:腹部膨隆,腹尚软,全腹压痛,无反跳痛及肌卫,肠鸣音未闻及。复查胸腹主动脉 CTA(图 8-1-1)示:主动脉弓远端及降主动脉内见网状支架影,支架无明显狭窄、移位或扭曲,支架内壁未见异常密度影,支架外可见低密度附壁血栓,支架外未见对比剂渗出,左侧锁骨下动脉可见内膜瓣影。支架下方主动脉腔内见内膜瓣形成,官腔分为真假两腔,下行直达双侧髂动脉,肠系膜上动脉近段受累,肠系膜上动

脉骑跨真假两腔、腹腔干纤细、发自假腔,右肾动脉发自真腔、左肾动脉发自假腔。普外科会诊考虑存在小肠缺血,但胃肠减压及肛门指检未触及血性液体,肠坏死证据不充分,无普外科手术指征,建议继续禁食、胃肠减压、抗炎补液等对症支持治疗。血管外科会诊读片后,认为肠系膜上动脉夹层导致肠缺血诊断明确,遂于2018-03-19(术后第11天)行肠系膜上动脉扩张支架成形术+腹腔动脉造影。术中造影示:肠系膜上动脉近端主干及分支显影,远端主干及分支未显影,脾动脉及肝动脉发自肠系膜上动脉,手推造影显示夹层位置,于肠系膜上动脉远端先后置入 Innova(5 mm×60 mm×130 cm,7 mm×80 mm×130 cm,Boston Scientific)支架,置入完毕后造影显示支架形态好,肠系膜上动脉主干及分支显影较前改善,肝动脉及脾动脉显影较前改善,术毕,患者安返心外监。

　　介入术后患者生命体征平稳,腹胀较前好转,但仍有腹痛,胃肠引流量200~400 ml,排便量较多,每日1 000~2 000 ml黄褐色糊状便,予留置肛管。考虑患者肠缺血时间较长,肠系膜上动脉置入支架后,又可能存在缺血再灌注损伤,肠道功能尚未恢复,耐受性差,短期内不能耐受肠内营养,继续行全肠外营养治疗。介入术后3周患者腹胀、腹痛好转,大便量逐渐减少,胃肠引流量每日仍有200~400 ml,考虑肠道功能有所恢复,开始重新启动肠内营养,因为患者胃肠引流量仍较多,胃潴留明显,胃动力障碍,因此在内镜下放置小肠营养管,予整蛋白肠内营养液鼻饲。鼻饲肠内营养液后次日患者即出现腹痛、便血,大便量1 420 ml,血色素下降至48 g/L,予鼻饲凝血酶,静滴善宁止血,积极输血支持。肠系膜动脉CTA(图8-1-2)及肠系膜静脉CTV示:肠系膜上动脉扩张支架在位,远段对比剂显示欠佳,支架下方小分支局部血栓形成,支架远端右半结肠的血供较差,伴右半结肠周围少量渗出,结肠扩大,考虑肠缺血可能;肠系膜静脉未见明显异常。大会诊后考虑患者存在肠缺血、肠坏死可能,决定行手术探查。2018-04-18在全麻下行“肠粘连松解+末端回肠切除术+回肠造口+胆囊造瘘”,术中详细探查(图8-1-3),见肝脾无殊,胆囊大小约14 cm×8 cm×6 cm,张力高,胆囊壁明显充血水肿,近颈部见可疑

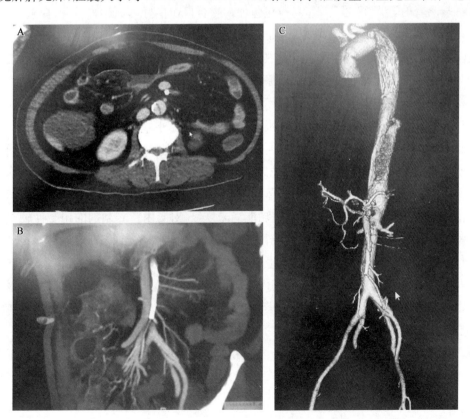

图8-1-2　腹部CTA(肠系膜上动脉扩张支架成形术后,支架在位,远端造影显示欠佳,下方小分支管壁似见低密度影,管径较细)

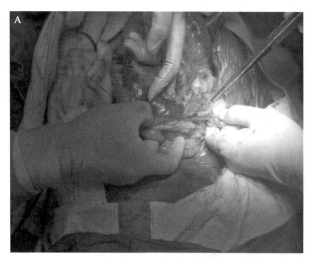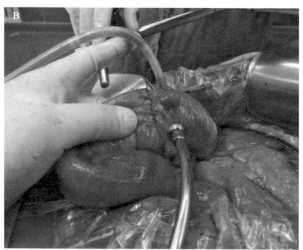

图 8-1-3　术中情况(距盲肠口 25 cm 以上的小肠可见小肠坏死,受累肠段约 50 cm,肠壁菲薄,分离即破溃,肠腔内有大量暗黑色血性液体及血块)

点状坏疽。小肠与大网膜及右侧腹壁广泛粘连,予钝性加锐性分离粘连。距离盲肠口 25 cm 以上的小肠可见坏死,受累肠段约 50 cm,肠壁菲薄,分离即破溃,肠腔内有大量暗黑色血性液体及血块,系膜未扪及血栓。决定行小肠部分切除术,胆囊造瘘术。将病变肠管提出腹腔外,按预定肠切除范围做相应肠系膜 V 形切开,以血管钳分离、钳夹切断肠系膜及其系膜血管,断端丝线结扎或缝扎。在预定小肠切断处的远、近端分别以两把 Kocher 钳钳闭肠管。切除病变小肠约 50 cm,两肠管断端用酒精消毒后,再次检视肠管黏膜,可见黏膜颜色正常,无坏死,放开 Kocher 钳见肠壁边缘搏动性渗血,行连续全层缝合并间断加固。远端肠管内置入 22 号 T 管,双荷包包埋。吻合口血供好,无张力。再次探查下消化道,未发现缺血及坏死病灶。显露胆囊底,选取距肝缘 3 cm 处穿刺减压肿大胆囊,内为墨绿色浓稠胆汁。将穿刺点扩大,注射器抽取胆汁送培养,吸尽胆囊内脓性胆汁,创口处置入开花导尿管,双荷包固定。胆囊造瘘口旁浆膜与腹壁妥善固定最后关闭系膜裂隙,将小肠排列后顺序放入腹腔。肝肾隐窝处置乳胶管及负压球各一根经右上腹及左上腹穿出,盆腔置双套管及负压球各一根分别经右下腹及左下腹穿出。彻底止血,清点器械、敷料无误后,逐层关腹(减张线),术后安返心外 ICU。

小肠切除术后患者腹痛、腹胀症状缓解,便血好转,肛管及造瘘管肠液颜色墨绿,引流通畅,予抗感染,胃肠减压,肠外营养支持治疗,患者病情稳定,于术后第 3 天启动肠内营养治疗,首先鼻饲 5% 糖水 250 ml,逐渐加量至 500 ml,术后第 8 天开始鼻饲短肽类肠内营养液(百普力)250 ml。鼻饲百普力后患者回肠造瘘液及肛管引流增多,考虑患者肠道功能尚未恢复,对肠内营养制剂的耐受性较差,停百普力,又予 5% 糖水 500 ml 鼻饲一天,然后整蛋白肠内营养液(佳维体)250 ml+5% 糖水 250 ml 稀释后鼻饲,过渡为佳维体鼻饲,同时肠外营养逐渐减量,患者肠道耐受性良好,无呕吐、腹泻、腹胀等,肛管及造瘘管引流通畅,引流量稳定。小肠切除术后 2 周肠内营养已经逐渐加量至 1 000 ml,并开始口服安素。术后 20 天患者转出 ICU 至普通病房,继续予肠内营养+少量肠外营养支持,抗感染,改善消化吸收,促进肠蠕动,维持内环境平衡等积极治疗,患者胃肠功能好转,自主排便可,依次拔除肛管及腹腔引流管,腹部切口愈合可。术后 1 个月停肠外营养,口服肠内营养制剂及少量半流质,逐步恢复饮食,于 2018-05-29 患者顺利出院。

五、讨论分析

主动脉夹层(aortic dissection,AD)是指由于各种原因导致的主动脉内膜、中膜撕裂,主动脉腔内的血液从主动脉内膜撕裂处进入主动脉中膜,使中膜分离,沿主动脉长轴方向扩展形成主动脉壁的真假两腔分离状态。根据夹层内膜裂口的解剖位置和夹层累及的范围可分为 DeBakey Ⅰ型:主动脉夹层累及范围自升主动脉到降主动脉甚至到腹主动脉;DeBakey Ⅱ型:主动脉夹层累及范围仅限于升主动脉;DeBakey Ⅲ型:主动脉夹层累及降主动脉。1970 年,Stanford 大学 Daily 等提出了一种更简捷分型方法,Stanford A 型相当于 DeBakey Ⅰ型和Ⅱ型,Stanford B 型相当于 DeBakey Ⅲ型。本病少见,年发病率为(2.6~6.0)/100 000,欧美国家 AD 发病的平均年龄为 63 岁,我国 AD 患者较欧美国家年轻,平均年龄约为 51 岁,其中 Stanford A 型 AD 约占 40%,男性约占 76%。心外科收治的病例主要是 Stanford A 型 AD,该病病情凶险,病死率高,未经手术治疗的急性 Stanford A 型 AD 发病 24 h 内病死率每小时增加 1%~2%,发病 1 周病死率超过 70%。即使是慢性 Stanford A 型 AD 仍存在主动脉破裂、脏器衰竭等死亡风险。AD 自然病程和预后的主要因素有病变的分型、病变范围和程度、有无并发症及血流动力学变化。患者死亡的主要原因是主动脉破裂、急性心包压塞、急性心肌梗死、脑卒中、腹腔脏器缺血、肢体缺血等。Stanford A 型 AD 一经发现均应积极手术治疗。经典的孙氏手术需在深低温停循环下行主动脉弓部置换,手术复杂,手术时间长,术后并发症也较多。

　　脏器灌注不良综合征是 AD 的一个严重并发症,是指夹层累及主动脉的重要分支血管而导致脏器缺血或灌注不良的临床表现,是影响 AD 治疗策略及预后的主要危险因素。夹层影响脊髓动脉灌注时,脊髓局部缺血或坏死可导致下肢轻瘫或截瘫;脊髓局部缺血或坏死可导致下肢轻瘫或截瘫;夹层累及一侧或双侧肾动脉可有血尿、无尿,甚至肾功能衰竭;夹层累及腹腔干、肠系膜上及肠系膜下动脉时可引起胃肠道缺血,甚至肠坏死,患者往往表现为腹痛、腹胀、腹泻,甚至黑便或血便。主动脉修复术后多数患者的脏器灌注不良可得到纠正。本例患者术后出现下肢截瘫,考虑夹层已经累及了脊髓动脉,经过早期脑脊液引流减压及积极的康复训练,患者肢体活动逐渐好转。患者术后少尿,出现了急性肾功能衰竭,与围术期低血压、肾脏低灌注及夹层累及肾动脉有关,经过床旁 CRRT 治疗,患者术后第 5 天尿量增加,脱离血液透析,肾功能逐渐恢复。患者术后反复腹胀、腹痛、腹泻,后来又出现血便,是夹层累及肠系膜上动脉造成的肠缺血、肠坏死所致,患者起病较急,以胸痛为主,术前无腹部体征,入院胸腹主动脉 CTA 显示肠系膜上动脉未受累,术后腹部体征明显,复查胸腹主动脉 CTA 示肠系膜上动脉近段受累,肠系膜上动脉骑跨真假两腔,考虑虽然经过主动脉修复术,但远端夹层仍有进展。

　　患者发病的病程短,平时体重稳定,身高 168 cm,体重 85 kg,BMI 30.1 kg/m²,属肥胖,人体测量结果及内脏蛋白浓度均在正常范围,提示营养状况良好。但患者行急诊手术,手术创伤大,术后即刻转入 ICU,循环不稳定,入 ICU 后采用 NRS 2002 对该患者进行营养风险筛查,评分为 3 分,提示存在营养风险。术后第一天患者呼吸机辅助通气,循环逐渐稳定,但出现下肢截瘫,肾功能衰竭予床旁 CRRT 治疗,腹部平软,无腹胀、腹痛,考虑患者手术创伤大,并发症较多,短期不能脱离呼吸机而经口进食,我们留置鼻胃管,准备早期启动肠内营养,先予低剂量肠内营养——5% 糖水 500 ml 鼻饲。次日(术后第 2 天)患者胃肠引流液增多,达 650 ml,考虑患者肠道不耐受,于是暂停肠内营养。术后第 4 天,患者循环稳定,查体腹部不胀,肠鸣音正常,每日胃肠引流量 100 ml 左右,又重新启动肠内营养,予小剂量整蛋白制剂瑞能 200 ml 鼻饲。结果次日(术后第 5 天)患者出现腹泻,大便量约 1 500 ml/d,为绿色糊状便,遂再次暂停肠内营养,禁食,增加补液量,预防脱水,鼻饲乳酸杆菌 LB 胶囊及酪酸梭菌活菌片改善肠道菌群,蒙脱石散止泻。患者已经术后 5 天,2 次尝试建立肠内营养均失败,经治疗小组讨论决定启动全肠外营养治疗。术后第 8 天,患者腹泻好转,大便量减少至 150 ml/d,我们再次尝试肠内营养,考虑患者肠道耐受性差,又出现脱水表现,血钠高达 152 mmol/L,因此予灭菌水 500 ml＋10% 葡萄糖 250 ml 鼻饲,结果次日患者出现腹胀、腹痛,胃肠引流量达 1 000 ml/d,为墨绿色胃液。经过多次尝试肠内营养均出现肠道并发症,我们开始考虑患者不是肠道不耐受的问题,很可能是原发病主动脉夹层进展累及肠系膜动脉导致肠缺血,于是复查胸腹主动脉 CTA,结果提示肠系膜上动脉近段受累,肠系膜上动脉骑跨真假两腔。请普外科会诊,认为尚未出现肠坏死,无手术干预指征,又请血管外科会诊,决定行介入治疗,于术后第 11 天行肠系膜上动脉扩张支架成形术。

介入术后患者生命体征平稳,腹胀较前好转,但仍有腹痛,胃肠引流量 200～400 ml,排便量较多,每日 1 000～2 000 ml 黄褐色糊状便,予留置肛管。考虑患者肠缺血时间较长,肠系膜上动脉置入支架后,又可能存在缺血再灌注损伤,肠道功能尚未恢复,耐受性差,短期内无法启动肠内营养,经治疗小组评估后,决定禁食,继续全肠外营养治疗。介入术后 3 周患者腹胀、腹痛好转,大便量逐渐减少,胃肠引流量每日仍有 200～400 ml,考虑肠道功能有所恢复,准备重新启动肠内营养。但此时患者胃肠引流量仍较多,胃潴留明显,胃动力障碍,因此我们决定选择幽门后的喂养途径,在内镜下放置了小肠营养管。先尝试低剂量肠内营养,予整蛋白肠内营养液 250 ml 鼻饲,结果次日患者即出现腹痛,大量便血。复查肠系膜动脉 CTA 及大会诊后考虑患者存在肠缺血、肠坏死可能,于 2018 - 04 - 18 在全麻下行"肠粘连松解＋末端回肠切除＋回肠造口＋胆囊造瘘术",术中切除病变小肠约 50 cm。

小肠切除术后患者腹痛、腹胀、便血症状得到缓解,继续肠外营养支持,并于术后第 3 天开始肠内营养治疗,从低剂量开始逐渐加量,先鼻饲 5% 糖水 250 ml/d,逐渐加量至 500 ml/d,术后第 8 天开始鼻饲短肽类肠内营养液(百普力)250 ml/d。但鼻饲百普力后患者回肠造瘘液及肛管引流增多,考虑患者肠道功能尚未恢复,对肠内营养制剂的耐受性较差,停百普力,又继续予糖水鼻饲,2 天后过渡至整蛋白肠内营养液加糖水稀释鼻饲,再逐渐过渡为整蛋白营养液鼻饲,同时肠外营养逐渐减量,患者肠道耐受性良好,无呕吐、腹泻、腹胀等,肛管及造瘘管引流通畅,引流量稳定。小肠切除术后 2 周肠内营养已经逐渐加量至 1 000 ml/d,并开始口服肠内营养粉。术后 20 天患者转出 ICU 至普通病房,回病房一周后停止肠外营养,逐步减少鼻饲量,增加口服营养制剂及半流质,后拔除小肠营养管,口服肠内营养制剂及半流质,逐步恢复饮食,顺利出院。

六、相关营养背景知识

(一) 急性胃肠损伤

急性胃肠损伤(acute gastrointestinal injury,AGI)是指危重患者由于急性疾病引起的胃肠道功能障碍。根据严重程度,AGI 可分为以下几级。

1. AGI Ⅰ 级(存在胃肠道功能障碍和衰竭的风险)　有明确病因,胃肠道功能部分受损。

基本原理:胃肠道症状常常发生在机体经历一个打击(如手术、休克等)之后,具有暂时性和自限性的特点。

举例:腹部术后早期恶心、呕吐;休克早期肠鸣音消失、肠动力减弱。

处理:整体情况在逐渐改善,除了静脉给予足够的液体外,不需针对胃肠道症状给予特殊的干预措施。建议损伤后 24～48 h 尽早给予肠内营养(grade 1B)。尽可能减少损伤胃肠动力的药物(如儿茶酚胺、阿片类药物)的使用。

2. 急性胃肠损伤Ⅱ级(胃肠功能障碍)　胃肠道不具备完整的消化和吸收功能,无法满足机体对营养物质和水的需求。胃肠功能障碍未影响患者一般状况。

基本原理:胃肠道症状急性发生时,须给予一定的干预措施才能满足机体对营养和液体的需求。急性胃肠损伤通常发生在没有针对胃肠道的干预的基础上,或者当腹部手术造成的胃肠道并发症较预期更严重时,此时亦认为发生急性胃肠损伤Ⅱ级。

举例:胃轻瘫伴有大量胃潴留或反流、下消化道麻痹、腹泻、腹腔内高压(intra-abdominal hypertension,IAH)Ⅰ级[腹腔内压力(intra-abdominal pressure,IAP)12～15 mmHg]、胃内容物或粪

便中可见出血、存在喂养不耐受[尝试肠内营养途径 72 h 未达到 20 kcal/(kg·d)目标]。

处理：须采取一定的治疗措施，防止进展为胃肠功能衰竭。处理措施包括：① 腹腔内高压的治疗（grade 1D）。② 恢复胃肠道功能，如应用胃肠动力药（grade 1C），开始或维持肠内营养。③ 发生大量胃潴留或反流，或出现喂养不耐受时，可尝试给予少量的肠内营养（grade 2D）；胃轻瘫患者，当促动力药无效时，考虑给予幽门后营养。

3. 急性胃肠损伤Ⅲ级（胃肠功能衰竭）　胃肠功能丧失，给予干预处理后，胃肠功能仍不能恢复，整体状况没有改善。

基本原理：临床常见于肠内喂养（红霉素、放置幽门后管等）后，喂养不耐受持续得不到改善，导致多器官功能障碍综合征（multiple organ dysfunction syndrome，MODS）进行性恶化。举例：尽管进行了治疗，喂养不耐受状态依旧持续——大量胃潴留、持续胃肠道麻痹、肠道扩张出现或恶化、腹腔内高压进展至Ⅱ级（腹腔内压 15～20 mmHg）、腹腔灌注压（abdominal perfusion pressure，APP）下降（< 60 mmHg）。喂养不耐受状态出现，可能与 MODS 的持续或恶化相关。

处理：监测和处理腹腔内高压（grade 1D）。排除其他腹腔疾病，如胆囊炎、腹膜炎、肠道缺血。尽早停用导致胃肠道麻痹的药物（grade 1C）。避免给予早期的肠外营养（住 ICU 前 7 天）以降低院内感染的发病率（grade 2B）。须常规尝试性给予少量的肠内营养（grade 2D）。

4. 急性胃肠损伤Ⅳ级（胃肠功能衰竭伴有远隔器官功能障碍）　急性胃肠损伤逐步进展，MODS 和休克进行性恶化，随时有生命危险。

基本原理：患者一般状况急剧恶化，伴远隔器官功能障碍。

举例：肠道缺血坏死、导致失血性休克的胃肠道出血、Ogilvies 综合征、需要积极减压的腹腔间隔室综合征（abdominal compartment syndrome，ACS）。

处理：保守治疗无效，需要急诊剖腹手术或其他急救处理（如结肠镜减压）（grade 1D）。由于鉴别胃肠道急性疾病和慢性疾病非常困难，在出现慢性胃肠疾病（如克罗恩病）引起的消化道出血、腹泻等症状时，建议使用与急性胃肠道疾病相同的概念。长期肠外营养的患者，胃肠衰竭（相当于 AGI Ⅲ级）缓慢发生，不需要给予紧急干预措施，但须参照急性胃肠损伤Ⅲ级处理意见，监测腹腔内压并排除新的腹部急性疾病。

5. 原发性和继发性 AGI

（1）原发性 AGI：是指由胃肠道系统的原发疾病或直接损伤导致的急性胃肠损伤（第一打击）。

基本原理：常见于胃肠道系统损伤初期。

举例：腹膜炎、胰腺或肝脏病理改变、腹部手术、腹部创伤等。

（2）继发性 AGI：是机体对重症疾病反应的结果，无胃肠系统原发疾病（第二打击）。

基本原理：无胃肠道系统直接损伤。

举例：发生于肺炎、心脏疾病、非腹部手术或创伤、心肺复苏后等。

（二）AGI 患者诊治流程

见图 8-1-4。

七、主编点评

随着对胃肠道功能认识的不断进步，肠黏膜屏障功能损害所致的危害越来越引起广大临床医师的关注，肠内营养的作用也日益受到重视。肠内营养具有符合生理状态、维持肠道结构和功能的完整、费用低、使用和监护简便、并发症较少等优点，因而成为首选的临床营养支持方式。ESPEN 2018 版 ICU 临床营养指南指出，危重症患者如能进食，则经口进食优于肠内营养（enteral nutrition，EN）或肠外营

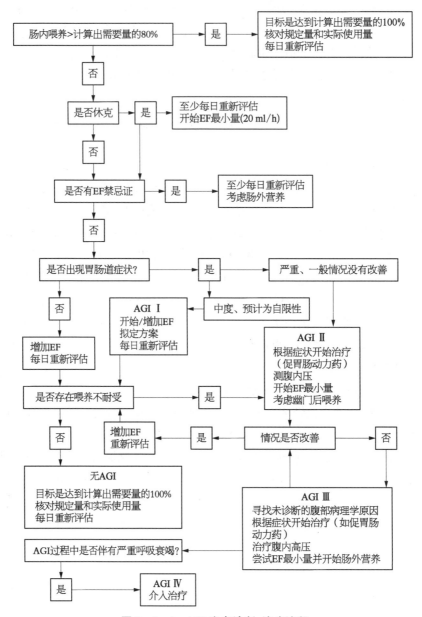

图 8-1-4 AGI 患者诊断、治疗流程

养(parenteral nutrition，PN)。如经口进食无法实现，应实施早期 EN(48 h 内)，而不是延迟 EN。如经口进食无法实现，应执行早期 EN(48 h 内)，而不是早期 PN。如存在经口进食或 EN 禁忌证，应在入ICU 后 3~7 天内启动 PN。指南也建议了延迟 EN 的情况：① 对于休克尚未控制、血流动力学以及组织灌注目标尚未达标，在通过液体复苏以及血管活性药物/正性肌力药物控制休克后可及时启动低剂量EN，同时需警惕肠道缺血的征象。② 对于威胁生命而难以控制的低氧血症、高碳酸血症或酸中毒，在低氧血症稳定、代偿性或允许性高碳酸血症和酸中毒的情况下可启动 EN。③ 对于存在活动性上消化道出血的患者，如出血已经停止，同时没有观察到再次出血的征象，则可启动 EN。④ 存在明显肠道缺血的患者。⑤ 高输出肠瘘且无法获得可靠的瘘远端的营养途径。⑥ 存在 ACS 的患者。⑦ 胃残余量大于 500 ml/6 h。

　　本例患者术后血流动力学稳定后在 48 h 内启动了 EN，结果次日发现患者胃肠引流增多至650 ml/d，已经出现了 AGI。根据欧洲重症监护医学会(European Society of Intensive Care

Medicine，ESICM)建议的 AGI 分级，处于 AGI Ⅱ 级，于是我们采用了延迟 EN 的策略，分别于术后第 4 天和第 8 天再次尝试 EN，结果都是次日出现肠道不耐受症状如腹泻、腹胀，甚至腹痛。后来复查胸腹主动脉 CTA 发现肠系膜上动脉夹层导致肠缺血，予介入手术，置入肠系膜上动脉支架。但介入手术并不彻底，患者术后仍有腹痛，我们只能继续采用延迟 EN 的策略，暂停全肠外营养治疗。术后 3 周患者腹部体征好转后重新启动 EN，结果次日出现大量便血，进展至 AGI Ⅳ 级，已经出现了肠坏死，后来又进行了小肠切除术。小肠切除术后患者恢复良好，腹部体征很快消失，我们比较保守的在术后 72 h 开始 EN，患者肠道耐受性良好，EN 后无腹痛、腹胀、腹泻及便血等发生，EN 逐渐加量，PN 逐渐减量，顺利过渡至经口进食。

根据指南，如果有明显的肠缺血，就要延迟 EN，但具体何时启动 EN 尚无详细的建议。根据 ESICM 建议，虽然缺乏临床研究，但生理知识和常识支持在明显肠缺血患者中保留 EN。有内窥镜证据的轻度至中度大肠黏膜缺血的患者，并没有发生透壁性缺血或肠扩张的迹象，这可能受益于低剂量 EN，在这种情况下，建议保留 EN。在最近的一项回顾性研究中，幸存者在被诊断为急性肠系膜缺血之前更经常接受肠内喂养，但并没发现 EN 和病死率之间有独立关联。我们的经验教训是 EN 时如果出现了 AGI 首先要明确原因，一定要除外胃肠道器质性病变如肠缺血、肠坏死等。如果发生了肠缺血，EN 还是要慎重。本案例每次进行 EN，肠缺血症状都有加重表现，最后一次 EN 后最终进展为肠坏死，须开腹手术才得到彻底治愈。小肠切除术后患者肠道连续性恢复正常，这时早期低剂量 EN 逐渐加量，患者耐受性良好。

因此，如果 EN 时发生了 AGI，AGI Ⅰ 级时可以继续尝试 EN；如果进展为 AGI Ⅱ 级，如有大量胃潴留、腹胀、腹泻等，可采取一些对症治疗措施，仍继续小剂量 EN；如进展至 AGI Ⅲ 级，此时就要引起重视，暂缓 EN，排除腹腔疾病，如胆囊炎、腹膜炎、肠缺血等，明确病因后尽快治疗，防止进一步恶化至 AGI Ⅳ 级；如已进展至 AGI Ⅳ 级，患者病情危重，往往保守治疗已经无效，需要外科手术进行干预。

（杨晓梅　罗　哲）

参考文献

［1］　Erbel R，Aboyans V，Boilean C，et al. 2014 ESC Guidelines on the diagnosis and treatment of aortic diseases［J］. Kardiol Pol，2014，72(12)：1169-1252.

［2］　Singer P，Blaser AR，Berger MM，et al. ESPEN guideline on clinical nutrition in the intensive care unit［J］. Clin Nutr，2019，38(1)：48-79.

［3］　Reintam Blaser A，Malbrain ML，Starkopf J，et al. Gastrointestinal function in intensive care patients：terminology，definitions and management. Recommendations of the ESICM Working Group on Abdominal Problems［J］. Intensive Care Med，2012，38(3)：384-394.

［4］　Reintam Blaser A，Starkopf J，Alhazzani W，et al. Early enteral nutrition in critically ill patients：ESICM clinical practice guidelines［J］. Intensive Care Med，2017，43(3)：380-398.

［5］　Leone M，Bechis C，Baumstarck K，et al. Outcome of acute mesenteric ischemia in the intensive care unit：a retrospective，multicenter study of 780 cases［J］. Intensive Care Med，2015，41(4)：667-676.

病例 2

肾移植术后肺孢子虫肺炎，急性呼吸窘迫综合征，
体外膜肺氧合治疗

一、病史简介

患者，男，50 岁。因"肾移植术后 8 个月，发热 3 天"入院。患者于 2018－04－25 行异体肾移植，术后恢复可，免疫抑制方案：他克莫司 2 mg q12 h＋米芙 0.54 q12 h＋泼尼松 10 mg qd。3 天前无明显诱因下发热，体温最高 39.4℃。查血肌酐 137 μmol/L，对症处理后体温略有下降。查 CT 示两肺多发炎症，建议抗炎后复查；右肺微小结节，左肺下叶肺大疱。为进一步治疗收治入院。患者自发病以来精神可，二便无殊，体重无明显变化。

患者既往高血压病史，服用硝苯地平（拜新同），血压控制可。有青霉素过敏史。否认糖尿病及心脏病等其他慢性病史，否认传染病史，预防接种按时按序，否认手术外伤史及输血史。

二、入院检查

体温 36.8℃，脉搏 78 次/分，呼吸 18 次/分，血压 118/78 mmHg，体重 68 kg，身高 179 cm。神志清楚，营养中等，全身皮肤无黄染，无肝掌、蜘蛛痣，全身浅表淋巴结无肿大，巩膜无黄染，胸廓无畸形，双肺呼吸音清，未闻及干湿啰音。心前区无隆起，心界不大，心率 78 次/分，律齐，各瓣膜区未闻及病理性杂音。腹部平软，全腹未触及包块，全腹无压痛、反跳痛，肝脾肋下未触及，叩诊鼓音，无移动性浊音，肠鸣音 3 次/分。肛门及生殖器未检，四肢脊柱无畸形，活动自如，双下肢不肿，双侧足背动脉搏动可，神经系统检查无异常体征。

红细胞 $4.73×10^{12}$/L；血红蛋白 132 g/L；血小板 $198×10^9$/L；白细胞 $4.32×10^9$/L；中性粒细胞 89.1%；总胆红素 9.6 μmol/L；直接胆红素 5.0 μmol/L；总蛋白 50 g/L；白蛋白 32 g/L；谷丙转氨酶 12 U/L；谷草转氨酶 15 U/L；碱性磷酸酶 206 U/L；前白蛋白 0.13 g/L；尿素 9.8 mmol/L；肌酐 145 μmol/L；尿酸 485 μmol/L；葡萄糖 11.3 mmol/L；钠 139 mmol/L；钾 5.0 mmol/L；氯 104 mmol/L；T－SPOT 结核感染 T 细胞（A 抗原）22；结核感染 T 细胞（B 抗原）46。

腹部 B 超：移植肾主肾动脉流速增高，随访；移植肾血流正常。胸部 CT：两肺多发炎症，建议抗炎后复查；右肺微小结节；左肺下叶肺大泡。

三、入院诊断

肾移植术后，急性呼吸窘迫综合征（acute respiratory distress syndrome，ARDS），重症肺炎。

四、治疗经过

患者 2018－12－25 入院后完善相关检查，寻找病原体，停用他克莫司及麦考酚钠肠溶片（米芙），激素调整为甲强龙 40 mg q12 h，并予美罗培南 1 g q12 h＋更昔洛韦 0.25 g q12 h＋米卡芬净 100 mg qd 抗感染。但患者病情继续恶化，体温逐渐上升，入院第 4 天出现气促、低氧血症，面罩吸氧下指尖 SpO_2

$80\%\sim90\%$，血气分析：pH 7.41，氧分压 59 mmHg，二氧化碳分压 34 mmHg，提示Ⅰ型呼衰。遂以"肾移植术后、急性呼吸窘迫综合征、重症肺炎、呼吸衰竭"于 2018-12-29 收入 ICU。患者在病房治疗期间经口进食，予医院营养科配发的饮食（总热量 25 kcal/kg，脂肪 0.8 g/kg，蛋白质 1.0 g/kg）（图8-2-1）。

	12月29日	12月30日	12月31日	1月1日	1月2日	1月3日	1月4日
FiO₂	0.7	0.6	0.7	0.6	1.0	1.0	1.0
PH	7.39	7.35	7.38	7.38	7.37	7.38	7.4
PaCO₂	27.3	31.3	32	25.5	24.6	28.9	22.7
PaO₂	118	78.7	92.2	99.2	108.9	74	89.2
BE	-7.26	-7.78	-5.67	-8.76	-10.28	-7.2	-3.89
LAC	1.6	1.2	1.6	1.5	1.2	1.3	1.8
P/F	169	131	132	165	156	106	89

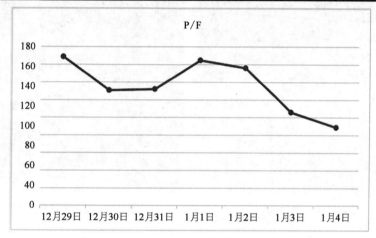

图 8-2-1　气管插管前患者氧合情况变化

入 ICU 后予高流量吸氧（氧浓度 55%，流量 50 L/min）联合面罩吸氧（4 L/min），心电监护显示：心率 84 bpm，血压 137/62 mmHg，氧饱和度 97%。听诊双肺弥漫性湿啰音。复查血气：pH 7.35，氧分压 78.7 mmHg，二氧化碳分压 31.3 mmHg。考虑到患者为免疫抑制者，结合其疾病病程及影像学表现，高度怀疑肺孢子菌肺炎（pneumocystis carinii pneumonia，PCP），经验性予磺胺甲噁唑-甲氧苄啶（sulfamethoxazole-trimethoprim，SMZ-TMP）+莫西沙星+替加环素+卡泊芬净抗感染。激素用量调整为甲强龙 2 mg/(kg·d)，同时积极寻找病原体：T-SPOT 为阳性，病毒检测提示 CMV DNA 6.95×10^9/L。其余病原体如嗜肺军团菌、肺炎支原体、Q 热立克次体、肺炎衣原体、腺病毒、呼吸道合胞病毒、甲型流感病毒、乙型流感病毒、副流感病毒等均为阴性；血培养及痰培养均为阴性；血清 G 试验、血清 GM 试验、肺泡灌洗 GM 试验均为阴性。患者 T-SPOT 显著升高，但肺部病灶进展迅速且表现与结核不符，考虑到患者免疫功能低下，当前激素治疗中，予利福平+异烟肼预防性治疗，共使用 5 天，后随访无结核证据，Xpert（-），遂停药。血标本及肺泡灌洗液标本基因二代测序均提示耶氏肺孢子虫（血标本拷贝数：190；肺泡灌洗液标本拷贝数：93 246），确诊为 PCP，SMZ-TMP 加量，密切随访血常规及肾功能。为了更好地掌握出入水量，患者饮食改为口服营养液制剂，若患者无法完成规定的口服量，则加用静脉营养。营养策略采用允许性低热量喂养，即足量营养的 $40\%\sim60\%$，总热量约 1 000 kcal/d。

患者接受治疗后，氧合有一过性好转，之后迅速下降，遂于 2019-01-03 开始间断予无创呼吸机辅助通气（non-invasive mechanical ventilation，NIV）治疗（图 8-2-2），模式：持续气道正压通气（continuous positive airway pressure，CPAP），氧浓度 60%。2019-01-04 无创呼吸机予纯氧的情况下氧合仍无法维持（P/F 比值：0.89），紧急气管插管。呼吸机设置为 SIMV 模式，潮气量 8 ml/kg，

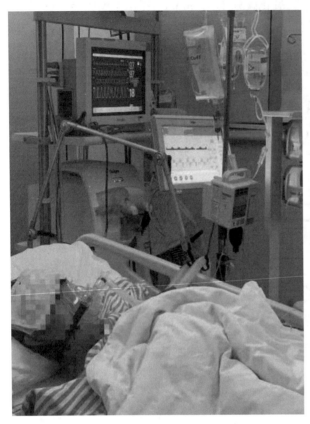
图 8-2-2　无创呼吸机辅助通气

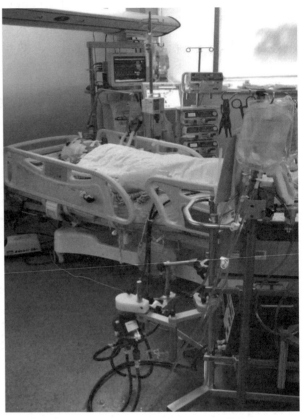
图 8-2-3　患者接受 V-V ECMO 治疗

呼气末正压 10 cmH$_2$O,呼吸频率 12 次/分,氧浓度 100%,床旁心电监护显示氧饱和度 92%～94%,呼吸频率 22～26 次/分,予充分镇静肌松。12 h 后氧合仍无显著改善,并且考虑到 PCP 患者属于气压伤的高危人群,继续提高呼吸机支持力度存在较高的气压伤风险,决定行静脉-静脉体外膜氧合(extracorporeal membrane oxygenation,ECMO)(股静脉-颈内静脉)。ECMO 设置为:转速 3 055 r/min,血流量 3.5～3.7 L/min,气流量 3.5 L/min。氧浓度 100%,肝素泵抗凝,随访激活全血凝固时间(activated clotting time of whole blood,ACT)及活化部分凝血活酶时间(activated partial thromboplastin time,APTT),呼吸机吸氧浓度下调为 40%,患者氧合改善,氧饱和度 100%,氧分压 93.5 mmHg。在心肺支持的同时积极处理原发病,随访二代测序结果显示耶氏肺孢子虫及烟曲霉阳性,调整抗生素方案为 SMZ-TMP+卡泊芬净+美罗培南+伏立康唑,患者氧合逐渐改善,影像学提示肺部渗出明显减少,ECMO 气流量从 3.5 L/min 下调至 0.5 L/min,呼吸机设置不变,患者氧合维持在100%,氧分压 164 mmHg,P/F 比值 328。于 2019-01-12 成功撤除 ECMO,2019-01-13 拔除气管插管,普通面罩吸氧,血氧分压 159 mmHg。患者氧合下降的数日内,我们暂停了肠内营养,在进行 V-V ECMO(图 8-2-3),患者低氧血症得到改善,病情稳定之后,进行了经鼻胃管的肠内营养。肠内营养从低剂量开始,首先采用滋养型喂养,即总热量≤500 kcal/d,随后的 5 天内逐渐加量至允许性低热量喂养的方案。拔管后 3 天开始恢复到经口进食。

患者撤机拔管后生命体征平稳,于 2019-01-22 转回普通病房,2019-02-02 出院。

五、讨论分析

PCP,又称耶氏肺孢子虫肺炎(pneumocystis jiroveci pneumonia,PJP),是一种由耶氏肺孢子虫(曾

命名为卡氏肺孢子虫)引起的机会性真菌感染,多发生于免疫功能受损的患者,特别是 HIV 感染者、造血干细胞移植和实体器官移植受者、血液系统恶性肿瘤患者,以及接受糖皮质激素、肿瘤化疗药物和其他免疫抑制药物的患者。实体器官移植受者在移植后 1 年内容易发生 PCP,可能导致重症肺炎、呼吸衰竭、移植物失功,甚至死亡。PCP 患者由于免疫抑制,常合并其他病原体感染。对于器官移植的患者,在控制感染的同时还要保证移植肾的功能,尽量减少排异反应,是这类患者管理的难点之一。PCP 首选复方磺胺甲噁唑治疗,但由于 SMZ - TMP 存在骨髓抑制、肝脏损害、肾脏损害等不良反应,有文献指出可以联合棘白菌素类药物治疗,减少 SMZ - TMP 剂量,从而减轻不良反应。在积极控制感染的同时,针对患者 ARDS 的情况采取合适的呼吸支持策略。由于 PCP 患者是气压伤的高危人群,因此在病情允许的情况下,尽量避免正压通气,因此本例患者入 ICU 后首选高流量联合面罩吸氧。在病情进展、氧合不能维持时,先后对患者进行了无创呼吸机辅助通气以及气管插管有创呼吸机辅助通气。而在气管插管后,充分镇静肌松、高呼气末正压通气(positive end expiratory pressure,PEEP)的条件下氧合仍不能改善,遂迅速启用了 V - V ECMO 治疗呼吸衰竭。在原发病得到控制,肺部渗出减少,体外生命支持力度逐步下调之后平稳撤机,撤机第二天即拔除气管插管,最大限度地降低了这类有创生命支持系统的感染风险。

该患者为急性发病,无体重明显下降或进食量减少,BMI 21.2 kg/m² ,属中等体型,入院时 SGA 评分为 A 级,NRS 2002 评分为 0 分,根据目前共识,该患者入院时营养状况良好,无营养风险,无须营养支持,因此患者在病房治疗期间经口进食,予医院营养科配发的饮食。

在患者进展成为重症肺炎、ARDS 之后,由于两肺弥漫性渗出增多,在呼吸支持、抗感染的同时需要适当限制入水量。为了保证患者在进食量受限的前提下摄取足够的营养,也为了能够更加精确地计算出入水量,在患者入 ICU 后,高流量联合面罩吸氧期间,营养方案改为口服肠内营养制剂。如果患者因为营养制剂的口感或其他原因达不到目标进食量,则可通过静脉营养进行补充。另外,由于病情稳定的低氧血症患者应控制总热量的摄入,因此我们采用了允许性低热量喂养的方案,并没有采用足量喂养。

之后由于疾病进展,高流量联合面罩吸氧已不足以维持氧合,患者进行了间断的无创呼吸机辅助通气。无创正压通气过程中患者无法经口进食,并且存在胃胀气的风险,因此留置了鼻胃管,可以行胃肠减压的同时,为肠内营养建立了通路。患者在间断无创通气 1 天后氧合仍持续下降,接受了气管插管,行有创呼吸机辅助通气,在此阶段的患者病情不稳定,存在危及生命的低氧血症,因此暂停了肠内营养。而在接受 V - V ECMO 之后,低氧血症改善,病情趋于稳定,因此从小剂量开始进行肠内营养,先进行滋养型喂养,之后逐渐过渡到允许性低热量喂养。早期肠内营养可以维护肠屏障功能,减少感染性并发症,缩短机械通气时间,减少 ICU 时间和总住院时间,在无禁忌证时作为营养治疗的首选。

拔除气管插管后,部分患者会存在吞咽障碍,因此我们积极为其行康复训练,评估患者吞咽功能和气道保护能力的过渡时期仍采用肠内营养,在拔管 3 天后,评估完善的情况下逐步恢复经口进食,直至顺利出院。

六、相关营养背景知识

(一) NIV 患者的营养方式

对于呼吸衰竭的患者而言,NIV 是一种可以减少呼吸做功,改善氧合的无创技术。NIV 可以改善患者呼吸功能,从而在一定程度上避免气管插管,改善临床结局。

对于危重患者的营养方式,ASPEN 指南和 ESPEN 指南均推荐早期进行肠内营养。早期进行肠内营养可以滋养肠道细胞,维护肠道的完整性和微生物环境,维持 GALT 和 MALT 的正常功能,增加肠促胰岛素的分泌,从而改善患者预后。

　　然而,2017 年一项在法国开展的观察性研究显示,1 075 名患者在接受 NIV 的前两天内,仅有 2.6% 的患者进行了肠内营养,高达 57.9% 的患者没有进行任何营养支持(包括经口进食、肠内营养、肠外营养)。NIV 患者进行肠内营养的比例如此低下,可能与临床医师对此存在的诸多顾虑有关。首先,NIV 成功的前提是面罩的气密性良好,否则漏气过多会导致通气不足。但经口进食的患者需要取下面罩,在进食期间无法得到 NIV 的呼吸支持,可能会扰乱呼吸功能。而对于放置了鼻胃管或鼻肠管的患者,这些管路可能会影响面罩的气密性,从而影响无创通气的效果。采用纽式面罩可以缓解这一问题,鼻胃管或鼻肠管可以通过面罩预留的小孔通过,但其费用较贵。其次,无创通气是正压通气,使用无创面罩通气后可能导致胃胀气、腹胀、腹痛、恶心,甚至呕吐等不良反应,这会影响肠内营养的实施。第三,无创通气设备本身并没有气道保护措施,因此患者一旦反流或呕吐,极易发生误吸,从而产生吸入性肺炎。如果患者胃肠动力不佳,肠内营养后胃残余量明显升高,则会提高反流误吸的风险。

　　一项日本的回顾性研究发现,在 NIV 的同时进行肠内营养会提高气道并发症(呕吐、痰栓、吸入性肺炎)的风险,但不影响病死率。在这项研究中,接受肠内营养的患者气道并发症发生率为 53%,而没有肠内营养的患者气道并发症仅为 32%,具有统计学差异。另外,接受肠内营养的患者中位 NIV 时间也更长[16(7～43)天∶8(5～20)天,$P=0.02$]。另一项研究则发现在 NIV 患者中,肠内营养组的病死率高于无营养组、经口进食组和肠外营养组。并且,无论是有创机械通气率还是 ICU 获得性肺炎的发生率,肠内营养组均最高。基于这些研究,一些专家提出对于基础不存在营养不良的患者,NIV 的早期可以考虑不进行营养支持,并且一旦病情变化,尽快改变呼吸支持的方法(如气管插管、高流量吸氧等)。如果要进行长时间的无创呼吸机辅助通气,那么可以考虑肠外营养,即使在其他患者群体中,肠外营养并不优于肠内营养。

　　对于进行 NIV 患者的营养方式孰优孰劣,目前缺少随机对照试验(randomized controlled trial, RCT)。本中心对于进行肠内营养的 NIV 患者会采取一些经验性防止反流误吸的措施,比如床头抬高、放置小肠营养管进行幽门后喂养。但是这些方式是否能有效防止 NIV 患者的反流误吸,还需要进一步研究。

(二)低氧血症患者的营养方式

　　低氧血症是否应该作为延迟肠内营养的理由,目前仍存在争议。有学者认为,低氧血症的情况下暂时不进行肠内营养可以减少氧耗,减少二氧化碳生成。但是,饥饿造成的病理生理反应会消耗内源性的能源物质储存,并且氨基酸转化为葡萄糖的糖异生过程也会耗能。

　　2017 年的 ESICM 临床指南推荐:在危及生命且尚未得到控制的低氧血症的情况下,肠内营养应该暂缓,直到低氧血症得到控制。

　　对于低氧血症的患者,肠内营养剂量的选择也有很多研究。EDEN 研究比较了急性肺损伤患者进行滋养型喂养和足量喂养的临床结局,两组的 60 天病死率、无机械通气天数均无差异,但是足量喂养组患者使用了更多的促动力剂,呕吐、便秘等并发症发生率更高,胃残余量更高,血糖更高,并且使用了更多的胰岛素。但 1 年后还存活的患者,无论是接受滋养型喂养还是足量喂养,其身体状况、生存率和并发症发生率均无差异。而 Permi 的研究则比较了机械通气患者进行允许性低热量喂养和足量喂养的临床结局。两组患者 90 天病死率和并发症发生率无显著差异。因此指南推荐重症患者早期不进行足量喂养,肠内营养应从低剂量开始缓慢逐渐增加。

七、主编点评

　　当前的重症营养指南给出的建议是面对全体重症患者的,但是不同病种的患者存在各自特殊的病理生理过程,对热量的需求、营养的途径、不同营养物质的配比存在差异,因此对重症患者的营养支持策略产生了精细化的要求。另外,随着体外生命支持技术的不断发展,人们对于这类患者的营养支持策略有了更多的认识。体外生命支持技术本身会改变患者的病理生理过程,影响其代谢,可能带给患者营养需求的变化。除此之外,部分生命支持技术由于其采用的设备在物理上阻碍了患者经口进食,因此需要改变营养治疗的途径。

对于无禁忌证的患者,应首选经口进食,本例患者在高流量联合面罩吸氧期间均采取经口进食。在使用 NIV 之后,由于取下面罩进食会影响患者氧合,并且 NIV 技术本身可能导致患者胃胀气,因此留置胃管,一方面可以进行胃肠减压,一方面可以进行肠内营养。早期肠内营养可以维护肠黏膜屏障、减少肠道细菌易位、调整机体代谢,这有助于降低患者并发症发生率和病死率,缩短住院时间,改善预后。近期研究表明,早期肠内营养的益处主要是非营养相关的获益:首先,就胃肠道功能而言,早期肠内营养能保持肠道的完整性,维持肠道微生物的多样性,维持 GALT 的正常功能,促进 IgA 分泌。其次,就免疫反应而言,早期肠内营养能维持远隔部位的 MALT 的正常功能,刺激 Th2 抗炎淋巴细胞和 T 调节细胞。第三,就代谢反应而言,早期肠内营养能增加肠促胰岛素的释放,减少晚期糖基化终末产物的生成。虽然早期肠内营养益处颇多,但对于接受 NIV 的患者,肠内营养也存在一些风险:肠内营养使用的管路会影响面罩的气密性,NIV 的同时进行肠内营养会提高患者反流误吸的风险。因此我们采用了纽式面罩,并在进行呼吸支持的同时,采用了床头抬高、间断胃肠减压等措施,以期降低相关风险。

患者进行气管插管、ECMO 上机之后采用肠内营养,待气管插管拔除,充分评估患者吞咽功能后尽快恢复到经口进食。有研究指出,在拔除气管插管后,84% 的患者存在吞咽功能障碍,其中 40% 为中-重度吞咽功能障碍,而中-重度吞咽功能障碍的患者临床结局更差,病死率高,肺炎和再插管的发生率也显著更高。气管插管超过 7 天是重度吞咽功能障碍的独立危险因素,而本例患者气管插管时间长达 9 天,属于高危人群,因此拔管后没有立刻开始经口进食,而是充分评估患者吞咽功能后,从肠内营养逐渐过渡到经口进食。对于长期机械通气后拔管的患者,可采用唾液吞咽测试、洼田饮水试验等评估吞咽功能,避免盲目开放饮食。

(刘雯珺　罗　哲)

参考文献

[1] Taylor BE, McClave SA, Martindale RG, et al. Guidelines for the provision and assessment of nutrition support therapy in the adult critically ill patient: Society of Critical Care Medicine (SCCM) and American Society for Parenteral and Enteral Nutrition (ASPEN)[J]. Crit Care Med, 2016, 44(2): 390 - 438.

[2] Singer P, Blaser AR, Berger MM, et al. ESPEN guideline on clinical nutrition in the intensive care unit[J]. Clin Nutr, 2019, 38(1): 48 - 79.

[3] Yassen MA, Michael PC, Marianne C, et al. The intensive care medicine research agenda in nutrition and metabolism[J]. Intensive Care Med, 2017, 43: 1239 - 1256.

[4] Pierre S, Sornwichate R. To eat or to breathe? The answer is both! Nutritional management during noninvasive ventilation[J]. Crit Care, 2018, 22(1): 27.

[5] Mariko K, Kazuma N, Takeshi M, et al. Enteral Nutrition Is a Risk Factor for Airway Complications in Subjects Undergoing Noninvasive Ventilation for Acute Respiratory Failure[J]. Respir Care, 2017, 62(4): 459 - 467.

[6] Reintam Blaser A, Starkopf J, Alhazzani W, et al. Early enteral nutrition in critically ill patients: ESICM clinical practice guidelines[J]. Intensive Care Medicine, 2017, 43(3): 380 - 398.

病例 3

慢性阻塞性肺气肿，Ⅱ型呼吸衰竭，感染性休克

一、病史简介

患者，男，71 岁。因"咳嗽、咳痰、气喘 10 年，加重伴发热 10 天"入院。患者 10 年前开始无明显诱因出现咳嗽、咳痰、气喘，未在意，未特殊诊治。7 年前就诊于厦门市第一医院杏林分院，诊断为"慢性阻塞性肺气肿"，诊疗不详。10 天前受凉后出现咳嗽、咳痰、气喘加重，咳黄色黏稠痰，不易咳出，痰量中等，伴有发热，无畏寒、寒战，体温最高 38.3℃，气喘于活动后加重，夜间可平卧，伴头晕、乏力，无胸痛、咯血等不适，遂就诊于当地医院，行抗感染治疗（具体不详）5 天后咳嗽、咳痰等症状无明显好转，遂于 2019-02-21 就诊于东山县医院，查胸部 CT 示："双肺少许炎性灶；慢支肺气肿"，SpO$_2$ 70%～88%，口唇及四肢末端发绀明显，予吸氧及无创通气、经鼻气管插管、呼吸机辅助通气[SIMV＋压力支持通气（pressure support ventilation，PSV）]，压力支持：30 cmH$_2$O，频率 16 次/分，PEEP 3 cmH$_2$O，氧浓度 60%），同时予镇静、镇痛及升压治疗，后血氧饱和度升至 100%，予"比阿培南＋莫西沙星"抗感染、化痰、解痉平喘、护胃、雾化吸入等对症支持治疗，仍有发热，考虑合并流感，予加用奥司他韦口服抗病毒处理，并调整抗生素，予"利奈唑胺＋头孢哌酮钠舒巴坦＋米卡芬净"抗感染、抗真菌，辅以化痰、解痉平喘、护胃、激素抗炎等治疗，症状无明显好转，今为求进一步诊治，由当地急救中心携呼吸机转送入我院。自发病以来，患者神志呈谵妄状态，精神萎靡，留置胃管鼻饲，睡眠差，留置导尿，大便正常，体重减轻约 5 kg。

患者数年前因"鼻息肉"于漳州市第一医院行息肉切除术。否认高血压、糖尿病、冠心病等慢性病史，否认肝炎、结核等传染病史。

二、入院检查

体温 36.5℃，脉搏 108 次/分，呼吸 26 次/分，血压 117/95 mmHg（多巴胺维持下），神志谵妄，精神萎靡，呼吸急促，血氧饱和度 92%（气管插管接呼吸机辅助通气），营养中等，表情痛苦，病态面容，发育正常，自主体位，查体欠合作。全身皮肤无黄染，无肝掌、蜘蛛痣。全身浅表淋巴结无肿大，巩膜无黄染，胸廓无畸形，双肺叩诊呈清音，听诊呼吸音减弱。心前区无隆起，心界不大，心率 108 次/分，律齐。腹部平软，全腹未触及包块，全腹无压痛、反跳痛，肝脾肋下未触及，叩诊鼓音，无移动性浊音，肠鸣音 4 次/分。肛门及生殖器未检，四肢脊柱无畸形，活动自如，双下肢无水肿，双侧足背动脉搏动可，神经系统检查（一）。

红细胞 4.05×10^{12}/L；血红蛋白 130 g/L；血小板 138×10^9/L；白细胞 19.61×10^9/L；中性粒细胞 93.9%；总胆红素 16.4 μmol/L；直接胆红素 8.9 μmol/L；总蛋白 51 g/L；白蛋白 30 g/L；谷丙转氨酶 129 U/L；谷草转氨酶 114 U/L；尿素 9.3 mmol/L；肌酐 84 μmol/L；钠 139 mmol/L；钾 3.7 mmol/L；氯 96 mmol/L；钙 2.00 mmol/L；无机磷 1.01 mmol/L；镁 1.04 mmol/L；高敏感 C 反应蛋白 33.2 mg/L；降钙素原 0.15 ng/ml；pH 7.43，二氧化碳分压 54.6 mmHg，氧分压 88.6 mmHg，标准碳酸氢根离子 35.4 mmol/L，碱剩余 9.42 mmol/L。

床旁胸片：肺气肿，两肺少许慢性炎症，两侧少量胸腔积液可能，请随访。头胸腹部 CT：右侧额顶

叶大片梗死灶,脑内散在腔隙性缺血梗死灶,老年脑,建议 MRI 检查;部分鼻窦炎。肺气肿,肺大疱,两下肺少许炎症伴不张,双侧胸腔积液,两肺慢性炎症,左主支气管痰栓,随访。腹盆腔少量积液,双肾周少许慢性炎性改变可能,随访。胃镜:食管中下段黏膜正常,经鼻留置导丝后,经导丝引导,留置小肠营养管置于十二指肠降部,退镜观察,位置好。肠镜:伪膜性肠炎? 直肠动脉出血,金属夹闭合术。

三、入院诊断

慢性支气管炎伴肺气肿,肺部感染,Ⅱ型呼吸衰竭,支气管哮喘危重,感染性休克,左侧额叶出血,腔隙性脑梗死,海绵状血管瘤? 动静脉畸形?

四、诊疗经过

患者入住 ICU 后予呼吸机辅助呼吸、升压、加强抗感染、化痰、雾化吸入、抗炎、保肝、增强免疫力、制酸、营养支持、纤维支气管镜吸痰等治疗。经治疗后,患者于 2019 - 03 - 01 拔除气管插管,拔管后序贯 NIV 逐渐过渡到面罩吸氧,间断 NIV 支持,患者监测呼吸、氧和、血流动力学等指标尚平稳,炎症指标逐渐回降,病情好转,其间入监第二日即开始葡萄糖 75 g+氨基酸 20 g 肠外营养,开始尝试 5%葡萄糖 250 ml 鼻饲,评估肠内营养(enteral nutrition,EN)耐受可,在保留肠外营养(parenteral nutrition,PN)的基础上,逐步开放肠内营养至瑞能每日 400 ml 鼻饲,于 2019 - 03 - 06 顺利转普通病房继续治疗,普通病房继续予双相气道正压(bi-level or biphasic positive airway pressure,BiPAP)呼吸机辅助呼吸,加强抗感染、化痰、雾化吸入、抗炎、保肝、增强免疫力、制酸、营养支持、化痰、解痉平喘等对症支持治疗,并慢慢开放至经口流质饮食,逐步下调静脉营养制剂,过渡至全肠内营养支持。

2019 - 03 - 27 10:30 患者突发气促,指尖血氧饱和度 71%,心率 121 次/分,随之出现意识障碍,呼之不应,四肢未见自主活动,双侧瞳孔不等大,左侧瞳孔对光反射减弱,右侧对光反射正常,四肢未见自主活动,双侧巴氏征(+)。立即行心电监护,BiPAP 呼吸机 10 L/min 无创通气,开通静脉通路,扩容、升压,急查头颅 CT 提示大面积脑梗死,遂急转 ICU 抢救。入室血气 pH 7.20;二氧化碳分压 80.20 mmHg;氧分压 157.5 mmHg;乳酸 2.500 mmol/L;急性生理学与慢性健康状况评价 Ⅱ(acute physiology and chronic health evaluation Ⅱ,APACHE Ⅱ)40 分。紧急行气管插管术,接呼吸机辅助呼吸,建立深静脉通路,积极扩容、补液,纠正酸碱失衡及维持内环境,改善脑循环,抗凝,减轻脑水肿,营养神经,暂禁食,加强抗感染、溃疡预防、血糖控制、血栓预防及对症支持等治疗。次日血流动力学基本稳定,开始给以氨基酸 20 g+葡萄糖 75 g 低热量静脉营养支持,2019 - 03 - 29 开始尝试给以 5%葡萄糖 250 ml 鼻饲,耐受尚可,听诊肠鸣音正常,遂开始瑞能 200 ml 肠内营养,EN 输注速率从 20 ml/h 开始,但其间反复出现管饲结束 4 h 内胃肠减压引流量>200 ml,为管饲的营养物,上腹饱满,行床旁腹部平片胃胀气明显,肠内营养无法进一步加强,先后给予莫沙必利鼻饲、甲氧氯普胺肌注、维生素 B₁+维生素 B₁₂肌注、新斯的明足三里注射等促进胃肠道动力、芒硝外敷消胀、活菌制剂调节肠道菌群、润肠通便、灌肠导泻等处理。2019 - 04 - 03 患者出现排鲜红色血便,约 300 ml,予急诊肠镜检查提示伪膜性肠炎? 直肠动脉破裂出血,给以钛夹夹闭止血,暂停肠内营养,给以加强静脉营养支持至葡萄糖 100 g+氨基酸 40 g+中长链脂肪乳 50 g/d 肠外营养,同时鼻饲甲硝唑针对伪膜性肠炎治疗。2019 - 04 - 08 予行气管切开,积极尝试呼吸功能锻炼、间断试脱机治疗。2019 - 04 - 10 开始尝试肠内营养,瑞能 200 ml 起始,但患者胃肠道功能仍迟迟不能恢复,每日评估,尝试肠内营养,鼻饲瑞先 500 ml,始终无法达到目标营养剂量。

2019 - 04 - 24 请中医科会诊,考虑:腹胀,气滞血瘀证,治拟行气消痞,活血化瘀,方拟半夏泻心汤加减,开始中医调理治疗,症状稍有缓解,但仍有反复腹胀,胃肠减压引流量多,结合其大面积脑梗死病史,考虑中枢性胃瘫可能。2019-05-06 给以胃镜引导下空肠营养管置入,开始空肠营养,但患者管饲肠内营养制剂后,即反复出现肠内营养不耐受,腹胀、腹泻、排便次数增多、排水样便等表现,经更换瑞能、瑞先、康全甘、安素、百普力等不同膳食结构的肠内营养制剂,未见好转,考虑转予滋养型喂养。2019-06-06 尝试家属自理米汤等流质,患者腹胀减轻、无腹泻,大便性状转软,考虑普通流质耐受可,家属亦提出患者既往胃肠道功能欠佳,调整膳食种类即容易出现腹胀、腹泻表现,中医辨证考虑存在脾胃虚弱可能,建议继续中医调理,提供患者日常膳食结构的流质饮食。

为保障营养供给,2019-06-19 请营养科协同诊治,按照 NRS 2002 评估表患者得分＞3 分,提示患者有营养不良的风险,需要进行营养支持治疗。会诊印象:热量-蛋白质营养不良、贫血。建议:① 能量供给按照热量 Q＝基础能量消耗(basal energy expenditure,BEE)×1.16×1.1×1.2,其中蛋白质 15%～20%,脂肪 30%～40%,碳水化合物 40%～55%。即全天需要热量 1 500 kcal,蛋白质 68 g,脂肪 70 g,碳水化合物 150 g。② 静脉营养每日提供蛋白质 57 g,脂肪 59.25 g,碳水化合物 105 g。③ 自备饮食每日需要情况如下:精瘦肉类 50 g,大米 50 g,鸡蛋 1 个,青菜 200 g,烹调用油 5 g,以上均为食物生重,搅拌均匀分 2～3 次进食,每次 200～250 ml。④ 综上每日能提供热量 1 580 kcal,蛋白质 77.5 g,脂肪 74 g,碳水化合物 151 g。⑤ 观察有无腹胀、腹泻等症状,同时监测总蛋白、白蛋白、前白蛋白。遂开始该 EN＋PN 联合营养方案治疗,家属提供的膳食自行根据会诊食谱搭配,后由破壁机料理打碎,送至科室后,护理部给以放至肠内营养袋,匀速持续经空肠营养管管饲,其间肠内耐受好,无腹胀、腹泻,排便正常。2019-07-02 查营养指标,血红蛋白 111 g/L,白蛋白 40 g/L。患者胃肠耐受尚可,考虑暂停静脉营养,予全鼻饲营养补充,拟定新的饮食方案,能量供给按照 Q＝BEE×1.16×1.1×1.2,其中蛋白质 18%,脂肪 30%,碳水化合物 52%。即全天需要热量 1 500 kcal,蛋白质 68 g,脂肪 50 g,碳水化合物 195 g。自备饮食每日需要情况如下:蛋白质类 200 g(包括禽畜肉类以及鱼虾,其中每天猪牛羊肉须满足 50～75 g),大米 200 g,全蛋 1 个,蛋清 3 个,青菜 300 g,无糖藕粉 2 包,烹调用油 20 g,盐 3 g,综上每日能提供热量 1 517 kcal,其中蛋白质 68 g,脂肪 53 g,碳水化合物 192 g。同前由家属自备膳食后给以破壁机料理打碎,送至医院持续经空肠营养管管饲,全肠内营养支持,患者逐步脱离呼吸机,营养状态改善,肌力恢复,于 2019-07-25 顺利转出 ICU。

五、讨论分析

肠内喂养不耐受(feeding intolerance,FI)是指由于各种原因(大量胃潴留、呕吐、腹胀、腹泻、消化道出血、其他主观不适等)所致的肠内营养中断,而无法达到患者营养需求。是临床实施肠内营养中常见的临床问题,发生率高达 30.5%～75%,主要与胃肠道消化、吸收、运动功能障碍有关。2012 年 ESICM 腹部问题工作推荐的 AGI 分级中则定义为肠内营养 72 h 未能达到 20 kcal/(kg·d)的供给目标。目前我国学者通常使用的标准为:12 h 胃抽吸量(gastric aspirate volume,GAV)＞1 200 ml、呕吐、腹胀、腹痛、腹泻等。

该患者系老年男性,既往慢性阻塞性肺疾病(chronic obstructive pulmonary disease,COPD)合并哮喘病史多年,此次因严重肺部感染、呼吸衰竭就诊当地县医院 ICU 治疗 1 周,考虑病情危重,当地医疗水平有限,遂转诊我院治疗。入院时体重较发表前减轻约 5 kg,消瘦外观,BMI 17.8 kg/m²,SGA 评分为 C 级,NRS 2002 评估表患者得分＞3 分,均提示该患者严重的营养不良。但由于严重的肺部感染、脓毒血症,患者入 ICU 时,血流动力学不稳定,氧合指标欠理想。此时我们的工作主要是进行早期目标指导下的充分体液复苏,获得稳定的血流动力学状态,纠正严重的水电解质、酸碱平衡紊乱以及代谢紊乱,充分的机械通气支持,保障组织氧供。经过积极治疗后患者生命体征逐渐平稳,感染逐渐控制,在这基础上我们着手准备进行营养支持。次日即开始给以启动葡萄糖＋氨基酸静脉营养支持,同时适当补充人血白蛋白纠正低蛋白血症。ASPEN 指南推荐,重症患者 24～48 h 内开始早期肠内营养(early enteral nutrition,EEN),且肠内营养是首选途径,提供 EEN 可以维持肠道完整性,调节全身免疫反应,减轻疾病严重程度,缩短住院时间。故在入院后的第 3 天,该患者血流动力学基本稳定,氧合指数上升,听诊肠鸣音恢复,也存在腹胀、应激性消化道溃疡出血等情况发生,我们即开始着手准备肠内营养支持,在保留肠外营养的基础上,当日给以 5% 葡萄糖 250 ml 鼻饲,次日评估耐受情况尚可,即给予瑞能鼻饲,并逐步追加至每日 400 ml 鼻饲,2019-03-06 转普通病房继续治疗,普通病房继续予 BiPAP 呼吸机辅助呼吸,加强抗感染、化痰、雾化吸入、抗炎、保肝、增强免疫力、制酸、营养支持、化痰、解痉平喘等对症支持治疗,并慢慢开放至经口流质饮食,逐步下调静脉营养制剂,过渡至全肠内营养支持。

2019-03-27 患者因急性大面积脑梗死再次转入。紧急行气管插管术,接呼吸机辅助呼吸,建立深静脉通路,积极扩容、补液、纠正酸碱失衡及维持内环境,改善脑循环、抗凝、减轻脑水肿、营养神经、禁食,加强抗感染、溃疡预防、血糖控制、血栓预防及对症支持等治疗。次日给以氨基酸 20 g＋葡萄糖 75 g 低热量静脉营养支持,2019-03-29 血流动力学基本稳定,开始尝试给予 5% 葡萄糖 250 ml 鼻饲,耐受尚可,次日即开始应用标准型整蛋白肠内营养制剂,从 250 ml/d 开始,输注时速度为 25～50 ml/h,患者出现肠内营养不耐受,根据肠内营养不耐受的管理经验,先后给予莫沙必利鼻饲、胃复安肌注、维生素 B₁＋维生素 B₁₂ 肌注、新斯的明足三里注射等促进胃肠道动力、芒硝外敷消胀、活菌制剂调节肠道菌群、润肠通便、灌肠导泻等处理。其间患者曾出现伪膜性肠炎、直肠动脉破裂出血,暂停肠内营养策略,加强静脉营养支持,一周后继续尝试肠内营养,但患者胃肠道功能仍迟迟不能恢复,始终无法达到营养供给目标。胃肠道胀气明显,我们开始考虑纳入中医调理治疗方案,经中医科医师建议,给以半夏泻心汤开始中医调理治疗,症状稍有缓解,但仍有反复腹胀,胃肠减压引流量多,结合其大面积脑梗死病史,不排除中枢性胃瘫可能,2019-05-06 给予胃镜引导下空肠营养管置入,开始空肠营养,但患者管饲肠内营养制剂后,仍反复出现肠内营养不耐受表现,经更换不同膳食结构的肠内营养制剂,仍未见好转,转予滋养型喂养,予米汤等日常膳食结构的流质饮食,营养耐受情况改善。这为我们下一步的营养策略提供了曙光,为保障营养供给,我们请营养科协同诊治,评估患者的营养风险,计算各营养成分供给比例、热量需求、氮平衡等,结合患者平素饮食习惯等情况,制订营养策略,获得饮食每日需要情况,家属根据食谱搭配,经破壁机料理打碎后管饲,从 250 ml/d 开始逐渐增增量至每日 1 500 ml 维持,肠内营养液开始输注时速度为 25～50 ml/h,以后每 12～24 h 增加 25 ml/h,最大速率为 125～150 ml/h,患者对肠内营养的耐受性良好,无明显消化道并发症。随着肠内营养的逐步增量,逐渐减少肠外营养用量,过渡到每日 1 500～1 600 kcal 的全肠内营养时停用肠外营养支持,患者营养状况逐渐改善,最终顺利脱离呼吸机,于 2019-07-25 顺利转出 ICU。

六、相关营养背景知识

FI 是肠内营养实施过程中常见的临床问题,主要与胃肠道消化、吸收、运动功能障碍有关。其临床表现有主要可归纳为三大类:① 胃残余量增加。② 胃肠道不适症状,如上腹不适、呕吐、反流、腹胀、腹泻。③ 未能达到目标喂养量。

(一) FI 的影响因素

1. 疾病相关因素　不同原发疾病及其严重程度是影响胃肠功能的重要因素之一。全球重症患者营养调查结果显示,因脓毒症、胃肠疾病、心血管疾病原因收入 ICU 的患者 FI 发生率较高,分别为 50%、34.2%、43.7%;APACHE Ⅱ 评分越高,病情越重,患者肠内营养耐受性越差。有研究表明,高血糖是胃肠动力紊乱和胃排空延缓的危险因素之一。此外,肥胖、严重创伤、烧伤、腹部手术、未处理的腹腔或腹膜后感染、严重高颅压等也会影响患者的胃肠道功能,增加 FI 的发生。

2. 药物因素 重症患者使用的一些特殊药物会对胃肠道产生影响，导致 FI 的发生，尤其是抗生素、镇静及镇痛药物、血管活性药物等。危重患者由于病情的严重性及复杂性，尤其是脓毒症患者，入 ICU 早期常重拳出击，选用一种或多种广谱抗生素，由于广谱抗生素的广泛使用，患者肠道内的正常菌群受到破坏，引起菌群失调，破坏了肠道的生物屏障，引起胃肠道功能失常，出现 FI 现象。镇静药如异丙酚会导致患者胃排空延迟，加速肠扭转，并且使用剂量越大，胃肠动力障碍越严重。镇痛药如阿片类药物会导致十二指肠逆向蠕动，从而引起胃排空延迟。较大剂量的血管活性药物对胃肠道血流的调节具有不良影响，可干扰胃肠运动，导致 FI 的发生。此外，也有研究表明，高浓度的钾制剂或高渗透性物质，不仅对胃肠道产生较强的刺激作用，而且会使得胃肠内液体增多，导致患者发生胃肠道不适。因此，医护人员在使用这些药物时，应特别关注患者的胃肠道症状，以早期识别 FI 的发生。

3. 机械通气 重症患者因病情严重且危及生命常常需要使用机械通气治疗。许多患者在接受通气治疗时会发生胃肠蠕动障碍，导致胃排空延迟和耐受性下降。国内研究指出，高水平的 PEEP 会降低胃肠道血液灌注量，出现供血不足，引发其黏膜受损或胃肠动力减慢。也有国外学者提出，机械通气可使胆汁反流和气体进入胃内引起患者腹内压升高，从而导致胃肠功能障碍。

4. 肠内营养实施操作不当 肠内营养的实施方式、患者的体位及护理操作等对喂养耐受性都有一定程度的影响。无菌操作不当、营养液变质或输入之前残留下来的营养液都会造成患者胃肠道感染而发生 FI。安置合适的体位是肠内营养操作前不可缺少的环节，正确体位的摆放有利于肠内营养的顺利进行。此外，护理人员吸痰操作不当、反复抽吸也可能会引起患者出现恶心、呕吐、反流或误吸等不耐受的表现。此外，也有研究表明物理降温是重症患者 FI 的危险因素之一，但并未明确是发热还是使用冰毯降温等物理降温措施导致不耐受的发生，需要进一步研究分析。

（二）FI 的评估

1. 胃残余量（gastric residual volume，GRV）监测 GRV 监测是目前肠内营养实施过程中床旁动态评估 FI 程度的客观指标之一，被普遍采用。多数研究采纳的是经胃管回抽量连续 2 次＞200～250 ml 的判断标准。同一单位、同一测量方法，通过监测 GRV 评估 FI 有其应用价值，尤其在早期肠内营养阶段，结合胃肠道不适症状综合评价更符合实际。但也有研究显示，GRV 高低与患者不耐受之间无相关性。2016 年美国重症营养指南建议，GRV 不作为 ICU 患者肠内营养的常规测量内容。测量的差异也会影响 GRV 对 FI 的预期判断，GRV 测定受体位、胃管、营养液等方面因素影响。Bartlett 等所做的体外模拟实验表明，19% 的胃容量测定被低估，胃管的型号与材质、营养液黏稠度、抽吸力度等不同，测得的残余量亦有明显差别。另外，临床常通过留置胃管后的 X 线检查来大致明确胃管位置，但以下两个因素决定患者最佳体位是不存在的：① 胃管留置胃内 8 h 以上，胃管尖端会频繁发生前后移位。② 患者仰卧位时由于脊柱的作用，会形成 2 个独立的胃池。因此，FI 的评估并不能完全取决于 GRV，未来的研究需要探究新的、简便的、科学的评估方法。

2. 胃肠道症状 调查研究发现，79.3%～88.5% 的护理人员通过观察患者是否发生恶心、呕吐、腹泻、腹胀等症状来判断患者的 FI 情况。但是重症患者多伴有意识障碍、机械通气或使用镇静、镇痛药物，这往往导致对腹痛、腹胀或恶心等主观不适的反应水平下降，再加之无法与其进行有效沟通，医护人员并不能及时观察到相应的胃肠道症状。因此，胃肠道症状并不能准确可靠地评估重症患者肠内营养的耐受性状况。

3. 床旁超声 床旁超声是一种无创、动态的评估方法。通过测定胃动力，可提早至肠内营养实施前评估 FI 发生的风险以及肠内营养的可行性，较 GRV 监测更为主动。床旁超声检测亦受体位影响并取决于检测部位，一般来说多探测胃窦运动，因此，取半坐位测量效果更佳。研究表明，使用床旁超声评估组起始喂养速度明显高于对照组，并更早达到目标喂养量。因此，床旁超声检测胃动力是一种床旁动态评估喂养耐受性的方法,也可与 GRV 相结合,提高客观评估的准确性与延续性。

（三）FI 的预防对策

1. 使用促动力药物　鉴于胃排空障碍是 FI 的主要发生原因,目前药物治疗的目的主要是改善胃排空。常用的促动力药物有以下几类:第一类,多巴胺 D2 受体拮抗剂,代表药物有胃复安,其对多巴胺 D2 受体作用没有选择性;第二类,外周性的多巴胺 D2 受体拮抗剂,代表药物为多潘立酮;第三类,5 - HT4 受体激动剂,其代表药物有莫沙必利、伊托必利等;第四类,胃动素激动药,代表药是红霉素,该药是临床实践中唯一可用的胃动素激动药。红霉素可刺激胃窦运动,促进胃排空,从而改善重症患者的 FI。对于使用红霉素和甲氧氯普胺后均未出现不良反应的患者,可将两者进行联合用药,不仅疗效更好,还能最大限度减少急性不良反应的发生。另外,Camicinal（GSK962040）,一种新的促胃动素激动药,目前只能用于肠内给药,能够增加葡萄糖吸收和改善胃排空。

2. 中医疗法　中医药与针灸疗法在外科术后患者胃肠功能障碍的治疗中已取得了较好的临床效果,在长期的临床应用中已显现出诸多优势。新斯的明足三里注射或艾灸足三里穴都具有促进肠运动功能正常化的作用,可以使亢进的肠蠕动减弱、麻痹的肠管加强运动;使幽门开放,调节胃酸及胃蛋白酶的分泌;能调整胃肠血液循环,使血循环加速,促进吻合口愈合。应用半夏泻心汤、木香顺气丸等益气活血药方,可提高患者的喂养耐受性。另外,应用芒硝敷脐、中药灌肠、导泻等,可消气、通便,也能改善患者的胃肠功能。

3. 改变喂养途径　大量胃潴留无法经胃喂养,或昏迷、合并胃排空障碍,存在反流误吸高风险,如神经科患者、胃瘫、重症胰腺炎患者早期肠内营养时,可考虑经胃镜或超声引导下留置小肠营养管,行幽门后喂养或小肠喂养。

4. 调整肠内营养膳食构成　肠内营养主要由碳水化合物、氮源、脂肪、膳食纤维、电解质、微量元素等构成,这些组分的构成情况密切关系着肠内营养的耐受情况。针对不同的患者群应个体化地选择合适的肠内营养配方,例如,胃肠道功能正常者可选择整蛋白型肠内营养剂,主要成分是双糖、完整蛋白、长链或中链脂肪酸,特点是营养完全、可口,如安素;胃肠道有部分消化功能者可选用预消化配方,主要成分为糊精、短肽或短肽＋氨基酸、植物油,特点是易消化、吸收、少渣,如百普力;消化道功能障碍患者常选用单体配方,主要成分为葡萄糖、结晶氨基酸、植物油,特点是易消化、吸收;创伤患者或大手术后患者,则建议适当添加谷氨酰胺、鱼油等免疫营养配方;对于肠内的消化吸收功能要求较高者,此类患者建议给予基本上接近正常功能的匀浆膳,成分来源于淀粉、蔗糖、牛奶、鸡蛋、鱼、肉、植物油、蔬菜等,营养均衡全面,膳食纤维丰富,可双向调节肠道动力,对腹胀、便秘、腹泻患者均有改善作用。也有研究表明高脂肪含量影响胃排空,显著增加了总体症状,降低脂肪含量,并增加膳食中液体成分,可改善胃瘫综合征患者的喂养耐受性。对于重症患者,能量消耗增加,为改善其肠内营养耐受性应选择含部分中链甘油三酯的肠内营养制剂,或添加 L-卡尼汀及牛磺酸,可能促进脂肪消化、吸收与胃排空,从而改善重症患者肠内喂养耐受性。另外,危重症患者喂养不耐受率之所以较高,与疾病本身引起胃肠动力障碍有很大关系,膳食纤维可双向调节肠道动力,对腹胀、便秘、腹泻患者均有改善作用。因此,添加膳食纤维的肠内营养支持可减少患者不耐受发生率。

七、主编点评

临床证据表明,危重症患者营养不良的发生迅速而普遍,对危重症患者实施及时、有效的营养干预,可改善患者预后,降低 ICU 患者并发症的发生率及病死率。临床工作中,危重症患者营养的干预方式主要包括肠内营养和肠外营养,而肠内营养由于在维护肠道黏膜屏障、肠道动力与内分泌功能等方面的特殊作用。重症患者肠内与肠外营养的荟萃研究显示,与肠外营养支持相比,其更有助于降低重症患者感染性并发症的发生率。指南推荐肠内营养作为重症患者营养支持的首选途径,在血流动力学稳定剂胃肠道有功能的前提下,应及早实施肠内营养。而肠内喂养不耐受是其实施过程中常见的临床问题,发生率高达 30.5%～75%,其中约 38% 的患者表现为持续不耐受,易造成患者达不到目标喂养量,住院时间延长,增加败血症和多器官功能衰竭的风险,造成病死率升高。

而 COPD 在全世界范围内是一种发病率和病死率较高的重要疾病,造成严重的经济和社会负担,而且这种负担在不断增加。此类患者营养不良发生率较高,国外调查为 24%～71%,住院患者可高达 50%,特别是机械通气患者,由于机体处于应激状态,呼吸肌耗能减低,营养不良发生率甚至高达 74%。此类患者常因营养不良导致呼吸肌无力,免疫力下降,病情迁延不愈,甚至危及生命。研究和指南均提出科学合理的营养支持治疗可明显减少感染和呼吸衰竭的发生率,降低病死率。尤其是脓毒症慢性阻塞性肺疾病急性加重期(acute exacerbation of chronic obstructive pulmonary disease,AECOPD)的患者,由于感染、炎性介质、缺氧、焦虑等因素的存在,使机体处于明显的应激状态,体内分解代谢因素(亦称反调节激素,如儿茶酚胺、糖皮质激素、促生长激素、胰高血糖素等)分泌明显增加,而胰岛素的分泌减少或正常,呈现高分解的代谢特点。具体表现为糖原分解和糖异生增加,肝糖生成增加和胰岛素介导的外周葡萄糖利用减少,导致外周胰岛素抵抗;脂肪动用与分解加速;蛋白质分解增加、肌肉蛋白合成减少、骨骼肌和内脏蛋白迅速消耗。这种高代谢状态下,机体首先动用自身的组织细胞储备,主要是去脂体重的分解,加重呼吸功能受损,呼吸肌肉无力。肌肉中的蛋白质分解为游离脂肪酸和谷氨酰胺,过多的氨基酸在肝脏和肌肉被氧化为氮而排泄,导致负氮平衡。在三大产热营养素中,RQ 的比值为葡萄糖:蛋白质:脂肪=1:0.8:0.7。AECOPD 患者由于二氧化碳潴留、氧消耗过多,因此营养治疗,特别是富含糖类制剂,可能会增加氧耗和二氧化碳产生而加速这类患者的呼吸功能衰竭。此外补充大量含糖制剂,使胰岛素释放,葡萄糖和磷酸结合进入骨骼肌和肝脏,产生低磷血症,进一步加剧呼吸衰竭。因此可以提高脂肪与糖类的比例来减轻通气负担。研究发现,对于 COPD 机械通气患者进行营养支持治疗,在改善肺功能方面 EN 制剂优势明显,特别是含缓释淀粉的 EN 制剂能有效地降低患者的血糖,减少高血糖对患者的危害。对于 AECOPD 患者只要肠道有功能,且能安全使用,就应该尽早开始肠内营养。目前多数学者认为在有效的复苏与初期治疗 24～48 h 后可考虑开始营养的供给。AECOPD 患者由于应激、缺氧、合并感染、机械通气等因素,常造成胃肠功能障碍,肠内营养不能耐受,如单纯的 EN 无法满足患者的能量需求,则不足部分由 PN 补充,即 EN+PN 联合。一旦患者病情许可应尽快过渡到全 EN 支持上来。

在此类患者的营养支持策略上,无论是营养不足还是过度喂养,均会影响危重患者的预后,因此需要确定能量的需求量。能量需求可以根据预测公式计算或间接测热法测定。每日总能量消耗(total energy expenditure,TEE)=REE+食物特殊动力作用(specific dynamic action,SDA)+活动能量消耗(active energy expenditure,AEE)。首先通过 Harris-Benedict 公式计算 BEE,REE=BEE×应激指数×活动因子,对于 AECOPD 患者,推荐应激指数为 1.5。由于危重患者具有高代谢及利用障碍等特征,根据上述公式得出的能量供应常常会高于患者的实际需求,所以临床中需动态评价病情与营养支持治疗的反应,同时结合血清葡萄糖、三酰甘油以及尿素的测定来逐步调整能量供给量。如有条件,使用能量测定仪指导能量供给,更接近不同状态及个体的实际需求。早期可给予允许性低热量喂养[15～20 kcal/(kg·d)],以便更好地控制血糖,避免加重器官代谢负担,病情稳定后能量补充可逐步增加至目标能量。AECOPD 患者三大营养物质的供给比例为:碳水化合物 50%～60%,脂肪 20%～30%,蛋白质 15%～20%;严重通气功能障碍应以高蛋白质、高脂肪、低碳水化合物为宜。此外还必须注意电解质及微量元素的补充,特别是影响呼吸肌功能的电解质如磷、钾、镁。

在此例患者中,工作组在患者入院后即启动营养支持策略,首次入 ICU 选择 EEN→EN+PN→全

EN 的营养支持策略,充分营养支持,患者住院近 1 个月由于突发大面积脑梗死、呼吸循环衰竭再次转入,工作组采用的亦是早期肠内营养策略,但由于患者病程期间出现直肠动脉破裂出血、伪膜性肠炎、中枢性胃瘫、气滞血瘀证等情况,EN 迟迟无法得到有效实施,工作组积极探索、发现并处理肠内营养不耐受情况,多学科协作,联合中医调理和营养配方、膳食结构调整等多方位营养实施策略。最终选择了以提供患者日常膳食结构的经空肠营养管肠内喂养,计算每日能量需求,能量供给按照 $Q=BEE\times1.16\times1.1\times1.2$,其中蛋白质 15%～20%,脂肪 30%～40%,碳水化合物 40%～55%。即全天需要热量 1 500 kcal,蛋白质 68 g,脂肪 70 g,碳水化合物 150 g。适当联合静脉营养每日提供蛋白质 57 g,脂肪 59.25 g,碳水化合物 105 g。患者无再发生喂养不耐受,顺利过渡到全肠内营养支持,患者逐步脱离呼吸机,营养状态改善,肌力恢复,最终顺利转出 ICU。

对于 AECOPD 这类普遍存在营养风险和营养不良的患者,需要积极营养干预和肠道复苏。如何建立有效的肠内营养途径,早期开始肠内营养的实施,对于疾病预后起着十分重要的作用,这同样是该病例带给我们的启示。我们的观点是营养支持治疗是 AECOPD 患者治疗的一个重要组成部分,通过机械通气、有效抗生素使用以及液体复苏等有效控制感染,稳定血流动力学,并纠正低氧血症和酸中毒,使机体内环境稳定情况下,若无肠内营养禁忌证,应在入院 24～48 h 即启动肠内营养,以维护肠黏膜屏障,减少肠道细菌易位,调整机体代谢,这有助于降低患者并发症的发生率和病死率、缩短住院时间,改善预后。营养治疗中应当根据该类患者代谢和营养特点,选择合适组分的营养物质,通过恰当的营养途径和方式,为患者提供有效营养支持,同时需重视药理营养素的调理作用。

而且,该类患者由于疾病、药物、机械通气等因素,肠内喂养不耐受发生率极高。因此,在喂养过程中,我们应通过观察患者是否发生恶心、呕吐、腹泻、腹胀等症状,运用定时(2～4 h)回抽 GRV、床旁超声检测胃动力等方法来动态评估喂养耐受性。在 EN 过程中如有发现 FI,可考虑应用胃复安、多潘立酮、莫沙必利、红霉素等促动力药物,联合中医疗法,改变喂养途径,调整膳食结构等方法来促使 EN 的有效实施。另外,对于重症患者应强调个体化治疗,应当把营养治疗的普遍原则与患者具体的特殊性有机地相结合,在共性的指导下结合个性加以实施。

(林小明　罗　哲)

参考文献

[1] Arabi YM, Casaer MP, Chapman M, et al. The intensive care medicine research agenda in nutrition and metabolism[J]. Intensive Care Med, 2017, 43(9): 1239-1256.

[2] McClave SA, Taylor BE, Martindale RG, et al. Guidelines for the provision and assessment of nutrition support therapy in the adult critically ill patient: Society of Critical Care Medicine (SCCM) and American Society for Parenteral and Enteral Nutrition (A.S.P.E.N.)[J]. JPEN J Parenter Enteral Nutr, 2016, 40(2): 159-211.

[3] Lübbert C. Antimicrobial therapy of acute diarrhea: a clinical review[J]. Expert Rev Anti Infect Ther, 2016, 14(2): 193-206.

[4] Collins PF, Yang IA, Chang YC, et al. Nutritional support in chronic obstructive pulmonary disease (COPD): an evidence update[J]. J Thorac Dis, 2019, 11(Supple 17): S2230-S2237.

病例 4

川崎病,冠状动脉瘤,陈旧性心肌梗死,心脏移植后体外膜肺氧合治疗

一、病史简介

患者,男,22岁。因"反复胸闷胸痛不适5个月余"入院。患者2018-01-07凌晨无明显诱因下突发左侧肩部及上臂酸痛,继而出现心前区胀痛,压迫感显著,症状持续存在,伴大汗、恶心、呕吐,到当地医院就诊,自诉检查后予止痛治疗,患者症状短暂缓解后仍持续存在,次日再次就诊于当地医院,查心电图示:急性广泛前壁、高侧壁心肌梗死;心肌肌钙蛋白(cTnT)887.80 pg/ml,冠脉造影示:左主干瘤样扩张,未见明显狭窄,左前降支自近段起完全闭塞,左旋支近段瘤样扩张,未见明显狭窄,右冠近中段呈串珠样改变,未见明显狭窄。当时考虑"川崎病待排? 急性广泛前壁、侧壁心肌梗死,冠状动脉瘤",当地医院建议转诊上级医院进一步诊治。2018-01-09患者来我院心内科就诊,复查冠脉造影示:左主干远段-前降支近段巨大瘤样扩张伴血栓影;左前降支近中段起管腔相对正常,未见病变;左回旋支中段瘤样扩张,钝缘支未见狭窄,右冠近中段呈串珠样改变及瘤样扩张,中段起未见狭窄,左室后支、后降支未见狭窄。向患者及家属详细交代病情后决定行介入治疗,于前降支近-中段反复抽吸,抽出大量陈旧机化血栓,复查造影示:前降支心肌梗死溶栓(thrombolysis in myocardial infarction,TIMI)血流3级,近段巨大瘤样扩张内大量血栓征象。术后继续予抗血栓、调脂、稳定斑块、抑制心肌重构、减少心肌氧耗等治疗,患者病情缓解,顺利出院。出院后患者仍反复发作胸闷、胸痛不适,症状严重时无法平卧入睡,于外院心内科多次就诊,症状仍无改善,为进一步求治,来我院心外科就诊,建议行心脏移植术而收入院。病程中患者神清,精神欠佳,纳差,二便如常,近期体重较前减轻。

患者既往体健,否认高血压、糖尿病及心脏病等其他慢性病史,否认传染病史,否认手术外伤史及输血史。

二、入院检查

体温37.0℃,脉搏80次/分,呼吸12次/分,血压100/60 mmHg,体重50 kg,身高175 cm。神志清楚,精神萎靡,呼吸平稳,营养较差,全身皮肤巩膜轻度黄染,无肝掌、蜘蛛痣,全身浅表淋巴结无肿大,胸廓无畸形,双肺呼吸音清,未闻及干湿啰音。心前区无隆起,心界不大,心率80次/分,律齐,各瓣膜区未闻及病理性杂音。腹部平软,全腹未触及包块,全腹无压痛、反跳痛,肝脾肋下未触及,叩诊鼓音,无移动性浊音,肠鸣音4次/分。肛门及生殖器未检,四肢脊柱无畸形,活动自如,双下肢无水肿,双侧足背动脉搏动可,神经系统检查无异常体征。

红细胞5.15×10^{12}/L;血红蛋白149 g/L;白细胞6.15×10^9/L;中性粒细胞41.3%;血小板186×10^9/L;总胆红素38.3 μmol/L;直接胆红素10.9 μmol/L;总蛋白61 g/L;白蛋白37 g/L;前白蛋白0.18 g/L;谷丙转氨酶131 U/L;尿素8.5 mmol/L;肌酐93 μmol/L;尿酸763 μmol/L;钠139 mmol/L;钾4.3 mmol/L;氯103 mmol/L;钙2.16 mmol/L;无机磷1.08 mmol/L;镁1.0 mmol/L;pH 7.40,血二氧化碳分压43 mmHg,血氧分压83.7 mmHg,血氧饱和度97.8%,碳酸氢根离子(标准化)25.9 mmol/L,碱剩余0.78 mmol/L。空腹血糖4.8 mmol/L。

心电图：窦性心律，肢体导联低电压，QRS 电轴右偏，Ⅰ、AVL、V1～V5 导联呈 QS 型或 r 波递增不良，T 波改变（T 波在 V4～V6 导联低平，倒置≤3 mm）心脏超声：全心扩大伴左室及右室整体收缩活动减弱（LVEF 27%，TAPSE 约 12 mm），重度二尖瓣返流，中度肺动脉高压伴轻中度三尖瓣返流，少量心包积液。胸部 CT：两肺渗出伴两侧胸腔积液，两肺少许不张，心影增大，心包积液。冠脉 CT：左冠主干-左前降支近段较大瘤样扩张，左旋支近中段瘤样扩张，右冠近段变异，心影增大，心包积液。

三、入院诊断

川崎病（皮肤黏膜淋巴结综合征），冠状动脉瘤，陈旧性心肌梗死，缺血性心肌病，中度肺动脉高压，心功能Ⅳ级。

四、治疗经过

患者入院后经过常规检查、术前准备，明确诊断为川崎病（皮肤黏膜淋巴结综合征），冠状动脉瘤，陈旧性心肌梗死，缺血性心肌病，中度肺动脉高压，心功能Ⅳ级，无手术禁忌证，2018-06-20 在全麻＋体外循环下行"原位心脏移植术"。术中探查心脏见全心扩大，以左房、左室为主，冠脉开口瘤样扩张，全心收缩乏力。剪除病心，修剪供体心脏（保留适当长度主动脉及肺动脉），左房以 3-0 Prolene 连续吻合。主动脉以 4-0 Prolene 连续吻合，开放主动脉阻断钳，心脏自动复跳后，4-0 Prolene 分别连续吻合下腔静脉、肺动脉、上腔静脉，停机顺利，停机后出现右心膨胀，收缩乏力，逐步加大升压药物剂量，无明显改善，遂予右股动静脉切开，植入 ECMO 辅助，心脏收缩明显改善。止血较困难，广泛渗血，予仔细止血关胸。术毕患者转入 ICU。入 ICU 后患者生命体征不平稳，须大剂量血管活性药物维持血压，呼吸机持续辅助通气，ECMO 辅助循环，入室血气 pH 7.36，血二氧化碳分压 31.7 mmHg，血氧分压 413.1 mmHg，血氧饱和度 100.0%，碳酸氢根离子（标准化）17.6 mmol/L，碱剩余－7.02 mmol/L。血糖 245 mg/dl，乳酸 10.8。予强心、利尿、抗排异、预防感染、维持内环境稳定等药物治疗。术后第 1 天，患者循环尚未稳定，血管活性药物用量仍比较大，复查血气分析：pH 7.45，血二氧化碳分压 35 mmHg，血氧分压 116.2 mmHg，血氧饱和度 99.4%，碳酸氢根离子（标准化）23.6 mmol/L，碱剩余－0.36 mmol/L。血糖 272 mg/dl，乳酸 10.2 mmol/L。患者 ECMO 辅助下，乳酸仍偏高，说明组织灌注尚未改善，肠道有可能也处于缺血缺氧状态，我们暂缓肠内营养，先留置鼻胃管，进行胃肠减压，根据引流胃液的性质及量评估患者的胃动力情况以及除外上消化道出血。术后第 2 天，患者仍行 ECMO 辅助，机械通气中，循环逐渐稳定，血管活性药物已经减少至小剂量，血气分析：pH 7.52，血二氧化碳分压 32.9 mmHg，血氧分压 194.9 mmHg，血氧饱和度 100%，碳酸氢根离子（标准化）26.3 mmol/L，碱剩余 3.23 mmol/L。血糖 169 mg/dl，乳酸 2.3 mmol/L。腹软，胃肠引流液 0 ml/d。患者术前存在中度营养不良，NRS 2002 为 6 分，有高营养风险，需要接受营养干预。此时患者乳酸已经基本正常，说明组织灌注显著改善，我们启动了肠内营养，先从小剂量开始，给予整蛋白肠内营养液（瑞能）200 ml 缓慢管饲，首先 30 ml/h，逐渐加量至 50 ml/h，同时密切观察患者腹部体征及胃液引流情况。考虑患者病情危重，短期内肠内营养不能达到全量，同时应用了补充性肠外营养。患者因为 ECMO 辅助中，ECMO 的膜不能耐受脂肪乳，我们予葡萄糖＋氨基酸静滴进行补充性肠外营养支持。术后第 3 天，患者循环稳定，管饲营养液后无腹胀、腹痛、腹泻及呕吐，胃肠减压液引流量 50 ml/d，为墨绿色胃液。营养液加量至 400 ml 管饲，每日评估患者的胃肠道耐受情况，根据耐受情况逐步增加营养液剂量，患者心脏移植术后，为了减轻心脏负荷，改用了能量密度较高的肠内营养制剂。至术后第 6 天，患者顺利脱离 ECMO 辅助（图 8-4-1，图 8-4-2），继续呼吸机辅助通气，此时营养液已经加量至 800 ml，速度为 50 ml/h，患者肠道耐受性良好。术后第 8 天，患者脱离呼吸机，拔除气管插管，停管饲肠内营养，改用口感较好的肠

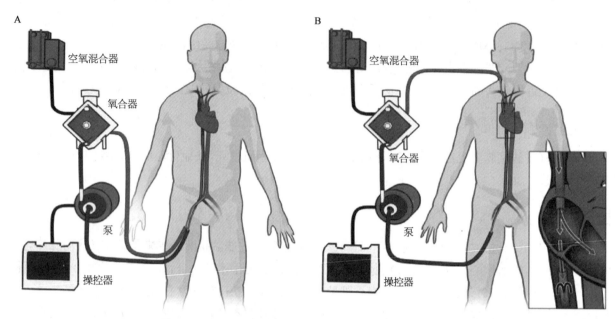

图 8 - 4 - 1　ECMO 示意图(A. VA - ECMO,B. VV - ECMO)

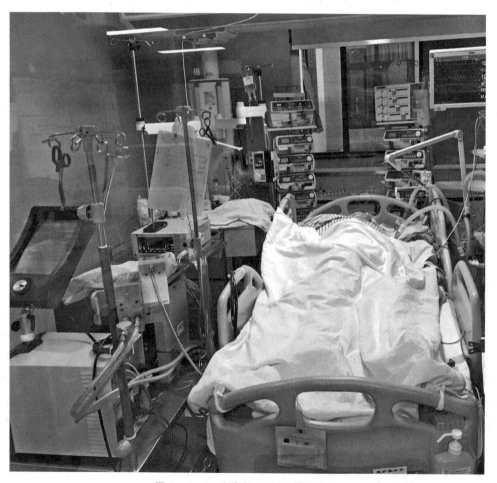

图 8 - 4 - 2　患者行 ECMO 辅助治疗

内营养粉(安素)口服,同时进食少许半流质,逐步减少至停用肠外营养,患者营养状况逐步改善,很快恢复正常饮食,2周后转入普通病房,6周后出院。

五、讨论分析

ECMO是一种长时间心肺支持的技术,又被称为体外生命支持或体外肺辅助。其原理是将体内的静脉血引出体外,经过特殊材质人工心肺旁路氧合后注入患者动脉或静脉系统,起到部分心肺替代作用,维持人体脏器组织氧合血供。ECMO治疗的标准包括病情可能逆转且常规治疗无效的急性严重心功能衰竭或肺功能衰竭。ECMO有2种模式,即静脉-动脉体外膜氧合(veno-arterial extracorporeal membrane oxygenation,VA‑ECMO)和静脉-静脉体外膜氧合(veno-venous extracorporeal membrane oxygenation,VV‑ECMO)。VV‑ECMO时,血液被从腔静脉或右心房引出,然后回输至右心房。VV‑ECMO能够提供呼吸功能支持,但患者需依赖自身的循环功能,VV‑ECMO模式主要用于严重肺功能衰竭,如大面积肺栓塞、过渡到肺移植的通气功能支持等。VA‑ECMO时,血液被从右心房引出,然后回输到动脉系统,从而绕过心脏和肺。VA‑ECMO可提供呼吸功能支持和血流动力学支持,主要用于严重心功能衰竭,如难治性心源性休克、心搏骤停、心脏手术后体外循环脱机失败、作为心脏移植或放置心室辅助装置的过渡治疗等。

本例患者为罕见的成人川崎病患者,而且发生了川崎病的严重并发症,心血管系统疾病,冠状动脉受累,形成了巨大冠状动脉瘤。患者病情进展迅速,就医时已经出现急性广泛前壁及侧壁心肌梗死。在我院心内科行介入治疗,术中冠脉造影:左主干远段-前降支近段巨大瘤样扩张伴血栓影。于前降支近-中段反复抽吸,抽出大量陈旧机化血栓,复查造影:近段巨大瘤样扩张内仍大量血栓征象。术后继续抗血栓、调脂、稳定斑块、抑制心肌重构、减少心肌氧耗等治疗,患者病情缓解,顺利出院。出院后患者仍反复发作胸闷、胸痛不适,多次就诊于心内科,症状仍无改善,患者冠脉血运重建术效果不佳,心脏超声提示全心扩大伴左室及右室整体收缩活动减弱(LVEF 27%,TAPSE约12 mm),重度二尖瓣返流,中度肺动脉高压伴轻中度三尖瓣返流,少量心包积液。患者已经进展为缺血性心肌病,心功能Ⅳ级,内科治疗无效,于是就诊于我院心外科行心脏移植术。心脏移植术中脱离体外循环困难,停机后出现右心膨胀,收缩乏力,逐步加大升压药物剂量,无明显改善,遂植入ECMO辅助,心脏收缩明显改善后送入ICU。

由于患者是终末期心力衰竭,发病半年来精神欠佳,纳差,入院就诊时体重较前减轻约8 kg。患者身高175 cm,体重仅50 kg,该患者实际体重占理想体重百分比为$50/70×100\%=71.4\%$,体重改变$(\%)=(58-50)/58×100\%=13.8\%$。$BMI=50/1.75^2=16.3 \text{ kg/m}^2$。入院实验室检查前白蛋白浓度明显低于正常,均提示患者已经处于一个中重度营养不良状态。由于供体比较紧缺,患者入院时已经开始准备手术,未能在院内进行术前营养治疗。

患者心脏移植术后即刻转入ICU,入ICU 24 h内患者生命体征不平稳,须大剂量血管活性药物维持血压,呼吸机持续辅助通气,ECMO辅助循环,血气分析提示一个酸中毒状态,组织灌注差,乳酸10.8 mmol/L。营养筛查发现,患者NRS 2002评分达6分,处于高营养风险状态,营养评估术前已经处于中重度营养不良状态,须积极进行营养治疗。但患者此刻处于休克状态,血流动力学不稳定,肠道也处于缺血状态,大剂量血管活性药物的使用也会进一步加重肠道缺血。此时,如果给予肠内喂养可能会加重肠道积气、肠道缺血,甚至发生小肠缺血性坏死的风险。因此,我们暂缓肠内营养,先予强心、利尿、抗排异、预防感染、纠治酸中毒、维持内环境稳定等治疗尽快纠正休克状态。

术后第1天我们先留置鼻胃管,进行胃肠减压,根据引流胃液的性质及量评估患者的胃动力情况以及除外上消化道出血。术后第2天,患者仍ECMO辅助,机械通气中,循环逐渐稳定,血管活性药物已经减少至小剂量,血气分析提示酸中毒已纠正,乳酸已降至2.3 mmol/L,说明组织灌注已经改善;患者腹软,胃肠引流液 0 ml/d。营养小组准备启动营养支持。由于 ECMO 辅助时通过体外膜肺去除的二氧化碳不能被量热仪识别,间接热量测定不能应用于 ECMO 患者,我们采用了根据体重的估算能量代谢方法 25 kcal/(kg·d) 启动了肠内营养,先从小剂量开始,给予整蛋白肠内营养液(瑞能)200 ml (200 kcal)缓慢管饲,首先 30 ml/h,逐渐加量至 50 ml/h,同时密切观察患者腹部体征及胃液引流情况。考虑患者病情危重,短期内肠内营养不能达到全量,我们同时应用了一部分补充性肠外营养。由于 ECMO 辅助中使用含脂质液体输注可能引起凝血、管道堵塞、脂质沉积物形成、膜肺功能障碍及管路阀门开裂等,限制了肠外营养中脂肪乳剂的使用,所以我们主要使用葡萄糖+氨基酸静滴进行补充性肠外营养支持。术后第 3 天,患者循环稳定,管饲营养液后无腹胀、腹痛、腹泻及呕吐,胃肠减压液引流量 50 ml/d,为墨绿色胃液,营养液加量至 400 ml 管饲。患者心脏移植术后,为了减轻心脏负荷,限制入水量,术后第 4 天我们改用了能量密度较高的肠内营养制剂瑞先 500 ml(750 kcal),同时每日评估患者的胃肠道耐受情况,根据耐受情况逐步增加营养液剂量,逐步减少肠外营养的剂量,限制每日总入液量在 1 500 ml 内。至术后第 6 天,患者顺利脱离 ECMO 辅助,继续呼吸机辅助通气,此时营养液已经加量至 750 ml(1 125 kcal),速度为 50 ml/h,患者肠道耐受性良好。术后第 8 天,患者脱离呼吸机,拔除气管插管,停管饲肠内营养,改用口感较好的肠内营养粉(安素)口服,同时进食少许半流质,患者营养状况逐步改善,很快恢复正常饮食,2 周后转入普通病房,6 周后出院。

六、相关营养背景知识

(一) ECMO 辅助患者肠内营养的时机

关于危重患者早期 EN 的安全性仍存在争议,尤其是那些处于明显休克状态(器官灌注不足)并接受大剂量血管活性药物(通常是肾上腺素类药物)的患者。因此,在临床上以往都是在 ECMO 支持期间不采用 EN 或至少延迟 EN。然而,最近的欧洲指南建议,尽管基于专家意见,早期 EN 在这些患者中是安全和可行的。

迄今报道的关于 ECMO(VV 或 VA)患者营养治疗的文献中,主要是一些观察性研究。在这些研究中,大部分病例是在 ECMO 开始后的 24 h 内启动了 EN,有些文献甚至报道在 13 h 内即启动了 EN。在最大的一项研究中,有 96% 的患者在 ECMO 开始的 24 h 内开始喂养。在这些文献中,不良事件的报道很罕见,这可能是由于受到回顾性研究的影响。但在一项对 107 名患者进行的前瞻性多中心的观察性研究中,报道了 5 名患者(4.5%)发生了肠缺血。在这项研究中,有 60% VA-ECMO 和 40% VV-ECMO 的患者人群,但并未报道肠缺血的患者正在接受哪种类型的 ECMO。因此,尚不能确定肠缺血的发生是由于潜在的疾病,还是由于 ECMO 支持或 EN 策略。

然而,最近一项关于 VA-ECMO 至少应用了 2 天并采用了早期 EN 的回顾性观察性研究报道,早期 EN 与较短的住院时间(HR 0.78,95% CI:0.62~0.98,$P=0.032$)和较低的 28 天死亡率(HR 0.74,95% CI:0.56~0.97,$P=0.031$)相关。但该研究中只有 12% 的患者接受了早期 EN,而且并未阐明决定喂养的原因,因此这个结论还需要前瞻性的 RCT 来进一步证实。最近发表的一项在使用血管活性药物支持的重症休克患者中进行 EN 与早期 PN 研究的大型试验中发现主要的临床终点,28 天全因死亡率的两组无显著差异,但 EN 组胃肠道不良事件的发生率更高,有更多的患者发生肠缺血(19 [2%]:5[<1%],3.84[1.43~10.3],$P=0.007$)。因此对于处在严重休克状态并接受大剂量血管活性药物支持的 VA-ECMO 患者中,更安全的做法是适当延迟 EN,并对患者每日进行详细评估再来决定启动 EN 的最佳时机。

(二) ECMO 辅助患者的肠内营养途径

鼻胃管喂养是所有研究中报道的最常见的营养支持途径。虽然有些研究报道幽门后喂养的比率高达 33%，但总体上并不常用。放置幽门后鼻肠管比胃管难得多，需要更长的时间才能放置到位。然而，据报道，使用带有电磁设备的床边放置技术可使置管成功率高达 90% 以上。经胃喂养与幽门后喂养相比，其接受程度及使用情况在各机构和国家之间有所不同，据报道，与其他国家相比，美国在 ECMO 支持的成年患者中最常用的喂养途径是幽门后喂养。这也说明，如果 ICU 具备了床旁置管技术，幽门后喂养将越来越普及。

七、主编点评

体外生命支持系统包括 ECMO、心室辅助等机械辅助技术，在 ICU 的应用日趋广泛，可以提供体外的气体交换和循环支持，为急性呼吸衰竭和心脏衰竭患者进行短期的机械的心肺功能支持，保护重要脏器功能，等待组织修复，大大提高了重症呼吸衰竭和心功能衰竭患者的生存率。尽管近十年来应用 ECMO 的患者数量飞速增长，但是关于这些患者临床上最佳的营养支持途径和营养物质代谢并不明朗，尚无针对性的营养支持指南可以遵循，仅仅 ASPEN 发表了一份针对新生儿使用 ECMO 的儿科人群的营养支持指南。体外生命支持组织现行的指导方针是"和其他重症患者一样，提供全热量和蛋白质的营养支持是必要的"。2017 年 ESICM 临床实践指南中提出的"早期危重症患者的肠内营养"，然而仅仅是建议在使用 ECMO 时肠内营养是可行的，并无具体详细的建议。

本案例是终末期心功能衰竭患者，心脏移植术中脱离体外循环困难，植入 ECMO 辅助后转入 ICU。由于疾病影响，患者术前已经处于中重度营养不良状态，入 ICU 营养风险筛查 NRS 2002 评分为 6 分，处于高营养风险状态，应该积极进行营养治疗。然而患者入 ICU 后 24 h 内生命体征不平稳，须大剂量血管活性药物维持血压，血气分析处于一个酸中毒状态，乳酸高达 10.8 mmol/L，提示组织灌注差，再加上 ECMO 辅助中非搏动性血流，体外循环过程中的抗凝剂应用等，均可能改变了肠道的完整性，降低了内脏的灌注，进而导致肠道节段性的缺血或出血风险增加。此时，如果给予肠内喂养很可能会加重肠道积气、肠道缺血，甚至发生小肠缺血性坏死。因此首要任务是尽快纠正休克状态，维持循环稳定，改善组织灌注。于是我们采用了延迟肠内营养的策略，先积极予强心、利尿、抗排异、预防感染、纠治酸中毒、维持内环境稳定等治疗，同时每日评估患者的循环及组织灌注状态，等待时机启动营养支持。

术后第 2 天，患者循环逐渐稳定，血管活性药物已经减少至小剂量，酸中毒已纠正，乳酸基本正常，说明组织灌注已经改善，我们启动了 EN，先从小剂量开始，缓慢管饲，逐渐加量。考虑患者病情危重，EN 需逐渐加量，短期内不能达到全量，我们联合应用了补充性 PN。由于 ECMO 辅助中使用含脂质液体输注可能引起凝血、管道堵塞、脂质沉积物形成、膜肺功能障碍及管路阀门开裂等，限制了肠外营养中脂肪乳剂的使用，所以我们主要用了葡萄糖＋氨基酸静滴进行补充性 PN。每日评估患者的胃肠道耐受情况，根据耐受情况逐步增加 EN 剂量，同时逐步减少 PN 的剂量，限制每日总入液量在 1 500 ml 内。至术后第 6 天，患者顺利脱离 ECMO 辅助，此时营养液已经加量至 750 ml（1 125 kcal），速度为 50 ml/h，患者肠道耐受性良好。术后第 8 天，患者脱离呼吸机，拔除气管插管，停管饲 EN，改用口感较好的肠内营养粉（安素）口服，同时进食少许半流质，患者营养状况逐步改善，很快恢复正常饮食，2 周后转入普通病房，6 周后出院。

我们的经验是 ECMO 辅助时早期（48 h 内）EN 是安全可行的，但前提是要经过充分复苏，纠正机体重要脏器的缺血、缺氧状态，维持细胞及组织的有效灌注和正常代谢，等待血流动力学稳定，血管活性药物撤除或小剂量，乳酸水平基本正常，说明组织灌注得到改善后，再谨慎启动 EN。ECMO 辅助时 EN 很难短期内达到目标能量，可以适当联用补充性 PN，PN 时为了保护膜肺的稳定性，尽量不用脂肪乳剂。

（杨晓梅　罗　哲）

参考文献

［1］ Debaty G，Babaz V，Durand M，et al. Prognostic factors for extracorporeal cardiopulmonary resuscitation recipients following out-of-hospital refractory cardiac arrest［J］. A systematic review and meta-analysis. Resuscitation，2017，112：1.

［2］ Bear DE，Smith E，Barrett NA. Nutrition support in adult patients receiving extracorporeal membrane oxygenation［J］. Nutr Clin Pract，2018，33(6)：738 – 746.

［3］ Combes A，Brodie D，Chen YS，et al. The ICM research agenda on extracorporeal life support［J］. Intensive Care Med，2017，43(9)：1306 – 1318.

［4］ Reintam Blaser A，Starkopf J，Alhazzani W，et al. Early enteral nutrition in critically ill patients：ESICM clinical practice guidelines［J］. Intensive Care Med，2017，43(3)：380 – 398.

［5］ Ohbe H，Jo T，Yamana H，et al. Early enteral nutrition for cardiogenic or obstructive shock requiring venoarterial extracorporeal membrane oxygenation：a nationwide inpatient database study［J］. Intensive Care Med，2018，44(8)：1258 – 1265.

［6］ Reignier J，Boisrame-Helms J，Brisard L，et al. Enteral versus parenteral early nutrition in ventilated adults with shock：a randomised, controlled, multicentre, open-label, parallel-group study（NUTRIREA – 2）［J］. Lancet，2018，391(10116)：133 – 143.

病例 5

吸入性肺炎，急性呼吸窘迫综合征，感染性休克，体外膜肺氧合治疗

一、病史简介

患者，男，51 岁。因"腹胀 10 余天，呕吐 1 天"于 2019-09-17 入院。患者 10 余天前开始出现腹胀，伴有恶心，无腹痛，无头晕、头痛等不适，自行服用"三九胃泰颗粒"治疗，未见好转。2019-09-09 前来我院就诊，血常规提示：血红蛋白 138 g/L，血小板计数 53×10^9/L，白细胞计数 2.90×10^9/L，中性粒细胞 56.3%。腹部 CT 提示：小肠积液扩张，腹盆腔积液，脾脏肿大，食管下段及贲门部壁增厚，腹膜局部增厚。肝功能：总胆红素 16.6 μmol/L，直接胆红素 5.9 μmol/L，谷丙转氨酶 21 U/L，谷草转氨酶 43 U/L。患者 1 天前我院行胃镜检查发现胃潴留，嘱患者禁食，昨夜自行进食后出现呕吐 3 次，呕吐物为进食食物，患者未明确告知医师呕吐情况，今晨再次行胃镜，胃镜前行麻醉后发现咽喉反流，予以停止麻醉，并予以负压吸引咽喉反流液体，此时生命体征平稳，氧饱和度 95%，等患者神志完全清楚后推入复苏室，此时氧饱和度为 94%，在复苏室吸氧后氧饱和度维持在 96% 左右，血压 106/60 mmHg；30 分钟后患者再次出现呕吐 2 次，呕吐后出现氧饱和度进行性降低，氧饱和度降至 72%，呼吸困难、畏寒、四肢体温下降，为进一步诊治收住我科。病程中，患者胃纳差，精神一般，二便正常，近半个月来患者体重减轻 10 kg。

二、入院检查

体温 37.3℃，脉搏 147 次/分，呼吸 37 次/分，血压 126/96 mmHg，氧饱和度 67%。神志模糊，呼吸急促，无法应答，被动体位。全身皮肤无黄染，无肝掌、蜘蛛痣。全身浅表淋巴结无肿大，巩膜轻度黄染，瞳孔等大等圆，对光反射灵敏，听力检查无法配合，口腔无特殊气味，胸廓无畸形，双肺呼吸音粗，闻及大量湿啰音，以左肺为著。心前区无隆起，心界不大，心率 147 次/分，律齐。腹部平软，全腹未触及包块，压痛、反跳痛检查无法配合，肝脾肋下未触及，叩诊鼓音，移动性浊音（一），肝肾区无叩击痛，肠鸣音减弱。肛门及生殖器未检，四肢脊柱无畸形，神经系统检查（一）。

红细胞 2.45×10^{12}/L；血红蛋白 77 g/L；血小板 20×10^9/L；白细胞 7.79×10^9/L；中性粒细胞 94.1%，总胆红素 37.5 μmol/L；直接胆红素 11.8 μmol/L；总蛋白 41 g/L；白蛋白 26 g/L；谷丙转氨酶 41 U/L；谷草转氨酶 120 U/L；尿素 7.1 mmol/L；肌酐 85 μmol/L；钠 146 mmol/L；钾 3.9 mmol/L；氯 108 mmol/L；钙 1.82 mmol/L；无机磷 0.62 mmol/L；镁 0.75 mmol/L；葡萄糖 7.0 mmol/L；乳酸 9.2 mmol/L；凝血酶原时间 19.9 s；凝血酶时间 29.7 s；活化部分凝血活酶时间 66.5 s；纤维蛋白原 139 mg/dl；D-二聚体 28.49 mg/L；高敏感 C 反应蛋白 40.7 mg/L；降钙素原＞100.0 ng/ml；血浆 pH 7.06；血二氧化碳分压 49.10 mmHg；血氧分压 79.5 mmHg；血氧饱和度 89.2%；碱剩余 －16.95 mmol/L；氨基末端脑利钠肽前体 3 339.0 pg/ml；肌红蛋白 977.2 ng/ml。

心电图：窦性心动过速，部分导联 ST 段改变。X 线片：两肺渗出，左侧少量胸腔积液。胃镜：糜烂型胃炎，胃底静脉曲张，十二指肠囊性隆起。CT：两肺多发渗出、炎症（左肺为著），两侧胸腔少许积液，

右肺尖小肺大泡;胃壁水肿,腹盆腔渗出、积液,腹盆部皮下水肿;肝硬化,门静脉高压伴脾肾静脉分流,脾脏肿大;十二指肠淤积综合征,小肠增厚伴强化;右侧股静脉及髂静脉血栓形成,右侧腹股沟区少量积气。

三、入院诊断

吸入性肺炎,感染性休克,ARDS,呼吸衰竭,胃潴留原因待查,脾大,血小板减少。

四、治疗经过

患者多次反流误吸,呼吸循环衰竭,由内镜复苏室急送 ICU 抢救。入 ICU 后立即建立深静脉通路,加强补液、扩容抗休克,积极液体复苏及强心、升压治疗;紧急气管插管,吸出鲜红色血水,接呼吸机以 SIMV 模式辅助呼吸,纠正低氧血症,适当应用碳酸氢钠纠正酸中毒,插管后给以丙泊酚＋瑞芬太尼＋力月西联合镇静;其反复误吸,肺部感染诊断明确,根据抗感染治疗指南,经验性予以亚胺培南/西司他丁加强抗感染治疗;余予禁食、留置胃管接胃肠减压、化痰、抗炎、抑酸、器官功能保护、控制血糖及对症支持等治疗。积极实施脓毒症集束化治疗;行支气管镜检查见左肺上叶舌段、左下肺背段、基底段各段口大量血性分泌物涌出,存在左肺损伤、弥漫性肺出血,予肾上腺素盐水反复灌洗后充分吸出,并予以凝血酶原复合物、纤维蛋白原、维生素 K_1 止血对症处理。但患者呼吸循环衰竭始终难以纠正,具备 ECMO 指征,经家属同意后予行右股动静脉置管,接 VA‐ECMO 心肺功能支持,并加用万古霉素联合抗感染治疗,因患者存在肺出血等抗凝禁忌,故未予肝素抗凝;夜间胃肠减压开始见暗红色血性液体引出,考虑存在消化道出血,予以加强制酸、磷酸铝凝胶保护胃黏膜,管饲冰盐水＋去甲肾上腺素、凝血酶冻干粉等局部止血处理,ECMO 运行期间,患者持续存在消化道、气道出血情况,未采取肝素抗凝,其间 ACT 波动在 155～192 s。动态监测血常规、出凝血等指标情况,输注红细胞维持血红蛋白在 80～100 g/L,补充人血白蛋白 30～40 g/d,输注血浆、血小板、冷沉淀等凝血因子;次日患者在 ECMO 辅助下,平均动脉压在 65～75 mmHg,氧饱和度 98%～100%,胃肠减压引流液仍呈暗红色血性,鉴于患者存在消化道出血,次日开始给予氨基酸 12.5 g＋葡萄糖 75 g、维生素、电解质、微量元素等静脉营养支持策略;第 3 天静脉营养加强给予氨基酸 25 g＋葡萄糖 125 g,随着血流动力学、氧合、炎症指标等情况的改善,逐渐加强静脉营养剂量,至每日供应热量达 25 kcal/kg;2019‐09‐23 患者心肺功能改善,血流动力学稳定,顺利撤离 ECMO,并开始应用三升袋,计算热量供应给予 30～35 kcal/(kg·d),以满足能量代谢的需求,肠外营养制剂选择氨基酸、葡萄糖、脂肪乳三大营养物质联合维生素、电解质、微量元素等配伍成三升袋实现静脉高营养支持。因患者持续胃肠减压仍有暗红色血性液体引出,故我们给予积极抑酸、胃黏膜保护、补充凝血因子、加强静脉止血、联合局部止血处理,2019‐09‐25 胃肠减压引流颜色转清,当日给予胃镜检查提示糜烂型胃炎(胃底体为主),胃底静脉曲张,十二指肠囊性隆起,并予以留置空肠营养管,建立肠内营养途径,积极启动肠内营养,放置鼻空肠营养管当天开始尝试给予 5% 葡萄糖 250 ml 观察喂养耐受情况(图 8‐5‐1),患者耐受可,我们逐步加强肠内营养,由瑞能 200 ml→瑞能 400 ml→瑞先 500 ml→瑞能 200 ml＋瑞先 500 ml,其间采取 PN→EN＋PN→EN 的序贯支持策略,于 2019‐10‐10 顺利转出 ICU。

五、讨论分析

胃潴留(gastric retention,GR)或称胃排空延迟是指胃内容物积贮而未及时排空。凡呕吐出 4～6 h 以前摄入的食物或空腹 8 h 以上,胃内残留量＞200 ml 者,表示有 GR 存在。本病分为器质性与功能性两种,前者包括消化性溃疡所致的幽门梗阻及胃窦部后邻近器官原发或继发的肿瘤压迫、阻塞所致

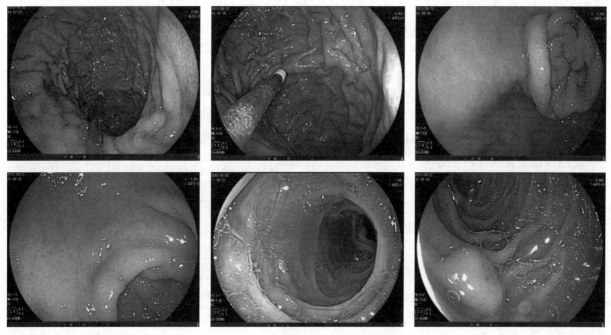

图8-5-1　胃镜引导下放置鼻肠管

的幽门梗阻；后者多由胃张力缺乏所致。此外，胃部或其他腹部手术引起的胃动力障碍，中枢神经系疾病、糖尿病所致的神经病变、迷走神经切断术及尿毒症、酸中毒、低钾血症、低钙血症、全身或腹腔内感染、剧烈疼痛、严重贫血及抗精神病药物和抗胆碱能药物的应用也可致功能性胃潴留。

吸入性肺炎（aspiration pneumonitis，AP）系吸入酸性物质、动物脂肪如食物、胃内容物以及刺激性液体和挥发性的碳氢化合物后，引起的化学性AP，或误吸口咽部的定植菌可引起感染性AP。严重者可发送呼吸衰竭或ARDS。其主要损伤机制包括吸入物的化学性损伤和口咽定植菌的感染。

此例患者1天前在我院行胃镜检查发现胃潴留，嘱患者禁食，明予胃镜检查，但患者夜间自行进食后出现呕吐3次，呕吐物为进食食物；次日，患者未明确告知医师呕吐情况，胃镜前行麻醉诱导后发现咽喉反流，予以停止麻醉，并予以负压吸引咽喉反流液体，送至复苏室，其间患者再次出现呕吐2次，呕吐后出现氧饱和度进行性降低，氧饱和度降至72%，呼吸困难、畏寒、四肢体温下降。此例患者存在大量、多处的返流误吸，持续时间近2h，同时存在误吸导致的化学性损伤和口咽定植菌感染情况，入院时患者呈休克状态，ARDS，严重低氧血症，肺出血。根据Sepsis 3.0及拯救脓毒症患者运动（2016），我们第一时间给患者建立呼吸、静脉通路，积极予呼吸、循环支持、有效液体复苏、1h内启动抗感染治疗，并行溃疡预防、血糖管理、器官功能保护、稳定内环境等处理；但存在顽固的低氧血症及循环衰竭，遂给以VA-ECMO行心肺功能支持。辅助期间因患者同时存在肺部、消化道出血，故未采取抗凝方案，针对出血情况选择局部止血处理，同时监测血常规、出凝血等指标情况，及时补充红细胞、血浆、冷沉淀、血小板等血制品。

该患者近半个月来体重下降10 kg，患者升高170 cm，入院时体重50 kg，BMI 17.3 kg/m²，属消瘦，SGA评分为C级，患者入院时APACHE Ⅱ为30分，NRS 2002评分6分，属于高营养风险患者，应在24～48 h达到目标喂养量，争取48～72 h提供＞80%预计蛋白质与能量供给目标。且该患者经过误吸、感染、手术创伤、ECMO等应激，机体自身组织消耗较大，充足的能量支持是维持代谢需求、减少分解代谢、促进恶病质恢复的关键。以上证据均提示患者存在高营养风险，应立即开始营养支持。目前关于ECMO辅助期间的营养支持策略提倡早期即给以营养支持，且肠内营养优于肠外营养。鉴于患者存在消化道出血、严重的血小板减少及凝血功能异常，ECMO期间因操作损伤引起大出血风险极高，且一旦出现损伤出血将导致致死性的结局，故暂无法建立合适的肠内营养途径，只能给予禁食，实行全肠外营养支持。一般采用间接能量测定法（金标准）或能量预测公式来计算能量需求，间接能量测定法是通过测定患者消耗的氧气和产生的二氧化碳计算得出。此例患者，我们选择的是能量预测公式来计算能量需求。重症患者一般基于千克体质量来估算，应激早期一般以 $25\sim30$ kcal/(kg·d)来计算能量需求，在启动后的 $2\sim3$ 天达到营养目标，其中体质量采用干体质量数值进行计算。根据患者体重（50 kg）计算能量需求约 $1\,250\sim1\,500$ kcal/d，蛋白质供给量按 $1.2\sim1.5$ g/(kg·d)供给，葡糖糖占总热量的 50% 左右，脂肪乳剂占热量的 30% 左右，蛋白质占热量的 20%。

由于患者需应用大剂量的丙泊酚镇静，约 300 ml/d，丙泊酚乳剂每毫升大约含 0.1 g 脂肪（1.1 kcal）计算丙泊酚提供的脂肪热量可达到 330 kcal，且因脂肪乳剂存在与 ECMO 管路膜肺的脂肪沉积、血栓形成有关，容易导致膜氧合器功能障碍，故 ECMO 期间允许适当低脂肪供能，不另加脂肪乳剂。

随着患者病情的改善，在 EMCO 撤离当天，立即启用三升袋静脉营养，根据能量需求及热氮比计算，给以氨基酸、葡萄糖、脂肪乳全面营养支持；监测凝血指标正常，消化道、气道出血情况改善，即行胃镜检查，并行胃镜引导下鼻空肠营养置管，通过鼻肠管进行肠内营养支持治疗。建立好肠内喂养途径当天即开始肠内喂养，第一天给以 250 ml 糖水鼻饲观察喂养耐受情况及适当滋养胃肠道黏膜，次日开始应用标准型整蛋白肠内营养制剂，从 200 ml/d 开始逐渐增量至 700 ml，肠内营养液开始输注时速度为 $25\sim50$ ml/h，以后每 $12\sim24$ h 增加 25 ml/h，患者对肠内营养的耐受性良好，无明显消化道并发症。在肠内营养开始的数日里，联合应用肠外营养支持，以达到机体对能量及蛋白质的目标需求量，随着肠内营养的逐步增量，逐渐减少肠外营养用量，患者营养状况逐渐改善，血流动力学稳定，呼吸氧合情况良好，病情好转给以转出 ICU，出 ICU 消化内科继续延续营养支持策略，过渡到每日 1 500 ml 整蛋白制剂的全肠内营养时停用肠外营养支持，再逐渐调整膳食结构至普食。

六、相关营养背景知识

ECMO 辅助患者的肠外营养

ECMO 是一项为危重的呼吸/心脏衰竭患者提供呼吸或循环支持的机械技术。其原理是将体内的静脉血引出体外，经过特殊材质人工心肺旁路氧合后注入患者动脉或静脉系统，起到部分心肺替代作用，维持人体脏器组织氧合血供。主要运行模式有两种：VV－ECMO 用于呼吸衰竭患者，而 VA－ECMO 用于心脏衰竭患者。

有研究表明，ECMO 期间可能加剧内源性和外源性微量营养素和宏量营养素的损失。而使用 ECMO 支持的患者是重症患者中一类更为危重的人群，这些患者本身机体处于分解代谢增加、蛋白质代谢增加、胰岛素抵抗、负氮平衡状态，如果不能提供充分的肠内或肠外营养支持，患者将出现进一步能量负债积累，瘦体组织消耗，从而导致预后恶化。因此，ECMO 患者的营养需求、充足的能量支持是维持代谢需求、减少分解代谢、促进恶病质恢复的关键。一般采用间接能量测定法（金标准）或能量预测公式来计算能量需求，间接能量测定法是通过测定患者消耗的氧气和产生的二氧化碳计算得出。一般来说，ECMO 患者产生的二氧化碳是通过膜肺清除而不能被测定仪检测，因此不能使用间接能量测定法来计算能量需求，也有部分文献指出间接量热法用于测量体外生命支持过程中的能量消耗是可行的。目前临床上较普遍的还是采用能量预测公式来计算能量需求。重症患者一般基于千克体质量来估算，应激早期一般以 $25\sim30$ kcal/(kg·d)[105 kJ/(kg·d)]来计算能量需求，在启动后的 $2\sim3$ 天达到营养目标。疾病或创伤时将导致机体蛋白质分解代谢增加，重症患者满足蛋白合成并最小化肌肉组织分解所需的每日蛋白质量为 1.2~1.5 g/(kg·d)，并根据患者疾病严重程度、炎症反应、外伤及感染情况，进行个体化调整，在肾脏替代治疗时需要更高的蛋白需求。谷氨酰胺是分解代谢中的关键元素，部分研究表明当患者需要使用肠外营养时，添加谷氨酰胺可以减少住院病死率和 ICU 住院时间，因此推荐补充 L-谷氨酰胺剂量为 0.2~0.4 g/(kg·d)，不过在 ECMO 患者中尚无研究证实。碳水化合物的最低需求量为 2 g/(kg·d)，由于高血糖（>10 mmol/L）与重症患者病死率相关，营养支持过程中应监测血糖，避免高血糖，预防感染相关并发症。ECMO 患者的容量和液体管理非常重要，通常情况下需维持液体负平衡，因此液体和钠盐的摄入也是 ECMO 团队需要注意的问题。限盐可以改善液体平衡、减少液体正平衡，在部分患者中还需适当使用利尿剂或者血滤来达到干体质量。免疫调节剂在重症患者中的使用存在争议，在 ECMO 患者中尚无研究。

现已有多篇文献报道，无论是 VV-ECMO 还是 VA-ECMO，接受 ECMO 的患者都能很好地耐受肠内喂养。早期的肠内营养支持是可行的，而且是获益的，强调早期肠内喂养优于肠外或延迟肠内营养。同时这些患者多数处于血流动力学不稳定、使用大剂量的血管活性药物、深度镇静等状态，导致胃排空障碍、肠内营养开始延迟，难以达到充分的能量或蛋白质营养支持目标，应考虑 SPN。

SPN 是指 EN 不足时，部分能量和蛋白质需求由 PN 来补充的混合营养支持治疗方式。合理的 SPN 能满足患者对能量和蛋白质的需求，调整氮平衡状态，促进蛋白质合成，能有效改善患者的营养状况，降低并发症发生率，改善患者的临床结局。

PN 底物由碳水化合物、脂肪乳剂、氨基酸、水、维生素、电解质及微量元素等基本营养素组成，以提供患者每日所需的能量及各种营养物质，维持机体代谢及器官功能。碳水化合物是 PN 主要的供能物质，应占总非蛋白热量的 60%~75%。值得注意的是，重症患者普遍存在应激性高血糖，这与严重应激状态时葡萄糖氧化受限、糖异生增强及外周组织胰岛素抵抗密切相关。此时，过量的葡萄糖摄入势必会增加已存在的高血糖，加重代谢紊乱及脏器功能损害，从而影响患者预后。因此，重症患者实施 SPN 时应避免葡萄糖摄入过量，葡萄糖输注速率应控制在 2~2.5 mg/(kg·min)，同时应配合应用胰岛素控制血糖。适当的蛋白质补充可有效减轻负氮平衡，修复损伤的组织，维持机体瘦组织群，从而改善临床结局。氨基酸溶液是 PN 配方中蛋白质的供给形式，选用理想配方的氨基酸溶液可达到较好的营养支持效果。一般来说，平衡型氨基酸溶液能满足大部分重症患者对氮的需求。此外，电解质是体液和组织的重要组成部分，对维持机体水、电解质和酸碱平衡，保持人体内环境稳定，维护各种酶的活性和神经、肌肉的激应性以及营养代谢的正常进行均有重要作用。

脂肪乳剂是肠外营养理想的供能物质，可提供 25%~40% 的非蛋白热量。由于传统大豆油来源的长链脂肪乳剂中亚油酸的含量过高而抗氧化物质含量较低，在创伤、感染等高代谢状态时会抑制淋巴细胞、单核细胞及中性粒细胞的增殖和活性，导致机体免疫功能受损，增加脂质过氧化产生，影响炎性调节反应。临床研究表明，中长链脂肪乳剂、含橄榄油或鱼油的脂肪乳剂在代谢、省氮、防止氧化应激、下调炎性反应及维护脏器功能等方面要优于传统大豆油来源的长链脂肪乳剂，因而是更理想的能源物质。然而，有研究指出在 ECMO 辅助期间，静脉脂肪乳剂会造成 ECMO 管路及膜氧合器上的吸附和脂质负载，可能与 ECMO 回路中的脂肪沉积和血凝块形成有关，导致氧合器功能受损，且增加感染风险。体外膜氧合患者常需要镇静，研究表明，异丙酚作为镇静药物应用于体外膜氧合治疗是可行的，而丙泊酚乳剂每毫升大约含 0.1 g 脂肪（1.1 kcal）。因此，显然输注丙泊酚能提供热量负荷，输注高剂量丙泊酚的患者中，需要根据额外热量负荷来调整肠内营养。

同样，维生素及微量元素也是肠外营养中重要的组成成分，是维持人体正常代谢和生理功能所不可缺少的营养素，在 SPN 的配方中注意添加。虽然 SPN 的合理配方尚无确切证据，但 SPN 的理想配方应基于机体的代谢特点，在满足热量和蛋白质达到目标量的同时，应尽可能给予足量的维生素和微量元素等必需的营养物质以满足机体代谢的需要,提高患者的营养状态,改善临床结局。

七、主编点评

随着生命支持技术的发展,ECMO越来越多地被用来为心、肺功能衰竭患者提供生命支持。这部分患者本身就处于高营养风险状态,需要提供充分的肠内或肠外营养支持,而ECMO期间导致内源性和外源性微量营养素和宏量营养素的加剧损失,使得足量营养的实施更为迫切。ECMO期间的营养实施策略主要包括肠内营养和肠外营养两种,临床上强调早期肠内喂养优于肠外或延迟肠内营养。当肠内营养开始延迟或喂养不耐受,难以达到充分的能量或蛋白质营养支持目标时,应考虑补充性肠外营养。推荐在ECMO团队中应该包括营养支持团队,通过常规例会讨论营养状态和达标程度,制订出针对每个ECMO患者的管理方案和营养支持策略。若实施ECMO患者营养支持达标程度偏低,可能的原因包括:操作使喂养中断、缺乏完善的营养支持计划(如胃残留量的管理、胃空肠管进行小肠喂养、加用肠外营养等)、大量镇静剂的使用导致胃肠动力障碍、患者体位需平卧导致胃潴留增加。为了减少出血风险,建议在ECMO运行之前留置胃管或胃空肠管、留置深静脉等操作。因此,ECMO团队可以通过制订完善的营养支持计划,尽早使用胃肠动力药物,必要时采用小肠喂养,加强并发症的防治等措施,来提高ECMO患者的营养达标程度。

ECMO期间,在重症患者评估过程中,营养评估应贯穿始终。首先确定患者的营养不足程度、疾病的严重程度、代谢状态、炎症应激等。营养评估方法一般采用SGA和NRS 2002,当患者处于重度营养不良时,瘦体重消耗是预后不良的因素之一,意味着需要进行营养支持。NRS 2002目前针对患者疾病和营养状态进行评分,疾病状态主要针对营养需求的增加程度,营养状态包括BMI、近期体质量下降程度、1周内进食量减少程度、综合年龄进行评分。但是由于重症患者难以测定准确体质量、因机械通气或镇静状态难以回答问题等因素,评分计算不准确,不适用重症患者。Heyland等在2011年发表了适用于重症患者的新评分系统即NUTRIC,评分系统包括年龄、APACHE Ⅱ、序贯器官衰竭估计评分(sequential organ failure assessment,SOFA)、内科合并症、入ICU之前的住院天数、IL-6水平,分值较高的重症患者病死率高,充足的营养支持可以改善高分值(≥6分)重症患者的预后。

ECMO患者营养支持的启动时机和给予途径与其他重症患者一样,只要胃肠道功能允许,应在入住ICU最初24~48 h内启动肠内营养并在随后的48~72 h达到营养目标,2~3 d后肠内营养不能达到营养目标时需考虑补充性肠外营养。肠内喂养途径包括经胃喂养和经小肠喂养。营养能量目标为25~30 kcal/(kg·d),蛋白质目标量为1.2~1.5 g/(kg·d)。肠内营养可选择标准型整蛋白肠内营养制剂;肠外营养底物由碳水化合物、脂肪乳剂、氨基酸、水、维生素、电解质及微量元素等基本营养素组成,以提供患者每日所需的能量及各种营养物质,维持机体代谢及器官功能。其中由于EMCO期间常使用丙泊酚镇静,但使用大剂量时应把丙泊酚供能纳入热量计算,不推荐静脉脂肪乳剂的使用。

营养支持过程中需密切监测相关参数指标,包括初始评估项目和营养支持过程中需要监测的项目。在营养支持过程中,每天需要监测的项目包括尿素氮、血肌酐、钠、钾、氯、游离钙、镁、磷酸盐,而每周需要监测的指标包括三酰甘油、前白蛋白、C反应蛋白。此外,还包括一些必要时监测的项目如维生素、促甲状腺素、血清铁等。营养治疗与炎症指标相关,C反应蛋白是炎症指标之一,随着C反应蛋白的下降,意味着分解代谢的降低。前白蛋白与近期营养充分性负相关,当营养支持充分时,前白蛋白上升而C反应蛋白下降。

此外,ECMO患者营养支持期间,应注意:① 血流动力学稳定性:血流动力学不稳定是患者营养支持管理过程中的一大挑战,这些患者一般处于低血压状态,为了保证重要脏器如心脏和脑部的血供,血流从胃肠道及其他外周脏器流向中心脏器,从而导致肠道血流灌注不足。胃肠道充足的血供和动力是开始肠内营养支持的前提条件。进行 ECMO 治疗后患者血气及循环状态均得以改善,有助于肠内营养的实施。② 血管活性药物的使用:重症患者出现低血压和脓毒症时需要使用血管加压素(如多巴胺、肾上腺素、去甲肾上腺素、米力农、血管加压素)以维持足够的血流动力学参数。不同患者需要个体化的观察,根据所使用血管活性药物的类型和剂量,选择营养支持策略。③ 胃肠动力药物的使用:当肠内营养出现大量的胃潴留时,建议使用胃肠动力药物如甲氧氯普胺或红霉素,可以增加 ECMO 患者胃排空,对于重症患者来说,红霉素可能比甲氧氯普胺更有效。④ 抗凝管理:抗凝是 ECMO 运行的重要部分,出血和血栓又是严重影响预后的并发症。通常情况下我们采用肝素抗凝,因此尽可能将有创操作在 ECMO 运行前完成。当出现活动性消化道出血时,不能使用肠内营养时需要使用肠外营养。

目前,关于成人 ECMO 患者营养支持的文献报道并不多,也缺乏正式的指南共识,我们仍然建议优先选择肠内营养。对 ECMO 营养这方面的认识尚需大规模、多中心 ECMO 患者的研究数据或者这一特殊人群的营养支持指南来为临床医师进行指导,共同推进 ECMO 患者营养策略的深化改进。

(林小明　罗　哲)

参考文献

[1] Arabi YM, Casaer MP, Chapman M, et al. The intensive care medicine research agenda in nutrition and metabolism[J]. Intensive Care Med, 2017, 43(9): 1239 - 1256.

[2] Stoppe C, Nesterova E, Elke G. Nutritional support in patients with extracorporeal life support and ventricular assist devices[J]. Curr Opin Crit Care, 2018, 24(4): 269 - 276.

[3] Lamm W, Nagler B, Hermann A, et al. Propofol-based sedation does not negatively influence oxygenator running time compared to midazolam in patients with extracorporeal membrane oxygenation[J]. Int J Artif Organs, 2019, 42(5): 233 - 240.

[4] Singer P, Blaser AR, Berger MM, et al. ESPEN guideline on clinical nutrition in the intensive care unit[J]. Clin Nutr, 2019, 38(1): 48 - 79.

[5] Cederholm T, Barazzoni R, Austin P, et al. ESPEN guidelines on definitions and terminology of clinical nutrition[J]. Clin Nutr, 2017, 36(1): 49 - 64.

病例 6

一、病史简介

患者,男,24 岁。因"头颅外伤半小时"入院。患者半小时前过马路时不慎被汽车撞伤,路人诉昏迷 7~8 min。就诊我院急诊时,患者意识清醒,诉头部疼痛,伴有反应迟钝,无恶心、呕吐,无视物模糊。左侧颞部可见一大小 3 cm×3 cm 皮下肿块。行头颅 CT 检查:双侧额叶脑挫裂伤,双侧额部及右侧颞部硬膜下血肿;蛛网膜下腔出血,左侧额部、顶部头皮软组织肿胀;左侧枕部颅板下少量积气伴邻近颅骨骨折:额骨骨折。遂以"头部外伤"收入神经外科急诊。第二天凌晨患者呈嗜睡状态,呼之不应,无自主睁眼,无指令性动作,疼痛刺激有反应。双侧瞳孔不等大,对光反射迟钝,疼痛刺激有回缩反应,考虑颅内水肿加重,紧急予甘露醇 250 ml 快速静滴紧急处理后,行颅内血肿清除术＋去骨瓣减压术,术后为进一步监测生命体征及治疗转入 ICU。

二、入院检查

体温 38℃,脉搏 74 次/分,呼吸 22 次/分,血压 142/70 mmHg。镇静中,口插管接呼吸机辅助通气,SIMV 模式,吸氧浓度 40%,氧饱和度 100%,呼吸平稳,皮肤巩膜黄染(一)。双肺呼吸音清,未闻及啰音;心前区无隆起,心界不大,心率 74 次/分,律齐,各瓣膜区未闻及病理性杂音。腹软,无压痛、反跳痛,肠鸣音 2 次/分。双下肢无水肿,双侧足背动脉搏动可,病理征(一),余查体不能配合。

红细胞 4.04×10^{12}/L;血红蛋白 128 g/L;白细胞 12.96×10^9/L;中性粒细胞 81.7%;总胆红素 16.5 μmol/L;直接胆红素 6.2 μmol/L;白蛋白 45 g/L;谷丙转氨酶 26 U/L;谷草转氨酶 22 U/L;γ-谷氨酰转移酶 25 U/L;尿素 2.7 mmol/L;肌酐 81 μmol/L;尿酸 198 μmol/L;pH 7.41;二氧化碳分压 39.2 mmHg;氧分压 194.8 mmHg;血红蛋白 87 g/L;碱剩余−0.6 mmol/L;乳酸 1.5 mmol/L。

头颅平扫 CT(图 8-6-1):双侧额叶脑挫裂伤,双侧额部及右侧颞部硬膜下血肿;蛛网膜下腔出血,左侧额部、顶部头皮软组织肿胀;左侧枕部颅板下少量积气较前基本吸收,左枕骨、额骨骨折。胸部

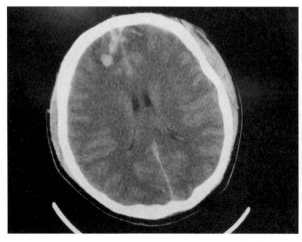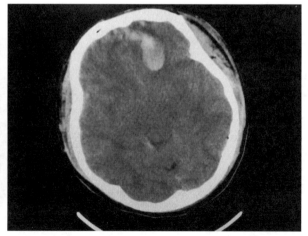

图 8-6-1 术前头颅 CT

平扫 CT：两肺少许渗出伴节段性不张。左膝关节平扫 MRI：左膝关节股骨远端、胫腓骨近端骨挫伤，内侧副韧带损伤，关节腔少量积液。

三、入院诊断

双侧硬膜下血肿，双侧额叶脑挫裂伤，双侧外伤性蛛网膜下腔出血，脑外伤术后。

四、治疗经过

患者去骨瓣减压、颅内血肿清除术，放置颅内压探头后转入外科 ICU，术后 APACHE Ⅱ 11 分，双侧瞳孔较前回缩，右侧 1.5 mm，左侧 1 mm，考虑外伤性脑出血。丙泊酚联合瑞芬太尼镇静镇痛，口插管接呼吸机辅助治疗。先后使用甘露醇、甘油果糖、白蛋白＋利尿等脱水降颅内压措施，丙戊酸钠预防癫痫发作，同时给予冬眠合剂（哌替啶、氯丙嗪、异丙嗪）＋冰毯联合亚低温脑保护，48 h 内体温控制在 36℃左右。同时予化痰、护胃、保肝、营养神经、预防用抗生素等对症支持治疗。在明确无下肢静脉血栓的情况下给予物理抗栓泵，预防下肢深静脉血栓形成。术后营养方案为术后第 2 天起静脉营养为主：维生素＋氨基酸＋脂肪乳剂同时辅助肠内（鼻饲糖水 500 ml）。术后第 4 天过渡为肠内营养为主，每天逐渐增加肠内营养量以达到目标。术后第 6 天给予依托必利、酪酸梭菌活菌片、双歧杆菌三联活菌胶囊调节肠道菌群。术后 12 天，拔除胃管，饮食改为半流质。

病情变化（图 8 - 6 - 2～图 8 - 6 - 6）：术后第 5 天，患者体温升高，炎症标志物上升，胸片见肺部渗出改变，考虑肺部感染，根据痰培养药敏调整抗生素为舒普深 3 g q8 h。抗感染方案调整后，体温逐渐平稳，炎症标志物下降，随访痰培养转阴。术后第 9 天，患者神清，有指令性动作，气管切开接面罩吸氧，予呼吸功能锻炼。术后第 12 天，更换金属套囊后堵管，转回普通病房。

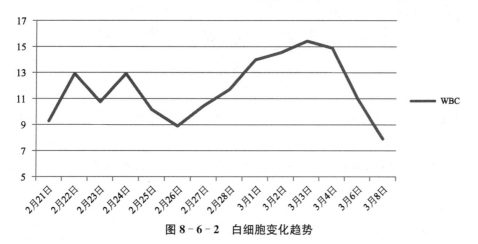

图 8 - 6 - 2　白细胞变化趋势

五、讨论分析

创伤性脑损伤（traumatic brain injury，TBI）指由于头部受到钝力或锐器作用力后出现脑部功能的改变，如思维混乱、意识水平的改变、癫痫发作、昏迷、局部感觉或运动神经功能的缺损。TBI 是 1～44 岁人群死亡或残疾的主要原因之一，85% 的死亡发生在脑损伤的前 2 周。美国 1 年新增 TBI 病例 500 000 例，10% 的患者诊断为重症 TBI，其死亡率接近 33%。

TBI 相关脑损伤的病理生理学分为独立但相关的两类：原发性脑损伤和继发性脑损伤。原发性脑损伤发生于受到创伤时，常见的损伤机制包括直接撞击、快速加速/减速、穿入伤和冲击波，均由外部机械力转移到颅内容物而造成损伤。导致的损伤包括局部挫伤伴血肿、弥漫性轴突损伤合并脑水肿和肿

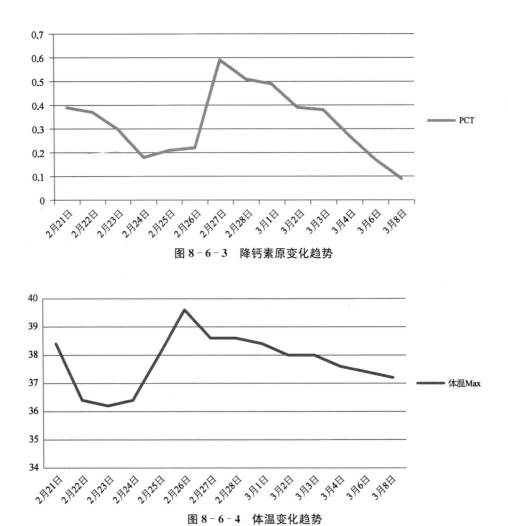

图 8－6－3　降钙素原变化趋势

图 8－6－4　体温变化趋势

编号	细菌名称	结果/浓度
BMX_PTX	鲍曼不动杆菌复合菌	2+ 注：此菌为多重耐药菌，建议隔离！

编号	药敏名称	直径	结果
1	哌拉西林/他唑巴坦		R 耐药
2	头孢他啶		R 耐药
3	头孢哌酮/舒巴坦		S 敏感
4	头孢吡肟		R 耐药
5	亚胺培南		R 耐药
6	美罗培南		R 耐药
7	阿米卡星	6	R 耐药
8	妥布霉素		R 耐药
9	环丙沙星		R 耐药
10	左氧氟沙星		I 中介
11	多西环素		R 耐药
12	米诺环素		I 中介
13	替加环素		S 敏感
14	黏菌素		S 敏感
15	复方新诺明		S 敏感
16	氨苄西林/舒巴坦	12	I 中介
T1	痰液质量总评	合格	
T4	上皮细胞	0	
T3	白细胞	1000	
T2	痰液外观	脓性	
TYP4	嗜血杆菌属	无生长	

图 8－6－5　术后第 5 天痰培养

胀。继发性脑损伤常被认为是一系列分子损伤机制的级联反应,这些反应在创伤发生时即开始,持续数小时或数日。机制包括:① 神经递质介导的兴奋性毒性,引起谷氨酸、自由基对细胞膜的损伤。② 电解质紊乱。③ 线粒体功能障碍。④ 炎症反应。⑤ 细胞凋亡。⑥ 血管痉挛、局部微血管闭塞和血管损伤导致的继发性缺血等。

临床严重程度评分最常用的是 GCS 评分:13～15 分为轻度损伤,9～12 分为中度损伤,8 分及以下为重度 TBI。

神经影像学评分:目前使用的基于 CT 的分级评分有 2 个,为马歇尔量表和鹿特丹评分。马歇尔量表根据 CT 表现将损伤分为 6 个不同类别,根据脑池状态、中线移位、病灶大小分类。Ⅰ:CT 扫描未见明显颅内病变;Ⅱ:脑池存在,中线移位 0～5 mm,病灶<25 cm³;Ⅲ:脑池受压,中线移位 0～5 mm,病灶<25 cm³;Ⅳ:中线偏移>5 mm,

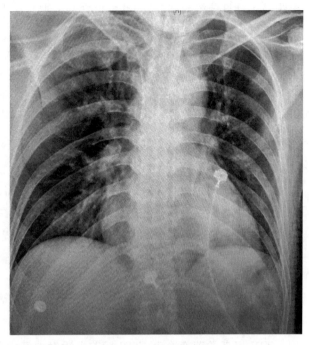

图 8-6-6　床旁胸片

病灶<25 cm³;Ⅴ:手术可切除的损伤部位;Ⅵ:不可消除的,病灶>25 cm³。马歇尔量表广泛应用,且显示可以精确预测成人颅内压(intracranial pressure,ICP)增高的风险和结局,但在有多种类型脑损伤的患者中缺乏可重复性。

该患者车祸外伤入院,短时间内出现意识改变,GCS 评分 6 分,诊断为重度 TBI。患者临床症状(双侧瞳孔不等大,继发呼之不应)提示因颅内压增高甚至进展为脑疝。急诊紧急渗透疗法(甘露醇 1 g/kg),同时行开瓣减压术以清除血肿、降低增高的颅内压。

重度 TBI 重症监护管理的首要重点在于限制继发性脑损伤。一般而言,治疗目旨在管理颅内压,维持脑灌注,以及优化氧合、血压,控制体温、葡萄糖、癫痫发作和其他潜在继发性脑损伤。TBI 患者中预防深静脉血栓形成(deep venous thrombosis,DVT)是一个棘手的问题。TBI 患者发生 DVT 的风险增高,采用间歇性充气加压袜进行机械血栓预防可降低此风险。静脉注射高渗药物造成渗透性浓度梯度,透过血脑屏障将水分"吸出"可减少组织间隙体积并降低颅内压。在多种情况下,甘露醇是最能实现颅内压控制的药物,还显示出能改善脑血流(cerebral blood flow,CBF)。根据需要,甘露醇以 0.25～1 g/kg 的剂量给药,每 4～6 h 1 次。需要监测血清渗透压(维持在<320 mmol/L)、液体平衡、肾功能和电解质。适当镇静可降低代谢需求从而降低 ICP,可改善机械通气人机对抗并减弱高血压和心动过速的交感神经反应。TBI 的急性期处理中,使用抗癫痫药可降低早期癫痫发作的发生率。创伤后早期癫痫发作(最初 1～2 周内)的发生率为 6%～10%,但是在重度 TBI 患者中可能高达 30%。反复癫痫发作可能增加脑血流量,从而使颅内压增高。癫痫发作会增加受损脑组织的代谢需求,从而可能加重继发性脑损伤。治疗性低温(therapeutic hypothermia,TH)可治疗 TBI,可降低颅内压,提供神经保护及预防继发性脑损伤。

在诱导 TH 和复温过程中出现的体温波动会促使钾离子出入细胞,低钾血症更常发生于体温维持在 33℃的患者。我们将该患者体温维持在 36℃,持续 48 h,然后逐渐复温(0.25℃/h)。体温管理期间调整镇静深度,抑制寒战。TH 最严重的不良反应是损害凝血功能和增加感染风险。低温会损害白细胞功能,等低温持续超过 24 h,感染率增加。该患者出现白细胞、降钙素原等炎症标志物增高,痰培养出现鲍曼不动杆菌等耐药菌,调整抗生素和复温后患者情况好转。

患者车祸外伤入院,急性创伤,易发生代谢亢进,这将导致骨骼蛋白的分解和蛋白合成的抑制,早期开始高蛋白营养支持。肠内营养优于肠外营养且肠内营养患者感染性并发症的发病率较低,结合患者无肠内营养禁忌证,考虑短期内可恢复意识水平,无须长期管饲治疗,我们建立鼻胃管通道后行肠内营养。TBI 早期行亚低温脑保护,低温可能导致肠道动力下降,对肠内营养耐受度降低,指南推荐先给予低剂量的肠内营养,并在复温后增加肠内营养剂量。我们早期给予滋养型喂养:初始能量供应目标为 $18 \sim 25$ kcal/(kg·d),起始速率为 $10 \sim 30$ ml/h,根据观察胃肠道症状,即是否出现胃扩张、腹泻和监测每日的胃残余量进行调整,逐渐增加至目标速率。指南没有推荐 TBI 患者肠内营养输注方式,我们选择连续输注。同时检测患者的能量需求和蛋白质需求,测定尿尿素氮并计算氮平衡,估计氮分解的趋势并恰当调整蛋白质目标。随访血清白蛋白、转铁蛋白、视黄醇结合蛋白来监测营养支持的充分性,同时添加益生菌促进肠道菌群调节。术后 9 天,患者神志转清,开始康复康护训练,呼吸锻炼,评估患者吞咽功能功能和气道保护能力的过渡时期,仍采用肠内营养。后续评估完善情况下,拔除鼻胃管,恢复经口进食,直至转回病房。

六、相关营养背景知识

TBI 患者的营养治疗:TBI 后首先激发神经内分泌反应,下丘脑-垂体轴和交感-肾上腺轴调节受损,表现为交感神经兴奋性增加,儿茶酚胺类激素的大量释放,同时高血糖素及皮质醇类激素的分泌增加,合成代谢激素(胰岛素、生长激素等)相对减少。损伤组织局部发生炎症反应,产生各种细胞体液性介质,如细胞因子、前列腺素、肽类、白烯酸以及一氧化氮等。细胞因子与神经内分泌反应共同引起高能量代谢反应。TBI 患者同时存在线粒体功能障碍,增加了葡萄糖的脑代谢率。高能量代谢是严重颅脑创伤后全身代谢反应的主要特点之一,其特征性变化是氧耗和能耗增加。

对于接受机械通气治疗的危重症患者,建议采用间接测热法测定能量消耗。如无法采用间接测热法,可通过以下 2 种方法测定能量消耗:① 通过肺动脉导管测得的耗氧量。② 通过呼吸机参数推算出的二氧化碳生成量。TBI 患者的静息代谢消耗(rest metabolic expenditure,RME)比非 TBI 患者高得多。特别重症 TBI 患者的 RME 比非脑损伤患者高 240%。代谢亢进、分解代谢异常和免疫功能改变共同作用下,可能导致营养不良。蛋白质丢失明显增高,氮损失 $3 \sim 16$ g/d,比健康禁食者($3 \sim 5$ g/d)高出几倍。与其他创伤患者类似,TBI 患者可能至少需要蛋白质 $2.0 \sim 2.5$ g/(kg·d),尤其是在受伤后的早期。一项关于 TBI 生物病理学研究发现,TBI 后立即出现短暂的高代谢,随后出现糖代谢抑制。为避免过度喂养,不建议过早给予危重症患者全目标量肠内及肠外营养,可在 $3 \sim 7$ 天内达标。2016 年脑外伤基金会推荐在伤后第 5 天,最晚第 7 天开始给予基础热量替代,可以降低病死率。TBI 患者以体重减轻、负氮平衡和免疫功能低下为特征,容易发生急性营养不良,其感染的发生率增高。同时 TBI 患者免疫抑制,肠黏膜通透性改变,肠道菌群移位可能会促进全身炎症反应的发生。TBI 患者在创伤后的第 1 周可能发生肠上皮不耐受,表现为肠道运动改变和吸收能力降低。炎症过程、低白蛋白血症和药物都可能导致肠上皮不耐受的发生。

与全胃肠外营养相比,尽早给予肠内营养已被确定为该人群的首选营养支持途径,推荐使用持续肠内营养,避免单次大量输注。相关研究建议增加免疫调节有关的特殊配方:谷氨酰胺、精氨酸、ω-3 脂肪酸、益生菌,可能会减少感染并发症的发生。严重脑损伤患者除了可能的面部外伤,常伴随意识改变、吞咽障碍,显著影响经口进食。鼻胃管应作为初始肠内营养支持治疗的标准途径。TBI 患者可能出现胃肠蠕动减退,存在延迟性胃排空。对于有高误吸风险、不耐受经鼻胃管喂养,且应用促胃肠动力药无效的患者可考虑行幽门后喂养(多采用空肠置管)。临床上采用鼻空肠管也可降低呼吸机相关性肺炎的发病率。对于长期维持患者肠内营养,可行空肠造口置管营养。

对于 TBI 患者的营养时间和目标量,目前缺少 RCT。本中心 TBI 患者肠内营养基本在 72 h 内从基本滋养型喂养逐渐过渡至低热量喂养,为了保护小肠上皮细胞,刺激分泌酶,增强肠道免疫。对于进行肠内营养的 TBI 患者会采取一些经验性的防止反流误吸的措施,比如床头抬高 30°,放置小肠营养管进行幽门后喂养等。

七、主编点评

在临床工作中,因颅脑损伤部位和类型的不同、患者的肌肉活动和药物的影响,很难精确评价颅脑损伤患者的能量消耗。营养支持的主要目的是早期补充热量和蛋白质及减少负氮平衡,有助于改变代谢反应、改善预后和降低感染发生率。对于危重患者,应针对个体营养和代谢状况,制订详细的营养计划,包括营养成分、热量和营养给予途径等。对于早期接受低温治疗的患者需使用低剂量肠内营养,在复温后逐渐加量。对于 TBI 患者,避免过多的热量,过多的营养转换成糖原或脂肪将增加氧耗,产生更多的二氧化碳,从而扩张脑血管,使颅内压增加。

(潘思梦　罗　哲)

参考文献

[1] Azim A, Haider AA, Rhee P, et al. Early feeds not force feeds: Enteral nutrition in traumatic brain injury[J]. J Trauma Acute Care Surg, 2016, 81(3): 520 - 524.

[2] Abdelmalik PA, Draghic N, Ling GSF, et al. Management of moderate and severe traumatic brain injury[J]. Transfusion, 2019, 59(S2): 1529 - 1538.

[3] Vieira LV, Pedrosa LAC, Souza VS, et al. Incidence of diarrhea and associated risk factors in patients with traumatic brain injury and enteral nutrition[J]. Metab Brain Dis, 2018, 33(5): 1755 - 1760.

[4] Chaudhry R, Batra S, Mancillas OL, et al. In-Hospital Mortality with Use of Percutaneous Endoscopic Gastrostomy in Traumatic Brain Injury Patients: Results of a Nationwide Population-Based Study[J]. Neurocrit Care, 2017, 26(2): 232 - 238.

[5] Carney N, Totten AM, O'reilly C, et al. Guidelines for the Management of Severe Traumatic Brain Injury, Fourth Edition[J]. Neurosurgery, 2017, 80(1): 6 - 15.

病例 7

子宫腺肌症术后心搏骤停,缺血缺氧性脑病,亚低温治疗

一、病史简介

患者,女,46 岁。因"子宫腺肌症术后伴昏迷 1 天"入院。患者因痛经 7 年,进行性加重 1 年,诊断为"子宫腺肌症,盆腔子宫内膜异位症"。于昨日在某专科医院行"腹腔镜下广泛肠粘连分解术+双输卵管切除术",术中生命体征平稳,术中出血 150 ml,补液 1 350 ml,术后出现呼吸恢复抑制,低氧血症(具体时间不详),予心肺复苏,气管插管呼吸支持后,患者仍有意识障碍,考虑缺血缺氧性脑损伤,现为进一步治疗转入我院 ICU。

患者 10 年前行腹腔镜下子宫肌瘤剥除术,10 余年前行 2 次人流术,否认输血史。否认传染病史。

二、入院检查

体温 38.3℃,脉搏 77 次/分,呼吸 12 次/分,血压 149/78 mmHg。昏迷,镇静中,口插管接呼吸机辅助通气,SIMV 模式,吸氧浓度 40%,氧饱和度 100%,呼吸平稳,皮肤巩膜黄染(一)。双侧瞳孔等大等圆,右侧直径 3 mm,左侧直径 3 mm,双侧瞳孔对光射存在。双肺呼吸音清,未闻及啰音。心前区无隆起,心界不大,心率 77 次/分,律齐,各瓣膜区未闻及病理性杂音。腹软,无压痛、反跳痛,肠鸣音 2 次/分。双下肢无水肿,双侧足背动脉搏动可,四肢肌张力略高,疼痛刺激可回缩,病理征(一)。

红细胞计数 $3.05×10^{12}$/L;血红蛋白 94 g/L;白细胞计数 $11.5×10^9$/L;中性粒细胞 78.2%;总胆红素 16.5 μmol/L;直接胆红素 6.2 μmol/L;白蛋白 32 g/L;谷丙转氨酶 57 U/L;谷草转氨酶 45 U/L;γ-谷氨酰转移酶 25 U/L;尿素 2.7 mmol/L;肌酐 32 μmol/L;尿酸 50 μmol/L;pH 7.5;二氧化碳分压 32 mmHg;氧分压 367 mmHg;碳酸氢根 26.5 mmol/L;碱剩余 1.9 mmol/L。

头颅平扫 CT:脑内散在腔隙灶。胸部平扫 CT:两肺少许渗出,两侧胸腔积液伴节段性不张。

三、入院诊断

缺血缺氧性脑病(疑似),子宫腺肌症,盆腔子宫内膜异位症,全子宫+双输卵管切除术后。

四、治疗经过

患者入院后完善相关检查,予丙泊酚+瑞芬太尼镇静镇痛,口插管接呼吸机辅助通气,亚低温脑保护(全身冰毯物理降温,冬眠合剂抑制寒战,体温控制在 35℃左右),甘露醇等减轻脑水肿,丙戊酸钠预防癫痫,神经节苷脂等营养神经,抗生素预防肺部感染,抑酸、化痰、低分子肝素预防深静脉血栓等治疗。营养方案给予滋养型肠内营养,并且予肠外营养补充。早期给予滋养型喂养:初始能量供应目标为 15~20 kcal/(kg · d),起始速率为 10~30 ml/h,根据观察胃肠道症状调整肠内营养速率,逐渐增加至目标速率。同时监测患者蛋白质代谢相关指标来监测营养支持的充分性。5 天后停亚低温治疗,患者浅昏迷,双眼向上凝视,四肢刺痛回缩,肌张力略高,GCS 7~8 分。复温后出现高热,体温 38.7℃,考虑肺部感染,抗生素升级为头孢他啶+万古霉素,于第 7 天行气管切开。考虑到此时患者胃肠道功能亦有

减退,仍保持较低剂量的肠内营养配合部分肠外营养。气切后间断脱机,患者神志逐渐好转,自主睁眼,双眼仍有向上凝视,可有简单指令动作,但反应较迟钝。其间体温好转,胸片及感染指标好转,逐渐停用抗生素,并逐渐增加肠内营养。第15天更换金属气切套管并堵管,患者咳痰好,第18天更换较细金属气切套管,并予半流质饮食,第19天拔除鼻胃管,第21天拔除金属气切,患者神志清,GCS 15分,自主呼吸咳痰好,进食可,四肢肌力粗测Ⅴ级,肌张力不增高,左侧巴氏征(+)。第27天予出院转高压氧继续治疗。

五、讨论分析

心搏骤停是成人缺血缺氧性脑病(hypoxic ischemic encephalopathy, HIE)最主要的原因,是心肺复苏抢救成功后严重的并发症。尽管近些年随着急救体系的完善及对心搏骤停、心肺复苏研究的不断深入,自主循环恢复率得到一定的改善,但生存率依然很低,经过急救医疗服务的院外心搏骤停,患者生存率仅为16.2%,其中只有将近1/3~2/3的患者存活至出院,且伴随着较差的神经功能预后。心搏骤停带来的神经学影响导致自主循环恢复后高达80%的患者是昏迷状态,不到30%的患者能恢复到之前的水平。因此改善心搏骤停患者的神经功能预后、提高生活质量是当前心肺脑复苏的研究热点。

脑血流动力学异常与脑血流自主调节功能受损是HIE主要的病理生理基础。尽管脑复苏在心肺复苏指南中占据重要的地位,然而目前仍无好的治疗手段对其进行有效的预防与治疗。亚低温治疗是目前被认为最有可能用于成人HIE,特别是中、重度HIE的治疗方法。

该患者在妇科手术后由于麻醉药物未完全代谢出现了呼吸抑制,进而发生缺氧导致心搏骤停,所幸发现及时,经心肺复苏、气管插管恢复氧供后自主循环恢复。但患者自主循环恢复后意识并未恢复,仍处于昏迷状态,因此考虑患者心搏骤停导致大脑缺血缺氧,发生脑损伤,需要进行脑复苏。

脑细胞内存储能量低,对缺血缺氧十分敏感,因此强调早期恢复自主循环、改善脑血流灌注、维持脑血流灌注压的重要性。心搏骤停不仅导致全脑缺血缺氧,还可导致全身缺血缺氧,引起微环境改变,其病理生理机制复杂,脑功能状态与其他器官的功能、内环境状态关系密切,积极改善复苏后综合征、维持内环境稳定、预防多器官功能障碍对脑功能的恢复亦有重要的意义。

低温是目前国内外公认的最有效的神经保护方法。亚低温脑保护的机制:① 降低脑代谢率,体温每降1℃,可使代谢下降5%~6%,提高脑细胞对缺血耐受性,减轻脑水肿,降低颅内压。② 减轻钙超载,减少兴奋性神经递质释放,缓解兴奋性神经毒性,减轻炎性反应。③ 控制血脑屏障的破坏程度。④ 改变基因表达和蛋白合成。亚低温治疗已经被AHA心肺复苏咨询委员会、欧洲复苏委员会、国际复苏联络委员会推荐使用,认为心搏骤停自主循环恢复后尽早开始实施亚低温治疗,亚低温的目标核心温度为32~34℃,达到目标温度后应持续12~24 h。其他治疗包括脱水剂等药物治疗减轻脑水肿,以及维持良好的脑灌注、降低脑代谢等对症支持治疗。

对于该患者,我们在恢复自主循环后对其进行了脑复苏,旨在减轻脑水肿,改善脑灌注,降低脑代谢。药物方面使用小剂量甘露醇减轻脑水肿,丙戊酸钠预防癫痫,神经节苷脂、奥拉西坦等神经保护,后期醒脑静促醒。脑复苏的重点是亚低温冬眠治疗:在恢复自主循环后24 h内我们就对患者进行亚低温冬眠治疗,逐渐降温(0.5℃/h),由于体温越低并发症越多,我们将目标体温控制在35℃左右,配合镇静药、阿片类药物以及冬眠合剂(哌替啶+氯丙嗪+异丙嗪)抑制寒战、扩张血管帮助降温。

目前临床上将28~35℃的轻、中低温称为亚低温。亚低温对机体免疫有抑制作用,气管切开或气管插管患者,可损害呼吸道自然防御功能,冬眠及镇静肌松药物抑制患者吞咽功能和咳嗽反射,易发生并发症如肺部感染、败血症、电解质紊乱、心律失常、冻伤、压疮等。

亚低温对基础代谢胃肠道功能的影响:亚低温冬眠治疗患者基础代谢率降低,胃肠道蠕动减慢,肠黏膜屏障防御功能减弱。低温引起的电解质紊乱如低钾血症也会引起胃肠道蠕动减慢。低温状态使凝血功能障碍,可引发出血倾向,加上脑损伤患者丘脑-脑干-迷走神经功能障碍导致胃肠道应激性改变,胃酸分泌增多,引起消化道出血。早期给予滋养型肠内营养,可防止肠黏膜萎缩,保护肠道屏障,提高细胞免疫功能。指南推荐先对于低温治疗的患者给予低剂量的肠内营养,并在复温后增加肠内营养剂量。

该患者我们早期给予滋养型喂养:初始能量供应目标为 $15\sim20$ kcal/(kg·d),起始速率为 $10\sim30$ ml/h,根据观察胃肠道症状:是否出现胃扩张、腹泻和监测每日的胃残余量进行调整,逐渐增加至目标速率。指南没有推荐亚低温患者肠内营养输注方式,我们选择连续输注。同时检测患者的能量需求和蛋白质需求,测定尿尿素氮并计算氮平衡,估计氮分解的趋势并恰当调整蛋白质目标。随访血清白蛋白、转铁蛋白、视黄醇结合蛋白来监测营养支持的充分性。患者复温后出现发热、肺部感染,考虑到此时患者胃肠道功能亦有减退,我们也并没有急于增加肠内营养,仍保持较低剂量的肠内营养配合部分肠外营养,待患者体温平稳感染控制后我们开始逐渐增加肠内营养,此后患者神志慢慢恢复,开始康复康护训练,呼吸锻炼,评估患者吞咽功能功能和气道保护能力的过渡时期,我们仍采用肠内营养。后续评估完善情况下,拔除鼻胃管,恢复经口进食,直至转出我科。

六、相关营养背景知识

TH 患者的营养:TH 近来被认为是对维持心脏骤停和 HIE 患者提供神经保护的强有力的医学干预。此外,TH 也被视为 TBI 和缺血性或出血性脑卒中患者的潜在治疗策略。随着 TH 作为治疗颅内高压的方法在标准干预无效的患者中广泛传播,TH 的诱导和维持不再局限于急性脑损伤的早期(即最初的 $12\sim24$ h),而是扩展到几天直至复温。因此,除了疾病过程本身,TH 对 ICU 的管理也有重要影响,如镇痛和镇静、呼吸机治疗、心脏循环支持或人工营养。

但是营养治疗在危重患者中的重要性不能被夸大。危重病通常会导致与损伤严重程度成比例的分解代谢应激状态,使患者易患严重营养不良,并伴有多器官功能障碍、延迟恢复和不成比例的病死率。有效的营养治疗可以在减轻代谢反应和避免长期高代谢方面发挥重要作用。国际指南对危重患者开始人工营养的时间、给药途径、能量指标和营养素类型提出了建议。在 $24\sim48$ h 内开始早期营养,主要是通过肠内途径,是减少能量不足的一种主动策略。必须避免喂食不足和过度喂食,这意味着要监测营养供给,以及时发现不断增加的能量缺口或过量。通过使用间接测热法测量 REE 可最准确地评估能量需求,然而,这种方法并不广泛适用。可以采用指南推荐的目标替代,从 $20\sim25$ kcal/(kg·d) 的初始能量需求开始,在恢复期之后开始逐渐增加。肠内营养具有预防肠道屏障结构和功能的不良改变、改善肠系膜血流以及增强局部和全身免疫反应性的优势。另一方面,危重患者可能经常对肠内营养不耐受,促动力药物可能有助于恢复胃排空和促进肠蠕动。对肠内营养持续不耐受的患者需要补充肠外营养。另一个值得注意的营养治疗的代谢问题是血糖控制,高血糖和低血糖都是危重患者特别关注的问题。然而到目前为止,这些患者,尤其是急性脑损伤患者的血糖水平以及是否应采用强化或中度胰岛素治疗的目标仍不确定。提倡在提供营养治疗时实施促进血糖控制的方案,$110\sim150$ mg/dl(6.1$\sim$8.3 mmol/L) 的范围可能是最合适的。

上述关于普通 ICU 患者人工营养的建议是否也能适用于接受 TH 的患者仍然是一个有争论的问题。关于 TH 中营养治疗各种问题的研究很少,PubMed 搜索(包括已发表评论的书目)就证明了这一点。到目前为止,已有资料仅显示缺血性或出血性脑卒中和严重 TBI 接受 TH 患者的能量消耗过程。在镇静、机械通气患者接受肌肉松弛剂时,TH 期间静息能量消耗较基础值显著降低约 75%$\sim$85%。大脑和整体代谢的下调以及肌肉松弛被认为是降低能量消耗的主要因素。相比之下,寒战,一种 TH 预期的结果和潜在的主要不良反应,已被证明与全身代谢的成级增加密切相关。因此需要个体化地确定在

TH期间所需最佳能量的量。此外,其他病理生理变化也可能会发生在TH时。在TH的维持期,由于血清钾、镁和磷酸盐水平降低,常常需要补充电解质。随着复温,这些电解质从细胞内存储释放并转移到细胞外空间。因此,必须注意避免反弹性高钾血症。此外,TH期间可能发生胰岛素抵抗,导致高血糖。在复温期,胰岛素敏感性可能迅速增加,如果胰岛素剂量调整不当,有时会导致明显的低血糖。

七、主编点评

治疗性低温被广泛地应用于各类颅脑损伤,尤其是心搏骤停和缺血缺氧性脑病患者的神经保护。但是目前为止,关于TH期间营养治疗的研究很少,许多关于接受TH治疗患者的营养治疗问题仍有待回答。在TH管理期间,迫切需要进一步研究热量摄入的最佳量、时间、首选给药途径和营养供应的监测。指南推荐对于低温治疗的患者给予低剂量的肠内营养,并在复温后增加肠内营养剂量。由于低温治疗患者基础代谢率降低,胃肠道蠕动减慢,肠黏膜屏障防御功能减弱,目前临床普遍的做法也是从低剂量的滋养型肠内营养开始,同时添加适量肠外营养。在肠内营养时需严密监测胃肠道功能,如每日的胃残余量、是否出现胃扩张、腹泻等。

（宣丽真　罗　哲）

参考文献

［1］ Benjamin M，Scirica. Therapeutic Hypothermia After Cardiac Arrest［J］. Circulation，2013，1(27)：244-250.

［2］ Hessel EA. Therapeutic hypothermia after in hospital cardiac arrest：A critique［J］. J Cardiothorac Vasc Anesth，2014，28(3)：789-799.

［3］ Pütgen HA，Pantle H，Geocadin RG. Management of cardiac arrest patients to maximize neurologic outcome［J］. Current Opinion in Critical Care，2009，15(2)：118-124.

［4］ Moore EM，Nichol AD，Bernard SA，et al. Therapeutic hypothermia：benefits，mechanisms and potential clinical applications in neurological，cardiac and kidney injury［J］. Injury，2011，42(9)：843-854.

［5］ Singer P，Bkaser AR，Berger MM，et al. ESPEN guideline on clinical nutrition in the intensive care unit［J］. Clin Nutr，2019，38(1)：48-79.

病例 8

急性左心衰竭双瓣置换术后，连续性肾脏替代治疗，血流动力学不稳定

一、病史简介

患者，男，76 岁。因"活动后胸闷气急半年，加重伴咳粉红色泡沫痰 10 天"入院。患者近半年来出现活动后胸闷气急及体力活动下降，未予进一步诊治。10 天前，患者出现呼吸困难，伴有咳粉红色泡沫痰、不能平卧等表现，否认反复发热、恶心、呕吐、胸痛、黑蒙、晕厥、双下肢浮肿等不适。家人立即将其送至附近医院诊治，诊断为"急性心功能衰竭"，予以强心、利尿治疗 2 天后症状无明显好转，为进一步求治，遂转至我院急诊就诊。我院心超检查示：二尖瓣后叶（P3 处）腱索断裂、连枷伴重度二尖瓣返流；主动脉瓣增厚伴中度主动脉瓣返流（瓣环直径 23 mm）；中度肺动脉高压；双侧胸腔少量积液。考虑瓣膜病合并急性左心力衰竭，为控制心力衰竭，择期行手术治疗，收入我院心外科 ICU。患者发病以来神清，精神欠佳，纳差，二便如常，近期体重较前减轻约 6 kg。

患者高血压病史 10 年，自服苯磺酸氨氯地平片，血压控制可。20 年前因室上性心动过速在我院行射频消融术。

二、入院检查

体温 36.5℃，脉搏 105 次/分，呼吸 20 次/分，血压 130/80 mmHg，体重 55 kg，身高 171 cm。神志清楚，精神萎靡，营养稍差，全身皮肤巩膜无黄染，无肝掌、蜘蛛痣，全身浅表淋巴结无肿大，胸廓无畸形，双肺呼吸音清，未闻及干湿啰音。心前区无隆起，心界不大，心率 105 次/分，律齐，各心尖区可闻及 3 级吹风样收缩期杂音。腹部平软，全腹未触及包块，全腹无压痛、反跳痛，肝脾肋下未触及，叩诊鼓音，无移动性浊音，肠鸣音 4 次/分。肛门及生殖器未检，四肢脊柱无畸形，活动自如，双下肢无水肿，双侧足背动脉搏动可，神经系统检查无异常体征。

红细胞 4.19×10^{12}/L；血红蛋白 95 g/L；白细胞 8.04×10^9/L；中性粒细胞 73.1%；血小板 146×10^9/L；总胆红素 13.3 μmol/L；直接胆红素 4.2 μmol/L；总蛋白 53 g/L；白蛋白 35 g/L；前白蛋白 0.14 g/L；谷丙转氨酶 36 U/L；谷草转氨酶 29 U/L；尿素 17.8 mmol/L；肌酐 137 μmol/L；尿酸 557 μmol/L；钠 142 mmol/L；钾 3.8 mmol/L；氯 101 mmol/L；钙 1.78 mmol/L；无机磷 1.36 mmol/L；镁 0.94 mmol/L；pH 7.30；血二氧化碳分压 52 mmHg；血氧分压 60.0 mmHg；血氧饱和度 87%；碳酸氢根离子（标准化）25.0 mmol/L；碱剩余 −1.79 mmol/L。

心电图：心房颤动伴快速心室率，左室肥大伴 ST-T 改变（RV5+SV1≥42 mm）。心脏超声：二尖瓣后叶（P3 处）腱索断裂、连枷伴重度二尖瓣返流；主动脉瓣增厚伴中度主动脉瓣返流（瓣环直径 23 mm）；轻中度肺动脉高压。胸腹部 CT：双侧胸膜腔少量积液；两肺散在炎症；双侧胸膜增厚、粘连；右肺上叶肺大疱；肝脏多发囊肿；右肾囊肿。头颅 CT：双侧颞、顶部硬膜下少量积液。

三、入院诊断

二尖瓣腱索断裂，二尖瓣返流，主动脉瓣返流，继发性肺动脉高压，心房颤动，心功能Ⅳ级，高血压病。

四、治疗经过

患者因"急性左心力衰竭"由我院急诊直接收入心外科监护室，入监护室后患者气急、低氧症状明显，予无创呼吸机通气效果不佳，紧急进行气管插管呼吸机辅助通气。入监护室后复查床旁心超：二尖瓣后叶（P3处）腱索断裂、连枷伴重度二尖瓣返流；主动脉瓣增厚伴中度主动脉瓣返流（瓣环直径23 mm）；轻中度肺动脉高压。考虑患者心力衰竭症状系二尖瓣、主动脉瓣返流所致，此时的主要治疗目标是控制心力衰竭症状，完善术前检查，等心力衰竭症状好转后需尽快行手术治疗。患者气管插管呼吸机辅助通气中，不能进食，我们给患者留置鼻胃管，开始鼻饲肠内营养液，但患者心功能不全，须严格限制入液量，予500 ml高浓度肠内营养制剂鼻饲，同时加强强心、利尿治疗，3天后患者心力衰竭症状缓解，呼吸平稳，低氧好转，顺利拔除气管插管，开始经口进食，入院第5天转回心外科普通病房进行术前准备。行冠脉造影示左主干未见狭窄，左前降支中段心肌桥，收缩期管腔受压30%左右，舒张期缓解，对角支未见明显狭窄，左回旋支未见狭窄，钝缘支未见明显狭窄，行右冠造影右冠未见明显狭窄，左室后支及后降支未见明显狭窄。患者诊断明确，心力衰竭症状控制后于2018－12－19在全麻体外循环下行二尖瓣生物瓣置换术、主动脉瓣生物瓣置换术、三尖瓣成形术、左心耳结扎术。术后食道超声提示："主动脉瓣及二尖瓣人工瓣膜未见明显异常"；常规关胸，术毕，术后安返心外科监护室，标本送病理，术中出血约400 ml，输少浆血4单位，血浆600 ml。

患者手术顺利，术后入ICU后生命体征平稳，术后第1天即拔除气管插管，术后第2天患者出现气急，心力衰竭指标B型脑钠肽（B-type brain natriuretic peptide，BNP）呈进行性增高，复查心超示双瓣置换术后，人工生物二尖瓣及主动脉瓣未见明显异常，三尖瓣成形术后未见明显异常，左右室收缩活动减弱，左室射血分数44%，右室三尖瓣环收缩期位移11 mm。加强强心、利尿治疗，并予无创呼吸机辅助通气。术后第5天，患者突发血压下降，呼之不应，进而心率减慢呈逸搏节律，急予心外按压，肾上腺素静脉注射，紧急气管插管呼吸机辅助通气，急查血气：pH 7.18，血二氧化碳分压54.8 mmHg，血氧分压99.8 mmHg，血氧饱和度99.1%，碳酸氢根离子（标准化）19.8 mmol/L，碱剩余－8.4 mmol/L，复查BNP已经高达12 906 pg/ml。心肺复苏后患者仍血压偏低，予大剂量血管活性药物维持血压，尿量逐渐减少，小于50 ml/h，肌酐进行性增高，随访肾功能示尿素30.7 mmol/L，肌酐364 μmol/L，估算肾小球滤过率（根据CKD-EPI方程）13 ml/min/1.73 m²，尿酸649 μmol/L；考虑患者术后由于心功能衰竭、低血压、肾脏低灌注，导致了急性肾损伤。为减轻容量负荷，避免心功能衰竭加重，于术后第6天行床旁CRRT。由于患者血流动力学不稳定，血管活性药物剂量偏大，暂缓肠内营养，先启动肠外营养。由于该患者心脏功能较差，每日总补液量需要限制在2 000 ml以内。术后第8天，患者血流动力学逐渐稳定，血管活性药物已经减至小剂量，无腹胀、腹泻，每日胃肠减压量0～50 ml。我们启动了肠内营养，同时逐渐减少肠外营养的剂量，患者心功能仍较差，虽然床旁CRRT治疗中，仍需限制入液量以减轻心脏负荷。术后第14天，患者行气管切开术，继续呼吸机辅助通气，开始经口进食少量半流质，肠外营养逐渐减量至停用，患者食欲较差，气切呼吸机辅助通气下进食不便，容易呛咳，仍保留部分肠内营养，继续予强心、抗感染、营养支持治疗，每日CRRT调整水、电解质平衡，逐步进行呼吸功能锻炼。术后第41天，患者顺利脱离呼吸机，患者肾功能亦逐渐好转，尿量逐渐增多。术后第46天患者脱离血液透析。术后第53天，患者病情已经稳定，拔除气切套管，患者发声恢复正常，进食有了很大改善，拔除鼻胃管，停用肠内营养液,开始口服普食及营养粉,并转回心外科普通病房。在普通病房又经过3周的康复治疗,患者一般情况好转,营养状况改善,顺利出院。

五、讨论分析

二尖瓣关闭不全(mitral incompetence,MI)是一种常见瓣膜病,可由二尖瓣结构任意部分的异常引起,包括瓣叶、瓣环、腱索和乳头肌。MR通常可分为原发性MR或器质性MR,是由于瓣膜结构的一个或多个组成部分(瓣叶、腱索、乳头肌和瓣环)的原发性异常;继发性MR也称功能性MR,是指继发于冠心病或心肌病。原发性MR的病因主要包括:① 退行性二尖瓣疾病:包括二尖瓣脱垂(mitral valve prolapse,MVP),是发达国家原发性MR最常见的原因。退行性二尖瓣疾病多种多样,包括二尖瓣黏液瘤性疾病(也称黏液瘤性变性),可导致二尖瓣前叶、后叶和腱索冗余,主要见于年轻人;也包括弹力纤维缺乏症,主要见于老年人。② 风湿性心脏病:在发达国家少见,但在其余国家仍是严重的疾病负担。风湿性瓣膜病常常在二十岁内引起MR,而合并或不合并MR的二尖瓣狭窄大多见于成人。③ 感染性心内膜炎。④ 创伤:可引起腱索断裂和急性MR。⑤ 使用某些药物:如麦角胺、溴隐亭、硫丙麦角林、卡麦角林和已淘汰的减食欲药(如氟苯丙胺和苯氟雷司),可引起MR,但使用这些药物与二尖瓣疾病之间的因果关系证据还较弱。⑥ 先天畸形:包括瓣膜裂缺。⑦ 二尖瓣瓣环钙化,老年人中常见,常导致轻至中度MR,但较少引起重度MR。继发性MR病因包括:① 冠心病:绝大多数缺血性MR患者为心肌梗死后继发的MR,MR可能因不良的心室重塑而加重,也可能因缺血或血流动力学状态改变而急性恶化。② 扩张型心肌病。③ 肥厚型心肌病。④ 右心室起搏可引起新发的继发性MR或是继发性MR加重。

单纯轻至中度的原发性MR患者无症状,因为几乎没有心室和心脏血流动力学的容量超负荷,前向心输出量也保持正常。大多数患者一直到左室腔增大伴收缩功能障碍、肺高压或出现心房颤动时才有症状。患者可能出现的最常见症状是劳力性呼吸困难和乏力,这是前向(有效)心输出量下降、跨二尖瓣反向血流引起左房压力上升和肺动脉高压综合的结果。另一常见临床表现是阵发性或持续性心房颤动。重度MR合并左室增大的患者最终进展为有症状的心力衰竭,伴肺淤血和肺水肿。

对于重度MR患者,如果有症状,或者虽无症状但合并左室大小或功能异常、肺高压或新发心房颤动,则具备手术指征,可行二尖瓣修补术或二尖瓣置换术。

主动脉瓣关闭不全(aortic incompetence,AI)是由主动脉瓣叶闭合不充分引起的。该病可由主动脉瓣叶疾病引起,也可由主动脉根部和升主动脉变形或扩张引起。在发展中国家,AR最常见的病因是风湿性心脏病。然而,在发达国家,AR最常由主动脉根部扩张、先天性二叶式主动脉瓣畸形和钙化性瓣膜病引起。轻中度AR患者可能保持数十年无症状。重度AR患者会出现劳力性呼吸困难或心绞痛,尤其是已发生左心室收缩功能障碍的患者。若不予以恰当治疗,可能会发生更严重的心力衰竭症状,如端坐呼吸、夜间阵发性呼吸困难和肺水肿。主动脉瓣手术(主要是主动脉瓣置换术)是治疗有症状的重度AR或伴左心室收缩功能障碍的无症状重度AR的主要方法。若中度AR患者(B期)在进行其他心脏手术,也建议行主动脉瓣手术。

本例患者为原发性MR,入院时心力衰竭症状明显,很快行气管插管呼吸机辅助通气。考虑患者心力衰竭症状系二尖瓣、主动脉瓣返流所致,此时的主要治疗目标是控制心力衰竭症状,完善术前检查,等心力衰竭症状好转后需尽快行手术治疗。患者入院身高173 cm,体重60 kg,BMI 20 kg/m^2,但患者心功能衰竭,下肢水肿较明显,说明存在水钠潴留的情况,真实体重远低于60 kg,实际BMI<20 kg/m^2,血生化示前白蛋白0.14 g/L,存在营养不良的情况。因此,我们给患者留置鼻胃管,开始鼻饲肠内营养液,但患者心功能不全,须严格限制入液量,我们予500 ml高浓度肠内营养制剂鼻饲,同时加强强心、利

尿治疗,3天后患者心力衰竭症状缓解,呼吸平稳,低氧好转,顺利拔除气管插管,开始经口进食,入院第5天转回心外科普通病房进行术前准备。患者诊断明确,心力衰竭症状控制后在全麻体外循环下行二尖瓣生物瓣置换术、主动脉瓣生物瓣置换术、三尖瓣成形术、左心耳结扎术。

患者手术顺利,术后入 ICU 后生命体征平稳,术后第一天即拔除气管插管,但术后第二天患者出现气急,心力衰竭指标 BNP 呈进行性增高,加强强心、利尿治疗,并予无创呼吸机辅助通气。术后第5天,患者突发血压下降,呼之不应,进而心率减慢呈逸搏节律,BNP 已经高达 12 906 pg/ml,心肺复苏后患者仍血压偏低,予大剂量血管活性药物维持血压,尿量逐渐减少,小于 50 ml/h,肌酐进行性增高;考虑患者术后由于心功能衰竭、低血压、肾脏低灌注,导致了急性肾损伤。为减轻容量负荷,避免心功能衰竭加重,于术后第6天行床旁 CRRT 治疗。由于患者血流动力学不稳定,血管活性药物剂量偏大,暂缓肠内营养,先启动肠外营养。由于该患者心脏功能较差,每日总补液量需要限制在 2 000 ml 以内。首先计算每日所需热量 25 kcal/(kg·d)×68 kg=1 700 kcal。本例患者正在接受 CRRT 治疗,CRRT 滤器中的高通透膜对血浆蛋白是通透的,血液滤过时会丢失大量的蛋白质,中心静脉输注时大约有 17% 的蛋白质会经 CRRT 滤过液丢失。因此,接受 CRRT 治疗的急性肾损伤(acute kidney injury,AKI)患者的蛋白质供应量应当更加充分,每日可给予 1.5～2.0 g/kg,我们按蛋白质需要量 1.5 g/(kg·d)计算,1.5 g/(kg·d)×68 kg=102 g/d;脂肪需要量:1 700 kcal/d×0.3=510 kcal/d。如果应用 20% 脂肪乳剂 250 ml,则脂肪乳剂所占热量为:250 ml × 2 kcal/ml = 500 kcal;蛋白质所占热量:102 g/d×4 kcal/g=408 kcal/d;葡萄糖所占的热量为:1 700−510−408=782 kcal/d,所需的葡萄糖量约为:782÷3.4 kcal/g=230 g。因此,如果应用 50% 葡萄糖则需葡萄糖量为:230÷0.5=460 ml。102 g 蛋白质相当于 11.4% 氨基酸量约为 1 000 ml。选择上述各种营养制剂,每日液体总量＝250 ml(脂肪乳)＋230 ml(葡萄糖)＋1 000 ml(氨基酸)＋每日所需的电解质、维生素及微量元素,为 1 480 ml 左右,再加上常规抗感染、强心、化痰等常规补液,总补液量限制在 2 000 ml 以内。术后第8天,患者血流动力学逐渐稳定,血管活性药物已经减至小剂量,无腹胀、腹泻,每日胃肠减压量 0～50 ml。我们启动了肠内营养,先从小剂量整蛋白营养液 250 ml 鼻饲,20 ml/h 开始缓慢滴注,逐渐加量及加快滴注速度,同时逐渐减少肠外营养的剂量,患者心功能仍较差,虽然床旁 CRRT 治疗中,仍需限制入液量以减轻心脏负荷。术后第 10 天,肠内营养液加量至 500 ml/d,患者出现腹泻,每日大便量 1 600 ml,胃残余量 50 ml/d,查大便常规及艰难梭菌无阳性发现,予口服活菌制剂改善肠道菌群及思密达收敛治疗腹泻,2天后腹泻好转,继续予肠内营养液鼻饲。术后第 14 天,患者行气管切开术,继续呼吸机辅助通气,开始经口进食少量半流质,肠外营养逐渐减量至停用,患者食欲较差,气切呼吸机辅助通气下吞咽功能受限,容易呛咳,仍保留部分肠内营养,用高浓度的整蛋白肠内营养液 500 ml(750 kcal)鼻饲。继续予强心、抗感染、营养支持治疗,每日 CRRT 调整水、电解质平衡,逐步进行呼吸功能锻炼,患者心功能逐渐好转,术后一月余,逐渐脱离呼吸机及血液透析,拔除气切套管后,患者发声恢复正常,进食有了很大改善,我们拔除了鼻胃管,停用肠内营养液,患者开始口服普食及营养粉,并转回心外科普通病房。

六、相关营养背景知识

(一) CRRT 患者的营养支持治疗

AKI 是危重患者的常见并发症,一些严重的 AKI 患者往往需行 CRRT,而 CRRT 又会显著影响危重患者的营养治疗效果。CRRT 可以调节患者的体液平衡,因此可以应用渗透压范围更广、容量更多的营养混合物;CRRT 可显著减少肠壁水肿的形成,尤其是在感染性休克或全身炎症反应综合征治疗期间进行大量液体复苏时。此外,CRRT 减轻肠壁水肿也有利于胃肠动力和肠内营养的吸收,有助于早期开始肠内营养(48 h 内)。另一方面,由于大多数营养素的分子量都小于 CRRT 中使用的滤器的孔径,所以在治疗过程中会损失大量的氨基酸、维生素及微量元素。

(二) CRRT 患者的能量需求

危重病患者的能量需求取决于其营养状况、疾病和代谢应激的情况、治疗过程中出现的并发症以及肾脏替代治疗的强度。在接受 CRRT 的危重患者中,能量需要量通常是根据常规方法估算的,这些常规方法适用于大部分患者人群。大多数指南推荐间接测热法作为金标准。Ticacos 的研究已经证实,间接测热法优于使用公式计算热量的方法。有研究还发现用公式计算能量需要量的患者,并发症发生率较高、辅助通气时间及 ICU 治疗时间都更长。虽然间接测热法有很多优点,但在危重患者群体中应用受到很多限制。首先,间接测热法在 ICU 中并未得到普遍应用,这主要是由于结果解释比较困难,特别是在危重疾病急性期有强烈代谢应激的情况下。其次,就像在体外治疗期间一样,为了保护患者避免过冷,补液和(或)血液必须加温,在含有碳酸氢盐液体的升温过程中,二氧化碳在体外循环排水系统和患者血液中都会释放,这意味着在 CRRT 过程中,呼气二氧化碳浓度会增加,但这并不是代谢增加的结果。由此可见,采用间接测热法往往会使测量结果失真。于是一些临床医师建议在 CRRT 的间歇期进行测量,但这样又会降低 CRRT 强度,从而影响治疗效果。因此,估算危重患者能量需求最常用的方法是根据 IBW 来计算。IBW 计算的目标热量应为 25～35 kcal/(kg·d),而分解代谢增加的初期能量供应量应为目标热量值的 30% 左右,只有在过渡到合成代谢阶段后才能达到目标值,在此期间能量供应应接近最大值 35 kcal/(kg·d),这有利于强化康复。因为透析或置换液如果含有浓度为 5.5 mmol/L 的葡萄糖,会转化为降血糖作用,并对患者的能量平衡造成不利影响。此外,CRRT 过程置换液或透析液的加温不足导致患者体温过低也会影响患者的能量平衡。如果 CRRT 在操作过程中液体不加温,能量需求甚至可以增加 1 000 kcal/d,这是由于机体要启动产热作用和对氧气需求的增加。因此,一旦发现 CRRT 系统的加热器不正常,应开始对患者进行外部加温,以维持核心体温在 37℃ 以上。此外,在估计患者的能量供应时,应该考虑局部枸橼酸钠抗凝剂(5 mmol 枸橼酸盐代谢产生的能量约为 3 kcal)以及透析液中存在的额外能量来源对能量平衡的影响。当使用仅含枸橼酸钠的透析液时,额外的能量供应不超过 200 kcal/d,因此其对患者能量平衡的影响很小。此外,枸橼酸盐的能量供应也平衡了 CRRT 对能量物质供应的负面影响,即氨基酸和葡萄糖的损失。与大多数透析液不同,应用血液保存液不仅含有枸橼酸盐,还含有葡萄糖和乳酸。因此,其使用会导致能量供应增加,24 h 的治疗中可能会使基本能量负荷超过 1 500 kcal。

(三) CRRT 期间氨基酸的需要量

危重患者的特点是代谢应激和分解代谢大大增强,从而导致肌肉量丢失。此时由于储存在肝脏和肌肉中的以糖原形式储存的能量储备迅速耗尽,需要骨骼肌蛋白质分解增加来供应葡萄糖,主要供给中枢神经系统。在危重病的急性期,氨基酸在糖异生过程中成为葡萄糖的来源,成为能量底物。据估计,在分解代谢阶段,与骨骼肌蛋白质分解有关的氨基酸损失可达 1.3～1.8 g/(kg·d),且主要取决于分解代谢的强度。然而在营养干预时增加氨基酸供应并不能降低蛋白质分解强度。危重病的急性期除了对氮平衡的不利影响外也会影响氨基酸的合成和新陈代谢,因此,非必需氨基酸(酪氨酸、精氨酸、谷氨酰胺、半胱氨酸、丝氨酸、鸟氨酸、瓜氨酸)这时可以成为条件必需氨基酸。

氨基酸分子量较小,因此 CRRT 过程中氨基酸的损失是巨大的。有研究发现在连续性静脉-静脉血液透析过程中约有 17% 的氨基酸丢失,CRRT 过程中氨基酸丢失的程度与总剂量呈正相关,氨基酸迁移到超滤液中的平均质量为 0.2 g/L。由于超滤会导致蛋白质损失增加,据报道蛋白质供应增加到 1.5 g/(kg·d) 以上会改善预后,因此接受 CRRT 的危重患者在营养干预时应当增加蛋白质的供应量。

危重患者蛋白质的最佳组分也是目前研究的热点。许多研究都与谷氨酰胺有关,因为谷氨酰胺在血液中的低浓度与危重患者病死率的增加呈正相关。谷氨酰胺是一种主要在骨骼肌中合成的氨基酸,在高分解代谢过程中肌肉质量的丧失会减少其合成,从而损害免疫细胞、肠细胞和肝细胞的功能。

(四) CRRT 期间各类营养物质的需要量

1. 脂肪乳　在 AKI 过程中,肝脂酶活性和脂解作用受损,导致脂蛋白中甘油三酯含量增加,高密度脂蛋白、胆固醇含量降低。此外,甘油三酯的代谢受损会导致其在体内积聚,在脂肪清除减少的情况下会导致高甘油三酯血症,特别是在肠外营养患者中。由于高分子量的脂质不能通过透析器膜进行有效渗透,不管应用的技术是对流还是弥散,CRRT 的使用并不能显著改善 AKI 患者的脂质紊乱。在 ICU 中,脂肪乳剂不仅作为营养干预的组成部分,还作为药物的混悬剂使用,如异丙酚和依托咪酯等。在持续输注异丙酚的情况下,其中所含的脂肪乳剂甚至可以满足每日脂质需求量的三分之一。与脂类物质不同的是,左旋肉碱,一种在线粒体中利用脂肪酸必不可少的氨基酸,在 CRRT 过程中丢失过多,也会额外增加危重患者体内脂质的积聚。目前有研究表明,在 CRRT 期间采用左旋肉碱替代会对脂质代谢产生有益的影响。由于中链甘油三酯的代谢不需要左旋肉碱,因此设想左旋肉碱缺乏可以通过供应中链甘油三酯来平衡,但还没有研究证实这一假设。因此,在接受 CRRT 的 AKI 患者中,为了预防高甘油三酯血症,应监测血中甘油三酯的浓度。脂质可能会使滤器毛细管(高分子量)加速堵塞及凝血,尤其在使用普通肝素抗凝的情况下。当局部应用枸橼酸盐抗凝时,脂质对透析器寿命的不利影响将降低。

2. 电解质　在接受肾脏替代治疗的患者中,低钾血症的发生率为 5%～25%。最常见的原因是使用了低钾的置换液来纠正高血钾。在血钾水平低于 3 mEq/L 的情况下,心室颤动的风险显著增加,而且快速纠正低血钾也会增加病死率。因此,CRRT 时应该首选含正常浓度钾的置换液,而不含钾或低钾的置换液只适用于危及生命的高钾血症。置换/透析液中的钠离子含量为 140 mEq/L(枸橼酸抗凝液中钠离子含量为 133 mEq/L,但是枸橼酸钠的应用补充了这个差值,钠离子含量也达到了 140 mEq/L)。因此,CRRT 对正常血钠患者的血钠浓度有稳定作用。在高钠血症和低钠血症患者中,CRRT 使钠浓度正常化的速度取决于治疗强度。对于慢性或亚急性钠代谢紊乱的患者,过快纠正钠浓度可能会导致致命后果。血钠浓度的变化率不应超过 0.5 mmol/(L・h)、2 mmol/(L・16 h)和 8 mmol/(L・d)。因此,应根据电解质的动态变化来调整操作强度,如果做不到调整操作强度,在纠正高钠血症时应增加置换/透析液中钠的浓度,纠正低钠血症时可静脉输注低钠液体。

CRRT 期间低磷血症的发生率很高(10.9%～65%)。如果使用含有生理浓度磷酸盐的置换液,其发病率就会大大降低。磷酸盐参与许多重要的功能,如酶促过程、氧运输、细胞内能量转换,而其缺乏可能具有相关的临床意义。因此,要经常监测血磷浓度,尤其是在使用无磷置换液时。使用无磷置换液时,还需要额外补充磷酸盐。需要特别注意有再喂养综合征风险的患者,血浆中的磷酸盐浓度应该每天测定 3 次,直到这种综合征的风险消失。高磷血症在 CRRT 中很少见,需要增加透析强度或采用无磷的置换液。磷酸盐主要分布在人体的细胞内,CRRT 时磷浓度仍持续升高可能是大量细胞坏死(如肠缺血)的标志。

CRRT 期间较少观察到低镁血症,其更常发生在枸橼酸盐的局部抗凝过程中,枸橼酸盐不仅能结合钙离子,还能结合镁离子。枸橼酸-镁复合物在血滤器中被清除,增加了镁的丢失。可以通过增加透析/置换液中的镁浓度或额外静脉注射 2～4 g/d 硫酸镁来补充。市售的不含钙的枸橼酸盐抗凝置换液与含钙的置换液相比,含有更高浓度的镁(0.75 mmol/L),因此由枸橼酸盐造成的对镁的损失几乎得到了完全补充。

低钙血症在 CRRT 中相对常见,在某些病例中其发生率甚至可高达 50%,低钙血症在枸橼酸盐抗凝治疗中更为常见。因此,应经常监测血中游离钙的浓度,以防止其降至 1 mmol/L 以下。在局部抗凝时严格遵守规程,密切监测离子钙的浓度,应该可以减少低钙血症的发生率。

3. 微量营养素　水溶性维生素在 CRRT 过程中会大量丢失,临床上应用维生素合剂很难满足维生素的每日需要量,一个安全的方案是在 CRRT 期间将每日维生素剂量增加一倍。然而,尚没有数据证明在 CRRT 期间增加维生素供应对危重患者生存率的益处。大部分危重患者体内微量元素的浓度偏低,主要原因是微量元素在血浆和组织之间重新分布,白蛋白浓度降低,血液稀释,饮食摄入不足,吸收障碍以及肾脏替代过程中的丢失。

七、主编点评

营养治疗是 ICU 患者的基本治疗内容之一,很多研究提示能量、蛋白质的缺乏与 ICU 停留时间延长呈正相关,同时也增加了感染和死亡的风险。然而,过多的能量供应也可能与并发症及病死率增加相关。因此,营养治疗的适度非常重要,这对临床医师是一个巨大的挑战。ICU 患者的初始营养状况通常存在很大差异,从恶病质到病态肥胖,而且患者的病情危重情况对代谢也有显著的影响,因此 ICU 患者的营养治疗更为复杂。目前制订营养治疗指南所依据的大多数研究都是观察性研究或小样本研究,证据级别较低,而且在不断的更新中。

在 ICU 中,因 AKI 行 CRRT 治疗的患者日益增多,CRRT 可以调节 AKI 患者的水、电解质平衡,清除多余水分,方便对无尿、少尿的 AKI 患者行肠内、肠外营养治疗;CRRT 还可以减轻肠壁水肿,有利于胃肠动力及肠内营养的吸收,有助于早期肠内营养支持。然而,无论是采用弥散还是对流的技术,大多数营养物质还是会通过 CRRT 的滤器丢失,尤其是氨基酸、维生素及微量元素损失较为严重。因此对于接受 CRRT 的患者,进行营养治疗时应当注意补充氨基酸、维生素及微量元素。AKI 时肝脂酶活性和脂解作用障碍,导致甘油三酯的代谢受损,此外,由于高分子量的脂质不能通过透析器膜进行有效渗透,CRRT 患者容易发生高甘油三酯血症,特别是在肠外营养患者中。因此,CRRT 患者应密切监测血中甘油三酯的浓度以预防高甘油三酯血症。

本例患者为心脏瓣膜病患者,心功能较差,术前即因为急性心功能衰竭进入 ICU 抢救,存在严重营养不良状态,我们对该患者积极进行了术前营养支持,因为患者胃肠道完整,我们选择了肠内营养,留置鼻胃管,鼻饲营养液。但患者心功能不全,须严格限制入液量,因此我们采用了能量密度较高的肠内营养制剂鼻饲。经过术前的药物治疗及营养支持,患者急性心功能衰竭症状很快好转,进行充分的术前准备后顺利行二尖瓣生物瓣置换术、主动脉瓣生物瓣置换术、三尖瓣成形术、左心耳结扎术。术后出现急性心力衰竭,经心肺复苏后出现了 AKI 行 CRRT 治疗。由于患者血流动力学不稳定,血管活性药物剂量偏大,我们暂缓肠内营养,先启动肠外营养。由于该患者心脏功能较差,每日总补液量仍限制在了2 000 ml 以内。患者血流动力学稳定后,及时启动了肠内营养,先从小剂量开始逐渐加量,同时逐渐减少肠外营养的剂量。患者行气管切开术后恢复了经口进食,开始进食少许半流质,肠外营养逐渐减量至停用。由于患者食欲较差,气切呼吸机辅助通气下吞咽功能受限,进食半流质时容易呛咳,我们仍保留了肠内营养,采用高密度的肠内营养液鼻饲。为了减轻心脏负荷,仍控制补液、肠内营养及口服饮食总量在2 000 ml 以内。术后一月余,患者逐渐脱离呼吸机及血液透析,拔除气切套管后,患者发声恢复正常,进食有了很大改善,开始口服普食及营养粉,并转回心外科普通病房。在普通病房经过3周的口服营养支持及康复锻炼,患者顺利出院。

(杨晓梅　罗　哲)

参考文献

[1] Onichimowski D, Goraj R, Jalali R, et al. Practical issues of nutrition during continuous renal replacement

therapy[J]. Anaesthesiol Intensive Ther，2017，49(4)：309 - 316.

[2] Bendavid I，Singer P，Theilla M，et al. NutritionDay ICU：A 7 year worldwide prevalence study of nutrition practice in intensive care[J]. Clin Nutr，2017，36(4)：1122 - 1129.

[3] Zusman O，Theilla M，Cohen J，et al. Resting energy expenditure，calorie and protein consumption in critically ill patients：a retrospective cohort study[J]. Crit Care，2016，20(1)：367.

[4] Rugeles S，Villarraga-Angulo LG，Ariza-Gutiérrez A，et al. High-protein hypocaloric vs normocaloric enteral nutrition in critically ill patients：a randomized clinical trial[J]. J Crit Care，2016，35：110 - 114.

[5] Mottaghi A，Yeganeh MZ，Golzarand M，et al. Efficacy of glutamine-enriched enteral feeding formulae in critically ill patients：a systematic review and meta-analysis of randomized controlled trials[J]. Asia Pac J Clin Nutr，2016，25(3)：504 - 512.

第九章

肾脏疾病

病例 1

慢性肾小球肾炎,慢性肾脏病 1 期,营养不良

一、病史简介

患者,女,46 岁。主诉"水肿、血尿、蛋白尿 4 年余"。

患者 4 年前无明显诱因下出现颜面部及双下肢水肿,当地医院查尿隐血(＋＋＋),24 h 尿蛋白 4.0 g,肾功能正常,予泼尼松 50 mg qd,贝那普利 10 mg bid 治疗。复查尿隐血(＋＋＋),24 h 尿蛋白 4.3 g,改用甲泼尼龙 40 mg qd,雷公藤 30 mg tid,贝那普利 10 mg bid。后患者定期随访,24 h 尿蛋白从 4 g 降为 0.8 g,逐渐停用雷公藤,甲泼尼龙规律减量至 2 年前停用。1 年前患者检查尿隐血(＋＋),24 h 尿蛋白 2 g,予雷公藤 30 mg tid 治疗,服用 3 个月后 24 h 尿蛋白 1.4 g,但谷丙转氨酶升至 600 U/L 以上,予停用雷公藤,同时予保肝治疗后好转,改用吗替麦考酚酯 0.75 g bid,贝那普利 10 mg bid 降尿蛋白。4 个月前查尿蛋白 0.95 g,吗替麦考酚酯改为 0.5 g bid。患者至我院检查尿红细胞 41/μl,24 h 尿蛋白 1.03 g,血肌酐 66 μmol/L,自身抗体、肝炎病毒指标(－)。现为进一步诊治收入我科。发病来,患者精神饮食尚可,大便正常,夜尿增多每晚 2～3 次,体重无明显变化。

二、入院检查

体温 36.7℃,脉搏 67 次/分,呼吸 20 次/分,血压 124/72 mmHg,体重 52 kg,身高 155 cm。神志清晰,营养中等,全身皮肤无黄染,无肝掌、蜘蛛痣。全身浅表淋巴结无肿大,巩膜无黄染,胸廓无畸形,双肺叩诊清音,听诊呼吸音清。心前区无隆起,心界不大,心率 67 次/分,律齐。腹部平软,肝脾肋下未触及,肝肾区无叩击痛,肠鸣音 3 次/分。肛门及生殖器未检,四肢脊柱无畸形,活动自如,神经系统检查(－)。

红细胞 $3.52×10^{12}$/L;血红蛋白 108 g/L;血小板 $176×10^9$/L;白细胞 $6.05×10^9$/L;中性粒细胞 55.2%;尿蛋白＋;尿红细胞计数 33/μl;总胆红素 10.1 μmol/L;直接胆红素 1.9 μmol/L;总蛋白 56 g/L;白蛋白 33 g/L;谷丙转氨酶 5 U/L;谷草转氨酶 13 U/L;前白蛋白 0.20 g/L;尿素 3.7 mmol/L;肌酐 66 μmol/L;葡萄糖 4.5;总胆固醇 4.27 mmol/L;甘油三酯 1.21 mmol/L;钠 143 mmol/L;钾 4.3 mmol/L;氯 108 mmol/L;钙 2.18 mmol/L;无机磷 0.97 mmol/L;镁 0.82 mmol/L;肌酸激酶 47 U/L。

三、入院诊断

慢性肾小球肾炎,慢性肾脏病 1 期。

四、诊疗经过

患者入院后完善检查,临床诊断为慢性肾小球肾炎,存在肾穿刺活检检查指征,并排除相关禁忌证,于入院第 4 天行肾穿刺活检,术后病理报告:光镜描述:3 条皮质组织。全片可见 37 个肾小球,其中 13 个球性硬化,1 个节段硬化,余肾小球体积增大、毛细血管襻开放尚可。肾小球内细胞 80 个/球,系膜基

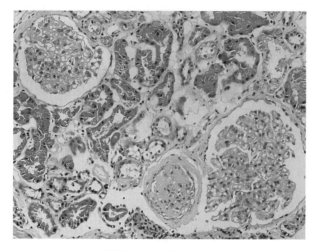

图 9-1-1　HE×200

质轻度增多,节段中度增多,系膜细胞轻度增生。毛细血管襻壁增厚,走行僵硬。肾小管间质病变轻度,约20%小管萎缩,少量蛋白管型,间质纤维化(+),少-中等量炎细胞浸润,单个核细胞为主。血管内膜增厚,管壁增厚。免疫荧光:3个肾小球,IgG(+++),IgA(+),IgM(-),C3(-),C4(-),C1q(-),FIB(-),Kappa(+++),Lambda(+++),PLA2R(+++),THSD7A(++),IgG1(+++),IgG2(-),IgG3(++),IgG4(+++)。描述:IgG、IgG1、IgG3、IgG4、PLA2R、THSD7A、IgA、Kappa、Lambda呈颗粒状、团块状在血管襻弥漫分布。病理诊断:膜性肾病(图9-1-1~图9-1-3)。

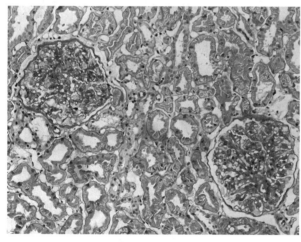

图 9-1-2　PAS×200

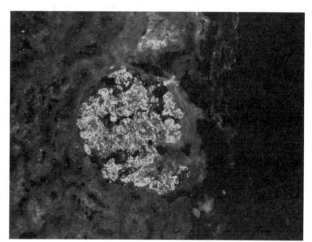

图 9-1-3　IgG,免疫荧光×200

　　患者排除肝炎病毒感染、自身免疫性疾病、肿瘤等情况,血 PLA2R 抗体 88.3 IU/ml,诊断为特发性膜性肾病。予以优质低蛋白饮食,蛋白质摄入量按照 0.8 g/(kg·d)提供(0.8×45=36 g),其中 50%以上为优质蛋白,能量摄入按照 35 kcal/(kg·d)提供(35×45=1 575 kcal)。予以环孢素 50 mg q12 h 口服,同时服用盐酸贝那普利 10 mg bid,辅以碳酸钙 D3 0.6 g qd、奥美拉唑 20 mg qd、叶酸 5 mg qd。患者服药后无不适主诉,治疗 2 周后顺利出院。

五、讨论分析

　　膜性肾病是以肾小球基底膜上皮细胞下免疫复合物沉积伴基底膜弥漫增厚为特征的一组疾病,病因未明者称为特发性膜性肾病。特发性膜性肾病占成人原发性肾病综合征的 25%～30%,可发生于任何年龄,30～50 岁为高发,男性多于女性。特发性膜性肾病起病隐匿,水肿逐渐加重,患者中 80%表现为肾病综合征,其余为无症状蛋白尿。20%～55%的患者有镜下血尿,合并肾静脉血栓或伴新月体肾炎时可出现肉眼血尿;20%～40%的患者伴有高血压。大多数患者起病时肾功能正常,但有 4%～8%的患者存在肾功能损害,部分患者可于多年后逐渐进展至慢性肾功能衰竭。肾病综合征的各种并发症均可在特发性膜性肾病中见到,但比较突出的是血栓、栓塞并发症,常见于下肢静脉血栓、肾静脉血栓及肺栓塞,发生率为 10%～60%。

本例患者为中年女性,以水肿起病,检查发现血尿、蛋白尿,24 h 尿蛋白定量大于 3.5 g,不伴肾功能损害,完善检查后未发现糖尿病、系统性红斑狼疮、病毒性肝炎、肿瘤、药物、感染及淀粉样变等继发性因素,经肾穿刺病理检查确诊为特发性膜性肾病。由于特发性膜性肾病的自然病程长,存在自发缓解和肾功能恶化这两种截然不同的倾向,且目前尚无特效的治疗。因此,绝大多数学者赞同对有发展为终末期肾病倾向的高危患者尽早治疗,而对不具有高危因素的患者给予一段时间的观察期(6 个月),期待这些患者可以在不面临严重药物不良反应的情况下获得自然缓解。该患者起病时表现为肾病综合征,曾使用血管紧张素转化酶抑制剂和足量糖皮质激素治疗未缓解,之后采用糖皮质激素联合雷公藤治疗后获得部分缓解,但因出现肝功能损伤而中断治疗。目前患者使用小剂量吗替麦考酚酯治疗,蛋白尿加重,只能获得部分缓解。因此,入院完善评估后改用环孢素治疗,同时接受合理的饮食和生活指导,定期复查。

慢性肾病患者营养不良发生率较高,其原因与厌食、胃肠道功能障碍、营养素摄入不足、蛋白质丢失过多、代谢性酸中毒、持续的炎性状态等因素有关。国际肾脏营养与代谢学会曾将慢性肾病这种因各种原因导致的能量－蛋白质储备降低的“营养不良”状态定义为“蛋白质－能量消耗(protein-energy wasting,PEW)”,并制订了相应的诊断标准,提高了临床医师对慢性肾病患者营养不良的认识。大量临床研究证实,慢性肾病患者进行合适的医学营养治疗可预防并纠正营养不良,改善营养生化指标,减轻尿毒症症状,延缓疾病进展和进入透析治疗的时间,改善长期预后。

慢性肾病患者的营养干预在其综合治疗中有重要的地位,适当地控制体重、摄入适量的蛋白质和充足的热量可改善肾功能、延缓疾病的进展。饮食和营养处方是慢性肾脏病患者治疗的重要组成部分,通过限制饮食中的蛋白质,同时保证足够能量摄入,补充或不补充酮酸/氨基酸,可以延缓慢性肾脏病的进展,减轻蛋白尿,改善代谢并发症。本例患者肾功能正常,可以给予低蛋白饮食处方。按照目前相关指南的推荐意见,热量和蛋白质供应量分别为 30～35 kcal/(kg·d) 和 0.6～0.8 g/(kg·d)。因此,我们制订每天按理想体重摄入和热量具体方案为每日蛋白质摄入量 0.8 g/kg,至少一半以上应为高生物价蛋白,每日能量摄入量 35 kcal/kg。低蛋白质饮食可减轻尿毒症症状、延缓慢性肾病的进展,其在慢性肾病患者中应用的安全性已得到证实,并不增加远期营养不良风险。若在推荐剂量下仍存在营养不良风险,可添加酮酸/氨基酸制剂,该制剂是必需氨基酸的前体,可直接合成必需氨基酸,不产生代谢废物而加重尿毒症的症状。在低蛋白质饮食方案中,足够的热量摄入至关重要,有研究发现,增加热量的摄入不仅可以补充充足的营养,而且还能提高低蛋白质饮食的顺应性,延缓慢性肾病的进展。对日常饮食无法满足营养需求的患者,可给予口服营养补充制剂,如必需氨基酸制剂等。临床研究表明,口服营养补充可有效提高营养生化指标、体重和瘦组织群含量,改善生活质量和机体功能。对不能耐受口服营养补充或通过口服补充无法达到营养需求量的患者,如严重厌食、吞咽障碍、围手术期和严重应激患者,可用鼻胃管、鼻肠管、经内镜空肠造口管等管饲的方法进行肠内营养。肠外营养支持较少用于慢性肾病患者,仅限于无法耐受肠内营养且并发急性病处于高代谢状况下,可根据患者的重症程度和营养需求通过肠外途径进行补充。

六、相关营养背景知识

(一) 慢性肾病患者营养不良的发生机制

慢性肾病患者普遍存在着营养不良,临床表现为体重减轻、人体组成成分改变、能量储备减少和躯体蛋白、血清白蛋白、转铁蛋白、前白蛋白和其他内脏蛋白浓度降低、活动能力和生活质量减退等。研究表明,慢性肾病患者营养不良的发生率随着病程的延长和病情的进展逐渐增高,透析患者约 40%～

60%存在不同程度营养不良,其中严重营养不良患者高达10%,营养不良已成为预测慢性肾病患者并发症和病死率最重要的指标之一。慢性肾病患者营养不良的原因非常复杂,目前认为除了能量、蛋白质摄入不足、尿毒症毒素的蓄积、透析过程的影响及肾脏正常代谢功能的丧失以外,还包括代谢性酸中毒、炎症反应、内分泌改变、瘦素等因素。

1. 能量和蛋白质摄入不足　能量和蛋白质摄入不足是导致慢性肾病患者营养不良最重要的原因,大多数慢性肾病患者都存在不同程度的食欲减退、消化功能障碍,这与尿毒症毒素在体内大量蓄积、代谢紊乱有关。此外,厌食、抑郁症、透析过程、经济社会因素、药物等均可导致进食减少。厌食在透析和非透析患者中普遍存在,慢性肾病患者的味觉减退,尤其甜味和苦味减退比较明显。尿毒症毒素、伴发的疾病(如糖尿病)可以延缓胃的蠕动和排空。抑郁症在慢性肾病患者中很常见。低蛋白质饮食被认为可以减轻尿毒症毒素引起的症状和体征,且能延缓肾功能衰竭的进度后,临床上应用低蛋白饮食就成为非透析慢性肾病患者的常规治疗的一部分,而长时间的低蛋白饮食则很容易导致营养不良。

2. 酸中毒　慢性肾脏疾病特别是肾功能衰竭时,肾脏对酸碱平衡的调节机制发生障碍,导致产生NH_4^+的能力减弱、对可滴定酸排泄障碍及大量HCO_3^-的丧失,容易发生酸碱平衡失调,特别是代谢性酸中毒。代谢性酸中毒可以导致不可逆的必需氨基酸和支链氨基酸的降解,加速肌蛋白的分解。动物实验表明代谢性酸中毒可以激活依赖ATP的泛素蛋白水解途径,导致肌肉分解代谢增强。临床研究也发现,选择性阻断并纠正酸中毒后,慢性肾功能衰竭患者的体重明显增加,营养状况改善。

3. 炎症反应　慢性肾病特别是尿毒症患者处于一种全身性炎症反应状态,这里所指的炎症已不限于一般意义上的感染,而是机体在微生物、内毒素、各种化学物质、补体、免疫复合物等的刺激下,以单核巨噬细胞系统的激活,IL-1、IL-6和TNF-α为主的促炎因子释放为中心的慢性炎性反应,这种慢性炎症状态产生的可能机制包括:持续存在的隐形病毒和细菌感染、血液成分与透析膜的接触、肾脏对炎症介质的清除减少。这种高炎症介质状态并不仅仅存在于利用生物不相容性透析膜的透析过程中,而且在高流量的生物相容性良好的透析过程中及腹膜透析中,甚至在未经透析的患者中也存在。炎症介质可以导致厌食、组织降解、肌肉消耗从而引起营养不良。高炎症介质可以经泛素-蛋白酶体蛋白水解途径刺激蛋白分解加速导致肌肉消耗,减少蛋白合成和抑制食欲。另有研究发现IL-1、TNF-α和内毒素可以导致净肌蛋白分解代谢,刺激支链酮酸水解导致支链氨基酸的氧化。近年来的研究发现,透析患者的营养不良、高CRP水平及高心血管疾病发生率之间存在密切联系,称为营养不良-炎症-动脉粥样硬化综合征(malnutrition-inflammation-atherosclerosis Syndrome,MIAS)。炎症、细胞因子和营养状态之间的关系比较复杂。炎症可以通过细胞因子介导引起肌肉和脂肪组织的丢失,改变血清蛋白的构成,所引起的反应与蛋白质-能量缺乏性营养不良相似。细胞因子可能通过增强瘦素基因表达抑制患者食欲。当增强的分解代谢反应无法通过外源性蛋白质和能量补充时就会产生消耗状态。即使在能量供给充足的情况下,炎症也可通过泛素蛋白酶体蛋白水解途径增加机体组织分解。有学者提出慢性透析患者中存在两种不同类型的营养不良:Ⅰ型由尿毒症或尿毒症相关因素(机体活动量减少、未透析、饮食控制、社会心理因素等)引起。此类型因尿毒症毒素引起的蛋白能量摄入不足而导致轻度的血清白蛋白浓度下降。这种类型的营养不良常发生在肾功能衰竭的进展期,心血管相关并发症和高水平的炎症介质在此种类型中少见,厌食导致蛋白能量摄入减少,同时相应的蛋白分解代谢降低,静息能量消耗可以在正常范围。Ⅱ型以明显的低蛋白血症、高静息能量消耗、显著增加的氧化应激状态、高蛋白分解代谢为特征,明显的心血管并发症较常见,CRP和炎症介质水平明显增高。此种由炎症介质促发的营养不良不单在慢性肾病患者中存在,而且在其他消耗性疾病中也存在。如慢性心力衰竭、慢性炎症疾病、进展期肿瘤和慢性通气功能障碍。但临床上存在的营养不良存在两种类型的不断交叉,许多透析患者具有复合类型的营养不良。

4. **内分泌改变**　慢性肾病患者的营养不良与机体内分泌改变密切相关,慢性肾功能不全时机体对胰岛素、生长激素和IGF-1存在抵抗,胰岛素样生长因子-1是生长激素促进机体蛋白质合成的重要介质,也是反映机体内脏蛋白状况敏感的营养评价指标,循环中胰岛素样生长因子-1浓度增高与氮平衡改善和尿氮排泄减少相关。高促甲状旁腺激素或甲状旁腺激素升高发生在5%～25%的慢性肾功能衰竭透析患者中,这是分解代谢激素,促进氨基酸从骨骼肌中释放。此外,高促甲状旁腺激素还可影响患者食欲。瘦素是一种主要由白色脂肪分泌的具有激素样作用的蛋白质,被证明与营养状态相关。近来研究发现,慢性肾病患者血瘦素水平明显升高。其可能机制主要有两方面:① 肾脏是瘦素清除的主要部位,肾功能衰竭必然引起瘦素的清除减少,血浆瘦素水平即随之升高,这是最主要的一方面。② 存在促进肥胖基因(ob)表达增加的各种因素,如炎症、细胞因子、脂肪积累、高胰岛素血症、高皮质醇等,ob基因直接调控血瘦素水平,ob基因表达的增加,亦将引起血瘦素水平的升高。目前认为透析患者血瘦素水平与营养状况、身体构成之间关系密切,慢性肾病患者血瘦素水平升高与营养不良有相关性,营养不良的原因很大可能是瘦素水平升高。具体机制可能为以下两方面:① 瘦素不能直接通过血脑屏障,高瘦素血症时瘦素能够以扩散形式透过血脑屏障,导致脑脊液中瘦素水平升高,加强了对NPY的抑制作用,食欲减低,食物摄入减少,体重降低,进而营养不良。② 高瘦素水平增加交感神经系统活性,使机体产热增加,能量消耗增多。长期重组人促红细胞生成素(recombinant human erythropoietin, rhEPO)治疗可以显著降低CRF血液透析患者血瘦素水平,而且观察到NPY的增加,结果是患者食欲增加,营养状况改善。另外,重组人胰岛素样生长因子1(recombinant human insulin-like growth factor,rhIGF-I)亦可降低慢性肾病患者血瘦素水平,rhIGF-I可能对瘦素分泌有抑制作用。而重组人生长激素(recombinant human growth hormone,rhGH)则促进瘦素合成,加重CRF患者瘦素水平异常。

5. **肾脏功能受损**　正常肾脏可以代谢一些小分子的蛋白质和肽,其中包括一些调节营养代谢的激素,当肾功能下降时,这些正常的代谢过程被破坏,使得某些营养成分利用受限。例如,慢性肾功能衰竭时胰岛素的降解减少,但同时机体存在胰岛素抵抗,从而影响葡萄糖和脂类的代谢。慢性肾病时体内生长激素水平增加,但机体对生长激素的反应却降低,这将导致分解代谢的持续存在。其他如甲状腺素、维生素D的浓度减少或功能异常,这些激素水平失衡将引起肌蛋白合成减少,分解增加,糖异生活跃,最终导致营养不良。患者营养不良的发生与肾功能不全的程度有关,在肾小球滤过率(glomerular filtration rate,GFR)下降到<8～10 ml/min,特别是小于5 ml/min到开始接受正规的透析治疗这段时间内发生营养不良的危险性大大增加。因为这个阶段尿毒症毒素引起的症状最为剧烈,患者往往有剧烈的恶心呕吐、食欲明显减退,且经常需要空腹进行诊断性检查,等待动静脉造瘘或腹腔置管。另外,消化道出血、经常采血用于实验室检查及血液成分在透析管路内的附着都会引起蛋白质的丢失。

6. **透析过程**　透析过程中大量营养成分包括氨基酸、蛋白质、葡萄糖和水溶性维生素从透析液中丢失。丢失量的多少取决于透析膜的通透性的大小、血液和透析液的流速、透析持续时间及患者是否禁食等。在一次常规的血液透析过程中大约有6～12 g的氨基酸丢失在透析液中,如果使用不含葡萄糖的透析液则葡萄糖的丢失量为15～25 g。而在腹膜透析过程中丢失量更加明显,每次约丢失8～10 g蛋白质、3 g氨基酸,当发生腹膜炎时则丢失量将成倍地增加。腹膜透析时大量的液体积聚在腹膜腔内,加之透析液中葡萄糖的吸收将影响患者的食欲及胃肠蠕动,使得饮食方式发生改变。另一方面,血液透析过程可以导致机体处于分解代谢状态。血液透析过程可以使循环氨基酸量下降,总体和肌蛋白的水解加速,肌肉释放氨基酸增加,从而使总体和肌肉蛋白丢失增加。此外,透析后的底物氧化方式也发生改变,碳水化合物的氧化降低,而脂类和氨基酸氧化增加。

（二）肾脏相关蛋白质-能量消耗

肾脏相关 PEW 是指由于各种原因导致的蛋白质能量储备降低的"营养不良"状态。2008 年国际肾脏营养和代谢学会（International Society of Renal Nutrition and Metabolism，ISRNM）推荐使用"蛋白质-能量消耗"一词来描述慢性肾病患者机体蛋白和能量储备（蛋白质和脂肪）减少的状态，临床表现为以饮食营养和热量摄入不足、低体重指数、低血清白蛋白血症、微炎症状态、进行性骨骼肌消耗为特征的综合征，是肾脏疾病相关营养不良的专用名词。据统计，PEW 在维持性血液透析患者中的发病率大于 50%，而在终末期肾病的发病率为 70%～75%，严重影响患者生活质量，增加病死率和合并症风险。

PEW 主要原因包括厌食、营养摄入不足、分解代谢过度、慢性炎症、慢性酸中毒、透析不充分、并发症（糖尿病、心血管疾病、感染）等。其中营养摄入减少是造成 PEW 的主要原因。研究表明，慢性肾病患者在早期就会产生食物摄入量减少的状况，而且随着疾病的进程会加剧。在终末期慢性肾病患者中，内分泌的改变包括胰岛素抵抗，使一些促使蛋白质合成及抑制蛋白质分解的激素受体减少，也是可能导致 PEW 的原因之一。此外，透析患者透析过程中存在营养流失、残余肾功能丧失、透析液中高糖吸收、透析相关的腹部不适、腹膜炎、生物不相容性等均和 PEW 的发生密切相关。有研究发现血液透析期间每次透析丢失的氨基酸量估计在 10～12 g，同时也有少量多肽和蛋白质流失（≤1～3 g），腹膜透析期间蛋白质流失约为 5～15 g/d，氨基酸流失约为 3 g/d。

PEW 诊断目前仍采用 ISRNM 提出的标准：① 血清生化指标：血清白蛋白（Alb）<38 g/L；血清前白蛋白水平<0.3 g/L；血清总胆固醇水平<1 g/L。② 体重：BMI<23 kg/m²；3 个月体重下降>5%，或 6 个月体重下降>10%；机体总脂肪含量<10%。③ 肌肉量：肌肉消耗（3 个月肌肉量减少>5%，或 6 个月减少>10%）；上臂中段肌围减少>10%（相对于正常人群的中位水平）；净生成肌酐水平（测定 24 h 尿肌酐或滤器后透析液中的肌酐，受肌肉量和饮食中肉类量的影响）。④ 饮食摄入：透析患者饮食中的每日蛋白质摄入量（daily protein intake，DPI）<0.8 g/(kg·d) 或慢性肾脏病 2～5 期患者饮食中蛋白质摄入<0.6 g/(kg·d)（至少持续 2 个月）；能量摄入<25 kcal/(kg·d)（至少持续 2 个月）。至少满足上述 4 条标准中的 3 条（而且至少每条中满足一个条件）可诊断为 PEW。

PEW 的发生机制目前尚未完全阐明，可能与以下几个方面有关。

1. 厌食及营养物质摄入减少　慢性肾病尤其是尿毒症患者常有食欲减退，甚而出现厌食症，摄食减少必然导致营养不良，影响肌肉蛋白代谢。导致食欲减退的因素众多，包括调节食欲的激素（如瘦素、胃饥饿素、促生长激素等）失调、识别气味能力下降、味觉改变、尿毒症相关的胃肠综合征、抑郁、血流动力学不稳定以及腹膜透析导致的胃肠道胀满感等均会影响营养物质的摄入。胃饥饿素可增加瘦组织群含量和肌肉力量，具有抗炎症作用。在慢性肾病患者中，胃饥饿素与瘦素的平衡打破，瘦素明显增加，而胃饥饿素减少，导致慢性炎症反应，体重下降，减低肌肉力量，从而引起蛋白质及骨骼肌消耗。

2. 慢性炎症　微炎症状态在慢性肾病、尿毒症患者，特别是血液透析患者中较为常见，有研究表明在慢性肾病早期阶段循环中炎症标志物 C 反应蛋白（C-reactive protein，CRP）、IL-6、TNF-α 水平即开始升高。微炎症状态与尿毒症很多并发症密切相关，包括 PEW 及肌肉萎缩。有数据表明，透析患者肌肉质量与循环 IL-6 和 CRP 水平呈负相关。这些炎症介质可通过多种机制导致肌肉萎缩，如 TNF-α 可通过诱导 NF-κB 通路使肌肉迅速萎缩，注射 TNF-α 仅可使胰岛素刺激的蛋白合成能力下降及通过活化 NF-κB 抑制肌细胞分化能力，导致肌肉萎缩。其他一些因子包括血管紧张素Ⅱ、IL-1 和 IFN-γ 亦证实可通过 NF-κB 通路使肌肉蛋白的降解加快。UPS 是机体调控肌肉蛋白质降解的主要途径，在慢性肾病 PEW 发生中起重要作用，主要机制是通过两条肌肉特异性的 E3 连接酶：MAFbx-1（也称作 Atrogin-1）和 MuRF-1，两者在肌萎缩时显著激活，编码 Atrogin-1 和 MuRF-1 的基因可能是控制肌肉蛋白分解的关键基因。有研究发现慢性肾病患者的 Atrogin-1 和 MuRF-1 表达显著升高,进而引起肌肉蛋白降解。另一方面,慢性肾病患者肌肉蛋白降解和凋亡信号蛋白半胱天冬酶 3 (Caspase-3)活化有关,Caspase-3 活化促进了肌动球蛋白的裂解,为蛋白酶体进一步降解蛋白提供底物,增强蛋白酶体活性,进而促进肌肉萎缩。

3. **代谢性酸中毒**　代谢性酸中毒在慢性肾病患者中非常普遍,尤其是尿毒症患者,可通过增加蛋白降解和降低蛋白合成促进肌肉蛋白消耗和 PEW 的发生,导致蛋白更新速率变慢、Ⅱ型肌纤维萎缩,进而引起肌肉萎缩。代谢性酸中毒还通过上调 UPS 通路导致肌肉蛋白降解和骨骼肌氨基酸侧链过度氧化。临床研究表明,纠正酸中毒可有助于改善患者肌肉减少及营养不良。

4. **血管紧张素Ⅱ**　肾素-血管紧张素系统在慢性肾病尿毒症患者中常处于活化状态,从而对分解代谢产生影响,包括下调磷酸化 pAkt、活化骨骼肌中 Caspase-3 途径,引起肌动蛋白裂解,增加肌细胞的凋亡。动物实验表明,血管紧张素Ⅱ引起的肌肉蛋白降解增加是通过增加 TGF-β 信号表达所致,阻断血管紧张素Ⅱ可有效降低骨骼肌消耗,有助于损伤后的骨骼肌的重塑。

5. **维生素 D 缺乏**　在慢性肾脏病患者,尤其是透析患者中维生素 D 的缺乏十分常见,近年来研究发现维生素 D 缺乏在慢性肾脏病患者 PEW 发生中起重要作用,其可能机制有:① 维生素 D 水平和肌肉力量、身体活动能力呈正相关,维生素 D 缺乏时可致慢性肾病患者肌肉蛋白合成下降,肌肉功能障碍及体积缩小。② 维生素 D 在炎症反应、免疫调节、胰岛素抵抗、高血压、血栓和骨骼肌细胞增殖与分化过程中发挥重要作用,维生素 D 具有拮抗炎症因子作用,减轻炎症反应。维生素 D 缺乏的慢性肾病患者骨骼肌Ⅱ型纤维萎缩、纤维间隙增大,脂肪、纤维组织以及糖原颗粒沉积,补充维生素 D 后可提高肌肉功能,改变和修饰肌纤维的成分和形态。③ 维生素 D 缺乏可致慢性肾病患者免疫紊乱,尤其对细胞免疫功能受损,患者易合并感染,加重营养不良。

6. **胰岛素抵抗**　胰岛素抵抗与慢性肾病患者蛋白质-能量消耗的发展有关,主要因为胰岛素抵抗不仅仅抑制胰岛素释放,还能减少糖原利用、增加肝糖原产生、减少肝脏和(或)骨骼肌糖原的摄取、细胞内葡萄糖代谢受损等。此外,胰岛素抵抗还可以通过 UPS 通路导致肌肉蛋白降解增加。血管紧张素Ⅱ释放增多、炎症和代谢性酸中毒等因素作用下,Atrogin-1 和 MuRF-1 显著激活,导致肌肉消耗的两条通路被可能被激活。此外,Caspase-3 引发的肌动球蛋白的裂解增加,进而促进肌肉萎缩。

7. **生长激素和性激素**　慢性肾病患者存在生长激素抵抗,也是引起骨骼肌蛋白分解代谢和消耗增加的潜在因素。研究显示,给予药理剂量的 rhGH 能诱导蛋白质的合成代谢,改善尿毒症动物模型和进展期慢性肾病患者的食物利用率。rhGH 能改善全身的蛋白质稳态,明显减少慢性血液透析患者必需氨基酸和肌肉的损耗。有研究发现血液透析患者短、中期给予药理剂量的 rhGH 蛋白质平衡明显改善,机体瘦组织群含量增加,生活质量改善,且无明显不良反应。

慢性肾病患者蛋白质能量消耗还与性激素相关,男性尿毒症患者可能比女性更易于发生炎症所诱导的厌食症,导致骨骼肌异常、握力明显减弱等症状。男性慢性肾病患者睾酮缺乏较为常见,这与催乳素清除减少以及尿毒症抑制了促黄体生成素信号在睾丸间质细胞中的传导有关。睾酮是合成代谢的类固醇,能增加肌肉质量和力量,睾酮缺乏可导致起肌肉质量减少。女性慢性肾病患者雌二醇缺乏与蛋白质和骨骼肌消耗有关,雌性激素如雌二醇与肌肉力量强度改变和力量产生有关。

8. **瘦素、胃饥饿素及肌肉生长抑制素**　瘦素主要是由白色脂肪合成分泌的一种蛋白质,具有抑制食欲,增加蛋白质降解和抵抗胰岛素活性,调节体重和脂肪组织代谢的激素样作用。瘦素以原形从肾小球滤过,在肾小管摄取并对其进行降解,降解产物从尿中排出。当肾功能发生衰竭时可引起瘦素的清除减少,从而使得血浆中浓度升高。此外,慢性肾病微炎症状态、细胞因子、高胰岛素血症及高皮质醇等因素均可导致血浆瘦素水平的增高。高瘦素血症时瘦素以扩散形式透过血脑屏障,导致脑脊液中瘦素水平升高,引起神经肽 Y 的合成和分泌减少,引起食欲减低、摄食减少,导致营养不良的发生。另一方面,瘦素通过激活 p44/42 丝裂原活化蛋白激酶(p44/42 MAPK)信号通路,促进骨骼肌分解代谢,通过增加交感神经系统的活性,导致机体能量消耗和产热增加,加剧了机体自身组织的消耗。

胃饥饿素是生长激素促分泌素受体的一种内源性配体,由胃肠道分泌,作用于下丘脑弓形核及室旁核等促分泌素受体高度表达的脑域,在人体的血液循环中主要有两种存在形式:酰基化和去酰基化形式。酰基化形式可促进生长激素的分泌,增加食欲从而调节能量代谢,去酰基化形式则抑制食欲,消耗能量储备。慢性肾功能衰竭患者血浆中去酰基化形式胃饥饿素水平显著增高,通过下丘脑受体,抑制患者食欲,导致营养物质摄入下降,加重蛋白质能量消耗。

肌肉生长抑制素是肌肉生长抑制素为转化生长因子 13 家族分泌蛋白,主要在骨骼肌中表达,诱导肌纤维降解,抑制骨骼肌合成。研究发现慢性肾功能衰竭可损害胰岛素/IGF-1 及其受体后信号,产生胰岛素抵抗状态,从而使肌肉生长抑制素水平异常增高。肌肉生长抑制素可激活转录因子 Smad3 表达,刺激 Atrogin-1 启动子活性,下调 microRNA-29 的表达,抑制 AKt/mTOR 信号等多个肌萎缩信号途径诱导肌肉萎缩。此外,肌肉生长抑制素还可通过磷酸化 Smad2/3,与 Smad4 结合形成异二聚体,转运到细胞核,使得骨骼肌卫星细胞增生分化基因(如 MyoD、肌细胞生成素)的表达下降,从而使肌肉合成减少。

9. 透析相关因素　尿毒症本身以及透析过程中引起的特定氨基酸丢失或代谢的变化可能影响机体蛋白质代谢,慢性肾病患者血浆和肌肉的支链氨基酸浓度下降与 PEW 密切相关。慢性肾病患者血浆缬氨酸浓度下降为营养不良的一个指标,与瘦组织群含量的减少相关。亮氨酸可以刺激骨骼肌卫星细胞激活因子,主要对损伤引起的肌肉丧失、老化和渐进性神经肌肉疾病的肌肉再生起作用。亮氨酸还可激活卫星细胞,促进蛋白质的合成和细胞增殖。动物实验证实,亮氨酸的一个代谢产物 β-羟基-β-甲基丁酸(β-hydroxy-β-methylbutyrate,HMB)可诱发骨骼肌成肌细胞的增殖、Akt 的磷酸化,并防止肌肉萎缩。增加含亮氨酸及其他必需氨基酸的补充,有利于肌肉的生长。

七、主编点评

本例患者为中年女性,以颜面部及双下肢水肿多年起病,检查发现血尿、蛋白尿,经当地医院各种治疗无效,完善检查后未发现糖尿病、系统性红斑狼疮、病毒性肝炎、肿瘤、药物、感染及淀粉样变等继发性因素,经肾穿刺病理检查确诊为特发性膜性肾病。该病往往起病隐匿,多为无症状蛋白尿,容易被忽视,随着病程进展水肿逐渐加重,患者中 80% 表现为肾病综合征,部分患者可于多年后逐渐进展至慢性肾功能衰竭。该患者起病时表现为肾病综合征,曾使用血管紧张素转化酶抑制剂和足量糖皮质激素治疗未缓解,之后采用糖皮质激素联合雷公藤治疗后获得部分缓解,但因出现肝功能损伤而中断治疗,目前蛋白尿加重,疾病未能得到有效控制。本次住院后经肾穿刺病理确诊后改用环孢素治疗,疾病才得以控制缓解。

慢性肾病患者除了针对性的药物治疗之外,营养干预在其综合治疗中有着重要的地位。慢性肾病患者营养不良以及肾病相关的 PEW 发生率较高,适当地控制体重、摄入适量的蛋白质和充足的热量可改善肾功能,延缓疾病的进展。2020 年是肾脏疾病的预防主题年,其中重要的措施是通过合理的营养干预作用以预防新发肾病,延迟药物干预,减缓早期进展慢性肾脏病及其转归-阶段性肾病,降低病死率。此外,合理的饮食干预和营养支持可以纠正已经存在营养不良或骨骼肌消耗的慢性肾病患者的营养状况,改善机体组成和免疫力,延缓疾病的进展,提高患者的生活质量。近年来,多个国际营养机构和肾病学会发布了有关慢性肾病营养干预指南和共识,可供临床借鉴。

(吴国豪　刘中华)

参考文献

［1］　Müller M，Dahdal S，Saffarini M，et al. Evaluation of Nutrition Risk Screening Score 2002（NRS）assessment in hospitalized chronic kidney disease patient[J]. PLoS ONE，2019，14(1)：e0211200.

［2］　Yue H，Zhou P，Xu Z，et al. Effect of low-protein diet on kidney function and nutrition in nephropathy：a systematic review and meta-analysis of randomized controlled trials[J]. Clinical Nutrition，2019，S0261-S5614(19)：33166-8.

［3］　Hanna RM，Ghobry L，Wassef O，et al. A Practical Approach to Nutrition，Protein-Energy Wasting，Sarcopenia，and Cachexia in Patients with Chronic Kidney Disease[J]. Blood Purif，2019，49(1-2)：202-211.

［4］　Ramos CI，Armani RG，Canziani MEF，et al. Bowel habits and the association with uremic toxins in non-dialysis-dependent chronic kidney disease patients[J]. J Ren Nutr，2020，30(1)：31-35.

［5］　Barreto Silva MI，Klein MRST，Cardoso ES，et al. Synergistic effect of inflammatory cytokines and body adiposity on insulin resistance and endothelial markers in patients with stages 3-5 chronic kidney disease[J]. J Ren Nutr，2020，30(1)：36-45.

［6］　Chang AR，Bailey-Davis L，Hetherington V，et al. Remote dietary counseling using smartphone applications in patients with stages 1-3a chronic kidney disease：a mixed methods feasibility study[J]. J Ren Nutr，2020，30(1)：53-60.

病例 2

IgA 肾病，慢性肾脏病 3 期，高血压

一、病史简介

患者，男，31 岁。主诉"蛋白尿 1 年余，血肌酐升高 1 周"。患者 1 年前单位组织体检时，检查发现尿蛋白（＋＋＋），未查肾功能，未行任何诊治。1 周前外院检查发现尿蛋白（＋＋＋），尿素 15.7 mmol/L，血肌酐 216 μmmol/L，尿酸 478 μmol/L，具体报告未见，测血压 160/90 mmHg，予左旋氨氯地平 2.5 mg qd 降压治疗。遂至我院门诊复查，尿蛋白（＋＋＋）、红细胞计数 115/μl，尿素 12.6 mmol/L，血肌酐 236 μmol/L，尿酸 520 μmol/L，肾脏超声示左右肾长径 91/96 mm，双肾皮质回声增强。患者病程中自觉尿泡沫增多，无尿量减少、肉眼血尿，无食欲减退、乏力等不适，无皮疹、水肿等。现为进一步诊治收住入院。患者自发病以来精神、饮食、睡眠尚可，大便正常，体重无明显增减。

二、入院检查

体温 36.8℃，脉搏 80 次/分，呼吸 19 次/分，血压 146/95 mmHg，体重 61 kg，身高 169 cm。神志清晰，全身皮肤无黄染，无肝掌、蜘蛛痣，全身浅表淋巴结不肿大，巩膜无黄染，胸廓无畸形，双肺叩诊清音，听诊呼吸音清。心前区无隆起，心界不大，心率 80 次/分，律齐。腹部平软，肝脾肋下未触及，肝肾区无叩击痛，肠鸣音 4 次/分。肛门及生殖器未检，四肢脊柱无畸形，活动自如，神经系统检查（－）。

红细胞 4.25×10^{12}/L；白细胞 5.52×10^9/L；中性粒细胞 43.3%；尿常规蛋白（＋＋＋）；红细胞计数 34/μl。谷丙转氨酶 8 U/L；尿素 9.5 mmol/L；肌酐 240 μmol/L；葡萄糖 4.5 mmol/L；总胆固醇 4.52 mmol/L；甘油三酯 1.65 mmol/L。

超声：双肾慢性肾病，肝、胆、胰、膀胱、前列腺、肾上腺、腹膜后未见占位，肾动静脉血流通畅，颈动脉血流通畅。

三、入院诊断

慢性肾小球肾炎，慢性肾脏病 3 期，高血压。

四、诊疗经过

患者入院后完善检查，临床诊断为慢性肾小球肾炎，同时合并肾功能损害，须行肾穿刺活检明确诊断，知情同意后，于入院第 2 天行肾穿刺活检，术后病理报告：光镜描述：2 条皮质，1 条髓质组织，全片可见 14 个肾小球，其中 6 个球性硬化，1 个节段硬化，3 个球可见细胞性新月体，余肾小球毛细血管袢开放欠佳。肾小球内细胞 80 个/球，系膜基质轻度增多，系膜细胞轻度增生，毛细血管内增生不明显，部分袢与球囊壁有粘连，部分球有囊壁纤维化。肾小管间质病变中度，约 40% 小管萎缩，较多蛋白管型，间质纤维化（＋），中等量炎性细胞浸润。细动脉玻变，小动脉管壁增厚。免疫荧光：3～5 个肾小球，IgG（－），IgA（＋＋＋），IgM（＋），C3（＋＋＋），C4（－），C1q（－），Kappa（＋），Lambda（＋＋），FIB（－）。描述：IgA、C3、IgM、Kappa、Lambda 呈颗粒状、团块状在系膜区弥漫分布。病理诊断：IgA 肾病（系膜

增生伴硬化，Lee Ⅴ级；Oxford：M1EOS1T1C1）（图9-2-1～图9-2-3）。

根据改善全球肾脏病预后组织（Kidney Disease：Improving Global Outcomes，KDIGO）关于慢性肾脏病的定义和分期标准，该患者蛋白尿病程超过3个月，根据CKD-EPI方程估算的GFR为30.5 ml/min/1.73 m²，故诊断为慢性肾脏病3期。鉴于患者肾功能中度损害，按照相关指南推荐意见可以给予低蛋白饮食处方，具体方案为每日能量摄入量35 kcal/kg，每日蛋白质摄入量0.6 g/kg，至少一半以上应为高生物价蛋白。给予患者优质低蛋白饮食，每日蛋白质摄入量按

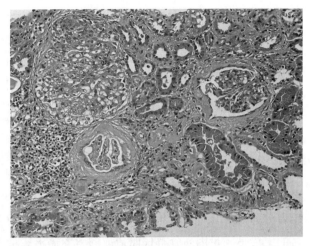

图9-2-1　HE×200

照0.6 g/kg提供，每日总量为0.6×64＝38.4 g，其中50%以上为优质蛋白，同时补充α-酮酸。每日能量摄入按照35 kcal/kg提供，每日总量为35×64＝2 240 kcal。药物治疗上采用MMF治疗方案：甲泼尼龙静脉滴注冲击治疗3天，继以泼尼松60 mg qd口服，辅以护胃、补钙等处理，左旋氨氯地平2.5 mg bid，黄葵胶囊5片tid。患者服药后无不适主诉，治疗2周后检查24 h尿液蛋白和尿白蛋白定量明显下降，顺利出院，嘱门诊随访。

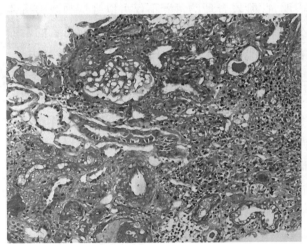

图9-2-2　PAS×200

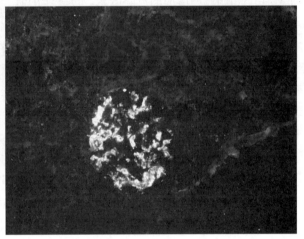

图9-2-3　IgA，免疫荧光×200

五、讨论分析

IgA肾病是一种常见的原发性肾小球疾病，是指肾小球系膜区以IgA或IgA沉积为主，伴或不伴有其他免疫球蛋白在肾小球系膜区沉积的原发性肾小球病。病变类型包括局灶节段性病变、毛细血管内增生性病变、系膜增生性病变、新月体病变及硬化性病变等，其临床表现多种多样，主要表现为血尿，可伴有不同程度的蛋白尿、高血压和肾功能损害，是导致终末期肾病常见的原发性肾小球疾病之一。病理上以肾小球系膜增生为基本组织学改变，其特征是免疫病理显示以IgA为主的免疫复合物在肾小球系膜区沉积。本病例患者为青年男性，持续性蛋白尿已有1年余，未至肾脏专科就诊，本次就诊发现血肌酐升高，考虑肾小球肾炎可能大，经肾穿刺活检确诊为IgA肾病，且临床除外过敏性紫癜肾炎、乙肝病毒相关肾炎、慢性酒精性肝病、强直性脊柱炎等继发性IgA沉积的疾病。

鉴于患者肾功能中度损害,可以给予低蛋白饮食处方,具体方案为每日蛋白质摄入量 0.6 g/kg,至少一半以上应为高生物价蛋白,同时补充 α-酮酸,每日能量摄入量 35 kcal/kg。除了饮食治疗外,给予左旋氨氯地平积极控制血压患者有超过 40% 的肾小球硬化(6/14),目前血肌酐 240 μmol/L,如不加干预,肾功能将进入不可逆阶段,结合病理表现存在细胞性新月体等活动性病变,糖皮质激素治疗仍可获得临床部分缓解,延缓终末期肾病的发展速度,必要时可强化免疫抑制治疗,但是治疗的不良反应应予以足够重视。

慢性肾功能损害患者合理的营养支持,可以维持或改善患者的营养状况,减轻患者临床症状,阻止或延缓慢性肾功能衰竭的病程进展,防止或减轻尿毒症毒性和慢性肾功能衰竭时的代谢异常,提高慢性肾功能衰竭患者的生活质量,降低病死率。一般说来,临床上可将需要进行营养支持的慢性肾功能衰竭患者分为以下 3 类:① 慢性肾功能衰竭出现急性并发症诱发急性肾功能衰竭者,此类患者营养支持的目的主要是满足因高分解代谢造成的营养需求量增加,同时调整透析液以预防及治疗电解质紊乱、酸性产物及代谢产物的堆积。② 未行透析治疗的慢性肾功能衰竭患者,营养支持的目标是减少代谢废物储留引起的尿毒症毒性反应,减缓肾功能不全的发展程度,延迟需行透析治疗的时间。③ 行维持血液透析或腹膜透析治疗的慢性肾功能衰竭患者,营养支持的目的主要是补充及维持体内蛋白质的储备。本例患者出现中等程度肾功能损害,目前尚不需要进行透析治疗,入院时 BMI 21.3 kg/m²,患者发病以来体重无明显变化,营养状况良好。但是,近来的许多研究表明,慢性肾功能不全患者在透析治疗之前机体已经发生代谢改变,已经存在较高的营养不良发生率,而且透析前已存在的营养不良是导致今后并发症发生率和病死率增加的危险因素。进一步的研究表明,此阶段合理的营养不仅可以维持和改善机体的营养状况,还可延缓肾功能不全的恶化,阻止或减少尿毒症毒素的聚积。目前,对透析前患者的营养治疗主要方法包括:① 高生物价值的低蛋白膳食疗法。② 低蛋白膳食加用 EAA。③ α-酮酸疗法。

低蛋白饮食可减少含氮代谢物和无机离子的产生,而后者常会引起尿毒症的临床症状及代谢紊乱。此外,低蛋白饮食可以减少高磷血症、代谢性酸中毒、高钾血症和其他电解质的紊乱的影响。目前普遍采用的低蛋白饮食方案为蛋白质 0.6 g/(kg·d),能量不少于 35 kcal/(kg·d)。目前认为,在补充足够能量的情况下,低蛋白饮食治疗不会出现营养不良,可以保持患者的营养状态,不同程度地纠正尿毒症综合征,延缓肾功能衰竭的进展,使患者开始透析的时间得以延迟,进入替代治疗后的预后也不受影响。因此各种低蛋白质饮食治疗完全可以安全地用于慢性肾功能衰竭患者透析前的治疗,并不必担心对以后透析或移植治疗带来不利的影响。近年来,有关透析前慢性肾功能不全患者的热量及营养物质的摄入已达成共识,对于 1~4 期慢性肾脏病患者,如年龄<60 岁,能量供给为 35 kcal/(kg·d),如年龄≥60 岁,能量供给为 30~35 kcal/(kg·d)。肥胖患者应适当降低热量摄入量。蛋白质的供给为 0.6~0.75 g/(kg·d),蛋白质的生物价值应>50%。脂肪供能应占总能量的 25%~35%,其中饱和脂肪酸含量应<7%,胆固醇<200 mg/d。

在低蛋白质膳食及充足的能量供应基础上加用必需氨基酸(essential amino acids,EAA)制剂,EAA 制剂的用量相当于正常人需要量的 1~3 倍。此疗法的适用对象包括不伴有分解代谢亢进的急性肾功能衰竭者、未进入透析的慢性肾功能衰竭患者、维持透析患者及围手术期的尿毒症患者。此疗法可纠正慢性肾功能衰竭状态下 EAA/非必需氨基酸(non essential amino acids,NEAA)比例失衡。慢性肾功能衰竭患者血浆 EAA 浓度降低,大多数 NEAA 浓度正常或上升,EAA/NEAA 比值减少。在此种情况下若输入普通氨基酸,非但不能纠正上述改变,反而可能使 NEAA 浓度进一步升高。若输入 EAA 制剂,一方面满足机体对 EAA 的需求;另一方面,机体可将尿素上的氮转至不同的碳链上,使尿素氮得以再利用来合成 NEAA。研究发现,尿毒症患者利用尿素氮合成 NEAA 的能力较正常人增强。这样氮代谢产物生成减少,有害物质变成营养物质,既改善氮平衡,又减少了肾小球滤过负担。另外,由于磷摄入减少,加之蛋白质合成增加,使磷由细胞外流向细胞内液,进而减少甲状旁腺激素分泌,减少肾小管和间质内的钙磷沉积。故肾功能衰竭患者输入 EAA 及供给充足能量后,血尿素氮、血钾和血磷浓度降低,达到减轻肾损害并改善患者营养状况的最终目的。

α-酮酸的营养作用主要是由于 α-酮酸可转变成相应的左旋氨基酸,可在不增加氮负荷下使体内 EAA 和 NEAA 得到补充,为组织蛋白质合成提供原料。α-酮酸治疗原理主要是通过改善蛋白质代谢,减少氮代谢产物,减轻残余肾单位过度滤过,降低血磷、甲状旁腺水平等作用,达到缓解症状、减轻病程进度、保护和改善肾功能的目的。临床所使用的 α-酮酸制剂一般有 5 种,α-酮酸和 4～5 种 EAA,分口服或静脉滴注。静脉输入每日一次,滴速宜慢。口服一般将全日量分为 3～5 次服用。凡酮酸疗法的患者均应给予低蛋白[0.5～0.7 g/(kg·d)]及高能量[35～45 kcal/(kg·d)]的膳食。α-酮酸疗法也可以与透析治疗相结合,血液透析的同时给予 α-酮酸制剂可改善血液透析患者的营养状态,个别情况下可减少透析的次数。目前,大多将 EAA 与 α-酮酸混合应用于临床,其原理在于减少氮代谢产物,减轻肾负荷,降低血磷及甲状旁腺激素,从而达到缓解症状、保持和改善肾功能、延缓病程的目的。目前已发现缬氨酸、亮氨酸、异亮氨酸、苯丙氨酸、甲硫氨酸和色氨酸等 6 种 EAA 及组氨酸均可由其对应的 α-酮酸转变而来。α-酮酸疗法应该在低蛋白膳食的基础上进行。此外,胰岛素为调节 α-酮酸代谢的主要激素,在应用 α-酮酸时,应有充足的葡萄糖及胰岛素供给。每日摄入的热量应达到 35～45 kcal/(kg·d)。使用时还应注意防止脱水、电解质紊乱、微量元素缺乏和高钙血症等。

当患者出现水肿、高血压或心力衰竭时,膳食中应限制钠盐,防止水潴留和血容量增加而引起心脏负担加重。膳食中的钾含量要根据患者血钾检查结果进行调整。若患者肾脏储钾能力差、排尿量较多或应用排钾利尿剂时应适当补钾以防止出现低钾血症。若患者出现少尿、无尿或体内出现组织高分解状况时,应限制钾的摄入。对于高血磷患者应限制饮食磷的摄入,应用低蛋白饮食时可使血磷得到控制,若患者血磷仍然升高可给予磷结合剂。肾功能衰竭晚期患者可有出血倾向和贫血,故此类患者膳食应有含铁丰富的食物,必要时临床可应用红细胞生成素、铁剂或输血进行治疗。

六、相关营养背景知识

(一) 慢性肾功能衰竭患者的代谢改变

终末期肾病患者体内各种营养素和体液物质代谢紊乱是其病理生理变化的突出特点之一,其中以水和各种电解质平衡失调及蛋白质代谢紊乱最为常见和突出,这些紊乱是肾脏结构和(或)功能损害及体内某些系统(如消化、内分泌等系统)功能失调造成的后果。

1. 蛋白质、氨基酸代谢改变　慢性肾功能衰竭患者普遍存在血浆氨基酸水平异常,EAA/NEAA 的比例下降,但这种异常并不能简单地用营养不良来解释,因为经常在蛋白质摄入正常的慢性肾功能衰竭患者中也可以观察到相似的变化,所以慢性肾功能衰竭患者的氨基酸代谢异常可能由于营养不良和尿毒症本身的双重作用。血浆支链氨基酸的浓度降低,其中缬氨酸降低最为明显。虽然苯丙氨酸的浓度通常在正常范围,但色氨酸的浓度下降,可能是苯丙氨酸的羟化过程受损。游离性色氨酸水平正常,但色氨酸是高蛋白结合性氨基酸,血浆蛋白结合型色氨酸浓度减少,总的色氨酸浓度仍然是降低的。甘氨酸、瓜氨酸、半胱氨酸、天冬氨酸、甲硫氨酸浓度升高。慢性肾功能衰竭患者的细胞内氨基酸浓度也会发生变化,但与血浆氨基酸的浓度变化并非一致。细胞内缬氨酸水平降低,其他支链氨基酸水平正常。合成牛磺酸的两个前体胱氨酸和甲硫氨酸浓度升高,提示在慢性肾功能衰竭时可能存在牛磺酸的合成受阻。尿毒症患者对于静脉输入的氨基酸的清除能力不一样,对 α-氨基酸及组氨酸、色氨酸的清除能力增加,对精氨酸的清除能力增加的幅度稍小,对苯丙氨酸的清除能力减弱。其他内分泌激素异常也是造成蛋白质降解加速的原因之一,如继发性甲状腺功能亢进使肌肉的蛋白质分解增加,其他激素包括儿茶酚胺、胰高血糖素、皮质类固醇。酸中毒是造成肌肉蛋白分解增加的一个重要因素,此过程需要糖皮质激素参与。血液透析患者应考虑透析过程本身产生的分解代谢效应,可能的刺激因素包括透析过程中性粒细胞和巨噬细胞激活、蛋白酶的释放、补体系统的激活或炎症介质的释放等。经肾脏合成及释放的氨基酸如半胱氨酸、丝氨酸、精氨酸,这些氨基酸从受损的肾脏释放减少可使机体氨基酸池异常。肾脏也是蛋白质降解的重要器官,小分子肽类包括激素从邻近的小管细胞滤过,造成氨基酸的再循环并进入代谢池。30%～70%的肽类物质包括激素如胰岛素、胰高血糖素或生长激素在肾脏清除,故而在肾功能衰竭患者血浆的肽类物质水平增高。

2. **糖代谢改变** 慢性肾功能衰竭患者常伴有胰岛素抵抗及糖耐量异常,70%～75%患者合并葡萄糖耐量降低,血糖曲线出现糖尿病样变化,空腹血糖一般正常。这些变化的可能原因包括:① 虽然胰岛素清除减少,但患者存在胰岛素抵抗,机体对胰岛素的敏感性下降。② 膳食中脂肪与糖含量过高。③ 血浆胰高血糖素浓度升高。

3. **脂肪代谢改变** 研究发现在非透析肾功能衰竭患者存在Ⅳ型高脂血症,血甘油三酯、LDL、IDL水平升高,HDL浓度下降,血清LP(α)升高。在肾功能不全的早期即出现此类脂代谢异常。富含甘油三酯的脂蛋白代谢迟缓。脂肪代谢异常,脂肪分解紊乱,尿毒症患者表现为血浆甘油三酯及脂蛋白尤其是VLDL和LDL水平升高,但胆固醇变化不一,有的升高,有的降低。大多数肾功能衰竭患者的脂蛋白分型为Ⅳ型高脂血症。参与组成脂蛋白的蛋白质组分也有变化:Apo-A1和Apo-A2下降,ApoC-Ⅱ(脂蛋白脂肪酶的激活物)与ApoC-Ⅲ(脂肪分解的抑制物)的比值升高。

4. **电解质改变** ① 钾:因蛋白质分解加速,产生钾增多以及损伤的肾脏排除减少,尿毒症患者常出现高钾血症。细胞内外的钾分布异常,细胞对钾的摄取下降,机体对钾的耐受能力减弱。值得注意的是尽管常出现高钾血症,在大部分慢性肾功能不全患者体内总的钾储备减少,以至在限制钾摄入时常易导致血钾偏低。② 磷酸盐:尿毒症患者血清磷酸盐升高不仅因为肾脏排除减少,还因为高代谢期间和体内甲状腺激素水平高使骨组织释放磷酸盐增多。同钾一样,在许多慢性肾功能不全患者体内总的磷酸盐储备减少,当给予含电解质量少的营养支持时,极易导致低磷酸盐血症进行性发展。③ 钙:大多数尿毒症患者的血清钙(包括蛋白质结合形式和离子形式)偏低,其主要原因为胃肠道对钙吸收减少、高磷酸盐血症、甲状旁腺激素增多以及铝的毒性作用等。使用1,25-二羟维生素D$_3$或含钙的降磷药物及含有高浓度钙的透析液、长期卧床或甲状旁腺功能亢进等则易发生高钙血症。④ 镁:尿毒症患者常有血清镁的升高,但很少出现临床症状,当使用氢氧化镁凝胶或含镁的泻药时则使症状性高镁血症发生。低镁血症常发生在与慢性腹泻或脂肪泻有关的胃肠道功能紊乱时。

5. **维生素和微量元素改变** 透析患者因水溶性维生素的丢失使得血清维生素水平降低。尿毒症时维生素B$_6$缺乏与氨基酸和脂类代谢异常有关,而维生素B$_1$的缺乏与乳酸性酸中毒有关。慢性肾功能衰竭患者由维生素D$_3$向其活化形式1,25-二羟维生素D$_3$转化减少,其血清1,25-二羟维生素D$_3$水平降低。维生素K的缺乏常出现在部分使用抗生素的患者。因肝脏释放视黄醛和视黄醛结合蛋白增加、转运蛋白在肾脏的分解减少导致血浆维生素A浓度升高。

慢性肾功能衰竭或透析治疗患者组织中的锌水平偏低,相应的症状主要包括食欲减退、味觉及嗅觉改变及性功能减弱,锌缺乏还可能与脂蛋白氧化、心肌病和缺血性心脏病的发展及免疫功能降低有关。

(二)慢性肾功能衰竭患者的营养状况评价

临床上有许多方法可以用来评价慢性肾功能衰竭患者的营养状态,由于肾功能衰竭时机体代谢发生严重紊乱,各种维持透析治疗可干扰相关测定,从而使许多营养评价指标的准确性受到一定限制,任何一种单一的评价指标或方法常无法完全概括或准确反映机体的营养状态。因此,慢性肾功能衰竭患者的营养状态需要综合多种营养指标进行评估,尤其要使用反映蛋白质-能量营养状态的指标,多种方法相结合可使慢性肾功能衰竭患者营养不良的判断更具敏感性和特异性。

1. 临床检查　体重减轻史、厌食、恶心、呕吐显示潜在或已经存在营养不良。通过膳食调查，掌握患者的膳食摄入量、饮食种类与频率，通过计算饮食蛋白质和（或）热量摄入是否低于人体需要的标准，从而判断营养摄入的状况。临床上当患者肾功能逐渐恶化时，食欲减退常常是首发症状，所以了解患者的病史很有必要，要明确肾功能恶化的程度，重点了解是否有引起营养不良的因素存在。当对透析患者进行能量及蛋白质摄入调查时，应该考虑到腹膜透析时葡萄糖的吸收和血液透析时葡萄糖的丢失以及氨基酸、蛋白质、维生素在透析过程中的丢失。

2. 人体测量　人体测量也可作为有用的评估方法，如上臂肌围、上臂皮褶厚度、握力实验等。握力实验被证明是一种廉价、可信、易操作的营养评定方法，同时也有预测预后的作用。身高和体重的测量是最为简单、直接的方法，但易受短期内环境的影响。肾功能衰竭患者往往因为水肿、腹水、应用利尿剂和透析等因素的影响而对体重的测量带来影响。

3. 生化检测　许多生化指标常被用来评定机体蛋白质储存及内脏蛋白状况，常用的血液营养检测指标有血清白蛋白、前白蛋白、血红蛋白、总胆固醇、尿酸、肌酐、尿素氮、转铁蛋白、IGF-1、淋巴细胞总数等。然而这些指标在慢性肾功能衰竭患者中作营养状况评价时应慎重，因为上述各项指标常随具体病情不同而有较大变化，有些情况下这些指标与营养状况并无明确关系。

血清白蛋白浓度到目前为止仍然是评估慢性肾功能衰竭患者内脏蛋白储备以及营养状态最重要、最常用的指标，不仅是透析患者营养不良的指标，也是判断透析患者病死率的敏感指标。但血清白蛋白浓度受许多因素调节，特别是蛋白质缺乏型营养不良、炎症和组织间隙丢失，这在腹膜透析患者中尤为明显，24 h 经腹膜丢失白蛋白量达 20 g 之多。饮食蛋白质不足可以导致轻微的血清白蛋白浓度下降，而炎症反应将导致明显的蛋白浓度下降。炎症可以抑制白蛋白的合成，可以使白蛋白从血管内转运到血管外，如炎症反应和蛋白质摄入不足两者均存在将会引起显著的血清白蛋白浓度下降。

急性时相 CRP 是反映创伤、炎症状况的一个常用指标，在透析患者已成为一个常规检测指标，尽管 CRP 本身并非营养状况评价指标，但其与低血清白蛋白、前白蛋白浓度明显相关。慢性肾功能衰竭患者的 CRP 明显增高并与血清白蛋白浓度呈明显负相关。在维持血液透析患者中，低血清白蛋白患者的 CRP 水平明显高于白蛋白浓度正常者。因此，要意识到临床上一些严重低蛋白血症患者可能并非蛋白消耗所致，而是由于炎症反应刺激。近年来许多报道称炎症反应可以单独或与低蛋白摄入相结合而导致慢性肾功能衰竭患者的蛋白浓度下降，血清白蛋白和 CRP 都参与同一急性相反应过程。

肌酐动力学曾经被用来作为营养评估的方法，但是最近的研究表明，在个体慢性肾功能衰竭患者中此种方法的可信度不高。临床上还有许多通过生化检查指标来评估患者的蛋白质摄入量，如：① 血尿素氮（blood urea nitrogen，BUN）/血清肌酐的比率，此比率易受肌肉组织量、尿量及透析过程的影响，所以目前常用于稳定的非透析 CRF 患者。② 尿素氮生成率（urea nitrogen appearance，UNA）可以计算一段时间内的蛋白质摄入情况，UNA＝尿尿素氮（g/d）＋（血清尿素氮 f－血清尿素氮 i）×0.6×体重，其中 i、f 分别代表开始和结束时的测量值，0.6 为机体含水量占总体重的比例（此比例应随水肿、消瘦、肥胖、年老等情况做相应的调整）。③ 标准蛋白氮呈现率（normalized protein equivalent of nitrogen appearance rate，nPNA）：nPNA[g/(kg・d)]＝PNA/V/0.58，PNA(g/d)＝19.0＋7.62×UNA。

4. 人体组成　人体组成测定是近年来常用的营养评价方法，临床上常用的人体组成测定方法有 BIA、双能 X 射线吸收法（dual energy X-ray absorptiometry，DEXA）。

BIA 是近年来临床应用较多的机体组成测定方法，该方法可直接检测出机体总体水（total body water，TBW）、细胞外液（extracellular fluid，ECF）、细胞内液（intracellular fluid，ICF）及非脂肪组织（fat-free mass，FFM）。脂肪组织（fat mass，FM）含量、体脂所占比例及机体细胞总体（body cell mass，

BCM)可分别通过公式：FM＝Wt－FFM；FM%＝FM/Wt×100%；BCM＝ICF/0.7计算得出。该方法具有无创伤、操作简便、可在床旁进行、整个测定耗时短、重复性好等优点。慢性肾功能衰竭患者机体的 TBW 和细胞内、外液的容量及比例发生变化，多频电阻抗法可准确、及时地反映机体 TBW、ECF、ICF 及 FFM，特别适用于临床上进行各种透析治疗的慢性肾功能衰竭患者，可以监测透析前后机体TBW、ECF、ICF 的改变。

DEXA 是人体测量学上一大发展，该方法具有许多优点：① 操作简便，放射剂量少。② 安全、有效，无创伤性，重复性好，精确度高。③ 每次可提供多种组织信息，可用于整个机体组成分析。④ 不依赖于机体组织中各化学成分的固定含量，因而适合于各类患者的分析。慢性肾功能衰竭时，机体体液含量或化学成分可能发生变化，但不影响 DEXA 的测定结果，机器可直接提供机体组织总重量、体脂含量、瘦组织群含量、矿物质含量及各含量的百分比，而且透析治疗也很少影响其测定结果，因而是近年来较理想的测定慢性肾功能衰竭患者机体组成的方法。

5. 综合性营养评价　SGA 是目前国外应用广泛的综合性营养评价方法，最后评分者根据主观印象进行营养等级评定，A 级为营养良好，B 级为轻至中度营养不良，C 级为重度营养不良。但 SGA 主观性较强，会造成人为评价结果的差异性，使准确性受到影响。改良定量主观整体评估法（modified quantitative subjective global assessment，MQSGA）是在 SGA 基础上进一步量化评分，并增加了透析时间和并发症的评估，准确性较前增加，操作性与可重复性更强，且能在一定程度上反应患者的炎症情况，较 SGA 更适合透析患者的营养评估，其优点是快速、无创、经济，而且方法简单，临床工作中经常用于营养状况监测、评估。同样，因数据来自患者的主观反映，仍不能避免其主观性及异质性。

营养不良炎症评分（malnutrition inflammation score，MIS）：慢性肾功能衰竭患者普遍存在营养不良和炎症状态，且两者关系密切，2001 年 Kalantar‐Zadeh 等提出量化评估的评分系统，并分析 10 项可预测营养不良的标志物，结果显示 MIS 能可靠地预测慢性肾病患者的病死率和住院率，还能对营养不良-炎症状态进行量化评估。MIS 包括主观评估、体格检查、BMI 和实验室测定 4 个部分，共 10 项。评分分为 3 个等级：1～10 分、11～20 分、21～30 分，分值越高，营养不良程度越严重。临床研究证实微炎症状态不仅可导致患者出现营养不良，还可加速动脉粥样硬化的进展，导致患者心脑血管事件的发生，MIS 与患者预期住院率、病死率均有关，被认为是早期发现并判断患者营养状态和预后风险的良好工具。

透析营养客观评分法（objective score of nutrition on dialysis，OSND）：是依靠客观数据进行营养评估的方法，避免了检查者主观影响。评分指标包括 3 项生化指标（血清白蛋白、转铁蛋白、总胆固醇）和 3 项人体测量指标（BMI、MAC、TSF）和体质量变化（过去 3～6 个月干体重变化），这 7 项指标得分相加为总评分。总分在 28～32 分表示营养正常，23～27 分表示轻至中度营养不良，≤22 分表示重度营养不良。OSND 评价方法最显著的特点是评价指标全部来源于客观测量数据，减少测试者主观判断的误差，OSND 评分法被认为是目前评估慢性肾病患者营养状况的理想工具。

综合临床透析营养评分法（ICNDS）：包括 7 项定量检测指标：血清白蛋白、肌酐、尿素氮、总胆固醇、C‐反应蛋白、透析充分性及体重变化，每项赋值 1～5 分。该方法综合影响临床透析患者营养的敏感因素，较以前的评估方法相比，明确地将肌酐、尿素氮、炎症指标、透析充分性列入评分，更全面地评估患者营养状况，被认为是非常有临床实用价值的营养评估工具，此评分方法较新，尚无明确营养不良分级的指标，评价效果有待临床进一步实践验证。

七、主编点评

IgA 肾病是一种常见的原发性肾小球疾病，是导致慢性肾功能衰竭的常见原因。本病例患者为青年男性,持续性蛋白尿已有 1 年余,经肾穿刺活检确诊为 IgA 肾病,排除了其他原因所致的继发性 IgA 沉积疾病,原发性 IgA 肾病诊断成立。原发性 IgA 肾病的主要治疗药物包括激素和其他免疫抑制剂、血管紧张素抑制剂(ACEI)、血管紧张素受体拮抗剂 II(ARB)以及抗血小板聚集的药物,近年来还有许多其他药物已被使用或正在使用或正在研究中。对于亚洲患者来说,MMF 方案的有效率仍然较高。本例患者病理表现存在细胞性新月体等活动性病变,糖皮质激素治疗仍可获得临床部分缓解,延缓终末期肾病的发展速度,必要时可强化免疫抑制治疗,但是治疗的不良反应应予以足够重视。

目前观点认为,临床上可以使用蛋白尿减少作为 IgA 肾病治疗的疗效评估指标,有研究表明药物治疗与其导致尿蛋白下降之间存在高度的相关性,对于肾小球滤过率＞25 ml/min/1.73 m^2 和 24 h 尿蛋白＞0.6 g/d 的 IgA 患者,降低尿蛋白对于血清肌酐值以及疾病进展和病死率均是有益的。如果患者患有高血压,则应该使用抗高血压药物,包括 ACEI 或 ARB 以及许多其他治疗高血压的药物。本例患者的尿蛋白量较少,但血压超过 140/90,我们在使用药物治疗同时应用高血压药物治疗,可以使用 ACEI、ARB 或者联用利尿剂,或选择非二氢吡啶类钙通道阻滞剂,因为这类药物会降低尿蛋白。

另一方面,慢性肾功能损害患者合理的饮食干预和营养支持是疾病治疗一个不可或缺的部分,合理的营养干预可以维持或改善患者的营养状况,减轻患者临床症状,阻止或延缓慢性肾功能衰竭的病程进展,防止或减轻尿毒症毒性和慢性肾功能衰竭时的代谢异常,提高慢性肾功能衰竭患者的生活质量,降低病死率。本例患者出现中等程度肾功能损害,目前尚不需要进行透析治疗,此类患者的营养治疗主要方法包括低蛋白膳食疗法和 α-酮酸治疗。目前普遍采用的低蛋白饮食方案为蛋白质 0.6 g/(kg·d),能量不少于 35 kcal/(kg·d)。在补充足够能量的情况下,低蛋白饮食治疗可以保持患者的营养状态,不同程度地纠正尿毒症综合征,延缓肾功能衰竭的进展,使患者开始透析的时间得以延迟,进入替代治疗后的预后也不受影响。此外,在低蛋白质膳食及充足的能量供应基础上加用必需氨基酸制剂,可纠正慢性肾功能衰竭状态下机体氨基酸比例失衡。α-酮酸治疗经过几十年的临床实践被证明是一种切实有效的治疗方法,受到临床医生和营养学家的重视。

(吴国豪　刘中华)

参考文献

［1］ Deleaval P, Luaire B, Laffay P, et al. Short-term effects of branched-chain amino acids-enriched dialysis fluid on branched-chain amino acids plasma level and mass balance: a randomized cross-over study[J]. J Ren Nutr, 2020, 30(1): 61-68.

［2］ Wong MMY, Thijssen S, Wang Y, et al. Prediction of mortality and hospitalization risk using nutritional risk indicators and their changes over time in a large prevalent hemodialysis cohort[J]. J Ren Nutr, 2020, 30(1): 69-78.

［3］ Martin T, Pringle L. Eating out for patients with chronic kidney disease[J]. J Ren Nutr, 2020, 30(1): e1-e4.

［4］ Chauveau P. Nutrition in chronic kidney disease: Nephrology Dialysis Transplantation notable advances in 2018 [J]. Nephrol Dial Transplant, 2019, 34: 893-896.

［5］ Cupisti A, Brunori G, Di Iorio BR, et al. Nutritional treatment of advanced CKD: twenty consensus statements [J]. Journal of Nephrology, 2018, 31: 457-473.

病例3

急性肾实质性肾损伤,低钠血症,低钾血症,神经性厌食

一、病史简介

患者,女,26岁。主诉"呕吐4天,血尿、血肌酐升高1天"。患者4天前无明显诱因出现恶心、呕吐,共呕吐2次,为胃内容物,每次约100~200 ml,伴头晕、视物模糊,无视物旋转,不伴肢体麻木,不伴尿少、泡沫尿、肉眼血尿等。1天前至我院急诊就诊,血压94/62 mmHg,查尿红细胞满视野,尿蛋白(+);血常规:红细胞126 g/L,白细胞12.01×10⁹/L,中性粒细胞83.3%;BUN 24.4 mmol/L,肌酐484 μmol/L,UA 808 μmol/L;肾脏超声:左/右肾长径104/102 mm,双肾皮质回声增强,皮髓质分界欠清。为求进一步诊治,收入我科。发病以来患者神清、精神可,进食后呕吐,睡眠可,大小便无殊,体重无明显变化。

患者患神经性厌食症5年,进食后自行催吐,未使用精神科药物,主要调整进食及心理治疗。否认高血压、糖尿病及心脏病等其他慢性病史,否认传染病史。

二、入院检查

体温36.5℃,脉搏79次/分,呼吸20次/分,血压119/86 mmHg,体重45 kg,身高165 cm。神志清晰,营养中等,全身皮肤无黄染,无肝掌、蜘蛛痣。全身浅表淋巴结无肿大,巩膜无黄染,瞳孔等大等圆,对光反射灵敏,胸廓无畸形,双肺叩诊清音,听诊呼吸音清。心前区无隆起,心界不大,心率79次/分,律齐。腹部平软,肝脾肋下未触及,肝肾区无叩击痛,肠鸣音4次/分。肛门及生殖器未检,四肢脊柱无畸形,活动自如,神经系统检查(一)。

血红蛋白128 g/L,血小板358×10⁹/L;白细胞11.5×10⁹/L;中性粒细胞80.2%;尿常规红细胞计数129/μl;白细胞计数56/μl。纤维蛋白原499 mg/dl;总胆红素23.7 μmol/L;尿素26.0 mmol/L;肌酐530 μmol/L;尿酸824 μmol/L;葡萄糖5.9;总胆固醇6.14 mmol/L;甘油三酯2.19 mmol/L;钠120 mmol/L;钾2.5 mmol/L;氯<60 mmol/L;无机磷3.05 mmol/L;镁1.05 mmol/L。

三、入院诊断

急性肾实质性肾损伤,低钠血症,低钾血症,神经性厌食。

四、诊疗经过

患者入院后完善检查,临床诊断为急性肾损伤,超声未见肾盂积水及输尿管扩张,可以排除肾后梗阻原因,予以补充钠、钾及补液治疗,排除禁忌证,入院当日即行肾穿刺活检术,病理示:2条皮质,1条髓质组织,全片可见27个肾小球,其中1个球性硬化,部分肾小球毛细血管祥缺血皱缩、开放欠佳,包曼氏囊腔扩大。肾小球内细胞70个/球,系膜基质度增多不明显,系膜细胞增生不明显,部分有囊壁纤维化。肾小管间质病变重度,部分小管结构破坏,刷状缘脱落,肾小管上皮细胞细颗粒样变,部分坏死脱落形成细胞管型,小管囊样扩张,间质水肿,纤维化(一),大量炎细胞浸润,可见少量嗜酸性粒细胞。血管

病变（一）。免疫荧光：6 个肾小球，IgG（一），IgA（一），IgM（一），C3（一），C4（一），C1q（一），Kappa（一），Lambda（一），FIB（一）。描述：免疫荧光（一）。病理诊断：急性间质性肾炎（图 9-3-1、图 9-3-2）。

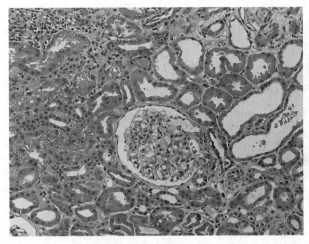

图 9-3-1 HE×200

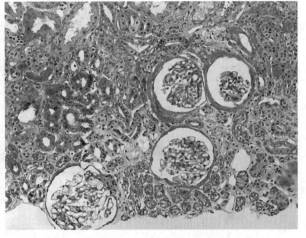

图 9-3-2 PAS×200

予甲泼尼龙 240 mg 静脉滴注 3 日后改用醋酸泼尼松片 50 mg，每日 1 次口服，同时辅以护胃、补钙等治疗。患者服药后无不适主诉，顺利出院，出院时血肌酐 356 μmol/L。

五、讨论分析

患者为年轻女性，以呕吐等消化道症状为表现，检查发现血肌酐显著升高，且呈进行性升高趋势，首先需要鉴别该患者是急性肾功能衰竭还是慢性肾功能衰竭，尤其是慢性肾脏病基础上的急性肾功能衰竭。患者既往尿检及肾功能正常，无肾脏病史，本次超声检查肾脏大小形态正常，因此考虑为急性肾功能衰竭。

急性肾功能衰竭是一组以 GFR 迅速下降为特点的临床综合征，临床指标为尿素、肌酐及其他代谢废物的潴留。约半数患者可出现少尿或无尿，并可表现为水钠潴留、容量过负荷等情况。近年来，趋向于将急性肾功能衰竭改称为急性肾损伤，以强调对这一综合征早期诊断、早期处理的重要性。然而，关于急性肾损伤的定义和分层标准众多，国内外尚无共识。目前，国际急性肾损伤协作专家组将急性肾损伤定义为：48 h 内血肌酐上升 26.5 μmol/L 或较原先水平增高 50%；和（或）每 h 尿量减少至 0.5 ml/kg 持续 6 h 以上（排除梗阻性肾病或脱水状态）。该患者无疑符合急性肾损伤的诊断标准。

急性肾损伤的病因多样，可分为肾前性、肾性及肾后性，需要对该患者进行相应的鉴别诊断。尿路梗阻多有典型的超声表现，诊断较为容易，首先可以排除肾后性急性肾损伤。患者有呕吐等胃肠道丢失液体的情况，急诊测血压为 94/62 mmHg，可能存在血容量不足导致肾前性急性肾损伤的可能，需要进一步鉴别。肾实质性急性肾损伤是最常见的急性肾损伤，可以包括肾小球疾病、肾小管坏死、肾间质疾病、肾血管疾病等肾脏本身的原因。因此，该患者具有强烈的肾穿刺活检指征，并且应尽快施行。最终经肾活检明确诊断为急性间质性肾炎。大多数急性间质性肾炎患者应用糖皮质激素可以起到改善肾功能、预防肾间质纤维化的作用。因此，该患者接受了甲泼尼龙冲击治疗后继续足量激素口服治疗。

液体治疗和营养治疗是急性肾损伤非透析治疗的重要组成部分，其目的在于维持机体的水、电解质和酸碱平衡，保证重要脏器尤其是肾脏的血流灌注，防治并发症，促进肾功能的尽快恢复。可以根据患者的病情轻重、蛋白分解状态、摄食情况等制订个体化的营养治疗方案。在制订营养支持方案时首先要确定患者的能量需要量。机体能量需要量可通过 Harris－Benedict 公式计算得出,也可以采用间接测热法测得该患者的静息能量消耗值。该患者目前暂没有接受血液净化治疗,急性肾损伤早期可以适当限制蛋白质的摄入,避免摄入过多的蛋白质导致尿素氮水平升高,加重氮质血症,给予每日蛋白质摄入量 0.6 g/kg,每日能量需求多在 25～35 kcal/kg,随着病程的发展,氮丢失量增加,可增加蛋白质摄入至 1.0 g/kg。由于该患者存在神经性厌食,不愿主动进食或接受肠内喂养,我们采用肠外营养支持。由于要严格限制入水量,我们从一开始就用全量营养物质,只在第一天用半量以了解患者对葡萄糖的耐受性,即热量为 1 100 kcal,30 g 氨基酸。应用 50%葡萄糖、20%脂肪乳剂和 11.4%氨基酸等制剂,应用全合一方式配制。标准肠外营养所用的维生素制剂在急性肾损伤患者中应用是安全的,可以使用。按照患者血浆各种电解质水平选择所添加的电解质种类和剂量,由于肾功能衰竭可能使得某些微量元素在体内蓄积而导致中毒,故未接受透析治疗的急性肾损伤患者不推荐应用微量元素制剂。根据血糖值应用胰岛素以控制血糖,每天检测血浆电解质值,根据检测值调整电解质用量。

六、相关营养背景知识

(一) 急性肾损伤时的代谢改变

急性肾损伤患者的代谢和营养状态因致病原因、并发症情况、尿毒症的轻重以及水、电解质紊乱程度等因素的不同而变化很大。有些患者能维持正常氮平衡和水、电解质及酸碱平衡,这些患者一般没有引起严重分解代谢的原发病,通常无少尿。然而,多数急性肾损伤患者常有不同程度的净蛋白分解及水、电解质和酸碱平衡紊乱。急性肾损伤患者的代谢变化包括高代谢分解,水、电解质紊乱以及代谢性酸中毒。

1. **体液失衡** 急性肾损伤可能会出现明显的水、电解质和酸碱平衡,其严重程度随肾功能损伤程度的变化而变化。肾损伤的严重程度和肾小球滤过功能决定了其并发症的程度。急性肾损伤病情发展快的特点,决定了水、电解质及酸碱的异常往往不能被机体自身调节所纠正。少尿型(尿量 100～400 ml/d)和无尿型(尿量<100 ml/d)肾功能衰竭,水、电解质和酸碱的紊乱要比非少尿型(尿量>400 ml/L)肾功能衰竭明显。另外,急性肾损伤常常是败血症、外伤、多器官功能衰竭等疾病的并发症,从而使得急性肾损伤患者体液失衡更具有临床意义。少尿或无尿急性肾损伤会引起肾排水量减少,从而导致体液潴留。尿量减少引起细胞外液体积的增加,血浆外渗引起组织间隙水肿。代谢性胃肠道和皮肤的非显性失水则仍然存在。少尿型急性肾损伤患者水分的输入应限制在 500～1 000 ml/d。非少尿型急性肾损伤患者,由于尿量较多,可以忽视对体液摄入的限制。非少尿型肾功能衰竭或急性肾小管坏死患者恢复时,可能因为肾小管对抗利尿激素的反应性低而会有较高的尿液丢失。高分解代谢患者因为渗透性利尿的作用,也可能会有大量的体液丢失。

2. **电解质紊乱** 对于少尿或无尿急性肾损伤患者,突然的肾小球滤过功能降低会导致钠潴留。非少尿型患者因其肾脏排钠量高,钠的限制问题不大受到重视。少尿型急性肾损伤患者过多的钠摄入加重了体液潴留,是利尿剂失效的常见原因。因此,急性肾损伤患者,特别是有体液潴留的,应该限制钠的摄入。然而,当需要增加血容量、提高肾灌注时,注射生理盐水溶液还是必要的。计算钠的排泄分数有助于鉴别急性肾实质性肾功能衰竭和肾前性氮质血症,钠排泄分数>1%～1.5%提示急性肾小管损伤,少尿型患者钠排泄分数<1%则考虑是肾前性氮质血症或功能性急性肾损伤。无论何种情况,肾脏的排钠量都是减少的。要注意的是,有些急性肾实质性肾功能衰竭的患者会出现钠排泄分数<1%,如横纹肌溶解、间质性肾炎、对比对比剂的肾毒作用等引起的急性肾损伤。必须警惕的是,使用利尿剂的患者要注意对钠排泄分数的正确解释,因为这些患者的尿钠量是增加的。

急性肾损伤患者肾小球滤过减少会引起高钾血症。非少尿型急性肾损伤不大可能会引起高钾血症,除非是肾小管缺陷或梗阻性肾病。在少尿型急性肾损伤,总的尿钾排泄量可能<20 mmol/d。急性肾损伤患者引起高钾血症的其他病因有:细胞间转移、血管内溶血、酸中毒、输入已溶血的红细胞等。细胞间转移是急性肾损伤高分解代谢引起的钾的内源性释放。代谢性酸中毒促进钾离子在细胞外分布,进一步提高了血浆钾离子水平。高钾血症极度危险,可引起致命性的心律失常。血钾水平>6.5 mmol/L 时,可能会引起严重的心脏性和神经肌肉性并发症。如果合并有低钙血症,会进一步加重这些并发症。少尿或无尿急性肾损伤患者,任何外源性的钾摄入都会迅速增加钾离子水平。因此,无尿患者应禁钾,少尿患者应控制钾摄入<20～40 mmol/d。

肾脏滤过则是磷的主要排泄方式,大约80%～90%的磷经肾小管重吸收。高磷血症是少尿或无尿急性肾损伤患者的常见并发症,高磷血症是肾脏排磷减少和机体高分解代谢引起磷释放增多的结果,重度高磷血症的临床表现主要是由钙磷沉积引起的。非少尿急性肾损伤患者高磷血症的发生程度相对较低,当血清钙、磷水平超过 6～7 mg/dl 时,肾功能衰竭患者可能就会出现关节和软组织的转移性钙化。重度高磷血症可能会引起低钙血症和继发性手足抽搐。

镁主要经肾脏排泄,可以自由滤过肾小球,大约20%～30%的镁在近端肾小球被重吸收,50%在髓祥升支粗段被重吸收,只有大约2%的镁通过粪便被清除。少尿或无尿急性肾损伤的患者,肾对镁的排泄清除能力下降,可能会导致高镁血症。高镁血症的临床表现取决于血镁增高的程度,症状表现可影响神经肌肉(昏睡、恶心、神志错乱、肌肉乏力等)、心血管(低血压、心律不齐、心脏停搏等)、呼吸(呼吸抑制等)和神经系统等。

钙的紊乱在急性肾损伤患者中不像在慢性肾功能衰竭中显得那么重要。急性肾损伤患者中低钙血症可能比高钙血症更易发生。急性肾损伤患者中发生低钙血症主要跟低白蛋白血症有关,无须治疗。其他的原因可能是甲状旁腺功能减退、低镁血症、急性胰腺炎、吸收不良、高磷血症、袢利尿剂的使用、肝脏疾病、维生素 D 缺乏和输入含大量枸橼酸盐的血液。

3. 酸碱代谢紊乱　肾脏在酸碱平衡调节中起着重要的作用,这主要是因为肾小管内强大的调控酸碱平衡的缓冲系统,如 $Na^+ - H^+$ 泵、氨胺系统、磷酸盐、重碳酸盐和有机酸。少尿或无尿急性肾损伤患者代谢性酸中毒发展迅速,代谢性酸中毒是由于远端肾小管排酸的障碍,重碳酸盐合成不足及在近端肾小管被重吸收、肾脏产氨减少和缓冲物质的耗竭等。酸排泄障碍引起阴离子间隙增加。机体正常每天产生大约 1 mmol/L 的酸,引起 1 mmol/L 重碳酸盐的减少(中和的作用),从而导致重碳酸盐的不足。高分解代谢状态是急性肾损伤的典型特点,可能会进一步加重代谢性酸中毒,后者反过来又加快蛋白水解和肌肉消耗。对这些患者给予透析或重碳酸盐治疗可以纠正酸中毒。代谢性中毒的逆转已被证明可以阻止酸中毒相关性肌肉消耗和改善营养状态。

4. 糖代谢改变　急性肾损伤患者普遍存在糖代谢异常,主要表现为高血糖,这是由于急性肾损伤患者往往存在高分解代谢,高分解代谢本身可引起机体对胰岛素的抵抗。此外,创伤、感染等应激状态可导致机体葡萄糖异生增加,而葡萄糖氧化利用下降。进一步研究还发现,急性肾损伤时骨骼肌糖代谢异常,如肌肉中催化糖原分解的磷酸化酶活性增加,催化糖原合成的糖原合成酶Ⅰ活性降低。骨骼肌中胰岛素介导的葡萄糖摄取、糖原合成及糖氧化能力降低。急性肾损伤患者胰岛素与单核细胞结合正常,提示急性肾损伤时糖代谢的异常和胰岛素抵抗可能与胰岛素受体后缺陷有关。在急性肾损伤危重患者的营养治疗中,需要补充胰岛素以控制血糖水平。然而,在有些糖尿病合并急性肾损伤的患者中,可能由于肾脏对胰岛素的降解减少而对胰岛素的需要量下降。

5. 蛋白质代谢改变　严重的蛋白质分解导致的负氮平衡是急性肾损伤的一个重要特征。急性肾损伤时的净蛋白质分解量很大,为 200～250 g/d 或更高。由休克、感染及横纹肌溶解症引起者更易有分解代谢亢进。过多的净蛋白质分解可使血浆钾、磷和氮代谢物水平上升和 pH 下降。蛋白质分解致营养不良会延缓伤口愈合,损害免疫功能,加重病情,增加患者的病死率。急性肾损伤引起蛋白质分解及负氮平衡与营养物质摄入减少、蛋白质分解增加和合成减少有关,主要机制有:① 胰岛素抵抗:急性肾损伤时常伴有的胰岛素抵抗可影响蛋白质正常合成和(或)降解,引起负氮平衡。胰岛素刺激肌肉中氨基酸摄取受到影响,细胞内的氨基酸消耗或引起氨基酸在细胞内外的分布不平衡及氮消耗。有学者发现,急性肾损伤时肌肉中用于中性氨基酸运输的 A、ASC 和 L 三个系统的运输功能受损。② 能量代谢异常:急性肾损伤患者常伴有能量消耗增高,其增加程度取决于患者原发疾病的性质和应激程度。当能量供给不足时,骨骼肌蛋白分解增加以满足机体能量需要。③ 代谢性酸中毒:急性肾损伤时常存在代谢性酸中毒,酸中毒可刺激糖皮质激素分泌和肌肉蛋白质的降解。④ 支链氨基酸的影响:急性尿毒症肌肉中异常蛋白质的转运还与亮氨酸过度分解等有关。亮氨酸可刺激蛋白质合成,而缬氨酸、异亮氨酸则不具备这些作用。⑤ 急性尿毒症:尿毒症本身可引起分解代谢,尿毒症积聚的高浓度代谢产物有毒性。⑥ 其他:除上述这些因素外,还有一些因素也参与了急性肾功能衰竭的蛋白质分解及营养不良,如因急性尿毒症和各种原发病致厌食、呕吐而引起摄入减少;感染、低血压、手术、创伤及横纹肌溶解可引起蛋白质分解代谢;瘘、引流时营养物质的丢失等。

6. 脂质代谢改变 急性肾损伤时由于肝脏和肝外的脂蛋白脂酶活性降低,肝素后脂解活性受到损害,这些酶的活性降低可引起急性肾损伤时的脂质代谢异常,如出现 VLDL 和 LDL 浓度增加,而血浆胆固醇的浓度及含有 LDL 和 HDL 的胆固醇含量降低。急性肾损伤患者在输注脂肪乳剂时,外源性甘油三酯的清除较正常人明显减慢。

(二) 营养支持对急性肾损伤的作用

急性肾损伤时营养治疗是否能促进肾功能恢复,现有的研究结果不一。多数研究发现,急性肾损伤时营养治疗有助于肾功能的恢复。急性肾小管坏死的急性肾损伤患者,近端小管上皮细胞中的蛋白质、核酸和磷脂合成增加,细胞生长的加速都需要有一定的营养作为保证,包括一些特殊的氨基酸。有研究者将联合应用必需氨基酸和葡萄糖与单用葡萄糖作比较,发现前者更易使血肌酐下降。据报道,一些代谢干预已显示出能不同程度地预防或改善急性肾损伤。这些方法包括使用钙通道阻滞剂以抑制钙离子细胞内流,保护细胞,还有用维持细胞能量供应的方法,如在急性缺血型肾功能衰竭大鼠中输注含有三磷酸腺苷、二磷酸腺苷或单磷酸腺苷的氯化镁溶液,这些腺苷可使大鼠对胰岛素清除、肾血流量、渗透清除的损害降低,滤过钠排泄分数减少及肾组织学的损伤程度较未用腺苷者明显减轻。近来,生长因子已用于治疗急性肾功能衰竭的动物实验模型,初步发现具有促进肾功能恢复并可增加合成代谢。此外,EGF、IGF 等也显示了促进肾功能恢复的作用。

急性肾损伤营养支持的主要目的是维持或改善患者营养状态,防止或减少营养不良的发生,不加重代谢紊乱,加快伤口愈合,增强抗感染能力,降低病死率。临床上,营养不良在急性肾损伤患者中非常普遍,营养不良是增加患者住院时间的独立危险因素。急性肾损伤患者的营养支持应根据患者临床病情轻重、营养状态、分解代谢程度、残余肾功能多少及是否接受透析而定。通常,患者若存在营养不良或高分解代谢情况,则往往需给予足够的营养支持并予透析治疗。残余肾功能较多者,也可给予较多的营养物质,一般不会引起水、电解质紊乱或代谢产物在体内的积聚。

1. 能量需要量 能量消耗受急性肾损伤的影响不大,而引起患者发病的潜在性病理改变则是影响能量需求的最重要因素。使用间接能量测定法可以根据患者的个体需求作相应的营养支持调整,是决定重症患者能量需求的标准方法。推荐使用能量供给不应超过 REE 的 130%。间接能量测定法同时也有助于对 CRRT 低代谢的识别。低温被证明是通过诱导患者的低代谢反应而影响能量消耗。中心体温的下降与氧消耗减少有关,耗氧减少 20%,相应的能量消耗下降 7.1%。CRRT 可能会导致 CO_2 在体外的去除,是影响间接能量测定的另一个潜在性因素,但这些丢失对间接能量测定可靠性的影响是否有显著尚不十分清楚。在没有条件作间接能量测定的情况下，可按 Harris-Benedict 公式预测急性肾损伤患者的能量需求。目前临床上的共识是急性肾损伤患者的能量供应为 25～35 kcal/kg，应避免能量供给过剩，能量摄入过多对分解状态的 ARF 患者并无益处。对于接受 CRRT 治疗的患者，营养支持时要根据每日的能量供给量作相应调整，包括 CRRT 透析液选择、抗凝疗法、置换液和其他葡萄糖或脂肪的供给量。尽量使用低糖透析液以避免能量过剩，促进血糖控制，减少营养支持的调整次数。

2. 蛋白质需要量　急性肾损伤患者供应适当的蛋白是营养支持的重要组成部分，因为这些患者常处于高分解状态，应激反应时必定以消耗蛋白为首选燃料。急性肾损伤患者的蛋白质需要量取决于疾病状况、患者肾功能损害程度以及是否接受 CRRT 治疗。适量的蛋白质摄入有助于改善机体代谢和临床状况。① 如患者的 UNA 较低($\leqslant$4～5 g/d)，或没有严重的蛋白质营养不良且估计肾功能在 1～2 周内可恢复者，则经口、肠内或肠外途径给予低蛋白或氨基酸的摄入较有利。一般推荐蛋白质供给量为 0.6～0.8 g/(kg·d)。② 若肾功能损害严重，UNA 为 5～10 g/d，且不予透析者应进一步限制蛋白质摄入量，一般给予 0.3～0.5 g/kg，这样既可减少氮质代谢产物积聚，又可保持患者中性或轻度负氮平衡，从而可减少或避免透析治疗。③ 对接受常规透析治疗患者，蛋白质摄入量应适当增加，一般推荐蛋白质供给量为 1.0～1.5 g/(kg·d)，此推荐量是最低的初始剂量，临床上可根据患者应激程度、分解代谢状况和所选择的透析类型逐步增加。④ 接受 CRRT 治疗的患者，由于滤过器中使用的高通透膜对血浆蛋白是通透的，CRRT 流出液中可丢失大量蛋白，流式 CRRT(CVVH 和 CVVHDF)的蛋白丢失比弥散式 CRRT(CVVHD)要多，这是由其所使用膜的类型决定。一般来讲，中心静脉输注的蛋白有 10%～17% 的量会经 CRRT 流出液丢失，这在决定蛋白需求时应考虑到。因此，目前达成的共识是，接受 CRRT 治疗的急性肾功能衰竭(acute renal failure, ARF)患者的蛋白质供应量为 1.5～2.0 g/kg。也有人提倡使用 2.5 g/kg 的蛋白以促进正氮平衡。但值得注意的是，高蛋白供给可能会加重尿毒症，增加肝肾功能负担以及治疗费用。

目前的研究已证实，在急性和慢性肾功能衰竭患者中，平衡型氨基酸较单用必需氨基酸更能有效地被利用。大剂量必需氨基酸($>$40 g/d)会引起血浆氨基酸谱紊乱，血氨升高及代谢性酸中毒，甚至会出现昏迷。目前一般推荐必需氨基酸与非必需氨基酸的比例为 1∶1 或更高，可促进患者的合成代谢，并能较大程度地改善血浆氨基酸谱。支链氨基酸，尤其是亮氨酸可促进 ARF 患者的合成代谢。

3. 电解质需要量　急性肾损伤患者的电解质应根据临床情况而调整，由于急性肾损伤时出现激素和代谢改变，患者的电解质常有显著变化，因此应随时监测以便调整。对于 CRRT 患者，没有必要限制钾、镁、磷的用量。血清电解质水平主要由透析液中的电解质含量和 CRRT 对溶质清除的有效性决定。要考虑经 CRRT 流出液和尿液丢失的钾、钙、磷、镁，并积极予以治疗。由于高排泄和细胞内转移，在持续性 CRRT，特别是使用 CVVHDF 时，容易发生严重的低磷血症，应该予以相应的治疗。另一方面，应根据酸碱状态调整 PN 中氯化物∶醋酸盐的比例。在肠外营养中大量使用醋酸盐(一种重碳酸盐的前体物质)，可以有助于纠正代谢性酸中毒，但必须考虑到和 CRRT 相关的其他醋酸盐、枸橼酸盐或重碳酸盐的来源。

4. 维生素需要量　急性肾损伤时维生素的补充目前尚不肯定，大多数资料来源于慢性肾功能衰竭患者的研究结果。CRRT 过程主要影响水溶性维生素，而对脂溶性维生素则影响不大。有研究发现在透析时可引起维生素 B_1、维生素 C 等水溶性维生素的丢失。但尚需要进行更多的研究以确定 CRRT 患者实际的维生素需要量。由于 ARF 患者饮食摄入量常不足，或在透析过程中有维生素的丢失，所以常须补充一些水溶性维生素。ARF 与慢性肾功能衰竭一样，也可出现维生素 A 浓度升高，故一般不补充维生素 A。另外，由于急性肾功能衰竭患者接受肠外营养支持的时间仅为数天至数周，所以一般不会出现脂溶性维生素的缺乏。特别要强调的是，由于急性肾损伤患者的临床和代谢情况变化多端，因此应每天或随时对这些患者的营养摄入进行仔细评定。

5. 微量元素需要量　急性肾损伤时微量元素的需求目前尚不清楚,许多因素可影响急性肾损伤患者体内的微量元素水平,包括应激时微量元素的组织间再分布、微量元素跟血浆蛋白结合力的改变、化验方法的困难性以及微量元素的血液水平和组织间储量之间关系的正确性等。接受 CRRT 治疗的急性肾损伤患者,由于微量元素分子量小,能通过滤过膜,其在重病时期和血浆蛋白结合力的改变会影响 CRRT 治疗时微量元素的稳态分布。体外数据表明:CVVH 期间,微量元素(包括硒、铬、铜、锌)可被清除。其中,镁的清除受影响最小,而硒的清除则很明显。有关评价微量元素在 CRRT 患者中作用的研究进行得很少。况且在 CRRT 期间,血浆中微量元素的水平是会发生变化的。CVVH 的超滤过率是影响微量元素清除的重要因素。有限的研究资料表明,微量元素的清除率是变化的,这种变化可能受以下因素影响:CRRT 的类型、患者人群、CRRT 的持续使用时间和实验测量方法的敏感性。关于 CRRT 时实际需要补充多少剂量的微量元素,还需要进一步研究微量元素水平变化对临床的影响。

七、主编点评

急性肾损伤的病因多且复杂,临床上应进行相应的鉴别诊断,许多时候需要通过肾穿刺活检才能明确诊断。本例患者本身存在急性间质性肾炎,由于厌食、呕吐所致进食量下降、体液丢失增加引起血容量不足,导致肾前性急性肾损伤的发生。由于大多数急性间质性肾炎患者应用糖皮质激素可以起到改善肾功能、预防肾间质纤维化的作用。因此在明确发病原因后我们给予该患者甲泼尼龙冲击治疗后继续足量激素口服治疗,取得了良好的治疗效果。

急性肾损伤患者由于内源性炎症因子和分解代谢激素大量释放、尿毒症毒素积蓄、代谢性酸中毒以及胰岛素抵抗的影响,患者体内呈高分解代谢状态,而高分解代谢及肾脏替代治疗又造成营养与能量的丢失增加。此外,肾脏本身不仅参与内环境稳定的维持、水及代谢产物的排泄,也参与部分营养素的代谢。所以,急性肾损伤患者往往合并有营养与代谢状况明显改变,能量与营养储备丧失,迅速出现蛋白质-能量营养不良。有研究报道,急性肾损伤患者营养不良发生率可高达 40%,并已成为加剧急性肾脏功能损害与增加患者病死率的重要因素之一。因此,营养支持已成为急性肾损伤以及进行 CRRT 患者治疗策略中不可缺少的一部分,及时、合理的营养供给有助于改善患者的营养状态,促进急性肾损伤患者肾脏功能恢复,减少不良预后。

临床上,急性肾损伤患者营养支持关键在于以下几方面:① 认识急性肾损伤患者病理生理及代谢改变各阶段的特点,认识 CRRT 对营养平衡的影响。② 客观、动态地评估能量与营养的缺失和需要。③ 制订合理的营养治疗方案并根据病情与治疗反应调整营养供给。④ 营养支持应该考虑到患者具体病情与肾脏损害程度、是否接受 CRRT 以及 CRRT 对营养与能量代谢的影响。⑤ 选择合适的营养支持途径,早期肠内营养是急性肾损伤患者首选的营养供给方式,包括膳食干预、口服营养补充或管饲喂养,可根据患者实际情况选择供给方式。无法经口进食、肠内营养无法耐受或肠内途径无法满足机体需求时,全肠外营养或补充性肠外营养是理想的营养支持方式,安全有效。

(吴国豪　刘中华)

参考文献

[1] Komaba H,Kakuta T,Wada T,et al. Nutritional status and survival of maintenance hemodialysis patients receiving lanthanum carbonate[J]. Nephrol Dial Transplant,2019,34:318 - 325.

［2］　Peart SY，Zappitelli M. Nutrition in critically ill children with acute renal failure. In：Critical Care Nephrology in Pediatrics［M］. 3rd ed. Amsterdam，Netherlands：Elsevier，2019：1224－1227.

［3］　Shaw V，Polderman N，Renken-Terhaerdt J，et al. Energy and protein requirements for children with CKD stages 2－5 and on dialysis-clinical practice recommendations from the Pediatric Renal Nutrition Taskforce［J］. Pediatr Nephrol，2020，35（3）：519－531.

［4］　Jonckheer J，Vergaelen K，Spapen H，et al. Modification of Nutrition Therapy During Continuous Renal Replacement Therapy in Critically Ill Pediatric Patients：A Narrative Review and Recommendations［J］. Nutr Clin Pract，2019，34：37－47.

病例 4

腹部闭合性损伤，广泛软组织挤压伤，急性肾损伤，血液透析

一、病史简介

患者，男，26岁。因"外伤挤压后1小时"入院。患者1小时前因景点发生的"人群挤压、踩踏事件"中受伤，救出后急诊送至我院。患者当时被拥挤的人群推到后压在下面，自述出现短暂的意识障碍、呼吸困难，持续数分钟，能回忆事发经过。被救出后自觉浑身疼痛、后动受限、呼吸费力，无恶心、呕吐，无胸闷、憋气，急救送来我院急诊就医，患者在来医院路上出现头晕，呼吸困难加重。

患者既往体健，否认药物过敏史。否认手术外伤史及输血史。

二、入院检查

体温37℃，脉搏130次/分，呼吸32次/分，血压80/40 mmHg。意识清醒，面色苍白，呼吸急促，反应稍迟钝，无视物模糊，精神状况差，发育正常，自主体位。全身多处皮肤及软组织有挫伤、瘀斑。头颅无畸形，巩膜无黄染，眼球无突出，双眼睑无青紫肿胀，瞳孔等大等圆，对光反射灵敏，听力正常，外耳道无分泌物，耳郭、乳突无压痛，鼻翼无扇动，伸舌居中。颈部压痛，活动受限，气管居中，胸廓无畸形，呼吸费力、急促，胸壁大片皮下淤血、青紫，胸廓压痛挤压痛（＋），双肺呼吸音减弱，双肺呼吸音粗，双下肺可闻及少许湿性啰音。心前区无隆起，心界不大，心率130次/分，律齐，各瓣膜听诊区未闻及杂音。腹稍隆，左侧腹壁大片皮下淤血、青紫，全腹压痛，反跳痛，以左上腹为主，移动性浊音（＋），腹腔穿刺得不凝血。四肢、关节感觉、活动正常，左下肢肿胀明显，皮下淤血、青紫，双侧足背动脉搏动可。脊柱无畸形，神经系统检查（－）。

红细胞 2.49×10^{12}/L；血红蛋白68 g/L；白细胞 7.16×10^9/L；中性粒细胞73.7%；血小板 213×10^9，总胆红素16.5 μmol/L；直接胆红素6.2 μmol/L；白蛋白43 g/L；前白蛋白0.26 g/L；谷丙转氨酶37 U/L；谷草转氨酶42 U/L；尿素5.7 mmol/L；肌酐136 μmol/L；葡萄糖5.6 mmol/L；甘油三酯1.45 mmol/L；总胆固醇3.23 mmol/L；钠130 mmol/L；钾4.5 mmol/L；氯100 mmol/L，钙1.20 mmol/L；无机磷2.15 mmol/L；镁0.95 mmol/L；pH 7.41；二氧化碳分压42.2 mmHg；氧分压90.5 mmHg；血红蛋白67 g/L；碱剩余－1.2 mmol/L；乳酸3.5 mmol/L。

头颅平扫CT：左侧额部、顶部头皮软组织肿胀。胸部平扫CT：左侧第4～6肋骨折，左侧血气胸（肺组织压缩40%）。腹部平扫CT：腹、盆腔积液，脾破裂，肝挫裂伤。

三、入院诊断

腹部闭合性损伤，肝破裂，脾破裂，多发性肋骨骨折，左侧血气胸，全身广泛软组织挤压伤。

四、治疗经过

患者入院后积极体液复苏、抗休克治疗，快速完成相关检查后直接送手术室，剖腹探查发现脾及肝

破裂,腹腔内约 1 000 ml 积血及血凝块,行脾切除及肝脏修补术。术中低血压,大剂量升压药维持。术中请胸外科、骨科及神经外科会诊,行左侧胸腔闭式引流,胸壁包扎固定,头部及肢体清创处理,术后入外科 ICU,呼吸机辅助治疗。患者转入 ICU 后,循环尚不稳定,须大剂量血管活性药物维持血压,腹腔引流出 100 ml 淡血性液体,左侧胸腔闭式引流通畅,患者 12 h 尿量 150 ml,尿色浓茶色,尿素 22.5 mmol/L;肌酐 522 μmol/L;肌酸激酶>2 000 U/L,应用 20% 甘露醇 500 ml 及速尿 200 mg 后仍无尿,考虑是多发性创伤后急性肾功能衰竭,行床旁 CRRT 治疗肾功能衰竭。置换液量 2 500 ml/h,前稀释 70%,肝素首剂 15 mg,维持量 5 mg/h,脱水量根据每天的出入量适当调整。

患者在手术中留置鼻胃管,入 ICU 后第 1 天给予小剂量肠内营养,应用多肽类制剂,术后第 2 天发现胃残留量高,患者腹胀较明显,考虑胃肠道不耐受,于是暂停肠内营养,胃肠减压,行肠外营养支持治疗。经过数天的 CRRT 治疗,患者一般状态好转,生命体征平稳,进入多尿期,24 h 尿量约 3 000 ml,肾功逐渐恢复,尿素 10.2 mmol/L,肌酐 115 μmol/L,电解质正常,患者病情稳定,停用 CRRT 治疗。此时,患者胃肠减压量明显减少,100～150 ml/d,腹胀症状明显减轻,有排便、排气,重新启动肠内营养治疗,通过鼻胃管进行鼻饲,开始时用短肽类肠内营养液 250 ml,次日增加至 500 ml,患者出现腹泻、腹泻、恶心症状,考虑对短肽类肠内营养制剂的耐受性较差,改用整蛋白肠内营养液 250 ml 稀释后鼻饲,同时营养补充性肠外营养支持,转回普通病房继续治疗。

患者回外科病房后继续营养支持,肠内和肠外营养联合应用,患者对整蛋白制剂耐受性良好,无呕吐、腹泻、腹胀等症状,逐步增加肠内营养用量,同时肠外营养逐渐减量。改善消化吸收,促进肠蠕动,维持内环境平衡等积极治疗,患者胃肠功能好转,自主排便可,依次拔除胸腔及腹腔引流管,腹部切口愈合良好。2 周左右停用肠外营养及鼻饲管,给予口服肠内营养制剂及少量半流,逐步恢复饮食后顺利出院。

五、讨论分析

急性肾损伤按造成的疾病或原因不同可分为:① 肾前性:主要原因有急性失血,恶心、呕吐、腹泻、发热、心功能衰竭、利尿剂使用不当等造成液体丢失过多或摄入不足。② 肾源性:可分为肾小管性、肾间质血管性或肾小球性肾功能不全。肾小管损伤最常见原因是缺血和中毒,肾前性氮质血症持续存在也可造成急性肾小管缺血性坏死。如果缺血严重,特别是发生了微血管内凝血,如羊水栓塞、毒蛇咬伤或溶血性尿毒症综合征时,持续的肾缺血将使肾皮质发生不可逆损伤。引起肾脏毒性最常见原因是氨基糖苷类抗生素、对比剂、亚铁血红蛋白及一些化疗药物。急性间质性肾损害引起急性肾损伤的常见原因有药物过敏反应、自身免疫性疾病、浸润性疾病、感染性因素,如链球菌感染后造成的急性肾小球肾炎也可造成亚急性或急性肾功能不全。③ 肾后性:常见的原因有前列腺肥大、宫颈癌、前列腺癌或腹膜后疾病,神经源性膀胱、输尿道以外压迫性梗阻(如腹膜后纤维化、肿物压迫造成梗阻)。有些药物结晶体在肾内可造成肾小管梗阻,如尿酸结晶、草酸结晶及无环鸟苷、磺胺、甲氨喋呤、多发性骨髓瘤的轻链蛋白结晶等。本例患者发生急性肾损伤的原因是创伤以及失血性休克,肝、脾破裂导致失血性休克,致使肾血流量明显下降。严重挤压伤由横纹肌损伤后溶解产生的大量肌红蛋白释放入血,肌红蛋白不仅本身具有肾毒性,造成肾小管坏死。此外,肌红蛋白沉淀可阻塞肾小管,造成尿量减少。

急性肾损伤是多发性创伤常见的并发症,其临床特征是原先健全的肾功能迅速减退,直至不能维持机体水和电解质平衡,并出现不断恶化的氮质血症。近年来的研究表明,肾小球毛细血管通透性降低、肾小球滤过时回漏、肾小管梗阻以及血流动力学异常是引起并加重急性肾损伤最重要的几个因素。创伤后急性肾损伤可单独发生,也可以是多器官功能衰竭的一部分表现,而且常常是多器官功能衰竭时直接致死的原因。临床上,急性肾损伤是由多种因素造成的,医师必须明确认识患者急性肾损伤的病因及发病机制,采取相应的治疗措施。

　　CRRT是目前临床上广泛应用于危重患者治疗的有效措施,相比较其他的血液净化模式,CRRT在该患者中具有以下优势:① 清除肌红蛋白:在发生挤压综合征时,快速地清除肌红蛋白对肾功能的恢复非常重要,但肌红蛋白分子量大,不能通过普通血液透析清除,而CRRT能够有效地清除肌红蛋白。② 血流动力学稳定:CRRT是持续、缓慢、等渗地清除水分和溶质,更符合生理状态,等渗的超滤有利于血管再充盈,能不断地调节液体平衡,细胞外液渗透压稳定,可以清除更多的液体量,肾素、血管紧张素系统稳定。此外,治疗中体温下降,外周血管阻力增加,能较好地维持血流动力学的稳定性。③ 清除炎症介质:严重的挤压综合征患者,特别是合并感染败血症者,体内存在一系列的炎症反应,循环中有大量的炎症介质,CRRT能有效地清除炎症介质,调节机体免疫环境,协助稳定内环境。④ 持续稳定地控制循环容量及内环境稳定:CRRT能缓慢、连续、等渗地清除水分,更符合生理状况,等渗性超滤有利于血浆再充盈,维持肾素、血管紧张素系统稳定、细胞外液渗透压稳定,使患者血流动力学保持稳定,可随时清除过多的液体,减轻器官水肿,精确控制血容量,保持液体平衡,患者耐受性好,治疗中极少发生低血压和低灌注,能够很好地控制患者的体内容量状态和水负荷。⑤ 提供充分的营养支持:急性肾损伤多伴有高分解代谢,改善营养是提高预后的重要因素之一,这就需要充分的营养支持治疗和大量静脉用药,因此需要更高的透析剂量,来达到控制高分解代谢和维持水、电解质、酸碱平衡的目的。由于CRRT能满足大量液体的摄入,因此为原发病和并发症的治疗、营养支持及静脉用药提供了充足的保障。

六、相关营养背景知识

(一)急性肾损伤透析治疗对代谢的影响

　　急性肾损伤透析的目的是为了减轻急性肾损伤时机体的代谢紊乱,目前常采用的方法有间歇性血液净化(intermittent hemodialysis,IHD)和CRRT。CRRT是在IHD的基础上发展起来的,因其显示出比IHD明显的优越性,而被广泛应用于治疗ARF及其并发症的危重患者,能通过超滤、灌流、吸附等一系列技术,在调节体液平衡的同时,清除各种代谢产物、毒物、药物和自身体内产生的各种致病性生物分子等。和IHD相比,CRRT有以下优点:能更好地控制尿毒症症状和代谢性改变,有利于血流动力学稳定和气体交换,更优的体液控制,能够提供充足的营养支持而无须担心蛋白质、体液和电解质过量问题,而且有利于肾功能的恢复。经过30多年的实践,CAVH技术已经衍生出了一系列治疗方式,目前临床上最常用的CRRT模式有:连续性静脉-静脉血液滤过(continuous venovenous hemofiltration,CVVH)、连续性静脉-静脉血液透析滤过(continuous venovenous hemodialfiltration,CVVHDF)、连续性静脉-静脉血液透析(continuous venovenous hemodialfiltration,CWHD)、连续性动静脉血液透析(continuous venovenous hemodialysis,CAVHD)、缓慢持续超滤(slow continuous ultrafiltration,SCUF)和持续缓慢低效血液透析(sustained low-efficiency dialysis,SLED)。CRRT适用于:非梗阻性少尿或无尿、重度代谢性酸中毒、氮质血症、重度高钾血症、可疑的尿毒症器官损害(心包炎、脑病、神经系统疾病、肌病)、严重低钠血症、利尿剂抵抗型水肿或全身性水肿、药物过量(其毒素可通过透析膜)、间质性肺水肿和ARDS患者,需要大量血液成分的凝血异常等。近年来,随着中心静脉留置单针双腔导管的普及和新一代持续治疗血泵的出现,CVVH和CWHD的应用日益广泛,而其他模式应用日趋减少。

　　1. CRRT方式　CVVHD中溶质主要通过弥散方式被半透膜清除,具有浓度依赖性。CVVHD的原理和IHD相同,透析液在滤过膜的另一侧逆血流而行。CVVHD主要被用于控制血液中小溶质的浓度,如尿素、肌酐和电解质。弥散方式有赖于膜两侧的浓度梯度、分子的质量(速度、大小)、膜的通透性(材料的高通透、厚度,网孔的数目和大小)和跟蛋白结合的膜毒素(自由溶解部分)。CVVH 中溶质不受滤过膜网孔大小的限制,通过对流的方式,随溶剂一起运送。这种滤过效率跟血浆水通过半透膜的超滤过率和膜的通透性直接成比例。滤过液是在血液滤过时产生的血浆水和超滤过溶质。如果溶质的分子量小于滤过器的网孔直径(<15 000 Da)时溶质就以对流的方式被去除。因此,血液滤过比 IHD 在去除中大分子物质方面更有效。压力梯度推动血液通过滤过器以去除血浆水(滤过液)。滤过液必须由含适当液体和电解质的溶液替换(置换液)。CVVHDF 结合了弥散和对流的方式,使用一种高效的滤过器来去除溶质和液体。透析液和替换液在这种模式中都是需要的。CVVHDF 和 CVVH 中清除溶质和液体的对流过程参照超滤过。CVVHDF 和 CVVH 中,溶质的对流方式清除受溶质大小和膜通透性的影响。溶质清除的这个方面被定义为滤过系数,用以描述特定溶质通过滤过膜的能力。滤过系数范围为 0~1,滤过系数为 1 的溶质可以完全透过滤过膜,而滤过系数为 0 的溶质则全部被膜阻隔。CVVHDF 和 CVVH 不仅能够最有效地去除尿毒素和液体,而且可以清除中等分子量的分子,如炎症反应介质。这也是为什么 CRRT 对败血症有治疗作用的原因。不幸的是,滤过器不能辨别尿毒症毒素和营养物质,所以 CVVHDF、CVVH 中营养物质的丢失是相当可观的。

　　SCUF 是 CRRT 的另一种模式,利用对流方式治疗急性肾损伤和非急性肾损伤患者的体液潴留。因此,这种模式组成中不含透析液和替换液。在不能使用 CRRT(如缺乏相应设备)的情况下,SLED 作为一种 IHD 的杂合技术出现了,每天运作 6~12 h 达到去除溶质和体液的目的。这种方法利用标准的 IHD 原理和设备延长了使用时间,主要针对那些有血流动力学不稳定,生理状态不能耐受传统 3~4 h 运作的患者。一般来讲,单独使用对流方式(CVVH,SCUF)技术最大的缺点是对溶质的清除。弥散技术,如 CVVHD 可以加强对溶质的清除;而对流和弥散的结合,如 CVVHDF 则能最有效地清除体液和溶质。

　　2. CRRT 对营养影响　急性肾损伤患者接受 CRRT 治疗可影响机体的代谢和营养状况,特别值得关注的是 CRRT 的 4 个技术性问题——透析液、抗凝、置换液和温度,直接影响患者的营养状况。① 用于 CRRT 的透析液:目前有多种用于 CRRT 的不同种透析液都可以通过商业途径购得,许多机构还可以根据不同的 CRRT 模式、设备和抗凝血系统设计定制的透析液。含糖透析液已经被用于 CVVHD 和 CVVHDF,其含最终糖浓度有 1.5%~2.5%,可以提供相当的能量。葡萄糖滤过透析膜的量达 35%~45%或者更高,取决于最终糖浓度和许多相互因素的作用,如透析液的流速、血液滤过率、超滤过率和患者的血糖浓度。如含最终糖浓度 1.5%的透析液以 1 L/h 的流速、43%的吸收率,可有大约 526 kcal/d 的净能量被吸收;同样的,含最终糖浓度 2.5%的透析液以 1 L/h 的流速、45%的吸收率,可有大约 918 kcal/d 的净能量被吸收。为促进血糖控制、避免给予过量,在使用含糖透析液时必须根据所需能量,对营养支持方案进行调整和修改。另外一种更好的方法就是使用低糖透析液(0.1%~0.15%),其含糖浓度符合生理特点,这种透析液不提供明显的糖能量,实际上会引起患者 4%的净糖量丢失。② 抗凝:许多抗凝方法被用于预防体外循环的血液凝固,维持滤过器的通畅以避免 CRRT 频繁中断并延长滤过器的使用寿命。这些方法包括肝素、4%和 2%的枸橼酸三钠、枸橼酸-葡萄糖抗凝溶液 A(ACD - A)。肝素是最常用的抗凝剂,但有致全身性抗凝作用的缺点,有增加出血的危险性,在肝素诱导性血小板减少症患者中禁用,在肝功能衰竭和凝血功能异常容易出血的患者中也可能要慎用。为了避免这些不良反应,枸橼酸钠作为肝素的另一选择而被广泛使用。枸橼酸钠被用于体外循环的局部抗凝,被证明比肝素更能延长滤过器的使用寿命。枸橼酸钠通过清除游离型 Ca^{2+} 产生抗凝作用,而游离型 Ca^{2+} 是凝血级联反应中的协同因子。由于枸橼酸盐和钙形成的复合物大部分在超滤液中被清除,所以低钙血症是枸橼酸钠的主要并发症。因此,在使用过程中,应根据血清游离 Ca^{2+} 浓度持续输注氯化钙。枸橼酸盐没有在超滤液中清除的部分则在肝脏代谢为重碳酸盐。所以要密切监测患者的酸碱状态,以避免碱中毒。由于枸橼酸盐的生物转化主要在肝进行,如果患者肝功能衰竭,则会引起枸橼酸盐的积聚,导致阴离子间隙型代谢性酸中毒和总钙/游离钙比值的升高>2.5。然而关于肝衰竭患者枸橼酸盐中毒的可能性和严重性尚有待进一步确实。另一种被用于局部抗凝的抗凝剂是 ACD－A。ACD－A 同样被证实具有延长滤过器使用寿命的作用,且跟枸橼酸钠相比代谢性并发症更少。当评价 CRRT 患者的营养需求时,考虑抗凝剂的组成和潜在的并发症是很重要的。③ 用于 CRRT 的置换液:CRRT 模式中需要体液置换的有 CVVH 和 CVVHDF,因为其都要靠对流方式达到清除。置换液的选择应该根据患者的代谢要求个体化。要考虑的因素有 CRRT 中使用的透析液和抗凝方法、电解质状态、酸碱平衡度。根据透析液中的钠、钾、镁浓度和血清电解质水平,可以在替换液中添加适当的电解质成分。常用的替换液有生理盐水、0.45% NS、NaHCO$_3$ 和经过细菌过滤处理的透析液。④ 温度:低体温是指中心体温<35℃,是 CRRT 的不良反应,发生率为 2%～50%。CRRT 引起低温的主要机制是由于能量的丢失。通过血液管道、滤过器的表面、流出物,以及患者血液与室温下的透析液和置换液相互作用的方式,能量向环境流失。低温可通过抑制患者的发热反应而掩盖感染的早期体征。低温的其他不良反应包括机体免疫抵抗力的低下,全身血管阻力和平均动脉压的升高,心率、心输出量和全身输氧能力的降低。在重症患者,低温被视为跟高感染率有关。相反的,预防手术患者低温的发生可以减少伤口感染。理想的方法应是预防低温的发生,而不是治疗,可以通过使用液体加温器作为 CRRT 机器的一部分。

(二) 接受 CRRT 治疗的急性肾损伤患者的营养支持

急性肾损伤时机体发生一系列病理生理改变,同时,CRRT 治疗对机体代谢同样会产生影响,从而使得此类患者在接受营养支持时具有特殊性。因此,合并急性肾损伤的重症患者在进行 CRRT 治疗时接受营养支持十分复杂、困难。

1. **肠外营养** 当合并急性肾损伤的重症患者胃肠道不能耐受肠内喂养时,应选择肠外营养。急性肾损伤患者在进行 CRRT 治疗时接受肠外营养支持,需要注意几个方面:① 能量需要量的确定:合并急性肾损伤的重症患者的能量需要量取决于原发病本身,受急性肾损伤的影响较少。但进行 CRRT 治疗时,由于其独特的降温效应,使得患者可以降低约 20% 的氧耗和 7% 的能量消耗。因此,在制订营养支持方案时应考虑到 CRRT 对机体代谢率及能量消耗的影响,推荐采用间接测热法实际测定患者的能量消耗值以指导能量的摄入量,或在采用指南推荐的危重患者能量摄入量时适当降低能量的摄入量,过度营养与营养不足均对预后产生不良影响。25～30 kcal/(kg·d) 的能量供给量是目前针对急性肾损伤或急性肾功能衰竭患者营养支持指南推荐的能量目标量。有研究显示,增加热量摄入并不能促进氮平衡与蛋白质合成,不能改善分解代谢。② 葡萄糖的需要量:根据置换液的配方,调整肠外营养中葡萄糖用量。由于葡萄糖分子量为 180 D,明显小于目前常用滤器的截留范围,可以在血液和置换液之间自由进出。为了防止低血糖的发生,目前常用的置换液均为含糖配方,葡萄糖浓度高于正常血糖浓度,其中 35%～45% 的葡萄糖进入机体内,导致额外能量的获得,应该计算在总的葡萄糖摄入量之内。同时,对合并急性肾损伤的重症患者进行肠外营养支持时需要严格控制血糖,以降低高血糖所致的并发症。③ 重症患者提供足量的蛋白质对患者的预后十分重要,但合并急性肾损伤患者由于氮质血症的存在限制了外源性蛋白质的供给。CRRT 的应用很好地解决了这个难题,使得合并急性肾损伤的重症患者能够实施有效的肠外营养支持,而不会因液体及尿素氮的清除而受限。但是,肠外营养时部分氨基酸可以通过滤器丢失,应予以考虑。目前指南推荐急性肾损伤或 ARF 患者营养支持时蛋白质补充量为 1.2～2.0 g/(kg·d)(体重按实际重量计算)。但近年来有研究显示,CRRT 期间增加蛋白质补充量达 2.5 g/(kg·d),可获得最佳氮平衡状态,充足的蛋白质供给予较高血清蛋白水平与肾脏功能改善明显相关。

目前采用的 CRRT 治疗常用高通量滤器,其筛选半径在 20～40 KD,而氨基酸平均分子量为

145 D,因此,全部氨基酸均可以自由地进出半透膜。由此可见,滤器通过血液丢失氨基酸量并不取决于氨基酸分子大小或分子量,而是取决于机体血浆氨基酸浓度及液体置换量的大小。一般说来,一个行CRRT的患者行 4 L/h 的置换液,血液每通过滤器一次,丢失的氨基酸占血浆浓度的 24% 左右。据统计,一般接受 CRRT 治疗的患者丢失的氨基酸量约 6～15 g/d,若置换量增大,其每日丢失的氨基酸量也随之增加。因此,对于接受 CRRT 治疗的急性肾损伤患者,在进行肠外营养支持时应该增加氮的摄入量,以避免由于 CRRT 治疗造成氨基酸的额外丢失。④ 肠外营养液中脂肪乳剂在 CRRT 治疗过程中的丢失很少;另一方面,由于 ARF 时机体脂蛋白酯酶的活性降低,外源性甘油三酯的廓清下降。因此,应减少脂肪乳剂的摄入量,一般推荐剂量不超过 1 g/(kg·d)。⑤ 电解质、维生素及微量元素需要量：CRRT 治疗可造成钾、钙、磷等电解质、水溶性维生素及蛋白结合率低的微量元素的丢失,使得机体内浓度下降。因此,应注意及时监测其血浆浓度,及时补充以避免这些营养素的缺乏。

2. **肠内营养** 合并急性肾损伤的重症患者在接受 CRRT 治疗时,如果患者具有一定的胃肠道功能,且有合适的肠内喂养途径,应首选肠内营养。一般说来,在复苏和血流动力血稳定后应尽早开始营养支持。接受 CRRT 时没必要限制体液、蛋白和电解质的用量。营养支持方式包括口服或管饲喂养,可根据患者情况选择供给方式。理想的营养支持应该考虑到整体的病情与肾脏损害程度,以及后者对营养与能量代谢的影响,也要考虑 CRRT 的方式,因为 CRRT 又直接导致营养素丢失增加。目前的研究发现,大多数轻、中度应激患者能够耐受早期肠内营养。重度应激患者特别是合并严重水肿者,可导致部分患者肠内营养不耐受,此时充分的营养供给需通过添加肠外营养实现。临床上,标准型配方可以满足大多数患者的需求,同时应密切监测患者对肠内营养的耐受情况,避免发生营养相关性并发症。

七、主编点评

多发性创伤患者的病情重而复杂、变化极快,必须全面衡量,分清主次,密切监测生命体征及病情变化,综合判断,在救治过程中先处置最严重、最紧急的危及生命的创伤,强调多学科协作,才能使其危害减少到最低限度。本例患者严重挤压伤后发生肝、脾破裂,多发肋骨骨折并血气胸,严重挤压伤,由于失血性休克导致器官缺血性损伤,加上手术创伤、麻醉的影响、免疫功能低下、大剂量血管活性药物应用等多方面的原因,患者术后出现急性肾功能衰竭。

CRRT 是目前临床上广泛应用于危重患者治疗的有效措施,在该患者的治疗中发挥了重要作用,可有效清除因为挤压伤产生的肌红蛋白,消除肌红蛋白对肾脏的损害,有利于肾功能的恢复。此外,CRRT 能较好地维持血流动力学、循环容量及机体内环境的稳定,持续清除水分、炎症介质及蓄积的溶质,避免低血压和低灌注的发生,有利于机体重要和恢复器官功能的维护和恢复。CRRT 另一个优势是在急性肾功能衰竭状况下能允许大量液体的摄入,这为原发病和并发症的治疗、营养支持及静脉用药提供了充足的保障。

急性肾损伤时机体发生一系列病理生理改变,再加上禁食、能量消耗增加、低蛋白血症以及透析治疗对机体代谢产生影响,从而使得此类患者极易发生营养不良,而营养不良对患者预后产生不利的影响。因此,合理、有效的营养支持是急性肾损伤患者综合治疗一个重要组成部分,是提高救治成功率的重要措施之一。近年来,重症患者营养相关研究的发展很快,根据目前的相关指南推荐意见,急性肾损伤或肾功能衰竭患者的营养支持在原则上与普通重症患者没有明显差别,临床实施中应在共识原则之下,针对患者病理生理改变特点制订恰当的营养供给方案,才可获得理想的营养支持效果,才能使患者通过营养支持治疗改善临床预后。具体应注意以下几个方面:① 认识肾损伤患者病理生理及代谢改变各阶段的特点,认识 CRRT 对营养平衡的影响。② 客观、动态地评估能量与营养的缺失和需要。③ 制订合理的营养治疗方案并根据病情与治疗反应,调整营养供给,恰当的营养支持能够改善肾脏功能及不良预后。

(吴国豪)

参考文献

［1］ Elke G，Hartl WH，Kreymann KG，et al. Clinical nutrition in critical care medicine e guideline of the german society for nutritional medicine（DGEM）［J］. Clinical Nutrition E，2019，33：220 - 275.

［2］ Jonckheer J，Vergaelen K，Spapen H，et al. Modification of nutrition therapy during continuous renal replacement therapy in critically Ill pediatric patients：a narrative review and recommendations［J］. Nutr Clin Pract，2019，34：37 - 47.

［3］ McClave SA，Taylor BE，Martindalc RG，et al. Guidelines for the provision and assessment of nutrition support therapy in the adult critically ill patient：society of critical care medicine（SCCM）and American society for parenteral and enteral nutrition（A. S. P. E. N.）［J］. J Parenter Enteral Nutr，2016，40：159 - 211.

［4］ Kritmetapak K，Peerapornratana S，Srisawat N，et al. The impact of macro-and micronutrients on predicting outcomes of critically ill patients requiring continuous renal replacement therapy［J］. PLoS One，2016，11（6）：e0156634.

［5］ Malbrain MLNG，Van Regenmortel N，Saugel B，et al. Principles of fluid management and stewardship in septic shock：it is time to consider the four D's and the four phases of fluid therapy［J］. Ann Intensive Care，2018，8（1）：66.

病例 5

慢性肾脏病 5 期,2 型糖尿病,糖尿病性肾病,酮症酸中毒,血液透析

一、病史简介

患者,男,69 岁。主诉"糖尿病 22 年,血液透析 7 年,腹泻 9 天"。患者 22 年前因"多饮多食",测血糖升高,诊断为 2 型糖尿病,当时肾脏检查正常。7 年前因血糖控制不佳至外院就诊,发现尿蛋白(++++),血肌酐约 200 μmol/L,考虑糖尿病肾病可能,予保守治疗。后血肌酐进行性升高至 722 μmol/L,于 2012 - 04 - 05 行动静脉内瘘成形术,1 个月后开始规律行血液透析,一周 3 次。9 天前因进食不洁食物后出现腹泻,腹泻 7、8 次,咖啡色水样便,伴中上腹痛及头晕、乏力。予禁食、禁水,静脉使用胰岛素降糖,葡萄糖酸钙、降钾树脂等降钾,碳酸氢钠纠酸,美罗培南抗感染,辅以抑酸护胃等治疗,并行急诊血液透析 1 次。为行进一步诊治收入我科。近期患者精神萎,胃纳差,无尿,体重无明显改变。

患者糖尿病 22 年,胰岛素治疗,血糖控制欠佳;高血压史 14 年,目前服用硝苯地平控释片 30 mg bid 及阿罗洛尔片 10 mg bid,血压控制尚可。2012 - 04 - 05 行动静脉内瘘成形术,2017 - 01 - 30 行内瘘切开血栓取出术+血管成形术,2017 - 03 - 11 行内瘘造影+球囊扩张成形术。

二、入院检查

体温 36.6℃,脉搏 83 次/分,呼吸 20 次/分,血压 163/71 mmHg,体重 60 kg,身高 182 cm。神志清晰,精神尚可,营养中等,全身皮肤无黄染,无肝掌、蜘蛛痣。全身浅表淋巴结无肿大,巩膜无黄染,胸廓无畸形,双肺叩诊清音,听诊呼吸音清。心前区无隆起,心界不大,心率 83 次/分,律齐。腹部平软,肝脾肋下未触及,肝肾区无叩击痛,肠鸣音 5 次/分。肛门及生殖器未检,四肢脊柱无畸形,活动自如,神经系统检查(一)。

红细胞 4.34×10^{12}/L;血红蛋白 139 g/L;血小板 153×10^9/L;白细胞 7.67×10^9/L;中性粒细胞 80.4%;总胆红素 3.7 μmol/L;直接胆红素 1.5 μmol/L;总蛋白 49 g/L;白蛋白 26 g/L;谷丙转氨酶 8 U/L;谷草转氨酶 17 U/L;尿素 33.7 mmol/L;肌酐 831 μmol/L;尿酸 566 μmol/L;葡萄糖 11.8 mmol/L;酮体 1.96 mmol/L;钠 143 mmol/L;钾 2.7 mmol/L;氯 97 mmol/L;钙 1.36 mmol/L;无机磷 2.19 mmol/L;镁 0.94 mmol/L。

腹部·CT:双肾萎缩,双肾囊状,双肾少许钙化或小结石,双肾动脉钙化。脾脏钙化灶。肺部高分辨扫描 CT:两侧胸腔积液伴两肺渗出、肺不张;冠脉病变。超声心动图:左室壁增厚。

三、入院诊断

慢性肾脏病 5 期,血液透析,2 型糖尿病,糖尿病性肾病,酮症酸中毒,高血压。

四、诊疗经过

患者入院后监测血糖,应用胰岛素泵静脉持续滴注胰岛素,血糖下降、酮症酸中毒改善后改用胰岛

素皮下注射治疗,逐步开放饮食。根据血糖调整胰岛素剂量,予三餐前诺和灵 R 6 u 皮下注射,睡前甘精胰岛素 6 u 皮下注射,血糖基本能控制在空腹 5～8 mmol/L、餐后 6～14 mmol/L。患者进食的时间点及食量差异较大,因此血糖波动也较大。此外,患者继续每周 3 次血液透析治疗,由于血液透析时采用的是无糖透析液,血液透析过程中有数次低血糖发作。将血液透析前胰岛素的注射剂量减少,并嘱其在血液透析过程中少量进食,之后几乎再无低血糖发作。

给予患者优质蛋白饮食,每日蛋白质摄入量按照 1.2 g/kg 提供,总量为 1.2×77＝92.4 g,其中 50% 以上为优质蛋白。每日能量摄入按照 30 kcal/kg 提供,总量为 30×77＝2 310 kcal。碳水化合物 346.5 g,三餐分配为 1∶2∶2,患者血糖稳定,顺利出院。

五、讨论分析

糖尿病肾功能衰竭是糖尿病的主要并发症之一,由于糖尿病患者血糖过高,造成肾小球的生化组成异常,引起血管的通透性增加,使血浆蛋白漏出,促使肾小球硬化的形成。本例患者发现糖尿病 22 年,疾病早期对肾脏的损害具有隐匿性,因此肾功能衰竭的症状并不明显,随着病情的发展,肾小球硬化状态变得明显,患者由于长期糖尿病没有得到及时专业的治疗,受损的肾小球个体越来越多,越到后来发展越快,最终导致蛋白尿等症状,使其进展为糖尿病肾功能衰竭。

血液透析是一种体外血液净化手段,可以成功地替代肾脏行使排泄水分和毒素、调节电解质平衡、纠正酸中毒的功能,终末期肾病患者依赖血液透析可以长期存活。患者为老年男性,规律血液透析 7 年,其间因内瘘血栓及狭窄行手术治疗,一般情况尚可,无血液透析急性并发症发生。9 天前患者出现腹泻,急诊检查发现血糖＞60 mmol/L,酮体(＋),合并高钾血症和代谢性酸中毒,给予胰岛素静脉持续滴注、急诊透析后血糖下降,酮体转阴,血钾降至正常范围。继续规律血液透析,使用餐前注射短效胰岛素、睡前注射长效胰岛素的方案控制血糖平稳。

慢性肾功能衰竭患者普遍存在营养不良,在维持性透析患者中尤为明显,临床上包括体重减轻、人体组成成分改变、能量储备减少和躯体蛋白、机体内脏蛋白浓度降低、活动能力和生活质量减退等。营养不良患者的病死率比营养良好者高,营养不良已成为预测慢性肾功能衰竭患者并发症和病死率的最重要的指标之一。慢性肾功能衰竭患者营养不良的原因非常复杂,目前认为除了蛋白质-能量摄入不足、尿毒症毒素的蓄积、透析过程的影响及肾脏正常代谢功能的丧失以外,还包括代谢性酸中毒、炎症反应、内分泌改变、瘦素等因素。除了营养不良外,终末期肾病患者体内各种营养素和体液物质代谢紊乱也是其病理生理变化的突出特点之一,其中以水和各种电解质平衡失调及蛋白质代谢紊乱常见和突出,这些紊乱是肾脏结构和(或)功能损害及体内消化、内分泌等系统等功能失调所致。本例患者慢性肾功能衰竭行血液透析多年,入院时体质指数为 18.1 kg/cm²,严重低蛋白血症,存在明显营养不良,在积极治疗原发病的同时需要给予合理的营养支持。临床上,慢性肾功能衰竭接受透析患者应根据透析种类、透析次数、透析时间长短和患者病情及自身条件等因素制订营养支持方案。按照目前国际上的指南推荐意见,接受血液透析的慢性肾功能衰竭患者每日蛋白摄入量至少需要 1.2 g/(kg·d),能量的需求量为 35～40 kcal/(kg·d),鉴于该患者能够经口正常进食,我们给予膳食干预。患者理想体重按照身高标化为 77 kg(182－105＝77 kg),因此给予患者优质高蛋白饮食。每日蛋白质摄入量按照 1.2 g/kg 提供,总量为 1.2×77＝92.4 g,其中 50% 以上为优质蛋白,也可以应用 α-酮酸、氨基酸等食物添加剂。每日能量摄入按照 30 kcal/kg 提供,总量为 30×77＝2 310 kcal;每日脂肪摄入量按照 0.8 g/kg 提供,总量为 0.8×77＝61.6 g;碳水化合物则提供剩余 60% 的能量,每日总量为 346.5 g(2 310×60%÷4＝346.5 g);三餐分配为 1∶2∶2,同时补充足量的水溶性维生素。

六、相关营养背景知识

(一) 慢性肾功能衰竭血液透析患者的营养支持

维持性血液透析患者营养不良的发生率较高。导致营养不良的主要原因是营养物质的摄入减少,与尿毒症所致厌食、透析、酸中毒等有关,其他影响胃肠道功能的疾病也会出现摄入减少。导致营养不良的因素还有氨基酸、蛋白质和营养物质的丢失,每次血液透析可丢失氨基酸 $10\sim12$ g、蛋白质 $1\sim3$ g、葡萄糖 $12\sim25$ g。此外,合并炎症、糖尿病等高分解状态均可导致营养不良。

透析患者应根据透析种类、透析次数、透析时间长短和患者病情及自身条件等因素制订营养支持方案。透析患者的营养治疗方案可简单总结如下:① 在透析治疗早期或治疗前就应制订一个有利于营养的个体化治疗计划,并根据患者和医治条件和社会背景随时调整。至少 $3\sim4$ 个月更新一次。如果营养物质摄入不充分或已存在营养不良,或有加重营养不良的因素发生或并发症存在,则应每 $1\sim2$ 个月或更为频繁地给予营养治疗方案调整。② 由不充分摄食到接受营养支持的时间为几天至两周不等,这要取决于患者临床病情的严重程度、营养不良的程度和营养物质摄入不充分的程度。③ 在给予营养支持前,应对患者进行全面的营养评估。④ 去除一切影响食欲、导致营养不良的潜在的可逆因素和药物。⑤ 为加强营养支持,增加口服饮食的蛋白质和能量的比例。⑥ 若口服的营养物质不充分(包括营养补充制剂),如胃肠道功能基本正常可考虑通过肠内营养支持补充。⑦ 若不能管饲喂养,则可采用透析中肠外营养(intradialytic parenteral nutrition,IDPN,针对血液透析)或经腹腔给予氨基酸(intraperitoneal amino acids,IPAA,针对腹膜透析)结合摄食来满足蛋白质和能量的需要。⑧ 若 IDPN 或 IPAA 结合摄食仍不能满足蛋白质和能量需要,应考虑采用完全或部分胃肠外营养。⑨ 应定期监测和调整透析处方,以改善因并发症和蛋白质摄入增加而加重的尿毒症状态。

透析治疗患者膳食原则是蛋白质的摄入量稍高,钾含量稍低于透析前,应注意多数高生物价蛋白质膳食中钾含量常较低,协调两者关系。肾功能衰竭晚期有 $40\%\sim60\%$ 合并Ⅳ型高脂血症,当脂肪量维持在占总能量的 $25\%\sim35\%$ 时,血清脂质可能会有下降的趋势。透析时血液中水溶性维生素严重下降,如维生素 B 族、维生素 C 等,必须及时加以补充。脂溶性维生素如维生素 A,一般不必补充,维生素 E 可少量补充,活性维生素 D 常需补充。治疗时的液体摄入量每日约为 $500\sim800$ ml 加前一日尿量,并根据透析超滤量确定每日液体入量,保持患者理想体重。同时要注意随时观察病情变化,掌握好出入量平衡。

维持透析患者的蛋白质需求量尚无定论,通常认为慢性肾功能衰竭患者的蛋白需求量较正常人群变化大。这可能由于内分泌和生化异常、贫血、药物应用、机体活动减少、并发症及心血管疾病、糖尿病和感染。另外,透析过程的特殊作用也导致蛋白质需求增加,特别在血液透析患者尤为明显。推荐透析患者的蛋白质摄入量至少需要 1.2 g/(kg·d)。能量的需求也决定于活动量的大小,正常非重体力劳动患者推荐能量需求为 $35\sim40$ kcal/(kg·d),目前还没有明显的证据表明慢性肾功能衰竭患者的能量需求与正常机体有较大的区别,也有人报道慢性肾功能衰竭患者的能量需求较正常人增加。足够的能量供给可以防止蛋白质由于通过糖异生供能而被消耗。能量摄入的差别可在一定程度上解释不同个体之间相同的蛋白质摄入量而具有不同的氮平衡。相同的蛋白摄入量、不同的氮平衡也同样与炎和相关并发症的存在有关。

如果胃肠道保持功能,对住院不能正常进食的慢性肾功能衰竭患者可选择进行管饲喂养,管饲可为那些厌食明显的营养不良患者提供足够的营养供给。管饲的优点在于其可以供给患者全部的营养需要,给予每天所需的均衡饮食,比静脉内营养的液体负荷小,同时比全胃肠外营养感染的危险性低,且费用低。管饲的危险性在于误吸入肺、液体超负荷、反流性食管炎和其他管饲装置有关的不良反应。慢性肾功能衰竭患者肠内营养的技术与用于其他患者基本相同。营养液可间断或持续地注入胃内,输注时最好使用输注泵。在连续胃内营养时应每隔 2~4 h 抽吸胃内容物,了解有无营养液潴留,直至适宜的胃排空和肠蠕动恢复,这样可以减少吸入性肺炎的发生率。为防止出现高渗性肠内营养所致的腹泻,营养液给予前应予稀释。其用量及浓度均应从低值开始,逐渐增加,直至满足机体需要量。对需反复置鼻饲管的患者可采用 PEG。

当慢性肾功能衰竭患者存在蛋白质-能量营养不良和蛋白质能量摄入不足的证据,以及不能给予或不能耐受充分的饮食营养摄入时(包括食物添加剂或管饲),可考虑对此类患者进行 IDPN 或 IPAA。

IDPN 相对于管饲和 TPN 的优点在于:① 不需要管饲装置或血管通路。② 可在透析中进行超滤,减少液体超负荷的危险。③ 不需要另外花费时间和精力。其缺点在于:① 仅能在透析过程中给予,即 7 天中的 3 天,可能蛋白质和能量供给不足。② 不能改变患者的饮食习惯或鼓励他们摄入更健康的饮食。③ 花费昂贵。对于蛋白质摄入不足的腹膜透析患者,IPAA 可以增加蛋白质平衡。如果灌入 2 L 含 1.1% 氨基酸的透析液,在腹腔内保留 5~6 h,则可保留 80% 的氨基酸,即可净吸收 17~18 g 氨基酸,后者大于每天从透析液丢失的蛋白质和氨基酸量。其中,氨基酸的保留量取决于腹膜转运的类型。IPAA 可减少每天的碳水化合物负荷约 20%,也就减少了高脂血症和高糖血症的危险。

目前,许多权威机构提出了 IDPN 或 IPAA 的指征:① 存在蛋白质-热量摄入不足的营养不良的 CRF 患者。② 无法正常进食或不能耐受口服或管饲肠内营养的患者。③ 须在口服或管饲肠内营养同时联合应用 IDPN 或 IPAA 才能满足机体营养需要量的患者。同时也进一步提出了 IDPN 或 IPAA 开始或终止的指征,供临床上作参考(表 9-5-1)。

表 9-5-1　IDPN 或 IPAA 开始或终止的指征

IDPN 或 IPAA 开始的指征	IDPN 或 IPAA 终止的指征
1. 3 个月透析前平均血清白蛋白<34 g/L	1. 3 个月透析前平均血清白蛋白已>38 g/L
2. 3 个月透析前平均血肌酐<80 mg/L	2. 3 个月透析前平均血肌酐已>100 mg/L
3. 体重下降>10% 理想体重,或>20% 通常体重	3. 临床检查营养状况改善,包括"干体重"增加
4. 临床检查发现属中、重度营养不良	4. SGA 评分属"A、B"级
5. 进食下降:蛋白质<0.8 g/kg;热量<25 kcal/kg	5. 进食增加:蛋白质>1 g/kg;热量>30 kcal/kg
6. SGA 评分属"C"级(严重营养不良)	存在以上任何 3 项,或者 IDPN 或 IPAA 治疗 6 个月仍无改善者;出现并发症或不能耐受 IDPN 或 IPAA 治疗者
存在以上任何 3 项,并且不能通过饮食或口服补充治疗,或拒绝进行管饲喂养者	

值得注意的是,为了确保 IDPN 或 IPAA 安全、有效地进行,在 IDPN 或 IPAA 过程中应密切监测相关指标,包括营养液的组成(需要满足 ASPEN 推荐标准)、体格检查情况、营养评价、实验室检查指标、人体测量参数以及透析过程中的相关注意事件。

近年来,有关 IDPN 或 IPAA 的研究日趋增多,荟萃分析发现,IDPN 可增加慢性肾功能衰竭患者的内脏蛋白浓度及体重,缩短住院时间,降低患者 2 年内的病死率。稳定核素示踪技术证实 IDPN 对蛋白质和能量平衡有促进作用,全身总蛋白质合成增加 2 倍,而蛋白质分解减少 50%,从而逆转由于疾病、透析等造成的机体负氮平衡。此外,rhEPO 在治疗慢性肾功能衰竭的肾性贫血的同时,可明显的改善其营养状况,这可能是由于血红蛋白浓度增高,改善了组织器官的缺血、缺氧状态,提高了组织器官的功能,特别是消化系统的功能所致。

(二)慢性肾功能衰竭患者饮食营养疗法

慢性肾功能衰竭饮食营养疗法(dietetic-nutritional therapy, DNT)的营养治疗是指通过改善蛋白质代谢失调和氮质血症及纠正水、电解质和酸碱平衡失调以实现减轻肾脏负担,延缓肾功能衰竭,缩短病程,预防和(或)纠正慢性肾功能衰竭的体征、症状和并发症,增强临床疗效为目的的治疗方法。营养治疗的方法不同,发挥的作用也各不相同,其核心要点如下。

1. 合理低蛋白、优质蛋白饮食　慢性肾功能衰竭因尿毒症毒素(包括尿素、肌酐、胍类、多胺等)在血液积聚可引起氮质血症,含氮物质主要来自蛋白质的分解物,高蛋白饮食可促进肾小球和肾小管的硬化及损害,使残存肾单位因过度疲劳而衰竭。所以减轻氮质血症首先要减少蛋白质的摄入量,低蛋白饮食可降低肾小球的高滤过,缓解肾小球硬化的进程。此外,蛋白质和氨基酸分解代谢产生的废物加重尿毒症毒素,包括尿素、吲哚化合物、甲酚鸟嘌呤,这些物质的积累会引起厌食、恶心和呕吐的症状发生。另一方面,过高的蛋白质摄入可引起由蛋白质分解产生的固定酸的量,导致酸的积累产生代谢性酸中毒,而代谢性酸中毒又刺激蛋白质以及肌肉分解代谢、骨骼脱钙、胰岛素抵抗及高钾血症等。因此,限制蛋白质摄入尤其是动物来源的蛋白质,可减轻残余肾单位的滤过负荷,控制尿毒症毒素和固定酸的产生。目前的指南建议,对于没有透析的慢性肾功能衰竭患者,蛋白质摄入量低于 $0.8\,g/(kg\cdot d)$,相当于健康人群的推荐摄入量,即使患者存在蛋白尿升高情况也如此。相反,有证据表明食物蛋白质的减少可能有抗蛋白尿作用。接受血液透析患者蛋白质的摄入量按照 $1.0\sim1.2\,g/(kg\cdot d)$ 供给,腹膜透析患者在发生腹膜炎时可调整至 $1.5\,g/(kg\cdot d)$。但是,外源性的蛋白质摄入量是维持机体正常蛋白质代谢及氮平衡的基础,蛋白质的代谢与能量摄入和氮需求密切相关,限制了蛋白质的摄入量,如果患者不能满足每日热量需求,机体蛋白质分解增加,负氮平衡、机体瘦组织群消耗增加,从而影响患者预后。因此,保证足量的热量摄入在慢性肾功能衰竭饮食营养疗法中十分重要,目前的证据表明,在足量的热量摄入前提下,适当的低蛋白营养疗法不会造成慢性肾功能衰竭患者短期或长期的营养不良。在低蛋白饮食计划中强调保证优质蛋白占总蛋白比例应在 $65\%\sim75\%$,食物中的优质蛋白主要来源于鸡蛋、牛奶、瘦肉、鱼等食物,以确保摄入充足的必需氨基酸。另一方面,也应适当摄入植物蛋白,植物蛋白可能具有减轻肾小球高滤过和抗自由基的作用,故比例也不宜过低。

2. 低磷、低钠、高热量饮食　高磷血症、代谢性酸中毒、盐水潴留、营养不良是慢性肾功能衰竭患者临床特征,过量的钠和水可导致动脉高压、水肿、心力衰竭和氧化应激的增加,降低抗高血压和抗蛋白尿治疗的有效性,特别是肾素-血管紧张素-醛固酮系统(renin-angiotensin-aldosterone system,RAAS)抑制剂,增加慢性肾功能衰竭的进展和药物使用,特别是利尿剂。高磷血症可导致继发性甲状旁腺功能亢进,对促红细胞生成刺激剂(erythropoiesis-stimulating agent,ESA)和血管紧张素转换的治疗反应降低。此外高磷还可引起动脉及心脏瓣膜钙化,使得心血管病死率增加。因此,慢性肾功能衰竭 DNT 强调控制钠和磷的摄入,选择磷含量较低的食物和使用植物来源的食物有助于限制磷的净含量,建议成年人磷摄入量低于 $700\,mg/d$。患有高血压的慢性肾功能衰竭患者饮食中的氯酸钠摄入量限制为 $5\sim6\,g/d$,限制钠的摄入可以改善肾素血管紧张素系统的保护作用,增强抗蛋白尿作用。

满足热量需求以及良好糖代谢控制是确保有效性营养疗法在慢性病患者中发挥作用的重要措施,过量的能量摄入会导致肥胖和血脂异常,并加剧胰岛素抵抗。但是,热量摄入不足则可导致蛋白质分解增加、负氮平衡、机体瘦组织群消耗,从而影响患者预后。目前观点是对于稳定的慢性肾病患者,无论发烧、败血症、烧伤、类固醇治疗或手术干预等急性情况如何,只要保证足量的热量摄入,即使蛋白质摄入量减少,机体仍然通过代谢适应机制,维持机体组成,较高的能量摄入量可以节省蛋白质,可以安全地减少蛋白质摄入量。对于合并糖尿病的患者,应用胰岛素控制血糖值显得尤为重要,胰岛素是一种合成代谢激素,可以刺激摄取氨基酸,增加合成,减少蛋白质分解代谢。此外,纠正酸中毒同样重要,代谢性酸中毒加速蛋白质和肌肉氨基酸分解代谢,刺激泛素-蛋白酶体途径,从而阻止了对低蛋白饮食的适应。目前,成年慢性肾功能衰竭患者能量供应推荐量为 $35\,kcal/(kg\cdot d)$(<60 岁),$30\,kcal/(kg\cdot d)$(>60 岁),有大样本前瞻性临床研究表明,只要达到能量摄入量,在相当长的时间内很少有患者发生营养不良。因此,充足的热量摄入可改善机体的营养代谢,每日足够的热量摄入可减少蛋白质分解,增加蛋白质的合成。热量供给以摄入糖类为主,同时保证一定的脂肪摄入量。

3. 必需氨基酸、复方 α-酮酸的合理摄入 慢性肾功能不全患者,体内必需氨基酸减少,而非必需氨基酸增多,这种比例失调可造成蛋白质合成减少分解增多。因此,肾功能衰竭患者应补充必需氨基酸,这样在减少蛋白质摄入的情况下,既可以增加患者体内蛋白质的合成,又可以纠正患者体内氨基酸比例的失衡。大量临床研究表明,适当的必需氨基酸或复方 α-酮酸有利于改善蛋白质代谢。由于必需氨基酸主要来源于优质的动物蛋白,因此在营养疗法中应注意动物蛋白质的摄入量,并结合使用必需氨基酸和酮酸的混合物,其中亮氨酸可抑制蛋白质降解,促进肌肉蛋白质合成。

α-酮酸可结合体内代谢产物中的氮生成必需氨基酸,此过程可利用部分尿素合成蛋白质,因此在控制蛋白质摄入同时配合使用复方 α-酮酸可降低血中尿素氮水平,并同时改善严格低蛋白质饮食造成的营养不良,避免直接摄入必需氨基酸导致的肾小球滤过率升高。此外,α-酮酸制剂还可以纠正代谢性酸中毒,降低血磷和甲状旁腺素水平,起到延缓肾功能恶化的作用。

4. 特殊营养物质的应用 慢性肾功能衰竭晚期患者常发生肠道微生物菌群失调,肠道通透性和细菌组成发生变化,肠道微生物失衡增加了对甲酚和硫酸吲哚酚等尿毒症毒素的产生,这些毒素通常由肾脏排泄,加重肾脏病变的进展以及炎症和心血管并发症。饮食治疗方案中每天摄入 20～30 g 膳食纤维对慢性肾功能衰竭患者有着有益的作用。研究发现,食物中添加一定剂量的膳食纤维可减少肠道营养不良的发生,减少循环尿毒症毒素,可降低血清肌酐和尿素氮水平。膳食纤维可促进肠道运输和粪便量,增加氮化合物的排泄,其酵解产生的短链脂肪酸对结肠黏膜具有保护作用。此外,膳食纤维还具有减轻炎症,降低肠道通透性,延缓肾脏损害的进展的作用。

透析患者常常因为肾功能恶化存在促红细胞生成素的缺乏,补充促红细胞生成素不仅可改善贫血,还也可改善患者的营养状况。因为促红细胞生成素具有纠正氨基酸代谢异常、提高必需氨基酸与非必需氨基酸的比例、改善肌肉氧利用的作用。尤其在应用促红细胞生成素同时补充铁剂、叶酸、维生素 B_{12},可使促红细胞生成素的效应发挥更大。在腹膜透析患者中,静脉补充铁剂治疗可取得了良好的效果,有效地改善了患者的营养状态和炎症状态,降低了患者住院率,减少了口服铁剂不耐受的发生。在透析患者中存在能量代谢原料的障碍,在合成代谢中表现为肉毒碱代谢障碍,积极补充左旋肉碱,可以从根本上纠正合成代谢的异常,且对心肌、血管内皮功能有积极作用。

在药物经济学方面,适当的饮食营养疗法可防止其发展为透析,以便降低发病率,节省成本和资源。有研究发现,对于慢性肾功能衰竭进行有效的饮食营养疗法和管理,延迟了透析的开始,可能会节省大量经济开支。

七、主编点评

维持性血液透析(maintenance hemodialysis,MHD)是终末期慢性肾脏病患者最常见且较重要的替代治疗手段,随着透析技术的普及与推广,越来越多慢性肾功能衰竭患者的生存期得以延长。蛋白质-能量营养不良是维持性血液透析患者的常见并发症,当患者出现慢性肾功能不全或进入透析后,营养不良的发病率也迅速上升,主要原因是营养物质摄入不足、机体代谢变化以及透析过程中营养素的丢失。营养不良是慢性肾功能衰竭患者预后的主要判断指标,也是死亡的独立影响因素。因此,对维持性血液透析的慢性肾功能衰竭患者进行营养干预,防止或减少营养不良的发生和发展应引起广大临床工作者的重视。

慢性肾功能衰竭患者营养干预措施包括充分透析、饮食营养疗法、纠正酸中毒等代谢异常、营养支持及药物干预等。① 加强透析:透析不充分不仅可导致尿毒症毒素在体内潴留引起患者厌食和食欲下降,还可导致体内炎症因子水平升高和代谢性酸中毒等致体内呈高分解代谢状态,导致蛋白质及骨骼肌消耗。提高透析充分性可有效地清除患者体内的毒素,减轻胃肠道症状,改善食欲,抑制酸中毒及分解代谢,可明显改善患者的营养状态。从透析的模式上来看,腹膜透析、高通量血液透析、血液灌流对中大分子的清除,尤其是炎症介质的清除还能起到控制微炎症状态、保护残余肾功能、减少分解代谢的作用,所以增加各种类型尿毒症毒素的清除是改善透析患者营养状态的重要手段。② 饮食营养疗法:饮食营养疗法的作用是维持机体良好的营养状态,预防和(或)纠正与慢性肾功能不全相关的体征、症状和并发症,保护残余的肾单位,延迟透析到来时间,提高生活质量,降低医疗费用。具体措施包括合理低蛋白、优质蛋白饮食,保证充足的能量供给,低磷、低钠以及必需氨基酸、复方 α-酮酸的合理摄入等。③ 治疗酸中毒等并发症:代谢性酸中毒可刺激泛素-蛋白酶体途径,加速蛋白质和肌肉氨基酸酸分解代谢,影响患者的营养吸收,通过口服碳酸氢钠纠正酸中毒可取得较好效果。④ 营养干预:经常规饮食无法满足营养需要的患者,可采取必要的营养支持治疗,可予口服营养剂及肠内营养,并根据每周具体透析时间调整能量及蛋白质摄入量,肠内营养受限时,可采取肠外营养等措施。

(吴国豪　刘中华)

参考文献

［1］ Chauveau P. Nutrition in chronic kidney disease: Nephrology Dialysis Transplantation notable advances in 2018 [J]. Nephrol Dial Transplant, 2019, 34: 893－896.

［2］ Chauveau P, Koppe L, Combe C, et al. Vegetarian diets and chronic kidney disease[J]. Nephrol Dial Transplant, 2019, 34: 199－207.

［3］ Komaba H, Kakuta T, Wada T, et al. Nutritional status and survival of maintenance hemodialysis patients receiving lanthanum carbonate[J]. Nephrol Dial Transplant, 2019, 34: 318－325.

［4］ Molina P, Vizcaíno B, Molina MD, et al. The effect of high-volume online haemodiafiltration on nutritional status and body composition: the ProtEin Stores prEservaTion (PESET) study[J]. Nephrol Dial Transplant, 2018, 33: 1223－1235.

［5］ Kistler BM, Benner D, MA, Burrowes JD, et al. Eating During Hemodialysis Treatment: A Consensus Statement From the International Society of Renal Nutrition and Metabolism[J]. Journal of Renal Nutrition, 2018, 28: 4－12.

［6］ Cupisti A, Brunori G, Di Iorio BR, et al. Nutritional treatment of advanced CKD: twenty consensus statements [J]. Journal of Nephrology, 2018, 31: 457－473.

病例 6

> # 系统性红斑狼疮,慢性肾功能衰竭尿毒症期,
> # 腹膜透析相关性腹膜炎

一、病史简介

患者,女性,25 岁。因"腹痛、寒战、发热 3 天"急诊来院就诊。患者既往有系统性红斑狼疮和狼疮性肾炎的病史 10 年,因慢性肾功能衰竭、尿毒症期接受规律持续不卧床腹膜透析(continuous ambulatory peritoneal dialysis,CAPD)3 年,规律随访。腹膜透析方案:应用 2 L 含 1.5% 葡萄糖的透析液,白天每 4 h 更换一次,共 3 袋,夜间 1 袋留腹,超滤 100 ml/d,尿量 650 ml/d。平时服用硫唑嘌呤 100 mg/d。患者平时正常工作,常有间歇性恶心、呕吐等症状。3 个月前出现间断发热,体温 37.5～38.5℃,无腹痛及腹膜透析液混浊,无咳嗽、咳痰,间断自行应用抗生素治疗(具体药物不详),效果不明显。入院前的 3 个月内体重下降 6 kg,近 1 个月以来进食量明显减少。3 天前无明显诱因出现腹痛、恶心,未注意腹膜透析液清亮程度。1 天前开始发热,体温最高达 39℃,伴寒战,急送当地医院发现腹膜透析液浑浊,查血常规结果显示:白细胞及中性分类均未见异常,当地医院给予对症支持治疗。患者病情渐加重,伴意识模糊、血压下降至 80/50 mmHg。为进一步诊治急诊转入我院。患者 15 岁时诊断为系统性红斑狼疮,给予雷公藤、硫唑嘌呤等治疗,发现慢性肾脏疾病多年,3 年前因肾功能衰竭、尿毒症行规律性腹膜透析。

二、入院检查

体温 39.0℃,脉搏 110 次/分,呼吸 24 次/分,血压 85/50 mmHg,体重 45 kg,身高 160 cm。神志淡漠,精神状况差,呼吸急促,慢性面容,营养较差,发育正常,全身皮肤无黄染,无肝掌、蜘蛛痣。全身浅表淋巴结无肿大,巩膜无黄染,胸廓无畸形,双肺呼吸音粗,双下肺可闻及少许湿性啰音。心前区无隆起,心界不大,心率 110 次/分,律齐,各瓣膜听诊区未闻及杂音。腹部平坦,左中腹可见腹膜透析管,外口有少量脓性分泌物。腹部未见胃、肠型,未触及肿块,全腹压痛、肌紧张、伴反跳痛,肝脾肋下未触及,肝肾区无叩击痛,肠鸣音 3 次/分。肛门及生殖器未检,四肢脊柱无畸形,双下肢无水肿,活动自如,神经系统检查(一)。

红细胞 3.54×10^{12}/L;血红蛋白 96 g/L;血小板 166×10^9/L;白细胞 13.4×10^9/L;中性粒细胞 89.4%;总胆红素 11.1 μmol/L;直接胆红素 4.5 μmol/L;总蛋白 51 g/L;白蛋白 28 g/L;谷丙转氨酶 45 U/L;谷草转氨酶 32 U/L;尿素 23.2 mmol/L;肌酐 736 μmol/L;钠 143 mmol/L;钾 4.5 mmol/L;氯 99 mmol/L;钙 1.23 mmol/L;无机磷 2.21 mmol/L;镁 0.74 mmol/L;葡萄糖 6.4 mmol/L;总胆固醇 4.45 mmol/L。pH 值 7.22;动脉血二氧化碳分压 39.0 mmHg;动脉血氧分压 69.0 mmHg;实际碳酸氢盐 17.35 mmol/L;二氧化碳总量 22.7 mmol/L;标准碱剩余(细胞外液)－4.1;标准碳酸氢盐 19.2 mmol/L;标准碱剩余(全血)－5.8;动脉血氧饱和度 94.0%。

腹部 CT:肝、胆系统正常,肠系膜水肿、渗出性改变,双肾萎缩。肺部 CT:两肺散在小片状影,左肺下叶外基底段微结节,两肺背侧坠积性改变。

三、入院诊断

系统性红斑狼疮,慢性肾功能衰竭尿毒症期,腹膜透析相关性腹膜炎,感染性休克。

四、诊疗经过

患者入院后由于高热、呼吸急促、循环不稳定、感染性休克,进入 ICU,给予建立中心静脉通路、气管插管、呼吸机辅助呼吸、积极液体复苏、应用去甲肾上腺素等抗休克治疗,经股静脉插管行疗床旁CRRT。行胸腹部 CT 检查、血及腹腔引流液培养,静脉和腹腔内给予广谱抗生素治疗。腹膜透析液常规:白细胞$>500\times10^6$/L、单核细胞 5%、多核细胞 95%、李凡他试验弱阳性。腹腔引流液培养证实是链球菌及大肠杆菌混合感染,血培养(一)。腹腔应用头孢哌酮及舒巴坦抗感染治疗,静脉应用美罗培南,纠正酸中毒。经过 2 天治疗,患者循环及一般情况逐步恢复稳定,感染性休克明显好转,拔除气管插管,逐步撤离器官辅助支持,减少升压药物用量,继续行 CRRT 和抗生素治疗,患者体温降至 37.5~38.2℃,于入院第 3 天转回肾内科。患者转入肾内科时腹膜透析液较前明显好转,但仍稍有混浊,每天冲洗腹膜透析管,腹水常规化验示:白细胞数及多核细胞比例较前下降,但体温仍波动于 37.2~38℃,腹腔继续头孢哌酮及舒巴坦抗感染治疗,调整静脉应用抗生素并继续肠外营养支持治疗。至入院第 5 天患者体温仍没有降至正常,血白细胞和降钙素原还高于正常,考虑腹腔感染病情尚未完全控制,腹膜透析管可能是感染源,拔除腹膜透析管后患者体温渐恢复正常。白细胞、CRP 及降钙素原均降至正常,改为血液透析治疗。

患者入 ICU 后经过早期体液复苏、抗休克治疗后开始逐步给予患者营养支持,采用间接测热法测定该患者的静息能量消耗值为 1 360 kcal/d,考虑到感染、发热以及 CRRT 等因素,确定每天能量供给目标量为 1.3 倍静息能量消耗值,即 $1.3\times1\,360=1\,768$ kcal/d,每天蛋白质目标量按照 1.5 g/kg 理想体重,在 ICU 的前 3 天分别给 50%、50% 及 75% 量,并监测患者的出入水量。出 ICU 到肾内科后开始全量肠外营养支持。待到患者腹腔感染基本控制,腹胀、腹泻等症状好转,肠道功能基本恢复正常后,在胃镜帮助下将螺旋型鼻肠管放置到十二指肠降部以下,2 天后在 X 线透视下发现喂养管头端已进入空肠起始部位,开始给予肠内营养支持。选择整蛋白的肠内营养制剂,每 1 000 ml 含热量 1 000 kcal,蛋白质 40 g,含有正常成人推荐的电解质、维生素及微量元素需要量。所以该患者的全量营养素则需要该制剂 1 500 ml,含热量 1 500 kcal,蛋白质 60 g,可满足患者需要。肠内营养开始第 1 天应用 1/4 量,输注速度为 40 ml/h,逐渐增加肠内营养用量和输注速度,直至达到全量,患者肠道耐受性较好,无明显胃肠道不良反应发生,患者出院后继续家庭肠内营养支持。经过 2 周的肠内营养支持,患者体液状况、血电解质水平稳定,血肌酐、尿素氮浓度在正常范围,营养状况明显改善,体重增至 50 kg,恶心、呕吐症状消失,胃排空实验发现胃排空时间恢复正常,拔除鼻空肠喂养管,恢复正常经口摄食。

五、讨论分析

腹膜透析是终末期肾病患者维持生命的安全、可靠的肾脏替代疗法之一,其原理是利用腹膜作为半渗透膜的特性,并且具有面积大、毛细血管丰富等特点,通过重力作用将配制好的透析液规律、定时经导管灌入患者的腹膜腔,由于在腹膜两侧存在溶质的浓度梯度差,高浓度一侧的溶质向低浓度一侧弥散,水分则从低渗一侧向高渗一侧渗透,浸泡在透析液中腹膜毛细血管腔内的血液与透析液进行广泛的物质交换,以达到清除体内代谢产物和毒物,纠正水、电解质、酸碱平衡失调的目的。

腹膜透析相关性腹膜炎是腹膜透析最常见的并发症,也是腹膜透析失败的常见原因,最主要的病因是污染,常发生于腹膜透析液交换时,导管外口感染可导致隧道炎和腹膜炎,机体抵抗力下降或肠源性感染等。腹膜透析相关性腹膜炎大致可分为细菌性腹膜炎、真菌性腹膜炎、硬化性腹膜炎、化学性腹膜炎等，最常见的致病菌是凝固酶阴性金黄色葡萄球菌和大肠埃希菌等革兰阴性菌。临床表现为腹痛、发热或透析液混浊等，少数患者可伴有恶心、呕吐、腹胀、发热、寒战等表现。最常见的体征是压痛和反跳痛，部分患者有局部腹肌紧张，肠鸣音减弱。一旦明确诊断应立即给予广谱强效抗生素治疗，引流液混浊的患者，在腹膜透析液中加入肝素，有助于防止纤维蛋白阻塞管路。经验性抗生素必须覆盖革兰阳性菌和革兰阴性菌。万古霉素或头孢菌素可能覆盖革兰阳性菌，三代头孢菌素或氨基糖苷用于革兰阴性菌。在腹膜炎治疗时，腹腔应用抗生素优于静脉给药，间断和持续给药效果相同，间歇给药的换液留置时间必须在 6 h 以上。一旦得到培养结果和药敏，应针对性调整抗生素治疗。一般情况下轻微腹膜炎如由表皮葡萄球菌引起，在初次治疗 48 h 内，大多数患者会有很大的临床改善，如果 48 h 后没有改善，应做细胞计数检查和再次细菌培养，应每天观察引流液是否变为清亮，持续腹腔灌洗通常用于感染性休克和腹膜透析引流液严重混浊的患者。对于难治性腹膜炎、真菌性腹膜炎患者常需尽快拔管，全身使用抗生素或抗真菌治疗控制感染，必要时借助血液透析维持透析治疗，否则将导致腹膜功能衰竭和增加患者病死率。本例患者链球菌及大肠杆菌混合感染，入院时已出现感染性休克、呼吸功能障碍，入院后立即进行液体复苏、抗休克、器官支持、积极抗感染治疗及床旁 CRRT，经过数日治疗后休克纠正，生命体征平稳，但腹腔感染未能有效控制，故拔除腹膜透析管，改为血液透析治疗，腹膜炎得到有效控制。

另一方面，该患者入院时即存在严重营养不良，BMI 17.6 kg/m²，入院前 3 个月内体重下降超过 10%，近 1 个月以来进食量明显减少，严重低蛋白血症，再加上存在急性感染等应激状况，进一步增加了机体的分解代谢。因此，除了积极生命器官支持、抗感染治疗之外，应给予合理的营养支持。由于该患者入院时存在明显呕吐、机械支持通气和床旁 CRRT，同时存在胃瘫、胃残留量大，且存在明显的腹腔感染，无法通过口服进食或建立有效的肠内营养途径，故采用肠外营养支持。在 ICU 期间采用间接测热法测定该患者的静息能量消耗值为 1 360 kcal/d，考虑到患者感染、发热以及 CRRT 等因素，确定每天的能量供给目标量为 1.3 倍静息能量消耗值，即 1.3×1 360＝1 768 kcal/d，每天蛋白质目标量按照 1.5 g/kg 理想体重，在 ICU 的前 3 天分别给 50%、50% 及 75% 量。待到患者腹腔感染基本控制、腹胀、腹泻等症状好转、肠道功能基本恢复正常后，在胃镜帮助下将螺旋型鼻肠管放置到十二指肠降部以下，2 天后在 X 线透视下发现喂养管头端已进入空肠起始部位，开始给予肠内营养支持。选择整蛋白的肠内营养制剂，每 1 000 ml 含热量 1 000 kcal、蛋白质 40 g、含有正常成人推荐的电解质、维生素及微量元素需要量。所以该患者的全量营养素则需要该制剂 1 500 ml，含热量 1 500 kcal、蛋白质 60 g，可满足患者需要。肠内营养开始第 1 天应用 1/4 量，输注速度为 40 ml/h，逐渐增加肠内营养用量和输注速度，直至达到全量，患者肠道耐受性较好，无明显胃肠道不良反应发生，患者出院后继续家庭肠内营养支持。经过 2 周的肠内营养支持，患者体液状况、血电解质水平稳定，血肌酐、尿素氮浓度在正常范围，营养状况明显改善，体重增至 50 kg，恶心、呕吐症状消失，胃排空实验发现胃排空时间恢复正常，拔除鼻空肠喂养管，恢复正常经口摄食。

该患者另一个临床表现为明显的代谢性酸中毒，可能是慢性肾功能衰竭和感染性休克所致。慢性肾功能衰竭患者血中支链氨基酸的氧化增加、蛋白质降解增加、白蛋白合成减少等都与代谢性酸中毒导致的酸血症有关。代谢性酸中毒通过促进骨骼肌支链酮酸脱羧基，增加支链氨基酸的分解途径，加重蛋白质的分解，同时还可诱导编码 ATP-依赖的细胞质辅酶 Q-蛋白酶的基因转录，加速蛋白质分解。此外，酸血症不利于维生素 D 的合成和骨代谢，并增加 β₂微球蛋白的更新。因此，纠正酸中毒在慢性肾功能衰竭患者营养治疗中起着重要的作用，纠正因代谢性酸中毒造成的酸血症后，可提高慢性肾功能衰竭患者血清白蛋白水平，降低蛋白质降解率，增加血支链氨基酸和总必需氨基酸水平，从而增加体重，减少住院率和住院时间。大量的研究报道指出，代谢性酸中毒在血清白蛋白合成过程中起决定性作用，纠正尿毒症和透析患者的代谢性酸中毒可降低蛋白质分解和氨基酸氧化。临床上,对于存在代谢性酸中毒的慢性肾功能衰竭患者,常规给予口服碳酸氢盐(2～4 g/d)可有效提高血碳酸氢盐水平,并及时监测透析患者的血碳酸氢盐水平,使其维持在 22 mmol/L 或以上。

肉毒碱是生命所必需的一种自然合成的化合物,可从饮食中摄入或体内自身合成。肉毒碱可促进长链脂肪酸进入肌内线粒体中。脂肪酸是骨骼肌和心肌在静息和轻、中度运动时的主要能源,对于维持其正常功能极为必要。慢性肾功能衰竭患者常有血肉碱浓度下降,接受透析治疗的慢性肾功能衰竭患者的血清游离左旋肉碱浓度下降更明显,并且有时候骨骼肌的肉碱水平也有所下降。慢性肾功能衰竭时肉碱下降主要与患者摄入减少、体内合成障碍及透析清除有关。目前已有许多研究报道了将左旋肉碱应用于透析患者,可以明显改善患者的临床症状和营养状态,如可减少透析过程中肌肉痉挛或高血压的发生,降低透析前血尿素氮、肌酐、磷的水平,增加上臂中部肌肉周径等。有学者提出,补充左旋肉碱已经被作为晚期肾脏病代谢异常的一种治疗手段,对于如有以下情况且经其他处理无效者,可采用左旋肉碱治疗,包括高甘油三酯血症、高胆固醇血症、顽固性贫血、肌肉软弱和无力、血液透析中常有骨骼肌痉挛或低血压发生、严重抑郁、对促红细胞生成素治疗反应差者。同时也被建议作为透析中不适主述或并发症的治疗,包括透析中发生的心律失常、高血压、低心排除量,以及透析中和透析后的不适、乏力、疲劳、骨骼肌痉挛和活动耐力下降、峰值氧耗量的下降等。如果患者表现为上述症状,又对常规治疗反应不佳,可考虑使用左旋肉碱。左旋肉碱治疗的疗程一般为 3～6 个月。对于顽固性贫血者,可延长至 9个月,若仍无效,则应停止治疗。左旋肉碱可口服、静脉注射或加入透析液中,一般开始时采用静脉注射,对于血液透析患者,可在每次透析后注射 20 mg/kg,每周 3 次。

六、相关营养背景知识

(一) 腹膜透析患者代谢变化及营养不良发生机制

腹膜透析(peritoneal dialysis,PD)是终末期肾脏病重要的肾脏替代治疗方法。临床上,接受腹膜透析治疗的慢性肾功能衰竭患者普遍存在蛋白质-能量营养不良,这不仅是慢性肾病尿毒症所致,还与持续的腹膜透析治疗有关。营养不良不仅直接影响患者的生活质量和临床结局,而且对患者生理感觉、心理状况、社会活动能力和适应能力等多方面造成不利的影响。因此,营养状况不仅是腹膜透析患者预后判断的独立危险因素,也是评价患者生活质量和综合治疗效果的核心指标之一。

腹膜透析患者营养不良的主要原因与机制主要有:蛋白质和热量摄入不足、机体代谢变化、蛋白质和氨基酸丢失、透析不充分、代谢性酸中毒、微炎症状态和残余肾功能减少。

1. 蛋白质和热量摄入不足　食欲不振、厌食、恶心或呕吐是慢性肾功能衰竭尿毒症期常见的临床表现,是导致恶病质和营养不良的主要原因。以往认为这种现象主要是由于尿毒症时中等大小分子的毒素蓄积和代偿失调引起代谢性酸中毒,目前发现这是下丘脑-神经内分泌途径厌食的基础。实际上,在晚期肾功能衰竭时,机体一系列激素(胰岛素、瘦素、胃饥饿素、PYY3 - 36)和尿毒症毒素(甲酚、吲哚和苯酚)以及黑皮质素 4 受体(MC4 - R)刺激增强,通过神经内分泌机制,抑制 AMP 活化蛋白激酶(AMP-activated protein kinase,AMPK),引起机体厌食,导致营养物质摄入减少。此外,腹腔内灌入腹膜透析液直接挤压刺激食欲中枢使患者产生饱食感、食欲减低。透析液中的葡萄糖、乳酸盐等可通过刺激外周迷走神经降低食欲。引起厌食的其他情况包括延迟胃排空(如糖尿病性胃轻瘫)、味道、尿毒症口臭、尿毒症胃炎以及其他治疗药物的作用。慢性炎症、尿毒症合并症、抑郁症以及经济状况困难等均可能导致营养不良。适当的饮食营养干预措施,以及正确摄入蛋白质的数量和质量加上足够的能量摄入,应用碳酸氢钠补充剂改善代谢性酸中毒和减少尿毒症中毒,能够减轻慢性肾功能不全患者厌食和蛋白质-能量营养不良。

2. **蛋白质和氨基酸丢失** 腹膜透析过程中每天都有蛋白质和氨基酸从腹膜透析液中丢失,特别是在合并腹膜炎时,通过腹膜透析液丢失的蛋白质量明显增加。腹膜高转运可导致更多的蛋白质、氨基酸及水溶性维生素的丢失,造成负氮平衡。另外,高转运型腹膜水分清除能力差,易造成体液超负荷,而腹膜透析液中葡萄糖的大量吸收会使患者食欲减低。此外,高转运型腹膜与高炎症反应可能互为因果,研究显示腹膜高转运的腹膜透析患者透出液中炎症反应因子 IL-6 明显增高,提示腹膜高转运患者存在更为严重的腹腔局部炎症状态,而透出液中 IL-6 水平是影响腹膜通透性的独立危险因素。

3. **机体代谢改变** 含糖透析液的长期使用易造成糖代谢异常,上调促炎症细胞因子,诱导胰岛素抵抗,加速蛋白质分解,促进营养不良。糖代谢异常使机体能量消耗增加。临床研究发现,腹膜透析患者合并糖尿病的概率增高,而糖尿病则是机体能量消耗增加的一个独立危险因素。此外,糖尿病患者胃轻瘫可影响蛋白质合成而导致蛋白质-能量消耗。腹膜透析患者上调的胰高血糖素、糖皮质激素和儿茶酚胺等负性调节激素的作用也可影响蛋白质的合成代谢。

腹膜透析患者蛋白质合成减少、分解增加,长期氨基酸缺乏刺激代谢应激相关基因如 c-Jun 氨基端激酶-1(c-Jun N-terminal Kinase-1,JNK-1)的表达,引起蛋白质和氨基酸氧化应激分解增加,同时氨基酸谱表现异常,支链氨基酸如亮氨酸、异亮氨酸、缬氨酸的浓度降低。腹膜透析患者脂代谢异常比血液透析更显著,主要原因一是经腹腔大量吸收葡萄糖导致脂蛋白合成的增加;二是经腹腔丢失部分载脂蛋白、高密度脂蛋白胆固醇及调节脂蛋白代谢的物质,其以高胆固醇、高甘油三酯、高低密脂蛋白胆固醇和高载脂蛋白 B、低密脂蛋白胆固醇和低载脂蛋白 A 为特点。另外,腹膜透析患者因肾功能的逐渐丧失出现钾、镁、磷等的清除降低,而钙、铁、锌则缺乏,由于饮食中摄入不足、尿毒症代谢改变、透析液中维生素丢失可有维生素缺乏,其中水溶性维生素缺乏更常见,由于肾功能衰竭,$1,25-(OH)_2-$维生素 D_3 缺乏。

4. **透析不充分** 透析剂量较大时蛋白质更易被清除,氨基酸等营养物质的丢失易引起营养不良。相反,透析不充分时,毒素清除不彻底,高毒素状态引起厌食症而发生营养不良。残留腹腔内的透析液让患者有饱腹感等都会影响患者的食欲,从而限制食物摄入。

5. **代谢性酸中毒** 代谢性酸中毒会导致腹膜透析患者负氮平衡,增加蛋白质分解以及减少蛋白质合成,促进胰岛素抵抗,从而引起营养不良。

6. **微炎症状态** 腹膜透析时易形成微炎症状态,腹膜透析患者血清中炎性因子持续升高可能通过以下机制导致营养不良:① 活化三磷酸腺苷-泛素-蛋白酶体蛋白水解途径,导致蛋白水解和肌肉蛋白分解增加。② 增加静息能量消耗增高。③ 炎症因子,如 TNF-α、瘦素、内脂素等可通过炎症反应引起患者食欲下降。此外,慢性肾功能衰竭患者肾脏排泄率减低,脂肪细胞因子浓度升高,从而导致如炎症、食欲减低、蛋白质消耗,加重及促进动脉硬化。④ 炎性细胞因子干扰胰岛素信号通路,造成胰岛素抵抗,这种影响反过来又可能抑制胰岛素对骨骼肌代谢的影响而引起肌肉的损失。

7. **残余肾功能减少** 慢性肾功能衰竭患者残余肾功能对代谢杂质及毒素的清除功能至关重要,因此残余的肾功能减少会导致患者发生营养不良。有研究发现,腹膜透析患者合理的蛋白质-热量摄入与更好的小分子溶质清除有关,其中残余的肾功能发挥显著且独立的作用。在腹膜透析过程中残余肾功能的丧失使氨基酸代谢异常更加突出。此外,残余的肾功能降低还与系统性炎症的增加有关,可能与致病菌产物激活巨噬细胞产生 TNF-α、IL-1、IL-8 等物质有关,因这类炎症介质通过血液循环使肾组织发生免疫反应,从而加重肾脏病变。肾功能衰竭患者早期蛋白质摄入减少,终末期蛋白质摄入进一步减少,加之腹膜透析过程中蛋白质的大量丢失,更促使机体蛋白质-能量消化程度加重,并由此干扰了患者腹腔的防御机制,使腹腔感染的易感性增加,并使生活质量降低。

(二)腹膜透析患者营养管理

腹膜透析作为慢性肾功能衰竭的主要替代疗法之一,具有操作简单、易学习、可居家进行治疗,并可以最大限度地保护残余肾功能等优势,已经被越来越多的终末期肾脏病患者所接受。我国腹膜透析患者人数已形成逐年递增的趋势,规模已经达到世界第一。随着腹膜透析技术的不断提高和管理的不断完善,患者的长期存活时间也在逐年递增,影响患者长期生存率的原因有很多,包括营养不良、腹膜炎、腹膜纤维化、心脑血管并发症等。因此,如何做好腹膜透析患者的营养管理十分重要,有效、合理的营养管理及干预可改善患者的蛋白质-能量消耗状态,提高生活质量及生存率。

改善腹膜透析患者的营养不良需要进行多方面综合管理,如管理膳食摄入、保持足够的透析剂量、保护残余肾功能、纠正酸中毒等,同时应注意积极预防和治疗腹膜炎、保持最佳的体液平衡、使用生物相容性好的透析液或使用药物治疗。

1. 综合管理　腹膜透析患者营养状况不良的原因多样,改善患者营养和代谢状态需要采取综合管理措施,包括定期合理评估腹膜透析患者的营养状态有助于及时发现病情,预防营养不良发生。① 定期合理的营养状况评估:腹膜透析患者的营养状态很难用某种单一的方法来全面评估,需要采用多种指标综合评价。腹膜透析患者常因为厌食而导致食欲减退、进食量减少,因此营养评估时首先应重视膳食咨询和饮食回顾,准确记录患者的进食状况对于计算患者营养物质的摄入量十分重要。体重变化及 BMI 是另一个常用的评价指标,在透析患者中,近期体重下降及低 BMI 与病死率增高有关。但是,由于腹膜透析患者比血液透析患者容易有容量超负荷情况存在,因此体重及 BMI 容易受到脂肪含量和容量状态的影响,相比之下机体瘦组织群含量能够更好地反映腹膜透析患者的营养状态。血清白蛋白是评估营养状况的常见指标,在腹膜透析患者中低蛋白血症是预测患者病死率的有效指标。然而,由于白蛋白的半衰期约达 20 天,且受炎症、腹膜透析液丢失及体液状态的影响,作为评估的营养指标时需考虑其他的影响因素。相对而言,前白蛋白半衰期较短(约为 2 d),作为评价营养状态的指标可能比白蛋白更为敏感。此外,SGA 也是腹膜透析患者常用的营养评价指标,由于评估方法简单易行,是指南推荐的临床上腹膜透析患者常用的营养状况评估工具。② 合理的饮食干预和膳食指导:腹膜透析患者由于尿毒症及其并发症导致的摄入不足、腹膜透析过程中营养物质的丢失等原因,且已无须过多考虑低蛋白饮食在延缓肾功能衰竭进展中的正面作用,通常饮食蛋白质的需求量高于非透析的慢性肾病患者。因此,腹膜透析患者应鼓励摄入足够的食物,指南推荐对于透析患者蛋白摄入量为 $1.2 \sim 1.3$ g/(kg・d)(理想体重),当发生腹膜炎时,蛋白质的摄入量应 >1.5 g/(kg・d)(理想体重),其中至少 50% 为高生物效价蛋白。有队列研究显示,腹膜透析患者当蛋白质摄入量 <1.0 g/(kg・d)时,病死率明显增加。临床上,可以通过口服营养补充方法口服摄入必需氨基酸、酮酸,或者在透析液中加入氨基酸等方法改善腹膜透析患者的营养状况以预防营养不良的发生。除了蛋白质的充分供给外,也需要提供充足的热量以防燃烧蛋白质作为能量来源。指南推荐 60 岁以下腹膜透析患者热量摄入量为 35 kcal/(kg・d),>60 岁患者则在 $30 \sim 35$ kcal/(kg・d),其中应包括吸收自腹膜透析液中的葡萄糖所产生的热量。③ 加强宣教,实行个体化营养管理,定期了解、指导和培训患者与家属,有助于加强患者依从性以提高综合治疗水平和改善营养状况。营养师开展膳食调查后进行针对性教育如低盐、低磷饮食、低优质蛋白饮食等营养科普知识,指导患者及家属适当调整饮食结构。患有焦虑、抑郁等精神类疾病的腹膜透析患者,在宣教时应加强心理辅导治疗,家属的关心与支持尤为重要。

2. 提高腹膜透析方式和效能　① 保护残余肾功能:首先要积极控制原发病,积极控制血压以利于延缓肾功能衰竭的进展,可应用肾素-血管紧张素系统阻断剂延缓肾小球滤过率下降,但降压过程中一定要避免低血压或低血容量对残肾组织的缺血性损害。② 保持足够的透析剂量:通过毒素清除及改善炎症状态而防止营养不良。③ 保持最佳的体液平衡:限制液体和盐摄入量,选择合适的透析方式及透析剂量,保证透析充分性,可有效控制容量负荷。高转运性腹膜患者若使用标准的 CAPD(2 L/次,4 次/d)可能会造成容量超负荷,但更多地使用高渗透析液,则会增加腹膜纤维化的发生率,并造成肾小球滤过率逐渐丧失。自动化腹膜透析具有透析剂量大、交换次数多、腹内透析液存留时间短等特点,因而可以较好地控制患者的容量负荷,且可保证透析的充分性。④ 使用氨基酸腹膜透析液:含氨基酸的腹膜透析液对患者的营养状况改善有益,氨基酸从腹腔吸收能补充经透析液丢失的蛋白,维持机体正氮平衡,增加蛋白合成代谢,导致血总蛋白和转铁蛋白增加。⑤ 使用生物相容性好的透析液:中性、更接近生理 pH 值、低葡萄糖降解产物的透析液具有较好的生物相容性,可以显著增加患者的尿量,更有利于保护肾小球滤过率。1.1%氨基酸透析液能升高患者血清白蛋白水平,改善营养不良。酸中毒患者在使用较高浓度碳酸氢盐腹膜透析液后,除酸中毒得到纠正,体重也明显增加,血清肌酐和标准化 PNA 显著升高。生物相容性好的透析液能减轻局部腹膜宿主防御反应、系统性炎症反应及腹膜间皮细胞的毒性,使腹膜炎的发生率显著降低。

3. **防治透析并发症** ① 预防和治疗腹膜炎:导管植入前预防性应用覆盖葡萄球菌的抗菌药、严格的患者培训、出口处护理、治疗鼻部携带金黄色葡萄球菌患者以及积极治疗腹膜炎等,有助于减少腹膜炎的发生,改善机体的营养状况。② 纠正酸中毒:代谢性酸中毒可导致蛋白质及骨骼肌消耗,纠正酸中毒、有效地维持体内碳酸氢根浓度在 22 mmol/L 以上,可减轻胃肠道症状,改善食欲,有益于患者营养状态的改善。③ 控制高磷血症:增加蛋白质摄入量在一定程度上可升高血磷,因此,在改善蛋白质摄入的同时也需要考虑不同蛋白质种类中的磷含量。指南推荐腹膜透析患者每日摄入的磷为 800 ~ 1 000 mg,超过该剂量需使用磷结合剂。一般来说,蛋白质摄入增加而导致的血磷上升是适中的,血磷上升主要还是因为食物加工过程中使用的添加剂和防腐剂,应注意避免。④ 避免维生素及微量元素缺乏症:腹膜透析会造成一定量水溶性维生素及微量元素的丢失,从而造成机体代谢障碍。因此,当腹膜透析患者食物摄入减少时,要注意及时补充微量元素和水溶性维生素。

4. **其他措施** ① 激素治疗:生长激素、胰岛素依赖生长因子和雄激素等可促进蛋白合成代谢,减轻机体骨骼肌消耗。② 食欲刺激剂:包括醋酸甲地孕酮、大麻素类和赛庚啶等,可增加营养不良患者食欲。③ 抗感染治疗:如他汀类药物可以通过降低 CRP 和 IL-6 水平,发挥其抗炎作用。血管紧张素转换酶抑制剂被证实可以抑制患者炎症状态,降低机体高代谢状况。过氧化物酶体增殖物激活受体激动剂以及抗氧化剂(α-生育酚)等均可影响患者的营养状态。④ 口服必需氨基酸、酮酸,或透析液中加入氨基酸等方法也可有效改善腹膜透析患者的营养状况。补充维生素 D 可减少腹膜炎风险和减少蛋白尿和腹膜蛋白损失。

七、主编点评

腹膜透析治疗是利用人体腹膜半透膜的扩散原理,将体内多余水分和毒素排出体外,来达到治疗目的,是慢性肾功能衰竭患者维持生命的安全、可靠的肾脏替代疗法之一。目前大量研究表明,腹膜透析能更好地改善患者营养情况,对微炎症状态促进作用更小,对大分子炎症因子的过滤作用更强,能保护相对残存的肾功能。腹膜透析在生理及社会功能、健康及精神状况、情感智能等方面都要优于血液透析,其中 CAPD 方法简单,操作简便,使得患者可以实现居家操作,提高患者的依从性,缓解患者的抑郁、焦虑等不良情绪,减轻患者的精神和经济压力,提高患者的生活质量,是慢性肾功能衰竭患者最常用的腹膜透析方式。

腹膜透析相关性腹膜炎是腹膜透析最常见的并发症,也是腹膜透析失败的常见原因。临床上,腹膜透析相关性腹膜炎主要表现为腹痛、发热或透析液混浊等,少数患者伴有恶心、呕吐、腹胀、发热、寒战等表现。腹膜透析液常规检查中白细胞计数及多核细胞比例增高有助于诊断。一旦明确诊断应立即给予广谱强效抗生素治疗,经验性抗生素必须覆盖革兰阳性菌和革兰阴性菌。在腹膜炎治疗,腹腔应用抗生素优于静脉给药,一旦得到培养结果和药敏结果,应针对性调整抗生素治疗。对于难治性腹膜炎、真菌性腹膜炎患者常需尽快拔管,全身使用抗生素或抗真菌治疗控制感染,必要时借助血液透析维持透析治疗,否则将导致腹膜功能衰竭和增加患者病死率。本例患者为链球菌及大肠杆菌混合感染,入院时已出现感染性休克、呼吸功能障碍,经过积极的液体复苏、抗休克、器官支持和抗感染治疗,感染才得到初步控制。由于患者的腹膜透析管是重要的感染源,前期的抗感染治疗无法彻底、有效地控制腹腔感染,不得不拔除腹膜透析管,改为血液透析治疗,腹膜炎得到有效控制。

除了针对腹膜炎治疗以外,还要关注患者的营养状况,在积极原发病治疗同时进行合理的营养支持。有效、合理的营养支持可改善患者的蛋白质-能量消耗状态,保护残余肾功能,提高生活质量及生存率。

（吴国豪）

参考文献

［1］ Kistler BM，Benner D，Burrowes JD，et al. Eating During Hemodialysis Treatment：A Consensus Statement From the International Society of Renal Nutrition and Metabolism［J］. Journal of Renal Nutrition，2018，28：4－12.

［2］ Cupisti A，Brunori G，Di Iorio BR，et al. Nutritional treatment of advanced CKD：twenty consensus statements ［J］. Journal of Nephrology，2018，31：457－473.

［3］ Jaar BG，Choi MJ. Nutrition education in the care of patients with chronic kidney disease and end-stage renal disease［J］. Seminars in Dialysis，2018，31：115－121.

［4］ Chauveau P. Nutrition in chronic kidney disease：Nephrology Dialysis Transplantation notable advances in 2018 ［J］. Nephrol Dial Transplant，2019，34：893－896.

［5］ Hanna RH，Ghobry L，Wassef O，et al. A Practical Approach to Nutrition，Protein-Energy Wasting，Sarcopenia，and Cachexia in Patients with Chronic Kidney Disease［J］. Blood Purif，2020，49(1－2)：202－211.

［6］ Jackson HS，MacLaughlin HL，Vidal-Diez A，et al. A new renal inpatient nutrition screening tool（Renal iNUT）：a multicenter validation study［J］. Clinical Nutrition，2019，38：2297－2303.

病例 7

慢性肾脏病 5 期, IgA 肾病, 肾性贫血, 腹膜透析

一、病史简介

患者, 女性, 32 岁。主诉"蛋白尿伴血肌酐升高 3 年余"。患者 3 年前体检发现蛋白尿(＋＋＋), 血肌酐 176.9 μmol/L, 予尿毒清颗粒、缬沙坦等治疗。至我院查尿蛋白(＋), 红细胞(－), 24 h 蛋白定量 0.92 g, 血肌酐 202 μmol/L, 超声: 左右肾长径 95/97 mm。否认发热、关节疼痛、皮疹、胸闷、心悸等不适, 否认中草药、非甾体抗炎药使用史。入院行肾穿刺活检, 病理诊断: IgA 肾病(早期硬化性, Lee Ⅴ级)。予以醋酸泼尼松片 30 mg qd 联合吗替麦考酚片 0.5 g bid 治疗, 2 个月后随访, 24 h 尿蛋白定量逐渐下降至 0.3～0.4 g, 血肌酐下降至 155 μmol/L, 醋酸泼尼松片改为 20 mg qd。4 个月后因受凉出现发热, 最高至 38℃, 伴咳嗽、咳痰、呼吸困难, 胸部 CT 平扫示: 双肺炎症伴少许间质增生, 双侧胸腔积液。诊断为重症肺炎, 停用吗替麦考酚片, 予头孢唑肟、左氧氟沙星、更昔洛韦静滴抗感染, 注射用甲泼尼龙琥珀酸钠静滴抗炎。治疗过程中出现白细胞降低, 予维血宁、瑞白治疗后改善。后口服醋酸泼尼松片 50 mg qd, 每月减 5 mg, 减至 10 mg qd 后改为 15 mg qd 维持, 血肌酐进行性升高, 1 年前停用。门诊复查血肌酐 837 μmol/L, 为行腹膜透析治疗收住入院。自发病来, 患者精神可, 睡眠胃纳可, 大便正常, 尿量约 500 ml/d, 体重无明显变化。

二、入院检查

体温 36.9℃, 脉搏 80 次/分, 呼吸 20 次/分, 血压 106/75 mmHg, 体重 65 kg, 身高 160 cm。神志清晰, 营养中等, 全身皮肤无黄染, 无肝掌、蜘蛛痣。全身浅表淋巴结无肿大, 巩膜无黄染, 胸廓无畸形, 双肺叩诊清音, 听诊呼吸音清。心前区无隆起, 心界不大, 心率 80 次/分, 律齐。腹部平软, 肝脾肋下未触及, 肝肾区无叩击痛, 肠鸣音 3 次/分。肛门及生殖器未检, 四肢脊柱无畸形, 活动自如, 神经系统检查(－)。

红细胞 3.34×10^{12}/L; 血红蛋白 91 g/L; 血小板 307×10^9/L; 白细胞 9.63×10^9/L; 中性粒细胞 61.0%; 尿常规白细胞计数 134/μl; 上皮细胞计数 73/μl; 谷丙转氨酶 64 U/L; 谷草转氨酶 65 U/L; 碱性磷酸酶 129 U/L; 总蛋白 75 g/L; 白蛋白 42 g/L; 前白蛋白 0.20 g/L; 尿素 21.4 mmol/L; 肌酐 837 μmol/L; 钙 2.60 mmol/L; 无机磷 1.63 mmol/L。

肺部高分辨扫描 CT: 两下肺少许节段肺不张, 两肺少许慢性炎症及陈旧灶。

三、入院诊断

慢性肾脏病 5 期, IgA 肾病, 肾性贫血。

四、诊疗经过

患者入院后完善检查, 临床诊断为慢性肾脏病 5 期, 须行肾脏替代治疗。经充分告知和宣教, 患者选择腹膜透析治疗。入院第 2 天行腹膜透析管植入术, 手术顺利。2 周后腹部伤口愈合良好, 开始腹膜

透析治疗,腹膜透析处方 1.5% 2 L q4 h×3 次＋1.5% 2 L q12 h 留腹过夜。同时予以 rhEPO 5 000 u qw 皮下注射,琥珀酸亚铁片 0.1 g tid,酒石酸美托洛尔片 25 mg qd,阿托伐他汀钙片 20 mg qn。患者规律行腹膜透析,无不适主诉,顺利出院。

腹膜透析 1 个月后常规行腹膜透析充分性评估,复查血红蛋白 80 g/L;白蛋白 34 g/L;前白蛋白 0.20 g/L;尿素 14.0 mmol/L;肌酐 940 μmol/L;尿酸 456 μmol/L;钾 2.5 mmol/L。腹膜转运特性:低平均转运。腹膜:pKt/V 1.58,pCcr(L/周)31.84,残肾:rKt/V 0.02,rCcr(L/周)1.99。由于患者出现低钾血症,且腹膜透析液不含钾离子,每日腹膜透析仍将清除钾离子,予以补充氯化钾缓释片 0.5 g tid,后复查血钾恢复正常。rhEPO 增加为 10 000 u qw 皮下注射。给予患者优质蛋白饮食,每日蛋白质摄入量按照 1.2 g/kg 提供,总量为 1.2×65＝78 g,其中 50% 以上为优质蛋白;每日能量摄入按照 35 kcal/kg 提供,总量为 35×65＝2 275 kcal。碳水化合物 330 g,三餐分配为 1∶2∶2,患者情况稳定,顺利出院。

五、讨论分析

患者为年轻女性,起病时有蛋白尿,24 h 尿蛋白 1 g 左右,合并肾功能减退,行肾穿刺活检明确诊断为 IgA 肾病。文献报道,临床表现为尿蛋白排泄超过 1 g/d、肾功能减退或高血压的患者,进展为终末期肾病的风险较高。肾活检中某些指标的发现也与进展为终末期肾病的风险升高相关。这些发现包括炎性病变更严重的指标,如新月体形成以及除了所有患者都存在的系膜沉积物还存在毛细血管袢免疫沉积物;慢性纤维化病变的指标,如肾小球硬化、肾小管萎缩、间质纤维化和血管性病变。结合该患者的临床表现及病理改变,有必要对患者进行积极治疗,包括一般干预措施和免疫抑制治疗两方面。予以优质低蛋白饮食,使用糖皮质激素联合免疫抑制剂治疗,随访发现尿蛋白减少、肾功能改善,治疗效果满意。但在治疗过程中出现肺部感染,并出现呼吸困难等重症肺炎倾向,遂停用吗替麦考酚,单用糖皮质激素治疗,但血肌酐进行性升高,目前肾小球滤过率重度下降,须行透析治疗。

透析方式包括血液透析和腹膜透析两种。透析方式的选择受许多因素的影响,如治疗的可行性与便利性、共存疾病、社会经济因素、透析中心因素、患者的家庭情况、治疗费用的报销和患者耐受容量变化的能力。与透析中心血液透析相比,在最初透析的几年内,腹膜透析可能会提供相对短期的生存获益,但之后其生存率相当或下降。该患者血液透析和腹膜透析这两种方式都可以选择。考虑到患者有工作意愿、自我管理能力较强,且腹膜透析较为便利、费用较少,最终选择行腹膜透析治疗。

维持性腹膜透析患者发生营养不良的风险较高。其原因大部分同血液透析。除此以外,从腹膜透析液中吸收的葡萄糖可以降低食欲,可能进一步导致摄入减少。另外,腹膜透析液中丢失的蛋白质远高于血液透析,平均每日为 5～15 g,一些多肽类物质也可透出。因此,腹膜透析患者蛋白质的摄入应高于正常人。研究表明,每日摄入至少 1.2 g/kg 的蛋白质才能保持正氮平衡,因此推荐稳定的腹膜透析患者每日蛋白质的摄入不得小于 1.2 g/kg,每日能量的摄入为 35 kcal/kg。该患者目前营养状况良好,能够正常进食。因此,我们在给予膳食管理同时,为其制订饮食、营养计划,给定患者营养物质目标量,出院后在正常饮食基础上给予 ONS。目前的研究显示,ONS 可减少慢性疾病患者瘦组织群和脂肪含量的丢失,改善患者的营养状态,对慢性疾病的原发病治疗以及改善患者的预后具有积极作用。需要指出的是,ONS 在慢性疾病中的应用应注意个体化,根据不同的疾病需要和特点选择相应的 ONS 来改善机体的营养状态,维护组织器官功能。非透析的慢性肾脏病患者需要低蛋白和低磷 ONS 来避免其对肾脏造成的负担,而透析患者则需要高蛋白和低磷 ONS 来补偿透析后机体蛋白质的丢失。Sezer 等的研究结果也显示,正在透析的慢性肾脏病患者使用肾病专用型 ONS 6 个月后,血清白蛋白含量明显升高,营养状态明显改善,促红细胞生成素(erythropoietin,EPO)的使用也明显减少。Afaghi 等研究显示,血液透析患者使用高蛋白型 ONS 持续 2 个月,透析的充分性较对照组明显提高。

六、相关营养背景知识

(一)慢性肾性贫血原因及发生机制

由于各种器质性肾脏疾病,引起慢性肾功能衰竭所致贫血称为慢性肾性贫血。慢性肾功能衰竭时肾脏的外分泌和内分泌功能减退或丧失,其贫血发病机制复杂,临床贫血表现常常被原发肾脏疾病所掩盖,尤其在发病初期易被临床医师忽略,随着肾脏透析疗法的广泛应用,慢性肾功能衰竭患者生存期明显延长,慢性肾性贫血也越来越多见,且随着肾功能的减退贫血症状会逐渐加重。慢性肾性贫血的原因有以下几方面。

1. **红细胞生成减少** ① 红细胞生成减少:EPO 主要由肾小球近球细胞、髓质间质细胞产生。慢性肾功能衰竭时除了肾脏产生 EPO 的部位受损外,血红蛋白对氧的亲和力增强,单位血红蛋白对氧的利用率增加,缺血相对不严重。产生 EPO 的主要刺激减少,导致 EPO 的产生明显减少。② EPO 减少:大约 90% EPO 由肾远端小管和肾皮质及外髓部分肾小管周围毛细血管内皮细胞产生。慢性肾功能衰竭时,肾单位大部分遭破坏,EPO 生成量明显减少,同时伴有释放缺陷,致 EPO 相对或绝对缺乏。即使在贫血造成缺氧或氧转运障碍时均不能有效刺激肾脏产生足够的 EPO。EPO 的主要作用是促进原始红细胞的增生、分化和成熟,促进肾髓内网织红细胞释放入血,使红细胞生成增加,促进骨髓对铁的摄取和利用。晚期肾功能衰竭患者,其肾脏功能性肾单位受到破坏,使 EPO 产生亦明显减少。EPO 的减少使造血细胞增生,分化能力减低,是肾性贫血的主要原因之一。③ 毒素抑制骨髓:慢性肾功能衰竭时血中积蓄的某些毒性物质对骨髓有直接抑制作用,引起造血功能障碍。研究发现,尿毒症患者血清中存在抑制红细胞生成的因子。这种因子包括高、中、低分子质量的多肽、脂类、胍类及甲状旁腺激素等,这种抑制因子体外对三系血细胞生成均有抑制作用,不仅仅作用于红细胞。④ 红系祖细胞对 EPO 反应降低:实验证明,对尿毒症患者和正常人给予相同剂量的 EPO,则尿毒症患者红细胞增加数量仅为正常人的 1/10,其原因与患者体内潴留的有害代谢产物的抑制作用有关,亦有研究者提出可能血中有特殊的 EPO 抑制因子存在,使得红细胞内血红素合成受抑制。⑤ 铁动力障碍:铁储存的网状内皮系统代谢功能异常,血红蛋白代谢出的铁的释放受到影响,结果是血清铁下降和供给骨髓的铁减少影响造血。缺铁存在两种形式,即绝对缺铁及功能性缺铁。绝对缺铁指机体铁储备的不足,表现为铁蛋白 $<50\,\mu g/L$(未使用 EPO 时)或 $>100\,\mu g/L$(使用 EPO 时),但转铁蛋白饱和度 $<20\%$。铁是红细胞生成过程中的重要原料,向骨髓供铁是红细胞形成的限速步骤。因此,铁的缺乏是肾性贫血重要原因之一。⑥ 叶酸缺乏:慢性肾功能衰竭时由于摄入量不足常引起叶酸缺乏,尿毒症患者叶酸结合蛋白尿增多,可致使转移至细胞内的叶酸数量减少。长期透析的患者更易产生叶酸缺乏。⑦ 蛋白缺乏:尿毒症患者低蛋白饮食、食欲不振可使蛋白合成减低,影响血红蛋白合成。

2. **红细胞破坏增多** 各种原因包括尿毒症时高氨血症引起红细胞寿命缩短,发生自溶。尿毒症使红细胞代谢障碍和红细胞脆性增加至红细胞自溶,微血管病使红细胞受到机械损伤而破坏,脾功能亢进。目前研究发现,尿毒症时红细胞生存期缩短为红细胞外原因,与尿毒症代谢产物蓄积有关,使红细胞在脾脏过早被破坏形成血管外溶血。其原因有:参与戊糖磷酸途径代谢的转酮基酶和膜的 ATP 酶活性降低,导致戊糖支路代谢异常,还原型谷胱甘肽生成减少,红细胞膜对药物和化学产物抗氧化作用下降,变形性降低;膜 ATP 酶活性下降,Na^+-K^+ 泵能量供应不足,使 Na^+ 在细胞内潴留,红细胞渗透脆性增加,细胞呈球形,在脾脏易被破坏。此外,尿毒症患者红细胞的机械损伤是溶血的另一重要原因。电镜下可见尿毒症患者肾脏微血管内有大量纤维蛋白沉着,红细胞在微血管内流动,在纤维蛋白网中扭曲变形,受到机械损伤而破坏,发生微血管病性溶血。

3. 红细胞丢失增加 约 1/3～1/2 的尿毒症患者可发生紫癜、胃肠道及泌尿生殖道出血,可使原有贫血加重。出血主要原因为血小板功能异常,尿毒症患者血中潴留的代谢废物有尿素、尿酸、肌酸酐、苯酚类、胍基琥珀酸等,这些产物可使血小板黏附性下降,血小板因子Ⅲ活性障碍,出血时间延长,血块收缩不良及凝血酶原消耗试验异常。此外,血液透析时透析机内血液残留、透析前后的抽血化验均可加重失血。

(二) 慢性肾性贫血治疗

1. 应用红细胞生成素 EPO 可有效刺激患者红系造血细胞增生、分化及促进血红蛋白合成,提高血细胞比容和红细胞数,减少输血或完全代替输血。治疗初期常用剂量为 50～150 U/kg,每周 3 次。以后逐渐减至 12.5～25 U/kg,治疗到血细胞比容达到 33%～35% 为宜,多于 2～3 个月内见效。EPO应用时应注意补充铁,国外报告使用 EPO 的患者 43% 伴有缺铁,作为常规,血清铁蛋白低于 100 $\mu g/L$时应补充铁。红细胞生成素,最主要的不良反应是使血压升高,用 EPO 时患者需并用抗高血压药物。EPO 虽然对肾性贫血治疗有效,但其价格昂贵,且需长期使用,使其临床应用受到一定的限制。

2. 补充造血原料 ① 铁剂:肾功能衰竭患者由于长期低蛋白饮食限制、透析及胃纳不佳,易引起铁缺乏。临床上常以铁蛋白<30 $\mu g/L$ 作为补铁指标。轻度贫血患者可口服铁剂治疗,重度贫血患者因胃肠道对铁的吸收较差,可用注射铁剂,右旋糖酐铁 25 mg/d,肌注,1 次/d。② 叶酸和维生素 B_{12}:两者均为水溶性,长期透析易从透析液丢失,尤其叶酸因体内贮存量少,更易引起缺乏。肾功能衰竭患者应予口服叶酸、肌注维生素 B_{12} 补充。③ 雄激素:雄激素可促进肾性及肾外性 EPO 的分泌,亦可直接刺激骨髓红系造血细胞增生。雄激素能增加红细胞内 2,3-二磷酸甘油酸,提高红细胞对组织的供氧作用。用雄激素后,患者贫血减轻,红细胞和血红蛋白增加。不良反应为痤疮、肝功能障碍和男性化。临床常用司坦唑(司坦唑醇),2 mg/次,3 次/d 或达那唑,0.2 g/次,3 次/d;亦可用苯丙酸诺龙,25～50 mg/次,1 次/周或庚酸睾酮 200～400 mg/周,肌注。④ 输血:输血为一种对症治疗。适用于严重贫血的患者,一般采用血细胞比容<15% 或有脑缺氧症状作为输血指征。输血治疗对肾性贫血患者可产生不良反应:① 高钾血症。② 血细胞比容上升,使血液黏滞性增加,引起肾脏血流量下降,导致肾小球滤过率降低。③ 可合并乙型、丙型肝炎。④ 输血过多导致含铁血黄素沉着症。⑤ 刺激机体产生针对白细胞和血小板上组织相容抗原的抗体,使将来肾移植手术成功率降低。因此,对肾功能衰竭贫血者,应避免过多、过频输血。输注洗涤红细胞或用白细胞、血小板滤过器输血,可减少白细胞和血小板输入,可减少患者组织相容抗原抗体生成。

综上所述,肾性贫血治疗为一种综合治疗,应在肾功能衰竭不同时期,随肾性贫血轻重而选择最适宜的治疗方法。

(三) 慢性肾功能衰竭进展的危险因素及发生机制

慢性肾功能衰竭病情进展有时缓慢而平稳,也有时在短期内急剧加重,临床治疗中应积极控制危险因素,争取病情好转。慢性肾功能衰竭病程渐进性发展的危险因素,包括高血糖控制不满意、高血压、蛋白尿(包括微量白蛋白尿)、低蛋白血症、吸烟等。此外,贫血、高脂血症、高同型半胱氨酸血症、营养不良、老年、尿毒症毒素(如甲基胍、甲状旁腺激素、酚类)蓄积等,也可能在慢性肾功能衰竭的病程进展中起一定作用。在慢性肾功能衰竭病程的某一阶段,肾功能可能出现急性加重,有时可进展至终末期,甚至威胁患者生命。急性恶化的危险因素主要有:① 累及肾脏的疾病(如原发性肾小球肾炎、高血压病、糖尿病、缺血性肾病等)复发或加重。② 血容量不足(低血压、脱水、大出血或休克等)。③ 肾脏局部血供急剧减少(如肾动脉狭窄患者应用 ACEI、ARB 等药物)。④ 严重高血压未能控制。⑤ 肾毒性药物。⑥ 泌尿道梗阻。⑦ 严重感染。⑧ 其他:高钙血症、严重肝功不全等。在上述因素中,因血容量不足或肾脏局部血供急剧减少致残余肾单位低灌注、低滤过状态,是导致肾功能急剧恶化的主要原因之一。对慢性肾功能衰竭病程中出现的肾功能急剧恶化,如处理及时、得当,可能使病情有一定程度的逆转;但如诊治延误,或这种急剧恶化极为严重,则病情的加重也可能呈不可逆性发展。

关于慢性肾功能衰竭进展机制主要有:

1. 肾单位高滤过 慢性肾功能衰竭时残余肾单位肾小球出现高灌注和高滤过状态是导致肾小球硬化和残余肾单位进一步丧失的重要原因之一。由于高滤过的存在,可促进系膜细胞增殖和基质增加,导致微动脉瘤形成、内皮细胞损伤和血小板集聚增强、炎性细胞浸润、系膜细胞凋亡等,因而肾小球硬化不断发展。

2. 肾单位高代谢 慢性肾功能衰竭时残余肾单位肾小管高代谢状况,是肾小管萎缩、间质纤维化和肾单位进行性损害的重要原因之一。高代谢所致肾小管氧消耗增加和氧自由基增多,小管内液 Fe^{2+} 的生成、代谢性酸中毒所引起补体旁路途径激活和膜攻击复合物的形成,均可造成肾小管-间质损伤。

3. 肾组织上皮细胞表型转化的作用 在 TGF-β 或炎症因子的诱导下,肾小管上皮细胞、肾小球上皮细胞(如鲍曼囊上皮细胞或足突细胞)、肾间质成纤细胞均可转变为肌成纤维细胞,在肾间质纤维化、局灶节段性或球性肾小球硬化过程中起重要作用。

4. 某些细胞因子、生长因子的作用 近年来研究表明,TGF-β、IL-1、单核细胞趋化蛋白-1、血管紧张素Ⅱ、内皮素-1 等均参与肾小球和小管间质的损伤过程,并在促进细胞外基质增多中起重要作用。此外,基质金属蛋白酶表达的下调,金属蛋白酶组织抑制物、纤溶酶原激活抑制物等表达上调,在肾小球硬化和肾间质纤维化过程中也有其重要作用。

5. 其他 ① 尿毒症毒素的作用:尿毒症患者体液内约有 200 多种物质的浓度高于正常,但可能具有尿毒症不良反应的物质约有 30 余种。尿毒症毒素可分为小分子(MW<500)、中分子(MW 500~5 000)和大分子(MW>5 000)3 类。小分子毒性物质以尿素的量最多,占"非蛋白氮"的 80% 或更多,其他如胍类(甲基胍、琥珀胍酸等)、各种胺类、酚类等也占有其重要地位。中分子物质主要与尿毒症脑病、某些内分泌紊乱、细胞免疫低下等有关。甲状旁腺激素属于中分子物质一类,可引起肾性骨营养不良、软组织钙化等。大分子物质如核糖核酸酶(RNase)、β2-微球蛋白(主要是糖基化 β2-MG)、维生素 A 等也具有某些毒性。此外,晚期糖基化终产物(AGEs)、终末氧化蛋白产物和氨甲酰化蛋白质、氨甲酰化氨基酸等,也是潜在的尿毒症毒素。② 体液因子的缺乏:肾脏是分泌激素和调节物质代谢的重要器官之一。慢性肾功能衰竭时主要由肾脏分泌的某些激素如 EPO、骨化三醇[1,25$(OH)_2D_3$]的缺乏,可分别引起肾性贫血和肾性骨病。③ 营养素的缺乏:尿毒症时某些营养素的缺乏或不能有效利用,也可能与临床某症状有关,如蛋白质和某些氨基酸、热量、水溶性维生素(如维生素 B 族等)、微量元素(如铁、锌、硒等),可引起营养不良、消化道症状、免疫功能降低等。又如,缺铁和(或)蛋白质的缺乏,可使肾性贫血加重。L-肉碱缺乏可致肾功能衰竭患者肌肉无力、纳差、贫血加重。

七、主编点评

腹膜透析是终末期肾脏疾病的一种重要替代治疗方法,简单、经济、对血流动力学影响小、生存率与血液透析相当,因而临床应用日趋广泛。慢性肾功能衰竭患者营养不良发生率高,许多患者存在蛋白质-能量消耗,而长期腹膜透析又容易导致或加重营养不良。目前的证据表明,营养不良是影响腹膜透析患者预后最重要的独立危险因素。因此,对于腹膜透析患者,特别是居家腹膜透析患者,应进行饮食指导和干预,对于营养不良的患者应制订合理的治疗方案,进行积极的营养支持,最重要的是改善其蛋白质及能量摄入。根据目前的指南推荐,透析患者蛋白摄入量为 1.2~1.3 g/(kg·d),但大多数患者实际蛋白质摄入量难以达到此标准。现有的证据表明,蛋白质摄入量>1.0 g/(kg·d)患者时可维持氮平衡,机体具有良好的营养状况,预后明显好于蛋白质摄入不足患者。因此,我们的经验是对于居家腹膜透析患者,在合理膳食管理的同时给予 ONS。目前的研究也显示,ONS 可改善腹膜透析患者的营养状态,减少患者瘦组织群的丢失和肌减少症的发生率,保护残余肾功能,改善患者的预后。

慢性肾性贫血是影响尿毒症维持性透析患者生活质量和长期预后的主要并发症之一,慢性肾性贫血的主要原因是红细胞生成减少,红细胞破坏、丢失增多。接受透析的患者多数都应用 EPO 纠正贫血,EPO 可有效刺激患者红系造血细胞增生、分化及促进血红蛋白合成,提高血细胞比容和红细胞数,减少输血或完全代替输血。目前的研究提示,采用皮下注射 EPO 的疗效要优于静脉给药。同时,应用 EPO 时应注意补充铁、叶酸和维生素 B_{12} 等制剂。

(吴国豪　刘中华)

参考文献

［1］ Hanna RH，Ghobry L，Wassef O，et al. A Practical Approach to Nutrition，Protein‑Energy Wasting，Sarcopenia，and Cachexia in Patients with Chronic Kidney Disease［J］. Blood Purif，2020，49(1‑2)：202‑211.

［2］ Kistler BM，Benner D，Burrowes JD，et al. Eating During Hemodialysis Treatment：A Consensus Statement From the International Society of Renal Nutrition and Metabolism［J］. Journal of Renal Nutrition，2018，28：4‑12.

［3］ Cupisti A，Brunori G，Di Iorio BR，et al. Nutritional treatment of advanced CKD：twenty consensus statements ［J］. Journal of Nephrology，2018，31：457‑473.

［4］ Maraj M，Kus'nierz-Cabala B，Dumnicka P，et al. Malnutrition，inflammation，atherosclerosis syndrome (MIA)and diet recom-mendations among end-stage renal disease patients treated with maintenance hemodialysis ［J］. Nutrients，2018，10(1)：E69.

［5］ Jaar BG，Choi MJ. Nutrition education in the care of patients with chronic kidney disease and end-stage renal disease［J］. Seminars in Dialysis，2018，31：115‑121.

［6］ Chauveau P. Nutrition in chronic kidney disease：Nephrology Dialysis Transplantation notable advances in 2018 ［J］. Nephrol Dial Transplant，2019，34：893‑896.

第十章

神经系统疾病

病例 1

自身免疫性脑炎，癫痫，低磷血症，营养不良

一、病史简介

患者，男，59岁。因"反复发作性意识丧失伴四肢抽搐2个月余"入院。2个月余前患者无明显诱因下突然出现意识丧失，伴有四肢抽搐、面色发黑、口中流涎，抽搐持续2~4 min后自行停止，否认双眼上翻、舌咬伤、二便失禁等其他伴随症状。紧急就诊于当地医院，40 min后患者意识逐渐清醒，醒后无法回忆发作情形，未诉任何不适，予以补液(具体不详)治疗后于当日出院。之后患者多次出现发作性意识丧失伴四肢抽搐，同时伴有二便失禁，每次抽搐持续5 min左右自行好转，发作后1 h左右患者意识逐渐清醒，均未予以重视和治疗。1个月前患者类似症状再次发作，但2小时后意识未能恢复、持续不清，救护车送入当地医院。当地医院头颅MRI检查示双侧大脑半球白质内多发小缺血灶，右上颌窦黏膜下囊肿可能，变异大脑动脉环。当时考虑为阿斯综合征、癫痫发作、短暂性脑缺血发作(transient ischemic attack，TIA)待排，予以双抗、稳定斑块、活血、卡马西平(0.2 g/bid)抗癫痫等治疗。治疗期间患者持续意识模糊，类似症状约每天发作1次，病情进行性加重。20天前患者转至上级医院，复查头颅MRI检查示双侧额顶叶皮层下白质、半卵圆中心多发缺血灶。动脉自旋标记成像(arterial spin labeling，ASL)示左侧额颞叶及小脑半球、双侧顶枕叶CBF灌注减低。脑电图检查示成人正常脑电地形图(患者欠合作)。腰椎穿刺结果(压力不详)示(脑脊液)镜下见较多淋巴细胞，未见肿瘤细胞。当时考虑患者为病毒性脑炎，予以脱水、抗病毒、抗感染、抗癫痫等对症治疗。治疗后患者抽搐发作减少为3~4 d/次，且每次发作抽搐持续30 s即刻停止，其间依然持续性意识模糊。4天前患者再次出现发作性意识丧失伴四肢抽搐2次。3天前患者出现全面性强直阵挛样发作连续7~8次，发作期间意识模糊。患者家属为进一步治疗于当晚转入我院神经内科急诊。现患者处于昏迷状态，为进一步诊治收住神经内科ICU。患者自发病以来，神智欠清，精神差，睡眠欠佳，食欲差，进食明显下降，二便尚可，体重下降约15 kg。

患者20岁时曾患肺结核，规范治疗后好转。既往曾行阑尾炎手术，术后恢复良好。10年前患者诊断为高血压，血压最高达160/110 mmHg，规律服用替米沙坦40 mg/qd，血压平均控制于120/80 mmHg。

二、入院检查

体温37.6℃，脉搏96次/分，呼吸18次/分，血压138/99 mmHg，体重53 kg，身高174 cm。浅昏迷状态，呼吸平稳，营养欠佳，发育正常，无言语对答，四肢偶有自主活动，查体欠合作。全身皮肤干燥、无弹性，皮肤无黄染，无肝掌、蜘蛛痣。全身浅表淋巴结无肿大。头颅无畸形，巩膜无黄染，眼球内陷、无突出，压眶(＋)，瞳孔等大等圆，双侧瞳孔直径3.0 mm，对光反射灵敏。鼻翼无扇动，鼻窦区无压痛，鼻唇沟无变浅，口唇红润光泽，口腔无特殊气味。胸廓无畸形，双肺叩诊浊音，听诊呼吸音粗大。心前区无隆起，心界不大，心率96次/分，律齐。腹部平软，肝脾肋下未触及，肝肾区无叩击痛，肠鸣音3次/分。肛门及生殖器未检，四肢脊柱无畸形。双上肢腱反射(＋)，双侧膝反射(＋)，双侧踝反射(＋)，病理征

（一）。颈软，脑膜刺激征（一）。感觉、共济、步态查体不配合。

红细胞 3.36×10^{12}/L；血红蛋白 107 g/L；血小板 121×10^9/L；白细胞 9.46×10^9/L；中性粒细胞 80.2%；总胆红素 11.0 μmol/L；直接胆红素 3.8 μmol/L；总蛋白 76 g/L；白蛋白 35 g/L；谷丙转氨酶 26 U/L；谷草转氨酶 25 U/L；碱性磷酸酶 52 U/L；前白蛋白 0.17 g/L；尿素 8.1 mmol/L；肌酐 78 μmol/L；钠 130 mmol/L；钾 3.1 mmol/L；氯 95 mmol/L；钙 2.10 mmol/L；无机磷 0.65 mmol/L；镁 0.89 mmol/L。葡萄糖 8.0；总胆固醇 3.83 mmol/L；甘油三酯 1.11 mmol/L。

头颅 CT：双脑实质可疑肿胀伴整体密度减低，炎性改变？建议 MRI 检查（图 10-1-1）。头颅 MRI：双侧颞叶内侧信号异常，符合自身免疫性脑炎改变；脑内少许腔梗灶；右侧上颌窦黏膜囊肿（图 10-1-2）。

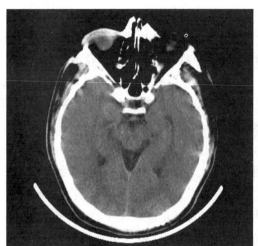
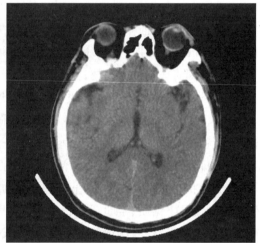

图 10-1-1　入院时头颅 CT

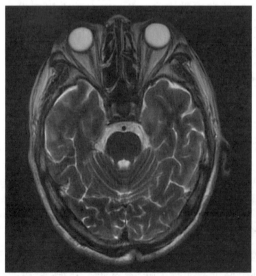
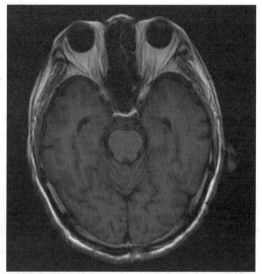

图 10-1-2　入院时头颅 MRI

三、入院诊断

自身免疫性脑炎，癫痫，低钠、低钾、低磷血症，低蛋白血症，营养不良，高血压。

四、治疗经过

患者入院后积极予以完善相关检查,诊断为自身免疫性脑炎。入院后在神经内科专科治疗基础上,积极给予纠正电解质紊乱、补充外源性白蛋白、稳定内环境等对症支持治疗,同时进行营养风险筛查和营养评定。NRS 2002 和 NUTRIC 评分结果均为 6 分,提示患者存在营养风险;SGA 评估提示存在中度营养不良,须尽早给予营养支持治疗。入院后第 1 天考虑患者意识不清,予以留置鼻胃管行肠内营养支持治疗,首先以 20 ml/h 的速度泵入葡萄糖氯化钠注射液,以滋养肠道。观察患者无腹胀、腹泻出现,改为短肽型肠内营养制剂,以 20 ml/h 为起始速度泵注,每 4 h 抽吸胃残留液一次,并观察患者有无腹胀、腹泻等症状出现,根据肠内营养的耐受性再缓慢增加肠内营养液的泵速。经鼻胃管肠内营养 24 h 后患者肠内营养耐受性较差,有胃储留发生,肠内营养液的泵速最高为 30 ml/h,暂停肠内营养液的泵入并进行胃肠减压。为防止误吸发生,采用床旁磁导引导下放置鼻肠管,以 20 ml/h 的速度重新开始短肽营养制剂的泵入,并缓慢增加泵速,患者耐受仍然较差,最高为 30 ml/h,每天最大剂量为 400 ml。此外,因预先考虑到肠内营养无法满足机体营养需求,入院后第 2 天即选用肠外营养支持治疗,具体方案为:50%葡萄糖溶液 200 ml+5%葡萄糖溶液 1 000 ml(热量 600 kcal),20%脂肪乳剂 250 ml(热量约 500 kcal),11.4%氨基酸溶液 750 ml(热量 345 kcal,氮 13.5 g),总热量为 1 445 kcal/d,其他维生素、微量元素、谷氨酰胺、电解质等均按比例供给。此外,根据肠内营养摄入量的增加而按配方比例逐步降低肠外营养剂量。

入院后第 5 天患者神志有所恢复,可简单对答,部分遵嘱活动。当天下午患者突然出现发热、烦躁、心慌、头晕、呼吸困难等症状。查体:患者半卧位,神志清楚,急性面容,双侧瞳孔等大等圆,对光反射可。两肺呼吸音粗糙,可闻及湿性啰音。上腹部稍膨隆,叩诊无鼓音,触诊无压痛和反跳痛,肠鸣音未闻及,床旁胸片提示两下肺炎症较前扩大,血气分析提示二氧化碳潴留,予以气管插管接呼吸机辅助通气。血生化示磷 0.42 mmol/L,镁 0.53 mmoL/L,钾 2.8 mmol/L,钠 129 mmol/L。结合患者的病史、症状以及各项检查,考虑患者肺部感染加重,同时发生了 RFS,遂立即停止原肠外营养支持治疗方案,积极纠正低磷、低镁和低钾等电解质紊乱,同时加强心电监护等措施,密切观察患者生命体征变化,并请呼吸内科、感染科会诊,调整抗感染治疗措施。经过积极治疗,入院后第 8 天患者恢复自主通气,拔除气管插管。入院后第 10 天患者一般状况明显改善,病情趋于稳定,各指标都逐步恢复。

此时经过多次尝试和调整肠内营养滴速和剂量,患者仍反复出现腹胀、恶心、呕吐等不适症状,肠内营养最高只能达到 40 ml/h 的滴速,每日仅能耐受 500 ml 的短肽营养制剂。因此,在肠内营养支持治疗的基础上,继续给予补充性肠外营养来增加患者对能量及营养素的需求,并根据肠内营养的量逐步增减补充性肠外营养给予量。为防止 RFS 的再次发生,补充性肠外营养的剂量按照 25 kcal/kg 的目标需要量给予,降低糖的供给量,治疗过程中严密监测水、电解质水平的变化,随时调整液体总量,加强维生素 B₁ 的供给,并继续通过鼻肠管鼻饲益生菌等促进肠道功能恢复。经过积极治疗,患者耐受短肽型营养制剂泵速由 40 ml 逐步增至 100 ml,肠内营养制剂总量达 1 500 ml(1 500 kcal),改为全肠内营养。为增加患者蛋白质摄入,进一步改善营养状态,使用鼻肠管给予鼻饲乳清蛋白质粉 30 g,3 次/d。全肠内营养 7 天后(入院第 20 天)患者精神状态逐渐改善,神经内科 ICU 治疗已无特殊,转普通病房治疗,开始鼓励患者经口进食少量流质,无明显呛咳等不适反应后,逐步增加进食量。但经过 3 天的口服饮食,患者只能进食少量半流质,反复尝试后无明显改善。

入院后第 27 天患者精神状态明显改善,已连续 15 天未再有癫痫样发作,四肢可抬离床面,可对答及遵嘱活动肢体。血液指标和头颅 MRI 等复查结果均提示患者病情好转,建议患者携带鼻肠管出院继续给予家庭肠内营养(home enteral nutrition,HEN),并为患者制订家庭肠内营养计划。为了使患者及其家属熟悉 HEN 过程并顺利实施,出院前营养支持小组安排专人对患者及其出院后的主要照顾者进行 HEN 培训指导,包括对营养液的输注、管道冲洗、喂养管的固定等进行操作演示,以及对 HEN 相关并发症的预防、识别、处理等知识进行讲解,并在出院前 3 天模拟出院环境:每次通过鼻肠管给予患者短肽营养制剂 100～150 ml,缓慢匀速注入,每 2 h 1 次,每日总量为 1 000 ml;管饲注入前、后均使用温开水 30 ml 脉冲式冲洗鼻肠管。通过积极培训,患者出院后的主要照顾者已能熟练掌握 HEN 的各项操作和流程,准予出院。出院后营养支持小组通过微信或电话等方式随访、了解患者情况,实施个体化营养咨询指导。经过指导和反复尝试,出院后患者经口进食量逐步增加,出院后第 12 天在使用鼻肠管给予短肽营养制剂 1 000 ml 基础上,患者每日经口进食量为:乳清蛋白质粉 90 g,流质(牛奶、果汁、米汤等)或半流质饮食(粥、果泥、菜泥、面片等)300～500 ml。出院后第 13～17 天,将鼻肠管管饲短肽营养制剂量逐渐减量至 500 ml/d,流质或半流质饮食逐渐增加至 500～1 000 ml/d,并开始经口进食少量固体饮食(米饭＋瘦肉),总量约 100～200 g/d。出院后第 30 天,患者每日经口进食量达到机体营养需求,营养不良状态得到纠正(SGA 评估等级为营养良好),NRS 2002 评分 1 分,无营养风险,予以拔除鼻肠管,完全恢复经口进食。HEN 期间未发生导管脱位、误吸等严重不良事件。继续随访 3 个月,患者营养状态及经口进食情况保持良好。

五、讨论分析

脑炎是由脑实质的弥漫性或者多发性炎性病变导致的神经功能障碍。其病理改变以灰质与神经元受累为主,也可累及白质和血管。自身免疫性脑炎(autoimmune encephalitis,AE)泛指一类由自身免疫机制介导的脑炎。AE 患者由于脑肠轴影响、治疗因素、神经心理、睡眠障碍等多种机制导致营养不良的发生。营养不良将影响 AE 患者原发病的治疗效果,并增加肺部感染等并发症的发生风险,延长住院时间,给患者带来不利临床结局。因此,积极防治 AE 患者的营养风险和营养不良的发生对于增强神经内科专科治疗效果及改善预后具有重要作用。

本例患者入院前已有 2 个多月的较长病史,患病期间食欲和进食量明显下降,体重下降显著约 15 kg,入院时 NRS 2002 及 NUTRIC 评分结果均为 6 分,提示患者存在营养风险;SGA 评估提示存在中度营养不良。因此,患者入院后在神经内科专科治疗的同时立即启动营养支持治疗程序。本例患者入院时并不存在肠内营养支持治疗的禁忌证,入院后第 1 天开始给患者进行肠内营养支持治疗。然而,由于患者 AE 病情危重,可能存在脑肠轴机制影响患者的胃肠道功能,入院初期患者的肠内营养耐受性较差,通过肠内营养提供的能量和营养素无法满足营养需要,仅能起到肠道滋养,维持肠道屏障作用。因此,为了及时给患者提供充足的能量和营养素,改善患者的营养状态,在入院第 2 天给患者进行了肠外营养支持治疗来增加能量和蛋白质等营养素的供给,以及时纠正患者的营养不良。通过肠外营养的有效治疗,患者的肠道功能也逐渐恢复,肠内营养量逐渐增加,此时的肠外营养开始减量,转为 SPN。然而,肠外营养支持治疗 4 天后患者发生了 RFS,这是长期营养不良及进食不足患者在重新摄入营养物质后出现的一种并发症,此时的治疗重点是治疗再喂养综合征,并给予纠正电解质紊乱,稳定内环境,气管插管管接呼吸机辅助呼吸等对症支持治疗。通过积极治疗,患者的症状趋于稳定,再喂养综合征得到纠正。此时,我们调整了肠外营养支持治疗方案,重新启动营养支持治疗。通过积极治疗,患者的肠内营养耐受性逐渐增加,最后达到全肠内营养目标,并开始恢复经口进食。但患者经口进食量较少,无法满足患者营养需要,加上患者长期、持续的营养不良较难通过短期的营养支持治疗而完全纠正。考虑患者此时在神经内科专科的有效治疗下,AE 病情也得到明显改善,病情稳定,我们开始启动 HEN 程序。我们在患者出院前制定了具体的家庭肠内营养支持治疗方案,并对患者及其出院后的主要照顾者进行培训指导,最后患者顺利出院。通过出院后的随访、指导,对其进行个体化营养咨询和指导,患者的 HEN 开展顺利,经口进食也逐步增加,停止家庭肠内营养支持治疗,最终完全恢复经口进食,并纠正了患者的营养不良。

六、相关营养背景知识

(一) RFS

RFS 是指机体在长期饥饿或营养不良情况下,重新摄入营养物质后出现的以低磷血症为特征的电解质代谢紊乱及由此产生的一系列症状。RFS 是临床营养治疗较常见的并发症,其中重度营养不良的慢性疾病患者更容易发生 RFS。RFS 的危险因素包括:① 营养物质摄入减少,如长期低热饮食、禁食、绝食、神经性厌食、异嗜症、偏食、老年抑郁。② 营养物质吸收障碍,如酗酒、吸收不良综合征、吞咽障碍、炎症性肠病,以及采用十二指肠手术治疗肥胖。③ 营养物质代谢障碍,如病态肥胖、难治性糖尿病。④ 营养物质消耗增多,如恶性肿瘤(特别是化疗阶段)、腹部手术、AIDS、TB、体重下降。⑤ 其他,如长期呕吐、腹泻、胃肠减压、利尿剂治疗、肺部疾病如肺炎。上述危险因素当中,以长期饥饿患者 RFS 发生率最高,饥饿状态超过 7～10 天,进食后的 3 天内,就有可能发生 RFS。

RFS 病理生理改变的特征如下:① 低磷血症:低磷血症是 RFS 的主要特征,而补磷是 RFS 的主要治疗手段。RFS 发病过程中磷在胰岛素作用下向细胞内转移,实际上使细胞内的磷含量及其产物增加。磷是细胞遗传物质和糖代谢的中间产物、高能磷酸键产物的组成部分,营养治疗期间细胞增殖、糖代谢恢复,对磷的需求增加,导致细胞内磷酸盐浓度在营养治疗期间进一步下降,合成磷脂减少,影响细胞膜的稳定性,临床上表现为肌膜崩解、横纹肌溶解,以及红细胞脆性增加、溶血性贫血。胰岛素促进细胞摄磷主要发生在肝脏,其次是骨骼肌,而磷进入红细胞依赖血磷浓度形成的梯度,低磷血症使得红细胞内磷及 2,3 -二磷酸甘油酸(2,3 - diphosphoglycerate,2,3 - DPG)消耗殆尽,血红蛋白氧和曲线左偏,影响心肌、神经等组织供氧。严重低磷血症如果不通过饮食或骨质吸收补充磷,就会导致代谢性酸中毒,后者可以消耗细胞内的 ATP、2,3 - DPG,并促使磷向细胞外移动。② 低钾血症:低钾血症是 RFS 致死的主要原因。饥饿期间机体总钾含量通过尿液排泄逐渐消耗,营养治疗时胰岛素和葡萄糖通过 $Na^+ - K^+ - ATP$ 泵使钾离子向细胞内转移,导致低钾血症和部分细胞内钾离子和负电荷增多,细胞膜超极化,表现为神经肌肉系统出现瘫痪、麻痹、呼吸抑制、肌无力症状,消化道出现肠麻痹、便秘症状。营养治疗使细胞内 ATP 浓度增高,导致复极化钾外向电流(ATP 敏感性钾通道)减弱,细胞不应期延长,诱发房性期前收缩或室性期前收缩,甚至心搏骤停而导致患者死亡。③ 低镁血症:除了胰岛素和葡萄糖,氨基酸也可促使镁进入细胞,所以即使严格控制营养的总热量,RFS 低镁血症的发生率仍高达 60%。细胞内镁离子积聚,抑制钙离子进入细胞,导致心肌和血管收缩能力降低,使营养治疗患者发生低血压、充血性心力衰竭。此外,抑制心肌细胞的电传导,与低钾血症共同诱发心律失常,如室性心动过速和 QT 间期延长。低镁导致神经突触释放乙酰胆碱减少,出现肌无力症状。细胞内镁离子浓度升高还可通过 $Na^+ - K^+ - ATP$ 泵促进钾离子内流并抑制外流,加剧细胞的超极化和肌无力等症状。细胞外镁离子突然下降可致血管一过性舒张,然后进入持续收缩状态,这一过程将进一步加剧低钾血症导致的血管收缩和组织缺血缺氧。④ 维生素 B_1($VitB_1$)缺乏:机体处在饥饿条件下,细胞内 $VitB_1$ 逐渐消耗。营养支持治疗期间,补充葡萄糖后,因缺乏 $VitB_1$,丙酮酸不能进入三羧酸循环,导致乳酸大量生成;补充氨基酸后,因缺乏 $VitB_1$,蛋白合成受阻,血支链氨基酸增多,其生酮、氧化途径亦增强,在缺乏 $VitB_1$ 双磷酸盐条件下,酮体脱羧、脱氢反应受阻,加剧乳酸的积聚和代谢性酸中毒,导致呼吸衰竭、充血性心力衰竭和内侧丘脑功能受损。$VitB_1$ 是胆碱酶抑制剂,营养治疗阶段,机体对 $VitB_1$ 需求增多、储量消耗,导致神经系统 $VitB_1$ 缺乏,乙酰胆碱分解增多,神经传导受阻,表现为上升性对称性感觉、运动、反射障碍和记忆障碍,如麻痹、肌痛、Wernicke 脑病。⑤ 循环充血:饥饿期间,长期低血容量、细胞内 ATP 耗竭导致心脏萎缩、心动过缓、搏出量降低。营养治疗期间,高血糖、高胰岛素血症、低磷血症、代谢性酸中毒、补液过度导致水钠潴留、循环充血。然而,由于磷总量消耗,心肌细胞 ATP 合成相对不足,心功能失代偿,出现体循环和肺循环衰竭的症状。

(二) RFS 的防治

RFS 预防的关键在于识别高危人群,并在营养支持治疗期间逐渐增加营养素摄(输)入量,避免喂养过度(包括口服及静脉途径)。禁止摄入含糖量多的食物与饮品,可用少糖奶制品替代;禁止大量输入葡萄糖液,可用脂肪乳剂或氨基酸制剂,从而减少糖在热量中的比例。经验性补磷、补钾、补充 VitB₁。饥饿后的营养补充应该遵循"先少后多、先慢后快、先盐后糖、多菜少饭、逐步过渡"的 20 字原则,在 1 周后恢复至正常需要(摄入)量。一旦发生 RFS,应该进行专业治疗。根据 NICE 发表的指南及最新的文献报道,可采取以下防治措施减少和治疗 RFS(表 10 - 1 - 1)。RFS 是虽是营养支持治疗过程中一种潜在致命的代谢性疾病,但通过早期识别高危患者,并给予补磷、补充 VitB₁ 等措施进行预防和治疗,能明显降低并发症的发生率和病死率,改善患者的预后。

表 10 - 1 - 1 RFS 防治方案

1. 初始评估

低危因素	高危因素	特殊人群
		(推荐仔细评估)
• BMI<18.5 kg/m²	• BMI<16 kg/m²	• 绝食,慢性严重节食
• 过去 3~6 个月无意识体重下降>10%	• 过去 3~6 个月无意识体重下降>15%	• 减重手术史,短肠综合征
• 5 天以上基本无进食或营养摄入	• 10 天以上基本无进食或营养摄入	• 患有慢性消耗性疾病的体弱老年患者
• 嗜酒或药物使用史,包括胰岛素、化疗、制酸剂或利尿剂	• 喂养前血钾、血磷或血镁的浓度低于正常范围	

2. 营养治疗期间的 RFS 预防

	无风险	低危	高危	极高危
RFS 危险度分级		1 个低危因素	1 个高危或 2 个低危因素	• BMI<14 kg/m² • 体重下降>20% • 饥饿>15 天
营养治疗前或治疗期间的预防措施	无其他预防措施	重建液体平衡,避免液体过量:脱水百分数×体重(kg)=所需液体量(液体丢失的粗略估计)		
		根据危险度补充电解质:如果电解质浓度低于正常值范围,应根据血清浓度水平考虑每日补充电解质:钾:1~1.5 mmol/(kg·d),镁:0.2~0.4 mmol/(kg·d),钙:0.3~0.6 mmol/(kg·d) **根据危险度考虑其他预防措施**:补充 VitB₁(第 1~5 天,200~300 mg),第 1~10 天复合维生素,补充其他电解质不足,第 1~7 天限制钠离子摄入[<1 mmol/(kg·d)]		
第 1~3 天	能量(包括所有摄入途径):补充全部所需要量(40%~60%碳水化合物,30%~40% 脂肪,15%~20%蛋白质)	能量(包括所有摄入途径):15~25 kcal/(kg·d)(40%~60%碳水化合物,30%~40%脂肪,15%~20%蛋白质)	能量(包括所有摄入途径):10~15 kcal/(kg·d)(40%~60%碳水化合物,30%~40%脂肪,15%~20%蛋白质)	能量(包括所有摄入途径):5~10 kcal/(kg·d)(40%~60%碳水化合物,30%~40%脂肪,15%~20%蛋白质)

第4天		能量(包括所有摄入途径):30 kcal/(kg·d)(40%~60%碳水化合物,30%~40%脂肪,15%~20%蛋白质)	能量(包括所有摄入途径):15~25 kcal/(kg·d)(40%~60%碳水化合物,30%~40%脂肪,15%~20%蛋白质)	能量(包括所有摄入途径):10~20 kcal/(kg·d)(40%~60%碳水化合物,30%~40%脂肪,15%~20%蛋白质)
第5天				
第6天	能量(包括所有摄入途径):补充全部所需要量(40%~60%碳水化合物,30%~40%脂肪,15%~20%蛋白质)		能量(包括所有摄入途径):30 kcal/(kg·d)(40%~60%碳水化合物,30%~40%脂肪,15%~20%蛋白质)	
第7~9天		能量(包括所有摄入途径):补充全部所需要量(40%~60%碳水化合物,30%~40%脂肪,15%~20%蛋白质)	能量(包括所有摄入途径):补充全部所需要量(40%~60%碳水化合物,30%~40%脂肪,15%~20%蛋白质)	能量(包括所有摄入途径):20~30 kcal/(kg·d)(40%~60%碳水化合物,30%~40%脂肪,15%~20%蛋白质)
第10天以后				能量(包括所有摄入途径):补充全部所需要量(40%~60%碳水化合物,30%~40%脂肪,15%~20%蛋白质)
液体	无须限制液体	补充液体使出入量平衡,约30~35 ml/(kg·d)	补充液体使出入量平衡,第1~3天:25~30 ml/(kg·d),第4天及以后:30~35 ml/(kg·d)	补充液体使出入量平衡,第1~3天:20~25 ml/(kg·d),第4~6天:25~30 ml/(kg·d),第7天及以后:25~35 ml/(kg·d)
盐	无须限制盐摄入	无盐限制	限制钠的摄入<1 mmol/(kg·d)(第1~7天)	限制钠的摄入<1 mmol/(kg·d)(第1~10天)
铁	即使患者有铁的缺乏,第1个7天内无须补充铁			
监测	● 第1~3天每天监测血清电解质水平,然后每2~3天监测一次 ● 每天检查患者的脱水状态(每天1~2次) ● 对于RFS极高危患者,每天持续监测心律或心电图			

3. 营养治疗期间再评估和诊断
（所有级别的 RFS）

RFS 的诊断	**营养治疗开始后72 h 内的电解质改变:** -血磷降低>30%或<0.6 mmol/L -或者2种其他电解质低于正常值范围(镁:<0.75 mmol/L,PO_4:0.80 mmol/L,钾:3.5 mmol/L)

	没有 RFS 治疗无改变 如果电解质低于参考值范围,及时给予补充	合并有临床症状?	
		否	是
RFS 的诊断	没有 RFS 治疗无改变 如果电解质低于参考值范围,及时给予补充	无症状 RFS 开始或调整电解质补充。每 2～3 天重复评估	有症状 RFS 增加电解质补充和合理地治疗临床症状。对于高危患者要调整营养治疗。每天重复评估

需要指出的是,因成人血磷的正常范围较小(0.8～1.4 mmol/L),补磷时应注意不良反应,包括低钙血症和抽搐、低血压、高磷血症、高钾血症(使用磷酸钾时)、高钠血症(使用磷酸钠时)、转移性钙化、腹泻(口服时发生较多),其中低钙血症报道较多。据报道,血磷水平在 0.3 mmol/L 以下的患者静脉补磷酸盐 0.32 mmol/(kg·12 h)或 15 mmol/h,血磷水平在 0.5～0.6 mmol/L 之间的患者静脉补磷酸盐 45 mmol/24 h 或 15 mmol/2 h 是安全而且有效的。欧洲指南制定的剂量范围较大,为静脉补磷酸盐 30～50 mmol/12 h,磷酸盐制剂浓度<0.6 mmol/L。补钾期间应检测心电图,补镁期间应注意检查膝腱反射。

七、主编点评

神经系统疾病特别是神经危重症患者常伴发营养风险或营养不良,而营养不良将加剧患者的病情,给患者带来不利的临床结局。本例 AE 患者从发病以来,疾病反复发作,病程长达 2 个月余时间,期间有食欲下降,体重丢失显著,出现中度营养不良,但患者的营养问题一直未受到重视。这类患者的诊治重点,除了专科治疗外,合理的营养支持治疗及其并发症的防治显得尤为重要,是专科治疗有效发挥的前提。不恰当的营养支持治疗或对营养问题的忽视将直接影响着患者的临床结局,甚至导致专科治疗的失败。因此,该患者入院后,治疗组在积极专科治疗的同时即启动营养支持治疗程序,着手解决患者的营养不良问题。由于该患者长期营养不良及摄入不足,具有 RFS 的高危风险。虽然从营养支持治疗之初,治疗组就已注意纠正水、电解质紊乱和调整营养支持治疗方案等进行预防,但为期 4 天的肠外营养仍然导致了再喂养综合征的发生。然而,因为治疗组对再喂养综合征具有足够的认识和充分的准备,再喂养综合征发生以后,治疗组积极进行相应治疗,并给予内环境稳定、器官功能支持等对症支持治疗,使患者迅速从再喂养综合征的打击中恢复,再喂养综合征得以有效控制。患者病情稳定后即重新开启营养支持治疗程序,并根据患者的胃肠道耐受情况和疾病的不同阶段对肠外营养、肠内营养和 ONS 进行优化,满足患者的营养需要,不断纠正患者的营养不良。

此外,该例患者由于长期营养不良的存在,虽然经过积极有效的营养支持治疗,但住院期间短时间的营养支持治疗尚不能完全纠正患者的营养不良。鉴于患者病情稳定,符合 HEN 的指征,并具有家庭肠内营养的条件。因此,全盘考虑患者及其家属的意愿以及当前的医疗资源紧缺等问题后,给患者实施了家庭肠内营养支持治疗计划,使患者出院后能够在家中继续进行营养支持治疗,进一步纠正患者的营养不良状态,最终使患者的营养不良获得改善。这也是该例患者营养支持治疗获得满意效果的关键,是整个营养支持治疗的一大亮点。

总之,本例患者通过优化营养支持治疗,并积极防治相关并发症,顺利地从最初的全肠外营养支持治疗过渡至肠外与肠内营养联合支持治疗,再至全肠内营养支持治疗和口服营养补充,最后到延续性家庭肠内营养支持治疗,最终改为经口服摄食获得营养补充,营养不良逐步得以纠正,并使患者的营养状态维持良好。本例营养支持治疗经验表明,个体化的序贯营养治疗可以有效纠正长期营养不良患者的营养状态并改善临床结局,增强原发疾病治疗效果。同时本病例也提示我们要更多地关注 AE 患者长期的饮食及营养状态,以警惕或预防患者发生营养不良的发生。

(谈善军 沈 雷)

参考文献

［1］ Burgos R，Bretón I，Cereda E，et al. ESPEN guideline clinical nutrition in neurology[J]. Clin Nutr，2018，37：354-396.

［2］ Pantoja F，Fragkos KC，Patel PS，et al. Refeeding syndrome in adults receiving total parenteral nutrition：An audit of practice at a tertiary UK centre[J]. Clin Nutr，2019，38(3)：1457-1463.

［3］ Friedli N，Stanga Z，Culkin A，et al. Management and prevention of refeeding syndrome in medical inpatients：An evidence-based and consensus-supported algorithm[J]. Nutrition，2018，47：13-20.

［4］ Bischoff SC，Austin P，Boeykens K，et al. ESPEN guideline on home enteral nutrition[J]. Clinical Nutrition，2020，39(1)：5-22.

［5］ 中华医学会肠外肠内营养学分会神经疾病营养支持学组,中华医学会神经病学分会神经重症协作组,中国医师协会神经内科医师分会神经重症专业委员会,等.神经系统疾病肠内营养支持中国专家共识(第二版)[J].中华临床营养杂志,2019,27(4)：193-203.

病例 2

急性脑梗死,吞咽障碍,吸入性肺炎

一、病史简介

患者,女,72 岁。因"突发右侧肢体乏力 5 小时,溶栓后 1.5 小时"收住入院。患者今日 9:00 坐位起身时突发右侧肢体无力,摔倒在地,家属发现时患者不能言语,否认头晕、头痛,否认恶心、呕吐,肢体麻木情况不详。患者于 10:11 被救护车送至我院急诊,当时查体:神志清楚,运动性失语,血压 158/88 mmHg,心率 76 次/分,呼吸 16 次/分;双侧瞳孔直径 3.0 mm,对光反灵敏,双侧眼球各方向活动正常,眼震(一);双侧额纹对称,右侧鼻唇沟变浅,伸舌右偏;左侧肢体肌力 5 级,右侧肢体肌力 0 级;NIHSS 评分 13 分(意识水平提问 2 分,右上肢 4 分,右下肢 4 分,失语 3 分),右侧巴氏征(+)。头颅 CT 检查示:双侧脑室旁、基底节区见斑点状低密度灶,边界欠清,脑干区见可疑斑点状稍低密度影;双侧侧脑室扩张,脑回增多,脑沟加深,中线结构居中。急诊诊断为"急性脑梗死",考虑有静脉溶栓治疗指征,排除溶栓禁忌并取得家属书面知情同意后于 11:32 开始静脉溶栓(阿替普酶 3.6 mg 静推,32.4 mg 1 h 内静滴),溶栓即刻 NIHSS 评分 13 分。患者于 12:32 溶栓结束,溶栓后 1 h NIHSS 评分 9 分(右上肢 4 分,右下肢 4 分,言语 1 分),溶栓过程中无牙龈、皮肤黏膜出血。现患者收入神经内科进一步治疗。患者自发病以来,精神欠佳,未睡眠,小便正常,大便未解,体重无明显变化。

发现心房颤动 1 个月,未严格遵从医嘱,间断服用华法林治疗。有高血压 10 余年,每天口服硝苯地平缓释片 1 粒(5 mg),血压控制在 120~130/70~80 mmHg。否认糖尿病及 COPD 等其他慢性病史。

二、入院检查

体温 36.7℃,脉搏 76 次/分,呼吸 16 次/分,血压 158/88 mmHg,体重 40 kg,身高 159 cm。神志尚清,言语稍含糊,定时、定向力可,查体欠配合。全身皮肤无黄染,无肝掌、蜘蛛痣。全身浅表淋巴结无肿大,巩膜无黄染,眼球无突出,瞳孔等大等圆,双侧瞳孔直径 3.0 mm、对光反射灵敏,双眼向右凝视,胸廓无畸形,双肺叩诊清音,听诊双肺湿啰音。心前区无隆起,心界不大,心率 76 次/分,律齐。腹部平软,肝脾肋下未触及,肝肾区无叩击痛,肠鸣音 4 次/分。肛门及生殖器未检,四肢脊柱无畸形;右侧上肢肌力 1 级,右下肢肌力 1 级,左侧肢体肌力 5 级;左侧巴氏征(一),右侧巴氏征(+);腱反射:双侧肱二头肌腱反射、肱三头肌腱反射、桡骨膜反射(++),双侧膝反射、踝反射(++)。双侧深浅感觉查体不配合;闭目难立征,步态未查。

红细胞 4.17×10¹²/L;血红蛋白 119 g/L;血小板 188×10⁹/L;白细胞 8.13×10⁹/L;中性粒细胞 82.7%;总胆红素 12.2 μmol/L;直接胆红素 3.4 μmol/L;总蛋白 66 g/L;白蛋白 38 g/L;球蛋白 28 g/L;谷丙转氨酶 32 U/L;谷草转氨酶 41 U/L;前白蛋白 0.16 g/L;尿素 2.9 mmol/L;肌酐 57 μmol/L;钠 141 mmol/L;钾 3.7 mmol/L;氯 103 mmol/L;葡萄糖 4.6 mmol/L;总胆固醇 3.59 mmol/L;甘油三酯 0.81 mmol/L。

心电图:窦性心律,频发房性早搏,V2 导联 r 波递增不良,请结合临床。头颅 CT:双侧脑室旁、基底节区见斑点状低密度灶,边界欠清,脑干区见可疑斑点状稍低密度影;双侧侧脑室扩张,脑回增多,脑沟加深,中线结构居中。影像诊断为脑内散在腔隙灶,老年脑,随访,必要时行 MRI 检查(图 10 - 2 - 1)。

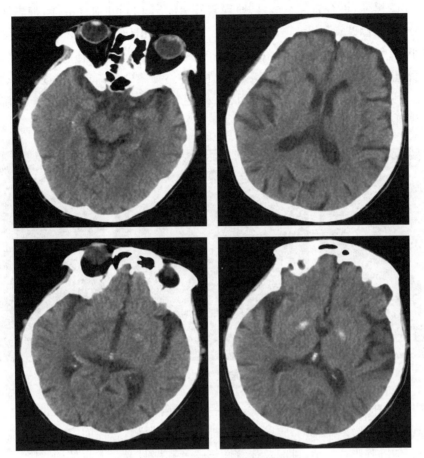

图 10 - 2 - 1　急诊(溶栓前)头颅 CT

三、入院诊断

急性脑梗死(静脉溶栓后),高血压,心房颤动。

四、治疗经过

患者入院后予以抗凝、护胃、控制血压、保护神经功能、输液等治疗,同时进行营养风险筛查。此时患者的 NRS 2002 评分>3 分,饮水吞咽试验评分 5 分。由于无法进食,遂立即给患者留置鼻胃管,给予肠内营养治疗,起始速度为 30 ml/h,后逐渐增加至 50 ml/h,总量为 500 ml。入院后第 2 天,在溶栓治疗 24 h 后复查头颅 MRI 示脑内多发腔梗灶,双侧额叶及左侧颞叶亚急性病变,未见颅内出血(图 10 - 2 - 2)。此时患者右侧上肢肌力 4 级,右下肢肌力 0 级,左侧肢体肌力 5 级,肌张力正常,言语较前清晰。鉴于患者的一般状况有所改善,肠内营养治疗无腹胀、腹泻等不适,将肠内营养的滴速调整为 70 ml/h,总量为 1 000 ml。傍晚时分,患者开始出现头痛,进行性加重,同时伴有心率、呼吸加快。查体:神志清楚,烦躁,急性面容,可简单交流,双侧瞳孔等大等圆,对光反射可,患者出现左前臂、右大腿、臀部淤青,咳嗽时痰中带血。即时心电监护示心率 120 次/分,呼吸 22 次/分,鼻导管吸氧下 SpO_2 98%,血压 150/100 mmHg,右侧上肢肌力 4 级,右下肢肌力 0 级,左侧肢体肌力 5 级,肌张力正常。怀疑脑梗死静脉溶栓后出现出血转化,立即联系急诊 CT 检查。结果发现患者为蛛网膜下腔出血,遂立即转入神经内科 ICU 进一步密切监护治疗。通过停用抗凝药、脱水、预防性抗感染、维持水、酸碱、电解质平衡等治疗,患者头痛症状有所改善,心率下降,呼吸平稳,鼻导管吸氧下 SpO_2 100%,血压 120/80 mmHg。入 ICU 第 2 天清晨患者出现黑便,诉有胃部不适,同时鼻胃管引流出 120 ml 血性液体,神志清楚,心率 90 次/分,呼吸 16 次/分,鼻导管吸氧下 SpO_2 100%,血压 120/80 mmHg。考虑患者出现应激性上消化道出血,但出血量较小,暂无血流动力学改变,在密切监护的基础上给予护胃、补液、抗炎等治疗,同时暂停肠内营养治疗。通过监护室治疗,鼻胃管引流出的血性液体逐渐减少,头痛缓解,逐渐启动肠内营养治疗,速度为 20 ml/h,未见明显腹胀、腹泻等不适症状。入监护室第 4 天,鼻胃管未引流出血性液体,患者无明显头痛,转入普通病房进一步治疗。

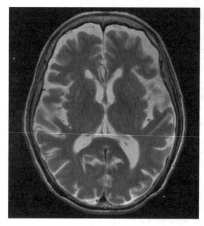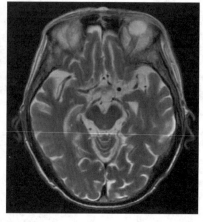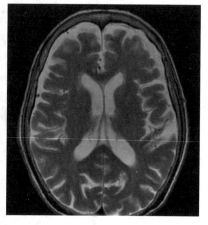

图 10-2-2　溶栓 24 小时后头颅 MRI

转入普通病房后,在常规补液治疗基础上,逐渐增加肠内营养剂量达到 100 ml/h。入院后第 7 天下午,患者突发出现咳嗽,呼吸困难,诉有腹胀。患者神志尚清,烦躁,急性面容,对答费力,双侧瞳孔等大等圆,对光反射可,两肺呼吸音欠清,可闻及弥散性哮鸣音和湿啰音。上腹部稍膨隆,叩诊有鼓音,无压痛和反跳痛,肠鸣音未闻及。即时心电监护示心率 130 次/分,呼吸 30 次/分,面罩吸氧 4 L/分下 SpO_2 90%,血压 160/100 mmHg。考虑患者出现了肠内营养误吸,立即停止肠内营养,并再次转入神经内科 ICU 加强治疗。床旁胸片显示两肺弥漫性片状高密度影,考虑吸入性肺炎。通过机械通气辅助呼吸、吸痰、灌洗、抗感染、输液等治疗,患者生命体征逐渐稳定,于入 ICU 第 5 天(入院第 11 天)拔除气管插管,恢复自主呼吸,鼻导管吸氧下 SpO_2 100%。通过床边电磁导航下放置鼻肠管跨过幽门,尝试进行幽门后喂养。通过多次尝试增加肠内营养的滴速和剂量,患者反复出现腹胀、恶心、呕吐等不适症状,仍无法耐受 50 ml/h 的滴速以及每日 600 ml 总剂量的肠内营养。因此,按照 25～30 kcal/kg 的目标需要量,在肠内营养基础上,同时给予补充性肠外营养来增加患者对能量及营养素的需求。患者经过神经内科 ICU 1 周的积极治疗,生命体征平稳,一般状况可,监护室已无特殊治疗,于入院后第 13 天转回普通病房。

入院后第 16 天,经过多次调整和尝试,患者肠内营养滴速达到 100 ml/h,每天给予 1 000～1 200 ml 整蛋白肠内营养制剂,达到全肠内营养目标,停止使用肠外营养。入院后第 18 天,饮水吞咽试验 3 分,鼓励患者少量、多次经口饮水、进食。通过反复尝试和患者的自身努力,入院后第 20 天,患者饮水吞咽试验评分为 2 分,停止使用肠内营养,恢复经口进食,额外给予每天 500～600 kcal 的口服营养补充制剂增加营养需求。入院后第 22 天,患者右侧肢体 Brunnstrom 分级:5-5-2,改良巴氏指数 20 分。考虑患者脑梗死溶栓后,右侧肢体运动功能障碍,日常生活能力受限,社会参与受限,继续予以每日康复训练。入院后第 23 天,患者右侧上肢肌力 4 级,右下肢肌力 1 级,较前恢复。目前已恢复经口进食,无呛咳,治疗无特殊,予以出院至康复医院进行功能锻炼,并嘱咐继续口服营养补充。

五、讨论分析

急性脑梗死是临床常见的缺血性脑血管疾病,是由各种原因导致的脑组织血液供应障碍,并由此产生缺血缺氧性坏死,进而出现神经功能障碍的一组临床综合征。据统计,急性脑梗死占脑卒中的60%～80%,具有高发病率、高致残率和高死亡率的特点,患者常以突然出现一侧肢体(或面部)无力或麻木、言语不清或理解困难及意识障碍等症状就诊。目前,急性脑梗死最有效的治疗方法是时间窗内给予血管再通治疗,包括重组组织型纤溶酶原激活剂(recombinant tissue-type plasminogen activator, rt - PA)静脉溶栓和机械取栓,救治成功率与发病时间密切相关。该患者入院后头颅 CT 检查示双侧脑室旁、基底节区见斑点状低密度灶,边界欠清,脑干区见可疑斑点状稍低密度影。结合患者体征,考虑急性脑梗死。由于急诊血糖检查显示为 4.8 mmol/L,且发病时间在 3 h 以内,溶栓效果较好,具有溶栓指征,且患者无明显溶栓禁忌,因此根据目前指南建议立即给予静脉溶栓,并密切监测患者的生命体征及神经系统体征变化。溶栓结束后患者言语功能有所改善,溶栓过程顺利,无明显出血等不良反应。

该患者为老年女性,神经内科急性脑梗死静脉溶栓治疗后,属于营养不良的高危人群,因此入院后在积极治疗原发病的同时即开始启动营养支持治疗程序。患者的 BMI 15.8 kg/m^2,属于营养不良,NRS 2002 评分>3 分,存在营养风险。入院后第 1 天即开始进行营养支持治疗,考虑到患者饮水吞咽试验评分 5 分,无法经口进食,存在误吸风险。因此入院后即给患者留置鼻胃管进行肠内营养支持。患者在入院第 2 天发生蛛网膜下腔出血,这是急性脑梗死静脉溶栓后出现了出血转化。通过在 ICU 给予停用抗凝药、脱水、预防性抗感染、维持水、酸碱、电解质平衡等治疗,患者一般状况有所改善,拟继续进行肠内营养支持治疗。然而,患者在入监护室的第 2 天开始出现应激性上消化道出血,虽然出血量较小、暂无血流动力学改变,但尚不排除加重可能。因此,暂停肠内营养治疗,并在密切监护的基础上给予护胃、补液、抗炎等治疗。通过积极的治疗,鼻胃管引流出的血性液体逐渐减少,上消化道出血得到有效控制。此时再次启动肠内营养治疗,起始速度为 20 ml/h,未见明显腹胀、腹泻等不适症状。此时的肠内营养虽然没有达到目标剂量,但少量的肠内营养对改善患者的胃肠道功能,特别是对减少应激性上消化道出血的风险具有重要作用。

转入普通病房后,逐渐增加肠内营养剂量,然而患者发生了误吸,导致了卒中相关性肺炎的发生,这是急性脑梗死常见的肠内营养并发症,加重了原有急性脑梗死的病情以及肠内营养的治疗难度。此时,该患者的治疗重点在于治疗卒中相关性肺炎及后续可能发生的肺部感染等并发症。通过积极的机械通气辅助呼吸、吸痰、灌洗、抗感染、输液等治疗,患者生命体征逐渐稳定,数天后拔除气管插管,恢复自主呼吸。考虑到患者已发生误吸事件,通过鼻胃管实施肠内营养再次发生误吸的风险性较大,通过床边电磁导航下放置鼻肠管跨过幽门给患者实施肠内营养的幽门后喂养。然而,由于受到急性脑梗死、应激性上消化道出血、肺炎等影响,患者此时的胃肠道功能发生障碍,肠内营养的耐受性显著下降。因此,通过多次尝试增加肠内营养的滴速和剂量,患者仍反复出现腹胀、恶心、呕吐等不适症状,无法达到肠内营养的目标需要量。因此,此时的营养支持治疗开始考虑使用补充性肠外营养的混合营养模式来满足机体对能量和营养素的需要。通过一段时间积极的肺炎治疗以及补充性肠外营养支持治疗,患者生命体征平稳,一般状况改善,转回普通病房。

回病房后积极进行神经保护等急性脑梗死的相关治疗,并鼓励患者少量、多次经口饮水、进食,促进患者经口进食。入院后第 20 天,患者神经功能有所恢复,饮水吞咽试验评分为 2 分,能够自主经口进食,无呛咳等发生,遂立即停止使用肠内营养,逐渐恢复经口进食。通过经口进食尚不能完全满足患者的营养需要,应继续在正常饮食的基础上,实施口服营养补充进行营养支持治疗,进而增加患者的营养需求,以改善患者的营养状态。口服营养补充数天后,患者无明显腹胀、腹泻等不适,并且已完全恢复正常进食。此时患者虽有脑梗死后的暂时性肢体功能障碍,但一般状况可,治疗已无特殊,给予出院,嘱咐出院后加强经口进食,并继续口服营养补充。

六、相关营养背景知识

(一)急性脑梗死患者营养不良原因

急性脑梗死患者属于营养不良的高危人群。多种因素参与了急性脑梗死患者营养不良的发生和发展,其中常见的有摄入不足、分解代谢增加和神经内分泌紊乱等因素,具体包括以下几方面。

1. 摄入不足　急性脑梗死多发生于中老年人,患者常合并牙齿脱落、慢性疾病、胃肠道功能减退、精神认知功能障碍等因素,平时营养摄入量减少,发病前已存在营养状态受损或营养不良。急性脑梗死发生后,患者常发生吞咽障碍和胃肠功能受损,甚至出现消化道出血等并发症,经肠道摄入营养量减少,进而导致营养不良的发生或加剧已经存在的营养不良。研究显示,吞咽障碍是急性脑梗死后营养状态恶化的独立危险因素。

2. 分解代谢增加　急性脑梗死后机体处于高度应激,呈现高分解代谢状态,机体蛋白质分解代谢和脂肪动员增加,营养物质需求量增加,同时常由于胰岛素抵抗的发生,机体合成代谢受损,造成机体负氮平衡,引起营养损耗,是营养不良发生的重要原因。此外,应激可使胃肠道黏膜和屏障功能破坏,也影响患者营养物质的消化与吸收,从而加剧了营养不良的发生。研究显示,急性脑梗死后营养状态与急性脑梗死的严重程度密切相关,病情越重,营养不良发生率越高。

3. 神经内分泌紊乱　急性脑梗死后常伴发着神经内分泌紊乱,引起食欲、消化吸收与水、电解质平衡失衡,导致营养不良的发生。例如,脑干、下丘脑功能紊乱会影响神经内分泌和胃肠动力学功能,损伤肠黏膜防御屏障,影响营养物质的摄入与吸收等,这是急性脑梗死患者发生营养不良的重要原因。此外,急性脑梗死所致的上肢瘫痪、感觉异常、失认、失用等均可影响患者的进食能力,导致营养摄食不足,引发营养不良的发生。

4. 心理因素　急性脑梗死后患者因疾病的意外打击,工作和生活能力下降,甚至丧失,进而导致抑郁或焦虑情绪,极大地影响患者的食欲,使其进食减少,引发营养不良的发生。

5. 其他导致营养不良的原因　包括厌食症、胃排空障碍(恶心和呕吐)、感染性并发症等。

(二)急性脑梗死患者的营养支持治疗

营养不良在急性脑梗死患者中十分常见,能增加患者并发症的发生率,影响治疗效果,增加住院费用,延长住院时间,严重影响患者的临床结局。因此,对急性脑梗死患者进行合理的营养支持治疗在临床营养实践中显得十分重要。

1. 准确的能量和营养素供给　目前大多数学者和主要营养学会的指南均推荐采用间接测热法测定患者实际的能量消耗值,作为机体能量目标需要量的依据;对不具备间接测热法测量能量条件患者,采用经验估算法:重症患者急性应激期(GCS≤12 分或 APACHE II≥17 分):20~25 kcal/(kg·d),糖脂比=5:5,热氮比=100:1;轻症卧床患者:20~25 kcal/(kg·d),糖脂比=7:3~6:4,热氮比=100~150:1;轻症非卧床患者:25~35 kcal/(kg·d),糖脂比=7:3~6:4,热氮比=100~150:1。需要注意的是,急性脑梗死重症患者在严重应激早期存在严重炎性反应和胰岛素抵抗、机体分解代谢增加,此阶段应进行允许性低能量摄入,这有利于减少代谢性并发症,避免再喂养综合征,保证机体重要器官细胞正常的自噬过程,维持危重症状态下机体细胞、器官的基本生命活动和功能。当机体进入恢复阶段,则应增加能量摄入以满足机体合成代谢增加的需求,避免长时间能量负平衡,减少机体瘦组织群消耗,改善临床结局。

2. 首选并尽早启动肠内营养　急性脑梗死早期,通过积极的抗凝、溶栓、神经功能保护等治疗原发病的同时,若无肠内营养禁忌证,应在发病 7 天内尽早(24~48 h)启动肠内营养。肠内营养实施主要有管饲和口服营养补充两种途径。管饲途径主要有鼻胃管、鼻十二指肠管、PEG 等多种形式,具体投给途径的选择取决于疾病情况、喂养时间长短、患者精神状态及胃肠道功能具体情况。鼻饲管(鼻胃管和鼻十二指肠管)放置快速,技术难度相对较低,但需要定期更换,长期放置可造成食管炎及管道摩擦、压迫导致的黏膜溃疡等。PEG 是有创操作,需要通过外科方法和内镜来完成,适合于需要长期肠内喂养的患者使用。一般来说,对于因昏迷、认知功能障碍或吞咽障碍不能经口摄食的患者,应予以管饲喂养。严重吞咽困难限制了经口摄入充足的食物,如果吞咽困难预期持续超过 1 周,那么需要早期通过管饲进行肠内营养。急性脑梗死急性期,如果无法经口摄入充足的食物,那么更适合通过胃管进行肠内营养。可以经口摄食但每日能量摄入不足目标量的 60% 的患者,应给予管饲。对于吞咽障碍的患者来说,如果采取食物性状改进和代偿性方法,能够减少误吸并保证足够量的营养摄入,则可以经口进食,否则就需要管饲喂养。对于需长期肠内营养(>28 d)的患者,则应在稳定期(脑卒中后 14~28 d)放置 PEG 营养管。因此,肠内营养管饲途径虽有多种,但应遵循个体化原则,根据具体情况进行选择。需要指出的是,急性脑梗死患者通常伴有胃肠功能障碍,肠内营养的耐受性较差,管饲喂养应根据肠道耐受性从低流率开始(20~50 ml/h),如果耐受情况良好则逐渐增量,同时应密切监测患者的胃肠功能及管饲耐受性。耐受良好的患者喂养量应在 72 h 内达到目标需要量,以优化营养支持的效果。对于胃肠道耐受性较差的患者,喂养量应在 7 d 内逐渐谨慎地达到目标需要量。

口服营养补充是通过口服途径摄入营养物质,适用对象主要是能经口进食,但存在营养风险或营养不良的急性脑梗死患者人群。当膳食提供的能量和蛋白质等营养素在目标需求量的 50%~75% 时,提供口服营养补充剂作为额外的营养补充。口服营养补充通常提供 400~900 kcal/d,提供方式包括餐间补充或小口啜服,或者对于固体食物进食困难的患者提供全代餐,来提供机体所需营养素的供给,维持或改善患者的营养状况。临床上,可供口服营养补充的制剂有多种,包括多种宏量营养素和微量营养素的营养液体、半固体或粉剂的制剂,这些营养物质可单独食用,也可以加入饮品和食物中经口摄入,从而加强食物中的蛋白质、碳水化合物、脂肪、矿物质和维生素等营养素含量,提供均衡的营养素以满足机体对营养物质的需求。口服营养补充在很多情况下为全营养产品,可作为机体唯一的营养来源。

3. 合理使用肠外营养 当伴有营养不良或营养风险的急性脑梗死患者存在严重胃肠道结构或功能障碍等肠内营养绝对禁忌证的情况下,应及时给予肠外营养来满足机体对营养的需要;而对于已经实施肠内营养,但肠内营养供给的营养物质目标需求量未达到 60% 以上的急性脑梗死患者,通过实施补充性肠外营养来弥补肠内营养不足时机体对能量和蛋白质的需求,达到机体目标需要量,有利于组织的正常代谢和维护组织器官功能,改善患者的临床结局。目前,对于补充性肠外营养的给予时机尚存在争议。不同国际营养学会指南在补充性肠外营养时机的推荐意见上也不一致。ESPEN 指南推荐,实施肠内营养 2~3 天仍未能达到目标量时,应在 24~48 h 启动补充性肠外营养;美国胃肠病学会、ASPEN 和美国重症医学会(Society of Critical Care Medicine,SCCM)指南推荐意见却认为,无论营养风险高低,肠内营养提供的能量和蛋白质无法达到目标需要量的 60% 时,第 1 周内也暂不使用补充性肠外营养,而是在 1 周之后再应用补充性肠外营养;中华医学会肠外与肠内营养学分会(Chinese Society for Parenteral and Enteral Nutrition,CSPEN)则推荐根据患者的营养风险来指导补充性肠外营养的实施时机:对于 NRS≥5 分或 NUTRIC≥6 分的高风险患者,如果肠内营养在 48~72 h 内无法达到目标能量及蛋白质需要量的 60% 时,推荐早期给予补充性肠外营养,可以取得较理想的疗效;对于 NRS≤3 分或 NUTRIC≤5 分的低营养风险患者,如果肠内营养未能达到目标热量及蛋白质需要量的 60% 超过 7 天时,才启动补充性肠外营养。对于肠内营养联合肠外营养的患者,随着 EN 耐受性增加、肠外营养需要量降低,两者间的转换需要谨慎进行以防止过度喂养。通常来说,当肠内营养供能和蛋白质>60% 目标需要量时,即可停用肠外营养。

4. 积极防治并发症 肠内营养常见的并发症有吸入性肺炎、腹胀、腹泻、应激性溃疡及血糖紊乱等。临床防治措施主要包括:① 早期肠内营养支持的前 3 天应每 3 h 监测 1 次胃潴留情况,如果胃内容物>150 ml,暂停肠内营养和(或)加用胃肠动力药。② 在病情允许的情况下提高床头 30°~45°,以防止胃内容物反流误吸入气管内。营养液尽量安排在白天滴注,以便更好地观察监护。③ 在营养液输注过程中注意无菌操作,防止因细菌感染而导致腹泻。④ 营养液的温度维持在 38~40℃ 之间,采用输液泵控制滴速保证营养液匀速输入。⑤ 密切观察大便情况,发现异常及时分析原因并处理,防止应激性溃疡等产生。若患者出现便秘,应加强补充水分,选用含有混合膳食纤维营养配方,必要时予以通便药物、低压灌肠或其他排便措施。⑥ 高血糖症的发生主要是由于应激反应及鼻饲配方中含有高糖成分。在输注过程中,密切监测血糖,及时调整输注速度及胰岛素输注剂量。胰岛素输注初始每 1~2 h 检测血糖 1 次,血糖稳定后每 4 h 检测血糖 1 次。血糖控制目标以不超过 7.8~10 mmol/L 为宜。⑦ 上消化道出血(隐血试验证实)时,应短暂加用质子泵抑制剂;血性胃内容物<100 ml 时,继续全量全速或全量减速(20~50 ml/h)喂养,每天检测胃液隐血试验 1 次,直至 2 次正常。

七、主编点评

急性脑梗死患者常伴发营养问题,是临床营养支持治疗的重点关注人群。多数患者发病前已存在营养不良,发病后严重的急性脑梗死应激所带来的机体分解代谢增加以及胃肠道功能障碍等并发症加剧了营养不良的发生。营养不良可使原发疾病加重,增加并发症发生率,延长住院时间,增加医疗费用,使急性脑梗死的病死率增加,从而影响患者的临床结局。合理的营养支持不仅能满足急性脑梗死患者对能量和营养素的需求,改善营养状态,也能减轻应激状态下机体的分解代谢反应,维护机体重要器官功能,有助于降低并发症的发生率和病死率,加速患者康复,改善预后。然而,急性脑梗死患者多数年龄较大,脏器功能减退,加上急性脑梗死的严重应激,使机体处于应激状态下的高代谢状态外,常合并胃肠功能障碍等病理生理学改变,加重了营养支持治疗的实施难度。

肠内营养作为营养支持治疗的首选方式,已被大家所公认。肠内营养不仅能提供机体所需能量和营养素,满足机体营养需求,还具有符合生理、肠道功能保护、操作简单、价格低廉等优势。然而,临床实践中,急性脑梗死患者由于疾病本身或治疗的原因,常存在血流动力学不稳定、内环境紊乱、胃肠道功能受损严重等病理生理学改变,致使肠内营养无法实施或难以达到机体的实际需要量,造成机体能量或蛋白质的供给不足,这在急性脑梗死重症患者中尤为明显。本病例入院后在积极治疗原发病,使患者生命体征稳定后,即开始通过鼻胃管给予肠内营养支持治疗。然而,该患者后来发生的急性脑梗死出血转化及上消化道出血使胃肠功能严重受损,肠内营养的耐受性下降,加大了肠内营养的误吸风险,最后导致了肠内营养误吸事件的发生,引发了卒中相关性肺炎,加重了患者的病情。此时的营养支持治疗出现两大关键抉择:一方面,实施肠内营养更加困难,但由于肠内营养具有维护肠屏障、降低应激、调整机体代谢等众多优势,这时肠内营养对患者的预后至关重要。因此,在积极治疗卒中相关性肺炎、稳定患者内稳态的基础上,为继续使用肠内营养,通过磁导引导下过幽门放置鼻肠管进行幽门后喂养来减少肠内营养的误吸风险;另一方面,由于患者的病情,短时间内肠内营养无法满足机体的需要,而长时间能量及蛋白质缺乏将不可避免导致机体瘦组织群消耗,损害组织器官功能,影响患者的治疗效果及预后。因此,是否启动肠外营养来弥补肠内营养的不足成为目前营养支持治疗的另一重要抉择。目前认为,对于无法实施肠内营养或肠内营养提供的营养物质未达到机体目标需求量 60% 以上的急性脑梗死患者,肠外营养仍是重要的营养支持方式。临床实践中,由于每个急性脑梗死患者的疾病严重程度不同,营养风险的大小也各不相同,特别是急性脑梗死重症患者的异质性较大,使得补充性肠外营养的给予时机不尽相同。因此,准确评估营养风险对于指导急性脑梗死患者何时实施补充性肠外营养具有重要意义。该患者发病前已存在营养不良,发病后严重的急性脑梗死应激所带来的机体分解代谢增加以及胃肠道功能障碍等并发症使患者的营养状态更加恶化。因此,该患者在肠内营养无法满足机体需要时,及时启动补充性肠外营养对于改善患者的营养状态和预后具有重要作用。

(谈善军　沈　雷)

参考文献

［1］ Burgos R,Bretón I,Cereda E,et al. ESPEN guideline clinical nutrition in neurology[J]. Clin Nutr,2018,37(1):354-396.

［2］ Robertson ST,Grimley RS,Anstey C,et al. Acute stroke patients not meeting their nutrition requirements:Investigating nutrition within the enriched environment[J]. Clin Nutr,2020,39(5):1470-1477.

［3］ Singer P,Blaser AR,Berger MM,et al. ESPEN guideline on clinical nutrition in the intensive care unit[J]. Clin Nutr,2019,38(1):48-79.

［4］ 中华医学会肠外肠内营养学分会神经疾病营养支持学组,中华医学会神经病学分会神经重症协作组,中国医师协会神经内科医师分会神经重症专业委员会,等.神经系统疾病肠内营养支持中国专家共识(第二版)[J].中华临床营养杂志,2019,27(4):193-203.

［5］ 中华医学会肠外肠内营养学分会.成人补充性肠外营养中国专家共识[J].中华胃肠外科杂志,2017,20(1):9-13.

病例 3

双侧额叶脑组织挫裂伤术后，上消化道出血

一、病史简介

患者，男，29 岁。因"车祸 5 小时，头痛进行性加重伴意识障碍 1 小时"收住入院。患者 5 小时前在行走时被电动自行车撞倒，后枕部着地，前额部也受到物体撞击，有头痛、头晕，无恶心、呕吐，无胸痛、腹痛，无呼吸困难，无意识障碍，四肢活动自如。救护车送至急诊，头颅 CT 检查显示双侧额叶脑挫裂伤，双侧额部及右侧颞部硬膜下血肿，随访；蛛网膜下腔出血；左侧额部、顶部头皮软组织肿胀；左侧枕部颅板下少量积气伴邻近颅骨骨折；额骨骨折。胸腹 CT 未见明显异常。急诊给予甘露醇降颅压脱水、神经营养及止血等治疗。1 小时前患者头痛加重，烦躁不安，意识逐渐恶化，同时出现频繁的恶心、呕吐。复查头颅 CT 检查显示双侧额叶脑挫裂伤，双侧额部及右侧颞部硬膜下血肿，右侧颞部血肿较前略增大，随访；蛛网膜下腔出血；枕骨、额骨骨折；头皮软组织肿胀较前减轻。现为急诊手术治疗收住入院。

二、入院检查

体温 37.1℃，脉搏 70 次/分，呼吸 16 次/分，血压 140/90 mmHg，体重 65 kg，身高 172 cm。神志昏迷，查体不合作，GCS 8 分。全身皮肤无黄染，无肝掌、蜘蛛痣。全身浅表淋巴结无肿大。头颅无畸形，前额部及后枕部皮肤有挫裂伤，急诊清创缝合后予以纱布包扎，敷料清洁干燥，无易位。巩膜无黄染，眼球无突出，瞳孔等大等圆，双侧瞳孔直径 3.0 mm，对光反射灵敏，外耳道无分泌物，鼻唇沟无变浅，胸廓无畸形，双肺叩诊清音，未闻及干湿啰音。心前区无隆起，心界不大，心率 70 次/分，律齐。腹部平软，肝脾肋下未触及，肝肾区无叩击痛，肠鸣音 4 次/分。肛门及生殖器未检，四肢脊柱无畸形。双侧病理征未引出。

红细胞 $4.04 \times 10^{12}/L$；血红蛋白 128 g/L；血小板 $199 \times 10^9/L$；白细胞 $10.96 \times 10^9/L$；中性粒细胞 81.7%；总胆红素 10.3 $\mu mol/L$；直接胆红素 2.3 $\mu mol/L$；总蛋白 67 g/L；白蛋白 40 g/L；前白蛋白 0.35 g/L；谷丙转氨酶 21 U/L；谷草转氨酶 33 U/L；尿素 2.7 mmol/L；肌酐 71 $\mu mol/L$；葡萄糖 6.1 mmol/L。钠 141 mmol/L；钾 4.0 mmol/L；氯 105 mmol/L；钙 2.34 mmol/L；无机磷 0.84 mmol/L；镁 0.91 mmol/L。

急诊首次头颅 CT：双侧额叶脑挫裂伤，双侧额部及右侧颞部硬膜下血肿，随访；蛛网膜下腔出血；左侧额部、顶部头皮软组织肿胀；左侧枕部颅板下少量积气伴邻近颅骨骨折；额骨骨折（图 10-3-1）。急诊复查头颅 CT：双侧额叶脑挫裂伤，双侧额部及右侧颞部硬膜下血肿，右侧颞部血肿较前略增大，随访；蛛网膜下腔出血；枕骨、额骨骨折；头皮软组织肿胀较前减轻（图 10-3-2）。

三、入院诊断

重度颅脑创伤，双侧额叶脑组织挫裂伤，头皮软组织挫裂伤。

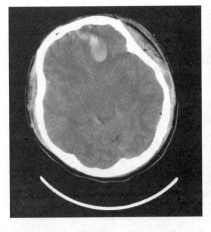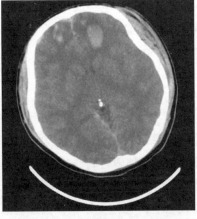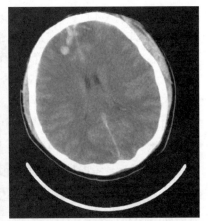

图 10-3-1　急诊首次头颅 CT

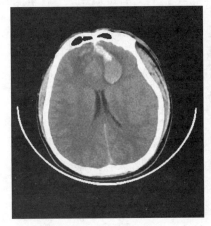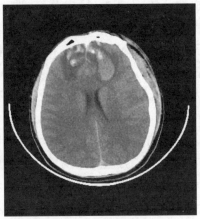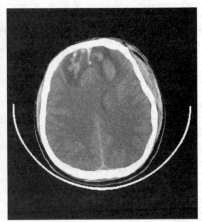

图 10-3-2　急诊复查头颅 CT

四、治疗经过

患者入院后积极完善术前准备,无手术禁忌证,取得家属书面知情同意后于急诊全麻下行开颅手术。术中探查发现双侧额叶脑挫裂伤,脑组织肿胀明显,有坏死脑组织及血凝块约 50 ml,遂行双侧额叶血肿清除术＋右侧颅内压监护探头置入术＋右侧去骨瓣减压术。手术过程顺利,术后保留气管插管,继续予以呼吸机辅助呼吸,转入外科 ICU 进一步治疗。术后第 1 天在常规甘露醇脱水降颅压、预防性抗感染、防癫痫、神经营养保护等治疗基础上,给予肠外营养支持治疗,总能量为 1 950 kcal/d,蛋白质供给量为 2.0 g/(kg·d),同时添加 ω-3 PUFA 2.0 ml/(kg·d)。此外予以留置鼻胃管清洗胃内容物后,给予糖盐水,起始速度为 25 ml/h,每 6 h 评估一次肠内营养的耐受性。术后第 2 天患者神志恢复,拔除气管插管,恢复自主呼吸,同时予以腰大池引流。术后第 3 天患者无特殊不适主诉,转回普通病房进一步治疗。此时患者糖盐水 25 ml/h 无法完全耐受,诉有腹胀不适,6 h 后胃残留量为 100 ml 左右,多次评估无改善,继续使用全肠外营养支持治疗。回普通病房后第 2 天下午(术后第 4 天)患者出现烦恼,主诉有胸闷不适,无头痛、头晕,体温 38.5～39.8℃,心率 135～145 次/分,面罩 4 L/分下 SpO₂ 96%,血压 90～100/60 mmHg,腰大池引流出约 50 ml 淡血性液体,两肺呼吸音欠清,有湿啰音,予以抗炎、补液等对症支持治疗,同时急查血和胸部 CT。处理过程中患者一般情况无改善,SpO₂ 逐渐下降,低于 95%,胸部 CT 提示双侧胸腔积液,肺不张,两肺炎症性改变。患者体温高,循环不稳定,故转外科 ICU 进一步密切监护治疗。此时急查血回报患者血白细胞计数 13.92×10⁹/L;中性粒细胞 83.7%;白蛋白 28 g/L。

监护室积极予以抗感染,输白蛋白,维持水、酸碱、电解质平衡等对症治疗,同时予以双侧胸腔穿刺引流胸腔积液,并反复尝试肠内营养支持治疗。经监护室积极治疗,患者一般情况改善,体温下降,即时心电监护示心率 85 次/分,鼻导管 4 L/min 下 SpO₂ 100%,血压 110/70 mmHg,床旁超声显示胸腔积液明显减少。此时患者饮水吞咽试验为 5 级,无法自主进食,肠内营养可耐受 25 ml/h 的速率,无明显腹胀、腹泻等不适,转回普通病房进一步诊治。

回普通病房后第 1 天下午(术后第 6 天),患者出现黑便,诉有腹部不适,同时鼻胃管引流出 100 ml 血性液体。查体:神志清楚,无发热,心率 90 次/分,呼吸 16 次/分,鼻导管吸氧下 SpO₂ 100%,血压 120/80 mmHg。考虑患者出现了颅脑创伤后的急性胃肠损伤,引起上消化道出血,但出血量较小,暂无血流动力学改变,在密切监护的基础上给予质子泵抑制剂护胃、补液、抗炎等治疗,同时暂停肠内营养支持治疗,鼻胃管接负压引流管引流胃内容物。通过上述积极治疗,鼻胃管引流出的血性液体及黑便排出逐渐减少,腹部不适缓解。再次启动肠内营养治疗,速度为 20 ml/h,未见明显腹胀、腹泻等不适症状。术后第 8 天,患者鼻胃管未引流出血性液体,无黑便,肠内营养增加至 30 ml/h,每日总量 500 ml,无明显腹胀、腹泻等不适。此时患者的饮水吞咽试验为 3 级,可自主进食少量流质,肠外营养模式为补充性肠外营养方案,继续添加 ω-3 PUFA 2.0 ml/kg,肠内营养和肠外营养的剂量总和达到患者的目标营养需要量。此时,患者双侧胸腔引流管引流液已连续数日少于 10 ml,床旁 B 超显示双侧胸腔未见明显积液,予以拔除胸腔引流管。患者腰大池引流管引流液逐渐变清,为清亮透明液体,无头痛、头晕等不适,为防止引流管放置过久造成颅内逆行感染,拔除腰大池引流管。

术后第 10 天,复查头颅 CT 显示术野有低密度水肿表现,双侧颞叶脑组织挫裂伤、脑内血肿基本吸收、清除,脑室系统和中线结构正常。此时的治疗重点是恢复经口进食。术后第 12 天,患者进食量明显增加,肠内营养可耐受 50 ml/h,鼓励患者进食,停止使用肠外营养。术后第 13 天下午,患者出现腹胀,伴有恶心、呕吐,呕吐为胃内肠内营养液和所摄食物。查体:腹部膨隆,无压痛,上腹部叩诊呈鼓音,肠鸣音未闻及。追问病史,患者已有 3 天无排便,每日排气量明显减少。结合患者的症状、体征及病史,考虑患者再次出现了颅脑创伤后的急性胃肠损伤并发症,可能为延迟性术后肠麻痹。急查腹部 CT 显示患者胃和小肠广泛扩张,内有积气、积液。立即停止患者进食,给予鼻胃管引流、灌肠、针灸等处理,并鼓励患者多下床活动,加强体育锻炼,重新启动肠外营养支持治疗。经过上述积极处理,患者开始少量排气,肠鸣音 3 次/分。此时重新启动肠内营养支持治疗,起始剂量为 25 ml/h,并从胃管给予益生菌和益生元维护肠道功能。经过上述积极治疗,术后第 15 天,患者出现排便,腹胀明显缓解,肠内营养的滴速增加至 50 ml/h,并逐渐开放饮食,减少肠外营养剂量。

患者经过积极治疗,肠道功能逐渐恢复,延迟性肠麻痹得到改善,术后第 19 天停止使用肠外营养,肠内营养达到 100 ml/h,并在肠内营养中添加 1.5 g ω-3 PUFA。此时患者饮水吞咽试验为 3 级,可进少量流质,鼓励患者少量多次进食并给予高蛋白口服营养补充。经过数日调整和尝试,同时告知患者口服进食的重要意义,取得患者及其家属的配合后逐渐增加口服进食和口服营养补充量,同时减少肠内营养和口服营养补充剂量直至完全经口进食,停止使用肠内营养。术后第 22 天,患者一般状况可,体温正常,停止使用口服营养补充,恢复经口进食数日后无明显腹胀、腹泻等不适,给予出院,拟于术后 6 个月行颅骨缺损修补术。

五、讨论分析

TBI 是指撞击、打击、震动或穿透头部等发生于头颅部的外伤,可能会导致脑出血、脑肿胀或神经细胞损伤等系列脑组织损伤,从而影响大脑的正常功能。临床上 TBI 以跌坠伤和撞伤最为多见,常发生于灾难、战争或交通事故中。TBI 是神经外科领域常见的急症之一,特别是重型 TBI,病死率为 30%~

50%,是致死、致残的重要原因,严重影响人类的生命健康。TBI 已成为全世界重大的公共卫生问题。如何提高 TBI 患者的救治成功率是目前神经外科领域重点关注的课题。手术、药物及后续的康复等规范化救治是提高该类患者救治成功率的重要保障,其中营养支持治疗是 TBI 规范化救治的重要组成部分,是其他治疗发挥疗效的基础,因而贯穿 TBI 治疗的全过程。

该患者为青年男性,虽平时营养状况良好,但患者为重型颅脑创伤,NRS 2002 评分等于 3 分,NUTRIC 评分>5 分,具有营养风险。根据目前指南和共识,患者应在术后 48 h 内尽早给予营养支持治疗。因此,患者急诊手术后在 ICU 积极抗感染、甘露醇脱水降颅压、维持内环境和血流动力学稳定等治疗的同时,即开始对该患者启动营养支持治疗程序。由于患者颅脑创伤较重,术后继续气管插管接呼吸机辅助呼吸,机体处于严重创伤应激下的高代谢、高消耗状态,早期能否提供足够的能量供给是影响该类患者临床预后的独立因素。因此,患者术后第 1 天即开始按照能量 $25\sim30$ kcal/(kg·d)、蛋白质 2.0 g/(kg·d)的剂量给予全肠外营养支持治疗,并添加 ω-3 PUFA 2.0 ml/(kg·d)以调节患者的代谢状态,降低全身炎症反应,改善免疫功能。此外,考虑到早期肠内营养对重症颅脑患者肠屏障功能的保护作用,术后第 1 天即给患者留置鼻胃管,在清除患者术前的胃内容物后,立即通过鼻胃管给予起始速度为 25 ml/h 糖盐水,以维护患者的肠屏障功能,并评估肠内营养的耐受性,尽快恢复肠内营养支持治疗,减少并停止使用肠外营养,发挥肠内营养支持治疗的优势。由于患者为重度颅脑创伤,严重的创伤应激使器官功能受损,造成了后续胸腔积液和肠道出血等并发症的发生,加重了肠内营养顺利实施的难度,而此阶段补充性肠外营养的使用及时地提供了患者所需的能量和蛋白质,对患者整个疾病的治疗起到了关键作用。

通过积极的原发病和并发症治疗、肠道功能维护以及免疫营养对机体炎症等的调节,患者术后的肠内营养耐受性逐渐好转,补充性肠外营养的剂量逐渐减少。术后第 12 天患者可少量进食,肠内营养可耐受 50 ml/h,遂停止使用补充性肠外营养,重点鼓励患者恢复经口进食。但术后第 13 天患者出现的延迟性术后肠麻痹再次阻碍了患者经口进食和肠内营养的顺利实施。此时的治疗重点是治疗延迟性术后肠麻痹,促进肠道功能恢复。因此,在给患者进行鼻胃管负压引流、灌肠、针灸等处理的基础上,鼓励患者多下床活动,加强体育锻炼,并重新启动肠外营养支持治疗。此时的肠外营养一方面使肠道得到暂时休息;另一方面为机体提供足够的营养素满足颅脑创伤后结构修复和功能恢复的需要。经过上述积极处理,患者肠功能得到改善,重新启动肠内营养支持治疗并逐渐增加剂量,同时从鼻胃管给予益生菌和益生元,以加强肠道功能恢复。经过处理,数天后患者出现排便,腹胀明显缓解,延迟性术后肠麻痹得到缓解,患者逐渐开放饮食,但总量较少。因此,继续逐渐增加肠内营养剂量,并逐渐减少肠外营养剂量,最终停止使用肠外营养。此时,考虑到免疫营养在颅脑创伤患者机体的代谢调节,炎症降低及免疫功能改善等方面的有效作用,继续在肠内营养中添加 1.5 g ω-3 PUFA 以加强肠内营养对肠道及全身组织器官功能的营养保护作用。

经过积极处理,在治疗原发病的基础上,患者的肠内营养很快达到全量。然而,患者的经口进食量却无明显改善,因此下一步的治疗重点是恢复经口饮食,减少并停止使用肠内营养。经过多次调整和尝试,并通过肠道微生态等治疗,维护肠道功能,患者经口进食包括口服营养补充的剂量逐渐增加,肠内营养逐渐减少,最终停止使用肠内营养。在经口进食数天无明显不适后,再次停止使用口服营养补充,达到出院标准,患者由此康复出院。

六、相关营养背景知识

(一) AGI

AGI 是指危重患者因急性疾病导致胃肠道功能不正常,分为原发性与继发性。原发性 AGI 是由胃肠道原发疾病或直接损伤导致的 AGI，常见于胃肠道损伤初期，如腹膜炎、腹部手术、腹部创伤所致的胃肠道损伤。继发性 AGI 是由胃肠以外其他组织器官严重病变或损伤导致的胃肠道损伤，疾病初期无胃肠道原发疾病，AGI 为二次打击所致。颅脑创伤后发生的 AGI 属于继发性 AGI。研究显示，颅脑创伤特别是重症颅脑创伤容易导致 AGI 的发生，进一步引发众多并发症。根据严重程度，欧洲危重病学会将 AGI 分为 4 级，并对每个级别的 AGI 给出了相应的治疗建议。

1. Ⅰ级 AGI 存在发展为胃肠道功能障碍和衰竭的风险。患者受到某一次打击后，胃肠道功能部分受损，引起的胃肠道症状原因明确、症状持续时间短暂且具有自限性。临床表现为腹部手术后前几天恶心、呕吐、肠鸣音消失，休克早期肠道运动功能减退等。针对治疗：不需要采取特别的措施，仅需通过外周静脉补充每天所需的液体与电解质便会迅速改善这类患者的一般情况。可在术后 24～48 h 开展早期肠内营养。如果条件允许，限制使用抑制胃肠道运动功能的药物，如儿茶酚胺类和鸦片类药物。

2. Ⅱ级 AGI 胃肠道功能障碍。胃肠道无法完成消化吸收功能，不能满足机体对营养物质与液体的需要，但全身情况还未因胃肠功能障碍而恶化。临床表现为潴留量较大的胃瘫、下消化道麻痹、腹内高压Ⅰ级、胃液或大便中含有血液、肠内营养不耐受[72 h 内无法经肠道接受 20 kcal/(kg·d) 的热量]等。针对治疗：为满足机体对营养物质与液体的需要，必须采取相应的治疗措施以防症状持续或恶化。可使用胃肠动力药物、治疗腹内高压，开始或继续使用肠内营养。当出现胃潴留、反流或肠内营养不耐受时，应反复尝试小剂量肠内营养；对于胃瘫患者，如胃动力药不能使胃肠道运动功能恢复，则应开始经幽门后（经肠）肠内营养。

3. Ⅲ级 AGI 胃肠道功能衰竭。胃肠道功能完全丧失，尽管经过治疗胃肠道功能仍不能恢复，全身状况没有改善。临床表现为经红霉素等胃肠动力药物治疗后或经幽门后肠内营养，机体对肠内营养不耐受情况仍没有改善，导致 MODS 持续存在或进行性加重。这包括胃潴留量增多、下消化道麻痹持续存在、肠管扩张、腹内压升高到Ⅱ级（15～20 mmHg，1 mmHg＝0.133 kPa）、腹腔灌注压下降（＜60 mmHg）等。针对治疗：采取各种措施防止胃肠功能向衰竭发展。监测并降低腹内压；排除其他可能引起胃肠道损伤的腹部疾病，如胆囊炎、腹膜炎和肠缺血等；避免使用抑制胃肠道运动功能的药物。因为早期肠外营养可能增加感染的发生率，所以应努力尝试早期肠内营养。

4. Ⅳ级 AGI 胃肠道功能衰竭伴有远隔器官功能障碍。临床表现为 AGI 病情发展快，伴有进行性加重的 MODS 和休克，危及生命。如肠缺血致肠坏死、胃肠出血伴失血性休克、结肠假性梗阻和需要开腹减压的腹腔间室综合征。针对治疗：采取剖腹探查、开腹减压和结肠镜减压治疗等急诊措施。目前尚无有效的保守治疗方法。

（二）AGI 的常见症状与对症治疗

1. 呕吐与反流 这是 AGI 的常见症状，其中反流更多地发生在神志不清醒的患者之中。这两者的发生与上消化道运动功能障碍和消化液潴留有关。有效的治疗措施包括胃肠减压、减少消化液分泌和防止呕吐物误吸。

2. 胃潴留 单次胃液回抽＞200 ml 定义为大量胃潴留。暂没有足够的科学证据或生理学依据来定义大量胃潴留的确切值，也没有标准的测量胃残留方法。当胃残留＞200 ml 时，须进行仔细的临床评估，但是单次残留量在 200～500 ml 时不应该擅自停止肠内营养。尽管缺乏科学依据，欧洲危重病学会腹部疾病工作组将 24 h 残留量＞1 000 ml 作为异常胃排空的一项指征，需要给予特殊的关注。推荐静脉使用胃复安和（或）红霉素，不推荐使用西沙比利。不推荐常规使用促动力药物。针灸刺激治疗有可能促进神经外科 ICU 患者胃排空的恢复。尽可能避免或减少使用阿片类药物，降低镇静深度。如果单次残留超过 500 ml，建议暂停胃内营养，给予幽门后营养。

3. 腹泻 液体状粪便＞3 次/d 或＞250 g/d 即为腹泻。腹泻可分为分泌性、渗透性、动力性或消化不良性腹泻。对危重患者亦可按疾病、喂养和药物相关性腹泻进行分类。首先应对症治疗,补充充足的水与电解质,避免低血容量发生,确保组织有效灌注。要认真分析并排除引起腹泻的原因,如停用缓泻剂、广谱抗生素和乳果糖等药物。对于喂养相关性腹泻,可调整肠内营养液的温度、浓度、输注速度和配方,还可考虑加用膳食纤维来减轻腹泻症状。严重或反复发作的难辨梭状杆菌引起的腹泻首选口服万古霉素。

4. 消化道出血　呕吐物、胃肠减压吸出胃内容物或粪便中出现血液即为消化道出血,是 AGI 的重要症状之一。这表明胃肠道黏膜有明显的损伤,其中 ICU 患者的发生率达 5%～25%。根据出血对循环系统的影响来决定诊断和治疗措施。对于消化道出血伴循环系统轻度不稳定的患者,可采取内镜检查;对于消化道大出血伴循环系统不稳定的患者,可通过动脉造影检查来了解出血部位;对于食管静脉曲张出血患者可采用内镜下注射肾上腺素、硬化剂或钛夹止血和电凝止血;对于内镜检查阴性的出血患者可使用结肠镜与小肠镜检查来明确出血部位,还可行剖腹探查,术中采用内镜检查或介入放射学检查。

5. 麻痹性肠梗阻　指肠蠕动功能受损,导致粪便不能排出体外。临床症状包括至少 3 d 肛门停止排便,肠鸣音存在或消失,同时需排除机械性肠梗阻。在 ICU 之外的科室,便秘和顽固性便秘还包括不舒服的肠道蠕动、排便困难和疼痛等症状。而 ICU 患者无法表达上述症状,故建议使用"下消化道麻痹"这个概念。处理意见:尽可能撤除减慢肠蠕动的药物(儿茶酚胺、镇静、阿片类药物)和纠正损害肠动力的因素(高血糖、低钾血症)。由于上述治疗作用显现延迟,通便药物必须尽早或预防性使用。阿片拮抗剂的长期作用效果和安全性尚不清楚,故不推荐常规使用。促动力药物如多潘立酮、甲氧氯普胺和红霉素,可用于刺激上消化道(胃和小肠),而新斯的明可以促进小肠和结肠动力。尽管缺乏良好的对照研究和足够的证据,促动力药应作为肠道动力紊乱的一个标准治疗措施。

6. 肠鸣音异常　肠鸣音<5 次/分或>35 次/分即为肠鸣音异常。为获得真实的肠鸣音,应连续听诊,至少听取两个象限,持续时间>1 min,并且短时间内要复听 1 次。肠鸣音的异常多提示 AGI。我们发现长时间无肠内容物也会导致肠鸣音减弱或消失。通常肠鸣音亢进提示肠梗阻。须注意听诊前的触诊可能引发肠鸣音活跃,并且肠鸣音恢复与肠麻痹的改善并不呈正相关。

7. 肠扩张　通过腹部 X 线片或腹部 CT 检查测量肠道直径,当小肠直径>3 cm、结肠直径>6 cm、盲肠直径>9 cm,即诊断为肠扩张。肠梗阻常伴有肠扩张,但肠扩张不一定伴有肠梗阻。文献中常用中毒性巨结肠和结肠假性梗阻等来描述结肠扩张。虽然在择期手术后已不推荐使用胃肠减压,但是对肠扩张的患者仍应采用胃肠减压,同时注意纠正水、电解质失衡。对于盲肠直径>10 cm 且持续 24 h 无改善者,在排除机械性梗阻后,可考虑采用新斯的明或结肠镜减压治疗。结肠镜减压有效率达 80%,但有发生肠穿孔的危险。以结肠镜减压为主的保守治疗在持续 48～72 h 后肠扩张仍无缓解,可考虑开腹手术治疗,以防止肠穿孔发生。

(三) AGI 的处理流程

根据欧洲危重病学会发布的指南建议,AGI 的处理流程如图 10 - 3 - 3 所示。

七、主编点评

TBI 患者普遍存在进食不佳或障碍、高能量消耗的特点,如营养管理不善,则会增加不良临床结局的风险。根据不同的伤情,营养需求及管理方案均不相同。因此,深入理解 TBI 患者的机体代谢改变是对该类患者合理营养支持治疗的基础和前提。颅脑创伤后,患者处于严重应激的高代谢状态,代谢率可提高 30%～200%,这可能与 TBI 后患者体内激素水平的改变、细胞代谢的紊乱及脑内和全身剧烈的炎症反应有关。TBI 后儿茶酚胺的增加对维持血压和大脑血供具有非常重要的作用,但同时也提高了

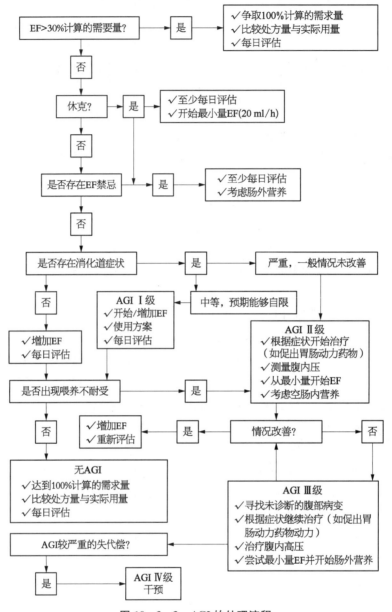

图 10－3－3　AGI 的处理流程

机体的代谢和氧耗,导致血糖升高、组织蛋白水解、骨骼肌消耗等。此外,TBI 患者往往存在不同程度的意识障碍和吞咽困难,营养摄入受限。因此,在这种高代谢和负氮平衡的状态下,通过优化肠内营养或肠外营养支持治疗为机体合理提供所需的能量和营养素,可以减少内源性物质的消耗,改善营养状态,调整机体的代谢,对患者的治疗和恢复具有极大的帮助。

　　本病例为青年男性,尽管入院时营养状况良好,但重度 TBI 给患者造成了严重的创伤应激,机体分解代谢增加,使患者出现营养风险或营养状况恶化,影响患者的治疗和预后。因此,该患者术后第 1 天即给予营养支持治疗直至患者能经口进食满足自身营养需求。患者住院期间,通过积极防治颅脑创伤后的 AGI,促进肠道功能恢复,营养支持模式逐步从全肠外营养、补充性肠外营养、肠内营养、口服营养补充,最后过渡到恢复经口进食。整个营养管理过程充分体现了个体化、标准化、规范化的临床营养实施路径,使该重症 TBI 患者得到了合理的营养支持治疗,满足了颅脑创伤术后不同阶段机体对营养的需求,最终顺利康复出院。

　　重症 TBI 患者由于长期接受肠外或肠内营养支持治疗,加上受脑肠轴调控影响,易发生肠道微生物菌群失调,继而引发全身状况恶化。给予微生态制剂来进行肠道微生态治疗能够有效调节、纠正肠道菌群失调,维护肠道功能,在众多疾病的治疗中已展现出显著的效果。目前广泛应用于临床的微生态制剂主要为:益生菌、益生元和合生元。益生菌为来源于人类肠道发挥积极作用的微生物,能够提高宿主肠道黏膜免疫细胞数量,抑制病原体生长、易位,降低肠道 pH,促进微量元素吸收,发挥维持肠道环境稳态和免疫增强作用。益生元是指不易消化的、可发酵的膳食纤维,作为正常肠道菌群的底物被代谢,利于益生菌生长,维持肠道正常环境。大多数益生元为寡糖,包括菊粉、低聚果糖、低聚半乳糖、大豆低聚糖、乳果糖等,存在于富含膳食纤维的水果、蔬菜和谷物中。合生元是益生菌和益生元的混合制品或添加维生素和微量元素等的制剂。本病例在颅脑术后出现了延迟性肠麻痹后,可能是肠道菌群失调导致的结果。因此,及时使用益生菌和益生元所进行的肠道微生态治疗对肠道功能的改善可能起到了一定的积极作用,同时在使用过程中未见明显的不良反应。因此,从本病例使用的效果来看,肠道微生态治疗可能是重症 TBI 患者 AGI 防治的一种新的思路和策略。

(谈善军　张知格)

参考文献

[1] 中华医学会创伤学分会神经创伤专业学组.颅脑创伤患者肠内营养管理流程中国专家共识(2019)[J].中华创伤杂志,2019,35(3):193-198.

[2] 中华医学会肠外肠内营养学分会神经疾病营养支持学组,中华医学会神经病学分会神经重症协作组,中国医师协会神经内科医师分会神经重症专业委员会,等.神经系统疾病肠内营养支持中国专家共识(第二版)[J].中华临床营养杂志,2019,27(4):193-203.

[3] Chapple L-A, Chapman M, Shalit N, et al. Barriers to Nutrition Intervention for Patients With a Traumatic Brain Injury: Views and Attitudes of Medical and Nursing Practitioners in the Acute Care Setting[J]. JPEN J Parenter Enteral Nutr, 2018, 42(2): 318-326.

[4] Abdelmalik PA, Draghic N, Ling GSF. Management of moderate and severe traumatic brain injury[J]. Transfusion, 2019, 59(S2): 1529-1538.

病例 4

脑肿瘤手术后，颅内感染，抗生素相关性肠炎

一、病史简介

患者，男，37岁。因"头痛5个月，加重伴右侧肢体乏力1个月"收住入院。患者5个月前在无明显诱因下出现左侧额颞部疼痛不适，呈间歇性发作，多发生于傍晚时分，自行口服止痛药后有所缓解，无恶心、呕吐，无听力、嗅觉、肢体活动障碍。1个月前患者头痛加剧，呈持续性发作，伴有恶心、食欲下降，同时出现左侧肢体活动迟缓、乏力，口服止痛药后无明显缓解。外院就诊查头颅CT显示左侧额颞叶占位；MRI显示左侧额颞叶多发占位伴周围脑水肿，考虑胶质瘤，伴大脑镰下疝形成；双侧上颌窦、筛窦轻度炎症（均为外院影像诊断报告，无影像胶片）。现为求进一步治疗收治于我科。患者自发病以来，精神可，睡眠正常，二便无殊，体重下降约2 kg。

二、入院检查

体温36.5℃，脉搏70次/分，呼吸15次/分，血压120/80 mmHg，体重60 kg，身高171 cm。神志清楚，精神尚可，GCS 15分，呼吸平稳，营养中等，全身皮肤无黄染，无肝掌、蜘蛛痣。全身浅表淋巴结无肿大，巩膜无黄染，胸廓无畸形，双肺叩诊清音，听诊双肺无干湿啰音。心前区无隆起，心界不大，心率70次/分，律齐。腹部平软，肝脾肋下未触及，肝肾区无叩击痛，肠鸣音4次/分。肛门及生殖器未检，四肢脊柱无畸形；右侧肢体肌力4级，右侧病理征（＋），左侧肢体肌力5级，左侧病理征（－），四肢肌张力正常，腱反射正常。

红细胞 5.80×10^{12}/L；血红蛋白 135 g/L；血小板 176×10^9/L；白细胞 5.82×10^9/L；中性粒细胞 79.6%；总胆红素 6.9 μmol/L；直接胆红素 3.1 μmol/L；总蛋白 66 g/L；白蛋白 41 g/L；谷丙转氨酶 7 U/L；谷草转氨酶 10 U/L；前白蛋白 0.23 g/L；尿素 6.1 mmol/L；肌酐 53 μmol/L；葡萄糖 6.6 mmol/L。钠 148 mmol/L；钾 3.5 mmol/L；氯 109 mmol/L；钙 2.23 mmol/L；无机磷 1.51 mmol/L；镁 0.88 mmol/L。

头颅MRI：左侧额颞叶见不规则团块样异常信号灶，大小约 3.8 cm×5.3 cm，T1WI为低信号，T2WI为混杂高信号，周围脑实质明显水肿，增强后病灶不均匀强化，周围强化为主，邻近皮层局部少许强化，邻近脑实质及侧脑室受压变形，中线结构右偏。影像学诊断为：左侧额颞叶占位伴周围水肿，考虑胶质瘤，伴大脑镰下疝形成，邻近皮层局部少许强化，请结合临床（图10-4-1）。

三、入院诊断

左侧额颞叶胶质瘤。

四、治疗经过

患者入院后在予丙戊酸钠口服预防癫痫、甘露醇降颅压治疗的同时积极进行常规检查和术前准备，诊断为左侧额颞叶胶质瘤，无手术禁忌证。入院后第3天在全麻下行左侧额颞叶胶质瘤切除术。术后

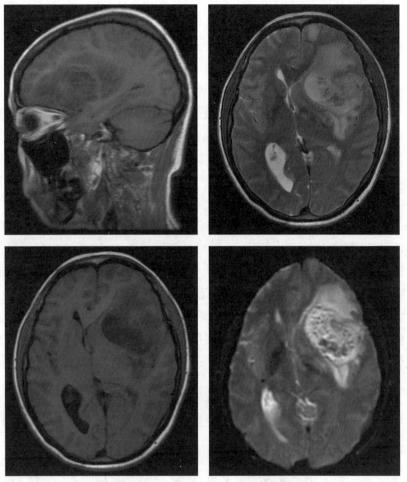

图 10-4-1　入院时(术前)头颅 MRI

予以降颅压、神经营养、预防癫痫、输液等治疗。术后第 1 天患者神志清楚,无特殊不适主诉,在少量流质饮食基础上给予口服营养补充,同时予以输液治疗,维持水、电解质及酸碱平衡。术后第 4 天患者突然出现持续性头痛、呕吐,呕吐为胃内容物,并伴有体温升高,最高 39.2℃,无寒战,心率 130 次/分～140 次/分,鼻导管吸氧 3 L/分下 SpO_2 100%,血压 130/85 mmHg。查体:神志清楚,烦躁,痛苦面容,双侧瞳孔等大等圆,对光反射可;头部伤口无渗血、渗液等异常;颈软,有抵抗;两肺呼吸音尚清,未闻及明显干湿啰音。右侧肢体肌力 4+级,右侧病理征(一),左侧肢体肌力 5 级,左侧病理征(一),四肢肌张力正常;腱反射正常。腰椎穿刺检查显示:脑脊液细胞总数 52 000×10^6/L,白细胞 350×10^6/L,多核 90%,单核 10%,蛋白 2.05 g/L,糖 1.2 mmol/L。考虑患者出现颅内感染,遂每日给予美罗培南静脉点滴治疗。此时患者食欲较差,以流质饮食为主,且口服饮食量较少,遂予以留置鼻胃管,行肠内营养支持治疗,起始速度为 30 ml/h,之后逐渐增加至 100 ml/h,每日总量为 1 500 ml,无明显腹胀、恶心、呕吐、腹泻等症状。使用抗生素 4 天(术后第 7 天)后患者出现腹泻症状,大便不成形,每日 4～6 次,大便常规未见明显异常,予以降低肠内营养滴速、保温等措施,并口服小檗碱片治疗,但患者腹泻症状未见明显好转,大便逐渐变稀,每日次数逐渐增多,最终停用肠内营养支持治疗。使用抗生素 6 天(术后第 9 天)后患者开始出现水样腹泻,大便常规未见霉菌及红、白细胞,便潜血(+),大便球菌:杆菌=3:1。考虑患者出现抗生素相关性肠炎,遂立即停用美罗培南,改用静脉点滴万古霉素,同时予以万古霉素鞘内注射,口服甲硝唑和双歧杆菌三联活菌散,并给予输液、维持电解质、酸碱平衡等对症支持治疗。治疗 4 天后

（术后第12天）患者腹泻有所改善,大便开始成形,每日排便次数4～6次左右,较前明显减少,遂重新启动肠内营养支持治疗,起始速度为20 ml/h,并根据胃肠道反应情况逐渐增加或减少肠内营养剂量。7天后(术后第15天)患者脑脊液检查恢复正常,颅内感染得到控制,同时腹泻也得到明显好转,大便成形,每日排便次数1～2次。此时患者的肠内营养最大滴速为30 ml/h,每日总量最大为500 ml。

　　通过多次尝试增加肠内营养的滴速和剂量,患者仍反复出现腹胀、恶心、呕吐等不适症状,仍无法耐受60 ml/h的滴速以及每日1 000 ml总剂量的肠内营养。因此,为满足患者术后对能量及营养素的需求,术后第17天在肠内营养基础上开始给患者添加补充性肠外营养支持治疗,总的能量供给量为25～30 kcal/kg,蛋白质供给量为1.5～2 g/(kg·d)。此外,考虑到肠外营养的众多并发症,在实施补充性肠外营养同时,积极通过下床锻炼、针灸、益生菌维护肠道微生态等治疗来改善患者肠道功能,反复尝试增加肠内营养的滴速和剂量,并逐步增加经口进食量。经过多次调整和尝试,术后第22天患者肠内营养滴速达到60 ml/h,每天可给予1 000 ml整蛋白肠内营养制剂,同时可经口进食少量食物,遂停止使用肠外营养,并鼓励少量、多次进食。术后第25天患者可进半流质,进食量明显增加,停止使用肠内营养。在恢复正常进食基础上,额外给予每天500～600 kcal的口服营养补充制剂增加营养需求。复查头颅CT显示左侧额颞叶胶质瘤切除术后改变,术区积气伴周围脑实质水肿,术区少量出血较前略吸收(图10-4-2)。此时患者病情平稳,神经外科专科治疗按序完成,治疗已无特殊,给予出院,嘱咐继续口服营养补充。出院4周后患者来医院临床营养专科门诊复诊,患者已完全恢复正常饮食,体重较出院时增加2 kg,营养状态明显改善,停止口服营养补充。

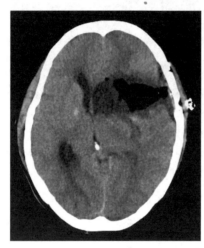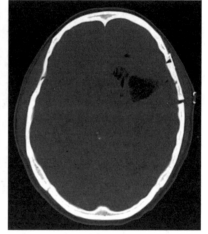

图10-4-2　出院时头颅CT检查

五、讨论分析

　　脑胶质瘤简称胶质瘤,是来源于神经上皮最常见的中枢神经系统肿瘤,占颅内原发性肿瘤的50%～60%。研究显示,胶质瘤是颅脑肿瘤中对患者危害性最大的肿瘤之一,其对患者认知功能的影响及易复发性进一步造成危害,是中枢神经系统肿瘤致死、致残的重要原因,严重影响人类的生命健康和患者的生活质量。根据WHO分级,胶质瘤可分为Ⅰ～Ⅳ级,Ⅰ、Ⅱ为低级别胶质瘤,Ⅲ、Ⅳ为高级别胶质瘤,其中多形性胶质母细胞瘤恶性程度最高,其平均生存期仅约1年。目前胶质瘤有效的治疗方法有手术治疗、化学治疗、放射治疗、免疫治疗等多种手段,其中手术切除仍是目前胶质瘤的首选治疗。该患者入院后积极完善相关检查,诊断为右侧顶枕叶脑胶质瘤,具有手术指征,且无明显手术禁忌证。因此,在完善常规术前准备后在全麻下行右侧顶枕叶胶质瘤切除术,手术经过顺利。

该患者为青年男性,自发病以来有进食量减少和体重下降,NRS 2002 评分为 4 分,SGA 评分为 B 级,存在营养风险和中度营养不良。根据目前指南和共识,该患者入院时营养状况较差,术前应该进行营养支持治疗。但考虑到患者脑胶质瘤已经形成颅内压增高症状,为防止颅内压继续增高引起脑疝,故在入院后第 3 天即进行手术治疗,予以肿瘤切除。术后第 1 天患者能流质饮食,但无法满足营养需要,立即启动营养支持治疗程序。考虑到患者胃肠道功能正常,根据目前指南建议遂首选予以口服营养补充进行营养支持治疗,术后 3 天内患者恢复顺利,经口进食量逐渐增加,口服营养补充亦无明显不适反应。然而,该患者术后第 4 天出现颅内感染,患者的胃肠道功能因此也受到影响,经口进食量明显降低。因此,在积极使用美罗培南抗颅内感染、维持内环境稳定等治疗基础上,同时给患者留置鼻胃管予以肠内营养,继续进行营养支持治疗。考虑到患者颅内感染影响正常的胃肠道功能,为防止肠内营养不耐受,肠内营养从小剂量开始,逐渐增加肠内营养剂量直至完全满足患者的营养需求。然而在抗生素治疗 4 天后患者出现腹泻症状,起初我们误以为是肠内营养相关性腹泻,给予降低肠内营养滴速、肠内营养液保温等措施,并给患者口服小檗碱片治疗,但治疗效果并不显著。实际上随后的腹泻症状加重以及检查结果提示,患者是在使用广谱抗生素后发了抗生素相关性肠炎。因此治疗组迅速调整了治疗思路,更换了抗生素,在治疗颅内感染的同时针对抗生素相关性肠炎进行治疗,同时使用益生菌维护肠道微生态,以改善患者的肠道功能。经过积极治疗,患者的腹泻症状有所改善,颅内感染症状也有好转。考虑到肠内营养对肠道屏障功能的维护作用,拟重新启动肠内营养支持治疗。然而此时患者的胃肠道功能较差,因此肠内营养从小剂量开始。此时的肠内营养虽然没有达到目标剂量,但少量的肠内营养对改善患者的胃肠道功能具有重要作用。

经过积极治疗,患者的颅内感染和抗生素相关性肠炎得到有效控制,病情稳定,但患者的胃肠道功能未完全恢复,肠内营养无法满足机体的营养需要。为防止长期的营养亏损给患者带来不利的临床结局,此时给患者及时添加了补充性肠外营养为机体提供充足的能量和营养。然而为防止长期肠外营养带来的肝功能损害以及导管感染等并发症,治疗组在实施补充性肠外营养的同时,采用多下床锻炼、针灸、益生菌维护肠道微生态等治疗来改善患者肠道功能,增加肠内营养的耐受性,最终摆脱肠外营养,并恢复经口进食。但由于患者仍存在营养风险,需要继续给予营养支持治疗,因此在正常进食基础上,额外给予每天 500～600 kcal 的口服营养补充制剂增加患者的营养需求,直至出院 4 周后患者营养状态得到明显改善后,停止口服营养补充。

六、相关营养背景知识

(一)肠内营养治疗期间腹泻的原因鉴别

腹泻是肠内营养治疗过程中最为常见的胃肠道并发症,少数患者甚至因腹泻而被迫停止治疗,严重者出现脱水、发热、电解质紊乱、肾功能衰竭,甚至死亡。据报道,成人患者肠内营养相关腹泻发生率为 5%～70%。研究显示,肠内营养治疗期间有众多因素可导致患者腹泻,而不同的原因所致腹泻的治疗方法不甚相同。因此,鉴别肠内营养治疗期间腹泻的原因对患者的治疗具有重要意义。

1. 疾病因素　① 低蛋白血症:血清白蛋白是营养状况评价的一个重要指标。低蛋白血症会引起血浆渗透浓度降低,导致肠黏膜水肿,影响营养底物通过小肠黏膜上皮细胞。同时,大量液体因渗透浓度差而进入肠腔,引起肠吸收障碍,造成腹泻。② 感染:大多数肠道感染均会引发腹泻。常见的细菌感染包括难辨梭菌感染和假膜性结肠炎。病毒感染包括巨细胞病毒(cytomegalovirus,CMV)和 HIV。难辨梭菌是肠内营养最常见的感染因素,也最容易被检测出。当正在接受肠内营养治疗的患者发生腹泻时,应寻找感染源。③ 糖尿病:研究显示,糖尿病能增加患者发生腹泻的风险,如糖尿病患者人工甜剂(如山梨糖醇或木糖醇)的摄入和外分泌性胰腺功能不足等将会引起腹泻风险增加。④ 乳糖:对乳糖酶缺乏或乳糖不耐受患者使用含有乳糖的肠内营养液时,腹泻发生率增加。

2. 药物因素 ① 滥用抗生素是引起腹泻的重要原因。研究显示,肠内营养治疗期间同时接受抗生素治疗的患者腹泻发生率为 20%～50%。引起腹泻的常用抗生素有头孢类抗生素、氨苄西林、阿莫西林、克林霉素等。研究显示,抗生素可改变肠道内正常菌群的分布,抑制正常菌群对病原微生物的抵抗,造成细菌易位,抵抗力下降,从而引发腹泻。此外,滥用抗生素会使肠道内的梭状芽孢杆菌增生,产生的毒素导致伪膜性结肠炎,引发较严重的腹泻。② 药物的渗透性:钾制剂是导致肠内营养相关性腹泻的危险因素。临床实践表明,将注射用氯化钾加入肠内营养液中或经喂养管推注枸橼酸钾会引发腹泻的发生。肠内营养不耐受还与服用高渗药物有关。高渗溶液进入小肠导致大量电解质和水进入肠腔,造成腹泻。③ 其他药物:有文献报道,抗酸药和胃动力药亦可引发肠内营养治疗患者腹泻。这是因为患者在应用 H_2 受体阻断药(如西咪替丁)和质子泵抑制药(如奥美拉唑)时,胃内 pH 值升高,改变了消化道的内环境,使细菌容易繁殖,引发胃肠道细菌易位,导致肠源性感染。此外,细菌的增殖还将导致肠道吸收不良,从而加重腹泻。

3. 营养液因素 ① 营养液温度过低。温度过低的营养液进入胃肠道后会损伤正常蠕动功能,引起腹泻。② 营养液为高渗性饮食时,会刺激大量水分进入胃肠道,引起肠蠕动加速而发生腹泻。③ 当营养液中脂肪含量过高或脂肪酸比例失调时,可引起脂肪泻。④ 营养液配制时间过长,使营养液发生污染,可导致腹泻。⑤ 鼻饲速度过快,使短时间内大量营养液进入肠道也可导致腹泻。肠内营养液渗透浓度过高,短期内快速大量输入肠内营养液,肠道内吸收大量液体,产生腹泻。一般标准配方营养液的渗透浓度为 225～330 mmol/L,大于 400 mmol/L 的营养液可引起渗透性腹泻。

(二)肠内营养治疗期间腹泻的预防

1. 早期肠内营养 患者胃肠道允许的情况下,可早期进行肠内营养支持治疗。最初可从 20～30 ml/h 开始,若患者无不良反应,在 2～3 d 可达到机体所需营养总量。研究显示,早期喂养患者腹泻的发生率显著低于延迟性喂养。

2. 应用益生菌 研究发现,应用益生菌干预治疗可减少肠内营养相关性腹泻的发生。其主要机制有两个方面:一是通过肠道内源性防御屏障,提高肠黏膜的通透性和改变肠道微生态,并激活内源性细菌的代谢;另一方面是通过改善肠黏膜的免疫屏障,减轻肠道 IgA 反应和消除肠道的炎性反应来改善患者的肠道功能。

3. 应用膳食纤维 大量研究显示,膳食纤维有助于腹泻的缓解和治疗。这是因为膳食纤维在结肠被细菌分解后产生短链脂肪酸,对结肠黏膜的生长和细胞增殖有促进作用,起到防治肠内营养治疗时腹泻的作用。

4. 应用谷氨酰胺 谷氨酰胺是人体内含量最丰富、具有多种生理功能的条件必需氨基酸,是肠道的主要供能物质。在应激状态下,谷氨酰胺的需要量和利用率迅速增加,是肠上皮细胞和各种迅速生长、分化细胞的主要原料。研究发现,添加谷氨酰胺的肠内营养可改善肠道的免疫功能,提高肠道分泌型 IgA 的水平,从而减少腹泻的发生。

(三)肠内营养治疗期间腹泻的治疗

1. 一般治疗 患者发生腹泻时容易出现脱水及电解质酸碱平衡紊乱。腹泻发生时,应注意补液,维护内环境的稳定。

2. 合理用药 由于某些药物特别是广谱抗生素的长期使用能导致腹泻的发生,应根据患者的个体情况合理选择用药,减少腹泻发生。若患者出现抗生素相关性腹泻,应使用万古霉素、甲硝唑等进行处理,必要时进行粪菌移植重建肠道微生态。此外,患者原发感染的治疗应根据患者的药敏结果选用有针对性的窄谱抗生素。研究显示,接受单种抗生素治疗的患者,腹泻的发生率明显降低。

3.纠正低蛋白血症　低蛋白血症或禁食时间较长的患者,可先行肠外营养支持治疗或小剂量肠内营养,根据胃肠道的反应情况逐渐增加肠内营养液。若明确腹泻的原因为血浆蛋白减少,可给予富含肽类的营养液,也可适当给予外源性白蛋白,以增加血清白蛋白浓度。

4.选择合适的营养液　肠内营养混悬液(能全力)、EN乳剂(瑞素)或针对糖尿病患者的肠内营养乳剂(瑞代)等,渗透浓度为250 mmol/L,接近人体的血浆渗透浓度,可减轻对肠道的刺激,从而减少腹泻。同时,对乳糖酶缺乏的患者还可选择低脂肪含量、不含乳糖的营养液。

5.肠内营养实施监测和控制　对肠内营养治疗的患者应每天检查腹部体征,监测肠鸣音,并注意患者的不适主诉。若患者出现腹痛、腹胀、腹泻、恶心、呕吐、营养液反流等情况,应立即减少甚至停止输注肠内营养液,并维持机体内环境稳定等对症处理。此外,应注意肠内营养的输注速度、浓度和温度。遵循由少到多、由慢到快、由稀到浓的原则。管饲器、输注管路每24 h更换一次,喂养前后应冲洗导管。每瓶500 ml营养液悬挂输注时间不超过8 h。肠内营养液开启后应立即使用,若暂不输注,须置于冰箱内保存,并在24 h内使用,防止细菌污染。

七、主编点评

营养支持治疗是临床疾病治疗的基础手段甚至是最重要的手段之一,极大地提高了临床疾病的综合诊治水平,神经外科手术患者由于神经系统疾病可能会影响胃肠道功能,营养素摄入减少,同时手术应激、炎症反应致机体能量消耗增加,蛋白质的分解代谢增强,容易使患者发生营养不良或存在营养风险;若神经外科患者术后出现并发症,患者的营养问题更加严峻。合理的营养支持治疗可改善患者营养状况或减轻营养不良程度,维持机体有效的代谢和机体器官、组织功能,提高其对手术创伤的耐受性,维护机体的自我修复和免疫功能,降低手术并发症风险和发生率,减少住院时间,降低住院费用,对改善患者的预后具有积极意义。

本例患者术前具有营养风险和营养不良,按照目前的指南建议,应给患者进行术前营养支持治疗。然而考虑到该患者存在颅内压增高表现,为防止病情恶化,脑疝形成,术前没有给予营养支持治疗,而选择在术后给予营养支持治疗。然而,可能正是由于术前存在的营养风险和营养不良,使患者的免疫力下降,增加了患者术后感染并发症发生的风险,最终导致了术后颅内感染并发症的发生,这是该病例营养支持治疗给我们的一个深刻教训,在以后的营养支持治疗实践中应加以重视。此外,该病例随后发生的腹泻并发症同样值得我们重视。因为腹泻是肠内营养的最常见并发症,该患者在腹泻发生之初,由于腹泻症状较轻,加上患者正在使用肠内营养支持治疗,起初按照肠内营养液原因导致的一般腹泻进行处理。然而,虽然抗生素相关性腹泻在临床上并不是非常常见,但该患者在肠内营养治疗期间使用了广谱抗生素治疗颅内感染,且是在抗生素使用4天后发生,是抗生素相关性腹泻好发的时间段,应在腹泻发生时第一时间考虑此并发症,并给予及时处理,这是该病例带给我们的另一个深刻教训。

然而,虽然该病例术后出现了并发症,术后恢复并不顺利,但正是围手术期合理的营养支持治疗为患者提供了充足的能量和营养素,保证了患者的营养需求,使患者的并发症得到有效治疗,最终顺利出院。

(谈善军)

参考文献

[1]　Weimann A,Braga M,Carli F,et al. ESPEN guideline:Clinical nutrition in surgery[J]. Clin Nutr,2017,36
(3):623-650.

〔2〕 Singer P，Blaser AR，Berger MM，et al. ESPEN guideline on clinical nutrition in the intensive care unit〔J〕. Clin Nutr，2019，38(1)：48－79.

〔3〕 中华医学会肠外肠内营养学分会神经疾病营养支持学组，中华医学会神经病学分会神经重症协作组，中国医师协会神经内科医师分会神经重症专业委员会，等.神经系统疾病肠内营养支持中国专家共识(第二版)〔J〕.中华临床营养杂志,2019,27(4)：193－203.

〔4〕 中华医学会肠外肠内营养学分会,中国医药教育协会加速康复外科专业委员会.加速康复外科围术期营养支持中国专家共识(2019版)〔J〕.中华消化外科杂志,2019,18(10)：897－902.

病例 5

高血压脑出血，脑内血肿清除术，吸入性肺炎

一、病史简介

患者，男，75 岁。因"突发左侧肢体乏力 6 小时，意识恶化 2 小时"收住入院。患者 6 小时前在午饭后无明显诱因下突然出现左侧肢体乏力，伴有头晕不适，无头痛，无恶心、呕吐，无口齿不清、意识障碍、肢体抽搐、四肢麻木，当时未予以重视。2 小时前患者出现头痛症状，伴有恶心、呕吐，继而出现意识进行性恶化，家人呼之不应，患者遂被救护车送至我院急诊。急诊查血压为 180/110 mmHg，头颅 CT 显示右侧外囊区脑出血，部分破入脑室系统；左侧外囊区低密度影，请结合病史；椎-基底动脉迂曲增粗，建议进一步检查。现急诊收住入院进一步治疗。

患者有高血压病史 20 余年，收缩压最高超过 200 mmHg，未正规治疗，自行不规律服用培朵普利、螺内酯、呋塞米等降压药物，血压控制一般，具体不详。否认糖尿病、心脏病以及 COPD 等慢性病史。

二、入院检查

体温 37.1℃，脉搏 72 次/分，呼吸 16 次/分，血压 180/110 mmHg，体重 63 kg，身高 167 cm。患者昏迷，GCS 6 分，查体不能配合。全身皮肤无黄染，无肝掌、蜘蛛痣。全身浅表淋巴结无肿大。头颅无畸形，巩膜无黄染，眼球无突出，瞳孔等大等圆，瞳孔直径 3.0 mm，对光反射灵敏，面纹对称。外耳道无分泌物，胸廓无畸形，双肺叩诊清音，听诊双肺未闻及干湿啰音。心前区无隆起，心界不大，心率 72 次/分，律齐。腹部平软，肝脾肋下未触及，肝肾区无叩击痛，肠鸣音 3 次/分。肛门及生殖器未检，四肢脊柱无畸形。左侧肢体偏瘫，肌张力高；右侧肢体刺痛后有躲避动作，双侧病理征（+）。

红细胞 5.32×10^{12}/L；血红蛋白 123 g/L；血小板 215×10^9/L；白细胞 7.27×10^9/L；中性粒细胞 87.3%；总胆红素 13.7 μmol/L；直接胆红素 3.2 μmol/L；总蛋白 66 g/L；白蛋白 37 g/L；球蛋白 29 g/L；谷丙转氨酶 31 U/L；谷草转氨酶 40 U/L；前白蛋白 0.19 g/L；尿素 2.8 mmol/L；肌酐 53 μmol/L；尿酸 307 μmol/L；葡萄糖 5.1 mmol/L。钠 142 mmol/L；钾 4.3 mmol/L；氯 105 mmol/L。

头颅 CT：右侧基底节区见约 6.7 cm×2.9 cm 的团块状高密度影，周围见低密度水肿带，右侧脑室轻度受压，右侧侧脑室内可见高密度影，部分脑沟、脑裂可见高密度影，余脑实质未见异常密度影，中线结构居中，所见颅骨无殊。右侧上颌窦见囊性密度影。影像学诊断为：右侧基底节区脑出血破入右侧侧脑室，蛛网膜下腔出血；右侧上颌窦小囊肿可能（图 10-5-1）。

三、入院诊断

右侧基底节区脑出血，高血压。

四、治疗经过

患者入院后积极完善急诊检查和术前准备，诊断为右侧基底节区脑出血，有手术指征，无手术禁忌证。急诊全麻下行右侧基底节区脑内血肿清除术，清除脑内血肿约 50 ml，手术过程顺利。术后保留气

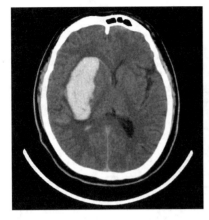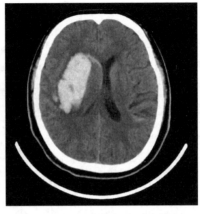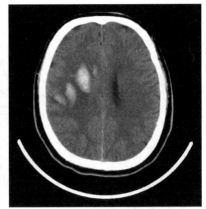

图 10-5-1 急诊入院时头颅 CT

管插管,继续予以呼吸机辅助呼吸,转入外科 ICU 进一步治疗。术后第 1 天在常规甘露醇脱水降颅压、预防性抗感染、防癫痫、神经营养等专科治疗基础上,给予肠外营养支持治疗,总能量为 20 kcal/(kg·d),蛋白质供给量为 1.5 g/(kg·d)。此外予以留置鼻胃管清洗胃内容物后,首先给予糖盐水,起始速度为 20 ml/h,6 h 后观察无腹胀、腹泻等不适,回抽胃残留量为 30 ml,无胃潴留存在,之后给予肠内营养,起始速度为 20 ml/h,并根据胃肠道耐受性逐渐增加。术后第 2 天患者神志逐渐恢复,意识状态逐渐改善,拔除气管插管,恢复自主呼吸,同时予以腰大池引流等专科治疗。术后第 3 天患者无特殊不适主诉,转回普通病房进一步治疗。此时患者饮水吞咽试验评分 5 分,无法进食,给予肠内营养 30 ml/h,胃肠道耐受可,无腹胀、腹泻等不适主诉,同时给予补充性肠外营养支持治疗,两者总能量为 25 kcal/(kg·d),并根据肠内营养量逐渐调整肠外营养供给量。

转回普通病房第 2 天(术后第 4 天)下午患者突发咳嗽、呼吸困难,主诉有腹胀,同时出现恶心、呕吐,呕吐物为肠内营养液。查体:患者半卧位,神志尚清,烦躁,急性面容,对答费力,双侧瞳孔等大等圆,对光反射可。两肺呼吸音欠清,可闻及弥散性哮鸣音和湿啰音。上腹部稍膨隆,叩诊有鼓音,无压痛和反跳痛,肠鸣音未闻及。即时心电监护示心率 135 次/分,呼吸 32 次/分,面罩吸氧 4 L/分下 SpO_2 91%,血压 165/105 mmHg。此时患者肠内营养 50 ml/h。根据患者的症状和体征,考虑患者出现了肠内营养误吸,发生了卒中相关性肺炎,立即停止肠内营养,并转入外科 ICU 加强治疗。床旁胸片显示两肺纹理欠清,误吸可能。血气分析:pH 值 7.12;动脉血二氧化碳分压 87.0 mmHg;动脉血氧分压 52.0 mmHg;实际碳酸氢盐 29.7 mmol/L;二氧化碳总量 32.1 mmol/L;标准碱剩余(细胞外液)−0.5;标准碳酸氢盐 22.3 mmol/L;标准碱剩余(全血)−2.3;动脉血氧饱和度 87.0%。ICU 立即给予机械通气辅助呼吸、吸痰、灌洗、抗感染、输液等治疗,之后患者生命体征逐渐稳定,于入监护室第 4 天(术后第 7 天)拔除气管插管,恢复自主呼吸,鼻导管吸氧下 SpO_2 100%。监护室治疗期间,患者一般状况好转后即启动营养支持治疗程序。考虑到患者已发生误吸事件,通过鼻胃管行肠内营养治疗再次发生误吸的风险性较大,因此在患者入监护室的第 2 天,通过床边电磁导航下放置鼻肠管跨过幽门,尝试进行幽门后喂养。通过多次尝试增加肠内营养的滴速和剂量,患者反复出现腹胀、恶心、呕吐等不适症状,仍无法耐受 50 ml/h 的滴速以及每日 700 ml 总剂量的肠内营养。因此,按照 25~30 kcal/kg 的目标需要量,在肠内营养基础上,继续给予补充性肠外营养来增加患者对能量及营养素的需求。患者经过外科 ICU 1 周的积极治疗,生命体征平稳,一般状况可,监护室已无特殊治疗,于术后第 10 天转回普通病房。此时,患者饮水吞咽试验 5 分,继续使用肠内营养和肠外营养。

转回普通病房后,经过多次调整和尝试,患者肠内营养滴速达到 70 ml/h,每天可给予 1 000 ml 整蛋白肠内营养制剂,达到 60% 以上全肠内营养目标,停止使用补充性肠外营养,同时继续通过给予益生菌、针灸、下床锻炼等促进肠道功能恢复,逐渐增加肠内营养剂量,最后肠内营养达到 100 ml/h,每天 1 600～1 800 ml 的目标剂量。同时,通过反复尝试改变进食时的体位与姿势以及吞咽康复训练等治疗,患者吞咽功能仍无明显改善。术后第 17 天患者饮水吞咽试验为 4 分,无法经口进食。考虑到患者需要肠内营养支持治疗的时间较长,而长时间的经鼻管饲肠内营养将导致鼻窦炎、食管黏膜损伤以及患者不耐受等诸多问题,术后第 19 天在静脉麻醉下行 PEG 术,经 PEG 给患者行肠内营养支持治疗。治疗 2 天后,患者一般状况可,无腹胀、腹泻,无恶心、呕吐等不适,大小便正常。根据专科治疗安排予以出院至康复医院进行功能锻炼。出院后 3 个月患者体重较入院时增加 3 kg,饮水吞咽试验为 2 分,尝试经口进食数天后无不适,拔除 PEG,完全恢复经口进食。

五、讨论分析

高血压脑出血(hypertensive intracerebral hemorrhage,HICH)是由于高血压引起的颅内出血,约占我国所有脑卒中类型的 30%～55%,约为西方国家的 2 倍。HICH 具有高致残率、高病死率和高经济负担的特点,严重危害国民健康,并增加社会负担。据统计,HICH 好发于中老年人,发病前往往已有动脉硬化、肺心病、慢性支气管炎、消化道疾病等众多合并症。因此,老年人一旦发生 HICH 较易出现肺部感染、应激性溃疡等并发症,严重影响患者的营养状况。特别是在脑出血早期,机体处于应激状态,全身代谢反应发生明显变化,如高能量代谢、高分解代谢、高血糖及免疫系统变化,能量消耗增加,蛋白分解大于合成,呈明显的负氮平衡和低蛋白血症,容易出现营养不良或加重营养不良的恶化。因此,在积极的专科治疗基础上,及早进行营养支持治疗,特别是采用肠内营养,对减少并发症发生、改善患者预后及康复有重要作用。

该患者为老年男性,既往有高血压和慢性阻塞性肺疾病,突发了脑出血,接受了颅脑手术,NRS 2002 评分＞3 分,存在营养风险。根据目前的营养支持指南和共识,需要对患者进行营养支持治疗。因此,急诊术后第 1 天在积极的专科治疗基础上即对患者启动营养支持治疗程序。由于该患者术后第 1 天神志尚未恢复,胃肠道功能受到脑出血及颅脑手术的二重打击,胃肠道功能发生障碍,经口进食及肠内营养暂无法顺利实施。因此,术后第 1 天给予患者肠外营养提供机体所需能量及营养素。由于患者处于危重症早期,机体存在胰岛素抵抗,根据危重症营养指南推荐意见,能量的给予量应相对偏低,因此此时将该患者的能量目标需要量设定为 20 kcal/kg,避免在危重症早期给予过多能量和营养素摄入导致喂养过剩,增加患者的代谢负担。此外,考虑到肠内营养对危重症患者肠屏障保护及肠源性感染防治的重要作用,在实施肠外营养的同时在术后第 1 天即给患者留置鼻胃管,尝试启动肠内营养。为防止肠内营养不耐受及相关并发症的发生,根据患者的胃肠道耐受状态,从糖盐水输注开始,逐步增加肠内营养的剂量,同时逐步减少肠外营养剂量。

然而,患者的胃肠道耐受性较差,术后 5 天在肠内营养尚未达到全量的情况下即发生了误吸,导致了卒中相关性肺炎的发生,这是脑出血颅脑术后常见的肠内营养并发症,加重了患者的病情以及肠内营养的治疗难度。此时,该患者的治疗重点在于治疗卒中相关性肺炎及后续可能发生的肺部感染等并发症。通过积极的机械通气辅助呼吸、吸痰、灌洗、抗感染、输液等治疗,患者生命体征逐渐稳定,数天后拔除气管插管,恢复自主呼吸。在此治疗期间,为了防止患者营养状态恶化给预后带来不利影响,在患者一般状况好转后即开始尝试对患者再次进行营养支持治疗,特别是早期肠内营养支持治疗。此时的早期肠内营养对于该颅脑术后的危重症患者至关重要,不仅能提供机体所需能量和营养素,更重要的是能启动肠道功能,维护肠道屏障功能,减少肠道细菌易位和肠源性感染的发生。考虑到患者已发生误吸事件,通过鼻胃管实施肠内营养再次发生误吸的风险性较大,因此考虑改变肠内营养的喂养方式,选择幽门后喂养以降低肠内营养发生误吸的风险。因此,在患者入监护室的第 2 天,通过床边电磁导航下放置鼻肠管跨过幽门给患者实施幽门后喂养。然而,由于受到脑出血、颅脑手术创伤、卒中相关性肺炎等影响,患者胃肠道功能障碍加重,肠内营养的耐受性较前显著下降。因此,通过多次尝试增加肠内营养的滴速和剂量,患者仍反复出现腹胀、恶心、呕吐等不适症状,无法达到肠内营养目标需要量的60%。因此,为减少机体长时间的能量和营养素亏损,加重营养不良,进而影响患者的临床结局,此时重新启动补充性肠外营养来满足机体对能量和营养素的需要,同时继续发挥肠内营养的优势作用。目前患者病情稳定,已经渡过急性期,按照重症患者营养指南的推荐,营养支持治疗的能量目标需要量应相对偏高,因此设定为30 kcal/kg,给患者提供足量的营养支持,满足患者术后恢复的需要。在专科治疗基础上,通过积极的肠道功能维护,患者肠内营养的剂量逐渐增加,相继停止肠外营养,并最终达到机体所需的肠内营养全量。

此外,可能受到脑出血以及颅脑手术创伤的影响,术后患者的吞咽功能长时间发生障碍,无法经口进食。此时考虑更改患者肠内营养管饲的给予途径。肠内营养管饲途径主要有鼻胃管、鼻十二指肠管、经皮内镜下胃造口术(PEG)等多种形式,具体投给途径的选择取决于疾病情况、喂养时间的长短、患者精神状态及胃肠道功能等具体情况。鼻饲管(鼻胃管和鼻十二指肠管)放置快速,技术难度相对较低,但需要定期更换,长期放置可造成食管炎、管道摩擦、压迫导致的黏膜溃疡等,适合于短时间内的肠内营养支持治疗。PEG是有创操作,需要通过外科方法和内镜来完成,适合于需要长期肠内喂养(>28 d)的患者使用,并在疾病稳定期放置PEG营养管。由于该患者已通过鼻饲管行肠内营养半月余,且未来可能需要长时间的肠内营养支持治疗,因此,为减少长时间的经鼻管饲肠内营养导致的鼻窦炎、食管黏膜损伤以及患者不耐受等诸多问题,术后第17天给患者实施了PEG术,通过PEG给患者行肠内营养支持治疗直至出院后3个月吞咽功能改善后予以拔除,恢复经口进食。

六、相关营养背景知识

(一) HICH患者肠内营养管饲途径的选择

肠内营养的管饲途径主要分为两大类:一是无创置管技术,主要是各种鼻饲管,例如鼻胃管和鼻十二指肠/空肠管;二是有创置管技术,包括微创内窥镜引导下造口术及外科手术下造口术等方式。合理的肠内营养管饲途径的选择应根据患者的疾病情况、喂养时间、胃肠道功能等具体情况而定。选择原则应包括如下方面:营养支持治疗有效,置管方式相对简单、方便,并发症较少,舒适和有利于长期带管。临床上,高血压脑出血患者的管饲途径主要有鼻饲管和胃造瘘或空肠造瘘。

鼻饲管包括鼻胃管和鼻肠管,放置简便,技术难度不高,因而临床上使用最为普遍。鼻饲管可以留置在胃部,也可以通过内镜帮助放置入十二指肠或空肠内,相比于留置十二指肠或空肠营养管,留置胃管并未表现出更高的吸入性肺炎风险,但临床上却十分方便,容易实施。虽然吞咽困难的患者存在误吸、吸入性肺炎的高风险,但在脑卒中急性期,任何方式的管饲都无法避免吸入性肺炎的发生。大量研究显示,只要注意正确实施和护理,脑卒中患者肠内营养过程中吸入性肺炎的比例没有明显增高。因此,误吸风险本身并不是管饲的禁忌证。

如果患者需要长期肠内营养(>28 d),则应在稳定期(脑卒中后14~28 d)进行胃造瘘或空肠造瘘进行肠内喂养,包括PEG、经皮内镜下空肠造口术(percutaneous endoscopic jejunostomy,PEJ)术或经皮影像下胃造瘘术(percutaneous radiological gastrostomy,PRG)等。PEG是有创操作,需要通过内镜来完成,是需要长期肠内喂养的高血压脑出血患者首选的肠内喂养方式。机械通气的高血压脑出血患者应早期行PEG,可以减少吸入性肺炎等并发症发生。有学者比较了PEG与鼻胃管两种管饲途径对脑卒中患者预后的影响,结果显示,急性脑卒中发生后2~3周营养支持治疗者中鼻胃管组比PEG组转归更好,这可能是由于采用PEG管饲的患者病情往往较重、较长,影响了其临床结局。一项前瞻性队列研究显示,在需要 2 周以上管饲营养或者不能耐受鼻饲营养 2 次以上者,可根据吞咽障碍的严重程度考虑给予 PEG。另有研究显示,脑卒中患者 PEG 肠内营养在减少肺部感染、反流性食管炎以及消化道出血等并发症方面优于鼻胃管喂养。

PRG 通常是在 X 射线或 CT 透视引导下完成经皮胃造口,置管方法与 PEG 大致相同。研究表明,CT 引导下胃造瘘术对上消化道梗阻、头颈部肿瘤及肌萎缩侧索硬化症晚期患者具有更高的成功率,但患者及操作医生会受到放射线损伤,加之导管及设备较贵、老年患者搬动困难等限制了其临床使用。近年来,经皮超声引导下胃造瘘术逐渐发展,其整个过程是在超声实时引导下进行,避免了胃肠道蠕动的影响,且创伤相对小,该技术需进一步研究。对于上消化道梗阻、PEG 和 PRG 实施困难者,可使用改良影像引导下经皮胃造瘘技术,包括在超声、X 射线透视、胃内注气等相结合下完成经皮胃造瘘术,但临床应用较少。

（二）HICH 患者肠内营养支持治疗的注意事项

1. 提供合适的营养底物和制剂　合适的能量和营养素供给对提高营养支持治疗的效果至关重要。目前大多数学者和主要营养学会的指南均推荐采用间接测热法测定患者实际的能量消耗值,作为机体能量目标需要量的依据,对不具备间接测热法测量能量条件患者,采用经验估算法。目前认为,对于大多数脑卒中患者能量供给推荐量为 20～25 kcal/(kg·d),但对于轻症非卧床患者可提高至 25～35 kcal/(kg·d)。同样,蛋白质的合成对于脑神经元的存活有着重要影响,充足的蛋白摄入在高血压脑出血患者的营养支持治疗中十分重要。目前对于无并发症的脑卒中患者,蛋白质的推荐量至少为 1 g/(kg·d),急性期分解代谢较强情况下蛋白摄入量应增至 1.5～2.0 g/(kg·d)。此外,应注意电解质等微量元素的正常补充。

然而,需要注意的是,临床上高血压脑出血患者特别是危重症患者常存在胃肠道功能障碍,肠内营养实施较为困难,通过肠内营养途径给予能量和营养素常无法完全满足患者的营养需要。此时应根据指南建议合理使用补充性肠外营养给患者提供足够的能量和蛋白质等营养素：对于 NRS 2002≥5 分或 NUTRIC≥6 分的高风险患者,如果肠内营养在 48～72 h 内无法达到目标能量及蛋白质需要量的 60% 时,推荐早期给予补充性肠外营养,可以取得较理想的疗效;对于 NRS 2002≤3 分或 NUTRIC≤5 分的低营养风险患者,如果肠内营养未能达到目标热量及蛋白质需要量的 60% 超过 7 d 时,才启动补充性肠外营养。对于肠内营养联合肠外营养的患者,随着肠内营养耐受性增加、肠外营养需要量降低,两者间的转换需要谨慎进行以防止过度喂养。通常来说,当肠内营养供能和蛋白质＞60% 目标需要量时,即可停用肠外营养。

2. 早期开始肠内营养　尽管目前对于高血压脑出血患者肠内营养支持治疗的适宜时机尚无足够的循证医学证据,但大多数学者认为,高血压脑出血患者应在疾病早期(24～48 h)开始肠内喂养。许多研究证实,早期肠内营养支持治疗能改善高血压脑出血患者的近期预后,减少营养不良的发生率及病死率。对于重症患者实施早期营养支持(48 h 内)可显著降低患者感染率,缩短住院时间及提高存活率。事实上,早期肠内营养对应激患者的临床预后的影响是广泛的。对于脑卒中患者,脑-肠轴功能受损导致胃肠功能紊乱及肠黏膜屏障破坏,可影响营养物质的摄入与吸收。早期肠内营养可降低应激反应和分解代谢程度,减少炎性介质释放,促进合成代谢和机体恢复,维护肠黏膜屏障功能,减少肠道细菌移位机会,降低感染并发症的发生。

3. 提高肠内营养的安全性　高血压脑出血患者实施肠内喂养时应遵循肠内营养操作规范,以减少并发症的发生。避免管饲患者出现并发症的方法包括：① 严格控制肠内营养起始速度,建议从 25～50 m/h 起始,根据耐受情况逐渐增加速度。② 没有严格禁忌的患者,可以将头部抬高 30°～45°可减少吸入性肺炎的发生。③ 选择管径较细的鼻饲管,可减少膈肌刺激。④ 严重低蛋白血症的患者存在肠壁水肿,导致开始输注时出现腹泻,可根据临床情况纠正低蛋白血症的同时给予肠内营养。⑤ 避免长期使用广谱抗生素。⑥ 防止喂养液污染。⑦ 对实施管饲的危重症患者,推荐使用肠内营养输注泵控制速度。⑧ 控制血糖可提高肠内营养的耐受性。⑨ 遵循浓度由低到高、容量由少到多、速度由慢到快的原则,并注意保持适宜温度。⑩ 推荐乳糖不耐受的患者使用无乳糖配方,避免使用含短链糖类的制剂。

4. **注意营养监测** 营养支持治疗过程应进行相关指标的监测,包括体重、液体出入量、电解质、血清蛋白、肝肾功能等。肠内营养实施过程中应预防恶心、呕吐、误吸、腹胀、腹泻等消化道并发症,并及时做好防治措施。同时也应避免导管阻塞、导管移位等并发症的发生。

七、主编点评

高血压脑出血患者的预后受多种因素影响,营养状态在其中扮演着重要角色。研究显示,高血压脑出血患者不仅具有重度颅脑损伤后因机体应激而产生的各种全身代谢反应,如高分解代谢、高血糖、免疫功能降低等变化,还同时存在不同程度的意识障碍,影响吞咽功能,自主进食受限。此外,由于高血压脑出血患者发病年龄总体偏高,发病前多伴有多种潜在疾病,术后常并发胃肠道功能障碍,影响机体对营养物质的吸收,患者的营养状态通常较差,营养不良发生率较高。因此,及时给高血压脑出血患者进行合理的营养支持治疗非常必要,是高血压脑出血综合治疗重要的组成部分。该患者术后处于应激状态,机体分解代谢增强,能量消耗大,同时存在营养风险,因此早期合理的营养支持治疗成为该患者术后脏器功能支持及恢复的重要举措。

高血压脑出血患者早期肠内营养具有安全、有效、费用较低的优点,在消化道功能健全的情况下可替代肠外营养。同时,脑出血患者通常年龄偏大,心肺功能受限,有时伴有不同程度的心率变异,因此对静脉输液量和静脉营养液也有一定的限制。此外,高血压脑出血患者胃肠道结构一般无损伤,具有肠内营养的适应证。因此,肠内营养是高血压脑出血患者营养支持治疗的首选方式,在高血压脑出血患者疾病救治中占有重要作用。然而,高血压脑出血患者由于颅高压和下丘脑自主神经功能紊乱,可存在不同程度的胃肠蠕动功能障碍,肠内营养的临床实施通常较为困难,特别是在高血压脑出血早期甚至难以施行。同时,高血压脑出血危重患者可能由于存在不同程度的缺氧,胃肠道黏膜出现缺氧、水肿,导致胃肠道功能障碍,使肠内营养难以实施,甚至无法实施。因此,当肠内营养无法实施或不能满足机体需要时,全肠外营养或补充性肠外营养是营养支持治疗的重要手段。因此,该患者术后早期实施全肠外营养为患者提供所需能量和营养素,同时不断增加肠内营养,实施补充性肠外营养,既满足了机体的营养需求,也起到了保护肠黏膜屏障、减少肠源性感染的作用。此外,肠内营养途径的选择也是神经系统疾病患者实施肠内营养的重要话题。本例高血压脑出血患者术后出现了吞咽障碍,术后长时间无法经口进食,只能依靠肠内营养满足机体对营养的需要。因此,及时地给予 PEG,通过 PEG 行肠内营养支持治疗对该患者的疾病治疗具有关键作用,也有效地减少鼻饲管长期使用所带来的众多并发症。

本病例从术后第 1 天开始即重视营养管理,疾病恢复的全过程严格按照临床营养指南推荐,针对患者临床状况的不同特点,制定了不同的营养治疗方案,对不同临床阶段的营养支持治疗的目标量、途径、给予方式和速度等进行优化,并对患者出现的肠内营养相关性肺炎等并发症进行积极治疗,使患者从并不顺利的术后恢复中顺利康复出院,最终获得营养改善和疾病康复,取得令人满意的临床结局。该患者整个疾病转归与各阶段合理的营养支持治疗密不可分。

(谈善军)

参考文献

[1] Zhu W, Jiang Y, Li J. Intermittent versus continuous tube feeding in patients with hemorrhagic stroke: a

randomized controlled clinical trial[J]. Eur J Clin Nutr, 2020, DOI: 10.1038/s41430 - 020 - 0579 - 6.

[2] Singer P, Blaser AR, Berger MM, et al. ESPEN guideline on clinical nutrition in the intensive care unit[J]. Clin Nutr, 2019, 38(1): 48 - 79.

[3] Burgos R, Bretón I, Cereda E, et al. ESPEN guideline clinical nutrition in neurology[J]. Clin Nutr, 2018, 37 (1): 354 - 396.

[4] Wanden-Berghe C, Patino-Alonso MC, Galindo-Villardón P, et al. Complications Associated with Enteral Nutrition: CAFANE Study[J]. Nutrients, 2019, 11(9).

[5] Agudo Tabuenca A, Altemir Trallero J, Gimeno Orna JA, et al. Mortality risk factors after percutaneous gastrostomy: Who is a good candidate? [J]. Clin Nutr, 2019, 38(2): 856 - 861.

第十一章

外科疾病

病例 1

肝癌 ALPPS 术,胆漏,腹腔感染,感染性休克,肝功能损害

一、病史简介

患者,男,53 岁。因"食欲下降伴消瘦 1 个月"入院。患者 1 个月前无明显诱因下出现食欲下降,每日进食量减少,伴有消瘦,至当地医院查腹部 CT 平扫提示肝右叶占位,为求进一步诊治来我院。病程中,患者无恶心、呕吐,无呕血、黑便,无发热、黄疸,无尿急、尿频及肉眼血尿,无胸闷、咳嗽及呼吸困难等不适,遂至我院就诊,现为求进一步系统诊治收入我院肝肿瘤外科。患者自发病以来精神可,睡眠欠佳,胃纳正常,二便无殊,体重下降约 2 kg。

乙肝病史 10 余年,未行正规治疗。否认其他慢性病史和传染病史,预防接种按时按序,否认食物药物过敏史,否认手术外伤史及输血史。

二、入院检查

体温 36.8℃,脉搏 76 次/分,呼吸 16 次/分,血压 125/75 mmHg,体重 67 kg,身高 172 cm。神志清楚,营养中等,全身皮肤无黄染,无肝掌、蜘蛛痣。全身浅表淋巴结无肿大,巩膜无黄染,胸廓无畸形,双肺呼吸音清,未闻及干湿啰音。心前区无隆起,心界不大,心率 76 次/分,律齐,各瓣膜区未闻及病理性杂音。腹部平软,肝肋下 3 cm 可及,右上腹轻压痛,无肌卫,肝肾区无叩击痛,肠鸣音 3 次/分,移动性浊音(一),双下肢无水肿,双侧足背动脉搏动可。肛门及生殖器未检,四肢脊柱无畸形,活动自如,神经系统检查(一)。

红细胞 $3.97×10^{12}$/L,血红蛋白 145 g/L,白细胞 $5.23×10^9$/L,血小板 $210×10^9$/L。总胆红素 11.3 μmol/L;直接胆红素 4.0 μmol/L;总蛋白 80 g/L;白蛋白 48 g/L;前白蛋白 0.21 g/L;谷丙转氨酶 32 U/L;谷草转氨酶 19 U/L;尿素 5.8 mmol/L;肌酐 68 μmol/L;葡萄糖 4.6 mmol/L;总胆固醇 3.22 mmol/L;甘油三酯 1.25 mmol/L;钠 141 mmol/L;钾 4.0 mmol/L;氯 103 mmol/L;钙 1.78 mmol/L;无机磷 1.53 mmol/L;镁 0.67 mmol/L;乙肝病毒表面抗原(+)6 536,乙肝病毒表面抗体(一)<2.0 mIU/ml,乙肝病毒 e 抗原(+)7.75,乙肝病毒 e 抗体(一)1.05,乙肝病毒核心抗体(+)0.008,甲胎蛋白 796 ng/mL。

上腹部磁共振:肝右前叶多发肿瘤,门静脉右支受累,肝硬化,具体表现为:肝右前叶见团块异常信号灶,T1WI 为等、高、低混杂信号,T2WI 为略高、高混杂信号,边界较清楚,范围约 87 mm×66 mm×80 mm,动态增强早期见病灶不均匀明显强化,门脉期及延迟期呈相对低信号,内见无强化低信号区,后期可见环形包膜强化,该病灶以远肝右前叶实质内并见数枚类似信号结节,最大者直径约 20 mm,部分强化特点与前病灶相同,部分呈环形强化,边缘清楚;肝内散在小囊性无强化信号灶;肝内血管显示可,增强检查门静脉右支部分受累,肝中、肝右静脉受病灶推压移位(图 11-1-1)。

三、入院诊断

原发性肝癌,肝炎伴肝硬化。

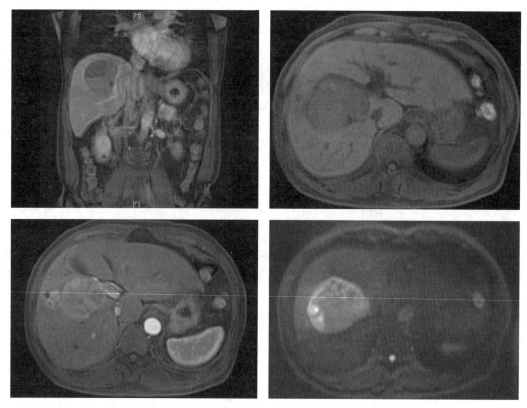

图 11 - 1 - 1　上腹部 MRI 平扫＋增强＋DWI＋MRCP

四、治疗经过

患者入院后按照常规进行各项相关检查和术前准备工作,根据 CT 检查测量出肝癌切除后的左侧剩余肝脏体积(future liver remnant,FLR)为 473 cm^3,患者的标准肝脏体积(standard liver volume,SLV)为 1 549 cm^3,FLR/SLV 为 30.5%,远未达到一期手术切除要求的最低极限 40%。本例患者病灶局限在右肝,但如果通过 ALPPS 手术有望使患者获得 R0 手术切除机会。通过科室讨论并与患者或其家属充分沟通,拟给患者施行联合肝脏离断和门静脉结扎的分阶段肝切除术(associating liver partition and portal vein ligation for staged hepatectomy,ALPPS)。在完善术前检查,排除手术禁忌后,患者在入院第 3 天在全麻下接受 ALPPS 第 1 步手术治疗,术中发现肿瘤位于肝右叶 V、VI、VII、VIII 段,双结节融合,质地软,有包膜,边界清,大小约 11.5 cm×10.5 cm×8 cm。行肝脏左外叶、部分左内叶和右半肝、部分左内叶劈离。术中出血量约为 200 ml,手术时间为 160 min。术后在右膈下放置乳胶管、肝门部放置负压引流各一根。术后恢复顺利,无严重并发症发生。术后第 7 天再次行 CT 检查并测量 FLR,其已增生至 698 cm^3,FLR/SLV 为 45.1%,遂于术后第 8 天在全麻下施行 ALPPS 第 2 步手术治疗,术中发现肝劈离线左侧肝脏较前明显增生肥厚,将肿瘤、肝右叶及部分肝左叶逆行完整切除,术中彩超检查门脉左支、肝左动脉和肝左静脉血流通畅,右膈下放置乳胶管一根,肝创面放置负压引流一根。出血量为 350 ml,手术时间 120 min,切除右肝肿瘤大小为 11.0 cm×10.0 cm×8.0 cm(图 11 - 1 - 2)。术后病理检查结果显示为肝细胞癌。术后腹腔引流液均≤10 ml/d,而肝门部负压引流从术后第 3 天(第 1 步手术后第 11 天)开始明显增多,约 300 ml/d,似胆汁样液体,术后第 4 天(第 1 步手术后第 12 天)出现右上腹隐痛伴有发热,体温最高至 38.9℃,心率 108 次/分,呼吸 25 次/分,SpO$_2$ 92%,血压 90/60 mmHg;腹胀明显,右上腹压痛明显,肌卫,反跳痛,白细胞 25.6×10^9/L;中性粒细胞 93.5%;血小板计数 44×

$10^9/L$；凝血酶原时间延长，D-二聚体 21.05 mg/L；总胆红素 65.2 μmol/L；结合胆红素 35.1 μmol/L；谷丙转氨酶 374 U/L；谷草转氨酶 745 U/L；葡萄糖 15.6 mmol/L；降钙素原 9.12 ng/ml，CT 提示术区及周围积液。故考虑术后胆漏伴腹腔感染，感染性休克代偿期，肝功能损害，遂在床旁超声引导下改用双套管进行腹腔持续冲洗引流，禁食，积极抗感染，肠外营养支持等对症治疗，同时密切观察患者的腹部体征、生命体征、腹腔引流液等变化。通过上述各种保守治疗后，患者症状改善明显，腹腔引流液逐渐减少。术后第 14 天（第 1 步手术后第 22

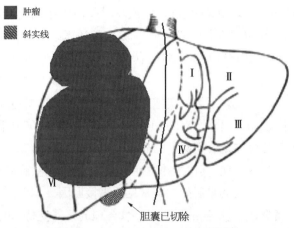

图 11-1-2　ALPPS 第 2 步手术示意图

天）开始右膈下已无引流液流出，肝门部腹腔引流液≤10 ml/d，肝功能完全恢复正常，凝血酶原时间和国际正常化比值接近正常值。术后第 16 天（第 1 步手术后第 24 天）再次行 CT 检查并测量 FLR，其已增生至 931 cm³，同时未见明显肝脏占位性病变和腹腔积液。恢复患者经口进食和口服补充营养支持，并停用肠外营养。遂于术后第 18 天（第 1 步手术后第 26 天）出院，医嘱给予口服恩替卡韦，每天 1 粒。术后 1 个月普外科门诊复查，患者一般情况优良，B 超检查未见明显肝脏占位性病变和腹腔积液，肝功能、凝血功能和 AFP 均在正常范围之内。

五、讨论分析

　　肝癌的完整切除是肝癌患者获得根治性治疗效果的最主要途径，但应保证切除术后足够的 FLR，这是避免肝衰竭的必要条件。一般来说，对于无潜在任何肝脏疾病风险的患者，要求剩余肝脏体积大于或等于正常肝脏体积的 25%；对于有慢性肝脏疾病但无肝硬变的患者，则要求剩余肝脏体积大于正常肝脏体积的 30%；而对于有肝硬变但不合并门静脉高压的患者，则要求剩余肝脏体积大于正常肝脏体积的 40%，或者对于无肝硬变的患者行外科手术切除时要求剩余肝脏体积与患者体质量比≥0.5%；而对于有肝硬变的患者行手术切除时要求剩余肝脏体积与患者体质量比≥0.8%。

　　本例患者有乙肝、肝硬变，剩余肝脏体积和 SLV 之比为 30%，剩余肝脏体积与患者体质量比为 0.5%，远低于一期手术切除要求的最低极限。因此，在 ALPPS 诞生之前，该患者若希望获得手术切除，只能先通过门静脉栓塞、肝动脉插管结扎术或肝动脉经导管动脉栓塞化疗（transcatheter arterial chemoembolization，TACE）等转化治疗，待肿瘤缩小后再行肝癌切除术。然而，这两个步骤的手术间隔时间一般较长，且剩余肝脏体积增加有时并不满意。另外，在此间隔中很多患者因为肿瘤进展而失去第二阶段肿瘤切除的机会。当然，该患者也可选择肝移植治疗，虽然理论上来说，肝移植能彻底清除肿瘤和肝内转移灶，最大限度地达到根治要求，并消除了肝癌产生的肝病背景，然而供肝缺乏依然是最大的难题。

　　ALPPS 是一种全新的手术方式，主要是针对因 FLR 较小而不能接受大范围肝脏切除术的 T 分期比较晚的肝癌患者而设计，为无法行根治性手术切除的肝癌患者带来了希望。本例患者病灶局限在右肝，通过 ALPPS 手术有望使患者获得 R0 手术切除机会。但该术式需要经历二次手术，并发症和病死率较高，需要术前进行严格的肝功能评估和围手术期优化管理，以减少并发症的发生。目前，针对拟行 ALPPS 的患者，术前除了需要使用 CT 测定 FLR，并计算 FLR/SLV 外，应对患者全身情况及肝功能储备进行全面评估。根据国家卫生计生委发布的"原发性肝癌诊疗规范（2017 版）"的指导意见，常采用美国东部肿瘤协作组提出的功能状态评分（ECOG PS）来评估患者的全身情况，采用 Child-Pugh 评分、吲哚氰绿(ICG)清除试验或瞬时弹性成像测定肝脏硬度评价肝功能储备情况,一般认为,Child-Pugh A级、ICG 15<20%~30%是实施手术切除的必要条件。

ALPPS具有众多优点,其中最大特点是能够使得FLR获得快速增生,使得以往认为无法切除的肿瘤获得了R0切除的机会。然而,ALPPS开展早期由于术后较高的并发症发生率和病死率使这项技术面临质疑。因为要实施两期手术,患者不可避免地要遭受更多、更大的手术创伤,因而发生并发症的风险也相应增加。Schadde的调查发现,术后90 d病死率为8.8%~9.0%,严重并发症的发生率为28%;而传统二期肝切除术的病死率为3.0%~3.6%。报道显示,术后胆汁漏、肝功能衰竭是ALPPS术后常见的并发症,其他的并发症包括感染性休克、胸腔积液、腹水、腹腔内出血、心肺并发症等,其中感染性休克是导致其术后死亡最常见的直接原因。本例患者在第2次手术后早期出现较明显的胆瘘、局限性腹膜炎,经过恰当的引流、禁食、合理的营养支持、积极的抗感染治疗后得以控制。

随着围手术期管理和微创技术等的发展以及严格的病例选择,ALPPS的并发症和病死率也得到明显下降,甚至不少医疗中心术后90天病死率已下降至0。目前临床上除传统的开腹ALPPS外,已有全腹腔镜及达芬奇机器人手术系统辅助下的ALPPS,同时传统的ALPPS术式也获得了一定的改进和发展,如部分ALPPS不将左、右半肝完全离断,而是离断至总断面的50%~80%,这样可以保留肝Ⅳ段的肝中静脉属支,防止术后淤血的发生。研究结果显示部分ALPPS与传统的ALPPS在促进FLR增长方面无明显差异,但部分ALPPS可以显著降低术后并发症发生率。另外,消融或肝组织结扎代替肝脏分隔、血管内介入栓塞辅助手术劈离肝脏等改良的手术方式可缩短手术时间,减少术后并发症。

尽管随着手术技术的不断进步,ALPPS手术的并发症和病死率逐渐下降,但由于此类患者肿瘤负荷大,通常营养状况较差,且在短时间内需要经历二次手术创伤应激、溶瘤综合征,肝功能损害大,并发症仍较高。该患者在第二次手术后出现较严重的胆瘘,由于腹腔引流管引流不畅,导致严重的腹腔感染、感染性休克、腹腔高压、应激性高血糖。此时,除了立即改善腹腔引流、积极抗感染等措施之外,合理的营养支持同样十分重要。考虑到此刻患者没有建立好合适的肠内营养途径,另外存在明显的胆瘘、感染性休克、腹腔高压,在胃肠道功能障碍及组织低灌注的状态下实施肠内营养容易导致腹胀、呕吐、反流误吸等并发症,甚至导致肠道的非梗阻性坏死,因此选择进行肠外营养支持。通过间接测热法实际测定该患者的静息能量消耗值,其实际测得的静息能量消耗值为1 540 kcal/d,呼吸商为0.85,氮排除量为26 g/d。考虑到该患者目前处于严重应激状态,存在胰岛素阻抗、高血糖等代谢异常,我们在制订实施全肠外营养计划时确定该患者的能量目标能量为实际测得静息能量消耗值的80%,即摄入热量为1 200 kcal/d左右,蛋白质供给量为1.2 g/(kg·d),约80 g/d。葡萄糖供能约550 kcal/d(占总热量的46%),脂肪乳剂供能350 kcal/d(占30%),氮量为14.0 g,供能250 kcal/d(占20%)。第一天给予50%目标量的肠外营养,第二天开始应用全量的肠外营养支持,同时,应用胰岛素泵以控制血糖值在8~10 mmol/L范围。经过2周左右的积极治疗,患者情况改善明显,感染得到有效控制,腹腔引流液逐渐减少。此时,逐步恢复患者的经口进食,及时进行口服补充营养,腹腔引流量增加并不明显,此时逐渐减少肠外营养用量直至停止。

六、相关营养背景知识

(一) 应激性高血糖

高血糖在严重创伤、感染等应激状况下的危重患者中十分常见,被称为应激性高血糖。应激性高血糖可增加危重患者的病死率,临床工作中应予以关注。应激性高血糖的发生机制十分复杂,概括起来与神经-内分泌激素、细胞因子及外周组织胰岛素抵抗密切相关。

1. 神经-内分泌激素作用 创伤后机体分解激素(胰高血糖素、糖皮质激素和儿茶酚胺)水平明显升高,儿茶酚胺能升高血糖和促进糖原分解,高浓度肾上腺素可明显抑制胰岛素合成,从而导致游离氨基酸和脂肪酸浓度升高。糖皮质激素主要通过以下机制引起糖代谢异常:① 抑制胰岛 β 细胞分泌胰岛素。② 拮抗胰岛素对肝脏糖产生及输出的下调作用,促进肝脏糖异生。③ 通过抑制骨骼肌胰岛素介导的葡萄糖转运体(GLUT4)移位而抑制胰岛素介导的葡萄糖摄取及处理。④ 促进脂肪分解,增加游离脂肪酸,在线粒体竞争性抑制丙酮酸氧化。同时,上述这些分解激素往往起相加和协同作用。

2. 细胞因子 创伤后机体内细胞因子(IL-1、IL-6、TNF-α 等)水平升高,对应激性高血糖的产生起着十分重要的作用。研究发现,TNF-α 能使人类的脂肪细胞、成纤维细胞、肝肿瘤细胞以及骨髓细胞发生胰岛素抵抗。此外,TNF-α 能抑制胰岛素介导的胰岛素受体自身磷酸化,从而抑制 IRS-1 的磷酸化,从而抑制胰岛素受体的自激酶和外激酶。IL-6 的主要作用是抑制 IRS-1 的酪氨酸磷酸化,减弱生理浓度胰岛素引起的 PI3K 的 p85 亚基与 IRS-1 连接。此外,胰岛素介导的对胰岛素下游代谢反应有重要作用的 Akt 激活,能被 IL-6 强烈地抑制。细胞因子导致高血糖可以用两个方面来探讨:其一,细胞因子直接引起 IRS-1 及其下游信号分子发生变化,从而引起胰岛素抵抗;其二,细胞因子引起一些蛋白的表达,从而抑制胰岛素受体信号的传导。

3. IR 胰岛素抵抗在应激时非常普遍,是机体对胰岛素生理功能反应受损,是导致创伤应激状况下发生高血糖的重要原因。

(二)胰岛素抵抗发生机制

IR 是机体组织、细胞对胰岛素生理功能反应受损。目前认为胰岛素抵抗的发生机制有受体前、受体和受体后机制。

1. 受体前机制 ① 神经传导:创伤部位的传入神经信号对激活垂体-肾上腺轴起着至关重要的作用,可引起生长激素、促肾上腺皮质激素、抗利尿激素分泌增加,从而对创伤后物质代谢产生影响,并引起胰岛素抵抗。此外,儿茶酚胺能升高血糖和促进糖原分解,高浓度的肾上腺素能明显抑制胰岛素的合成,从而导致游离氨基酸和脂肪酸的浓度升高。糖皮质激素抑制胰岛 β 细胞分泌胰岛素,拮抗胰岛素对肝糖产生及输出的下调作用,促进肝糖异生;抑制胰岛素介导的葡萄糖摄取及处理,促进脂肪分解,增加 FFA,在线粒体竞争性抑制丙酮酸氧化。② 细胞因子:创伤后机体内细胞因子(IL-1、IL-6、TNF-α 等)水平升高,可诱发胰岛素抵抗。IL-6 可抑制 IRS-1 的酪氨酸磷酸化,减弱生理浓度胰岛素引起的 PI3K 的 p85 亚基与 IRS-1 连接。此外,IL-6 也可抑制胰岛素介导的对胰岛素下游代谢反应有重要作用的 Akt 的激活。TNF-α 能抑制胰岛素介导的胰岛素受体的自身磷酸化,从而抑制 IRS-1 的磷酸化,从而抑制胰岛素受体的自激酶和外激酶。③ 胰岛素分泌、代谢的改变:创伤应激情况下胰岛素浓度变化、高血糖也参与了创伤后胰岛素抵抗的发生,高血糖引起胰岛素抵抗可能与氨基己糖生物合成途径、蛋白激酶 C 的激活、非酶催化的糖基化增多、醛糖还原酶激活等有关。营养物质能直接调控胰岛素信号传导,且可能是通过共同的途径导致胰岛素抵抗的发生。

2. 受体机制 胰岛素介导的胰岛素受体酪氨酸激酶在创伤后胰岛素抵抗的发生中起重要作用。

3. 受体后机制 胰岛素与受体结合后,IR 自身磷酸化,并使 IRS-1 磷酸化。IRS-1 磷酸化是胰岛素大部分生物学效应的启动步骤,其下游有 3 条信号系统:PI3K 信号通路、G 蛋白信号通路和大鼠肉瘤基因(Ras)信号通路。IRS-1 磷酸化及其下游信号转导障碍与创伤后胰岛素抵抗有关。

七、主编点评

近年来,肝癌外科治疗的主要进展包括:① 早期诊断、早期治疗。② 小肝癌治疗已由单一切除模式转变为切除为主的多种方法的合理选用。③ 大肝癌外科的趋势为:明显提高了难切部位肝癌的切除率,对合并门静脉、肝静脉、下腔静脉较局限的癌栓采用较积极的外科治疗,不能切除肝癌的二期切除、姑息性外科治疗、肝移植等,对原先无法耐受巨量肝切除的患者,部分病例可给予 ALPPS 手术治疗来获得 R0 切除或先行超声引导肝内门脉无水乙醇注射或 TACE,待对侧肝代偿性增大后再行肝癌切除。

　　本病例诊治的难点和关键在于 ALPPS 治疗方案的选择,患者有乙肝、肝硬化背景,术前 CT 评估显示肝癌切除后的左侧 FLR 为 473 cm^3,SLV 为 1 549 cm^3,FLR/SLV 为 30.5%,远未达到一期手术切除要求的最低极限 40%。针对该患者的治疗方案有两种,一是可先通过门静脉栓塞、肝动脉插管结扎术或 TACE 等转化治疗,待肿瘤缩小后再行肝癌切除术。然而,这两个步骤的手术间隔时间一般较长,且剩余肝脏体积增加有时并不满意。另外,在此间隔中很多患者因为肿瘤进展而失去第二阶段肿瘤切除的机会。其次,可施行 ALPPS。该手术是近年来主要针对因 FLR 较小而不能接受大范围肝脏切除术的 T 分期比较晚的肝癌患者而设计。本例患者病灶局限在右肝,通过 ALPPS 手术有望使患者获得 R0 手术切除机会。但该术式需要经历二次手术,并发症和病死率较高,需要术前严格的肝功能评估,同时优化围手术期管理,良好的手术团队以及精细的外科操作等,方可降低并发症的发生风险。

　　尽管我们做好了各项术前准备工作,但该患者在第二次手术后仍然发生了严重的并发症。此时,合理有效的营养支持在整个治疗中起着十分重要的作用。由于本单位拥有一个十分出色的临床营养治疗团队,有着丰富的危重患者营养治疗经验,在他们的通力合作和指导下,对该患者进行合理、有效的营养支持,终于使患者转危为安。最后需要强调的是,由于 ALPPS 手术国内开展时间较短,目前国内报道的病例数有限,更缺乏远期预后数据。目前该手术主要应用于结直肠癌肝转移手术治疗。然而我国80%以上原发性肝癌患者伴有肝硬化,严重影响 FLR 再生。因此,究竟 ALPPS 是否适用于我国肝癌患者目前仍处于探索阶段,尚需要大量病例的报道来进一步评价其临床应用的安全性和有效性。

(吴国豪)

参考文献

[1] Altomare DF, Rotelli MT. Nutritional Support after Gastrointestinal Surgery[M]. Switzerland: Springer Nature Switzerland AG, 2019.

[2] Lang H, de Santibanes E, Schlitt HJ, et al. 10th Anniversary of ALPPS - lessons learned and quo vadis[J]. Ann Surg, 2019, 269(1): 114 - 119.

[3] Olthof PB, Schnitzbauer AA, Schadde E. The HPB controversy of the decade: 2007 - 2017 — Ten years of ALPPS[J]. Eur J Surg Oncol, 2018, 44(10): 1624 - 1627.

[4] Sandstrom P, Rosok BI, Sparrelid E, et al. ALPPS improves resectability compared with conventional two-stage hepatectomy in patients with advanced colorectal liver metastasis: results from a scandinavian multicenter randomized controlled trial (LIGRO Trial)[J]. Ann Surg, 2018, 267(5): 833 - 840.

[5] Virizuela1 JA, lvarez MC, Luengo-Perez LM, et al. Nutritional support and parenteral nutrition in cancer patients: an expert consensus report[J]. Clin Transl Oncol, 2018, 20: 619 - 629.

病例 2

一、病史简介

患者，男，78 岁。因"间断血便 6 个月，加重伴排便习惯改变 1 个月"入院。患者 6 个月前无明显诱因下间断出现大便带血，呈鲜红色，血液与粪便混合，量较少，便后无滴血。当地医院就诊考虑为痔疮，给予痔疮栓等治疗后无明显好转。1 个月前患者便血逐渐加重，便后出现滴血，并伴有里急后重、排便不尽感，每日排便次数增加至 3～5 次，为进一步诊治来我院。病程中患者无腹痛、腹泻，无肛门疼痛，无头晕、乏力，无恶心、呕吐等不适，精神可，睡眠较差，食欲下降，小便基本正常，近 3 个月来体重减轻 5 kg。

既往高血压病史 5 年，每日早晨口服氨氯地平（络活喜）1 粒（5 mg/粒），平时血压波动在 120/80～140/90 mmHg 范围内；糖尿病病史 15 年，每日三餐前口服阿卡波糖片（拜糖平）2 粒（5 mg/粒），平时血糖控制在 6.2～8.0 mmol/L 范围内。否认 COPD、心脏病等其他慢性病史，否认传染病史。

二、入院检查

体温 36.8℃，脉搏 78 次/分，呼吸 16 次/分，血压 140/90 mmHg，体重 66 kg，身高 169 cm。神志清楚，营养中等，全身皮肤无黄染，无肝掌、蜘蛛痣。全身浅表淋巴结无肿大，巩膜无黄染，胸廓无畸形，双肺呼吸音清，未闻及干湿啰音。心前区无隆起，心界不大，心率 76 次/分，律齐，各瓣膜区未闻及病理性杂音。腹部平软，全腹未触及包块，全腹无压痛、反跳痛，肝脾肋下未触及，叩诊鼓音，无移动性浊音，肠鸣音 5 次/分。肛门指诊发现距肛缘 5 cm，膀胱截石位 3 点至 6 点方向可触及一直径约 3 cm 肿块，质中，界清，位置较固定，触之无明显疼痛，指套有血迹。双下肢无水肿，双侧足背动脉搏动可。四肢脊柱无畸形，活动自如，神经系统检查无异常体征。

红细胞 3.67×10^{12}/L；血红蛋白 137 g/L；白细胞 5.31×10^9/L；血小板 217×10^9/L；总胆红素 10.5 μmol/L；直接胆红素 3.5 μmol/L；总蛋白 70 g/L；白蛋白 37 g/L；前白蛋白 0.16 g/L；谷丙转氨酶 16 U/L；谷草转氨酶 21 U/L；尿素 3.9 mmol/L；肌酐 77 μmol/L；尿酸 302 μmol/L；葡萄糖 7.5 mmol/L；总胆固醇 4.42 mmol/L；甘油三酯 1.57 mmol/L；钠 139 mmol/L；钾 4.5 mmol/L；氯 97 mmol/L；钙 2.11 mmol/L；无机磷 1.57 mmol/L；镁 0.78 mmol/L。

腹盆腔 CT：提示直肠下段管壁增厚伴强化，外周脂肪层模糊，周边见数枚小淋巴结，余未见明显异常（图 11-2-1）。腹盆腔磁共振：肝距离肛缘 5 cm 处直肠后壁见偏心性增厚，T1WI 呈低信号，T2WI 呈高信号，增强后明显强化，周围脂肪间隙欠清，局部小淋巴结，余未见明显异常（图 11-2-2）。

三、入院诊断

直肠占位性病变，恶性肿瘤可能性大，糖尿病。

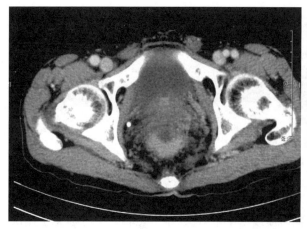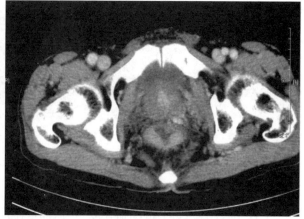

图 11－2－1　腹盆腔 CT 增强

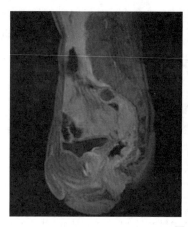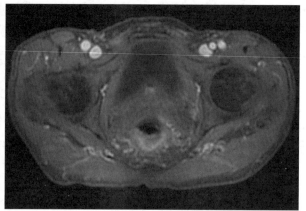

图 11－2－2　直肠 MRI 增强

四、治疗经过

患者入院后行肠镜检查,显示距肛缘 5 cm 见一约 4.0 cm×5.0 cm 菜花样肿物,表面糜烂,中央凹陷,其余肠段未见异常;肿块活检病理检查结果为溃疡型腺癌,分化 Ⅱ 级。患者心、肺功能基本正常,完善术前相关检查,未发现远处转移证据,无明显手术禁忌。于入院后第 3 天在全麻下行腹腔镜 Dixon 手术,手术顺利,在盆腔吻合口右侧放置一根乳胶引流管,术后安返病房。术后予以有效镇痛和早期下床活动,术后第 1 天开始口服少量 10% 糖水,术后第 3 天开始进食流质后出现腹泻、腹胀伴里急后重,之后出现发热,最高至 38.9℃,给予物理降温、抗感染等治疗,体温波动在 37.5～38.5℃,腹胀明显。术后第 5 天清晨,患者自诉腹痛、腹胀,查体:痛苦面容,呼吸浅快(28 次/分),心率 125 次/分,血压 105/60 mmHg,全腹压痛明显,肌卫,反跳痛。盆腔引流管引流出少许粪渣样引流物。急查血常规示白细胞 $19.6×10^9$/L,中性粒细胞 89.3%。CT 提示术区及周围渗出、积液。根据患者术后出现发热,腹痛,呼吸急促,心律快,血压偏低,盆腔引流管引流出少许粪渣样引流物,结合外周血象白细胞升高以及 CT 提示术区及周围少渗出、积液,故诊断患者发生了术后吻合口漏。考虑到患者目前存在严重感染,感染性休克,腹、盆腔积液,直肠癌术后吻合口瘘,腹腔污染严重,一般情况差,需要手术干预。经与家属沟通后在全麻下行急诊剖腹探查,发现腹、盆腔约 200 ml 左右粪性积液,小肠间隙、表面及盆腔较多脓苔附着,无法探查吻合口,行横结肠中段断开,远端关闭近端造瘘,大量生理盐水冲洗腹、盆腔,在盆腔低位放置双套管引流,近端空肠放置营养管自左上腹壁引出,关腹。术中患者循环不稳定,需要较大剂量升压药维持血压,术后入外科 ICU,机械通气支持。入外科 ICU 后机械通气、镇静,心电监护示:心率 115 次/分,SpO₂ 96%,呼吸 30 次/分,血压 110/75 mmHg(较大剂量去甲肾上腺素维持血压)。血气分析:pH 7.20;动脉血二氧化碳分压 78.0 mmHg;动脉血氧分压 85.0 mmHg;实际碳酸氢盐 23.5 mmol/L;二氧化碳总量 30.0 mmol/L;标准碳酸氢盐 25.0 mmol/L;标准碱剩余(全血)−2.8。给予禁食,维持内环境稳态,抗感染,纠正混合性酸中毒,肠外营养支持,并保持盆腔引流管通畅,同时密切观察患者的腹部体征、生命体征、盆腔引流管引流液等变化。术后第 2 天,机械通气,体温 38.6℃,心率 95 次/分,SpO₂ 98%,呼吸 22 次/分,血压 125/80 mmHg,小剂量去甲肾上腺素维持,白细胞 12.98×10⁹/L;中性粒细胞 90.5%;血小板 77×10⁹/L;凝血酶原时间 15.5 s;凝血酶时间 16.9 s;活化部分凝血活酶 32.7 s;降钙素原 4.81 ng/ml,葡萄糖 16.5。腹胀,无肠鸣音,结肠造口无排气、排便,盆腔引流管引流出少量粪性引流液。考虑到患者目前感染仍较重,存在肠麻痹,血流动力学尚未稳定,仍需要行器官功能支持,暂不给予 CRRT 治疗,继续行体液治疗,积极抗感染,控制血糖,肠外营养支持。随后 3 天中,患者一般情况逐渐改善,生命体征趋于平稳,顺利撤机,停用升压药,结肠造口有少量排气、排便,肠鸣音 2 次/分。鉴于患者肠道动力功能已恢复,开始通过留置的空肠营养管进行少量肠内营养,在后续时间内逐渐增加肠内营养供给量,患者耐受性良好,无明显消化道并发症,回普通病房继续治疗。于第 2 次手术后的第 10 天开始再次给予流质饮食,并逐步过渡至半流质。患者生命体征平稳,内环境稳定,无发热、腹痛,有排气排便,盆腔引流冲洗液色清、量较少,复查腹盆部 CT 显示盆腔及术区无明显积液等异常,遂于第 2 次手术后的第 21 天拔除引流管后出院。

五、讨论分析

直肠癌是常见的消化道恶性肿瘤,我国结直肠癌的发病率、病死率在全部恶性肿瘤中均位居第 5 位,其中新发病例 37.6 万,死亡病例 19.1 万。中国人直肠癌与西方人比较,有 3 个流行病学特点:① 直肠癌比结肠癌发生率高,约(1.5~2):1。最近的资料显示,结直肠癌发生率逐渐靠近,有些地区已接近 1:1,主要是结肠癌发生率增高所致。② 低位直肠癌所占比例高,约占直肠癌的 60%~75%,而绝大多数癌肿可在直肠指诊时触及。③ 青年人直肠癌比例高,约 10%~15%。直肠癌早期癌肿仅限于黏膜层,常无明显症状,仅有间歇性少量便血和大便习惯改变。由于早期症状不典型,不易引起患者的重视,特别是并发内痔的患者,早期的便血症状容易被误诊为痔疮进行治疗,从而耽误疾病的正规诊治。当肿瘤进展后出现破溃,继发感染,可产生直肠刺激症状,表现为大便次数增多、里急后重或排便不尽感,肿瘤破溃感染后可有出血及黏液排出。另外,肿瘤进展可引起肠腔狭窄导致腹胀、腹痛、排便困难甚至肠梗阻,如肿瘤累及肛管括约肌,则有疼痛。此时,虽然直肠癌容易诊断,但疾病多处于中晚期,治疗的总体预后欠佳。因此,应对直肠癌的高危患者进行筛查,特别是老年便血患者应重视直肠指诊检查,通过早发现、早诊断、早治疗的诊治策略,提高直肠癌患者的总体治疗效果,改善预后。本例患者为老年男性,最初的症状为反复间断便血,之后逐渐加重并伴有排便次数增加等排便习惯的改变,直肠癌的症状较为典型。然而,患者在当地医院初次就诊时医师凭借便血症状草率地诊断为痔疮,而未做直肠指诊或相应的检查。因此,在临床实践中,对于大便习惯和形状改变患者,特别是中老年、反复便血患者,应特别警惕直肠癌的可能,直肠指诊检查显得尤为必要,这是本例患者给临床医生的警示。

目前直肠癌的治疗是以手术为主的综合治疗策略,手术作为一种有创的治疗手段,在给患者带来获益的同时,也具有一定的并发症风险。虽然微创外科技术和加速康复外科理念等的推广应用使直肠癌围手术期并发症得到了有效降低,但近年来,随着全直肠系膜切除术(total mesorectal excision,TME)的推广、腹会阴联合切除手术数量的减少以及低位(超低位)吻合的增加,加之人口老年化的发展、新辅助治疗策略的实施,使得直肠癌术后吻合口瘘的发生率仍然较高,严重影响患者的术后康复。大多数的统计资料显示,直肠癌术后吻合口瘘的发生率在 2.4%～15.9%,吻合口瘘是直肠癌手术常见的严重并发症,发生后的病死率可高达 16%。吻合口瘘不仅影响患者的术后恢复,严重的吻合口瘘需再次手术干预,甚至会影响患者的远期生存效果。临床上,吻合口瘘最常发生在术后 5～7 天,吻合口瘘的诊断主要依据患者的临床表现、腹部体征以及引流液情况。当患者突然出现剧烈腹痛、高热、心率呼吸加快、腹膜炎体征、引流管粪样物以及白细胞增高等典型表现时,吻合口瘘的诊断并不困难。但对于一些无典型症状的患者,若出现麻痹性肠梗阻、腹泻、低热、心率呼吸增快伴少尿的情况时,应警惕吻合口瘘存在的可能,此时应积极进行实验室及 CT 等检查,明确有无吻合口瘘的存在。目前,根据临床表现的严重程度,吻合口瘘可分为 3 级。A 级:亚临床吻合口瘘,也称作影像学吻合口瘘,无临床症状,不需特殊治疗;B 级:表现为腹痛、发热、脓性或粪渣样引流物自肛门、引流管或阴道流出(直肠阴道瘘),白细胞及CRP 升高,可以通过保守治疗能够自愈的吻合口瘘;C 级:表现为腹膜炎、脓毒症、感染性休克等临床表现,常需要手术治疗。手术前识别和判断直肠癌手术后吻合口瘘的危险因素并给予合理预防措施,发生吻合口瘘后早期诊断和及时处理,对于吻合口瘘愈合、改善患者预后十分重要。本例患者在术后第 3 天开始进食流质后出现腹泻、腹胀伴里急后重,之后出现发热、腹痛,实际上已经存在吻合口瘘,但未引起诊治医疗小组的重视,2 天后患者白细胞明显升高,出现弥漫性腹膜炎、严重感染、感染性休克,盆腔引流管引流出粪性液体后才意识到存在吻合口瘘,不得不再次手术行横结肠造瘘,而且手术后患者存在多器官、系统功能不全,须重症监护和长时间治疗。

直肠癌手术发生吻合口漏的危险因素分为术前、术中、术后 3 种情况,术前危险因素有男性,ASA分级≥Ⅱ或Ⅲ级,BMI≥30 kg/m²,合并有糖尿病、肾功能不全、低蛋白血症、营养不良,术前新辅助治疗(长程放、化疗及短程放疗)术前长期应用糖皮质激素等药物,肿瘤分期和大小直径等。术中危险因素有吻合口距肛门距离,术中出血量与围手术期输血量如围手术期输血≥400 ml,切断直肠使用闭合器数目如腹腔镜手术中切断直肠使用切割闭合器数目≥3 个,钉合线之间出现缺损增多等。术后危险因素:术后吻合口出血,术后早期腹泻等。本例患者术前存在高龄、骨盆狭窄、重度营养不良(3 个月内体重下降>5%)、糖尿病病史多年,肿瘤较大、分期较晚;术中因素有肿瘤距肛缘距离近,腹腔镜手术中切断直肠使用切割闭合器数目 2 个;术后因素有腹泻。由此可见,该患者存在诸多发生吻合口漏的危险因素,而未能引起治疗组的关注,术前、术中以及术后未行有效的预防措施,发生吻合口瘘后未能及时得到准确的诊断和及时的治疗,以致造成不良的后果,这是该病例给予我们的教训。

直肠癌术后吻合口瘘治疗应根据不同等级的瘘,采取不同的治疗策略。A 级瘘通常无须特殊外科干预,在保证引流通畅的前提下,给予营养支持治疗以及积极的抗感染治疗。对于吻合口漏较小的 B 级瘘患者,可以经过介入途径向盆腔与肛门置管进行双向灌洗、负压吸引以保持吻合口漏周围无粪便聚集。具有通畅引流或吻合口瘘较小的患者,可以试行内镜下治疗,使用覆膜支架对瘘口进行封闭。但是,对于距离肛门<3 cm 的吻合口瘘,覆膜支架对肛管刺激强烈常不能耐受。对于吻合口瘘直径>1 cm 者,覆膜支架难以达到促进愈合的目的。对考虑愈合时间较长或者治疗无效的 B 级吻合口瘘患者,应积极考虑外科手术干预。C 级瘘患者通常需要手术干预,有明显腹膜炎或出现休克的患者,首选的治疗应该是手术,建议尽早行近端肠管的造口手术或拆除吻合口而实行永久性结肠造口,术中充分冲洗,尽可能清除腹腔内污染物,同时充分引流。无论哪个级别的吻合口瘘,营养支持在整个治疗中起着举足轻重的作用。临床上,对于存在严重应激状态早期、休克状态、持续麻痹性肠梗阻、严重腹腔感染、腹腔间隙高压、消化道出血、严重腹泻等吻合口瘘患者,不宜进行肠内营养或存在肠内营养禁忌,此时通常选择肠外营养支持。待病情稳定、肠道功能恢复后,则应尽早进行肠内营养支持。早期肠内营养可以有效降低炎性介质释放和应激反应,维持和改善的机体营养状况,增强机体免疫力,促进吻合口瘘尽早治愈。一般说来,经鼻胃管或经空肠喂养,所提供的营养素不会从瘘口流出,对于直肠癌手术后吻合口瘘患者,肠内营养不会增加瘘的流量。肠内营养制剂以多肽类、要素膳或不含膳食纤维的整蛋白制剂为佳。该患者在第 2 次手术时,我们在手术结束前行近端空肠置管,为后续的肠内营养建立有效的途径,值得提倡。

六、相关营养背景知识

(一) 肠外营养支持的适应证

凡是需要营养支持,但又不能或不宜接受肠内营养支持的患者均为肠外营养支持的适应证。此外,临床上许多患者虽然能够接受肠内营养,但由于疾病等原因,通过肠内营养无法满足机体对能量及蛋白质的目标需要量,需要补充或联合应用肠外营养。近年来,ASPEN 更新了应用 TPN 支持的准则,按疗效显著程度分为:疗效显著的强适应证;肠外营养对治疗有益的中适应证;肠外营养支持疗效不肯定的弱适应证;肠外营养的禁忌证(表 11 - 2 - 1)。

表 11 - 2 - 1　ASPEN 推荐的全肠外营养支持准则

疗效显著的强适应证
- 胃肠道梗阻(如贲门癌、幽门梗阻、高位肠梗阻、新生儿消化道闭锁等)
- 胃肠道吸收功能障碍
  - 短肠综合征
  - 小肠疾病(如克罗恩病、肠结核、多发性肠瘘、小肠缺血性病变、系统性红斑狼疮、硬皮病或其他一些胶原性疾病)
  - 放射性肠炎
  - 严重腹泻
  - 顽固性呕吐
- 大剂量化疗、放疗或接受骨髓移植患者
- 重症胰腺炎
- 严重营养不良伴胃肠功能障碍
- 高分解代谢状态者

肠外营养支持有效的中适应证
- 大的手术创伤及复合性外伤
- 中等程度应激状态
- 肠外瘘
- 肠道炎性疾病
- 妊娠剧吐或神经性厌食
- 需接受大手术或大剂量放、化疗且已有中度营养不良
- 7～10 天内无法提供充足的肠内营养
- 炎性粘连性肠梗阻

肠外营养支持无肯定疗效的弱适应证
- 营养状况良好处于轻度应激或创伤下而消化道功能在 10 天内可以恢复者
- 肝脏、小肠等脏器移植后功能尚未恢复期间

肠外营养支持的禁忌证
- 无明确治疗目的,或已确定为不可治愈、无复活希望而继续盲目延长治疗者
- 心血管功能紊乱或严重代谢紊乱尚未控制或处于纠正期间
- 胃肠道功能正常可适应肠内营养者
- 原发病需要急诊手术者,术前不宜强求肠外营养
- 营养状况良好且仅需肠外营养支持少于 5 天者
- 预计发生肠外营养并发症的危险性大于其可能带来的益处者
- 脑死亡或临终或不可逆昏迷

(二) 肠内营养支持的适应证及禁忌证

肠内营养的可行性取决于患者的胃肠道是否具有吸收所提供的各种营养素的能力,以及胃肠道是否能耐受肠内营养制剂,只要具备上述两个条件,在患者因原发疾病或因治疗的需要而不能或不愿经口

摄食,或摄食量不足以满足机体合成代谢的需要时,均可考虑采用肠内营养支持。临床实践中,具体有以下几种情况适合肠内营养。

(1) 意识障碍、昏迷患者和某些神经系统疾病:如脑外伤、脑血管疾病、脑肿瘤、脑炎等所致的昏迷患者、老年痴呆不能经口进食或精神失常、严重抑郁症、神经性厌食者等。

(2) 吞咽困难和失去咀嚼能力的患者:如咽下困难、口咽部外伤及手术后、重症肌无力者等。

(3) 上消化道梗阻或手术后患者:如食管炎症、化学性损伤等造成咀嚼困难或吞咽困难、食管狭窄梗阻、食管癌、幽门梗阻、吻合口水肿狭窄、胃瘫等。

(4) 高代谢状态患者:如严重创伤、大面积烧伤、严重感染等所致机体高代谢、负氮平衡者,虽可经口摄食但摄入量不足。

(5) 消化道瘘患者:如食管瘘、胃瘘、肠瘘、胆瘘、胰瘘等。一般适用于低流量瘘或瘘的后期,所提供的营养素不致从瘘口流出的患者。肠内营养对低位小肠、结肠瘘最有效,胃十二指肠瘘经空肠管喂养的效果也很好。

(6) 营养不良者的术前准备:营养不良患者的围手术期营养支持,可增加机体抵抗力,减少手术并发症的发生率,促进创口愈合。特别是营养不良而需肠道手术患者,术前肠道准备期间进行肠内营养支持可避免因禁食所致的营养摄入不足。

(7) 炎性肠道疾病:如溃疡性结肠炎、克罗恩病等患者。当病情严重或疾病急性期间,应采用肠外营养支持,让肠道得以休息。待病情逐渐缓解,小肠功能适当恢复且能耐受肠内营养制剂时,可提供肠内营养支持并逐渐增加用量。

(8) 短肠综合征:短肠综合征的肠道代偿阶段,应根据胃肠道功能恢复情况,逐渐由肠外营养过渡至肠内营养,并逐渐增加肠内营养的用量直至满足机体的营养素需要量时,即可停止使用肠外营养支持。及早地实施肠内营养有利于残留肠道结构及功能的代偿。

(9) 胰腺疾病:在急性胰腺炎病情稳定、肠道功能恢复后,可应用适量空肠喂养,能维持机体营养状况,却不会增加胰腺的外分泌。慢性胰腺功能不全患者,常伴有不同程度的腹泻,适当应用肠内营养有助于改善患者的营养状况及疾病恢复。

(10) 慢性营养不良患者:慢性消耗性疾病、恶性肿瘤放疗、化疗患者及免疫缺陷性疾病者等患者,常因营养素的摄入和利用不足而发生营养不良,适当应用肠内营养有助于改善症状、增强机体免疫力,从而使治疗得以成功。

(11) 脏器功能不全患者:如肝、肾、肺功能不全或多器官功能衰竭者。

(12) 某些特殊患者:各种脏器移植者,如肝移植、肾移植、小肠移植、骨髓移植等。此外,重症糖尿病者、急性放射性疾病者等。

(13) 仅需长期肠内营养支持而无其他住院理由的患者,可实施家庭肠内营养支持。

(14) 肠外营养的补充或过渡:由于长期肠外营养会导致肠道结构及功能损害,因而临床上常采用逐渐减少肠外营养用量,同时逐步增加肠内营养,最终过渡到经口进食。

另一方面,肠内营养不宜或慎用于下列情况。

(1) 完全性机械性肠梗阻、胃肠道出血、严重腹腔感染。

(2) 严重应激状态早期、休克状态、持续麻痹性肠梗阻。

(3) 短肠综合征早期:宜先采用肠外营养支持4~6周,以后再逐渐过渡至肠内营养。

(4) 高流量空肠瘘:由于缺乏足够的小肠吸收面积,即使是慢速滴注肠内营养液,仍会增加漏出量。严重吸收不良者不能贸然进行管饲,以免加重病情。

(5) 持续严重呕吐、顽固性腹泻患者,严重小肠、结肠炎者。

（6）胃肠道功能障碍或某些要求肠道休息的病情。

（7）急性重症胰腺炎患者的急性期不宜过早进行肠内营养。

（8）无法建立肠内喂养通路者。

（9）3个月内婴儿、糖尿病或糖代谢异常者、氨基酸代谢异常者不宜应用要素膳。

七、主编点评

该患者是位老年低位直肠癌患者,存在诸多发生吻合口漏的危险因素,未能引起治疗组的重视,术前、术中以及术后未行有效的预防措施,发生吻合口瘘后未能及时得到准确的诊断和及时的治疗,以致造成不良的后果,这是该病例给予我们的教训。该患者入院时 NRS 2002 评分 4 分,有营养风险,近 3个月来体重下降＞5%,存在中-重度营养不良,既往有糖尿病等代谢性疾病史。营养不良不仅损害机体组织、器官的生理功能,而且可增加手术危险性、术后并发症发生率及病死率。近年来 ASPEN、ESPEN有关外科患者的指南均建议,对于重度营养不良患者或中等程度营养不良而需要接受大手术的患者,尤其是重大、复杂手术后严重应激状态的危重患者,往往不能耐受长时间营养缺乏,应给予 7～10 天的术前营养支持。而临床医师术前没有意识到该患者存在营养不良,对营养不良可能对患者的临床结局的影响缺乏认识,未能对该患者进行必要的术前营养支持。

该患者发生吻合口瘘后没有早期发现,导致腹腔严重感染及感染性休克,存在血流动力学不稳定、内环境紊乱、胃肠道的消化吸收、运输、屏障功能障碍等病理生理学改变,致使肠内营养无法实施或给患者的肠内营养实施带来困难,造成机体能量或蛋白质的供给不足,这在腹腔感染伴有腹腔高压或腹腔开放等患者中尤为明显。此时,通过肠外营养途径供给营养底物,以此达到调节机体代谢和改善营养状态的目的,使患者即使在无肠道营养的情况下仍可维持良好的营养状态。因为长时间能量及蛋白质缺乏将不可避免导致机体瘦组织群消耗,损害组织器官功能,从而影响患者的治疗效果及预后。因此,临床上当伴有营养不良或营养风险的腹腔感染患者存在难以控制的腹膜炎、腹腔间室综合征以及重度感染性休克等肠内营养绝对禁忌证的情况下,应及时给予肠外营养来满足机体对营养的需要。但是,一旦腹腔感染情况改善,胃肠道功能恢复或具有部分胃肠道功能,应尽早启动肠内营养,以降低炎性介质释放和应激反应程度,维护肠黏膜屏障,减少肠道细菌易位,调整机体代谢,有助于降低患者并发症的发生率和病死率,缩短住院时间,改善预后。

临床上,腹腔严重感染的消化道瘘患者的肠内营养主要通过管饲途径进行,可采用鼻胃管、鼻十二指肠管、鼻空肠管、胃或空肠造瘘等多种形式,具体投给途径的选择取决于腹腔感染的情况、喂养时间长短、患者精神状态及胃肠道结构或功能,临床上应根据具体情况进行选择。具体来说,在无消化道梗阻情况下,若瘘口位置较高,可通过瘘口向远端置管进行肠内营养;若瘘口位置较低,可通过经胃或近端空肠进行肠内营养,可通过"边吃边瘘"来充分利用有功能的肠段。一般说来,只要瘘口近侧有 100 cm 以上的正常小肠存在,即能有效地吸收所给予的营养物质,对漏出液的流量影响较小。本例患者是低位直肠吻合口瘘,通过近端空肠喂养对吻合口的愈合不会产生不良影响。因此,在该患者第 2 次手术时放置空肠造瘘管是一种较好的选择,有利于术后长期实施肠内营养。需要指出的是,此类腹腔严重感染患者通常伴有胃肠道动力障碍、肠麻痹、腹腔高压或腹腔开放,肠内营养的耐受性较差,肠内营养时应根据肠道耐受性从低流率开始(20～30 ml/h),如果耐受情况良好则逐渐增量,同时应密切监测患者的胃肠功能及管饲耐受性。耐受良好的患者喂养量应在 72 h 内达到目标需要量,以优化营养支持的效果。对于胃肠道耐受性较差的患者,喂养量应在 7 d 内逐渐谨慎地达到目标需要量。对于肠内营养供给的营养物质目标需求量未达到 60% 以上的腹腔严重感染患者,通过实施补充性肠外营养来弥补肠内营养不足时机体对能量和蛋白质的需求,达到机体目标需要量,有利于组织的正常代谢和维护组织器官功能,特别是严重腹腔感染状态下细胞自噬的修复,从而改善患者的临床结局。

(吴国豪)

参考文献

［1］ Altomare DF，Rotelli MT. Nutritional Support after Gastrointestinal Surgery［M］. Switzerland：Springer Nature Switzerland AG，2019.

［2］ Volk RJ，Leal VB，Jacobs LE，et al. From guideline to practice：New shared decision-making tools for colorectal cancer screening from the American Cancer Society［J］. CA Cancer J Clin，2018，68(4)：246－249.

［3］ Ganesh K，Stadler ZK，Cercek A，et al. Immunotherapy in colorectal cancer：rationale，challenges and potential［J］. Nat Rev Gastroenterol Hepatol，2019，16(6)：361－375.

［4］ Arved Weimann A，Braga M，Carli F，et al. ESPEN guideline：Clinical nutrition in surgery［J］. Clinical Nutrition，2017，36：623－650.

［5］ Wischmeyer PE，Carli F，Evans DC，et al. American Society for Enhanced Recovery and Perioperative Quality Initiative Joint Consensus Statement on Nutrition Screening and Therapy Within a Surgical Enhanced Recovery Pathway［J］. Anesth Analg，2018，126：1883－1895.

［6］ Gunnar Elke G，Hartl WH，Kreymann KG，et al. Clinical Nutrition in Critical Care Medicine e Guideline of the German Society for Nutritional Medicine (DGEM)［J］. Clinical Nutrition ESPEN，2019，33：220－275.

病例 3

全胃切除术后吻合口瘘，张力性气胸，
肠外营养相关性肝损害

一、病史简介

患者，男，60 岁。因"进食哽噎感 20 余天"入院。患者 20 余天前出现进食哽咽感，在进食固体硬食物时尤为明显，无恶心、呕吐等症状。患者既往无消化道疾病史，无类似症状发生过。遂于外院就诊，胃镜结果显示：贲门口见不规则隆起，管腔狭窄，侵犯胃底、胃体上部，表面坏死出血，质脆，坏死易出血，病理为腺癌，外院拟诊为"贲门癌"，为求进一步治疗收治于我科。患者自发病以来精神可，二便无殊，体重无明显变化。

患者既往体健，否认高血压、糖尿病及心脏病等其他慢性病史，否认传染病史，否认手术外伤史及输血史。

二、入院检查

体温 37.0℃，脉搏 80 次/分，呼吸 18 次/分，血压 118/64 mmHg，体重 86 kg，身高 174 cm。神志清楚，营养中等，全身皮肤无黄染，无肝掌、蜘蛛痣。全身浅表淋巴结无肿大，巩膜无黄染，胸廓无畸形，双肺呼吸音清，未闻及干湿啰音。心前区无隆起，心界不大，心率 80 次/分，律齐，各瓣膜区未闻及病理性杂音。腹部平软，全腹未触及包块，全腹无压痛、反跳痛，肝脾肋下未触及，叩诊鼓音，无移动性浊音，肠鸣音 4 次/分。肛门及生殖器未检，四肢脊柱无畸形，活动自如，双下肢无水肿，双侧足背动脉搏动可，神经系统检查无异常体征。

红细胞 4.96×10^{12}/L；血红蛋白 137 g/L；白细胞 6.70×10^9/L；血小板 242×10^9/L；总胆红素 13.7 μmol/L；直接胆红素 4.7 μmol/L；总蛋白 65 g/L；白蛋白 43 g/L；前白蛋白 0.23 g/L；谷丙转氨酶 10 U/L；谷草转氨酶 15 U/L；碱性磷酸酶 60 U/L；尿素 5.1 mmol/L；肌酐 92 μmol/L；尿酸 386 μmol/L；葡萄糖 4.8 mmol/L；总胆固醇 3.69 mmol/L；甘油三酯 1.46 mmol/L；钠 145 mmol/L；钾 3.9 mmol/L；氯 106 mmol/L；钙 2.28 mmol/L；无机磷 1.16 mmol/L；镁 0.88 mmol/L。

腹盆腔增强 CT：胃底贲门壁明显增厚，见直径约 26 mm 的软组织密度影，诊断：胃底贲门占位，胆囊结石。胃镜：贲门可见不规则隆起，管腔狭窄，侵犯胃底、胃体上部，表面坏死出血，质脆，坏死易出血。胃镜活检病理：(贲门)腺癌 2 级，分化 Ⅱ～Ⅲ级，Lauren 分型肠型。PET-CT：胃底贲门区及胃小弯胃壁不均匀增厚，FDG 摄取增高，考虑胃癌，病变侵及胃小弯角切迹，肝胃韧带间隙及腹腔动脉周围多发淋巴结肿大，部分 FDG 摄取，不排除转移性淋巴结；腹主动脉及髂动脉部分钙化。

三、入院诊断

食管胃结合部腺癌，胆囊结石。

四、治疗经过

患者入院后经过常规检查、术前准备，明确诊断为食管胃结合部腺癌，Siewert Ⅰ型，无手术禁忌证。

入院后第 3 天在全麻下手术,探查发现胃底贲门可触及 5 cm×3 cm 肿块,浆膜累及,胃角亦可触及 3 cm×3 cm 的增厚区,恶性肿瘤不除外,行根治性全胃切除术(D2+),食管空肠 Roux - en - Y 吻合。手术经过顺利,术中出血约 100 ml,未输血,术后安返回病房。术后第 1 天患者无特殊不适主诉,体温 38.5~40℃,心率 130~140 次/分,面罩 3 L/分下 SpO₂ 97%,血压 90~100/60 mmHg,腹腔负压引流管引流出约 80 ml 淡血性液,腹腔乳胶管引流约 40 ml 淡血性液,予以抗炎、补液等对症支持治疗,查床旁心电图。经上述处理后患者一般情况无改善,SpO₂ 一直低于 95%以下,急查胸、腹部 CT,提示腹部术区未见积液,双侧胸腔积液,肺不张。患者体温高,循环不稳定,故转外科 ICU 进一步密切监护治疗。入外监后积极抗感染、维持水、酸碱、电解质平衡、肠外营养支持等对症治疗后患者一般情况改善,体温下降,即时心电监护示心率 103 次/分,面罩 4 L/分下 SpO₂ 99%,血压 112/70 mmHg,床旁超声胸腔及腹腔手术区未见明显积液,腹腔两根引流管未见脓性引流液,遂转回普通病房进一步诊治。回普通病房后第 2 天下午(手术后第 5 天),患者突发右上腹疼痛,较剧,为持续性,无向他处放射,端坐体位稍缓解。查体右上腹压痛及反跳痛,腹肌稍紧张,余腹部未及压痛,结合患者既往胆囊结石病史及近期 CT 检查考虑急性胆囊炎发作,予以解痉、止痛等对症治疗,并拟行急诊 CT 及联系介入超声行胆囊穿刺。超声检查未显示胆囊明显肿大,可见脾周积液,予以置管引流,可见引流出黄白色浓稠脓性液体,考虑左膈下感染、吻合口瘘可能,行彩超引导下穿刺引流,密切观察病情变化。次日上午(手术后第 6 天)查房发现患者精神萎靡,体温为 38.8℃,再次行胸腹部 CT 平扫检查,在患者完成 CT 检查回病房途中,突发气急、气喘伴大汗淋漓,意识模糊,直接送入外科 ICU。血气分析:pH 7.12;动脉血二氧化碳分压 89.0 mmHg;动脉血氧分压 56.0 mmHg;实际碳酸氢盐 28.9 mmol/L;二氧化碳总量 31.6 mmol/L;标准碱剩余(细胞外液)−0.4;标准碳酸氢盐 22.5 mmol/L;标准碱剩余(全血)−2.5;动脉血氧饱和度 77.0%。马上调阅刚做的胸腹部 CT 片,发现双侧气胸,以左侧明显,右侧胸腔积液。紧急联系胸外科医师至床旁行胸腔闭式引流术。在左侧 2~3 肋间锁骨中线处局麻下切开皮肤后钝性分离肌肉,进入胸腔,见大量气体喷出,患者氧合逐步上升,置入 24F 胸管一根,接水封瓶,见水柱波动好,持续负压吸引,右侧胸腔穿刺。患者经上述处理后情况改善,神志转清,高流量吸氧联合面罩吸氧,生命体征平稳,胸、腹腔引流通畅。入 ICU 第 3 天晨(手术后第 9 天)再次出现氧饱和度下降,伴呼吸窘迫,心电监护示:心率 105 次/分,SpO₂ 92%,呼吸 30 次/分,血压 110/75 mmHg(小剂量去甲肾上腺素维持血压),复查胸部 CT 提示右侧气胸,行右侧胸腔闭式引流术,进入胸腔后同样见大量气体喷出,患者氧合逐步上升,置入 24F 胸管一根,接水封瓶,见水柱波动好,持续负压吸引。

手术后第 10 天,患者双侧胸管接水封瓶。生命体征平稳,行胸腹部 CT 未见胸腔腹腔明显积液,口服对比剂后,CT 提示左侧腹腔可见对比剂,考虑吻合口瘘,但患者现体温尚平稳,生命体征尚能维持,吻合口漏量少,暂不考虑手术治疗。积极抗感染治疗,加强营养支持,保持胸、腹腔引流通畅,胸管引流量在 45~450 ml/d,胸穿引流量在 20~270 ml/d,均为淡绿色消化液并混有少量脓性液体。考虑到患者吻合口瘘明确,目前病情稳定,自愈可能性较大,但需要较长时间,待情况进一步稳定后转回普通病房治疗。鉴于患者存在高位消化道瘘,目前尚未建立合适的肠内营养途径,给予禁食,全肠外营养。应用能量消耗代谢仪测定患者的实际静息能量消耗值为 1 890 kcal/d,该患者体重较重,经过手术创伤、感染及多次有创操作等应激,机体自身组织消耗较大,目前已经度过了应激的高峰期,按照患者的实际静息能量消耗值作为能量需求的目标量,蛋白质供给量按 1.2 g/(kg·d)供给,葡萄糖占总热量的 50%左右,脂肪乳剂占 30%左右热量,蛋白质占 20%的能量供给。

患者经过外科 ICU 1 周的积极治疗,情况稳定,于手术后第 17 天转回普通病房,无特殊不适主诉,精神稍差,体温波动在 36.5~37.7℃,右胸管引流出 160~420 ml/d 脓血性液体,左胸管已拔除,双侧胸穿各引出 20~100 ml 左右淡血性液体,腹腔引流管每天引流量少,予以拔除。经过 1 周左右的肠外营养支持,患者一般情况、精神状态及体力较前好转,每天下床活动时间增加,但胸腔引流量减少不明显,血生化检查发现血色素下降、血胆红素和肝脏酶谱增高。考虑是 3 周多的肠外营养造成肝功能损害,决定采用肠内营养支持方式。行床旁胃镜检查,丙泊酚镇静,先经口置入胃镜至 35 cm 处见吻合口,可见直径 2 cm 左右的吻合口瘘,食管及小肠未见出血。退胃镜,换超细胃镜经鼻进入,过吻合口至小肠,置入导引钢丝,放置鼻肠管于瘘口远端 30 cm 左右。内镜下发现瘘口周围局部有脓性分泌物和坏死组织,周围纤维组织包裹,再次在胃镜引导下经鼻放入胃管至吻合口瘘附近处胸腔内以引流胸腔内积液,操作顺利(图 11-3-1)。在建立肠内营养途径后的第 2 天(手术后第 25 天)即开始通过鼻饲管进行肠内喂养,应用整蛋白制剂,250 ml/d,鼻肠管鼻饲肠内营养液后,患者主诉恶心、呕吐,胃管内可见肠内营养液,减慢肠内营养液输注速度。经过数日调整和尝试,同时告诉患者肠内营养对今后疾病治疗的重要意义,取得其及家属的配合后逐渐增加肠内营养应用量,同时减少肠外营养剂量直至完全应用肠内营养,患者肝功能、血生化正常。左、右胸腔穿刺管的引流量逐渐减少,陆续拔除左、右胸腔穿刺引流管,右侧胸穿管引流液也逐渐减少,口服亚甲蓝液后胸穿管引流液中未见蓝色,逐日退出右侧胸穿管,3 天后右侧胸腔引流管,恢复经口进食数日后出院(手术后第 38 天)。

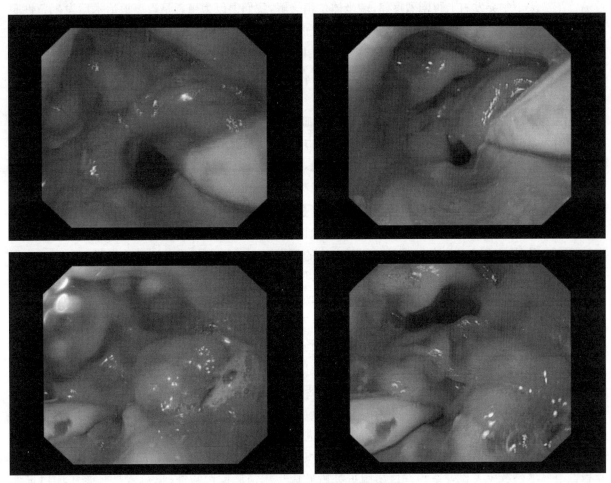

图 11-3-1 胃镜引导下放置鼻肠管

五、讨论分析

食管胃交界部(esophagogastric junction,EGJ)是指食管远端和胃近端贲门交界处一段非常短的解剖学区域。食管胃交界部腺癌(adenocarcinoma of esophagogastric junction,AEG)就是指横跨 EGJ

区域的腺癌性病变。近年来,AEG 的发病率却呈上升趋势,我国作为胃癌高发的东亚地区,AEG 在所有胃腺癌中所占比例从 20 世纪 90 年代初的 22.3%增加到目前 35.7%。目前我国临床上 AEG 的分型方法主要采用 Siewert 分型,该分型目前在国际上被广泛采用,也被学术界所接受。我国的 AEG 绝大多数都为 Siewert Ⅱ、Ⅲ型,因此,手术往往由腹部外科或胃肠外科医师来实施。该患者入院后复查胃镜,发现肿瘤位肿瘤远端距离齿状线 2 cm 以内,属 Siewert Ⅱ型,在常规术前准备后在全麻下经腹行根治性全胃切除术(D2+),切除食管距肿瘤上缘 5 cm,食管空肠 Roux-en-Y 吻合,吻合满意,手术经过顺利。

该患者自发病以来无明显体重下降,也无进食量减少,BMI 28.4 kg/m²,属肥胖,SGA 评分为 A级,NRS 2002 评分为 2 分。根据目前共识,该患者入院时营养状况良好,无营养风险,可以耐受一般手术创伤,不需营养支持,故术前没有进行营养支持。该患者术后第 2 天,出现呼吸急促、烦躁,氧饱和度下降,听诊双下肺呼吸音低,遂转入外科 ICU 进一步治疗。胸腹部 CT 检查显示双侧胸腔积液、肺不张。患者体温高,循环不稳定,故转外科 ICU 进一步密切监护治疗。入外科 ICU 后积极抗感染、维持水、酸碱、电解质平衡、肠外营养支持等对症治疗后患者一般情况改善,体温下降,转回普通病房进一步诊治。第 2 天下午突发右上腹剧烈疼痛,端坐体位稍缓解,我们误以为患者是胃癌根治术后发生急性胆囊炎,实际上是食管空肠吻合口瘘,因为局限在纵隔内,导致纵隔内压力增高。由于此时纵隔胸膜包裹,腹腔、胸腔内无明显积液,故腹腔引流和 CT 检查均未提示存在吻合口瘘,随后突发气急、气喘伴大汗淋漓,意识模糊,双侧气胸,是双侧胸膜破裂所致,考虑存在食管-空肠吻合口瘘,行胸腔闭式引流和胸腔穿刺置管,引流出暗绿色胃肠液体。

患者入 ICU 之初,由于严重胸腔及肺部感染,血流动力学不稳定。此时我们的工作主要是进行早期目标指导下的充分体液复苏,获得稳定的血流动力学状态,纠正严重的水、电解质以及酸碱平衡紊乱、代谢紊乱。经过积极治疗后患者生命体征逐渐平稳,各引流管引流通畅,感染逐渐控制,在此基础上我们着手准备进行营养支持。尽管早期肠内营养由于其在维护肠屏障功能、减少感染性并发症、缩短机械通气时间、减少 ICU 时间和总住院时间等方面有着积极的作用而日益受到广泛关注。但是,由于该患者血流动力学不稳定时会造成胃肠道的低灌注及缺血、缺氧,会直接影响到胃肠道功能,引起肠功能衰竭的发生。此外,在胃肠道功能障碍及组织低灌注的状态下实施肠内营养容易导致腹胀、呕吐、反流误吸等并发症,甚至导致肠道的非梗阻性坏死。再者,该患者由于存在高位消化道瘘、胸腔及纵隔严重感染且感染性休克持续时间长,机体循环及呼吸系统功能障碍,没有建立好合适的肠内营养途径。因此,选择进行肠外营养支持。为了提供患者充足的能量及蛋白质,采用能量消耗代谢仪测定患者的实际静息能量消耗值指导营养治疗计划的制订,给予全量肠外营养。但是,3 周左右的肠外营养却引起了肠外营养相关性肝功能损害,考虑到该患者食管-空肠瘘口愈合可能需要较长时间,也无条件手术治疗修复消化道瘘,继续肠外营养不仅进一步加重肝功能损害,而且不可避免会产生其他相关并发症,经过治疗小组讨论决定改用肠内营养支持。行床旁内镜检查,发现吻合口存在较大缺损,双侧胸膜破损,本来计划在内镜下用带膜支架瘘口封堵瘘口,放置鼻肠管进入空肠输出袢进行肠内喂养,结果发现瘘口周围胸腔内集聚较多脓性分泌物和坏死组织,周围纤维组织包裹,胸腔引流管无法得到有效引流,故通过瘘口在胃镜引导下经鼻放入胃管至吻合口瘘附近处胸腔内以引流胸腔内积液,另放置鼻肠管于瘘口远端30 cm 左右,通过鼻肠管进行肠内营养支持治疗。建立好肠内喂养途径当天即开始肠内喂养,应用标准型整蛋白肠内营养制剂,从 250 ml/d 开始逐渐增增量至每日 1 500 ml 维持,肠内营养液开始输注时速度为 25～50 ml/h,以后每 12～24 h 增加 25 ml/h,最大速率为 125～150 ml/h,患者对肠内营养的耐受性良好,无明显消化道并发症。在肠内营养开始的数日里,联合应用肠外营养支持,以达到机体对能量及蛋白质的目标需求量,随着肠内营养的逐步增量,逐渐减少肠外营养用量,过渡到每日 1 500 ml 整蛋白制剂的全肠内营养时停用肠外营养支持,患者营养状况逐渐改善,最终吻合口瘘顺利愈合,逐步恢复饮食,顺利出院。

六、相关营养背景知识

(一)肠外营养时肝功能损害

肠外营养相关性肝损害(parenteral nutrition-associated liver disease,PNALD)是指由于肠外营养所引起的肝功能损害或肝脏病变,其范围从轻微的肝酶异常到肝脂肪变性到最终的纤维化或肝硬化。临床上,PNALD是肠外营养常见的并发症,尤其是在长期肠外营养患者和(或)接受全肠外营养的婴幼儿中发生率更高。实际上,肠外营养时肝功能损害的发生机制在成人和婴幼儿有所不同,在成人我们称之为PNALD,其病理生理改变主要表现为淤胆和肝脂肪浸润。在婴幼儿则主要表现为肠外营养相关性胆汁淤积(parenteral nutrition-associated cholestasis,PNAC)。目前的证据表明,在接受肠外营养的儿童中肝脏损害和胆汁淤积发生率要远高于成人的PNALD。

成人PNALD的发生是多因素的,包括原发疾病影响、长期缺乏肠内喂养造成的肠道结构和功能损伤、肠道微生物失调及肠道细菌移位、胆汁郁积、原发性和继发性胆管炎、胆石症、过高的能量供给、葡萄糖、脂肪与氮量的提供不合理、部分营养物质(蛋白质、维生素等)缺乏以及营养制剂中的某些成分毒性作用。

1. 原发病因素　长期应用肠外营养患者多数存在较严重的原发病,许多原发病与PNALD的发生密切相关。许多研究发现,严重感染患者行肠外营养支持时PNALD的发生率明显高于非感染患者,其原因是细菌及内毒素作用于肝细胞,抑制了膜上的$Na^+ - K^+ - ATP$酶的活性,抑制了肝血窦内皮细胞核肝Kupffer细胞的活性,抑制了肝血窦内皮细胞和肝巨噬细胞对胆盐的主动摄取,使胆盐摄取下降、胆盐依赖性胆汁流减少而导致淤胆。此外,感染时产生的炎性细胞因子可造成肝脏损害及淤胆。短肠综合征患者由于肠肝循环障碍,胆盐缺乏可导致肝脂肪变性和胆汁淤积,从而引起PNALD。

2. 肠道损伤　长期肠外营养会引起肠道的损伤,肠道缺乏食物的有效刺激在PNALD的发生中起着十分重要的作用。长时间禁食时胃肠激素和消化液分泌异常,肠道分泌减少,肠蠕动减少,胃肠激素水平降低,如胆囊收缩素、胃动素、胰泌素分泌减少,胆囊松弛、Oddis括约肌功能失调,影响胆汁分泌、排空、循环,营养物质不能及时转化,导致胆汁淤积、肝脏脂肪变性。另一方面,长期禁食时黏膜结构改变,肠道屏障和免疫功能障碍,肠道菌群失调以及发生肠道细菌易位,易位的细菌及内毒素经门静脉进入肝脏,加重肝脏的损害,这些都会导致PNALD。

3. 营养物质的失衡或毒性作用　过多的热量,无论是以糖或脂肪供能的超量输入,特别是过量葡萄糖,进入体内后不能被完全利用,而转化为脂肪沉积于肝内,引起脂肪肝。成人肝损害主要表现为短暂的血清谷丙转氨酶、谷草转氨酶及碱性磷酸酶等肝酶谱不同程度的升高,部分患者同时出现总胆红素和直接胆红素增高,这种改变往往是可逆的,停用肠外营养或减少用量后肝功能大都可恢复正常,其病理基础是肝脂肪变性。

脂肪乳剂常常被认为与PNALD的发生密切相关,过量以及过快地摄入脂肪乳剂,会加重肝脏清除脂肪乳剂残余颗粒的负担以及增加肝脏的再酯化作用,均可造成肝脏功能的损害。大豆油来源脂肪乳剂富含ω-6 PUFA,植物甾醇含量高,植物甾醇抑制胆固醇和胆汁酸合成代谢过程的酶,胆汁酸合成被抑制可降低植物甾醇及胆红素的排泄,导致植物甾醇及胆红素在肝脏中累积,导致胆汁淤积和PNALD的发生。含橄榄油的脂肪乳剂由纯化橄榄油(占80%)和大豆油(占20%)混合组成,从生化角度来看,油酸是橄榄油中主要的脂肪酸,含有大量生物活性的维生素E(生育酚),含橄榄油的脂肪乳剂由于PUFA的含量低,且富含生物活性的生育酚,起到较强抗氧化作用。目前的临床研究资料表明,含橄榄油的脂肪乳剂对肝功能的影响相对较小，尤其在长期肠外营养时的优势更明显，其原因可能与其含较少植物甾醇以及较轻的脂质过氧化有关。鱼油脂肪乳含 ω-3 PUFA，不含植物甾醇，近年来许多研究证实，含鱼油的脂肪乳剂对 PNALD 的发生有一定的预防和逆转作用，其机体机制尚未完全阐明。

肉毒碱缺乏可影响长链脂肪酸氧化，导致脂肪在肝细胞堆积，引起肝细胞脂肪性变和胆汁淤积。长期肠外营养患者存在胆碱缺乏，血浆胆碱浓度下降，LDL-C 的合成降低，影响肝脏清除脂肪酸，引起肝脏脂肪变性、肝损伤。牛磺酸是胆盐结合的重要因子，缺乏时也会引起胆汁淤积。

4. 氧化应激损害　近年来的研究发现，PNALD 的发生还与氧化应激损伤和肝脂肪变性有关。肠外营养输注氨基酸产生的氧自由基和脂肪乳剂产生的脂质过氧化物加重了氧化应激和过氧化损害。动物实验发现，在长期肠外营养大鼠的肝脏组织中，肝脏线粒体的氧化功能损害，肝细胞超氧化物歧化酶活性降低，丙二醛含量增高，提示可能机制是肠外营养中某些物质应用过程中脂质过氧化产生肝脏氧化损害，肝脏线粒体的氧化功能受损，产生肝细胞凋亡，导致肝损伤。

（二）PNALD 预防和处理

由于肝脏损害在长期肠外营养患者中十分常见，严重者可导致肝脏发生不可逆的损害，甚至可引起肝衰竭及死亡。因此，如何预防肠外营养时的肝损害在临床营养实践中就显得十分重要。

1. 尽早开始肠内营养　由于肠内营养可促进正常的胆汁分泌和胆囊收缩，可以预防和逆转肠外营养相关性肝损害。因此，尽早开始肠内营养很重要，即使少量肠内营养也可促进胆汁酸的肠肝循环，可以减轻肝功能的损害。

2. 防治感染　感染是肠外营养相关性肝损害的重要因素之一，积极控制感染、预防败血症尤其是导管败血症的发生，对于预防肠外营养相关性肝损害非常重要。

3. 优化肠外营养方案　对于需要长期接受全肠外营养的患者，在制订营养支持计划时应慎重考虑该问题，常用的方法有：① 降低营养底物的摄入量，成人葡萄糖供给量应 <15 kcal/(kg·d)，脂肪乳剂量应 <1 g/(kg·d)，采用中/长链脂肪乳剂、含橄榄油的脂肪乳剂和含鱼油的脂肪乳剂，可以减轻长期肠外营养患者的肝功能损害，其 PNALD 的发生率也较低。目前，一种由各种脂肪酸混合而成的新型脂肪乳剂 SMOF（30% 大豆油、30% 中链三酰甘油、25% 橄榄油、15% 鱼油、足量的维生素 E 200 mg/L）已在临床上使用，有研究报道其可有效降低肠外营养导致的肝功能损害，预防和降低 PNALD 的发生。② 此类患者尽可能使用经胃肠道喂养，当患者能通过胃肠道喂养时，部分营养底物可通过肠内途径供给，肠外途径摄入的热量及其他营养素就可相应减少，这就降低了营养底物对肝脏的代谢负担，从而降低或减轻 PNALD 的发生率和程度。③ 长期全肠外营养的患者应采用循环输注法，这样机体部分内血胰岛素浓度较低，可促进肝脏内脂肪分解，防止肝脂肪变性的发生。④ 只要条件允许，尽可能鼓励患者进食，以刺激胃肠道激素的分泌，减轻胆汁淤滞和胆泥形成。⑤ 避免铝污染或控制肠外营养制剂中铝的摄入量。⑥ 静脉补充适量的胆碱制剂，尤其是在严重营养不良的患者。⑦ 适量的肠内营养或进食可有效地防止肠道黏膜萎缩，预防肠道细菌易位造成的肝脏损害。

肠外营养肝脏损害的治疗方法有：① 口服甲硝唑等抗生素以防止肠外营养时肠道内细菌过度繁殖。② 成人可服用熊去氧胆酸等利胆药，减轻胆汁淤积。熊去氧胆酸主要通过钙途径和蛋白激酶 C 途径促进胆汁排出，改善胆酸的肠肝循环，调整脂质代谢，从而降低胆红素水平，并改善其他导致胆汁淤积的因素，防止肝脏组织学病理改变。③ 每日预防性注射缩胆囊素（cholecystokinin，CCK）可防止胆汁淤滞和胆泥形成。④ 应用 S-腺苷-L-蛋氨酸，促进肝细胞向细胞间胆小管分泌胆汁酸，减轻肝脏瘀胆。⑤ 应用一些抗氧化剂，如谷氨酰胺、谷胱甘肽等可减少败血症对肝功能的影响，谷氨酰胺可以通过调节肝细胞线粒体的代谢，通过谷胱甘肽的抗氧化作用减少肠道细菌易位对肝功能的损害作用。此外，谷氨酰胺对防止胃肠黏膜萎缩、降低肠黏膜通透性、减少肠道细菌及内毒素易位、增加肠道分泌性蛋白质的合成、减少肠源性感染所致的肝功能损害、减少内毒素易位均有益处。⑥ GLP‐2 是来源于肠道 L 细胞合成的胰高糖素原物质,具有促进肠黏膜增殖和生长的作用,可改变胆汁酸的合成和转运途径,降低血清总胆红素和酶谱,改善胆汁淤积症状,许多动物实验及临床实践证实,GLP‐2 可促进胆汁酸代谢通路,增加有害胆酸的分泌,刺激保肝胆酸的合成,肝脏活检发现肝细胞坏死、胆管扩张比减少。⑦ 双歧杆菌:该菌是人体肠道正常菌群中的优势菌种之一,可与肠上皮细胞特异性结合,与其他厌氧菌一起共同形成生物学屏障,阻止致病菌、条件致病菌的定植和入侵,减少肠源性内毒素的来源,降低血中内毒素水平。双歧杆菌可能通过改善肠屏障功能,在保护 PNALD 中发挥有益的作用。

七、主编点评

随着营养支持理念的更新和技术的进步,营养支持已成为腹腔严重感染患者治疗的重要组成部分,合理的营养支持不仅能满足腹腔严重感染患者对能量和营养素的需求、改善营养状态,也能减轻应激状态下机体的分解代谢反应、维护机体重要器官功能,有助于控制感染、降低并发症的发生率和病死率、加速患者康复、改善预后。然而,腹腔严重感染患者机体除具有其他重症患者类似的局部或全身炎症反应特征,处于应激状态下的高代谢状态外,常合并血流动力学不稳定和胃肠功能障碍等病理生理学改变。一方面,腹腔内严重感染导致全身炎性反应综合征,激活神经内分泌反应,机体儿茶酚胺类激素释放增加,胰岛素分泌减少,从而导致机体分解代谢增加,合成代谢降低,机体能量消耗和蛋白质分解增加,产生负氮平衡。若危重状况持续存在,机体自身组织不断消耗,瘦组织群丢失。另一方面,腹腔严重感染时腹腔内的炎症、肠瘘、肠梗阻等病变将导致胃肠道功能障碍或局部结构的改变,使胃肠道的消化吸收、运输、屏障等功能受损,给患者的肠内营养实施带来困难。该患者手术后早期即发生吻合口瘘导致腹腔、胸腔严重感染、感染性休克、循环不稳定,胃肠道结构或功能发生变化,这对实施营养支持特别是早期肠内营养支持带来挑战和困难。

准确评估患者对能量和营养素的需求应根据腹腔感染的严重程度、疾病的不同阶段以及机体重要器官功能情况而定,这对于改善腹腔感染严重患者的预后十分重要,既可防止因供给过度导致的相关并发症,又可避免供给不足导致的医源性营养不良,这也是该病例给我们带来的经验和教训。该患者实际体重较重,尽管我们按照目前大多数学者和主要营养学会的指南推荐意见,采用间接测热法测定患者实际的能量消耗值作为机体能量目标需要量的依据,制订营养治疗计划。但是,为期 3 周左右的全肠外营养支持还是造成肝功能损害。分析这可能与我们对该患者供给的能量过高有关。患者在 ICU 期间,考虑到其存在严重的感染、手术及多次有创操作创伤、机械辅助通气等因素,机体对能量的需求较高,在疾病初期即按照目标量全量给予肠外营养,存在“过度喂养”可能。另一方面,腹腔严重感染情况下机体的能量利用率可能有所下降,通过代谢仪测得的机体能量消耗值可能并不等同于实际能量需求量。因此,今后临床上遇到类似情况需要营养支持时,应采取“两阶段策略”。第一阶段是在严重感染初期,机体处于严重应激、高分解代谢状态时,能量及蛋白质摄入量应适当偏低,避免过度喂养,这可在一定程度上减少或延迟代谢性并发症或器官损害的发生。第二阶段是康复期,此时应增加能量摄入量,以保证整个治疗期间充足的营养底物的摄入,避免机体瘦组织群大量消耗。近年来的研究显示,长时间能量及蛋白质缺乏将不可避免导致机体瘦组织群消耗,损害组织器官功能,从而影响患者的治疗效果及预后。

对于腹腔严重感染患者,特别是消化道术后吻合口瘘等复杂腹腔感染患者,如何建立有效的肠内营养途径,早期开始肠内营养的实施,对于疾病预后起着十分重要的作用,这同样是该病例带给我们的收获。我们的观点是在腹腔感染的早期,通过积极的感染源控制、抗生素使用以及液体复苏等控制休克,并纠正低氧血症和酸中毒,使机体内环境稳定情况下,若无肠内营养禁忌证,应尽早启动肠内营养,以维护肠黏膜屏障、减少肠道细菌易位、调整机体代谢,这有助于降低患者并发症发生率和病死率,缩短住院时间,改善预后。早期肠内营养的益处主要与减轻患者应激反应、降低分解代谢程度、减少炎性介质释放、促进合成代谢和机体恢复、维持和改善肠道及机体免疫功能有关。另一方面,尽早启动肠内营养对于预防和逆转肠外营养相关性肝损害起着十分重要的作用,避免肝脏发生不可逆的损害。

(吴国豪　孟庆洋)

参考文献

［1］ Altomare DF，Rotelli MT. Nutritional Support after Gastrointestinal Surgery［M］. Switzerland：Springer Nature Switzerland AG，2019.

［2］ Ichai C，Quintard H，Orban JC. Metabolic Disorders and Critically Ill Patients［M］. Switzerland：Springer Nature Switzerland AG，2018.

［3］ Lalisang TJM，Usman N，Hendrawidjaya I，et al. Clinical Practice Guidelines in Complicated Intra‐Abdominal Infection 2018：An Indonesian Perspective［J］. Surg Infect（Larchmt），2019，20：83‐90.

［4］ Singer P，Blaser AR，Berger MM，et al. ESPEN guideline on clinical nutrition in the intensive care unit［J］. Clin Nutr，2019，38：48‐79.

［5］ Sharma K，Mogensen KM，Robinson MK. Pathophysiology of Critical Illness and Role of Nutrition［J］. Nutr Clin Pract，2019，34：12‐22.

［6］ Gall ML，Thenet S，Aguanno D，et al. Intestinal plasticity in response to nutrition and gastrointestinal surgery［J］. Nutrition Reviews，2019，77(3)：129‐143.

病例4

一、病史简介

患者,男,72 岁。因"皮肤、巩膜黄染伴消瘦 1 月余"入院。患者自 1 个月前,无明显诱因下出现皮肤,巩膜黄染,渐加重,伴尿色加深,呈"浓茶"色,皮肤瘙痒明显。无发热、腹痛、恶心、呕吐、呕血、黑便等症。在当地医院行 MRI 检查提示,肝内外胆管扩张、胆总管下段占位可能。肝功能示:总胆红素 241.3 μmol/L,结合胆红素 171.9 μmol/L,γ-谷氨酰转移酶 493 U/L、谷丙转氨酶 63 U/L、谷草转氨酶 52 U/L。肿瘤标志物糖类抗原 19-9 1 005.0 U/ml。患者为求进一步手术治疗,至我院就诊,门诊以"胆总管下段肿瘤"收住入院。发病以来,患者神清、精神状况尚可,睡眠较差,食纳显著下降,近 1 个月来体重下降约 4 kg。

高血压史 12 年,口服氨氯地平、缬沙坦,控制良好;甲状腺功能减退病史 10 余年,口服优甲乐(左甲状腺素)50 mg/d。否认糖尿病、心脏病、脑梗死等慢性病史。

二、入院检查

体温 37℃,脉搏 72 次/分,呼吸 20 次/分,血压 136/72 mmHg,体重 63 kg,身高 170 cm。BMI 21.80 kg/m^2。神志清楚,精神尚可,发育正常,营养状况中等,查体合作,皮肤巩膜黄染明显,全身皮肤可见多处抓痕,浅表淋巴结未扪及肿大。头颅及五官无畸形,双侧瞳孔等大等圆,直径约 3 mm,对光反射存在。胸廓无畸形,双肺听诊呼吸音清,未闻及明显干湿啰音。心前区无隆起,心浊音界不大,心律齐,心率 72 次/分。腹部平坦,未见肠型及蠕动波,腹软,无压痛及反跳痛,震水音(一),未触及腹部肿块,肝脾肋下未触及,Murphy 征(一),叩诊鼓音,无移动性浊音,肠鸣音不亢进,直肠指检未及异常。双下肢无水肿。神经生理反射正常,病理反射未引出。

红细胞 3.77×10^{12}/L;血红蛋白 109 g/L;白细胞 6.37×10^9/L;血小板 291×10^9/L;总胆红素 241.3 μmol/L;直接胆红素 171.9 μmol/L;总蛋白 61 g/L;白蛋白 32 g/L;前白蛋白 0.13 g/L;谷丙转氨酶 63 U/L;谷草转氨酶 52 U/L;碱性磷酸酶 217 U/L;γ-谷氨酰转移酶 493 U/L;尿素 7.0 mmol/L;肌酐 112 μmol/L;葡萄糖 6.6 mmol/L。钠 146 mmol/L;钾 3.7 mmol/L;氯 107 mmol/L;钙 2.10 mmol/L;无机磷 1.06 mmol/L;镁 0.67 mmol/L。

腹部增强 MRI 检查:胆总管下段恶性肿瘤,继发胆道系统扩张,胆总管小结石,肝门及后腹膜散在稍大淋巴结(图 11-4-1)。超声胃镜检查:胰腺实质未见明显占位,胆总管扩张明显,直径约 16 mm,胆总管下段截断,腔内可见低回声占位,直径约 10 mm。PET-CT 检查:胆总管下段 MT 伴胆系梗阻,肝门区及门腔静脉间隙稍大淋巴结(图 11-4-2)。

三、入院诊断

梗阻性黄疸,胆总管下段恶性肿瘤。

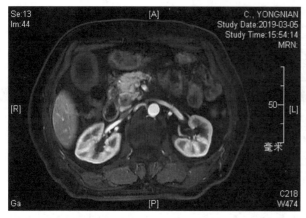
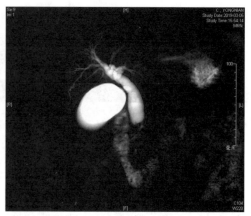

图 11-4-1　腹部增强 MRI 检查

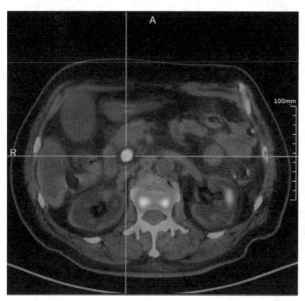
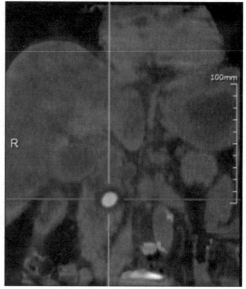

图 11-4-2　PET-CT 检查

四、治疗经过

患者入院后完善体格检查及相关的检验、辅助检查,诊断考虑梗阻性黄疸、胆总管下段肿瘤。因患者胆道梗阻时间较长,胆红素较高,并且存在营养不良,遂行经皮肝穿刺胆道引流术(percutaneous transhepatic cholangio-drainage,PTCD)置管引流＋膳食指导、口服营养补充(安素,500 kcal/d),少量肠外营养及保肝抗炎等支持治疗,两周后复查肝功能示:总胆红素 93.5 μmol/L;直接胆红素 71.2 μmol/L;白蛋白 34 g/L;前白蛋白 0.21 g/L;谷丙转氨酶 43 U/L;谷草转氨酶 52 U/L;碱性磷酸酶 174 U/L;γ-谷氨酰转移酶 397 U/L。遂行手术治疗,术中探查发现,胆总管下段可扪及直径 3 cm 的质硬肿块,遂行根治性胰十二指肠切除术。手术顺利,术后转外科 ICU 进一步治疗。术后第 3 天转回普通病房,继续抗感染、抑酸、抑酶、肠外营养支持治疗[20 kcal/(kg・d)]。术后第 7 天,患者腹腔引流管中,突然引出 50 ml 鲜血,血红蛋白由 82 g/L 下降至 76 g/L,考虑腹腔存在活动性出血,立即行 DSA 造影检查,术中发现肠系膜上动脉第一分支远端末梢可见小动脉瘤,予以弹簧圈栓塞,术毕安返病房。介入术后 12 h 内胃管共引出淡血性液体 650 ml,血红蛋白进一步下降至 65 g/L,考虑腹腔仍然存在活动性出血,遂立即行剖腹探查术。术中发现胰肠吻合口前壁哆开,胰腺断面有一处活动性出血,予以缝扎止血,并重建胰肠吻合口,周围充分放置引流,并放置空肠营养管,术后入外科 ICU,APACHE Ⅱ 评分 20 分。入 ICU 后积极抗感染、维持水、酸碱、电解质平衡、肠外营养支持等对症治疗后患者一般情况改善,体温下降,床旁超声腹腔手术区未见明显积液,腹腔两根引流管未见血性引流液,遂转回普通病房进一步诊治,给予抑酸、抑酶、保肝等支持治疗。患者回病房后一般情况可,病情稳定,腹腔引流通畅,引流出少量淡血性液体,恢复过程顺利。患者第 2 次手术后 5 天排气、排便,胃肠道功能恢复,予以拔除胃管进食低脂流质,3 天后出现上腹饱胀,进食后恶心、呕吐,行腹部 CT 检查,排除消化道机械性梗阻和腹腔感染存在,考虑是术后胃动力障碍,采取禁食、胃减压以缓解症状,耐心做好精神安慰和心理疏导工作,以解除患者的焦虑和烦躁,给予甲氧氯普胺及小剂量红霉素,以促进胃动力恢复。第 2 次术后 10～29 天胃液引流 800～1 400 ml/d,行胃镜检查和刺激,见吻合口通畅,胃镜能顺利通过吻合口,用胃镜反复刺激胃壁以促进胃蠕动的恢复和排空。胃镜检查后患者胃肠减压量减少至 200～400 ml/d,上消化道造影示胃蠕动良好,考虑胃瘫已恢复,拔除胃管进行经口进食。

　　患者在外科 ICU 期间,考虑到生命体征尚未完全平稳、二次手术创伤应激、存在消化道出血等情况,从营养支持角度仅给予一定量的肠外营养治疗。回到普通病房后患者一般情况稳定,无消化道再出血征象,即开始通过留置空肠营养管进行肠内喂养,应用多肽类制剂,热量目标量为 25 kcal/(kg·d),蛋白质目标量为 1.5 g/(kg·d),肠内营养初始剂量为 300 kcal/d,逐渐增加,当患者出现胃排空障碍时,在持续胃肠减压同时仍然继续行肠内营养,剂量逐渐增加至 1 000 kcal/d,此阶段患者肠道耐受性良好,没有出现营养液反流。当再尝试增加肠内营养摄入量时患者出现较严重的腹胀和腹泻症状,故肠内营养摄入量维持在 1 000 kcal/d,另外通过补充性肠外营养以保证患者获得足够的能量及蛋白质,患者后期全身情况、肝功能恢复顺利,于第 2 次手术后 35 天出院。

五、讨论分析

　　该患者发病过程中患者发病以来食欲下降、饮食量减少明显,入院前 1 周进食量约为平时的 50%,近 1 个月来体重下降约 4 kg,体重下降幅度超过 5%,NRS 2002 评分为 5 分。按照 ESPEN 推荐的营养不良的诊断标准:凡符合下述 3 条条中任何一条,均可诊断为营养不良:① BMI(kg/m²)＜18.5。② 在无意识体重丢失(指无时间限定情况下体重丢失＞10% 或 3 月内丢失＞5%)情况下,BMI(＜70 岁者 BMI＜20 kg/m² 或≥70 岁者 BMI＜22 kg/m²)或 FFMI(女性＜15 kg/m²,男性＜17 kg/m²)降低至少出现一项。符合营养不良诊断。根据 GLIM 诊断流程及结果,该患者符合中度营养不良(患者存在胆总管恶性肿瘤这一疾病基础,1 个月内非意愿性体重下降超过 5%,伴有食欲明显下降)。由此可见,该患者具有营养风险并存在中等程度营养不良。

　　临床上,患者的营养状况评价除了借助上述的营养评价指标外,还应考虑疾病情况对机体的影响。该患者拟诊为胆管恶性肿瘤,存在梗阻性黄疸。胆道疾病对机体营养状况会造成明显的影响,大多数胆道疾病患者因为胆汁缺乏或不足而出现食欲减退、厌食及腹胀等症状,影响营养素的吸收,特别是脂类物质、脂溶性维生素与钙、磷的吸收,导致必需脂肪酸缺乏及维生素 K 参与的凝血因子合成受到影响。其次,感染性胆道疾病由于炎症、感染、发热等因素,导致机体能量消耗增高、分解代谢增强、内环境紊乱,可影响机体营养状况和免疫功能。此外,胆道结石或肿瘤造成的胆道梗阻、梗阻性黄疸,常引起肝功能受损、急性肾功能衰竭或胃肠道出血等,造成机体对碳水化合物、蛋白质及脂肪的代谢能力降低,肝糖原储备减少,葡萄糖耐量下降。此外,大多数胆道疾病需要手术治疗,手术创伤、应激可影响机体代谢,使得机体各脏器储备能力下降和免疫功能低下,造成许多胆道疾病患者出现不同程度的营养不良,手术死亡率和并发症发生率增加。

　　该患者入院后考虑到存在营养不良,且疾病时间较长,近期饮食摄入量降及体重丢失明显,梗阻性黄疸程度较重,为确保手术安全先行术前减黄处理。经过我院营养支持小组讨论决定,利用患者术前减黄这段时间给予术前营养支持,以改善患者的营养状况,提高手术耐受性。由于该患者术前可以经口进食,在经口进食的同时给予口服补充肠内营养制剂,由于需要限期接受手术,需要在短期内改善患者的营养状况,所以在术前辅助添加一定量的肠外营养,以满足机体对营养物质的需求量。经过 2 周的肠内联合营养支持,该患者接受胰十二指肠切除术,手术经过顺利。考虑到患者高龄,术前存在营养不良及肝功能损害,手术创伤大,术后并发症发生率较高,且手术后需要继续接受营养支持,我们在术中行空肠造口术,为肠内营养支持预先建立了途径,这为患者术后早期启动肠内营养提供了可靠的途径,即使后期患者出现手术后再出血、胃肠道动力障碍,均能有途径提供有效的肠内营养。因此,我们建议对营养状况较差、需要接受复杂大手术的患者,手术时应建立良好的肠内喂养途径,方便围手术期营养支持的实施。

考虑到患者胆管恶性肿瘤、存在较严重的肝功能损害,胰十二指肠手术后胰腺功能受损,肠内营养采用多肽类制剂,有利于机体吸收、利用。剂量及输注速度从小开始逐步增加,同时应用补充性肠外营养,以满足机体对能量及蛋白质的目标需求量。随着肠内营养摄入量的增加,逐渐降低肠外营养的供给量,直至逐步过渡到通过肠内营养达到目标需要量。常规补充钾、钠、氯、钙、磷等电解质、维生素及微量元素。营养支持时进行血糖监测,使用胰岛素泵调整控制血糖至 8 mmol/L 左右。

本例患者病情较重,术前存在明显的营养不良,同时伴有严重的肝功能损害及胆道梗阻,接受腹部大手术,创伤应激反应大,手术后出现腹腔出血接受介入及再次手术治疗,术后存在胃动力障碍,治疗复杂住院时间长。在整个疾病治疗过程中,无论是手术前的营养支持还是手术后出现并发症后的治疗,营养治疗起着举足轻重的作用,其中第一次手术时预留的空肠营养置管发挥了十分重要的作用,值得临床借鉴。

六、相关营养背景知识

(一) 围手术期营养支持指征

围手术期营养支持的目的是为了改善患者的营养状况或减轻营养不良程度,维持机体有效的代谢和机体器官、组织功能,提高其对手术创伤的耐受性,减少或避免术后并发症和降低死亡率。然而,多年来的研究发现,围手术期营养支持与患者预后之间缺乏必然联系。早年的一系列研究发现,对于营养状况良好或低度营养风险患者,围手术期支持并无益处,只有严重营养不良患者才能从中获益,历年的 ASPEN、ESPEN 指南对这一点也保持一致态度并未有所改变。

重度营养不良、中度营养不良而需要接受大手术的患者,尤其是重大、复杂手术后严重应激状态的危重患者,往往不能耐受长时间营养缺乏。ESPEN 指南推荐对中、重度营养不良患者予以 7~14 天术前营养支持,建议推迟此类患者的手术时间。加拿大肿瘤协会的研究发现非急症的结肠肿瘤患者在确诊后即使推迟 6 周进行手术,对最终的病死率或总体生存率也无影响。围手术期营养支持疗效与患者术前的营养状况密切相关,术前重度营养不良或严重低蛋白血症将影响到手术后营养支持效果,而术前营养支持有助于减轻患者分解状态并促使机体转变为合成状态。大量的证据表明,营养不良特别是严重营养不良患者可以从合理的营养支持中获益。因此,目前认为,择期手术患者,术前应进行营养状况评定或手术风险筛查,然后根据手术患者的营养状况和营养风险情况决定是否需要进行营养支持。对于营养状况良好或者无营养风险的患者,无须进行围手术期营养支持。其次,对于营养不良程度较轻、手术创伤较小、手术后早期就能够通过消化道进食的患者,同样无须进行围手术期营养支持。反之,对于中、重度营养不良的外科患者、严重创伤应激患者、长时间无法正常进食的患者,进行围手术期营养支持可以使其临床获益。

围手术期中手术前营养支持的指征：① 重度营养不良患者。② 中度营养不良而需要接受创伤大、复杂手术的患者。术前营养支持应持续 7～10 天，更短时间的营养支持则难以达到预期效果，上述患者即使因为术前营养支持而推迟手术，患者依旧会获益。

围手术期手术后营养支持的指征：① 术前接受营养支持患者，术后继续营养支持，因为这些患者均存在着中、重度营养不良。② 严重营养不良由于各种原因术前未进行营养支持者，术后应进行营养支持。③ 严重创伤应激、估计术后超过 5～7 天不能进食患者。④ 术后出现严重并发症，需要长时间禁食，或者存在代谢明显增加的患者。上述患者手术后营养支持可以使患者临床获益。

（二）围手术期营养支持方式

围手术期营养支持方式有 ONS、肠内营养和肠外营养三种方式，各自有其适应证和优缺点，应用时往往是互相配合、取长补短。一般说来，消化道功能正常或具有部分消化道功能的患者应优先使用口服营养补充或肠内营养，如果肠内营养无法满足热量及蛋白质的目标量时可行肠外营养补充。无法实施肠内营养或营养需要量较高以及希望在短时间内改善患者营养状况时，则应选用肠外营养。

许多国家营养学会在指南中均指出，营养不良的肿瘤患者和一些高风险的腹部手术患者，如果术前普通饮食无法满足热量需求，推荐首先通过口服补充营养。大量临床研究结果显示，口服补充营养对于加速伤口愈合、恢复机体组成、增加患者体重、减少术后并发症率和再入院率、缩短住院时间、改善生活质量均有积极作用。因此，包括 ESPEN 在内的许多国际或国家营养学会指南均推荐对营养不良手术患者围手术期应用口服补充营养进行营养补充。对于口服补充营养无法达到目标量或无法经口进食的患者，先选择通过管饲进行肠内营养支持。多项针对外科（包括创伤、烧伤、头颅外伤、大型择期手术）所做的 Meta 分析证实肠内营养相比肠外营养潜在的优势。但是，近年来随着血糖管理技术提高、新型脂肪乳剂的问世、精确的营养底物供给以及导管感染等风险的管控和处理，使得肠内营养和肠外营养之间的差别正在逐步缩小。尽管如此，肠内营养能维护肠道屏障功能和免疫功能，简化血糖管理。

凡是需要进行围手术期营养支持但又不能或不宜接受肠内营养的患者均为肠外营养的适应证。肠内营养绝对禁忌证包括消化道机械性梗阻，不受控制的腹膜炎、肠缺血及重度休克，对于这些无法使用肠内营养的围手术期营养不良患者，应进行肠外营养支持。尽管近年来许多研究发现以前被认为是肠内营养禁忌证的情况，如非机械性肠梗阻、腹腔开放、早期肠瘘、胃肠道出血、肠壁水肿或使用升压药维持血压稳定的患者，通过适量、谨慎的方法应用肠内营养也有提高临床结局的可能，但对营养不良患者或高风险患者，虽然能够接受肠内营养，但由于疾病等原因，当肠内营养无法满足机体对能量及蛋白质的目标需要量时仍需要补充或联合应用肠外营养。有研究发现当因各种原因无法经肠道途径进行营养支持或经肠道 7～10 天无法满足 60％的热量或蛋白质需求时，联合肠外营养能使患者获益。美国胃肠学会在最新的指南中指出，住院患者第 1 周应用低热量肠外营养能使患者获益，第 2 周一旦患者处于更稳定的状态后肠外营养即可调整至 100％的热量和蛋白量。对于肠内营养联合肠外营养治疗的患者，随着肠内营养耐受性增加、肠外营养需要量降低两者间的转换需要谨慎进行以防止过度喂养。通常来说当肠内营养供能和蛋白质＞60％时即可停用肠外营养。围手术期营养支持应持续 7～10 天，更短时间的营养支持则难以达到预期效果。

临床上，围手术期营养支持实施最关键和最重要的原则是严格掌握适应证、合理选择营养支持的途径、精确计算各种营养底物的需要量，以及规范的营养支持操作。

（三）梗阻性黄疸对机体营养状况和器官功能影响

肝脏是人体最大的代谢器官，参与广泛而复杂的生化过程，包括碳水化合物、脂肪和蛋白质的代谢、维生素的储存和激活，以及解毒和分泌代谢废物等。临床上，胆道结石或肿瘤造成的胆道梗阻、梗阻性黄疸，导致肝功能受损、急性肾功能衰竭或胃肠道出血等，可引起机体能量代谢、碳水化合物、蛋白质及脂肪等物质代谢改变,从而明显影响机体的营养状况。

胆汁淤积是一种因胆汁引流障碍而引起的临床和生化紊乱的综合征,也称为梗阻性黄疸。胆汁引流障碍可发生在从肝细胞、胆小管到 Vater 壶腹整个通路中的任何一处。胆道疾病所致的胆汁淤积常见于胆总管结石、胆道肿瘤,其他原因有胆总管良性狭窄以及硬化性胆管炎。胆汁引流障碍反映胆汁分泌衰竭,即使机械性梗阻所致的胆汁淤积,机制也十分复杂,参与致病因素包括微粒体羟化酶受抑制、Na^+-K^+-ATP 酶活性减弱、微纤毛功能障碍以及胆道内胆汁成分重吸收增加。原发性硬化性胆管炎是一种以肝内外胆管炎症及纤维化为特征的慢性胆汁淤积性肝病,其进行性的病理改变最终可导致肝硬化、门静脉高压和肝功能衰竭。

营养不良在胆源性肝功能损害患者中十分常见,尤其是在失代偿期患者中则更明显。有研究发现,有 30% 左右代偿期的肝功能不全患者存在一定程度的营养不良,而在肝功能衰竭患者中,营养不良的发生率更是高达 80%,其原因主要有:① 饮食摄入不足:营养物质摄入不足是进展期肝功能不全患者营养不良最主要的原因。由于大多数肝功能不全患者存在胃肠道症状,如厌食、早期饱胀感(腹水)、味觉丧失或障碍、恶心、呕吐使得饮食摄入减少。味觉障碍与锌、镁缺乏有关。② 消化、吸收不良:肝功能不全尤其是胆汁性硬化、门静脉高压患者,消化道淤血、黏膜水肿,营养物质的消化、吸收存在一定程度障碍。此外,胆汁性肝硬化患者存在脂肪泻,10% 有严重脂肪泻,这与胰腺功能不足有关。③ 肠道蛋白丢失增加:胆汁性肝硬化门静脉高压患者,可反复出现上消化道出血,使得从消化道丢失的蛋白增加,出现贫血。④ 蛋白质合成下降:肝功能损害时肝脏的蛋白合成能力下降,易引起蛋白质缺乏性营养不良。⑤ 营养物质代谢异常:包括葡萄糖氧化利用下降,脂肪氧化增加,胰岛素抵抗等。⑥ 能量消耗增加:研究发现,大部分肝功能不全患者处于高代谢状况,这与一些细胞因子的介导有关。胆汁性肝硬化患者肠道通透性增加,肠腔内革兰阴性菌及内毒素易位入血,可诱导 TNF-α、IL-1 及 IL-6 等细胞因子及一氧化氮自由基等产生,介导机体的高代谢状况。

梗阻性黄疸是肝门部胆管癌的重要临床特征,而梗阻性黄疸将引起肝细胞变性、坏死,导致肝功能异常及各种营养素的代谢紊乱。另一方面,近年来肝门部胆管癌的手术已由过去的姑息引流、局部肝切除,发展到联合肝切除、联合脏器切除、受侵血管切除重建或肝移植,而手术范围的扩大势必加重机体的代谢紊乱。事实上,胆源性肝功能不全或肝、肾功能衰竭患者的营养不良是多种因素并存,其中代谢异常可能是导致营养不良最主要的病理因素。肝功能不全患者存在葡萄糖氧化、利用下降,脂肪氧化增加。胰岛素阻抗几乎见于所有肝功能不全患者,60%~80% 患者出现糖耐量异常,20% 表现为明显糖尿病,胰岛素阻抗使得肌肉糖原合成障碍。此外,肝功能衰竭患者常伴有慢性高胰岛素血症,这是胰腺 β 细胞功能受损和胰岛素阻抗相互作用的结果。高胰岛素血症可出现在肝脏疾病的早期,是肝脏降解胰岛素能力下降所致,这也是肝功能不全患者原始的代谢不足。由于各种代谢因素十分复杂,往往很难判断这些代谢因素是营养不良的原因还是结果。

七、主编点评

胆道梗阻患者因为胆汁缺乏或不足而出现食欲减退、厌食及腹胀等症状,影响营养素的吸收,必需脂肪酸及维生素 K 缺乏导致机体凝血功能障碍。此外,感染性胆道疾病由于炎症、感染、发热等因素,导致机体能量消耗增高、分解代谢增强、内环境紊乱,可影响机体营养状况、各脏器储备能力和免疫功能。再加上胆道肿瘤病情复杂、手术创伤大、住院时间较长、并发症发生率高,从而影响患者的临床结局。

围手术期营养支持价值与患者术前的营养状况密切相关,大量的证据表明,营养不良特别是严重营养不良患者可以从合理的营养支持中获益。因此,目前国际上主流观点以及指南均建议,对于存在重度营养不良患者,或中度营养不良而需要接受大手术的患者,尤其是重大、复杂手术后严重应激状态的危重患者,术前应给予7~14天营养支持,建议推迟此类患者的手术时间,并于手术后继续营养支持。

    本例患者入院前饮食摄入量下降,体重丢失明显,存在较严重的营养不良,同时伴有严重的肝功能损害及梗阻性黄疸,为确保手术安全先行术前减黄处理,可以利用患者术前减黄这段时间给予术前营养支持,以改善患者的营养状况,提高手术耐受性。手术中行空肠造口术为术后的营养支持预先建立了途径。患者在经过一段时间的术前营养支持,胆道梗阻以及肝功能改善后行胰十二指肠切除术,手术创伤、应激反应大,手术后出现腹腔出血接受介入及再次手术治疗,术后存在胃动力障碍,治疗复杂住院时间长,在整个疾病治疗过程中,营养支持起着举足轻重的作用,其中第一次手术时预留的空肠营养置管发挥了十分重要的作用,值得临床借鉴。因此,我们建议对营养状况较差、需要接受复杂大手术的患者,手术时应建立良好的肠内喂养途径,方便围手术期营养支持的实施。

(吴国豪)

参考文献

［1］ Altomare DF, Rotelli MT. Nutritional Support after Gastrointestinal Surgery［M］. 1th ed. Switzerland: Springer Nature Switzerland AG, 2019.

［2］ Cohen SM, Davitkov P. Liver Disease［M］. 1th ed. Switzerland: Springer Nature Switzerland AG, 2019.

［3］ Wischmeyer PE, Carli F, Evans DC, et al. American Society for Enhanced Recovery and Perioperative Quality Initiative Joint Consensus Statement on Nutrition Screening and Therapy Within a Surgical Enhanced Recovery Pathway［J］. Anesth Analg, 2018, 126: 1883-1895.

［4］ Arved Weimann A, Braga M, Carli F, et al. ESPEN guideline: Clinical nutrition in surgery［J］. Clinical Nutrition, 2017, 36: 623-650.

［5］ Gunnar Elke G, Hartl WH, Kreymann KG, et al. Clinical Nutrition in Critical Care Medicine e Guideline of the German Society for Nutritional Medicine (DGEM)［J］. Clinical Nutrition ESPEN, 2019, 33: 220-275.

病例 5

结肠癌，快速康复

一、病史简介

患者，男，34 岁，因"大便带血 3 月余，加重半个月"入院。患者自 3 个月前起，无明显诱因出现大便带血，为暗红色，量不多，非黏液样便或脓血便，不伴有发热、腹痛、腹胀等症状，未引起重视。近 2 周以来，解血便较前频繁，每日 1～2 次，无里急后重感。在当地医院行粪便常规检查，提示隐血（＋＋＋），后行结肠镜检查，可见降结肠见肠腔环周不规则隆起，肠腔狭窄，肠镜不能通过。活检病理示：（降结肠）腺癌。患者为求进一步治疗，于我院就诊，门诊以"降结肠恶性肿瘤"收治入院。患者自发病以来，患者神清、精神状况可，睡眠较差，食纳较前稍有下降，尿量、尿色正常，近 3 个月来体重下降约 2 kg。

二、入院检查

体温 36.6℃，脉搏 78 次/分，呼吸 20 次/分，血压 110/65 mmHg，体重 58 kg，身高 170 cm。BMI 20.07 kg/m²。神志清楚，营养状况中等，皮肤巩膜无黄染，全身浅表淋巴结未扪及肿大。双侧瞳孔等大等圆，对光反射存在，胸廓无畸形，双肺听诊呼吸音清，未闻及明显干湿啰音。心前区无隆起，心浊音界不大，心律齐，心率 78 次/分。腹部平坦，未见肠型及蠕动波，腹平软，无压痛及反跳痛，震水音（－），未触及腹部肿块，肝脾肋下未触及，Murphy 征（－），叩诊鼓音，无移动性浊音，肠鸣音不亢进，直肠指检未触及异常。双下肢无水肿。神经生理反射正常，病理反射未引出。

红细胞 $4.41×10^{12}$/L；血红蛋白 134 g/L；白细胞 $6.09×10^9$/L；血小板 $294×10^9$/L；总胆红素 14.2 μmol/L；直接胆红素 4.9 μmol/L；总蛋白 69 g/L；白蛋白 45 g/L；前白蛋白 0.26 g/L；谷丙转氨酶 14 U/L；谷草转氨酶 15 U/L；尿素 3.5 mmol/L；肌酐 78 μmol/L；尿酸 351 μmol/L；葡萄糖 4.2 mmol/L。钠 141 mmol/L；钾 3.8 mmol/L；氯 105 mmol/L；钙 2.37 mmol/L；无机磷 1.35 mmol/L；镁 0.88 mmol/L。

结肠镜检查：结肠脾曲见肠腔环周不规则隆起，肠腔狭窄，肠镜不能通过（图 11-5-1）。活检病理示：（降结肠）腺癌。腹部增强 CT 检查：横结肠近脾曲 MT 侵犯浆膜外伴灶周淋巴结肿大（图 11-5-2）。

三、入院诊断

结肠脾曲恶性肿瘤。

四、治疗经过

患者入院后完善体格检查及相关的检验、辅助检查，诊断为结肠脾曲恶性肿瘤，心、肺等重要器官功能评估正常，NRS 2002 评分为 2 分，PG-SGA 评分 6 分，B 级。入院后进行术前宣教，重点介绍麻醉、手术、术后包括饮食过渡等一系列处理措施的围手术期诊疗过程，缓解其焦虑、恐惧及紧张情绪，获得患者及其家属的理解和配合。安排好择期手术日期后术前一天正常流质饮食，术前麻醉访视，告知手术麻醉以及手术后硬膜外镇痛相关事宜，术前 2 小时口服饮 400 ml 12.5%含碳水化合物液体。在全麻下行

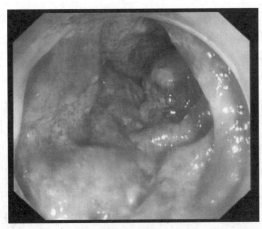

图 11-5-1　结肠镜检查

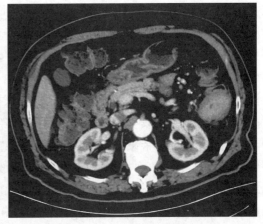

图 11-5-2　腹部增强 CT 检查

腹腔镜左半结肠肿瘤根治术,术后胸段硬膜外镇痛。第 2 天开始饮水,嘱患者下床活动。第 3 天开始进食流质,逐步过渡到半流质＋口服营养补充,患者恢复良好。术后第 5 天拔除引流管后出院。

五、讨论分析

外科患者营养不良的发生率较高,再加上传统的术前禁食、手术创伤应激以及手术后可能发生的并发症,会进一步加重营养不良。营养不良不仅损害机体组织和器官功能,而且增加手术风险、术后并发症及病死率。近年来,随着营养支持治疗理念的更新和技术的进步,营养支持治疗已成为围手术期处理的重要组成部分。围手术期合理的营养支持治疗不仅能改善患者的营养状况、降低机体组织消耗和提高手术耐受性,也有助于患者安全度过手术创伤所致的应激反应期,降低围手术期并发症发生率,维持机体有效的代谢和机体器官及组织功能,加速患者术后康复。因此,掌握围手术期营养支持治疗的适应证,选择正确的供给途径以及营养底物是优化营养支持治疗疗效的关键。

营养状况良好或无营养风险的择期手术患者一般可以耐受手术创伤,无须营养支持治疗。对于存在营养风险或轻度营养不良、但手术创伤较小的患者,如术后早期能够通过消化道进食满足机体营养需要,同样也不需要围手术期营养支持治疗。相反,重度营养不良患者或低、中度营养不良并接受大手术,尤其是重大而复杂手术后严重应激状态的外科患者,往往不能耐受长时间营养缺乏,围手术期营养支持治疗则可以使临床获益。另外,如果预计患者在围手术期不能进食超过 5 天,或预计患者经口摄入少,不能维持推荐摄入量的 50% 以上超过 7 天也应启动围手术期营养支持治疗。需要强调的是,术前营养支持治疗应持续 7~14 天,部分患者可延长至 4 周或更长时间。营养不良的改善有利于减少手术风险,更短时间的营养支持治疗难以达到预期效果。该患者 NRS 2002 评分为 2 分,PG-SGA 评分 6 分,无营养风险及营养不良,而且预计术后早期即可以进食,故没有给予术前营养支持。

传统观点认为择期手术患者术前应该 12 h 禁食、4 h 禁饮,其目的是使胃充分排空,避免麻醉期间反流误吸所导致急性呼吸道梗阻、吸入性肺炎。事实上对于没有胃流出道梗阻患者,饮水 1 h 后 95% 被排空,成年择期手术患者当禁水时间超过 2 h,胃内液体量和 pH 主要由胃本身分泌量所决定,长时间禁水并不能改善胃内环境,相反饮水能刺激胃排空。迄今为止尚无证据支持手术前长时间禁食可避免反流误吸发生。相反,长时间禁食、禁饮可导致机体糖代谢紊乱、内环境稳态失衡,对手术反应性及顺应性降低,手术期间及术后机体应激反应增强,导致儿茶酚胺、糖皮质激素、生长激素、胰高血糖素等分泌增加,拮抗胰岛素生物学效应,引起机体分解代谢增加、糖原分解加速、糖异生增加、负氮平衡、糖耐量下降、病理性高血糖。术前长时间禁食、禁饮可损伤线粒体功能和胰岛素敏感度,形成胰岛素抵抗,加重围手术期不适感,不利于术中和术后的容量管理。因此,当今全世界相关学会在指南中均推荐缩短禁食、禁饮时间,特别是缩短限制透明液体的摄入时间,避免低血糖、脱水等,让患者在舒适而又不增加误吸的环境下接受手术。目前的主流观点认为,任何年龄患者术前 2 h 可以进不含酒精、含少许糖的透明液体。有研究表明,术前 12 h 饮 800 ml 清亮碳水化合物(12.5%)饮品,术前 2~3 h 饮 400 ml,可以减轻术前口渴、饥饿及烦躁,并且显著降低术后胰岛素抵抗发生率,患者将处于一个更适宜的代谢状态,降低了术后高血糖及并发症的发生率。此外,手术前夜给予 800 ml 或麻醉前 2~3 h 饮用 400 ml 相对高浓度(12.5%)的碳水化合物能减少禁食和手术所导致的分解代谢效应。由于术前隔夜禁食抑制了胰岛素分泌并促进分解激素(胰高血糖素、糖皮质激素)释放,而饮用碳水化合物能有效提高胰岛素水平,降低术后胰岛素抵抗,维持糖原储备,减少肌肉分解,提高肌力,维护免疫功能。对于因某些原因无法进食或进水的患者,术前静脉葡萄糖输注[5 mg/(kg·min)]也能减少术后胰岛素抵抗,减少蛋白质丢失,有利于患者康复。因此,我们在消化道手术患者中,采用该方法进行围手术期处理。

手术后避免长时间禁食,术后早期鼓励经口进食是围手术期营养支持另一个重要措施,早期进食的重要性不仅仅是提供营养底物,更重要的意义在于术后早期进食能降低机体高分解代谢反应和胰岛素抵抗,减少炎性介质释放,促进合成代谢和机体恢复,维护肠黏膜屏障及免疫功能,防止肠道细菌移位。大量临床研究显示,术后早期经口进食或口服补充肠内营养有助于改善营养状态,促进伤口愈合,减少并发症,缩短住院时间。

尽管术后早期经口进食或肠内营养对临床结局的优势已经被证实,值得注意的是许多大且复杂的手术创伤后早期,血流动力学不稳定,内环境紊乱,胃肠道功能严重受损,早期营养往往难以实施,或者单纯肠内营养难以满足机体对热量和蛋白质的需求,而长时间的能量及蛋白质负平衡将会增加并发症的发生率和病死率,此时联合应用肠外营养可改善临床结局。因此,当经口进食或肠内营养摄入不足时应联合肠外营养支持,而无法通过胃肠道途径提供人工营养支持患者应及时行肠外营养治疗。

六、相关营养背景知识

(一)快速康复外科

快速康复外科(enhanced recovery after surgery,ERAS)是指通过采用一系列有循证医学证据的、优化的围术期处理措施,减少手术患者的生理和心理创伤应激,从而达到快速康复的目的,其核心是减少患者的创伤和应激损害。近年来,欧洲国家报道了在结直肠手术时应用快速康复外科的经验,已形成相关推荐指南和专家共识。

ERAS 的宗旨是尽可能降低手术创伤对患者造成的应激反应,减少机体自身组织的消耗,加速患者的康复。具体采取的措施主要包括三个方面:① 术前患者应有体质与精神两方面的准备,避免术前长时间的禁食。② 减少治疗措施的应激性。③ 阻断传入神经对应激信号的传导。术前避免长时间禁食和禁水,可有效地降低机体过早出现蛋白质分解,降低低血糖的发生率,有利于手术中的体液管理,减轻手术后的胰岛素抵抗。不做清洁灌肠,少用鼻胃管、引流管,适当控制输液,微创手术等等都是减少应激的措施。应用硬膜外麻醉,区域阻滞麻醉,甚至是全麻加硬膜外/区域麻醉,术后采取硬膜外止痛的方法都有利于阻断应激信号的传导,尽量减少机体对应激的反应而取得快速康复的效果。术后有效的止痛可促使患者术后早期下床活动、早期进食,可减轻机体的炎性反应和分解代谢,减少机体自身组织的消耗,有利于快速康复。

缩短患者术后住院日是并非快速康复外科追求的主要目标,术后住院时间与术后康复的速度直接相关,也与某些客观环境有关,如患者的家庭情况、患者所在地区的社区医疗条件。临床上不应误认为快速康复外科就是为了减少住院时间,不可因治疗措施的改变而增加并发症发生率,不可因住院日缩短而增加返院率。快速康复外科的精髓是通过一系列围手术期具体措施,维护机体正常生理功能、减少机体瘦组织群的消耗,最大限度地减少手术应激对机体所造成的损害,减少并发症和病死率,缩短住院时间,节省医疗费用。

快速康复外科必须是一个多学科协作的过程,不仅包括外科医师、麻醉师、康复治疗师、护士,也包括患者及家属的积极参与,良好而完善的组织实施是保证其成功的重要前提。同样,快速康复外科也依赖于下列一些重要围手术期治疗方法的综合与良好整合。

（二）围手术期快速康复外科主要措施

快速康复外科是以循证医学证据为基础,通过外科、麻醉、护理、营养等多科室协作,对围手术期处理的临床路径予以优化,从而缓解围手术期应激反应,减少术后并发症,缩短住院时间,促进患者康复。围手术期快速康复外科具体措施及临床路径贯穿于住院前、手术前、手术中、手术后、出院后的完整诊疗过程,其核心是强调以服务患者为中心的诊疗理念。

1. 术前准备　快速康复外科要求医护人员在术前应对患者进行较详细的宣教,让其熟悉病区环境、了解手术方式、知道手术前后如何进行准备及配合、术后如何配合早期下床活动、如何进行早期饮水及进食,并知道术后大概的拆线、出院时间等。研究发现,通过充分的术前教育可减少患者的恐惧及紧张感,有利于其更好地配合治疗,促进术后快速康复。术前应全面筛查患者营养状态、心肺功能及基础疾病,并经相关科室会诊予以纠正及针对性治疗,术前将患者调整至适宜状态,以降低围手术期严重并发症的发生;审慎评估手术指征与麻醉、手术的风险及耐受性,针对并存疾病及可能的并发症制订相应预案。

另一方面,缩短术前禁食时间,患者术前进食一定量的碳水化合物既可缓解术前禁食引起的焦虑和饥渴感,限制术中补液量、减轻术后胰岛素抵抗程度,又可减少麻醉时的误吸风险及术后消化系症状的发生率,甚至可缩短术后住院时间。目前术前推荐口服含碳水化合物的饮品,通常在术前 10 h 饮用 12.5% 碳水化合物饮品 800 ml,术前 2 h 饮用≤400 ml。

2. 术中管理　快速康复外科主张应用硬膜外麻醉联合全身麻醉,使用短效、快速的全麻药;术中具有止痛完善、血流动力学平稳、手术安全性高等优点;患者术后能快速苏醒,术后采用硬膜外自控式镇痛有利于早期活动,并缓解手术应激反应,减少术后肠麻痹等并发症发生率。术中应常规监测患者体温直至术后,可以借助加温床垫、加压空气加热(暖风机)或循环水服加温系统、输血输液加温装置等,维持患者体温不低于 36℃。术中保温可有效降低腹部复杂手术伤口感染和心脏并发症的发生率,降低出血和输血需求,改善免疫功能,缩短全身麻醉后苏醒时间。提倡以目标导向液体治疗的理念及措施指导术中液体治疗。血容量不足可导致机体灌注不足和器官功能障碍,而水钠潴留则是术后肠麻痹及相关并发症发生的主要原因,因此术中应用平衡液维持出入量平衡,避免输液过度及不足,辅助应用血管收缩药物以防止术中低血压,避免肠道低灌注并发吻合口漏的风险,降低低血压相关急性心肌损伤、急性肾损伤及术后肠梗阻的发生率。

创伤是患者最主要的应激因素,而术后并发症直接影响到术后康复的进程。因此,应根据患者、疾病状况及术者的技术等状况,提倡在精准、微创及损伤控制理念下选择腹腔镜手术、机器人手术或开放手术等方式完成手术,以降低创伤应激。术者尤应注意保障手术质量并通过减少术中出血、缩短手术时间、避免术后并发症等环节促进术后康复。

择期腹部手术不推荐常规留置鼻胃管减压,这有助于降低术后肺不张及肺炎的发生率。腹部择期手术患者术后使用腹腔引流并不降低吻合口漏及其他并发症的发生率或减轻其严重程度,因此,不推荐对腹部择期手术常规放置腹腔引流管。而对于存在吻合口漏的危险因素如血运差、张力高、感染、吻合不满意等情况时,建议留置腹腔引流管。导尿管一般 24 h 后应予拔除。

3. 术后管理　术后管理最关键的三个环节是优化术后镇痛、早期下床活动及促进肠功能的恢复。疼痛是手术后最大的应激因素,因此术后充分镇痛十分必要,目前推荐采用多模式镇痛方案,根据患者年龄、术前并存疾病、手术类型、术前器官功能状况,选择合适的药物,达到有效镇痛、加速患者术后早期肠功能恢复、减免镇痛相关不良反应目标。

术后早期下床活动可促进呼吸、胃肠、肌肉骨骼等多系统功能恢复,有利于预防肺部感染、压疮和下肢深静脉血栓形成。实现早期下床活动应建立在术前宣教、多模式镇痛以及早期拔除鼻胃管、尿管和腹腔引流管等各种导管,特别是患者自信的基础之上。推荐术后清醒即可半卧位或适量在床活动,无须去枕平卧 6 小时;术后第 1 天即可开始下床活动,建立每日活动目标,逐日增加活动量。

快速康复外科的核心之一是肠功能的快速康复,使患者能够术后能够尽早出院。择期腹部手术后尽早恢复经口进食、饮水及早期口服辅助营养可促进肠道运动功能恢复,有助于维护肠黏膜功能,防止菌群失调和移位,还可以降低术后感染发生率及缩短术后住院时间。一旦患者恢复通气可由流质饮食转为半流质饮食,摄入量根据胃肠耐受量逐渐增加。当经口能量摄入少于正常量的 60% 时,应鼓励添加口服肠内营养辅助制剂,出院后可继续口服辅助营养物。

术后补液的主要目的是维持术后足够的组织灌注,保护重要脏器。但过度补液加之术后水钠潴留可加重肠道、肺间质水肿,影响肠道功能恢复,增加肺部感染可能。与常规补液相比,限制补液可减轻水肿,提高血清白蛋白含量。多项研究表明,限制液体入量对不同 BMI、不同部位手术及伴糖尿病的患者均有安全性、可行性,并可降低其术后常见并发症的发生。

目前,快速康复外科的治疗理念认为无营养不良的患者在进行择期腹部手术时,不应常规使用人工肠内或肠外营养治疗,不应常规放置鼻胃管或术中行空肠造口术,术前不应长时间禁食,术后应尽早恢复口服进食。联合其他围手术期的优化处理措施,可促进患者快速康复,减少手术导致的营养及代谢状态损害。由此可见,快速康复外科主要在择期、无严重器官功能障碍的患者中实施。而入院时存在中、重度营养不良的患者,并非快速康复外科适用的对象。对围手术期已经存在严重营养不良的患者,不主张立即手术,而应通过 10~14 d 的肠内或肠外营养治疗,改善营养状态后再手术,以减少手术风险。入院 24 h 以内的患者都应该进行常规的营养风险筛查。如通过术前准备,患者器官功能障碍得到纠正,营养状态得到改善,则仍可进入快速康复外科治疗的路径中,通过快速康复外科的具体实施措施,也促进术后肠道功能的恢复。

七、主编点评

随着微创外科技术的发展以及快速康复外科理念的日益普及,外科手术创伤逐渐下降,住院时间日趋缩短,临床营养治疗因之也面临新的挑战,围手术期营养治疗的理念也随之改变。围手术期良好的代谢调理,降低手术造成的应激性损害以及对胃肠道功能的影响,促进蛋白质合成,减少骨骼肌消耗,使机体尽可能适应应激代谢变化是当今外科领域临床营养治疗的基本理念。围手术期营养治疗的目的是预防和治疗分解代谢和营养不良,维持手术患者围手术期营养状态,减少术后并发症的发生。具体措施有:① 避免长时间禁食。② 术后尽早恢复经口进食。③ 对存在营养不良或营养风险患者尽早开始营养治疗,对于不能经口进食或长时间摄入不足患者,即使未出现明显的疾病相关营养不良,也应尽早实施营养治疗。

长时间禁食、禁饮可导致机体糖代谢紊乱、内环境稳态失衡,对手术反应性及顺应性降低,手术期间及术后机体应激反应增强,胰岛素敏感性下降,不利于术中和术后的容量管理。缩短术前禁食时间以及术前 2~3 h 口服碳水化合物等措施可有效减轻术后胰岛素抵抗,减轻机体高分解代谢状态及蛋白质分解。临床研究表明,术前口服碳水化合物能显著降低术后胰岛素抵抗发生率,降低了术后高血糖及并发症的发生率,缩短住院时间。

手术创伤、炎性介质分泌是术后胃肠道功能障碍的主要原因,尽可能采用腔镜下微创手术,强调轻柔手术操作以减轻对患者的创伤应激反应是外科的重要举措。胰岛素抵抗是手术患者术后常见现象,是机体为了抵御饥饿、创伤应激而阻止葡萄糖氧化的一种自我保护反应。术后持续硬膜外有效镇痛及早期恢复经口进食,均能有效降低胰岛素抵抗。手术后早期进食或肠内喂养的重要性不仅仅是提供营养底物,更重要的意义在于术后早期进食能降低机体高分解代谢反应和胰岛素抵抗,减少炎性介质释放,促进合成代谢和机体恢复,维护肠黏膜屏障及免疫功能,防止肠道细菌移位。我们的研究显示,术后早期进食或肠内营养有助于改善营养状态,促进伤口愈合,减少并发症,缩短住院时间。此外,围手术期大量输液可导致组织水肿,是术后发生肠麻痹和胃排空延迟的主要原因,应该摒弃过去大量输液的概念。

(吴国豪)

参考文献

[1] Altomare DF, Rotelli MT. Nutritional Support after Gastrointestinal Surgery[M]. 1th ed. Switzerland: Springer Nature Switzerland AG, 2019.

[2] Fukushima R, Kaibori M. Enhanced Recovery after Surgery[M]. 1th ed. Singapore: Springer Nature Singapore Pte Ltd, 2018.

[3] Wischmeyer PE, Carli F, Evans DC, et al. American Society for Enhanced Recovery and Perioperative Quality Initiative Joint Consensus Statement on Nutrition Screening and Therapy Within a Surgical Enhanced Recovery Pathway[J]. Anesth Analg, 2018, 126: 1883 – 1895.

[4] Gustafsson UO, Scott MJ, Hubner M, et al. Guidelines for Perioperative Care in Elective Colorectal Surgery: Enhanced Recovery After Surgery (ERAS) Society Recommendations: 2018[J]. World J Surg, 2019, 43: 659 – 695.

[5] Arved Weimann A, Braga M, Carli F, et al. ESPEN guideline: Clinical nutrition in surgery[J]. Clinical Nutrition, 2017, 36: 623 – 650.

[6] Gunnar Elke G, Hartl WH, Kreymann KG, et al. Clinical Nutrition in Critical Care Medicine e Guideline of the German Society for Nutritional Medicine (DGEM)[J]. Clinical Nutrition ESPEN, 2019, 33: 220 – 275.

[7] 中华医学会肠外肠内营养学分会.加速康复外科围术期营养支持.中国专家共识(2019 版)[J].中华消化外科杂志,2019,18:897 – 902.

[8] 中华医学会外科学分会结直肠外科学组.结直肠癌围手术期营养治疗中国专家共识(2019 版)[J].中国实用外科杂志,2019,39:533 – 537.

病例 6

胃癌术后胃瘫,严重导管相关性感染

一、病史简介

患者,男,62岁。因"上腹部隐痛10月余,加重1月余"入院。患者自10个月前,无明显诱因下出现上腹部隐痛不适,程度较轻,偶尔发作,未引起重视。近1个月来,患者自觉腹痛明显加重,且发作频繁,服用止痛药物效果不佳,无头晕、乏力、恶心、呕吐、腹胀、腹泻、呕血、黑便等症状。外院胃镜检查提示:胃窦前壁巨大溃疡型肿块。病理检查提示:胃窦腺癌。患者为求进一步治疗,至我院就诊,门诊以"胃恶性肿瘤"收住入院。发病以来,患者神清、精神状况尚可,睡眠较差,食纳较平时明显下降,二便较前略减少,近1个月来体重下降约3 kg。

二、入院检查

体温36.5℃,脉搏76次/分,呼吸20次/分,血压110/70 mmHg,体重55 kg,身高170 cm。神志清楚,消瘦明显,查体合作,皮肤巩膜无黄染,全身浅表淋巴结未扪及肿大。胸廓无畸形,双肺听诊呼吸音清,未闻及明显干湿啰音。心前区无隆起,心浊音界不大,心律齐,心率76次/分。腹部平坦,未见肠型及蠕动波,上腹部轻微压痛,无反跳痛,震水音(一),未触及腹部肿块,肝脾肋下未触及,Murphy征(一),叩诊鼓音,无移动性浊音,肠鸣音不亢进,直肠指检未触及异常。双下肢无水肿。神经生理反射正常,病理反射未引出。

红细胞3.83×10^{12}/L;血红蛋白118 g/L;白细胞4.84×10^{9}/L;血小板195×10^{9}/L;总胆红素5.5 μmol/L;直接胆红素2.5 μmol/L;总蛋白50 g/L;白蛋白31 g/L;前白蛋白0.18 g/L;谷丙转氨酶12 U/L;谷草转氨酶12 U/L;尿素4.1 mmol/L;肌酐77 μmol/L;葡萄糖5.8 mmol/L;总胆固醇6.23 mmol/L;甘油三酯0.67 mmol/L;钠142 mmol/L;钾4.5 mmol/L;氯105 mmol/L;钙2.40 mmol/L;无机磷0.87 mmol/L;镁0.97 mmol/L。

腹部增强CT检查:胃窦MT伴胃周淋巴转移机会大,肝脏多发小囊肿。胃镜检查:胃窦部见巨大溃疡型肿块,直径约3 cm,活检质脆,易出血,胃壁充血水肿。

三、入院诊断

胃恶性肿瘤,营养不良。

四、治疗经过

患者入院后完善体格检查及相关的检验、辅助检查,诊断较为明确,考虑胃恶性肿瘤、中度营养不良。手术指征明确,拟行手术治疗,因患者术前NRS 2002评分达到3分,且存在中度营养不良,故术前完善检查的同时,给予1周的术前营养支持,具体治疗方案为膳食指导＋口服营养补充(600 kcal/d)。择期全麻下剖腹探查,术中发现胃窦部前壁有一肿块,大小约4 cm,浸润浆膜层,胃壁轻度水肿,胃小弯侧少许淋巴结,无远处转移。遂行根治性远端胃大部分切除术(D2)＋毕Ⅱ式吻合。手术顺利,术后给予肠外营养支持。术后第 5 天拔除胃管,开始进食流质和口服补充肠内营养,术后第 7 天拔除引流管后出院。出院后第 3 天(术后第 10 天)患者进食半流质后出现呕吐再次入院,重新放置胃肠减压,引流出约 1 000 ml 胃液,行颈静脉穿刺置管,给予全肠外营养治疗,在随后的 1 周内每日胃肠减压引流量 800～1 200 ml,静脉给予甲氧氯普胺及红霉素治疗。胃肠减压量无明显减少。在术后 21 天上消化道碘水造影提示对比剂停留在胃内,残胃动力差,蠕动不佳,继续全量肠外营养支持。术后 30 天突发寒战、高热,最高体温 40℃,继而出现晕厥,即时心率 128 次/分,血压 88/47 mmHg(基础血压 110/65 mmHg),呼吸 34 次/分,氧饱和度 89%。查体:四肢厥冷,神萎,双瞳等大等圆,直径 3 mm,对光反射灵敏,巩膜无黄染。呼吸促,未闻及干湿啰音,腹软,无压痛、肌紧张,肠鸣音弱。双下肢无水肿。考虑感染性休克,静脉导管感染可能性大。遂立即积极扩容补液抗休克治疗,拔除静脉导管并送培养,另抽血送血培养,应用针对革兰阳性菌抗生素治疗。为排除外科情况行腹部 CT 检查。血常规:红细胞计数 3.09×10^{12}/L;血红蛋白 90 g/L;白细胞计数 12.98×10^9/L;中性粒细胞 96.8%;血小板计数 69×10^9/L。乳酸 5.18 mmol/L。D-二聚体 14.44 mg/L。降钙素原＞100 ng/L。腹部 CT 检查提示:胃恶性肿瘤术后改变,腹腔少量积液,双肾周少许积液,左上腹小肠轻度扩张。经过 48 小时的抗休克综合治疗,患者生命体征趋于平稳,体温下降。血培养提示解甘露醇罗尔斯顿菌(＋),根据药敏结果,选择左氧氟沙星治疗,导管培养(－)。患者血流感染得以控制,并重新开始肠外营养,术后 40 天胃肠减压量降至 350 ml,再次行上消化道碘水造影,证实胃肠道动力恢复,拔除胃管,开放饮食至进食半流食无不适后安排出院,患者出院时体重较入院时下降 4 kg。

五、讨论分析

胃瘫是由胃的神经肌肉功能失调引起的以胃排空障碍为主要特征的慢性症候群,胃瘫常伴有胃窦动力减退,胃流出道阻力增加,而无机械性梗阻。根据病因胃瘫可分为四类:特发性胃瘫、糖尿病性胃瘫、医源性胃瘫及其他原因引起的胃瘫。手术后出现胃瘫在临床上十分常见,多数发生在上腹部或消化道手术,多发生于术后 7～8 天,此时患者多肠道蠕动已恢复,有排气或排便的表现。患者在进食后自感上腹部不适或饱胀感,反复嗳气。随后出现反酸、恶心、呕吐,或有胸骨后的烧灼感。呕吐为溢出性,呕吐物量多且混有胆汁。患者常在呕吐后感到症状缓解或明显减轻。上述症状可于数小时后再次发生。腹部体检表现为上腹部饱满状,无胃肠型及蠕动波,触软或有轻压痛,胃区叩诊呈鼓音或浊音,胃内振水音明显阳性,腹部听诊肠鸣音弱或消失。放置胃肠减压管行持续胃肠减压可引流出大量的混有胆汁的绿色胃液,有酸臭味。目前国际上尚无统一的胃瘫诊断标准,我们首先在国内提出了胃瘫的临床诊断标准:① 经一项或多项检查,不存在胃流出道机械性梗阻,但存在胃潴留。② 胃引流量＞800 ml/d,并持续 10 天以上。③ 无明显水、电解质紊乱、酸碱失衡。④ 无引起胃瘫的基础疾病,如糖尿病、甲状腺功能减退等。⑤ 无应用影响平滑肌收缩的药物史,如吗啡等。本例患者胃癌根治手术后,根据患者病史及临床表现,符合上述诊断标准。

胃癌手术术后胃瘫发生的原因和机制目前尚未完全明确,可能存在的诱发因素包括:① 毕Ⅱ式吻合术后胃肠道胃解剖发生改变,胃内容物不能正常通过十二指肠起始部的兴奋点,使胃的慢波运动减弱。临床上胃手术后胃瘫大多数见于毕Ⅱ式吻合术后患者,而毕Ⅰ式吻合术后少见。② 胃 Cajal 间质细胞(interstitial cells of Cajal,ICC)受损:胃大部切除后,电起搏细胞(Cajal 细胞)细胞数量减少,从而影响胃蠕动慢波的阈电位,达不到有效刺激,不能产生引起胃蠕动的规则慢波。此外,手术操作、牵拉、损伤,胃壁组织的缺血再灌注损伤,破坏了胃 ICC 的通络,损坏神经元型一氧化氮合酶的表达,从而减弱胃壁肌肉的收缩力、影响胃肠道信号的传导,导致残胃排空障碍。③ 迷走神经的离断:胃运动过程受到肠外源性和内源性神经系统支配,外源性神经包括副交感迷走神经和交感脊神经,内源性神经为肠神经系统,外源性神经通过肠神经系统间接支配胃平滑肌并介导感觉传导。胃癌根据手术(D2)无选择性地离断迷走神经,迷走神经的缺失无法产生迷走-迷走神经长反射和壁内神经丛的短反射,从而导致胃运动障碍。④ 残胃内环境的失衡:由于手术切除了一定体积的胃组织,使胃体、胃窦或者胃底的机械感受器缺失。毕Ⅱ式吻合术后由于胃肠道改建,食物不再通过十二指肠,不能形成有效刺激,这些因素导致不能形成有完整的神经体液反射,致使胃泌素的分泌不足,无法对下丘脑摄食中枢进行有效调节。其他肽类激素如胃动素、缩胆囊素等分泌紊乱,均可导致胃排空障碍。⑤ 心理因素:围手术期紧张、焦虑、恐惧、失眠等可引起机体的应激反应,使自主神经功能紊乱、交感神经兴奋,抑制胃肠神经丛的兴奋神经元,使迷走神经处于抑制状态,并通过交感神经末梢释放儿茶酚胺,抑制胃肠平滑肌细胞收缩,最终导致胃排空障碍。⑥ 其他:广泛的腹膜后清扫、胃神经丛及腹膜后神经丛损伤、胃壁组织及血管损伤、手术创伤所致的应激性高血糖等均可导致胃排空障碍。此外,围手术期准备不够完善,术后疼痛、营养不良、低蛋白血症、贫血、腹腔感染等以上因素引起的术后胃排空障碍。

胃瘫的治疗目的在于减轻患者的胃潴留,维持电解质平衡,改善患者的营养状况,提高患者的生活质量。综合治疗的效果明显优于单一治疗。临床上具体措施包括禁食、放置胃肠减压管并以高渗温盐水洗胃以减轻吻合口水肿,维持水、电解质及酸碱平衡,营养支持和心理疏导。由于手术后胃瘫一旦发生往往时间较长,长期禁食不可避免造成营养不良和机体组成改变。因此,积极的营养支持对于手术后胃瘫患者的治疗显得尤其重要。临床上,肠外营养是胃瘫患者常用的营养支持方式,简单易行,能够满足患者对营养物质的需求。但是,肠外营养支持可抑制胃肠动力,其机制可能与抑制胃动素、胰泌素及胆囊收缩素等胃肠激素分泌有关。长期肠外营养可引起肠外营养相关性肝损害,肠上皮黏膜萎缩,肠道通透性增加,肠道细菌易位。上皮时小肠黏膜的二胺氧化酶水平降低,导致肠黏膜发育不全。此外,长期肠外营养增加导管相关性血流感染的发生率,可引起患者全身感染,导致患者身体条件进一步恶化。相反,积极有效的肠内营养支持则会促进胃肠道对营养物质的吸收,尽早恢复胃肠道蠕动的协调性,同时还可以补充丢失的液体与电解质。肠内营养支持为胃肠道黏膜细胞代谢提供能量,增加肠黏膜血流和氧的摄取,维持肠黏膜的发育,保护肠道屏障功能完整,防止肠道细菌移位,减少肠源性感染的发生。因此,理论上肠内营养是胃瘫患者首选的营养支持方式,肠内营养较肠外营养更能促进胃内激素水平的恢复,增强胃动力,促进胃排空,改善患者的身体状况。但是,手术后胃瘫的患者建立合适的肠内营养途径往往较困难,特别是胃肠道解剖结构改变患者,通常需要内镜辅助下放置,这需要相关科室协助和患者的配合。临床上,由于对胃手术后近期胃镜检查存在顾虑而往往难以实施。本例患者由于不愿行胃镜下操作,无法建立有效的肠内喂养途径,胃瘫发生后一直行全量肠外营养支持,3周后出现淤胆、肝功能损害,严重的导管相关性血流感染,感染性休克,虽经积极治疗后得以有效控制,但不可避免会造成机体器官、组织损害。

中心静脉导管相关感染是肠外营养时最常见、较严重的并发症,其包括导管的局部感染或全身相关血流感染。局部感染是发生在导管局部皮肤或周围组织的感染,腔隙感染及隧道感染,全身感染是指导管所致菌血症或败血症。临床上,局部感染常表现为局部皮肤红、肿、化脓等症状,部分患者可有发烧或低体温。导管性菌血症或败血症患者常可出现寒战、高热、呼吸急促、低血压,严重者可出现意识模糊。本例患者在接受肠外营养3周后无明显诱因下突发寒战、高热,继而出现晕厥、心率增快、呼吸、氧饱和度低、血压下降、四肢厥冷、神萎,实验室检查见白细胞及中性粒细胞增高。该患者的发烧原因应高度怀疑是中心静脉导管相关感染,感染性休克,依据为:① 较长时间的中心静脉导管留置。② 寒战、发烧、呼吸急促,白细胞及中性粒细胞增高。③ 机体其他部位无明显感染迹象;此时应立即给予相应的处理。由于该患者发病急、病情重、进展快,存在休克表现,遂立即积极扩容补液抗休克治疗,拔除静脉导管,进行相应的诊断性处理,早期可经验性的选择头孢哌酮-舒巴坦、左氧氟沙星、复方磺胺甲噁唑等抗生素治疗,等待培养结果出来后,再相应的选择敏感抗生素治疗。

大多数(40%～80%)的导管相关性感染的致病菌是革兰阳性菌,包括凝固酶阴性菌葡萄球菌、金黄色葡萄球菌和肠球菌,少数(20%～30%)为革兰阴性菌感染。本例患者最后的血培养结果是解甘露醇罗尔斯顿菌,这是一种临床上少见的致病菌。解甘露醇罗尔斯顿菌为革兰阴性菌,氧化酶、触酶阳性,主要存在于不同类型的水源中,能在低营养环境中生存。对近20年来的文献检索,共有35例关于解甘露醇罗尔斯顿菌感染的报道,解甘露醇罗尔斯顿菌属于革兰阴性杆菌,可引起医院暴发性感染,其中包括去离子水污染的胃肠外液体、污染的盐溶液等,其污染可导致严重的菌血症、脑膜炎、导管相关感染、呼吸道感染、腹膜腔积液和肾移植感染等,已成为全球流行性新发机会性感染性病原体之一,在ICU中该菌种的检测率较高。我国人群中除老年医院获得性肺炎患者痰液中有一定分离率外,迄今很少报道败血症患者外周血标本中分离出解甘露醇罗尔斯顿菌,年老体弱、营养不良、免疫力低下、患有多种基础疾病、长期留置静脉导管的患者,可发生该细菌的血流感染。解甘露醇罗尔斯顿菌感染的特点,高热、起病急,进展迅速,白细胞、中性粒细胞、CRP、降钙素原升高较为明显,上述特点在本病例中的表型比较典型。

六、相关营养背景知识

(一)导管相关性感染的发生及诊断

近年来,随着临床上血管内置管技术的日益普及,随之伴发的导管相关性感染(catheter-related infection,CRI)以及导管相关性血流感染(catheter related bloodstream infection,CRBSI)的发生率也越来越多,已成为最常见的院内获得性感染之一。CRI不仅增加医药费用、延长住院时间,也增加了病死率,而且对患者机体及生活质量产生不良影响。对需长期治疗的患者,反复导管置换常引起血管插入部位的限制,从而影响整个医疗方案。

1. 流行病学及危险因素　血管内置管技术在输液、血流动力学监测、胃肠外营养支持、肿瘤患者化疗以及血液净化等治疗中发挥着重要作用,但随之而来的导管相关感染也明显增多,已成为临床棘手的严重并发症。目前,血管内置管技术不仅在ICU,而且在普通病房及门诊患者中也得到了广泛应用,美国每年要使用数百万根血管内导管,从而使CRBSI成为医院的主要关注点。CRBSI可导致患者病情加重,并增加死亡风险,而患者住院时间延长所增加的大量成本,进一步加大了患者和医院的负担。

CRI/CRBSI的发生与置管的部位、留置时间、导管类型以及患者的基础疾病等有关,发生率一般以次数/每100导管天数或次数/每1 000导管天数来表示。导管插入部位是影响感染的主要风险,一般说来,锁骨下静脉导管感染的风险较颈内静脉及股静脉要低,即CRI/CRBSI的危险性依次为锁骨下静脉<颈内静脉<股静脉。但也有研究发现,这三种方法导管感染发生率并无统计学差异,认为产生这种区别的最大原因可能与操作医师经验有关,对于穿刺经验不丰富的医师来说,颈内静脉以及股静脉相对容易,而锁骨下静脉相对较难,穿刺时往往选择股静脉,由于其穿刺经验不丰富,大大增加了穿刺过程中受到污染的机会。另一方面,经外周静脉插入的中心导管感染风险要低。

导管的留置时间是引起CRI/CRBSI另一主要风险,当导管的留置时间超过3天以上,发生感染的危险率与实际发生感染的比例呈非线性关系。如肺动脉导管插管前4天发生感染的危险率低于1%,而第4天后发生感染的危险率呈指数增加。有研究显示,置管第8～10天感染的发生率最高。因此,有人建议在临床工作中经常定期更换导管,但是目前的研究并不支持这种做法。

导管本身的特性也影响感染风险,一些材料易形成血栓,从而增加感染风险。导管材料按血栓形成下降的次序分为聚氯乙烯、聚乙烯、聚氨基甲酸乙酯及硅胶,某些导管表面不规则也易引起某些微生物黏附。另外,多腔导管发生CRBSI的危险性较单腔明显增加,可能的原因是导管的每一个腔都是

CRBSI 发生的来源,多一个腔就相对增加了感染的机会。但也有学者认为,多腔管引起感染风险增高是由于使用多腔导管患者的基础状况比较差(病情严重,机体免疫力低下等),插入部分损伤增加或导管轴的频繁操作所致。涂层导管包括抗菌药物涂层导管和抗血栓药物涂层导管。血栓形成与感染密切相关,导管植入后,体表创面被血浆组织蛋白包裹,纤维蛋白在导管内面沉积,细菌可以附在其上,并迅速被生物膜包裹以免受机体吞噬,形成血栓,发展为细菌移位生长和感染。有研究发现,血栓形成的导管相关感染的风险比无血栓的高 2.6 倍。

医师放置导管的操作是感染风险的另一决定因素。有研究发现放置锁骨下静脉导管<50 根的医师,其导管脓毒症的风险比熟练医师高 2 倍以上。此外,导管放置的指征也影响感染风险,用于输注肠外营养的导管较输注化疗药物及抗生素的导管感染风险高。

2. 微生物病因学及发病机制　CRI/CRBSI 的微生物谱在过去的 30 年中变化较大。据文献报道,目前 CRBSI 常见的病原菌为凝固酶阴性葡萄球菌特别是表皮葡萄球菌,其次是金黄色葡萄球菌、念珠菌属和肠球菌属。住院患者感染的病原菌以大肠埃希菌、肺炎克雷伯菌、金黄色葡萄球菌及革兰阴性杆菌(如铜绿假单胞及鲍曼不动杆菌等)居多。由于目前广谱抗生素应用增多以及艾滋病的增加,真菌、产超广谱的 β 内酰胺酶细菌以及少见的非条件致病菌均有逐步上升趋势。

表皮葡萄球菌感染主要是由于皮肤污染引起,约占 CRBSI 的 30%。在染色体上胞间黏附基因簇控制下,表皮葡萄球菌可快速黏附于材料表面,然后表达胞间凝集素,多个细胞间黏附,累积成一个多细胞层,将细菌包埋于黏物中,形成生物膜,使葡萄球菌细胞紧贴导管表面,并保护葡萄球菌免受宿主巨噬细胞、抗体及抗生素的攻击,使得抗生素治疗失败。

金黄色葡萄球菌曾是 CRBSI 最常见的病原菌,目前其约占院内血行感染的 13.4%。在过去的 20 年里,由于耐甲氧西林菌株的出现而使其重要性更加突出。金黄色葡萄球菌通过与宿主蛋白有特殊相互作用的表面受体与导管表面相黏附,导管插入后,其表面包被宿主蛋白,使葡萄球菌与导管表面黏附。另一方面,金黄色葡萄球菌尚可引起心内膜炎、骨髓炎、关节炎等转移性感染。临床上,肝硬化、糖尿病、慢性阻塞性肺病、充血性心力衰竭及需透析的肾功能衰竭患者常是金黄色葡萄球菌的易感者。

肠球菌是消化道的正常球菌,据报道,肠球菌占院内血源性感染的 12.8%。肠球菌血源感染可由患者自身的内在菌丛或通过院内接触引起,肠球菌菌血症的病死率为 30%～56%。静脉预防性应用万古霉素,尤其在中性粒细胞减少患者及高危人群中,肠球菌性导管感染率增高。近年来,临床上耐万古霉素肠球菌(VRE)感染的发生率增加,这与不恰当使用第三代头孢及万古霉素、胃肠道 VRE 的增殖、住院时间延长、严重基础疾病及血管内植入装置增加等因素有关。

近年来,随着广谱抗生素应用日趋广泛,真菌在院内血源性感染中的比例越来越高。据报道,念珠菌引起的血源感染率为 5.8%,在骨髓移植患者中可达到 CRBSI 的 11%。这种感染的发病机制提示念珠菌内在增殖是院内获得性感染的主要机制,分子生物学技术研究提示,长期血管内导管植入是内源性念珠菌感染致病菌株的入侵门户。污染的装备及医务人员污染的手引起的交叉感染,可促进血管内装置酵母菌感染增加。广谱抗生素的大量使用、病情的严重性及住院时间延长都是院内获得感染的重要因素。白色念珠菌对宿主组织及生物医疗装置的黏附能力可能是导管细菌增殖及脓毒症的重要因素。近年来有证据提示,一些念珠菌株能够生成与葡萄球菌所形成相似的外被膜。由于这些菌株对传统抗真菌治疗的抵抗,导管去除是解决念珠菌导管相关感染的合适方法。

有关中心静脉导管相关感染的发病机制有多种假说:① 皮肤置管部位的侵入:穿刺部位皮肤寄生菌在穿刺时或以后沿导管表面入血是短期置管感染最流行的学说,皮肤表面的细菌能够从置管部位沿导管外表面向内迁移,形成导管皮内段及至导管远端的细菌定植。② 导管轴的污染:这可能是长期血管插入装置腔内污染最常见的原因。由于多次使用接头，易发生细菌从接头处侵入导管内表面并定植，细菌生长繁殖后进入血流，此多见于长期留置导管(>10天)者。③ 远处感染的血流播散：远处部位感染来源(如尿路感染)的细菌进入血循环后与导管血管内段接触后，细菌在导管上黏附定植，作为异物，导管常诱发其环周发生血栓，形成血流停滞、营养丰富并有利于致病菌生长的微环境。④ 污染的灌输液的直接输入：受污染的液体或药物输入体内，导致细菌在导管的定植感染。临床上，导管相关性感染的具体机制应根据临床情况而定，有时可有几种机制同时存在，宿主因素、导管位置及微生物与导管相互作用在 CRBSI 中起重要作用。微生物接触导管的内外表面后，黏附于导管并形成生物被膜，导致导管持续感染并能向血流远处播散，如果细菌的生长被宿主防御或者抗生素治疗所控制，那仅仅产生局部感染，如果细菌的生长繁殖不能控制，并进入血流，发生 CRBSI。

3. CRI/CRBSI 的诊断　CRI/CRBSI 的诊断较困难。临床上，置管部位局部皮肤出现红、肿等炎症或化脓症状具有一定的特异性，但缺乏敏感性，仅见于约 30% 的导管感染患者。大部分患者表现为发烧或低体温、寒战、呼吸急促、低血压，严重者可出现意识模糊。实验室检查见白细胞及中性粒细胞增高。白色念珠菌所致的导管感染患者，眼底检查可发现细菌栓子。

一些实验室检测技术有助于导管相关感染的诊断，传统诊断 CRBSI 的"金标准"为外周血与导管尖端同时培养出相同细菌，且具有相同的抗菌谱。定量培养方法是最可靠的导管培养方法，因为其能够收集到来自导管内外的细菌，方法是将导管顶端浸于肉汤中，经过振荡、超声或离心处理后，将肉汤进行倍比稀释，种植于血平板上。若定量方法每节导管产生≥1 000 菌落数(CFU)/cm^2。半定量方法是将导管的尖端部分在血琼脂平板的表面上翻卷，出现≥15 CFU/cm^2，同时伴有局部或全身感染症状，则提示有 CRBSI。这些方法的主要缺点是依赖于拔除导管或经导丝更换导管后做导管尖端培养。目前，越来越多学者主张采用不拔除导管的诊断，因为 75%～90% 的 ICU 患者存在无法解释的发热但无导管感染，而且许多有隧道的导管感染患者无须拔除导管而得到治疗。因此，血培养就成为另一个常用的诊断导管相关感染的方法。同时经中心静脉导管和外周静脉抽血作培养，若中心静脉血培养的菌落数是外周静脉血培养菌落数的 5～10 倍，则中心静脉导管感染的诊断基本成立。没有外周血培养结果做对照时，如果中心静脉血培养的细菌量>100 CFU/ml 也可确诊。总之，临床上如导管周围出现感染症状且导管血培养阳性或导管尖培养阳性(>15 个菌落)，应诊断为导管相关感染。当血培养与导管培养有相同的微生物生长，导管感染的诊断成立。如果临床上表现为菌血症但无明显感染部位时，应怀疑导管相关感染存在，此时应进一步作有关检测以明确诊断。

(二) 导管相关性感染的预防和治疗

目前，国内外 CRBSI 的发生率仍处于较高水平，且主要与中心静脉置管有关，CRBSI 一旦发生，必定会增加患者的死亡率和医疗成本。因此，有效的中心静脉导管的护理、CRBSI 发生的预防、及时的诊断和处理已成为导管相关性感染防治的重点。

1. CRBSI 的预防　严格的无菌操作及认真的护理可有效地减少导管感染发生率。插管时导管被皮肤病原体污染，是引起导管相关感染已确定的危险因素。为了减少这种风险，要求安放中心静脉导管需在手术室或指定的区域而不是在病房床旁，因为在无菌的环境中操作能减少感染风险。此外，严格的无菌操作可使导管相关感染显著下降，菌落增值率仅为每 1 000 导管为 0.3，菌血症率可下降 4～6 倍。中心静脉导管的无菌护理是减少感染风险的另一重要因素，持续导管无菌护理可显著降低肠外营养支持的导管相关脓毒血症率。

由于皮肤和导管轴心的菌落增值与导管菌落增生及 CRBSI 明显相关，故皮肤的消毒方法及导管护理在预防导管感染中起重要作用。碘作为一种有效的皮肤消毒剂已用了一个世纪，其抗菌谱广，杀菌时间短且病原体并不产生抵抗力。此外，碘伏、氯己定等也广泛用于皮肤消毒，是清洁导管外露部分的标准消毒剂。氯己定抗菌谱广,对院内杆菌及酵母菌作用效果好,很少有耐受性产生。我们认为,每日消毒导管周围皮肤及导管外露部位可预防导管感染的发生。

导管部位的敷料覆盖被用于限制皮肤部位的微生物生长及菌落增殖。目前临床上常用的敷料为传统敷料、透明敷料及氯己定凝胶敷料。无纺纱布具有方便、防粘连、减轻疼痛、舒适及经济等特点,是最常见的敷料。透明敷料是临床上使用率最高的敷料,透明敷料在导管固定效果方面优于普通透明膜敷料,能够降低人力投入和医疗成本。国内临床指南中指出,对于置管时间>2个月的患者推荐使用浸有氯己定的海绵敷料。荟萃分析发现使用浸有氯己定的海绵敷料能够降低CRBSI的发生风险,而且在成本-效益方面更有优势。因此,浸有氯己定的海绵敷料不仅可以有效地降低CRBSI的发生率,还能够节约医疗资源,在临床应用价值较大。此外,及时更换敷料可有效降低CRBSI的发生风险。

建立导管隧道可减少中心静脉导管菌落增值,有研究显示隧道式插管的导管相关脓毒血症明显低于非隧道式插管(28%:11.5%)。常规导管导引钢丝的更换被认为是减少非隧道式短期中心静脉插管的有效方法,这种方法被认为通过降低导管菌落增殖而减少CRBSI。轴心污染被认为是长期隧道导管CRBSI的一个重要因素,并能解释无症状CRBSI局部感染,减少轴心部位的操作次数也被认为是减少CRBSI的一项措施。由于导管血栓形成与导管感染存在明显关系,临床上,抗凝剂及溶栓剂被推荐为抗微生物治疗的辅助治疗。临床实践证实,将尿激酶加入抗微生物治疗中是安全、有效的,可提高导管补救率。同样,每天用肝素冲洗中心静脉导管被认为对预防导管感染有益处。

2. CRBSI 的治疗   CRI/CRBSI的治疗首先是要明确是否需拔除导管还是不用拔除就能彻底治疗。导管拔除以往一直是治疗CRI/CRBSI的最佳方法,目前许多学者主张拔除导管主要用于外周静脉导管和短期使用的中心静脉导管感染患者,而对需长期插管的患者则多主张采用不拔除导管的治疗措施。我们认为,治疗CRI/CRBSI是否需要拔管应根据每个患者的具体情况而定,其决定因素包括患者病情、今后是否仍需中心静脉置管、患者机体免疫状况以及病原体的毒性等。一旦出现下列情况都必须拔除导管:严重的败血症,脓毒性静脉炎,感染性休克。出现下列情况时也应及时拔除导管:菌血症持续超过48~72小时;局部皮肤或软组织感染(如导管通过的皮下隧道感染、穿刺点化脓);出现并发症(如心内膜炎,骨髓炎,脓毒性菌栓);抗生素治疗后再次感染;真菌或其他高毒力致病菌感染。

抗感染导管是临床上另一个切实可行的治疗CRI/CRBSI的选择,特别是对于需要长期或永久留置导管的患者,导管腔内抗生素锁则是目前临床上应用最广泛的技术。这种用抗生素溶液封闭导管腔的技术之所以可以预防和治疗CRI/CRBSI,是因为局部高浓度的活性成分和导管内表面直接、持续接触,可以达到强有力的杀菌效果,从而避免拔除导管,也可以减少全身应用抗生素的不良反应。目前,一些医学学会,如美国感染性疾病学会、美国危重病医学会和美国医学流行病学学会都推荐用"抗生素锁"技术来治疗无并发症的导管相关菌血症。

由于CRI/CRBSI出现并发症风险高,无论是否拔除导管,都应该静脉使用抗生素,并且是大剂量、短疗程(7~10天)。取得病原学证据前的抗菌治疗主要建立在对可能病原菌的合理推测、当地的流行病学及细菌耐药资料的基础上。一旦取得细菌药物敏感性试验结果,应尽可能降级换用敏感的窄谱抗生素。因为葡萄球菌,尤其凝固酶阴性葡萄球菌,如表皮葡萄球菌和溶血葡萄球菌,是最常见的病原菌,而相当比例的院内感染葡萄球菌对甲氧西林耐药,合理的经验抗菌治疗应包括糖肽类抗生素(如万古霉素)和氨基糖苷类抗生素(如庆大霉素)或利福平。在危重病患者,抗菌谱还应覆盖到革兰阴性菌(如铜绿假单胞菌)和真菌。据报道,传统的全身抗生素治疗的成功率为30%~65%,抗生素可通过感染的导管腔注入。对大多数有导管相关的凝固酶阴性葡萄球菌菌血症的患者,全身抗生素治疗有良好的疗效。然而,长期随访发现,导管保留引起菌血症复发的风险增大。对家庭肠外营养患者的研究发现,每位患者的年总感染率为 0.37,此类人群中的 CRBSI 患者行 4 周的全身抗生素治疗,结果革兰阳性菌感染的成功率为 87%,而革兰阴性菌感染率为 53%。

细菌的耐药性已成为影响导管感染治疗的重要因素。一般说来,院外获得的中心静脉导管感染其微生物及抗微生物敏感方式与院内感染不同,院内获得的葡萄球菌菌株可能对抗葡萄球菌制剂耐药,对于 MRSA 或 MRSE,可选用万古霉素。在 ICU 获得的革兰阴性菌导管感染通常为多重耐药菌株感染,许多菌株(如肠杆菌属或克雷伯杆菌)通过合成强有力的 β-内酰胺酶,对第三代头孢广泛耐药。相反,对于院外感染,第三代头孢对解决革兰阴性菌导管感染通常很有效。

七、主编点评

本病例值得讨论的问题主要是消化道手术后胃瘫的处置和中心导管感染的诊断及处理。胃瘫是临床上常见的现象,多数发生在上腹部或消化道手术后 1 周左右,其发生原因较多、较复杂,我们科室在该领域进行了系统的研究,首先在国内提出了胃瘫的临床诊断标准。目前,针对胃瘫尚缺乏切实有效的治疗方法,临床上措施主要是禁食、胃肠减压管,维持水、电解质及酸碱平衡,营养支持,心理疏导,应用红霉素、甲氧氯普胺等促进胃肠动力药物,足三里针灸。同时行上消化道碘水造影,了解胃动力情况。如果超过 3 周无明显好转可以采用胃镜检查并刺激胃壁,部分患者会在好转。由于手术后胃瘫一旦发生往往时间较长,长期禁食不可避免造成营养不良和机体组成改变。因此,积极的营养支持对于手术后胃瘫患者的治疗显得尤其重要。肠外营养是胃瘫患者临床上常用的营养支持方式,简单易行,能够满足患者对营养物质的需求。但长期肠外营养不仅会抑制胃肠动力、影响肠道功能,而且会增加导管感染、肠外营养相关性肝损害等并发症。因此,临床上只要条件允许应想方法建立有效的肠内喂养途径,进行肠内营养。

导管相关性血流感染是临床十分常见现象,尤其是 ICU 中重症患者血管内装置相关的菌血症发生率更高,中心静脉导管相关性感染是中心静脉置管严重并发症,应引起临床医生高度重视。依据美国感染病学会、美国危重医学学会、美国医院流行病学学会共同制定的《血管内导管相关感染处理指南》中的定义,静脉导管感染是指:① 静脉炎:导管出口部位出现硬结或红斑,疼痛或触痛,发热。② 导管细菌定植:导管管尖、皮下导管部分或导管腔的定量或半定量培养阳性,有微生物显著生长。③ 临床表现:发烧或低体温、寒战、呼吸急促、低血压,严重者可出现意识模糊。实验室检查见白细胞及中性粒细胞增高。我们的体会是:临床上留置深静脉导管患者突然出现畏寒(寒战)、发热但无其他感染部位时,应怀疑发生导管相关感染,此时应进一步做有关检测以明确诊断。该患者就是临床上十分典型的导管相关感染病例,在接受肠外营养 3 周后无明显诱因下突发寒战、高热,继而出现晕厥、心率增快、呼吸、氧饱和度低、血压下降、四肢厥冷、神萎,实验室检查见白细胞及中性粒细胞增高。该患者的特点起病急、病情重、进展快,必须及时处理。

从病原学来说大多数导管相关性感染的致病菌是革兰阳性菌,包括凝固酶阴性菌葡萄球菌、金黄色葡萄球菌和肠球菌,少数为革兰阴性菌感染。本例患者最后的血培养结果是解甘露醇罗尔斯顿,这是一种临床上少见的革兰阴性菌,多见于年老体弱、营养不良、合并慢病的免疫力低下患者,院内感染多见。解甘露醇罗尔斯顿菌感染的特点是高热、起病急、进展迅速,白细胞、中性粒细胞、CRP、降钙素原升高较为明显,上述特点在本病例中的表型比较典型。一旦怀疑发生导管相关性感染,应立即经验性应用抗生素,待导管或血培养及药敏结果出来后再针对性应用抗生素。导管拔除是导管感染有效的治疗措施,我们认为,是否需要拔管应根据每个患者的具体情况而定,其决定因素包括患者病情、今后是否仍需中心静脉置管、患者机体免疫状况以及病原体的毒性等。以下情况必须拔除导管:严重的败血症,脓毒性静脉炎,感染性休克,真菌、耐甲氧西林金黄色葡萄球菌等高毒力致病菌感染,菌血症持续超过 48~

72 小时,局部皮肤或软组织感染出现并发症(如心内膜炎,骨髓炎,脓毒性菌栓),抗生素治疗后再次感染。

（吴国豪　孟庆洋）

参考文献

［1］ Van der Kooi T，Sax H，Pittet D，et al. Prevention of hospital infections by intervention and training（PROHIBIT）：results of a pan-European cluster-randomized multicentre study to reduce central venous catheterrelated bloodstream infections［J］. Intensive Care Med，2018，44：48－60.

［2］ Eggimann P，Pagani JL，Dupuis-Lorenzon E，et al. Sustained reduction of catheter associated bloodstream infections with enhancement of catheter bundle by chlorhexidine dressings over 11 years［J］. Intensive Care Med，2019/doi. org/10. 1007/s00134－019－05617.

［3］ Amrhein V，Greenland S，McShane B. Scientists rise up against statistical signifcance［J］. Nature，2019，567：305－307.

［4］ Karpanen TJ，Casey AL，Whitehouse T，et al. A clinical evaluation of two central venous catheter stabilization systems［J］. Ann Intensive Care，2019/doi. org/10. 1186/s13613－019－0519－6.

［5］ Boattini M，Bianco G，Biancone L，et al. Ralstonia mannitolilytica bacteraemia：a case report and literature review［J］. Le Infezioni in Medicina，2018，26：374－378.

［6］ Pivkina AI，Gusarov VG，Blot SI，et al. Effect of an acrylic terpolymer barrier flm beneath transparent catheter dressings on skin integrity，risk of dressing disruption，catheter colonisation and infection［J］. Intensive Crit Care Nurs，2018，46：17－23.

［7］ Voor Int Holt AF，Helder OK，Vos MC，et al. Antiseptic barrier cap effective in reducing central line-associated bloodstream infections：a systematic review and meta-analysis［J］. Int J Nurs Stud，2017，69：34－40.

［8］ Gall ML，Thenet S，Aguanno D，et al. Intestinal plasticity in response to nutrition and gastrointestinal surgery［J］. Nutrition Reviews，2019/doi：10. 1093/nutrit/nuy064.

病例 7

大面积烧伤,应激性溃疡出血,机械通气,连续性肾脏替代治疗

一、病史简介

患者,男,32 岁。因"全身火焰烧伤 2 小时"急诊入院。患者 2 小时前在火锅店就餐时因煤气罐爆炸导致全身烧伤,被消防员救出后送入院。当时神志清楚,诉全身多处疼痛,无发绀,无呕吐,转送至医院途中出现呼吸急促,声音低哑。急诊以"重度烧伤"收入院。

患者既往健康,否认高血压、糖尿病、心脏病等慢性病史,否认肝炎、结核等传染病史,否认外伤史、手术史。

二、入院检查

体温 37.5℃,脉搏 136 次/分,呼吸 34 次/分,血压 95/50 mmHg,体重 66 kg,身高 172 cm。神志清楚,烦躁不安,恐惧、紧张状态,呼吸急促。全身大部分表皮剥脱,基底苍白,部分红白相间,渗出较多,部分伴有水疱。烧伤总面积约 60%体表总面积(total body surface area,TBSA),其中Ⅰ度占 5%,浅Ⅱ度创面约 7%TBSA,散在分布于面部、双手掌侧、双足底;深Ⅱ度创面约 20%TBSA,主要分布于头面部、胸部、背部及部分四肢;其余部位为Ⅲ度创面约 28%TBSA。疼痛刺激下有反应,双侧瞳孔等大、等圆,对光反射灵敏。两肺呼吸音粗,可闻及较多痰鸣音,心律齐,心率 136 次/分。腹部未见肠型及蠕动波,腹部无法触、听,四肢活动可,肌张力正常。

红细胞 $4.95×10^{12}$/L;血细胞比容 0.41;血红蛋白 148 g/L;白细胞 $12.75×10^9$/L;血小板 $188×10^9$/L;总胆红素 9.7 μmol/L;直接胆红素 3.2 μmol/L;总蛋白 65 g/L;白蛋白 38 g/L;前白蛋白 0.23 g/L;谷丙转氨酶 25 U/L;谷草转氨酶 32 U/L;尿素 4.7 mmol/L;肌酐 62 μmol/L;尿酸 176 μmol/L;葡萄糖 6.7 mmol/L;总胆固醇 5.45 mmol/L;甘油三酯 0.83 mmol/L;钠 149 mmol/L;钾 4.9 mmol/L;氯 105 mmol/L;钙 2.23 mmol/L;无机磷 0.99 mmol/L;镁 1.23 mmol/L。

三、入院诊断

大面积烧伤,面积 60%TBSA,吸入性损伤。

四、治疗经过

患者入院时呼吸急促,烧伤面积大,考虑存在呼吸道吸入性损伤,故直接收入外科 ICU,立即行气管插管,接呼吸机以 SIMV 模式辅助呼吸,纠正低氧血症。插管后给以丙泊酚+瑞芬太尼+力月西联合镇静。建立深静脉通路,加强补液扩容抗休克,积极液体复苏,清洁创面,预防感染治疗,应用止酸药预防应激性溃疡,监测生命体征。

(一)体液治疗

伤后第 1 个 24 h 补液 9 500 ml,其中晶体:胶体比例约为 2∶1,晶体液为林格液、生理盐水及葡萄糖液,胶体液为血浆及白蛋白。伤后 8 h 内输入 1/2 晶体和胶体总量,余 1/2 在随后的 16 h 内输注。密

切观察尿量、生命体征、血气分析、电解质及患者神志、体温等情况,以评判液体复苏情况。伤后第 2 个 24 h 补液量按照生理需要量加上前 24 h 的出量供给,共约 6 000 ml 左右。

（二）创面处理

入 ICU 后在生命体征稳定后进行清创术,先清除污垢或异物,擦洗干净健康皮肤,创面用大量生理盐水反复冲洗创面及周围皮肤,水疱已破溃的则应清除疱皮,焦痂涂碘酒。头面部采用暴露疗法,其余创面在清创后涂上 1% 磺胺嘧啶银霜,外层加盖灭菌敷料。烧伤的手指分开包,关节置于功能位,肢体抬高。若无感染,则在 7～14 天后更换敷料。发生渗出、感染时换药。

（三）预防感染

伤后第 1 天起预防性应用亚胺培南/西司他丁 1 g bid,连续应用以预防感染。

（四）支持治疗

入 ICU 后予以禁食,留置胃管接胃肠减压、化痰、制酸、器官功能保护、控制血糖及对症支持等治疗。在完成第 1 天体液复苏后,第 2 天开始采用目标指导下的体液治疗,以维持患者循环稳定,水、电解质平衡,启动肠外营养支持。伤后第 3 天行四肢及躯干 35% TBSA 创面削痂、头部取皮、四肢创面微粒皮移植、异体皮覆盖术,创面削痂术中,肉眼所见完好的真皮及皮下组织予以保留。术中患者出现低血压状态,积极扩容,应用血管活性药物维持循环稳定。手术结束前行气管切开。手术当晚患者体温 39.2℃,呼吸频率 32～40 次/分,血压 160/100 mmHg,中心静脉压为 15～20 cm H_2O,烦躁不安,咳大量粉红色泡沫样痰,双肺可闻及湿啰音,胃肠减压引流出 200 ml 色较鲜红的胃液,24 小时尿量 150 ml。pH 7.45,PaO_2 50.5 mmHg,$PaCO_2$ 24.3 mmHg,SaO_2 84%,FiO_2 1.0,HCO_3^- 16 mmol,血钠 152.5 mmol/L,血钾 6.0 mmol/L,肌酐 450.0 μmol/L,尿素氮 52.2 mmol/L。患者出现了 ARDS、充血性心力衰竭、消化道出血,符合 MODS 诊断。调整呼吸机参数,采用小潮气量（6 ml/kg）、低气道压（<30 cm H_2O）、适度的 PEEP 等为特征的肺保护通气策略以改善肺泡通气,提高 PaO_2,改善动脉氧合通气效果,避免呼吸机性关系肺损伤的发生。同时采用床旁连续性肾脏替代治疗,模式为 CVVH,应用奥美拉唑抑制胃酸分泌。经过治疗后患者一般情况改善不明显,考虑存在创面感染,持续脓毒血症可能性较大,再次行创面清创,见部分异体皮组织液化、坏死,清除皮下液化、坏死组织。术后患者症状改善,尿量逐渐回升、肾功能各项指标恢复正常,双肺湿啰音逐渐消失,SaO_2 及 PaO_2 恢复正常,病情趋于平稳,后残余创面经再次手术,移植自体头皮封闭,治愈出院。

（五）营养支持

患者入 ICU 后首先进行体液复苏和目标指导下的体液治疗,以维持患者循环稳定,水、电解质平衡,同时启动营养支持计划。由于该患者存在呼吸道吸入性损伤,高胃肠减压量,烧伤后第 3 天出现消化道应激性溃疡出血,故选择全肠外营养支持。摄入的热量目标量按照 25 kcal/(kg·d),其中葡萄糖占总热量 50% 左右,脂肪乳剂应用含橄榄油的脂肪乳剂,占总热量的 15% 左右。蛋白质目标量为 1.5 g/(kg·d),应用平衡型氨基酸溶液,添加足量维生素及微量元素,医院静脉配置中心配置成全合一营养液。同时,外周应用胰岛素泵以控制血糖水平在 8 mmol/L。烧伤后第 2、3 天启动肠外营养之初给予上述目标量的 1/2,随后逐渐增加肠外营养用量至达到每日目标量。待患者应激性溃疡出血得到控制、胃肠减压量减少后,通过留置的鼻胃管启动肠内营养,从小剂量开始根据患者胃肠道的耐受性逐步加加肠内营养用量,应用整蛋白型制剂,随着肠内营养量的增加逐步减少肠外营养用量,该患者整个住院期间基本上是联合营养肠外及肠内营养支持,肠内营养能够提供的最大热量约 1 500 kcal。

五、讨论分析

严重烧伤目前国际上定义为:需要重症监护>3 d,成人烧伤总面积>25% TBSA、儿童或老人烧伤总面积＞20％TBSA，Ⅲ度烧伤面积＞10％TBSA，累及面部和（或）颈部的烧伤，吸入性损伤。对照上述标准，本例属重症烧伤病例。严重烧伤可诱发神经内分泌、细胞因子和其他炎症介质介导的炎症反应，直接导致脏器功能损害，严重时导致多器官功能衰竭。另一方面，严重烧伤患者存在长时间的高分解代谢，严重的负氮平衡，机体自身组织严重消耗，加之创面渗出、感染、后期手术等使患者机体过度消耗，容易导致营养不良，严重影响患者治疗效果及预后。

（一）体液复苏

合适的液体复苏是管理重症烧伤的基础，严重烧伤后由于损伤组织或邻近正常组织毛细血管通透性发生改变，引起富含蛋白质液体从血管内向血管外漏出，导致大量体液丢失，容易发生低血容量性休克或急性肾损伤。目前，有关大面积烧伤后体液复苏时补液总量和成分存在不同意见。充分的液体复苏对于纠正大量体液丢失、维持循环稳定和有效的器官灌注、降低急性肾损伤的发生十分重要。但也要防止由于补液过量、应用不恰当的液体导致肺水肿、胃肠道黏膜水肿、腹腔间隙综合征等并发症。目前已有一些公式提供优化补液方案，大多数学者主张按照补液公式按比例输入晶体液和胶体液。临床上对于一些特殊烧伤患者如电烧伤、化学烧伤、合并挤压伤的患者，液体复苏时常需要额外补充液体，以达到理想的尿量，保证充足的肾脏灌注，减少急性肾损伤的发生。

（二）器官维护

烧伤合并吸入性损伤时，ARDS的发病率高，其原因主要有：① 吸入性损伤直接损害肺组织：由于热力及化学毒物（火焰中烟雾的成分非常复杂，物质不完全燃烧会产生大量有毒物质）以及烟雾中大量颗粒物质的刺激、损伤，造成呼吸道黏膜充血、水肿，分泌物增多，小支气管可发生痉挛，使气道阻力增加，引起通气障碍。② 吸入性损伤后肺水肿：肺水肿是吸入性损伤后基本病理变化，伤后数小时即可出现肺水肿，开始为间质性水肿，随后发展为肺泡内水肿、肺萎陷等病理变化，使肺的通气与换气功能都发生障碍，加以肺泡血流灌注不良，通气/灌流比率失调，无效腔通气量增加。

吸入性损伤出现ARDS的治疗以呼吸支持为主，随着相关技术的发展和呼吸治疗理念的更新，已研发出一些新型的机械通气模式以及各种联合通气模式。目前对于此类患者多数学者建议采用保护性肺通气策略，主要内容为小潮气量（≤4 ml/kg，一般为 2～4 ml/kg）通气、平台压≤25 cm H_2O、较高PEEP维持肺复张等。高频振荡通气具有较快的频率（180～600 次/分）、较低的潮气量（≤2 ml/kg）、恒定的气道压和主动吸气呼气等特点，是目前公认有代表性的超保护性肺通气策略，可作为传统通气方式的替代治疗，降低 ARDS 重症患者的病死率。近年来，ECMO 技术在国内较大医疗机构的重症医学科广泛应用，ECMO 主要是通过避免吸气压峰值、防止气压伤以及缓解通气设备引起的相关肺损伤，直接有效改善低氧血症、减轻二氧化碳潴留，有利于肺组织细胞修复和功能改善，在重症顽固性低氧血症、高碳酸血症患者的治疗中发挥重要作用，已成为在使用常规手段治疗呼吸衰竭重症患者无效时的一种选择。

急性肾损伤在严重烧伤后发病率较高，一旦发生其病死率高。烧伤后的急性肾损伤常与早期不合理的液体复苏、急性肺损伤、创面感染诱发的脓毒症等有关。目前，CRRT 是烧伤后急性肾损伤最常用的血液净化方式，具有稳定血流动力学、改善炎症状态、精确控制容量平衡、维持内环境稳定等多方面优势，可明显缩短住院时间，降低病死率，改善患者预后。本病例较早出现急性肾损伤可能是由于大量创面坏死组织及毒素吸收入血所致，也可能与第 1 次创面处理不够彻底，残留的组织继发性坏死分解产生的代谢物质引发过度的炎症反应，使炎性细胞与内皮细胞活化，细胞黏附、聚集于脏器组织微血管内，阻碍微血管血流，加剧微循环障碍和组织缺血缺氧，对机体造成第 2 次打击，最终诱发患者多个脏器相继出现功能衰竭。因此，当清除皮下液化、坏死组织后患者一般情况明显改善。

(三) 营养支持

烧伤后患者出现一系列的应激反应,包括体液、物质代谢、免疫状况变化,且程度与烧伤创面的深度和面积成正比。烧伤患者机体的代谢变化主要表现为能量消耗明显增高,蛋白质分解显著增加,糖代谢异常以及体液大量丢失,患者在较短时间内出现机体自身组织消耗,瘦组织群丢失,迅速出现营养不良。机体这种代谢紊乱的情况若得不到及时的纠正,可严重影响患者的预后。因此,合理的营养支持是严重烧伤患者救治中一个必不可少的重要措施,这早已成为共识。

早期肠内营养可明显降低烧伤后高应激代谢反应,减轻炎性介质的释放,促进胃肠功能的恢复及胰岛素释放,改善烧伤后代谢内环境状况,减少应激性溃疡产生,维护肠道屏障及免疫功能,减少肠道细菌易位发生,从而降低由于肠源性感染所诱发的全身炎症反应及多器官功能衰竭的发生率。因此,肠内营养被认为是烧伤患者首选的营养支持方式,对于重症烧伤患者尤为重要。有临床研究表明,重症烧伤后肠内营养治疗是安全、经济和有效的手段,并不增加患者胃肠道症状。通过有效的肠道神经系统刺激,早期肠内喂养可改善肠道血运,促进肠黏膜的修复,可以有效减轻肠黏膜受损程度,减轻胃肠道应激反应,改善高代谢状态和降低肠源性感染和创面感染发生率,从而缩短 ICU 住院时间和总住院时间。另有研究发现,肠内营养促进肠道修复机制可能与促进细胞增殖、加快蛋白质合成,维护肠黏膜结构完整性密切相关。烧伤患者早期肠内营养治疗通过对胃肠道进行适度刺激,适度降低烧伤应激程度,有效地预防低白蛋白血症和上消化道出血的发生,改善胃肠道乃至整个腹腔脏器的血液灌流状况。

然而,在严重烧伤初期,患者内环境尚处于紊乱状态,血流动力学不稳定,严重患者需要较大剂量血管活性药物维持循环稳定。如果过早给予肠内营养,患者易发生腹泻、腹胀、呕吐等胃肠道反应,加重生理功能紊乱,达不到治疗目的。因此,严重烧伤后前 48 小时以适当体液复苏为主,经过有效的复苏,血流动力学和内环境趋于稳定,可经鼻胃管进行肠内喂养,先从小剂量开始,逐步增加至目标量。对于无法进行肠内营养的烧伤患者,如应激性溃疡消化道出血、胃残余量高患者或使用大剂量血管加压药物,应及时应用肠外营养。即使可以使用肠内营养支持,但大多数患者临床上无法单独通过肠内营养满足患者对热量和蛋白质的需求量,所以在大多数时间内需要通过补充性肠外营养支持方式以达到营养支持目的。另一方面,严重烧伤患者通常病程较长,需要经受多次切痂、植皮手术,机体分解代谢最长可持续 1~2 年。因此,对于治愈出院患者,在出院后相当长一段时间内需要进行家庭营养支持,以纠正患者的分解代谢,维持机体营养状况。

六、相关营养背景知识

(一) 如何准确评估机械通气患者的能量需要量

各种原因引起的肺通气和(或)换气功能严重障碍,静息状态下也不能维持机体足够的气体交换,无论是急性呼吸衰竭或慢性呼吸衰竭急性发作的患者,常需要机械辅助通气。此时,患者原发病所致的机体病理生理及代谢的改变,呼吸机的正压通气将对患者的胃肠道运动和能量需求产生影响,同时氧合的障碍也直接干扰着细胞的代谢过程,影响机体的细胞及整体水平的能量代谢。因此,对于接受机械通气治疗的危重患者,如何准确地计算或评估机体每日的能量消耗量和能量需要量,对于提供合理、有效的营养支持至关重要。

ARDS 患者每日能量需要量可根据 Harris-Benedict 公式计算,在急性肺损伤等应激状态时,应乘以应激指数。应激指数的大小取决于患者的体温、活动、创伤、败血症及交感活动指数。应激指数一般为 1.2~1.5,不宜太高。必须指出,由于在应激状态下机体的分解代谢是大大高于合成代谢,处于高分解代谢和高度应激状态,此时,过高的能量供给达不到降低分解代谢的目的,不仅不能纠正负氮平衡,反而容易产生肝功能异常,甚至是高渗性非酮症性昏迷等严重并发症。此外,ARDS 患者每日能量需要量也可根据危重患者能量消耗的估算公式即 Ireton-Jones 公式,计算患者的能量消耗。

$$BEE(kcal/d)=1\ 784-11A+5\ Wt+224S+239T+804B\ [机械通气患者]$$

式中 Wt 为体重(kg);A 为年龄;S 为性别(男=1 女=0);T 为创伤;B 为烧伤。

间接能量代谢测定法通过测定机体在单位时间内消耗的氧和产生的二氧化碳量,并根据 Weir 公式计算出静息能量消耗。由于重复性好、结果准确等优势,其检测结果已成为临床上明确患者实际能量消耗和营养素利用情况的金标准。美国和欧洲营养学会推荐应用间接能量测定评估危重患者的目标能量。间接测热法是应用 Weir 公式计算机体静息能量消耗:$REE(kcal/d)=[(3.94\times VO_2)+(1.1\times VCO_2)]\times 1\ 440$,其中 VO_2 为氧耗量,VCO_2 为二氧化碳产生量。值得注意的是采用间接测热法测定机械通气患者的能量消耗值时,应注意可能存在的影响测定结果的因素,对于机械通气患者,有许多因素可影响间接测热法测定的精确性。如 FIO_2 的稳定性和绝对水平、吸入和呼出气的分离、是否完全收集呼出气、是否正确处理水蒸气,另外仪器本身各部件的是否正常工作、是否经常被校正、是否用已知标准检验等均可影响机体能量消耗的测定。① 正如前面所述,测定机械通气危重患者的氧耗量存在难度,当吸入氧浓度超过 50% 时,氧耗量误差在 10% 以上。因此,通常情况下当机械通气患者的吸入氧浓度 >50% 时,不适合采用间接测热法计算机体的静息能量消耗值。过高的 FIO_2 可影响开放循环式间接测热法的精确性。当 FIO_2 逐渐接近 1 时,通过公式 $VO_2=[(1-F_EO_2-F_ECO_2)\div(1-F_IO_2)]\times(F_IO_2-F_EO_2)\times V_E$,公式中的分母 $(1-FIO_2)$ 会越来越小最终的数值会无穷大,所得出的结果误差就会越来越大。另外,当 FIO_2 增加时其他气体浓度测量误差都会被放大。当 FIO_2 为 0.4 时,1% 的 FIO_2 测量误差会使 VO_2 的误差达到 15%,而当 FIO_2 为 0.8 时,同样 1% 的 FIO_2 误差会导致近 100% 的 VO_2 测量误差。所以测定 $FIO_2>0.60$ 机械通气患者的能量代谢相当困难,仅当其他变量被严格控制后才可尝试。当 $FIO_2>0.80$ 几乎无法测定。因此,对于此类状态下的患者,可应用容量监测装置精确的测定 V_I 值,改进氧感受器的设计,增加气体浓度测量的采样频率等来增加 FIO_2 的稳定性,以保证测量结果精确。另一方面,过度通气时,储存在体内的 CO_2 被动用参与气体交换而使 VCO_2 值偏高,V_E 改变后大约需要 120 分钟才能达到新的平衡,所以当 V_E 改变后间接测热法的测定需要延后 2 小时。② 呼吸机连接的管道的密封程度可明显影响机体的氧耗量和二氧化碳产生量的测定值,从而影响机体能量消耗的测定量。③ 呼吸机系统中的湿化器中水分、干燥剂等部件成分的改变均会影响氧耗量和二氧化碳产生量的测定,在做检测前应及时清理和调换,以免影响测定结果。④ 大剂量镇静剂的使用,会明显降低机体的静息能量消耗值,从而影响间接测热法的测定结果。⑤ 机械通气呼吸末正压 >12 cm H_2O,过高的通气量或者换气不足时均会影响间接能量消耗的测定。由此可见,由于机械通气危重患者的疾病严重程度千差万别,呼吸机降低了呼吸功耗,同时一些药物的应用也影响了患者能量消耗,如镇静、镇痛药、神经肌肉阻断药、正性肌力药物等,其代谢可能存在差异。因此,公式预测法可能很难灵敏地反映其代谢变化趋势,依据公式预测法给予能量的营养配方可能容易导致营养不足或营养过剩。⑥ 床旁 CRRT 会影响能量消耗测定准确性,持续血液超滤和血液透析治疗可降低内脏温度,减少了约 20% 的机体氧耗量,从而约降低 7%～8% 的总能量消耗。此外,透析过程中 CO_2 可被清除,导致错误的 RQ 和过低估计能量代谢量。机体 CO_2 储量是 O_2 储量的 10 倍,这表示即使停止透析后也需要很长时间才能达到机体的 CO_2 平衡。由此可见,采用间接测热法测得的能量消耗值并不是该患者实际的能量需要量,需要排除上述可能存在的干扰因素对测量结果的影响,最后再确定患者的能量需要值。

另一方面,不同代谢测定仪器由于其构造存在差异,其应用上存在差异。鉴于芬兰 Datex-Ohmeda 公司的 Detatrac 代谢监测系统已停止生产,目前间接能量测定常用美国 MEDICAL GRAPHICS 公司生产的 Med Graphics CCM/D System 能量代谢测定系统或意大利 COSMED 生产的

Quark RMR 移动式能量代谢车测定。对于机械通气危重患者，Quark RMR 可能优于 CCM/D System。测定前不进行气道吸引、翻身、更衣、采血、日常护理等操作，60 分钟内让患者静息无刺激，至少 2 小时内不进行增加疼痛的有创操作，检查呼吸通路排除漏气现象。仰卧 30 分钟后接受连续且无干扰的 REE 测定。连接气管导管，收集呼出和吸入气体，测量吸入和呼出气中 O_2 和 CO_2 浓度差，即氧耗（VO_2）与 CO_2 产生（VCO_2）值，当患者达到稳定状态后，继续测量在 10～15 分钟。取稳定状态时所有读数的平均值作为此次测量值。整个过程计算机控制，进行即刻动态连续精确测量，记录静息能量测定值。稳定状态的定义：在任意时间段内，平均每分钟 VO_2 和 VCO_2，变化<10%或变异系数<5%；测定时间通常为每日 9am～3pm。值得注意的是，当患者未达到稳定状态或无法达到稳定状态时，测量所获得的 REE 值不能用于推算 24 小时总能量消耗，这些患者测量时间需要延长至 60 分钟，甚至需要 24 小时动态监测。

此外，为增加机械通气危重患者 REE 测量的准确性，减小误差，应注意：① 连续营养支持的患者，测量前营养液输注应已开始至少 12 小时以上，并且成分、输注速率稳定，测量时应继续维持营养治疗状态不变。② 测量时 FiO_2 保持不变，FiO_2<60%。若呼吸机参数需要变化，应在变化 90 分钟后再开始测量。③ 肾功能衰竭患者在透析结束 3～4 小时后再进行测量。④ 保持呼吸商 RQ 在 0.67～1.3 范围内。⑤ 测量时，患者肌肉不自主运动可视为正常现象，不必调整数据。⑥ 测量前及测量中血流动力学保持稳定。⑦ 若患者疼痛或处于焦虑状态，在条件允许的情况下可适当应用止痛药或镇静药。REE 的测量与药物使用时间相隔至少 30 分钟，并且须详细记录用药情况，以用于测量后的数据分析。如患者处于疼痛状态，应在疼痛完全缓解 1 小时后进行测量。

（二）重度烧伤患者营养支持策略

重度烧伤后机体出现持续病理生理应激反应，主要表现为机体长期严重的高代谢反应，蛋白质分解显著增加，严重的胰岛素抵抗及糖代谢异常，大量体液丢失，患者在较短时间内出现机体自身组织消耗，瘦组织群丢失，迅速出现营养不良。这些代谢改变的程度与烧伤创面的深度和面积成正比，机体这种代谢紊乱的情况若得不到及时的纠正，可严重影响患者的预后。近年来，随着对烧伤后机体代谢变化认识的不断深入，营养支持已成为烧伤综合救治的重要组成部分，在烧伤治疗中发挥重要作用，涌现出大量烧伤营养指南，对提高营养支持疗效，改善患者临床结局起到积极作用。

1. 重度烧伤后机体代谢变化　严重烧伤后机体发生剧烈的应激反应，发生一系列代谢变化，主要特征有：① 能量消耗增加：严重烧伤患者机体能量消耗明显增加，烧伤面积超过 30% TBSA 的患者静息能耗在烧伤后最初数个月内高于正常值 40%～80%，并且持续高代谢达 1 年。最新研究指出重度烧伤后机体线粒体呼吸作用与腺苷二磷酸磷酸化耦联显著降低，约 45% 的能量用于产热。骨骼肌线粒体呼吸能力降低可持续至烧伤后 1 年，线粒体解偶联作用甚至会持续至烧伤后 2 年，这将导致更多的线粒体生热效应，可见重度烧伤后机体产热效应十分显著，这从宏观层面上反映了重度烧伤后高代谢状态及强度，证实重度烧伤后机体高代谢状态可长时间持续存在。② 蛋白质高分解代谢：骨骼肌分解及蛋白丢失是重度烧伤患者另一个特异性表现，导致机体蛋白质分解增加，机体瘦组织群消耗，体重下降，增加烧伤患者远期病死率。最新研究发现，骨骼肌蛋白质除胞质降解外，重度烧伤后机体氧化应激明显增强，上调线粒体转位酶和线粒体特异性蛋白酶，导致蛋白质分解的量及效率显著增高。有研究表明，重度烧伤患者蛋白质的分解代谢增加可持续至烧伤后 1 年甚至更长时间。稳定同位素研究发现，重度烧伤骨骼肌分解增强，血浆氨基酸谱发生改变，部分氨基酸在烧伤创面分布明显增多，这可能是严重创伤后机体部分蛋白质分解动员，机体存在蛋白质在烧伤后的重分布现象。虽然这不能完全证明骨骼肌蛋白质支持烧伤后创面愈合，但从某种意义上讲，烧伤后机体应激导致机体成分减少可能是促进创面愈合的有利因素。因此，重度烧伤后额外的蛋白质补充可能是既可以降低机体蛋白质高代谢又可以促进创面愈合的关键方法。③ 糖代谢异常及胰岛素抵抗:糖代谢紊乱是重度烧伤患者的一个重要代谢特点,表现为严重的高血糖、糖耐量下降、糖异生增加、糖氧化利用下降、糖无效循环增加、胰岛素抵抗及长期的胰岛素低敏感性。有研究表明当烧伤面积>20%TBSA时,机体在伤后1周内出现高血糖及高胰岛素血症,在伤后7~14天达到高峰,且最长可持续至伤后2~3年。烧伤后高血糖与烧伤后机体创面感染关系密切,高血糖不仅增加并发症发生率,影响患者预后,而且会阻碍创面胶原沉积和创面上皮化,从而导致创面愈合不良。此外,机体长期高血糖及胰岛素抵抗还与机体免疫力低下、骨骼肌过度分解及脂肪异常代谢相关。因此,改善烧伤后胰岛素敏感性和控制机体高血糖对促进烧伤创面修复、避免烧伤相关严重并发症及降低远期病死率,都具有极其重要的临床意义。

严重烧伤后机体代谢紊乱机制繁多、复杂,包括应激时神经-内分泌激素作用、炎性介质释放、休克-缺血缺氧-再灌注损伤、肠黏膜屏障损伤、肠道菌群移位及肠源性感染、感染、脓毒血症作用、胃肠功能障碍等,这给临床救治带来困难和挑战。

2. 能量供应量 烧伤患者能量需要目标量的确定是临床营养支持中普遍关注的问题,是烧伤患者制订营养支持计划时必须面对的问题,同样也是当代烧伤代谢营养领域研究的热点问题。准确能量供给对于保证营养支持疗效,避免代谢性并发症发生尤为重要。大面积烧伤患者其能量消耗的变化存在一定的规律性,随烧伤面积的增加能量消耗也增加,并且随烧伤后时间的变化而有相应改变,达到峰值前随烧伤时间的延长能量消耗增加,峰值后则随烧伤时间的延长逐渐下降,但恢复到正常水平则需较长的病程。因此,准确掌握烧伤患者能量消耗就显得尤为重要。目前,用于评估烧伤患者能量需求最常用的两种方法是间接测热法和公式计算法。采用间接测热法测定机体静息能量消耗值是判断患者能量需要量理想的方法,目前已广泛应用于临床实践中,成为指导临床营养支持十分有效的方法。正常情况下,机体能量需要量取决于机体的生理状态,能量平衡是维持人体正常生理功能的基本前提,即机体摄入的能量与消耗的能量之间的平衡。严重烧伤患者的能量代谢特点是能量消耗大幅增加,增幅在50%~80%,并持续很长时间,如果按照测定的能量消耗值作为能量需求的目标量,不仅临床上难以实施,而且会在造成严重的高血糖等代谢并发症,从而影响患者的预后。另一方面,危重患者能量消耗测定值还受到血流动力学不稳定、机械通气、镇静治疗、CRRT、ECMO等措施的影响。事实上,临床上各种不同状态下患者实际能量需要量的确定是一个十分复杂的问题,许多情况下机体能量消耗值并不等于实际能量需要量,危重患者能量消耗个体差异较大,不同患者能量消耗与能量利用效率之间的关系也不同,同一患者在不同疾病阶段其能量消耗和需求也不一致。

临床上大多数情况下尚无法直接测量机体的能量消耗值,较多的仍然是应用预测公式或凭经验估计来确定患者的能量需求。烧伤患者常用的估算公式主要有 Harris-Benedict 公式、Curreri 公式、第三军医大学烧伤营养公式。Harris-Benedict 公式是目前作为临床上计算机体基础能量消耗的经典公式:

$$BEE(kcal/d) = 66.473\ 0 + 13.751\ 3W + 5.003\ 3H - 6.775\ 0A \cdots\cdots 男$$

$$BEE(kcal/d) = 655.095\ 5 + 9.563\ 4W + 1.849\ 6H - 4.675\ 6A \cdots\cdots 女$$

[W:体重(kg);H:身高(cm);A:年龄(年)]

Curreri 公式是估算烧伤患者基础能量消耗的专用公式:$BEE(kcal/d) = [25 \times Wt + 40 \times TBSA(\%)]$ Wt:体重(kg)

第三军医大学烧伤营养公式:能量需求量(kcal/d)=1 000×体表面积+25×TBSA,该公式对烧伤患者的能量估算与我国实际情况较符合,其变量少、运算过程简单得到广泛运用。由于烧伤患者的能量消耗差异很大,通过上述公式计算值作为患者的能量需求量准确性较差,值得临床注意。目前,大多数学者观点是烧伤患者常规的热量目标量按照重症患者推荐量 25～30 kcal/(kg·d)供给,在烧伤后的 24～48 小时内按照目标量的 50%供给。对于大面积严重烧伤患者应检测患者实际情况,针对性提供能量。总之,我们认为烧伤患者能量需要量不但取决于机体能量消耗量,而且与患者对底物的代谢能力有关。通常情况下严重烧伤患者的能量需求可按照重症患者的推荐量供给,在营养支持的最初 48 小时能量及营养底物的供给量从小剂量开始,在几日内逐渐增加。这实际上是基于严重创伤患者代谢变化及耐受性低下的现实采取的无奈之举,一旦应激反应减退,应尽早达到能量的目标量,长期的热量负平衡不利于患者临床结局改善。

3. **营养支持方式** 早期肠内营养可明显降低烧伤后高应激代谢反应,减轻炎性介质的释放,促进胃肠功能的恢复及胰岛素释放,改善烧伤后代谢内环境状况,减少应激性溃疡产生,维护肠道屏障及免疫功能,减少肠道细菌易位发生,从而降低由于肠源性感染所诱发的全身炎症反应及多器官功能衰竭的发生率。因此,肠内营养被认为是烧伤患者首选的营养支持方式,对于重症烧伤患者尤为重要。有临床研究表明,重症烧伤后肠内营养治疗是安全、经济和有效的手段,并不增加患者胃肠道症状。通过有效的肠道神经系统刺激,早期肠内喂养可改善肠道血运、促进肠黏膜的修复,可以有效减轻肠黏膜受损程度,减轻胃肠道应激反应,改善高代谢状态和降低肠源性感染和创面感染发生率,从而缩短 ICU 住院时间和总住院时间。另有研究发现,肠内营养促进肠道修复机制可能与促进细胞增殖,加快蛋白质合成,维护肠黏膜结构完整性密切相关。烧伤患者早期肠内营养治疗通过对胃肠道进行适度刺激,适度降低烧伤应激程度,有效地预防低白蛋白血症和上消化道出血的发生,改善胃肠道乃至整个腹腔脏器的血液灌流状况。

肠内营养支持可通过口服,经胃,经幽门后、经空肠途径供给。各种途径具有各自适应患者,具体投给途径的选择则取决于疾病情况、喂养时间长短、患者精神状态及胃肠道功能等。不同途径的适应证、禁忌证及可能出现的并发症均不同,因而临床上应根据具体情况进行选择。正确投给途径的选择可避免或减少可能出现的并发症。早期肠内营养的限制是在于肠道途径的建立,小肠途径主要适用于那些无法耐受经胃进食的患者,由于获得小肠途径经常是繁琐甚至需要内镜及免疫荧光引导,这在危重患者中受到限制。有研究发现使用呼吸机的重症患者,经小肠喂养呼吸机相关性肺炎明显低于经胃喂养者。然而,在严重烧伤初期,患者内环境尚处于紊乱状态,血流动力学不稳定,严重患者需要较大剂量血管活性药物维持循环稳定。如果过早给予肠内营养,患者易发生腹泻、腹胀、呕吐等胃肠道反应,加重生理功能紊乱,达不到治疗目的。因此,严重烧伤后前 48 小时以适当体液复苏为主,经过有效的复苏,血流动力学和内环境趋于稳定,可经鼻胃管进行肠内喂养,先从小剂量开始,逐步增加至目标量。对于无法进行肠内营养的烧伤患者,如应激性溃疡消化道出血、胃残余量高患者或使用大剂量血管加压药物,应及时应用肠外营养。即使可以使用肠内营养支持,但大多数患者临床上无法单独通过肠内营养满足患者对热量和蛋白质的需求量,所以在大多数时间内需要通过补充性肠外营养支持方式以达到营养支持目的。另一方面,严重烧伤患者通常病程较长,需要经受多次切痂、植皮手术,机体分解代谢最长可持续 1～2 年。因此,对于治愈出院患者,在出院后相当长一段时间内需要进行家庭营养支持,以纠正患者的分解代谢,维持机体营养状况。

4. **营养物质选择** 糖代谢紊乱、应激性高血糖是严重烧伤患者明显的代谢特征,烧伤后葡萄糖转运和利用发生障碍,葡萄糖氧化利用明显降低,糖异生及无氧酵解明显增强。烧伤后细胞线粒体受损,导致氧化磷酸化受阻,抑制了葡萄糖有氧氧化。此外,烧伤后血流动力学改变,微循环障碍引起组织血供不稳定和氧供周期性波动,造成葡萄糖代谢模式从有氧氧化向酵解转变,酵解反应流程短,可快速供能以缓解烧伤后机体对能量的迫切需求。尽管如此,营养支持时碳水化合物摄入量仍推荐应占总能量的 55%～60%,以满足机体糖依赖组织的供能所需。由于烧伤患者的能量需求高于正常,因而总的碳水化合物摄入量较大,机体葡萄糖氧化率下降。因此,应控制葡萄糖输注速度,一般推荐在烧伤初期静脉葡萄糖输注率为 3～5 mg/(kg·d),避免过多的碳水化合物负荷及过快的输注速度,避免诱发高血糖等其他代谢性并发症。

脂肪乳剂是肠外营养重要的供能物质,严重烧伤等应激状态下脂肪乳剂是较理想的能源物质,所占的总热量的比例为 30%～35%,以减少葡萄糖的负荷。目前临床上常用的脂肪乳剂有许多种类,不同脂肪乳剂其代谢产物有所不同,对机体的影响也不同。严重烧伤重症患者在伤后早期应避免应用纯大豆油来源的长链脂肪乳剂,以免影响机体细胞免疫功能受损,造成氧化应激损害,导致危重患者感染和发生败血症的概率增加。有研究发现,含橄榄油的脂肪乳剂是严重创伤应激状态患者较理想的脂肪乳剂,具有良好的安全性和耐受性,可选择性调节免疫应答,维护机体免疫功能,减少炎性反应的发生,在降低氧化应激损害、减少肝功能异常。此外,近年来大量研究表明,含鱼油的脂肪乳剂在调控手术创伤、感染、危重患者的免疫和炎性反应、降低感染并发症、减少术后机械通气时间、缩短 ICU 时间及总住院时间、降低病死率等方面具有较好的效果。

蛋白质分解代谢增加、合成代谢降低是烧伤患者蛋白质代谢特点,长期的蛋白质分解导致机体骨骼肌显著消耗、负氮平衡,从而影响患者预后。因此,充足的外源性蛋白质摄入对于纠正烧伤患者的蛋白质代谢异常,增加机体的瘦组织群含量十分重要。根据目前相关的指南推荐意见,严重烧伤成人患者蛋白质的目标量为 1.5～2.0 g/(kg·d),过高的蛋白质摄入量并不能进一步增加蛋白质的净合成。儿童蛋白质摄入标准为 1.5～3.0 g/(kg·d),不同年龄组别有所差异。另外,补充足量的维生素及微量元素对严重烧伤患者十分重要,有研究发现,烧伤后维生素及微量元素等补充可调节机体免疫功能,促进创面愈合,降低烧伤患者的病死率。胰岛素作为临床上最常用的控制烧伤后持续高血糖的药物,对于维持血糖浓度稳定,促进机体合成代谢十分重要,但使用时要密切监测患者血糖水平,防止发生低血糖。有研究表明烧伤后胰岛素配合 GLP-1 使用,可在降低胰岛素使用的基础上达到相同的血糖控制效果。

生长激素和雄性激素作为促进蛋白质合成代谢类激素,在烧伤患者中应用较普遍,有大量研究结果显示可促进蛋白质合成代谢,加速烧伤后肌肉修复。最近一项研究显示,大面积烧伤儿童伤后 6 个月内启用氧雄龙治疗,持续使用 1 年可降低机体蛋白质分解,增加净体重,显著减少烧伤后高代谢反应。过氧化物酶体增殖物激活受体拮抗剂,具有增强烧伤患者外周胰岛素敏感性、促进脂肪氧化、增强线粒体酶活性及其氧化呼吸功能,可被用于改善烧伤后代谢异常。另有研究发现 β 受体阻滞剂可降低烧伤后高代谢状态,但是否对烧伤后机体有其他愈合作用尚待进一步研究。

七、主编点评

烧伤是一种严重的创伤,机体在蛋白质、糖类及脂肪代谢方面出现一系列复杂的变化,主要特征是分解代谢增强,产热和氧耗增加,蛋白质过度分解以及机体瘦组织群大量消耗,患者处于急性营养不良状态,以致严重影响烧伤创面愈合及康复过程。随着对烧伤后机体代谢变化认识的不断深入,营养支持已成为烧伤综合救治的重要组成部分,在烧伤治疗中发挥重要作用。近年来外科和危重症营养的快速发展,为烧伤营养的进步提供了可借鉴的经验,涌现出大量烧伤营养指南,对提高营养支持疗效、改善患者临床结局起到积极作用。

烧伤患者营养支持的重点问题是合理的能量供给,恰当的营养补充时机,有效的营养支持途径。合理的营养治疗不仅可以改善胃肠道的功能,降低高代谢率,增强免疫力,促进创面的愈合,还可以降低相关并发症及病死率。临床上,具体患者的营养治疗策略应遵循个性化原则,根据每个患者机体代谢变化特征,具体病情演变进程,其他治疗实施情况等因素,优化营养治疗方案,包括适当的热量、足够的蛋白质和液体,选择合适的营养支持方式和途径,提高营养支持疗效和烧伤患者的救治成功率。

（吴国豪）

参考文献

［1］ Pu H，Doig GS，Heighes PT，et al. Early Enteral Nutrition Reduces Mortality and Improves Other Key Outcomes in Patients With Major Burn Injury：A Meta-Analysis of Randomized Controlled Trials［J］. Crit Care Med，2018，46：2036－2042.

［2］ Lowe JM，Brody RA. Nutrition Management of Major Burn Injuries［J］. Top Clin Nutr，2019，34：161－171.

［3］ Shields BA，Van Fosson CA，Pruskowski KA. High-Carbohydrate vs High-Fat Nutrition for Burn Patients［J］. Nutr Clin Pract，2019，34：688－694.

［4］ Grammatikopoulou MG，Theodoridis X，Gkiouras K，et al. AGREEing on Guidelines for Nutrition Management of Adult Severe Burn Patients［J］. JPEN J Parenter Enteral Nutr，2019，43：490－496.

［5］ Rollins C，Huettner F，Neumeister MW. Clinician's Guide to Nutritional Therapy Following Major Burn Injury ［J］. Clin Plastic Surg，2017，44：555－566.

［6］ Nielson CB，Duethman NC，Howard JM，et al. Burns：pathophysiology of systemic complications and current management［J］. JBurn Care Res，2017，38：e469－e481.

［7］ Singer P，Blaser AR，Berger MM，et al. ESPEN guideline on clinical nutrition in the intensive care unit［J］. Clinical Nutrition，2019，38：48－79.

第十二章

器官移植

病例 1

肝癌肝移植,高位消化道瘘、胆瘘,腹腔感染

一、病史简介

患者,男,41 岁。因"体检发现肝占位 1 周"入院。患者 1 周前在外院体检,彩超检查发现肝右叶占位性病变,患者无腹胀、无恶心、呕吐,无发热、黄疸,无尿急、尿频及肉眼血尿,无胸闷、咳嗽及呼吸困难等不适;遂至我院就诊,现为求进一步系统诊治收入我院肝肿瘤外科。患者自发病以来,无发热,胃纳可,二便无殊,体重无明显减轻。

患者有乙肝病史 20 余年,先后服用恩替卡韦、阿德福韦酯、替诺福韦(1♯ qd 2 年)10 余年。幼时有肺结核病史。

二、入院检查

体温 36.5℃,脉搏 70 次/分,呼吸 20 次/分,血压 120/70 mmHg,体重 72 kg,身高 174 cm。神志清楚,营养中等,全身皮肤无黄染,无肝掌、蜘蛛痣。全身浅表淋巴结无肿大,巩膜无黄染、胸廓无畸形,双肺呼吸音清,未及干湿啰音。心前区无隆起,心界不大,心率 70 次/分,律齐,各瓣膜区未及病理性杂音。腹部平软,无压痛及反跳痛,肝脾肋下未及,肝肾区无叩击痛,肠鸣音 4 次/分,移动性浊音(一),双下肢不肿,双侧足背动脉搏动可。肛门及生殖器未检,四肢脊柱无畸形,活动自如,神经系统检查(一)。

红细胞 $3.55×10^{12}$/L,血红蛋白 115 g/L,白细胞 $5.32×10^{9}$/L,血小板 $212×10^{9}$/L。总胆红素 23.9 μmol/L;直接胆红素 8.2 μmol/L;总蛋白 82 g/L;白蛋白 51 g/L;前白蛋白 0.24 g/L;谷丙转氨酶 28 U/L;谷草转氨酶 26 U/L;尿素 7.3 mmol/L;肌酐 72 μmol/L;葡萄糖 5.7 mmol/L;总胆固醇 3.38 mmol/L;甘油三酯 1.05 mmol/L;钠 145 mmol/L;钾 4.1 mmol/L;氯 101 mmol/L;钙 2.12 mmol/L;无机磷 1.76 mmol/L;镁 0.52 mmol/L;乙肝病毒表面抗原(+)7 474<1.0 COI,乙肝病毒表面抗体<2.0<10 mIU/ml,乙肝病毒 e 抗原(+)7.32<1.0 COI,乙肝病毒 e 抗体(一)1.07>1.0 COI,乙肝病毒核心抗体(+)0.007>1.0 COI。

彩超:肝内多发实质占位-考虑 MT;门脉内栓子形成。超声弹性成像:肝右叶弹性硬度测值偏高-考虑肝纤维化。上腹部磁共振:肝脏多发 MT 侵犯肝中静脉,门静脉瘤栓形成(图 12-1-1)。

三、入院诊断

原发性肝癌。

四、治疗经过

患者入院后完善相关术前检查,准备限期行肝肿瘤切除手术。CTA 检查发现:肝脏多发肿瘤,肿瘤与下腔静脉肝段、肝左静脉关系密切,肝中静脉、门脉左支受侵,门脉主干瘤栓形成。因此,手术切除无法达到根治肿瘤目的。进一步行 PET-CT 检查,考虑为肝脏多发肿瘤,累及肝中静脉,门静脉癌栓形成,其余部分未见肿瘤转移,经科室讨论后认为目前有肝移植手术指征,符合肝癌肝移植"复旦标准",

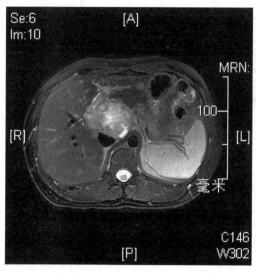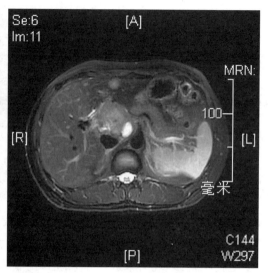

图 12 - 1 - 1 上腹部磁共振

待完善术前相关检查后予以出院,等待供体做择期行肝移植术。

两周后患者第 2 次入院,后给予保肝、利尿、退黄、支持治疗,完善术前准备后行原位同种异体肝脏移植术,手术经过顺利,术后患者入 ICU,APACHE Ⅱ 评分 4 分,给予保肝、止血、支持、抗排异治疗。术后第 2 天,患者生命体征平稳,尿量正常,腹腔引流液不多,12 小时拔除气管导管。术后第 3 天患者表现精神萎靡,发热,胆红素升高,腹痛、腹胀、腹腔引流管有 680 ml 含有胆汁的混浊性液体流出,全腹压痛明显,肠鸣音消失,决定行剖腹探查。发现肝脏色泽正常、表面光滑、质中硬,肝动脉、门静脉、肝下下腔静脉吻合口通畅。十二指肠球部前壁有一约 0.5 cm×0.8 cm 游离穿孔,胆管吻合处有一小孔并有胆汁溢出,腹腔内有约 1 000 ml 混有胃液、胆汁的混浊液体积聚。行十二指肠穿孔修补,近端空肠造口留置营养管,吸尽腹腔内积液,胆管吻合处下方放置双套管引流后关腹。术后患者入 ICU,APACHE Ⅱ 评分 28 分,出现呼吸功能不全而行气管插管机械支持通气。考虑到患者经过两次手术创伤应激,存在多脏器功能不全,循环尚未完全稳定,腹膜炎、腹腔残余感染和胆瘘等问题,目前患者存在明显腹胀、麻痹性肠梗阻等征象,肠内营养实属禁忌,在积极器官功能支持、维持水电解质及酸碱平衡同时,给予禁食,腹腔引流,抗感染,应用生长抑素以减少消化道瘘及胆瘘流量,同时应用肠外营养支持。肠外营养目标热量 25 kcal/(kg·d),蛋白质摄入量 1.2 g/(kg·d),碳水化合物占总热量的 50%～55%,脂肪占总热量的 30%～35%,并补充足够的维生素及微量元素。患者经过一周的积极治疗,情况稳定,腹腔引流液每日在 360～700 ml 之间,为含胆汁的消化液,腹胀减轻,肠鸣音恢复,生命体征渐趋平稳,体温正常,有排气排便。开始通过留置的空肠营养管进行少量肠内营养,应用多肽类制剂,在后续时间内逐渐增加肠内营养供给量,肠内营养目标量仍为 25 kcal/(kg·d),蛋白质摄入量 1.2 g/(kg·d),肠内营养初期联合应用补充性肠外营养,以达到机体对营养底物的需求量。患者对肠内耐受性良好,经空肠喂养时腹腔引流液无增加,无明显消化道并发症,转出 ICU 回普通病房继续治疗。回普通病房后开始尝试经口给予流质饮食和口服补充肠内营养,腹腔引流量明显增加,但患者没有发热、腹胀、腹痛等症状,在继续应用经空肠的肠内营养同时,逐渐增加经口摄入量并逐步过渡至半流质,停用肠外营养。复查腹部和盆部 CT 显示盆腔及术区无明显积液等异常,遂于第 2 次手术后的第 25 天拔除引流管后出院。

五、讨论分析

原发性肝癌是我国最常见的恶性肿瘤之一,发病率和病死率居我国恶性肿瘤前列,在世界范围内也有升高趋势。肝移植作为治疗肝癌的根治性手段之一,为肝癌患者带来了新的希望。但是,肝癌肝移植后肿瘤复发率高,5年生存率低,再加上供肝的稀缺性,因此必须对接受肝移植的肝癌患者进行合理评估、选择及处理。目前,有关肝癌肝移植适应证尚无统一标准,国际上主要采用米兰标准、美国加州大学旧金山分校标准等。国内已有多家单位和学者陆续提出了不同的标准,包括杭州标准、复旦标准、华西标准和三亚共识等,各个标准对于有无大血管侵犯、淋巴结转移及肝外转移的要求都比较一致,但是对于肿瘤大小和数目的要求不尽相同,有些标准同时整合了甲胎蛋白、肝活组织病理学检查分级等生物学行为标志物作为评价指标。这些国内标准均不同程度地扩大了肝癌肝移植的适用范围,可使更多的肝癌患者因肝移植手术受益,与传统的米兰标准相比并未明显降低术后总体生存率和无瘤生存率。该患者第一次入院时是准备限期行肝肿瘤切除手术,入院后术前进一步相关检查发现肝脏多发病灶,肿瘤与下腔静脉肝段、肝左静脉关系密切,肝中静脉、门脉左支受侵,门脉主干瘤栓形成,手术切除无法达到根治肿瘤之目的。PET-CT检查未发现其他部位肿瘤转移证据,经讨论后认为符合肝癌肝移植"复旦标准",遂行原位肝移植术。

　　尽管临床上肝移植技术已经取得长足的发展,但肝移植手术创伤大,手术时间长,而且大多数患者有晚期肝病的病理生理基础,加之术后大量激素及免疫抑制剂的使用影响了机体代谢和免疫功能,使得患者肝移植后的内环境异常复杂。此时,如果术后近期发生消化道瘘、胆瘘等并发症,则无疑给后续处理增加了不少困难,治疗非常棘手。肝移植术后近期并发胃肠道瘘的发生率虽然较低,但病死率高,其原因非常复杂。既往腹部手术史,术中医源性胃肠道损伤,以及术后大剂量激素的使用是其主要的可能原因。胃肠道瘘尤其是高位肠瘘患者由于消化液大量丢失、消化吸收功能障碍、感染等因素导致高分解代谢状态,腹腔严重感染,病情危重,极易引起营养不良,患者常在短期内死于严重感染或器官衰竭。

　　合理的营养支持在肝移植术后并发胃肠道瘘的治疗中起着十分重要的作用。肝移植术后早期(1~3天),移植肝处于缺血再灌注损伤状态,尚未发挥正常代谢功能,胃肠道尚处于淤血状态,肠道黏膜不同程度的肿胀和损伤,肠道功能不可能迅速恢复。此时出现消化道瘘、胆瘘,腹腔严重感染,感染性休克,再加上再次剖腹探查手术打击,机体处于严重应激状况,估计在1周内无法恢复正常进食,因而存在较强的营养支持指证。考虑到该患者第2次手术后存在多脏器功能不全,循环尚未完全稳定,存在腹膜炎、腹腔残余感染、高位消化道瘘、胆瘘等问题,患者术后出现明显腹胀、麻痹性肠梗阻等征象,故肠内营养实属禁忌,此时推荐应用肠外营养支持。一般说来,肝移植术后早期发生消化道瘘患者普遍存在胃肠道对肠内营养制剂的耐受性较差,如果太早开始肠内营养支持,容易引起较严重的腹胀、腹泻等胃肠道症状,影响患者的内环境稳定,尤其是循环不稳定应用大剂量血管活性药物的危重患者,过早肠内营养,特别是剂量过大、速度过快的肠内喂养,甚至有引起急性肠坏死的危险。因此,这种情况下通常建议给予肠外营养支持,一方面可以提供给患者所需的足够的能量及蛋白质,改善其营养状况,促进瘘口的愈合,另一方面可使患者的胃肠道得到休息,减少胃肠液分泌量,有利于胃肠道瘘的治疗,特别是高位消化道瘘患者,如果此时经鼻胃管或鼻肠管进行肠内营养,可以增加消化道瘘的流量,不利于瘘的愈合。值得注意的是,在肠外营养初期能量、蛋白质等营养物质的供给应循序渐进,避免为追求达到营养物质的目标量而给予过高的热量和氮,以免加重移植肝负担,甚至损害肝功能。尤其是在肝移植术后早期发生消化道瘘等严重并发症的患者,机体处于严重的应激和分解代谢状态,此时的处理重点是保证生命体征和机体内环境的稳定,保护移植肝和重要脏器的功能,并非一定要达到热量和蛋白质的正平衡,实际上在临床上也难以实现。通过各方面积极治疗,如果患者病情趋于稳定和好转,腹腔感染得到有效的治疗、引流和控制,胃肠道功能开始恢复,此时应想办法启动肠内营养,肠内营养开始时不足的能量和营养素可通过肠外途径补充,即采取肠内营养加肠外营养相结合的营养治疗模式,根据患者的具体情况逐步开始辅以口服营养补充,最后过渡到经口饮食。理论上,肝移植术后合并有消化道瘘的患者和其他重症患者一样,只要肠道有功能或具有部分消化道功能,肠内营养都是理想的营养治疗方式,只要情况许可,尽早开始尝试实施肠内营养。肝移植患者肠内营养支持有如下优点:① 促进肠蠕动,以便早日恢复经口进食;② 增进门静脉系统的含营养成分的血流,无疑有利于移植肝功能的恢复;③ 促进胃肠激素的释放,有利于消化液的分泌,有利于消化吸收;④ 保持肠黏膜屏障功能,减少细菌易位的发生。

六、相关营养背景知识

(一)肝移植术后营养物质代谢特点

肝移植后的代谢变化由两个因素决定:一是患者原有的终末期肝病,二是肝移植后机体处于严重应激状态和移植肝的功能尚未完全恢复的影响。肝移植术后 1~3 天移植肝处于复灌阶段,此时称为应激分解期。由于移植肝受热缺血、冷缺血和灌洗保存的影响,使肝脏代谢功能受到严重损害,尤其是术后的前 6 小时移植肝的肝细胞内线粒体功能未恢复,利用葡萄糖的能力受限,优先利用脂肪酸的氧化物生成 ATP。如移植肝能发挥功能,6 小时后开始由利用脂肪转换到利用葡萄糖。此时,由于机体处于严重应激状态,各种促分解激素分泌增加,致使机体对糖、蛋白质及脂肪代谢发生明显影响。

1. 糖代谢特点　肝脏是糖代谢重要器官,对维持血糖浓度的稳定起着非常重要的作用。正常情况下,肝脏既可将葡萄糖合成糖原,又能通过糖异生作用产生新的葡萄糖,从而维持血糖浓度的稳定。肝移植后机体糖代谢紊乱,主要表现为肝糖原储存减少、糖耐量下降、高胰岛素和糖异生明显增强。糖代谢紊乱程度与移植肝功能恢复程度密切相关。

2. 蛋白质代谢　移植肝合成蛋白质功能下降,特别是白蛋白合成减少,但机体蛋白质氧化、分解增强,骨骼肌蛋白大量分解产生支链氨基酸以提供能量,导致支链氨基酸和芳香族氨基酸的比例失调,血浆中色氨酸、苯内氨酸、酪氨酸处于高水平状态,亮氨酸、异亮氨酸、缬氨酸等支链氨基酸处于低水平状态,机体瘦组织群明显消耗。

3. 脂肪代谢　肝脏的甘油三酯合成增加,而脂蛋白合成障碍使脂肪运出肝脏受阻,以致出现肝脂肪浸润。肝移植 3 天后开始进入代谢合成期。此期,各种分解激素水平减低,胰岛素抵抗现象逐渐消除,移植肝开始全面功能恢复,机体对葡萄糖脂肪乳剂的利用增加。

(二)肝移植对肠道功能影响

肝移植手术可造成机体创伤应激、术后的饥饿状态、门静脉和下腔静脉的阻断以及移植肝的缺血再灌注损伤等均可影响肠道的功能。肝移植手术后胃肠道存在缺血-再灌注损伤,内脏血流减少,肠黏膜由于处于低灌注状态,肠道黏膜不同程度的肿胀和损伤,DNA 合成减少,肠道刷状缘细胞骨架发生破坏,促进肠上皮细胞凋亡,交感神经系统受刺激导致肠动力减退,均可引起肠屏障功能障碍。应激时肠屏障功能损伤的机制尚未完全清楚,目前认为,可能与以下原因有关。

1. 肠黏膜缺血缺氧　应激情况下,机体供氧量降低,这种低供氧情况可由组织低灌注、动脉血氧低下或贫血引起,合并脓毒症或其他危重病引起的机体高代谢状态将使组织耗氧量进一步增加。所有这些因素使得细胞内氧分压降低,以至于不能满足正常线粒体呼吸,糖酵解代谢率增加,细胞内 ATP 浓度将耗竭,细胞内酸中毒,引起肠道绒毛的微循环结构损害,肠道黏膜上皮通透性增高,肠屏障功能障碍。

2. ATP 耗竭　肠上皮细胞内缺氧引起线粒体功能受损,导致 ATP 耗竭。ATP 耗竭后将引起甘油醛 3-磷酸酯脱氢酶及线粒体 ADP 磷酸化的抑制,引起细胞酸中毒。酸中毒通过抑制糖酵解限速步骤磷酸果糖激酶来正反馈地促进 ATP 耗竭。ATP 耗竭增加上皮或内皮的通透性的机制还不清楚,可能是 ATP 耗竭破坏肌动蛋白微丝,而肌动蛋白是细胞骨架的重要结构,对维持正常肠上皮结构完整和通透性十分重要。此外,ATP 耗竭还可通过干扰正常的细胞内钙平衡而促进细胞骨架紊乱,造成肠上皮细胞结构损害。

3. 黏膜细胞酸中毒　肠上皮细胞缺氧时为保持足够的能量水平,细胞无氧代谢增加,ATP 耗竭,造成细胞酸中毒。酸中毒引起肠上皮通透性增高的确切机制尚不清楚,可能是通过促进氧化剂形成来提高肠上皮通透性。酸中毒可促进脂质过氧化及氧化剂介导的细胞损伤,还能促进细胞内储存的自由铁的移位,而氧化剂应激至少部分依赖于铁的移位。酸中毒增强氧化剂介导的损伤还与谷胱甘肽还原酶和谷胱甘肽过氧化物酶的抑制有关。此外,酸中毒改变肠上皮通透性的另一个途径是增加细胞内钙离子浓度。由于细胞内氢离子浓度增加引起 $Ca^{2+}-H^+$ 交换及激活 pH 依赖的浆膜 Ca^{2+} 通道。细胞内钙离子浓度增加可松解紧密连接及提高肠上皮通透性。

4. 氧化应激　氧化剂与肠屏障功能不全的许多原因有关,肠缺血后再灌注可引起黏膜高通透性及氧化剂应激的生化表现。在肠缺血再灌注损伤中,有两个主要的反应性氧代谢产物来源:① 由黄嘌呤氧化酶催化的反应。② 肠微脉管系统中中性粒细胞由 NADPH 氧化酶催化的反应。可清除反应性氧代谢产物或抑制黄嘌呤氧化酶的物质可改善缺血再灌注损伤后的肠屏障功能紊乱,在对有出血性休克或全身炎症的动物研究中,这些物质已显示出对肠屏障功能的改善有好处。目前,氧化剂损伤肠屏障功能的确切机制还不清楚。在各种体外模型中,如过氧化氢或超氧根离子等氧化剂能提高肠上皮通透性,并且能通过促进过多的肌动蛋白聚合作用来破坏细胞骨架,而细胞骨架是肠黏膜保持完整性的关键组成部分。反应性氧代谢产物能引起 ATP 耗竭,ATP 耗竭是引起肠上皮屏障功能不全的一个重要因素。

七、主编点评

本病例是肝癌肝移植术病例,活体肝移植治疗肝癌大部分发生在东方国家,目前我国肝癌患者肝移植占肝移植总例数接近一半,远高于其他国家,这主要原因是由于原发性肝癌是我国最常见的恶性肿瘤之一,而肝移植作为治疗肝癌的根治性手段之一,为肝癌患者带来了新的希望。然而,肝癌肝移植 5 年生存率仅为 46.8%,5 年累积复发率 36.7%,术后肝癌复发转移已成为影响肝癌肝移植疗效的最主要因素,其适应证仍存在较多争议。研究资料显示,超出米兰标准的肝癌患者行活体肝移植后长期生存率明显低于符合米兰标准的肝癌患者。该患者在移植术后一年的复查中发现肝癌复发,后续行介入、靶向等综合治疗,生存期 18 个月。因此,有学者呼吁在没有确切证据显示进展期肝癌能通过活体肝移植获益的情况下,应慎重把握活体肝移植治疗肝癌的受体选择标准。

肝移植术后早期消化道瘘是严重的并发症,一旦发生病情往往十分危重,死亡率高。一方面,肝移植患者因病肝代谢功能障碍,常导致机体的糖、蛋白质、脂肪代谢紊乱,常存在低蛋白血症和营养不良。另一方面,肝移植手术复杂,手术时间长,机体创伤应激反应大,术后移植肝及胃肠道存在缺血-再灌注损伤,以及大剂量免疫抑制剂的应用,此时出现消化道瘘尤其是高位肠瘘,严重腹腔感染、大量消化液丢失,患者处于严重的高分解代谢状态,病情危重,常在短期内死于严重感染或器官衰竭。因此,如何维持机体生命体征及内环境稳定,减少机体代谢紊乱程度,积极采取各种措施控制感染,最大限度地维护和改善器官功能,是肝移植后早期消化道瘘患者主要的治疗目标,而合理的营养治疗在肝移植术后合并严重并发症患者的治疗中起着举足轻重的作用。

该患者肝移植术后早期发生十二指肠瘘、胆瘘,腹腔严重感染、感染性休克,再次手术引流,机体处于严重应激状况,术后出现明显腹胀、麻痹性肠梗阻等征象,此时患者存在明显胃肠道功能障碍。另一方面,术后早期移植肝处于缺血再灌注损伤状态,尚未发挥正常代谢功能。手术过程中门静脉和下腔静脉被完全阻断,造成患者胃肠道发生严重淤血,肠道黏膜不同程度的肿胀和损伤,肝移植术中无肝期肠道低灌注及肠道缺血可引起肠道通透性增加,肠黏膜屏障功能受损,肠道功能不可能迅速恢复,此阶段一般以应用肠外营养支持为宜。合理的肠外营养不仅可以提供给患者所需足够的能量及蛋白质,改善其营养状况,促进瘘口的愈合,也可以使患者的胃肠道得到休息,减少胃肠液分泌量,有利于胃肠道瘘的治疗和愈合。肠外营养实施过程中应循序渐进,不能操之过急,应避免为追求达到营养物质的目标量而给予过高的热量和氮。尽管这种状况下机体对能量及营养素的需要量较高,但过高的能量、蛋白质等营养物质的供给不仅无法达到理想的营养支持效果,相反会增加代谢性并发症的发生,加重移植肝负担,甚至损害肝功能。值得注意的是,一旦患者病情趋于稳定和好转,腹腔感染得到有效的治疗、引流和控制,只要胃肠道功能开始恢复,肠道有功能或具有部分消化道功能,就应想方设法启动肠内营养。对于肝移植患者来说,肠内营养不仅具有能改善门静脉血流的作用,而且能够促进胃肠道血流供应,营养物质从门静脉系统吸收供给肝脏,有利于肝脏代谢,促进移植肝的功能恢复。肠内营养可以改善肠道的淤血状态,增加肠蠕动,促进胃肠道功能的恢复,调节胃肠道激素的分泌,从而维持肠道的完整性,保护肠道的机械、化学、生物、免疫屏障功能,预防肠道菌群移位,减少细菌感染的发生。同样,肠内营养的实施也应根据患者消化道功能恢复情况逐渐增加摄入量和选择合适的制剂,肠内营养初期,不足的能量和营养素可通过肠外途径补充,即合理应用补充性肠外营养的作用,使营养治疗发挥最大的效益,起到改善患者预后的作用。

(吴国豪　许家豪)

参考文献

［1］ Altomare DF, Rotelli MT. Nutritional support after gastrointestinal surgery［M］. 1th ed. Switzerland: Springer Nature Switzerland AG, 2019.

［2］ Ribeiro HS, Coury NC, Generoso SV, et al. Energy balance and nutrition status: a prospective assessment of Patients undergoing liver transplantation［J］. Nutr Clin Pract, 2019, DOI: 10.1002/ncp.10323.

［3］ Gunnar Elke G, Hartl WH, Kreymann KG, et al. Clinical nutrition in critical care medicine e guideline of the german society for nutritional medicine (DGEM)［J］. Clinical Nutrition ESPEN, 2019, 33: 220 - 275.

［4］ Plauth M, Bernal W, Dasarathy S, et al. ESPEN guideline on clinical nutrition in liver disease［J］. Clinical Nutrition, 2019, 38: 485 - 521.

［5］ 中国医师协会器官移植医师分会,中华医学会器官移植学分会.中国肝癌肝移植临床实践指南(2018版)［J］.中华消化外科杂志,2019,18: 1 - 7.

病例 2

肝硬化肝移植,肝性脑病,肝肾综合征,肝源性营养不良

一、病史简介

患者,男,49岁。因"腹胀3周"入院。患者3周前腹痛伴腹泻,为黄色不成形稀便,口服抗生素后腹泻好转,后逐渐出现腹胀,自感腹部膨隆,腰围增大。2019-01-05无明显诱因下出现呕血,色鲜红,量约300 ml,就诊上海市某医院,发现皮肤巩膜黄染,颈前可见数枚蜘蛛痣,肝掌(+),腹部移动性浊音(+),双下肢水肿,双侧胸腔积液。予止血、保肝、护胃、补充白蛋白、利尿等对症支持治疗。患者为进一步检查及治疗转入我院。病程中,患者无发热、咳嗽呼吸困难,无尿频尿急尿痛,无头晕、乏力、意识障碍等。起病来,患者精神、食欲不佳,进食量明显减少,睡眠尚可,体重下降3 kg,小便量1 000~1 500 ml,呕血后曾有数日果酱样大便。

既往有乙肝20余年,1997年发现乙肝大三阳,曾注射干扰素+口服抗病毒药2年余,转为小三阳。否认高血压、糖尿病、冠心病史,否认结核、血吸虫病史。否认手术史,无输血史。

二、入院检查

体温36.5℃,脉搏70次/分,呼吸18次/分,血压125/65 mmHg,体重65 kg,身高173 cm。神志清楚,营养较差,表情自如,全身皮肤黄染,可见肝掌,胸前见数枚蜘蛛痣。全身浅表淋巴结无肿大,巩膜黄明显染、胸廓无畸形,双肺呼吸音清,未及干湿啰音。心前区无隆起,心界不大,心率70次/分,律齐,各瓣膜区未及病理性杂音。腹部膨隆,无压痛及反跳痛,肝脾肋下未及,肝肾区无叩击痛,肠鸣音4次/分,移动性浊音(+),双下肢浮肿,双侧足背动脉搏动可。肛门及生殖器未检,四肢脊柱无畸形,活动自如,神经系统检查(一)。

红细胞$3.25×10^{12}$/L,血红蛋白96 g/L,白细胞$3.40×10^9$/L,血小板$59×10^9$/L。总胆红素79.7 μmol/L;直接胆红素24.3 μmol/L;总蛋白64 g/L;白蛋白25 g/L;前白蛋白0.08 g/L;谷丙转氨酶156 U/L;谷草转氨酶149 U/L;尿素2.9 mmol/L;肌酐42 μmol/L;尿酸191 μmol/L;葡萄糖8.5 mmol/L;总胆固醇4.55 mmol/L;甘油三酯1.37 mmol/L;钠136 mmol/L;钾4.0 mmol/L;氯105 mmol/L;钙2.04 mmol/L;无机磷1.10 mmol/L;镁0.71 mmol/L;乙肝病毒表面抗原(+)6 466<1.0 COI,乙肝病毒表面抗体<2.0<10 mIU/ml,乙肝病毒e抗原(一)0.117<1.0 COI,乙肝病毒e抗体(+)0.002>1.0 COI,乙肝病毒核心抗体(+)0.008>1.0 COI,甲胎蛋白6.9 ng/ml;癌胚抗原2.6 ng/ml,糖类抗原19-9 34.3 U/ml。

彩超:结节性肝硬化,肝右叶实质占位;腹水;脾肿大;右肾囊肿;脐静脉重开。上腹部磁共振:肝右叶包膜下结节、肝右前叶占位,肝硬化伴多发RN/DN结节;腹膜后稍大淋巴结;脾肿大,门脉高压,腹腔积液;双肾囊肿。(图12-2-1)。PET-CT诊断:结合本院PET-MRI及增强MRI图像,考虑为肝脏右叶占位,MT可能;肝硬化;脾大;右肾囊肿;左肾复杂囊肿;腹、盆腔积液;右肺下叶慢性炎症;双侧胸腔积液并两肺下叶节段性不张。

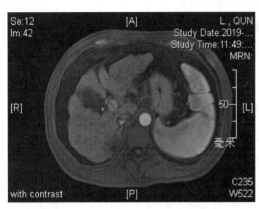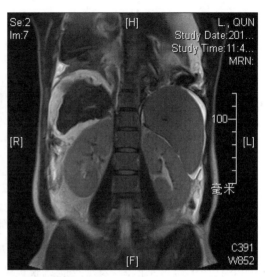

图 12-2-1   上腹部磁共振

三、入院诊断

腹水;乙肝后肝硬化;肝占位性病变;双侧胸腔积液。

四、治疗经过

患者入院后完善相关检查,血常规发现三系减少,出、凝血时间延长。腹部超声示:肝硬化,腹水,脾肿大,右肾囊肿侧支循环形成,肝右叶实质占位-考虑肿瘤可能性大。上腹部增强 MRI 检查发现肝右叶包膜下 HCC、肝右前叶 eHCC 机会大,肝硬化伴多发 RN/DN 结节,脾肿大,门脉高压,腹腔积液;双肾囊肿。给予利尿,保肝,营养支持,静脉补充白蛋白等治疗。组织全院肝脏疾病 MDT 讨论,最终结论:乙肝后肝硬化、门脉高压、脾亢、肝占位性病变,双侧胸腔积液,腹腔积液,建议进一步改善患者情况,等待合适肝源行肝移植治疗。遂转入肝外科 ICU 完善移植前准备工作,等待肝移植。入 ICU 时 APACHE 评分 12 分,监测生命体征,完善各项实验室检查,利尿、减黄,维持水、酸碱、电解质平衡,行胸膜腔穿刺引流双侧胸腔积液,加强雾化吸入,积极预防肺部感染,适当使用支气管解痉药物,完善相关检查,排除手术禁忌,积极预防下肢深静脉血栓。考虑到患者属终末期肝病,存在重度营养不良,近期内需要接受大手术,需积极营养支持。目前供肝情况未明,手术时间尚无法确定,利用术前时间尽可能改善患者营养状况。入 ICU 后采用间接测热法测定该患者的静息热量消耗值为 1 650 kcal/d,我们将患者的热量目标量定为 1 600 kcal/d。入 ICU 后放置鼻胃管用于肠内喂养,第 1 天给予 500 ml 多肽类制剂,用输注泵均匀输注,滴速 40 ml/h,患者自述腹胀、腹泻 6 次/d,第 2 天继续上一天用量和输注速度,消化道症状基本同前。第 3 天我们尝试着将肠内营养用量增至 750 ml,滴速增加到 60 ml/h,患者消化道症状加重,自诉腹胀明显,腹泻次数增加,难以承受,于是改用整蛋白型制剂,肠内营养用量也减为 500 ml/d,消化道症状好转,同时再行补充性肠外营养支持,在随后的时间内根据患者消化道的耐受性改善情况逐渐增加肠内营养用量,逐步减少肠外营养用量,等待合适肝源。

3 周后在联合麻醉下行同种异体肝脏移植,术中发现重度肝硬化,硬化结节 0.2～1.0 cm,200 ml 淡黄色腹水,肝周血管怒张。肝右叶 Ⅴ 段和 Ⅶ 段包膜下 2 枚肿瘤,大小分别为约 3 cm×3.6 cm×3 cm,1.5 cm×1 cm×1 cm 界清,包膜完整,肝门淋巴结无肿大,门脉主干及左、右分支无癌栓。手术过程顺利,出血 1 500 ml,输少浆 3 U,血浆 800 ml,冷沉淀 16 U,未阻断肝门,术后患者安返肝外科监护室,

APACHE 评分 38 分。术后入 ICU,监测肝肾功能,维持水、电解质及酸碱平衡,给予补液保肝、抗排异、预防性抗感染等治疗。密切监测移植物的功能变化及移植物的血流情况,测量每小时的尿量及引流量,维持水、电解质及酸碱平衡。根据患者术前营养状况,在移植术后改用肠外营养,每日能量目标量仍然为 1 600 kcal,50% 热量由葡萄糖供给,30% 热量由脂肪乳剂提供,氮量按照 0.25 g/(kg·d)供给,即每日提供蛋白质 1.5 g/(kg·d),常规添加电解质、维生素、微量元素及胰岛素,采用全合一方式进行配制,手术后第 2 天即开始应用。为减少腹水生成,每日予白蛋白 20~40 g,并应用一定量的利尿剂。术后患者生命体征逐渐平稳,循环系统稳定,呼吸功能改善,意识清楚,拔除气管插管,恢复自主呼吸,体温下降,腹腔引流减少。术后第 6 天下午患者开始出现焦虑和烦躁,反应迟缓、不爱言语、呈嗜睡状,血钠 162 mmol/L,血葡萄糖 33.6 mmol/L,血胆红素升高,血氨值明显高于正常范围,同时出现少尿,血肌酐、尿素氮升高。根据患者的临床表现及实验室检查结果,考虑患者存在严重高血糖,发生肝性脑病症状及肝肾综合征,可能与移植肝功能尚未发挥作用,肝脏合成蛋白质能力下降,肠外营养摄入过高热量和蛋白质,造成严重的肾前性氮质血症,加重肝脏负担,诱发肝性脑病和肝肾综合征。于是调整补液、营养支持方案,减少肠外营养的供给量,应用含高支链氨基酸的氨基酸溶液作为氮源,同时启动肠内营养,应用外源性胰岛素严格控制血糖,应用连续肾脏替代疗法(CRRT),采取相应的降血氨等措施,患者症状逐渐改善。术后第 10 天,患者一般情况较前改善,胃肠道功能恢复,腹胀较前明显好转,有排便、排气,逐渐开始恢复经口饮食。开始少量饮水,再逐步过渡到流质、半流质。当经口进食达到一定量后,逐步减少管饲饮食,直至完全停用,拔除鼻饲管。患者术后 18 天,生命体征平稳,胃纳睡眠可,无发热,无特殊不适主诉,腹腔引流管已拔除,腹部切口已拆线,愈合良好,予以出院。术后病理诊断:(全肝)巨检 4 cm 肿物镜下为肝细胞肝癌,Ⅱ级,伴坏死,肝切缘未见癌累及。巨检 1 cm 肿物考虑为异型增生结节。周围肝组织结节性肝硬化(G3S4),(胆囊)慢性炎伴罗-阿窦形成。

五、讨论分析

　　该患者因肝硬变失代偿、门静脉高压症、上消化道大出血合并腹水、黄疸入院,临床诊断为肝炎后肝硬化失代偿期、门脉高压、上消化道出血、肝肿瘤,是位终末期肝病患者。一般说来,终末期肝病患者普遍存在较严重的营养不良和代谢紊乱,且与原发疾病的严重程度关系密切,失代偿期肝硬化及肝衰竭患者营养不良发生率可高达 50%~90%。营养不良与感染、腹水、肝性脑病等多种并发症的发生密切相关,是影响终末期肝病患者包括肝移植术后存活率的独立预测因子。但是,对于终末期肝病患者,营养状况评价往往较困难,需要结合临床检查、人体测量、生化检测、人体组成测定等方法进行综合判断,这是因为肝功能衰竭患者肝脏合成蛋白功能下降,且常存在胸、腹水,胃肠道功能障碍,急性消化道出血等因素,均会影响目前常用的各种营养状况评价方法的准确性。本例患者发病以来食欲明显下降,但体重下降幅度不大,入院时 BMI 21.7 kg/m²,白蛋白 25 g/L,前白蛋白 0.08 g/L,SGA 评估为 A。但考虑到体格检查及辅助检查证实患者存在大量胸、腹水,其实际体重丢失远大于测定值,近期食欲及进食量明显减少,中度贫血,严重低蛋白血症,近期急性消化道出血等情况,该患者实际上存在中、重度营养不良。终末期肝病患者原因是多方面的,最主要是由于营养物质摄入减少,营养物质吸收障碍,机体高代谢状态,蛋白质丢失增加,胰岛素抵抗等。终末期肝病患者由于长时间低盐和低蛋白饮食、大量腹水、消化不良、肠肝循环受损、门脉高压性胃肠病相关的肠黏膜萎缩等原因,常有厌食、进食量下降。此外,高血糖,肿瘤坏死因子-α、白细胞介素-6 和瘦素等细胞因子水平升高,也影响营养物质的摄取,这是终末期肝病患者营养不良最重要的原因。长期药物治疗引起的腹泻,慢性肝病引起脂肪吸收不良及脂溶性维生素缺乏,免疫抑制剂及皮质激素的使用,均可导致营养物质吸收障碍。糖原储备减少和糖酵解受损,胰岛素抵抗,糖异生作用增强,骨骼肌及内脏蛋白分解增加,脂肪合成障碍及动员增加,均造成机体处于高代谢状态,静息能量消耗增加。此外,消化道出血、反复大量的腹水引流可导致蛋白质损失增加。这就是所谓的"肝源性营养不良"以及其发生的机制。

理论上,营养不良患者在接受大手术前需要进行术前营养支持以改善机体的营养状况,提高手术耐受性。但终末期肝病患者具有其特殊性,肝脏是机体重要的代谢器官,肝脏功能受损害时各种物质代谢均出现紊乱,如果盲目给予营养支持有时会增加肝脏负担,加速肝功能衰竭和肝性脑病等并发症的发生。另一方面,营养不良又不可避免会增加手术风险,增加手术死亡率和围手术期并发症发生率。目前,学界对于终末期肝病准备肝移植患者在术前是否需要进行营养支持一直存在争议,但迄今为止大多数的临床研究证实,肝移植患者术前合理的营养支持有益于改善患者的营养状况、维持和增加患者瘦组织群含量,可提高手术的耐受性,降低手术死亡率和术后并发症发生率,有助于移植后康复。目前,国际上移植及营养机构和学会的指南均推荐对存在营养不良的等待肝移植患者,术前应当进行合理的营养支持,以改善患者的营养状况,增强手术耐受性,改善临床结局。值得注意的是,肝移植患者术前营养支持的目的主要是维持或改善患者的营养状况,防止营养状况进一步恶化,同时要防止由于多度营养底物摄入加重肝脏负担,造成严重的代谢性并发症。本例患者术前存在中重度营养不良,且近期摄入明显不足,因而存在有较强的营养支持指征,目前肝源的时间无法确定。因此,我们在给予利尿、保肝、纠正低蛋白血症同时,积极的营养支持。

肝移植者术前营养支持应首选经口饮食或口服补充营养支持,如果经口无法获得足够的营养物质,则需要通过鼻饲进行肠内营养支持,一般可以通过放置细而柔软的鼻胃或鼻肠管进行。如果患者出现消化道出血,或存在胃肠道功能障碍,大量腹水腹腔高压,严重腹泻等状况,或者严重的营养障碍需要短时间内改善患者营养状况,则需要进行肠外营养支持。肠外营养适合于大多数等待肝移植的终末期肝病的受体,且大多数国际机构和国家相关学会的指南均建议肠外营养时应摄入足够的热量和蛋白质。本例患者术前存在严重营养不良,目前无恶心、呕吐、腹胀等消化道症状,上消化道出血也已停止,所以我们通过放置鼻胃管进行肠内营养。在肠内营养早期和应用多肽类制剂时出现较严重的消化道并发症,可能与腹水、胃肠道淤血、肠壁水肿等影响营养物质吸收,多肽类制剂渗透压高等因素有关,通过调节肠内营养投放量及输注速度,改变肠内营养制剂等措施后,患者的胃肠道耐受性改善。由于肠内营养无法达到患者营养支持的目标量,故移植前再进行补充性肠外营养支持,在随后的时间内根据患者消化道的耐受性改善情况逐渐增加肠内营养用量,逐步减少肠外营养用量,等待合适肝源。

移植术后患者进入肝外科重症监护室,病情危重,APACHE 评分 38 分。严密监测肝、肾功能,维持水、电解质及酸碱平衡,给予补液保肝、抗排异、预防性抗感染等治疗,密切监测移植物的功能变化及移植物的血流情况,测量每小时的尿量及引流量,维持水、电解质及酸碱平衡。根据患者术前患者营养状况以及移植术后患者胃肠道功能的评估,在移植术后第 2 天即开始应用肠外营养,每日能量目标量仍然为 1 600 kcal,50% 热量由葡萄糖供给,30% 热量由脂肪乳剂提供,氮量按照 0.25 g/(kg·d) 供给,即每日提供蛋白质 1.5 g/(kg·d),常规添加电解质、维生素、微量元素及胰岛素,采用全合一方式进行配制。术后前几天患者生命体征逐渐平稳,循环系统稳定,呼吸功能改善,意识清楚,已拔除气管插管,腹腔引流减少,体温基本降至正常范围,但在术后第 6 天下午出现焦虑、烦躁、反应迟缓、不爱言语、嗜睡,检查发现存在高血钠和血糖,血胆红素升高,血氨明显高于正常范围,同时出现少尿,血肌酐、尿素氮升高。根据患者的临床表现及实验室检查结果,考虑患者存在严重高血糖、肝性脑病症状及肝肾综合征,产生该结果可能与移植肝功能状况以及手术后早期不正确地使用肠外营养有关。肝移植术后发生相关性脑病临床上并非罕见,尤其是重型肝炎肝移植术后相关性脑病最为常见,终末期肝病患者如果术前合并肝性脑病则移植后相关性脑病的发生率更高,临床上主要表现为精神改变,包括淡漠、抑郁、躁狂、谵妄等,预后最差的是中央脑桥脱髓鞘改变。有研究发现,渗透压和血钠的急剧升高是相关性脑病主要诱因之一。该患者在移植后早期有短期内血钠明显升高、严重高血糖的病史,可能是发生脑病的可能原因之一。此外,我们分析该患者肝性脑病及肝肾综合征的发生还可能与不合理的营养支持有关。毋庸置疑,肠外营养对改善重症患者的营养状况,纠正负氮平衡,促进机体从创伤中恢复的效果是肯定的。肝移植患者如能进行合理有效的肠外营养支持,不仅能尽快地纠正内稳态失衡,减少氮的丢失,而且还能明显降低分解代谢,获得正氮平衡,降低移植术后死亡率和并发症发生率。但是,肝移植术后早期,由于移植肝受热缺血、冷缺血和灌洗保存的影响,使肝脏代谢功能受到严重损害,致使机体对糖、蛋白质及脂肪代谢发生明显影响,临床上存在严重的糖代谢紊乱,肝糖原储存减少,葡萄糖氧化利用下降,糖异生明显增强,外周组织胰岛素抵抗,从而引起严重高血糖症。此时,如果提供过高的热量,尤其是静脉输注过量的葡萄糖,机体无法氧化利用,必然加重已经存在的高血糖症。此外,在蛋白质代谢方面,由于机体处于严重应激状况,机体蛋白质氧化分解增强,机体组织明显消耗,移植肝又不能发挥正常功能,肝脏合成蛋白质能力下降,特别是白蛋白合成减少,造成严重的肾前性氮质血症,加重肝脏负担,诱发肝性脑病,严重者可引起肝肾综合征或急性肾功能衰竭。另一方面,由于应激状态的高分解代谢,免疫抑制剂及皮质类固醇的应用,大量骨骼肌分解,支链氨基酸(BCAA)消耗以提供能量,血浆中的 BCAA 含量下降,而芳香簇氨基酸(AAA)则显著增加,造成血浆氨基酸谱紊乱,BCAA/AAA 比值(Fish 比)下降,诱发或导致肝性脑病或肝昏迷的发生。本例患者由于主管医师缺乏相应的肝移植患者代谢改变和营养支持的知识,治疗心切,在移植术后第 2 天即开始供给患者含全量营养素的肠外营养支持,造成严重的高血糖症和肝性脑病症状。由此可见,在合适时机选择合理的营养物质是肝移植患者术后肠外营养的关键,否则不仅达不到营养支持的目的,相反容易造成肝脏功能的损害和诱发排异反应。一般说来,在肝移植术后1~3 天的应激分解期,移植肝正在“复灌”,机体处于应激状态,各种促分解激素分泌增加,对葡萄糖、脂肪乳剂的利用和耐量均减少。此时,我们认为仅能给予少量营养底物,以试探机体对葡萄糖等营养底物的耐受程度。随着时间推移逐步增加能量及营养物质的摄入量,应避免在移植后早期造成过度喂养,以增加肝脏负担和导致代谢副作用。同时注意葡萄糖、脂肪乳剂和氨基酸的比例,注意补充钾、钠、钙、镁离子,以保护水电解质平衡和维护机体内环境稳定。待肝移植患者经过应激分解期后,进入合成代谢阶段,各种促分解激素降低,胰岛素阻抗现象逐步消除。移植肝也由“复灌”期进入全面功能恢复期,此时机体对于葡萄糖、脂肪乳剂的耐量增强、利用率也提高。此阶段可增加葡萄糖和脂肪乳剂摄入量。蛋白质供给也如此,术后早期肠外营养时要控制蛋白质的摄入量,在创伤修复期应给予足量的蛋白质。虽然平衡型氨基酸是肝移植患者肠外营养支持时常用的氮源,但是含高浓度支链氨基酸的氨基酸溶液对肝移植者具有较好的节氮作用,同时可促进肝细胞再生,减轻肝脏脂肪变性,对改善肝性脑病症状有良好作用,特别是发生肝性脑病的患者,高浓度支链氨基酸作用尤为明显。该例患者出现相关症状后,根据我们的分析、判断,通过调整补液、营养支持方案,减少肠外营养的供给量,应用含高支链氨基酸的氨基酸溶液作为氮源,同时启动肠内营养,应用外源性胰岛素严格控制血糖,应用连续肾脏替代疗法(CRRT),采取相应的降血氨等措施,患者症状逐渐改善。

六、相关营养背景知识

(一)肝源性营养不良

肝脏在机体营养物质代谢中起着十分重要的作用,终末期肝病患者由于肝功能障碍或移植肝早期功能尚未恢复所造成机体代谢紊乱和营养障碍,这就是肝源性营养不良。

终末期肝病患者往往处于肝功能衰竭或肝功能不全失代偿阶段,可引起机体的糖、蛋白质、脂肪代谢紊乱,表现为肝糖原贮存减少,糖耐量下降,糖异生增强,血浆氨基酸谱紊乱,血氨升高,蛋白质合成障碍,肝内脂肪蓄积、浸润等,最终产生营养不良。此外,终末期肝病患者常常存在机体组成成分改变,体细胞群（BCM）丢失，进而影响到机体代谢率。研究发现，约40%终末期肝病患者处于高代谢状态，而且处于高代谢状态的终末期肝病患者接受肝脏移植手术后预后不佳，这种高代谢状态将一直持续到移植手术后，且似乎与肝脏本身关系不大，而与肝外因素有关。临床上，终末期肝病患者常出现低蛋白血症，水、电解质及酸碱失衡，血浆氨基酸谱紊乱，甚至诱发肝性脑病。

肝移植术后移植肝受热缺血、冷缺血和灌洗保存的影响，肝脏代谢功能受到严重损害，尤其是术后早期移植肝的肝细胞内线粒体功能未恢复，机体处于严重应激状态，各种促分解激素分泌增加，致使机体对糖、蛋白质及脂肪代谢发生明显影响。肝移植后机体糖代谢紊乱主要表现为肝糖原储存减少、糖耐量下降、高胰岛素和糖异生明显增强，导致高血糖。移植肝合成蛋白质功能下降，特别是白蛋白合成减少，蛋白质氧化、分解增强，骨骼肌蛋白大量分解，机体负氮平衡，机体瘦组织群明显消耗，血浆支链氨基酸和芳香族氨基酸的比例失调。移植后早期肝脏的甘油三酯合成增加，而脂蛋白合成障碍使脂肪运出肝脏受阻，以致出现肝脂肪浸润，当移植肝功能恢复后机体对脂肪的利用逐渐增加。

（二）肝性脑病

肝性脑病（hepatic encephalopathy，HE）又称肝性昏迷，是指继发于严重肝脏疾病引起的、以代谢紊乱为基础的中枢神经系统功能障碍所呈现的精神、神经综合征，其主要临床表现是意识障碍、行为失常和昏迷。早期有性格改变（欣快或沉默少言，烦躁或淡漠）；进一步发展，可发生精神错乱，行动异常，定向障碍（什么时候、地点、是谁分辨不清），两手有扑翼样震颤（让患者平举两上肢，两手呈扑翼样抖动）；严重时发展为嗜睡，昏迷。引起肝性脑病的原发病有重症病毒性肝炎、重症中毒性肝炎、药物性肝病、妊娠期急性脂肪肝、各型肝硬化、门-体静脉分流术后、原发性肝癌以及其他弥漫性肝病的终末期，而以肝硬化患者发生肝性脑病最多见。诱发肝性脑病的因素很多，如上消化道出血，高蛋白质饮食，大量排钾利尿，放腹水，使用安眠、镇静、麻醉药，便秘，尿毒症，感染或手术创伤等。

肝性脑病的发病机制至今尚未完全阐明。肝性脑病时脑的形态变化，在急性型除少数可见脑水肿外，大多无特殊的病理形态变化；而在慢性型，特别是有反复发作史的患者，通常可见明显的星形细胞肥大和增生；在少数的慢性型特殊病例，可见脑神经元变性和髓鞘脱失现象。由于星形细胞的生理意义还不完全清楚，因此在目前，还很难以脑的形态变化来解释肝性脑病的发生机理，脑的形态变化和功能变化之间的关系，也还有待进一步的研究。目前认为，肝性脑病时中枢神经系统的功能障碍主要是代谢性的或功能性的，是多种发病因素综合作用的结果。一般认为与下列因素有关。

1. 血氨氨中毒学说 血氨增多可能是肝性脑病发生的一个重要因素。① 肝功能不全时，由于代谢障碍，ATP供给不足以及肝内酶系统受损害，导致鸟氨酸循环障碍，尿素合成能力降低，由组织代谢过程中形成的氨及肠道吸收的氨在肝内合成尿素减少，血氨增多。② 门体侧支循环形成：肝硬化门静脉高压，门腔静脉侧支循环形成，由肠道吸收门静脉血的氨，经侧支循环绕过肝脏，直接流入体循环，血氨增多。③ 门脉高压时消化吸收功能减弱，胃肠运动迟缓，肠内蛋白质及其含氮的分解产物，产氨增多，血氨升高。血氨通过血脑屏障进入脑组织，脑内氨浓度升高可引起能量代谢受干扰，ATP消耗增加和因三羧酸循环受影响而使ATP的生成减少，造成脑内ATP供应不足；通过对谷氨酸代谢和丙酮酸代谢的干扰，改变了脑内某些神经递质的浓度和相互平衡关系。

2. 假神经递质学说 肝性脑病的发生可能与中枢神经系统正常的神经递质被假性神经递质所取代有关。食物蛋白中一些芳香族氨基酸如苯丙氨酸及酪氨酸，经肠内细菌脱羧酶的作用，形成苯乙胺及酪胺，这些胺类物质从肠道吸收，经门静脉到达肝脏，由于肝脏解毒功能降低或经侧支循环，使血液中的苯乙胺及酪胺积聚，随体循环进入脑组织，在脑细胞内经非特异性的β-羟化酶的作用，形成苯乙醇胺和对羟苯乙醇胺。当脑组织中的苯乙醇胺及对羟苯乙醇胺增多，由于苯乙醇胺和对羟苯乙醇胺在结构上与脑干网状结构以及黑质、纹状体的正常递质去甲肾上腺素和多巴胺很相似，于是发生竞争，而被儿茶酚胺能神经元所摄取、贮存,并作为神经递质释放出来。脑中苯丙氨酸还具有抑制酪氨酸羟化酶的作用,使多巴胺和去甲肾上腺素生成减少,由于苯乙醇胺和对羟苯乙醇胺的作用远不如正常递质强,因而不能产生正常的效应,故称为假性神经递质,使脑组织中这类神经细胞功能失常。脑干网状结构中,此类儿茶酚胺能神经元的上行神经纤维属于非特异性投射系统,经丘脑后再向大脑处于觉醒状态有关,故当其功能失常时,可导致昏迷。而大脑基底核内有关神经元的功能失常,造成锥体外系失调,可能与扑翼样震颤的发生有关。

3. **胰岛素、血浆氨基酸失衡学说** 正常血浆及脑内各种氨基酸的含量有适当的比例,肝脏受损害时,苯丙氨酸、酪氨酸和色氨酸等芳香族氨基酸在肝内分解代谢发生障碍,致血液和脑组织内苯丙氨酸、酪氨酸和色氨酸含量增多,苯丙氨酸和酪氨酸则在脑组织内形成假性神经递质。色氨酸则在脑组织内经色氨酸羟化酶和 5-羟色氨酸脱羟酶的作用,生成大量 5-羟色胺。5-羟色胺是中枢神经系统中的一个抑制性递质,是去甲肾上腺素的拮抗物,脑内 5-羟色胺增高可引起睡眠,故认为它可能是引起肝性昏迷的一个重要原因。

严重肝功能损害时胰岛素在肝脏失活能力下降,血中胰岛素浓度升高,促进肌肉对支链氨基酸的摄取和分解,造成血中支链氨基酸浓度降低。芳香族氨基酸与支链氨基酸在正常 pH 下都是不电离的氨基酸,它们通过血脑屏障是由同一载体转运的,因此它们之间有竞争作用。肝功能不全患者,血中支链氨基酸浓度降低,其竞争力量减弱,芳香族氨基酸争得载体而入脑的机会就增多。

4. **短链脂肪酸中毒学说** 有人认为短链脂肪酸增多与肝病的发生有关。正常情况下从肠道吸收的短链脂肪酸在肝内进行氧化分解,肝功能严重损害及门体分流存在时,大量短链脂肪酸出现血循环并进入脑组织中,短链脂肪酸主要作用于脑干网状结构,引起神经系统症状。关于短链脂肪酸对脑的损害机制,目前还不清楚,可能与以下作用有关:① 高浓度的短链脂肪酸对氧化磷酸有解偶联作用,使 ATP 生成减少;② 直接与神经细胞膜或突触部位的某些成分结合,从而影响神经的电生理效应;③ 在突触处与正常神经递质(如多巴胺等)结合,从而干扰正常脑功能。

(三) 肝肾综合征

肝肾综合征(hep-atorenal syndrome)是指肝硬化失代偿期或急性重症肝炎时,继发与肝功能衰竭基础上的功能性急性肾功能衰竭,故又称肝性功能性肾功能衰竭。肝肾综合征是一种严重肝病伴有的特异性的急性肾功能衰竭,其最大的特点是这种急性肾功能衰竭为功能性,一般认为这种急性肾功能衰竭在病理学方面无急性肾小管坏死或其他明显的形态学异常。失代偿期肝硬化或重症肝炎出现大量腹腔积液时,由于有效循环血容量不足及肾内血流分布,内毒素血症,前列腺素减少等因素,可发生肝肾综合征,又称功能性肾功能衰竭。晚期常因严重的肝功能衰竭而并发特发性、进行性、肾前性肾功能衰竭,其肾脏组织学可无明显或仅有轻度非特异性改变。其特征为自发性少尿或无尿、氮质血症、稀释性低钠血症和低尿钠,但肾脏却无重要病理改变,是重症肝病的严重并发症,发生率占失代偿期肝硬化的 50%~70%,常继发于应用利尿、止血药物、感染、大量放腹水,大手术后,其一旦发生,治疗困难,存活率低,预后差。

肝肾综合征的发生机制复杂,目前尚未完全阐明。多年来的研究表明,本病的发生与周围动脉血管扩张及选择性肾血管收缩关系密切。① 肾交感神经张力增高:严重肝硬化、肝癌晚期或急性重症肝炎时肝细胞广泛受损,致肝功能严重损害,腹腔积液、脱水、上消化道出血及大量放腹腔积液等均可导致有效循环血容量减少,反射性引起交感-肾上腺髓质系统兴奋性增高,使入球小动脉收缩,肾素的合成和分泌增多,血中儿茶酚胺浓度升高,致肾小球滤过率下降,诱发功能性肾功能衰竭。② 假性神经递质增多:肝功能衰竭时血中代谢产物不能被清除,假性神经递质替代了正常末梢交感神经递质,使末梢血管张力减低,引起小动脉扩张,血压下降,肾血流灌注减少,肾小球滤过率下降,导致肝肾综合征。

七、主编点评

肝移植被公认为是治疗终末期肝病最有效的方法。随着肝移植手术技术的不断提高和新型免疫抑制剂的应用，与手术相关的并发症逐渐减少，而许多围手术期因素已成为影响肝移植成败的关键。由于肝脏在机体营养物质代谢中起着十分重要的作用，终末期肝病患者在移植术前普遍存在较严重的营养不良，肝移植手术创伤大，术后移植肝要经受热缺血、冷缺血-再灌注损伤，移植肝在术后一段时间内处于"无功能状态"，再加上手术前后常规应用免疫抑制剂和皮质类固醇，这些都使得肝移植手术患者围手术期面临复杂的代谢及营养问题，这就是所谓的"肝源性营养不良"。如何改善终末期肝病等待肝移植患者的营养状况，维持残存的、有限的肝功能，提高手术耐受性，移植前后各阶段如何实施合理的营养支持，促进移植肝功能尽早发挥作用，从而改善移植患者的临床结局，这是每个肝移植团队临床实际工作中的任务和面临的挑战。

理论上，对于存在营养不良特别是准备接受肝移植这样大手术的营养不良患者，术前营养支持可改善机体营养状况，维持和增加机体瘦组织群含量，提高手术耐受性，降低手术死亡率和术后并发症发生率有着积极的作用。但是，终末期肝病患者由于肝脏严重的代谢障碍，术前营养支持效果及临床收益往往并不显著。相反，不恰当的营养底物供给相反会增加肝脏负担，加速肝功能衰竭和肝性脑病等并发症的发生。目前认为，肝移植术前营养治疗的主要目的和任务，是防止患者在等待肝源的这段时间内营养状况进一步恶化和机体瘦组织群不断消耗，纠正各种维生素和矿物质的缺乏，提高机体免疫力以减少术后感染的风险。具体实施时要避免由于过多营养底物摄入加重肝脏负担，造成肝功能衰竭或严重的代谢性并发症。肝移植前患者的营养支持方式通常首选经口饮食或口服补充营养支持，如果经口无法获得足够的营养物质，则需要通过鼻饲进行肠内营养支持，一般可以通过放置细而柔软的鼻胃或鼻肠管进行，对食道胃底静脉曲张明显、曾有消化道出血的患者，一定要注意轻柔操作。如果患者出现消化道出血，或存在胃肠道功能障碍，大量腹水所致腹腔高压，严重腹泻等状况，肠内营养往往难以实施，则可采用肠外营养支持。由于终末期肝病患者通常存在糖代谢异常、胰岛素抵抗，肠外营养应避免过高热量、过量的葡萄糖摄入，建议采用双能源系统，葡萄糖摄入量在 $2\sim3\,g/(kg \cdot d)$ 为宜，过量摄入葡萄糖会导致严重的高血糖，肝脂肪变性，胆汁淤积，加重肝功能损害。同样，肝功能失代偿时机体对外源性甘油三酯廓清能力下降，应选择对肝功能影响较小的中/长链脂肪乳剂、含橄榄油的脂肪乳剂及鱼油脂肪乳剂，但剂量也要低于正常的用量。传统的大豆油来源的长链脂肪乳剂对肝细胞有炎性刺激、浸润作用，应尽量避免应用。氮源通常应用平衡型氨基酸溶液即可，蛋白质摄入量为 $1\sim1.2\,g/(kg \cdot d)$，存在肝肾综合征或肾功能衰竭没有透析的患者，蛋白质摄入量降低为 $0.8\sim1.0\,g/(kg \cdot d)$。存在肝性脑病患者，高浓度支链氨基酸溶液是较理想的氮源。

肝移植患者术后营养支持原则上与外科重症患者的营养治疗策略相同，如果胃肠道功能正常，建议尽可能在术后早期应用肠内营养支持。一方面，由于肝移植术后早期移植肝受热缺血、冷缺血和灌洗保存的影响，肝脏代谢功能受到严重损害，对糖、蛋白质及脂肪代谢处理障碍，过早静脉摄入大量的营养底物常无法有效地代谢，不仅无法取得满意的营养支持疗效，相反容易产生代谢性并发症，加重移植肝脏的负担，影响移植肝肝功能的恢复。另一方面，营养物质通过肠内途径供给，各种营养物质经门静脉系统吸收，大量亲肝因子直接进入肝脏，有利于新肝功能的恢复，早期肠内营养可减轻机体创伤应激反应，降低炎性介质释放，刺激各种消化液及激素的分泌，促进胃肠蠕动及胆汁分泌，可减少肝胆系统并发症的发生。本例患者在移植术后早期即开始全量营养素的肠外营养支持，结果造成严重的高血糖症、肝性脑病及肾功能障碍，这是本病例给予我们最好的经验和教训。但是，尽管肠内营养具有诸多优点，但由于肝移植手术的特殊性，手术中门静脉和下腔静脉完全阻断后所致胃肠道淤血、肠道黏膜存在不同程度的肿胀和损伤,胃肠道功能不同程度障碍,不可避免影响肠内营养物质的吸收和胃肠道的耐受性。因此,肠内营养实施时也应从小剂量开始,试探胃肠道对营养底物的耐受程度。因此,我们认为肝移植术后营养支持以少剂量肠内营养联合应用补充性肠外营养方式较为理想,随着时间推移逐步增加能量及营养物质的摄入量,应避免在移植后早期过度喂养。通常情况下,肝移植患者机体要恢复正常代谢,营养支持要产生疗效,一般需要4周左右时间的营养支持治疗,不可操之过急。

(吴国豪)

参考文献

[1] Ribeiro HS, Coury NC, Generoso SV, et al. Energy Balance and Nutrition Status: A Prospective Assessment of Patients Undergoing Liver Transplantation[J]. Nutr Clin Pract, 2019, 109: 1-7.

[2] Helem Sena Ribeiro HS, Maurício SF, Silva TA, et al. Combined nutritional assessment methods to predict clinical outcomes in patients on the waiting list for liver transplantation[J]. Nutrition, 2018, 47: 21-26.

[3] Ahmed Hammad A, Kaido T, Aliyev V, et al. Nutritional Therapy in Liver Transplantation[J]. Nutrients, 2017, 9: 1125-1150.

[4] Plauth M, Bernal W, Dasarathy S, et al. ESPEN guideline on clinical nutrition in liver disease[J]. Clinical Nutrition, 2019, 38: 485-521.

[5] 中华医学会肝病学分会,中华医学会消化病学分会.终末期肝病临床营养指南[J].实用肝脏病杂志,2019,22: 624-635.

[6] Musa-Veloso K, Venditti C, Lee HY, et al. Systematic review and meta-analysis of controlled intervention studies on the effectiveness of long-chain omega-3 fatty acids in patients with nonalcoholic fatty liver disease[J]. Nutr Rev, 2018, 76(8): 581-602.

病例 3

肝糖原贮积症活体肝移植

一、病史简介

患者,女,14 岁。因"反复间歇性鼻衄 13 年,加重 1 个月"入院。患者自出生 8 月开始起反复出现流鼻血,就诊当地医院未明确诊断,一般按压鼻翼或填塞鼻腔等处理后能止住出血,但间隔数周或数月往往再发生,每次出血量较少,无不适症状。8 岁上小学时体检发现肝脏增大,未给予特殊治疗。入院前 3~4 个月,患者出现上腹不适,呈间断性,伴纳差、乏力,腹部不适逐渐加重,有时觉胸骨后闷痛,进食后恶心,无呕吐。1 个月前无明显诱因下再次出血流鼻血,这次量较大,自行处理无法止住出血到当地医院五官科住院治疗,住院时体检发现肝脏肿大明显,彩超检查示肝大、肝内多发实质性占位,考虑腺瘤可能,转入我院就诊,为进一步治疗收入我院肝外科。患者发病以来无发热、寒战,无恶心、呕吐,无腹痛、腹泻,皮肤巩膜无黄染,发育迟缓,无精神及智力障碍。近几周进食量有所减少,体重下降约 3 kg。

二、入院检查

体温 36.7℃;脉率 72 次/分;呼吸 18 次/分;血压 90/65 mmHg,体重 41 kg,身高 150 cm。神志清楚,消瘦、轻度贫血貌,皮肤巩膜无黄染,全身浅表淋巴结未及肿大。双侧瞳孔等大等圆,对光反射存在,胸廓无畸形,双肺听诊呼吸音清,未及明显干湿啰音。心前区无隆起,心浊音界不大,心律齐,72 次/分。腹软,肋下可触及肿大肝脏至脐水平,无压痛、反跳痛,叩诊鼓音,移动性浊音(一),肠鸣音不亢进,直肠指检未及异常。四肢及脊柱无畸形,双下肢无水肿,肌力正常。神经生理反射正常,病理反射未引出。

红细胞 3.33×10^{12}/L,血红蛋白 110 g/L,白细胞 6.43×10^9/L,血小板 113×10^9/L。总胆红素 12.1 μmol/L;直接胆红素 4.2 μmol/L;总蛋白 62 g/L;白蛋白 33 g/L;前白蛋白 0.12 g/L;谷丙转氨酶 167 U/L;谷草转氨酶 253 U/L,尿素 3.7 mmol/L;肌酐 55 μmol/L;葡萄糖 4.6 mmol/L;总胆固醇 3.92 mmol/L;甘油三酯 0.75 mmol/L;钠 140 mmol/L;钾 3.5 mmol/L;氯 97 mmol/L;钙 2.20 mmol/L;无机磷 1.55 mmol/L;镁 0.78 mmol/L;凝血酶原时间 19.5 秒,凝血酶时间 16.7 秒,活化部分凝血酶时间 33.6 秒。

辅助检查:彩超:肝体积增大,肝内多发性实质占位,考虑腺瘤可能。

三、入院诊断

肝占位,多发性腺瘤。

四、治疗经过

患者入院后进行各项常规检查和术前准备,腹部 CT 检查发现:肝脏明显增大,密度普遍性减低,内见多枚等密度地结节性病灶,病灶边缘光整,病灶周围环以低密度假包膜,周围可见"透明环"影,肝内血管呈相对高密度,显示清晰,肝内胆管不扩张。增强扫描:动脉期病灶均匀明显强化,门脉期和延迟期病灶呈等密度或略低密度。脾脏不增大,呈相对高密度。考虑为:重度脂肪肝,肝糖原贮积症。结合病史、CT 及实验室检查,诊断为：糖原贮积症,肝多发腺瘤。在彩超引导下行肝脏穿刺活检,病理：肝细胞内可见大量糖原(PAS 染色),内见肿瘤细胞呈索状排列,肿瘤细胞较正常肝细胞稍肥大,异型性不明显,核分裂象偶见。初步考虑肝糖原贮积症,肝细胞性腺瘤。免疫组化诊断为肝糖原贮积症Ⅵ型。

诊断明确后,我们组织相关科室进行病例讨论,形成统一认识。肝糖原贮积症为一种较少见的先天性隐形遗传性糖原代谢紊乱性疾病,主要病因为肝内葡萄糖-6-磷酸酶缺乏,导致糖原分解或合成障碍,从而产生肝脏内糖原的过多贮积。该患者为肝糖原贮积症Ⅵ型,临床主要表现为肝脏病变,患者疾病进展缓慢,无低血糖表现,肝脏重度肿大,肝功能损害,凝血功能障碍。尽管患者病情进展较为缓慢,但近几个月来病情明显加重,目前又缺乏理想的药物以纠正其代谢紊乱,缓解疾病进展,唯有肝移植可以从病因上完全治愈肝糖原贮积症。由于移植供肝匮乏,经与患者家属讨论商议,决定行亲体肝移植。

治疗方案确定后对其父母行血型以及 ABO 正反定,其母亲血性符合,确定为供体,报请医院移植伦理及相关卫生部门批准,决定实施亲体活体肝移植术。供体作各项相关临床检查,排除各种慢性疾病、传染病、肿瘤性疾病,各器官功能正常。腹部超声、增强 CT 及 MRCP 掌握供者腹腔脏器的解剖形态以及管道系统的走行,并对供肝进行血管、胆管等管道系统的重建,体积精准三维重建和模拟切割计算。受体术前纠正凝血功能状况,维持水、电解质平衡,保肝治疗。经过常规术前各项准备,择期行亲体肝移植术。

取患者母亲重达 365 g 的健康肝脏左半肝移植给患者。术中见腹腔无明显粘连,无腹水,肝脏肿大明显,无明显硬化,肝内可触及多个结节,界清、质软、包膜完整。手术顺利,术中出血约 600 ml,术后进肝外科重症监护室监测患者的生命体征、肝功能、出凝血情况,维持水、电解质及酸碱平衡,给予 FK506 抗排异治疗。术后第 2 天经鼻胃管行肠内营养及给药,术后第 5 天过度为经口饮食,移植肝功能恢复好,顺利出院。术后病理：全肝肝糖原贮积症伴肝细胞腺瘤样增生,肝细胞结节状脂肪变性。

五、讨论分析

糖原贮积症(glycogen storage disease,GSD)是一类遗传性代谢病,是一类由于先天性酶缺陷所造成的糖原代谢障碍疾病,多数属常染色体隐性遗传。其特点为体内某些器官组织中有大量糖原堆积。引起糖原贮积症的原因是患者先天性缺乏与糖原代谢有关的酶类。根据所缺陷的酶在糖原代谢中的作用,受累的器官部位不同,糖原的结构亦有差异,对健康或生命的影响程度也不同。本病有多种分型,不同分型其临床表现轻重不一,重症在新生儿期即可出现严重低血糖、酸中毒、呼吸困难和肝大等症状;轻症病例则常在婴幼儿期因生长迟缓、腹部膨胀等就诊。由于慢性乳酸酸中毒和长期胰岛素/胰高糖素例失常,患儿身材明显矮小,骨龄落后,骨质疏松,肌肉松弛,但身体各部比例和智能等都正常,四肢伸侧皮下常有黄色瘤可见,腹部因肝持续增大而膨隆,肝脏显著增大,质地坚硬。患儿时有低血糖发作和腹泻发生,少数幼婴在重症低血糖时尚可伴发惊厥。随着年龄的增长,低血糖发作次数可减少。由于血小板功能不良,患儿常有流鼻血等出血倾向,轻症病例在成年后可以获得好转。多数患此病症者不能存活至成年,往往死于酸中毒昏迷。

由于酶缺陷的种类不同,临床表现多种多样,各种亚型的临床表现和生化特征存在差别：

(一) Ⅰ型 GSD

临床最常见,由于缺乏葡萄糖-6-磷酸酶,不能将 6-磷酸葡萄糖水解为葡萄糖。主要表现：① 空腹诱发严重低血糖患者：出生后即出现低血糖,惊厥以至昏迷。长期低血糖影响脑细胞发育,智力低下,多于 2 岁内死亡。② 伴酮症和乳酸性酸中毒。③ 高脂血症：臀和四肢伸面有黄色瘤向心性肥胖,腹部膨隆,体型呈"娃娃"状。④ 高尿酸血症。⑤ 肝细胞和肾小管上皮细胞大量糖原沉积：新生儿期即出现肝脏肿大,肾脏增大。当成长为成人,可出现单发或多发肝腺瘤,进行性肾小球硬化、肾功能衰竭。⑥ 生长迟缓,形成侏儒状态。

（二）Ⅱ型 GSD

全身组织均有糖原沉积,尤其是心肌糖原浸润肥大明显。婴儿型,最早于出生后 1 个月发病,很少生存到 1 岁面容似克汀病,舌大,呛咳,呼吸困难,2 岁前死于心肺功能衰竭青少年型主要表现为进行性肌营养不良。成人型表现为骨骼肌无力。

（三）Ⅲ型 GSD

堆积多分支糖原,又称界限糊精病。主要表现：① 低血糖：较Ⅰ型轻微。② 肝脏大：可发展为肝纤维化,肝硬化。③ 生长延迟。

（四）Ⅳ型 GSD

堆积少分支糖原,又称支链淀粉病。肝大、肝硬化,生长障碍,肌张力低,如初生婴儿有肝硬化者应除外本病。患者多于 1 周岁内死于心脏和肝脏衰竭。

（五）Ⅴ型 GSD

因肌肉缺乏磷酸化酶患者肌肉中虽有高含量糖原,但运动后血中少或无乳酸。多青少年发病,中度运动不能完成,小量肌肉活动不受限制,肌肉易疲劳,肌痉挛,有肌球蛋白尿。

（六）Ⅵ型 GSD

主要表现为肝大低血糖较轻或无。

（七）Ⅶ型 GSD

运动后肌肉疼痛痉挛,有肌球蛋白尿。轻度非球形红细胞溶血性贫血。

（八）Ⅷ或Ⅸ型 GSD

磷酸酶 b 激酶缺乏症。主要临床表现为肝大,偶有空腹低血糖,生长迟缓,青春期自行缓解。

（九）Ⅹ型 GSD

肝脏、肌肉糖原沉积,肝脏肿大,空腹低血糖肌肉痉挛,一定程度智力低下。

（十）O 型 GSD

为糖原合成酶缺乏。患者通常出现空腹低血糖,高血酮,肌肉痉挛和一定程度的智力障碍易与低血糖性酮症相混淆。

根据病史、体征和血生化检测可作出糖原贮积症诊断的初步临床诊断。以下相关检查及试验有助于疾病的诊断。

1. 实验室检查　Ⅰ型患者空腹血糖降低,血甘油三酯、脂肪酸、胆固醇、血乳酸及尿酸升高。血清转氨酶和碱性磷酸酶升高,肝功能衰竭发生后,可有一系列变化如低蛋白血症,胆红素升高。白细胞酶的测定对Ⅲ、Ⅳ、Ⅵ、Ⅸ型患者可能有帮助。

2. 糖代谢功能试验　① 肾上腺素耐量试验：注射肾上腺素 60 分钟后血糖不升高。② 胰高血糖素试验：胰高糖素肌内注射,每 15 分钟测血糖持续 2 小时,正常人 10～20 分钟后空腹血糖可上升 3～4 mmol/L,本病患者上升<0.1 mmol/L,2 小时内血糖仍不升高,乳酸上升 3～6 mmol/L,并加重已有的乳酸性酸中毒,血 pH 降低。③ 果糖或半乳糖变为葡萄糖试验：迅速静脉输注果糖或半乳糖配制的25%溶液,每 10 分钟取血 1 次共 1 小时,测定血葡萄糖、乳糖、果糖、半乳糖含量,患者血葡萄糖不升高,而乳酸明显上升。④ 糖耐量试验：呈现典型糖尿病特征。

3. 超声检查　常有肝脾肿大,部分患者有肝硬化,肝功能衰竭患者常有腹水。

4. 骨骼 X 线检查　可见骨骺出现延迟及骨质疏松。

5. 肝脏、肌肉病理活检　肝穿刺活检是本病确诊依据，活检组织作糖原定量和酶活性测定，患者肝糖原常超过正常值6%，细胞核内有大量糖原沉积。葡萄糖-6-磷酸酶活性降低以至缺失。肌肉活检可显示肌糖原累积、肌磷酸化酶缺乏。该患者入院后行肝穿刺活检，病理提示肝糖原贮积症。

6. 分子生物学检测　目前研究较多的为葡萄糖-6-磷酸酶（G-6-Pase）基因，G-6-Pase缺乏可引起Ⅰ型GSD。G-6-Pase基因位于第17号染色体，全长12.5kb，包含5个外显子，目前已检测出多种G-6-Pase基因突变，其中最多见于R83C和Q347X，约占Ⅰ型GSD的60%。但有地区差异，中国人群以nt327G→A（R83H）检出频率最高，其次为nt326G→A（R83C），因此G-6-Pase基因第83密码子上的CpG似乎是突变的热点。应用PCR结合DNA序列分析或ASO杂交方法能正确地鉴定88%Ⅰ型糖原贮积症患者携带的突变等位基因。基因检测可避免侵害性的组织活检，亦可用于携带者的检出和产前诊断。

本例患者属于Ⅵ型GSD。主要表现为肝脏病变，病情进展缓慢，临床上无低血糖症状，因而发现较晚。临床上，目前该病的治疗主要是针对低血糖的对症治疗为主，但效果并不佳。肝移植可以从病因上完全治愈肝糖原贮积症，尤其是对于重症肝功能失代偿的患者，肝移植是唯一有效的治疗办法。近年来，全球性的器官匮乏已日益尖锐，严重影响了器官移植的临床实践。因此，亲体肝移植备受关注，正在逐渐成为供体的一个重要途径，发展迅速，对肝移植和肝脏外科的发展有着深刻影响。亲体肝移植可缓解供肝短缺的现状，减少终末期肝病患者等待移植的时间。但亲体肝移植对技术要求高，是肝移植技术的高峰，目前主要集中在一些技术领先的、著名的大型医疗中心中。该患者是一例非常成功的治疗病例，1年后患者和供肝者随访发现，供体剩余肝脏增生良好，体积几乎达到切除前水平。患者机体代谢状况及肝功能正常，抑移植肝脏体积也同样生长接近正常成人水平。

六、相关营养背景知识

（一）糖原贮积症及分型

引起糖原贮积症的原因是患者先天性缺乏与糖原代谢有关的酶类。根据所缺陷的酶在糖原代谢中的作用，受累的器官部位不同，糖原的结构亦有差异，对健康或生命的影响程度也不同。

糖原分解是糖原在磷酸化酶作用下，将α-1,4糖苷键分解生成葡萄糖1-磷酸，再由葡萄糖转移酶和分支酶作用，将α-1,6糖苷键水解生成游离的葡萄糖。糖原合成和分解代谢中所必需的各种酶至少有8种，糖原贮积症主要病因为先天性糖原代谢有关的酶缺陷，使糖原合成或分解发生障碍，导致糖原沉积于组织中而致病。由于酶缺陷的种类不同，造成多种类型的糖原代谢病。由于酶缺陷的种类不同，临床表现多种多样。根据临床表现和生化特征，共分为十多个亚型，其中Ⅰ、Ⅲ、Ⅳ、Ⅵ、Ⅸ型以肝脏病变为主，Ⅱ、Ⅴ、Ⅶ型以肌肉组织受损为主，其中以Ⅰ型GSD最为多见。这类疾病有一个共同的生化特征，即是糖原贮存异常，绝大多数是糖原在肝脏、肌肉、肾脏等组织中贮积量增加，仅少数病种的糖原贮积量正常，而糖原的分子结构异常。常见的糖原贮积症分型见表12-3-1。

表12-3-1　糖原贮积症分型

型　别	缺　陷　的　酶	受害器官	糖　原　结　构
Ⅰ	葡萄糖-6-磷酸酶	肝、肾	正常
Ⅱ	溶酶体α-1,4和α-1,6糖苷酶	所有组织	正常
Ⅲ	脱支酶	肝、肌肉	分支多，外周糖链短
Ⅳ	分支酶	所有组织	分支少，外周糖链特别长
Ⅴ	肌磷酸化酶	肌肉	正常

型　别	缺 陷 的 酶	受害器官	糖 原 结 构
Ⅵ	肝磷酸化酶	肝	正常
Ⅶ	肌肉和红细胞磷酸果糖激酶	肌肉、红细胞	正常
Ⅷ	肝脏磷酸化酶激酶	脑、肝	正常

（二）糖原贮积症发病机制

正常人体中，由糖原分解或糖原异生过程所产生的 6-磷酸葡萄糖和必须经葡糖-6-磷酸酶系统水解以获得所需的葡萄糖，该酶系统可提供由肝糖原分解所得的 90% 葡萄糖，在维持血糖稳定方面起主导作用。当酶缺乏时，机体仅能获得由脱枝酶分解糖原 1,6 糖苷键所产生的少量葡萄糖分子（约 8%），所以必然造成严重空腹低血糖。正常人在血糖过低时，其胰高糖素分泌随即增高以促进肝糖原分解和葡糖异生过程、生成葡萄糖使血糖保持稳定。Ⅰ型 GSD 患儿则由于葡萄糖-6-磷酸酶系统的缺陷，6-磷酸葡萄糖不能进一步水解成葡萄糖，因此由低血糖刺激分泌的胰高糖素不仅不能提高血糖浓度，却使大量糖原分解所产生的部分 6-磷酸葡萄糖进入糖酵解途径。同时，由于 6-磷酸葡萄糖的累积，大部分1-磷酸葡萄糖又重新再合成糖原，而低血糖导致组织蛋白分解，向肝脏输送萄糖异生原料。这些异常代谢都加速了肝糖原的合成。糖代谢异常同时还造成了脂肪代谢紊乱，亢进的葡糖异生和糖酵解过程不仅使血中丙酮酸和乳酸含量增高导致酸中毒，还生成了大量乙酰辅酶 A，为脂肪酸和胆固醇的合成提供了原料，同时还产生了合成脂肪和胆固醇所必需的还原型辅酶Ⅰ（烟酰胺腺嘌呤二核苷酸，NADH）和还原型辅酶Ⅱ（烟酰胺腺嘌呤二核苷酸磷酸，NADPH）。此外，低血糖还使胰岛素水平降低，促进外周脂肪组织分解，使游离脂肪酸水平增高。这些代谢改变最终造成了三酸甘油酯和胆固醇等脂质合成旺盛，临床表现为高脂血症和肝脂肪变性。Ⅰ型 GSD 常伴有高尿酸血症，这是由于患儿嘌呤合成代谢亢进所致：6-磷酸葡萄糖的累积促进了戊糖旁路代谢、生成过量的 5-磷酸核糖，进而合成磷酸核糖焦磷酸。再在谷氨酰胺磷酸核糖焦磷酸氨基转移酶的作用下转化成为 1-氨基-5-磷酸核糖苷，从而促进嘌呤代谢并使其终末代谢产物尿酸增加。

七、主编点评

人体在正常生命活动过程中需要不断摄取各种营养物质，通过转化和利用以维持机体的新陈代谢。这些营养物质在体内氧化过程中产生能量，成为机体生命活动必不可少的能源，所产生的代谢废物则排出体外。糖原是人体内糖的储存形式。糖原作为葡萄糖储备的生物学意义在于当机体需要葡萄糖时，它可以迅速被动用以供急需。糖原合成的代谢反应主要发生在肝和骨骼肌，葡萄糖在葡糖激酶作用下磷酸化成为葡糖-6-磷酸，后者再转变成葡糖-1-磷酸。这是为葡萄糖与糖原分子连接作准备。葡糖-1-磷酸与尿苷三磷酸（UTP）反应生成尿苷二磷酸葡糖（uridine diphosphate glucose，UDPG）及焦磷酸。UDPG 可看作"活性葡萄糖"，在体内充当葡萄糖供体。最后在糖原合酶作用下，UDPG 的葡萄糖基转移给糖原引物的糖链末端，形成 α-1,4 糖苷键。上述反应反复进行，可使糖链不断延长。在糖原合酶的作用下，糖链只能延长，不能形成分支。当糖链长度达到 12～18 个葡萄糖基时，分支酶将一段糖链，约 6～7 个葡萄糖基转移到邻近的糖链上，以 α-1,6 糖苷键相接，从而形成分支。分支的形成不仅可增加糖原的水溶性，更重要的是可增加非还原端数目，以便磷酸化酶能迅速分解糖原。

糖原分解是指肝糖原分解成为葡萄糖。由肝糖原分解而来的葡糖-6-磷酸，除了水解成葡萄糖而释出之外，也可经酵解途径或戊糖磷酸途径等进行代谢。但当机体需要补充血糖（如饥饿）时，后两条代谢途径均被抑制,肝糖原则绝大部分分解成葡萄糖释放入血。

糖原的合成与分解不是简单的可逆反应,而是分别通过两条途径进行,这样才能进行精细的调节。当糖原合成途径活跃时,分解途径则被抑制,才能有效地合成糖原,反之亦然。这种合成、分解分别经两条途径进行的现象,是生物体内的普遍规律。糖原合成途径中的糖原合酶和糖原分解途径中的糖原磷酸化酶都是催化不可逆反应的调节酶。这两个酶分别是两条代谢途径的调节点,其活性决定不同途径的代谢速率,从而影响糖原代谢的方向。

糖原贮积症主要病因为先天性糖原代谢有关的酶缺陷,使糖原合成或分解发生障碍,导致糖原沉积于组织中而致病。肝糖原贮积症是由于肝、肾等组织中葡糖-6-磷酸酶系统活力缺陷所造成,是糖原贮积症中最为多见者,约占总数的25%。本例患者属于Ⅵ型GSD,主要表现为肝脏病变,病情进展缓慢,临床上无低血糖症状,因而发现较晚,但近期病情进展,临床症状明显。由于该病是遗传性疾病,且今为止尚无确切的治疗方法,而该患者主要是肝脏病变,肝移植可以从病因上完全治愈肝糖原贮积症,也是唯一有效的治疗办法。因此,我们选择为该患者进行亲体肝移植术,手术经过及术后恢复顺利,治疗取得很好效果。

活体肝移植手术过程较为复杂,技术难度高,被誉为是肝移植技术的高峰。原则上讲,所有良性终末期肝脏疾病患者均是活体肝移植的适应证,包括慢性肝炎终末期、原发性胆汁淤积肝硬变、硬化型胆管炎、先天性胆道闭锁、肝豆状核变性、肝糖原贮积症等。以往活体肝移植主要以儿童病例为主,对于成人而言,虽然良性终末期肝脏疾病是活体肝移植的主要适应证,但需谨慎做出活体肝移植的选择,既要确保供者的剩余肝脏足以满足供体自身需要(供体安全性),又要保证受者获得的供肝在移植后能发挥足够的功能(供肝有效性),这就需要肝移植外科医生精益求精,不仅需要有精良的外科技术,同时肝移植术后的胆管并发症、血管并发症、排斥反应等仍是影响活体肝移植受体长期疗效的主要因素。因此,成人患者实施活体肝移植的手术风险相对较大,应充分考虑到受体术后死亡的可能。

左肝肝移植是活体肝移植主要的手术方式之一,活体左肝肝移植在亚洲的应用十分成熟。关于左肝肝移植的预后,相关研究指出活体肝移植采用的左肝移植物体积≥35%的受体标准肝脏体积时,受体术后5年存活率高达90%,我们在前期大量的亲体肝移植的实践中积累了丰富的临床经验,成功地为该患者实施了左肝肝移植,取得十分满意的效果。相信随着大量肝移植患者的长期存活以及人们对供肝观念的转变,我国活体肝移植将会得到迅速的发展。

(吴国豪)

参考文献

[1] Warncke ES, Gursahaney DL, Mascolo M, et al. Superior mesenteric artery syndrome: a radiographic review [J]. Abdominal Radiology, 2019, 44: 3188 - 3194.

[2] Chen CL, Cheng YF, Huang V, et al. P4 stump approach for intraoperative portal vein stenting in pediatric living donor liver transplantation: an innovative technique for a challenging problem[J]. Ann Surg, 2018, 267 (3): e42 - e44.

病例 4

短肠综合征小肠移植，家庭营养支持

一、病史简介

患者，男，16岁。因"全小肠及右半结肠切除10年"入院。10年前患者因急性小肠扭转、肠坏死而行全小肠及右半结肠切除，十二指肠横结肠吻合。术后接受全肠外营养1年，后改为家庭肠外营养支持，平时能正常进食，偶有腹泻、腹痛。10年来出现数十次严重的中心静脉导管感染、导管堵塞等并发症，反复多次拔出和重新放置中心静脉导管，肝功能异常等多次在当地医院住院治疗。患者的上腔静脉穿刺置管随着时间的推移变得越来越困难，前胸壁和颈部出现明显曲张静脉，曾经数次改为经下腔静脉置管。近日患者静脉输液困难，往往无法完成每日的营养液输注，今来院就诊，门诊以"短肠综合征、营养不良"收入院。

二、入院检查

体温36.8℃；脉率62次/分；呼吸16次/分；血压125/65 mmHg，体重45 kg，身高172 cm。神志清楚，查体合作，消瘦、轻度贫血貌，皮肤巩膜无黄染，全身浅表淋巴结未及肿大。颈部及前胸壁可见曲张的表浅静脉，胸廓无畸形，双肺听诊呼吸音清，未及明显干湿啰音。心前区无隆起，心浊音界不大，心律齐，72次/分。上腹部可见手术瘢痕，未见胃、肠型，全腹软，无肌紧张，无压痛，未触及肿块，叩诊鼓音，移动性浊音（－），肠鸣音不亢进，直肠指检未及异常。四肢及脊柱无畸形，双下肢无水肿，肌力正常。神经生理反射正常，病理反射未引出。

红细胞$2.97×10^{12}$/L，血红蛋白102 g/L，血细胞比容0.365，白细胞$5.10×10^9$/L，血小板$168×10^9$/L。总胆红素22.5 μmol/L；直接胆红素9.8 μmol/L；总蛋白62 g/L；白蛋白30 g/L；前白蛋白0.13 g/L；谷丙转氨酶154 U/L；谷草转氨酶221 U/L；尿素3.6 mmol/L；肌酐46 μmol/L；尿酸115 μmol/L；葡萄糖4.6 mmol/L；总胆固醇3.13 mmol/L；甘油三酯0.79 mmol/L；钠134 mmol/L；钾3.1 mmol/L；氯101 mmol/L；钙1.01 mmol/L；无机磷0.78 mmol/L；镁0.35 mmol/L。

三、入院诊断

短肠综合征，营养不良。

四、治疗经过

患者入院后首先完善相关检查，通过上腔静脉进行肠外营养支持。该患者由于肠扭转、肠坏死行全小肠及右半结肠切除，术后接受10年肠外营养，发生多次严重的中心静脉导管感染、导管堵塞等并发症，反复多次拔出和重新放置中心静脉导管，致使患者的上腔静脉阻塞，前胸壁和颈部出现明显曲张静脉，曾经数次改为下腔静脉切开置管，由于无法建立有效的深静脉输注途径，导致肠外营养难以实施。同时患者出现肝功能损害表现，经过治疗小组讨论，认为患者存在小肠移植指征。在确定采取小肠移植治疗计划后，报医院移植伦理委员会讨论并对患者残存消化道功能进行评估，包括全消化道钡餐、全腹部 CT、肠道氮吸收试验及木糖吸收试验等。腹部血管造影、磁共振检测了解患者腹部主要血管的情况。同时,评估患者的营养状况,检查患者肝脏、肾脏等重要器官功能,免疫状态及出、凝血状况,仔细检查患者是否存在全身性或局部感染性疾病,尤其是巨细胞病毒的感染,等待供体准备行原位小肠移植。移植手术前几天进行肠道准备,口服肠道不吸收抗生素及抗真菌药物进行肠道选择性去污,以降低移植后肠源性感染的发生率。

经过前阶段术前准备后,明确供体时间后行同种异体原位小肠移植。全麻下取上腹部正中切口入腹,探查腹腔见腹腔内广泛粘连,腹腔内脏器未见异常,游离肾下腹主动脉及下腔静脉,显露腹主动脉干,显露下腔静脉,移植的全小肠移入腹腔,先吻合动脉,将移植肠静脉与受体下腔静脉端侧吻合,再将移植肠动脉与受体腹主动脉端侧吻合,开放血流,移植肠管颜色即刻红润,随后肠管开始蠕动。将移植肠系膜间断固定于后腹壁,拆除原十二指肠横结肠吻合口,移植肠近端与十二指肠行端端吻合,横结肠与移植肠远端行端侧吻合,移植肠末端 10 cm 肠管于右下腹壁造口,作为观察窗。经胃造瘘管置入空肠喂养管达移植肠近端吻合口以远。检查移植肠血运良好,冲洗后关腹。术后患者进入外科 ICU,APACHE 评分 32 分。连续监测生命体征及重要器官功能,维持水、电解质及酸碱平衡。采用 FK506、MMF、甲泼尼龙三联抗排斥治疗,并进行抗凝、改善微循环、抗感染治疗等治疗,密切监测移植小肠排异反应。具体措施如下:① 移植小肠排异情况观察:术后早期密切观察患者临床表现,尤其是否存在发热、恶心、呕吐、腹泻、腹痛等症状,观察移植肠的排出物或分泌物情况,密切观察造口小肠肠黏膜颜色,以了解是否存在急性排斥反应。从术后第 3 天开始经移植肠腹壁造口行内镜下观察移植肠黏膜,并作移植肠黏膜活组织病理学检查,2 次/周。患者术后早期无明显高热,出现了轻度腹泻症状,5～7 次/d,经对症治疗 3 天后好转。② 抗感染治疗:术后早期就采取积极预防感染措施,给予分别针对革兰阳性、革兰阴性菌及厌氧菌的窄谱、强效抗生素及强效抗真菌和抗病毒药物,直至术后 2 周后停用抗生素。③ 营养治疗措施:术后第二天患者生命体征稳定,给予全肠外营养,根据我们术前通过间接测热法测定的该患者静息能量消耗值为 1 460 kcal/d,我们在术后设定的能量目标量为 1 500 kcal/d,氮量按照 1.2 g/(kg·d)给予,采用全合一方式,同时给予足量的维生素及微量营养素,添加谷氨酰胺双肽,第一天按照目标量的 80% 供给,随后应用全量营养素。在明确移植小肠没有急性排异反应,移植肠道功能恢复时,经肠造口会有肠液排出,在术后第 5 天通过术中放置的鼻肠管尝试少量肠内喂养,应用 100 ml 多肽类配方肠内营养液,稀释后通过输注泵均匀缓慢输入,肠内营养中添加谷氨酰胺制剂,密切观察消化道耐受性和腹部症状,肠内营养应用初期患者出现腹胀,小肠造口引流出肠液增加,无腹痛,每天缓慢增加肠内营养投放量和输注速度,当肠内营养能够满足 50% 以上能量及氮量等营养素需求时,逐步减少全肠外营养用量直至停用全肠外营养,同时开始进食低渗透压、低脂肪、低乳糖的饮食,根据胃肠道耐受情况逐渐增加进食量和膳食的种类。

患者移植术后治疗恢复过程平稳、顺利度过排异、感染等难关,移植肠功能恢复好,于术后 25 天出院,以家庭肠内营养为主,每周来院接受两次肠外营养支持,能维持住院时的体重,营养指标在正常范围。

五、讨论分析

肠衰竭是指患者的肠道因解剖或功能关系而不能维持机体最低的营养需要,甚至水、电解质平衡。它包括短肠综合征、广泛慢性炎性肠道疾病、严重系膜血管疾病,肠神经、肌肉以及先天肠道畸形。小肠移植被认为是治疗不可逆转肠衰竭患者唯一确切的方法,但由于小肠是含有细菌的高免疫源性器官,是诸多器官移植中排斥反应发生率最高、程度最严重的脏器,加上小肠移植后肠功能恢复困难,肠腔细菌易位和感染均较其他器官移植明显。因此,小肠移植与其他器官移植的发展相比是器官移植中起步最早,完成最晚,最为困难的一个,至今尚未取得完全突破。近年来,随着外科移植技术的不断成熟,新的免疫抑制剂的诞生和临床应用,移植保存技术的进步,临床小肠移植取得了可喜的进展,施行单位陆续增加,手术成功率和长期存活率稳步上升。目前,国际小肠移植登记处(international intestinal transplant register,ITR)资料显示,截至 2013 年 2 月,全球 82 个移植中心共对 2 699 例患者完成了 2 887 次小肠移植。根据多个国际小肠移植中心报道,儿童约占到小肠移植患者总数的 2/3 以上。最近的资料显示,1985—2017 年,共有 2 010 个儿童接受了 2 080 次小肠移植。患儿和移植小肠 1 年和 3 年的生存率分别是 72.7%、66.1% 和 57.2%、48.8%,多数患者能成功摆脱了肠外营养的支持。

该患者由于急性肠扭转行全小肠及右半结肠切除,依赖全肠外营养维持已经 10 年,由于发生多次严重的中心静脉导管感染、导管堵塞等并发症,反复多次拔出和重新放置中心静脉导管,致使患者的上腔静脉阻塞,前胸壁和颈部出现明显曲张静脉,曾经数次改为下腔静脉切开置管,目前无法建立有效的深静脉输注途径,导致肠外营养难以实施,存在中心静脉通路的丧失问题。同时,患者近年来出现肝功能进行性损害的表现,继续长期应用肠外营养可能会引起肝功能衰竭、代谢紊乱等严重并发症,而且患者年轻,生存质量和长期存活率均是十分关注的问题。因此,该患者存在明确的小肠移植指征,目前各重要器官功能尚可,是接受小肠移植合适时机。

临床小肠移植方式主要有单独小肠移植,肝小肠联合移植以及包括小肠的腹腔多脏器移植。单独小肠移植主要适用于单纯小肠功能缺失的患者,其技术已较为成熟,临床应用最多。肝小肠联合移植适用于小肠功能衰竭同时伴有肝功能衰竭的患者,当肠衰竭患者因长时间全肠外营养导致肝功能严重受损时,可考虑加用辅助旁原位肝移植、部分肝移植乃至全肝原位移植的肝小肠联合移植。由于手术技术难度高,操作复杂,并发症较多,手术失败率较高,目前更多的是倾向于应用保留十二指肠的整块肝脏小肠联合移植术。此术式的肝肠移植物中,供者的十二指肠及胰头一并植入,保留了供者的胆管系统,自体的上腹部脏器也能保持完整性。由于无须施行肝动脉和胆管的吻合,简化了手术操作,成功率较高。腹腔多器官簇移植适用于由吸收、动力和血管病变引起的广泛胃肠道病变合并肝功能衰竭者。如肝脏先天性 S 蛋白合成障碍并发肠系膜血管栓塞、全肠道神经源性或肌源性运动障碍合并肝功能衰竭的患者等,近年来腹腔多脏器移植取代肝小肠联合移植的趋势越来越明显。

小肠移植术后排斥反应以及移植肠道功能评估是小肠移植后关注的重要,也是小肠移植是否成功的关键。由于小肠移植术后急性排斥反应缺乏早期、特异及敏感的临床诊断或可靠的血清学诊断指标,现在仅能通过临床观察、内镜检查及病理学检查来明确诊断,移植肠黏膜活组织病理学检查仍然是小肠移植排斥反应诊断的金标准。因此,目前小肠移植时通常行末端回肠腹壁造口,通过回肠造口用内镜进行常规排斥检测,如果临床提示有排斥反应,就要增加检测次数。移植小肠内镜检查在发生急性排斥反应时常见黏膜水肿、充血、失去黏膜血管结构、肠蠕动减少,严重者有黏膜溃疡形成,病变经常呈斑块状或区域性。小肠移植后急性排斥反应的病理学诊断,是根据下列四个主要形态学改变来评价:① 固有层内炎性细胞浸润程度,浸润细胞以淋巴、单核细胞为主,包括原淋巴细胞及激活的淋巴细胞;② 黏膜结构改变程度,包括绒毛增宽、变矮、绒毛畸形,黏膜上皮松解、脱落和黏膜溃疡形成;③ 黏膜上皮和隐窝上皮损伤程度,表现为黏膜柱状上皮细胞变矮、黏液分泌衰竭,隐窝上皮细胞质的嗜酸性变、细胞核增大深染和上皮内的炎性细胞浸润;④ 隐窝上皮细胞凋亡数目增加的程度。

感染是小肠移植后普遍存在的又一个突出问题,它的发生与排斥反应有密切的关系,发生率高达 90%～100%,也是小肠移植术后死亡的主要原因,其中移植肠细菌易位在感染病因中占有重要地位。小肠移植后感染率高的原因有:① 免疫抑制剂降低了机体的免疫功能;② 可能存在着隐匿的供肠对宿主的反应(GVHD);③ 肠黏膜屏障被破坏而有细菌易位;④ 移植的小肠本身即含有大量的细菌,有别于其他移植器官;⑤ 术后营养支持需长期留置腔静脉导管、手术时间长、术前的严重肝病、移植前的感染以及并发症需再次手术均是感染的危险因素。降低感染发生率的措施有：① 适当控制免疫抑制剂用量；② 术后早期联合应用针对革兰阳性菌、革兰阴性菌及厌氧菌的强效抗生素及强效抗真菌和抗病毒药物；③ 应用抗病毒药物 3~6 个月，预防巨细胞病毒感染；④ 及早给予肠内营养及对肠黏膜有特殊营养作用的营养物质，如谷氨酰胺、胰高糖素肽-2 等；⑤ 对供肠进行选择性肠道去污。

小肠移植的最终目的是使受体接受一段功能良好的小肠，最终能恢复经口进食以维持机体的营养状态和代谢平衡，从而大幅提高患者的生存质量。然而，移植肠术后普遍存在有功能低下的问题，其主要表现有肠消化吸收和肠黏膜屏障功能障碍，继而促发肠道细菌内毒素易位和肠道促炎因子大量释放入血，导致全身炎性反应综合征，甚至多器官功能衰竭。因此，营养治疗在小肠移植中绝不是简单的支持治疗，而是小肠移植这一治疗策略中的重要方面之一，这其中最重要的两个问题就是如何给予营养治疗以及术后何时恢复经口进食。在小肠移植围手术期，患者需经历术前肠功能衰竭、术后移植肠功能恢复、手术创伤对全身和重要器官功能影响、手术并发症、感染、排斥反应以及抗排斥和抗感染药物对生理功能的影响等复杂的病理生理变化，因此，在此期间的营养治疗的目的首先是维持患者术前和术后的营养状态，以帮助患者平稳地度过机体受到严重影响的围手术期；其次是促进移植肠的功能恢复，维护移植肠黏膜屏障功能，减少细菌易位的发生，尽快摆脱肠外营养，并通过移植肠摄取营养物质以维持生存，最终经口正常饮食，实现小肠移植的最终目标。

接受小肠移植的患者，一般手术前由于小肠无法正常吸收营养而导致营养不良。大多数患者在移植前已经接受长时间的全肠外营养支持，往往存在各种营养素缺乏、代谢改变，甚至是不同程度的营养不良，如维生素和微量元素缺乏、氨基酸失衡，部分患者由于长期全肠外营养支持常合并有严重肝功能损害等。因此，移植手术前营养支持要做到以下几点：① 补充足够的热量和各种营养素，全面纠正营养不良状况。② 保护和改善肝功能。③ 纠正贫血和低蛋白血症，改善凝血功能，纠正水电解失衡，控制腹水。根据小肠移植患者的特点，术前营养支持应以肠外营养为主，肠内营养为辅，逐渐增加的原则，尽快改善患者的不良营养状况，使其耐受手术。目前小肠移植患者的营养需求标准尚未统一，一般能量目标量为 25 kcal/(kg·d)，蛋白质为 1.2 g/(kg·d)，同时提供足量维生素及微量元素。适当的肠内营养可以刺激肠黏膜，减少移植后的肠内细菌易位。

移植术后早期移植肠功能的恢复是一个缓慢的过程，术后进行合理的营养支持不仅是维持患者基本代谢的需要，而且术后早期肠内营养还有利于肠黏膜屏障的恢复，防止肠道细菌移位而引发的全身感染。临床上，小肠移植患者营养支持通常需要经历一个由全肠外营养到肠外营养和肠内营养联合应用，逐渐过渡到全肠内营养，最终通过口服饮食的过程。所有的小肠移植患者在术后早期均需全肠外营养支持，因为此时移植肠功能严重受损，移植肠功能恢复需要一定时间。如果是一次性恢复肠道连续性，术后肠外营养时间根据患者全身情况、器官功能以及移植肠功能恢复而定，一般至少为 5~10 天，如果是分期恢复肠道连续性，术后肠外营养时间则更长。在排斥反应和感染发生时，肠道通透性增加，消化吸收功能消失时亦需要全肠外营养。在肠道功能恢复时，经肠造口会有肠液排出，大量消化液丢失也需要通过肠外途径予以补充。肠道功能一旦恢复，可考虑开始肠内营养支持，管饲的途径选择包括鼻胃管、鼻十二指肠管、鼻空肠管和空肠造口。文献分别报道在小肠移植患者，应用要素、半要素和多肽配方的肠内营养的研究，研究表明含有谷氨酰胺、中链甘油三酯和短肽配方的肠内营养吸收效果最好。

小肠移植患者术后营养支持是对能量和氮量的需求量在原则上与一般移植患者无明显不同，在移植后急性阶段需要量往往较高，以纠正负氮平衡。每日能量目标量为 25 kcal/(kg·d)，蛋白质为 1.2 g/(kg·d)，每日体液入量需要根据患者的尿量、其他体液丢失及其溶液状况确定，患者的体液容积状况可依据每日出入量及体重的变化进行监测。选择经口饮食时，低脂饮食较之于高脂和含乳糖的全流质饮食要好得多。由于移植时用于吸收脂肪的乳糜管和淋巴管均被离断，在移植术后早期脂肪吸收不良十分常见。在移植早期,一些消化碳水化合物的酶也会发生缺乏。低乳糖和低脂肪的饮食或肠内营养液在肠内营养开始时可良好耐受,并能降低肠造口的流出量。维生素、矿物质和微量元素可因为手术或通过肠道造口大量丢失需要进行及时补充。此外,一些特殊营养物质在小肠移植患者中发挥着重要作用,目前临床尚应用最多的是谷氨酰胺和胰高糖素肽-2,两者对维持肠道黏膜结构,防止细菌移位,促进移植小肠功能恢复有着重要作用。

六、相关营养背景知识

(一) 小肠移植适应证

小肠移植被认为是治疗不可逆转肠衰竭的合理方法,肠衰竭是指患者的肠道因解剖或功能关系而不能维持机体最低的营养需要,甚至水、电解质平衡。它包括短肠综合征、广泛慢性炎性肠道疾病、严重系膜血管疾病,肠神经、肌肉以及先天肠道畸形。根据多个国际小肠移植中心报道,儿童约占到小肠移植患者总数的 2/3 以上,其适应证以先天性畸形为主,主要包括:① 短肠综合征:病因常为坏死性小肠结肠炎、腹壁裂、肠扭转、小肠闭锁和外伤等;② 肠运动功能障碍:病因常为假性肠梗阻和先天性巨结肠等;③ 肠细胞功能障碍:病因常为家族性微绒毛萎缩、肠上皮发育不良和自身免疫性肠病等;④ 肠道肿瘤:病因常为家族性息肉病和炎性假瘤等。在成人其适应证主要包括:① 短肠综合征:最常见,多因肠扭转、肠系膜血管性病变,炎性肠病,坏死性小肠结肠炎、外伤、等导致小肠大部切除;② 肠吸收功能不良:微绒毛包涵病、分泌性腹泻、自身免疫性肠炎、放射性肠炎等;③ 肠运动功能不良:全小肠粘连致长期慢性梗阻、假性肠梗阻、小肠肌细胞及神经细胞病变;④ 系膜根部肿瘤或癌及家族性息肉病等。上述情况需要依赖全肠外营养维持生命,当临床上出现以下情况时应考虑实施小肠移植:① 中心静脉通路的丧失;② 反复发作严重的感染或因感染引起的致命性的多系统器官衰竭;③ 长期肠外营养导致严重的肠外营养相关性肝损害,严重淤胆和持续且进行性加重的黄疸,门脉高压症,肝功能衰竭;④ 反复且难以纠正的体液平衡失调。

肠衰竭患者治疗方案有家庭静脉营养和小肠移植,该如何选择治疗方案目前仍有较大争议。早年由于小肠移植后急性排异反应,严重感染,移植肠功能障碍等问题,小肠移植的存活率远低于肠外营养治疗,因此在 2001 年以前各届国际小肠移植会议的结论均是肠功能衰竭患者的首选治疗方法是肠外营养,只有当患者不能耐受肠外营养或肠外营养难以继续时才选择小肠移植。但是,肠外营养对患者的全身代谢功能要求很高,长期使用后会引起肝功能衰竭、代谢紊乱等严重并发症,而且患者生存质量和长期存活率并没有显著提高。与此同时,近年来由于新型免疫抑制方案的不断发展及应用,手术技术也不断完善,围手术期处理也有较大的进步,以及营养支持的快速发展,小肠移植的效果近年来获得了明显的改观。许多大型的小肠移植中心小肠移植患者和移植脏器的存活率已经达到肠外营养治疗水平,而小肠移植的价效比又优后者。因此,近年来小肠移植的数量大大增加。因此,近年来的国际小肠移植会议共识是,肠衰竭治疗中心应包括非移植的肠康复治疗和小肠移植共同构成,一旦患者不能依赖肠道吸收营养维持生存,应尽早行小肠移植,小肠移植疗效显著提高,小肠移植术后生活质量和价效比都要优于肠外营养,术前病情状态稳定的患者移植疗效显著好于病情不稳定的患者,不论是小肠移植的费用还是手术效果,均优于出现肠衰竭时再行小肠移植。因此,小肠移植的适应证应该适当放宽,肠衰竭治疗策略由以往的肠外营养治疗向小肠移植倾斜,一旦患者不能摆脱肠外营养以维持生存,就应尽早进行小肠移植,小肠移植也将最终从挽救生命的治疗措施发展为显著提高患者生活质量的治疗措施。

(二) 小肠移植排斥反应病理学诊断

小肠移植术后急性排斥反应缺乏早期、特异及敏感的诊断指标,目前仅能通过临床观察、内镜检查及病理学检查来明确诊断因此,移植肠黏膜活组织病理学检查仍然是小肠移植排斥反应诊断的金标准。

小肠移植后急性排斥反应的病理学诊断主要是根据下列四个主要形态学改变来评价：① 固有层内炎性细胞浸润程度，浸润细胞以淋巴、单核细胞为主，包括原淋巴细胞及激活的淋巴细胞；② 黏膜结构改变程度，包括绒毛增宽、变矮、绒毛畸形，黏膜上皮松解、脱落和黏膜溃疡形成；③ 黏膜上皮和隐窝上皮损伤程度，表现为黏膜柱状上皮细胞变矮、黏液分泌衰竭，隐窝上皮细胞质的嗜酸性变、细胞核增大深染和上皮内的炎性细胞浸润；④ 隐窝上皮细胞凋亡数目增加的程度。

小肠急性排斥反应病理诊断分级标准包括：① 无急性排斥反应依据（no evidence of acute rejection，grade 0）：活检标本中无隐窝上皮细胞损伤，也无明显炎症反应，与正常黏膜结构一致。② 可疑急性排斥反应（indeterminate for acute rejection，Grade IND）：该反应是针对那些出现 4 种基本急性排斥反应的形态学改变，如以淋巴细胞、单核细胞为主的炎性细胞浸润，黏膜结构改变，隐窝上皮损伤，隐窝上皮细胞凋亡数目增加等，但这些改变或比较局限，或其程度还不够轻度急性排斥反应的诊断标准。在可疑急性排斥反应的患者，黏膜上皮完整，炎症反应一般比较轻微，而且局限，也无非特异性肠炎的证据，可以出现隐窝上皮细胞的损伤，但程度轻，隐窝上皮细胞凋亡数目增加，但一般不超过 6 个/10 个隐窝。③ 轻度急性排斥反应（mild acute rejection）：该反应主要表现为固有层内有轻度和局灶性的炎性细胞浸润，以淋巴细胞、单核细胞为主，并相对集中在固有腺体和固有层小静脉周围，黏膜上皮完整，但黏膜隐窝上皮出现损伤的表现，包括黏液分泌衰竭、上皮细胞高度变矮、细胞质嗜酸性变、细胞核增大深染、上皮内炎性细胞浸润、隐窝上皮细胞凋亡数目增加，每 10 个隐窝中凋亡细胞数目可以超过 6 个。由于固有层内炎性细胞浸润增加，累及固有层及固有层下，黏膜皱襞结构发生变矮、分叉等改变，但黏膜依然完整。④ 中度急性排斥反应（moderate acute rejection）：存在隐窝损伤和破坏，与轻度排斥相比，其程度更重、范围更广。绒毛变形更加明显，隐窝损伤和隐窝炎分布也更加广泛，隐窝上皮细胞凋亡的数目明显增多，常有局灶性的凋亡细胞聚集现象，这种聚集现象是指在同一个隐窝内可以看到≥2 个凋亡细胞存在。中度排斥还可以看到局灶性的隐窝消失，固有腺体减少，上皮极向紊乱，尽管有局灶性糜烂，但黏膜面基本完整，也并不是这一级的排斥反应都有糜烂，一般没有溃疡形成。间质水肿和血管充血常见，广泛的混合性炎性细胞浸润，累及固有层及黏膜下层，其密度在中等到重度不等，这与移植时间有关。⑤ 重度急性排斥反应（severe acute rejection）：此型反应的组织学特征是广泛、严重的隐窝损伤和黏膜出现溃疡，隐窝减少到基本消失，残留隐窝上皮的细胞凋亡数目不一致。间质中有大量的淋巴细胞和中性粒细胞浸润，还有其他各种炎性细胞，浸润细胞累及黏膜全层，并浸润神经纤维和肌间神经节细胞。由于黏膜损伤，上皮脱落，黏膜分层结构破坏，局部溃疡形成，以中性粒细胞为主的炎性细胞浸润，病变可累及黏膜下层，溃疡处脱落的上皮、炎性渗出物、坏死物覆盖在黏膜缺损处，形成假膜样结构。严重的患者其肠黏膜结构完全消失，肠表面由肉芽组织替代，或覆盖一层假膜，这种情况在内镜检查时称之为剥脱性排斥。溃疡周围残留的黏膜上皮，通常存在和排斥相关的改变，如隐窝上皮损伤、大量的细胞凋亡。另外，间质血管有明显的血管炎。如果黏膜活检是在坏死区或溃疡区取得的，镜下可能看到的都是炎症，其深层的排斥反应可能看不到。

（三）移植肠功能改变及治疗对策

由于小肠黏膜对移植过程中的缺血-再灌注十分敏感，移植小肠黏膜绒毛上皮及固有层破坏，造成黏膜溃疡和出血，再灌注后氧自由基等可引起细胞膜的脂质过氧化损害，进一步影响移植肠的吸收功能。此外，移植手术操作本身也可造成小肠功能障碍，包括：淋巴管切断和去神经可引起小肠绒毛结构的适应性改变，影响溶液和电解质的吸收，还可影响小肠对膳食中脂肪和脂溶性维生素的吸收；渗透性腹泻可造成钠、钾等电解质的丢失；肠管的切断和吻合，以及消化道连续性中断均可影响肠道的动力恢复；移植物的排斥反应也可加重小肠功能的损害，造成脂类物质吸收障碍，降低对单糖的吸收能力；小肠黏膜细胞及外部神经纤维受损也可改变肠肽分泌引起移植肠梗阻。移植手术本身及大剂量免疫抑制剂的使用也会引起患者许多生理方面的适应性改变及并发症发生。此外,小肠移植后常发生急性或慢性排斥反应、移植后移植物抗宿主病、移植后淋巴组织增生性疾病,引起恶心、呕吐、腹泻、腹痛,移植肠的排出物增加,肝功能损害,部分严重患者肠黏膜完整性破坏,发生细菌性感染,加重移植肠消化吸收障碍。

动物实验和临床研究发现,有许多特殊营养物质能促进或改善移植肠功能的恢复。临床上常用的有:① 谷氨酰胺:谷氨酰胺是体内含量最丰富的非必需氨基酸,是肠道上皮细胞的主要能源物质之一。动物实验和临床研究均证实,小肠移植术后静脉补充谷氨酰胺双肽或口服给予谷氨酰胺,可增加小肠黏膜厚度和重量、小肠绒毛高度、绒毛表面积和刷状缘酶活性,也可促进移植肠功能恢复。同时,在保护肠屏障和免疫功能,预防肠道细菌易位、降低小肠移植后感染性并发症的发生上均起着十分重要的作用。② 胰高糖素样肽-2:胰高糖素样肽-2(glucagon-like peptide-2,GLP-2)是一种由 33 个氨基酸组成的多肽,来源于小肠和大肠的 L 细胞合成的胰高糖素原物质。Drucker 等最早发现 GLP-2 具有促进肠黏膜增殖和生长的作用,而且这种作用还具有器官特异性,仅限于肠道,其效果比 EGF、IGF-1、IGF-2 及生长激素更明显。随后的研究进一步发现,GLP-2 不仅能促进肠黏膜增殖,还能促进肠黏膜上皮细胞分化,促进小肠对营养物质的吸收,减少肠黏膜上皮细胞凋亡。我们的实验研究发现,GLP-2 还能保持小肠移植大鼠的肠湿重、肠黏膜 DNA 及蛋白质含量、黏膜厚度及绒毛高度,促进大鼠移植肠道黏膜的增生,增加移植肠道对水、钠及 D-木糖的吸收。近年来有小规模的将 GLP-2 用于临床小肠移植患者的报道,取得了令人振奋的结果,不过其确切的临床疗效尚需要大规模人群随机对照研究的证实。但 GLP-2 在肠道方面的特异性治疗作用已经引起国内外学者的广泛注意。③ 表皮生长因子(epidermal growth factor,EGF):EGF 是由 53 个氨基酸组成的单链多肽,其生物活性是通过与特异性受体结合而实现的。肠黏膜细胞膜的 EGF 受体分别位于刷状缘及基底膜,前者引起物质转运,后者导致细胞生长发育。因此,EGF 除促进肠上皮增生作用外,还能增加肠细胞对营养物质及电解质的转运和吸收。动物实验发现,大鼠肠腔内给予 EGF 有助于防止饥饿导致的肠黏膜萎缩,而经静脉注射 EGF 则表现为刺激小肠隐窝细胞和结肠细胞增生的效应。临床研究也发现,EGF 具有刺激肠上皮细胞增生作用。④ 膳食纤维:在小肠移植的动物模型中,肠内营养制剂中加入膳食纤维能明显增加移植肠黏膜重量、DNA 含量、黏膜厚度,促进肠道的吸收。⑤ 其他:另一些肠道的肽类也与小肠黏膜生长的调节有关,包括神经加压素、铃蟾肽、YY 肽、转化生长因子 α(transforming growth factor-α,TGF-α)、肝细胞生长因子(hepatocyte growth factor,HGF)、角化细胞生长因子(keratinocyte growth factor,KGF)等。动物实验发现,上述这些物质可诱导肠上皮细胞增生,增加小肠 DNA、RNA 及蛋白质含量,有助于动物移植肠结构和功能的维持,并促进结肠黏膜的增生。其他对肠道结构和功能起作用的胃肠道激素,包括胃泌素、神经紧张素、分泌素、胆囊收缩素、瘦素和前列腺素。

七、主编点评

小肠移植是治疗不可逆转肠衰竭一种有效的方法,自首次报道以来已将近半个世纪,但由于受移植器官慢性排斥反应、移植小肠功能难以维持,严重感染以及远期疗效不佳等诸多难题困扰,再加上近年来临床营养的飞速发展也为短肠综合征或肠衰竭患者提供了疗效相对更好且更安全的替代治疗,许多肠衰竭患者能够依赖全肠外营养长期健康生存,这都使得小肠移植的发展面临挑战,小肠移植逐渐成为大器官移植中难度最大、发展最缓慢的器官移植之一,全球范围内小肠移植发展缓慢,病例数少。近年来,随着外科移植技术的不断成熟,新的免疫抑制剂的诞生和临床应用,移植保存技术的进步,围手术期处理,排斥反应监测,感染防治及促进移植肠功能恢复等技术的发展,使得小肠移植的近期及远期疗效均取得了显著的提高,临床小肠移植取得了可喜的进展,施行单位陆续增加,手术成功率和长期存活率稳步上升,特别是在国际著名的移植中心,已成为临床治疗肠功能衰竭的重要选择。

目前,大家的共识是:尽管肠外营养在安全性、有效性方面有了很大进步和提高,但长期肠外营养不可避免会造成肝功能衰竭、代谢紊乱等严重并发症,而且患者生存质量和长期存活率并没有显著提高。另一方面,国际上著名的移植中心目前小肠移植的近期、远期生存率已超过了肠外营养疗效,且小肠移植的价效比又优于后者,这给小肠移植提供了光明的前景。因此,目前相关国际学术机构建议,如果肠功能衰竭患者不能依赖肠道吸收营养以维持生存,推荐尽早行小肠移植,小肠移植已从以往的以挽救生命为目的治疗手段,发展为能彻底根治肠衰竭、显著提高患者生活质量的治疗方法。

尽管如此,但小肠移植领域还有许多问题尚未解决,我国的临床小肠移植起步较晚,发展过程曲折,国内小肠移植的例数尚少,我们也缺乏自己的临床实践经验。小肠移植围手术期,患者需经历术前肠功能衰竭、术后移植肠功能恢复、手术创伤对全身和重要器官功能影响、手术并发症、感染、排斥反应以及抗排斥和抗感染药物对生理功能的影响等复杂的病理生理变化。因此,如何帮助患者平稳地度过围手术期,促进移植肠的功能恢复,维护移植肠黏膜屏障功能,减少细菌易位的发生,制订移植前术后最佳营养支持方案,选择合理的肠外与肠内营养途径和肠内营养开始时机,以及营养制剂选择等方面尚有待今后更多经验积累。小肠移植的终极目标是让接受小肠移植的患者最终能恢复经口进食维持生命,从而大幅提高这类患者的生存质量。因此,营养治疗在小肠移植中绝不是简单的支持治疗,而是小肠移植整个治疗策略中极为重要的一部分。

(吴国豪)

参考文献

[1] Altomare DF, Rotelli MT. Nutritional Support after Gastrointestinal Surgery[M]. 1th ed. Switzerland: Springer Nature Switzerland AG, 2019.

[2] Bischoff SC, Austin P, Boeykens K, et al. ESPEN guideline on home enteral nutrition[J]. Clinical Nutrition, 2019, 38/doi.org/10.1016/j.clnu.2019.04.022.

[3] John K. DiBaise JK, Parrish CR, et al. SHORT BOWEL SYNDROME: Practical Approach to Management[M]. USA. CRC Press Taylor & Francis Group, 2016.

[4] Hickson M, Smith S. Advanced Nutrition and Dietetics in Nutrition Support[M]. 1th ed. Oxford, UK: John Wiley & Sons Ltd, 2018.

[5] Vikram K, Raghu VK, Beaumont JL, et al. Pediatric intestinal transplantation: Analysis of the intestinal transplant registry[J]. Pediatric Transplantation, 2019, doi.org/10.1111/.

[6] Pironi L, Arends J, Bozzetti F, et al. ESPEN guidelines on chronic intestinal failure in adults[J]. Clinical Nutrition, 2016, 35: 247 - 307.

[7] Grant D, Abu-Elmagd K, Mazariegos G, et al. Intestinal transplant registry report: global activity and trends[J]. Am J Transplant, 2015, 15: 210 - 219.

病例 5

弥漫性大 B 细胞淋巴瘤化疗,严重的毒性黏膜炎,骨髓移植

一、病史简介

患者,女,60 岁。因"左下腹疼痛伴左下肢肿胀 1 月余"入院。患者于 1 月前,无明显诱因下出现左下腹疼痛、左下肢肿胀及左足背外侧缘疼痛,性质为胀痛,持续发作,无明显间歇期。否认乏力、头晕、胸闷、胸痛、发热等不适。于外院就诊,查血常规示:白细胞 3.62×10⁹/L,糖类抗原 125 161.45 U/ml,左下肢静脉＋左侧髂静脉彩超:左侧髂外静脉受压变窄。左侧盆腔低回声不均团块。腹主动脉 CTA 检查提示:腹主动脉粥样硬化改变,左侧盆腔软组织肿块包绕左侧髂外动脉。予以地奥司明、拜瑞妥(伐利沙班)等治疗后无明显好转。复查盆腔 CT、MRI 均提示:盆腔左侧占位,侵犯左侧盆壁肌肉,周围淋巴结肿大,左侧髂外动脉被包绕,考虑纤维源性或淋巴源性肿瘤可能大。行盆腔肿瘤穿刺活检,病理示:(左侧腹膜后穿刺)恶性肿瘤性病变,结合免疫组化结果,考虑弥漫大 B 细胞性淋巴瘤(Non-GCB 型)。现为进一步治疗收治入院。发病以来,患者精神、食欲尚可,二便正常,体重无明显变化。

二、入院检查

体温 36.5℃、脉搏 82 次/分、呼吸 20 次/分、血压 98/62 mmHg,体重 64 kg,身高 162 cm。神志清晰,精神尚可,营养中等,全身皮肤无黄染,无肝掌、蜘蛛痣。全身浅表淋巴结无肿大,巩膜无黄染、胸廓无畸形,双肺叩诊清音,听诊呼吸音清。心前区无隆起,心界不大,心率 82 次/分,律齐。腹部平软,肝脾肋下未及,肝肾区无叩击痛,肠鸣音 4 次/分。肛门及生殖器未检,脊柱无畸形,左下肢肿胀,活动自如,神经系统检查。

红细胞 3.71×10¹²/L;血红蛋白 110 g/L;血小板 289×10⁹/L;白细胞 4.65×10⁹/L;中性粒细胞 70.3%;总胆红素 6.4 μmol/L;直接胆红素 1.0 μmol/L;总蛋白 70 g/L;白蛋白 44 g/L;谷丙转氨酶 48 U/L;谷草转氨酶 24 U/L;前白蛋白 268 mg/L;尿素 7.6 mmol/L;肌酐 53 μmol/L;葡萄糖 4.9 mmol/L;钠 141 mmol/L;钾 4.3 mmol/L;氯 105 mmol/L;钙 2.27 mmol/L;无机磷 1.43 mmol/L;镁 0.95 mmol/L。

PET-CT:提示为淋巴瘤累及多处(左侧锁骨区、纵隔腔静脉气管间隙、右侧膈上心周、左侧髂血管旁、盆腔、左侧腹股沟)淋巴结及左侧闭孔内肌伴子宫、左侧附件、左侧髂肌、腰大肌、左侧髂骨及髋臼受侵犯,左侧输尿管下段受侵犯伴其上方尿路扩张积水;盆腔肿瘤穿刺活检病理示:考虑弥漫大 B 细胞性淋巴瘤(Non-GCB 型)。骨髓穿刺活检:骨髓增生尚活跃,髓象中粒、红、巨三系均增生尚活跃,形态、比例未见明显异常。

三、入院诊断

弥漫大 B 细胞淋巴瘤(Ⅳ期,IPI 评分 5 分)。

四、治疗经过

因患者盆腔巨大肿块，压迫左髂外静脉，致血栓形成，血管外科行下腔静脉造影＋下腔静脉滤器放置术，并予低分子肝素、拜瑞妥抗凝治疗。患者弥漫大 B 细胞淋巴瘤诊断明确（Ⅳ期，IPI 评分 5 分），先后行 4 个周期 R－CDOP 方案化疗，复查 PET－CT 示：左侧盆壁病灶及全身病变淋巴结（左侧锁骨区、纵隔、盆腔）较前明显缩小，糖代谢较前明显减低，总体较前明显好转，提示为治疗有效。后继续行 2 个疗程 R－CDOP 联合 MTX 方案治疗＋2 个疗程美罗华（利妥昔单抗注射液）单药治疗。患者化疗周期长，化疗期间毒性反应明显，食欲明显下降，出现严重的呕心、呕吐、腹泻，口腔溃疡严重导致进食疼痛，进食量明显下降，半年内体重下降 16 kg，体重下降幅度达 25%，出现明显的营养不良，BMI 从入院时的 24.4 kg/m² 下降至 18.3 kg/m²。为了提高患者对化疗的耐受性和依从性，控制化疗不良反应，完成治疗计划，改善生活质量，我们在其每次化疗过程中出现严重的毒性黏膜炎、胃肠道感染、顽固性呕吐、持续腹泻、严重吸收不良时，给予全肠外营养支持，提供机体充足的能量、蛋白质、维生素及微量元素。一旦化疗毒性反应减轻，黏膜炎、消化道反应有所好转，即鼓励患者经口进食，同时给予膳食指导＋口服肠内营养补充，肠内营养粉剂（安素）500 kcal/d。患者在完成所有疗程化疗后复查 PET－CT 示：左侧盆壁淋巴结较前糖代谢增高；右侧膈上心周淋巴结及左侧盆壁病灶较前缩小、糖代谢减低；左侧锁骨区及纵隔腔静脉气管间淋巴结与前相仿，请结合临床。考虑患者年龄 60 岁，IPI 评分为 5 分，高危，且左侧盆壁存在残留病灶，无进一步穿刺条件，拟行自体干细胞移植巩固治疗。经过积极术前准备后择期行自体干细胞回输，手术经过顺利，术后继续给予肠内营养支持。手术后复查血常规示：血小板 7×10⁹/L，予以输注血小板、重组人血小板生成素（特比澳）皮下注射，积极营养支持治疗，患者恢复良好，予以出院。

五、讨论分析

弥漫大 B 细胞淋巴瘤（diffuse large B cell lymphoma，DLBCL）是成人淋巴瘤中最常见的一种亚型，其临床表现、组织形态和预后均存在很大异质性。DLBCL 主要发生在中老年人，中位发病年龄为 60～70 岁，男性较女性多发。近年来，DLBCL 的发病率持续上升，DLBCL 的诊断及治疗也出现了一些变化，其治疗方案的选择目前建议依据年龄及危险度分解的不同选用不同的治疗方案。本例患者年龄 60 岁，Ⅳ期，IPI 评分 5 分，属高危患者，同时伴有盆腔巨大肿块，且侵犯邻近脏器，通常采用 R－CDOP 方案化疗的基础上加用局部放疗，在 R－CHOP 的基础上增加药物剂量或给药密度以提高疗效，也可直接应用高强度 R－ACVBP 方案。该患者经过前 4 个疗程治疗后，病变总体较前明显好转，但盆腔肿块未完全消失，因而应用二线化疗方案联＋利妥昔单抗治疗，疾病及局部病灶进一步得到控制。考虑患者年龄 60 岁，IPI 评分为 5 分，高危，且左侧盆壁存在残留病灶，我们随后给予自体造血干细胞移植（AHSCT）巩固治疗，手术经过顺利，术后恢复良好。

化疗常引起明显的毒性反应，尤其是消化道反应如恶心、呕吐、腹痛、腹泻、黏膜炎等，使营养素摄入不足或吸收障碍，导致体重下降，骨骼肌及脂肪丢失，从而影响机体重要器官功能。有研究发现化疗患者口腔黏膜炎发生率约为 64%，其中 3 度及以上口腔黏膜炎发生率为 4.8%，下消化道黏膜炎的发生率为 15.5%。化疗药物可影响患者肠道微生物的组成，而肠道微生物群的改变又会影响肠黏膜的屏障、免疫及修复，进而导致化疗相关黏膜炎的发生。此外，化疗药物可影响支配肠道的神经，或直接影响肠道的分泌和运动，诱导炎症的产生，引起化疗相关性腹泻。另一方面，化疗药物可刺激 5-羟色胺分泌，抑制外周及中枢食欲刺激素的分泌，导致纳差，进食量明显下降，导致体重下降和营养不良，骨骼肌丢失，降低患者对化疗的耐受程度，致使者无法完成或提前中止治疗计划，最终影响患者的抗肿瘤效果和生存。因此,肿瘤患者化疗时除考虑疾病治疗目标(治愈、控制或姑息),还应保证充足的营养摄入,积极预防和改善营养不良,达到或保持理想的体重,防止瘦组织群的丢失。良好的营养状态不仅能提高患者的生活质量,也是化疗顺利实施的保证。

接受化疗的非终末期肿瘤患者的营养支持目标是预防和治疗营养不良或恶病质,提高患者对化疗的耐受性和依从性,控制化疗不良反应,改善生活质量。目前认为,对治疗开始前已经存在中、重度营养不良患者,尤其是高龄、晚期、进食障碍的肿瘤患者,或在化疗过程中出现严重不良反应,预计不能进食时间>7 天的患者,应及时进行营养支持。进行高剂量化疗或造血干细胞移植的患者常需接受高剂量化疗,化疗引起的一系列不良反应会影响患者的营养摄入,导致不良临床结局。许多需要高剂量化疗或造血干细胞移植的血液系统肿瘤患者,入院时已有营养不良,高剂量放化疗会引起恶心、呕吐、黏膜炎、腹泻和感染等,经口进食障碍及体重减轻又会对患者的临床结局带来负面影响。因此,对于造血干细胞移植患者入院时即应行营养筛查,入院后每周监测患者的营养状况、营养摄取及消耗情况,保证每日充分的营养素摄入,对营养不足患者应及时给予营养支持,避免体重进一步丢失。在肠道功能基本正常的情况下,应优先考虑口服营养补充或肠内营养。对于同种异体造血干细胞移植患者,肠内营养能降低感染发生率。Seguy 等分析了 45 例干细胞移植患者,分别给予肠内营养或肠外营养支持,结果发现肠内营养组Ⅲ~Ⅳ度移植物抗宿主反应更少。对于造血干细胞移植患者,肠内营养较肠外营养更能降低移植物抗宿主反应、住院时间、血小板计数恢复时间。尽管如此,当临床上患者出现严重的毒性黏膜炎、胃肠道感染、顽固性呕吐、肠梗阻、严重吸收不良、持续腹泻或症状性胃肠道移植物抗宿主反应时,可考虑给予肠外营养。肠外营养的优势在于临床医生可以根据患者的具体情况能选择性提供营养底物,营养疗效确切,起效快。最近一项 RCT 的结果显示,由药剂师控制的肠外营养方案较常规方案营养支持效果更好。另一项研究结果显示,个体化肠外营养方案组患者营养状况更佳、住院时间更短。

本例患者化疗期间毒性反应明显,食欲明显下降,出现严重的呕心、呕吐、腹泻,口腔溃疡严重导致进食疼痛,进食量明显下降,半年内体重下降 16 kg,体重下降幅度达 25%,出现明显的营养不良,BMI 从入院时的 24.4 kg/m² 下降至 18.3 kg/m²,患者一度曾准备放弃继续治疗。我们根究患者每次化疗过程中的具体情况,当化疗过程中出现严重的毒性黏膜炎、胃肠道感染、顽固性呕吐、持续腹泻、严重吸收不良时,并不坚持患者一定要继续进食,而是给予全肠外营养支持,提供机体充足的能量、蛋白质、维生素及微量元素。当患者化疗毒性反应减轻,黏膜炎、消化道反应症状好转时,给予膳食指导,在鼓励患者经口进食同时给予口服肠内营养补充。通过我们心理干预和积极的营养支持,改善了患者的营养状况和生活质量,提高患者对化疗的耐受性和依从性,顺利完成治疗计划。在接受造血干细胞移植手术后,考虑到前期高剂量化疗和造血干细胞移植可导致严重的免疫抑制,存在食源性感染增加的风险,住院期间我们以肠内营养及口服补充营养为主,以保证患者每日足量的营养物质摄入,进一步改善患者的营养状况,提高机体的免疫功能,促进患者康复进程。出院后,我们指导患者家属规范食物的购买、储存、烹饪等流程,以尽量减小食源性感染的风险。

六、相关营养背景知识

(一)骨髓及造血干细胞移植的营养相关问题

随着科学技术的不断进步,骨髓移植疗法的临床应用逐渐扩大,已从血液系统恶性疾病扩展至实体肿瘤和基因疾病,治疗效果也有明显提高。接受骨髓移植或自体骨髓干细胞移植的患者,在实施移植之前必须先接受大剂量化疗和(或)全身性放疗以杀死病变细胞,而大剂量放、化了不可避免产生严重的不良反应,造成营养物质摄入不足或吸收障碍,导致体重下降,骨骼肌及脂肪丢失,从而影响机体重要器官功能。因此,营养支持作为骨髓移植患者综合治疗措施之一,已越来越为临床工作者所重视,对提高骨髓移植活率和患者生活质量起着相当重要的作用。

每例骨髓移植患者在实施骨髓移植之前都必须先接受大剂量化疗和或全身性放疗以杀死病变细胞,并使机体的免疫活性细胞处于免疫抑制状态,而这种骨髓抑制措施会直接造成机体总体细胞群减少和组织损伤,全血细胞减少和组织修复,严重的胃肠道毒性反应。最突出的表现有消化道黏膜炎、恶心、呕吐和腹泻等,反应程度根据个体情况有所不同,一般会持续2~3周的时间,这对于骨髓移植患者的短期营养状况会造成极大的负面影响。此外,对于接受同种异体干细胞移植的患者来说,还存在发生植物抗宿主病(GVHD)的可能。根据发生GVHD的时间不同(急性或慢性),患者的近期或远期营养状况也会不同程度地受到影响。此时常见并发症包括移植物抗宿主病、感染、间质性肺炎和静脉闭塞病,甚至可能回复到原发疾病。静脉闭塞、胆道梗阻、潜伏的肝炎急性发作、药物毒性作用和移植物抗宿主病等均会成为引起器官功能障碍的原因,可表现为伴有水电解质失衡的中毒性肾功能不全或肾功能衰竭亦可伴发水电解质紊乱,还会加重呼吸衰竭的症状,从而容易引发多器官功能障碍综合征,后者又与感染密切相关。

1. 消化道黏膜炎 大剂量放疗和化疗后最常见的并发症就是消化道黏膜炎症。通常患者在接受放疗和化疗后的7~10天内都会不同程度地产生黏膜炎症,可以发生在整个消化道,黏膜的任何位置。通过内镜可以观察到受累黏膜的皱襞消失,黏膜表面变得光滑,这将导致细菌病毒真菌等易于侵入肠道黏膜,造成败血症、溃疡出血、腹痛、腹泻以及吸收不良等。据统计约75%的骨髓移植患者合并有口腔黏膜炎,这使患者经口摄食受限而营养不良和感染的危险性则明显上升,从而增加病死率和缩短骨髓移植患者的生存时间。严重的口腔黏膜炎可影响到患者的营养状况,常需要实施肠外营养支持。

2. 移植物抗宿主病 当具有免疫活性的移植物移植入处于免疫抑制状态的宿主时,有可能发生GVHD。根据症状出现的时间不同,在骨髓移植后3个月内发生的称为急性GVHD(40%~80%),而3个月后发生的为慢性GVHD(40%~70%)。易受累的器官有肝、消化道、皮肤、眼睛、骨骼肌、肺以及神经系统等。急性GVHD累及肝脏时,毛细胆管被破坏、血浆胆红素浓度升高、肝功能受损。急性GVHD肠道的典型表现是腹泻同时伴有恶心、呕吐、腹痛,偶尔发生肠梗阻。严重的腹泻和呕吐导致患者中止饮食,需要肠外营养支持。慢性GVHD与急性GVHD相似但累及的器官更多。由于治疗慢性GVHD首选环孢素和泼尼松,可能导致高钾血症、高镁血症、高甘油三酯血症以及高血糖症等一系列并发症。也因此,对慢性GVHD患者的营养支持变得十分困难。Lennsen等对同种异体骨髓移植1年后患者的回顾性调查发现,慢性GVHD患者中营养状况下降、热量摄入不足的现象十分普遍,尽管这类患者再次入院后都采用了肠外营养支持,但尚缺乏合适的肠外营养治疗方案。

3. 放化疗所致口腔黏膜炎 口腔黏膜炎(oral mucositis,OM)特指肿瘤放化疗诱发的严重口腔黏膜损伤,是放疗、标准剂量化疗和骨髓移植预处理过程中常见且严重的并发症之一。国内骨髓移植后口腔黏膜炎的分级通常采用WHO标准,口腔黏膜炎分为0~Ⅳ级。0级:口腔黏膜无异常;Ⅰ级:口腔黏膜有1或2个<1.0 cm溃疡,轻度疼痛,不影响进食;Ⅱ级:口腔黏膜有1或2个>1.0 cm溃疡和数个小溃疡,疼痛加重,能进半流食;Ⅲ级:口腔黏膜有2个>1.0 cm溃疡和数个小溃疡,疼痛明显,只能进流质饮食;Ⅳ级:有2个以上>1.0 cm溃疡和(或)融合溃疡,疼痛剧烈,进食困难。OM常发生于移植后7~10天,临床上常表现为黏膜充血、红斑、萎缩、糜烂、局部溃疡、假膜形成及出血;在治疗完成或减量后,OM可自愈。OM的发生常给患者带来严重的后果。首先,剧烈疼痛是OM患者最主要的主观症状,常影响正常进食,严重患者必须接受营养支持,并依靠强效麻醉药物缓解疼痛,从而增加住院天数和治疗费用。其次,口腔上皮黏膜完整性破坏增加口腔微生物感染的机会,对于需接受骨髓移植的患者,该并发症的危害更为突出。移植前预处理所用大剂量化疗药物的清髓作用,使患者免疫功能极度低下,OM的发生显著增加发热、局部和(或)全身感染、机会感染和败血症的发生率;同时增加慢性GVHD的发生,严重威胁患者生命。有报道,严重 OM 的患者发热持续时间达 7.3 天、感染率为 68%、早期移植病死率为 22%、需静脉营养时间达 14 天,均高于无合并 OM 的患者。OM 可影响患者的预后,Fanning 等报道 191 例恶性淋巴系统肿瘤行自体干细胞移植合并严重 OM 的 4 年总生存率明显低于无 OM 的患者(47%：62%)。此外,OM 是肿瘤治疗剂量限制因子,其发生常导致治疗方案的减量、暂停或终止,严重影响治疗的效果。近年的统计数据显示,口腔和胃肠道黏膜炎的发生率在接受标准剂量化疗患者当中超过 50%,在患头颈部恶性肿瘤需接受放疗的患者中为 80%,而接受大剂量化疗和骨髓移植患者中高达 100%;其中 75% 异体骨髓移植患者发生严重的口腔黏膜炎。可见,OM 不仅影响患者的生存质量,还加重患者和社会的经济负担。因此,有效控制 OM 的发生对于提高移植治疗成功率、患者生存率和生存质量,降低治疗成本有重要意义。目前 OM 仍缺乏有效的治疗方法,主要依靠对症治疗和营养支持治疗。有研究显示,OM 愈合时间与严重程度有关,OM 病情越严重,愈合时间越长。另有研究显示,外用重组人表皮因子衍生物可缩短口腔溃疡愈合时间,这与其可加速肉芽组织和上皮组织细胞增殖有关,但需进一步增加观察病例数,以了解确切疗效。

4. 肝静脉阻塞性疾病　骨髓移植患者的另一严重和致命性的并发症是肝静脉阻塞性疾病。发生率约占 20%。病理学上的特征为肝静脉狭窄或阻塞肝功能严重受损。临床上多出现于大剂量化疗后的 2～4 周内全血细胞减少阶段,主要表现为血清胆红素和转氨酶升高,进而发展到少尿、水钠潴留、肝功能衰竭和肝性脑病。此时需严格控制入水量,并使用合适的营养支持。

（二）骨髓移植患者的营养支持

骨髓移植或自身干细胞移植患者营养支持的目的是提供机体适当的营养底物,减少或避免由于大剂量放化疗引起的不良反应,改善症状,提高生存质量。对于已经存在营养不良的患者,长时间、大剂量的放化疗会引起机体一系列代谢变化,进食量下降、体重丢失,机体免疫力降低,对治疗的耐受性下降。此时,合理的营养支持可防止机体营养状况进一步恶化,维持机体的组成,增加机体瘦组织群,改善机体生理及免疫功能,缓解疲劳、厌食等症状,降低促炎性细胞因子水平,改善机体活力,帮助患者安全度过治疗阶段,减少感染等并发症的发生。

1. 机体代谢变化　骨髓移植患者机体代谢发生一系列改变。糖代谢同样受到激素感染等因素的影响造成机体糖耐量异常,此外骨髓移植还可能降低胰岛细胞的功能导致高血糖症。蛋白质分解代谢加强、摄入不足,普遍存在负氮平衡。脂肪代谢在骨髓移植术后早期一般不受影响,但当患者发生慢性 GVHD 需长期使用激素治疗时,会出现血浆胆固醇和甘油三酯升高,应酌情予以调整。维生素和微量元素受饮食不足的影响也常缺乏,例如放疗使机体对抗氧化剂维生素 E 和胡萝卜素的需求增加,而锌缺乏则与骨髓移植术后病死率直接相关。因此,骨髓移植对全身营养状况具有巨大影响。有研究提示这类患者的体细胞总量(BCM)下降,机体细胞外液增加而细胞内液则明显减少。

化疗可在很大程度上改变机体的营养状态,这种影响可以是直接的(通过干扰机体细胞代谢和 DNA 合成和细胞复制),也可以是间接的(通过产生恶心、呕吐、味觉改变及习惯性厌食)。许多抗肿瘤药物可刺激化学感受器的触发区,导致患者恶心和呕吐。消化道黏膜细胞增殖更新快,对化疗极敏感,易发生炎症、溃疡及吸收能力下降,这些结果均可导致营养物质的摄取及吸收减少。由于化疗可使患者免疫损伤进一步加剧,营养消耗进一步恶化,营养不良的肿瘤患者常不能耐受化疗。

2. 营养物质需求量　骨髓移植术后机体对热量的需求增加,通常达到 1.3～1.5 倍 BEE,指南建议总能量按照 Harris - Benedict 公式推算出来的基础能量消耗的 140%～150% 供给,或按照 25～30 kcal/(kg·d) 作为目标量。研究发现,对于移植前能量代谢基线水平一致的患者,施行同种异体骨髓移植后,对热量的需求远大于自体骨髓移植。尽管如此,目前一般认为对于热量的补充应略低于预计需要量即可。由于骨髓移植患者一般存在不同程度的糖代谢异常,因此肠外营养时脂肪制剂的应用就显得更加重要。研究表明,长链或中链脂肪乳剂可以安全应用于骨髓移植患者,提供约 30%～40% 的非蛋白热量。值得注意的是,脂质底物如游离脂肪酸等对于骨髓移植患者的生物合成、免疫功能及炎症反应等具有重要影响。Muscaritoli 等报道应用含脂肪乳剂的肠外营养可以降低致死性急性 GVHD 的发生率,其机制可能是花生四烯酸及其代谢产物前列腺素 E2 增加,减少了 IL-1、IL-2 和 TNF 的产生,降低了主要组织相容性抗原复合物的表达,调节机体免疫反应和移植物抗宿主病相关细胞因子的合成释放,进而减轻该并发症的严重程度。此外,ω-3 多不饱和脂肪酸还有抗血管收缩和抗血小板聚集功能,具有良好的应用前景。

骨髓移植后反复腹泻肠道、吸收功能不良再加上分解代谢加强、应用免疫抑制剂、并发感染和 GVHD 等原因,负氮平衡现象十分常见。骨髓移植患者对蛋白质的需求目标量建议补充 1.2～2.0 g/(kg·d),儿童蛋白质供给量应 > 2 g/(kg·d)。有研究显示,增加蛋白质摄入可纠正负氮平衡、低蛋白血症,并益于组织修复。足量的蛋白质供给对于有效维持患者机体瘦组织群,改善临床结局十分重要。

理论上,谷氨酰胺可以减少机体蛋白分解,提高组织或血液循环中免疫细胞的数量和活性,为上皮细胞提供能源物质,增强消化道黏膜屏障功能,增加抗氧化剂——还原型谷胱甘肽的数量等。但有关肠外营养添加谷氨酰胺在骨髓移植患者中的价值报道不一,Oliva Garcia 等发现,添加谷氨酰胺可以减少术后住院天数,降低口腔黏膜炎发生率,且与谷氨酰胺的剂量存在负相关性。Brown 等还发现谷氨酰胺能维持患者血浆白蛋白浓度,减轻肝静脉阻塞性疾病的症状和体征,提示谷氨酰胺对于移植后的肝功能具有一定的保护作用。Murray 研究发现与标准肠外营养相比,添加谷氨酰胺能减少患者血培养的阳性率,但两组之间住院时间无明显差异。Crowther 针对谷氨酰胺增强的营养支持对 BMT 患者接受骨髓移植术的影响进行了系统评价。结果显示,经静脉注射谷氨酰胺可以减少肠道黏膜炎和移植物抗宿主病的发生,而经口补充谷氨酰胺对临床结局无明显影响。一项回顾性分析中发现,自体骨髓移植的患者在补充谷氨酰胺后可以减少黏膜炎的程度和住院时间,且黏膜炎的减轻程度与谷氨酰胺的摄入量成正相关。ASPEN 临床指南中指出,在肠外营养中添加谷氨酰胺可以改善患者氮平衡,减少住院时间、死亡率、重症口腔黏膜炎发病率等。

3. **营养支持方式**　骨髓移植期间的营养支持方式包括肠外营养和肠内营养。虽然肠外营养支持在骨髓移植患者中的应用已被广为接受,但其适应证尚未建立完善,一般认为:① 入院时患者有严重的营养不良（BMI < 18.5 kg/m²）,或体重下降 > 10%;② 对放/化疗的反应强烈,有严重的恶心、呕吐等症状,无法经口摄食或经胃肠道摄入营养物质不足长达 1 周以上;③ 患者罹患移植物抗宿主病;④ 严重腹泻或感染,营养素丢失及消耗过多,经口或常规静脉输液补充有困难者等;⑤ 对肠内营养难以达到 60%～70% 能量需求 3 天以上的患者,或存在肠道黏膜炎、严重的放射性肠炎等;⑥ 伴有 II 级以上口腔黏膜炎并发症的患者。临床上,肠外营养是骨髓移植患者常用营养支持方式,能较好地维持患者水、电解质平衡,按需提供合适的营养素,对移植术后出现 GVHD 或 VOD 等并发症患者尤为重要。

骨髓移植患者和其他疾病患者一样,只要胃肠道功能正常或具有部分胃肠道功能时,尽可能应用肠内营养,以减少肠外营养相关的并发症。尽管理论上肠内营养有诸多优势,但这些优势并没有在放化疗期间有肠黏膜损伤的患者中观察到。相反,此时不恰当的肠内喂养甚至可能加剧消化系统功能的恶化。因此,接受 BMT 的患者常被推荐使用肠外营养支持,以减少患者的肠道黏膜损伤,避免营养物质经消化道吸收而增加消化道功能紊乱。Candusso 等发现,与未接受营养支持的患者相比,肠外营养可以明显提高骨髓移植患者的 3 年生存率。另有研究亦表明,接受肠外营养组的患者移植期间体重下降较对照组患者轻,血清白蛋白水平则较对照组高。Iestra 等也证实肠外营养在有 2 级口腔黏膜炎的骨髓移植患者中应用是安全的、可行的,并且肠外营养的应用更有利于调节患者液体量,电解质平衡和常量营养素的补给。有研究显示,异基因骨髓移植患儿腹泻的发生率可达73%,与血清蛋白水平下降呈显著相关性,其中90%患者需要肠外营养支持,且持续时间要比无腹泻者明显延长;尽管接受肠外营养支持,骨髓移植后患儿仍可能发生腹泻和体重丢失。

临床实践中,两种营养支持方式并非割裂的,不同患者或同一患者不同治疗阶段对营养底物的需要量和营养支持方式的需求各有不同,许多时候是联合应用、相互补充。对于合并严重营养不良,存在严重放化疗反应或胃肠道功能障碍时,选择肠外营养支持,患者易接受,并可使胃肠道充分休息以利功能恢复。即便如此,在接受肠外营养支持的骨髓移植初期阶段,仍应保持少量的肠内喂养,而肠外营养用以充当肠内无法达到机体能量及蛋白质需要量的补充。Hopman研究发现,在儿童骨髓移植患者中,超过50%的营养支持治疗天数中,可以在肠外营养的基础上同时经胃管喂食。由于全肠外营养会增加肠道通透性和细菌易位,这些因素都可能促使移植物抗宿主病的发生,有研究发现在肠内营养基础上通过肠外途径增加蛋白质摄入量,患者的移植物抗宿主病发生率明显下降。当患者经口摄食能提供超过50%的能量需求大于5天时,应考虑停止肠外营养改用全肠内营养支持。有研究发现肠内营养支持治疗可以降低患者Ⅲ/Ⅳ级急性移植物抗宿主病和感染相关病死率,降低患者腹泻和高血糖的发生率。

七、主编点评

弥漫大B细胞淋巴瘤多见于中老年人,是成人淋巴瘤中最常见的一种亚型,虽然近年来该病的疗效取得了巨大的进步,但高危侵袭性弥漫大B细胞淋巴瘤及复发或难治性病例的治疗效果仍不理想,尚需要临床上不断探索、研究。近年来,随着分子靶向治疗、造血干细胞移植技术的不断进步,临床上一些难治性病例可采用常规放化疗联合靶向治疗、造血干细胞移植等综合治疗模式,使得疾病的治疗效果和治愈率明显提高。本例患者为弥漫大B细胞淋巴瘤,Ⅳ期,IPI评分5分,属高危患者,同时伴有盆腔巨大肿块,且侵犯邻近脏器,经过前4个疗程治疗后病变总体较前明显好转,但盆腔肿块未完全消失,因而应用二线化疗方案联+利妥昔单抗治疗,疾病及局部病灶进一步得到控制,随后接受了自体造血干细胞移植巩固治疗,术后恢复良好,是一个治疗十分成功的案例。

接受骨髓移植或自体造血干细胞移植患者,移植前往往需要接受大剂量的放化疗,患者常因为长疗程、大剂量的化疗的不良反应,尤其是恶心、呕吐、腹痛、腹泻、黏膜炎等,造成进食量明显下降,营养素摄入不足或吸收障碍,导致体重下降,骨骼肌及脂肪丢失,营养不良,机体重要器官功能受损,患者对化疗的耐受程度降低,致使患者无法完成或提前中止治疗计划,最终影响患者的抗肿瘤效果和生存率。因此,临床对于如何改善骨髓移植患者的营养状况越来越重视,营养支持已经成为骨髓移植患者治疗方案中不可或缺的一部分,对提高骨髓移植存活率和患者生活质量起着相当重要的作用。

临床上,对于接受骨髓移植患者,根据患者疾病状况、临床治疗情况、机体代谢特点制订营养支持计划,选择合适的营养支持途径,进行合理的营养支持。对于存在严重营养不良、肠道黏膜炎、严重放射性肠炎,有严重的恶心、呕吐、腹泻等症状,无法经口摄食或经口进食不足,发生罹患移植物抗宿主病,或伴有Ⅱ级以上口腔黏膜炎并发症的患者,采用肠外营养不仅能较好的维持患者水、电解质平衡,提供足量的营养物质并可使胃肠道充分休息以利功能恢复,而且患者易接受。当放化疗反应减轻,胃肠道功能恢复时,尽可能应用肠内营养,以减少长期肠外营养所致的相关并发症。临床上许多情况下两种营养支持方式相辅相成,不同患者或同一患者不同治疗阶段对营养底物的需要量和营养支持方式的需求各有不同,许多时候是联合应用、相互补充。有研究发现肠内营养支持治疗可以降低患者Ⅲ/Ⅳ级急性移植物抗宿主病和感染相关病死率,降低患者腹泻和高血糖的发生率,另一方面,肠内营养无法满足机体能量及蛋白质目标需要量时,通过补充性肠外营养增加热量和蛋白质摄入量,同样会明显降低患者的移植物抗宿主病发生率，改善患者预后。

（吴国豪　孟庆洋）

参考文献

［1］ Ichai C，Quintard H，Orban JC. Metabolic Disorders and Critically Ill Patients［M］. 1th ed. Switzerland：Springer Nature Switzerland AG，2018.

［2］ Virizuela JA，Camblor -ALvarez M，Luengo-Perez LM，et al. Nutritional support and parenteral nutrition in cancer patients：an expert consensus report［J］. Clin Transl Oncol，2018，20：619－629.

［3］ Arends J，Bachmann P，Baracos V，et al. ESPEN guidelines on nutrition in cancer patients［J］. Clinical Nutrition，2017，36：11－48.

［4］ Thompson KL，Elliott L，Fuchs-Tarlovsky V，et al. Oncology Evidence-Based Nutrition Practice Guideline for Adults［J］. J Academy of Nutrition and Dietetics，2017，117：297－319.

［5］ 中华医学会肠外肠内营养学分会.肿瘤患者营养支持指南［J］.中华外科杂志，2017,55：801－829.

第十三章

减重手术

病例 1

肥胖症,腹腔镜下胃袖状切除术后吻合口狭窄,Wernicke 脑病

一、病史简介

患者,男,24 岁。患者出生时体重 3.62 kg,足月顺产,母乳喂养,自幼食量大,比同龄人胖,平素喜食肉类、烘焙食品、油炸食品、碳酸饮料等高热量饮食,夜间喜食高脂高热量食物,运动量少,体重渐增加。18 岁时体重约 100 kg,后体重增加幅度明显加快,每年 10~15 kg/年,20 岁时体重 140 kg 左右,2014 年行中药减肥 1 年,具体药物不详,1 年内体重未见明显增加,后自行停服中药,自停药后因待业等原因,运动量亦明显减少,近 2 年内体重共增加约 75 kg,现体重达 208 kg,患者近期活动后常有胸闷、气促、下肢关节疼痛,怕热、多汗、多饮、乏力、夜间打鼾明显,有睡眠呼吸暂停、夜间憋醒、端坐呼吸现象。无畏寒、视力障碍、多尿等不适。为行减重手术就诊于我院内分泌代谢科减重外科门诊。

二、入院检查

体温 37.2℃,脉搏 84 次/分,呼吸 20 次/分,血压 140/85 mmHg,体重 208 kg,身高 182 cm,BMI 62.79 kg/m²,腰围 166 cm,臀围 155 cm,颈围 54 cm,腰臀比 1.08。肥胖体型,神志清晰,精神尚可,营养中等,全身皮肤无黄染,无肝掌、蜘蛛痣。全身浅表淋巴结无肿大,巩膜无黄染、胸廓无畸形,双肺叩诊清音,听诊呼吸音清。心前区无隆起,心界不大,心率 84 次/分,律齐。腹部隆起。全腹软,肝脾肋下未及,肝肾区无叩击痛,肠鸣音 4 次/分。肛门及生殖器未检,四肢脊柱无畸形,活动自如,神经系统检查(一)。

红细胞 $5.47×10^{12}/L$;血红蛋白 160 g/L;白细胞 $6.20×10^9/L$;血小板 $211×10^9/L$;总胆红素 13.4 μmol/L;直接胆红素 5.3 μmol/L;总蛋白 68 g/L;白蛋白 42 g/L;谷丙转氨酶(ALT)104 U/L;谷草转氨酶(ART)68 U/L;γ-谷氨酰转移酶(γ-GGT)208 U/L;尿素 4.1 mmol/L;肌酐 82 μmol/L;尿酸 603 μmol/L;总胆固醇 5.01 mmol/L;甘油三酯 3.09 mmol/L;低密度脂蛋白胆固醇 2.83 mmol/L;非高密度脂蛋白胆固醇 4.23 mmol/L;高密度脂蛋白胆固醇 0.78 mmol/L。钠 145 mmol/L;钾 3.8 mmol/L;氯 104 mmol/L;钙 2.29 mmol/L;无机磷 1.58 mmol/L;镁 0.87 mmol/L。

肺功能检查:轻度限制性通气功能障碍,低氧血症。腹部 CT 平扫:脂肪肝。睡眠功能监测:符合睡眠呼吸暂停低通气综合征,以低通气为主;夜间睡眠呼吸暂停,重度。

三、入院诊断

肥胖症,睡眠呼吸暂停,代谢综合征。

四、治疗经过

患者入院后积极完善相关检查,首先明确肥胖病因,查 ACTH-F 节律提示 8AM:ACTH 23.1 pg/ml、皮质醇 305.6 nmol/L;4PM:ACTH 17.5 pg/ml、皮质醇 383.1 nmol/L;12MN ACTH 14.5 pg/ml、皮质醇 388.8 nmol/L,ACTH-F 节律明显紊乱,进一步行隔夜地塞米松抑制试验示 ACTH

22.9 pg/ml、皮质醇 402.0 nmol/L,皮质醇无明显抑制,遂行小剂量地塞米松抑制试验。对照 1:血 ACTH 7.3 pg/ml、血 F 83.9 nmol/L、尿游离皮质醇 145.19 μg/24 h;对照 2:血 ACTH 2.0 pg/ml、血 F 22.8 nmol/L、尿游离皮质醇 185.09 μg/24 h,查肾上腺 CT 平扫示左侧肾上腺稍增生,故皮质醇增多症诊断依据不足。查甲状腺激素水平示 FT3、FT4、TSH 水平正常,甲状腺功能减退诊断依据不足。综上所述,考虑为单纯性肥胖症。

进一步评估患者肥胖症并发症。患者体型肥胖,入院查糖化血红蛋白:6.5%,酮体阴性,I 型糖尿病自身抗体均阴性,OGTT 试验(3 点法)示空腹血糖 6.6 mmol/L,餐后 2 小时 9.9 mmol/L,入院后监测 7 点血糖,空腹血糖维持在 4.8~7.2 mmol/L,餐后血糖 9.5~12.5 mmol/L,故诊断糖调节受损诊断明确。患者自诉既往无高血压病史,入院多次测压高于 140/80 mmHg,最高达 150/105 mmHg,高血压病诊断明确,予氨氯地平(兰迪)5 mg qd 口服降压,现血压维持在 130/80 mmHg;患者血脂水平明显增高,腹部彩超提示脂肪肝,未见明显肝硬化影像学征象,患者因体型过大,无明显行肝脏 MRS 检查,查肝功能 ALT 104 U/L、AST 68 U/L、γ - GGT 208 U/L,既往无乙肝病史,查乙肝抗原、丙肝抗体、戊肝抗体阴性,无大量饮酒史,每周酒精量摄入少于 140 g,故非酒精性脂肪肝病诊断明确,查肝硬化指标提示:透明质酸<60 ng/ml、层粘连蛋白 67.5 ng/ml、III 型前胶原 18.8 ng/ml、IV 型胶原 111.3 ng/ml,但肝纤维化指数 0 级,故诊断脂肪肝肝硬化证据不足,住院期间予以易善复护肝治疗。患者打鼾多年,存在夜间憋醒,睡眠呼吸监测:睡眠呼吸暂停低通气综合征,重度,以低通气为主;夜间睡眠低氧血症,重度,睡眠呼吸暂停低通气综合征诊断明确,予夜间高枕卧位及呼吸机辅助通气治疗。患者自诉既往无痛风病史,入院查尿酸 603 μmol/L,高尿酸血症诊断明确,予以苯溴马隆片 50 mg qd 对症治疗,服用后积极水化治疗,复查尿酸降至 468 μmol/L。综上所述,患者存在代谢综合征。结合患者体型肥胖,BMI 62.79 kg/m²,有代谢手术指征,排除手术禁忌证。

经过全面术前检查和积极术前准备后,患者择期在全麻下腹腔镜下胃袖状切除术,术中见胃容积巨大,肝脏脂肪样变,网膜脂肪沉积。手术过程平稳、顺利,未输血,术后为进一步监测生命体征及治疗转入外科监护室,监测生命体征、血糖、尿量,完善各项实验室检查,予维持水、酸碱、电解质平衡,加强雾化吸入,积极预防肺部感染,完善镇痛,解除患者焦虑,积极预防下肢深静脉血栓,术后第 2 天返回普通病房。术后第 4 天拟行胃肠道碘水造影,因患者体型偏大未成功,反复听诊肠鸣音 3~5 次/分,已通气、通便,遂术后第 5 天开放流质饮食,患者未诉恶心、呕吐,无食欲不振症状出现。术后第 6 天,患者一般情况可,无诉特殊不适,予出院,嘱出院后 7 天当地医院拆线。

患者在术后 2 周时出现呕吐,呕吐为进食物,伴排气便停止 2 天再次入院,患者自述手术后一直流质饮食,少吃多餐,每次进食量<50 ml,出院后只解过 1 次大便。入院后予以禁食、补液、止吐治疗后症状缓解,直肠指检发现直肠内充满干结粪便,予以灌肠等处理后恢复排气、排便后出院。两周后因上述情况再发而再次入院,同样处理后好转后又出院。出院后数日在进食鱼汤后再出现呕吐,上腹部不适,反酸再次入院。入院后行上消化道碘水造影:胃术后残胃扩张欠佳,管状胃不均匀,残胃蠕动可,对比剂流过尚通畅,管状胃流出口处稍狭窄。胃镜检查见胃腔狭窄,行胃镜下扩张术数次,效果不佳。2 周后在全麻下行胃转流术,术后一周患者出现神萎,精神差,上下肢肢端无力,定向功能差,视力下降,复视,近事遗忘并逐渐加重,头颅 MRI 平扫提示脑内多发腔隙性缺血灶,神经内科考虑 Wernicke 脑病,给予静脉注射 120 mg 维生素 B₁,12 小时后再次静脉滴注维生素 B₁,后续采用分次肌肉注射给药。经过一周左右的维生素 B₁ 治疗,患者眼部症状好转,记忆力仍较差,肌力下降,缓慢行走,予以出院。

五、讨论分析

减重的方法主要是生活方式干预、药物治疗以及手术治疗。但是生活方式干预患者不易长期坚持,容易体重反弹;大多数减肥药物长期服用容易导致精神方面的不良反应。减重手术是使重度肥胖症患者获得长期、稳定减重效果的唯一方法,也是治疗肥胖相关 2 型糖尿病、原发性高血压、高脂血症和阻塞性呼吸睡眠暂停等代谢紊乱性疾病的最有效方法。近年来,随着腹腔镜技术的普及以及麻醉技术的提高,手术死亡率及并发症明显降低,手术治疗肥胖症逐渐成为减肥的主要选择。目前,国际上通行的肥胖症患者减重手术适应证是根据患者体重指数,欧美地区减重手术的标准是 BMI>40 kg/m^2 的重度肥胖患者,或者 BMI>35 kg/m^2,同时伴代谢综合征患者。我国近年来许多相关学会、减重代谢外科及内分泌组织,陆续组织专家共同起草制定了我国减重代谢外科指南,提出的手术适应证有些差异,原则上主要有:① BMI>37.5 kg/m^2 的重度肥胖患者,无合并症或无严重相关风险的患者,适合进行减重手术;② BMI>32.5 kg/m^2 同时合并有 2 型糖尿病,这部分患者也适合进行减重手术;③ 男性患者腹围>90 cm,女性患者腹围>85 cm,也可作为减重手术是指征之一;④ 还有一部分患者 BMI 为 28～32 kg/m^2,但合并 2 型糖尿病和代谢综合征,亦可接受减重手术进行疾病的治疗。此外,减重手术并非适合于所有年龄段患者,60 岁以上患者,由于身体合并症相对比较多,不太适合于进行减重手术;15 岁以下青少年患者,生长发育还没有完全完成,也不适合进行减重手术。该患者为单纯性肥胖症,BMI 高达 62 kg/m^2,属重度肥胖,且同时伴有代谢综合征,具有明确的代谢手术指征。

近年来,随着腹腔镜技术临床应用的成熟与发展,腹腔镜手术治疗肥胖症已成为成熟的治疗模式,应用日趋广泛。腹腔镜袖状胃切除手术(laparoscopic sleeve gastrectomy, LSG)的原理是利用腹腔镜把胃的大弯垂直切割出来,即顺着胃大弯的走行方向保留 4～8 cm 幽门以上胃窦,切除胃的大部,使残留的胃呈"香蕉状"约胃镜直径的通道,容积在 100～150 ml 的小胃囊,其优势是不需要在体内置入外来物,而且手术的减肥成效显著。由于手术切除了大部分胃体积,除了降低食量外,还会减少刺激食欲的激素 Ghrelin 的分泌量,因此食欲也会降低。该手术相对安全,容易在腹腔镜下操作完成,再加上由于该术式不改变胃肠道的生理状态,不会产生营养物质缺乏。因此,成为目前临床上治疗重度肥胖首选的第 1 阶段的初步手术治疗方式。

尽管如此,该手术仍有一些并发症,其中一个常见的并发症是胃腔狭窄或梗阻。临床上,LSG 术后一旦出现胃肠道梗阻,胃内容物因为狭窄或梗阻原因不能顺畅通过时,典型的症状就是恶心、呕吐。术后早期,患者常出现一定程度的恶心和呕吐,很多时候是手术后组织水肿导致残胃相对狭窄导致的,随着水肿的消退和胃肠功能的恢复,症状会很快消失。而症状一直难以改善,则需要考虑机械性狭窄的可能。该患者术后一直流质饮食,每餐进食量小,但反复出现呕吐症状,呕吐为进食物,经相应处理后呕吐未能有效缓解和控制,故应考虑存在胃腔狭窄或梗阻。袖状胃切除术后残留胃腔的狭窄通常是由于切割闭合器进行切割时不均匀,缝合过多,或残留闭合钉切缘的角化、扭转引起,也可能与术中使用太小的支撑管有关,造成管状胃狭窄,最常见的狭窄位置在胃小弯的角切迹位置,从而引起消化道梗阻。临床上通过上消化道造影常可明确诊断,口服对比剂后使胃显影后来判断是否狭窄。通常情况下,袖状胃切除术管状胃狭窄部位发生在食管胃结合处、胃体胃角切迹处及幽门部,其中最常见部位为胃体胃角切迹处。临床上,有部分患者在手术后早期出现恶心、呕吐症状,但上消化道造影并没有发现管状胃狭窄或梗阻,这可能是胃切割闭合线处黏膜水肿,随着胃壁水肿的消退,消化道症状逐渐缓解和消退。该患者在术后 6 周时行上消化道碘水造影,发现残胃扩张欠佳,管状胃不均匀,残胃蠕动尚可,对比剂显影在管状胃流出口处狭窄,胃镜检查见胃腔狭窄,证实管状胃存在狭窄、梗阻,这与该患者术后反复出现的进食后呕吐可能与残胃胃腔狭窄有关。临床上,对于明确袖状胃切除术后残留胃腔狭窄患者,多数情况下可以通过胃镜或胃镜下球囊进行扩张得以解决。对于严重的狭窄,或内镜下反复扩张无效时,必须行手术治疗。该患者入院后行胃镜下扩张术数次,效果不佳,不得不采取修正手术,行胃-空肠转流术。

减重代谢手术后能量摄入减少,与此同时微量营养素摄入也相应减少,加上胃容积缩小或转流后导致维生素及微量元素吸收不良,因此容易发生微量营养素缺乏,特别是维生素 B_1 缺乏。正常情况下,水溶性维生素 B_1 需要一个酸性环境在近端小肠吸收。因此,胃肠旁路手术绕过十二指肠同时又减少胃酸分泌,使维生素 B_1 缺乏的风险增加。袖状胃切除术因保留一定的胃结构,一般情况下不会出现维生素 B_1 缺乏,极少出现 Wernicke 脑病等较为严重的并发症。但是,如果手术后存在残胃狭窄或梗阻,出现严重且持久的呕吐与进食困难时候,其发生概率大大增加。有研究发现,那些术后发生维生素 B_1 缺乏的患者,大多数存在术后剧烈呕吐或厌食,以及长期静脉营养治疗等情况。因此,减重代谢术后存在机械性狭窄,长期进食不足,严重呕吐患者,代谢外科医生要特别引起关注,应及时补充维生素 B_1 等微量营养素,才有可能避免 Wernicke 脑病等严重的神经系统损伤。

维生素 B_1 是由含硫的噻唑环及含氨基的嘧啶环所组成,主要在肝及脑组织中经硫胺素焦磷酸激酶的作用生成活性形式焦磷酸硫胺素。焦磷酸硫胺素是 α-酮酸脱羧酶的辅酶,参与线粒体内丙酮酸、α-酮戊二酸和支链氨基酸的氧化脱羧反应,可影响机体的蛋白质代谢。此外,维生素 B_1 对神经生理具有特殊作用,并参与色氨酸转化为烟酸和烟酰胺的过程。Wernicke 脑病是维生素 B_1 缺乏导致的一种神经系统疾病,症状多表现为眼外肌麻痹、眼球震颤、精神异常以及以下肢站立行走困难为主的小脑共济失调。该患者在术后近 2 个月时间内一直进食流质,反复出现呕吐,治疗过程中一直没有补充外源性维生素 B_1,是导致维生素 B_1 缺乏最主要的原因。此外,该患者后采取胃转流修正手术,相比限制性手术,减少吸收的胃转流手术发生维生素 B_1 缺乏的机会增多。再则,该患者在转流手术后一周左右出现明显的神经损害症状,可能与输注不含维生素 B_1 的葡萄糖溶液,更快耗尽体内残存维生素 B_1 有关。该患者出现的临床症状,特别是上下肢肢端无力和进行性加重的近事遗忘,是由于维生素 B_1 缺乏所致,故诊断为 Wernicke 脑病。该患者由于长时间进食不足,频繁呕吐,没有额外补充微量营养素,导致严重的维生素 B_1 缺乏和 Wernicke 脑病,结果造成患者不可逆的神经损害,待患者出院时部分神经症状尚未恢复正常,这是本病例给我们最大的教训。由此可见,减重手术患者补充维生素与微量元素至关重要,尽管 Wernicke 脑病的发生率很低,但一旦发生危害大,可致残、致命。因此,临床上存在一些危险因素时,应提前给予维生素 B_1 预防,目前有证据表明每天补充 $50\sim100$ mg 维生素 B_1 能够有效预防 Wernicke 脑病等严重并发症的发生,一旦发生应立即静脉给予足量的维生素 B_1 治疗,可有效缓解症状。

六、相关营养背景知识

(一) 肥胖的定义和分类

肥胖(obesity)是机体能量摄入超过能量消耗导致体内脂肪积聚过多及分布异常所致的一种常见的代谢性疾病,其特征是体内脂肪细胞体积和数量的增加,导致体重增加和机体总的体脂含量以及占体重的百分比异常增高,并在某些局部过多沉积脂肪。肥胖可分为单纯性肥胖和继发性肥胖。

1. 单纯性肥胖　无内分泌疾病或找不出引起肥胖的特殊病因的肥胖症为单纯性肥胖。单纯性肥胖者占肥胖症总人数的 95% 以上。肥胖儿童中约 99% 以上属于单纯性肥胖,其病因目前普遍认为是能量摄入和消耗之间的不平衡。此外,父母肥胖等遗传因素也是单纯性肥胖发生的一个重要方面,还有部分学者认为肥胖者情绪紧张、忧郁等心理因素可能也与其病因密切相关。单纯性肥胖可发生于个体发育的不同阶段,婴幼儿时期的肥胖已被认为是成年期肥胖的危险因素,由于成年期间肥胖可带来糖尿病、高血压、脑血管意外等多种并发症,从而加强成年期疾病在儿童时期的预防已成为共识。某些特殊情况下由于人体自身的需要,也可使个体处于脂肪积聚过多的状态,这种状态某种意义上有利于机体,如妊娠期及哺乳期的肥胖。

2. **继发性肥胖** 继发性肥胖主要指临床上继发于神经-内分泌-代谢紊乱基础上的肥胖症或遗传性疾病所致的肥胖。① 下丘脑病变：各种原因引起的下丘脑综合征包括遗传性代谢缺陷、炎症、创伤、出血、肿瘤等均有可能引起肥胖症。② 垂体病变：垂体前叶功能减退症、垂体瘤等。③ 甲状腺功能减退症：原发或继发于丘脑-垂体-甲状腺病变者均可引起肥胖，主要是由于代谢率低下，脂肪动员相对较少，且常伴有黏液性水肿。④ 皮质醇增多症：多种原因引起体内皮质醇过多所致。由于体内各部位脂肪组织对皮质激素的敏感性不同，故出现面部、颈部、躯干部脂肪沉积增多，而四肢脂肪组织分布相对减少，形成典型的向心性肥胖。⑤ 胰岛病变：胰岛素瘤、功能性自发性低血糖症，反复发作的低血糖，迫使患者通过增加进食来缓解症状。食欲亢进加之高胰岛素血症使合成代谢增加，导致患者肥胖，脂肪分布呈普遍性，皮下脂肪丰满。胰岛素瘤患者约 40% 伴有肥胖。⑥ 性腺功能减退症及其他：女性更年期综合征及少数多囊卵巢综合征、男性无睾或类无睾综合征，以及一些与遗传相关的综合征均可引起肥胖。⑦ 某些遗传性疾病：如 Laurence‑Moon‑Bardet‑Biedl 综合征、Alstrom 综合征、Prader‑Willi 综合征及 Down 综合征等。

肥胖症患者的一般特点为体内脂肪细胞的体积和数量增加，体脂占体重的百分比（体脂%）异常增高，并在局部过多沉积。如果脂肪主要在腹壁和腹腔内积聚过多，被称为"中心型"或"向心性"肥胖，则对代谢影响很大。中心型肥胖是多种慢性病的重要危险因素之一。

（二）肥胖的诊断

肥胖是机体能量摄入超过能量消耗导致体内脂肪积聚过多及分布异常所致的一种常见的代谢性疾病。肥胖人群的特征是体内脂肪细胞体积和数量的增加，导致体重增加和机体总的体脂含量以及占体重的百分比异常增高，并在某些局部过多沉积脂肪。正常情况下，18 岁以上的男性体内脂肪量约占体重的 15%～18%，女性约为 20%～25%，根据体内脂肪量可以准确诊断肥胖症。

在当前的医学技术条件下，临床上可以快速、准确地测定人体内的脂肪量的方法主要有 CT 和 MRI 等。尽管上述技术和方法可以较精确地测定体脂的百分含量，但由于这些仪器设备比较昂贵，且有辐射之虞，仅限于科学研究使用。另一方面，对于肥胖人群，传统的营养评价方法价值有限，临床上需要采用其他合适的营养评价方法来判断肥胖的程度和类型。目前公认的适合肥胖患者营养评价和诊断的方法主要有标准体重法、体重指数和腰围测定，生物电阻抗测定等，各种方法各有利弊。

1. **体重指数** 体重指数（body mass index，BMI）被公认为肥胖症的可靠指标，计算公式如下：BMI＝体重（kg）/身高^2（m^2）。目前，国际上大多数相关学会对肥胖的判断均即基于 BMI 做出。WHO、NIH 及 ASPEN 等制定的肥胖诊断标准为：BMI＝25.0～29.9 kg/m^2 属超重；BMI≥30.0 kg/m^2 为肥胖。同时进一步将肥胖分为：BMI＝30.0～34.9 kg/m^2 为轻度肥胖；BMI＝35.0～39.9 kg/m^2 为中度肥胖；BMI≥40.0 kg/m^2 为重度肥胖（表 13‑1‑1）。我国的诊断标准则为：BMI＝18.5～23.9 kg/m^2 属正常体重；BMI＝24.0～27.9 kg/m^2 属超重；BMI≥28.0 kg/m^2 为肥胖（见表 13‑1‑2）。采用 BMI 用于肥胖的诊断的优点是其可以对不同性别、年龄人群进行比较，可以消除不同身高对体重的影响，以便于人群或个体间的比较。因此，BMI 作为判断肥胖的工具已经被广泛采用，而且可以作为预测期望寿命和大部分肥胖并发症的指标。大多数个体的体重指数与体脂肪的百分含量有明显的相关性，能较好地反映肥胖程度。但在具体应用时还应考虑到其局限性，如对肌肉发达的运动员或有水肿的患者，体重指数可能过高估计其肥胖程度。老年人的肌肉组织与其脂肪组织相比，肌肉组织的减少较多，计算出的体重指数可能过低估计其肥胖程度。相等 BMI 值的女性体脂百分含量一般大于男性。如有适当仪器条件时，同时测定体脂百分含量会有助于判断肥胖程度。此外，单独采用 BMI 评判肥胖及其程度不能反映年龄、性别、种族、疾病等差异造成的体脂含量及分布的不同。

表 13-1-1　世界卫生组织(WHO)对肥胖程度制定了体重指数界限值

分　类	BMI(kg/m²)	分　类	BMI(kg/m²)
低体重	<18.5	1级肥胖	30～34.9
正常体重	18.5～24.9	2级肥胖	35～39.9
超重	25～29.9	3级肥胖	>40

国际生命科学学会中国办事处中国肥胖问题工作组根据对我国 13 项大规模流行病学调查,总计约 24 万成人的数据汇总分析了体重指数与相关疾病患病率的关系,提出对中国成人判断超重和肥胖程度的界限值,及结合腰围来判断相关疾病的危险度(表 13-1-2)。腰围指腰部周径的长度,目前公认是衡量脂肪在腹部积聚程度的最简单、实用的指标。在 BMI 并不太高者,腹部脂肪增加似乎是独立的危险性预测因素。同时使用腰围和体重指数可以更好地估计与多种相关慢性疾病的关系。

表 13-1-2　中国成人超重和肥胖的体重指数和腰围界限值与相关疾病 * 危险的关系

分　类	体重指数(kg/m²)	腰围(cm) 男：<85 女：<80	腰围(cm) 男：85～95 女：80～90	腰围(cm) 男：>95 女：>90
体重过低 **	<18.5	—	—	—
体重正常	18.5～23.9	—	增加	高
超重	24.0～27.9	增加	高	极高
肥胖	>28	高	极高	极高

注：* 相关疾病指高血压、糖尿病、血脂异常和危险因素聚集。

　　** 体重过低可能预示有其他健康问题。

2. **理想体重法**　体重是临床上最常用的体格检查指标,也是营养评价中最简单、直接而又可靠的方法。由于体重的个体差异较大,因而临床上通常采用实际体重占标准体重的百分比来表示。计算公式是：

$$理想体重(kg)＝身高(cm)－105(适合于成年男性)$$

$$理想体重(kg)＝[身高(cm)－100]×0.85(适合于成年女性)$$

$$理想体重(kg)＝身高(cm)－100(适合于身高不足 150 cm 者)$$

$$理想体重(kg)＝身高^3(m^3)×13.2(适合于小、中学生)$$

婴幼儿理想体重可参考 WHO 公布的数据。

$$理想体重指数(\%)＝(实际体重－理想体重)/理想体重×100\%$$

按照标准体重：实际体重超过标准体重的 20% 属超重；实际体重超过标准体重的 20%～30% 属轻度肥胖；实际体重超过标准体重的 30%～50% 属中度肥胖；实际体重超过标准体重的 50% 属重度肥胖。但是,体重是机体脂肪组织、瘦组织群、水和矿物质的总和,体重的改变很难确定是脂肪组织增高所致。

3. **按照腰围计算**　腰围是指腰部周径的长度,腰围的大小对肥胖评判的重要性在某种程度上要超过 BMI 的价值,这是因为脂肪在身体内的分布,尤其是腹部脂肪堆积的程度与肥胖相关性疾病有着高度的相关性。WHO 制定的诊断标准：男性>94 cm；女性>80 cm 为肥胖。NIH 及 ASPEN 的标准则为：男性>102 cm；女性>88 cm 为肥胖。中国肥胖问题工作组建议中国成人男性腰围>85 cm、女性腰围＞80 cm 为腹部脂肪聚集的界限,即可认为肥胖。目前认为,腰围是衡量脂肪在腹部蓄积程度最简单和实用的指标,腰围的大小是独立危险因子。我国人群的肥胖有别于西方国家的肥胖,主要表现为腹型肥胖(也称向心性肥胖),而西方人则是整个身体的肥胖。腹部脂肪堆积可导致心血管疾病的风险增高。研究表明,中心性肥胖与代谢综合征及胰岛素抵抗密切相关。

腰臀比及腰围与臀围的比值,白种人男性腰臀比正常值为 1.0 以内,女性应＜0.85。亚洲人的脂肪不仅易积累于腹部,更容易进驻内脏,所以亚洲正常男性的腰臀比应＜0.90,正常女性应＜0.85,超过该指标可考虑为腹型肥胖。腰臀比能较好地反映出内脏脂肪分布的严重程度,能更直观地显示肥胖对身体造成危害的危险程度。中国成人超重和肥胖的体质指数和腰围界限值与相关疾病危险的关系见表 13-1-2。

4. 其他方法　对肥胖患者进行营养评定的目的并不是单纯判定肥胖的程度和类型,更重要的是该评价方法是否能准确判断肥胖程度及类型与代谢综合征之间的关系。机体组成测定则是评定肥胖人群肥胖程度和类型较理想的方法,其中磁共振成像、多频生物电阻抗分析及双能 X 线吸收法的价值更明显。

生物电阻抗分析通过测定机体的阻抗值,可直接检测出机体总体水(TBW)、细胞外水(ECF)、细胞内水(ICF)及非脂群(FFM)。体脂(FM)含量、体脂所占比例可通过公式：$FM = Wt - FFM$;$FM\% = FM/Wt \cdot 100$ 计算得出。

双能 X 线吸收法(DEXA)可直接测定机体总体脂含量及占体重的百分比。尽管如此,生物电阻抗分析法及双能 X 线吸收法均只能测定机体总的体脂含量,却无法准确地反映机体脂肪的分布或真正的内脏脂肪含量,而腹内脏器脂肪沉积才真正反映脂肪代谢紊乱、脂毒性诱导的代谢综合征及胰岛素抵抗的主要原因。因此,准确测量内脏器官内脂肪异位沉积情况将有助于判断患者的临床结局。

七、主编点评

肥胖是机体脂肪积聚过多及分布异常所致的一种常见的代谢性疾病,肥胖与高血压、糖尿病、血脂紊乱、睡眠障碍、冠心病以及脑卒中等疾病风险增加相关。自 20 世纪 80 年代外科学家发现代谢手术可以有效降低体重、控制血糖和缓解肥胖相关合并症以来,减重手术是对肥胖最成功、疗效最持久的治疗方法。近年来,随着腹腔镜技术的进步以及麻醉技术的提高,减重手术死亡率及并发症明显降低,减重手术在我国蓬勃发展。

腹腔镜袖状胃切除手术相对安全,容易在腹腔镜下操作完成,再加上由于该术式不改变胃肠道的生理状态,不会产生营养物质缺乏,因此成为目前临床上治疗重度肥胖首选的第 1 阶段的初步手术治疗方式。随着手术例数的增加,临床上不可避免出现一些并发症,常见的并发症是胃腔狭窄,反流性食管炎以及维生素 B_1 缺乏,这些并发症之间存在相关性。由于该手术改变了正常的消化道解剖结构和功能,胃容量减小或肠道吸收面积减少,手术后能量摄入减少,与此同时微量营养素摄入也相应减少,加上胃容积缩小或转流后导致维生素及微量元素吸收不良,因此容易发生微量营养素缺乏,特别是维生素 B_1缺乏。袖状胃切除术因保留一定的胃结构,一般情况下不会出现维生素 B_1 缺乏,极少出现 Wernicke脑病此类较为严重的并发症。但是,该患者术后出现管状胃腔狭窄,在术后近 2 个月时间内进食明显不足,反复出现呕吐,治疗过程中一直没有补充外源性维生素 B_1,导致严重的维生素 B_1 缺乏和 Wernicke脑病,结果造成患者不可逆的神经损害,十分遗憾。尽管袖状胃切除术严重的微量营养素缺乏、Wernicke 脑病的发生率很低,但一旦发生危害大,可以导致不可逆的神经损害。因此,目前大多数减重及代谢性疾病治疗中心均建立多学科团队,建立常规性的围手术期预防和术后长期监测系统,对减重手术患者进行全程管理,可尽早发现并预防性治疗可能出现的营养相关并发症,对减重代谢术后存在机械性狭窄,长期进食不足,严重呕吐患者,及时补充维生素 B_1 等微量营养素,可有效预防相关并发症的发生。

(吴国豪　施晨晔)

参考文献

［1］ Altomare DF，Rotelli MT. Nutritional Support after Gastrointestinal Surgery［M］. 1th ed. Switzerland：Springer Nature Switzerland AG 2019.

［2］ Tabesh MR，Maleklou F，Ejtehadi F，et al. Nutrition，Physical Activity，and Prescription of Supplements in Pre- and Post-bariatric Surgery Patients：a Practical Guideline［J］. Obesity Surgery，2019，doi. org/10. 1007/s11695－019－04112.

［3］ Palanivelu PR，Kumar S，Gomes RM. Bariatric Surgical Practice Guide：Recommendations［M］. 1th ed. Singapore：Springer Nature Singapore Pte Ltd. ，2017.

［4］ Rami Lutfi R，Palermo M，Cadière GB. Global Bariatric Surgery：The Art of Weight Loss Across the Borders［M］. Switzerland：Springer Nature Switzerland AG，2018.

［5］ Agrawal S. Obesity，Bariatric and Metabolic Surgery：A Practical Guide［M］. Switzerland：Springer International Publishing，2016.

［6］ Nguyen NT，Blackstone RP，Morton JM，et al. The ASMBS Textbook of Bariatric Surgery［M］. New York：Springer Science，2015.

［7］ Sherf Dagan S，Goldenshluger A，Globus I，et al. Nutritional recommendations for adult bariatric surgery patients：clinical practice［J］. Adv Nutr，2017，8：382－394.

病例 2

肥胖,睡眠呼吸暂停,代谢综合征,腹腔镜下胃转流手术

一、病史简介

患者,女,38岁。因"体重进行性增加20余年"入院。患者出生体重3.25 kg,自幼母乳喂养,生长发育与旁人相比偏胖。16～18岁体重开始进行性增加,约5～10 kg/年,被母亲送至体校锻炼、节食后体重减至70 kg。大学期间至工作后,体重进行性增长至100 kg,曾尝试中药减肥、绝食等方法,体重无明显增减。此后因患者锻炼减少,饮食增加,体重逐渐增加到目前136 kg。患者平素喜荤,不喜甜食、素菜,后运动量较少,未规格控制饮食,自诉有夜间打鼾症状,并有夜间憋醒状态,无须采取特殊体位入睡。5年前发现高血压,高血糖,自行服药,控制不理想。血脂不详,未服用降脂药物。病程中患者偶有咳嗽、咳痰,无发热、头晕,无恶心、呕吐、食欲不振,无乏力、胸闷、大汗,无腹胀、腹痛,无双下肢水肿、泡沫尿、血尿、皮疹、关节痛,全身皮肤未见黑棘皮症、色素沉着等不适,今就诊于我院内分泌科,门诊以肥胖、严重代谢综合征收治入院。

5年前发现高血压,最高血压190/130 mmHg,目前口服氨氯地平、贝那普利片1片qd,血压控制在120～130/90～105 mmHg,糖尿病病史5年,应用胰岛素控制血糖,空腹血糖在10～15 mmol/L,否认心脏病及传染病史,有头孢类过敏,芒果过敏,否认手术史外伤史及输血史。

二、入院检查

体温37.4℃,脉搏96次/分,呼吸25次/分,血压165/96 mmHg,身高161 cm,体重120.5 kg,BMI 46.4 kg/m²,颈围50 cm,腰围122 cm,臀围126 cm,腰臀比0.97,肥胖体型,神志清晰,精神尚可,营养中等,全身皮肤无黄染,无肝掌、蜘蛛痣。全身浅表淋巴结无肿大,巩膜无黄染、胸廓无畸形,双肺叩诊清音,听诊呼吸音清。心前区无隆起,心界不大,心率96次/分,律齐。腹部膨隆,肝脾肋下未及,肝肾区无叩击痛,肠鸣音4次/分。肛门及生殖器未检,四肢脊柱无畸形,活动自如,神经系统检查无异常体征。

红细胞4.23×10¹²/L,血红蛋白127 g/L,白细胞7.32×10⁹/L,血小板340×10⁹/L。总胆红素13.8 μmol/L;直接胆红素3.9 μmol/L;总蛋白70 g/L;白蛋白42 g/L;前白蛋白0.17 g/L;谷丙转氨酶25 U/L;谷草转氨酶32 U/L;尿素5.6 mmol/L;肌酐65 μmol/L;尿酸534 μmol/L;葡萄糖10.4 mmol/L;总胆固醇9.06 mmol/L;甘油三酯4.96 mmol/L;低密度脂蛋白胆固醇6.49 mmol/L;非高密度脂蛋白胆固醇4.93 mmol/L;高密度脂蛋白胆固醇1.13 mmol/L;钠139 mmol/L;钾4.2 mmol/L;氯100 mmol/L;钙2.35 mmol/L;无机磷1.44 mmol/L;镁0.92 mmol/L。

胸腹部超声:脂肪肝;胆囊结石。常规经胸超声:先心(Ⅱ孔型房缺,左向右分流),轻度肺动脉高压。肺功能检查:低氧血症。睡眠呼吸监测:睡眠呼吸暂停低通气综合征(以低通气为主,重度)。夜间睡眠低氧血症:重度。

三、入院诊断

肥胖症,睡眠呼吸暂停,代谢综合征。

四、治疗经过

患者入院后积极完善相关检查,首先明确肥胖病因,查 ACTH-皮质醇节律,皮质醇节律正常存在,排除皮质醇增多症;查甲状腺激素水平示:FT3、FT4 水平正常,排除甲状腺功能减退,考虑单纯性肥胖症可能性大。进一步评估患者肥胖症并发症:患者体型肥胖,测糖化血红蛋白 9.2%,行 OGTT 示血糖空腹及餐后血糖均明显升高,确定 2 型糖尿病诊断。患者既往监测血压升高明显,明确诊断高血压病;患者血脂水平:胆固醇、低密度脂蛋白、非高密度脂蛋白胆固醇均明显高于正常水平;腹部彩超提示脂肪肝,既往无乙肝病史,乙肝抗原阴性,丙肝抗体阴性,戊肝抗体阴性,无大量饮酒史,考虑非酒精性脂肪肝诊断明确;患者尿酸 534 μmol/L,存在高尿酸血症;综上所述,患者存在代谢综合征。结合患者体型肥胖,BMI 46.4 kg/m²,有明确的代谢手术指征,患者心超提示房缺,请示心内科后考虑非手术禁忌,可出院后心内科就诊择期行封堵术。根据患者属重度肥胖,合并较严重的代谢综合征,治疗组决定患者应接受限制吸收类的手术。

患者排除手术禁忌证后择期在全麻下腹腔镜下胃转流手术,术中平稳,未输血,术后转外监。入监护室后监测生命体征、血糖、尿量,完善各项实验室检查,维持水、酸碱、电解质平衡,计算 24 小时出入液量,维持血糖平稳,加强雾化吸入,积极预防肺部感染,完善镇痛,解除患者焦虑,积极预防下肢深静脉血栓,术后第 2 天回普通病房,术后第 4 天予拔除胃管,患者未诉恶心、呕吐、食欲不振症状出现。术后第 8 天行胃肠道碘水造影示胃肠吻合口通畅,未见对比剂外渗,拔除伤口负压吸引球,停静脉补液,嘱患者进食流质饮食,进食后无腹痛、腹胀不适,出入量平衡,病情平稳,伤口愈合情况好,患者一般情况可,未诉特殊不适,准予出院,嘱出院后继续给予降压、降脂治疗,监测、控制血糖值,注意维生素及微量元素的补充,避免营养不良。患者出院后一直半流饮食,偶有进食后出现呃逆,胃部稍有隐痛,自测空腹血糖 7～8 mmol/L,餐后 9～10 mmol/L。一个月后第 2 次入院行病情评估,结果提示:体重 102 kg,BMI 39.4 kg/m²,腰围 115 cm,臀围 120 cm,血压 130/90 mmHg,空腹血糖 7.2 mmol/L,餐后 2 小时血糖 11.2 mmol/L,总胆固醇 4.78 mmol/L;甘油三酯 1.47 mmol/L;高密度脂蛋白胆固醇 0.71 mmol/L;低密度脂蛋白胆固醇 3.40 mmol/L。胃镜检查:食管黏膜正常,40 cm 过贲门,黏液胡混、残胃体黏膜充血水肿,50 cm 达胃空肠腔吻合口,吻合口黏膜充血水肿,鞍部未见溃疡,输入和输出襻进入均通畅。此后,分别在术后 3 个月、6 个月及 12 个月分别入院评估治疗效果,机体测量指标、血糖、血脂及血胰岛素水平检测值见表 13-2-1、表 13-2-2。

表 13-2-1　治疗前后机体测量指标变化

时　间	体重(kg)	BMI(kg/m²)	腰围(cm)	臀围(cm)	腰臀比
手术前	120.5	46.4	122	126	0.97
手术后 3 个月	102	39.4	115	120	0.96
手术后 6 个月	96.5	37.3	110	114	0.96
手术后 12 个月	90	34.7	100	110	0.91

表 13-2-2　治疗前后机体代谢指标变化

时　间	血糖(mmol/L)*	胰岛素(μU/ml)*	糖化血红蛋白(%)	C 肽(ng/ml)*	血　脂#
手术前	10.4;19.0; 26.6;24.68; 17.3	36.6;57.9 77.3;122.4 64.3	9.2	1.94;3.88; 6.25;12.05 10.42	9.06;4.96; 1.13;6.49

续 表

时 间	血糖(mmol/L)*	胰岛素(μU/ml)*	糖化血红蛋白(%)	C 肽(ng/ml)*	血 脂#
手术后 3 个月	7.8;14.2; 19.5;16.7; 12.2	20.0;132.4 195.5;282.0 50.6	7.0	2.32;14.35; 25.22;29.16 10.38	6.12;3.04; 1.01;4.22
手术后 6 个月	6.5;11.8; 15.4;12.5; 9.6	12.6;110.2 138.7;214.0; 35.0	5.8	2.12;13.55; 23.34;26.26 9.46	5.25;2.96; 0.87;3.74
手术后 12 个月	4.2;10.9; 13.3;10.1; 3.2	5.0;84.0; 125.9;211.5; 12.5	5.8	1.48;9.7; 14.24;23.1; 7.69	4.78;1.47 0.71;3.4

注：* OGTT＋C 肽＋胰岛素释放试验：时间：0；30 min；60 min；120 min；180 min。
　　# 血脂：依次为总胆固醇；甘油三酯；高密度脂蛋白胆固醇；低密度脂蛋白胆固醇。

患者手术后一年复查，体重降至 90 kg，空腹血糖 5.8 mmol/L，糖化血红蛋白 5.3%，血脂水平位于正常范围，OGTT＋C 肽胰岛素释放试验示：患者存在高胰岛素分泌，可能出现餐后低血糖，注意监测餐后血糖变化。行胃肠道碘水造影示吻合口通畅。MRS 示肝脏脂水峰下面积分别为 9.67 及 91.1。颈椎动脉超声示双侧颈动脉斑块形成，余检查情况尚可。嘱患者继续控制饮食，注意蛋白质等营养物质摄入均衡，补充各种维生素及微量元素，适当运动，定期随访。

五、讨论分析

胃转流术(gastric bypass，GBP)又称胃旁路手术，是指一系列类似的、用于治疗肥胖症的外科手术，其共同特征为：手术首先将胃部分为上下两个部分，较小的上部和较大的下部，然后截断小肠，重新排列小肠的位置，改变食物经过消化道的途径，减缓胃排空速度，缩短小肠，降低吸收。该手术的关键胃小囊的容量要尽量小，根据文献报道，限制在 12～25 ml 为最佳。胃小囊要与远侧的胃完全分开，或至少要用有四排钉子的直行切割吻合器分隔。旷置全部的十二指肠以及至少 40 cm 以上的近端空肠。目前常用的胃转流术是腹腔镜 Roux－en－Y 胃旁路术(laparoscopic Roux－en－Y gastric bypass，LRGB)。胃小囊与空肠 Roux 臂的吻合可以是结肠前的，也可以是结肠后的。吻合口的直径在 0.75～1.25 cm。Roux 臂的长度一般限制在 75～150 cm 之间，可根据患者的体重情况调整。LRGB 创伤小，风险低，恢复快，无复发，手术后大部分患者血糖可恢复正常，停用降糖药物和胰岛素治疗，对于肥胖患者具有良好的减重效果。

胃转流手术的独特之处在于改变了食物的生理流向，通过胃阻断、胃肠吻合、肠肠吻合等步骤而完成。术后机体的胰岛素抵抗现象消除，并且手术后食物的流经方式还能促进患者体内胰岛素分泌，减少胰岛细胞凋亡并使之增殖，胰岛功能恢复，糖尿病得到治愈。除了血糖正常以外，患者伴有的一系列并发症得到了很好的康复，如视网膜病变、糖尿病肾病、糖尿病皮炎、糖尿病性功能障碍、高血压、高血脂等都逐渐痊愈。杜绝了严重并发症的发生，避免了致残、致死情况的出现。

LRGB 在西方国家被视为减肥、治疗严重糖尿病的金标准手术，约占总的减重手术 70%，且治疗效果较好，是目前治疗伴有糖尿病等代谢综合征肥胖患者首选的手术方式。本例患者重度肥胖，同时伴有高血压、糖尿病及严重高血脂等代谢性疾病，是行胃转流手术最适合的病例。患者入院后经治疗团队商量并征得患者同意，实施了腹腔镜 Roux－en－Y 胃旁路术，并取得了十分理想的治疗效果。手术后一年随访发现，患者体重减轻 30 kg，高血压得到有效控制，血糖降至正常水平，停用胰岛素和口服降糖药物，血脂处于正常范围，代谢综合征明显改善，活动能力增强，生活质量明显改善。

胃转流手术治疗代谢性疾病的机制十分复杂,主要与有效的体重下降、胃肠道激素变化、肠道微生态改变、胰岛素功能变化以及胰岛素抵抗缓解等有关。

（一）体重减轻对血糖控制的作用

减重手术后机体体重通常得到有效的控制,体重下降后体脂含量、腹部脂肪体积以及血甘油三酯水平明显下降,血脂连素浓度升高,脂肪组织炎性反应减轻,肝脏、骨骼肌及脂肪细胞内胰岛素的敏感性增强,从而促进胰岛β细胞功能恢复。脂连素是脂肪组织分泌的激素,可通过作用腺苷酸活化蛋白激酶和过氧化物酶增殖物激活受体,增加葡萄糖利用和脂肪酸氧化。脂连素促进肝脏、骨骼肌中脂肪酸氧化相关基因表达,强化胰岛素信号通路,减少甘油三酯含量,从而增加胰岛素敏感性。此外,体重下降后机体促炎介质浓度下降,一系列抗炎因子水平随着体脂减少增高,可改善机体炎性反应水平,缓解胰岛素抵抗。

（二）肠道激素变化促进血糖调控

胃转流手术后食物不再经过胃的远端、十二指肠和空肠上端,影响了多种胃肠道激素的分泌,从而起到调控血糖的作用。

胰高血糖素样肽-1（GLP-1）是回肠内 L 细胞分泌的胃肠道激素,不仅可反应性刺激胰岛素的释放,还可以恢复胰岛素的敏感性,抑制胰高糖素释放,通过抑制胃排空,延缓食物消化,弱化餐后高血糖。胃转流手术以后,未经过完全消化的食物会较早进入中下消化道,刺激回肠黏膜 L 细胞分泌 GLP-1,从而起到降低血糖作用。一般情况下,胃转流手术后患者在餐后 GLP-1 水平急剧增高,在餐后 15～30 分钟达到峰值,这可有效缓解餐后高血糖。

多肽 YY（PYY）的产生与 GLP-1 类似,其通过作用于 NPY 家族的 Y2 受体发挥作用,后者广泛分布于周围和中枢神经系统,在下丘脑弓状核中集中分布,在控制食欲中起着十分重要的作用。PYY 的作用包括减少食物摄入、减慢胃排空和肠蠕动,降低胃饥饿素释放,减轻体重。胃转流手术后患者血中。PYY 水平增高,而且在餐后出现分泌高峰。

葡萄糖依赖性促胰岛素分泌因子（GIP）主要由十二指肠和空肠上段的肠内分泌 K 细胞分泌,其分泌调节主要依赖于胃肠道营养物质的刺激,其最有效的刺激物是混合食物或富含脂肪和碳水化合物的食物。GIP 在维持血糖稳态过程中的生理作用主要是通过与胰岛β细胞表面的 GIPR 受体结合刺激胰岛素的合成和分泌,并提高β细胞的增殖和存活能力。此外,GIP 可通过促进 GLP-1 分泌发挥调节血糖的作用。GIP 能促进葡萄糖的吸收、葡萄糖转化为脂肪酸及脂肪在脂肪组织的沉积,GIP 能引起餐后胰高血糖素的升高。胃转流手术后,食物食物不再经过十二指肠和空肠上段,GIP 分泌减少,从而起到降血糖作用。

（三）肠道微生态改变的作用

近年来的研究发现,肠道菌群与肥胖、2 型糖尿病的发生密切相关。肥胖及 2 型糖尿病患者由于长期进食高脂肪、高碳水化合物食物,体内肠道菌群结构被改变,厚壁菌门数量显著高于正常人群,而拟杆菌门数量明显下降。有研究发现,我国 2 型糖尿病患者肠道菌群中,双歧杆菌数目减少,而乳酸杆菌增多。这种体内肠道菌群的失调可通过影响肠黏膜屏障从而诱发炎症反应、胰岛素抵抗,从而影响葡萄糖代谢。当血糖值增高时,肠道内双歧杆菌数量明显减少,肠道该菌数的数量变化与血糖值变化呈负相关。此外,肠道菌群变化后丁酸盐的产量也随之发生变化,许多动物实验及临床研究均发现,研究肥胖、2 型糖尿病患者体内可以产生丁酸盐的细菌数量显著降低,导致丁酸盐水平下降。在肥胖和胰岛素抵抗情况下,丁酸盐发挥非常有益的新陈代谢作用,丁酸盐可显著降低体重、减少脂肪储存,增强胰岛素敏感性,增加肠道 L 细胞对 GLP-1 的分泌。胃转流手术后,肠道菌群最主要的变化是厚壁菌门数量显著下降,而拟杆菌门数量明显增加,这种菌群失调的纠正在糖代谢调节中起着十分重要的作用。

（四）胰岛素功能变化

研究发现，Y型胃转流术后出现超出生理量的胰岛素分泌和胰岛前体加工，而且胰岛 β 细胞数量及功能明显增加，具体机制有体重依赖性和体重非依赖性两种。对于体重依赖性患者，转流手术后随着体重下降，体脂总量、腹部脂肪体积、肝内甘油三酯、血 Leptin 水平均明显下降，血脂连素水平升高，脂肪组织炎性反应下降，从而提高肝脏、骨骼肌、脂肪组织内胰岛素敏感性并促进胰岛 β 细胞功能修复。对非体重依赖性患者，转流手术对血糖代谢调节作用主要与肠道激素有关，其中 Ghrelin 起着关键作用。大量研究发现，胃转流手术后患者血中 Ghrelin 水平明显降低，通过 PYY、AGRP 信号通路调控 2 型糖尿病的能量代谢。

（五）缓解胰岛素抵抗

胃转流手术通过增加骨骼肌和肝脏中胰岛素受体底物的磷酸化水平上调胰岛素受体信号传导通路，增加骨骼肌和肝脏的细胞膜葡萄糖转运载体-4 的数量，增强葡萄糖的摄取，维持血糖正常水平。胰岛素的代谢依赖胰岛素受体底物蛋白的酪氨酸磷酸化作用，通过活化 PI3K - AKT 通路，导致葡萄糖转运体由细胞质转移到细胞处。胰岛素作用通路中关键蛋白的上调具有组织特异性，在胃转流手术后体重下降快速期，主要是通过增加胰岛素受体 β 亚基激酶活性来提高胰岛素的敏感性，而在体重下降缓慢阶段，则是通过增加肝脏、骨骼肌内胰岛素受体底物的磷酸化水平，增加葡萄糖转运载体-4 的数量，提高胰岛素敏感性。

六、相关营养背景知识

（一）肥胖对机体代谢及器官功能的影响

持续能量摄入过量引起甘油三酯积蓄，进而导致脂肪细胞肥大。机体对甘油三酯的储存需求超过了机体脂肪组织的储存能力，结果甘油三酯和其他脂类代谢物溢出到非脂组织，如肌肉、肝脏、胰腺，这种现象称为"脂肪异位储存"。在肌肉和肝脏中，脂肪异位储存可通过干扰胰岛素信号通路引起胰岛素抵抗。在胰腺中，脂肪异位储存通过增加胰岛 β 细胞凋亡来损害胰岛素分泌。此外，慢性营养过剩还会导致机体代谢、内分泌及各器官功能改变，引发各种慢性并发症甚至缩短寿命。

肥胖对机体物质代谢的影响　进食过多的热量促进甘油三酯的合成和分解代谢，肥胖症的脂代谢表现得更加活跃，相对糖代谢受到抑制，这种代谢改变参与胰岛素抵抗的形成。肥胖症脂代谢活跃的同时多伴有代谢的紊乱，会出现高甘油三酯血症、高胆固醇血症和低高密度脂蛋白胆固醇血症等。糖代谢紊乱表现为糖耐量的异常甚至出现临床糖尿病。体重超过正常范围 20% 者，糖尿病的发生率增加 1 倍以上。当 BMI$>$35 kg/m^2 时，死亡率比正常体重者几乎增加 8 倍。中心型肥胖显著增加代谢综合征（metabolic syndrome，MS）、2 型糖尿病（T2DM）、脂代谢紊乱以及心脑血管疾病等慢性疾病的危险度。

（1）能量代谢的变化：虽然大多数肥胖者与非肥胖者基础代谢率没有显著差异，少数可略降低，但无论坐、立或行走时肥胖者消耗的能量均较少，相对储存的能量增多，这可能与遗传因素有关。在寒冷情况下，肥胖者一般并不显著增加代谢率，暴露在同样寒冷的环境中，瘦者代谢率常增加 33%，而肥胖者则仅增加 11%。肥胖者的食物生热效应仅为正常人的一半，而且体内可能还存在较高的能量利用机制，即使处在同一环境进食相同食物，肥胖个体的体重增加也明显高于正常。体温是机体能量代谢的一个侧面，动物实验发现如用同样食物饲养，生后具有低体温的大鼠将出现肥胖，而体温正常的对照大鼠则不肥胖，提示体温表现异常可能不仅是肥胖的后果，可能也是肥胖的原因。此外，肥胖者一般运动减少还会导致"肥胖-少运动-肥胖-更少运动"的恶性循环。也有研究指出肥胖者即使在运动时生长激素的分泌增加也不如瘦者多，因此动用的脂肪也较少。

（2）糖代谢的变化：部分中重度肥胖者会有空腹血浆胰岛素水平升高及餐后高胰岛素血症，而血糖正常,这可能是对糖过量摄取的代偿反应。但随着病情发展而不能有效代偿时,便逐渐出现糖耐量下降、高胰岛素血症和高血糖,导致糖尿病的发生。目前认为,肥胖患者从糖代谢正常逐步发展到糖耐量下降、最后形成糖尿病的过程中,外周胰岛素抵抗是关键。肥胖患者即使口服糖耐量试验正常,可能也已存在明显的高胰岛素血症、高胰岛素分泌率、低胰岛素清除率以及显著的胰岛素抵抗。

胰高血糖素升高是肥胖者常见现象。胰岛 α 细胞所分泌的胰高血糖素的作用和胰岛素相反,具有抑制体内脂肪合成的作用。肥胖者一般均具有较高的胰高血糖素水平,且肥胖程度越高胰高血糖素水平越高,可能是对葡萄糖耐受性障碍和高胰岛素血症的反应。糖代谢的生物节律改变是肥胖群体另一特征。正常人机体内从清晨至夜间对胰岛素敏感性及糖耐量具有一定的生物变化节律,严重肥胖患者这种节律变化不明显,原因可能与睡眠相关的生长激素及肾上腺皮质激素的分泌节律失常相关。

(3) 蛋白质代谢的变化:蛋白质也能在人体内转化成脂肪储存起来,但其生成的脂肪量很少,对肥胖发生的作用甚微。肥胖患者的蛋白质代谢基本正常,研究结果表明肥胖者血浆总蛋白、白蛋白、球蛋白通常在正常范围,某些氨基酸可能增加,如精氨酸、亮氨酸、异亮氨酸、酪氨酸、苯丙氨酸等。嘌呤代谢异常,血浆尿酸增加,对成人痛风、高血压、冠心病的发病率会有影响。与正常体重的人相比,在进食低能量膳食治疗肥胖病时,不易出现负氮平衡,即蛋白质分解代谢率较低,这可能与肥胖患者机体脂肪库有关。

(4) 脂类代谢的变化:肥胖患者体内均存在不同程度的脂肪代谢紊乱,表现为脂肪合成过多、血清三酰甘油及胆固醇含量升高、对脂类的代谢能力减弱等。当给予标准膳食时,肥胖患者倾向通过氧化膳食脂肪来高效提供能量,从而导致过剩的糖在体内转化成脂肪储存起来。

肥胖者血液中往往具有较高水平的乳糜微粒和极低密度脂蛋白含量,而具有保护意义的高密度脂蛋白则明显降低。有资料表明,男性超重时高密度脂蛋白水平即有下降,女性若 BMI $<$ 40 kg/m^2 则下降不明显,而当 BMI $>$ 40 kg/m^2 时,则显著降低。肥胖者体内多种参与脂代谢调节的激素或酶发生变化,如较低的生长激素水平、高胰岛素血症、低血浆脂蛋白酯酶活性等,共同加重了体内脂代谢紊乱,并出现血浆游离脂肪酸浓度过高、胆汁代谢异常,易于发生胆石症、高血压、动脉硬化和冠心病等。

(5) 脂肪组织的变化:脂肪组织主要由脂肪细胞构成。正常人全身脂肪细胞数大约为(25～50)× 10^9 个,皮下脂肪细胞平均直径约为 67～98 μm,每个脂肪细胞含脂肪量约 0.6 μg,脂肪细胞的大小随着年龄增长而增大。单纯性肥胖在病理上分为 3 型:① 肥大型:肥胖时只出现脂肪细胞的肥大,每个细胞直径可达 100～150 μm;② 增生型:脂肪细胞大小和细胞内脂肪含量在正常范围内,脂肪细胞数明显增加,常为(50～150)×10^9,一般始于幼儿期,发病最初 2 年增加迅速,约占单纯性肥胖病的 10%;③ 混合型:脂肪数常超过 100×10^9,细胞直径超过 100 μm,胞内脂肪含量超过 1.0 μg。在临床上很难区分,因为每个患者的脂肪细胞数目、细胞大小、胞内脂肪含量均有差异,即使在同一患者身上不同部位其脂肪构成也不相同。一般认为脂肪细胞数目的逐渐增多与年龄增长及脂肪堆积程度有关,很多儿童时期开始肥胖的人,成年后体内脂肪细胞的数目就会明显增多;而缓慢持续的肥胖则既有脂肪细胞的肥大又有脂肪细胞数量的增多,一个肥胖者的全身脂肪细胞可比正常人体内脂肪细胞增加 3 倍以上。

(6) 水、电解质代谢的变化:肥胖患者机体组织中,脂肪所占比重较大。正常人男性一般脂肪总量占体重的 15%,女性为 22%,肥胖者则往往达到 25%～35%。由于脂肪组织含水量远远少于其他组织,因此,肥胖者全身含水量低于正常体重者,正常体重者含水量约为 50% 以上(细胞内水分占 30%,细胞外水分占 20%),而肥胖者仅为 30% 以下。然而,临床上也有少数肥胖者在短期内体重增加很快,用进食多余能量的原因不能解释,患者自觉颜面、手、足明显浮肿,这显然与水盐潴留有关,而这样的肥胖病患者在采用低能量饮食治疗时,最初几天就表现出体重迅速下降,这可能是利尿消肿的结果。

（二）肥胖对机体内分泌的影响

慢性营养过剩和肥胖通过代谢、激素、体液以及生活方式等诸多因素影响机体内分泌功能。

1. 对胰岛功能的影响　研究发现，内脏脂肪组织在胰岛素抵抗（insulin resistance，IR）的发展中扮演了重要角色。中心性肥胖（腹型肥胖）患者存在基础和餐后高胰岛素血症，通过负反馈机制下调胰岛素受体基因，抑制胰岛素信号的转导。腹型肥胖患者的肥大内脏脂肪细胞对胰岛素的抗脂肪分解和合成作用不敏感，引发游离脂肪酸增多。大量的游离脂肪酸进入肝脏和外周组织，导致肝脏糖利用和糖原异生障碍，导致血糖升高。高游离脂肪酸与高糖作用相似，均可抑制β细胞胰岛素的分泌，同时抑制胰岛素刺激肌细胞的葡萄糖转运、氧化磷酸化和糖原合成。

肥胖者血循环中 TNF-α、IL-6、IL-18 水平显著增高，研究发现，这些细胞因子可间接或直接作用于β细胞，对β细胞产生细胞毒作用，诱导β细胞凋亡。TNF-α加强胰岛素抵抗的机制包括：加速脂肪分解，导致 FFA 水平升高；肥胖者的脂肪细胞产生的 TNF-α可抑制肌肉组织胰岛素受体而降低胰岛素的作用；TNF-α抑制葡萄糖转运蛋白 4（GLUT4）表达而抑制胰岛素刺激的葡萄糖转运。过氧化物酶体激活型增殖体（PPARγ2）：PPARγ2 参与调节脂肪组织分化和能量储存，严重肥胖者 PPARγ2 活性降低，参与胰岛素抵抗形成。腹型肥胖患者，胰腺组织呈现不同程度的脂肪堆积，不同程度地阻塞胰腺的组织通道，内脏肥胖又引起腰部运动减少，影响胰腺的微循环和淋巴回流，新分泌的胰岛素被迫进入肝门静脉血流，经肝脏时被大量破坏和灭活。因此，高胰岛素血症的 IR 现象，除了胰岛素靶细胞受体不敏感外，体内还可能存在大量灭活的胰岛素。这也能解释为什么各型糖尿病患者均对外源性胰岛素绝对有效。肥胖患者中有糖尿病遗传易感性的个体，早期出现 IR 时，胰岛β细胞代偿性分泌增多，引发高胰岛素血症；当β细胞分泌胰岛素不能完全代偿 IR 时，出现餐后血糖水平升高，进入糖耐量异常期；当 IR 进一步加重时，高葡萄糖的毒性作用可抑制β细胞分泌胰岛素，而β细胞因长期过度代偿也发生了功能衰竭，糖代谢进一步恶化，发展为 T2DM。

2. 对下丘脑-垂体-甲状腺轴的影响　研究发现，肥胖患者血清甲状腺素（T3、T4）、游离甲状腺素（fT4）和促甲状腺素（TSH）显著升高。其发生机制是脂肪酸抑制了细胞摄取甲状腺激素和（或）抑制甲状腺激素与垂体甲状腺激素受体结合，导致甲状腺激素抵抗。外周血 T3 受体减少，T3、T4 对 TSH 负反馈减少，引起 TSH 和外周血甲状腺激素水平增高。在非糖尿病成人的研究中发现，随着血清 TSH 水平和 IR 的增加，血脂异常发生率相应增加。在糖尿病人群的研究中也发现，血清 TSH 水平与高密度脂蛋白胆固醇（HDL-C）水平呈负相关，与其他血脂水平呈正相关。在胰岛素敏感指数低的患者中，TSH 与血脂的上述关系更为密切。研究表明，IR 可影响甲状腺功能和血清胆固醇的关系。

3. 对下丘脑-垂体-肾上腺（HPA）轴的影响　在肥胖发病原因中已经阐述，HPA 轴的最终产物——皮质醇可以拮抗胰岛素、生长激素和性激素作用，促进腹部脂肪的堆积。如库欣综合征患者分泌皮质醇增多，导致中心性肥胖。反之，肥胖患者也可引起皮质醇分泌和 HPA 轴功能的异常。目前的研究结果显示，肥胖者皮质醇的分泌呈现 2 种模式。① 正常 HPA 轴调节：受应激反应较少者表现清晨皮质醇水平高，之后迅速下降，夜间达最低值，对生理刺激及地塞米松抑制的反应正常。受应激反应相对较多者，清晨皮质醇水平低于前者，下降缓慢，对生理刺激反应增强，导致全天皮质醇的分泌增加。这种调节模式与正常的 BMI、腰臀比、总胆固醇、低密度脂蛋白胆固醇、血压等相关。② 病态 HPA 轴调节：表现出皮质醇水平清晨低及白天变异率低，对生理刺激及地塞米松抑制的反应迟钝。这种模式与冠状动脉粥样硬化性心脏病、T2DM 的其他危险因子有显著的相关性。一般认为，内脏脂肪组织中糖皮质激素受体（GR）比其他部位脂肪组织密度高，皮质醇-受体复合物通过与脂蛋白脂酶基因结合激活其活性，促进甘油三酯贮存在脂肪细胞内。

研究显示，腹型肥胖者 GR 功能可能有缺陷，HPA 轴功能的异常会加重过量皮质醇给机体带来的不利影响。腹型肥胖者脂肪组织内瘦素 mRNA 的表达增加,外周血循环中瘦素水平增高,提示有瘦素受体的缺陷,这些人具有特殊人体测量和代谢指标,如胰岛素样生长因子 1 水平降低,而胰岛素、血糖、三酰甘油、低密度脂蛋白胆固醇升高,HDL－C 降低,血压升高,心率增快。腹型肥胖是心脑血管疾病和 T2DM 的危险因素。

4. 对下丘脑-垂体-性腺(HPG)轴的影响 与肥胖发生密切相关的摄食行为、能量平衡与性腺轴共同接受许多相同的神经内分泌因子调控。脂肪细胞分泌的细胞因子可通过 HPG 轴影响性腺功能。在下丘脑来源的分泌 GnRH 的 GT1－7 细胞株中发现有脂联素受体表达,脂联素可增加 GT1－7 细胞分泌 GnRH,推测脂联素可作用于下丘脑的 GnRH 细胞,增加 GnRH 释放频率,使产生促性腺激素的垂体细胞在长时间高频 GnRH 刺激下产生耐受抑制,与 GnRHa 作用类似。研究发现,成年肥胖男性血清睾酮(T)水平降低,雌二醇(E2)水平升高,T/E2 比值降低,睾酮与 BMI 呈负相关。男性肥胖者乳房发育的发生率及发育程度均高于正常体质量者,与其体内较高的 E2 水平相关。肥胖女童性发育多数提前,月经初潮年龄较正常体质量者提前。排除多囊卵巢综合征后的重度肥胖少年女性多数月经也滞后或不规则,表现持续高 E2 水平,T 增高,使黄体生成素和卵泡刺激素分泌受抑,成年后导致不孕。

(三) 肥胖对器官功能的影响

肥胖增加机体各系统负担,对机体器官功能造成影响,严重威胁患者的健康和生命。

1. 对心血管系统影响 人体越重心脏的负荷就越大,肥胖症患者并发冠心病、高血压的概率明显高于非肥胖者,其发生率一般 5～10 倍于非肥胖者,尤其腰臀比值高的中心型肥胖患者。当脂肪沉淀于心肌中或心膜下时会形成脂肪心而使心功能紊乱。肥胖可致心脏肥大,后壁和室间隔增厚,心脏肥厚同时伴血容量、细胞内和细胞间液增加,心室舒张末压、肺动脉压和肺毛细血管楔压均增高,部分肥胖者存在左室功能受损和肥胖性心肌病变。肥胖患者猝死发生率明显升高,可能与心肌的肥厚、心脏传导系统的脂肪浸润造成的心律失常及心脏缺血的发生有关。高血压在肥胖患者中非常常见,也是加重心、肾病变的主要危险因素,体重减轻后血压会有所恢复。肥胖者血清总胆固醇、甘油三酯、低密度脂蛋白胆固醇常升高,高密度脂蛋白胆固醇降低,过多的脂肪堆积于动脉壁上会使血管腔变小,易导致动脉粥样硬化,影响血流甚至造成血管破裂,进而导致冠心病者有心绞痛发作,甚至中风或心脏病突发。

2. 对呼吸功能的影响 肥胖患者肺活量降低且肺的顺应性下降,可导致多种肺功能异常,如肥胖性低换气综合征,临床以嗜睡、肥胖、肺泡性低换气症为特征,常伴有阻塞性睡眠呼吸困难。严重者可致肺心综合征(Pickwickian's syndrome),由于腹腔和胸壁脂肪组织堆积增厚,膈肌升高而降低肺活量,肺通气不良,引起活动后呼吸困难,严重者可导致低氧、发绀、高碳酸血症,甚至出现肺动脉高压导致心力衰竭,此种心力衰竭往往对强心剂、利尿剂反应差。此外,重度肥胖者,尚可引起睡眠窒息,偶见猝死的报道。

3. 对机体免疫功能的影响 长期能量过剩诱发的肥大脂肪细胞容易发生凋亡,这导致肥胖患者免疫活性细胞如巨噬细胞对脂肪细胞的浸润更多,随后免疫活性细胞制造的促炎症反应细胞因子进一步吸引和活化脂肪组织中免疫活性细胞。这些促炎症反应细胞因子也被释放进入全身循环系统,导致机体处于亚炎症状态。

4. 对肌肉骨骼的影响 最常见的是骨关节炎,由于长期负重造成,使关节软骨面结构发生改变,膝关节的病变最多见。肥胖者嘌呤代谢异常,血浆尿酸增加,使痛风的发病率明显高于正常人。肥胖婴儿容易发生扁平足、髋关节内翻畸形以及"O"形或"H"形腿等畸形。

七、主编点评

代谢综合征(metabolic syndrome,MS)是一组代谢紊乱性疾病的总称,以中心性肥胖、胰岛素抵抗、高血压、脂代谢异常、2型糖尿病等为主要表现的症候群。其中肥胖症和2型糖尿病是代谢综合征中心环节,而胰岛素抵抗是代谢综合征各种代谢异常的共同发病机制。随着社会经济的发展和老龄化到来,肥胖及代谢相关疾病越来越流行,严重危害人类健康。近年来,外科手术治疗代谢综合征已成为医学研究的热点,代谢手术的创立和发展为其提供了一种有效的新的治疗手段,使其得到根本治愈成为可能。

本例患者重度肥胖,同时伴有高血压、糖尿病及严重高血脂等代谢性疾病,是行胃转流手术最适合的病例。该患者接受了腹腔镜Roux-en-Y胃旁路术,并取得了十分理想的治疗效果。手术后一年随访发现,患者体重减轻30 kg,高血压得到有效控制,血糖降至正常水平,停用胰岛素和口服降糖药物,血脂处于正常范围,代谢综合征明显改善,活动能力增强,生活质量明显改善。

胃旁路手术治疗2型糖尿病和代谢综合征的机制已渐渐成为医学界研究的"热点",有学者认为与术后摄食减少、体重减轻有关,有些学者认为与胃肠道内分泌激素对糖代谢的调节有关,该手术的机制可能是多方面、多因素综合的结果,尚需进一步的探讨。减重手术后机体体脂含量下降,脂肪组织不仅是储备能量的器官,还是一个具有多种内分泌、自分泌和旁分泌功能的内分泌器官。脂肪组织是胰岛素抵抗的始发部位,能分泌多种肽类激素及细胞因子包括瘦素、脂联素、内脂素、TNF-a、IL-6等。代谢手术后脂肪细胞因子及炎性因子的变化,如脂联素水平升高,内脂素、瘦素、CRP、IL-6等炎性反应因子的降低,使胰岛素抵抗得到改善,降低高血糖对胰岛β细胞的毒性。因此,减重手术后体重下降对肥胖合并2型糖尿病患者血糖控制十分重要。但是,临床上胃转流手术后患者血糖水平的改善和胰岛素受体水平的增加往往早于体重下降。因此,体重下降并非胃转流手术治疗代谢综合征主要的原因。事实上,胃肠转流术最重要的改变是指食物不再经过十二指肠及近端空肠,这解除了食物对该段肠管的刺激,避免了原本由于食物刺激该部位引起的葡萄糖依赖性促胰岛素分泌因子(GIP)分泌,可刺激胰岛素的合成和分泌并提高β细胞的增殖和存活能力,这就是所谓的"前肠假说"。此外,胃转流术后使得食物过早进入下段空肠,刺激使该段肠管分泌的GLP-1及PYY的分泌,导致反应性胰岛素的释放增加,提高胰岛素的敏感性,抑制胰高糖素释放,从而起到降低血糖作用,这就是大多数学者认可的"后肠假说"。另一方面,胃肠转流手术后,没有来得及充分消化的食糜过早到达末段回肠,肠道在食物特别是碳水化合物的刺激下通过释放内分泌递质来促使胰岛素释放,这种胃肠激素与胰岛素分泌之间的关系称"肠-胰岛轴",是一种复杂的双向调节机制。综上所述,肠道中同时存在产生肠促胰岛素(incretin)与抗-肠促胰岛素(anti-incretin)的部位,前者主要在远端空肠,未经完全消化的食物较早进入该段肠道,刺激该段肠管的"L"细胞的分泌GLP-1、PYY等,刺激胰岛素释放、增强胰岛素敏感性,抑制食欲,从而降低血糖。而后者主要分布在十二指肠与空肠,该段消化道黏膜分布大量"K"细胞,食物经过时会刺激该段肠管产生抗-肠促胰岛素分泌GIP和Ghrelin,能形成胰岛素抵抗,而胃转流手术后抗-肠促胰岛素分泌减少,患者进食减少,胰岛素抵抗减轻,血糖得到控制。

(吴国豪 施晨晔)

参考文献

[1] Altomare DF, Rotelli MT. Nutritional Support after Gastrointestinal Surgery[M]. 1th ed. Switzerland: Springer Nature Switzerland AG, 2019.

[2] Tabesh MR, Maleklou F, Ejtehadi F, et al. Nutrition, Physical Activity, and Prescription of Supplements in Pre- and Post-bariatric Surgery Patients: a Practical Guideline[J]. Obesity Surgery, 2019, doi. org/10. 1007/s11695-019-04112.

[3] Vidal J, Corcelles R, Jiménez A, et al. Metabolic and bariatric surgery for obesity[J]. Gastroenterology, 2017,

152：1780－1790.

［4］ Baillot A，Vallée C-A，Mampuya WM，et al. Effects of a presurgery supervised exercise training 1 year after bariatric surgery：a randomized controlled study[J]. Obes Surg，2018，184：1－8.

［5］ Mathus-Vliegen EMH，Dargent J. Bariatric Therapy：Alliance between Gastroenterologists and Surgeons[M]. Switzerland：Springer Nature Switzerland AG，2018.

［6］ Rami Lutfi R，Palermo M，Cadière GB. Global Bariatric Surgery：The Art of Weight Loss Across the Borders [M]. Switzerland：Springer Nature Switzerland AG，2018.

病例 3

肥胖症胆胰转流术后,倾倒综合征,
骨质疏松,微量营养素缺乏

一、病史简介

患者,女,48 岁。因"BPD 术后 6 年,左侧肱骨骨折 2 小时"入院。患者 6 年前因病态肥胖(BW 205 kg,BMI 76 kg/m²)、高血压、2 型糖尿病、高脂血症等行胆胰转流术/十二指肠转位术(BPDS),术后恢复可,每日正常进食,间歇性口服补充一些"营养品",包括每日两次复合维生素矿物质、不规则服用钙 500~1 500 mg,维生素 D 200~600 单位,术后未随访。2 小时前,患者因摔倒后左侧上肢轻碰撞后自觉不适,遂于我院急诊就诊,X 线片提示左侧肱骨骨折。追问病史,患者手术后体重下降明显,常出现进食后腹痛痉挛、恶心、腹泻、头昏、脸红、心动过速和晕厥等症状。近半年多以来,患者自述夜间视力下降,现为进一步诊治收入我院骨科。

患者 10 多年前发现高血压,最高血压 190/130 mmHg,自行服药控制,有糖尿病、高脂血症,否认传染病史,6 年前因肥胖行减重手术,否认输血史,预防接种按时按序。

二、入院检查

体温 37℃,脉搏 72 次/分,呼吸 16 次/分,血压 135/70 mmHg,身高 164 cm,体重 126 kg,BMI 46 kg/m²,肥胖体型,神志清晰,肥胖,皮肤干燥苍白,毛发稀疏,四肢伸侧、躯干、臀部皮疹伴瘙痒,结膜苍白,巩膜无黄染,口唇苍白,口角炎,舌炎。全身浅表淋巴结无肿大,巩膜无黄染、胸廓无畸形,双肺叩诊清音,听诊呼吸音清。心前区无隆起,心界不大,心率 72 次/分,律齐。腹部膨隆,肝脾肋下未及、未及包块,无压痛,无肌紧张和移动性浊音,肝肾区无叩击痛,肠鸣音 4 次/分。肛门及生殖器未检,左侧上臂红肿,活动受限,无明显畸形、反常运动、骨擦音,两下肢无凹陷性水肿,关节正常。神经系统检查无异常体征。

红细胞 $3.12 \times 10^{12}/L$,血红蛋白 87 g/L,白细胞 $5.65 \times 10^9/L$,血小板 $210 \times 10^9/L$。总胆红素 10.2 μmol/L;直接胆红素 3.2 μmol/L;总蛋白 42 g/L;白蛋白 20 g/L;前白蛋白 0.08 g/L;谷丙转氨酶 55 U/L;谷草转氨酶 43 U/L;尿素 5.0 mmol/L;肌酐 78 μmol/L;尿酸 435 μmol/L;葡萄糖 6.4 mmol/L;总胆固醇 6.66 mmol/L;甘油三酯 1.77 mmol/L;钠 133 mmol/L;钾 3.7 mmol/L;氯 101 mmol/L;钙 2.24 mmol/L;无机磷 1.04 mmol/L;镁 0.70 mmol/L。

X 线片:左侧肱骨骨折。骨密度检测:骨质疏松。

三、入院诊断

肥胖症,BPD 术后,左侧肱骨骨折,倾倒综合征,骨质疏松,甲状旁腺亢进,低蛋白血症,贫血,皮疹,营养不良(维生素与微量元素缺乏)。

四、治疗经过

患者入院后积极完善相关检查,实验室检查发现该患者存在严重的营养不良及低蛋白血症,维生素

A 及维生素 D 缺乏,低锌血症,骨质疏松,左侧肱骨骨折。入院后左侧肱骨骨折处保守治疗无效,在全麻下行切开复位内固定,术后伤口感染,局部换药至伤口愈合。针对患者存在的蛋白质缺乏性营养不良,住院期间在正常饮食基础上给予口服补充肠内营养支持,应用整蛋白质制剂,每天热量摄入为 800 kcal,蛋白质摄入量按照理想体重 1.0 g/(kg·d)。每天肌内注射维生素 A 10 万 U,每日口服钙片和维生素 D 30 万 U,夜盲症状在 48 小时内好转。同时,每日静脉补充磷制剂及微量元素制剂,因锌缺乏引起的皮疹在补充微量元素与对症治疗后好转。手术切口感染经换药后伤口愈合,予以出院。出院前治疗团队为该患者制定了 3 个月的口服补充营养及维生素与微量元素替代治疗方案,包括每日蛋白质的摄入量至少在 1.2 g/(kg·d) 或 60 g/d 以上,采用优质蛋白质并均衡分配到每餐中。口服 2 万 U 维生素 D,每日 3 次服用钙剂,每日 4 次复合维生素与微量元素。嘱患者定期到本院专病门诊随访。

五、讨论分析

胆胰转流-十二指肠转位术(biliopancreatic diversion with duodenal swith,BPD),主要通过消化道重建旷置大部分小肠,从而达到减少营养物质吸收的目的。手术第一步做胃部分切除使胃容积变小,保留约 100～150 ml 容量的胃囊,从而使摄食量下降,达到使体重下降之目的。第二是将肠襻和胆胰襻汇合形成的共同通道在回盲瓣近侧 50～150 cm。由此可见,一长约 50 cm 的食物通道作为 Roux - en - Y 襻的长臂,这样可使机体形成一个明显的吸收不良状态而保持长期的体重下降。该术式虽然减重和治疗代谢综合征效果良好,但手术操作极复杂,并发症和死亡率均较其他术式高,容易产生营养不良及倾倒综合征,且远期并发症多,维生素、矿物质、微量元素缺乏常见,因而目前临床应用较少。

该患者 6 年前因肥胖、代谢综合征行胆胰转流术/十二指肠转位术,术后由于各种原因没有去医院随访,此次因外伤后左侧肱骨骨折急诊入院治疗,相关检查发现患者存在严重的营养不良及低蛋白血症,维生素 A 及维生素 D 缺乏,低锌血症,骨质疏松,这应该和 6 年前的转流手术有关,现作如下分析。

问题 1:该患者发生营养不良及低蛋白血症的原因、机制是什么

该患者存在严重的营养不良及低蛋白血症。事实上,病态肥胖患者在减肥手术后面临着极大严重营养不良风险,特别是接受胆胰旷置术和十二指肠转位术的手术患者。胆胰转流术/十二指肠转位术(BPDS)主要机制是通过手术使仅有 50 cm 左右的小肠可用于胆汁、胰液混合和食物消化,导致持续性营养吸收不良,营养不良发生率高,远期并发症可能有腹泻,维生素、矿物质、营养物质的缺乏,特别是蛋白质的缺乏,并发症和死亡率均较其他术式高,现临床已较少应用。BPDS 手术后出现蛋白质缺乏性营养不良及低蛋白血症的原因和机制是与手术造成的胃肠道解剖改变有关。小肠是食物蛋白质消化的主要部位,无论是食入的蛋白质或内源性蛋白质,经消化分解为氨基酸后,几乎全部被小肠吸收。食物蛋白质在小肠内的消化主要依靠胰酶完成,胰和肠黏膜细胞分泌的多种蛋白酶和胰酶在小肠内将食物中的蛋白质进一步水解成氨基酸和小肽。胰腺细胞所产生的各种蛋白酶和胰酶都是以无活性酶原的形式分泌,这些酶原进入十二指肠后被肠激酶激活。由十二指肠黏膜细胞分泌的肠激酶被胆汁激活后,水解各种酶原,使之激活成为相应的有活性的酶。其中,胰蛋白酶原激活为胰蛋白酶后,又能激活糜蛋白酶原、弹性蛋白酶原和羧基肽酶原,这些酶对于蛋白质的消化起着十分重要的作用。BPDS 手术后由于仅有 50 cm 左右的小肠可用于胆汁、胰液混合和食物消化,蛋白质消化受限,导致持续性营养吸收不良,容易产生蛋白质缺乏性营养不良。

因此,减肥手术后患者对蛋白的最低需求量是 1.2 g/(kg·d),低于这个水平就会出现蛋白质营养不良。为避免术后发生蛋白营养不良,术后应常规给予监测白蛋白状况,保证每日蛋白摄入量 60～120 g/d。另一方面,对减肥手术患者术后营养状态监测十分重要。欧洲指南推荐在 Roux - en - Y 胃旁路术(RYGB)后一年随访一次,BPD 术后第 1、4、12 个月随访,之后每隔一年随访一次。监测的指标

包括维生素 B_{12}、维生素 D、甲状旁腺激素、铁蛋白、钙和白蛋白。对减肥手术患者术后的长期随访治疗还应包括膳食指导、口服维生素与微量元素、微量元素监测，必要时行肠外营养。该患者由于各种原因长期失访，最终导致出现严重营养不良、低蛋白血症、贫血、骨质疏松及各种微量营养素缺乏症，是通过该病例分析最应该接受的经验和教训。事实上，大多数维生素与微量元素缺乏在早期是可以预防并且治疗的，临床工作者在遇到减肥手术术后患者出现骨折或脑病时，更应提高警惕，以避免致命并发症发生。

问题 2：该患者手术后每当进食后常出现腹痛、恶心、头昏、心动过速、出冷汗和晕厥等症状的可能原因，如何防治

根据该患者的表现，最可能的原因是存在倾倒综合征。有研究报道，70%～76% 的 RYGB 患者早期出现胃倾倒综合征。倾倒综合征是小肠内进入高渗内容物的结果，高渗液体进入小肠腔内，随后小肠膨胀，液体封存在小肠腔内，降低血管内容积，致低血压。新近的资料提示食物绕过胃进入小肠导致诱发倾倒综合征的肠肽释放，因为他们能被皮下注射生长抑素类似物奥曲肽所阻断。然而，倾倒综合征可能并不在所有患者都出现，或在术后的第一年仅仅短暂出现。对于一些患者，倾倒可能被认为是理想的不良反应，因为它使减缓减重的高热量液体的吸收减少。

减肥手术后患者出现的倾倒综合征一般随时间推移而减轻，通常通过改变营养可以控制，如：① 小量多餐；② 避免固体餐后 30 分钟内摄入液体；③ 不用单糖，增加纤维和复合碳水化合物；④ 增加蛋白摄入。如果这些措施不起作用，那么在餐前 30 分钟皮下注射奥曲肽可减轻一些患者的症状。

减肥手术后患者后期的倾倒综合征可能是由于反应性餐后低血糖，对于出现餐后低血糖症状，尤其是神经低糖症状的 RYGB 后患者，应进一步评估胰岛素介导低血糖的可能性。有研究显示，减肥手术后患者出现餐后低血糖被证实为胰岛细胞增殖症。在一项单中心研究中，仅仅 9 例无胃旁路史的成人患者在同一时期手术证实为胰岛细胞增殖症，其中 6 例患者胃旁路术（GBS）后进行评估和治疗，6 例患者有严重棘手与内源性高胰岛素血症相关的餐后低血糖症状。在一些患者被认为继发于 RYGB 解剖的并发症，必须行部分胰腺切除以缓解症状和低血糖。组织学检查显示胰腺胰岛细胞增生。可能在 RYGB 后 2～9 年出现。在最近的一项有高胰岛素血症低血糖的 9 例患者研究中，检测了葡萄糖和胰岛素对混合餐的反应，随后在一项 6 例术后低血糖的 RYGB 患者与没有低血糖的对照者相比较，并没有发现 B 细胞量的增加，推断 GBS 后的低血糖并非由于 B 细胞量或形成的增加，而可能是由于胃倾倒和胰岛素分泌不适当增加的共同结果。

问题 3：该患者发生骨质疏松、甲状旁腺亢进、骨折的可能原因，如何防治

钙和维生素 D 缺乏在减肥手术后患者中十分常见，有研究显示，减肥术后维生素 D 缺乏的发生率约 50%～80%，尤其是减少吸收的胃转流手术（LBPDDS）患者。食物中钙的主要来源是奶类和各种乳制品，钙的吸收主要在十二指肠和空肠上段，其吸收是主动耗能过程。此外，钙的吸收受消化道内容物的影响，胃酸使之离子化成为可吸收的盐酸盐，胆酸、氨基酸、糖及维生素 D 有利于其吸收。另一方面，维生素 D 吸收部位也主要是在空肠和回肠。胆胰旷置术和十二指肠转位术等减肥手术改变胃肠道的结构，理论上会影响到钙的吸收。事实情况也是如此，胃转流减肥手术后缺钙的发生率明显升高。在美国 Roux－en－Y 手术是减肥手术的最主要方式，手术后钙主要由旁路吸收，患者出现钙和维生素 D 缺乏，机体上调甲状旁腺激素（PTH），增加维生素 D 的产生和钙从骨的吸收。若使用限制性束带，则不出现如 Roux－en－Y 手术样的骨丢失，也无继发性甲状旁腺功能亢进的证据。吸收不良型减肥手术后 2 年 10%～25% 的患者出现钙缺乏，4 年时为 25%～48%；2 年时 17%～52% 的患者出现维生素 D 缺乏，4 年时为 50%～63%。除手术因素外，肥胖患者的饮食习惯也是原因之一，在手术前就有可能因偏食而存在钙缺乏。研究报道大约 25% 肥胖患者术前存在亚临床性缺钙（PTH 升高，血钙水平正常），21% 存在维生素 D 缺乏,并且与 BMI 成正相关。术后这些肥胖患者发生维生素 D 缺乏的风险更高。

因此,进行吸收不良型(如 RYGB、GS 和 BPD)肥胖手术的患者应每 6 个月随访维生素 D、钙、磷、PTH 和碱性磷酸酶水平,每年用双能 X 线骨密度仪检测骨密度直至稳定,如果发现血清骨的丢失证据,补充维生素 D 和钙可改善骨健康参数。吸收不良型肥胖手术患者术后补充维生素 D 和钙,根据血清指标和骨密度的测量由一名有资质的医学专业人员调整剂量。对于绝大多数接受减重治疗的患者都应当推荐补充钙和维生素 D,目的是预防骨吸收而导致的骨质疏松。目前有关钙剂的补充剂量及使用方法尚无统一推荐意见,一般说来,柠檬酸钙的生物利用率要优于碳酸钙,与相同剂量的碳酸钙相比,柠檬酸钙能更有效地提高血清钙水平,并降低 PTH。PTH 是钙稳态的主要调节因子,并参与 $1,25(OH)_2D$ 的代谢,高钙水平抑制 PTH 的释放,而低钙水平则促进甲状旁腺释放 PTH。血清 PTH 的水平升高,表示负钙平衡和(或)维生素 D 缺乏。

维生素 D 的主要生理功能是调节钙磷代谢和维持正常血钙水平。$1,25-$二羟维生素 D_3 在靶细胞内与特异性受体结合,进入细胞核,调节相关基因(如钙结合蛋白、骨钙蛋白等基因)的表达。$1,25-$二羟维生素 D_3 促进小肠黏膜对钙磷的吸收,增加肾小管对磷的重吸收,影响骨组织的钙代谢,从而维持血钙和血磷的正常水平,可在甲状旁腺素的协同作用下促进新骨和牙的钙化。由于减肥手术患者普遍存在维生素 D 缺乏,应在手术后及时补充钙和维生素 D 以预防出现缺钙或维生素 D 缺乏。对于术前就有维生素 D 缺乏的患者,建议的补充方法是口服 5 000 U,每周 1 次,连续 8 周。更为有效的维生素 D 添加方案是大剂量的维生素 D_3 或者维生素 D_2 每周 1 次,然后根据血 $1,25(OH)_2D$、BAP、PTH 调整剂量。

问题 4:该患者发生夜间视力下降、锌等微量元素缺乏的可能原因是什么? 如何防治

吸收不良型手术后的脂肪泻可导致维生素 A、E、K 等脂溶性维生素缺乏,典型者出现夜盲症、湿疹样皮疹等。减肥手术后维生素 A 缺乏是由于营养吸收差、消化不良、吸收不良和肝脏维生素 A 释放障碍所致。有研究报道称即使在每天补充复合维生素情况下仍然存在维生素缺乏,维生素 A 缺乏发生率为 5%~69%,维生素 K 50%~68%,维生素 E 4%~5%。RYGB 术后 4 年维生素 A 缺乏发生率为 10%,而行 DS-BPD 手术后 2~4 年维生素 A 缺乏的发生率为 61%~69%,但无明显临床症状。另外也有其他研究发现维生素 A 缺乏发病率不如前面那么高,BPD 术后 8 年只有 12%,DS-BPD 术后 4 年 5%。BPD 和 BPD/DS 也经常出现维生素 K 缺乏,在一项检测维生素 K 水平的研究中,50%~60%行 BPD 或 BPD/DS 的患者维生素 K 水平降低。在此项研究中,没有发现容易瘀伤、出血增加、凝血改变或由于维生素 K 在骨钙素形成中的作用所致的代谢性骨病等临床症状。

由于术后维生素 A、K、E 缺乏临床症状表现不明显,减肥手术后每 6~12 个月对脂溶性维生素进行评估是有必要的。推荐口服补充维生素 A 5 000~10 000 U/d 直至维生素 A 水平正常。该患者出现维生素 A 缺乏时典型的夜间视力下降症状,血维生素 A 浓度为<0.1 μmol/L,显著低于正常值(1.1~2.6 μmol/L)。所以在患者入院后通过肌内注射维生素 A 10 万 U,夜盲症状在 48 小时内好转。

微量元素缺乏症在减肥手术后患者中十分常见。锌在十二指肠及空肠上段吸收,主要通过粪便排出,少量通过泌尿系统排出体外。改变肠道结构通常会影响锌的吸收。大约 50% 的接受 BPD 或 DS-BPD 的患者锌水平下降,11% 患者即使在每日补充复合维生素的情况下依然出现锌缺乏。

缺锌在临床上的表现主要是影响免疫功能,改变味觉,延迟伤口愈合,导致肠病性肢皮炎。脱发在减肥手术后很常见,推测这可能与蛋白摄入不足以及锌缺乏相关。该患者出现毛发稀疏,四肢伸侧、躯干、臀部皮疹伴瘙痒,结膜苍白,巩膜无黄染,口唇苍白,口角炎,舌炎,可能与微量元素锌、硒等缺乏有关。

六、相关营养背景知识

（一）减重手术后阶段性营养治疗策略

减重手术后患者的营养管理需要接受一个专业团队的随访、支持,其中包括外科、内分泌科、营养支持小组、消化科、康复科、心理医学科等专业力量,术后定期规律复诊随访,监测体重、腰围、生化指标及各器官功能状况,有条件单位应定期监测患者的机体组成,指导和帮助患者遵循规律的生活和饮食,进行运动锻炼,预防和治疗并发症,以获得理想的治疗效果。

减重手术后的营养治疗一般分为三个阶段:① 手术后第一周是饮食过渡阶段,由于目前大多数减重手术均采用腹腔镜手术方式,一般无须长时间禁食,在术后 24 小时即可以开始尝试少量饮水,同时判断胃肠道活动恢复情况,如果胃排空正常即可以开始流质饮食,进食饮水均应保持缓慢持续,容量一般应小于 2 000 ml/d,能量摄入量控制在 500 kcal/d 左右,可选用经过工业化生产的含完整营养素的营养补充剂,以保证宏量营养素和维生素、矿物质和微量元素等微营养物质的供给。经过 1～2 天的适应过程,即可摄取自然的流质饮食(可选择白米粥、蛋羹、蛋汤等),同时可补充一定量的肠内营养制剂和蛋白质组件,以保证每日摄入的蛋白质在 50～75 g 左右,热量在 600～800 kcal/d,同时应保证足量的维生素及微量元素的摄入。此阶段一般维持一周,通常发生在术后的住院期间。② 第二阶段是限制期,主要是在术后 2～4 周,此阶段通常进食半流质饮食,能量供给量在 600～800 kcal/d,蛋白质在 50～75 g,脂肪<30 g/d。每日安排 4～5 餐,恢复进食规律性。此阶段根据患者的进食状况、饥饿感的程度等逐渐过渡到进食固态食物,并恢复一日三餐,关键是要控制每日摄入的总能量。③ 第三阶段维持期:此阶段主要根据患者体重减轻的程度及时调整其饮食状况。目前大多数的机构推荐减重术后机体体重减轻的速度为 0.5～1 kg/周,减重手术后 18 个月～3 年实现机体超重部分减重比例达到 75%,减重速度过快或过慢均应及时进行评估,寻找原因并予以解除。

（二）减重手术后营养管理主要问题

减重手术已广泛应用于重度肥胖患者,不仅可以显著减轻体重,而且还对肥胖相关的内分泌代谢紊乱(特别是 2 型糖尿病)产生有利影响。然而,由于胃肠道解剖以及生理功能发生了明显变化,部分患者可能会出现了较严重的并发症,包括体重反弹,围手术期及长期的营养代谢相关并发症,宏量及微量营养素摄入不足或不均衡等。因此,所有患者术后应该接受精心的医学随访,以指导患者安全渡过减肥手术后生活的转变期,避免代谢并发症的发生和营养素失衡,最终获得良好的临床结局。

减肥手术患者的术后管理开始于手术前即建立合适的团队,应该由一个包括从事减肥手术的外科医生、内分泌科医生或消化科医生、营养师、保健医生、心理医师、药剂师及护理人员组成的多学科团队,提供医疗、营养和生活方式管理、术前和术后护理,以便在减肥手术后平稳渡过生活的转变期,保证手术效果。

1. 防治体重反弹　体重反弹在减肥手术患者中较常见,据报道的其发生率为 7%～50%,也有学者认为手术患者后期的失访可能低估了体重反弹的真实发生率。另有研究发现,约 20%～25% 所减的体重将在 10 年间重新获得,体重的反弹常伴随着出现一系列代谢性并发症。手术改善的肥胖合并症随体重反弹逆转或加重,包括常见的可能导致生活质量降低的健康状况和心理社会功能,这种体重反弹对合并症的影响取决于个体风险因素。

(1) 体重反弹的原因:虽然遗传因素、生理反应的差异和偶然的外科失败可能是体重反弹的原因,但大多数减肥手术后患者的体重反弹通常与饮食和生活方式指导的顺应性差密切相关。一般情况下,减肥手术后近期热量摄入减少,与术前相比体力活动增加,血中胃促生长素(ghrelin)水平降低,胰高糖素样肽 1(GLP-1)和 YY 肽水平升高,提示 ghrelin、GLP-1 和 YY 肽等胃肠道激素可能也参与术后体重稳态的调节。但术后1～2年热量摄入增加伴随体重反弹的发生,血清瘦素和胰岛素水平的降低也可能起作用。有研究显示,在垂直遮断胃成形术、胃束带手术、袖状胃切除术和RYGB中的束带滑动或小囊和吻合口膨胀等机械问题可能潜在损害传导饱足感至中枢神经系统的胃神经信号,导致摄食增加和体重反弹。有研究发现RYGB术后1年体重过度降低为76%,腹腔镜可调节的束带术后为50%。单纯限制性手术比其他吸收不良型手术更易导致体重反弹和减重失败。心理因素和饮食性疾病也可促进体重反弹,尤其是在手术后期更易发生。虽然对手术的反应存在个体差异,除人格障碍外,发现术后坚持定期随访和顺应性在重度肥胖患者中也可预测限制性减肥手术的结果。

(2)体重反弹的防治:体重反弹的预防对于长期保持减肥手术的疗效至关重要,关键因素是术前现实的预期、对定期随访的坚持、对营养推荐的顺应性、每周至少保持150分钟的常规体育锻炼和对饮食或其他精神疾病防治的定期评估。总之,减肥手术对心理状态有益,虽然有些改善随时间推移消失。从营养的角度来看,低糖负荷、中高度蛋白质饮食、结合体力活动计划显示短期能有效地治疗体重反弹。通过收集饮食记录和仔细地监测体重有助于促进其遵循所推荐的饮食和生活方式。

因此,术后体重反弹的治疗应该包括饮食指导、增加活动、行为矫正和药物治疗。建议重度或术后体重持续增加的患者应检查胃肠道的外科操作解剖学上是否保持完整。若非完整无缺,多学科团队应该考虑首先采用饮食指导、增加活动、行为矫正等治疗措施,当体重反弹严重且持续时,应该考虑修正性减肥手术。

2. 手术后的营养管理 减少过量的能量摄入是减肥手术的主要的目的,术后体重的下降就是能量摄入减少的明显证据。但是在伴随着能量摄入减少的同时,人体必需的营养物质以及微量元素可能也存在相对缺乏,限制性和吸收不良性机制的减肥手术容易造成蛋白质吸收不良和微量营养素缺乏。因此,减肥手术后患者应进行适当的营养管理,应定期对微量和宏量营养素缺乏进行临床和生化监测,防止蛋白质营养不良及其后果。应该考虑在所有进行减肥手术的患者中长期补充维生素和矿物质,对于行吸收不良型手术的患者需要更全面的替代治疗以防止营养缺乏。目前公认的对代谢手术后患者营养管理的基本要求是在体重减轻阶段维持机体能量负平衡,但必须保证充足的蛋白质摄入量。

(1)蛋白质的供给:食物中的蛋白质主要在空肠的中段被吸收,大部分的减肥手术都通过旁路绕过这一段,因此容易造成蛋白质吸收不良。另一方面,减肥手术后对富含蛋白质的食物不耐受导致经肠道丢失的蛋白增加也是术后蛋白营养不良原因之一。限制性术式发生蛋白营养不良的情况较吸收不良术式较少。有资料显示,在单纯的限制性术式中蛋白营养不良发生率为0%～2%,而吸收不良术式为14%～18%,并且其中6%的患者因严重营养不良而需要行纠正手术。RYGB手术是目前施行最多,兼顾限制性和吸收不良性机制的减肥手术。蛋白质营养不良在RYGB手术后1～4年发生率为0%～13%,其中只有一小部分需要住院治疗。蛋白质营养不良的发生率与手术旁路支的长度显著相关。旁路支越长手术后蛋白质营养不良发生率越高,最高可达13%。相反,在标准RYGB手术或旁路支＜150 cm的RYGB手术中,术后1～2年蛋白营养不良发生率仅为0%～0.4%。

蛋白质营养不良通常在减肥术后3～6个月被发现,主要归因于对富含蛋白质的食物不能耐受。RYGB后通常食用蛋白质缺乏饮食,如单纯限制性手术[可调节的胃束带术(AGB)和袖状胃切除]可诱导消化症状、食物不耐受,或由于术前、术后饮食性疾病进食行为适应障碍。预防蛋白质营养不良要求常规评估蛋白摄入、咨询有关从富含蛋白质食物和模块化的蛋白质补充料中的蛋白摄取。成人的蛋白质需要量与体重相关,饮食的蛋白质需求通常以能量摄入的百分比表示,饮食的参考摄入量以总能量的10%～35%表示蛋白质可接受的范围。然而蛋白质需要量在所有能量摄入中是不变的,因此,在低能量摄入时,在总热量中需要更高比例的蛋白质,而在高能量摄入时,在总热量中的蛋白质比例可降低。总之,在任何食物中应首先确定与体重成比例的饮食蛋白质量,然后再根据能量的需要增加碳水化合物和脂肪。在每一餐蛋白质是不可或缺的营养。维生素和矿物质能够一天一次满足营养的需要。但对于蛋白质，机体不能储存一天的供应量。成人为保持肌肉和骨骼的功能，每餐至少需摄入 30 g 蛋白质，早餐中的食物蛋白非常重要，因为机体经过隔夜空腹后处于分解代谢状态。一餐至少需 30 g 蛋白来满足机体蛋白质的需要，早餐蛋白对于调节食欲和每天食物摄入也是关键的。推荐的膳食供应量代表了健康成人每日的最低摄入量。对于许多成人，以蛋白质代替膳食中的碳水化合物将有助于保持机体组分和灵活性，改善血脂和脂蛋白，以及控制食物摄入。

充足的蛋白质摄入对于减重手术患者十分重要，许多研究表明，蛋白质摄入不足会导致瘦组织丢失增加、代谢率降低和机体生理功能受损。相反，足量的蛋白质供给则能提高术后进食满足感、增加体重下降、更利于身体组分恢复。因此，国际上大多数相关指南均推荐减重手术患者围手术期蛋白量摄入量为 60~120 g/d，或根据 1.5 g/(kg·d) 供给，重症肥胖患者蛋白质量补充量应更高，达到 1.2 g/(kg·d) 实际体重或 2~2.5 g/(kg·d) 理想体重。大部分患者经过增加蛋白摄入量均可以使蛋白营养不良状况得到纠正。白蛋白浓度是一种方便可行的评估减肥手术患者营养状况的指标，蛋白质营养不良主要表现为低蛋白血症(白蛋白<35 g/L)、水肿、脱发等。

（2）热量目标量：对于需要营养支持的减重手术患者，推荐采用间接测热法测定机体静息能量消耗值以确定患者能量需要量，避免过度喂养或喂养不足，无法实际测量患者能量消耗值时可采用预测公式来估算。许多研究发现，对于一般接受减重手术的肥胖患者，Mifflin - St.Jeor 公式较其他公式预测机体能量需求量的准确性更高，而对于重症患者，Penn State University 公式准确性最高，偏倚最低，高估或低估的可能性最小。所以 ASPEN 指南推荐住院肥胖患者无法进行能量消耗测定时选择 Mifflin - St.Jeor 公式确定患者能量需求，而重症非肥胖患者则首选 Penn State University 公式进行计算。此外，临床上也可采用体重公式计算法估算机体的能量需要量，对于 BMI 30~50 kg/m² 患者按实际体重 11~14 kcal/(kg·d)；BMI>50 kg/m² 患者按理想体重 22~25 kcal/(kg·d)供给。

（3）营养支持方式：目前大多数减重手术均采用腹腔镜手术方式，一般无须长时间禁食，在术后 24 小时内即可以开始尝试少量饮水，同时判断胃肠道活动恢复情况。如果胃排空正常即可以开始低糖清流质饮食，进食饮水均应缓慢持续以避免倾倒综合征发生，并根据手术类型逐渐增加所进食物的体积。在制剂上可选用经过工业化生产的含完整营养素的营养补充剂，以保证宏量营养素和维生素、矿物质和微量元素等微量营养素的供给。经过 1~2 天的适应过程，即可摄取自然的流质饮食，同时可补充一定量的肠内营养制剂和蛋白质组件，以保证每日足够的蛋白质摄入量。热量及蛋白质的摄入量按照机体需要量逐渐增加以达到目标量，同时应保证足量的维生素及微量元素的摄入。对于高营养风险的减重手术患者术后应考虑行营养支持(EN 或 PN)，非重症患者如果 5~7 天或重症患者 3~7 天无法经胃肠道喂养满足机体营养需求时应采用 PN。如果减重手术患者一旦出现手术相关并发症如吻合口瘘等时，营养支持策略应参考重症或重症肥胖营养支持的相关指南推荐意见。

七、主编点评

减重及代谢手术后营养相关并发症的发生与手术方式的选择密切相关，胆胰转流-十二指肠转位术是一种吸收不良型手术，主要通过消化道重建旷置大部分小肠，从而达到减少营养物质吸收的目的，故术后发生营养不良的风险高，容易发生术后营养不良及微量营养素缺乏。该患者接受胆胰转流-十二指肠转位术后 6 年，由于各种原因没有定期、及时随访，没有得到合理的膳食、生活习惯及营养的指导，因而出现严重的蛋白质缺乏性营养不良、多种维生素及微量元素缺乏症，以至产生严重的骨质流失。因此，接受此类手术后患者应进行合理的营养管理，应定期对微量和宏量营养素缺乏进行临床和生化监测，防止蛋白质营养不良及其后果。

胆胰转流-十二指肠转位术后转流手术后,食物的摄入减少和快速的体重下降可导致机体蛋白质水平迅速下降,如何避免机体蛋白质及瘦组织群过度消耗是代谢手术后营养监测的重点之一。为避免术后蛋白质缺乏性营养不良的发生,术后通常每日给予患者至少 1.2 g/(kg·d)或至少 60 g/d 以上的蛋白质摄入量,优质蛋白质的比例最好能达到 50%,并均衡分配到每餐中。蛋白质的种类和构成也很重要,富含亮氨酸等支链氨基酸的优质蛋白更有助于保持肌肉的质量。对于已经出现严重的蛋白质营养不良的患者,若口服蛋白质补充剂不能达到营养支持的目标,则可以考虑应用肠外营养支持以改善患者的营养状况。该患者存在乏力、水肿、脱发、皮肤改变、指甲脱落和严重低蛋白血症等症状,除与维生素及微量元素缺乏外,也是营养不良的临床表现。

吸收不良型手术后易发生严重的钙丢失和维生素 D 缺乏。有研究表明,高达 80% 的接受减肥手术的患者在术后可能出现不同程度的维生素 D 缺乏,其中女性患者缺乏的程度更为明显。长期钙和维生素 D 缺乏导致骨密度降低、骨质疏松和继发性甲状旁腺功能亢进,严重者可出现病理性骨折。而手术后及时补充一定剂量的钙和维生素则可预防出现缺钙或维生素 D 缺乏。同样,其他种类维生素及微量元素的缺乏在此类患者术后也十分常见,而往往临床症状表现不明显,只有在严重缺乏时才会出现相应的临床表现。有文献报道:减重手术后由于未能定期补充维生素及微量元素而导致严重的扩张性心肌病。因此,对于每个减重手术后患者,出院时应给予饮食、生活习惯、营养补充建议,并定期监测机体各营养物质水平,避免发生严重的营养物质缺乏。

目前,减重及代谢手术在我国各地蓬勃开展,每年完成大量手术病例,但令人担忧的是许多患者在手术后缺乏合理的营养管理,部分患者出现了较严重的营养问题,包括体重反弹,围手术期及长期的营养代谢相关并发症,宏量及微量营养素摄入不足或不均衡等。因此,对于所有接受患者术后应该接受精心的医学随访,以指导患者安全渡过减肥手术后生活的转变期,避免代谢并发症的发生和营养素失衡。减重手术后患者的营养管理需要接受一个由外科、内分泌科、营养支持小组、消化科、康复科、心理医学科医生、药剂师及护理人员组成的多学科专业团队的支持,提供围手术期医疗、营养、饮食指导,以便在减肥手术后平稳渡过生活的转变期。同时,手术后指导和帮助患者遵循规律的生活、饮食和运动锻炼,进行术后定期规律复诊、随访,监测体重、腰围、生化指标及各器官功能状况,有条件单位应定期监测患者的机体组成,预防和治疗并发症,以保证获得理想的手术治疗效果。

(吴国豪)

参考文献

[1] Blackstone RP. Bariatric surgery complications: the medical practitioner's essential guide[M]. Switzerland: Springer International Publishing Switzerland 2017.

[2] Camacho D, Zundel N. Complications in Bariatric Surgery[M]. Switzerland: Springer International Publishing AG, 2018.

[3] Albanese A, Prevedello L, Markovich M, et al. Pre-operative very low calorie ketogenic diet(VLCKD) vs. very low calorie diet(VLCD): surgical impact[J]. Obes Surg, 2019, 29: 292 - 296.

[4] Al-Najim W, Docherty NG, le Roux CW. Food intake and eating behavior after bariatric surgery[J]. Physiol Rev, 2018, 98: 1113 - 1141.

病例4

肥胖症胆胰转流术/十二指肠转位术后,缺铁性贫血

一、病史简介

患者,女,48岁。因"RYGB术后3年,乏力嗜睡2周"入院。患者3年前因重度肥胖(体重176 kg, BMI 62 kg/m²)、高脂血症及严重2型糖尿病行胆胰转流术/十二指肠转位术(BPDS)行RYGB术,术后恢复可,定期随访。2周前患者无明显诱因下出现乏力嗜睡,自述月经量增多,遂于我院就诊,血常规提示血红蛋白78 g/L,现为进一步诊治入院。追问病史,患者1年前曾因"头晕、乏力"在外院就诊,行骨髓穿刺检查,诊断"缺铁性贫血",住院治疗,静脉注射"维乐福"600 mg治疗,血红蛋白恢复至120 g/L出院,后未再就诊。

患者10年前出现多饮、多饮、多尿症状,空腹血糖15～18 mmol/L,诊断"2型糖尿病",口服二甲双胍及格列齐特(达美康),血糖控制不佳后改用胰岛素治疗。3年前因肥胖、高脂血症及2型糖尿病而行减重手术,否认输血史,预防接种按时按序。

二、入院检查

体温37.4℃,脉搏98次/分,呼吸20次/分,血压136/76 mmHg,身高162 cm,体重90 kg,BMI 34 kg/m²。神志清晰,发育正常,营养中等,肥胖,全身皮肤苍白,无肝掌、蜘蛛痣。全身浅表淋巴结无肿大,巩膜无黄染,睑结膜苍白,口唇苍白,口腔无特殊气味、胸廓无畸形,呼吸稍急促,双肺叩诊清音,听诊呼吸音清。心前区无隆起,心界不大,心率98次/分,律齐。腹部平坦,未及包块,无压痛、反跳痛、肌紧张,肝脾肋下未及,肝肾区无叩击痛,肠鸣音4次/分。肛门及生殖器未检,四肢脊柱无畸形,双下肢无凹陷性水肿,活动自如,神经系统检查无异常体征。

红细胞$3.15×10^{12}$/L,血红蛋白78 g/L,白细胞$5.50×10^9$/L,血小板$212×10^9$/L。总胆红素5.4 μmol/L;直接胆红素2.3 μmol/L;总蛋白60 g/L;白蛋白35 g/L;前白蛋白0.13 g/L;谷丙转氨酶16 U/L;谷草转氨酶21 U/L;尿素1.9 mmol/L;肌酐66 μmol/L;尿酸534 μmol/L;葡萄糖6.8 mmol/L;总胆固醇5.68 mmol/L;甘油三酯1.90 mmol/L;钠143 mmol/L;钾3.7 mmol/L;氯106 mmol/L;钙2.30 mmol/L;无机磷1.11 mmol/L;镁0.81 mmol/L。

腹部超声:脂肪肝;胆囊结石。动态血糖监测:共监测841次,平均血糖9.0 mmol/L,其间最低血糖2.6 mmol/L,最高血糖18 mmol/L。胃肠碘水造影:胃大部切除术后,吻合口通畅,请结合临床及随访。

三、入院诊断

RYGB术后,贫血(缺铁性贫血?)。

四、治疗经过

患者入院后完善相关检查,查皮质醇节律未见明显异常,甲状腺激素水平正常,夜间睡眠监测提示

不符合睡眠呼吸暂停低通气综合征,夜间轻度低氧血症,心电图未见异常。心脏超声:① 左房增大;② 轻度主动脉瓣反流。MRS:脂肪肝,肝脏 MRS 示脂水峰下面积分别为 88.4 及 41.6;提示严重脂肪肝。测得随机血糖 6.8 mmol/L,行 OGTT 试验提示分泌尚可,诊断 2 型糖尿病,给予加强糖尿病知识宣教,控制饮食,口服降糖药物进行降糖治疗,空腹血糖控制在 7.4~9.1 mmol/L,餐后血糖控制在 6.8~9.5 mmol/l,血脂全套检查基本在正常范围。患者在行胆胰转流术/十二指肠转位术后 3 年,体重减轻 86 kg(减轻 49%),脂代谢紊乱明显改善,血糖控制尚可,提示胆胰转流术/十二指肠转位术治疗该患者肥胖、代谢综合征疗效显著。

但是,患者在一年前无明显诱因下出现缺铁性贫血,经治疗后有所好转,但随后再出现贫血症状。因此,本次入院后主要针对贫血进行治疗。入院后静脉注射铁剂治疗,3 个月内共注射 1 600 mg 铁剂(第一个月每周 200 mg 铁剂,第二、三个月每隔一周 200 mg 铁剂)。疗程结束后 15 天复查血红蛋白 135 g/L,铁蛋白 138 ng/mL 均正常范围,但维生素 B_{12}、叶酸测不出,于是给予维生素 B_{12} 肌注(第一个月每周 1 mg,之后每月 1 mg)+铁剂静脉注射(每 3 个月 200 mg)。半年后,患者仍自觉月经量多,遂调整方案,维生素 B_{12} 肌注(每月 1 mg)+铁剂静脉注射(每 4 个月 200 mg),并嘱定期随访。一年后随访血红蛋白 134 g/L(120~160 g/L),平均红细胞体积 89 fL(82~100 fL),铁 55 mg/dL(50~180 mg/dL),铁蛋白 138 ng/ml(30~300 ng/ml),叶酸 15.4 ng/ml(>3 ng/ml),维生素 B_{12} 422 pg/ml(>270 pg/ml),C 反应蛋白<0.5 mg/dL。调整方案为维生素 B_{12} 肌注(每月 1 mg)+铁剂静脉注射(每 6 个月 200 mg),并嘱定期随访 1 年。

五、讨论分析

该患者 3 年前因肥胖、高脂血症及 2 型糖尿病行胆胰转流术/十二指肠转位术,术后体重下降明显,脂代谢紊乱得到纠正,血糖改善明显,但出现严重的缺铁性贫血,由于患者没有明显失血病史,目前的贫血应该和胃转流手术有关,现作如下分析、讨论。

问题 1:该患者出现缺铁性贫血的原因和机制如何?

Roux - en - Y 旁路术后铁缺乏常见,尤其在月经过多失血过量的妇女。铁的吸收部位主要在十二指肠及空肠上段。无机铁仅以 Fe^{2+} 形式被吸收,Fe^{3+} 难以吸收。吸收的 Fe^{2+} 在小肠黏膜细胞中被氧化为 Fe^{3+},进入血被与运铁蛋白结合而运输,运铁蛋白是运输铁的主要形式。当细胞内铁浓度较高时诱导细胞生成脱铁蛋白,并与其结合成铁蛋白而储存。铁也与血黄素结合成含铁血黄素。铁蛋白和含铁血黄素是铁的储存形式,主要储存于肝、脾、骨髓、小肠黏膜等器官。

通常认为减肥手术术后胃酸分泌下降,十二指肠和空肠上段吸收表面的旁路导致食物中血红素自由度和吸收的降低。小肠功能减退,红肉摄入减少同样是导致缺铁性贫血发生的主要原因。但缺铁并非贫血发生的唯一原因,在减肥手术术后发生贫血的患者中,一些原因尚不明确,可能与铜、锌缺乏或维生素 A、E 缺乏以及服用的矿物质导致不同营养素吸收之间的相互抑制作用相关。许多研究显示,当同时服用钙剂或牛奶产品时非血红素和血红素铁的吸收被抑制高达 50%~60%,300~600 mg 钙剂可直接剂量依赖地抑制铁的吸收。碳酸钙、枸橼酸钙和磷酸钙均已显示这种作用。铁缺乏的风险随时间推移而增加,一些研究报道 RYGB 术后铁缺乏出现的患者高达 50%,最常见于月经过多的妇女。BPD 或 BPD/DS 后 4 年超过一半的患者铁蛋白水平降低。另一方面,病理性肥胖患者在减肥手术前即可能存在贫血与铁缺乏,约 10%~15% 患者在术前即存在贫血,约 30%~40% 患者在术前即有铁缺乏,该比例在术后更高。虽贫血患者中叶酸与维生素 B_{12} 缺乏不多见,可能与实验观察时间过短有关,因人体内维生素 B_{12} 储存耗尽需花费数年。主治医师也应意识到这一点,从而在处理贫血患者过程中能够更全面的评估与治疗。

　　铁的生理功能主要是含血红素的化合物,27%的铁组成血红蛋白,3%的铁组成肌红蛋白,血红蛋白用于输送氧,肌红蛋白用于肌肉储氧。铁也是细胞色素系统、铁硫蛋白、过氧化物酶及过氧化氢酶等多种含铁蛋白和酶的重要组成部分,在气体运输、生物氧化和酶促反应中均发挥重要作用。当急性大量出血、慢性小量出血以及儿童生长期和妇女妊娠、哺乳期得不到铁的额外补充等情况下均可引起体内缺铁。由于铁的缺乏,血红蛋白合成受阻,导致小细胞低血色素性贫血,即缺铁性贫血的发生。

　　对于减肥手术尤其是 Roux-en-Y 旁路术或转流手术后患者,应当常规监测贫血的临床指标和实验室指标,术后日常铁元素的补充推荐剂量为 40~65 mg/d(相当于 200~400 mg 含铁硫酸盐),哺乳期的女性,推荐剂量为 100 mg/d(相当于 400~800 mg 含铁硫酸盐)。对于已经发现缺铁的患者,治疗剂量应达到 300 mg/d 的铁元素,通常可以为 3~4 片含铁量为 50~65 mg 的口服药片。当治疗失败或严重贫血时,可以考虑静脉注射铁-氢氧化蔗糖复合物制剂(20 mg 铁/ml)。铁的补充最好与维生素 C 与寡糖共同进行,可防止便秘,促进肠道蠕动,并能促进其他矿物质的吸收。此外还应考虑到铁与其他元素的相互作用,如钙、植酸盐等,并应当在饥饿状态下单独口服使用,以利于铁的吸收。

　　问题 2:对于合并糖尿病的减重手术患者,如何进行合理的糖尿病治疗?

　　接受减重手术的重度肥胖患者常合并 2 型糖尿病,在围手术期应进行合理、有效地针对糖尿病的治疗。有研究显示,术前良好地控制患者血糖水平,术前 HbA1c<7% 可降低围手术期感染并发症,术前口服药物血糖控制差或需要大剂量胰岛素治疗的患者,可能在术后几天尚需要胰岛素来保持血糖水平在理想范围。术前需要胰岛素的患者应定期监测血糖水平,调整所需的胰岛素剂量以控制血糖。手术后早期,尤其是在重症监护病房(ICU),推荐应用胰岛素泵进行胰岛素强化治疗方法将血糖控制在 8~10 mmol/L。普通病房中患者可皮下注射胰岛素达成血糖控制目标:用中效中性鱼精蛋白锌胰岛素、长效甘精胰岛素(dargine)或地特胰岛素(detemir)作为基础胰岛素治疗;用超短效门冬胰岛素(aspart)、赖谷胰岛素(glulisine)或赖脯胰岛素(lispro)作为餐时胰岛素治疗;用超短效胰岛素每 3~6 小时调整胰岛素剂量。治疗组医护人员应该熟悉血糖控制目标、胰岛素治疗方案、无糖静脉注射液的使用和低糖液体的补充。开始静脉滴注胰岛素的参数应按照已确定的临床方案,指导患者定期监测毛细血糖水平以调整降糖治疗。在持续高血糖患者,应连续监测患者血糖水平。手术后早期应避免使用磺脲类药物,此时胰岛素敏感性可能已改善,低血糖风险增加,磺脲类药物仅在临床有适应证时重新应用。目前对于合并糖尿病的减肥手术患者,术后血糖控制目标的推荐意见为:术后 HbA1c≤7%,空腹血糖≤6.16 mmol/L(110 mg/dl),餐后血糖≤10.08 mmol/L(180 mg/dl)。

　　但是,对于接受 RYGB 后的大多数患者,糖尿病可得到较好的改善,甚至很少或无须药物治疗,有许多研究发现不少患者在出院前和体重明显减轻前空腹血糖即恢复正常。RYGB 或 BPD-DS-GS后,原先胰岛素治疗的患者胰岛素需要量显著降低,大多数在术后 6 周可停用,也有在出院前即停用者。这些旁路手术的长期作用显然包括减重依赖和非依赖机制。相比较,如束带的胃限制性手术显然是由于减重本身改善了 2 型糖尿病,因此,这种作用可能在体重反弹出现时逆转。2 型糖尿病病程越长,对手术诱导减重所致的反应可能越少,很可能是由于胰岛 B 细胞的破坏。减重和(或)旁路手术本身是否也可在细胞和分子水平长期延缓 β 细胞损伤的进展尚未确定。高血糖的改善几乎在 RYGB 后即刻显现,部分是由于 GLP-1 和可能其他肠促胰素的释放增加。Rubino 和 Gagner 发现 RYGB 和 BPD 对80%~100%的 2 型糖尿病患者血糖控制有持久直接的有益作用,不依赖于体重。大鼠胃十二指肠旁路的研究支持这些结论。近端小肠旁路与 GLP-1 显著增加和高胰岛素血症相关。而且,远端小肠更早出现未消化食物与 GLP-1 趋高和正常葡萄糖刺激的胰岛素分泌恢复相关。此外,其他小肠因子也可使进餐抑制的胃促生长激素释放得以解除,减少摄食。RYGB 和小肠旁路对糖代谢即时效应的一种解释是肠促胰素包括葡萄糖依赖的促胰素多肽和 GLP-l 的分泌术后快速恢复。在动物模型和患者发现无胃旁路或回肠干预的十二指肠旁路均可改善糖尿病。

问题3：对于合并高脂血症的减肥手术患者,如何合理进行脂质的管理?

减重手术患者脂代谢紊乱或高脂血症的发生率很高,许多患者术前服用各种降脂药物。LAGB、RYGB、BPD或BPD-DS手术可以有效治疗脂代谢紊乱,手术后甘油三酯和LDL-C降低,高密度脂蛋白胆固醇升高。由于脂质水平的快速降低,降脂药物的剂量应该定期重新评估。最近的研究显示,减重手术后心血管病死率降低,心血管和心肌梗死的病死率降低,这些改变很可能导致心血管疾病的风险降低,作者认为这与有效纠正脂代谢紊乱,改善高脂血症的发生率有关。脂质紊乱的改善显然不仅与过度减重的百分比相关,还与胰岛素抵抗的降低相关。

许多肥胖患者除了脂代谢紊乱或高脂血症之外,还出现肝功能检测异常,血清谷丙转氨酶和谷草转氨酶升高而无症状,这些改变通常与脂肪肝或脂肪肝和非酒精性脂肪性肝病(NAFLD)相关。手术时,84%重度肥胖患者肝活检标本有脂肪变性,而20%和8%分别有炎症和纤维化。LAGB、RYGB、BPD或BPD-DS后减重可致脂肪变性和炎症改善。临床的挑战是决定哪些患者需要额外评估,因为脂肪肝是一个排除性诊断。胆结石、慢性乙型或丙型肝炎、饮酒和药物的潜在不良反应均可引起是肝功能相关指标的异常。肝功能检查明显增高的患者(通常认为是正常上限的2~3倍)应该考虑另作肝胆B超、CT和肝炎筛查。轻到中度肝硬化患者也可从减肥手术中获益。若怀疑肝硬化,术前应进行内窥镜检查以排除食管或胃静脉曲张和(或)移植的需要。肝移植患者可以成功地进行减肥手术。NAFLD正日益成为肝相关病变和致死性的重要原因,可能是肥胖患者隐匿性肝硬化的最常见原因。若转氨酶异常,应随访,直至其降至正常范围或稳定。

六、相关营养背景知识

(一) 减重及代谢综合征手术治疗术式与选择

减重手术是使重度肥胖症患者获得长期、稳定减重效果的唯一方法,也是治疗肥胖相关2型糖尿病、原发性高血压、高脂血症和阻塞性呼吸睡眠暂停等代谢紊乱性疾病的最有效方法。近年来,随着腹腔镜技术临床应用的成熟与发展,腹腔镜手术治疗肥胖症已成为成熟的治疗模式,应用日趋广泛。常用的减重手术方式依据减重原理可分为三类：① 限制摄入性手术：包括腹腔镜可调节胃束带术(laparoscopic adjustable gastric banding,LAGB)、腹腔镜垂直束带胃成形术(laparoscopic vertical gastric banding,LVGB)、腹腔镜袖状胃切除术(laparoscopic sleeve gastrectomy,LSG)等；② 兼顾限制摄入及减少吸收的胃转流手术：腹腔镜Roux-en-Y胃旁路术(laparoscopic Roux-en-Y gastric bypass,LRGB)；③ 减少吸收手术：腹腔镜胆胰旷置术与十二指肠转位术(laparoscopic biliopancreatic diversion with duodenal switch,LBPDDS)。

目前临床上常用的可以在腹腔镜下完成的手术方式主要有以下4种。

1. 可调节胃束带术　属限制性手术,将环形束带固定于胃体上部形成近端胃小囊,并将出口直径限制在12 mm,在束带近胃壁侧装有环形水囊,并与置于腹部皮下的注水装置相连。手术技巧是胃小囊要尽量小,大约限制在15 ml,而且主要位于胃前壁。胃前壁缝合固定胃绑带时要牢固确切,将绑带的前侧段完全包埋,且包埋不可太紧,术后通过注水或放水调节出口内径。LAGB手术简单、安全、可靠,是所有手术中创伤最小的手术。另一方面,这种手术不损伤胃肠道的完整性,而且不改变胃肠道固有的生理状态,且患者可完全复原。对于手术后效果不佳的病例,可改做任何其他形式的手术,因而特别适合年轻患者,可在生长发育和特定生理时期进行安全有效的调节。需要注意的是,该手术对血糖的控制效果与患者的多余体重减少情况直接相关,术后2年2型糖尿病缓解率60%,对于减重效果不好的病例,糖尿病治疗效果亦不佳。由于此种术式再手术率和复发率较高,目前临床上已很少使用。

2. **袖状胃切除术** 需要切除约 80% 的胃,留下"袖管"样的长管状胃通道,限制食物摄取,手术切除了大部分胃体积,除了会降低食量外,还会减少刺激食欲的 Ghrelin 分泌量,因此食欲也会降低。该手术操作相对简单,容易在腹腔镜下操作完成,术后并发症较少,并发症及再次手术率是所有代谢手术中最低的,而且手术的减肥成效显著,2 年内减重 60%～70%,2 型糖尿病的缓解率为 70%。再加上由于该术式不改变胃肠道的生理状态,不会产生营养物质缺乏,因此成为目前临床上治疗重度肥胖首选的第 1 阶段的初步手术治疗方式,此后根据患者术后的情况以及实际治疗的效果决定是否需要第 2 阶段手术。

3. **胃转流术** 目前常用的胃转流术是腹腔镜 Roux-en-Y 胃旁路术(laparoscopic Roux-en-Y gastric bypass,LRGB)。这一手术旷置了远端胃大部、十二指肠和部分空肠,既限制胃容量又减少营养吸收,使肠-胰岛轴功能恢复正常。随访 5 年,2 型糖尿病缓解率 83%。该手术操作较为复杂,创伤大,并发症发生率高,术后需要营养物质监测与补充,主要用于 2 型糖尿病病程相对较长需要减重更多的患者。

4. **胆胰旁路术** 虽然减重效果好,2 型糖尿病缓解率可达 95%,但手术操作极为复杂,并发症和病死率均较高,容易出现维生素、微量元素营养物质,特别是蛋白质缺乏,术后必须严格监控营养代谢紊乱状况,并予以补充。对于 $BMI \geqslant 50\ kg/m^2$ 的严重肥胖伴 2 型糖尿病患者可以考虑选择此种术式,目前临床上已经较少使用该手术。

(二)减重手术后微量营养素的缺乏及防治

减重手术临床最常见的营养素缺乏包括铁、钙、维生素 D 及维生素 B_{12},有资料显示,接近 30% 的减重手术后患者存在营养素缺乏相关的并发症,如宏量营养素缺乏、微量营养素缺乏或两者兼有。特异营养素相关的并发症包括:贫血(铁、叶酸、维生素 B_{12}、维生素 A、维生素 E、铜、锌),代谢性骨病(钙、维生素 D),蛋白-能量不足性营养不良,脂肪泻,维尼克脑病(维生素 B_1),多发性神经病及肌病(维生素 B_1、维生素 B_{12}、维生素 E、铜),视觉障碍(维生素 A、维生素 E、维生素 B_1),皮疹(锌、必需脂肪酸、维生素 A)以及其他无临床症状的微量营养素缺乏。

减重手术后营养素缺乏通常是多因素导致的,包括进食减少、进食习惯改变、吸收不良等。营养素缺乏的种类及程度决定于手术方式、患者的饮食习惯,及其他手术相关的胃肠道症状如恶心、呕吐、腹泻。虽然少数营养素缺乏可以很快表现出症状,但大多数营养素缺乏并不表现出显著的临床症状,隐匿时间较长。因此,所有的减重手术患者应当终生补充维生素和矿物质,并定期监测。推荐的监测指标包括:全血计数、血生化、铁、维生素 B_{12}、叶酸、凝血功能、维生素 D、甲状旁腺激素等。术后 3 年内每 6 个月监测一次,若情况稳定,则以后每年一次,其他特殊营养素监测根据临床实际需求而定。

1. **铁** 由于缺铁而导致的贫血可能影响到 2/3 的减重手术患者,RYGB 的缺铁发生率为 20%～49%。在肥胖患者中,贫血发生率约 35%～74%,而术后缺铁的发生率达到 52%。导致术后患者铁缺乏最主要的原因有:胃酸分泌的减少使食物中的 Fe^{3+} 转变成可吸收 Fe^{2+} 减少;手术使食物绕过铁吸收的主要部位(十二指肠);术后患者摄食量明显减少使得铁来源减少。除此之外术前患者就存在铁缺乏的情况也不能完全除外。有研究称大约有 26%～33% 寻求减肥手术的患者存在营养性缺铁,6%～16% 存在铁蛋白减少。另一项调查研究也发现术前大于有 20% 的患者存在营养性缺铁。目前对肥胖患者术前营养性缺铁的原因不清楚,但是这不容忽视,因为术前就存在营养性缺铁的患者术后发生营养性缺铁加重的可能性更大。

对于减重手术的患者,术后日常铁元素的补充量应达到 40～100 mg/d。目前的推荐剂量为 40～65 mg/d 的铁元素(相当于 200～400 mg 含铁硫酸盐),哺乳期的女性,推荐剂量为 100 mg/d 的铁元素(相当于 400～800 mg 含铁硫酸盐)。因此,减重手术患者术后应当常规监测贫血的临床指标和实验室指标。

对于已经发现缺铁的患者,治疗剂量应达到 300 mg/d 的铁元素,通常可以为 3~4 片含铁量为 50~65 mg 的口服药片。当治疗失败或严重贫血时,可以考虑静脉注射铁-氢氧化蔗糖复合物的制剂 (20 mg 铁/ml)。铁的补充最好与维生素 C 与寡糖共同进行,可防止便秘,促进肠道蠕动,并能促进其他矿物质的吸收。此外还应考虑到铁与其他元素的相互作用,如钙、植酸盐等,并应当在饥饿状态下单独口服使用,以利于铁的吸收。

2. 钙与维生素 D   与营养性缺铁一样,钙和维生素 D 缺乏在减肥手术后也很常见。人体中钙离子主要吸收部位在十二指肠及空肠上段,并且维生素 D 吸收部位也主要是在空肠和回肠。减重手术改变胃肠道的结构,理论上会影响到钙的吸收。事实情况也是如此,减重手术后缺钙的发生率明显升高。减重手术后维生素 D 缺乏的发生率约 50%~80%。除手术因素外,肥胖患者的饮食习惯也是原因之一,在手术前就有可能因偏食而存在钙缺乏。研究报道大约 25% 肥胖患者术前存在亚临床性缺钙(PTH 升高,血钙水平正常),21% 存在维生素 D 缺乏,并且与 BMI 成正相关。术后这些肥胖患者发生维生素 D 缺乏的风险更高。有研究发现,减重手术后每天服用维生素 D 400~800 U 的患者中约有 50% 仍表现为维生素 D 缺乏。另有研究显示,术后补充碳酸钙 1 200 mg/d 和维生素 D 400~800 U 仍然不足以预防 PTH 升高及骨重吸收。因此,约 50% 的 RYGB 患者术后虽然补充钙与维生素 D,但仍表现为钙缺乏,当补充量达到钙 1 700 mg/d 及维生素 D 400 U 时才可见骨丢失减速。

对于绝大多数接受减重治疗的患者都应当推荐补充钙和维生素 D,目的是预防骨吸收而导致的骨质疏松。关于钙剂的使用方法一直有争议,减重手术使胃缩小导致酸性环境的减弱,使得碳酸钙的吸收受到很大程度的影响。有 Meta 分析指出,柠檬酸钙的生物利用率要优于碳酸钙,达到 22%~27%。对于接受 RYGB 的患者,与相同剂量的碳酸钙相比,柠檬酸钙(500 mg/d 相当于 125 U 维生素 D_3)能更有效地提高血清钙水平,并降低甲状旁腺激素(PTH)。PTH 是钙稳态的主要调节因子,并参与 1,25 $(OH)_2D$ 的代谢,高钙水平抑制 PTH 的释放,而低钙水平则促进甲状旁腺释放 PTH。此外,肠道对于钙的吸收有赖于维生素 D 的参与。

对于术前就有维生素 D 缺乏的患者,建议的补充方法是口服 5 000 U,每周一次,连续 8 周。相同的剂量在术后则不足以治疗维生素 D 缺乏,目前关于术后维生素 D 的补充剂量没有定论,术后血钙和维生素 D 补充的主要目标是实现 PTH 和骨碱性磷酸酶(BAP)以及 24 小时尿钙排泄率正常,而实际的维生素 D 水平不是那么重要。减肥手术后给予补充钙 1 200~2 000 mg/d、维生素 D 400~800 U/d 可预防出现缺钙或维生素 D 缺乏。更为有效的维生素 D 添加方案是大剂量的维生素 D_3 或者维生素 D_2 每周 1 次,然后根据血 1,25 $(OH)_2D$、BAP、PTH 调整剂量。骨化三醇一般不推荐,容易导致高钙和高磷酸血症。

3. 维生素 B_1 维生素 B_1 又称硫胺素,其缺乏可能继发于任何类型的减肥手术方式,患者可能有较长时间的呕吐或厌食,可能导致不可逆的严重神经系统病变。维生素 B_1 缺乏的相关危险因素有:体重丢失、持续的胃肠道症状(恶心、呕吐)、营养跟踪失访、血浆白蛋白和转铁蛋白降低、空回肠旁路术、酒精依赖等。

纠正的方法通常为与其他 B 族维生素及镁共同补充,以使其吸收最大化。口服维生素 B_1 20~30 mg/d 通常可以有效地改善因其缺乏而导致的神经系统症状,若患者持续呕吐或神经系统症状加重,则采取 50~100 mg/d 静脉或肌注,能满足机体需求。对于表现有维尼克脑病的患者,补充量应当为 100 mg/d 以上。

4. 维生素 B_{12} 人体维生素 B_{12} 来源于食物,尤其是红色肉类。胃酸的存在促进食物中维生素 B_{12} 的释放,游离的维生素 B_{12} 在胃内与 R 蛋白结合,进入十二指肠后解离,再与内因子(IF)结合。B_{12}-IF

复合物在胃肠道中随食物行进,最后在回肠被吸收。有研究发现,RYGB 术后的患者中约有 53%出现 IF 浓度降低,这将大大影响维生素 B_{12} 的吸收。维生素 B_{12} 缺乏在 RYGB 后最为常见,发生率为 12%～75%。一般在术后 6 个月可出现维生素 B_{12} 缺乏的症状,但更多患者则在术后 1 年甚至更久的时候出现症状,原因是肝脏中的维生素 B_{12} 储备耗竭。此外,也有研究发现术后 10 年也是维生素 B_{12} 缺乏高发的时间窗。

由于维生素 B_{12} 缺乏常缺乏特异性表现,并且可能造成不可逆的不良结局,因此在考量是否需要补充维生素 B_{12} 及预防性补充的问题上应当慎重。目前市面上的多数复合维生素制剂或营养制剂中均含有维生素 B_{12},品种繁多。维生素 B_{12} 缺乏的定义为低于 200 pg/ml,但有约 50%的患者即使维生素 B_{12} 水平在正常范围内,也会表现出相关症状。350 mg/d 口服补充维生素 B_{12} 可以有效预防维生素 B_{12} 缺乏的发生,而对于已经出现症状的维生素 B_{12} 缺乏患者,治疗剂量一般为 500～1 000 mg/d。目前已有喷雾型制剂通过舌下吸收用于维生素 B_{12} 缺乏的治疗,这种毫微颗粒有利于提高其吸收率和生物利用度。虽然维生素 B_{12} 缺乏常见于术后 6 个月左右,但最新的观点认为应当在术前就开始对患者补充维生素 B_{12} 1 000 mg/d。

5. 叶酸　叶酸缺乏常见于 RYGB 术后,临床上表现为大红细胞性贫血、白细胞减少、血小板减少、舌炎等。大多数情况下,叶酸缺乏是由于术后进食减少而非吸收不良。

叶酸缺乏的发生率要低于维生素 B_{12},但在 RYGB 术后的发生率也达到 6%～65%,通常可以通过单纯口服补充来纠正。其吸收主要在十二指肠,但在术后通过代偿整个小肠也都可以发挥吸收叶酸的作用。叶酸从无活性的甲基-四氢叶酸转化为具有活性的四氢叶酸这一过程需要维生素 B_{12} 的参与,因此维生素 B_{12} 的缺乏是导致叶酸缺乏的重要原因。

一般而言,叶酸缺乏的治疗剂量为 1 000 mg/d,治疗时间为 1～2 个月。常规口服预防叶酸缺乏的剂量可以为 800 mg/d,并能有益于术后意外怀孕情况下胎儿的发育。叶酸的补充量不宜过高,超过 1 000 mg/d 的补充量可能掩盖维生素 B_{12} 缺乏的症状而导致误诊,因此监测血液维生素含量非常重要。

6. 维生素 A 与维生素 E　有研究报道称即使在每天补充复合维生素情况下仍然存在维生素缺乏,维生素 A 缺乏发生率为 5%～69%,维生素 E 4%～5%。RYGB 术后 4 年维生素 A 缺乏发生率为 10%,而行 BPD - DS 手术后 4 年维生素 A 缺乏增加到 69%,但无明显临床症状。另外也有其他研究发现维生素 A 缺乏发病率不如前面那么高,BPD 术后 8 年只有 12%,BPD - DS 术后 4 年 5%。由于术后维生素 A、E 缺乏临床症状表现不明显,减肥手术后每 6～12 个月对脂溶性维生素进行评估是有必要的。

在绝大多数情况下,维生素 A 缺乏较轻的患者的推荐治疗剂量为每 2 周使用 50 000 U,临床实践时应当根据患者的实际情况而有所修正。若无角膜改变,补充量为 10 000～25 000 U/d 直到临床症状改善,通常为 1～2 周;若存在角膜改变,则剂量为 50 000～100 000 U/d(肌内注射)连续治疗 2 周。治疗同时应当注意纠正可能并存的铁与铜缺乏。

维生素 E 目前则没有统一的治疗指南推荐方案,一般认为 100～400 U/d 的补充剂量足以发挥其在机体中的抗氧化作用。

7. 微量元素　锌在十二指肠及空肠上段吸收,主要通过粪便排出,少量通过泌尿系统排出体外。改变肠道结构通常会影响锌的吸收。缺锌在临床上的表现主要是影响免疫功能,改变味觉,延迟伤口愈合,导致肠病性肢皮炎。脱发在减肥手术后很常见,但是目前对此研究很少,推测这可能与蛋白摄入不足以及锌缺乏相关。大约 50%的接受 BPD - DS 的患者锌水平下降,11%患者即使在每日补充复合维生素的情况下依然出现锌缺乏。锌离子吸收很大程度上依赖脂肪的吸收。因此吸收不良术式后出现锌缺乏较常见。据报道 BPD 术后 50%的患者出现锌缺乏,但是也有研究报道只有 10.8%。锌缺乏常引起脱发。但是减重手术后脱发也可能是体重下降或是蛋白营养不良所导致。

对减重手术后血镁变化的临床研究较少,而且现有研究发现血镁缺乏的发生率也较低。Marceau 等报道 BPD 术后 4～10 年无一例出现镁缺乏。Dolan 等报道 BPD 术后 2 年镁缺乏发生率仅 5%。但是也有研究报道减重手术后血镁是增加的。所有目前已知的报道中,均无因镁缺乏导致明显临床症状的报道。减重手术后硒缺乏发生率在 14.5%～22%,没有发现明显与之相关临床并发症。仅有个别临床案例报告认为减重手术后硒缺乏导致扩张性心肌病,建议减少手术后对硒进行监测。对减重手术后微量元素含量的变化,不同的研究得出的结论差异较大。这可能与某些矿物质或微量元素常与白蛋白结合,当出现低蛋白血症时,可能会出现代谢异常相关。因此,血浆中微量元素(锌、硒等),矿物质(钙、镁等)可能并不能反应组织或器官存储状况,依赖血浆中的浓度不足以评价这些物质的缺乏。目前为止,减肥手术后导致锌、硒、镁缺乏引起的临床症状报道很少,所以对术后补充这些微量元素,目前缺少明确的证据。

七、主编点评

减重手术是重度肥胖症患者获得长期、稳定减重效果的唯一方法,也是治疗肥胖相关 2 型糖尿病、原发性高血压、高脂血症和阻塞性呼吸睡眠暂停等代谢紊乱性疾病的最有效方法,临床应用日趋广泛。但是,减重手术不可避免对机体代谢、营养物质吸收利用以及内分泌状况均会造成影响,由此给患者带来风险。因此,如何减少这些风险并最大化患者的手术获益这是我们未来需要关注的焦点。

蛋白质、铁、钙、维生素 D、维生素 B_1 及维生素 B_{12} 缺乏是减重手术后最常见营养不良类型,有资料显示,接近 30% 患者手术后存在宏量营养素和(或)微量营养素缺乏,其原因通常是由于进食减少、进食习惯改变及吸收不良等。营养素缺乏的种类及程度取决于手术方式、饮食习惯的改变及其他手术相关的胃肠道并发症。Ernst 等对 232 例减重手术患者进行术前营养评估,结果显示 12.5% 患者白蛋白过低,6.9% 铁蛋白缺乏,8.0% 磷缺乏,4.7% 镁缺乏,24.6% 锌缺乏,3.4% 叶酸缺乏,18.1% 维生素 B_{12} 缺乏,25.4% 重度 25 - OH 维生素 D_3 缺乏,32.6% 硒缺乏,5.6% 维生素 B_3 缺乏,2.2% 维生素 B_6 缺乏,2.2% 维生素 E 缺乏。de Luis 等在 115 例女性减重手术患者术前检测中发现,6.1% 和 21.7% 患者分别白蛋白和前白蛋白过低,5.2% 铁蛋白过低,71.3% 出现中度维生素 D 缺乏,26.1% 存在重度维生素 D 缺乏。9.5% 患者维生素 B_{12} 缺乏,25.2% 患者叶酸缺乏,67.8% 患者铜缺乏,73.9% 患者锌缺乏。Wang 等对 211 例减重手术患者术前营养评估时发现,微量营养素缺乏如下:白蛋白(11.8%)、维生素 B_9(32.2%)、维生素 B_{12}(4.7%)、钙(13.7%)、磷(10.4%)、铁(9%)、维生素 D(80%)。van Rutte 等在 407 例行袖状胃切除术患者术前存在贫血,铁蛋白、叶酸及维生素 D 缺乏,此现象在术后 1 年仍存在甚至更严重。所以,此类人群围手术期应注意口服或静脉补充这些微量营养素,并在术后很长时间内密切监测其血液浓度,纠正异常。

现有的研究结果对预测不同类型的减肥手术后会导致何种营养不良,以及如何有效处理这些并发症,仍有没太多证据形成共识,需要进一步研究。蛋白质、铁、钙、维生素 D 以及维生素 B_{12} 缺乏是减肥手术后最常见营养不良类型,但可能减肥手术后导致营养物质的改变并不仅限于此。尽可能早期发现以及给予针对性的干预措施可能是目前最有效临床治疗手段。因此,对于接受减肥手术的患者需要进行定期、密切的随访和监测,包括内分泌科医师、营养师、心理医生等相关人员早期参与到患者减肥手术治疗过程中,可能会更加有效减少术后营养不良的发生。

(吴国豪)

参考文献

［1］ Altomare DF，Rotelli MT. Nutritional Support after Gastrointestinal Surgery［M］. 1th ed. Switzerland：Springer Nature Switzerland AG，2019.

［2］ Tabesh MR，Maleklou F，Ejtehadi F，et al. Nutrition，Physical Activity，and Prescription of Supplements in Pre- and Post-bariatric Surgery Patients：a Practical Guideline［J］. Obesity Surgery，2019，doi. org/10. 1007/s11695－019－04112.

［3］ Rami Lutfi R，Palermo M，Cadière GB. Global Bariatric Surgery：The Art of Weight Loss Across the Borders［M］. Switzerland：Springer Nature Switzerland AG，2018.

［4］ Dagan SS，Tovim TB，Keidar A，et al. Inadequate protein intake after laparoscopic sleeve gastrectomy surgery is associated with a greater fat free mass loss［J］. Surg Obes Relat Dis，2017，13：101－109.

［5］ Parrott J，Frank L，Rabena R，et al. American Society for Metabolic and Bariatric Surgery integrated health nutritional guidelines for the Surgical weight loss patient 2016 update：micronutrients［J］. Surg Obes Relat Dis，2017，13：727－741.

第十四章

重症胰腺炎

病例 1

胆源性重症胰腺炎,腹腔间隙综合征,
严重腹腔感染继发性出血

一、病史简介

患者,男性,51岁。因"反复间歇性腹痛1年余,加重1天"入院。患者1年前无明显诱因出现中上腹痛,为阵发性绞痛,在外院就诊诊断为胆囊结石(具体检查方式不详),口服解痉药物后可缓解,后疼痛仍有反复间歇性发作。三天前无明显诱因再次出现腹痛,自行口服药物后无明显好转,1天前腹痛加重,伴进食后呕吐,皮肤巩膜轻度黄染,排便排气可,无便血或黑便。至当地医院检查,诊断为胆囊结石,胆总管结石,经抗炎保守治疗后腹痛无明显缓解,于2018年11月14日转诊至我院急诊就诊。患者自发病以来二便无殊,体重无明显变化。

患者既往体健,否认高血压、糖尿病及心脏病等其他慢性病史,否认传染病史,预防接种按时按序,否认食物药物过敏史,否认手术外伤史及输血史。

二、入院检查

体温38.7℃,脉搏103次/分,呼吸28次/分,血压139/96 mmHg,体重80 kg,身高170 cm,BMI 27.68 kg/m²。神志清楚,精神萎靡,呼吸较急促,发育正常,营养状况良好。全身皮肤轻度黄染,无肝掌、蜘蛛痣。全身浅表淋巴结无肿大,巩膜可见明显黄染、胸廓无畸形,双肺呼吸音清,未及干湿啰音。心前区无隆起,心界不大,心率103次/分,律齐,各瓣膜区未及病理性杂音。全腹膨隆,未见胃肠型,肝脾肋下未触及,腹部未及明显包块。全腹散在压痛,无肌卫和反跳痛。肠鸣音未闻及。无移动性浊音。肛门及生殖器未检,四肢脊柱无畸形,活动自如,双下肢不肿,双侧足背动脉搏动可,神经系统检查无异常体征。

红细胞4.42×10¹²/L,血红蛋白186 g/L,白细胞29.42×10⁹/L,中性粒细胞93.7%,血小板70×10⁹/L。总胆红素80.2 μmol/L;直接胆红素51.6 μmol/L;总蛋白63 g/L;白蛋白43 g/L;前白蛋白0.21 g/L;谷丙转氨酶295 U/L;谷草转氨酶144 U/L;尿素8.9 mmol/L,肌酐75 mmol/L;葡萄糖9.7 mmol/L;钠139 mmol/L;钾4.3 mmol/L;氯103 mmol/L;钙2.12 mmol/L;无机磷1.03 mmol/L;镁0.88 mmol/L;乳酸4.16 mmol/L,降钙素原1.77 ng/ml。

腹盆腔CT:胆囊增大,内见斑点状致密影;胆总管下端似见斑点状致密影,肝内外胆管轻度扩张;胰腺肿大,周围可见渗出改变,腹盆腔内见积液(图14-1-1)。

三、入院诊断

急性胆源性胰腺炎,急性胆管炎,急性胆囊炎,胆囊结石,胆总管结石。

四、治疗经过

患者在急诊室经积极抗感染、抑酸、抑酶、扩容治疗后,于当晚急诊行ERCP+ERBD术。术后患者

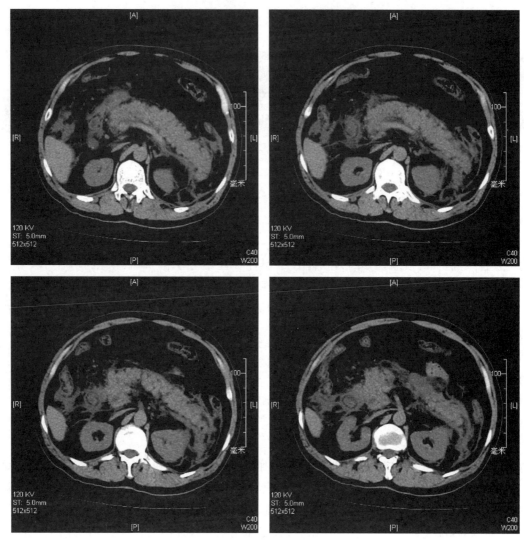

图 14-1-1 入院时腹部 CT 检查

主诉腹痛无明显缓解，患者一般情况差，神志淡漠，呼之尚能应，血压 105/80 mmHg，心率 150 次/分，氧饱和度 98%。腹膨隆，上腹部压痛明显，伴肌卫。白细胞 25.0×10^9/L，中性粒细胞百分比 92.3%；总胆红素 88 μmol/L；结合胆红素 61 μmol/L；肌酐 127 mmol/L，血钾 5.4 mmol/L；降钙素原 4.03 ng/ml。经过抗感染和抗休克治疗后，病情无明显改善。考虑患者胆道梗阻未解除，感染性休克持续加重，再次与家属沟通后取得家属同意，决定急诊手术。术中见大量暗红色血性腹水约 2 000 ml，腹腔内组织广泛水肿，大网膜、肠系膜见大量皂化斑，胰腺包膜张力高，颜色发暗发黑。行胆囊切除、胆总管探查、T 管引流术、胰包膜切开引流术、胃造瘘术及空肠营养管置入术。术中发现患者腹腔脏器肿胀严重，关腹时腹腔压力高，甚至影响气道压力，关腹困难。术后转入外科 ICU，予呼吸机机械通气支持，大剂量血管活性药物维持循环，同时给予抗感染、抑酸、抑酶治疗，床旁持续性肾脏替代治疗以清除血中的炎性因子。患者入 ICU 后腹胀明显，经膀胱测压腹腔内压为 18 mmHg，处于明显的腹腔内高压状态。同时血流动力学不稳定，需要较大剂量血管活性药物维持血压。间接能量测定患者的实际静息能量消耗值约为 2 010 kcal/d，采用全肠外营养支持，能量目标量为 80%能量消耗测定值即 1 600 kcal/d，其中葡萄糖约占总热量的 45%，脂肪乳剂占总热量的 30%左右，蛋白质供给量按 1.3 g/(kg·d)供给，约占总热量的 25%，同时密切观察腹腔内压力变化。

经过积极治疗，患者生命体征逐渐趋于平稳，复查腹部 CT 提示："胰腺强化不均，坏死性胰腺炎机会大，胰周、腹盆腔内广泛渗出伴积液，肠系膜上静脉、脾静脉内栓子形成；腹腔肠壁肿胀"，转回外科病房继续治疗。患者转回普通病房后体温波动于 37～38℃，通过空肠造瘘启动低剂量的肠内营养，患者耐受性可。复查血常规见白细胞居高不下，且黄疸进行性升高，呈现胆酶分离趋势。再次复查腹盆腔 CT 提示："急性坏死性胰腺炎，胰周、腹盆腔内广泛渗出伴积液，较前进展（图 14-1-2）"。术后第 15 天起患者体温逐步升高，最高达 38.9℃，血常规提示：白细胞 38.39×10^9/L，中性粒细胞百分比 94.7%。术后第 18 天晚从右侧双套管冲洗中吸出约 30 ml 鲜红色血性液体，心率 138 次/分，呼吸 36 次/分，血压 105/76 mmHg，血红蛋白 82 g/L，考虑存在腹腔出血，准备急诊手术探查，但家属拒绝手术。停止双套管冲洗，给予对症处理，体液治疗，密切观察病情变化。次日（术后第 19 天）凌晨复查血常规：血红蛋白 62 g/L，脉搏 141 次/分，呼吸 38 次/分，血压 96/40 mmHg，再次与家属交代病情，患者病情危重，预后不佳，家属仍拒绝手术。此后患者情况持续恶化，需要大剂量去甲肾上腺素维持血压，同时血肌酐升高，肾功能衰竭，高钾血症，高乳酸血症、代谢性酸中毒。再次向家属交代病情后行手术探查：见腹腔内网膜、横结肠、小肠及小肠系膜水肿明显，表面覆盖脓苔，肠间隙见褐色脓性液体，胰床内充满大量暗褐色血、坏死组织和脓液混合物，完整显露胰床，轻柔取出胰床内坏死组织约 1 000 ml，见胰腺自颈部至尾部坏死，仅残余头侧少量组织，表面为纤维状坏死组织包裹，考虑出血风险，未强行剥除此处坏死组织。乙状结肠系膜侧有一破口，见脓液及坏死组织自此溢出，扩大开口后自此处沿肾前间隙向头端探查，内为一脓腔，充满脓性坏死组织，一直延伸至胰尾，与胰床相通。尽量去除此处坏死组织。右侧胰头下方见一脓腔至此向尾侧探查，脓腔沿右侧肾前间隙向下延伸至盲肠水平，将之于盲肠处侧腹膜打开，

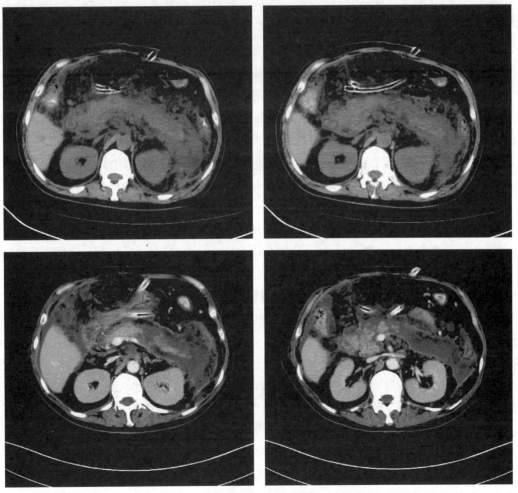

图 14-1-2　第 2 次手术前腹部 CT 检查

尽量去除坏死组织。两侧总共清除脓性及乳酪样坏死物约 600 ml。温生理盐水冲洗腹腔,左下腹置双套管于左侧肾前间隙脓腔,头端位于胰尾处,右下腹置双套管于右侧肾前间隙脓腔,头端位于胰头下方,盆腔置负压球引流一根自右下腹引出,腹腔开放,胰床烟卷引流,外棉垫覆盖。术中创面渗血较多,术中 Hb 最低为 2 g/L,大剂量去甲肾上腺素、垂体加压素及肾上腺素维持血压,输少浆血 12 U,血浆 600 ml,白蛋白 60 g,凝血酶原复合物 1 200 U,纤维蛋白原 2 g,晶体液 4 000 ml,术中无小便,术后转外科监护室。术后患者情况无明显好转,神志不清,无自主呼吸,HR 40 次/分,BP:45/20 mmHg,血氧饱和度测不出,于次日(术后第 21 天)宣布临床死亡。

五、讨论分析

该病例是一个典型的由急性胆管炎发展成为重症急性胰腺炎(SAP)的病例。整个病程可以分为 2 个阶段:第一阶段以急性胆道梗阻诱发胆管炎、胰腺炎为主,第二阶段则是手术后胰腺持续坏死、腹腔持续高压、严重的腹腔感染合并腹腔脓肿形成并导致腹腔内大出血,最终死亡。

急性胰腺炎(acute pancreatitis,AP)是胰腺的急性炎症反应,组织学上腺泡细胞破坏为特征,可分为轻症急性胰腺炎(mild acute pancreatitis,MAP)、中重症急性胰腺炎(moderately severe acute pancreatitis,MSAP)和重症急性胰腺炎(severe acute pancreatitis,SAP)。其中 MAP 和 MSAP 占所有急性胰腺炎的 70%~80%,呈自限性,临床症状较轻且预后良好,病死率<1%~3%;SAP 占急性胰腺炎的 20%,起病急骤、发展迅速,在较短时间内可以累及全身多个脏器,病死率高。尽管近年来随着治疗手段不断提高,SAP 的病死率较以前有了明显下降,但临床上病死率仍高达 15%~35%,给治疗带来极大的挑战。

2012 年《亚特兰大分类标准(修订版)》和我国《急性胰腺炎诊治指南(2014)》对旧的标准进行修改,提出只有出现持续性器官功能衰竭(持续时间≥48 小时)的 AP,才能诊断为 SAP;一过性器官功能衰竭(持续时间<48 小时)的 AP 诊断为 MSAP。SAP 按照其严重程度可以分为三级:无脏器功能障碍者为Ⅰ级,伴有脏器功能障碍者为Ⅱ级,其中 72 小时内经充分的液体复苏,仍出现脏器功能障碍的Ⅱ级重症急性胰腺炎患者属于暴发性急性胰腺炎。《2019 年世界急诊外科学会重症急性胰腺炎诊治共识》指出:胰腺和胰周组织坏死感染与器官衰竭是 SAP 的主要特征。器官功能衰竭的诊断标准为:① 胃肠道出血>500 ml/24 h;② 出现休克,收缩压≤90 mmHg;③ 动脉血氧分压(partial pressure of oxygen,PaO_2)≤60%;④ 血清肌酐浓度 Scr≥176.8 μmol/L(2 mg/dl)。SAP 病程迁延时间较长,修订版亚特兰大标准将 SAP 分为早期和后期两个时期。早期阶段以局部胰腺损伤的宿主反应为主,可持续 1~2 周,这一时期以全身炎症反应综合征(systemic inflammatory response syndrome,SIRS)引发全身毛细血管渗漏综合征,继而导致器官功能不全或衰竭为主要表现,构成第 1 个死亡高峰;后期阶段以持续存在的全身炎性症状或局部并发症为特征,可发生各种感染性局部或全身并发症,构成第 2 个死亡高峰。我国的《重症急性胰腺炎诊治指南》将 SAP 的整个病程分为三期:① 急性反应期:自发病至 2 周,可有休克、呼吸功能障碍、肾功能障碍和脑病等并发症。② 全身感染期:发病 2 周~2 个月,以全身细菌感染、深部真菌感染或双重感染为其主要临床表现。③ 残余感染期:时间为发病 2~3 个月以后,主要临床表现为全身营养不良,存在后腹膜或腹腔内残腔,常常引流不畅,窦道经久不愈,伴有消化道瘘。

该患者本次是急性发病,当务之急应积极纠正感染性休克,在最短的时间内通过手术解除胆道梗阻,同时切开胰腺包膜减压引流并去除坏死的胰腺组织。考虑到患者术后可能有较长时间不能经口进食或进食量不能满足自身的需要,而且对于急性胰腺炎的患者,应尽量采用屈氏韧带以远的空肠喂养以减少对胰腺外分泌功能的影响,因此在术中放置空肠营养管建立肠内营养通路就显得十分必要。患者第一次手术后转入 ICU 病房,此时血流动力学尚不稳定,首要目标是进行体液复苏,纠正水电解质、酸碱平衡紊乱。3 天以后,经过一系列扩容抗休克治疗后患者血流动力学趋于平稳,在此基础上我们考虑开始给予营养支持。由于术中放置的空肠造瘘管位于屈氏韧带以远 50 cm,不会刺激胰腺外分泌,因此从理论上来讲实施肠内营养是安全可行的。但该患者还存在一个突出的问题是腹腔内高压(IAH),达到了 IAH 2 级标准,虽然尚未能诊断腹腔间隔室综合征(ACS),但亦应引起足够的警惕。由于急性胃肠损伤(AGI)、肠管麻痹扩张、腹腔内压升高,相应的腹腔灌注压下降,内脏器官尤其是肠管的动脉血供减少,而静脉回流受阻则进一步加重肠壁水肿,此时实施肠内营养存在一定的风险,不建议过早给予肠内营养支持,因此我们选择了全肠外营养支持(TPN),同时密切观察患者腹部体征、监测腹腔内压力的变化。通过间接能量测定患者的实际静息能量消耗值约为 2 010 kcal/d,根据 2019 年 ESPEN 重症患者营养指南的推荐意见,对于重症患者早期(72 小时以内),宜选择低于 70% 目标量的总热量供应,而 3 天后则可提高到 80%～100% 目标量。该患者开始营养支持时已经是入 ICU 3 天以后,因此按照目标量的 80% 计算每天供应的热量总量约为 1 600 kcal。考虑到急性胰腺炎患者胰腺内分泌功能受影响,再加上创伤应激后的胰岛素抵抗,患者血糖波动在 11～15 mmol/L。因此,适当降低葡萄糖在总热量中占比,约占总热量的 45%。在脂肪乳剂的选择方面,除了考虑提高供能效率外,还应尽量降低血浆甘油三酯的水平,因此我们选用了结构脂肪乳剂,占总热量的 30% 左右。在蛋白质供应方面,该患者正处于分解代谢旺盛期,应给予足量的蛋白质供应,按照指南的推荐给予 1.3 g/(kg·d),占总热量的 25% 左右。此外,考虑到胰腺炎会有大量的炎性介质释放,可添加 ω-3 脂肪酸(0.1 g/kg·d),对肝脏及机体免疫功能起到一定的保护作用。如果上述治疗措施有效,腹腔内感染得到控制,腹腔内压逐步下降,则可以考虑开始经肠内喂养。比较可惜的是该患者腹腔内感染十分严重,尽管已经积极给予抗生素抗感染治疗,但并没有达到预期效果,患者腹腔内压力居高不下,各项生命体征均提示感染性休克未能得到有效控制,腹部 CT 腹腔内大量炎性渗出,提示胰腺仍有持续坏死,并在短时间内发展成为腹腔脓肿继发大出血死亡。

六、相关营养背景知识

(一) 重症胰腺炎与胃肠功能障碍

根据欧洲重症医学协会(ESICM)的定义,急性胃肠损伤(acute gastro-intestinal injury,AGI)是指由于急性疾病本身导致的胃肠道功能障碍。可分为原发性 AGI 和继发性 AGI 两大类,原发性 AGI 是指由胃肠道系统的原发疾病或直接损伤导致的 AGI(一次打击),常见于腹膜炎、胰腺或肝脏病理改变、腹部手术、腹部创伤等;继发性 AGI 是机体对重症疾病反应的结果,无胃肠系统原发疾病(二次打击),例如肺炎、心脏疾病、非腹部手术或创伤、心肺复苏后等。重症患者由于炎症介质大量释放,毛细血管渗漏,大量液体渗出,血管舒缩障碍等,都会累及胃肠脏器,当胃肠功能受到损伤后,会影响到胃肠对营养物质和水的消化吸收功能,影响肠道菌群及其产物的吸收和调控功能,进而影响胃肠的内分泌功能和免疫功能。AGI 常发生在危重症的过程中,是多器官功能障碍综合征的一个组成部分,受累脏器越多,发生率越高,病死率也明显增高。常见的临床表现有急性胃黏膜病变(应激性溃疡)、麻痹性肠梗阻、腹腔内高压(IAH)、腹腔间隔室综合征(ACS)等。

按照 AGI 严重程度可将其分为四级。① AGI Ⅰ级:指存在胃肠道功能障碍和衰竭的风险,通常有明确病因,胃肠道功能部分受损,具有暂时性和自限性的特点,例如:腹部手术后早期恶心、呕吐、术后早期肠鸣音消失、休克早期肠动力减弱等。② AGI Ⅱ级:指胃肠道功能障碍,胃肠道不具备完整的消化和吸收功能,无法满足机体对营养物质和水的需求,此时患者尚无全身情况改变,例如:胃瘫伴大量胃潴留或反流、下消化道麻痹、腹泻、胃内容物含血或肉眼血便、腹腔内高压Ⅰ级(IAP = 12～15 mmHg)以及喂养不耐受综合征(Feeding intolerance syndrome,FI,72 h EN 未达到 20 kcal/kg·

d）。③ AGI Ⅲ级：胃肠道功能衰竭，此时胃肠道失去功能，且经过干预处理后，胃肠功能仍不能恢复，患者整体状况没有改善。例如：持续 FI，高胃潴留、持续性胃肠道麻痹、肠道扩张、腹腔内高压 Ⅱ 级（IAP＝15～20 mmHg）、腹腔灌注压下降（APP≤60 mmHg）。④ AGI Ⅳ级：胃肠道功能衰竭并严重影响远隔脏器功能。AGI 逐步进展，出现 MODS 和休克进行性恶化，随时有生命危险。例如：肠道缺血坏死、消化道出血致失血性休克、腹腔间隔室综合征（abdominal compartment syndrome，ACS）。

急性胃肠损伤在重症患者中十分常见，大部分患者经过治疗后胃肠功能都能好转，但也有少数患者发病急、进展快，在短时间内迅速恶化，出现肠道缺血坏死、失血性休克甚至腹腔间隔室综合征，值得引起重视。根据 ESICM 的推荐，不同程度的急性胃肠损伤有其相对应的治疗原则。① AGI Ⅰ级：病情较轻，对人体病理生理干扰较小，患者整体情况在逐渐改善，除了静脉给予足够的液体外，不需针对胃肠道症状给予特殊的干预措施。建议损伤后 24～48 小时尽早给予肠内营养并尽可能减少损伤胃肠动力的药物（如儿茶酚胺、阿片类药物）。② AGI Ⅱ级：需采取一定的治疗措施，防止进展为胃肠功能衰竭。包括：腹腔内高压的治疗、恢复胃肠道功能如应用促动力药物等。此时可以给予肠内营养，如果发生大量胃潴留或反流，可尝试给予少量的肠内营养。对于胃轻瘫患者，当促动力药无效时，考虑给予幽门后喂养。③ AGI Ⅲ级：此时胃肠功能已有较重损伤，处置不当会产生较严重后果。需监测和处理腹腔内高压，同时排除其他腹腔疾病，如胆囊炎、腹膜炎、肠道缺血等，尽早停用导致胃肠道麻痹的药物。动态监测液体复苏情况，避免过度复苏。此期患者应避免给予早期的肠外营养（住 ICU 前 7 天）以降低院内感染发生率，可根据患者具体情况尝试性给予少量的肠内营养。④ AGI Ⅳ级：此期已是疾病终末期，胃肠损伤基本不可逆，而且累及远隔器官，出现 MODS 或休克失代偿，保守治疗无效，需要急诊剖腹手术或其他急救处理以挽救生命。对于存在多个 IAH/ACS 危险因素患者，在进行剖腹手术时，可以给予预防性减压措施，对于大多数严重的腹主动脉瘤破裂或腹部创伤患者，甚至可以不关腹，使用人工膜覆盖，避免 ACS 进一步发展。此期是肠内营养的绝对禁忌证。

充分的液体复苏是急性胰腺炎治疗中十分重要的环节，尤其是胰腺炎早期的液体复苏可以改善胰腺微循环，保证组织灌注，可以有效地预防疾病进展或胰腺坏死，近 10 年来急性胰腺炎病死率较过去显著下降正是得益于这一理念的推广和应用。然而在重症急性胰腺炎患者中，过度的液体复苏有时候也会带来一定的不良反应，由于液体复苏时选用的主要是大量等渗晶体液，在 SIRS 的情况下，血管内皮细胞间隙扩大、有效胶体渗透压减小等原因，大量的液体会进入到组织间隙，造成组织间隙水肿，临床表现为胃壁、肠壁明显肿胀，胃肠动力减弱或丧失、肠黏膜屏障功能受损、肠道菌群移位等，这些都会对胃肠功能产生影响。极度肿胀的肠道还可会使得腹腔内容物体积增大，腹腔容积相对减小，导致腹腔内压力增加，腹腔有效灌注压降低，从而加重胃肠损伤，甚至发展成腹腔间隔室综合征（ACS）。因此，对于AGI Ⅲ～Ⅳ级的患者限制液体进入量是一项十分重要的指标，必要时还可以通过脱水或利尿等方法来减轻组织水肿，降低腹腔内压。这和上面提到的充分液体复苏观念存在一定的矛盾，两者都是从病理生理角度出发，旨在改善组织微循环，做到两者兼顾才能更好地促进疾病向好的方向转归。因此，对于重症急性胰腺炎尤其是合并有明显腹胀、腹腔内高压的患者，需谨慎实施液体复苏，要通过反复多次重新评估血流动力学的状态来指导液体复苏的量，避免加重胃肠损伤。

（二）重症患者肠道功能障碍 ESICM 推荐意见

1. 推荐意见制定背景　① 胃肠道功能障碍及衰竭的定义不明确：ICU 重症患者的急性胃肠功能障碍和衰竭受到越来越多的重视。过去由于定义不明确，给研究带来了很大的困惑和困难。10 多年前，一个关于胃肠功能障碍的非正式会议总结出：肠道功能是决定 ICU 患者预后的一个重要因素；尚无对重症患者胃肠道功能障碍客观的、与临床密切相关的定义；并同时建议，未来的胃肠功能障碍概念应对其严重程度进行分级。② 重症患者胃肠道功能障碍发生率高：多个研究证实，高达 62% 的 ICU 患者发生胃肠道症状。越来越多的证据表明重症患者中胃肠道疾病的发展与预后不良密切相关。③ 胃肠道功能障碍的评估方法不足：胃肠道功能相关监测指标的缺乏限制了此方面的研究,同时当胃肠道发生器官衰竭时,也限制了对其功能进行评估。尽管血浆瓜氨酸和肠道脂肪酸耦联蛋白可以作为小肠功能的监测指标,但它们在胃肠功能障碍的临床诊断和治疗方面作用仍然不明确。由于缺乏正式的定义和分级,胃肠道功能障碍治疗策略的发展举步维艰。目前胃肠道功能障碍治疗策略并非根据临床客观证据,而是根据各自的临床经验制定的。④ 胃肠道功能障碍与患者预后显著相关：越来越多的证据显示,早期制订目标导向治疗方案可以改善重症患者器官功能和预后。将胃肠道功能障碍定义为多器官功能障碍综合征(MODS)的组成部分并参与序贯器官衰竭评分(SOFA),有助于一系列预防和治疗措施的制定,并能促进新的治疗策略的推广。⑤ 目的：制定重症患者胃肠功能障碍的定义,并对其进行分级,使之适用于临床和研究。

2. **方法**　一般认为,器官功能障碍是一个持续的病理变化过程。“胃肠道功能障碍”是描述发生在ICU 之外的大部分胃肠道症状(腹泻、呕吐等)和诊断(胃肠炎等),因此对于重症患者,“急性胃肠损伤”概念应运而生。

3. **结果**　欧洲重症医学协会腹部疾病工作组建议使用下列专业名词和概念。

(1) 胃肠功能(gastrointestinal function)：正常胃肠道功能包括促进营养物质和液体的消化吸收、调控肠道菌群及其产物的吸收、内分泌和免疫功能。灌注、分泌、运动和协调的肠道微生物相互作用是足够功能的先决条件。由于目前缺乏相关仪器和指标来监测胃肠道功能,很难对急性疾病过程中胃肠道功能作出可靠的评估。

(2) 急性胃肠损伤(AGI)和分级：急性胃肠损伤是指由于重症患者急性疾病本身导致的胃肠道功能障碍。急性胃肠损伤严重程度分级：

1) 急性胃肠损伤Ⅰ级(存在胃肠道功能障碍和衰竭的风险)：有明确病因,胃肠道功能部分受损。基本原理：胃肠道症状常常发生在机体经历一个打击(如手术、休克等)之后,具有暂时性和自限性的特点。

举例：腹部术后早期恶心、呕吐;休克早期肠鸣音消失、肠动力减弱。

处理：整体情况在逐渐改善,除了静脉给予足够的液体外,不需针对胃肠道症状给予特殊的干预措施。建议损伤后 24～48 小时尽早给予肠内营养(grade 1B)。尽可能减少损伤胃肠动力的药物(如儿茶酚胺、阿片类药物)的使用(grade 1C)。

2) 急性胃肠损伤Ⅱ级(胃肠功能障碍)：胃肠道不具备完整的消化和吸收功能,无法满足机体对营养物质和水的需求。胃肠功能障碍未影响患者一般状况。基本原理：胃肠道症状急性发生,须给予一定的干预措施才能满足机体对营养和液体的需求。急性胃肠损伤通常发生在没有针对胃肠道的干预的基础上,或者当腹部手术造成的胃肠道并发症较预期更严重时,此时亦认为发生急性胃肠损伤Ⅱ级。

举例：胃轻瘫伴有大量胃潴留或反流、下消化道麻痹、腹泻、腹腔内高压(IAH)Ⅰ级[腹腔内压力(IAP) 12～15 mmHg]、胃内容物或粪便中可见出血、存在喂养不耐受(尝试肠内营养途径 72 小时未达到 20 kcal/kg BW/d 目标)。

处理：需采取一定的治疗措施,防止进展为胃肠功能衰竭。处理措施包括：腹腔内高压的治疗(grade 1D);恢复胃肠道功能如应用胃肠动力药(grade 1C);开始或维持肠内营养;如果发生大量胃潴留或反流,或喂养不耐受,可尝试给予少量的肠内营养(grade 2D);胃轻瘫患者,当促动力药无效时,考虑给予幽门后营养(grade 2D)。

3) 急性胃肠损伤Ⅲ级(胃肠功能衰竭)：胃肠功能丧失,给予干预处理后,胃肠功能仍不能恢复,整体状况没有改善。基本原理：临床常见于肠内喂养(红霉素、放置幽门后管等)后,喂养不耐受持续得不到改善,导致多器官功能障碍综合征进行性恶化。

举例:尽管进行了治疗,喂养不耐受状态依旧持续——大量胃潴留、持续胃肠道麻痹、肠道扩张出现或恶化、腹腔内高压进展至Ⅱ级(腹腔内压 15～20 mmHg)、腹腔灌注压下降(APP)(<60 mmHg)。喂养不耐受状态出现,可能与 MODS 的持续或恶化相关。

处理:监测和处理腹腔内高压(grade 1D)。排除其他腹腔疾病,如胆囊炎、腹膜炎、肠道缺血。尽早停用导致胃肠道麻痹的药物(grade 1C)。避免给予早期的肠外营养(住 ICU 前 7 天)以降低院内感染发生率(grade 2B)。需常规尝试性给予少量的肠内营养(grade 2D)。

4) 急性胃肠损伤Ⅳ级(胃肠功能衰竭伴有远隔器官功能障碍):急性胃肠损伤逐步进展,多器官功能障碍综合征和休克进行性恶化,随时有生命危险。基本原理:患者一般状况急剧恶化,伴远隔器官功能障碍。

举例:肠道缺血坏死、导致失血性休克的胃肠道出血、Ogilvies 综合征、需要积极减压的腹腔间隔室综合征(ACS)。

处理:保守治疗无效,需要急诊剖腹手术或其他急救处理(如结肠镜减压)(grade 1D)。

由于鉴别胃肠道急性疾病和慢性疾病非常困难,在出现慢性胃肠疾病(如克罗恩病)引起的消化道出血、腹泻等症状时,建议使用与急性胃肠道疾病相同的概念。长期肠外营养的患者,胃肠衰竭(相当于 AGI Ⅲ级)缓慢发生,不需要给予紧急干预措施,但需参照急性胃肠损伤Ⅲ级处理意见,监测腹腔内压并排除新的腹部急性疾病。

(3) 喂养不耐受综合征(feeding intolerance syndrome,FIS):喂养不耐受综合征是指任何临床原因(呕吐、胃潴留、腹泻、胃肠道出血、肠瘘等)引起的肠内营养不耐受的通用名词。喂养不耐受综合征的诊断常基于复杂的临床评估,没有单独明确的症状或指标来定义 FIS。通常会出现多个症状。当经过72 小时,20 kcal/(kg·d)的能量供给目标不能由肠内营养途径实现,或者因任何临床原因停止肠内营养的,需考虑 FIS。如果因临床操作等原因暂停肠内营养,不认为发生 FIS。FIS 特殊情况:幽门后营养的患者对于 FIS 的定义与经胃管喂养者相同;如果患者由于外瘘不能使用肠内营养,应考虑 FIS 的存在。如果患者腹腔间隔室综合征或者更换开腹的贴膜需外科干预,除非术后可以立即进行肠内营养,否则需考虑 FIS。

处理:FIS 常需要临床干预来维持或重建胃肠道功能,限制使用损害肠动力药物,应用促动力药物和(或)通便药物(grade 1C),控制腹腔内压。应常规考虑尝试给予少量的肠内营养。不耐受肠内营养的患者应给予补充肠外营养(grade 2D)。目前数据显示,延迟 1 周的肠外营养与早期肠外营养相比,可以促进病情恢复(grade 2B)。

(4) 腹腔内高压(IAH)

1) 腹腔内高压:指 6 小时内至少两次测量 IAP≥12 mmHg。正常腹内压 5～7 mmHg。腹内压存在固有的变化和波动。当一天中 IAP 至少 4 次测量的平均值不低于 12 mmHg,同样需考虑 IAH。

处理:动态监测液体复苏,避免过度复苏(grade 1C)。对于原发 IAH 术后患者,持续的胸椎硬膜外镇痛可以降低 IAP(grade 2B)。建议使用鼻胃管/结肠减压方法,用于排出胃肠道的内容物(grade 2D)。腹腔积液患者,推荐使用经皮管道引流减压(grade 1C)。床头抬高超过 20°是 IAH 发展的额外危险因素(grade 2C)。肌松药可以降低 IAP,但由于其过多的不良反应,仅在特定患者中使用(grade 2C)。

2) 腹腔间隔室综合征(ACS):指腹内压持续增高,6 小时内至少两次腹内压测量均超过20 mmHg,并出现新的器官功能障碍。

处理:尽管外科减压是治疗 ACS 唯一确切的处理措施,但其适应证和手术时机的选择仍然存在争议。对于保守治疗无效的 ACS 患者,推荐外科减压作为抢救生命的重要措施(grade 1D)。当前推荐在其他治疗无效时,对 ACS 患者进行救生的外科手术减压介入治疗(grade 1D);对于存在多个 IAH/ACS 危险因素患者,在进行剖腹手术时,可以给予预防性减压措施(grade 1D)。在大多数严重的腹主动脉瘤破裂或腹部创伤患者,可以不关腹,使用人工膜覆盖,避免 ACS 进一步发展(grade 1C)。

(5) 胃肠道症状

1) 呕吐:是任何可见的胃肠内容物反流,无论呕吐物量的多少。呕吐常被定义为由于胃肠道和胸腹壁肌肉收缩引起的胃肠道内容物经口排出。与反流不同,反流是胃内容物在无作用力情况下反流至口腔。由于对于 ICU 患者无法鉴别是否发生上述作用力过程,因此通常将反流和呕吐一起进行评估。

处理:可以借鉴预防和处理术后恶心、呕吐指南,但暂时尚无针对 ICU 机械通气患者呕吐的处理指南。

2) 胃潴留:单次胃内残留物回抽超过 200 ml 定义为大量胃潴留。暂无足够的科学证据或生理学依据来定义大量胃潴留的确切值,也没有标准的测量胃残留方法。当胃残留量超过 200 ml 时,需进行仔细的临床评估,但是仅仅单次残留量在 200~500 ml 时不应擅自停止肠内营养。尽管缺乏科学依据,欧洲重症医学协会腹部疾病工作组仍将 24 小时残留总量超过 1 000 ml 作为异常胃排空的一项指征,需要给予特殊的关注。

处理:大量胃潴留时推荐静脉使用甲氧氯普胺和(或)红霉素,不推荐使用西沙比利(grade 1B)。不推荐常规使用促动力药物(grade 1A)。针灸刺激治疗有可能促进神经外科 ICU 患者胃排空的恢复(grade 2B)。尽可能避免或减少使用阿片类药物,降低镇静深度。如果单次残留超过 500 ml,建议暂停胃内营养,考虑给予幽门后营养(grade 2D)。不提倡常规给予幽门后营养(grade 2D)。极少病例中,幽门后喂养可能引起严重的小肠扩张,甚至穿孔。

3) 腹泻:每日解 3 次以上稀水样便,并且量大于 200~250 g/d(或超过 250 ml/d)。基本原理:正常排便频率为 3 次/周至 3 次/日。腹泻可分为分泌性、渗透性、动力性和渗出性四类。而在 ICU,建议将腹泻分为疾病相关性、食物/喂养相关性和药物相关性腹泻。

处理:对症治疗——维持水电解质平衡、血流动力学稳定和保护组织器官(纠正低血容量防止肾功能损害)(grade 1D)。同时,积极寻找并尽可能终止(如通便药物、山梨醇、乳果糖、抗生素等)或纠正(如吸收不良、炎性肠病等)发病因素。重症患者发生喂养相关的腹泻时需减慢喂养速度、重新放置营养管或稀释营养配方。加入可溶膳食纤维延长转运时间(grade 1C)。严重或反复发作的艰难梭状杆菌引起的腹泻首选口服万古霉素,而非甲硝唑(grade 2C)。

4) 胃肠道出血:指任何进入胃肠道内腔的出血,并经呕吐液、胃内容物或粪便等肉眼可见来证实。基本原理:大多数 ICU 患者均可发生无症状的、内镜检查阳性的胃肠道黏膜损伤。临床上 5%~25% ICU 患者可见明显出血,提示胃肠道黏膜损害严重。1.5%~4% 机械通气患者发生严重消化道出血,导致血流动力学障碍或需要输血。

处理:对于明显的胃肠道出血,血流动力学状态决定了治疗策略。伴有血流动力学不稳定的出血,内镜检查可以明确诊断。但活动性大量出血时,除了内镜检查,血管造影术是合适的选择(grade 2C)。推荐早期(24 小时之内)上消化道内镜检查(grade 1A),而急性静脉曲张出血需要更紧急(12 小时之内)的干预(grade 2C)。肾上腺素注射可与血管夹、热凝固术或注射组织硬化剂等方法联用(grade 1A)。不推荐常规复查内镜,当再出血时,推荐复查内镜(grade 1A)。上消化道内镜检查阴性的胃肠道出血,需进行结肠镜检查,而结肠镜亦阴性时,可使用推进式小肠镜检查法(grade 2C)。内镜检查阴性的活动性消化道出血,需考虑腹部手术中内镜检查或介入放射学(grade 2C)。

5) 下消化道麻痹(麻痹性肠梗阻):指肠蠕动功能受损,导致粪便不能排出体外。临床症状包括至少 3 天肛门停止排便,肠鸣音存在或消失,同时需排除机械性肠梗阻。基本原理:在 ICU 之外的科室,便秘和顽固性便秘还包括排便不适或很少、排便困难和疼痛等症状。而 ICU 患者无法表达上述症状,故建议使用"下消化道麻痹"这个概念。在大多数 ICU 流行病学研究中,以中断 3 天来界定是否为下消化道麻痹。

处理:尽可能停用抑制肠蠕动的药物(如儿茶酚胺、镇静剂、阿片类药物)和纠正损害肠动力的因素(如高血糖、低钾血症)(grade 1C)。由于上述治疗作用显现延迟,通便药物必须尽早或预防性使用(grade 1D)。

由于长期使用阿片拮抗剂的作用效果和安全性尚不清楚,故不推荐常规使用(grade 2B)。促动力药物如多潘立酮、甲氧氯普胺和红霉素,可用于刺激上消化道(胃和小肠),而新斯的明可以促进小肠和结肠动力。尽管缺乏良好的对照研究和足够的证据,促动力药应作为肠道动力紊乱的一个标准治疗措施(grade 1D)。

6) 异常肠鸣音:正常肠鸣音为 5~35 次/分。异常肠鸣音的临床意义尚不明确。没有已被证明出更先进的听诊技术。笔者建议肠鸣音听诊方法为:腹部两个象限内听诊至少 1 分钟,并在随后较短时间内重复一次。听诊前腹部触诊可能刺激导致额外的肠蠕动,产生额外的肠鸣音,从而影响肠鸣音的判断。

7) 蠕动消失:听诊未闻及肠鸣音。肠鸣音完全消失是不正常的。然而必须指出的是,肠鸣音的存在并不能说明肠动力正常,而肠鸣音重新出现也并不意味着麻痹改善。

8) 肠鸣音亢进:听诊闻及过多的肠鸣音。肠鸣音亢进是消化道运动亢进的一种状态。部分小肠肠梗阻时,肠道试图通过梗阻部位,可产生肠鸣音亢进。处理:暂时没有针对异常肠鸣音的处理建议。

9) 肠道扩张:当腹部 X 线平片或 CT 扫描显示结肠直径超过 6 cm(盲肠超过 9 cm)或小肠直径超过 3 cm 即可诊断。肠道扩张是消化道梗阻常见的体征。非梗阻患者也可见肠道扩张,常见于中毒性巨结肠炎、急性结肠假性梗阻或 Ogilvies 综合征,被用于描述急性重症结肠扩张。

处理:除了维持水电解质平衡以外,胃肠减压也同样有效(grade 1D),择期手术后患者不推荐常规使用鼻胃管减压(grade 1A)。盲肠直径超过 10 cm、24 小时内未改善者,在排除机械性肠梗阻后建议静脉使用新斯的明(grade 2B)。盲肠直径超过 10 cm、保守治疗 24~48 小时未改善者,推荐使用结肠镜进行非外科减压(grade 1C)。结肠镜减压有效率高达 80%,但存在一定的发病/死亡风险。当盲肠直径≤12 cm 时,联合结肠镜减压的保守治疗可以持续 48~72 小时(grade 2C)。保守治疗无效者,由于存在穿孔的风险,建议行外科手术治疗(grade 1D)。使用胸椎硬膜外麻醉的腹腔镜手术,术后一定程度上可以改善肠道功能(grade 1B),预防肠道扩张。

(6) 喂养方案:进食减少和导致的营养不良是增加住院死亡率的独立危险因素。推荐使用欧洲肠外肠内营养学会(ESPEN)指南指导 ICU 营养治疗。基于这些指南的喂养细则应当在每个机构实施。必须记录由于各种干预措施(手术、诊断性或治疗性操作、插管)造成肠内营养中断的时间,并尽量减小至最低。每日必须评估肠内营养是否充分。

七、主编点评

重症急性胰腺炎是临床常见的一种急腹症,具有起病急、进展快、病情重等特点,急性期常引起全身炎症反应综合征,进一步并发多器官功能障碍综合征,或出现胰腺感染坏死,全身性脓毒血症,病死率极高,已成为严重危及我国人民健康和生命的重大疾病之一。本病例是一个典型重症胆源性急性胰腺炎病例,起病急、病情重、进展快,该患者病程一个重要特征是持续性腹腔高压。重症胰腺炎时严重的肠道屏障功能障碍和高内毒素血症可引起肠管麻痹扩张,肠壁水肿,腹腔内积液、腹水及后腹膜水肿。此外,体液复苏时输入过量的晶体液均可导致腹腔内高压和腹腔间隔室综合征,从而导致腹腔内脏器和腹腔外重要的脏器功能发生障碍。该患者第 1 次手术后在 ICU 治疗期间膀胱压一直>18 mmHg,一度曾高达 24 mmHg,存在腹腔间隔室综合征,同时出现急性肾功能衰竭和肝功能衰竭表现。临床上对于合并腹腔内高压和腹腔间隔室综合征的重症患者,应持续、密切监测腹腔内压力,同时应提前积极做好相关器官的维护,当患者腹腔内压力持续或反复≥12 mmHg 时,应采取相应的非手术治疗措施包括胃肠减压、引流腹腔积液、改善腹壁的顺应性、适量的补液以及控制循环容量、改善肠道功能等,将腹腔内压力控制在 15 mmHg 以下。如果经过积极的非手术干预治疗后患者的腹腔内压力仍高于 20 mmHg,同时存在其他器官功能障碍和衰竭风险,应采取更积极的外科干预治疗,直至行腹腔开放进行减压。该患者在第 1 次手术结束关腹时术者就发现腹腔压力高,关腹困难,甚至影响气道压力,此时如果当时手术医生有经验的话,应行腹腔开放,不应该强行关腹,以免造成术后腹腔高压,这是本病例值得汲取的第 1 个教训。

重症急性胰腺炎由于胰酶的激活,大量炎症介质的释放,导致胰腺、胰周及腹膜后组织大量坏死,腹腔内渗液增多,可引起严重的腹腔感染合并腹腔脓肿形成,这不仅加重了腹腔内压力的升高,而且由于大量毒素吸收入血,引起严重的全身炎症反应综合征和脓毒血症,诱发多脏器功能衰竭的发生。因此,及时进行坏死组织清除、腹腔引流是重症胰腺炎重要的治疗手段。近年来,除传统开腹坏死组织清除术之外,进阶式微创引流或清除术在临床已广泛应用,包括 CT 引导下经皮穿刺置管引流术(PCD),在 PCD 基础上选择经皮内镜坏死组织清除术(PEN),内镜超声下经胃、十二指肠穿刺支架引流(ETD),在 ETD 基础上行内镜直视下坏死组织清除术(DEN),腹腔镜下清创术(VARD)等多种方式。具体究竟采用何种治疗方式取决于患者的一般情况、病变部位、操作器械及条件等因素。不管采取何种方式,有效的坏死组织清除、腹腔引流可阻止全身严重炎症反应综合征继续进展,能迅速降低腹腔内压力,从而减少多器官衰竭的发生,提高救治成功率。该患者第 1 次手术后情况一度有所改善,随后腹腔感染加重,高热、肝肾功能受损,CT 检查提示严重的腹腔感染合并腹腔脓肿形成,由于各种原因未能及时性坏死组织清除和腹腔引流,导致腹腔内出血,不得不再次手术,但此时患者一般情况太差,术后迅速恶化而死亡。因此,对于重症胰腺炎患者来说,即使已经接受了手术治疗,当发现存在胰腺组织继续坏死、腹腔感染和腹腔脓肿,应及时做清创引流,这是本例值得汲取的第 2 个教训。

(蒋　奕　吴国豪)

参考文献

［1］ Leppäniemi A，Tolonen M，Tarasconi A. 2019 WSES guidelines for the management of severe acute pancreatitis［J］. World J Emerg Surg，2019，14：27/doi：10.1186/s13017-019-0247-0.

［2］ Ramanathan M，Aadam AA. Nutrition Management in Acute Pancreatitis［J］. Nutr Clin Pract，2019，34：Suppl 1：S7-S12.

［3］ Gunnar Elke G，Hartl WH，Kreymann KG，et al. Clinical Nutrition in Critical Care Medicine e Guideline of the German Society for Nutritional Medicine (DGEM)［J］. Clinical Nutrition ESPEN，2019，33：220-275.

［4］ Arvanitakis M，Ockenga J，Bezmarevic M，et al. ESPEN guideline on clinical nutrition in acute and chronic pancreatitis［J］. Clinical Nutrition，2020，40/doi.org/10.1016/j.clnu.2020.01.004.

［5］ Trikudanathan G，Wolbrink DRJ，van Santvoort HC，et al. Current Concepts in Severe Acute and Necrotizing Pancreatitis：An Evidence-Based Approach［J］. Gastroenterology，2019，156：1994-2007.

［6］ Dumonceau JM，Delhaye M，Tringali A，et al. Endoscopic treatment of chronic pancreatitis：European Society of Gastrointestinal Endoscopy (ESGE) Guideline — Updated August 2018［J］. Endoscopy，2019，51：179-193.

［7］ 中华医学会消化病学分会胰腺疾病学组.中国急性胰腺炎诊治指南(2019,沈阳)［J］.中华胰腺病杂志,2019,19：321-331.

病例 2

一、病史简介

患者，女性，66 岁。因"反复中上腹痛 1 周，内镜下胆总管取石术后呕血 1 天"入院。患者 1 周前进食油腻饮食后出现中上腹疼痛，为阵发性绞痛，伴有恶心、呕吐，疼痛向腰背部放射，体温不高。至外院就诊，诊断为胆总管结石，急性胰腺炎。经补液抗感染治疗后无明显缓解。2 天前在当地医院行内镜下十二指肠乳头切开取石，ERCP＋ERBD 术。术后患者诉腹痛逐渐加重，伴发热最高 38.5℃。1 天前，患者突然呕吐鲜血 1 次，量约 300 ml，同时伴黑便，自诉头晕乏力，尚无晕厥。外院予输注悬浮红细胞 3.5 单位、血浆 400 ml 后复查血示血红蛋白 77 g/L，遂转至我院急诊，急诊腹部 CT 示："急性胰腺炎并腹膜炎，腹腔积液，双侧胸水并相邻肺不张；甲状腺左叶小结节"。入院当天下午解不成形黑便 1 次，量约 200 ml，无黑矇、晕厥，急诊 DSA 检查腹腔干、肠系膜上、肠系膜下未见明显出血，现为求进一步诊治，收入病房。

二、入院检查

体温 37.5℃，脉搏 112 次/分，呼吸 23 次/分，血压 85/54 mmHg，体重 55 kg，身高 165 cm，BMI 20.20 kg/m²。神志清楚，精神萎靡，呼吸较急促，营养状况尚可。全身皮肤轻度黄染，无肝掌、蜘蛛痣。全身浅表淋巴结无肿大，巩膜可见明显黄染，胸廓无畸形，双肺呼吸音清，未及干湿啰音。心前区无隆起，心界不大，心率 112 次/分，律齐，各瓣膜区未及病理性杂音。全腹膨隆，未见胃肠型，肝脾肋下未触及，腹部未及明显包块。右上腹明显压痛，伴肌卫，轻度反跳痛。肠鸣音未闻及。移动性浊音（＋）。肛门及生殖器未检，四肢脊柱无畸形，活动自如，双下肢不肿，双侧足背动脉搏动可，神经系统检查无异常体征。

红细胞 1.71×10¹²/L；血红蛋白 52 g/L；血小板 112×10⁹/L；白细胞 15.41×10⁹/L；中性粒细胞 91.6%；总胆红素 72.7 μmol/L；直接胆红素 71.7 μmol/L；总蛋白 36 g/L；白蛋白 16 g/L；谷丙转氨酶 18 U/L；谷草转氨酶 39 U/L；前白蛋白＜0.08 g/L；C 反应蛋白＞90 mg/ml；血淀粉酶 366 U/L；钠 133 mmol/L；钾 3.2 mmol/L；氯 95 mmol/L；钙 2.01 mmol/L；无机磷 0.87 mmol/L；镁 0.77 mmol/L。

胸腹腔 CT：急性胰腺炎并腹膜炎，腹腔积液，双侧胸腔积液伴相邻肺不张（图 14-2-1）。

三、入院诊断

失血性休克，上消化道出血，重症急性胰腺炎，十二指肠穿孔，腹腔脓肿。

四、治疗经过

患者入院后急诊行胃镜检查，发现原 ERCP 乳头旁十二指肠穿孔，患者即时血压 78/49 mmHg，心率 115 次/分，氧饱和度 95%，决定急诊手术。手术探查见腹腔内大量暗褐色含胆汁样腹水约 1 000 ml

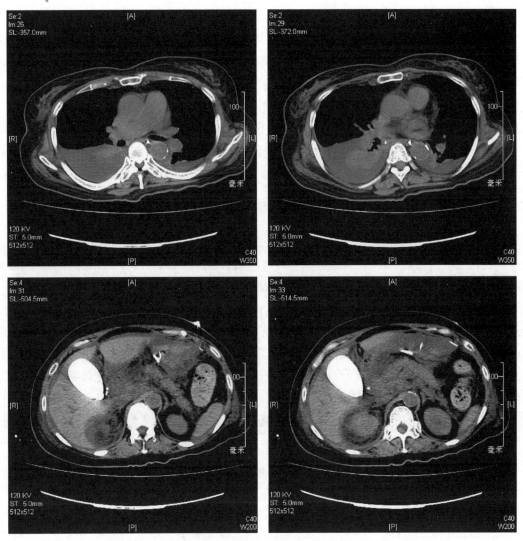

图 14-2-1　胸腹部 CT

伴恶臭,腹腔内组织广泛水肿,大网膜横结肠系膜见多发脓苔附着,大网膜包绕右上腹。胆囊肿大,胆总管显示不清。吸尽腹水,分离大网膜显露右上腹,清除十二指肠外侧,胰头周围及右侧结肠旁沟大量脓性坏死组织后胰头钩突下方靠近胃结肠干区域出血,止血满意后探查十二指肠,因组织条件极差水肿明显无法找到穿孔部位。胆总管周围组织炎症水肿明显,极易出血,故行"剖腹探查:胆囊造瘘＋胃造瘘＋空肠营养管置入＋腹腔冲洗引流术"。手术过程中患者生命体征不稳定,大剂量血管活性药物维持血压,术中出血约 3 500 ml,输少浆血 12 U、血浆 800 ml,白蛋白 40 g。术后为进一步监测患者生命体征及治疗转入外科 ICU,予以监测生命体征、气管插管机械通气、积极抗感染、镇静镇痛、预防深静脉血栓、抗炎、抑制胰液分泌、营养支持等治疗。

　　术后第一天患者循环仍不稳定,依赖于去甲肾上腺素维持血压,但用量较前逐步减少。考虑到患者血流动力学不稳定,仍需要较大剂量升压药物维持血压,同时患者腹腔感染较重,腹胀明显,肠鸣音消失,存在麻痹性肠梗阻表现,患者消化道出血原因尚不清楚,不适合进行肠内喂养,故给予肠外营养支持。间接能量消耗仪测定的患者静息能量消耗值为 1 460 kcal,按照测定值得 80% 即 1 170 kcal 作为能量目标量,蛋白质目标量为 1.2 g/(kg·d),采用双能源系统,脂肪乳剂应用结构型中/长链脂肪乳剂,全合一方式配置输注,同时外周应用胰岛素控制血糖水平在 8 mmol/L 左右。经过 6 天左右时间,患者呼吸循环逐渐稳定,拔除气管插管,恢复自主呼吸,停用血管活性药物,转回普通病房继续治疗。此时,患者腹部感染症状仍较重,每日体温在 38～39℃,腹腔引流液呈褐色浑浊样,细菌培养提示:屎肠球菌(＋＋＋),用生理盐水持续冲洗腹腔,同时密切观察腹腔内感染控制的情况和肠道功能恢复的情况。在继续实施全肠外营养支持的同时,开始通过空肠营养管启动肠内营养,从小剂量开始,应用多肽类制剂。通过 2 周左右的肠外营养＋肠内营养支持,患者一般情况明显改善,腹腔感染逐渐得到较好的控制,腹腔引流量逐渐减少,颜色也由含消化液的脓性液体逐渐转清,肠道功能恢复良好,2 周内无继续发生腹腔及消化道内出血,肠内营养逐渐达到患者能量消耗的 80% 左右,患者胃肠道耐受性良好,停用肠外营养,同时开始口服补充营养支持,并经口进食流质饮食,与入院第 30 天康复出院,出院时体重 49 kg,嘱出院后继续口服营养补充治疗。

五、讨论分析

近年来,随着内镜检查及治疗的应用日趋广泛,由内镜下逆行胰胆管造影(ERCP)术诱发的急性胰腺炎也越来越常见。大多数 ERCP 术后胰腺炎的发作都是轻度的,通过短期的禁食和对症处理后即可控制,少数患者可发生重症胰腺炎。ERCP 术后胰腺炎的常见原因有:胰腺疾病基础,壶腹括约肌功能失调,插管困难,反复胰管造影,十二指肠乳头损伤,操作技巧等。本病例起病时的原发疾病是胆总管结石,在行 ERCP 治疗过程中意外十二指肠乳头处穿孔导致继发性胰腺炎,这在胰腺炎的发病机制中属于比较凶险的一类。一方面十二指肠乳头是主胰管和胆总管下端汇合的部位,胰液中的胰蛋白酶原和糜蛋白酶原被胆汁、胰液、胃酸等激活后成为胰蛋白酶和糜蛋白酶,从而具有消化食物的能力,而十二指肠乳头部位的损伤使得激活后的胰蛋白酶泄漏至肠腔外,导致自身消化性胰腺炎。另一方面,十二指肠属于腹腔间位器官,而十二指肠乳头位于十二指肠降部内侧,一旦穿孔极易引起严重的腹膜后间隙感染或形成腹膜后脓肿,而且此处解剖位置较深,引流不畅,周围又毗邻一些重要血管,易引起致命性的大出血。

胰腺坏死感染是重症胰腺炎外科手术干预的重要指征,大多数指南倾向于延迟至发病 4 周左右待胰腺组织坏死液化充分形成后再行外科手术干预,但也不排除早期干预的情况。目前,临床确诊胰腺坏死感染主要通过以下 3 个方面:① 临床表现:包括症状、体征和实验室检查结果,例如高热、腹痛、白细胞、血小板、C 反应蛋白、血清白蛋白、降钙素原水平等;② 影像学依据:例如腹部 CT 检查提示胰腺周围大量渗出、气泡征等;③ 细针穿刺活检(fine needle aspiration,FNA),明确有无感染并可做细菌培养和药敏试验。本病例患者在发生十二指肠乳头穿孔后,继发重症急性胰腺炎,在短时间内即进展到感染性休克,当务之急是立即手术清除感染坏死病灶并做好充分的引流。在腹腔感染严重,组织明显肿胀的情况下,试图找到并修补十二指肠后壁的穿孔是很难实现的,因此在坏死感染灶清除＋腹腔充分清洗的前提下,做"三造瘘:胆囊造瘘＋胃造瘘＋空肠造瘘(营养管置入)"是比较合适的选择。一方面胰腺坏死病灶清除和后续引流有利于控制腹腔感染;另一方面,空肠营养管置入为肠内营养的实施创造了条件,而且空肠喂养可以让胰腺得到充分休息,有助于胰腺炎症的消退。

除了传统的开腹手术引流以外,国外有文献报道根据病情不同可以在 CT 引导下经皮穿刺置管引流术(percutaneous catheter drainage,PCD),近年来随着微创技术的发展,还开发出了视频辅助下腹膜后坏死组织清除术(video — assisted retroperitoneal debridement,VARD)、腹膜后小切口入路坏死组织清除术(minimal access retroperitoneal pancreatic necrosectomy,MARPN)以及经皮肾镜腹膜后胰腺坏死组织清除术(minimal invasive percutaneous nephroscopy necrosectomy)等多种微创引流技术。随着内镜技术的发展,对于靠近胰头的包裹性病灶,还可通过胃或十二指肠等自然腔道直接穿刺置管冲洗引流胰腺坏死组织,即经胃内镜下胰腺坏死组织引流术(endoscopic transluminal drainage,ETD)或经胃内镜下胰腺坏死组织清除术(endoscopic transluminal necrosectomy,ETN)。微创治疗选择病例时对坏死物的范围和液化状态要做充分考虑,对于不能确定内镜能达到所有病灶范围,并且一次性彻底清除所有病灶时需要慎重评估微创治疗是否合适。微创治疗应限于以下几种情况:① 局限于胰周和小网膜囊的坏死病灶与积液;② 腹膜后单腔坏死且范围不大;③ 坏死液化充分或合并感染的腹膜后脓肿。值得一提的是胰腺坏死组织往往涉及胰腺、胰周、腹膜后、双侧结肠旁沟等多个部位,而且胰腺及其周围组织坏死并非一次性的,而可以呈持续性或阶段性,有时候还可以同时存在多个感染灶或脓腔,因此一次清创不一定能彻底解决清除坏死感染灶,需要反复多次进行清创引流,这时直视下的开放清创可能更加可靠。对于胰腺坏死范围较大、腹腔感染严重甚至合并腹腔内高压或腹腔间隔室综合征的患者,清创后不强求关闭腹腔,可以开放腹腔,表面覆盖全密封生物半透膜,通过负压封闭引流技术加强引流和促进坏死组织排出,待到腹腔内感染得到控制、腹腔内高压的危险因素消除后,再行筋膜和(或)腹部确定性闭合手术。

综上所述,当 SAP 患者确认存在感染坏死或液体积聚时,可根据临床情况实施 PCD、VARD、MARPN 等微创手术,若 PCD 或内镜引导下的微创引流后仍不能改善病情,建议尽可能延迟到起病 4 周后,坏死组织分界明显后行开放手术清除坏死组织和引流,这种逐步升级的治疗模式被称为微创递进治疗模式(step-up approach)。这些微创方法的应用,以较小的代价减少了坏死腔内压力和细菌毒素入血,从而改善 SIRS 和脓毒血症,降低了 SAP 患者的病死率,提高患者的生存质量。2013 年国际胰腺病学会及美国胰腺病学会颁布指南也建议外科干预应遵循 step-up 原则,但由于 SAP 患者坏死感染组织局部情况复杂,具体微创方法的选择应该结合实际情况而定。某些情况下微创治疗也有其局限性,如对坏死合并感染积脓,行 PCD 可部分缓解中毒和压迫症状,但会受到管径及穿刺入路的限制;对面积大、病灶多、有分隔或靠近大血管的患者实施微创坏死灶清除和引流常难达到理想的效果,而多次微创清创多点引流又会增加术后并发症发生率甚至死亡风险,此时选择直视下开放清除手术更合适。因此,微创术式与开放手术并不矛盾,应合理选择适应证,采用互补原则综合应用,充分发挥各自的优势。

六、相关营养背景知识

(一) 急性胰腺炎病理生理及代谢变化

急性胰腺炎病理生理改变始于胰腺腺细胞内胰蛋白酶的激活,随后各种蛋白水解酶活化,导致胰腺的自身消化和炎症,并出现局部并发症如胰腺坏死和脓肿形成,随后大量细胞因子和炎性介质的释放导致全身炎症反应综合征和多器官功能障碍的发生。促炎症因子和抑制炎症因子的平衡可能预示着疾病的严重程度。促炎症因子的增加常导致急性重症胰腺炎。胰腺自身的损害在形态学上主要表现为:蛋白水解作用、水肿、血管受损,从而引起胰腺和(或)小肠出血、凝血障碍、脂肪液化坏死和胰腺周围实质的坏死。TNF、IL-1、IL-6 以及花生四烯酸代谢产生的氧自由基、前列腺素 E2、白三烯等可以引起后腹膜、肠系膜、肠管、腹膜、腹壁广泛性明显的炎症反应,还可以直接或间接通过破坏肠道黏膜屏障引起肠道通透性改变,导致胃肠道功能明显障碍。临床上有恶心、呕吐、腹痛、腹胀、腹膜炎、胃潴留、麻痹性肠梗阻等表现。

SAP 时常发生胃肠道血流不足,导致缺血、缺氧和营养物质缺乏,即使在肠外营养时也缺少肠黏膜细胞特需的营养素等,导致肠道菌群失调,继而发生毒素吸收、细菌易位,甚至肠源性感染,肠道屏障功能障碍。细菌易位在急性胰腺炎的发生发展中有重要作用,肠道缺血使肠道屏障受损,细菌在胃肠繁殖、上移,胰腺炎时可出现动静脉瘘,肠道细菌进入血循环,或通过淋巴管途径,造成远处感染。一旦感染极易并发多脏器功能衰竭,病死率明显增加。肠道屏障功能障碍可以导致一系列应激反应,由于应激的存在,促分解代谢激素水平明显升高,促合成激素水平下降,这两种激素之间的调节失去平衡,造成胰岛素/胰高血糖素比值明显下降。在这种全身性的应激反应中,胃肠道成为机体应激反应的中心器官,也是高代谢、SIRS、MODS 的源泉。

SAP 早期胰腺的坏死，使机体的血流动力学及代谢平衡受到严重的扰乱，这是机体受到的第一次打击。疾病进一步发展，肠道内毒素透过损伤的黏膜屏障移位到胰腺及全身循环内，进一步触发了体内单核巨噬细胞、中性粒细胞或淋巴细胞产生及释放大量的内源性介质，包括 TNF-α、IL-1、脂多糖水平升高，进一步刺激 IL-6、IL-8 血小板活化因子等的产生，造成第一次高细胞因子血症，激活中性粒细胞，聚集于肺、肝等器官。但此时尚不致造成严重的器官损伤，如果发生细菌移位、感染等并发症，则可刺激巨噬细胞产生促炎症因子，引起循环中第二次细胞因子高峰。这些细胞因子的破坏作用加重了胰腺及全身器官损害，这是机体受到的第二次打击。这次打击更严重、更广泛，进一步导致多脏器功能衰竭等严重情况。全身性炎症反应综合征的发生与炎症因子、激活的胰酶进入血循环有关；ARDS 多继发于微血管血栓形成，这与卵磷脂酶消化肺表面活性剂卵磷脂有关；血管活性肽和心肌抑制因子引起心力衰竭和休克。部分患者可出现并发症，如消化道出血、胃瘘、肠瘘、胆瘘或胰瘘，加剧了肠道功能障碍。

急性胰腺炎患者往往出现一系列的代谢异常，包括高代谢、高血糖、高血脂、低蛋白血症、低钙和低镁等。代谢紊乱的程度往往与病情严重程度密切相关，代谢紊乱进一步扰乱内环境，影响器官的能量代谢和功能，成为导致脏器功能损害的重要原因。SAP 患者体内细胞因子的大量释放、补体的活化和花生四烯酸代谢产物的产生，有类似脓毒症的高动力学改变，如能量代谢和分解代谢均亢进，代谢率显著升高，能量消耗可达正常的 3～4 倍。有关能量测定的研究发现，未感染的 SAP 患者能量消耗增加 1.2～1.5 倍，存在其他并发症的 SAP 患者能量消耗常超过 2 倍。静息能量消耗的变化与疾病严重程度和病程有关。如果患者存在脓毒症，80% 的患者蛋白质分解代谢增加，营养素的需要量增加，长时间的负氮平衡会导致不良的结局。

急性胰腺炎患者的糖代谢由能量需求增加而决定。内源性糖原异生增加是严重炎症反应的结果。葡萄糖是一种重要的能量来源，可以部分抵消因蛋白质降解而产生的内源性糖异生，这可以一定程度上减少蛋白质分解的有害和不必要影响。葡萄糖氧化的最大速率约 4 mg/(kg·min)，补充过多的葡萄糖是有害的，因为其增加了脂肪生成，会产生高血糖和高碳酸血症，而高血糖是感染和代谢性并发症发生的危险因素。SAP 患者高血糖发生率很高，与机体存在胰岛素抵抗、糖异生增加、反向调节激素增加等代谢紊乱密切相关，其糖不耐受占 40%～90%，约 81% 的患者需要给予外源性胰岛素。

SAP 患者蛋白分解增加，特别是骨骼肌等肌肉组织出现明显的消耗现象，故出现软弱无力，尿中尿素氮、肌酐等蛋白质分解的含氮产物排泄明显增多，出现明显的负氮平衡。同位素技术检测发现胰腺炎患者的尿素生成明显高于对照组，表明其蛋白质的分解增加和肌肉蛋白合成减少。分解代谢和肌肉蛋白的水解，提高了芳香族氨基酸浓度，降低了支链氨基酸水平，加速了尿素合成。当尿素水平增至 20～40 g/d 时，机体呈负氮平衡。氨基酸循环池降至正常水平的 40%，血清循环谷氨酰胺的水平降至正常的 55%，而骨骼肌中的谷氨酰胺降至正常的 15%。腹腔内炎性渗出导致丢失大量蛋白质，出现严重低蛋白血症。肝脏白蛋白的合成受抑制，急性蛋白合成增加，因肝脏合成减少、体内分布异常、丢失增加、营养底物补充不足等使血中白蛋白浓度迅速下降，C 反应蛋白等浓度显著增加。一些急性胰腺炎患者氮的丢失达到 20～40 g/d。

高脂血症在急性胰腺炎的患者中较常见。脂肪代谢改变的具体机制目前尚不完全清楚，但 SAP 患者脂肪动员加速，部分患者出现脂肪分解或氧化障碍，表现为血中甘油三酯增多，极低密度脂蛋白的游离脂肪酸浓度升高，患者体脂储备减少，体重下降。另外，约 10% 的 SAP 患者本身存在高脂血症，也是 SAP 发病诱因之一。40%～60% 的 SAP 患者会出现低钙血症，在疾病发生的 3 天内，血钙水平会大幅度下降。很多因素如游离脂肪酸对钙离子的皂化作用、低白蛋白血症、低镁血症、降钙素释放增加、甲状旁腺素分泌减少等的协同作用可能是导致低钙血症的原因。SAP 患者还可能出现微量元素和维生素的缺乏，如低锌、维生素 B_1 和叶酸缺乏等。SAP 患者如果没有合理的营养治疗干预，可迅速发生营养不良,免疫功能受损,感染等并发症增加,器官功能发生障碍,死亡率增加。

(二) 急性胰腺炎营养支持策略

1. 急性胰腺炎营养支持方式选择　临床上大多数急性胰腺炎患者症状较轻微,住院时间较短,经过静脉输注液体和药物加以控制,多在 7 天内恢复经口饮食,无须特殊营养支持。重症胰腺炎患者病情复杂,病程长,胃肠道功能紊乱明显,并发症发生率较高,有些甚至需要手术干预,对于这些患者,预防营养不良发生及适当的营养支持在治疗过程中起着十分重要的作用。尽管液体复苏、止痛、预防性运用抗生素、内镜治疗等在急性胰腺炎综合治疗方面取得了一定的效果,但是大量随机对照研究显示了营养支持在维持和改善患者的营养状况,改善了患者预后,提高救治成功率等方面发挥了重要作用。

营养支持方式包括肠外营养和肠内营养,临床上必须根据患者病情、治疗情况选择营养支持的方式。急性胰腺炎早期,患者需要禁食、胃肠减压、应用抑制胰腺分泌药物,肠外营养较少刺激胰腺的外分泌或在一定程度上可抑制胰腺分泌,因此一直被认为是急性胰腺炎早期标准的营养支持方式。这种观点的理论是,这样能减少胰腺的外分泌并减少蛋白水解酶的释放,因此能减轻胰腺的自身消化。只有在急性胰腺炎明显改善,血淀粉酶正常后才能经口进食,并且要逐步从水、流质、软食、固体食物过度。然而,近年来大量研究却认为肠内营养符合正常生理,营养底物从门静脉系统吸收,能满足肠道黏膜的营养需要,并可维持肠道机械、生物和免疫屏障,防止细菌和内毒素易位,增加胃肠道激素及免疫球蛋白的分泌,调节机体免疫功能。因此近年来急性胰腺炎的营养支持策略从肠外营养转为肠内营养,有效的肠内营养可降低急性胰腺炎患者的代谢和减少瘦组织的丢失,可调节急性相反应和通过下调内脏细胞因子反应减少内脏蛋白质代谢。此外,相对于肠外营养,肠内营养能明显减轻急性胰腺炎患者 SIRS,降低 CRP 水平和细胞因子等炎症指标,改善 APACHE Ⅱ评分和病情严重度。因此,目前的观点是对于轻、中度急性胰腺炎患者,在可耐受的情况下可尽早开放饮食。饮食类型采用流质,低脂或正常脂含量,软食或普食,但要依病情确定。重症胰腺炎患者通常无法耐受经口饮食,需放置胃肠道营养管输注要素营养物质,如能量不足,可辅以肠外营养。

2. 急性胰腺炎营养支持的实施　① 肠外营养:急性胰腺炎早期机体处于高分解代谢状态,肠外营养目的是提供合适的能量及营养底物,以适应机体的代谢状态,保持和维护细胞、组织和器官的结构和功能。此阶段患者的能量需求量可按照间接能量测量法测定的机体静息能量消耗值供给,或按照指南推荐的 25 kcal/(kg·d),或者按照 1.1~1.3 倍 Harris-Benedict 公式估算值作为机体能量目标量。蛋白质的目标量为 1.2~1.5 g/(kg·d)。疾病早期机体处于严重应激状况时,适当降低营养底物的摄入量。随着病程的进展,如果患者病情有所好转,机体应激或高代谢状态缓解,可以适当增加能来能量物质的供给,促进营养物质在体内的储存,以利患者后期的恢复。急性胰腺炎肠外营养支持时底物的选择并无特殊不同,主要的能源物质仍是葡萄糖,通常约占总能量的 50%~60%,外源性葡萄糖补充可以部分抑制内源性的糖异生,从而在一定程度上降低糖异生所需的蛋白质降解;但严重应激状态下机体葡萄糖氧化利用下降,同时由于患者的胰岛功能往往受损,胰岛素分泌减少,故患者容易发生高血糖,因而需要应用外源性胰岛素控制血水平。脂肪乳剂是另一个重要的能量来源,目前的研究证实,急性胰腺炎患者应用脂肪乳剂并不会因为增加血甘油三酯水平而加重胰腺的炎症。急性胰腺炎早期使用肠外营养是安全的,既可以减少胰腺外分泌,又能改善患者的营养状况。② 肠内营养:肠内营养是急性胰腺炎重要的营养支持方式,现有的研究发现,肠内营养对于大多数急性胰腺炎患者是安全、有效的营养支持方式,可防止肠道黏膜屏障受损,小肠细菌的过度繁殖和菌群移位,因此建议在疾病的早实施肠内营养。肠内营养的途径则以鼻空肠管为主,经胃、十二指肠投给的混合食物可刺激胰腺并引发大量胰液分泌,结果可能导致腹痛加重和血清淀粉酶升高,而经空肠投给可能无此作用或作用相对较弱。目前认为空肠内输注营养不增加胰液分泌,可在内镜或 X 线引导下将鼻空肠营养管放置到屈氏韧带下方,建立合适的肠内营养途径。经空肠连续滴注能增加患者的耐受性,减少对胰腺的刺激,避免出现腹胀、腹泻、呕吐和促进肠蠕动等。为避免高渗肠内营养液所致的容量和渗透作用引起的急性肠扩张、倾倒综合征和腹泻,最好应用输液泵控制连续滴注,初速 $30\sim40$ ml/h,适应后逐渐增加滴注速度,直至 $100\sim120$ ml/h。对于轻型急性胰腺炎,在可以耐受、无胃流出道梗阻的情况下采用鼻胃管营养或经口进食。至于急性胰腺炎患者肠内营养时应该应用何种制剂,目前许多研究的结果并不一致。我们的意见是在疾病初期选用以结晶氨基酸或短肽链作为氮源、脂肪比例较低的要素饮食,随着时间的推移逐步过渡到以整蛋白作为氮源的制剂,并慢慢过渡为经口饮食。

3. **阶段性个体化营养支持** 急性胰腺炎病情差异大,重症患者病情复杂、变化大、病程长,不同阶段机体代谢情况不同。因此,我们认为应根据每个患者不同阶段的实际情况,进行个体化、分阶段有针对性的营养支持,以充分发挥营养支持的疗效。① 急性炎症期营养支持:重症胰腺炎急性期常有腹膜炎、休克、ARDS、胰性脑病等主要并发症,主要矛盾是全身炎症反应综合征(SIRS)及其引起的 MODS,以高代谢、高分解、高血糖、高脂血症、低蛋白血症、低钙和低镁为特点。由于严重的代谢紊乱和炎症介质的作用,机体对外源性营养底物利用障碍,不适当的营养支持必然导致代谢负担过重或"过度营养"的并发症发生。因而本阶段营养支持的重点是纠正代谢紊乱,尽可能将蛋白质的丢失减少到相对合理的水平,既不因为营养物质不足造成机体额外的分解,也不能因为不适当的营养支持而给呼吸循环系统和肝脏增加不适当的负荷。在血流动力学不稳定,内环境紊乱严重、胃肠功能障碍恢复前,以肠外营养为主,不宜过早应用肠内营养。同时,营养物质供给量以 $60\%\sim80\%$ 目标量为宜,避免加重代谢性并发症或抑制机体的自噬。同时可以应用人体白蛋白强化治疗,以迅速提高血浆白蛋白水平和胶体渗透压,减轻组织水肿,改善微循环,最大限度地改善脏器细胞代谢功能和促进所供营养物质的代谢利用。一旦患者生命体征趋于稳定,胃肠道功能有所恢复,即应及时建立肠内营养通路,尽早使用肠内营养。肠内营养初期选择以结晶氨基酸或短链肽类作为氮源以及脂肪比例较低的要素饮食配方,可以减轻胰酶分泌和消化,营养物质可以直接被肠道吸收,保持胰腺的相对"静止"和"休息"状态。使用方法从低浓度、小剂量、慢速度开始,根据患者肠道耐受程度逐渐提高浓度、剂量和速度,直到患者能完全适应肠内喂养。② 坏死感染期营养支持:此阶段主要临床表现为胰腺、胰周及腹膜后组织坏死后继发细菌或真菌感染,严重时可导致的 SIRS、MODS 和脓毒症。本阶段患者严重代谢紊乱依然存在,最突出的特点是高分解、高代谢、持续负氮平衡,骨骼肌等肌肉组织出现明显的消耗现象,低蛋白血症更加严重,尤其在长期消耗或多次手术后迅速出现严重的营养不良,患者不同程度合并脏器功能不全。因此,本阶段营养支持的重点是提供适当的营养底物,尽可能减少蛋白质的消耗,纠正营养不良和改善免疫功能,减少感染等并发症的发生。此期营养支持的途径以肠内营养为主,应尽可能设法建立空肠营养入路,提供足量的营养底物。给予的量应由少到多,循序渐进,观察患者腹痛、腹胀、腹泻情况,可借助输液泵缓慢匀速输入,输注速度逐渐增加,如出现腹痛、腹胀、腹泻时,可减慢输注速度,无须特殊处理。③ 康复期营养支持:此阶段主要是腹腔内或腹膜后残余脓腔,脓腔常引流不畅,窦道经久不愈,个别患者伴有消化道瘘,但炎症已很局限,感染得到良好的控制。本阶段营养代谢的特点是仍有不同程度的营养不良,氮平衡逐步恢复,器官功能基本正常,对于营养物质的需求增加。因此,康复期营养支持的重点是增加蛋白质和能量物质等营养底物的供给,改善营养状态,力争获得机体的氮平衡。本期营养支持的途径以肠内营养为主,最终过渡到经口服饮食。只有当肠瘘存在或远端梗阻,肠内营养不能实施时才考虑应用肠外营养。

七、主编点评

本例患者因行内镜下十二指肠乳头切开、胆总管取石术后出现腹痛、发热、上消化道出血,体检发现存在腹膜炎体征,实验室检查提示短时间内血红蛋白下降明显,腹部急诊 CT 显示"急性胰腺炎并腹膜炎,腹腔积液",患者来院时已处于休克失代偿期,如果当时接诊医生有丰富的临床经验,应该考虑到存在内镜下 Oddis 括约肌切开取石后十二指肠穿孔、腹膜后感染、十二指肠切开部位出血、感染性休克,且在外院已经耽误了一段时间,病情危重、进展快,应该在做好扩容、抗休克处置后第一时间内急诊手术,不应该先做胃镜检查。首先胃镜检查会耽误时间,加重休克的进程。其次,对于此类内镜操作导致的十二指肠穿孔患者,胃镜检查、操作中反复注气会导致腹膜后感染的扩散,加重病情的进展。由于是十二指肠乳头部背后侧小穿孔,相关检查时腹腔内无游离气体,腹部体征往往较轻,对临床医生诊断要求较高。但腹膜后区感染扩散范围较广,较短时间内可引起严重的感染症状和全身脓毒血症。这是本病例值得吸取的教训,也是当时我们交班时对住院总提出的批评和点评。

重症胰腺炎患者病情复杂,病程长,在患者漫长的治疗过程中,如何提供合适的营养支持是每个临床医生在治疗重症胰腺炎患者过程中必须面对的问题。选择营养支持方式的原则应是既不刺激胰腺的外分泌,又可达到营养支持的目的,甚至达到营养药理学的作用。因此,我们认为在临床上决定重症胰腺炎的营养支持方式应根据患者的病情变化而选择营养支持方式和时机,不强调一定完全应用某一种营养支持方式。本例患者手术后早期,血流动力学不稳定,需要大剂量血管活性药物维持血压,机械通气,同时存在严重的腹腔感染、消化道出血及麻痹性肠梗阻表现,不适合进行肠内喂养,故给予肠外营养支持。待到患者生命特征趋于平稳,血管活性药物剂量减少,此时应及时启动肠内营养,从小剂量开始。我们的经验是对于此类腹腔严重感染或者复杂的急诊手术时,在手术结束关腹前留置空肠喂养管,为今后的肠内营养建立好途径,这是本病例值得借鉴的经验。需要强调的是在重症胰腺炎营养支持时并不是一成不变地贯彻这一模式,在病情变化时,营养支持方式也要做相应调整。临床上许多重症胰腺炎患者在前期病程趋于稳定或好转后再次出现腹腔脓肿或腹膜后感染、腹腔内出血、胰外瘘和肠外瘘等并发症,甚至是多脏器功能障碍,有时需要进行引流或再次手术治疗,会不同程度地影响肠道功能。此时,应客观分析患者的肠道功能决定是否再改用肠外营养,或部分肠内营养＋补充性肠外营养支持。总之,重症胰腺炎患者的营养支持是其综合治疗过程中非常重要的一环,在其营养支持过程中,既不苛求单纯的全肠内与全肠外营养,也不拘泥于全肠外、肠外＋肠内和全肠内的营养演变模式,应根据具体情况,分阶段、个体化实施。

（蒋　奕　吴国豪）

参考文献

［1］ Gunnar Elke G, Hartl WH, Kreymann KG, et al. Clinical Nutrition in Critical Care Medicine e Guideline of the German Society for Nutritional Medicine (DGEM)［J］. Clinical Nutrition ESPEN,2019,33：220-275.

［2］ Ramanathan M, Aadam AA. Nutrition Management in Acute Pancreatitis［J］. Nutr Clin Pract,2019,34(suppl 1)：S7-S12.

［3］ Arvanitakis M, Ockenga J, Bezmarevic M, et al. ESPEN guideline on clinical nutrition in acute and chronic pancreatitis［J］. Clinical Nutrition,2020,40/doi.org/10.1016/j.clnu.2020.01.004.

［4］ Trikudanathan G, Wolbrink DRJ, van Santvoort HC, et al. Current Concepts in Severe Acute and Necrotizing Pancreatitis: An Evidence-Based Approach［J］. Gastroenterology,2019,156：1994-2007.

［5］ Dumonceau JM, Delhaye M, Tringali A, et al. Endoscopic treatment of chronic pancreatitis: European Society of Gastrointestinal Endoscopy (ESGE) Guideline — Updated August 2018［J］. Endoscopy,2019,51：179-193.

［6］ 中华医学会消化病学分会胰腺疾病学组.中国急性胰腺炎诊治指南(2019,沈阳)［J］.中华胰腺病杂志,2019,19：321-331.

病例 3

高脂血症性急性胰腺炎，胰腺多发假性囊肿形成，乳糜漏

一、病史简介

患者，男性，47岁。因"反复腹痛腹胀半年，再发并加重20余天"入院。患者半年前进食油腻食物后出现中上腹痛，呈持续性，并向腰背部放射。至外院就诊，查血甘油三酯27 mmol/L，血淀粉酶440 U/L，诊断为"急性胰腺炎，高脂血症"。予以抗感染和抑制胰酶治疗，同时行血浆置换治疗。症状缓解出院后继续口服降脂药1周，后患者自行停药。5个月前患者再发类似症状，在外院经保守治疗后好转。本次入院前20余天，患者进食后再次出现中上腹痛，自行口服药物后无明显好转，至本院急诊就诊，查血甘油三酯4.81 mmol/L，血淀粉酶99 U/L，腹部CT示"胰腺形态模糊实质密度减低并周围大量渗出，急性坏死性胰腺炎？中腹部局部小肠肠壁增厚，少许炎性改变？右肾微小结石，盆腔少许积液"，经抗感染、抑酸、抑酶治疗后无明显好转，拟诊"急性胰腺炎，高脂血症"收治入院行进一步治疗。患者自发病以来二便无殊，体重无明显变化。

患者有2型糖尿病史6年，未规则服药，血糖控制不佳。否认传染病史，预防接种按时按序，否认食物药物过敏史，否认手术外伤史及输血史。

二、入院检查

体温37.6℃，脉搏113次/分，呼吸16次/分，血压101/67 mmHg，体重73 kg，身高168 cm，BMI 25.86 kg/m²。神志清楚，营养状况良好，全身皮肤无黄染，无肝掌、蜘蛛痣。全身浅表淋巴结无肿大，巩膜无黄染、胸廓无畸形，双肺叩诊清音，听诊呼吸音清。心前区无隆起，心界不大，心率113次/分，律齐。腹部平软、中上腹压痛，无肌卫，无明显反跳痛，肝脾肋下未及，肝肾区无叩击痛，肠鸣音3次/分。肛门及生殖器未检，四肢脊柱无畸形，活动自如，神经系统检查（一）。

红细胞 4.25×10^{12}/L，血红蛋白120 g/L，白细胞 8.57×10^9/L，中性粒细胞79%，血小板 635×10^9/L。总胆红素7.4 μmol/L；直接胆红素4.3 μmol/L；总蛋白57 g/L；白蛋白30 g/L；谷丙转氨酶40 U/L；谷草转氨酶38 U/L；尿素2.9 mmol/L；肌酐59 μmol/L；葡萄糖5.0 mmol/L；酮体0.49 mmol/L；淀粉酶97 U/L；高敏感C反应蛋白57.4 mg/L；总胆固醇6.18 mmol/L；甘油三酯4.81 mmol/L；钠137 mmol/L；钾3.3 mmol/L；氯98 mmol/L；钙2.01 mmol/L；无机磷1.06 mmol/L；镁0.91 mmol/L。

腹盆腔CT：胰腺形态模糊实质密度减低并周围大量渗出，急性坏死性胰腺炎？中腹部局部小肠肠壁增厚，少许炎性改变？右肾微小结石，盆腔少许积液。

三、入院诊断

急性胰腺炎，高脂血症。

四、治疗经过

患者入院后,予禁食、胃肠减压、抗感染、抑酸、抑酶等常规治疗。考虑到患者病史迁延,近半年来反复发作,导致始终未能正常进食,且预估接下去较长时间仍不能恢复普通饮食,有较高的营养风险,有营养支持的指征。而该患者有明显的高血脂病史,入院检查血浆甘油三酯 4.81 mmol/L,故此时不宜经静脉内使用脂肪乳剂,因此暂不予肠外营养支持,而是在内镜下放置鼻空肠营养管,导管头端放至屈氏韧带以下 50 cm 处,开始给予肠内喂养。选用短肽类制剂,同时用胰岛素泵静注短效胰岛素 0.1 U/kg·h 以控制血糖。经上述治疗后,患者腹痛症状无明显好转,主诉左上腹痛明显,同时伴有体温升高、呼吸急促等表现。查体:神清,皮肤巩膜无明显黄染。腹部饱满,左上腹部似可及一包块,质地软,边界欠清,压痛明显。复查腹部 CT 示急性胰腺炎伴胰尾假性囊肿形成,胰周渗出;腹盆腔局限性积液(图 14-3-1)。腹部超声提示:胰腺炎假性囊肿形成,盆腔包裹性积液可能。遂在 B 超定位下行胰腺假性囊肿穿刺置管引流,引流出咖啡色浑浊液体,每日引流量 1 300~1 700 ml。2 天后,腹腔穿刺引流管内液体性状发生改变,呈白色乳糜样,考虑胰腺多发假性囊肿形成,且有乳糜漏。停止肠内喂养,开始实施全肠外营养支持。按照 25 kcal/(kg·d)计算,每日总热量在 1 825 kcal 左右,其中碳水化合物提供 55%热量,脂肪乳剂提供 25%左右的热量,选用结构型中/长链脂肪乳剂。蛋白质按照 1.2 g/(kg·d)供应,总共

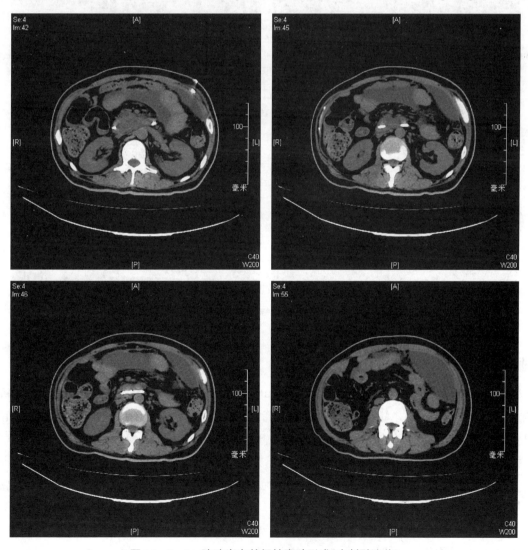

图 14-3-1 胰腺炎合并假性囊肿形成(穿刺引流前)

约为 87.6 g,占总热量的 20% 左右。密切监测患者血浆甘油三酯浓度,若血浆甘油三酯浓度高于 4.4 mmol/L,则立即暂停肠外营养,直至降至正常范围以内。4 周后,患者乳糜漏症状明显好转,腹腔引流管内不再有乳白色液体引出(图 14-3-2)。患者腹痛发热等症状也明显缓解。于是停用肠外营养,恢复经鼻肠管内肠内喂养,逐步恢复自主进食,出院。

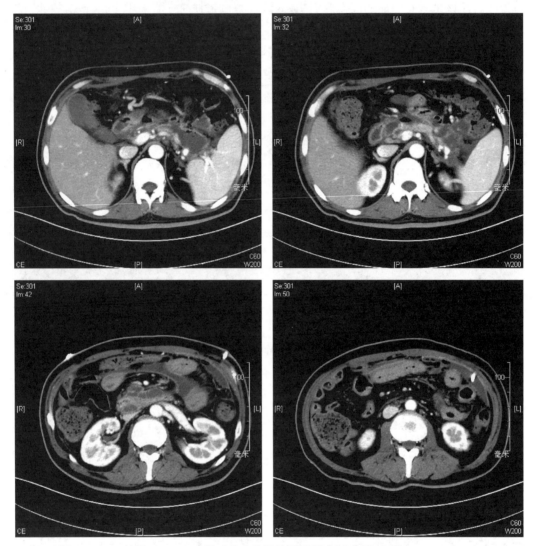

图 14-3-2 胰腺炎合并假性囊肿形成(穿刺引流后)

五、讨论分析

高脂血症性急性胰腺炎(hyperlipidemia in acute pancreatitis,HLAP)是较为常见的一类胰腺炎,诊断急性胰腺炎的同时合并静脉乳糜状血或甘油三酯(TG)>11.3 mmol/L 即可诊断为 HLAP。HLAP 的临床过程不同于其他原因引起的胰腺炎,患者的 TG 水平与 AP 持续脏器功能不全独立相关,脏器功能不全的发生率随着 TG 水平的升高而呈上升趋势。因而在疾病起始阶段快速降低血脂水平,打断 TG 和炎症之间的恶性循环,是诊治的关键。临床上在 TG>11.3 mmol/L 时的 HLAP 就需要使用降血脂治疗,常用的方法如下:

(一) 血液净化

血液净化是最有效的降血脂方法,包括血浆置换(plasma exchange,PE)、二重滤过血浆置换治疗

（double filtration plasma pheresis，DFPP）、冷冻凝结滤过、免疫吸附、肝素诱导吸附等。目前在重症临床中常用的有3种：PE、DFPP和血脂吸附联合血液滤过。① PE是指通过血浆分离器将血液分离成血浆和细胞成分，去除血浆中的致病因子，有选择的回输细胞成分，并补充丢失的血浆。降血脂的PE具体操作：置换量约2.5 L/h，血浆置换量2 000～3 000 ml，时间约4小时，根据病情需要连续置换3～5天。② DFPP指血液通过膜式血浆分离器，分离出的血浆再通过膜孔径更小的血浆成分分离器，将患者血浆中相对分子质量远远大于白蛋白的致病因子，如免疫球蛋白、免疫复合物、脂蛋白等分离出，将含有大量白蛋白的血浆成分回输至体内，它可以利用不同孔径的血浆成分分离器来控制血浆蛋白的除去范围。DFPP清除血脂的效率低于单重PE，但不需要血浆，在血源紧张时是很好的选择。③ 血脂吸附指使用血液灌流的方法，使血液通过有吸附脂质作用的滤器达到降低脂质的目的。由于吸附材料具有饱和性，应多次进行直到血脂降到正常水平。血液灌流时参数设置：血流量150～210 ml/min，治疗时间2～2.5小时。血液滤过不仅通过对流与弥散来清除中、小分子的炎症介质，阻断全身炎症反应，还能通过血液过滤器吸附TG，去除循环中乳糜微粒。血脂吸附与血液滤过间歇进行的联合治疗方法可提高清除脂质的效率，节省治疗费用。

（二）药物治疗

（1）胰岛素：胰岛素既有降低血糖的作用，胰岛素又可以活化脂蛋白脂肪酶，可加速乳糜微粒分解。

（2）肝素：肝素和胰岛素合用，可刺激脂蛋白——脂肪酶的活化而加速乳糜的降解使TG水平降低；肝素除降低血脂外，还有改善微循环和防止中性粒细胞激活的作用。

（3）为防止胰腺炎的复发，同时给予氟伐他丁、非诺贝特等降血脂药物以进一步降低血脂。

急性胰腺炎的局部并发症主要有以下4类：① 急性液体积聚，主要发生于胰腺炎病程的早期，位于胰腺内或胰周，无囊壁包裹的液体积聚。通常靠影像学检查发现。影像学上为无明显囊壁包裹的液体积聚。急性液体积聚多会自行吸收，少数可发展为急性假性囊肿或胰腺脓肿。此类液体积聚多会自行吸收，无须手术，也不必穿刺，使用中药皮硝外敷可加速吸收。② 胰腺及胰周组织坏死，指胰腺实质的弥漫性或局灶性坏死，伴有胰周脂肪坏死。根据感染与否，又分为感染性胰腺坏死和无菌性胰腺坏死。增强CT是目前诊断胰腺坏死的最佳方法。坏死感染的特点是临床出现脓毒综合征，增强CT证实坏死病灶存在，有时可见气泡征。包裹性坏死感染，临床表现为不同程度的发热、虚弱、胃肠功能障碍、分解代谢和脏器功能受累，多无腹膜刺激征，有时可以触及上腹部或腰肋部包块，CT扫描主要表现为胰腺或胰周包裹性低密度病灶。对于坏死感染，需作坏死组织清除术加局部灌洗引流；对无菌坏死原则上不作手术治疗，但是症状明显，加强治疗无效者应作手术处理；对于包裹性坏死感染，需要做坏死组织清除术加局部灌洗引流。③ 急性胰腺假性囊肿，指急性胰腺炎后形成的由纤维组织或肉芽囊壁包裹的胰液积聚。急性胰腺炎患者的假性囊肿少数可通过触诊发现，多数通过影像学检查确定诊断，常呈圆形或椭圆形，囊壁清晰。囊肿长径＜6 cm者，无症状，不作处理，随访观察；若出现症状或体积增大或继发感染则需要手术引流或经皮穿刺引流，如果穿刺引流不畅，则改行手术引流；囊肿大于6 cm，经过3个月仍不吸收者，作内引流术，术前可行ERCP检查，明确假性囊肿与主胰管的关系。对于因症状出现或体积增大，不能观察到3个月的患者，在作作手术治疗的时候，可以根据术中情况决定是否作内引流，如果囊肿壁成熟，囊内无感染、无坏死组织，则可行内引流术，否则作外引流。④ 胰腺脓肿，发生于急性胰腺炎胰腺周围的包裹性积脓，含少量或不含胰腺坏死组织。脓毒综合征是其最常见的临床表现。它发生于重症胰腺炎的后期，常在发病后4周或4周以后。有脓液存在，细菌或真菌培养阳性，含极少或不含胰腺坏死组织，这是区别于感染性坏死的特点。胰腺脓肿多数情况下是由局灶性坏死液化继发感染而形成的。胰腺及胰外侵犯区临床及CT证实确有脓肿形成者，应立即做手术引流，或先做经皮穿刺引流，如果引流效果不明显者，应立即手术引流。

肠外营养是最适合急性胰腺炎的治疗措施之一,肠外营养完全不刺激胰腺外分泌功能,使消化道得以充分休息。然而胰腺炎往往伴有全身炎症反应综合征,长时间肠外营养加重肠道菌群移位,增加感染的发生率。近年来的研究表明,肠内营养尤其是空肠喂养并不会增加胰腺的外分泌。事实上胰腺外分泌在进食前或将要进食时就已经开始启动,通常可分为头期、胃期和肠期等3个阶段,其中头期和胃期是最主要的时期,也是胰液中的碳酸氢盐和消化酶分泌最多的时期,而进入肠期以后,胰液分泌的质与量都有所下降,因此,空肠后喂养,尤其是远离十二指肠部位的空肠喂养(屈氏韧带以远50 cm以上)对胰腺外分泌功能影响有限,是完全安全可行的。该患者还面临的一个问题是较为严重的高脂血症,半年前初发病时血浆甘油三酯浓度曾高达27 mmol/L,经血浆置换、口服降脂药物等一系列治疗措施后,本次发病前甘油三酯浓度仍有4.81 mmol/L,意味着患者血脂廓清功能存在障碍,此时如果在肠外营养制剂中添加脂肪乳剂有可能进一步加重高脂血症。患者入院早期我们选择在内镜下放置鼻空肠营养管,实施肠内营养支持。在肠内营养制剂选择方面,我们选择了短肽类制剂——百普素,一方面短肽类制剂较少依赖于胰酶,更便于肠道消化吸收,另一方面百普素中碳水化合物占比达70%,研究表明高脂饮食可引起较高的胰酶分泌,而高碳水化合物饮食时胰蛋白酶的分泌是最少的,有利于减轻胰腺负担,使其能更好地休息。

上述这种措施也并非绝对理想,高碳水化合物喂养带来的直接副作用就是高血糖。该患者有2型糖尿病病史多年,血糖控制不佳。应激状态下胰岛素抵抗加重高血糖的发生,应用富含碳水化合物的肠内营养更是雪上加霜。但权衡利弊,在这一时期,胰液高分泌带来的自身消化对于急性胰腺炎的病程发展显然更加不利,因此我们仍然决定使用肠内营养,用胰岛素泵持续推注代替皮下注射胰岛素,同时密切监测血糖波动情况,使得血糖浓度控制在8~10 mmol/L。随着病程进展,病情发生了一些变化。患者多发胰腺假性囊肿形成,且出现了乳糜漏的情况,在肠内营养使用的情况下,乳糜漏的量居高不下,每天达1 300~1 700 ml。不仅大量的营养成分丢失,而且还增加了腹腔内感染的机会。所幸由于长时间的禁食,患者血浆甘油三酯浓度降至正常范围以内(1.71 mmol/L),因此在这一阶段,不宜继续采用肠内营养,而应改为肠外营养支持,一方面通过减少营养物质通过肠黏膜吸收而减少淋巴液的生成,从而减少乳糜漏的量,另一方面可以为机体提供足量的营养素,促进漏口愈合。经过4周左右的治疗,乳糜漏基本愈合,此时再回归肠内营养,进而恢复进口饮食,最终痊愈。

六、相关营养背景知识

(一)高脂血症性胰腺炎发病机制

高脂血症性急性胰腺炎(hyperlipidemic acute pancreatitis,HLAP)是由高甘油三酯(TG)引起的,依据国际糖尿病联盟代谢综合征诊断标准,血清TG水平≥1.70 mmol/L就诊断为HTG。高TG分为原发性和继发性,原发性高TG是遗传缺陷所致的脂类代谢过程异常导致,多为Ⅰ、Ⅳ和Ⅴ型高脂血症患者。其中Ⅰ型高脂血症为常染色体隐性遗传疾病,常在婴儿期发病,由脂蛋白脂肪酶或载脂蛋白C-Ⅱ功能异常所致。Ⅳ型高脂血症常发生于成年人,为常染色体显性遗传病。继发性高TG由后天的原因引起,如糖尿病、过度饮酒、甲状腺功能减退、妊娠和某些增加TG生成或降低TG清除的药物等。此外,高热量、高碳水化合物饮食和肥胖也是导致继发高TG的原因。近年来,伴随着肥胖和代谢综合征的发生率提高,继发性高TG的发生率逐年上升。目前,HLAP已超过酒精性胰腺炎的发生率,成为急性胰腺炎第二大常见病因。

HLAP的发病机制目前尚未完全阐述清楚,可能的机制有:

1. 游离脂肪酸(FFA)毒性作用 胰脂肪酶可将TG分解为甘油和FFA,正常情况下FFA进入线粒体氧化清除,高TG时FFA的浓度超过了氧化清除速率时就造成FFA过剩。过量的不饱和脂肪酸

FFA 具有细胞毒性,引起胰腺腺泡细胞损害,最终引发急性胰腺炎,这是目前比较公认的 HLAP 发病机制。

2. 钙超载与内质网应激　高脂血症可造成细胞膜和细胞器膜中相关受体内脂肪酸含量及其构成比例发生改变,信号转导途径出现错误,使细胞内钙超载。多项研究证实,乳糜微粒、胆囊收缩素、高浓度不饱和游离脂肪酸、胆汁酸、酒精代谢物刺激胰腺腺泡细胞可致细胞内钙离子浓度升高。钙离子是细胞信号通路的第二信使,可参与细胞生理功能和代谢过程,包括酶原激活、细胞凋亡等。酶原向导管管腔释放受阻,酶原与溶酶体水解酶形成大空泡,胰蛋白酶原激活加速,引起腺细胞自身消化,促使胰腺炎进一步发展。细胞内钙离子浓度持续升高,可引起线粒体超载,随后三磷酸腺苷(ATP)产生减少,最终引起细胞坏死。内质网是细胞内蛋白质加工和钙贮存的主要场所,对应激极其敏感。当细胞质内钙超载时,内质网腔内的钙稳态发生改变,内质网的功能受到影响,产生内质网应激。钙超载还可能通过以下几种途径引起损伤:① 可致胰酶过度活化,导致胰腺的自身消耗增强;② 促进氧自由基产生;③ 促进炎性介质释放;④ 促进磷脂酶 A2 过度激活,促进血小板活化因子及血栓素产生,导致微循环障碍;⑤ 引起线粒体功能障碍。

3. 微循环障碍　高 TG 患者血液、血浆黏稠度和Ⅷ因子活性均升高,红细胞变形性下降,携氧能力下降,将加重组织缺氧,此外红细胞聚集性增加,微循环阻力增加,血流速度减慢,组织器官缺血、缺氧加重,导致微循环障碍。患者若长期处于血脂代谢异常,可引起动脉硬化,促使管腔增厚变硬,失去弹性,来自胰腺外的脂肪栓塞,胰腺内乳糜微粒栓塞,血清脂质颗粒沉积,最终导致胰腺血流速度减慢,血流量减少,易形成血栓,最后导致胰腺细胞组织的缺血和坏死。此外,高 TG 患者的胰腺微血管痉挛、通透性增加、白细胞滚动黏附迁移明显增多、血小板激活而聚集于血管内皮细胞表面,炎性介质引起组织损害,导致微循环紊乱。

4. 氧化应激　高 TG 可致胰腺组织抗氧化产物如超氧化物歧化酶、谷胱甘肽过氧化物酶生成减少,而氧化产物如过氧化氢酶、诱导型氮氧化物合酶蓄积,导致抗氧化/氧化的平衡被打破,启动炎性反应网络系统,加重胰腺损伤。高脂血症患者氧化应激增加与多不饱和脂肪酸增加,微循环障碍引起缺血-再灌注损伤后氧自由基生成增加以及钙超载等相互作用,互为因果,形成恶性循环。

5. 炎性介质和细胞因子损伤　急性胰腺炎时 TNF-α、IL-1、IL-6、内皮素等相关促炎因子生成增加,造成内环境的破坏,对胰腺组织的细胞毒性作用,激活胰酶导致粒细胞活化,引起瀑布式炎性反应,引发 SIRS、MODS 发生,加重胰腺组织的损伤。同时在多种炎性介质的作用下,全身各脏器的血浆成分大量渗出,造成血液浓缩,进一步加重微循环障碍。此外,中性粒细胞过度激活导致炎性介质大量释放,通过磷脂酰肌醇 3 激酶/蛋白激酶 B 信号转导通路来活化,并介导炎性介质 TNF-α、IL-1 的产生。

6. 遗传因素　HLAP 的发生与影响脂代谢相关的酶类的基因突变、缺乏及多态性有关。按照 Frederickson 标准,高脂血症可分为 5 型,其中Ⅰ型、Ⅳ和Ⅴ型与 HLAP 关系密切。Ⅰ型又称为家族性乳糜微粒血症综合征,Ⅴ型为遗传性高甘油三酯血症。脂蛋白脂酶(LPL)可催化乳糜微粒和极低密度脂蛋白核心的 TG,分解成脂肪酸和甘油,载脂蛋白 C-Ⅱ是 LPL 的必备辅助因子。原发性 LPL、载脂蛋白 C-Ⅱ缺乏或突变,可导致 TG 代谢障碍,产生持续的高 TG 血症,从而诱发胰腺炎。糖基化磷脂酰肌醇锚定高密度脂蛋白结合蛋白 1(GPIHBPl)是一种输送 LPL 的糖蛋白,其可与 LPL 结合并转运至毛细血管壁,促使 LPL 发挥作用。多项研究表明,GPIHBPl 基因突变可致其失去结合 LPL 的能力,致使 LPL 无法被转运至毛细血管腔表面,从而影响脂代谢。脂肪酶成熟因子 1(LMFl)基因突变对 HLAP 的影响也受到关注,LMFl 参与了内质网中 LPL 及脂肪酶的成熟过程,有研究提示,其突变可影响 LPL 的活性使其含量减少甚至缺乏,最终导致高 TG 血症和复发性急性胰腺炎的发生。另有研究提示,

HLAP 的发生与 APoA－V 基因突变、ApoE 等位基因频率、囊性纤维化跨膜通道调节因子突变（CFTR）、肿瘤坏死因子启动子多态性（TNF－2）、ApoA－5 基因中 P.G185C 的突变等相关。

总之，HLAP 的发病机制错综复杂，上述多种发病机制常交叉存在。高浓度不饱和脂肪酸可促使钙超载发生，钙超载可促使内质网发生应激反应，导致细胞凋亡，进而导致胰腺组织坏死，同时促进酶原激活，导致胰腺自身消化，促进 PLA2 的活化，促进 TXA2 的生成，导致微循环障碍，进而促进氧自由基产生，导致炎性介质释放，引起一系列损伤。以上共同的通路为由各种原因引起的酶原过度激活所致的溶解性坏死，微循环障碍引起缺血性坏死，内质网应激所致的细胞凋亡，以及各种途径促使的氧自由基产生、炎性介质释放，共同促使 SIRS 及 MODS 发生，导致病情重症化。

（二）高脂血症胰腺炎的治疗

HLAP 的治疗多采用非手术的方式，除急性胰腺炎的规范化的常规治疗措施，如禁食、胃肠减压、抑制胰酶分泌、解痉止痛、防休克改善微循环，防治感染、营养支持等之外，治疗的重点是迅速去除引起高 TG 的原发和继发因素，降低血 TG 水平，达到缓解病情的目的。发病早期以内科保守治疗为主，包括禁食、抑制胰腺分泌、积极液体复苏和镇痛等，重症患者给予重症监护和器官支持。轻症 HLAP 患者禁食 24 小时后血清 TG 水平会明显下降，待腹痛症状消失后可以经口进食无脂饮食。中、重症患者根据机体病情和肠功能恢复，在 48 小时内给予肠内营养，避免给予脂肪乳或含脂质的肠外营养。一般说来，HLAP 病情严重程度与发病时 TG 水平呈正相关。因此，早期降脂治疗可能减轻 HLAP 患者的病情严重程度、改善预后。降脂的目标是尽快将血清 TG 降至 5.65 mmol/L 以下，有研究显示，TG 水平降至 5.65 mmol/L 以下可防止胰腺炎的进一步发生发展，降低病死率。常规降脂措施包括：① 降脂药物，以贝特类降脂药物为首选；② 胰岛素和（或）肝素，两者可联合或单独使用；③ 血液净化，适用于重症 HLAP 患者，在无禁忌证的情况下，越早用（确诊后 48 小时内）应用预后效果越好；④ 限制脂肪乳剂，在发病 72 小时内时禁止使用任何脂肪乳剂，当患者的生命体征平稳、病情好转、血 TG＜5.65 mmol/L 后，可以依据病情需要输入短中链脂肪乳，同时应密切监测血 TG 水平的变化。

1. 药物治疗 ① 胰岛素：脂蛋白脂肪酶是清除血浆 TG 的重要酶，其由平滑肌及脂肪的内皮细胞产生，释放入血后将 TG 分解成甘油和 FFA，从而降解乳糜微粒。胰岛素通过促进脂肪和肌肉细胞的 LPL 的合成和活化，加速乳糜微粒分解和 TG 的水解。有许多报道胰岛素单药用于 HLAP 的降脂治疗。胰岛素治疗的优点是可同时控制糖尿病，也可用于非糖尿病患者，无不良事件发生。其缺点是作用时间慢，降脂效果有限，一般需要应用 4 天后才能将血 TG 将至 5.65 mmol/L 以下。② 肝素：肝素可以通过释放附着于内皮细胞的 LPL，增加乳糜微粒的降解，从而短暂的降低血清 TG 水平。③ 肝素和胰岛素合用：肝素和胰岛素合用可刺激 LPL 的活化和释放而加速乳糜的降解使 TG 水平降低。此外，肝素除降低血脂外，还有改善微循环和防止中性粒细胞激活的作用。目前临床上建议肝素联合胰岛素可作为 HLAP 的一线治疗措施。④ 由于高脂血症复发率高，它的长期治疗目标是控制血清 TG 水平＜5.65 mmol/L，尽可能控制接近正常，以防止复发。为防止高脂血症导致胰腺炎的复发，此类患者常需要长期治疗，具体措施包括减肥、限制高脂肪和高碳水化合物饮食、增加体育运动药物治疗。最常用的是贝特类药物、烟酸和 ω-3 脂肪酸。贝特类药物是长期控制 TG 水平的首选药物，他汀类药物降低 TG 作用弱，烟酸是治疗高 TG 的二线药物，但有面部潮红、胃肠道不耐受和肝毒性等不良反应。ω-3 脂肪酸一般与其他降脂药物如贝特类药物联合使用。

2. 血液净化治疗 血液净化可通过吸附有效地清除过高的 TG、胰酶、磷脂酶 A₂ 和 TNF-α 等，减少体内内毒素，纠正促炎细胞因子过度释放和促/抗炎细胞因子失衡，阻断炎症联级反应。通过吸附、对流等作用有效清除白介素及 IL-6、IL-18、TNF-8 等细胞因子等物质，有效预防多器官功能衰竭。通过对流改善胰腺及全身器官循环，保护胰腺及各器官功能；改善机体细胞的摄氧力，从而提高组织的氧利用率。可通过对流维持机体的水、电解质及酸碱平衡，为细胞的营养及代谢支持创造条件。目前常用的治疗 HLAP 的血液净化方法有：① 血浆置换（plasma exchange，PE）：PE 是通过血浆分离器将血液分离成血浆和细胞成分，去除血浆中的致病因子，有选择的回输细胞成分，并补充丢失的血浆。具体操作：置换量约 2.5 L/h，血浆置换量 2 000～3 000 ml，时间约 4 小时，根据病情需要连续置换 3～5 天。② 二重滤过血浆置换治疗（double filtration plasma pheresis，DFPP）：DFPP 是将血液通过膜式血浆分离器，分离出的血浆再通过膜孔径更小的血浆成分分离器，将患者血浆中分子量远远大于白蛋白的致病因子如免疫球蛋白、免疫复合物、脂蛋白等分离出，将含有大量白蛋白的血浆成分回输至体内，它可以利用不同孔径的血浆成分分离器来控制血浆蛋白的除去范围。操作流程为：使用可进行 DFPP 的血液净化装置，连接管路和膜式血浆分离器、血浆成分分离器，设置血流速度为 100～120 ml/min，血浆分离速度 20～25 ml/min，血浆废弃液速度 60～75 ml/h，补液选择为 0，治疗时间至少 4 小时。治疗前后检测血脂水平、肝功能等。DFPP 清除血脂的效率低于单重 PE，但不需要血浆，在血源紧张时是很好的选择。③ 血液滤过（hemofiltration，HF）：持续血液滤过又称连续血液净化（continuous blood purification，CBP），其模拟肾脏通过弥散、对流、吸附方式清除机体内的水分和溶质，最初用于连续肾脏替代治疗。近年来研究发现，HF 能清除细胞因子等炎性介质，吸附血脂，促进细胞免疫功能恢复，修复肠黏膜功能障碍，降低内皮通透性，防治肺损伤，因此血液滤过的应用指征扩大为预防和治疗感染性休克、急性胰腺炎等严重疾病引发的全身炎症反应综合征（systemic inflammatory response syndrome，SIRS）、多器官功能障碍综合征（multiple organ dysfunction syndrome，MODS）。多个临床研究表明，在重症胰腺炎早期进行血液滤过能缩短住院时间、降低病死率。④ 血液灌流（blood perfusion，HP）：HP 是指通过特制吸附器装置，清除血液中的内、外源性致病物质达到血液净化的目的，其吸附器特点包括具有特异性配体或具有广谱解毒效应。HP 是另一种血液净化方式，可吸附循环中大的致病分子，HP 相对于 CVVH 更能有效清除与蛋白质结合的中大分子和毒素。⑤ 血液透析：血液透析（hemodialysis，HD）的目的是清除体内多余代谢产物，同时清除体内过多的水分，维持内环境稳定。有研究显示 HP 联合 HD 治疗 HLAP 能够有效快速清除、下调 TG 水平，能够快速清除炎症介质、肌酐、钾等物质，改善胰腺微循环，控制 SIRS，维持机体内环境稳定，从而缩短了患者住院时间。目前认为，临床实践中可以联合应用上述这些血液净化治疗措施，能够更有效抑制炎症，清除甘油三酯，改善 HLAP 的预后。应在病程早期使用，此时胰腺内及胰腺周围大量聚集的 TG 未被完全水解成 FFA，且全身多种细胞因子及黏附分子等炎性介质的释放并未达到顶峰，未完全触发连锁反应，此时行血液净化治疗可有效地纠正患者体内可能出现的酸碱紊乱以及之后会过度生成的促炎和抗炎细胞因子，因此治疗效果较显著。而发病 72 小时后，HLAP 病情已进展到 MODS 不可逆转的状况，此时行 HP＋CVVH 治疗仅能维持患者的生存时间，耗费了大量的医疗资源。

七、主编点评

随着人民生活水平的提高以及饮食结构的改变，高脂血症型胰腺炎发病率呈增高趋势。临床上一旦明确诊断，首先应采取与其他原因所致胰腺炎相似的基本治疗措施，包括禁食、胃肠减压、补液、抑制胰液分泌、解痉止痛、防休克改善胰腺微循环障碍、营养支持、外科手术清除感染坏死组织等措施，重症患者给予重症监护和器官支持。此外，治疗的重点是迅速去除引起高 TG 的原发和继发因素，将 TG 水平降至 5.65 mmol/L 以下，达到缓解病情的目的。在发病早期可联合应用胰岛素和肝素，刺激 LPL 的活化和释放而加速乳糜的降解使 TG 水平降低。对于重症患者可采用血液净化措施，在短时间内降低血 TG 水平，快速清除炎症介质、肌酐、钾等代谢产物和过多的水分，改善胰腺微循环，控制 SIRS，维持机体内环境稳定，提高救治成功率。

　　同其他类型重症胰腺炎一样,合理的营养支持是重症 HLAP 患者治疗中的一个重要组成部分,可维持和改善患者的营养状况,增强患者的抗病能力,为其他治疗提供必要的保证。临床上,对于 HLAP 患者,如果患者生命体征稳定,胃肠道能够耐受应早期(发病 72 小时内)应用低脂的肠内营养,如果需要肠外营养的话,在发病 72 小时内时禁止使用任何脂肪乳剂,当患者的生命体征平稳、病情好转、血 TG<5.65 mmol/L 后,可以依据病情需要输入短中链脂肪乳,同时应密切监测血 TG 水平的变化。当血浆甘油三酯浓度>4.4 mmol/L 应禁止输入脂肪乳剂。我们早年的动物实验和临床研究表明,静脉输注脂肪乳剂并不影响胰腺炎的病理改变和自然病程,但对于高脂血症引起的胰腺炎,应该不用或慎用脂肪乳剂,尤其是大豆油来源的长链脂肪乳剂,因为其廓清速度慢。如果病情治疗必须用肠外营养支持,建议血浆甘油三酯浓度<2 倍正常值情况下,少量应用结构型中/长链脂肪乳剂,采用全合一营养混合液方式,脂肪乳剂用量<1.0 g/(kg·d),持续、缓慢输注,甘油三酯输注速度应<0.10~0.12 g/(kg·h),过量及过快的脂肪乳剂输入,超过机体脂肪廓清能力,可导致高甘油三酯血症。采用少量、间断地应用,以补充必需脂肪酸,如隔日或隔数日应用含脂肪乳剂的营养液,另外时间则应用不含脂肪乳剂的肠外营养液。当血中甘油三酯浓度>4.4 mmol/L(400 mg/dl),脂肪输注后 6 小时还不能廓清者,禁止输入脂肪乳剂。

　　本例患者在穿刺引流后出现乳糜瘘,结合该患者病史中曾测定血甘油三酯为 27 mmol/L,考虑该患者可能存在脂肪代谢相关酶缺乏导致的脂代谢异常,机体脂肪廓清障碍。对于乳糜瘘患者应停止应用含脂肪的饮食或肠内营养,以免加重瘘的流量。可以选择含中链甘油三酯的特殊类型的肠内营养制剂,中链甘油脂肪酸通过门静脉系统直接入血,不通过胸导管乳糜池这条通路,对乳糜腹、乳糜胸患者的影响小。当然,肠外营养途径摄入的脂肪乳剂通过血液循环廓清,对乳糜瘘没有影响。

(蒋　奕　吴国豪)

参考文献

[1] Peery AF, Crockett SD, Murphy CC, et al. Burden and cost of gastrointestinal, liver, and pancreatic diseases in the United States: update 2018[J]. Gastroenterology, 2019, 156(1): 254 - 272.

[2] Crockett SD, Wani S, Gardner TB, et al. American gastroenterological association institute guideline on initial management of acute pancreatitis[J]. Gastroenterology, 2018, 154(4): 1096 - 1101.

[3] Gunnar Elke G, Hartl WH, Kreymann KG, et al. Clinical Nutrition in Critical Care Medicine e Guideline of the German Society for Nutritional Medicine (DGEM)[J]. Clinical Nutrition ESPEN, 2019, 33: 220 - 275.

[4] Arvanitakis M, Ockenga J, Bezmarevic M, et al. ESPEN guideline on clinical nutrition in acute and chronic pancreatitis[J]. Clinical Nutrition, 2020, 40/doi. org/10.1016/j. clnu. 2020. 01. 004.

[5] Trikudanathan G, Wolbrink DRJ, van Santvoort HC, et al. Current Concepts in Severe Acute and Necrotizing Pancreatitis: An Evidence-Based Approach[J]. Gastroenterology, 2019, 156: 1994 - 2007.

[6] Adiamah A, Psaltis E, Crook M, et al. A systematic review of the epidemiology, pathophysiology and current management of hyperlipidaemic pancreatitis[J]. Clin Nutr, 2018, 37: 1810 - 1822.

[7] Roberts KM, Nahikian-Nelms M, Ukleja A, et al. Nutritional Aspects of Acute Pancreatitis[J]. Gastroenterol Clin N Am, 2018, 47: 77 - 94.

病例 4

腹部闭合性损伤,胰腺挫伤,创伤性急性胰腺炎

一、病史简介

患者,男性,35 岁。因"车祸致腹部疼痛 1 天"入院。患者凌晨 1 点左右驾车时不慎发生车祸,上腹部撞击于方向盘,当即感上腹部剧烈疼痛,呈持续性锐痛,无缓解期,同时有腰背部疼痛,以左侧为重。伴恶心,无呕吐。神志清,无昏迷。立即被送至第八人民医院,2 小时后又转至我院急诊。其间排尿 1 次,肉眼可见血尿,无排便。至我院后患者腹痛较前无明显好转,并出现心率加快,大汗淋漓等表现,立即予建立静脉通路,同时急查胸腹部 CT 提示:"两下肺挫伤伴胸腔少量积液;左肾挫伤伴包膜下血肿,左肾周肾门积液(血),胰尾积液(血);腹腔少量积液,膀胱积血可能"。给禁食、胃肠减压、静脉补液、抑酸、抑制胰液分泌、膀胱冲洗等处理后收住入院。

二、入院检查

体温 37.5℃,脉搏 105 次/分,呼吸 22 次/分,血压 146/94 mmHg,体重 62 kg,身高 172 cm,BMI 20.95 kg/m². 神志清楚,发育正常,营养状况良好,自主体位,急性病痛苦面容,呼吸较急促。全身皮肤无黄染,无肝掌、蜘蛛痣。全身浅表淋巴结无肿大,头颅无畸形,巩膜无黄染、胸廓无畸形,听诊两下肺呼吸音较轻。心前区无隆起,心界不大,心率 105 次/分,律齐。腹部饱满,未见胃肠型及蠕动波,肝脾肋下未及。全腹压痛,以中上腹和左上腹最明显,伴肌卫,有反跳痛。左侧肾区有深压痛和叩击痛。肠鸣音未闻及,移动性浊音(+)。肛门及生殖器无殊,四肢脊柱无畸形,活动自如,神经系统检查(-)。

红细胞 3.95×10¹²/L,血红蛋白 131 g/L,白细胞 12.87×10⁹/L,中性粒细胞 79%,血小板 452×10⁹/L。总胆红素 18.8 μmol/L;直接胆红素 9.6 μmol/L;总蛋白 62 g/L;白蛋白 37 g/L;谷丙转氨酶 20 U/L;谷草转氨酶 15 U/L;尿素 5.9 mmol/L;肌酐 146 μmol/L;葡萄糖 6.0 mmol/L;淀粉酶 226 U/L;高敏感 C 反应蛋白 37.7 mg/L;钠 140 mmol/L;钾 3.9 mmol/L;氯 98 mmol/L;钙 2.11 mmol/L;无机磷 0.98 mmol/L;镁 0.96 mmol/L;乳酸 3.86 mmol/L;降钙素原 5.14 ng/ml。

腹盆腔 CT:腹腔少量积液;胰尾区积液(血);左肾挫伤,伴包膜下血肿,左肾门及肾周积液(血),膀胱积血可能;请结合临床及其他检查。腹部 B 超:胰尾部低回声区及左肾囊实性回声-考虑挫裂伤可能;脾周少量积液,胆囊结晶。

三、入院诊断

腹部闭合性损伤,胰腺挫伤,外伤性胰腺炎,左肾挫裂伤。

四、治疗经过

患者入院后,经积极补液扩容等术前准备后,立即送至手术室行急诊剖腹探查术。术中见腹腔见大量血性腹水,约 600 ml,网膜见大量皂化斑,左右腹膜后均可见较大血肿,直径在 15 cm 左右。打开右侧

后腹膜,做 Kocher 切口将十二指肠及胰头向左侧翻起,清除右侧腹膜后血肿,探查右侧腹膜后未见活动性出血。打开胃结肠韧带,探查全部胰腺,见胰腺尚完整,无明显断裂,胰包膜表面大量皂化斑,胰腺颈部下缘见约 1 cm 裂伤,周围见血性渗液,予以吸尽,4-0 微乔线缝合裂伤处胰腺。继续探查胰腺体尾部,见尾部挫裂伤,伴周围血肿形成。脾脏未见明显破裂出血。探查胃、十二指肠及全部小肠、结肠未见损伤及穿孔。左肾肿胀,体积明显增大。包膜下可见大小约 5 cm 血肿,肾周包膜尚完整,无活动性出血,未打开肾包膜。明确诊断考虑为胰腺挫裂伤和左肾挫裂伤。遂小心清除血肿,予以大量清水冲洗腹腔和腹膜后间隙,于胰腺下缘放置乳胶管 2 根,分别从左侧、右侧腹壁戳孔引出,于十二指肠外侧缘放置双套管一根。另距屈氏韧带 50 cm 以远空肠放置空肠营养管一根,自左侧腹壁戳孔引出。

　　术后患者转入 ICU 病房,经过积极抗休克、抗感染治疗后,生命体征趋于稳定,转回普通病房。通过空肠营养管启动肠内营养支持。2 周以后,患者出现体温升高,最高达 39.6℃,同时左侧腹部引流管引出褐色混浊液体,B 超提示"胰体尾较多积液,内部回声不均",考虑胰周脓肿形成,且原引流管引流效果不佳,故在介入下再次穿刺置管引流。引流效果好,患者体温逐步降至正常。手术后 6 周左右患者暂时康复出院,恢复正常饮食,并给予适当口服营养补充。此后 3 年内患者反复多次出现畏寒、发热等症状,同时伴有左侧腰背部胀痛,间隔大约 1～2 个月。来院就诊复查 B 超或 CT 均提示胰体尾部脓肿形成,每次在 B 超或 CT 介入下自左腰部后路穿刺引流,可引流出黄白色黏稠脓液,引流后患者体温迅速降至正常,腰背痛症状也相应缓解,但不久后又会再次出现类似腰痛发热症状,严重影响患者日常生活质量。经 MDT 多学科团队认真讨论后,对患者实施开腹清创手术,切除整个胰体尾部和脾脏,彻底清除胰周坏死组织和残余感染灶。最终患者痊愈。

五、讨论分析

　　这是一例车祸外伤后的创伤性胰腺炎病例,在治疗过程中继发胰腺周围组织感染伴脓肿形成,并持续迁延不愈。创伤性胰腺炎(traumatic pancreatitis,TP)是继发于胰腺损伤后的一种急性非感染性胰腺炎,由于组织损伤、血肿、胰漏、胆漏等原因,后期也可以转变为感染性炎症,约占全部重症急性胰腺炎的 10%。根据致病原因不同可分为外伤性创伤或手术性创伤,常见的原因有:① 外伤或手术直接损伤胰腺组织及腺管,引起水肿、胰管梗阻或血供障碍;② 外伤或手术有低血容量性休克,胰腺血液灌注不足,或有微血栓形成;③ 手术后胰液内胰酶抑制因子减少;④ 内镜逆行胰胆管造影(ERCP)检查时注射对比剂压力过高,引起胰腺损伤。

　　胰腺位于上腹部和左季肋部腹膜后间隙中,横跨第 1、2 腰椎体的前方,大部分被网膜囊后壁的腹膜所覆盖,属腹膜后位器官。由于胰腺的位置相对固定,且与脊柱相邻,易因钝创而受伤。胰腺外伤的原因多为方向盘等物体挤压上腹部,重物撞击上腹部所致。当外力作用于右上腹或脊柱右侧方,则胰头部亦被挤压,同时常合并有邻近器官如十二指肠、胆道、肝脏、结肠、胃等损伤,此类损伤后果严重。由于胰腺解剖位置深在,易存在合并伤,且损伤后症状常被其他脏器损伤症状所掩盖,TP 早期诊断困难,极易误诊、漏诊,导致病情恶化,治疗上应根据患者情况选择个体化治疗方案。创伤性胰腺炎常见于腹部创伤,通常分为开放性和闭合性损伤。战争时期的刀伤或枪伤是开放性胰腺损伤最常见的原因;和平时期的胰腺外伤以闭合性损伤或钝性损伤为主,多见于上腹部突然收到挤压伤,将胰腺压向坚硬的脊柱从而造成胰腺挫裂伤甚至胰腺横断。例如本病例中的胰腺外伤就是车祸时腹部受到汽车方向盘挤压所导致。胰腺创伤常常合并其他损伤,其中 60% 合并肠瘘,而 90% 涉及至少一个其他腹部器官损伤。同时,腹部创伤后也需要注意合并胰腺创伤存在的可能性。腹部手术中的挤压、牵拉等也可导致创伤性胰腺炎。

　　胰腺位于腹膜后,解剖位置较深,表面收到诸多腹腔脏器遮盖,损伤后不易被发现,而且约 20%～

40%的患者发病12小时内行腹部CT检查往往没有阳性发现,容易造成漏诊或延误治疗时机。此外,创伤性胰腺炎患者常常合并严重的腹部外伤、腹腔感染、多发伤等,部分患者需行开腹手术引流,感染控制困难,创伤性胰腺炎患者可合并有胰腺坏死组织感染,导致脓毒症和多脏器功能衰竭等,后期的手术引流也是治疗难点。

对于怀疑胰腺创伤或创伤性胰腺炎的患者,腹部CT扫描是最简单的、无创的诊断方法,是诊断创伤性胰腺炎的金标准,是血流动力学稳定的患者首选影像检查方式。研究显示,创伤性胰腺炎CT分级与病情严重程度有良好的相关性,但在创伤后12小时内,20%~40%的胰腺创伤患者可无明显的胰腺创伤影像。胰腺创伤的直接征象包括胰管断裂、胰腺横断、胰腺不均匀强化,胰管断裂常伴有出血和胰腺假性囊肿。胰管断裂间接征象包括胰周脂肪间隙增厚、胰周积液等。腹部B型超声不足以诊断创伤性胰腺炎,但在后期随访中B型超声对胰腺假性囊肿的诊断是可靠的。由于胰腺创伤患者的预后很大程度上取决于胰管的完整性,因此评价胰管是必不可少的。以往经内镜逆行性胰胆管造影术(endoscopicretrograde cholangiopancreatography,ERCP)是评价胰管完整性的唯一方法,但最近磁共振胰胆管成像(magnetic resonance cholangiopancreatography,MRCP)因其非侵入性、无射线、无对比剂等优点,在某些情况中逐渐取代ERCP,且其在诊断胰管断裂上可与ERCP相媲美。

胰腺创伤分级是根据胰腺实质损伤和胰管损伤情况分级的,可以精确地描述胰腺损伤情况、指导治疗,且方便国际交流。胰腺器官损伤分级(organ injury scaling,OIS)是由美国创伤外科协会(American association for the surgery of trauma,AAST)提出的,目前被国际广泛接受。OIS将胰腺创伤分为5个等级(见表14-4-1),研究显示其与创伤性胰腺炎病情严重程度紧密相关。

表14-4-1　胰腺器官损伤分级(OIS)

等　级	损　伤	损　伤　描　述
Ⅰ级	血肿	无胰管损伤的轻度挫伤
	撕裂	无胰管损伤的浅裂伤
Ⅱ级	血肿	无胰管损伤的较大挫伤或组织缺损
	撕裂	无胰管损伤的较大裂伤或组织缺损
Ⅲ级	撕裂	远端横断或伴胰管损伤的实质损伤
Ⅳ级	撕裂	近端横断或累及壶腹部的实质损伤
Ⅴ级	撕裂	胰头完全断裂

创伤性胰腺炎的患者多合并出血和腹腔内器官损伤,在处理胰腺局部损伤之前,必须保证患者基本生命体征平稳。治疗重点包括控制腹腔大出血、防止或引流肠内容物。主要根据患者主胰管的完整性、胰腺实质的损伤程度、损伤的部位、血流动力学情况和相关器官的损伤程度决定是否需要行早期急诊手术。对仅有孤立的胰腺损伤或胰腺浅表部位撕裂而无胰管损伤的患者,可行保守治疗。主要治疗方法包括促进胃肠道恢复、胃肠减压和肠内营养支持等。ERCP可以很好地显示胰管损伤的位置,并可在内镜指导下行引流术,对部分早期的胰管损伤和晚期的胰管并发症有很好的疗效。若患者生命体征尚平稳,尽量将手术时间推迟至发病4周左右。此时腹腔脓肿形成较充分,有利于彻底清创,减少肠瘘、出血等并发症,且患者通过前期治疗,对手术耐受性明显提高,避免发病急性期的二次手术打击。对于主胰管损伤患者应在24小时内行急诊手术清创引流,否则病死率将急剧增高。对于存在严重腹腔感染及胰瘘的患者,应在出现不可逆的感染性休克和多器官功能衰竭前,尽早行开腹手术治疗。术中探查时,如发现腹膜、大网膜等组织有皂化斑;腹膜后、小网膜囊、十二指肠、横结肠根部血肿;胰被膜有点片状出血、坏死、胰包膜张力明显增高伴胰周渗出可诊断为创伤性胰腺炎。此外,对于病情稳定、经非手术治疗

度过危险期的患者,可在后期处理肠瘘、胰腺假性囊肿等并发症时采取开腹手术治疗。由于 TP 患者腹腔内情况复杂,单一术式甚至一次手术往往不能解决所有问题,因此应针对 TP 的不同阶段、具体病情选择相应的术式。

胰腺损伤的 OIS 系统有助于指导合理治疗,可以明显降低病死率。Ⅰ级和Ⅱ级胰腺损伤,可行保守治疗,主要采取抑制胰酶分泌、促进胃肠功能恢复、肠道应用抑菌药物、腹腔积液穿刺引流等。目的是尽可能减少毒素吸收及防止肠源性感染,使患者平稳度过急性中毒期,达到良好转归。也可行微创引流,例如 ERCP 放置支架引流或 B 超、CT 引导下引流。对于Ⅲ级及以上患者,则需要外科干预,改道或引流。具体手术方式主要根据患者主胰管的完整性、胰腺实质的损伤程度、损伤的部位、血流动力学情况和相关器官的损伤程度进行选择。血流动力学不稳定的患者,手术应分为早期损伤控制性手术、复苏和晚期确定性手术。早期损伤控制性手术可以明显降低创伤性胰腺炎患者的死亡率。对于不同分级的胰腺损伤,损伤控制性手术(damage control surgery,DCS)的初始手术方式不同:① 对于Ⅰ级、Ⅱ级损伤,给予彻底清创止血,缝合修补加外引流,必要时大网膜包裹填塞,当引流不通畅或继发坏死性胰腺炎时要给予手术进一步治疗;② 胰腺Ⅲ级损伤,可选择快速止血、简单清创后远端主胰管置管外引流;③ 胰腺Ⅳ级损伤:未累及壶腹部且主胰管完好者,可行胰腺近端缝扎、胰管外引流、胰周引流术,待病情稳定后再行胰体空肠吻合术或胰液内引流;累及壶腹部损伤者,可行胰十二指肠切除,但不行消化道重建。胰颈部横断缝扎,并横断缝闭幽门、近端空肠,迅速切除胰头及十二指肠;结扎胆总管,并置管外引流;胰管置管外引流;④ 胰腺Ⅴ级损伤:胰头部、十二指肠严重广泛破坏时,可行胰十二指肠切除。

胰周坏死组织清除引流术主要用于处理早期腹腔内严重感染,术中尽量打开各脓腔间隔,保证充分引流;若腹腔内坏死组织与正常组织界限不清,切忌过度清除坏死组织,以免造成过多医源性损伤。手术的重心应放在有效的引流管摆放及术后对引流管的管理上。引流管放置应遵循"捷径、低位、通畅、安全、有效"的原则,以便于术后及时建立负压冲洗引流。腹腔和腹膜后脓肿清除引流术在 TP 中的应用同样遵循"创伤递进"原则,采取分阶段处理策略,其特点是采用微创法与小切口手术序贯式相结合,可取得良好效果。

损伤性胰腺炎的营养支持与普通的急性胰腺炎没有明显的不同。对于Ⅰ级和Ⅱ级损伤性胰腺炎,主胰管没有损伤,预计患者在较短时间内能恢复的,无须特别的营养支持,仅需普通补液,维持水、电解质及酸碱平衡,适当应用抑制胰酶分泌的药物即可。对于Ⅲ级以上的损伤性胰腺炎,由于有主胰管损伤或胰腺实质断裂,往往还伴随有周边重要脏器的损伤,如胃和十二指肠损伤、壶腹周围组织损伤、门静脉或肠系膜上静脉损伤等,可以合并消化液外渗或大出血,病情危重且复杂,手术难度大、并发症发生概率高、患者住院时间较长,此时营养支持成为整个治疗过程中不可或缺的重要一环。

在损伤性胰腺炎患者中,由于胰管损伤或断裂,胰液甚至是胆汁、胃液等消化液外漏的现象十分常见,轻者局部包裹感染,重者引起全身感染甚至感染性休克,更为严重者可腐蚀附近的大血管引起致命性的大出血。因此减少胰液分泌,避免对胰腺的刺激,防止炎症进展,是营养治疗中必须考虑的问题。不刺激胰腺外分泌增加,或通过一些措施减少对胰腺外分泌的刺激,甚至使用一些药物抑制胰腺的外分泌,让胰腺得到充分休息是损伤性胰腺炎治疗的重要措施之一。正是基于这样的认识,过去对于严重损伤性胰腺炎的患者往往不建议过早给予肠内营养。在损伤早期,患者需要禁食、胃肠减压、应用抑制胰腺分泌药物,肠外营养支持较少刺激胰腺的外分泌或在一定程度上可抑制胰腺分泌,因此是损伤性胰腺炎早期较为理想的营养支持方式。但肠外营养在急性期可以引起高血糖、细胞外液潴留等代谢不良反应。长期肠外营养还会导致胆道系统胆汁淤积与肝脏损害,常使营养支持被迫中断。长期肠外营养及禁食状态会引起肠道细菌和内毒素易位,导致胰腺及周围组织的二次感染,甚至胰腺坏死。因此,目前认为应尽量缩短肠外营养的时间,尽早开始肠内营养,是解决肠外营养合并感染与肝脏功能损害的有效手段。因此,很多学者建议在胰腺炎早期即开始肠内营养,并证实早期肠内营养可降低胰腺炎患者的高代谢,减少感染并发症,降低病死率。近年来的研究显示,早期肠内营养并不会增加损伤性胰腺炎患者的病死率和并发症发生率,相反,患者在 48 小时内启动肠内营养与 48 小时后比较,可明显减少 MODS、胰腺感染等并发症的发生并降低患者病死率。因此,美国肠外肠内营养学会(ASPEN)、美国重症医学会(SCCM)均推荐入院 24～48 小时即开始肠内营养。

另一个比较重要的问题是肠内喂养途径的问题。传统观点认为幽门后喂养、即经空肠给予营养可减少对胰腺外分泌的刺激,有利胰腺功能恢复,但基础研究发现,胰腺炎状态下胰腺外分泌功能明显降低,没有必要通过空肠给予营养。最近有关胰腺炎患者采用鼻胃管与鼻空肠管的 Meta 分析结果表明,采用鼻胃管与鼻空肠管一样安全有效。我国 2019 版《急性胰腺炎指南》和最近欧洲临床营养和代谢学会最新在线发布的《2020ESPEN 急性和慢性胰腺炎营养支持指南》建议,对胰腺炎患者尽早行肠内营养,鼻空肠管和鼻胃管在有效性和安全性上相当。而对于重症胰腺炎患者,经胃管和空肠营养管在加剧疼痛、提供能量及病死率方面并无差异,表明经胃管给予肠内营养是有效、安全及耐受性较高的方式。而且当患者不需要胃肠减压时,直接经口给予营养较经胃管的营养方式能更有效地减少肺部感染的发生,患者的舒适度及治疗性价比明显提高。由此可见,除非损伤性胰腺炎合并严重的消化道损伤,有明显的高位肠瘘、胆瘘情况下需要通过鼻空肠营养管或术中放置空肠营养管来给予肠内营养,大多数情况下经鼻胃管实施肠内营养是安全可行的。

六、相关营养背景知识

(一)重症胰腺炎肠内营养时机的争议和共识

重症急性胰腺炎是临床常见的急、危重症,具有起病急、病情凶险、进展快、并发症多、病程迁延等特点。急性期常引起全身炎症反应综合征,进一步并发多器官功能障碍综合征,或出现胰腺感染坏死,病死率可高达 30%～50%。临床上,重症急性胰腺炎早期常出现严重的生理紊乱,呈现出高分解代谢状态,能量及蛋白质消耗增加,机体出现负氮平衡,加上患者短期禁食导致外源性营养物质摄入中止或减少,机体自身组织大量消耗,极易导致营养不良,增加了感染以及多器官功能障碍的风险。因此,及时、合理的营养支持已成为重症急性胰腺炎治疗中的一个重要环节,虽然不能改善自然病程,但能维持和改善患者的营养状况,增强患者的抗病能力,为其他治疗提供必要的保证。

1. **肠内营养治疗的理论基础**　多年来,重症胰腺炎传统治疗方式是禁食以及肠外营养支持。通过肠外营养不仅能有效补充患者每日所需的能量,改善机体营养状况,同时又不会增加胰腺的负担,可减少对胰腺分泌的刺激,所谓的"让胰腺休息"治疗方法,故在临床上一直公认是重症急性胰腺炎主要的营养方式,其广泛应用明显改善了重症急性胰腺炎患者的预后。因而,但随着临床实践增加,人们发现若长时间应用肠外营养,则会带来许多的不良后果。长期禁食使患者肠道功能恢复延缓,导致胃肠黏膜萎缩,肠道相关淋巴组织萎缩、生理性肠细胞黏附丧失。加上消化液分泌相对减少,胃肠动力减弱,肠通透性增高,造成肠腔内大量细菌繁殖,菌群失调,内毒素增加,导致肠道黏膜屏障破坏。肠黏膜屏障损伤导致的肠道细菌移位是引起胰腺坏死感染的关键环节,使患者死亡风险增加。有研究发现全肠外营养 2 周即可发生肠黏膜萎缩,肠道屏障破坏,胰酶经受损肠壁进入全身血液循环,刺激并释放炎症介质,导致肠源性感染、脓毒血症等并发症。同时受损胰腺组织继发"胰岛素抵抗",增加感染相关并发症,进一步损伤胰腺组织,形成恶性循环。相反,肠内营养符合生理要求,可以促进肠黏膜细胞增生,维护肠黏膜屏障,防止细菌易位。而且肠内营养时由于营养物质通过小肠吸收经门静脉流入肝脏,可较好维护肝脏等重要器官功能。此外,肠内营养在重症胰腺炎治疗中作用的另一种更合理的解释为肠道黏膜屏障功能紊乱导致的肠道菌群移位是重症急性胰腺炎的重要病理生理机制之一,肠道菌群紊乱可加重毒素和炎性递质移位,促进胰腺炎并发症的发生。胰腺炎多种炎性递质的活化可加重氧化应激反应,促使各脏器氧化应激损伤。肠内营养尤其是早期肠内营养被认为可减少炎性介质释放,减轻应激反应程度,有利于重症患者的预后。近年来越来越多的研究表明肠内营养除了能提供必要营养外,还有助于改善肠黏膜屏障功能,减少内毒素和细菌易位,减轻炎性反应,减少疾病后期感染和外科干预的概率,降低平均住院时间和费用,显著降低总病死率以及多器官衰竭的发生。因此,肠内营养被认为是重症胰腺炎患者首选的营养支持方式。因此,美国肠外肠内营养学会、美国重症医学会、欧洲临床营养和代谢学会及加拿大指南均建议,需要营养支持的重症胰腺炎患者,如果消化道具有部分功能,能够耐受肠内喂养,推荐首选肠内营养支持支持。最近多项荟萃分析清楚地证明,与肠外营养相比,重症急性胰腺炎患者肠内营养安全且耐受良好,其并发症发生率,多器官功能衰竭和死亡率显著降低。

2. 肠内营养时机选择　重症胰腺炎患者应该早期进行肠内营养支持已成为国内外相关机构和学会基本达成的共识,然而有关重症胰腺炎早期肠内营养的最佳时机选择仍存在争议。我国急性胰腺炎诊疗指南(2019 年)建议尽早实行肠内营养(入院后 24～72 小时),日本指南的指南推荐在确诊的 48 小时内开始进行空肠肠内营养。意大利重症胰腺炎共识提出,在血流动力学稳定前提下,针对无法维持每日基础能量需求的危重患者,包括重症胰腺炎患者,营养支持治疗应在确诊后 24～48 小时内开始肠内营养。美国胃肠病学协会和国际胰腺协会的最新急性胰腺炎治疗指南建议也有同样的推荐。也有一些学者和国家的指南提出早期应在发病的 24 小时内开始肠内营养支持。欧洲临床营养和代谢学会最新在线发布的《2020ESPEN 急性和慢性胰腺炎营养支持指南》推荐意见:如果患者口服不耐受,应在入院24～72 小时内尽早开始肠内营养。由此可见,各国的指南对于重症胰腺炎肠内营养应用时机目前尚无统一的认识,这主要是源于迄今为止的临床研究结果存在差异。有多项荟萃分析探讨了早期肠内营养的耐受性和临床疗效,发现急性胰腺炎患者入院后 24 小时或 48 小时开始肠内营养是可行的、安全的和良好的耐受性,其病死率、器官衰竭和感染性并发症均明显好于较晚(>72 小时)启动肠内营养患者,但没有对 24 小时内和 48 小时内两组进行荟萃分析研究。与上述荟萃分析的数据形成鲜明对比的是一些多中心随机对照研究(RCT)结果却显示,入院 24～48 小时内开始早期肠内营养,与 72 小时内开始口服相比较,两组在严重感染等并发症上并无差异。第二个 RCT(214 名急性胰腺炎患者)结果同样显示,与没有营养支持患者相比较,早期肠内营养并没有降低患者器官衰竭发生率和病死率。一个合理的解释可能是这些试验包括较多轻度或中度急性胰腺炎患者(63% 坏死性胰腺炎),因此早期肠内营养的有益效果可能不太明显。由此可见,目前大多数的观点将急性胰腺炎发病后 48 小时内作为启动肠内营养的时间窗,在该时间内营养肠内营养支持其病死率、多器官功能障碍综合征的发生率、胰腺与胰腺外周感染的发生率及呼吸衰竭的发生率均显著低于延迟肠内营养患者,但在外科手术干预率及肺炎发生率间无统计学差异。有学者提出,急性胰腺炎肠内营养治疗可能存在一个狭窄的"治疗窗口",发病 48 小时的早期肠内营养可以保护重症胰腺炎患者肠黏膜屏障功能,促进肠上皮细胞再生,减少细菌移位,抑制炎性递质释放,使患者获益。

值得注意的是,并非所有重症胰腺炎患者都适合早期肠内营养,部分重症胰腺炎发病以来存在严重腹胀、消化道出血、肠梗阻、严重感染性休克、合并腹腔间隔室综合征等,则不宜启动肠内营养,应待患者生命体征稳定,一般情况改善,腹部症状缓解后再行肠内营养治疗,否则将加重肠道缺血、细菌移位等。而对于在病程早期不适宜实施肠内营的患者,可以考虑肠外营养到肠内营养的过渡或联合治疗方案。总而言之,重症胰腺炎患者病情重,病死率高,临床应在患者病情稳定后尽早行肠内营养治疗,对于大部分急性胰腺炎患者来说,早期肠内营养治疗是安全有效的,最佳时间以 24～72 小时内为宜,具体应根据患者个体化差异及病程特点而选择具体的肠内营养时机,至于哪个时间点是肠内营养最佳时机,对患者的预后改善最显著,则需要今后更多的多中心、前瞻性、大样本研究以提供最佳证据。

（二）重症胰腺炎肠内营养方式和制剂选择

1. 肠内营养输注途径　肠内营养的实施途径包括口服和管饲两种，其中经导管输入包括经鼻胃管、鼻十二指肠管、鼻空肠管、鼻空肠造瘘管营养。机体在进食时胰酶的分泌主要由胆囊收缩素作用于胰腺的迷走-迷走反射刺激引起，主要包括 3 个相互关联的时相：头相、胃相和肠相。目前的研究表明所有途径的肠内营养或多或少都会刺激胰腺分泌，肠内营养对胰腺分泌的刺激程度与输注起始部位有关，将营养管置于屈氏韧带以下，绕过头相、胃相及肠相，可以减少胆囊收缩素及促胰液素的释放，减少对胰腺内、外分泌的刺激。因此，基于"胰腺休息"的概念，经鼻空肠管被认为是目前公认的给予重症胰腺炎患者营养支持的最佳途径。

重症胰腺炎如果营养物质经口的消化常常受到厌食、恶心、呕吐、胃弛缓以及麻痹性肠梗阻所引起的腹痛，或由于胰腺肿大造成的部分十二指肠梗阻引起的腹痛所阻碍，因此临床上多应用鼻胃管或鼻空肠管途径进行。许多前瞻性研究发现经胃、十二指肠投给的混合食物可刺激胰腺并引发大量胰液分泌，结果可能导致腹痛加重和血清淀粉酶升高，而经空肠投给可能无此作用或作用相对较弱，空肠内输注营养不增加胰液分泌。临床上可在内镜或 X 线引导下将鼻空肠营养管放置到屈氏韧带下方，建立合适的鼻空肠喂养途径，经空肠喂养在大多数急性胰腺炎患者中是可行、安全的。尽管如此，现有的荟萃分析发现重症胰腺炎患者经鼻空肠和鼻胃支持途径相比较，在耐受性、并发症发生率和病死率方面无差异。有 4 项荟萃分析得出结论，鼻胃管饲喂是可行，安全且耐受性良好，与鼻空肠管饲喂相比不会增加重症胰腺炎患者的并发症发生率、病死率、耐受性及住院时间。但是，以上这些研究的病例数相对偏少，存在一定偏倚，尚需更多大样本 RCT 对此问题做出进一步的研究。临床上，与鼻空肠管相比，鼻胃管更容易放置相对简单、方便。而鼻肠管的放置需要在内镜或 X 线引导下进行，操作及后期护理相对复杂，花费较高。此外，肠内营养还可通过经皮内镜空肠造瘘及术中空肠造瘘建立喂养途径。有胃麻痹和鼻胃管引流量大的患者应联合使用胃肠减压和鼻空肠管，有肺部并发症的患者倾向于用经皮途径的肠内置管营养。重症胰腺炎因各种原因手术时，应想到后期的营养支持难题，故在术中应放置空肠造瘘管。可使用经典的隧道包埋腹壁吊置的空肠造口法，置入相对较粗的喂养管。

在投给方式上为避免高渗肠内营养液所致的容量和渗透作用引起的急性肠扩张、倾倒综合征和腹泻，最好应用输液泵控制连续滴注，初速 30～40 ml/h，适应后逐渐增加滴注速度，直至 100～120 ml/h。对重症胰腺炎患者来说，经空肠连续滴注能增加患者的耐受性，减少对胰腺的刺激，避免出现腹胀、腹泻、呕吐和促进肠蠕动等。调配好的标准肠内营养液的热量密度一般为 1 kcal/ml，应用时宜从低浓度向高浓度过渡，在增加浓度时，不宜同时增加容量，两者的增加应交错进行。同时应注意肠内营养液的温度，过冷可刺激肠道，引起肠痉挛或腹泻。

2. 肠内营养制剂选择　临床上肠内营养制剂的种类繁多，其大致可分为要素型肠内营养制剂（肽类配方），非要素型肠内营养制剂（多聚配方）和免疫增强型制剂。理论上，要素型配剂较标准制剂相比，可减少胰腺的分泌，更适合胰腺炎患者。但是，迄今为止的荟萃分析表明，非要素型制剂与要素制剂相比，在耐受性、感染并发症、病死率、住院天数以及费用上并无明显差别。因此，欧洲临床营养和代谢学会最新在线发布的《2020ESPEN 急性和慢性胰腺炎营养支持指南》推荐，应用非要素型标准肠内营养制剂。尽管如此，上述的荟萃分析亚组分析显示，重症急性胰腺炎患者普遍存在吸收不良，应用要素型肠内营养制剂的耐受性要优于非要素型制剂。

临床上有将免疫增强型肠内营养制剂用于急性胰腺炎患者的临床研究，此类肠内营养制剂中通常添加免疫调节物质（如谷氨酰胺、精氨酸、ω-3 多不饱和脂肪酸、核苷酸及抗氧化制剂等），其理念是通过谷氨酰胺、ω-3 多不饱和脂肪酸等特殊营养物质的药理作用，增加机体的免疫力，提高临床治疗的疗效。但是，现有的有关免疫增强型肠内营养制剂，在急性胰腺炎患者中应用的荟萃分析没有发现其作用优于标准型肠内营养制剂,两者在病死率、感染性并发症、SIRS 或多器官功能衰竭等方面均无明显差异。

随着肠道微生态研究的兴起,近年来陆续出现了将含益生元和益生菌的免疫微生态制剂应用于急性胰腺炎的报道,在一些小样本的研究中发现联合应用免疫微生态制剂在缩短住院时间与费用、缓解腹部疼痛、改善实验室炎症指标等方面有优势。但是,荟萃分析却发现,急性胰腺炎患者添加免疫微生态制剂并不能降低患者的病死率、感染性并发症、全身炎症反应综合征及多脏器功能不全发生率。关于免疫微生态制剂应用于重症胰腺炎的确切效用及其安全性,尚需开展更多大样本随机安慰剂对照试验进行进一步评估。2018 年,一项大样本的荟萃分析比较了重症胰腺炎患者中标准肠内营养制剂和补充合生元和(或)益生菌的价值,研究最终招募了总共 950 名患者的 13 项 RCT。结果表明,研究组缩短了住院时间,但并未发现两组在临床结局方面的显著差异。因此,目前标准型整蛋白肠内营养制剂仍然是各国营养和胰腺专业学会推荐的肠内营养支持,其他肠内营养制剂可能是治疗急性胰腺炎患者的潜在选择,并不作为常规推荐。有关益生菌、免疫制剂的使用仍需大量相关的临床与基础研究。

七、主编点评

创伤性胰腺炎是继胰腺损伤后出现的一种急性非感染性胰腺炎,是一种特殊类型的胰腺炎。胰腺系腹膜后位器官,位置深而隐蔽,胰腺损伤常合并严重的腹部外伤、腹腔感染、全身多发伤等,多见于车祸伤、高处坠落伤、挤压伤等,容易漏诊或误诊,病死率高。胰腺组织损伤后导致胰腺水肿、胰液排泄障碍、胰液外漏,另外严重创伤可以导致低血容量休克,胰腺血供不足,继而引起创伤性胰腺炎。创伤性胰腺炎的治疗应兼顾胰腺损伤与急性胰腺炎处理两个方面,对于胰腺损伤的处理应根据患者胰腺损伤部位、损伤程度和分级,以及是否合并其他脏器损伤的情况而定,应遵循损伤控制理念,首先控制致命性出血和损伤,尽量避免行复杂的胰腺切除重建手术,有些小的损伤可待循环稳定后,延期手术处理。因为在许多腹部多发性损伤情况下,患者能否存活并非通过医生手术恢复其解剖功能实现,而是取决于患者的生理极限。另一方面,手术探查术如果发现胰腺损伤应考虑到术后可能发生创伤性胰腺炎得可能,此时应将胰头、胰体、尾部的胰床完全松动、游离,即将胰腺的腹膜后间隙敞开,放置多根引流管对胰腺进行充分引流,特别是胰腺损伤部位附近,以减少日后因胰腺和腹膜后组织坏死继发局部脓肿而引流不畅。

创伤性胰腺炎患者在度过第 1 阶段创伤期后,大多数患者会出现后期的腹腔感染、脓肿形成阶段,严重者极易诱发腹腔内出血、消化道瘘,进一步引发或者加重 ACS 及 MODS。因此,在感染期正确的把握外科干预指征、时机及方式是改善患者预后的关键。目前大多数学者建议将创伤性胰腺炎外科干预的时机推迟到 4 周左右,待感染病灶已充分液化,坏死组织与正常胰腺边界清楚,病变局限,此时手术针对性强且风险小。外科干预首选穿刺引流,若引流效果不佳,则干预方式应升级为感染性坏死组织清创引流术。手术指征包括:① 腹腔内伴有其他脏器损伤,非手术治疗无效;② 因胰周坏死组织感染而出现发热,非手术治疗无效,病情恶化;③ 出现腹膜炎体征且非手术治疗不能缓解;④ 难以维持正常的生命体征,且判断为腹腔感染所致;⑤ 极度腹胀,压迫腹腔内脏器出现 ACS 甚至脏器功能衰竭。当然,在严密观察同时也要避免刻板地循序时间的推迟而错过最佳的手术时机。

由于创伤性胰腺炎常出现病情反复、病程迁延,因腹腔感染或脓肿出现发热、纳差等症状,部分患者需要多次接受引流操作或手术治疗,机体消耗大,极易出现营养不良。因此,营养支持成为整个治疗过程中不可或缺的重要一环。营养支持方式根据患者病情、治疗情况进行选择。损伤早期肠外营养可能是较为理想的营养支持方式,临床上容易实施。但对于创伤性胰腺炎来说,特别要注意"二重感染"问题。重症胰腺炎出现菌血症或脓毒血症的病原来自宿主肠道,临床上经常发现坏死性胰腺炎细菌均为肠内革兰阴性菌,最常见的为大肠杆菌,其原因多为肠黏膜的完整性丧失和细菌与内毒素的不断移位从而引起急性的胰腺炎的感染和脓毒血症。细菌移位及二重感染的机制主要有三个:① 肠内固有菌群构成的失调;② 肠黏膜破坏或功能丧失致肠道通盘性增高;③ 宿主免疫功能受损。创伤性胰腺炎如果长时间禁食或肠外营养,容易引起肠道细菌和内毒素易位,导致胰腺及周围组织的二次感染,甚至胰腺坏死。因此,目前认为应尽量缩短肠外营养的时间,尽早开始肠内营养。

(吴国豪　蒋　奕)

参考文献

[1] Peery AF, Crockett SD, Murphy CC, et al. Burden and cost of gastrointestinal, liver, and pancreatic diseases in the United States: update 2018[J]. Gastroenterology, 2019, 156(1): 254 - 272.

[2] Sharbidre KG, Galgano SJ, Morgan DE. Traumatic pancreatitis[J]. Abdominal Radiology, 2019/doi. org/10. 1007/s00261 - 019 - 02241 - 7.

[3] Cimbanassi S, Chiara O, Leppäniemi A, et al. Nonoperative management of abdominal solid-organ injuries following blunt trauma in adults: Results from an international consensus conference[J]. J Trauma Acute Care Surg, 2018, 84: 517 - 531.

[4] Trikudanathan G, Wolbrink DRJ, van Santvoort HC, et al. Current Concepts in Severe Acute and Necrotizing Pancreatitis: An Evidence-Based Approach[J]. Gastroenterology, 2019, 156: 1994 - 2007.

[5] Leppäniemi A, Tolonen M, Tarasconi A. 2019 WSES guidelines for the management of severe acute pancreatitis [J]. World J Emerg Surg, 2019, 14: 27. doi: 10.1186/s13017 - 019 - 0247 - 0.

[6] Ramanathan M, Aadam AA. Nutrition Management in Acute Pancreatitis[J]. Nutr Clin Pract, 2019, Suppl 1: S7 - S12.

病例 5

慢性胰腺炎,腹痛症状重,病程迁延,多次手术治疗

一、病史简介

患者,女性,58 岁。因"上腹部隐痛不适 20 余年,加重 7 年"入院。患者于 1989 年 8 月行胆囊切除术,术后恢复尚可。自觉经常右上腹隐痛,时间不固定,呈间歇性发作,与饮食无明显关系。2008 年 6 月起患者自觉腹痛较前加重,右上腹肋骨下胀痛伴刺痛,尚可忍受,2010 年 6 月,腹痛进一步加剧,并向胃部及右背上部放射,经中医治疗 6 个月无效。同年 12 月腹痛加剧,难以忍受,至外院就诊查血淀粉酶"正常上限",按照"胰腺炎"治疗。2012 年 8 月至 2013 年 5 月患者多次发病,至外院就诊,辅助检查均未见明显异常。2013 年 5 月患者上腹部肋骨下胀痛、灼痛、针刺样收缩痛以及撕裂样痛并存,至外院就诊,考虑存在十二指肠乳头括约肌功能障碍,予留置胃十二指肠空肠营养管,并行 ERCP 检查:见十二指肠主乳头型,开口绒毛状,胰管显影良好,走行正常,无明显增粗或狭窄,未见充盈缺损,分支胰管显示良好。予以胰管括约肌切开,置入 5F 6 cm Cook SPSOF 胰管支架,植入后见胰液从支架内溢出至肠腔,并拔出空肠管。术后患者自觉腹痛程度反而加剧,对症治疗后稍缓解,只得再次置入胃十二指肠空肠管,并于 2013 年 11 月 28 日取出胰管支架。胶囊内镜和结肠镜检查均无阳性发现。此后 2014 年至今反复疼痛加重 10 余次,住院 9 个月左右,住院治疗缓解后禁食、禁水 10 余天后仍会发病。患者自觉侧卧、步行、空肠营养泵入速度快、行增强 CT、MRI 检查等情况下疼痛会加重,其中以右侧肋下最痛。患者至多家三甲医院就诊,血液检查基本正常,胃镜、胶囊胃镜、结直肠镜、超声内镜等无明显异常发现。CT/MRI 多次提示:胰腺饱满,胆总管扩张,激素治疗也无明显改善。2015 年 9 月患者至美国 Johns Hopkins 医院就诊,腹部磁共振检查显示,胰腺外分泌功能正常,没有明确慢性胰腺炎征象;胰腺体部背侧 4 mm 的小囊肿可能为孤立的胰管分支;左肾静脉通过肠系膜上动脉后方处明显狭窄,可能存在"胡桃夹征;胆囊切除术后,胆囊管残端显示清晰"。腹部 CT 显示,主动脉-肠系膜距离明显缩小,约 7 mm,肠系膜上动脉与主动脉夹角为 19°,提示肠系膜上动脉综合征。但经消化道造影显示,对比剂经食管顺利进入胃内,片刻后对比剂进入十二指肠,未见对比剂阻滞及反流,约 5 分钟后远端小肠显影。

本次患者为进一步治疗收入我院,近年来,患者二便可,目前禁食、肠内营养中,睡眠差,体重明显下降。

二、入院检查

体温 36.3℃,脉搏 80 次/分,呼吸 16 次/分,血压 120/80 mmHg,体重 40 kg,身高 162 cm,BMI 15.2 kg/m²。神志清晰,消瘦貌。全身皮肤无黄染,无肝掌、蜘蛛痣。全身浅表淋巴结无肿大,巩膜无黄染、胸廓无畸形,双肺叩诊清音,听诊呼吸音清。心前区无隆起,心界不大,心率 80 次/分,律齐。腹部平软,舟状腹,可见陈旧性瘢痕,腹软,无明显压痛、反跳痛。肝脾肋下未及,肾区无叩击痛,肝肾区无叩击痛,肠鸣音 3 次/分。四肢脊柱无畸形,活动自如,神经系统检查(一)。

红细胞 3.24×10¹²/L,血红蛋白 109 g/L,白细胞 3.43×10⁹/L,中性粒细胞 43.1%,血小板 149×10⁹/L。总胆红素 8.3 μmol/L;直接胆红素 3.8 μmol/L;总蛋白 62 g/L;白蛋白 43 g/L;前白蛋白

0.12 g/L;谷丙转氨酶 13 U/L;谷草转氨酶 19 U/L;尿素 11.8 mmol/L,肌酐 60 mmol/L;葡萄糖 8.7 mmol/L;淀粉酶 155 U/L。钠 140 mmol/L;钾 4.3 mmol/L;氯 101 mmol/L;钙 2.2 mmol/L;无机磷 0.98 mmol/L;镁 0.90 mmol/L。

腹盆腔磁共振:胆囊缺如,肝内外胆管轻度扩张,腔内未见明显异常信号灶,头颈部胰管轻度扩张,胰腺形态信号未见明显异常(图 14 - 5 - 1)。

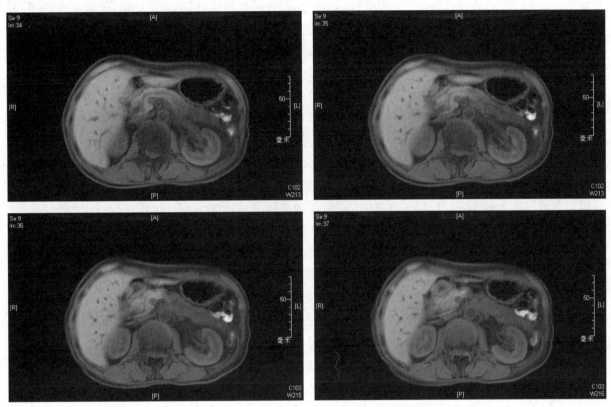

图 14 - 5 - 1　2016 年 2 月 16 日第一次手术前腹部 MRI

三、入院诊断

腹痛原因待查:慢性胰腺炎,Oddi 括约肌功能障碍。

四、治疗经过

患者入院后,完善各项检查,围绕患者反复腹痛的症状,经全科多次讨论,考虑存在 Oddi 括约肌功能障碍、SMA 综合征、慢性胰腺炎等可能性,经多年保守治疗无效,决定行手术治疗,旷置十二指肠-胰腺轴。遂于 2016 年 3 月 14 日在全麻下行"十二指肠空肠 Roux - en - Y 吻合术":术中见腹腔内无明显腹水,肝脾、胃、小肠、结肠未见明显异常,胆总管直径约 0.5 cm,无明显扩张,未触及明显结石。切开胃结肠韧带,见胰腺质地正常,未见明显肿块及炎症表现;胰腺头部及钩突也未见异常。小肠营养管头端位于距曲氏韧带 30 cm 处空肠内。游离幽门及十二指肠球部,切断十二指肠,远切端关闭。将距曲氏韧带约 40 cm 处空肠切断,远切端与十二指肠近切端间断缝合行端端吻合(结肠后),吻合无张力,血供好。距十二指肠-空肠吻合口约 30 cm 处空肠与远切端空肠间断缝合行端侧吻合,完成十二指肠与空肠 Roux - en - Y 吻合,关闭系膜裂隙。远侧空肠置空肠营养管经腹壁引出。术后近期患者述腹胀明显缓解,进食流质及予以空肠营养后再无腹胀等不适,原左上腹延及背部疼痛感消失,偶有轻度腹胀不适,无腹痛,遂出院。患者出院后进食半流质并辅以肠内营养。2～3个月后,患者腹痛症状再次出现并加重,表现为持续性腹痛,中间无明显缓解期,且还有间歇性加重,无缓解的体位,俯卧后加重。疼痛呈胀痛伴刺痛及烧灼样痛,背部及双侧肩部有放射痛。不进食时腹痛尚可忍受,进食、进水可诱发疼痛加重。另外肠内营养滴速不能超过 80 ml/h。无发热、黑便,偶有恶心、腹泻等症状,阿片类药物可缓解疼痛,但哌替啶 100 mg 肌注后 1 小时失效。第一次手术除了部分延后进食后腹痛加重的症状外,其余症状均未获得明显缓解。复查腹部磁共振显示,胆囊缺如,肝内胆管轻度扩张,胆总管稍增粗,胰管显影,头颈部胰管稍增粗,胰腺头部颈部体部 T1WI 及 T2WI 上信号稍增高,增强扫描均匀强化,周围未见明显渗出;考虑胆囊术后,肝内外胆管、胰管轻度扩张;慢性胰腺炎症可能大。经科内大讨论后,患者第二次入院,于 2017 年 11 月 6 日在全麻下行胰十二指肠切除术。"术中见原胃肠吻合口、肠肠吻合口通畅,小肠无扩张。显露胰腺,胰腺质地软,未扪及肿物。手术经过顺利,术后剖视标本见十二指肠乳头可见主、副胰管开口,乳头处质地韧,未扪及肿物。"术后病理提示,"胰腺大小 7 cm×4 cm×2 cm,胆总管直径 1 cm,管腔通畅,管壁光滑,胰管直径 0.2 cm,开口似不通畅,十二指肠乳头处见黏膜隆起,质地韧,镜下见平行双重胆总管样结构,其间部分区胆管上皮略增生,黏膜慢性炎伴胆管旁腺增生。"胰腺实质内小叶间导管周围纤维组织增生,符合慢性胰腺炎表现。术后早期患者恢复可,给予普通补液,但一周后腹腔引流管引出白色浑浊液体,量不多,30～40 ml/d,查引流液淀粉酶高达 8 000 U/L,考虑存在 B 级胰漏。立即暂停饮食,遂在胃镜辅助下放置鼻空肠营养管,开始实施肠内营养支持。该患者体重较轻,仅 40 kg,拟定总热量为 25 kcal/(kg·d),选用短肽类制剂百普力 500 ml×2 瓶,经肠内营养泵匀速泵入。同时加强腹腔双套管冲洗引流,防止腹腔内感染。2 周以来患者体温平,无明显腹腔内感染表现,且腹腔引流量逐步减少,至<10 ml/d 时,慢慢退出双套管。患者全身状况良好,考虑胰漏已经不再是主要问题,而此时应适当增加热量和蛋白质供应,促进正氮平衡。因此,将肠内营养制剂换成整蛋白制剂,肠内营养混悬液(能全力)500 ml×2 瓶,总热量达 1 500 cal/d,患者耐受良好,无腹胀腹痛等表现,血糖也维持在 6～9 mmol/L。逐步开放饮食,患者可进食半流质(厚粥汤,烂面,3 两/日),辅以得每通(胰酶),患者餐后无腹泻,且自觉餐后腹痛症状明显缓解,自述"这是十年来从未有过的幸福感……"。患者康复出院后,在门诊随访过程中继续给予患者口服营养补充,每日额外补充热量约 450～600 kcal,患者恢复良好,体重逐渐增加。2018 年 7 月 23 日复查腹部增强 CT 提示,慢性胰腺炎行胰十二指肠切除术后改变,残余胰管略扩张,较前片相仿;肝左叶血管瘤,肝右叶小囊肿,双肾小结石,双肾小囊肿;盆腔少量积液(图 14-5-2)。患者经过二次手术,彻底解决了慢性胰腺炎导致的疼痛问题,且很好地保留了残余胰腺的外分泌与内分泌功能,至此,治疗全部结束,患者完全康复。

五、讨论分析

该病例是一例慢性胰腺炎(chronic pancreatitis,CP)导致反复腹部疼痛的病例,迁延日久,经各种保守治疗均不能有效缓解疼痛,最终不得不通过手术途径来解除疼痛。

本病例就是典型的以腹痛为主要临床表现的 CP 病例。从最早的上腹部隐痛不适,逐渐发展为间歇性疼痛,经年不愈。但血液检查和影像学检查均未发现任何器质性的病变。经历的第一次手术后,患者腹痛症状仅得到了短暂缓解,随后进一步发展加重,从间歇性疼痛转变为持续性疼痛,而且不能用普通药物来缓解,痛苦异常。这也是患者最终就医并同意行胰十二指肠切除术的主要原因。

胰腺外分泌功能不全早期可无任何临床症状,后期可出现体质量减轻、营养不良、脂肪泻等,我国 CP 患者脂肪泻发生率为 22.9%。胰腺内分泌功能不全可表现为糖耐量异常或糖尿病,我国 CP 患者糖尿病发生率为 28.3%。在本病例中,患者入院主诉偶尔有轻度脂肪泻,对日常生活无明显影响,但文献报道只有当胰酶减少 90%～95% 以上时,才会发生脂肪泻,因此不能以有没有脂肪泻作为胰腺外分泌

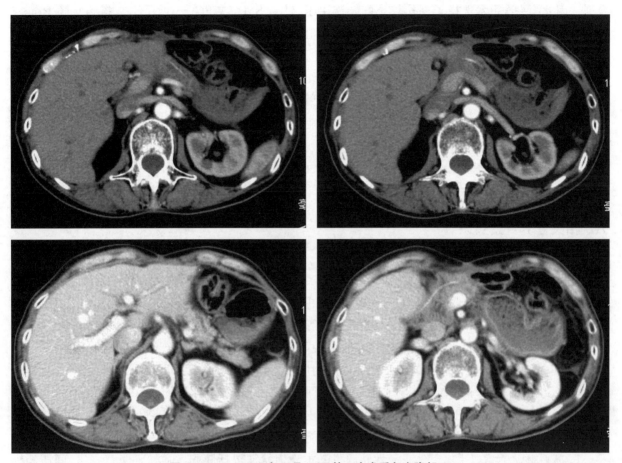

图 14-5-2　2018 年 7 月 23 日第二次术后复查腹部 CT

功能是否受损的唯一指标。该患者进食障碍十分明显，即便进食粥、面等半流质饮食也会导致腹痛加重，使得其长期不能正常进食，且患者消化不良和体重丢失明显，入院时体重仅有 40 kg，BMI 15.2 kg/m^2，属于中重度营养不良。因此我们认为该患者存在胰腺外分泌功能不全。内分泌功能方面，虽然该患者未监测血糖变化，但入院常规检查时我们发现患者空腹血糖达 8.7 mmol/L，符合糖尿病的诊断标准，提示该患者的胰腺内分泌功能也有一定程度受损。

　　CP 的基本治疗原则包括祛除病因、控制症状、改善胰腺功能、治疗并发症和提高生命质量等。就本病例而言，解除腹部疼痛是最主要也是患者诉求最多的症状。保守治疗方法有戒烟戒酒、饮食结构调整和必要的营养支持治疗。对于胰腺外分泌功能不全的治疗，可补充外源性胰酶制剂；对胰腺内分泌功能不全治疗方面，根据血糖异常的特点建议首选二甲双胍控制血糖；止痛药治疗遵循 WHO 提出的疼痛三阶梯治疗原则，选择由弱到强，尽量口服给药：第一阶梯治疗首选对乙酰氨基酚，其消化道不良反应较 NSAID 的发生率低；第二阶梯治疗可选用弱阿片类镇痛药，如曲马朵；第三阶梯治疗选用阿片类止痛药。内镜治疗具有创伤小、恢复快的优点，为 CP 的诊断和治疗提供了新的途径。主要适用于 Oddi 括约肌狭窄、胆总管下段或胰管狭窄、胰管结石及胰腺假性囊肿的处理，在有条件的单位和合适的患者中可以选择开展。但本病例中患者反复多次行 ERCP 引流（包括放置胰管导管）效果均不佳，最终只能求助于外科手术。

　　目前慢性胰腺炎手术方式大体可分为神经切断手术、胰管引流手术、胰腺切除手术和联合手术。不同于肿瘤切除手术，CP 患者发病机制复杂且很多时候没有明确的病灶，且手术治疗创伤大，因此必须慎重对待。该患者在第一次就诊时，另外一项发现就是 SMA 与主动脉夹角为 19°，怀疑肠系膜上动脉综合征。因此第一次手术选择了创伤较小的转流手术,针对 SMA 夹角过小做了十二指肠空肠 Roux -en - Y 吻合术,排除了由于十二指肠壅滞导致的梗阻和疼痛。但显然这次手术效果不佳,患者疼痛症状仅缓解了数月就复发,而且疼痛更胜以往,从间歇性腹痛变为持续性腹痛。这时普通的治疗手段对于该患者而言已经都无效了,最终的选择只能是行胰腺切除。因此 1 年后再次实施胰十二指肠切除术。根治性手术解决了以下几个问题:① 解决了可能存在的胰管引流不畅的问题,通过切除胰头、主胰管、十二指肠乳头,并放置胰管导管,使得剩余胰腺的引流得到保障,胰腺外分泌功能得以保留;② 解决了疼痛的问题,根治性手术在切除胰头的同时,也切除了腹膜后的神经节,彻底解决了腹痛和腰背痛的问题;③ 引流通畅后减缓了胰腺慢性纤维化的进程,最大程度保留了胰腺的内分泌功能,对于糖尿病的治疗有积极作用。因此,患者术后主观感觉得到了极大的改善,充分满足了其诉求。

六、相关营养背景知识

(一) 慢性胰腺炎病理生理改变及营养不良

慢性胰腺炎系指胰腺泡和胰岛组织萎缩、胰腺实质广泛纤维化的病理过程。常伴有钙化及假性囊肿形成。临床上有慢性复发性胰腺炎和慢性持续性胰腺炎两种类型。主要表现为反复发作或持续腹痛或持续腹痛、消瘦、腹泻或脂肪泻,消化及营养不良等胰腺功能不全的症候,后期可出现腹部囊性包块、黄疸和糖尿病等。慢性胰腺炎病变的范围和程度轻重不一,以胰头部为多见。肉眼见胰腺呈结节状,硬度增加,有纤维组织增生和钙沉着,切面可见胰腺间质增生,胰管扩张,管内可含有结石,有时可见实质坏死,坏死组织液化后,被纤维组织包围形成假性囊肿。镜下可见胰腺小叶周围和腺泡间纤维增生或广泛纤维化,腺泡和胰岛组织萎缩、消失、胰管柱状上皮有鳞状化生;间质有淋巴细胞、浆细胞浸润。少数慢性胰腺炎的胰腺上皮细胞异常增生,有癌变的可能性。

1. 慢性胰腺炎病理生理变化 慢性胰腺炎基本病理特征包括胰腺实质慢性炎症损害、间质纤维化、胰腺实质钙化、胰管扩张、胰管结石等改变,慢性胰腺炎时胰腺实质及间质受到损害,出现胰腺内、外分泌功能不全。① 胰腺外分泌功能不全:胰腺外分泌部由腺泡、腺管和间质组成,腺泡是合成、贮存和分泌消化酶的组织,腺管分泌水和电解质并输送胰液。维持正常的消化功能需要足量的胰液、通畅的胰管引流及食物与胰液充分的混合。慢性胰腺炎时胰腺组织破坏或纤维化,胰腺实质功能衰退或损伤,胰腺合成能力下降,同时可能存在胰管阻塞,导致胰腺外分泌功能不全,胰酶分泌不足或胰酶分泌不同步,胰液中的碳酸氢盐和乳化脂肪作用的胆酸分泌减少,临床上出现脂肪泻、体重下降、营养消化吸收不良、消瘦、营养不良等临床表现。② 胰腺内分泌功能不全:慢性胰腺炎时胰腺外分泌腺体损伤伴随胰岛组织一定程度的破坏及功能受损而导致胰腺分泌各种激素的紊乱,从而表现出糖耐量异常或显性糖尿病。β 细胞分泌胰岛素功能下降是糖耐量异常的主要原因,慢性胰腺炎发生时,β 细胞大量减少,相应胰岛素分泌减少,从而出现糖耐量异常,严重时表现为糖尿病。慢性胰腺炎时胰多肽细胞的分泌功能也会随着胰岛损伤而下降,胰多肽对糖代谢的作用主要通过调节肝糖输出,从而影响肝脏对胰岛素的敏感性。同时,胰多肽抑制胃的兴奋、刺激胃分泌及延缓胃排空。慢性胰腺炎时 α 细胞受损较轻,胰高血糖素的减少程度也较轻,这在某种程度上减缓了慢性胰腺炎患者出现显性糖尿病的病程。此外,慢性胰腺炎时胃肠道内分泌细胞分泌的激素——肠降糖素分泌异常,肠降糖素主要包括葡萄糖依赖性促胰岛素多肽和胰高糖素样肽-1 两类,两者均有促进葡萄糖诱导的胰岛素分泌作用。正常情况下,胰岛分泌的激素与胃肠道内分泌细胞分泌的激素互相影响、互相促进,对内环境的稳定起到一定作用,即所谓的肠-胰岛轴。慢性胰腺炎时肠-胰岛轴紊乱,葡萄糖依赖性促胰岛素多肽明显降低,故其促胰岛素作用减弱,从而导致了慢性胰腺炎患者糖耐量异常,参与了慢性胰腺炎糖尿病的发病。由此可见,慢性胰腺炎时胰腺内分泌功能不全主要是由于慢性胰腺炎时胰腺外分泌腺体及胰岛组织的损伤导致胰腺内分泌细胞、其他内分泌细胞的破坏以及肠-胰岛轴紊乱,继而出现各种激素(胰岛素、胰高血糖素、胰多肽等)的紊乱,最终表现出糖耐量异常或显性糖尿病。

2. 慢性胰腺炎营养不良发生机制　由于长期炎症及腺体纤维化可破坏胰腺内分泌和外分泌组织,导致消化酶分泌不足,从而引起腹胀、消化不良、脂肪泻等症状,还会导致营养不良,如体内必需氨基酸、脂肪酸、微量营养物、脂溶性维生素、高密度脂蛋白 c、载脂蛋白 A-Ⅰ、脂蛋白 A 等水平降低,以及由此导致的骨质疏松、免疫力下降等表现,造成营养状况的恶化,严重影响患者生活质量和威胁患者生命。临床上,慢性胰腺炎患者体重下降和营养不良十分常见,基础能量消耗增加、腹痛、糖尿病和酗酒都会导致营养不良,但营养不良最主要的原因仍是胰腺外分泌功能不全。慢性胰腺炎时胰腺外分泌功能不全的发生机制主要是因为患者胰酶(脂肪酶、蛋白酶、淀粉酶等)分泌减少,尤其是脂肪酶的分泌减少,从而导致脂类物质的过多排出以及脂溶性维生素、必需氨基酸、脂蛋白等的吸收不良。① 疼痛:口服进食可刺激胰腺分泌,引起腹痛,造成患者恐惧进食,从而使患者自觉降低饮食量或产生厌食,营养物质摄入减少。② 消化、吸收不良:胰腺组织破坏、胰腺内分泌和外分泌功能不足,患者胰酶(脂肪酶、蛋白酶、淀粉酶等)分泌减少会造成一系列营养不良的相关并发症。脂肪酶减少时,脂肪吸收不良的同时影响了脂溶性维生素(维生素 A、D、E、K)的代谢,维生素 A 缺乏时会对弱光敏感度降低,严重时会发生夜盲症;维生素 D 缺乏时钙、磷吸收减少,儿童可发生佝偻病,成人引起软骨病;维生素 E、K 缺乏时,往往引起神经功能疾病及凝血功能紊乱。蛋白酶减少时,蛋白质吸收不良导致必需氨基酸和脂蛋白水平降低,患者免疫力低下,增加感染风险。若患者体内循环缺乏微量营养素、脂溶性维生素和脂蛋白,心血管事件风险显著增加。③ 能量消耗增加:由于长期炎症影响,慢性胰腺炎患者常处于高代谢状态。有研究发现,33%的慢性胰腺炎患者常处于高代谢状态。另有研究发现,慢性胰腺炎患者的高代谢状态与机体体重下降、瘦组织群的丢失呈明显正相关。④ 糖尿病影响:10%～20%慢性胰腺炎患者有显著糖尿病症状,如多饮、多食、多尿、体重减轻等。约 50%慢性胰腺炎患者发生隐性糖尿病,葡萄糖耐量试验结果异常。⑤ 手术影响:许多慢性胰腺炎患者需要接受手术治疗,各种不同方式的手术可能会严重影响患者短期和长期的营养状况,手术创伤本身以及手术对胰腺内分泌和外分泌功能的影响是导致营养不良的主要原因。⑥ 微量营养素缺乏及骨质疏松:维生素、微量元素缺乏以及骨质疏松或骨质减少在慢性胰腺炎患者中十分常见,常见于病程长的患者,胰腺外分泌功能不全是导致微量营养素的缺乏症(维生素 B_{12}、叶酸、维生素 A、维生素 D、维生素 E、锌、硒、铁)缺乏的主要原因,其表现形式多样。慢性胰腺炎患者骨质疏松症的特征是结构性骨组织的退化和低骨量,导致骨脆性和骨折风险的增加。最近的荟萃分析表明,慢性胰腺炎患者骨质疏松的患病率为 24.3%,骨质减少的发生率为 65%,所有患者骨矿物质密度降低与胰腺酶功能不全相关,而与血清维生素 D 浓度之间并无直接关联。这些数据表明,维生素 D 缺乏症不是骨骼脱矿质的唯一驱动因素,可能还与慢性炎症、运动量少和吸烟有关。

最近的一项大样本调查显示,809 名慢性胰腺炎患者中有 41%和 36%患有功能不全和(或)脂肪泻。50%患者静息能量消耗增加。腹痛是导致饮食摄入不足、营养不良的常见因素,酗酒和吸烟均可增加营养不良的风险。总之,慢性胰腺炎患者营养不良十分常见,其程度取决于疾病的严重程度和持续时间。酒精性慢性胰腺炎和酒精性慢性胰腺炎之间营养不良的发病率存在差异。最近的一项研究显示,31.5%的慢性胰腺炎患者存在中度或重度营养不良。此外,中重度营养不良的慢性胰腺炎患者,瘦组织群丢失及肌肉减少症的发生率较高,从而影响患者预后。最近的一项前瞻性研究表明,慢性胰腺炎患者少肌症发生率占 17%,肌肉减少症与住院风险增加相关(OR 2.2;95% CI:0.9～5.0;$P=0.07$),住院时间增加($P<0.001$),生存率降低(HR 6.7;95% CI:1.8～25.0;$P=0.005$)。

(二) 慢性胰腺炎患者的营养支持

营养支持在慢性胰腺炎治疗过程中十分重要,首先可提供理想的营养支持,其次是降低胰腺刺激后可缓解疼痛。因此,有效的营养支持可改变疾病的病程,改善临床预后。慢性胰腺炎治疗的目的是缓解症状,改善胰腺功能,防止或纠正并发症,延缓病情发展。因此,营养支持应该与病因治疗、饮食调节、胰酶替代治疗、镇痛、糖尿病治疗等相结合。针对病因治疗主要包括针对慢性胰腺炎的内镜微创治疗、体外震波碎石、外科手术等,继发性胰腺外分泌功能不全应注重原发疾病的治疗,原发疾病经过有效治疗后可以部分改善胰腺外分泌功能。饮食调节包括患者戒酒,少食多餐,每天至少进食一餐正常的脂肪饮食,在饮食期间同步服用胰酶制剂。

1. **胰酶替代治疗** 慢性胰腺炎导致的胰腺外分泌功能不全,胰酶替代治疗是首选治疗方法。胰酶替代治疗主要通过改善消化和营养吸收不良的问题,不仅促进了营养物质的消化和吸收,而且显著改善了慢性胰腺炎患者的生活质量。虽然脂肪、碳水化合物、蛋白质的消化不良存在于胰腺外分泌功能不全的整个过程中,但主要问题是脂肪泻,因为脂肪泻在慢性胰腺炎早期频繁发生。对于中度及以上脂肪泻患者,试验诊断为脂肪吸收不良的患者,存在腹泻、体质量下降或者存在其他实验室证据及临床症状的营养不良患者,应进行口服胰酶治疗。目前有许多胰腺酶替代制剂在世界各地获得许可。它们均来自猪,含有不同的浓度和混合物、胰腺脂酶、淀粉酶、蛋白酶和其他胰腺衍生蛋白质和核酸。最近欧洲临床营养和代谢学会最新在线发布的《2020ESPEN 急性和慢性胰腺炎营养支持指南》建议,应用肠涂层微球胰腺酶替代制剂治疗慢性胰腺炎脂肪泻患者。肠道涂层的胶囊,保护酶免受胃酸,并在十二指肠的 pH 5.5 处迅速分解,因为胰腺酶被胰蛋白酶和胃酸度部分灭活。最近的荟萃分析证明肠涂层微球具有更高的疗效,其中直径为 1.0～1.2 mm 的微型球似乎具有较高的疗效。有关胰酶替代治疗中补充酶的最佳剂量应取决于疾病的严重程度和餐食的成分。实际上,最低脂肪酶剂量为 20 000～50 000 U 应与主食一起服用,一半剂量与零食一起服用。同时,脂肪酶剂量还取决于患者的临床反应,临床上给予的剂量要根据患者的食物摄入、进食方式、食物的烹饪方法和疾病发展情况进行仔细监控和更改。指南推荐的主餐最小使用剂量为 40 000～80 000 U,辅餐的使用剂量为 20 000～25 000 U 脂肪酶/餐,并且推荐胰腺外分泌功能不全患者餐中服用胰酶制剂,推荐剂量可改善一半以上患者的症状,根据反应可能会增加剂量。成人给药没有上限,因为没有过量的风险,超过需要的胰酶通过粪便排除。

胰腺酶替代疗法的疗效应通过缓解胃肠道症状和改善营养参数,最近的荟萃分析表明,胰腺酶替代治疗可增加脂肪吸收系数,改善胃肠道症状,改善营养状况。对于无反应的患者,应行胰腺功能检查以监测有效性,C‐MTG‐呼气测试是一种有用的方法,可以代替一些烦琐的粪便脂肪排泄测试。由于消化道胃酸过多时,pH 较低可破坏肠溶胰酶的释放,降低其有效性,而抑酸剂可提供更有利于发挥高效率酶功能的消化道环境,改善脂肪吸收,因此,对于足量的胰酶替代治疗后仍持续存在胰腺外分泌功能不全症状的患者,推荐联合服用质子泵抑制剂,可显著提高疗效。大量的临床研究证实,慢性胰腺炎导致的胰腺外分泌功能不全患者,在胰酶替代治疗之后,腹泻、腹胀、体质量下降等症状得到缓解,可纠正慢性胰腺炎中的胰腺外分泌功能不全和营养不良。如果这些方法失败,则应排除其他吸收不良的原因,例如小肠细菌过度生长。

2. **控制血糖** 慢性胰腺炎引起的胰腺内分泌功能不全主要表现为慢性胰腺炎糖尿病,它不同于 1 型和 2 型糖尿病,低血糖的风险较高,因此对慢性胰腺炎糖尿病患者应提倡使用动态血糖监测系统,可以连续、全面地监测全天血糖的信息,提供可靠的血糖波动趋势,及时发现或预测无症状的低血糖。对于胰腺内分泌功能不全的晚期和胰腺手术患者,血糖的管理比较困难。因此,慢性胰腺炎糖尿病患者应根据糖尿病病程、体质量指数和合并症来制订个性化的治疗方案,首选二甲双胍等药物治疗,如果患者出现症状性高血糖、C 肽基础水平 $<1\ \mu g/L$、口服降糖药治疗不耐受或无效,推荐联合使用胰岛素治疗。胰岛素治疗可以逆转慢性胰腺炎患者的分解代谢状态,降低机体组织消耗。少数慢性胰腺炎患者由于伴有难治的剧烈腹痛,行全胰腺切除术或胰腺部分切除术的比例在增加,对此类患者可考虑行胰岛细胞

移植，从而保留术后的胰腺内分泌功能。慢性胰腺炎患者的胰岛细胞自体移植是胰岛细胞治疗的主流。此外，慢性胰腺炎糖尿病患者的自我健康管理还包括少食多餐、戒酒、有规律的体育活动等措施。总之，慢性胰腺炎糖尿病的治疗与 1 型和 2 型糖尿病的治疗方案没有明显的差别，但强化胰岛素治疗方案仍是慢性胰腺炎糖尿病的首选，以达到最低的低血糖发生率，以维持慢性胰腺炎患者最佳的代谢状态，这也是目前慢性胰腺炎糖尿病治疗的目标，这需要消化、内分泌、营养学等多学科共同合作来完成。

3. 饮食干预 慢性胰腺炎患者不需要限制饮食，营养状况正常的患者应坚持均衡饮食，而营养不良的患者建议每天 5～6 餐，进食高蛋白质，高能量的食物。慢性胰腺炎患者应避免高纤维饮食，除了无法控制脂肪泻的患者外，国际指南一致建议慢性胰腺炎患者不需要饮食中的脂肪限制。临床研究发现，大多数确诊慢性胰腺炎患者对食物中的脂肪耐受性良好，营养不良胰腺炎患者通过饮食干预和营养补充后，患者的营养状况和疼痛控制得到改善，无任何不良事件。高纤维饮食可能会抑制胰腺酶替代疗法，从而导致吸收不良，容易出现肠胃胀气等症状，因而不建议使用高纤维饮食。大多数患者通过饮食干预和适当的酶补充可以维持患者的营养状况，当正常饮食干预措施还无法达到热量和蛋白质的目标量的情况下，口服营养补充是提高营养物质摄入量的有效方法，对于营养不良的患者有益。此外，如果适当的酶补充和排除细菌的过度生长并未导致吸收不良及其伴随症状的缓解，则可以使用口服营养补充。慢性胰腺炎患者营养支持时推荐的热量为 30～35 kcal/(kg・d)，蛋白质供给量为 1.2～1.5 g/(kg・d)。

对于存在糖尿病和糖耐量明显异常的患者，应采用中等含量碳水化合物和脂肪的膳食，以最大程度降低疾病症状，维持和增加体重。如果患者存在明显消化、吸收不良，需采用胰酶替代治疗，使患者能最大化耐受口服饮食。对于脂肪泻难以控制者，脂肪的摄入量应控制＜30%总能量。对于糖尿病症状明显患者，需应用胰岛素治疗以控制高血糖。慢性胰腺炎患者出现急性胰腺炎征象时，其营养支持在原则和方法上同急性胰腺炎患者。无糖尿病的慢性胰腺炎患者，碳水化合物所占的能量比例一般较高，如存在糖尿病和糖耐量明显异常，则部分能量由脂肪供给，脂肪的供给量为 0.7～1.0 g/(kg・d)，植物脂肪较动物脂肪的耐受性要好。中链甘油三酯(MCT)较少需要消化、吸收率高，经小肠黏膜吸收后可直接经门静脉进入血循环，即使是脂肪酶、辅脂酶、胆盐缺乏时也如此。此外，MCT 氧化快而彻底。但是，由于 MCT 容易引起肠痉挛、恶心、腹泻等症状，在慢性胰腺炎患者应用 MCT 时应根据机体的耐受情况逐渐增加。迄今为止，研究还没有表明与酶补充剂组合使用时，MCT 优于标准长链甘油三酸酯有任何明显的益处。

慢性胰腺炎患者一般情况下不太容易发生水溶性维生素缺乏，而脂溶性维生素缺乏症较常见，但通常经过饮食干预可以得到纠正，因而不建议对所有的慢性胰腺炎患者盲目补充所有脂溶性维生素。推荐监测脂溶性(维生素 A、D、E、K)和水溶性(维生素 B_{12}、叶酸、硫胺素)维生素以及矿物质(如镁、铁、硒、锌)浓度，如果存在营养素缺乏或出现相应的临床症状，或者患者存在吸收不良、严重脂肪泻，则应予以补充。对患有骨质疏松症患者等骨病的患者每天补充维生素 D(800 IU)和钙(500～1 000 mg)。

4. 营养支持方式选择 慢性胰腺炎患者如何以及何时实施口服进食、肠内营养及肠外营养营养支持一直是存在争议的话题。实际上，慢性胰腺炎患者如何提供合理、有效的营养支持对于临床医生来说是个挑战。慢性胰腺炎患者营养支持有两个目标，首先是提供理想的营养支持，其次是减轻患者疼痛等临床症状。目前的调查发现，约 80%～90%的慢性胰腺炎患者可通过合理的口服饮食达到营养支持的目的，另有 10%～20%的患者则需要肠内营养或肠外营养支持。目前的临床调查发现，绝大多数慢性胰腺炎患者通过饮食干预和口服营养补充通常足以改善患者的营养状况，只有约 5%营养不良明显，通过饮食干预和口服营养补充无法维持患者的营养状况，或对上述治疗无反应才考虑通过管饲进行肠内营养支持。疼痛症状明显、胃排空延迟、持续恶心或呕吐或胃流出道梗阻的患者，应选择通过鼻空肠途径使用肠内营养,最大程度减少对胰腺的刺激,减轻腹痛症状。经空肠喂养是个理想的营养支持途径,不仅费用低廉,胰腺外分泌刺激小,且能良好地维持肠道结构和功能,减少感染性并发症,降低机体的高代谢应激状况。对于需要手术治疗的慢性胰腺炎患者,肠内营养同样是理想的营养支持方式。慢性胰腺炎患者肠内营养支持的主要指征有:① 持续疼痛无法进食,因胰头肿大或胰腺假性囊肿引起幽门、十二指肠梗阻患者;② 通过药物治疗仍出现进行性体重丢失的患者;③ 急性发作的患者或出现胰瘘等急性并发症时;④ 需要手术的患者在围手术期进行。目前,临床上常采用内镜辅助建立空肠喂养途径,有两种方法:① PEG/J 方法,即采用经皮内镜下胃造瘘(PEG),先将空肠造瘘管置于胃中,再由胃镜将导管向远端送入空肠。此方法成功率高,并发症发生率低。② DPEJ 方法,即通过小肠镜直接到达 Treitz 韧带以远的空肠穿刺点直接做空肠造瘘,也具有相当高的成功率。临床实践证实,PEGJ 或 DPEJ 是安全有效的途径,有效的肠内营养对于改善患者的营养状况,缓解疼痛疗效显著。

迄今为止有关不同制剂在慢性胰腺炎患者中应用的对照研究较少,缺乏高质量证据。有限的临床研究结果显示,相比较标准型整蛋白型制剂,预消化的短肽类制剂更有利于营养物质的吸收和利用,具有良好的消化耐受性。但是,此类制剂一般口味较差,不适合口服,以经肠喂养为佳。对于脂肪泻明显的患者,应同时进行胰酶替代治疗。对于胰酶替代治疗仍无效的患者,可合用 H_2 受体阻滞剂或制酸剂,以减少由酸刺激的胰泌素释放和增加胰液的分泌。

肠外营养较少应用于慢性胰腺炎患者中,一般仅限于胃肠道功能障碍、胃流出道梗阻,需要胃减压、无法建立肠内喂养途径,肠内营养不耐受,临床症状加重期间患者需要禁食患者,可以短时间应用肠外营养。

七、主编点评

慢性胰腺炎是各种病因引起胰腺组织和功能不可逆改变的慢性炎症性疾病,其基本病理特征为不同程度的胰腺实质破坏和间质纤维化,出现弥漫性或节段性的改变,胰腺钙化、胰管扩张、胰腺萎缩等改变,最终导致胰腺内、外分泌功能不全,表现为腹痛、营养不良、糖尿病等多种临床症状。在西方国家酒精性胰腺炎所占比例最高,我国以梗阻性胰腺炎为主要类型。由于慢性胰腺炎早期诊断困难,肿块型慢性胰腺炎与胰腺癌难以鉴别,内镜和手术治疗的适应证难以把握,对特殊类型慢性胰腺炎认识不足等原因,导致临床上误诊、漏诊的情况仍十分常见,部分患者出现严重的不可逆改变。近年来,国内外许多学者对慢性胰腺炎的发生机制、病理生理有较深入的认识和发现,认为慢性胰腺炎时胰腺外分泌腺体及胰岛组织的损伤导致胰腺内分泌细胞、其他内分泌细胞的破坏以及肠-胰岛轴紊乱,继而出现各种激素的紊乱,从而导致一系列临床症状和表现。2016 年 2 月,国际胰腺协会/欧洲胰腺俱乐部(IAP/EPC)联合提出了慢性胰腺炎的"新机制定义",该定义认为慢性胰腺炎是胰腺的自身病理性纤维化炎性综合征,在基因、环境和(或)其他危险因素的作用下,胰腺实质出现了损伤或应激的持久病理反应。本病在进展期和终末期时的共同特征包括胰腺萎缩、纤维化、疼痛反应、胰管扭曲、狭窄、钙化、胰腺内外分泌功能障碍和发育不良。新定义的基本理念源于慢性胰腺炎的疾病演变模式,其病程可分为危险期、反复炎症期、早期慢性胰腺炎、进展期慢性胰腺炎和终末期慢性胰腺炎,基于慢性胰腺炎复杂的发病机制,新定义更符合慢性胰腺炎完整的疾病发展过程。

腹痛是慢性胰腺炎最常见的临床症状,疼痛的性状常因人而异。本例患者主要症状就是反复腹痛,迁延日久,经各种保守治疗均不能有效缓解疼痛,患者曾赴国际上著名的胰腺治疗中心——美国 Johns Hopkins 医院的胰腺治疗中心就诊,未能明确诊断和有效处理。虽经过第一次手术后,患者腹痛症状仅得到了短暂缓解,随后进一步发展加重,从间歇性疼痛转变为持续性疼痛,而且不能用普通药物来缓解,痛苦异常。由于该患者其他临床表现、症状以及血液检查和影像学检查均未有慢性胰腺炎的提示,这给我们的进一步处理带来犹豫。鉴于患者疼痛剧烈而且治疗要求迫切，我们最终同意行胰十二指肠切除术。术后患者疼痛症状解除，经过1年多时间的随访未再出现以前的疼痛症状。术后病例报告也提示胰腺慢性炎症，胰管开口欠通畅。患者症状的解除可能是根治性手术解决了可能存在的胰管引流不畅的问题，同时手术也切除了腹膜后的神经节，彻底解决了腹痛和腰背痛的问题。

　　该患者病程长，由于进食后腹痛加剧，患者存在十分明显进食障碍，因而长期不能正常进食，存在重度营养不良。胰十二指肠切除术后发生胰瘘、腹腔感染，机体高分解代谢以及禁食，均加重机体自身组织的消耗。不管在该患者手术前漫长的疾病治疗过程中，还是胰十二指肠切除术后的围手术期，肠内营养支持均发挥了重要作用，这也是本病例值得借鉴的地方。

（吴国豪　蒋　奕）

参考文献

［1］ Dumonceau JM，Delhaye M，Tringali A，et al. Endoscopic treatment of chronic pancreatitis：European Society of Gastrointestinal Endoscopy（ESGE）Guideline — Updated August 2018［J］. Endoscopy, 2019, 51：179‐193.

［2］ Arvanitakis M，Ockenga J，Bezmarevic M，et al. ESPEN guideline on clinical nutrition in acute and chronic pancreatitis［J］. Clinical Nutrition, 2020, 40/doi. org/10.1016/j. clnu.2020.01.004.

［3］ Singh VK，Yadav D，Garg PK. Diagnosis and Management of Chronic Pancreatitis A Review［J］. JAMA, 2019, 322：2422‐2434.

［4］ Kempeneers MA，Issa Y，Ahmed Ali U，et al. International consensus guidelines for surgery and the timing of intervention in chronic pancreatitis［J］. Pancreatology, 2019/doi. org/10.1016/j. pan.

［5］ Gardner TB，Adler DG，Forsmark CE，et al. ACG Clinical Guideline：Chronic Pancreatitis［J］. Am J Gastroenterol, 2020/doi. org/10.14309/ajg.

［6］ Whitcomb DC，Shimosegawa T，Chari ST，et al. International consensus statements on early chronic Pancreatitis：Recommendations from the working group for the international consensus guidelines for chronic pancreatitis in collaboration with The International Association of Pancreatology, American Pancreatic Association, Japan Pancreas Society, Pancreas Fest Working Group and European Pancreatic Club［J］. Pancreatology, 2018, 18：516‐527.

第十五章

肠外瘘

病例 1

胆囊手术后十二指肠瘘，小肠瘘、胰瘘，多器官功能衰竭

一、病史简介

患者，男性，50岁。因"间歇性右上腹痛20余年，加重一周"入院。患者20年前在无明显诱因下出现右上腹痛，同时伴发烧，经抗炎解痉治疗后好转。此后每隔数月会有类似疼痛发作，多发生在饮酒或进食油腻饮食后发作，诊断为胆囊结石、胆囊炎。20余年来每次发作间隔时间越来越短，其间曾有数次病情较重，伴皮肤、巩膜黄染，外院曾行B超及CT提示胆囊结石、胆囊炎、胆管炎、胆源性胰腺炎。每次均经过对症处理后缓解。一周前右上腹痛再发，同时伴发烧，门诊以慢性萎缩性胆囊炎、胆囊结石收入院。患者自发病以来精神可，二便无殊，体重无明显变化。

患者既往体健，否认高血压、糖尿病及心脏病等其他慢性病史，否认传染病史，否认手术外伤史及输血史。

二、入院检查

体温37.8℃，脉搏78次/分，呼吸16次/分，血压140/80 mmHg，体重70 kg，身高170 cm。神志清楚，营养中等，全身皮肤轻度黄染，无肝掌、蜘蛛痣。全身浅表淋巴结无肿大，巩膜轻度黄染、胸廓无畸形，双肺呼吸音清，未及干湿啰音。心前区无隆起，心界不大，心率78次/分，律齐，各瓣膜区未及病理性杂音。腹部平软，全腹未及包块，右上腹轻压痛、轻度肌卫，无反跳痛，肝脾肋下未触及，叩诊鼓音，无移动性浊音，肠鸣音3次/分。肛门及生殖器未检，四肢脊柱无畸形，活动自如，双下肢不肿，双侧足背动脉搏动可，神经系统检查无异常体征。

红细胞$4.13×10^{12}$/L，血红蛋白116 g/L，血细胞比容37.2%；白细胞$11.50×10^9$/L，中性粒细胞88%，血小板$202×10^9$/L。总胆红素24.9 μmol/L；直接胆红素11.4 μmol/L；总蛋白70 g/L；白蛋白37 g/L；前白蛋白0.22 g/L；谷丙转氨酶120 U/L；谷草转氨酶96 U/L；尿素4.8 mmol/L；肌酐64 μmol/L；葡萄糖4.6 mmol/L；总胆固醇5.0 mmol/L；甘油三酯2.24 mmol/L；钠145 mmol/L；钾3.8 mmol/L；氯99 mmol/L；钙2.06 mmol/L；无机磷1.02 mmol/L；镁0.95 mmol/L。

彩超：慢性萎缩性胆囊炎、胆囊壁厚，胆囊内充满结石。

三、入院诊断

慢性萎缩性胆囊炎，胆囊结石。

四、治疗经过

患者入院后经抗炎、解痉治疗后症状缓解，经常规术前准备后行胆囊切除术，术中发现右上腹广泛致密粘连，胆囊解剖不清，逐步分离粘连，在胆囊区域发现类似胆囊的结构，切除部分组织送冰冻切片，病理提示是胰腺组织，继续分离找到胆囊后切除胆囊，结束手术。术后患者持续高热，经抗炎治疗后无明显改善，术后第二天开始出现腹痛、腹胀症状，第三天腹胀进一步加重并出现呼吸急促、血压下降，腹

腔穿刺容易抽出黄褐色肠液,穿刺液淀粉酶为 2 800 IU/L,行剖腹探查,术中发现腹腔内约 3 500 ml 积液,十二指肠降部有一约 1 cm×1.5 cm 破口,距曲氏韧带 80 cm 处空肠也有一约 1.0 cm×1.0 cm 左右瘘口,仔细探查还发现,原作组织切除送冰冻切片部位有清亮液体渗出,诊断为十二指肠瘘、小肠瘘、胰瘘,吸净腹腔积液,十二指肠及空肠瘘口修补,在两个瘘口旁各放置双套管引流,关腹。术后患者因呼吸功能障碍,持续低血压,转入外科 ICU 病房。

患者转入 ICU 后,循环不稳定,机械通气,A/C 模式,频率 16 次/分,TV 600 ml,FiO_2 100%,需大剂量血管活性药物维持血压。入室血气分析:pH 7.40;$PaCO_2$ 26.6 mmHg;PaO_2 60.0 mmHg;SaO_2 85%,HCO_3^- 15.0 mmol/L;乳酸 16.2 mmol/L,腹腔双套管引流出约 1 200 ml 含胆汁、肠液的液体,持续高热。患者腹胀明显、肠鸣音消失、少尿。予输血补液改善内环境等治疗,维持循环稳定。并行床旁连续肾脏替代治疗(continuous renal replacement therapy,CRRT)治疗肾功能衰竭,保持腹部双套管引流通畅,应用广谱抗生素以控制感染,根据每日腹腔引流情况进行液体复苏,维持内稳态平衡,监测重要器官的功能,保护瘘口周围皮肤。应用生长抑素以减少肠瘘流量,应用外源性胰岛素以控制患者出现的高血糖症。经过数天处理后该患者循环、呼吸等生命体征稳定,腹部感染局限,体温维持在 38℃ 左右,继续维持机械通气。此时,我们着手进行制订营养支持计划。鉴于患者处于高度应激状态、病情危重,存在多发性、高位高流量肠瘘,同时存在腹腔感染、明显腹胀,无法通过肠内途径进行喂养,故采用肠外营养支持。热量摄入目标量为 25 kcal/(kg·d),其中 30% 热量由脂肪乳剂提供,蛋白质摄入量为 1.3 g/(kg·d),提供足量的维生素和微量元素,采用全合一方式进行肠外营养支持,肠外营养起始时给予目标量的 80%。术后第 6 天,患者出现烦躁不安症状,测血糖为 23.6 mmol/L,尿量为 2 800 ml/d,血清电解质在正常值范围。应用胰岛素泵控制血糖在 8.0~10 mmol/L。经过 3 周左右全肠外营养,患者肠瘘量逐渐减少,但持续低热(38℃左右),低蛋白血症,腹壁创口迟迟不愈,同时出现黄疸、肝脏酶谱升高、血尿素氮增高等肝、肾功能损害现象。我们通过空肠外瘘口将喂养管置入肠管远端,进行肠内喂养。应用标准型整蛋白制剂,根据患者的耐受情况逐渐增加投给量,随着肠内营养量的增加逐渐减少肠外营养用量。当联合应用肠外和肠内营养支持后,患者体温下降至正常,腹部创面逐渐缩小,每天换药时可见到上皮组织逐渐向内生长,肠瘘的流量也在进一步减少。腹部创面明显缩小,每天换药时发现窦道新鲜肉芽形成,通过进一步治疗后十二指肠瘘和胰瘘自行愈合。空肠瘘由于瘘口大、黏膜外翻,无法自行愈合。因此,经过积极的术前准备后该患者在第一次手术后 3 个月时接受了确定性手术,切除了空肠瘘口部位的肠段,行空肠-空肠端端吻合。术后患者恢复顺利,最后康复出院。

五、讨论分析

本例是医源性损伤造成的多发性肠瘘病例,患者行胆囊切除术,因右上腹粘连严重,手术显露不佳,术者经验不足,导致十二指肠、胰腺及小肠损伤,术中没有发现,手术后出现弥漫性腹膜炎,腹腔严重感染,感染性休克,再次手术探查,腹腔引流。腹腔多脏器损伤是腹部外科最严重的并发症之一,病情危重,治疗困难,病死率高,是当今腹部外科领域的难题之一。近年来,随着外科技术、营养支持治疗及抗感染等水平的不断提高,肠瘘的诊治取得了很大进步。纠正内稳态失衡,控制腹腔感染,维持器官功能,合理营养支持及手术治疗是整个治疗的重要措施,而充分引流和正确有效的瘘口处理是愈合的必要条件。感染是肠瘘治疗失败、死亡的主要原因之一,一旦肠液外漏至腹腔,即刺激腹膜,同时毒素由腹膜迅速吸收入血,导致全身炎症反应综合征(SIRS),严重者可出现多器官功能衰竭。肠瘘造成感染严重的原因是肠液溢漏至腹腔,未能得到有效的引流所致。因此,一旦发现有肠瘘时即应设法引流外溢的肠液,放置有效的引流,可采用双套管持续滴水冲洗负压引流。如果肠瘘无法自行局限,出现弥漫性腹膜炎时必须及时手术,延误时间越长预后越差,病死率越高。手术时寻找肠瘘部位,腹腔冲洗、引流是关键,此时腹腔内虽有粘连但允许分离,吸尽腹腔内积存的脓性肠液,特别是注意吸尽腹腔间隙与肠襻间的肠液,并以大量等渗盐水清洗至液体不再混浊,后置放有效引流,至于瘘口的处理应根据肠瘘部位、局部组织条件和患者全身状况而定。本例患者存在十二指肠瘘、小肠瘘及胰瘘,腹腔污染严重,患者存在严重感染性休克,一般情况差,故仅做腹腔冲洗、引流,十二指肠和小肠瘘口作单纯修补处理。

营养支持是肠瘘治疗中十分重要的治疗措施,随着营养支持的广泛应用以及感染的有效控制,肠瘘的治愈率已提高至90%左右。具体营养支持方式和时机应根据不同情况而定。十二指肠瘘或高位消化道瘘流量高,水、电解质丢失明显,通常情况下应先给予肠外营养保证充分的营养供给、电解质及液体需要量,快速纠正内环境失衡,改善营养状况。临床实践表明,有效的肠外营养可有效降低肠瘘的流量,促进瘘的自愈,明显降低肠瘘的病死率。本例患者第2次手术后存在明显的低血压休克状态,术后一段时间内出现循环不稳定,需要血管活性药物维持血压,存在ARDS即急性肾损伤表现,呼吸机维持呼吸及CRRT治疗,每日腹腔双套管引流出约1 200~1 600 ml液体,持续高热,并存在多器官功能不全现象,此时治疗的重点是器官功能维护和内环境稳定。因此,此时我们主要是保持患者腹部双套管引流通畅,适当应用广谱抗生素以控制感染,根据每日腹腔引流情况进行液体复苏,维持内稳态平衡,监测重要器官的功能,保护瘘口周围皮肤。应用生长抑素以减少肠瘘流量,应用外源性胰岛素以控制患者出现的高血糖症。经过数天处理后该患者循环、呼吸等生命体征稳定,腹部感染局限,体温维持在38℃左右,继续维持机械通气。此时,我们着手进行制订营养支持计划。由于该患者处于高度应激状态、病情危重,存在多发性、高位高流量肠瘘,同时存在腹腔感染、明显腹胀,无法通过肠内途径进行喂养,故采用肠外营养支持。通过肠外途径提供营养物质以保证机体每天能得到足够的液体量、能量、蛋白质、电解质、微量元素、维生素等营养底物。热量摄入目标量为25 kcal/(kg•d),其中30%热量由脂肪乳剂提供,蛋白质摄入量为1.3 g/(kg•d),提供足量的维生素和微量元素,采用全合一方式进行肠外营养支持,肠外营养起始时给予目标量的80%,逐渐增加至全量。

高血糖在严重创伤、感染等危重患者中十分普遍,临床上突出表现为病理性高血糖、糖耐量下降、机体分解代谢增加、负氮平衡、瘦组织群减少、创口愈合不良及感染率升高等,严重影响机体内环境稳定。应激状态下危重患者的高血糖的发生机制十分复杂,概括起来与抗调节激素、细胞因子的大量释放、外周组织胰岛素抵抗以及不适当的碳水化合物摄入密切相关。该患者经过两次手术创伤,伴有肠瘘、感染等应激,同时接受肠外营养支持,摄入的热量较高,出现高血糖可能是上述诸因素综合结果。患者出现的多尿、烦躁不安症状是高血糖引起的临床后果。近年来的研究发现,外科危重患者应激性高血糖不仅导致机体分解代谢增加、负氮平衡、瘦组织群减少、创口愈合不良及感染率升高,还严重影响机体内环境稳定,增加患者病死率。进一步的研究还发现,不管患者是否有糖尿病史,严格控制病理性高血糖能改善外科危重患者的预后,血糖水平控制在正常水平能明显降低外科危重患者并发症如感染、多脏器功能衰竭等的发生率,减少输血量,缩短重症监护时间,降低病死率。因此,应激性高血糖的防治已经成为目前临床上日益关注的课题。应激性高血糖的防治主要有以下几个方面:① 解除应激原:对该患者来说,首先要改善肠瘘的引流、控制感染。原发疾病的处理能减轻机体的应激程度,减少应激激素如儿茶酚胺、胰高血糖素、皮质醇的释放,从而减轻血糖水平。控制感染可减少前列腺素、白三烯、肿瘤坏死因子(TNF)、白介素(IL-6)等体液细胞因子的释放,也有助于降低血糖。② 正确的营养支持:高血糖是营养支持的主要障碍,因为高血糖本身可引起胰岛素抵抗和β细胞功能损害。另一方面,肠外营养又是高血糖的一个危险因素。有研究发现,在一组按照30 kcal/(kg•d)提供热量,葡萄糖输注速度>5 mg/(kg•min)的肠外营养患者中,有50%患者血糖>11.1 mmol/L。因此,从这一点出发,对严重应激状况下患者进行营养支持时应提倡低热量营养支持,尤其是在创伤等应激后初期,避免血糖值升高。对该患者来说,其高血糖的原因很有可能是因为热量摄入量增加过快或摄入量过高所致。因此,发现高血糖后我们减少了总的热量摄入量,减少葡萄糖在非蛋白热量中所占的比例,控制葡萄糖输注速度在 4 mg/(kg·min)以下。事实上,许多研究表明,短时间低氮、低热量 PN 并不影响患者的累积氮平衡,却可降低感染等并发症。相反,如过高热量和营养底物摄入会导致严重高血糖状态,可增加危重患者病死率和并发症发生率。尤其是过多葡萄糖摄入可引起机体静息能量消耗增加,高血糖及高渗性并发症,CO_2 产生过多,呼吸肌负荷加重,肝功能损害,应激激素释放增加,并加重应激和蛋白分解。③ 胰岛素强化治疗:目前,国外临床实践中已经十分重视胰岛素强化治疗控制应激性高血糖。大量动物实验和临床研究表明,高血糖可损害中性粒细胞及吞噬细胞功能,促使氧自由基及脂质过氧化产生增加,降低机体免疫功能。高血糖还可引起可溶性细胞内黏附分子-1(SICAM-1)等黏附分子明显增加,所有这些异常均易导致感染发生。高血糖还可导致肌肉分解代谢加速,刺激整体蛋白质分解。此外,高血糖还可直接作用于大脑,引起脑水肿和神经细胞坏死。而正确地使用胰岛素控制创伤后高血糖,可减少各种并发症的发生,改善危重患者的预后。Van den Berghe 等的研究显示,胰岛素强化治疗严格控制血糖在正常水平(4.4～6.1 mmol/L)可明显降低危重患者病死率和 ICU 死亡率。同时,各种并发症的发生率也显著下降,尤其是多器官功能衰竭及感染发生率明显下降。近年来,随着控制正常血糖的益处被越来越多的研究所证实,胰岛素强化治疗已被临床广泛采用。目前认为,创伤早期应激较强时,如果血糖连续两次高于 11.1 mmol/L,或血糖波动较大,可选择胰岛素持续静脉滴注。血糖降低过程要平稳,不能太快,也不能降得太低,要尽量减少低血糖的发生。随着机体逐渐恢复,创伤应激逐渐减小,血糖也逐渐易控制,此时可根据血糖水平改为皮下注射胰岛素。④ 密切监测血糖:由于血糖控制好坏直接关系到危重患者的预后,因此,客观、准确地监测血糖,真实地反映高血糖的程度及持续时间显得非常重要。对于危重患者,整个 ICU 期间平均血糖水平是应用较多的监测指标,因为其与病死率明显相关。事实上在 ICU 中,可通过精确调节胰岛素用量来控制血糖水平,但困难的是血糖控制在何值是理想水平。在许多临床实践中,将血糖控制在 4.4～6.1 mmol/L 以下的目标往往不合适或过于严格,常导致不必要的低血糖。目前,国外许多临床中心推荐的界限为 8.0 mmol/L 左右,同时每小时监测血糖以调节胰岛素输注速度以维持血糖稳定,有条件应同时监测血胰岛素浓度,了解内源性胰岛素分泌情况。

该患者经过 1 个月左右的肠外营养支持后,肠外瘘流量已逐渐减少,一般情况明显改善,自主呼吸,各器官功能稳定。但仍然存在以下一些问题:出现持续低热现象,长期低蛋白血症,腹壁创口迟迟不愈。持续低热的原因我们高度怀疑是肠源性感染,依据为:① 长时间的禁食和肠外营养;② 持续低热,白细胞及中性粒细胞增高;③ 机体其他部位无明显感染迹象;④ 血培养检出大肠埃希菌和奇异变形杆菌,血浆内毒素水平增高。该患者由于多发性高位肠瘘,病情不稳定,长期应用肠外营养支持,出现持续低热而又无明确感染病灶存在,应考虑肠源性感染。因为长期肠外营养可导致肠黏膜上皮绒毛萎缩,变稀,皱褶变平,肠壁变薄,小肠黏膜细胞及营养酶系的活性退化,肠黏膜上皮通透性增加,肠道免疫功能障碍,以至于肠道黏膜的正常结构和功能损害,导致肠道细菌易位而引起肠源性感染,甚至导致肠源性败血症。但是,临床上要诊断肠道细菌易位却十分困难。目前,国内外检测肠道细菌易位普遍采用组织细菌培养法,即获取肠系膜淋巴结、肝、脾、肺、肾等组织或是肠壁浆膜或腹腔的拭子以及血液、淋巴液等进行培养,然后分离出活的细菌在光镜或电镜下加以计数和分类。可是在人类由于存在伦理学上问题,我们无法在患者身上做上述各种检测,只能外周血细菌培养和血内毒素水平测定,而遗憾的是这两种方法的阳性率并不高,从而给临床上诊断肠道细菌易位带来困难。事实上,肠道细菌易位现象在特定的病理状态下是客观存在的,在各种病理因素作用下,肠黏膜损伤,肠黏膜萎缩或通透性增高,导致肠屏障功能障碍,肠道细菌和内毒素易位,严重时可诱发多器官功能衰竭的发生。

另一方面,该患者长时间内存在低蛋白血症,腹部创面迟迟不愈,表明目前采用的营养支持方式及营养物质的摄入量尚无法满足机体代谢所需。但是,每当我们试图增加每日摄入的热量和蛋白质时,出现黄疸、肝脏酶谱升高、血尿素氮增高等肝、肾功能损害现象。因此,在出现肠源性感染、肠外营养无法加量的情况下我们设法建立肠内喂养途径,通过空肠外瘘口将喂养管置入肠管远端,进行肠内喂养。应用标准型整蛋白制剂,根据患者的耐受情况逐渐增加投给量,随着肠内营养量的增加逐渐减少肠外营养用量。当联合应用肠外和肠内营养支持后,患者体温下降至正常,腹部创面逐渐缩小,每天换药时可见到上皮组织逐渐向内生长,肠瘘的流量也在进一步减少。该患者经过上述治疗后肠液流出量明显减少,每日流出的肠液量约为50～100 ml,窦道形成,无明显感染。此时,我们加用生长激素治疗以促进肠瘘尽早愈合,经过2周生长激素治疗后,腹部创面明显缩小,每天换药时发现窦道新鲜肉芽形成,通过进一步治疗后十二指肠瘘和胰瘘自行愈合。空肠瘘由于瘘口大、黏膜外翻,无法自行愈合。因此,经过积极的术前准备后该患者在第一次手术后3个月时接受了确定性手术,切除了空肠瘘口部位的肠段,行空肠-空肠端端吻合。

六、相关营养背景知识

(一) 肠瘘的分类及病理生理变化

肠瘘广义上是包括胃、十二指肠、小肠和大肠内瘘或外瘘的总称,常由于腹部创伤或感染、炎性肠道疾病、肿瘤、放射性损伤、手术后肠管或吻合口破裂以及先天性因素等,导致消化液外漏至腹腔或腹壁外形成的一种疾病状态。穿破腹壁与外界相通者称外瘘;与其他空腔器官相通或本身相通,消化道内容物不流出腹腔外者称内瘘。肠瘘一旦发生,将会产生一系列病理生理改变或各种并发症,在大多数情况下,这些并发症可加重机体损害,导致病情更为复杂,治疗更为困难。20世纪60年代肠外营养支持应用于临床之前,肠外瘘病死率高达81%～100%,高流量瘘病死率接近100%。近年来,随着肠外瘘治疗理念的不断进步,特别是营养支持的广泛开展,肠外瘘的病死率降至12%～16%,而自愈率则达到90%。由此可见,合理的营养支持在肠瘘治疗中起着十分重要的作用。

1. 肠瘘的分类　肠瘘根据瘘口的解剖位置、大小、流量、原发病等因素的不同,存在着多种分类方法,这些分类方法对于营养失衡的评估、治疗策略的选择以及预后的判断有着重要的提示作用。① 根据瘘口的解剖位置,可分为胃瘘、十二指肠瘘、小肠瘘、结直肠瘘等;② 根据瘘口的漏出量,可分为低流量瘘(<200 ml)、中等流量瘘(200～500 ml)和高流量瘘(>500 ml);③ 根据瘘口形状,可分为唇状瘘和管状瘘;④ 根据瘘口数目,可分为单发瘘和多发瘘;⑤ 根据原发疾病,可分为腹部创伤、医源性、异物、感染、放射性、炎性肠病、肉芽肿、恶性肿瘤、先天性因素等;⑥ 特殊类型肠瘘——肠腔空气瘘,是指肠腔瘘口直接暴露在空气中,没有皮肤、皮下组织、其他肠管或组织覆盖,区别于有连接胃肠与腹壁皮肤的瘘管的传统肠外瘘。

2. 肠瘘的病理生理变化　肠瘘是腹部外科中常见的严重疾病,肠瘘发生后对机体全身状况的影响主要取决于肠瘘的位置、大小、原发疾病情况。肠外瘘临床表现为胃肠内容物自体表瘘口流出,瘘口可经久不愈,瘘口局部皮肤可出现糜烂及感染。早期可有腹膜炎或腹腔脓肿的表现,即发热、腹胀或局限性压痛、反跳痛等。全身症状主要有脱水、酸中毒、营养不良等。严重肠瘘可引起一系列病理生理改变,主要包括内稳态失衡、营养不良、感染和器官功能障碍等,并且这些病理生理改变互相影响,形成恶性循环。具体表现:大量消化液丢失于体外,引起脱水、电解质和酸碱平衡紊乱。肠外瘘时肠液中蛋白质大量丢失且不能经胃肠道补充营养,加之患者处于高分解代谢状态,可迅速出现营养不良。若无适当营养治疗,最终可出现恶病质。含有消化酶的消化液外溢,引起瘘周围皮肤和组织腐蚀糜烂,继发感染和出血,并可引起腹腔内感染、脓毒血症和多器官功能障碍而危及生命。

(1) 内环境紊乱:消化液的丢失是肠外瘘患者最主要的临床表现,尤其是高位、高流量的肠外瘘,消化液的丢失可达数千毫升。消化液包括唾液、胃液、肠液、胆汁及胰液,各种消化液中含不同的电解质。

因此,消化液的丢失必然伴随着电解质的丢失,从而导致脱水和电解质失衡。此外,消化液如胆汁、胰液和小肠液中均含有高浓度的碳酸氢盐,由于肠瘘引起这些消化液的大量丢失可导致碳酸氢盐丧失,造成代谢性酸中毒。肠瘘患者大多数合并感染,严重感染或合并存在循环容量不足均可造成乳酸堆积,也是导致代谢性酸中毒的重要原因。

(2)营养不良:营养不良是肠瘘患者最主要的病理生理改变,而造成肠瘘患者营养不良的原因是多方面的,主要有以下几点:① 丢失增加:肠瘘时大量营养物质可伴随消化液而丢失,特别是消化液中蛋白质的慢性丢失是导致机体营养不良的主要原因。此外,胃肠道显性或隐性失血,也可造成明显的蛋白质丢失。② 摄入量减少:因肠瘘导致肠道完整性受到破坏,从胃肠道摄入的食物自瘘口漏出,不能满足机体的需要。由于担心因摄入的食物刺激消化液分泌,增加肠瘘的流量,因而有意识地进行禁食或限制饮食,造成营养物质摄入不足。③ 消耗增加:肠道消化液漏入腹腔所致的感染及反复手术创伤,导致肠瘘患者机体处于应激状态,出现代谢亢进、蛋白质分解加剧,此时若无足够的能量、氮源及其他营养素补充,必然造成机体各组织消耗,导致营养不良。

(3)感染:肠瘘患者极易发生感染,其原因主要包括:解剖结构的异常;肠液外渗进入腹腔引起弥漫性腹膜炎、腹腔脓肿;肠液外溢对周围组织的腐蚀,继而细菌侵入造成局部感染;长期禁食或肠外营养,肠黏膜屏障功能损害,肠道通透性增加,肠道细菌易位,导致肠源性感染。实际上,肠瘘患者的感染更主要的原因可能与长期患病、营养不良以及机体免疫功能减弱有关。腹腔感染是肠瘘患者最常见的并发症,也是死亡的主要原因。肠瘘产生后,常先出现局限性腹膜炎、腹腔脓肿,也可形成弥漫性腹膜炎。临床上可出现腹痛、腹胀、腹肌紧张、恶心、呕吐、发热、白细胞增高等征象。肠瘘患者的感染以革兰阴性杆菌为主,对机体造成的危害较大,可发生脓毒血症或感染性休克,治疗往往较困难,严重者可引起多器官功能障碍。

(4)多器官功能障碍:脓毒血症和多器官功能障碍是肠瘘最严重的并发症,多发生在感染严重的肠瘘患者,多器官功能障碍可进一步发展成为多器官衰竭,也是肠瘘患者主要的死亡原因。肠瘘患者的脓毒血症常与严重感染、机体免疫功能下降、严重营养不良、创伤、休克、高分解代谢、炎性介质作用等有关。肠瘘患者由于大量消化液丢失,循环血容量不足或血流分布不均,可诱发重要器官缺血以及缺血再灌注损伤,由此而产生氧自由基及细胞因子等,引发应激反应、SIRS 及多器官功能障碍。如果同时存在脓毒血症性休克,则进一步加重机体损害,使病情更加严重和复杂。肠瘘患者最主要的并发症是腹腔感染或脓肿,细菌和毒素通过门静脉系统进入肝脏,直接或间接刺激库普弗细胞产生细胞因子,造成肝脏损害。另外,肠瘘患者严重脓毒血症时还可影响肺、肾及心脏等重要脏器功能,造成 ARDS、急性肾功能衰竭和心功能障碍,从而导致多器官功能衰竭的发生。近年来,有学者提出,肠道是应激时多器官功能障碍的始发或中心器官。肠瘘患者由于肠道的连续性中断和废用,引起肠道结构以及功能的障碍,肠道细菌易位,持续的肠源性感染是导致多器官功能衰竭的重要原因。

(二)肠瘘患者营养支持

营养不良在肠瘘患者中发生率为 55%～90%,因营养不良导致死亡者约占肠瘘患者的 48%,肠瘘患者的营养状况与治愈率和病死率直接相关,及时进行营养支持将明显降低病死率。当水、电解质紊乱被纠正,感染被控制后,营养支持的重要性愈加明显。肠瘘时营养物质缺乏所致的营养不良,不仅有肌肉蛋白和内脏蛋白的大量丢失,而且免疫功能也受到抑制,蛋白质合成受抑可致激素、酶类产生异常,机体抵御有害物质侵袭的能力下降,对再次应激的反应性减弱。积极的营养支持可改善机体营养状况,增强免疫力,为维护器官功能提供必需底物。相反,不适当的营养支持可因其超过机体的代谢能力,损害器官功能。因此,营养支持是肠瘘患者治疗过程中重要组成部分,在不同时期、不同病变部位、不同发病原因,其营养物质需要量及支持途径有所不同。

1. **肠瘘患者营养支持的实施**　营养支持为肠瘘患者提供机体生理需要、组织合成及瘘口和伤口愈合所需的能量物质、蛋白质、电解质和微量元素等，同时纠正酸碱失衡及电解质紊乱，维持和改善患者的营养状况和内稳态，恢复患者机体组织构成，增加内脏蛋白合成，提高免疫力，在合理、及时的外科处理及抗感染基础上，顺利渡过肠瘘早期内稳态失衡与严重感染阶段，以提高瘘口自愈力，增强患者对再次手术的耐受性，提高手术成功率，降低手术并发症和病死率。临床上，由于肠瘘发生原因以及肠瘘的类型不同，产生的内稳态失衡、营养不良、感染及器官功能障碍等病理生理改变也各不相同，肠瘘患者的营养支持方式以及营养物质的需要量也存在较大差异。目前认为，肠瘘患者营养支持的原则是，在进行全面营养评定、判断患者的营养状况及营养不良类型的基础上，根据不同患者、不同疾病状态和时期、不同组织器官功能，以及肠瘘类型、肠道消化吸收功能及肠道有无梗阻等情况，选择合理的营养制剂及合适的营养支持途径，以达到最佳的营养支持效果。

营养支持实施前首先应选择营养支持方式和途径，并确定能量及营养物质的需要量。肠瘘患者营养支持途径选择的主要依据为：① 病情是否允许经胃肠道进食，患者的胃肠道功能是否紊乱；② 胃肠道的供给量是否可以满足患者需要；③ 患者有无肠外营养支持的禁忌；④ 营养支持时间的长短；⑤ 能否经外周静脉输注营养物质。肠瘘发生的早期，由于大量肠液丢失，而又未得到合适的补充，机体出现循环容量不足，且合并电解质紊乱、酸碱失衡，常见的有脱水、低钠血症、低钾血症和代谢性酸中毒等。加之手术、外伤等应激和肠内容物漏至腹腔所至腹腔感染等因素，出现神经内分泌系统功能紊乱及细胞介质分泌增加，导致代谢亢进，所补充的营养物质因合成代谢降低无法在体内合成大量所需蛋白质。此时期应以维持生命体征及酸碱、电解质平衡等内环境稳定为主。在纠正内稳态失衡的同时，进行外科引流及抗感染治疗。液体复苏及内环境基本稳定后，即可开始营养支持。一般说来，绝大多数肠瘘患者早期常采用肠外营养支持方式。目前，虽无Ⅰ类证据证实肠外营养可以提高肠瘘的愈合率，但是肠外营养在能量摄取、维持正氮平衡、减少肠瘘量以及降低肠瘘患者病死率等方面的作用已被许多研究所证实。具体指征为：无法获得肠内营养支持途径；高流量瘘；不能耐受肠内营养者。

肠外营养实施前，需要确定机体能量及营养物质的需要量，而肠瘘患者机体能量消耗的差异很大。以往的研究表明，对于病情稳定、无感染的肠瘘患者，机体的能量消耗值接近 Harris - Benedict 公式估算值。而对于合并腹腔感染或者多器官功能障碍的肠瘘患者，机体的能量消耗明显增加，其实际能量消耗测定值为 1.2～1.5 倍的 Harris - Benedict 公式估算值。实际上，对于肠瘘患者，提供充足而适当的热量十分重要。因为肠瘘患者通常需要较长时间的营养支持，适当的能量支持既可避免因能量摄入不足而造成的营养不良，也可防止因过度喂养引起的代谢不良反应。因此，临床上对于病情不稳定的危重患者，建议采用间接测热法进行机体静息能量消耗的测定，并由此作为提供每日能量需要量的依据。在肠瘘发生的早期，应逐步增加营养物质的摄入量，避免过快达到目标需要量。因为在创伤、应激早期，机体存在"自身相噬"现象，过高的热量或营养底物的供给，不但无法加快合成代谢，反而加重了循环负担，不利于早期内稳态失衡的恢复，容易引起代谢紊乱，而且肠外营养时过高的能量摄入也可增加细菌易位的发生率。

众所周知，长期肠外营养不仅可造成代谢紊乱、肝功能损害、导管相关性感染、肠道结构和功能障碍、肠道细菌易位等不良反应，而且其护理、监测复杂，价格昂贵。因此，一旦肠瘘患者血流动力学稳定、感染得到控制，肠瘘量稳定，应尽早恢复肠内营养。临床上，肠瘘患者应用肠内营养的适应证为：① 腹腔感染已被控制，溢出的肠液已得到有效引流；② 有足够长的肠段（＞75 cm）可供消化吸收，可通过影像学检查、经瘘口肠道造影来评估是否有足够长度的肠断用于消化吸收；另外可检测血液中瓜氨酸的含量来评估肠道的功能；③ 肠内有足量的胆汁、胰液等消化液与营养物混合。相反，在肠瘘早期、合并有腹腔感染、肠麻痹、肠梗阻时，则应禁用肠内营养。具体实施方法有：① 高位肠瘘可应用瘘以下的肠段，只要瘘的远端有 75 cm 以上的肠段可供消化吸收,且无消化道梗阻存在,即可通过瘘口向远端置管进行肠内喂养。② 低位小肠瘘、结肠瘘等则可应用瘘以上的肠段,即通过经胃或近端空肠进行肠内喂养,一般不会明显增加瘘的流量,因为在瘘口上方还存在足够长度的正常小肠,能充分吸收给予的营养物质。③ 如有胆汁、胰液的丢失,可收集起来进行回输,以减少消化液、电解质、有关消化酶及蛋白的丢失。④ 如能通过内堵的方法恢复消化道的连续性、控制肠液流出,则更有利于肠内营养的实施。因此,对于胃十二指肠瘘、低位肠瘘、管状瘘、唇状瘘经内堵或外堵恢复肠道连续性后均可行肠内营养。临床研究发现,相同热量和蛋白质的肠内营养较肠外营养可更有效地改善肠瘘患者的营养状况。肠内营养具有符合生理、经济方便、促进肠蠕动、增进门静脉系统的血流及促进胃肠激素的释放等优点,更重要的是保护了肠黏膜及其屏障功能,刺激 IGA 分泌,减少肠道细菌易位和保护宿主免疫功能等。

肠内营养的最佳途径是口服,对于结肠瘘、管状瘘、唇状瘘经处理后不再外漏后,均可口服营养。但口服的依从性往往很差,对于不能口服的患者可考虑管饲。临床上应根据肠内营养时间的长短及肠瘘部位等因素选择途径,常用的方法是通过鼻胃管、鼻十二指肠管、鼻腔肠管、胃造口或直接经高位瘘置管等方法进行肠内喂养。肠内营养时间短的选用置管法,时间长的可选择造口法;低位肠瘘可选择置管法,而高位肠瘘则可选择瘘口下造口法,也可经瘘口向远端肠管置入喂养管,这一方法已经被证明是安全有效的。肠瘘患者进行肠内营养时如何选择营养制剂,应根据病情、配方特点、输注途径以及肠道功能而定。整蛋白具有刺激肠黏膜更新和修复作用,更有利于肠道功能的维持。而危重患者往往缺乏完整的消化能力,对整蛋白的耐受性较差,因此可选择多肽类或要素制剂。与肠外营养不同的是,机体对高热量的肠内营养液具有良好的耐受性,给予高热量的肠内营养后,并未见到明显的并发症。相反,增加热量和蛋白质的摄入可以迅速增加体重,提高血清白蛋白浓度,可显著改善营养状态,提高肠瘘的自愈率。

为确保肠内营养安全输注,应用肠内营养时应从低剂量、低浓度、低输注速度开始,逐渐增加营养液浓度、剂量及输注速度,同时密切监测消化道的耐受性。一般先增加用量,然后增加浓度。速度和浓度不应同时变动,对于不能耐受者,可将速度和浓度减少到能耐受的水平,再逐渐增加,每次加量后应有一定的适应期。部分患者在使用肠内营养后可以出现肠瘘量增多,也有部分肠瘘患者无法耐受肠内营养支持,有些肠瘘患者需要反复多次尝试应用肠内营养,一旦成功,受益无穷。因为它可以提供膳食纤维、精氨酸、谷氨酰胺、不饱和脂肪酸、核苷酸等营养物质,促进胃肠黏膜生长,增强其免疫及屏障功能。当肠内营养无法满足机体营养需要时,可辅以肠外营养支持。

肠瘘患者因丢失大量消化液及胰酶,影响肠内营养物质的吸收。因此,肠内营养时添加胰酶制剂有助于肠瘘患者对脂肪、蛋白质和糖类的吸收,提高了肠内营养物质的利用度,从而在一定程度上能尽早改善患者的营养状况。对于近端肠管短于 80 cm 的肠瘘患者,营养状况的维持不能仅靠使用胰酶制剂,还要依靠肠液回输或肠外营养支持。肠液回输有以下优点:能改善患者的营养状态,防止肠黏膜萎缩,减少机体水分丢失,有助于患者内环境的稳定,促进胆盐、内因子等物质再吸收,防止菌群移位,有助于患者撤离肠外营养。某些瘘口大、肠液流出量大的高位小肠瘘患者,瘘以下的肠管正常,可将近端的肠液收集起来,与营养液混合后再从瘘以下的肠管灌入,不但能改善营养物的吸收,且可减少液体、电解质的丢失。肠液的回收与营养灌注宜采取每天 4~6 次的方法,避免肠液潴留时间过长被污染,且一次量过多,可促进肠蠕动。输注前应测定消化液 pH,防止 pH 过低。当消化液收集的量趋于减少时,方可认为患者趋于恢复,可减少回输量并可一次给予,但仍应遵循量出为入的原则。如果每天收集消化液少于 100 ml 且不再反弹增多时,可考虑逐渐停止消化液的回输。

2. 肠瘘患者的代谢支持治疗 内环境稳定后,调节代谢紊乱、进行代谢支持是营养支持的重点,其目的是保护和支持机体重要器官的结构和功能,防止底物限制性代谢,避免因不当的营养供给而加重器官功能的损害。同时给予一些药物或生物制剂,降低高代谢反应或促进合成代谢,称为代谢调理。如给予非固醇类抗炎药物布洛芬、吲哚美辛等，它们是环氧化酶抑制剂，可阻断 PGE2 的合成，减少 IL-2 的产生，从而降低机体的应激反应，减少蛋白分解。也可应用生长因子以促进蛋白合成，改善氮平衡，即使摄入较低的热量，也能有节氮作用，并获得正氮平衡。还可给予一些特殊营养物质，如谷氨酰胺、短链脂肪酸，以减少肠道细菌易位，降低内源性应激因素。

虽然营养支持或代谢支持在肠瘘治疗过程中发挥了重要作用，但这些努力只有在对肠瘘进行正确治疗的前提下才能发挥作用。如营养支持与感染密切相关，只有感染得到控制时所供给的营养底物才能被有效利用，机体营养状况才会改善。反之，感染严重时营养状况会趋于恶化，而营养不良又将使感染更难以控制，形成恶性循环。因此，及时引流、有效控制感染是肠瘘治疗的关键步骤。只有在内环境稳定、腹腔感染控制后，提供合适的营养支持或特殊营养物质，才能有效促进机体的合成代谢，改善患者营养状态，有利于组织生长与瘘口的愈合。

在肠外瘘早期，肠液外溢是影响肠外瘘自愈的主要因素。外溢的肠液可消化内脏组织，引起腹腔出血，含有细菌的外溢液还会引起严重的腹腔感染，致使肠瘘局部组织不断发生出血、感染和坏死，瘘口难以愈合。此外，肠液外溢还会引起大量体液丢失，导致内环境稳定失衡。腹腔感染使胃肠道动力障碍，消化吸收功能受限，胃肠道营养难以满足机体应激时的需要。因此，最大限度地减少肠液分泌与丢失，以及提高营养物质的消化吸收能力是早期促进肠外瘘自愈的关键因素。针对该问题，目前临床上多建议肠瘘早期在进行营养支持的同时，还给予一些药物辅助治疗，常用的药物分为四类：① 抗肠蠕动药：洛哌丁胺（易蒙停）、可待因、鸦片酊等，减慢肠蠕动，可以延长肠内容物在肠道内的通过时间，从而促进营养物质、水电解质的消化吸收，减少肠液的丢失，但是对于腹腔感染未能有效控制，特别是出现麻痹性肠梗阻后应慎用。② 抗分泌药：质子泵抑制剂、组胺 H_2 受体阻滞剂、硫糖铝、生长抑素及奥曲肽等。胃每日可分泌 1～2 L 的胃液，抑制胃酸的分泌对于肠瘘早期，特别是高位瘘、高流量瘘的控制非常重要，组胺 H_2 受体阻滞剂、质子泵抑制剂等，能减少肠瘘流量，促进瘘口自愈，缩短住院时间。与组胺 H_2 受体阻滞剂相比，质子泵抑制剂的效果更为明显。研究表明，选用质子泵抑制剂不但能减少肠液漏出量，而且能降低应激性溃疡的发生率。这些药物的用量在患者之间差异较大，但总的目标是控制胃管引出的胃液 pH 不低于 6。硫糖铝可以中和胃酸，保护消化道黏膜。近年来研究表明，生长抑素或生长抑素类似物（奥曲肽）可明显减少消化液的分泌及漏出量。其中生长抑素能抑制胃、胰腺、胆汁、肠液的分泌，对许多胃肠道激素有较强的抑制作用，并能抑制消化道运动，明显减少蛋白、酸碱物质及电解质的丢失，有助于消化道瘘患者机体内稳态的维护，减少消化液的污染，有助于促进瘘道的形成，缩短了肠瘘的自愈时间，提高肠瘘的自愈率。因此，该方法特别适用于高流量的十二指肠和高位肠外瘘患者，在治疗后的前几天瘘流出量可减少 50%～75%，而且生长抑素较奥曲肽的作用似乎更加明显。值得注意的是，生长抑素及奥曲肽的使用，并不能降低肠瘘患者的病死率，同时还存在着一定的负面效应。生长抑素在抑制腺体分泌的同时还具有明确的抑制蛋白合成作用，表现为抑制多种内分泌激素的分泌，抑制局部组织的胶原合成，加上肠外瘘患者多处于应激状态，其蛋白质的合成受到抑制，因此瘘道愈合成了一个漫长的过程。生长抑素可减少胰岛素及胆汁的分泌，在用药期间应该监测血糖及对肝胆系统的影响情况。生长抑素半衰期短（1～3 分钟），需静脉连续滴注，生长抑素停用时，可出现生长激素、胰岛素和胰高血糖素反弹性高分泌。而奥曲肽半减期为生长抑素的 50 倍，可皮下注射、肌内注射和静脉使用，而且没有激素反弹性高分泌现象。临床上生长抑素的使用方法是：6 mg 生长抑素加入 500～1 000 ml 生理盐水中 24 小时维持静脉滴注。奥曲肽的使用方法是：0.1 mg，每 8 小时皮下注射。另有报道，奥曲肽的使用可能减少腹腔内脏器和门静脉的血流灌注。③ 膨胀剂：可溶性和非可溶性膳食纤维等。在低流量瘘，特别是低位小肠瘘，补充膳食纤维可以使肠内容物变稠，通过瘘口漏出相对减少，而进入瘘口远端肠管相对增加，有利于瘘口的愈合。④ 辅助消化药：胆盐、消化酶等。对于高位小肠瘘、高流量瘘，胆汁和各种消化酶类的丢失会非常明显,进而影响营养物质的消化吸收,可适当补充胆盐、胰酶以及肠道活性菌等。

多年来,高代谢状态所造成的营养不良和生长抑素负面效应可造成肠瘘患者瘘口闭合延迟,这已经成为影响各种消化道瘘治疗效果的关键因素。因此,推荐合并应用生长激素,希望通过生长激素的代谢调理,改变异常的代谢状态。生长激素是由脑垂体分泌的一种蛋白质激素,其生物学功能是直接的代谢作用和间接的促生长作用。近年来的研究发现,摄入人类重组生长激素(rhGH)0.05~0.2 mg/(kg·d)可改善手术后患者、营养不良的慢性阻塞性肺部疾病、肾功能衰竭、短肠综合征和肠道炎症性疾病患者的蛋白质合成率,降低骨骼肌蛋白的分解及尿氮排泄,增加机体钠、钾、钙、镁、磷等矿物质的潴留。rhGH 是通过升高血浆胰岛素样生长因子- 1(IGF - 1)的水平、刺激胰岛素释放、促进脂肪分解等机制而起作用。临床实践显示,在肠瘘治疗后期,特别是每天漏出消化液量减少到 200 ml 以下时应用生长激素,可以提高体内 IGF - 1 水平,纠正机体的负氮平衡,促进机体白蛋白、前白蛋白、转铁蛋白及各种免疫球蛋白合成,改善患者的营养状况,缩短肠瘘自愈时间,有效提高了肠瘘的治疗效果。

一般说来,具备以下条件的肠外瘘患者可以使用生长激素治疗:近期内(<1 个月)发生的管状瘘或可以转变为管状瘘的唇状瘘;瘘口为单发;无明确影响瘘自愈的因素存在;无腹腔内严重感染或脓肿;无其他重要器官疾病如肝硬化、代谢性疾病等。具体实施方法如下:肠瘘产生后积极纠正水、电解质和酸碱失衡,加强引流以控制感染,采用双套管负压吸引,将溢出的肠液尽量清除,给予生长抑素和肠外营养支持,以达到最大限度地减少肠液流出量,促进窦道的形成。在感染控制、窦道形成、流出的肠液量明显减少(<100 ml/d)、瘘管肉芽组织生长时,加用生长激素 8 IU/d,单次或分两次皮下注射至瘘道愈合后3 天(一般约需 10 天),可提高肠外瘘的自行愈合率。总之,在肠外瘘早期腹腔感染得到控制后,使用生长抑素以达到最大限度地减少肠液外溢,随后改用生长激素以改善营养状态与组织愈合能力,促进瘘道闭合并最终达到肠外瘘快速自行愈合的目的。在整个治疗过程中均需有积极的营养支持,在使用生长激素时还应设法恢复肠内营养,这样可更好地与生长激素起协同作用,以纠正患者营养不良状态,促进瘘口自愈。然而,值得注意的是生长抑素与生长激素可加重糖代谢紊乱,而且生长激素早期使用能增加危重患者的死亡率,因此在严重感染、高应激状况下应严格掌握使用的时机与剂量。生长激素还有促进细胞有丝分裂的作用,不宜应用于肿瘤患者。使用生长抑素后 48 小时内肠液漏出量无明显减少或治疗2~3 周后无明显效果,就应停用生长抑素。

总之,营养支持在肠外瘘患者治疗中是一项重要措施,肠外或肠内营养始终贯穿于肠瘘整个治疗过程中,一般在肠外瘘早期应用肠外营养支持,待病情稳定后尽量争取应用肠内营养或肠外肠内营养相结合,需要进行确定性手术时再在围手术期应用肠外营养支持。合理、有效的营养支持不仅提高了肠瘘的自愈率,降低患者的病死率,还可促使肠瘘治疗策略的改变,从而在根本上改变肠瘘治疗的结局。

七、主编点评

本例患者行择期胆囊切除,由于粘连严重,解剖不清楚,十二指肠、胰腺及小肠损伤,导致十二指肠瘘、胰瘘和小肠瘘,腹腔严重感染,感染性休克,多器官功能衰竭。纠正内稳态失衡,控制腹腔感染,维持器官功能,合理营养支持及手术治疗是该患者救治过程的重要措施。纵观该患者整个治疗过程,有几点值得总结探讨的问题。① 十二指肠瘘病情危重,治疗困难,一旦发现应立即手术,延误时间越长,预后越差,病死率越高。十二指肠瘘的手术方法有多种,无论采用何种方法都应行有效十二指肠减压和充分腹腔引流。本例患者第 2 次手术时没有行十二指肠减压,导致术后大量胆汁、胰腺流入腹腔,造成早期高流量肠瘘,加重腹腔感染和腐蚀作用,腹腔被动引流往往效果不如主动的十二指肠减压有效,也影响瘘的自愈。同时,腹腔污染及残余感染的存在也影响胃肠道功能,导致肠内营养难以实施,这是本病例处置中的一个不足之处。② 有效的肠内营养途径建立在肠瘘治疗中发挥重要作用,本例患者在第 2 次手术时应该在小肠瘘口远端建立空肠造瘘,留置好空肠喂养管,建立好肠内营养途径。待患者度过高应激状态、血流动力学稳定、胃肠功能恢复后可经空肠营养管早期行肠内营养,避免该患者由于长期肠外营养导致的肝功能损害,肠源性感染,这是病例患者治疗过程中另一个值得汲取的教训。③ 合理的营养支持在肠瘘治疗中发挥重要作用。重症患者应激后早期高分解代谢、胰岛素抵抗、葡萄糖有氧代谢受抑,外周糖摄取下降与糖原分解,糖异生作用增强,内脏蛋白与骨骼肌大量分解,脂肪动员增强而肉毒碱合成不足,蛋白质合成受抑。由于高分解代谢与外周胰岛素抵抗,早期碳水化合物补充可能加重糖代谢障碍,加重高血糖程度。此时,营养支持的时机、供给方式以及热量与蛋白质的供给量是决定危重症营养治疗效果的主要因素。目前认为,在应激的前 1～3 天不提倡给予肠外营养支持,以避免"过度喂养"和代谢性并发症的发生。创伤、感染等应激的急性期,机体瘦组织群分解产生的氨基酸作为糖异生底物代偿胰岛素抵抗时的葡萄糖有氧代谢受抑,机体通过"自噬代谢"部分代偿了体内糖与能量产生不足。此时,外源性的高能量及蛋白质的摄入可刺激细胞蛋白合成活性及抑制自噬代谢,对患者的临床结局造成不利影响。而在应激后期机体处于合成代谢阶段时,应该提供足量的热量和蛋白质,以促进机体瘦组织群的合成,从而改善预后。该患者在肠外营养支持初期出现严重的高血糖,可能是外源性营养底物摄入过量所致,应加以避免。因此,随着对代谢改变的认识,避免早期过高热量补充已得到普遍认可,这样才可能避免不恰当与损害。只要限制过度喂养,提高蛋白质摄入量才能够获益。此外,重症患者营养治疗的效果并非由单一元素决定,而是多因素相互关联的结果。重症患者营养支持满足患者不同阶段代谢改变与病理生理特点,采用个体化营养治疗策略,在间接能量测定与蛋白质代谢动力学指导下加以实施,以期最终获得理想的预后结果。

(吴国豪)

参考文献

［1］ Altomare DF, Rotelli MT. Nutritional Support after Gastrointestinal Surgery[M]. Switzerland：Springer Nature Switzerland AG, 2019.

［2］ Lalisang TJM, Usman N, Hendrawidjaya I, et al. Clinical Practice Guidelines in Complicated Intra-Abdominal Infection 2018：An Indonesian Perspective[J]. Surg Infect (Larchmt), 2019, 20：83 - 90.

［3］ Singer P, Blaser AR, Berger MM, et al. ESPEN guideline on clinical nutrition in the intensive care unit[J]. Clin Nutr, 2019, 38：48 - 79.

［4］ Sharma K, Mogensen KM, Robinson MK. Pathophysiology of critical illness and role of nutrition[J]. Nutr Clin Pract, 2019, 34：12 - 22.

［5］ Lugli AK, de Watteville A, Hollinger A, et al. Medical Nutrition Therapy in Critically Ill Patients Treated on Intensive and Intermediate Care Units：A Literature Review[J]. J Clin Med, 2019, 8：1395 - 1413.

［6］ Wesselink E, Koekkoek WAC, Grefte S, et al. Feeding mitochondria：Potential role of nutritional components to improve critical illness convalescence[J]. Clinical Nutrition, 2019, 38：982 - 995.

［7］ Lee ZY, Heyland DK. Determination of Nutrition Risk and Status in Critically Ill Patients：What Are Our Considerations[J]. Nutr Clin Pract, 2019, 34：96 - 111.

病例 2

外伤性十二指肠破裂，胰腺损伤，腹腔感染、出血

一、病史简介

患者，男性，36 岁。因"高空下坠保险带挤压、中上腹痛 24 小时"入院。患者 1 天前在清洗高楼外墙时不慎从高空下坠，被所佩戴的保险带猛力提攫挤压胸腹部而悬在空中，被救下后并无其他不适，当时神志清楚，检查发现腹部及前胸壁皮肤勒痕，局部皮下淤血，遂回家休息。后渐感中上腹部钝痛，伴有恶心，无呕吐。送至我院急诊就诊，胸腹部 CT 检查提示胸腔无积液、积气及肋骨骨折征象。腹腔未见明显积气、积液，肝脾未见明显异常，十二指肠、部分小肠稍扩张，胰头略增大，结构显示不清。给予抗炎补液治疗后，患者腹痛进行性加重，伴有腹部肌紧张、体温升高，遂收住入院进一步治疗。患者既往史无特殊。

既往平素体健，否认"高血压、糖尿病、肾炎"等病史，否认手术史，否认外伤史，否认传染病史，否认手术外伤史及输血史。

二、入院检查

体温 38.2℃，脉搏 114 次/分，呼吸 26 次/分，血压 100/55 mmHg，身高 173 cm，体重为 74 kg。神清，精神一般，急性病容，表情淡漠，营养良好，全身皮肤黏膜无黄染，无肝掌、蜘蛛痣。全身浅表淋巴结无肿大，巩膜无黄染、瞳孔等大等圆、对光反射灵敏，胸廓无畸形，局部胸壁可见带状压痕，皮下少量淤血痕，双肺呼吸音清，未及干湿啰音。心前区无隆起，心界不大，心率 114 次/分，律齐，心音正常，律齐，各瓣膜区未及病理性杂音。腹部膨隆，心肺听诊无明显异常；腹部平坦，腹壁皮肤可见擦痕及皮下淤血，未见胃肠形及蠕动波，未见异常搏动。中上腹部有明显的压痛伴肌紧张，全腹未触及包块，肝脾肋下未触及，Murphy 征阴性，肝脾肋下未及，双肾未触及，移动性浊音阴性，肠鸣音减弱。腹腔穿刺微量淡血性液体，四肢及关节无特殊。

红细胞 $3.22×10^{12}$/L，血红蛋白 102 g/L，白细胞 $15.2×10^9$/L，中性粒细胞 78.8%，淋巴细胞 11.8%，血小板 $212×10^9$/L。总胆红素 17.6 μmol/L；直接胆红素 12.1 μmol/L；总蛋白 66 g/L；白蛋白 36 g/L；前白蛋白 0.26 g/L；谷丙转氨酶 65 U/L；谷草转氨酶 59 U/L；尿素 8.8 mmol/L；肌酐 79 μmol/L；总胆汁酸 7.1 μmol/L；葡萄糖 7.2 mmol/L；总胆固醇 2.6 mmol/L；甘油三酯 1.6 mmol/L；钠 138 mmol/L；钾 3.8 mmol/L；氯 99 mmol/L；钙 1.64 mmol/L；无机磷 0.94 mmol/L；镁 0.6 mmol/L。

胸部 X 线片：双肺野见弥漫大片状密度增高影，边缘模糊，密度不均，考虑感染性病变。腹部 CT：十二指肠、部分小肠稍扩张，胰头略增大，结构显示不清，请结合临床；肝右叶低密度影，腹、盆腔积液。

三、入院诊断

腹痛待查，小肠破裂？胰腺挫伤？失血性休克？

四、治疗经过

患者入院后立即予以禁食、持续胃肠减压,同时抗炎、抗感染、抑酸、抑酶治疗,患者腹痛不能缓解,并伴有腹胀。体温 38℃,脉搏 110 次/分,血压 90/55 mmHg,中上部压痛明显伴有腹肌紧张,范围及程度较前明显加重,复查血常规:红细胞 $3.02\times10^{12}/L$,血红蛋白 92 g/L,白细胞 $17.85\times10^9/L$,中性粒细胞 85%。复查上腹部 CT 显示腹腔少量积液,胰腺肿胀明显,胰周积液,十二指肠扩张伴有肠壁增厚,考虑存在腹部脏器损伤,遂行剖腹探查,术中见大网膜及近端小肠系膜血肿,十二指肠侧腹膜旁少量淡血性液体,十二指肠壁水肿明显,局部浆膜下血肿,未见明显破口,近端小肠扩张,肠壁水肿,胰颈部实质挫裂伤伴胰周积血,主胰管连续性尚存,肠系膜上血管无损伤,无胆汁外溢。遂行大网膜部分切除、胰腺实质缝扎,小肠系膜血肿清除。冲洗腹腔,放置引流。术后患者转入外科 ICU 进一步监测、治疗,呼吸机辅助呼吸、SPONT 模式,支持压力 18 cm H_2O、PEEP 10 cm H_2O、吸氧浓度 80%、血氧饱和度 94%,抗感染、抑酸、输血、输注白蛋白等治疗。经过 3 天治疗,患者一般情况没有明显改善,持续高热,腹部膨隆,肌紧张,尤以上腹部明显,双套管冲洗液及腹腔引流液含有胆汁,少尿,四肢水肿明显,并相继出现多脏器功能不全,包括 ARDS、急性肾损伤、肝功能障碍、凝血功能障碍、肠功能障碍、伴血压偏低。考虑患者存在感染性休克诊断,腹腔高压,感染最大可能是来源于腹腔出现新的状况。再次行剖腹探查,发现腹腔大量含消化液的淡血性液体积聚,右侧后腹膜饱满,原来近端空肠系膜血肿清除区域所对应的约 50 cm 空肠颜色发黑、缺血坏死,胰腺周围积液,部分小肠壁附有脓苔。做 Kocher 切口充分游离十二指肠,见右侧腹膜后大量坏死组织集聚,从右肝后向下延至右髂窝,十二指肠降部侧后方有一约 1.0 cm×1.5 cm 破口,周围组织腐烂,肠壁菲薄。行十二指肠破口处放置蕈状导尿管行十二指肠减压,周围荷包缝合。切除坏死空肠后行端端吻合,吻合口处空肠留置喂养管,冲洗腹腔,十二指肠旁腹膜后以及腹腔内放置引流,关腹。术后入外科 ICU。呼吸机辅助呼吸,予美罗培南+利奈唑胺+卡泊芬净联合加强抗感染,继续 CRRT 替代肾功能并降低全身炎症反应、输注血浆、冷沉淀、血小板纠正凝血功能等治疗等对症治疗,维持水电解质平衡,密切观察病情变化。

患者入 ICU 后血流动力学不稳定,需较大剂量血管活性药物维持血压,继续 CRRT 治疗,持续高热,腹腔引流出含胆汁的肠液样液体,考虑存在十二指肠瘘,给予禁食、禁水,持续胃肠减压,纠正内稳态及酸、碱、电解质失衡,抑酸、抑酶等支持治疗。此时患者处于严重的应激状态、血流动力学不稳定、多器官功能衰竭,按照目前国际上主流观点和指南建议,不建议立即开始进行肠外或肠内营养支持。此阶段主要以补充单纯液体、电解质及每日 150 g 葡萄糖。采用间接测热法测定该患者的静息状态能量消耗值为 1 560 kcal/d,考虑到患者接受机械通气和持续 CRRT 治疗,我们确定该患者能量需要的目标量应为 1 600 kcal/d,蛋白质需要量为 74 kg×1.5 g/kg=111 g。第 2 次手术后第 3 天,患者血流动力学趋于稳定,小剂量升压药维持血压,我们通过空肠营养管启动肠内营养支持,给予约 20% 的营养目标量,采用多肽类制剂,无明显腹痛、腹胀、腹泻等症状,腹部引流量也无明显增加,转回普通病房继续治疗。回外科病房后继续肠内营养支持,在随后的 3 天内逐渐增加到 50%～60% 的目标量,患者出现腹胀、腹泻等消化道不耐受的症状,肠内营养供给量维持在 50% 目标量,开始添加补充性肠外营养支持,以达到机体对能量及蛋白质的需要量,同时补充足量的维生素、微量元素及各种电解质。经过 2 周左右的营养支持,患者病情趋稳定,腹腔引流量明显减少,双套管停止冲洗改为自制的引流管,每日腹腔引流管引出消化液约 100～150 ml。此时,改用标准型整蛋白制剂,根据患者的耐受情况逐渐增加投给量,随着肠内营养量的增加逐渐减少肠外营养用量。当联合应用肠外和肠内营养支持后,患者体温下降至正常,腹部创面逐渐缩小,每天换药时可见到上皮组织逐渐向内生长,肠瘘的流量也在进一步减少,约在术后 45 天十二指肠瘘口自行愈合后出院,出院时体重 55 kg,较入院时下降 19 kg,双下肢肌肉萎缩明显。

五、讨论分析

十二指肠损伤是一种严重的腹腔脏器损伤，十二指肠瘘是胃肠外科最严重的并发症之一，病情危重，治疗困难，病死率高，对十二指肠损伤和瘘进行早期诊断和正确及时的处理，能明显减少并发症发生率和病死率。复合性胸腹部闭合性损伤和少部分开放性损伤是十二指肠损伤的常见原因，十二指肠是腹膜后位器官，其降部有胰管和胆总管开口，毗邻胃、胆道，多种消化液汇流于十二指肠内，且组织结构较为薄弱，一旦破损容易发生十二指肠瘘。十二指肠除接受胆汁、胰液和胃液外，其黏膜腺体也分泌有消化作用的碱性肠液，承受着大量消化液，一旦发生外瘘绝大多数为高流量瘘。大量含胆汁及肠液的炎性渗液引出或渗出，可引起患者电解质紊乱、蛋白质丢失、腹膜后继发感染或慢性腹膜炎、感染性休克或多器官功能障碍等一系列全身和局部的病理生理变化。因此，早期诊断及合理的手术治疗是降低死亡率，提高治愈率，减少并发症的关键。外伤事故中上腹部突然遭受到剧烈的挤压、撞击或高处跌落而致的腹部外伤，应警惕十二指肠损伤的可能。诊断性腹腔穿刺是简单易行而重要的检查手段，对破口较大，肠内容物渗入腹腔较多的患者具有重要的诊断价值，但对于破损小、破口在腹膜后、腹部体征出现缓慢的患者，诊断较困难。腹部闭合性损伤后脊柱侧弯及腰大肌影模糊或消失，腹膜后出现气体影且范围扩展患者，高度提示十二指肠破损。临床上如果怀疑十二指肠损伤无法确诊，患者情况进行性恶化，应及早手术探查，术中认真细致的探查十二指肠及其邻近组织是诊断的最后一关，对横结肠及小肠系膜根部血肿，胰腺及十二指肠周围和后腹膜血肿要仔细触摸，若有捻发感或穿刺抽出胆汁性液体要打开后腹膜探查，必要时做 Kocher 切口，充分游离十二指肠并翻起十二指肠及胰头探查其后方或剪开 Treilz 韧带探查，有时需要挤压十二指肠才发现有胆汁样物自穿孔溢出，以避免遗漏，导致灾难性后果。本例患者从高空坠落，腹部突然遭受到保险带剧烈的挤压，导致十二指肠损伤、胰腺挫裂伤及肠系膜血肿，第 1 次手术探查时由于术者经验不足，没有打开后腹膜探查十二指肠侧后方，遗漏了十二指肠损伤，导致严重腹膜后感染、感染性休克，给后续的治疗带来困难，这是本例值得吸取的教训。

十二指肠损伤的局部处理取决于十二指肠破裂口的大小、部位、肠壁局部条件、邻近脏器的损伤情况以及手术时间的早晚和患者的全身情况。由于十二指肠是边缘动除供血，血运差，加上有强消化性肠液的滞留内压较高，因此破口愈合能力较差，容易导致肠瘘的发生，增加病死率。我们体会手术处理原则是尽早手术，术式宁简勿繁，有效降低十二指肠内压，减少消化液对损伤处的腐蚀、消化破坏作用，破损处可用可吸收线缝合，缝合应可靠、无张力，放置有效的腹膜后及腹腔引流。具体手术方法有：① 对于破口不大，血运良好，无张力者可行单纯修补，鼻胃管插入十二指肠减压。② 对破口较大，修补缝合后有张力者，可作 Kocher 切口游离松解十二指肠后缝合，或者游离一小段带蒂肠管，将其纵行剖开修剪后缝合于破口处，同时行十二指肠造瘘或胆总管 T 管引流，也可经胃造瘘插管至十二指肠减压。③ 对损伤严重不能缝合修补时，可采取的手术较多，如空肠与十二指破裂口 Roux-Y 吻合术，十二指肠憩室化手术，若伴有严重的胰头损伤，可行胰十二指肠切除术。根据我们的经验，除合并严重胰腺损伤外应遵宁简勿繁，尽量减少手术对患者的打击，对于无法缝合修补患者一般选用空肠与十二指肠裂口 Roux-Y 吻合术，鼻胃管置入十二指肠空肠吻合处减压，这样可减轻本来伤重患者的创伤应激，提高手术存活率。必须强调的是，无论采用何种术式，均有肠瘘发生的可能，所以，放置有效的腹膜后及腹腔引流十分重要，同时建议空肠放置营养管，为后期肠内营养支持的实施建立有效的途径。

十二指肠损伤术后腹膜后、腹腔感染，感染休克及十二指肠肠瘘是危及患者生命的主要原因，需要监测生命体征，维护重要器官功能，预防 ARDS 发生。随着外科技术、营养支持治疗及抗感染等水平的不断提高，十二指肠损伤和瘘的诊治取得了很大进步，其中营养支持发挥重要作用。通常情况下手术后早期应给予禁食、禁水，持续胃肠减压，纠正内稳态及酸、碱、电解质失衡，抑酸、抑酶，通畅腹腔引流，控制感染并行营养支持。十二指肠外瘘的早期及合并严重腹腔感染时，肠外营养往往是理想生物营养支持方式，肠外营养不仅能保证营养的供给，还能减少胆汁、胰液和胃肠液的分泌量。在肠外营养基础上加用生长抑素可进一步减少肠瘘患者消化液分泌量，减少消化液的丢失和瘘的流量，有利于恢复内稳态平衡和控制腹腔感染，促进窦道形成和瘘尽早愈合。尽管如此，最近发表的有关重症患者营养指南建议，重症患者应激早期避免过早给予肠外营养支持，以免由于"过度喂养"而影响患者的预后。近年来，随着对代谢改变认识的深入，避免早期过高热量补充已得到普遍认可，提倡可能情况下早期给予"滋养性"肠内营养支持。同时，对于血流动力学不稳定、需要大剂量血管活性药物的重症患者，现有的证据及主流观点建议推迟肠内营养的实施。因此该患者在第 2 次手术后 1 周内主要工作是体液治疗，纠正内稳态及酸、碱、电解质失衡。由于该患者手术中预置了空肠喂养管，为手术后早期肠内营养得以实施创造了条件，待患者血流动力学趋于稳定时，我们通过空肠营养管启动肠内营养支持，给予约 20% 的营养目标量，在随后的 3 天内逐渐增加到 50%～60% 的目标量，1 周时开始添加补充性肠外营养支持，以达到机体对能量及蛋白质的需要量，同时补充足量的维生素、微量元素及各种电解质，从而保证了患者营养支持得以顺利实施，这是本例患者治疗过程中值得借鉴的经验。

有效的肠内营养对于十二指肠瘘相当重要，因此当十二指肠外瘘患者在患者血流动力学稳定，胃肠道动力恢复后，应想办法建立肠内营养支持通路，对于十二指肠外瘘发生时尚未建立肠内营养途径者，我们的经验是手术者应于术中放置空肠造瘘管，建立有效的肠内营养途径。由于十二指肠瘘流量大，愈合需要时间通常较长，肠内营养对于避免长期肠外营养并发症，维持消化道功能，减少肠道细菌易位和保护宿主免疫功能，改善患者的营养状况，促进瘘的自愈起到十分重要的作用。如果手术中没有建立空肠喂养途径，待患者病情稳定后在内镜或 X 线辅助下将鼻肠管放置过瘘口以远，以建立肠内营养途径。另外，有条件单位可以在内镜下放置可回收的带膜支架封堵十二指肠瘘口，同时将鼻饲管放过瘘口建立肠内营养通路。此外，对于高流量的十二指肠瘘，收集消化液进行回输能改善营养物的吸收，且可减少液体、电解质的丢失，防止肠黏膜萎缩，有助于患者内环境的稳定，促进胆盐、内因子等物质再吸收，防止菌群移位。

六、相关营养背景知识

(一) 急性肾损伤患者的营养支持关注问题

急性肾损伤 (acute kidney injury，AKI) 是重症患者常见的合并症，有据报道大约 20%～50% 的 ICU 患者合并有 AKI，其中脓毒症患者的发生率最高。严重感染、脓毒症患者，由于持续低血压、内源性炎症因子和分解代谢激素大量释放，体内呈高分解代谢状态，尿毒症毒素积蓄，代谢性酸中毒以及胰岛素抵抗等影响，极易诱发 AKI，一旦发生 AKI 患者的明显病死率升高。肾脏本身不仅参与内环境稳定的维持、水及代谢产物的排泄，也参与部分营养素的代谢。重症患者持续的高分解代谢造成机体自身组织不断消耗，发生 AKI 的重症患者往往合并有营养与代谢状况明显改变，能量与营养储备丧失，迅速出现蛋白质-能量营养不良。此外，AKI 时采用的连续肾脏替代治疗 (continuous renal replacement therapy，CRRT) 又造成营养与能量的丢失增加，而营养不良反过来又会加剧急性肾脏功能损害，增加 ICU 患者的病死率。因此，合理的营养支持已成为 AKI 患者以及接受 CRRT 治疗患者治疗策略中不可缺少的一部分。近年来，随着重症医学及临床营养支持的发展，越来越多 AKI 重症患者在接受器官维持的同时进行营养支持，临床医生必须根据熟悉和深入了解患者病理生理改变特点，制订恰当的营养供给方案，才可获得理想的营养支持效果，才能使患者通过营养支持治疗改善临床预后。对于 AKI 重症患者，营养支持的关键在于以下几方面。

1. 正确认识急性肾损伤患者病理生理及代谢改变特点　AKI 患者肌酐、尿素氮、水以及其他毒性代谢产物排泄障碍,导致血清肌酐与氮水平增加,水、电解质、矿物质异常,糖的耐受性降低,脂代谢异常,蛋白质与氨基酸分解增强且合成受抑制。① 能量代谢变化:高分解代谢是 AKI 早期的代谢特点,这里包括原发损伤(如脓毒症、严重创伤等)导致的代谢改变,也包含肾损伤相关的代谢改变。AKI 患者静息能量消耗与其他重症患者相比并无明显不同,在很大程度上受疾病的严重程度,既往营养状态和并存的急、慢性并发症的影响,AKI 患者能量消耗增高程度取决于患者原发疾病的性质和应激程度。目前有关 AKI 患者实际能量消耗状况的研究较少,其原因不仅是此类患者的原发疾病不同,肾脏功能衰竭时机体物质代谢改变,以及临床其他因素的影响。间接能量消耗测定被认为是当今测定机体静息能量消耗的"金标准",但对于肾功能障碍或接受 CRRT 的重症患者,不论是应用代谢车测量实际能量消耗,还是通过 24 小时尿氮排泄估算氮平衡均会受到限制。特别是 CRRT 期间,碳酸氢钠的应用会影响血清二氧化碳分压水平并进一步改变氧耗,由此影响能量消耗测量的准确性。近年研究显示,实际上 AKI 患者间接能量消耗很少超过 Harris-Benedict 公式测定的基础能量消耗的 1.3 倍,接受机械通气的 AKI 患者,平均能量消耗约 27 kcal/(kg·d)。② 碳水化合物代谢:AKI 患者往往存在高分解代谢,高分解代谢本身可引起机体对胰岛素的抵抗,导致糖代谢异常。此外,创伤、感染等应激状态可导致机体葡萄糖异生增加,而葡萄糖氧化利用下降,临床上主要表现为高血糖。由于 AKI 患者肾糖原丢失与胰岛素、胰高血糖素清除下降,其胰岛素抵抗更为突出。进一步研究还发现,AKI 时骨骼肌糖代谢异常,如肌肉中催化糖原分解的磷酸化酶活性增加,催化糖原合成的糖原合成酶Ⅰ活性降低。骨骼肌中胰岛素介导的葡萄糖摄取、糖原合成及糖氧化能力降低。AKI 患者胰岛素与单核细胞结合正常,提示 AKI 时糖代谢的异常和胰岛素抵抗可能与胰岛素受体后缺陷有关。在 AKI 危重患者的营养治疗中,需要补充胰岛素以控制血糖水平。然而,在有些糖尿病合并 AKI 患者中,可能由于肾脏对胰岛素的降解减少而对胰岛素的需要量下降。因此,高血糖与高胰岛素程度也是疾病严重程度的重要标志。③ 蛋白质代谢改变:严重蛋白质分解导致的负氮平衡是 AKI 的一个重要特征。AKI 时的净蛋白质分解量很大,约为 200~250 g/d 或更高,释放的氨基酸主要用于肝脏合成急性时相蛋白与糖的异生。由休克、感染及横纹肌溶解症引起者更易有分解代谢的亢进。过多的净蛋白质分解可使血浆钾、磷和氮代谢物水平上升和 pH 下降。蛋白质分解致营养不良会延缓伤口愈合,损害免疫功能,加重病情,增加患者的病死率。AKI 引起蛋白质分解及负氮平衡与营养物质摄入减少、蛋白质分解增加和合成减少有关。AKI 时常伴有胰岛素抵抗,胰岛素刺激肌肉中氨基酸摄取受到影响,细胞内的氨基酸消耗或引起氨基酸在细胞内外的分布不平衡及氮消耗,可影响蛋白质正常合成及(或)降解,引起负氮平衡。此外,AKI 患者常伴有能量消耗增高,其增加程度取决于患者原发疾病的性质和应激程度。当能量供给不足时,骨骼肌蛋白分解增加以满足机体能量需要。再者,AKI 时常存在代谢性酸中毒,酸中毒可刺激糖皮质激素分泌和肌肉蛋白质的降解。急性尿毒症肌肉中异常蛋白质的转运还与亮氨酸过度分解等有关,亮氨酸可刺激蛋白质合成,而缬氨酸、异亮氨酸则不具备这些作用。氨基酸通过细胞膜转运受损,导致细胞质与血浆分布改变并由此影响其功能,肾脏合成的一些氨基酸(如谷氨酰胺)此时成为蛋白质合成的"条件必需氨基酸"。尿毒症积聚的高浓度代谢产物可引起分解代谢,血浆中儿茶酚胺、胰高血糖素、皮质激素等分解代谢激素浓度增加,可引起蛋白质的转运及降解增加,能量消耗及负氮平衡也相应增加。酸中毒也可增加氨基酸和蛋白质的分解代谢。④ 脂肪代谢:AKI 时由于肝脏和肝外的脂蛋白脂酶活性降低,肝素后脂解活性受到损害,这些酶的活性降低可引起 AKI 时的脂质代谢异常,如出现极低密度脂蛋白和低密度脂蛋白浓度增加,而血浆胆固醇的浓度及含有低密度脂蛋白和高密度脂蛋白的胆固醇含量降低。AKI 患者在输注脂肪乳剂时,外源性甘油三酯的清除较正常人明显减慢,导致高甘油三酯血症。⑤ 电解质与微量元素代谢:肾小球滤过率的降低导致钾、镁、磷的肾脏清除下降而血清浓度升高,同时低血钙较高血钙更为多见,从而使钙在多方面的生理功能均受到影响。维生素与微量元素在代谢、免疫及抗氧化方面具有重要作用,AKI 患者硒、锌、维生素 C 与维生素 E 均明显缺乏,从而使氧化应激增加。

2. CRRT 对代谢和营养的影响　CRRT 是目前临床上广泛应用于危重患者治疗的有效措施,相比较其他的血液净化模式,CRRT 能更好地控制尿毒症症状和代谢性改变,有利于血流动力学稳定和气体交换,更优的体液控制。有效地清除炎症介质,调节机体免疫环境,协助稳定内环境。能够提供充足的营养支持而无须担心蛋白质、体液和电解质过量问题,而且有利于肾功能的恢复。尽管如此,CRRT 治疗可影响机体的代谢和营养状况,特别值得关注的是 CRRT 的透析液、抗凝、置换液和温度,直接影响患者的营养状况。CRRT 可导致中小分子营养素,如糖、氨基酸、某些维生素与微量元素的丢失增加。丢失量与 CRRT 治疗参数设定相关,包括血流速度、置换量、温度、稀释方式、是否透析等。了解 CRRT 对营养素的影响有助于对营养支持管理方案进行适当的调整,主要与 CRRT 相关的宏量营养素与微量营养素丢失有:① 葡萄糖:葡萄糖随置换液丢失的程度主要受置换量与血糖水平的影响,如果患者血糖水平为 5.6 mmol/L(100 mg/dl),置换量 2.5 L/h,则 CRRT 期间葡萄糖丢失量为 60 g/d。一般来说,不含糖或低糖置换液(葡萄糖浓度<10 mmol/L)糖的丢失量平均为 40~80 g/d,后置换模式会增加糖的丢失,而含糖置换液及高糖置换液(葡萄糖浓度>50 mmol/L)将增加糖的摄入量,但丢失量也随之增加。因此,CRRT 期间控制高血糖,以及补充与治疗相关的糖丢失是确定恰当的营养供给目标时需要考虑的因素。② 蛋白质(短肽/氨基酸):蛋白质丢失量平均为 1.2~7.5 g/d(滤膜孔径 20~40 kDa),但大分子白蛋白不通过滤膜孔,以短肽和氨基酸的形式丢失。应用对流清除模式为主的连续性静脉-静脉血液滤过(continuous veno-venous hemofiltration,CVVH)与应用弥散清除模式为主的连续性静脉-静脉血液透析(continuous veno-venous hemodialysis,CVVHD)相比,前者会增加氨基酸的丢失。氨基酸分子量小(145 Da),滤出液氨基酸含量可高达 0.25 g/L,丢失总量与每日置换量相关,一般为 6~15 g/d,即丢失量约为总摄入量的 10%。有研究发现,谷氨酰胺清除高于其他氨基酸,丢失量为 0.5~6.8 g/d,CRRT 期间需要增加补充。③ 脂肪:甘油三酯在血中主要以脂蛋白形式或与白蛋白结合的形式存在,分子量可达 65 kDa 以上甚至更高,因此即使采用超高通透性滤过膜(截留分子量约在 60 kDa),甘油三酯丢失量依然可以忽略不计,故体内的与外源性补充的脂肪受 CRRT 影响很小。④ 微营养素:许多维生素与微量元素分子量小,可经滤膜孔丢失。维生素 C 丢失量高达 600 μmol/d,叶酸丢失量为 600 nmol/d,维生素 B_1 丢失量超过正常丢失量的 1.5 倍以上,硒、铬、铜、锌、锰、钙等在 CRRT 期间均有丢失。⑤ CRRT 期间会产生热量的丢失。通过血液管道、滤过器的表面、流出物,以及患者血液与室温下的透析液和置换液相互作用的方式,能量向环境流失。低温时机体免疫抵抗力的低下,全身血管阻力和平均动脉压的升高,心率、心输出量和全身输氧能力的降低,这部分丢失的热量需要计入能量平衡的估算中,同时需要对热量补充量进行适当调整。

3. CRRT 治疗 AKI 患者的营养支持　AKI 患者机体发生系列病理生理改变,同时,CRRT 治疗对机体代谢同样会产生影响,从而使得此类患者在接受营养支持时具有特殊性。因此,AKI 重症患者在进行 CRRT 治疗时接受营养支持十分复杂、困难。① 营养支持方式:早期肠内营养是 AKI 患者首选的营养供给方式,如果患者具有一定的胃肠道功能,且有合适的肠内喂养途径,应首选肠内营养。一般说来,在复苏和血流动力学稳定后应尽早开始营养支持。接受 CRRT 时没必要限制体液、蛋白和电解质的用量。营养支持方式包括口服或管饲喂养,可根据患者情况选择供给方式。理想的营养支持应该考虑到整体的病情与肾脏损害程度,以及后者对营养与能量代谢的影响,也要考虑 CRRT 的方式,因为 CRRT 又直接导致营养素丢失增加。目前的研究发现,大多数轻、中度应激患者能够耐受早期肠内营养。重度应激患者特别是合并严重水肿者,可导致部分患者肠内营养不耐受,此时充分的营养供给需通过添加肠外营养实现。临床上,标准型配方可以满足大多数患者的需求,同时应密切监测患者对肠内营养的耐受情况,避免发生营养相关性并发症。如果合并严重水肿则可导致部分患者肠内营养不耐受,此时充分的营养供给需通过添加肠外营养实现。目前认为,合并 AKI 的重症患者胃肠道不能耐受肠内喂养时,应选择肠外营养。② 能量目标量:合并 AKI 的重症患者的能量需要量取决于原发病本身,受急性肾损伤的影响较少。但进行 CRRT 治疗时,由于其独特的降温效应,使得患者可以降低约 20% 的氧耗和 7% 的能量消耗。因此在制订营养支持方案时应考虑到 CRRT 对机体代谢率及能量消耗的影响,推荐采用间接测热法实际测定患者的能量消耗值以指导能量的摄入量,或在采用指南推荐的危重患者能量摄入量时适当降低能量的摄入量,过度营养与营养不足均对预后产生不良影响。25～30 kcal/(kg·d)的能量供给量是目前针对急性肾损伤或急性肾功能衰竭患者营养支持指南推荐的能量目标量。有研究显示,增加热量摄入并不能促进氮平衡与蛋白质合成,不能改善分解代谢。目前多数学者推荐重症患者疾病早期炎症反应与高分解代谢状态,此时降低非蛋白质热量的供给,待病情稳定后应增加至目标量,避免长时间能量负平衡。同时,对合并急性肾损伤的重症患者进行肠外营养支持时需要严格控制血糖,以降低高血糖所致的并发症。对于合并高血糖患者常需要使用胰岛素来控制血糖,同时减少置换液中糖的含量或选用无糖置换液。③ 蛋白质目标量:重症患者提供足量的蛋白质对患者的预后十分重要,但合并急性肾损伤患者由于氮质血症的存在限制了外源性蛋白质的供给。CRRT 的应用很好地解决了这个难题,使得合并急性肾损伤的重症患者能够实施有效的肠外营养支持,而不会因液体及尿素氮的清除而受限。但是,肠外营养时部分氨基酸可以通过滤器丢失,应予以考虑。目前指南推荐急性肾损伤或急性肾功能衰竭患者营养支持时蛋白质补充量为 1.2～2.0 g/(kg·d)(按实际重量计算)。但近年来有研究显示,CRRT 期间增加蛋白质补充量达 2.5 g/(kg·d)可获得最佳氮平衡状态,充足的蛋白质供给予较高血清蛋白水平与肾脏功能改善明显相关。肾脏参与谷氨酰胺代谢,且 CRRT 时丢失增加,此时需要考虑补充谷氨酰胺。④ 肠外营养液中脂肪乳剂在 CRRT 治疗过程中的丢失很少,另一方面,由于急性肾功能衰竭时机体脂蛋白酯酶的活性降低,外源性甘油三酯的廓清下降,因此,应减少脂肪乳剂的摄入量,一般推荐剂量不超过 1 g/(kg·d)。⑤ 电解质、维生素及微量元素需要量:CRRT 治疗可造成电解质、水溶性维生素及蛋白结合率低的微量元素丢失,使得机体内浓度下降。因此,应注意及时监测其血浆浓度,及时补充以避免这些营养素的缺乏。

综上所述,由于代谢紊乱及 CRRT 治疗,AKI 患者常发生蛋白质-能量营养不良,这对预后会产生不良影响,而恰当的营养支持能够改善肾脏功能及不良预后。确定合理的营养治疗目标有赖于对疾病与代谢特点,以及 CRRT 相关的营养与代谢变化的认识。通过动态、客观地评估和调整营养治疗方案,避免喂养过度与营养不足。蛋白质供给近年来受到重视,尤其是 CRRT 期间,但不论是能量还是蛋白质,理想的供给仍需要高质量的临床研究提供更可靠的依据。

(二)重症患者 ICU 获得性衰弱诱因及发生机制

重症患者容易并发危重病多发性神经病(critical illness polyneuropathy,CIP)和危重病多发性肌病(critical illness myopathy,CIM),患者要从这两种并发症相关的躯体失能状态下康复则是一个漫长的过程,这类患者从危重病中存活下来往往只是这艰难历程中的一个开端,CIP 和 CIM 可以单发,也可以合并存在,这就构成了 ICU 获得性虚弱(ICU‐acquired weakness,ICUAW)。ICUAW 最早由 Sler 和 Olsen 描述,分别为败血症患者的神经肌肉功能障碍和长期昏迷患者的外周神经病。随后 Bolton 及其同事开展了一项有关 ICU 患者多发性神经病的经典研究,该疾病被称为危重症多发性神经病,其特征为原发性轴突变性不伴脱髓鞘,运动神经受累较感觉神经更多。电生理显示神经传导速率不变,但复合肌肉动作电位(CMAPs)和感觉神经动作电位的幅度降低,持续时间延长。危重症多发性神经病为四肢(特别是下肢)对称性受累,在四肢近端的神经肌肉区域(如肩和腰)肌无力最明显。此外,呼吸机也可受累,从而妨碍机械通气的撤机过程。面部和眼部的肌肉很少受累。危重症肌病是一种原发性肌病,两种疾病都表现为四肢和呼吸肌的肌无力而感觉功能正常。Stevens 及其同事建议用"ICU 获得性衰弱"

一词作为那些有多发性神经病、肌病或两者合患者的诊断。危重症多发性神经病指电生理学证据显示轴突多发性神经病的ICU获得性衰弱。危重症肌病指电生理学或组织学肌病的ICU获得性衰弱。危重症神经肌病指电生理学或组织学发现同时存在多发性神经病和危病的ICU获得性衰弱。ICUAW是重症患者常见临床表现，患者常表现为四肢肌肉及呼吸肌的疲劳无力，肌肉萎缩，这也是导致危重症患者不能早期脱离呼吸机的重要原因。感染、创伤等应激状况时，骨骼肌蛋白分解增加、合成减少，骨骼肌萎缩进展迅速，骨骼肌的消耗不仅影响ICU死亡率，而且影响患者长期生存率，这已成为近年来重症医学研究的热点。

　　ICUAW的发生机制是多因素的，包括儿茶酚胺类、胰高血糖素、糖皮质激素及细胞因子释放增加，蛋白质分解增加合成减少，炎性介质作用，有创机械通气，氧化应激增强，微循环损伤，钙的内稳态改变，营养不良，高血糖，糖皮质激素、镇静和肌松剂应用、卧床等。

　　1. 感染及多器官功能衰竭　据报道，重症患者ICUAW的发生率为25%～100%，败血症、持续性全身性炎症反应和多器官系统衰竭是其重要的危险因素，ICUAW的发生率取决于脓毒症及多器官功能衰竭的严重程度。脓毒症及全身炎症反应综合征可通过作用于细胞膜离子通道，通过分子作用降低肌肉的兴奋性从而促进ICUAW的发生。在脓毒症发展的早期，高水平的$TNF-\alpha$、$IL-1$和$IL-6$刺激下丘脑-垂体机从而增加循环中糖皮质激素的水平，进一步抑制抗炎因子的产生抑制免疫反应。脓毒症和全身炎症反应综合征对ICUAW的作用还包括通过$TNF-\alpha$、$IL-1$和$IL-6$激活泛素蛋白酶解途径，促进肌细胞分解代谢增加；产生胰岛素抵抗，增加胰高血糖素的敏感性；通过抑制成肌分化抗原，破坏肌肉的修复功能；使ATP耗竭，细胞能量发生障碍；脓毒症时线粒体功能障碍，促进肌细胞凋亡；使抗氧化物质消耗增加，促进超氧自由基的产生；出现获得性的离子通道障碍，如钠通道的功能异常。临床上，脓毒症患者的骨骼和呼吸肌消耗十分明显，促炎细胞因子、炎症介质直接和间接调节肌肉蛋白代谢的信号传导通路。$TNF-\alpha$激活活性氧通过破坏兴奋和收缩直接干扰肌原纤维的功能，$TNF-\alpha$也促进泛素蛋白酶体系统的肌肉蛋白水解，从而引起肌肉萎缩。$IL-1$是另一种与肌肉萎缩相关的炎性介质，动物实验发现$IL-1$通过改变肌细胞膜上Ga^{2+}转运而引起肌肉萎缩，从而引起兴奋收缩解耦联，增强骨骼肌肉分解代谢。$IL-6$可以增加肌肉的分解代谢，过度表达人$IL-6$的转基因小鼠显示严重肌肉萎缩，增加肌纤维溶酶体酶的激活和蛋白酶体亚基的表达，表明肌肉蛋白质降解速率增加，应用抗体中和这些转基因小鼠可导致肌肉萎缩的完全逆转。$NF\kappa B$转录因子在调节炎症过程中发挥了重要作用，其在骨骼肌细胞中表达并调节$TNF-\alpha$等炎症因子的作用，从而在骨骼肌萎缩过程中发挥作用。$NF\kappa B$与抑制蛋白$I\kappa B$结合而处于非活化状态。在$TNF-\alpha$作用下，IkB激酶β（$IKK\beta$）使$I\kappa B$磷酸化而使$NF\kappa B$激活而诱导泛素-蛋白酶体通路激活，进而促进下游骨骼肌萎缩相关基因的表达。小鼠骨骼肌特异性高表达$IKK\beta$可以通过MuRF1而使而导致严重的骨骼肌消耗，而肌肉特异性的阻断$NF\kappa B$通路可以减少骨骼肌萎缩。肿瘤坏死因子相关凋亡弱诱导因子（TWEAK）是TNF超级家族的一个成员，是一个潜在的骨骼肌消耗的细胞因子，近年来发现其可以诱导骨骼肌萎缩。TWEAK可通过抑制PI3K/Akt信号通路、激活$NF\kappa B$通路以及泛素-蛋白酶体系统引起骨骼肌萎缩。TWEAK还可以通过与成纤维细胞生长诱导因子14（Fn_{14}）结合而发挥作用，Fn_{14}在去神经萎缩的骨骼肌中高表达，导致$NF\kappa B$通路激活，进一步诱导MuRF1表达升高。TWEAK敲除的小鼠比野生型小鼠骨骼肌萎缩减少，并且$NF\kappa B$活性和MuRF1表达均降低。

　　2. 有创机械通气　机械通气已成为急性、慢性重症呼吸衰竭患者的必要治疗手段，但机械通气可导致呼吸机相关的骨骼肌和膈肌功能障碍，并与通气患者撤机困难密切相关。动物实验和临床研究均证实控制通气后膈肌失用性萎缩，膈肌肌块减小、肌纤维萎缩和肌球蛋白重链表达降低，MuRF-1和MAFbx表达泛素-蛋白酶体途径的激活，蛋白分解增加。膈肌萎缩出现快速且程度远较外周骨骼肌明显。肌萎缩源于蛋白分解加剧和(或)蛋白合成减少。失用时膈肌细胞内数种参与收缩蛋白降解的蛋白酶水解途径被活化,钙调蛋白酶系统和泛素蛋白酶途径被认为是最主要的途径。

3. 高血糖　高血糖与 ICUAW 的发生相关,尽管两者之间的发生机制尚不完全清楚。目前认为,2型糖尿病或应激性高血糖存在胰岛素抵抗,葡萄糖转运蛋白 GLUT4 活性降低,骨骼肌转运和利用葡萄糖障碍,骨骼肌葡萄糖摄取减少,通过胰岛素对线粒体的影响,降低线粒体 ATP 的产生,并降低线粒体蛋白合成蛋白激酶 B(AKT)/雷帕霉素的哺乳动物靶标(mTOR)途径,最终效果是肌肉质量下降。此外,高血糖可能通过影响神经系统组织对葡萄糖利用,直接影响神经组织微循环。临床研究发现,对重症患者进行严格的血糖控制可能缩短机械通气的持续时间,降低死亡率。

4. 营养不良　重症患者营养不良发生率高,营养不良以及严重应激状况下机体对营养物质代谢障碍与 ICUAW 的发生密切相关,营养不良患者机体免疫功能受损,呼吸肌无力和呼吸机依赖时间延长。另一方面,重症患者营养物质摄入不足,危重疾病诱发机体高分解代谢状态,其中蛋白质合成与降解之间的不平衡肌肉萎缩,骨骼肌含量下降,可导致营养不良,进一步增加 ICUAW 的发生。

5. 药物影响　长期使用糖皮质类固醇激素可导致蛋白质合成减少,蛋白水解增加和诱导细胞凋亡。临床研究发现,长期糖皮质类固醇激素重症患者约 31% 会发生 ICUAW,而且与应用剂量相关。因此,使用糖皮质类固醇以及每日皮质激素平均剂量是 ICUAW 的重要预测指标。糖皮质类固醇激素诱发 ICUAW 的机制包括肌细胞膜兴奋性下降,骨骼肌分解代谢增强导致蛋白质合成和分解之间不平衡,导致 Ⅱ 型肌原纤维发生萎缩;通过 Fas - Fas -配体途径诱导肌细胞凋亡,促进肌细胞的坏死,细胞蛋白水解,细胞发生凋亡。此外,糖皮质类固醇可以通过诱发高血糖症而促进 ICUAW 的发生。ICU 期间使用的镇静和肌松剂可引起骨骼肌电生理活动沉默,使得肢体活动减少,从而诱发 ICUAW 的发生。神经肌肉阻滞剂(NMBAs)与 ICUAW 发生发展密切相关,长时间使用后其产生的代谢产物可能是导致70% 以上的患者出现持续性肌肉无力的最主要原因。此外,NMBAs 对 ICUAWCIM 的影响还表现在可上调细胞膜表面的乙酰胆碱受体,同时影响神经递质释放到神经肌肉突触间隙,使肌细胞膜兴奋性降低。NMBAs 还可以增加细胞质内糖皮质激素受体的数量,提高肌肉对糖皮质激素的敏感性,这一机制目前在脓毒症中已经被明确证实。

6. 制动　ICU 患者卧床可造成肌肉废用性萎缩,健康人卧床休息卧床 7 天,大腿肌肉容积即可降低 3%,1 个月肌纤维横断面积减少 10%～20%,2 个月可能减少至 50%。除了肌肉横断面积减少,肌肉长期保持在缩短状态可导致肌节缩短,致使肌纤维纵向挛缩。制动后骨骼肌 Ⅰ 型和 Ⅱ 型肌纤维均减少,以 Ⅱ 型肌纤维均减少更明显。萎缩的肌肉蛋白合成能力降低,脂肪和结缔组织相对增多。超微结构的改变包括细胞水肿、纤结构紊乱、细胞线粒体增大、钙激活蛋白酶增高等。同时,肌肉力量降低,骨骼肌的毛细血管密度减少,肌酸磷酸激酶升高,胰岛素受体敏感性迅速降低,葡萄糖耐量异常,肌肉代谢障碍,ATP 和糖原储备降低。

七、主编点评

十二指肠损伤是一种严重的腹腔脏器损伤,通常发生严重的腹部闭合性损伤,少部分为开放性损伤或医源性损伤。十二指肠由于其解剖位置原因,且组织结构较为薄弱,一旦破损容易发生十二指肠瘘。十二指肠是腹膜后位器官,其降部有胰管和胆总管开口,毗邻于胃、胆道,十二指肠除接受胆汁、胰液和胃液外,其黏膜腺体也分泌有消化作用的碱性肠液,承受着大量消化液,一旦发生外瘘绝大多数为高流量瘘,是胃肠外科最严重的并发症之一,病情危重,病死率高,而且早期不容易被发现,常导致后期治疗十分困难。因此,早期诊断及合理的手术治疗是降低病死率,提高治愈率,减少并发症的关键。外伤、车祸等事故中上腹部突然遭受到剧烈的挤压、撞击或高处跌落而致的腹部外伤,应警惕十二指肠损伤的可能,临床上如果怀疑十二指肠损伤无法确诊、患者情况进行性恶化,应及早手术探查,术中必须认真细致的探查十二指肠及其邻近组织,要做好 Kocher 切口,充分游离十二指肠并翻起十二指肠及胰头探查其后方或剪开 Treilz 韧带探查,有时需要挤压十二指肠才发现有胆汁样物自穿孔溢出,以避免遗漏,导致灾难性后果。本例患者第 1 次手术探查时由于术者经验不足,没有打开后腹膜探查十二指肠侧后方,遗漏了十二指肠损伤,导致严重腹膜后感染,感染性休克,给后续的治疗带来困难,这是本例值得吸取的教训。

十二指肠损伤的局部处理往往较困难,尤其是发现较晚、腹膜后感染严重、局部组织很差的患者,具体方式取决于十二指肠破裂口的大小、部位、肠壁局部条件、邻近脏器的损伤情况以及手术时间的早晚和患者的全身情况。根据我们的经验是尽早手术,除合并严重胰腺损伤外应遵宁简勿繁,尽量减少手术对患者的打击,有效降低十二指肠内压,减少消化液对损伤处的腐蚀、消化破坏作用,破损处可用可吸收线缝合,缝合应可靠、无张力,放置有效的腹膜后及腹腔引流,同时建议空肠放置营养管,为后期肠内营养支持的实施建立有效的途径。

营养支持在十二指肠瘘患者救治中发挥重要作用,本例患者由于严重腹膜后、腹腔感染,感染休克,出现急性肾损伤、急性呼吸衰竭等多器官功能障碍,病情危重,给营养支持带来困难。目前,营养治疗的理念已从既往的单纯营养物质补充,发展到当今的基于疾病不同阶段、不同治疗方式及不同患病个体的营养代谢规律进行分阶段合理营养干预模式,它不再是单纯营养需要时的补充以及追求营养指标的改善,而是基于其能否影响近远期预后的目的,已经从简单的营养底物补充到如今试图通过对代谢组学的改变特征的认识,了解重症患者疾病打击后营养与代谢调控失衡的本质,探讨并制订合理的、体现个体特征并能影响预后的营养治疗方案。对于本例十二指肠高流量瘘,腹腔严重感染合并多器官功能障碍的重症患者,营养治疗具体实施应围绕着营养供给时机、供给方式(途径)以及热量与蛋白质的供给量,这几个方面合理的选择是决定患者营养治疗效果的关键因素。我们在遵循共识、指南的原则之下,根据该患者具体病情演变和代谢特征,制订分阶段营养治疗策略,避免疾病急性期的过度喂养,考虑特殊器官功能支持的方式对机体能量消耗与营养丢失的影响,兼顾患者不同阶段对碳水化合物、蛋白质及脂肪等营养底物的代谢能力,以及外源性营养物质摄入对与器官功能(如肝、肺、肾)的影响而制订恰当的营养供给方案,并根据病情与治疗反应,调整营养供给。我们认为,营养治疗的效果并非由任何一个单一元素决定,而是营养素及其供给量、供给时机与时间及途径等诸多要素相互关联的综合影响结果,这对我们这些专业人员提出更高的要求,如何优化营养治疗的疗效、改善患者预后,永远是我们追求的目标。

（吴国豪）

参考文献

［1］ Singer P，Blaser AR，Berger MM，et al. ESPEN guideline on clinical nutrition in the intensive care unit［J］. Clin Nutr，2019，38：48－79.

［2］ Reintam Blaser A，Starkopf J，Alhazzani W，et al. Early enteral nutrition in critically ill patients：ESICM clinical practice guidelines［J］. Intensive Care Med，2017，43：380－398.

［3］ Reignier J，Boisrame-Helms J，Brisard L，et al. Enteral versus parenteral early nutrition in ventilated adults with shock：a randomised，controlled，multicentre，open－label，parallel-group study（NUTRIREA－2）［J］. Lancet，2018，10116：133－143.

［4］ Schörghuber M，Fruhwald S. Effects of enteral nutrition on gastrointestinal function in patients who are critically ill［J］. Lancet Gastroenterol Hepatol，2018，3：281－287.

［5］ Jonckheer J，Vergaelen K，Spapen H，et al. Modification of nutrition therapy during continuous renal replacement therapy in critically ill pediatric Patients：a narrative review and recommendations［J］. Nutr Clin

Pract，2019，34：37－47.

［6］ Malbrain MLNG，Van Regenmortel N，Saugel B，et al. Principles of fluid management and stewardship in septic shock：it is time to consider the four D's and the four phases of fluid therapy［J］. Ann Intensive Care，2018，8：66.//doi.org/10.1186/.

［7］ García-Martínez MA，Gonz JCM，Mateos AG，et al. Muscle weakness：Understanding the principles of myopathy and neuropathy in the critically ill patient and the management options［J］. Clinical Nutrition doi.org/10.1016/j.clnu.2019.05.027.

［8］ Farhan H，Moreno-Duarte I，Latronico N，et al. Acquired Muscle Weakness in the Surgical Intensive Care Unit［J］. Anesthesiology，2016，124：207－234.

病例 3

结、直肠多发性憩室穿孔多次手术,小肠瘘,结肠瘘

一、病史简介

患者,女性,44岁。因"腹部两次手术后,右下腹溢液10天入院"。患者15年前因"急性腹膜炎"于外院急诊剖腹探查,发现"乙状结肠穿孔",行修补术,术后恢复可,8年前再次出现"急性腹膜炎"于外院急诊剖腹探查,仍发现为"乙状结肠穿孔",行修补术,术后恢复可。此后曾多次有间歇性腹痛、腹胀症状出现,当地医院拟诊为"粘连性肠梗阻",每次经过禁食、补液等治疗后自行缓解。15天前发现原右下腹放置引流管处出现红肿,伴全身发热,静脉使用抗生素无效,11天前于外院行"脓肿切开引流术",引流出大量脓液,但第二天即发现有粪汁样物流出,量约200 ml/d,保守治疗效果不显著,就诊于我院,拟"肠外瘘"收住入院。病程中,食纳较差,睡眠尚可,常有阵发性下腹痛,大便糖稀,体重下降约12 kg。

患者既往曾有两次肠穿孔、腹膜炎手术史,无输血史。

二、入院检查

体温38.5℃,脉搏86次/分,呼吸20次/分,血压100/60 mmHg,体重45 kg,身高155 cm。神志清楚,消瘦,贫血貌,全身皮肤无黄染,无肝掌、蜘蛛痣。全身浅表淋巴结无肿大,巩膜无黄染、胸廓无畸形,双肺呼吸音清,未及干湿啰音。心前区无隆起,心界不大,心率86次/分,律齐,各瓣膜区未及病理性杂音。腹部平坦,可见陈旧性手术瘢痕,右下腹见一2 cm×2 cm大小瘘口,有稀薄粪汁样物流出,味臭,瘘口周围皮肤红肿,右下腹压之饱满,有压痛、反跳痛,其余腹部未及明显压痛、包块。叩诊鼓音,无移动性浊音,肠鸣音3次/分。肛门及生殖器未检,四肢脊柱无畸形,活动自如,双下肢不肿,双侧足背动脉搏动可,神经系统检查无异常。

红细胞$3.35×10^{12}$/L,血红蛋白85 g/L,白细胞$12.0×10^9$/L,中性粒细胞89.5%,血小板$240×10^9$/L。总胆红素14.7 μmol/L;直接胆红素8.2 μmol/L;总蛋白70 g/L;白蛋白30 g/L;前白蛋白0.16 g/L;谷丙转氨酶56 U/L;谷草转氨酶72 U/L;尿素4.2 mmol/L;肌酐56 μmol/L;葡萄糖5.4 mmol/L;总胆固醇4.3 mmol/L;甘油三酯2.0 mmol/L;低密钠140 mmol/L;钾3.8 mmol/L;氯99 mmol/L;钙2.12 mmol/L;无机磷1.34 mmol/L;镁1.21 mmol/L。

三、入院诊断

肠外瘘,局限性腹膜炎,营养不良。

四、治疗经过

该患者入院后完善相关检查,根据患者因结、直肠多发性憩室多次穿孔手术后右下腹溢液病史,结合体检、辅助检查,诊断为肠外瘘,局限性腹膜炎,营养不良。肠外瘘考虑为结肠瘘、低流量瘘。根据该患者近期体重变化,三头肌皮皱厚度、上臂中点周径检测结果,以及内脏蛋白浓度,评定该患者存在中度营养不良。考虑患者存在局限性腹膜炎,有全身感染症状,在完善相关检查后,在右下腹瘘口处置入双

套管连续冲洗,静脉给予广谱抗生素。同时给予禁食、肠外营养支持。经过上述处理后患者体温逐渐转为正常,双套管冲洗液由开始的混浊逐渐变清,量波动于 100～200 ml 之间,右下腹压痛逐渐减轻,瘘口周围皮肤红肿逐渐消退。经瘘口造影发现腹部存在弯曲的窦道,与乙状结肠相通。考虑到患者目前瘘流出量少,是可控制的瘘,腹腔无感染,故给予拔除双套管,置入普通导尿管引流,停用肠外营养,改为肠内营养,热量摄入量为 1 500 kcal/d,并逐步过渡到半流质饮食,治疗近 50 天左右,但肠瘘流出量无减少,大便 1 次/d,再经瘘口造影提示乙状结肠瘘无愈合迹象,故决定行手术治疗。予以禁食、肠外营养 1 周、口服抗生素 3 天、完善术前准备后,在联合麻醉下剖腹探查,发现腹腔广泛粘连,右下腹与乙状结肠间有一瘘管,予以切除瘘管,乙状结肠局部修补,内侧腹壁局部修补,并松解部分粘连束带,大量无菌水冲洗腹腔后关腹,原瘘口予以搔刮后置入负压引流。术后予以禁食、肠外营养支持、术中术后使用广谱抗生素预防感染。术后恢复顺利,负压引流量逐渐减少,术后 14 天,瘘口愈合后出院。

患者出院后 3 个月,原瘘口处逐渐出现皮下隆起,后自发破溃,流出粪汁样物,破溃口直径约 3 mm 大小,漏出量少,约 50 ml/d,大便 1 次/d,考虑肠瘘复发,收住入院。患者入院后,经瘘口造影提示为乙状结肠瘘,考虑是原来修补的瘘复发所致。考虑到患者瘘流量较少,无全身和腹腔感染征象,属管状瘘,决定采用瘘口堵塞疗法。但经过多次尝试以生物蛋白胶封堵瘘管,均未成功,考虑可能是瘘管周围瘢痕组织过多,瘘管内已有上皮增生所致。经过窦道搔刮、换药治疗后瘘流量减少至 10～20 ml/d,予以出院,门诊换药。但 3 个月后,患者大便次数逐渐减少,不规律,大便逐渐变细,瘘口量有所增多,有时出现瘘口出血,遂收住入院。入院后考虑到患者有多次腹部手术史,腹腔粘连较剧,上次手术已行粘连松解,故再次行粘连松解术效果难料,决定行保守治疗。但由于患者强烈要求手术,经反复讨论和充分术前准备,再次在联合麻醉下另切口剖腹探查,发现腹腔粘连十分严重,进腹十分困难,松解粘连时,多处小肠壁破裂,出血量较大,决定终止手术,行横结肠造瘘术。分离横结肠后行横结肠造瘘术。右下腹与乙状结肠间仍有一瘘管,予以切除瘘管,大量无菌水冲洗腹腔后关腹,原瘘口予以搔刮后置入负压引流。术后予以禁食、肠外营养支持、术中术后使用广谱抗生素预防感染。术后恢复顺利。术后 1 周左右出现切口局部红肿热痛,有波动感,体温在 38℃ 左右,考虑切口感染,予以撑开引流,引流出少量脓液及大量肠液,量约 600 ml/d,含胆汁。考虑患者出现小肠瘘,为高位、高流量瘘,病情较重,予以禁食,补充循环容量,中心静脉置管,维持水、电解质、酸碱平衡,瘘口置入双套管连续冲洗引流,使用广谱抗生素,病情平稳后,第 2 天即开始肠外营养支持,供给总热量 1 200 kcal/d,氮量 0.2 g/(kg·d)。同时静脉给予生长抑素以减少肠瘘流量,漏出量明显减少,约 100 ml/d,注意用氧化锌软膏保护瘘口周围皮肤,病情较平稳,漏出量逐步减少,10 天后,逐步退出双套管,停用生长抑素,继续肠外营养支持,约 1 个月,小肠瘘口自愈后出院。

由于进行了横结肠造瘘,通过乙状结肠的粪便量明显减少,经过局部换药、窦道搔刮等治疗,乙状结肠瘘愈合。3 个月后患者入院,经常规术前准备后行横结肠造瘘关闭,经过顺利,术后康复出院,至此,该患者的全部治疗完成。

五、讨论分析

肠瘘是腹部外科中常见的严重疾病,肠瘘发生后对机体全身状况的影响主要取决于肠瘘的位置、大小、原发疾病情况。肠外瘘临床表现为胃肠内容物自体表瘘口流出,瘘口可经久不愈,瘘口局部皮肤可出现糜烂及感染。早期可有腹膜炎或腹腔脓肿的表现,即发热、腹胀或局限性压痛、反跳痛等。全身症状主要有脱水、酸中毒、营养不良等。严重肠瘘可引起一系列病理生理改变,主要包括内稳态失衡、营养不良、感染和器官功能障碍等,并且这些病理生理改变互相影响,形成恶性循环。具体表现:① 大量消化液丢失于体外,引起脱水、电解质和酸碱平衡紊乱。② 肠外瘘时肠液中蛋白质大量丢失且不能经胃肠道补充营养,加之患者处于高分解代谢状态,可迅速出现营养不良。若无适当营养治疗,最终可出现恶病质。③ 含有消化酶的消化液外溢,引起瘘周围皮肤和组织腐蚀糜烂,继发感染和出血,并可引起腹腔内感染、脓毒血症和多器官功能障碍而危及生命。本例患者由于结、直肠多发性憩室多次穿孔手术后出现肠外瘘,局限性腹膜炎入院。经造影检查明确是乙状结肠瘘。

感染是肠外瘘治疗失败、死亡的主要原因之一,一旦肠液外漏至腹腔,即刺激腹膜,同时毒素由腹膜迅速吸收入血,导致全身炎症反应综合征,严重者可出现多器官功能衰竭。肠瘘造成感染严重的原因是肠液溢漏至腹腔未能得到有效的引流,肠外瘘的初期多有局限性腹膜炎或脓肿存在,或先有吻合口或缝合口附近小的溢漏,形成感染、脓肿,后逐渐增大直至破裂。据报道,肠瘘因感染而死亡者占肠瘘死亡总数92%,一旦发现有肠外瘘时,即应设法引流外溢的肠液,可以减轻肠液对瘘和周围组织的腐蚀作用,使炎症感染迅速消退,促进瘘口自愈。有效的腹腔引流对于肠瘘的处理十分重要,应用吸引的方法及时去除外溢的肠液,可采用双套管持续滴水冲洗负压引流,必要时剖腹探查、冲洗、引流,此时腹腔内虽有粘连但允许分离,吸尽腹腔内积存的脓性肠液,特别是注意吸尽腹腔间隙与肠襻间的肠液,并以大量等渗盐水清洗至液体不再混浊,然后放置有效的引流。

营养不良是肠外瘘患者主要的病理生理改变和并发症之一,据报道肠瘘患者的营养不良发生率可高达55%~90%。造成肠瘘患者营养不良的原因是多方面的,主要有:① 营养物质丢失增加:肠瘘时大量营养物质可伴随消化液而丢失,特别是消化液中蛋白质的慢性丢失是导致机体营养不良的主要原因。此外,胃肠道显性或隐性失血,也可造成明显的蛋白质丢失。② 摄入量减少:因肠瘘导致肠道完整性受到破坏,从胃肠道摄入的食物自瘘口漏出,不能满足机体的需要。由于担心因摄入的食物刺激消化液分泌,增加肠瘘的流量,因而有意识地进行禁食或限制饮食,造成营养物质摄入不足。③ 消耗增加:肠道消化液漏入腹腔所致的感染及反复手术创伤,导致肠瘘患者机体处于应激状态,出现代谢亢进、蛋白质分解加剧,此时若无足够的能量、氮源及其他营养素补充,必然造成机体各组织消耗,导致营养不良。营养不良可引起全身器官的功能改变和免疫系统抑制,导致伤口及瘘道口愈合的障碍,成为影响肠外瘘患者各种治疗手段疗效的关键原因。因此,合理的营养支持是肠瘘患者重要的临床治疗措施之一,随着临床营养支持应用的普及,肠瘘的治疗成功率明显提高,及时、合理的营养支持将明显降低死亡率。

营养支持方式及途径的建立是肠瘘营养支持的重要环节,肠瘘患者的治疗目标是纠正机体内稳态失衡,维护器官功能,给予营养支持,争取肠瘘自愈。临床上,由于肠瘘发生原因以及肠瘘的类型不同,产生的内稳态失衡、营养不良、感染及器官功能障碍等病理生理改变也各不相同,肠瘘患者的营养支持方式以及营养物质的需要量也存在较大差异,根据患者疾病特征、不同疾病状态和时期、不同组织器官功能,以及肠瘘类型、肠道消化吸收功能及肠道有无梗阻等情况,选择合理的营养制剂及合适的营养支持途径,以达到最佳的营养支持效果。肠瘘发生早期由于大量肠液丢失,而又未得到合适的补充,机体出现循环容量不足,且合并电解质紊乱、酸碱失衡,加之手术、外伤等应激和肠内容物漏至腹腔所至腹腔感染等因素,机体分解代谢亢进、内环境紊乱,部分患者存在多器官功能障碍。此时,营养支持治疗在原则上遵循当今重症患者营养治疗的推荐意见执行。一般说来,绝大多数肠瘘患者早期常采用肠外营养支持方式,尤其是高位、高流量肠瘘、不能耐受肠内营养或缺乏有效的肠内营养途径患者,有效的肠外营养为维持机体水、电解质及酸碱平衡,维持机体营养状况,减少肠瘘量,降低肠瘘患者死亡率。

由于长期肠外营养可发生肝脏淤胆及肝功能损害、导管相关性感染、肠道屏障功能障碍和肠道细菌移位等不良后果。此外,肠瘘患者胃肠道的应激反应加上缺乏饮食的生理刺激和肠道燃料,使胃肠黏膜萎缩,屏障功能丧失。肠内细菌和毒素移位是并发脓毒血症和多器官功能衰竭的源头。因此,我们的体会是一旦肠瘘患者血流动力学稳定、感染得到控制,肠瘘量稳定,应想办法建立有效的肠内营养途径,尽早恢复肠内营养。一般说来,腹腔感染已被控制,溢出的肠液已得到有效引流,有足够长度的小肠可供消化吸收,且远端肠道无梗阻,则就具备实施肠内营养的条件。高位肠瘘可应用瘘以下的肠段,只要瘘的远端有 75～100 cm 以上的肠段可供消化吸收,且无消化道梗阻存在,即可通过瘘口向远端置管进行肠内喂养。低位小肠瘘、结肠瘘等则可应用瘘以上的肠段,即通过经胃或近端空肠进行肠内喂养,一般不会明显增加瘘的流量,因为在瘘口上方还存在足够长度的正常小肠,能充分吸收给予的营养物质。如有胆汁、胰液的丢失,可收集起来进行回输,以减少消化液、电解质、有关消化酶及蛋白的丢失。如能通过内堵的方法恢复消化道的连续性、控制肠液流出,则更有利于肠内营养的实施。因此,无论对于哪种类型的肠瘘,只要具有部分可以利用的肠道,尽量想办法过渡到肠内营养,越早越好。临床研究发现,相同热量和蛋白质的肠内营养较肠外营养可更有效地改善肠瘘患者的营养状况。

生长抑素有抑制胃肠液分泌,减少肠液溢出量,有利肠瘘形成完整的瘘道,但它对蛋白质的合成也有负面效应,因此应适时、适度使用,通常是在发生肠瘘的早期,尤其是高位、高流量瘘时应用,可有效抑制肠液的分泌,减少肠液的丢失与腹腔污染。生长激素能促进肠瘘患者蛋白合成和肠黏膜上皮的增殖,促进肠瘘自愈,一般在肠瘘后期、无腹腔内严重感染,低流量瘘或管状瘘时应用,加速肠瘘的愈合。因此,临床上序贯应用生长抑素和生长激素可促进肠瘘的自愈,提高肠外瘘的自愈率。

肠瘘手术治疗时机和方式一直是临床上争议的话题,在临床营养支持开展以前,外科手术治疗肠瘘,术后再发生瘘的概率高达 90%,病死率高达 70%。随着全胃肠外营养的出现及对肠瘘病理过程的进一步认识,人们普遍采用早期引流、控制腹腔感染和营养支持,以期肠瘘自愈,不能自愈者再行手术治疗的策略,大大降低了肠瘘的病死率。目前临床上多数情况下在肠瘘发生后 3 个月才进行确定性手术,主要是等腹腔粘连减轻后再手术,可提高手术成功率,减轻肠道及腹腔脏器损伤机会。肠瘘确定性手术是用肠段切除吻合或修补等方式消除瘘,重建肠道的连续性,对于不能自愈的病例,确定性手术是最终治疗手段。确定性手术的前提条件,控制感染、营养改善。也就是说在感染没有控制前,不宜行确定性手术。另一方面,良好营养状况可以提高自愈率和确定性手术的成功率,确定性手术前应尽可能使患者获得最佳营养状态。手术计划应包括松解所有粘连,彻底清除引流脓肿,解除远端梗阻,切除瘘管和坏死组织,用健康、血供丰富的肠管端端吻合。近年来,也有学者提出在肠外瘘发生后的早期(<2 周)即行确定性手术,认为在肠瘘发生后 14 d 以内,腹腔粘连可以分离时,早期实施确定性手术并配合有效的围手术期支持,完全可以成功治愈肠瘘,而且在早期确定性手术完全清除了致病源,感染、出血等并发症也比较容易控制。由于该方面至今为止尚缺乏循证医学证据,目前尚不作为常规推荐使用。

六、相关营养背景知识

(一) 肠外瘘的非手术治疗

肠瘘是常见的胃肠外科术后并发症之一,随着临床营养支持、抗感染、各种外科引流和手术治疗的进展,肠瘘的治愈率不断提高,但肠瘘仍是胃肠外科术后死亡的重要原因。为了避免确定性手术带来的风险,近年来各种非手术治疗措施在肠瘘的治疗中应用日趋普及,很大程度上提高了肠瘘的自愈率。目前临床上肠外瘘的非手术治疗方法主要有生长抑素和生长激素序贯治疗,凝胶封堵术、内镜治疗、激光消融术等。

1. 生长抑素和生长激素序贯治疗　成年人每日由各种消化腺分泌的消化液总量达 6～8 L,其主要成分是水、无机盐、多种有机物和多种消化酶。肠瘘发生后机体丢失大量消化液,早期即出现水、电解质和酸碱平衡紊乱,外溢的肠液腐蚀肠管周围组织,加之细菌的入侵,导致局部或全身的感染,肠液中含有的消化酶腐蚀周围组织还可导致出血。抑制胃酸和消化液分泌对于肠瘘早期,特别是高位瘘、高流量瘘的控制非常重要,组胺 H_2 受体阻滞剂、质子泵抑制剂等,能减少肠瘘流量,促进瘘口自愈,缩短住院时间。与组胺 H_2 受体阻滞剂相比,质子泵抑制剂的效果更为明显。研究表明,选用质子泵抑制剂不但能减少肠液漏出量,而且能降低应激性溃疡的发生率。近年来研究表明,生长抑素或生长抑素类似物(奥曲肽)可明显减少消化液的分泌及漏出量。其中生长抑素能抑制胃、胰腺、胆汁、肠液的分泌,对许多胃肠道激素有较强的抑制作用,并能抑制消化道运动,明显减少蛋白、酸碱物质及电解质的丢失,有助于消化道瘘患者机体内稳态的维护,减少消化液的污染,有助于促进瘘道的形成,缩短了肠瘘的自愈时间,提高肠瘘的自愈率。因此,该方法特别适用于高流量的十二指肠和高位肠外瘘患者,在治疗后的头几天瘘流出量可减少50%~75%,而且生长抑素较奥曲肽的作用似乎更加明显。值得注意的是,生长抑素及奥曲肽的使用,并不能降低肠瘘患者的病死率,同时还存在着一定的负面效应:① 抑制腺体分泌的同时还具有明确的抑制蛋白合成作用,表现为抑制多种内分泌激素的分泌,抑制局部组织的胶原合成,加上肠外瘘患者多处于应激状态,其蛋白质的合成受到抑制,因此瘘道愈合成了一个漫长的过程。② 生长抑素可减少胰岛素及胆汁的分泌,在用药期间应该监测血糖及对肝胆系统的影响情况。③ 生长抑素半减期短(1~3分钟),需静脉连续滴注,生长抑素停用时,可出现生长激素、胰岛素和胰高血糖素反弹性高分泌。而奥曲肽半减期为生长抑素的50倍,可皮下注射、肌内注射和静脉使用,而且没有激素反弹性高分泌现象。临床上生长抑素的使用方法是:6 mg生长抑素加入500~1 000 ml生理盐水中24小时维持静脉滴注。奥曲肽的使用方法是:0.1 mg,每8小时皮下注射。④ 另有报道,奥曲肽的使用可能减少腹腔内脏器和门静脉的血流灌注。因此应适时、适度使用,通常是在发生肠瘘的早期,尤其是高位、高流量瘘时应用,可有效抑制肠液的分泌,减少肠液的丢失与腹腔污染。

高代谢状态所造成的营养不良和生长抑素负面效应可造成肠瘘患者瘘口闭合延迟,这已经成为影响各种消化道瘘治疗效果的关键因素。因此,推荐合并应用生长激素,希望通过生长激素的代谢调理,改变异常的代谢状态。生长激素是由脑垂体分泌的一种蛋白质激素,其生物学功能是直接的代谢作用和间接的促生长作用。近年来的研究发现,摄入人类重组生长激素(rhGH)0.05~0.2 mg/(kg·d)可改善手术后患者、营养不良的慢性阻塞性肺部疾病、肾功能衰竭、短肠综合征和肠道炎症性疾病患者的蛋白质合成率,降低骨骼肌蛋白的分解及尿氮排泄,增加机体钠、钾、钙、镁、磷等矿物质的潴留。rhGH是通过升高血浆胰岛素样生长因子-1(IGF-1)的水平、刺激胰岛素释放、促进脂肪分解等机制而起作用。临床实践显示,在肠瘘治疗后期,特别是每天漏出消化液量减少到200 ml以下时应用生长激素,可以提高体内IGF-1水平,纠正机体的负氮平衡,促进机体白蛋白、前白蛋白、转铁蛋白及各种免疫球蛋白合成,改善患者的营养状况,缩短肠瘘自愈时间,有效提高了肠瘘的治疗效果。一般说来,具备以下条件的肠外瘘患者可以使用生长激素治疗:① 近期内(<1个月)发生的管状瘘或可以转变为管状瘘的唇状瘘;② 瘘口为单发;③ 无明确影响瘘自愈的因素存在;④ 无腹腔内严重感染或脓肿;⑤ 无其他重要器官疾病如肝硬化、代谢性疾病等。具体实施方法如下:肠瘘产生后积极纠正水、电解质和酸碱失衡,加强引流以控制感染,采用双套管负压吸引,将溢出的肠液尽量清除,给予生长抑素和肠外营养支持,以达到最大限度地减少肠液流出量,促进窦道的形成。在感染控制、窦道形成、流出的肠液量明显减少(<100 ml/d)、瘘管肉芽组织生长时,加用生长激素8 U/d,单次或分两次皮下注射至瘘道愈合后3天(一般约需10天),可提高肠外瘘的自行愈合率。总之,在肠外瘘早期腹腔感染得到控制后,使用生长抑素以达到最大限度地减少肠液外溢,随后改用生长激素以改善营养状态与组织愈合能力,促进瘘道闭合并最终达到肠外瘘快速自行愈合的目的。在整个治疗过程中均需有积极的营养支持,在使用生长激素时还应设法恢复肠内营养,这样可更好地与生长激素起协同作用,以纠正患者营养不良状态,促进瘘口自愈。然而,值得注意的是生长抑素与生长激素可加重糖代谢紊乱,而且生长激素早期使用能增加危重患者的病死率,因此在严重感染、高应激状况下应严格掌握使用的时机与剂量。生长激素还有促进细胞有丝分裂的作用,不宜应用于肿瘤患者。使用生长抑素后48小时内肠液漏出量无明显减少或治疗2~3周后无明显效果,就应停用生长抑素。

2. 纤维蛋白凝胶治疗　纤维蛋白凝胶由人血制备的纤维蛋白原和凝血酶浓缩物组合而成,起到组织黏合的作用。它通过作为载体,增强脂肪来源基质细胞的细胞因子分泌及其存活,促进伤口愈合。另外它还可提供生长因子,从而加速伤口愈合和微血管形成。因其使用方便、对人体无害且疗效确切,并减少了医院其他相关材料的使用,节约了医院资源和成本,逐渐被应用于肠瘘的治疗。有研究显示,约36.5%患者在首次应用纤维蛋白密封胶封堵后瘘口成功愈合,许多患者则需要反复多次应用。纤维蛋白密封胶封堵联合内镜行相关治疗可提高肠瘘治疗的成功率,临床上,纤维蛋白凝胶封堵治疗主要用于治疗低流量、瘘管内径小的肠瘘,应在没有合并感染等并发症的情况下使用,往往具有更高的治愈率。

3. 内镜治疗　随着内镜技术的发展,应用内镜技术治疗肠瘘成为可能。目前临床上采用的方法主要有内镜下封堵、内镜下夹闭、内镜下缝合术和内镜下支架置入术,甚至是内镜下造瘘术等,必要时可两种方式联合使用,提高成功率,比如支架置入术可联合内镜下缝合术。内镜下治疗肠瘘手术损伤小,患者恢复快,能明显缩短住院时间,节约医疗资源,在其他非手术治疗途径失败时可选择内镜下相关技术治疗肠瘘患者。① 内镜下封堵:纤维蛋白胶封堵、窦道栓塞,适用于近端、远端的消化道瘘,瘘流量较少,全身及局部的感染得到良好控制,或单纯管状瘘,同时需排除存、瘘口及窦道内有脓腔或异物、肠道远端梗阻等情况。纤维蛋白胶封堵联合其他内镜治疗手段可提高治疗的成功率,缩短肠瘘治疗病程。临床研究结果显示,内镜胶堵治疗的成功率较高,并发症较少,且费用低,直径略细的十二指肠镜、胆道镜也可用于辅助胶堵治疗。② 内镜下夹闭:内镜下夹闭技术是内镜常见操作,近年来利用该技术进行肠瘘的治疗。吻合夹采用超弹性形状记忆合金制成,与软性内镜配套使用,可用于消化道瘘的夹闭。操作时需根据瘘道的大小及内镜的型号进行选用,靠近瘘口后夹取瘘口两侧黏膜,将钛夹适当上提,确保组织夹取稳固有效后释放钛夹,重复以上操作至瘘口完全夹闭。内镜下夹闭可用于多种瘘口,包括炎性状态或有肿瘤新生物生长的瘘、吻合口瘘、医源性或自发消化道穿孔,以及腺瘤切除、内镜下黏膜剥除术、内镜下黏膜整片切除术、经口内镜肌切开术等造成的消化道缺损。其适应证主要是瘘管的直径在2 cm左右,可以通过吻合夹可夹闭的缺损。合并腹膜炎和脓肿而导致的迟发瘘,瘘管纤维化或病灶周围的坏死和发炎组织可能导致操作失败。③ 内镜下缝合:内镜下缝合可在瘘口周围经充分引流消除局部感染、黏膜水肿后实施,可封闭胃肠道瘘、食管瘘、胃和结肠的全层切除处,以及消化道穿。缝合技术还适用于固定食管支架以防移位,缝合难愈合溃疡、内镜下黏膜下剥离术后的较大创面,修补胃空肠吻合口。内镜下缝合的装置需固定在双钳孔的内镜上,缝合装置可反复安装,不需要从患者体内将内镜移出。缝合器的基本装置包括固定在内镜一端的端帽、控制缝合的手柄和锚定的换线导管,针体固定在端帽上,缝合手柄控制缝针,缝线连接于组织锚上,组织锚相当于缝合针,一旦缝线穿透组织,换线导管将收回缝针的尖端,以免误伤其他组织。肠瘘可采用内镜下缝合联合其他内镜修补技术进行治疗,有望促进肠瘘的长期愈合,有益于较大瘘口的愈合。有研究报道,使用内镜缝合瘘管的闭合率达40%,缝合瘘口安全有效,可以作为治疗肠瘘的一种非手术的微创治疗手段,对于瘘口较大、张力高、无法缝合,可联合金属夹一起使用。④ 瘘管内支架置入:支架是保持或者重建腔内通畅完整性的圆柱形装置,置入支架的作用在于密封瘘管并将肠内容物从漏出部位转移。目前常用的支架有自膨胀塑料支架、自膨胀金属支架、可生物降解支架以及带膜可回收支架,内镜下放置内支架可以封堵瘘口,有效地减少肠液外漏,缩短患者的住院时间,达到早期康复的效果。支架植入跨过瘘口,可促进创面愈合,预防狭窄形成。如肠瘘患者全身状况稳定,感染控制后可放置。但是,支架可能出现覆盖不全、移位,组织长人支架或肠腔狭窄可导致移除困难。

(二)特殊营养素在肠瘘患者中的应用

肠瘘患者由于感染、手术等应激反应,常伴有过度炎性反应和免疫抑制,造成组织器官损害、脓毒血症,甚至感染性休克。近年来,随着药理营养素的出现和作用的阐明,在标准营养配方基础上添加某些具有特殊作用的营养素,利用其药理学作用达到治疗和调节机体代谢与免疫功能的目的,即药理营养或免疫营养概念。营养支持也由传统的单纯提供能量和营养底物,维持机体氮平衡、组织器官结构与功能,拓展到通过提供某些特殊营养素来调控应激状态下机体代谢过程、炎性介质的产生和释放,刺激免疫细胞,增强免疫应答能力,维持肠道屏障功能,保护机体重要器官功能,从而改善患者的临床结局。目前临床上应用广泛、疗效确切的特殊营养素主要有谷氨酰胺、ω-3多不饱和脂肪酸(ω-3PUFA)、精氨酸、核苷与核苷酸、膳食纤维,以及含有乳酸杆菌、双歧杆菌的益生菌制剂等。

1. 谷氨酰胺 谷氨酰胺是机体中含量最丰富的氨基酸,约占总游离氨基酸的50%,是合成氨基酸、蛋白质、核酸和许多其他生物分子的前体物质,在肝、肾、小肠和骨骼肌代谢中起重要调节作用,是机体内各器官之间转运氨基酸和氮的主要载体,也是所有快速增殖细胞如小肠黏膜细胞、淋巴细胞等生长、修复特需的能源物质,对维护肠道黏膜结构和功能的完整性起着十分重要的作用。补充外源性谷氨酰胺可通过增加血浆和肌肉中谷氨酰胺浓度,促进蛋白质合成,改善机体创伤、感染应激时的免疫抑制状态,减轻氧化应激损害,调控细胞因子、炎性介质的产生和释放,从而改善患者的临床结局。早年的许多研究就证明,创伤、烧伤、感染等严重应激状态下,血浆与骨骼肌内谷氨酰胺含量明显下降,导致蛋白质合成障碍,肠黏膜萎缩,免疫功能受损。谷氨酰胺强化的肠外营养有明显的省氮作用,可明显改善骨髓移植患者的氮平衡,降低感染发生率及住院时间。近年来的荟萃分析显示,谷氨酰胺强化的肠外营养可降低外科手术患者、重症患者感染发生率,提高生存率。因此,肠外营养支持时添加药理剂量的谷氨酰胺得到了普遍认同,其作用机制与谷氨酰胺增强危重患者机体免疫功能,如调节相关细胞的代谢及修复基因表达、刺激T淋巴细胞合成相关细胞因子、促进机体组织细胞内热休克蛋白表达等有关。对于处于严重感染、手术应激状态下的肠瘘患者,谷氨酰胺对维持肠相关淋巴组织的结构和功能,防止肠黏膜萎缩以减少肠道细菌及内毒素移位有重要作用。近年来的临床研究发现,谷氨酰胺强化的肠外营养除了可以降低肠瘘患者导管细菌定植和导管相关性感染的发生,还具有维持肠道上皮的功能、抗氧化应激、免疫平衡以及促进热休克蛋白合成的作用。由于谷氨酰胺在肠瘘早期分解代谢占优势时并不能起到促进合成代谢的作用,因此多主张在病情稳定、无感染存在时配合肠外营养使用。

2. ω-3多不饱和脂肪酸(ω-3PUFA) ω-3PUFA是近年来关注与研究较多的营养素,它通过改变细胞膜磷脂构成,增加膜流动性,影响细胞膜上受体的空间构象和离子通道,进而影响细胞功能分子的合成,抑制信号转导。此外,ω-3 PUFAs调节类二十烷酸、细胞因子的合成,调控基因表达、信号分子和转录因子,改变脂筏的脂肪酸组成及结构,影响各种炎症介质、细胞因子的合成及白细胞的活性,从而减少炎性介质的产生与释放,促进巨噬细胞的吞噬功能,具有抗炎、改善机体免疫功能的作用。此外,ω-3 PUFAs还参与细胞代谢产物调节受体介导的多种信号转导途径,包括跨膜受体介导、核受体介导的信号转导途径,最终影响基因表达,引起细胞代谢、增殖、分化、凋亡等一系列的改变。近年来,有关肠外与肠内途径补充ω-3PUFA的临床研究均显示其在调控手术创伤、感染、重症患者的免疫和炎性反应,降低感染并发症、病死率等方面具有较好的效果。多项临床研究显示,腹部手术后患者补充鱼油脂肪乳剂,有助于改善应激后炎性反应及肝脏、胰腺功能,减少术后机械通气时间、缩短住院时间、降低再入ICU概率及病死率。对于脓毒血症肠瘘患者,ω-3PUFA可通过调节炎症介质合成,降低感染率、ICU时间及总住院时间,提高生存率。近年来多项荟萃分析研究显示:腹部大手术、腹腔感染、外科手术及重症患者,接受添加药理剂量的鱼油脂肪乳剂的肠外营养治疗,患者病死率下降,抗生素使用与感染的发生率降低,住院时间缩短。补充ω-3PUFA后有助于改善应激后炎症反应,减少机械通气时间、ICU时间和住院时间,降低并发症发生率及病死率。值得注意的是ω-3PUFA改善预后的效果呈现剂量依赖的特点,其有效药理剂量为0.10～0.20 g/(kg·d),在感染、SIRS发生前或早期使用,ω-3PUFA的优势更明显。

3. 免疫增强型肠内营养　免疫增强型肠内营养制剂是在标准型肠内营养制剂基础上添加谷氨酰胺、精氨酸、ω-3PUFA、核苷酸或抗氧化的营养素（维生素 E、维生素 C、无机硒、胡萝卜素等）等特殊营养物质，利用这些物质的药理作用达到调节机体代谢和免疫功能的目的。早年有关免疫增强型肠内营养制剂的临床研究发现，免疫增强型肠内营养制剂可改善患者的免疫功能，降低感染性并发症发生率，缩短住院时间，改善患者的预后。随着临床应用的普及和研究的深入，有些研究却认为免疫增强型肠内营养对危重患者并无益处，甚至会加重某些疾病病情（如严重感染、感染性休克患者）。为此，免疫增强型肠内营养制剂一度曾被建议慎用于严重的烧（创）伤或脓毒症等危重患者，以避免造成免疫调节系统紊乱。事实上，产生上述结果的原因是某些免疫增强型肠内营养制剂中精氨酸含量过高所致，精氨酸作为 NO 合成的底物，通过 NO 的合成可促进感染、炎症状况下血管舒张、氧化应激损害增加，对机体不利。近年来的荟萃分析发现，免疫增强型肠内营养可明显降低择期手术患者感染性并发症，缩短住院时间，但对病死率无影响。重症患者的荟萃分析结果显示，免疫增强型肠内营养在重症患者中所起的作用存在差异。研究发现，免疫增强型肠内营养制剂无论是在感染发生率方面，还是在持续机械通气时间、入住 ICU 时间、总住院时间等方面，均明显优于标准型肠内营养制剂，值得在外科危重患者中推荐使用。此外，在标准型肠内营养制剂中添加多种药理剂量的抗氧化维生素、无机硒等抗氧化制剂的特殊制剂近年来在临床上应用也日趋广泛，荟萃分析发现，这种免疫增强型肠内营养制剂在降低机体过氧化损害、维护脏器功能、减少多器官功能衰竭发生、降低危重患者死亡率方面作用显著。但是，对于难以纠正的持续性感染性休克患者，慎用免疫增强型肠内营养制剂。

4. 益生菌　近期的研究表明，肠道菌群与消化道瘘的发生与发展相关，消化道瘘患者的肠道菌群发生显著变化，某些细菌减少而某些细菌富集。对于结直肠癌切除术后吻合口瘘患者吻合口黏膜进行肠道菌群多样性检测发现，吻合口瘘患者吻合口黏膜的肠道菌群多样性显著降低，黏膜的拟杆菌科和毛螺菌科丰度增加，口腔普雷沃菌丰度降低，证明了消化道瘘的发生与发展与肠道菌群的变化具有相关性。由此可见，肠道菌群中的某些特征性细菌可以促进消化道瘘的发生与发展，通过干预肠道菌群能够降低消化道瘘的发生率及严重程度。添加益生菌和合生元等组成的生态免疫制剂，调节或改善肠道内微生态系统平衡，减少病原菌的生长和肠道细菌易位的发生，维持肠道黏膜结构和功能。机体内主要的益生菌包括乳酸杆菌和双歧杆菌，而益生元是一种不被人肠道酶消化的膳食纤维，可使少数有益于机体健康的细菌成为肠道优势菌。生态免疫营养制剂可以用于胃肠道微生物失调的患者，以重建胃肠道内微生态系统的平衡，维持胃肠黏膜天然屏障，减少菌群移位和内毒素血症的发生，促进患者对肠内营养的耐受。益生菌的主要生理功能有：① 降低肠道 pH，抑制致病菌和条件致病菌对肠上皮的黏附、定植，以维持肠道有益菌（乳酸杆菌、双歧杆菌、嗜热链球菌等）的优势地位；② 调节肠道的神经肌肉活性，促进肠道的蠕动，刺激肠黏膜乳糖酶活性，从而减轻乳糖不耐受和容量性腹泻；③ 激活免疫系统，通过提高 Th1 细胞、抗原呈递细胞（APC）的抗原呈递功能，诱导非特异性免疫反应，下调 NF-κB 的表达，减少 TNF-α、IL-8、IL-1β 等炎性介质以及肠上皮细胞类似 Toll 样受体的表达和分泌；④ 维持肠上皮细胞屏障，防止肠黏膜细胞凋亡，防止肠道细菌易位发生。近年来，有关益生菌和益生元的临床研究越来越多，特别是在肠道细菌感染性疾病、过敏反应性疾病、炎症性肠病（IBD）、肠易激惹综合征（IBS）、肠道手术、重症胰腺及危重患者中的应用。荟萃分析显示，益生菌在缓解 IBS 的症状、治疗 IBD 方面疗效确切，证据相当充分。国内学者研究报道，益生菌可通过改善粪便菌群，起到改善结直肠癌手术后患者肠道黏膜屏障的完整性，并减少肠源性感染发生率。对于重症胰腺炎患者，益生菌可通过调节肠道免疫反应、改善肠道屏障功能和通透性，防止细菌易位引发的感染，从而减轻胰腺炎的严重程度、改善临床结局。迄今为止，对益生菌在外科危重患者中的疗效应用效果仍有争议，尽管大多数文献倾向于益生菌有利于改善危重患者的结局，但由于缺乏足够的循证医学证据，益生菌在临床危重患者中的应用仍有待于大量高质量临床研究支持。

七、主编点评

　　肠外瘘至今仍然是腹部外科最棘手的并发症之一，治疗难度大、住院时间长、病死率高。当前最佳策略仍是一级预防，即病因治疗，积极治疗原发病，加强术前评估，防患于未然。本例患者由于结、直肠多发性憩室多次穿孔，在外院手术后出现迟发性肠瘘，经我院多次住院手术治疗后治愈。总结该病例的治疗经过，我们体会到肠瘘治疗的复杂性，临床上应根据患者的具体情况选择合适的治疗方案。在该患者治疗过程中，我们遵循当代肠瘘各项处理建议，对患者进行相应处理，但治疗过程并不顺利。第1次住院，患者乙状结肠瘘是因为原来乙状结肠憩室穿孔手术部位的低位肠瘘，经过非手术治疗瘘无法自愈才行确定性手术，手术时就发现由于腹、盆腔广泛、严重粘连，手术相当困难，经过再三努力才找到肠瘘部位，发现整个盆腔由于长期炎症，周围组织僵硬、纤维化严重，予以切除瘘管，乙状结肠局部修补，3个月后再次出现肠瘘，经瘘口造影提示为乙状结肠瘘，考虑是原来修补的瘘复发所致。经过营养支持、生物蛋白胶封堵瘘管，均未成功，经过窦道搔刮、换药治疗后瘘流量减少至10～20 ml/d，但瘘口始终未愈。尽管患者距离上次手术已经超过3个月时间，根据我们上次的手术时的发现，再次手术难度极大。但由于患者强烈要求或我们抱着侥幸的心理，再次行确定手术，不仅根本无法到达原来的肠瘘部位，而且由于多处小肠破损导致高位、高流量的小肠瘘。尽管通过后期处理和手术治疗患者得以治愈，但住院时间长，机体消耗严重，造成明显得营养不良和很大的医疗费用，这是本例患者治疗过程中需要吸取的教训，临床上需要时候应根据患者个体情况做到"有所为有所不为，该收手时就收手"，一切以患者的利益和良好的临床结局为我们治疗的目标。

（吴国豪）

参考文献

［1］ Gunnar Elke G，Hartl WH，Kreymann KG，et al. Clinical Nutrition in Critical Care Medicine e Guideline of the German Society for Nutritional Medicine（DGEM）［J］. Clinical Nutrition ESPEN，2019，33：220-275.

［2］ Singer P，Blaser AR，Berger MM，et al. ESPEN guideline on clinical nutrition in the intensive care unit［J］. Clin Nutr，2019，38：48-79.

［3］ Lalisang TJM，Usman N，Hendrawidjaya I，et al. Clinical Practice Guidelines in Complicated Intra-Abdominal Infection 2018：An Indonesian Perspective［J］. Surg Infect（Larchmt），2019，20：83-90.

［4］ Van Praagh JB，de Goffau MC，Balkker IS，et al. Mucus microbiome of anastomotic tissue during surgery has predictive value for colorectal anastomotic leakage［J］. Ann Surg，2019，269：911-916.

［5］ Oamia T，Chihadea DB，Coopersmitha CM. The microbiome and nutrition in critical illness［J］. Curr Opin Crit Care，2019，25：145-149.

［6］ Mills S，Stanton C，Lane JA，et al. Precision Nutrition and the Microbiome，Part I：Current State of the Science［J］. Nutrients，2019，11：923-968.

病例 4

重症胰腺炎,肠空气瘘,腹腔高压,腹腔开放

一、病史简介

患者,男性,60岁。因"突发中上腹痛12小时"入院。患者于入院前12小时,无明显诱因下出现右上腹痛,疼痛性质为胀痛,向右侧背部放射,伴有恶心、呕吐,呕吐物为胃内容物,非喷射性,在外院诊断为"胆囊炎",经抗炎解痉治疗后好转不明显,后来我院进一步诊治。腹部CT检查提示:急性胰腺炎、胆囊炎、胆总管结石。遂于急诊行ERCP治疗,术中局部水肿严重,无法找到十二指肠乳头。患者腹痛进行性加重,伴有腹部肌紧张、体温升高,遂收住入院进一步治疗。本次发病以来,患者精神萎靡,未进食,小便色深,大便未解,近来体重无明显变化。既往有"胆囊炎""胆囊结石"病史,其余无殊。

既往有胆囊结石、胆囊炎病史10余年,平素有胆囊炎发作保守治疗病史。否认肝炎、肺结核、菌痢等传染病史。否认手术外伤史及输血史。

二、入院检查

体温37.5℃,脉搏92次/分,呼吸18次/分,血压142/88 mmHg,身高168 cm,体重66 kg。发育正常,营养良好,急性病容,痛苦貌,神志清晰,应答切题。皮肤色泽正常,无黄染、皮疹及皮下出血。毛发分布正常,皮肤无水肿,无肝掌、蜘蛛痣及皮下结节。全身浅表淋巴结无肿大。巩膜无黄染、胸廓无畸形,双肺呼吸音清,未及干湿啰音。心前区无隆起,心界不大,心率92次/分,律齐,各瓣膜区未及病理性杂音。腹部稍膨隆,无腹壁静脉曲张,未见胃肠形及蠕动波,无瘢痕,未见异常搏动。中上腹部偏右侧有明显的压痛伴肌紧张,Murphy征可疑阳性,肝脾肋下未及,全腹未触及包块,叩诊呈鼓音,移动性浊音阴性,肠鸣音减弱。四肢及关节无特殊。

红细胞3.84×10^{12}/L,血红蛋白129 g/L,白细胞11.49/L,中性粒细胞90.9%,血小板260×10^9/L。总胆红素41.1 μmol/L;间接胆红素26.5 μmol/L;总蛋白68 g/L;白蛋白38.0 g/L;前白蛋白0.20 g/L;谷丙转氨酶66 U/L;谷草转氨酶86 U/L;尿素9.6 mmol/L;肌酐107 μmol/L;尿酸303 μmol/L;葡萄糖5.8 mmol/L;甘油三酯2.3 mmol/L,总胆固醇5.00 mmol/L,淀粉酶1 202 U/L;脂肪酶1 702 U/L。钠139 mmol/L;钾4.8 mmol/L;氯102 mmol/L;钙1.76 mmol/L;无机磷1.34 mmol/L;镁0.98 mmol/L。

腹部CT:① 急性胰腺炎;胰周、腹膜后广泛坏死液化积液;腹腔及盆腔内积液。② 胆囊炎,胆囊结石,胆总管结石。X线胸片:两侧胸腔积液,两下肺炎。彩超:慢性胆囊炎,胆囊壁厚,胆囊内充满结石。

三、入院诊断

急性胰腺炎、胆囊炎、胆囊结石、胆总管结石。

四、治疗经过

患者入院后经抗炎、解痉、抑酸、抑酶治疗后症状缓解不明显,出现高热、呼吸急促,$SaPO_2$下降,低

血压、少尿等症。复查腹部 CT 显示胰腺广泛坏死,见空泡征,胰周大量积液。考虑到患者出现新发器官功能障碍,危重急性胰腺炎诊断明确,一般情况较差,循环不稳定,遂行手术引流,术中见腹腔大量积液、积脓,肠壁水肿,胰腺组织广泛坏死,结构不清,清除坏死组织后,在胰周及小网膜囊置多个引流管及烟卷引流,腹腔高压,行腹腔开放。术后转入外科 ICU 进一步抗炎抗感染支持治疗。经积极液体复苏后先生命体征稳定,一般情况有所好转。术后第 7 天开始出现发热、腹痛、腹胀等症,腹腔开放伤口每日引流出黄褐色肠液约 500~600 ml。体温最高达 39.5℃,血压 105/65 mmHg,心率 110 次/分左右,24 小时尿量 100 ml。白细胞 $17.22 \times 10^9/L$,中性粒细胞 89.7%,PCT17.6 ng/ml。pH 7.20,PCO_2 28.80 mmHg,PO_2 130 mmHg,BE 12.70 mmol/L,HCO^{3-} 14.70 mmol/L,乳酸 3.20。上消化道造影提示近端小肠瘘,符合重症胰腺炎合并肠腔空气瘘的诊断。鉴于该患者存在低容量性高钠血症、血液浓缩、代偿性代谢性酸中毒、严重感染、高热等症状,提示存在全身炎症反应综合征及多器官功能不全,治疗的重点是维持患者内环境稳定,纠正水电解质及酸碱平衡紊乱,保护好重要脏器的功能。具体措施是:① 积极扩容,改善组织灌注,可选用低渗盐水 1 500~2 000 ml/d,在有效循环血量稳定后,可给予等渗盐水 2 000 ml/d 作用,同时给予白蛋白提高胶体渗透压。在体液复苏的过程中,监测血电解质,尿钠等,预防可能存在的稀释性低钾血症,给予 $NaHCO_3$ 纠正酸中毒。② 保持患者腹部引流管引流通畅,由于腹腔开放,肠瘘液从瘘口经肠系膜间隙流出腹腔,为了更好地引流,可酌情选用负压引流装置,保护瘘口周围皮肤。③ 行血培养、腹腔积液培养,适当应用广谱抗生素,根据药敏结果再选择合适的抗生素。④ 应用生长抑素、制酸剂等,一方面可减少胰腺外分泌,另一方面也可以控制、减少肠瘘流量,应用外源性胰岛素以控制患者出现的高血糖症。⑤ 施行床旁连续肾脏替代治疗(CRRT)治疗,以改善全身炎性反应状态。经过积极的抗炎抗感染支持治疗,患者生命体征趋于稳定,腹腔感染局限,肠瘘及胰周引流通畅,体温维持在 38℃左右。此时,我们开始制订营养支持计划。由于该患者处于高度应激状态、病情危重,存在高位高流量肠瘘,同时存在腹腔感染、明显腹胀,无法通过肠内途径进行喂养,故采用肠外途径提供营养物质以保证机体每天能得到足够的液体量、热量、蛋白质、电解质、微量元素、维生素等营养底物。热量摄入目标量为 25 kcal/(kg·d),蛋白质摄入量为 1.5 g/(kg·d),肠外营养起始时给予目标量的 80%。经过 3 周左右肠外营养支持,患者临床情况趋稳定,腹腔引流减少,复查腹部 CT 发现胰腺水肿消退,胰周积液基本消失,各器官功能基本恢复正常,但肠腔瘘口无自愈迹象,且存在低蛋白血症。我们通过肠腔瘘口向远端放置喂养管进行肠内喂养。应用标准型整蛋白制剂,根据患者的耐受情况逐渐增加投给量,随着肠内营养量的增加逐渐减少肠外营养用量。当联合应用肠外和肠内营养支持后,患者的营养状况得到进一步改善。逐步减少肠外营养供给量,并最终过渡到完全依赖肠内营养。此时,患者每日流出的肠液量约为 200 ml。我们采用简易 VSD 腹腔创面间歇低负压吸引,将肠漏出液及时引出腹腔,有利于肠瘘创面肉芽形成,使得炎症、肠液腐蚀局限化。此时,我们加用生长激素治疗以促进肠瘘尽早愈合。此时,可见腹腔创面明显缩小,肠瘘口周围新鲜肉芽逐渐形成。由于肠腔空气瘘的瘘口较大、且无法形成窦道,理论上无自行愈合的可能。因此,经过积极的术前准备,该患者在发现肠瘘后 6 个月时接受了确定性手术,切除了空肠瘘口部位的肠段,行空肠-空肠端端吻合。术后患者恢复顺利,最后康复出院。

五、讨论分析

重症急性胰腺炎(severe acute pancreatitis,SAP)是指出现持续性器官功能衰竭(持续时间≥48 小时)的急性胰腺炎,SAP 按照其严重程度可以分为三级:无脏器功能障碍者为Ⅰ级,伴有脏器功能障碍者为Ⅱ级,其中 72 小时内经充分的液体复苏,仍出现脏器功能障碍的Ⅱ级重症急性胰腺炎患者属于暴发性急性胰腺炎。《2019 年世界急诊外科学会重症急性胰腺炎诊治共识》指出:胰腺和胰周组织坏死感染与器官衰竭是 SAP 的主要特征。危重急性胰腺炎(critical acute pancreatitis, CAP)是由 SAP 的定义衍生而来,伴有持续的器官功能衰竭和胰腺或全身感染,病死率极高,因此值得临床关注。目前认为,器官功能衰竭和感染可能是决定 SAP 预后的两个独立危险因素。本例患者是典型的胆源性急性胰腺炎患者,经抗炎、解痉、抑酸、抑酶治疗后病情加重,出现多个器官功能障碍表现,属危重急性胰腺炎,遂行手术引流。由于急性重症胰腺炎,严重腹腔感染,腹腔内或腹膜后大量炎性渗出,腹腔内脏器、肠管水肿,腹腔内压升高,同时存在循环不稳定、术中持续少尿等脏器功能障碍表现,我们主动实施腹腔开放,可以有效减轻腹腔内压力、阻止腹腔间隙综合征的发生。

腹腔开放是救治严重创伤、重度腹腔感染、腹腔间隙综合征的重要治疗手段,腹腔开放在救治危重患者中具有如下优势:① 降低腹内压,改善腹腔内脏器有效的血液灌注,减轻胃肠道缺血、缺氧,提高肾脏有效滤过等,缓解脏器功能障碍的作用;② 有利于腹腔原发灶处理,如腹腔填塞止血,清除腹腔感染灶,肠瘘堵片技术封堵肠瘘等;③ 可更完全充分地进行腹腔引流,可早期观察到新发脓肿或肠瘘等,使再手术操作更简便,减少不必要的腹壁损伤;④ 符合损伤控制性理念。虽然腹腔开放具有众多优点,但其存在一些并发症,主要是大量晶体液和胶体液流失、腹壁缺损、腹腔内脏器膨出以及肠空气瘘(entero atmospheric fistulae, EAF),这与病情的严重程度、腹腔开放的时机以及腹腔开放的处理等密切相关。EAF 是随着腹腔开放应用后出现的一种新型消化道瘘,其特点是肠管破裂直接与空气相通,瘘口周围没有软组织、皮肤的覆盖,因此肠液的外瘘以及创面的感染是治疗的难点。文献报道腹腔开放后肠空气瘘的发生率在 25%,病死率为 42%。EAF 的危害主要体现在肠液的丢失会引起水电解质酸碱等内环境的紊乱并导致营养不良,同时肠液的污染腐蚀会导致开放创面的感染,严重者甚至会引起全身性感染。本例患者在术后第 7 天发现存在消化道瘘,可能与腹腔感染、脓肿、坏死组织压迫、肠道微循环障碍造成肠壁的直接缺血损伤,胰液和细菌毒素的侵蚀,或腹腔开放有关。消化道瘘是继发于 SAP 的常见并发症之一,有研究发现感染性胰腺坏死是 SAP 患者继发胃肠道瘘的独立危险因素。目前对 EAF 的处理主要有两种方式,一类是肠瘘口内放置引流管进行被动引流,另一类是在瘘口套置造口袋引流肠液,这两类方法主要是着眼于引流肠液、保持创面清洁,但是肠液的丢失引起的内环境紊乱以及营养不良没有很好的治疗手段。黎介寿院士倡导片堵法处理 EAF,在腹腔开放后肠空气瘘患者应用肠腔隔绝技术取得了良好的效果,操作简单、易实施,肠腔隔绝后相当于临时封堵肠瘘瘘口,这样就可以恢复肠道的连续性、不需要引流肠液,进而让腹腔开放创面的治疗简化。肠腔隔绝后可以恢复并充分利用肠内营养,从而让腹腔开放合并肠空气瘘的治疗简化,并为最终的肠空气瘘切除消化道重建与腹壁重建创造条件。但是,使用片堵法进行肠空气瘘的肠腔隔绝适用于瘘口相对较小的肠空气瘘,对于肠空气瘘瘘口较大、超过肠腔管径 1/2 的患者,片堵往往较为困难。本例患者肠瘘流量大,我们采用外置引流管进行被动引流,外加临时性覆盖保护腹腔内容物、保持创面整洁、抗菌防感染以及防止因腹腔开放所造成的第三间隙液体的大量流失。该方法既可有效地保护腹腔开放创面,又达到引流肠瘘、控制感染源的目的。

合理的营养支持在肠瘘治疗中起着十分重要的作用,对于高位、高流量消化道瘘(漏出量>500 ml/d)的患者目前建议应用肠外营养支持。国外对高流量的肠空气瘘处理主要为瘘口引流+肠外营养支持,3~6 个月后行确定性手术。本例患者手术后存在多器官功能不全,病情危重,根据 ESPEN 重症患者营养指南的推荐意见,对于重症患者早期(72 小时以内)宜选择低于 70% 目标量的总热量供应,而 3 天后则可提高到 80%~100% 目标量。该患者术后机械通气,行床旁连续肾脏替代治疗治疗,我们设定热量摄入目标量为 25 kcal/(kg·d),蛋白质摄入量为 1.5 g/(kg·d),肠外营养起始时给予目标量的 80%,适当降低葡萄糖在总热量中占比,约占总热量的 45%。选择含橄榄油的脂肪乳剂以降低脂质过氧化损害,占总热量的 35% 左右。此外,考虑到胰腺炎会有大量的炎性介质释放,添加 ω-3 脂肪酸 [0.15 g/(kg·d)],对肝脏及机体免疫功能起到一定的保护作用。通过一段时间肠外营养支持,腹腔内感染得到控制,胰腺水肿消退,胰周积液基本消失,肠瘘流量减少,此时我们通过肠腔瘘口向远端放置喂养管进行肠内喂养。有效的肠内营养对进一步改善患者的营养状况,促进肠黏膜的生长、修复和肠瘘的愈合,促进胃肠功能的恢复,防治肠源性感染的发生均有积极的作用。我们应用标准型整蛋白制剂,根据患者的耐受情况逐渐增加投给量,随着肠内营养量的增加逐渐减少肠外营养用量。当联合应用肠外和肠内营养支持后,患者的营养状况得到进一步改善。逐步减少肠外营养供给量,并最终过渡到完全依赖肠营养。此时,我们加用生长激素治疗以促进肠瘘尽早愈合,可明显发现腹腔创面逐渐缩小,肠瘘口周围新鲜肉芽逐渐形成,为后期的确定手术创造了良好的条件。

六、相关营养背景知识

(一) 腹腔感染时胃肠道功能障碍及防治对策

胃肠功能障碍是指"由于各种原因所致的胃肠实质和(或)功能损害,导致消化、吸收营养物质与(或)肠道免疫、黏膜屏障等功能产生障碍"。胃肠功能障碍由于缺乏明确、客观的功能检测、评价指标,因而临床上也无统一诊断标准。胃肠功能障碍是重症胰腺炎常见并发症之一,其主要表现为腹胀明显、肛门排气排便减少或停止、腹腔内压增高、肠鸣音减弱或消失等。此时胃肠道内细菌过度繁殖,进而导致细菌及内毒素易位、肠道微生态紊乱及免疫功能受损,进一步加速全身炎症反应综合征,最终引起多器官功能障碍综合征。

1. 胃肠功能障碍定义 Fleming 和 Remington 最早提出"胃肠衰竭"的定义,即"有功能的肠道减少至难以维持消化、吸收营养的最低限度"。此后有学者将胃肠功能衰竭的定义更新为"由于肠道吸收能力降低,需要补充营养与(或)水分及电解质以维持患者健康与(或)生长发育"。近年来,美国胸腔医师协会(ACCP)和危重医学学会(SCCM)建议以"功能障碍"(dysfunction)取代"衰竭"(failure)一词,认为胃肠功能障碍是"由于先天性缺陷、肠梗阻、腹腔感染、手术切除、胃肠道运动障碍或胃肠道疾病引起的肠道吸收功能丧失,其特征是机体不能满足蛋白质-能量、液体、电解质和微量营养素的平衡",该定义将胃肠功能障碍仅限于对营养物质的吸收。事实上,胃肠功能除肠道吸收功能之外,还有免疫调节、激素分泌、黏膜屏障等功能。

2. 胃肠道屏障功能障碍 肠屏障主要包括机械屏障、免疫屏障、化学及生物屏障。腹腔感染、脓毒血症时肠黏膜和黏膜下水肿、肠绒毛顶部细胞坏死、肠通透性增加,从而破坏肠黏膜屏障功能。腹腔感染时肠黏膜屏障功能的损害与内毒素和炎性介质的作用密切相关。脓毒症也是引起肠系膜低灌注的常见原因,脓毒症时肠道微循环发生显著的变化,全身血压下降及局部动脉收缩引起肠道灌注压下降,并进而使毛细血管血流迟缓。胃肠动力障碍、肠道微循环障碍和缺血再灌注损伤、肠上皮细胞凋亡等。肠黏膜的绒毛、微血管结构具有高代谢特征,对灌注不足特别敏感,尤其是肠绒毛。感染性休克患者常处于低血容量状态,导致肠黏膜缺血缺氧,当液体复苏再灌注时激活中性粒细胞,直接或间接激发、放大炎症反应,进一步加重肠屏障功能障碍,常导致多器官功能障碍。肠道缺血再灌注损伤后可释放内毒素和高迁移率族蛋白 I、缺氧诱导因子-1 是缺血缺氧病理生理反应的关键因素,可增加肠道通透性,引起细菌易位发生。肠通透性的增加是细胞因子如 TNF-α 直接的细胞毒性作用或是通过 INF-γ、IL-4 和 IL-10 等细胞因子间接作用的结果。直接细胞毒性作用可能是通过一氧化氮合成酶系统(iNOS)途径介导的。肠上皮中有许多细胞是一氧化氮(NO)的潜在来源,这些细胞包括肠肌层神经元,血管内皮细胞,肠上皮及黏膜下炎症细胞包括肥大细胞、巨噬细胞及多形核白细胞等。生理情况下 NO 对肠上皮通透性有调节作用,维持肠道黏膜血流、抑制血小板与白细胞黏附、调节肥大细胞反应、并能清除超氧化物等反应性氧代谢产物。然而,病理状况下 NO 的过度生成却对肠黏膜屏障的完整性有害。高浓度的 NO 可通过异化或破坏细胞骨架纤维肌动蛋白、抑制 ATP 生成、扩大细胞紧密连接等引起肠上皮通透性增高。此外,NO 生成的持续增加尚可引起氧化剂的过度形成,氧化剂抑制线粒体功能而引起 DNA 分裂及细胞凋亡,细胞凋亡使肠上皮出现短时的裸区而引起肠屏障功能减退并易发生细菌易位。近年来的研究还发现,TNF-α 及 INF-γ 可直接控制启动因子关闭的活性,引起肠上皮细胞凋亡和降低上皮细胞的电阻抗,增加小分子物质的跨细胞转运,可能导致绒毛萎缩。

3. **胃肠道动力功能障碍** 腹腔感染的发生、发展过程由多种炎症递质、细胞因子参与,目前发现 IL-1、IL-6、TNF-α 与胃肠动力障碍密切相关。IL-1、IL-6、TNF-α 等炎性介质可引起大量中性粒细胞聚集、激活,并通过级联反应释放氧自由基、蛋白酶和炎症递质,进一步激活肠固有免疫细胞,从而导致肠黏膜、肠肌丛神经损伤,最终引起肠平滑肌功能紊乱。此外,TNF-α 还可引起一氧化氮合成酶活性增强,产生能使平滑肌舒张的一氧化氮,一氧化氮水平增高可导致肠运动功能减弱。此外,腹腔感染时 NF-κB 被激活,入核后诱导 mRNA 合成,引起 TNF-α、IL-6 等炎症因子表达升高,TNF-α 又可以激活 NF-κB,提示 NF-κB 介导了腹腔感染时胃肠功能障碍的发展。另一方面,胃肠道通过旁分泌及内分泌的方式分泌多种激素调节胃肠动力,这些胃肠激素的改变与腹腔感染时胃肠动力紊乱密切相关。目前已明确的参与了胃肠动力功能紊乱的发生的胃肠激素有胃动素、血管活性肠肽、胆囊收缩素、一氧化氮、P 物质、内皮素等。腹腔感染时患者血清中胆囊收缩素下降,血管活性肠肽水平升高,导致结肠动力减慢。同时,胃动素水平下降可影响胃肠道平滑肌电活动而导致胃肠动力障碍。血管活性肠肽神经元是来自肠神经系统的重要抑制性神经元,可分泌血管活性肠肽使胃肠道平滑肌舒张,腹腔感染时血管活性肠肽水平升高,可到最后胃肠动力障碍。一氧化氮是胃肠道非胆碱能非肾上腺能神经释放的抑制性递质之一,由一氧化氮合成酶催化而成。一氧化氮通过舒张平滑肌来调节胃肠动力在胃排空的肠壁机械感受器和化学感受器的反馈调控中发挥重要作用。有研究发现高浓度一氧化氮可抑制 ATP 形成,促进氧自由基产生,增大肠上皮间隙,损害肌动蛋白骨架,导致胃肠收缩障碍及细菌易位。P 物质作为胃肠运动调节的主要兴奋性神经递质,通过双重的收缩效应,促进肠蠕动。研究发现腹腔感染时,胃肠道纵行肌和环形肌对于 P 物质的双重收缩反应性下降,导致胃肠蠕动功能减弱。内皮素在血管内皮及胃肠黏膜上皮细胞均能合成,通过启动电压依赖性钙离子通道促使胞外钙内流,引起细胞内钙超载,促使氧自由基释放,从而加重胃肠动力障碍。

4. **胃肠功能障碍的治疗对策** 腹腔感染时胃肠道功能障碍临床上表现为在原发病的基础上出现腹痛、腹胀、腹泻或便秘、肛门排气排便停止或减少、消化道出血等症状,同时常伴有消化、吸收功能障碍,严重者发生腹腔间隔室综合征。目前临床上多根据症状、肠鸣音听诊以及超声、CT 检查等评估胃肠功能障碍,尚缺乏一套完整的评分系统。由于引起胃肠功能障碍的原因多种多样,不同原因所致的胃肠功能障碍患者的治疗方式和策略也各不相同。临床上对于严重腹腔感染、肠瘘等引起的胃肠功能障碍患者,处理则十分复杂、困难。首先需要维持呼吸、循环等生命体征及内环境稳定,积极治疗原发病,控制腹腔感染。原发疾病特别是严重的腹腔感染是导致肠功能障碍甚至是患者死亡的主要原因,必须首先得到有效的控制。对于该患者来说,术后出现肠瘘以及严重的腹腔感染,导致消化道连续性中断,营养物质的转运、肠道的蠕动、消化液分泌等胃肠道功能障碍。此时必须首先确切引流腹腔,有效地控制腹腔感染,维持器官功能及机体内环境稳定,建立合理的营养支持途径进行有效的营养支持以改善患者的营养状况。

近年来随着对危重情况下胃肠道功能障碍认识的不断加深,有关严重感染等危重状态下对胃肠道功能障碍发生及防治对策有了新的认识和进展。目前的研究表明,合理的营养支持途径,谷氨酰胺、生长激素及多肽类生长因子等对正常胃肠黏膜的生长及损伤后的再生、修复发挥重要作用。① 肠内营养:人们逐渐发现肠内营养对维持肠黏膜细胞结构和功能起着重要作用,这已成为共识。肠内营养时肠道内的营养物质通过对肠黏膜上皮细胞局部营养、刺激作用,可促进肠上皮细胞的生长、修复,有助于维持肠黏膜细胞结构和功能的完整,维持肠黏膜屏障功能,防止肠道细菌易位,减少肠源性感染。此外,肠内营养摄入后可刺激胃肠液分泌、胃肠激素分泌、增加肠蠕动和内脏血流,有助于胃肠道黏膜分泌SIgA,并刺激胃酸及胃蛋白酶分泌,保持肠道化学、免疫屏障。同时也使肠道固有菌正常生长,保持肠道生物屏障功能。肠内营养制剂中还可添加精氨酸、谷氨酰胺、鱼油及核苷酸等物质,可调节肠道免疫,增强肠屏障功能。② 谷氨酰胺:谷氨酰胺(Glutamine Gln)是体内含量最丰富的非必需氨基酸,是体内生长迅速细胞(如肠上皮细胞和淋巴细胞)的主要燃料,也是合成氨基酸、蛋白质、核酸和许多其他生物分子的前体物质,是机体内各器官之间转运氨基酸和氮的主要载体。Gln 在维持肠道黏膜上皮结构的完整性起着十分重要的作用,尤其是在外伤、感染等严重应激状态下,肠道黏膜上皮细胞内 Gln 很快耗竭。当肠道缺乏食物、消化液等刺激或缺乏 Gln 时,肠道黏膜萎缩、绒毛变稀、变短甚至脱落,隐窝变浅,肠黏膜通透性增加,肠道免疫功能受损,从而导致肠道细菌易位或肠源性内毒素血症和脓毒血症。临床实践证明,肠外途径提供 Gln 均可有效地防止肠道黏膜萎缩,保持正常肠道黏膜重量、结构及蛋白质含量,阻止肠黏膜 IgA 浆细胞和淋巴细胞的减少,增强和改善肠道免疫功能,减少肠道细菌及内毒素的易位,降低了危重患者肠源性感染的发生。此外,Gln 有利于还原型谷胱甘肽储存,增强抗氧化能力和宿主防御能力,稳定细胞膜和蛋白质结构,保护细胞、组织和器官免受自由基造成的损伤。③ 胰岛素样生长因子-1(insulin-like growth factor-1,IGF-1):IGF-1 主要在生长激素的作用下由肝细胞产生,肠道局部亦能少量合成,其通过内分泌和旁分泌方式作用于肠上皮 IGF-1 受体发挥促进肠上皮生长的效应。研究发现,转入 IGF-1 基因的小鼠小肠重量和长度增加,肠上皮绒毛高度及隐窝深度也增加,切除小肠的大鼠,结肠 IGF-1 mRNA 表达上调,予 IGF-1 治疗后小肠和大肠的重量和长度增加,黏膜重量、DNA 及蛋白质含量、隐窝深度均增加,肠道吸收功能增加。另有研究表明,IGF-1 可减轻禁食或肠外营养引起的肠黏膜萎缩并维持其完整性。IGF-1 还可以增加多胺合成的限速酶的活性,而后者则是肠上皮细胞增殖的关键。肠腔内灌注 IGF-1 可增加多胺的合成而产生营养肠黏膜的作用。④ 表皮生长因子(epidermal growth factor,EGF):EGF 是由 53 个氨基酸组成的单链多肽,其生物活性是通过与特异性受体结合而实现的。EGF 受体存在于细胞膜,当 EGF 与受体结合后引起受体构象改变,激活膜内的酪氨酸激酶,使酪氨酸磷酸化,启动 mRNA 和蛋白质合成,从而发挥生物效应。肠黏膜细胞膜的 EGF 受体分别位于刷状缘及基底膜,前者引起物质转运,后者导致细胞生长发育。因此,EGF 除促进肠上皮增生作用外,还能增加肠细胞对营养物质及电解质的转运和吸收。动物实验发现,大鼠肠腔内给予 EGF 有助于防止饥饿导致的肠黏膜萎缩,而经静脉注射 EGF 则表现为刺激小肠隐窝细胞和结肠细胞增生的效应。应用 EGF 可减轻烧伤及急性胰腺炎大鼠肠黏膜的损伤,减少肠道细菌易位发生率。临床研究也发现,EGF 具有刺激肠上皮细胞增生作用,EGF 治疗可明显减少结肠炎的炎症程度和结肠溃疡的发生。⑤ 胰高糖素样肽-2(glucagon-like peptide-2,GLP-2):它是一种由 33 个氨基酸组成的多肽,来源于小肠和大肠的 L 细胞合成的胰高糖素原物质。Drucker 等最早发现 GLP-2具有促进肠黏膜增殖和生长的作用,而且这种作用还具有器官特异性,仅限于肠道,其效果比 EGF、IGF-1、IGF-2 及生长激素更明显。随后的研究进一步发现,GLP-2 不仅能促进肠黏膜增殖,还能促进肠黏膜上皮细胞分化,促进小肠对营养物质的吸收,减少肠黏膜上皮细胞凋亡。此外,GLP-2 还能保持接受长期 TPN 大鼠的肠湿重、肠黏膜 DNA 及蛋白质含量、黏膜厚度及绒毛高度,促进短肠大鼠残余肠道黏膜的代偿性增生。GLP-2 能显著提高实验性肠炎大鼠、缺血再灌注大鼠的存活率,明显降低肠道细菌易位及菌血症的发生,减少炎性细胞因子的产生,促进损伤肠黏膜细胞的增殖,抑制肠黏膜细胞的凋亡,保持肠黏膜屏障功能的完整性。此外,GLP-2 对大剂量化疗药物所引起的肠黏膜损伤的修复同样具有显著的治疗作用。⑥ 其他:另一些肠道的肽类也与小肠黏膜生长的调节有关,包括神经加压素、蛙皮素、YY 肽、转化生长因子 α、肝细胞生长因子、角化细胞生长因子等。动物实验发现,上述这些物质可诱导肠上皮细胞增生,增加小肠 DNA、RNA 及蛋白质含量,有助于短肠大鼠剩余肠道的代偿,并促进结肠黏膜的增生。此外,IL-11、IL-3、IL-15等细胞因子亦被证实具有促进肠上皮生长作用。IL-11有刺激肠隐窝细胞增生及抑制隐窝细胞凋亡的作用,对联合化疗和放疗的小鼠给予IL-11治疗,可加速肠黏膜的修复,提高生存率。IL-3也有促进小鼠肠隐窝细胞增生的作用。

综上所述,严重感染等应激状况机体全身或肠道局部的缺血、缺氧,可引起肠黏膜受损,破坏肠黏膜结构的完整性,从而引发肠道细菌及内毒素的易位、全身炎症反应及多器官功能衰竭,严重影响患者的预后。因此,临床上如何防止各种病理状态下胃肠功能损害已成为日益关注的课题,而合理的营养支持途径、谷氨酰胺、生长激素及多肽类生长因子等对肠黏膜屏障功能的保护和修复则起着重要的作用。

(二)腹腔开放与肠空气瘘

腹腔开放是指剖腹术后未缝合皮肤和筋膜,腹腔敞开并施行暂时腹腔关闭的措施。随着对腹腔高压的病理生理、腹腔间隙综合征危害的认识提高,在合并腹腔高压的腹腔感染患者,腹腔开放的应用逐渐增多;同时也随着损害控制理念由原先的腹部创伤患者逐渐向非创伤腹部外科拓展,目前腹腔开放疗法在临床上获得越来越多的认可,腹腔开放已成为救治严重创伤、重度腹腔感染、腹腔间隙综合征的重要治疗手段。腹腔开放具有减轻腹腔内压力、防止腹腔间隙综合征的发生、防治多器官功能障碍、便于清除感染坏死组织、及时止血、可以及时发现肠外瘘等并发症的优点。但是,腹腔开放对全身各系统的生理功能造成巨大影响,腹腔开放会引起水、电解质及蛋白质的大量丢失,机体内稳态失衡。此外,腹腔开放容易引起腹腔器官继发性损伤、破裂与感染,容易继发肠空气瘘。

肠空气瘘是一种新型的消化道瘘,有别于管状瘘与肠皮肤瘘,肠空气瘘特点是肠管破裂直接与空气相通,瘘口周围没有皮肤、皮下组织、大网膜、其他肠管等组织的覆盖,这样肠液由瘘口流出会直接污染腹腔开放创面,因此肠液的外瘘以及创面的感染是治疗的难点。肠空气瘘是腹腔开放的常见并发症之一,文献报道腹腔开放后肠空气瘘的发生率在25%,病死率为42%。肠空气瘘的危害主要体现在肠液的丢失引起水电解质紊乱、酸碱失衡、肠功能障碍和营养不良,肠空气瘘的特点是一旦发生,肠液漏出会污染开放创面引起创面感染,严重者甚至会引起全身的脓毒症,同时也导致临时关腹难度增加,筋膜关腹率明显下降,而且患者病死率明显升高。

肠空气瘘的发生与肠道本身病变以及腹腔开放后的处理措施相关,肠空气瘘在重症急性胰腺炎、炎症性肠病、腹腔严重感染、腹部创伤、憩室炎、肠道缺血性病变、放射性损伤、营养不良的患者发生率高。肠空气瘘的另一个关键因素是与腹腔开放后的治疗相关,如长期暴露于空气中导致肠管干燥、肠管浆膜面与敷料粘连、更换敷料时肠壁浆膜层撕脱、腹腔内异物残留以及肠道创伤等。肠空气瘘多发生于腹腔开放后的临时关腹阶段,因此如何保护腹腔开放创面、预防肠空气瘘的发生是临时关腹阶段的目标之一。临时腹腔关闭所采用的技术会影响患者的生存率、并发症发生率以及最终筋膜关闭的时间。除了通过临时关腹技术的改进来降低肠空气瘘的发生外,腹腔开放创面的保护也是预防肠空气瘘发生的关键。目前临床上对于腹腔开放临时关腹采用的方法有皮肤关闭法、筋膜关闭法、负压辅助关腹法,我们的体会是无论采用哪种方法来临时关腹,如果有大网膜可以利用,则将其铺在肠管外,这样可以减少肠管损伤,降低肠空气瘘的发生。

腹腔开放合并的肠空气瘘,瘘口周围没有皮肤、皮下组织、大网膜、其他肠管等组织的覆盖,因此自行愈合的可能性极低;同时由于肠管与腹壁之间形成致密粘连,腹腔内呈冰冻状,直接修补肠空气瘘口因肠壁水肿、吻合张力存在导致成功率非常低。通常情况下需要等待6个月以上时间,腹腔粘连松解后再行确定性手术。因此,肠空气瘘的治疗一般分为三个阶段,第一阶段是控制腹腔感染、应用抗感染药物、维持内稳态平衡、肠外营养、器官功能维护等,同时要进行腹腔开放创面的保护。第二阶段要对瘘的位置、形态进行评估,尽力将肠空气瘘转变为肠皮肤瘘,对营养支持方式进行评估,加强肠内营养,关闭腹腔开放创面,恢复肠腔正常内环境。第三阶段是手术时机成熟后进行择期确定性手术,同期进行肠瘘切除及腹壁重建术,通常在瘘发生后 6 个月甚至更长时间。在整个治疗过程中,如何控制经肠空气瘘瘘口流出的肠液,降低肠液污染开放创面引起的创面感染,甚至全身的脓毒症是临床面临的难题。临床上通常是采取肠瘘口内放置引流管进行被动引流,或在瘘口套置造口袋,引流肠液,将肠空气瘘转变为肠造口。这两类方法主要是着眼于引流肠液、保持创面清洁,但不足之处在于会导致肠液丢失,尤其是高流量瘘,大量肠液丢失会带来水电解质紊乱,同时无法顺利有效实施肠内营养。黎介寿院士团队提倡采用片堵法进行肠腔隔绝,防止、控制肠空气瘘肠液漏出,并顺利实施肠内营养支持,为确定性手术创造条件。在等待确定性手术期间,选择合适的营养支持方式十分重要。众所周知,长期的肠外营养可能带来导管相关性感染、肠黏膜屏障功能损害、肠道细菌移位、胆汁瘀积性胆囊炎、肝功能损害等并发症,因此努力实施并充分利用肠内营养在此过程中显得尤为重要。肠内营养可以改善营养状况、促进肠蠕动功能恢复、维护肠黏膜屏障功能、减少肠道细菌易位,尤其关键的是肠内营养可以改善肠管质量,并有助于肠粘连的松解,为肠空气瘘的切除及消化道重建创造良好的条件。因此,建议在合适的患者使用片堵法进行肠腔隔绝,恢复肠道的连续性,实施肠内营养。对于不能使用片堵法的患者,建议使用收集瘘口近端肠液向远端回输的方法来减少肠液丢失,充分利用肠内营养。

七、主编点评

本例患者因胆源性重症胰腺炎行手术治疗,因腹腔高压行腹腔开放,术后出现肠空气瘘,病情危重,存在多器官功能衰竭。整个治疗过程分为三个阶段,第一阶段是重症胰腺炎手术后出现肠瘘,治疗重点是控制腹腔感染、维持内稳态平衡和重要器官功能、肠外营养支持,改善腹腔引流,保护腹腔开放创面。第二阶段通过造影明确瘘的位置和形状,选用负压引流装置,保护瘘口周围皮肤,通过肠腔瘘口向远端放置喂养管建立肠内营养途径,加强肠内营养支持,避免长期的肠外营养可能带来导管相关性感染、肠黏膜屏障功能损害、肠道细菌移位、胆汁瘀积性胆囊炎、肝功能损害等并发症。通过有效的肠内营养支持后患者腹腔创面明显缩小,肠瘘口周围新鲜肉芽逐渐形成,营养状况改善。同时有利于残余肠道功能的维持,减少肠道细菌易位,尤其关键的是肠内营养可以改善肠管质量,并有助于肠粘连的松解,为肠空气瘘的切除及消化道重建创造良好的条件。第三阶段是手术时机成熟后进行择期确定性手术,切除了空肠瘘口部位的肠段,行空肠-空肠端端吻合,患者最后康复出院。

我们体会本例患者救治成功的关键有两点:① 在疾病早期严重腹腔感染、多器官功能不全、血流动力学不稳定、机体处于严重应激的高代谢状态时,如何应用当代生命维持技术维持机体重要器官功能,根据患者病理生理变化、器官功能特点以及机体代谢状况,按照当前指南推荐意见和已经获得的研究证据,结合医师专业技能和临床经验,制订最佳的治疗措施,确保患者安全度过疾病所致的严重应激的急性期。② 营养支持在本例患者诊治过程发挥重要作用。疾病早期由于患者存在多器官功能衰竭合并胃肠功能障碍等病理生理学改变,如何选择合理的营养支持治疗,特别是确保肠内营养的早期顺利实施对于提高该患者的救治成功率具有关键作用。临床实践中诊治医师应了解患者不同阶段机体代谢特点、胃肠道功能以及营养状态,进行个体化的营养支持治疗。尽管早期积极肠内营养有助于提高重症患者生存率和减少感染性并发症,但对于血流动力学不稳定、胃肠道功能障碍或胃肠道不耐受的高营养风险患者,仍可通过早期肠外营养获益,为患者的存活或后期的治疗创造条件。待患者度过严重应激的急性期后,如何对肠瘘的患者建立有效的肠内营养途径并成功实施肠内营养是该患者能够成功救治的另一个关键措施,这是本例治疗过程中另一个值得借鉴的经验。

（吴国豪）

参考文献

［1］ Ramanathan M，Aadam AA. Nutrition Management in Acute Pancreatitis［J］. Nutr Clin Pract，2019，34：Suppl 1：S7－S12.

［2］ Gunnar Elke G，Hartl WH，Kreymann KG，et al. Clinical Nutrition in Critical Care Medicine e Guideline of the German Society for Nutritional Medicine（DGEM）［J］. Clinical Nutrition ESPEN，2019，33：220－275.

［3］ Arvanitakis M，Ockenga J，Bezmarevic M，et al. ESPEN guideline on clinical nutrition in acute and chronic pancreatitis［J］. Clinical Nutrition，2020，40/doi. org/10.1016/j. clnu.2020.01.004.

［4］ Trikudanathan G，Wolbrink DRJ，van Santvoort HC，et al. Current Concepts in Severe Acute and Necrotizing Pancreatitis：An Evidence-Based Approach［J］. Gastroenterology，2019，156：1994－2007.

［5］ Coccolini F，Montiri G，Ceresoli M，et al. IROA：International register of open abdomen，preliminary results ［J］. Worlg J Emerg Surg，2017，12：10/doi：10.1186/a13017.

［6］ 王革非，任建安，黎介寿.腹腔开放合并肠空气瘘的防治［J］.创伤外科杂志，2016，18：389－392.

病例 5

> # 克罗恩病,回肠-乙状结肠内瘘,腹腔脓肿,营养不良

一、病史简介

患者,男性,37岁。因"反复腹痛、腹泻2年余"入院。患者2年余前因进食大量海鲜后出现腹部隐痛不适,并出现大便次数增多,未予重视及治疗。之后病情自行好转,在进食海鲜并饮酒后再次出现腹痛、腹泻加重症状,无便血、黑便,无发热、黄疸,无恶心、呕吐等症状。当地医院诊治后考虑为克罗恩病,给予美沙拉嗪治疗,患者症状缓解。1年前患者无明显诱因下再次出现大便次数增多伴右中下腹部隐痛不适。之后症状反复出现,进行性加重,并伴有低热,均未予以重视及治疗。半年前患者发现其右下中下腹部可触及一包块,遂就诊于当地医院行抗炎等对症处理,病情未见好转,遂转至上级医院治疗,继续给予抗感染等对症支持治疗。5个月前患者因持续低热转入我院就诊,行腹部CT等检查提示克罗恩病伴右中腹腔脓肿形成,遂在CT引导下行腹腔脓肿穿刺置管引流术,术后给予腹腔双套管持续冲洗引流、抗炎、肠内营养等治疗。4个月前行结肠镜检查:见距肛缘18 cm(直乙交界处)见一疑似瘘口,周围黏膜见增生、充血,乙状结肠、降结肠黏膜水肿,横结肠黏膜多发充血点,距回盲瓣约5 cm处黏膜充血、水肿伴环形狭窄,内镜无法通过。结合相关检查结果,考虑具有手术指证,建议手术治疗。患者拒绝手术,要求回当地医院继续保守治疗。3个月前患者于院外自行拔除腹腔双套管,并于2个月前停用肠内营养恢复自主饮食,之后再次出院腹泻,右下腹部原引流管窦道有少许脓性液体流出。现为进一步治疗转入我院。患者自发病以来,精神欠佳,进食明显减少,反复腹泻,体重明显下降,大约5 kg。

二、入院检查

体温37.8℃,脉搏88次/分,呼吸16次/分,血压110/75 mmHg,体重50 kg,身高170 cm。神志清楚,精神欠佳,全身皮肤无黄染,无肝掌、蜘蛛痣。全身浅表淋巴结无肿大。巩膜无黄染,胸廓无畸形,双肺叩诊清音,听诊双肺无干湿性啰音。心前区无隆起,心界不大,心率80次/分,律齐。腹部平坦,右下腹部原引流管窦道有少许脓液流出,周围皮肤有少许红肿,无破溃,肝脾肋下未及,全腹未及包块,无压痛及反跳痛,叩诊有鼓音,无移动性浊音,肝肾区无叩击痛,肠鸣音3次/分。肛门及生殖器未检,四肢脊柱无畸形,活动自如,双下肢无水肿,双侧足背动脉搏动可,神经系统检查无异常体征。

红细胞 $3.20 \times 10^{12}/L$;血红蛋白 111 g/L;血小板 $313 \times 10^9/L$;白细胞 $9.53 \times 10^9/L$;中性粒细胞 78.6%。总胆红素 11.4 μmol/L;间接胆红素 3.6 μmol/L;总蛋白 64.7 g/L;白蛋白 31.2 g/L;前白蛋白 0.159 g/L;谷丙转氨酶 28 U/L;尿素 1.9 mmol/L;肌酐 51 μmol/L;尿酸 208 μmol/L;葡萄糖 5.5 mmol/L。钠 143 mmol/L;钾 4.0 mmol/L;氯 105 mmol/L;钙 2.34 mmol/L;无机磷 1.3 mmol/L;镁 0.9 mmol/L。

腹部、盆腔CT:右下腹腔有包裹性积液。右下腹回肠末端及回盲部局部管壁黏膜不规则增厚,增强检查可见强化表现,管腔狭窄,管壁边缘毛糙,右下腹回肠末端及回盲部局部管壁异常病变,符合炎性肠病表现;前列腺点状钙化灶(图15-5-1)。经肛门造影检查:经肛门注入对比剂,可见直肠及部分乙状结肠显影,后可见对比剂于乙状结肠处进入末段回肠;后可见余下结肠显影,回肠-乙状结肠内瘘。小

肠造影检查：经鼻肠管注入适量对比剂后见鼻肠管前端位于空肠近端肠管内，对比剂下行顺利。约10分钟后对比剂通过回盲部肠管，回盲部肠管狭窄，黏膜显示紊乱，并可见对比剂经较长窦道与乙状结肠相通。窦道造影检查：对比剂经较短窦道后流入一不规则窦腔，窦道与肠管相通。

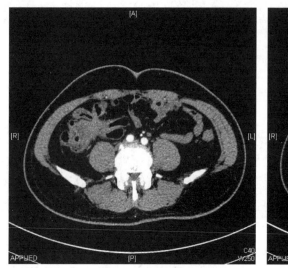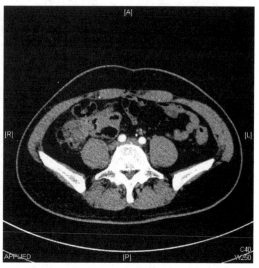

图 15 - 5 - 1　腹部、盆腔平扫＋增强 CT

三、入院诊断

回肠-乙状结肠内瘘，克罗恩病，腹腔脓肿，营养不良。

四、治疗经过

患者入院后完善检查，明确主要诊断为回肠-乙状结肠内瘘，克罗恩病，腹腔脓肿，暂无手术指证，予以禁食，补充外源性白蛋白，双套管持续冲洗引流，稳定内环境等对症支持治疗。入院当天即放置鼻肠管行肠内营养支持治疗。通过间接测热法测定该患者的机体静息能量消耗值为 1 700 kcal/d。因患者肠内营养耐受较差，入院后第1天通过鼻肠管给予短肽类肠内营养制剂 500 kcal，剩余的能量和营养素通过补充性肠外营养供给。随着肠内营养摄入量的增加，逐渐降低补充性肠外营养的供给量。入院后第10天患者肠内营养达到全量，停止肠外营养。

入院后第15天患者一般状况可，大小便正常，腹腔双套管引流液无浑浊，复查各项指标较入院前明显改善。经多学科讨论后认为患者回肠-乙状结肠内瘘内科治疗效果较差，此时病情稳定，具有手术指证。因此，完善相关检查后患者于入院后第17天在全麻下行手术治疗。术中发现腹腔内无腹水，近端小肠及系膜未见异常，距回盲部 60 cm 处小肠粘连于右上腹，予以分离后可见小肠系膜糜烂，直径约1 cm，从此处至回盲部共 60 cm 小肠肠壁水肿增厚，僵硬，肠系膜增厚并匍行，距回盲部 5 cm 处回肠与回盲部及乙状结肠中段粘连致密，分离后见此处形成内瘘，为回肠回盲部瘘，以及回肠乙状结肠瘘；乙状结肠瘘口大小约 0.5 cm×5 cm；余结肠未见明显狭窄及扩张表现。根据探查所见，决定切除病变 60 cm 末段回肠及回盲部，行回肠造口；乙状结肠瘘口较长，修剪后行乙状结肠侧侧吻合。手术经过顺利，术后安返病房。术后继续给予肠内或肠外营养支持治疗，逐渐过渡至口服营养补充。术后第7天患者一般状况可，各项检查复查未见明显异常，造口引流正常，体温及大小便正常，每天口服营养补充剂量为 1 600 kcal。此时患者术后恢复可，克罗恩病专科治疗已无特殊，予以出院，继续行家庭肠内营养支持治疗。

出院后 6 个月患者来院复诊,克罗恩病处于缓解期,一般状况可,体重较上次入院时增加 5 kg,现为 55 kg,BMI 19.03 kg/m²。经多学科讨论后认为患者具有造口还纳适应证。因此,完善相关检查后患者于入院后第 2 天在全麻下行造口还纳术。术后予以抗感染,输液,维持内环境稳定等对症支持治疗。术后第 2 天通过鼻胃管给予 10 ml/h 肠内营养,患者耐受差,故暂停肠内营养。术后第 4 天患者仍无肛门排气,诉有少许腹胀,无腹痛、发热等症状。腹部听诊未及肠鸣音。复查腹部 CT 后请放射科读片,并结合患者病史,考虑患者发生了术后肠麻痹并发症。因此,在予以针灸,咀嚼口香糖,下床活动促进肠功能恢复的基础上,从少剂量开始不断尝试肠内营养,并给予肠外营养支持治疗提供患者的营养需求。通过积极治疗,术后第 7 天患者开始排气,腹部听诊肠鸣音 3 次/分。术后第 8 天患者出现排便,同时肠内营养的剂量也逐步增加,并尝试口服营养补充。术后第 13 天患者口服营养补充剂量达 1 600 kcal。此时患者生命体征平稳,伤口愈合良好,肠内营养耐受可,大小便正常,无发热、腹痛等症状,克罗恩病专科治疗已无特殊,予以出院。

五、讨论分析

克罗恩病(Crohn's disease,CD)患者的肠壁全层病变可引起肠腔狭窄、肠梗阻,引起溃疡穿孔、继而发生局部脓肿,或穿透至其他肠段、器官和腹壁,形成肠瘘。肠瘘是 CD 最严重的外科并发症。一旦出现肠瘘,会加剧营养不良的发生及程度,也增加了治疗难度。该患者入院后肠瘘尚未得到充分控制,CD 处于活动期,机体存在腹泻、腹腔脓肿及营养不良等病理生理改变。此时处理的要点是在有效的引流控制腹腔感染,维持内稳态平衡,CD 专科治疗等基础上进行营养支持治疗。由于该患者胃肠道疾病较重,胃肠道消化、吸收功能紊乱,经胃肠道供给营养物质无法完全满足患者的营养需要。因此我们采用肠内营养联合肠外营养的方式进行营养支持治疗,并在此过程中不断尝试增加肠内营养的剂量,最后采用全肠内营养的方式进行营养支持治疗。此时的肠内营养支持治疗即是给患者提供营养需求,改善患者营养状况,同时也有利于诱导患者 CD 缓解。通过积极的 CD 专科治疗和营养支持治疗,患者病情稳定,CD 获得缓解,腹腔脓肿也得到充分引流,感染获得控制,营养状况有所改善。此时考虑到患者因为是 CD 伴有回肠-乙状结肠内瘘,若继续内科保守治疗,由于肠道短路和肠道细菌过度生长,患者常出现严重腹泻和营养吸收障碍,从而导致严重营养不良。因此,经过多学科讨论决定予以手术治疗,但考虑到患者的病情并结合术中探查结果,遂行小肠切除+乙状结肠侧侧吻合+回肠造口。术后继续予以营养支持治疗,一般状况改善后顺利出院继续行家庭肠内营养支持治疗。

六、相关营养背景知识

(一) 术后肠麻痹的发病机制及危险因素

术后肠麻痹(POI)是外科术后由于非机械因素引起的胃肠动力暂时抑制,导致患者无法进食的一种功能性疾病,其临床表现主要为不同程度的腹胀、恶心、呕吐以及排气、排便延迟等消化道症状。目前国内外尚缺乏关于 POI 的明确时间定义,但业界大多认为 POI 是术后 3 天内出现的胃肠动力障碍,超过 4 天则称为延迟性 POI(prolonged POI,PPOI)。随着研究的深入,有学者观察到部分患者 POI 得到缓解后会再次出现肠麻痹,但仍无机械性因素存在。因此,为了更好地加以区分和研究,有学者将这部分 POI 定义为复发性 POI。患者遭受 POI 时表现的临床症状轻重不一,轻者延长住院时间、增加住院费用,重者可导致多器官功能障碍,严重影响患者的术后康复,并带来沉重的经济负担。

1. 发病机制　POI 发生机制复杂,众多因素相互影响,共同参与了其发生和发展。但多数研究认为,POI 发生早期(第一阶段)主要与手术创伤应激引起的神经反射抑制有关;后期(第二阶段)主要是由各种因素导致的肠道炎症引起,是 POI 发生的主要原因。POI 的第一阶段,手术时皮肤切割以及肠道牵拉等操作能刺激痛觉感受器,引起的神经冲动由内脏神经传入中枢神经系统,导致交感神经系统兴奋、肾上腺素能神经冲动加强,进而抑制肠肌间神经丛的副交感神经,最后作用于胃肠道平滑肌抑制其蠕动。我们最新研究发现,围手术期使用β受体阻滞剂能明显增强术后胃肠动力功能,减少POI发生,这可能与其能抑制交感神经活性有密切关系。此外,除了肾上腺素能因素参与神经调节外,包括迷走神经在内的非肾上腺素能因素的调节也参与POI发生的神经调节机制。

POI的第二阶段,多种因素启动术后胃肠炎症引发胃肠蠕动减弱,这在术后3~4小时内即可发生。Farro等研究发现,术后1.5小时肿瘤坏死因子-α(TNF-α),白细胞介素(IL)-1β以及IL-6等炎症因子或趋化因子就已出现,促使单核细胞与中性粒细胞浸润肌层。术后第3天炎症因子水平开始降低,但直至术后第10天,炎症引发的神经内分泌紊乱才恢复正常。此外,巨噬细胞释放的细胞因子也可加重肠道炎症,进一步抑制平滑肌活动。最近研究显示,肠道手术操作还可导致肥大细胞脱颗粒,以胃肠炎症的形式进一步参与胃肠道活动的抑制。我们前期应用腹腔暴露法成功建立了POI动物模型,并在此基础上研究发现POI模型大鼠肠黏膜屏障发生损伤,肠道细菌易位,同时伴有全身和肠道的炎症反应,进一步证实肠道炎症在POI发生中的作用。虽然我们对肠道炎症反应的起源仍然未完全解析,但多种炎症介质介导的过度肠道炎症反应是POI发生的主要原因已得到共识。

此外,体液因素也可通过神经和炎症机制途径直接或间接参与POI的发生和发展。临床实践中,由于围手术期补液不足或补液过量等原因,患者血钠、血钾等电解质水平发生紊乱,出现胃肠道组织水肿以及运动障碍。电解质水平紊乱将影响平滑肌细胞膜内外电位,引起继发性肠麻痹。纠正电解质紊乱能对改善消化道症状有一定的作用。此外,有学者认为内源性阿片肽、降钙素基因相关肽(CGRP)以及一氧化氮(NO)等也是体液因素引发POI的重要介质,但其具体机制尚需进一步研究。

2. 危险因素 POI的危险因素众多,涉及患者自身体质因素和围手术期处理措施多个环节。研究显示,患者手术前的一般状态与POI发生有着密切关系,例如老年、男性、术前白蛋白水平低下以及体重低下等营养风险或营养不良都是POI的危险因素。患者的并存病以及特殊药物长期服用史也会增加POI的发生危险,例如既往有过腹部手术史以及发生过严重腹腔内粘连的患者、存在心血管疾病史、呼吸功能不全的患者以及术前长期服用阿片类药物的患者均是POI好发人群。术中危险因素包括失血量>150 ml、输血、输晶体液、全身麻醉、转开腹,阿片类药物和肾上腺素激动剂的使用以及手术时间过长等手术和麻醉因素。这些因素能促进肠道炎症,加重肠道水肿或通过神经内分泌反应途径抑制胃肠动力,加重POI。此外,术后使用阿片类药物镇痛、下床活动延迟、补液过多等都将会抑制术后胃肠道蠕动,增加POI发生风险。

(二)POI防治措施

POI是外科术后常见且重要的并发症,轻者延长住院时间、增加住院费用,重者可导致多器官功能障碍,严重影响患者术后康复,并带来沉重的经济和社会负担。随着围手术期管理和外科手术技术的发展和进步,合理的营养支持治疗、优化的手术和麻醉处理、个体化的液体管理、及时的精神心理干预以及积极地抗炎和中医药治疗等治疗手段在POI防治中展现出了可喜的效果。

1. 营养支持治疗 营养支持治疗是围手术期管理措施中的重要组成部分,合理的营养支持治疗能有效调节机体代谢,改善患者营养状况,促进患者组织修复和器官功能恢复,加速术后康复。肠内营养具有符合生理,并发症少等优点,已作为临床营养支持治疗的首选,术后早期肠内营养可预防由饥饿导致的肠黏膜萎缩,维护肠黏膜屏障及免疫功能,刺激迷走神经和神经递质释放,并为处在应激状态的机体提供能量和蛋白质等营养素,有助于创口愈合和器官功能恢复,促进胃肠道动力恢复,降低POI发生。近年来,大量研究显示围手术期合理使用EN能显著促进术后胃肠动力功能恢复和减少术后并发症,其中高脂EN的肠道保护作用备受关注。Lubbers等研究显示,高脂EN能通过激活自主神经系统等多种途径来降低大鼠术后肠道炎症反应,从而明显促进术后肠动力功能恢复,改善 POI。我们前期研究也显示,高脂 EN 能明显降低 POI 模型大鼠肠道炎症反应,有效促进术后肠动力功能;高脂 EN 这种抑炎效应可能通过减轻术后肠黏膜屏障损伤以及降低肠道细菌易位来实现。然而,目前关于高脂 EN 降低术后肠道炎症、促进术后肠动力功能的研究结果主要来源于基础动物实验,而最新一项临床试验显示,高脂 EN 并不能有效改善 POI。

然而临床上有些 POI 患者由于严重的消化道症状,EN 无法实施或难以达到机体的实际需要量,造成机体能量和蛋白质的供给不足。长时间能量和蛋白质缺乏将不可避免导致机体瘦组织群消耗,损害组织器官功能,进一步影响胃肠动力功能恢复。因此,对于无法实施 EN 或 EN 提供的营养物质未达到机体目标需求量 60% 以上的患者,PN 仍是重要的营养支持治疗方式,此时的 PN 既是给患者提供营养需求,同时也使患者的肠道获得休息,为下一步的 EN 治疗创造机会。

2. 优化手术和麻醉或镇痛处理　手术创伤应激是 POI 发生的核心。通过腔镜或机器人以及其他微创操作减少手术创伤能减少 POI 的发生,这是优化手术防治 POI 的关键。大量研究显示,相较于传统的开放手术,腔镜或机器人手术患者 POI 发生率更低。此外,同样在腔镜手术情况下,使用超声刀止血能减少患者的组织损伤,使患者 POI 发生率更低,平均住院时更短,其他并发症发生率也更低。我们前期研究显示,长时间的腹腔暴露能导致术后胃肠动力下降,引起 POI;减少腹腔暴露时间能有效降低 POI 的发生率。因此,虽然腔镜、机器人等微创外科目前得到大力发展,但开放性手术仍然是外科疾病的重要选择。因此,临床上对接受开放手术的腹部疾病患者,在达到手术目的和确保手术安全的情况下,应尽量缩短手术时间减少腹腔暴露,以期降低 POI 的发生率,加速术后康复。

麻醉或镇痛方式以及相关的药物对术后胃肠功能恢复具有明显的影响。优化围手术期麻醉或镇痛方式对减少 POI 的发生具有重要作用。相比全身麻醉,胸段硬膜外麻醉对胃肠动力功能影响较小,术后胃肠动力恢复更快。此外,由于阿片类药物的使用能抑制胃肠平滑肌活动,导致 POI 的发生,故不少医疗机构在围手术期减少阿片类药物的镇痛方式。利多卡因是一种可卡因衍生物,常作为表面麻醉剂使用,有报道称术后静滴利多卡因不仅有助于镇痛,还能抑制血浆细胞因子,IL - 1、IL - 6 及 IL - 8 的水平,加快肠道功能恢复。此外,有研究显示,术后使用胸中段硬膜外镇痛能通过局部持续性抑制胃肠道交感神经冲动,更精确地止痛并缩短 POI 的时长,认为其效果优于静滴利多卡因。但也有研究认为,静滴利多卡因和硬膜外镇痛对 POI 发生率、住院时间以及疼痛评分的影响并无显著差异。因此,不同的麻醉或镇痛方式对术后胃肠功能具有不同的影响,需要进一步加强研究以优化使用降低 POI 的发生。

3. 围手术期液体治疗　围手术期液体治疗是防治 POI 的重点措施。有效的液体管理对于减少 POI 的发生具有积极意义。Grass 等在一项回顾性研究中发现,238 例行回肠造口吻合术的患者中有 14% 患者出现 POI,进一步分析后发现术后当天输入 1.7 L 液体是发生 POI 的临界点。这提示限制性液体治疗对降低 POI 的发生有积极作用。然而也有学者认为限制性液体治疗对 POI 的预防并无明显优势。Gómez-Izquierdo 等在一项研究中发现,目标指导下的液体治疗组和对照组患者 POI 发生率均为 22%,两组无显著差异。因此,优化围手术期液体管理,实现液体治疗的个体化是有效防治 POI 的关键。

4. 抗炎治疗　炎症是 POI 发生的重要原因;通过各种抗炎药物治疗有望减少 POI 的发生。然而需要注意的是,非甾体抗炎药(NSAIDs)主要通过抑制 COX 以抑制 PGs 的产生,起到抗炎镇痛作用,但由于其对正常免疫炎症反应的抑制以及对胃黏膜屏障的损害作用,患者术后是否应该常规使用 NSAIDs 仍有争议。一项多中心研究发现,4 164 例结直肠手术患者中有 1 153 人在术后 1～3 天内使用了 NSAIDs,1 061 人使用了非选择性 COX 抑制剂。结果显示,NSAIDs 虽然不能加快术后胃肠功能的恢复,但相比于不使用 NSAIDs 的患者而言,阿片类药物的使用显著降低,提高了治疗的安全性。此外,针对炎症机制中其他促炎因子的抑制剂也在研发当中。有研究发现,POI 模型小鼠使用硝酸盐预处理后,其体内的 IL－6、TNF－α 以及趋化因子 CCL2 表达水平降低,同时小鼠诱导型一氧化氮合酶(iNOS)活性以及活性氧族(ROS)水平下降,起到抑制 NO 生成作用,可有效缩短手术 24 小时后胃肠功能障碍时间。Stakenberg 等研究显示,普卡必利可通过模仿肠神经元抑制巨噬细胞活动,降低 IL－6 和 IL－8 表达,在术前使用普卡必利可明显加快术后胃肠功能的恢复。另外有研究发现,使用 BIBN4096BS 拮抗 CGRP 可降低细胞因子水平,并减少炎症细胞的浸润,促使胃肠道在术后恢复正常活动,对治疗 POI 可能有效。

5. 中医药治疗　中药制剂或针灸等中医药治疗在 POI 防治中具有独特的优势,有研究发现,接受经皮电针灸刺激治疗的胃大部切除术患者术后首次排气时间较对照组明显缩短,提示胃肠道手术后通过针灸治疗可明显加快患者肠道动力恢复,改善 POI,具体机制可能与刺激迷走神经有关。最新一项荟萃分析发现电针刺激对包括腹腔镜手术在内的腹部手术患者的 POI 发生具有明显的改善作用。

6. 精神心理与神经治疗　精神心理及神经因素在 POI 的发生中占有重要作用,调节精神心理及神经因素有望改善 POI。胃肠道手术时的肠道牵拉等操作能刺激痛觉感受器,其引起的神经冲动由内脏神经传入中枢神经系统,导致交感神经系统兴奋、肾上腺素能神经冲动加强,进而抑制肠肌间神经丛的副交感神经,最后作用于胃肠道平滑肌抑制其蠕动。刺激迷走神经释放 Ach 可促进胃肠蠕动,这是一种辅助胃肠道功能恢复的有效方法。有研究发现,相较于未接受迷走神经电刺激的对照组而言,腹部迷走神经刺激可显著降低 TNF－α 的水平,同时 IL－6 及 IL－8 的水平也有所下降,有助于抑制胃肠道炎症,提示 POI 患者可通过刺激迷走神经加快消化道功能康复。此外,创伤应激引起交感和副交感变化,导致交感兴奋性增加,引起蠕动减弱,降低交感神经兴奋性可以增强肠道动力。我们最新研究发现,围手术期使用 β 受体阻滞剂能明显增强术后胃肠动力功能,减少 POI 发生,这可能与其能抑制交感神经活性有密切关系。此外,近年来由于脑肠轴研究的深入,精神心理因素在 POI 中的作用越发受到关注。

七、主编点评

肠瘘是克罗恩病最严重的外科并发症。研究显示,克罗恩病并发肠瘘大多是肠黏膜炎性病变、透壁性炎性病变以及肠腔狭窄的延续性病变。同时,克罗恩病并发肠瘘往往合并有肠瘘口近、远端肠管的炎性病变以及周围的腹腔感染或者腹腔脓肿。因此,克罗恩病并发肠瘘患者的胃肠道结构和功能受损严重,加上机体代谢消耗增加,以及药物对蛋白质合成的影响等原因,该类患者属于营养不良或营养风险的高发人群。营养支持治疗应贯穿克罗恩病并发肠瘘治疗的始终,其在克罗恩病并发肠瘘的早期阶段、稳定阶段、确定性手术阶段、康复阶段的治疗中都起着关键作用。

克罗恩病并发肠瘘患者长期营养不良可以导致肌肉减少,并降低患者生存率、增加术后感染等并发症发生率,引起较差的临床结局。建议在克罗恩病患者入院时即对全身营养状态及营养风险进行评估,以便提供及时有效的营养支持治疗和干预。然而,虽然部分克罗恩病合并肠瘘的患者经积极引流、控制感染及改善营养状况等治疗后可避免手术,但仍有大量的患者需要手术治疗,而围手术期患者营养状况的评估不可忽视。有文献报道,需要外科手术的克罗恩病患者有 86.7% 合并营养不良;即使进行充分的围手术期营养支持治疗,择期手术的克罗恩病患者并发症发生率也高达 9.3%,复发克罗恩病的手术并发症发生率可高达 38%;慢性营养不良的基础上出现脓毒症与严重外科并发症的急性、重症患者,如果没有得到及时有效的治疗,预后较差,病死率高达 3%～10%。因此,通过充分的围手术期处理纠正营养不良和控制感染,把全身状况调整到最佳状态,是减少克罗恩病并发肠瘘的手术并发症发生率和病死率的重要措施。

传统的围手术期处理能导致患者代谢变化、胰岛素抵抗增强和肌肉功能下降,不利于其术后身体的恢复。研究指出,术前能量摄入不足是术后并发症的独立危险因素,而术后早期给予营养支持治疗能显著减少总体并发症发生率,降低病死率,促进肠功能恢复,并减少住院时间。克罗恩病合并肠瘘的患者在接受营养支持治疗期间,也应动态监测其营养状况并评价治疗效果,这样既可判别其营养不良程度,也是营养支持治疗效果的客观评价指标。但应注意的是,不能单纯地运用体质量和体重指数(BMI)指标反映克罗恩病患者的营养状况。机体组成的变化则更能准确反映患者的营养状态。此外,因为克罗恩病疾病的特殊性,家庭肠内营养在其营养状况改善、维持以及克罗恩病的治疗中起着重要作用,克罗恩病并发肠瘘患者出院后应更加注重家庭肠内营养的实施和管理。

该患者入院前未经过系统、正规的营养支持治疗,导致了患者长期的营养不良。入院后在积极的专科治疗基础上全程给予规范化的营养支持治疗,并在围手术期准备完善后予以分期手术治疗肠瘘。虽然在第二次手术造口还纳后出现术后肠麻痹并发症,但总的治疗过程没有严重并发症发生,患者的营养状况也一直有所改善,克罗恩病也得到有效缓解,这不得不得益于全程合理的营养支持治疗。因此,从该例患者的治疗经验来看,进一步说明营养支持治疗对于克罗恩病并发肠瘘患者来说不仅是一种简单的营养素和能量的给予,维持和改善患者的营养状态,也有利于患者的疾病缓解具有治疗作用,同时也为肠瘘的外科治疗保驾护航,是克罗恩病并发肠瘘患者综合治疗的关键。

(谈善军)

参考文献

[1] Bischoff SC, Escher J, Hébuterne X, et al. ESPEN practical guideline: Clinical Nutrition in inflammatory bowel disease[J]. Clin Nutr, 2020, 39(3): 632 - 653.

[2] Feld L, Glick LR, Cifu AS. Diagnosis and management of Crohn's disease[J]. JAMA, 2019, 321(18): 1822 - 1823.

[3] Lichtenstein GR, Loftus EV, Isaacs KL, et al. ACG clinical guideline: management of Crohn's disease in adults [J]. Am J Gastroenterol, 2018, 113(4): 481 - 517.

[4] Benson AA, Aviran E, Yaari S, et al. Clinical and Radiologic Characteristics of Intra-Abdominal Fistulizing Crohn's Disease[J]. Digestion, 2019, 70: 1 - 7.

[5] Santarpia L, Alfonsi L, Castiglione F, et al. Nutritional rehabilitation in patients with malnutrition due to Crohn's disease[J]. Nutrients, 2019, 11(12): 2947.

[6] Duan M, Cao L, Gao T, et al. Chyme reinfusion is associated with lower rate of postoperative ileus in Crohn's disease patients after stoma closure[J]. Dig Dis Sci, 2020, 65(1): 243 - 249.

[7] Harnsberger CR, Maykel JA, Alavi K. Postoperative Ileus[J]. Clin Colon Rectal Surg, 2019, 32 (3): 166 - 170.

第十六章

老年患者

病例 1

不全性肠梗阻,老年衰弱,营养不良

一、病史简介

　　患者,男性,78 岁。因"进行性纳差、乏力、体重下降 3 年,排便困难 5 日"入院。患者平素体健,每天外出散步数小时,体力活动好。大约 3 年前无明显诱因下自觉乏力,活动能力减退,同时出现腹部饱胀不适、便秘,进食量明显减少,体重下降。到当地医院就诊,体格检查发现各项指标均正常,辅助检查也未发现存在器质性疾病。3 年来,患者自诉上述症状逐渐加重,每日进食量较前明显减少,体重逐渐下降,身体消瘦明显,活动量较前明显降低,自觉乏力、疲劳而不愿出门散步,目前只是在家走动,少有外出,并自觉活动后气促。同时,便秘加重,排便费力,常常 3～5 天大便一次。近 5 天患者未解大便,自诉腹胀不适,肛门排气减少。患者既往体健,无高血压、心脏病、糖尿病等病史。因睡眠差长期服用镇静药物。发病以来精神状态可,进行性纳差,与 3 年前相比体重下降约 16 kg。

　　患者乙肝病史 35 年,未行正规治疗。否认高血压、糖尿病等慢性病史和传染病史,否认手术外伤史及输血史。

二、入院检查

　　体温 36.5℃,脉搏 72 次/分,呼吸 14 次/分,血压 100/50 mmHg,体重 35.5 kg,身高 167 cm。神志清楚,反应可,查体合作。消瘦貌、轻度贫血貌,皮肤巩膜无黄染,颜面无浮肿,未见肝掌及蜘蛛痣,头颅及五官无畸形,双侧瞳孔等大等圆,直径约 2 mm,间接对光反射存在,颈侧部及双侧锁骨上淋巴结无肿大。两肺呼吸音清,心浊音界无扩大,心律齐,心前各瓣膜区未闻及杂音。舟状腹,全腹无压痛、反跳痛,肝脾肋下未触及,左下腹可扪及肠管内干结粪便,叩诊鼓音,无移动性浊音,肠鸣音 2 次/分,直肠指检发现直肠内充满干结粪便。两下肢轻度浮肿,四肢肌力下降,以两下肢尤为明显。神经系统检查(一)。

　　红细胞 3.12×10^{12}/L,血红蛋白 89 g/L,白细胞 4.23×10^{9}/L,血小板 212×10^{9}/L。总胆红素 9.5 μmol/L;直接胆红素 3.3 μmol/L;总蛋白 55 g/L;白蛋白 25 g/L;前白蛋白 0.11 g/L;谷丙转氨酶 42 U/L;谷草转氨酶 35 U/L;尿素 4.5 mmol/L;肌酐 112 μmol/L;尿酸 301 μmol/L;葡萄糖 4.7 mmol/L;总胆固醇 4.65 mmol/L;甘油三酯 1.73 mmol/L;钠 138 mmol/L;钾 3.7 mmol/L;氯 101 mmol/L;二氧化碳 31 mmol/L;阴离子隙 15 mmol/L;钙 1.76 mmol/L;无机磷 1.41 mmol/L;镁 0.97 mmol/L。

　　头颅 CT:脑皮质萎缩,以额叶和颞叶明显,脑室容积扩大,大脑外侧裂增宽,符合老年脑改变。心电图:多个导联可见低电压、S-T 段低下、T 波平坦。腹部 CT:腹腔未见游离气体,未见占位性病变,结肠及部分小肠扩张,结肠内及粪块影,考虑粪性不全性结肠梗阻。

三、入院诊断

　　不全性肠梗阻,衰弱,营养不良。

四、治疗经过

患者入院后完善相关检查，医院组织普外科、神经内科、临床营养科会诊，协助老年科诊断、处理。仔细询问病史并行体格检查，患者除自诉腹胀之外无腹痛、呕吐症状，腹部 CT 显示结肠轻度扩张，患者来院前有少量排气，全腹未见扩张肠管外形，腹软，无压痛，考虑便秘引起不全性肠梗阻，目前外科无急诊手术指证，暂给予禁食，用 500 ml 温生理盐水低压灌肠，灌肠后患者排出较多干结粪便，患者自诉腹胀明显好转。

鉴于该患者近来食欲下降、进食量减少明显，体重下降明显，乏力、疲劳，活动能力减退明显，根据 Fried 诊断标准提示存在衰弱综合征，重度营养不良，经与患者及家属介绍病情后我们给患者放置了鼻胃管进行肠内喂养。热量的目标量为 25 kcal/(kg·d)，蛋白质摄入量为 1.5 g/(kg·d)，采用整蛋白制剂。肠内营养刚开始第 1 天用 1/4 目标需要量，营养液浓度也稀释一倍，第 2 天可增加至 1/2 目标需要量，后几天逐渐增加直至全量。肠内营养输注速度从 30~40 ml/h 逐渐增加到 100~125 ml/h，采用经泵均速连续输注，让胃肠道逐步适应、耐受肠内营养液过程。该患者对肠内营养的耐受性较好，开始后第 5 天达到全量喂养，无腹痛、恶心、呕吐、腹胀等症状。同时鼓励患者每日适当口服一些膳食。经过两周左右肠内营养支持后患者精神症状好转，体力和活动能力较前改善后予以出院。

五、讨论分析

衰弱是一种重要的老年综合征，是指一组由机体退行性改变和多种慢性疾病引起的机体易损性增加的综合征，其核心是老年人生理储备减少或多系统异常，外界较小的刺激即可引起负性临床事件的发生。Fried 博士在 2001 年提出，衰弱是一种临床综合征，其特征是生理储备功能减弱、多系统失调，使机体对应激和保持内环境稳定的能力下降，对应激事件的易感性增加。加拿大学者 Rockwood 认为，衰弱是一种健康缺陷不断累积而导致的危险状态。2004 年，美国老年学会定义衰弱是老年人因生理储备下降而出现抗应激能力减退的非特异性状态，涉及多系统的生理学变化，包括神经肌肉系统、代谢及免疫系统改变，这种状态增加了死亡、失能、谵妄及跌倒等负性事件的风险。多数学者认同，衰弱是机体增加不良事件的危险状态，往往是一系列慢性疾病、一次急性事件或严重疾病的后果。高龄、跌倒、疼痛、营养不良、肌少症、多病共存、多药共用、活动功能下降、睡眠障碍及焦虑、抑郁等均与衰弱相关。衰弱是老年人失能的前兆，是介于生活自理与死亡前的中间阶段，与无衰弱的老年人比，衰弱老年人平均死亡风险增加 15%~50%，衰弱增加长期残疾、住院治疗和需要家庭护理的风险，严重影响老年人的功能和生命质量，增加家庭和社会负担，是导致老年人死亡的常见原因。

衰弱是衰老渐进过程中出现的临床症候群，其发生、发展机制较为复杂，是多种因素交互影响的结果。目前认为，衰弱综合征的发生与社会人口学特征、基因、营养、慢性炎症、激素、免疫、认知功能及心理等因素有关。动脉粥样硬化、认知恶化、营养不良、肌肉减少及代谢紊乱可能是诱发因素。衰弱的诊断和评估目前缺少统一的金标准，大多数学者在临床评估和临床研究中多采用 Fried 衰弱诊断标准和 Rockwood 的衰弱指数（frailty.index，FI）。Fried 诊断标准的优点是简单，能反映其潜在的病理生理机制，具有预测预后价值；缺点则是低体能评估耗时，衰弱前期是否有预测价值不明。FI 指个体在某一个时点潜在的不健康测量指标占所有测量指标的比例。通常认为 FI≥0.25 提示该老年人衰弱，FI：0.09~0.25 为衰弱前期，FI≤0.08 为无衰弱老年人。FI 能很好地预测老年人衰弱程度及临床预后，但评估的项目众多，过程耗时较长，且需要专业人员进行，临床上尚未普遍使用。此外，国际营养和衰老学会采用衰弱问卷式评分（FRAIL 标准），是一种临床评估衰弱简便快速的方法，包括以下 5 项：疲劳感：上周多数时间感到做每件事都很费力；阻力感：上一层楼都困难；活动少：不能行走一个街区；多病共存>5种病；体质量下降：1年内体质量下降>5%。符合3项或以上即为衰弱。在衰弱的诊断和评估过程中，需要注意的是，衰弱和虚弱老年人是不同的概念，应避免混淆。

预防衰弱已经刻不容缓，若能采取相应的措施来预防衰老，可以延缓3%～5%老年人死亡的发生。衰弱最佳预防策略包括：积极的生活方式，科学的饮食，适量、规律的运动，良好的心态，有效控制慢性病和老年综合征。有关衰弱的治疗目前尚处于探索阶段，现有干预研究多集中在美国、加拿大和欧洲等国家，我国的资料还很少。具体的措施和方法包括：① 基础疾病的治疗：关注那些潜在的、未控制的、终末期疾病继发的衰弱，积极治疗基础疾病，如心力衰竭、糖尿病、慢性感染、恶性肿瘤、抑郁和痴呆等。② 营养干预：营养不良和衰弱密切相关，由于没有摄入足够的食物以满足机体的需要，处于衰弱前期或衰弱期的老年人营养状况都比较差，随着营养不良的程度恶化，衰弱的风险也随之而来。通过饮食干预，口服营养补充等措施增加衰弱老年人的热量及蛋白质的摄入量，能增加老年患者体重，减少瘦组织群的丢失，改善机体的营养状态，可以预防或延缓衰弱的发生。相关指南推荐对衰弱老年人的热量目标量为25 kcal/(kg·d)，蛋白质的摄入量为1.0～1.2 g/(kg·d)，有营养不良者应增加至1.2～1.5 g/(kg·d)，同时应注意维生素及微量元素的摄入。③ 运动干预：运动对衰弱老人肌肉骨骼系统、心肺系统、神经内分泌系统等均产生有益的作用。衰弱老年人应进行循序渐进的个体化运动干预，抗阻训练能够增强力量、减少失能、缓解疲劳，降低住院或入住护理院的风险。④ 药物干预：雄激素、维生素D、胰岛素样生长因子、脑肠肽、血管紧张素转化酶抑制剂、多不饱和脂肪酸等是研究较多的干预药物。

六、相关营养背景知识

（一）衰弱综合征的发生机制

在社会老龄化加速进展的背景下，虚弱成为近年来国外老年医学界和临床营养领域普遍关注的研究热点。近年来多项研究显示，衰弱常与跌倒、病残、感知障碍等相关。衰弱增加长期残疾、住院治疗和需要家庭护理的风险，严重影响患者的生命质量、增加家庭和社会负担，是导致老年人死亡的常见原因。但是，迄今为止国际上对老年衰弱综合征尚无统一定义，Fried等认为衰弱综合征是由多个生理系统衰退的积累导致生理储备能力下降和抗应激能力减退的状态，这种状态使机体年龄相关易损性增加，当机体受到较小刺激时即可引发不良健康后果。虚弱是一种临床症状，包括身体、社会和认知方面。多见于65岁以上的老年人群，特别是年龄大于80岁者中更为普遍，有研究发现80岁以上老年人患病率为15.0%～50.0%。和衰弱综合征的定义一样，国际上尚没有公认的老年衰弱综合征的诊断标准，2001年Fried等提出诊断标准被广泛应用，其包含5个衰弱表型：体重下降、虚弱、疲乏、行动缓慢、体力活动低下。具备以上5条中的3条及以上诊断为衰弱综合征，满足1条或2条为衰弱前期。目前的研究表明，衰弱综合征的发生与社会人口学特征、基因、营养、激素、免疫、认知功能及心理等因素有关。动脉粥样硬化，认知恶化、营养不良、肌肉减少及代谢紊乱可能是诱发因素。

1. **社会人口学特征** 社会人口学特征是衰弱的最重要的因素，其中年龄因素起最重要的作用，衰弱指数随年龄呈指数增加。随着年龄增大，生理储备显著降低，各器官功能明显下降，如果降至正常生理功能的30%，则出现衰弱。此外，研究发现教育水平低、经济水平差的个体中衰弱更为普遍，且女性的衰弱综合征发生率大于男性，黑人患病率大于白人。除此之外，吸烟、独居或丧偶，社会支持差的个体也更易发生衰弱。

2. **遗传因素** 目前的研究发现，白介素-18基因、白介素12基因、选择素P、低密度脂蛋白受体蛋白等基因的遗传变异与衰弱相关，其中以白介素-18基因关系最为显著。

3. **营养不良** 营养不良在老年人群中非常普遍，是衰弱发生的主要危险因素之一。① 能量缺乏：食物摄入不足在老年人群中很常见，能量底物摄入的减少可加快衰弱综合征的进程，衰弱又进一步减少了能量的摄入,形成恶性循环。有研究发现,机体能量摄入少于 25 kcal/(kg·d)的老人更易发展为衰弱综合征或死亡。老化和衰弱综合征的能量学研究显示衰弱状态可以调节老化的能量需求,与非衰弱老人相比,衰弱和衰弱前期老人的静息代谢率估计值较低,且静息代谢率可能在衰弱综合征发病机制中发挥重要作用,衰弱水平的高低也可能与此有关。② 蛋白质:蛋白质摄入不足与衰弱综合征有显著关系,充分补充蛋白质可以防止或逆转衰弱。有研究表明在老年女性中较高蛋白质摄入者,患衰弱综合征的风险也较低,类似结果在其他研究中也有证实。与年龄相关的骨骼肌重量和力量的丢失是衰弱综合征的重要组成部分,研究表明蛋白质和氨基酸可有效地增加肌蛋白的合成率,增加肌肉重量和力量,维持肌肉功能。因此,适当增加蛋白质膳食可能作为干预衰弱综合征的一种方法。③ 少肌症:少肌症是以进行性的全身广泛性的骨骼肌质量下降和力量强度降低为特征的一类综合征,少肌症在老年人群中非常普遍,随着年龄增加,发病率升高。骨骼肌是人体最大的组织,是运动系统的主要组成部分,肌肉的减少和萎缩会影响机体物质代谢、器官功能、影响生活质量和临床预后。健康的肌肉与慢性病预防密切相关,肌肉衰减使机体对疾病和创伤反应受损,增加患病率和死亡率。老年人由于少肌症所致骨骼肌功能减退而处于功能残疾状态,身体衰弱,行走、登高、坐立、举物等各种日常动作完成有困难,逐步发展到难以站起、下床困难、步履蹒跚、平衡障碍、极易摔倒骨折,增加残疾、丧失自理生活能力。④ 微量元素:微量元素缺乏是老年衰弱的独立危险因素,并且衰弱的风险会随微量元素缺乏量的增加而增大。与衰弱相关的微量元素有维生素(维生素 B_6、维生素 B_{12}、维生素 E、维生素 C、维生素 D、叶酸)、矿物质(如硒、镁等)、类胡萝卜素、ω - 3 多不饱和脂肪酸等。有研究发现维生素 D 在衰弱综合征进程中起重要作用,维生素 D 对于肌肉力量和功能、骨量的维持以及机体的运动能力十分重要,维生素 D 缺乏与发生跌倒、骨折风险增加及身体活动能力较差均有明显关系。

4. 慢性炎症　近年来的观点认为衰老是机体慢性炎症所致,慢性低水平系统性炎症是衰老过程的特征性表现,因而慢性炎症性反应是衰弱综合征的重要病理生理途径,大量研究表明衰弱老年人处于高炎症反应状态,衰弱患者体内炎症反应标志物如 IL - 6、CRP、肿瘤坏死因子等炎性介质水平明显高于与非衰弱人群。衰弱综合征的多种表现均可用炎症介质来解释,因而慢性炎症在衰弱综合征的发生机制中的作用已成为人们研究的热点课题,其中 IL - 6 是与衰弱综合征关系最为密切的炎症因子。随着年龄增加,来自性激素的抑制作用减小,IL - 6 水平逐渐上升,其与多种病理生理过程有关。目前研究提示,IL - 6 水平增加与骨密度降低、动脉粥样硬化、肌少症、体能下降等衰弱特征表现密切相关。另有研究发现,IL - 6、IGF - 1 及两者之间的相互作用是握力和肌肉力量的重要预测因子。

5. 激素水平　在衰弱综合征发生、发展过程中,激素变化水平起着重要作用,其中睾酮与衰弱综合征关系密切,睾酮水平较低群体要比较高水平群体衰弱更严重。研究发现,睾酮与衰弱综合征之间的关系具有性别差异,男性随着睾酮水平下降,衰弱综合征患病率呈线性增加,且衰弱综合征的表型组分均与总睾酮有显著关系。女性游离睾酮与衰弱综合征呈“U”形相关,即较高与较低水平的游离睾酮均与发生衰弱综合征有关,表明男女性衰弱综合征患者存在不同发病机制。有证据显示睾酮可影响体重、肌肉功能、生长、骨密度,为睾酮与衰弱综合征之间的关系提供了生物学支持。在这些因素中胰岛素样生长因子尤其值得注意,它被认为是激素、炎症和营养通路交叉作用的代表因子,其在维持肌肉质量和力量、保护细胞免受氧化应激损伤方面均具有积极作用,其水平下降可导致肌肉萎缩。此外,衰弱综合征还可能与二氢睾酮、脱氢表雄酮、促性腺激素、雌二醇、雌酮、生长激素、甲状腺激素等有关。

6. 免疫功能障碍　随着年龄的增长,机体的免疫系统功能发生衰退和改变。有研究发现,衰弱综合征患者的固有免疫系统相比非衰弱的统领人要较为活跃。固有免疫系统的变化包括外周单核细胞增殖的减少和单核细胞特异性炎症通路基因表达的上调,据研究这与单核细胞的 CXCL10 基因表达的上调有关,CXCL10 基因表达的上调和新蝶呤水平的提高可能至少部分促成衰弱综合征长期高炎症反应状态。在老化过程中,获得性免疫系统也发生很大改变,表现为 CD28 表达的缺失、免疫系统记忆表型的变化、T 细胞克隆增殖、细胞因子表达改变、自身免疫抗体生成增加等,其中以 T 细胞相关变化最为显著,包括 CD_8^+、CD_8^+ $CD28^+$、$CCR5^+$ T 细胞计数较非衰弱者增高。这些"免疫衰老"变化可以部分解释慢性炎症性表现,免疫应答低下及免疫功能下降。

7. 慢性疾病影响 老年人常见的许多慢性疾病与衰弱综合征有密切关系,近年来研究显示与衰弱综合征有关联的疾病有心血管疾病、糖尿病、关节炎、卒中、骨质疏松症等。此外,同时患有两种或两种以上疾病与衰弱综合征的发展有重要关系,且躯体共患病的数量与衰弱成正相关。衰弱是衰老的表型之一,随年龄的增长,衰弱的发生率亦增加,心血管疾病的发生率亦增加。越来越多研究发现,衰弱和心血管疾病的关系密切,两者有部分相同的发病基础,且相互恶化预后。动脉粥样硬化是衰弱综合征常见的共患疾病,动脉粥样硬化可致全身代谢和其他病理生理变化,从而使衰弱的临床表现得以显现。有研究发现,心力衰竭是发生衰弱的危险因素,而衰弱亦可影响心力衰竭患者的预后。代谢综合征患者发生衰弱的风险明显增加,这主要与腹型肥胖、胰岛素抵抗等有关。代谢综合征通常伴随外周胰岛素抵抗、慢性炎症反应、氧化应激激活以及肾素-血管紧张素轴的下调,这些变化可能对机体多个系统的正常生理功能(如营养与认知)产生有害作用。同时,胰岛素抵抗还与慢性炎症与肌少症相关,可能是衰弱相关性的潜在发生机制。此外,代谢综合征患者脑微血管病变的发生率较高,程度较重,会加速年龄相关的认知和脑功能下降,亦可能成为导致衰弱的原因之一。

8. 认知与心理 衰弱综合征与抑郁、认知功能障碍和焦虑相关,其中抑郁和认知两个因素研究较为广泛。研究发现认知功能障碍可直接促进衰弱综合征的发展,即使在衰弱前期,衰弱也与负性情绪(抑郁、焦虑)的增加有关,其具体机制还不清楚。

总之,衰弱综合征的发生、发展机制较为复杂,是多种因素交互影响的结果。目前认为衰弱是一个由生理型向临床表型转变的连续渐进的过程:生理型即潜在生理变化,包括线粒体变化(氧自由基增加、DNA 损伤、电子传递链障碍、线粒体调节障碍)和自身稳态功能下降(分子自身稳态系统变化、产能下降、耗氧减少、基因表达变化、自身稳态交流系统变化、交感神经活动、骨骼肌、内分泌、胰岛素抵抗、炎症、免疫、贫血)。生理型逐步进展,最终可转变为临床表型,包括易损性增加(疲劳、步速慢、握力差、体质量下降、低体能)和临床事件(跌倒、失能、急性病、住院、医源性死亡)。

(二)衰弱老人的管理和干预

衰弱是由于老年人身体多系统生理储备减少和失调使机体脆弱性增加,维持自稳能力降低的一种可识别的临床状态或综合征。衰弱有程度不同和个体差异,其严重程度处于变化中,可转好也可变差;衰弱也是衰老中可避免的。对于衰弱的老年人,以个体为中心的,目标驱动的综合治疗途径可减少不良后果,减少住院率。

1. 衰弱的识别、评估或检测 衰弱的识别或评估方法有很多,包括根据临床表现加以判断,或者通过评估方法或工具进行诊断。目前大多数指南强烈推荐应用经过验证的检测方法识别衰弱。衰弱的检测方法包括筛查方法和评估方法,筛查方法又有快速筛查、详细筛查和结合筛查与评估的检测方法 3 类;评估方法包括快速评估、全面评估、量表计算评估和综合评估 4 类。目前应用最普遍的两种方法是 Fried's 衰弱表型及 Rockwood 和 Mitnitski 的衰弱指数(frailty index,FI)。Fried's 衰弱表型通过一项前瞻性群组研究的数据,确定虚弱的 5 项表现:非自主的体重减轻、自报严重疲劳感、低水平身体活动、步速慢、握力低。符合其中 3 项者为虚弱,符合 1~2 项者为虚弱前期,不具有上述表现者为强健老年人。这一模式侧重于老年人多系统累积性衰退的生物学表现,观测指标数量不多且能客观定量,操作性较强,适用于临床机构应用。该模式存在的主要不足是难以全面覆盖构成虚弱的多方面原因,如没有包含认知损害这一与慢性残疾、长期家庭护理和死亡密切相关的因素。衰弱指数用以评价老年人的健康状况,其特点是评估内容维度广,涵盖症状、体征、功能损害和实验室检查等领域的 92 项指标,计算异常指标总数占全部指标数的比例。该模式将异常指标数视为健康赤字,较为直观地反映虚弱的动态模式,尤其是体现出单独影响较小的健康问题会通过累加而导致不良后果的认识。有学者将虚弱指数和 Fried 表现型两种方法进行比较,发现两种方法评估虚弱的结果具有中高度相关。表现型模式以强健、虚弱前期、虚弱 3 级分类,在 5 年生存率方面显示出较好区分度,虚弱指数较之更加精准。由于虚弱指数包括测量指标数太多,给临床应用造成不便,因此许多学者提出简版的虚弱指数,将测量指标数相应减少,使虚弱指数模式具备了较好的操作性。研究发现,简易的虚弱指数评估方法仍可很好预测死亡、失能、跌倒、手术及住院的风险,在亚太地区应用广泛。此外,FRAIL 评分、临床衰弱评分(clinical frailty scale,CFS)、步行速度、握力测定等方法,因其实施便捷等优点也在临床和社区中应用。值得注意的是,衰弱的评估可以作为老年综合评估的一部分,在无法进行完整的老年综合评估时,也可应用快速评估的方法。多项随机对照研究显示,老年综合评估及后续干预可有效减少死亡率和住院的概率。因此,许多国家指南建议年龄在 70 岁及以上和近 1 年内体重不明原因下降超过自身体重5%的老年人,均应常规进行衰弱的筛查。

2. 衰弱老年人的管理　衰弱的最佳管理策略是被称为老年人综合评估(CGA)的照料过程。英国老年医学会老年人衰弱管理实践指南建议 CGA 涉及整体的、多学科的评估,已被证明可以改善预后。所有的衰弱老年人都应该由社区医师或全科医生进行基于 CGA 原理的全面医学问题回顾或总结,包括目前症状、体征、药物等,这是照料计划的重要部分。有些老年人需要引导到老年医学专家或老年精神科医生得到进一步诊断、干预或照料计划的支持。而有些老年人需要引导到其他的专家如诊断专家、专长护士、营养学家等接受进一步的诊断或照料。具体措施有:① CGA 评估后应该建立一套个体化的照料和支持策略,该策略关注老年人自身的需求和期望的目标,包括优化和保持身体功能的计划、患者或照料者需要寻求进一步诊疗建议的扩大计划、应激时的照料计划以及临终照料计划。② 在紧急情况下,衰弱老年人的症状表现并不那么明显,如果事先知晓老年人有衰弱,并且已备有该老年人的照料和支持策略计划将有助于这种紧急时刻的诊疗决策。如果患者状态较稳定,即功能维持在一般水平,但是有谵妄的迹象,应立即进行综合评估,并无必要立即送进医院;如果患者并非严重病态,但是由于照料需求的暂时改变并不能维持现状,只要诊断确立,应该转到社区医疗服务场所照料而不是安排住院。③ 研究表明选择性手术的老年人中有 40%～50%患者衰弱。衰弱是术后重要并发症、致死率、住院时间长的独立危险因素,在术前识别衰弱非常重要。对于老年手术患者可以管理这些风险、共商共议以及提出一些改善的措施,这需要麻醉师、手术人员和老年医学专家的精诚合作。④ 衰弱表型定义身体衰弱的核心是肌肉质量和功能减少,越来越多的证据表明一些干预措施如运动和营养可以使衰弱患者改善肌肉力量和平衡,因而对衰弱老人要进行肌肉含量的测定,判断是否存在少肌症。

美国及欧洲老年医学专家国际共识也指出运动和营养可以使预防和改善身体衰弱。指南还建议:① 根据老年人综合评估原理,对衰弱老年人的临床问题、功能、精神心理和社会需求进行全面和整体的评价,需要亲属和照料者的参与协助;② 考虑到可逆性的临床因素如多重用药、营养结构不合理等,并且妥善处理;③ 当衰弱病情非常复杂、诊断不确定或者症状控制较棘手,要求助于老年医学专家;当合并有精神心理问题包括痴呆表现时应协同老年精神病专家;④ 对衰弱老年人进行个体化的用药评价。有些药物与衰弱的不良后果有关如抗痉挛药物,有些药物却安全有益如血管紧张素转换酶抑制剂,对药物的类型和用药剂量均要考虑;⑤ 应用某种疾病的临床指南时要将临床判定和个体目标相结合;⑥ 在基本医疗、急救服务、二级医疗和社会服务机构建立健康记录信息,包括照料和支持策略的共享系统;⑦ 确保有强大的监督系统可以检测照料和支持策略和评估的进度;⑧ 建立适合当地情况的照料衰弱老年人的协议和途径,对常见的急性表现如跌倒、谵妄等有一定的备用方案,确保对这些突发事件做出快速反应;⑨ 只有保证建有满足老年人健康和照料需求的支持系统,许多危重的衰弱老年人在家庭环境管理下的效果才会更好。

临床和社区医疗对于衰弱老年人管理时需要提供的服务还有:① 许多衰弱的老年人伴有认知障碍或痴呆。痴呆和衰弱并存的老年人需要特殊照料,照料方法一定要审慎;② 若日常生活活动能力评定功能评估下降、慢性疾病出现波动状态、痴呆进展性、严重虚弱(体质量减轻、极度疲乏),提示要对这些衰弱老年人提供临终照料计划;③ 充分整合健康和社会照料系统,这样衰弱老年人获益最大。同样,跨越基础医疗、社区照料和二级照料的综合服务可能是最成功的;④ 构建基础医疗、急救服务、社区成员、老年医学和老年精神科医生的同盟,更加有效的处理复杂的医疗、功能、社会和心理精神方面的问题;⑤ 引导衰弱的老年人去当地相应机构、居家照料和志愿者服务区;⑥ 对衰弱老年人的长期照料大多是由其家庭、朋友和私人保姆提供的,要确保这些人已融入到了基础保健和社区服务的团队里;⑦ 如果衰弱老年人的状态不稳定,基于现实和安全的考虑,选择是否去医院,识别住院的潜在健康危险因素;⑧ 当从临床的角度认为出院是适当的,克服长期以来健康和社会照料系统的屏障,发展一种让衰弱老年人快速出院的途径,防止照料转移时让人无法接受的延迟。

由此可见,对于老年人衰弱的管理工作主要是由社区医疗机构完成,衰弱的识别和管理衰弱的服务得以有效实施的关键是基层医疗机构工作人员的培训和教育,发展适合当地情况的培训和教育框架,围绕衰弱老年人的多学科综合评估,培训和教育基础保健、社区、中介、二级照料的多学科团队,最大程度的掌握这个技能,这需要长期的努力以及以上措施的真正实施才能实现。

3. 衰弱老年人的干预 老年衰弱综合征的发病机制多而复杂,因此需要采取多因素、跨学科的干预措施才能取得理想的结果。加强社会医疗服务体系,使医疗资源尽可能服务于更多人,及早对老年人进行干预,延缓、逆转衰弱。对于衰弱老年人理想的干预措施既可以保持机体的功能状态、提高生活质量,同时又降低医疗成本。① 营养干预:营养不良和衰弱密切相关,由于没有摄入足够的食物以满足机体的需要,处于衰弱前期或衰弱期的老年人营养状况都比较差。研究发现随着营养不良的程度恶化,衰弱的风险也随之而来。体重出现非自主快速下降和肌肉骨骼系统衰退导致的力量下降,是虚弱的重要表现。流行病学研究表明,热量不足可以使老年人的身体组成发生变化,致使肌肉力量、质量急剧下降,最终引起体重下降和肌肉无力。能量和蛋白质支持、特定营养素补给等被作为虚弱干预的措施,能使老年人获得小幅但持久的体重增加,可降低营养不良的老年人死亡率。老年人应至少摄入 25 kcal/(kg·d)热量以满足能量需求,若低于此则易发生衰弱或死亡。饮食中的蛋白质可以刺激肌蛋白的合成、抑制体内蛋白质的分解。目前推荐老年人蛋白质的摄入量为 1.0~1.2 g/(kg·d),有营养不良者应增加至 1.2~1.5 g/(kg·d)。有研究发现,对虚弱和虚弱前期老年人补充蛋白质能改善身体功能和认知功能,对参加长期抗阻力量训练的虚弱老人补充蛋白质,24 周后瘦体重有所增加,力量和身体功能有显著提高。有指南建议给衰弱老年人补充必需氨基酸,补充富含亮氨酸的必需氨基酸可改善老年人的生理功能。蛋白质的摄入量应结合肾功能情况调整,在补充蛋白质摄入的同时进行抗阻训练,多种干预手段的结合应用可能是有益的。此外,老年衰弱者的饮食中应注意维生素及微量元素的摄入,如维生素 A、维生素 B_6、维生素 B_{12}、维生素 C、维生素 D、维生素 E、铁、叶酸和硒等。近年来研究显示,维生素 D 缺乏在衰弱患者中较为普遍,维生素 D 通过肌肉组织中高特异性核受体来改善肌肉力量,减少老年人骨折的发生率。有研究显示,对于维生素 D 缺乏的老年人,补充维生素 D 可减少死亡、跌倒、骨折等风险,可增强老年人的免疫功能。另有研究发现,食用新鲜果蔬可降低衰弱风险,主要与蔬菜水果内含有的天然抗氧化剂如维生素 C、维生素 E、β-胡萝卜素及抗氧化酶所需的微量元素的抗氧化作用有关。其次,大部分衰弱老年人处于高度炎症状态,蔬菜水果中的植物化学物质如多酚有较强的抗炎作用。另有研究发现,坚持地中海饮食可降低发生衰弱的风险。膳食纤维可降低心血管疾病和肥胖的发病率,有益于衰弱老人。② 运动干预：运动可维护肌肉的形态、力量和功能,提高其有氧代谢、平衡及其他能力,定期的运动还保持了细胞器的超微结构,减少关于细胞自噬和活性氧簇解毒的基因表达。与规律运动的人相比,不经常运动的老年人肌肉中线粒体的体积及数量急剧减少,线粒体的功能障碍导致衰弱,而体育锻炼可以维持老化的线粒体功能,防止活性氧簇的释放。因此,运动对衰弱老人肌肉骨骼系统、心肺系统、神经内分泌系统等均产生有益的作用。指南强烈推荐进行循序渐进的个体化运动干预,运动的内容应包含抗阻训练。抗阻训练能够增强力量、减少失能、缓解疲劳,降低住院或入住护理院的风险。多项随机对照研究均表明了抗阻训练的益处,即使对于高龄老年人也是有益的。建议起始的数周内进行多关节抗阻运动,此后逐渐过渡到单关节抗阻运动,鼓励进行模拟日常活动的运动。运动内容还推荐包含平衡训练和有氧运动。此外,指南推荐多种训练形式组合的运动方案。有荟萃分析结果显示,运动干预能提高老年人身体的灵活度,与强度低的运动项目相比,强度高的运动项目更有助于提高其机体的功能及活动能力。尽管有关运动干预对机体组成变化的影响尚无定论,但大多数研究显示运动可以提高心脏功能、肌肉功能、灵活性、日常躯体活动能力、神经功能、运动能力(步速和持续时间)、平衡能力并有助于心理健康。③ 药物干预：除了通过饮食和运动对衰弱进行干预,药物干预也是衰弱研究的热点之一。虽然衰弱的发病机制和病理生理尚不明确,其可能的发病机制包括神经—内分泌改变、免疫系统失调、炎性介质过度释放、代谢异常等。其中以雄激素为代表的针对神经—内分泌改变的干预措施是相关研究的热点。雄激素、维生素 D、胰岛素样生长因子、脑肠肽等激素干预都有文献报道。同时由于体力活动能力减退是衰弱一大特点,且是发生跌倒等临床负性事件的主要原因,针对衰弱老年人肌肉功能的药物干预也是药物研发的热点。雄激素对衰弱干预的研究应该是所有药物研究中最为充分的,无论是对雄激素减少的老年男性,抑或健康老年男性,补充不同剂量的睾丸激素都可以提高瘦体重、预防骨质减少并改善四肢肌力,但该保护效应在停药 6 个月后就会消失,且缺少试验论证其对女性的相关干预作用。脱氢表雄酮则弥补了这一缺陷,其在男性和女性老年人的小样本试验干预显示可增加血清中胰岛素样生长因子-1 水平,增加瘦体重并改善肌力,且此作用在男性中更为显著。脑肠肽是胃底细胞分泌的刺激下丘脑食欲中枢的一种激素,除调节食欲外还具有调节能量代谢的功能,有研究显示使用脑肠肽类似物可增加生长激素的释放并显著增加瘦体重,且不良反应轻微。胰岛素样生长因子-1 作为生长激素下游调控因子之一,具有促进肌肉生长和蛋白质合成的作用,还可帮助维持神经肌肉节的功能。有研究发现,应用胰岛素样生长因子-1 有助于功能恢复及肌力的增加,且没有明显不良反应。

七、主编点评

在社会老龄化加速进展的背景下,老年人衰弱成为近年来国外研究的热点。老年人衰弱是老年健康状况的综合表现,既包含营养状况、肌肉骨骼功能、代谢能力等躯体功能状态低下,还包括老年人的精神心理健康和社会参与等方面的内容。老年衰弱常与跌倒、病残、感知障碍等相关。对老年人而言,一旦失去生活中各种基本活动的自理能力,就意味着需要依赖他人照顾,增加住院治疗和需要家庭护理的风险,生活质量将受到严重影响,增加家庭和社会负担,是导致老年人死亡的常见原因。

衰弱综合征的发生、发展机制较为复杂,是多种因素交互影响的结果。我国在该领域的研究起步晚,认知度不高,关注程度低,大量衰弱老人未能得到识别和及时干预。有大量的研究显示,及时鉴别老年人衰弱状态并采取有效干预措施,可有效减少老年衰弱者的死亡率和住院的概率,尤其是对处于衰弱前期的老年人加以干预,可以使他们恢复健康,至少能避免进入衰弱阶段。这对于保障老年人生活质量、控制社会医疗负担具有重要意义。因此,许多国家指南建议年龄在 70 岁及以上和近 1 年内体重不明原因下降超过自身体重 5% 的老年人,均应常规进行衰弱的筛查。由于老年人衰弱的管理工作主要是由社区医疗机构完成,衰弱的识别和管理衰弱的服务得以有效实施的关键是基层医疗机构工作人员的培训和教育,这需要各级政府和医疗保健部门长期的努力才能实现。

　　老年衰弱的干预主要包括营养支持、运动干预、药物治疗及心理辅导等措施,目前在营养支持和运动干预方面形成了较为可行的干预措施。但是,现有干预研究多集中在美国、加拿大和欧洲等国家,亚洲除了日本外,鲜有相关报道。由于中国人的体质、饮食和生活运动习惯均与欧美人有所不同,探索适合中国人群的干预方式也将是一个研究的方向。

(吴国豪)

参考文献

［1］ Gabrovec B,Veninšek G,Samaniego LL,et al. The role of nutrition in ageing：A narrative review from the perspective of the European joint action on frailty-ADVANTAGE JA［J］. European Journal of Internal Medicine,2018,56：26 - 32.

［2］ Morante JJH,Martínez CG,Morillas-Ruiz JM. Dietary Factors Associated with Frailty in Old Adults：A Review of Nutritional Interventions to Prevent Frailty Development［J］. Nutrients,2019,11,102,doi：10. 3390/nu11010102.

［3］ Gómez-Gómez ME,Zapico SC. Frailty,Cognitive Decline,Neurodegenerative Diseases and Nutrition Interventions［J］. Int J Mol Sci,2019,20：2842 - 2860.

［4］ Feigin VL,Nichols E,Alam T,et al. Global,regional,and national burden of neurological disorders,1990 - 2016：A systematic analysis for the global burden of disease study 2016［J］. Lancet Neurol,2019,18：459 - 480.

［5］ Afshin A,Sur PJ,Fay KA,et al. Health effects of dietary risks in 195 countries,1990 - 2017：A systematic analysis for the global burden of disease study 2017［J］. Lancet,2019,393,1958 - 1972.

［6］ Kehoel L,Walton J,Flynn A. Nutritional challenges for older adults in Europe：current status and future directions［J］. Proceedings of the Nutrition Society,2019,78：221 - 233.

［7］ 褚娇娇,陈旭娇,严静.亚太老年人衰弱管理临床实践指南解读［J］.中华老年医学杂志,2019,38：1213 - 1215.

病例 2

老年衰弱,少肌症,营养不良,微量营养素缺乏

一、病史简介

患者,男性,78 岁。因"消瘦、乏力伴行动困难 2 年,加重 1 月"入院。患者自离休后每天规律外出活动、锻炼,参加文体活动、爬山、旅游,自诉体力较好。2 年前无明显诱因下出现上腹部饱胀感、食欲下降,进食量减少,行胃镜检查未见异常,无特殊处理。同时自觉双下肢无力,行走速度减慢,外出活动减少。2 年来上述症状逐渐加重,自诉每天行走距离、活动范围和活动能力逐渐下降,下肢乏力症状加重,不愿走动。近 1 个月来双下肢乏力加重,无法久立,常出现站立不稳,容易摔倒。患者平素肥胖、健康状况良好,无各种慢性病史,每年常规体检,未发现器质性疾病。自发病来情绪低落,食欲下降,睡眠可,大小便正常,体重减轻明显,自发病以来体重减轻 15 kg,为进一步诊治收入干部病房。

患者既往体健,否认其他慢性病史。否认传染病史,否认手术外伤史及输血史。

二、入院检查

体温 36.5℃,脉搏 68 次/分,呼吸 14 次/分,血压 135/85 mmHg,身高 170 cm,体重 60 kg,BMI 20.76 kg/m²,神志清,营养状况良好,查体配合。全身皮肤无黄染,无肝掌、蜘蛛痣。全身浅表淋巴结无肿大,巩膜无黄染、额纹、眼裂、鼻唇沟、口角均正常,两侧对称,口唇稍苍白,牙齿脱落,颈静脉无怒张。胸廓无畸形,双肺叩诊清音,听诊双肺湿啰音。心前区无隆起,心界不大,心率 68 次/分,律齐。腹平坦,腹软,无压痛、反跳痛,未触及包块,肝脾肋下未及,肝肾区无叩击痛,移动性浊音(一),肠鸣音 3 次/分。脊柱生理弯曲存在,无侧凸或前凸,脊柱活动度减少,无叩击痛。双上肢、下肢肌力Ⅳ级,肌张力正常,腹壁反射稍弱,二头肌腱反射、三头肌腱反射、桡骨膜反射、膝反射、踝反射正常,病理征(一),无脑膜刺激征。四肢皮肤干燥,下肢无水肿。

红细胞 $4.54×10^{12}$/L;血红蛋白 126 g/L;平均血红蛋白浓度 322 g/L;血小板 $362×10^9$/L;白细胞 $6.3×10^9$/L;中性粒细胞 69.4%;总胆红素 11.1 μmol/L;直接胆红素 4.7 μmol/L;总蛋白 65 g/L;白蛋白 37 g/L;前白蛋白 0.22 g/L;谷丙转氨酶 34 U/L;谷草转氨酶 52 U/L;尿素 4.2 mmol/L;肌酐 94 μmol/L;葡萄糖 6.7 mmol/L;甘油三酯 3.2 mmol/L;总胆固醇 6.3 mmol/L;钠 145 mmol/L;钾 4.1 mmol/L;氯 100 mmol/L。

心电图:窦性心律,偶发房性早搏,请结合临床。头颅 CT:脑内散在腔隙灶,老年脑,随访,必要时 MR 检查。

三、入院诊断

老年衰弱,老年少肌症。

四、治疗经过

该患者入院后首先行详细体格检查和相关辅助检查,组织相关科室进行多学科会诊。头颅 MRI 检

查排除神经系统器质性病变,双能源 X 线检测显示患者骨密度在正常范围,机体非脂质群含量降低。行机体组成成分测定,患者体重 60 kg,总瘦组织群质量 37 kg,躯干瘦组织群质量 18 kg,总脂肪含量 19 kg,躯干脂肪含量 8.6 kg。骨骼肌合成率 0.07%/h,骨骼肌分解率 0.03%/h。静息时耗氧量 3.60±0.02 ml/(kg·min)。活动变化记录仪显示低水平日常活动量(26 853±5 175 counts/d,正常人＞250 000 counts/d)双手握力测试 24 kg,4 米步速测试 0.7 m/s。符合少肌症的诊断。考虑到患者平常体重较重,患病以来体重下降幅度大,进食少,存在重度营养不良,患者的骨骼肌减少与长时间的进食量下降、营养不良有关,临床营养支持小组认为患者住院期间需要给予营养支持,鉴于患者胃肠道功能正常,故选择肠内营养支持,入院后放置细的鼻胃管进行管饲喂养,考虑到患者体重下降幅度大,骨骼肌含量低,应用一种高能量密度、高蛋白的肠内营养制剂,能量密度 1.5 kcal/ml,可减少胃肠的液体负荷,高蛋白含量可提高单位体积的蛋白质含量,同时含多种维生素、矿物质及肉碱,牛磺酸和膳食纤维等营养素。营养计划中热量目标量为 25 kcal/(kg·d),即每日的热量摄入量为 60×25＝1 500 kcal,蛋白质目标量为 60×1.5＝90 g,第一天用量为 1/4 目标量,用 5% 葡萄糖 250 ml 稀释,应用输注泵均匀输注,速率为 40 ml/h。第 2 天增加至 1/2 目标量,不稀释速率同第一天,患者耐受性好,第 3 天用 3/4 目标量,速度加至 80 ml/h。第 4 天达到全量,并维持两周。住院期间每日给予易消化的半流质膳食,口服补充维生素 D 800 U/d 及多种复合维生素。同时,我们请康复科专家给予运动干预指导,具体指导患者及家属如何进行阻抗运动和有氧运动,正确的运动方式、运动量计算等,循序渐进。2 周后患者精神状况,体力及营养状况明显改善后出院。出院后继续给予口服营养补充及阻抗锻炼,门诊定期随访,全科医生上门指导和随访。本例患者经过 6 个月营养和运动干预,患者精神状态改善。胃纳佳,体重增加至 65 kg,BMI 22.4 kg/m²,睡眠质量明显好转。乏力症状改善,右腿症状好转,自主肌力增强。

五、讨论分析

少肌症是指因持续骨骼肌量流失、强度和功能下降而引起的综合征。骨骼肌是人体运动系统的动力,肌肉的减少和萎缩会影响机体物质代谢、器官功能,影响生活质量和临床预后。少肌症可分为原发性和继发性少肌症,原发性少肌症是指除年龄之外没有其他原因的肌肉减少。继发性少肌症又可分为:① 活动相关的少肌症:是由于长期卧床、静坐生活方式、无重力状态所致的肌肉减少;② 疾病相关少肌症:是指由于器官功能衰竭、炎性疾病、恶性肿瘤、内分泌疾病等导致的肌肉减少;③ 营养相关少肌症:是由于热量-蛋白质摄入不足、消化吸收障碍、药物、厌食等引起的肌肉减少。该患者既往一直体健,没有相关疾病及其他原因,属原发性少肌症,纯粹是由于年龄增高所致。老年少肌症是原发性少肌症,其发生原因是机体合成代谢激素(睾酮,雌激素,GH,IGF-1)减少,能量、蛋白质及维生素 D 等营养物质摄入减少,活动减少和卧床导致蛋白质分解增加,炎症因子(TNF-α,IL-6)的产生和氧化应激增加,肌细胞线粒体功能下降、α-运动神经元数目减少,均可导致肌肉和功能丧失。此外,老年人常伴有的急、慢性疾病加重老年人肌肉衰减的发展。其病理改变表现为:肌肉纤维量和横截面减少,脂肪和结缔组织浸润入肌肉组织,Ⅱ型纤维大小和数目减少,Ⅰ型纤维不变,内部纤维核、纤维环及破碎变形的纤维堆积,肌丝和 Z 线的排列无序,内质网和 T 管系统增生,脂褐素和杆状棒状结构积聚,运动单位数量减少。

老年少肌症的检测项目包括:骨骼肌的含量(muscle mass)、骨骼肌的强度(muscle strength)以及体力行为(physical performance)。少肌症的诊断标准为:骨骼肌含量低于正常成年人的参考值得 2 个标准差;体力行为检测指标是步速减缓,即 4 m 长步行测试,步速低于 0.8 m/s。临床上,常用的骨骼肌含量检测方法有:双能源 X 线扫描法(dual energy X-ray absorptiometry,DEXA),生物电阻抗法(bioelectric impedance analysis,BIA),CT 或 MRI。DEXA 法是测定机体组成常用的方法,可准确地测量机体瘦组织群含量和体脂的含量。BIA可直接检测出机体总体水(TBW)、细胞外水(ECF)、细胞内水(ICF)及非脂群(FFM)含量。国外的研究结果提示,判断少肌症的骨骼肌含量的标准为:女性≤5.45 kg/m²,男性≤7.26 kg/m²。CT或MRI可以精确地区分骨骼、肌肉、脂肪和其他软组织,通过三维成像技术测量有效腰椎(一般以第3腰椎为准)层面肌肉的横截面积(cross-sectional area,CSA),或通过骨性标志定位,在大腿中部成像,以此进行骨骼肌体积测量和全身非脂质群(fat free mass,FFM)评估。根据文献报道,少肌症的分析决断点(即cut off值):L3骨骼肌指数=L3层面肌肉组织的横截面积(cm²)/身高²(m²),男性≤52.4,女性≤38.5。该患者入院后相关检查发现其总瘦组织群质量37 kg,躯干瘦组织群质量18 kg,骨骼肌合成率0.07%/h,骨骼肌分解率0.03%/h。活动变化记录仪显示低水平日常活动量(26 853±5 175 counts/d,正常人>250 000 counts/d),双手握力测试24 kg,4 m步速测试0.7 m/s。符合少肌症的诊断。

骨骼肌是人体最大的组织,是运动系统的主要组成部分。骨骼肌占60%的机体蛋白质,是机体主要的能量消耗组织。同时,骨骼肌也是葡萄糖利用、脂肪消耗和蛋白质储存的主要场所,是胰岛素的主要作用器官,而且骨骼肌的质量、数量、力量、氧化能力与胰岛素抵抗密切相关。健康的肌肉与慢性病预防密切相关,肌肉衰减使机体对疾病和创伤反应受损,增加患病率和死亡率。随着年龄的增长,骨骼肌逐渐减少,肌力逐年下降,出现体重下降,机体活动能力降低,对疾病的抵抗力下降。身体虚弱,行走、登高、坐立、举物等各种日常动作完成有困难,逐步发展到难以站起、下床困难、步履蹒跚、平衡障碍、极易摔倒骨折,增加残疾、丧失自理生活能力。此外,肌肉减少或衰竭可导致呼吸功能障碍,患病率增加,死亡率增加。由此可见,少肌症具有十分重要的临床意义。

由于厌食、营养物质摄入减少是老年少肌症主要的发病原因,故营养干预是防治老年少肌症最重要的措施之一。目前的证据表明,老年少肌症营养治疗的基本对策则是提供足够的能量及有效的蛋白质摄入量。有研究发现,住院的老年患者按照1.3 REE进行能量摄入可以维持体重,如果按照1.5~1.7 REE提供能量则可增加体重。对于住家的老年人,通过口服补充肠内营养制剂,每日在膳食基础上增加400~600 kcal,口服时间>35天,可增加老年人体重及瘦组织含量,纠正膳食营养中缺乏的维生素及微量营养素,改善了体力和日常生活能力,增强了重要器官功能,减少疾病发生率。蛋白质的供给在老年少肌症营养治疗中起着十分重要的作用,0.8 g/(kg·d)的蛋白质供给是RDA对于健康成年人的推荐量,但是按照该剂量供给无法维持老年人的骨骼肌量及蛋白质代谢的需要。目前认为,1.2~1.5 g/(kg·d)蛋白质摄入量有助于维持老年人氮平衡,并有可能降低因能量摄入减少所致的蛋白质合成能力的下降。另一方面,由于摄入不同类型的蛋白质对于机体蛋白质合成的增加量和持续时间产生不同的刺激效应。因此,提供优质蛋白是老年少肌症治疗的另一关键。酪蛋白和乳清蛋白易于消化吸收,对于骨骼肌蛋白合成具有更好的作用。国际相关营养学会强调摄入足够量优质蛋白质的重要性,推荐对于老年少肌症者应每餐提供25~30 g的优质蛋白。肠外营养时必须保证足量必需氨基酸的摄入量,有研究发现,老年人补充必需氨基酸可有效地维持和改善机体的瘦组织群,同时胰岛素样生长因子-1的浓度也明显增加。这意味着持续供给必需氨基酸可增加老年人的瘦组织群和肌蛋白的基础合成率,从而预防老年少肌症,这可能与胰岛素样因子-1/3-磷酸酰肌醇激酶、Akt通路由于必需氨基酸的长期维持摄入而被激活有关。另有研究发现,夜里睡眠期间蛋白质摄入可增强老年体内蛋白质消化吸收动力学以及机体的肌肉蛋白合成率。证实了睡眠期间膳食蛋白质摄入可刺激肌肉蛋白合成,并且促进夜间整体蛋白代谢平衡,为减少肌肉体积损耗提供了新的干预策略。此外,另有研究发现,支链氨基酸有利于骨骼肌蛋白合成。基础研究发现,亮氨酸可促进翻译和启动肌肉蛋白质合成,其机制同样是通过经典的胰岛素样因子-1/3-磷酸酰肌醇激酶、Akt通路。另一方面,亮氨酸可改善机体的胰岛素抵抗,促进机体的合成代谢。

维生素 D 缺乏是少肌症的危险因素,反之,肌肉减少的老年人更易出现维生素 D 缺乏,导致骨质疏松。因为维生素 D 受体(VDRs)位于肌肉细胞,低 25(OH)D 可通过减少肌肉合成和改变肌肉收缩特性使肌肉力量下降。1,25-(OH)2D 可通过 VDR 介导的基因途径和非基因快速机制影响钙稳态,从而影响肌细胞的收缩特性。此外,1,25-(OH)2D 可结合核受体启动肌肉蛋白合成。由此可见,营养治疗中提供适量的维生素 D 是老年少肌症的干预措施之一。

缺少运动或活动减少既是老年少肌症的原因也是其临床表现,肌肉组织缺乏阻抗会导致肌肉的废用性萎缩。而阻力运动可使肌肉 IGF-1 基因表达增加,通过激活影响肌肉合成的转录因子导致肌肉肥大或合成增加,所增加的肌肉蛋白主要是肌纤维蛋白。有研究发现,一次阻力运动在 2~4 小时内可加快肌肉蛋白合成速率,对于经常运动的人,持续增加蛋白合成率至 16 个小时,对于不经常运动的人,持续增加至 24~48 小时。因此,阻力运动或阻力训练是一项改善机体组成和功能,治疗老年少肌症的有效干预手段。本例患者经过 6 个月营养和运动干预,患者精神状态改善。胃纳佳,体重增加,睡眠质量明显好转。双下肢乏力症状改善,自主肌力增强,每天活动范围及活动能力增大。

六、相关营养背景知识

(一)少肌症及发生机制

1931 年,Critchley 等首先发现骨骼肌质量随着年龄增长进行性下降,在四肢表现尤为显著。1989 年,Irwin Rosenberg 等首次用 Sarcopenia 来描述年龄相关的骨骼肌质量下降。此后,Sarcopenia 定义为年龄相关的骨骼肌质量和力量的下降。Sarcopenia 在 60~70 岁老年人群发病率为 5%~13%,80 岁以上为 11%~50%,随着年龄增加,发病率升高,统计差异可能与各个研究中心采用不同的测量和诊断标准有关。据估计约 45% 美国老年人患有少肌症,约 20% 老年人由于少肌症所致骨骼肌功能减退而处于功能残疾状态,从而导致跌倒发生率增加,由跌倒引起的意外死亡率增加。

1. 少肌症定义　少肌症是以进行性的全身广泛性的骨骼肌质量(含量)下降和力量(强度)降低为特征的一类综合征,能导致如身体残疾、生活质量下降甚至死亡等不良预后风险。Sarcopenia 在老年人中非常普遍,并可能增加老年人不良事件风险,但目前国际上尚无关于 Sarcopenia 的一致性定义和诊断标准。2009 年,欧洲老年少肌症工作组(The European Working Group on Sarcopenia in Older People,EWGSOP)成立,认为"少肌症"是以广泛的骨骼肌质量及骨骼肌肌力下降为特征,对机体产生广泛影响的一个过程,其特征为随着年龄增加,骨骼肌肌纤维的质量(包括体积和数量)丢失、力量降低,肌耐力和代谢能力下降以及结缔组织和脂肪增多。由于年龄相关骨骼肌质量减少,导致骨骼肌力量与有氧代谢能力减弱,从而骨骼肌功能减退。由此导致老人机体功能和生活质量下降,不良事件风险增加,甚至死亡。EWGSOP 强调少肌症诊断的两个要点:骨骼肌质量下降,以及骨骼肌功能下降(力量或活动能力)。同时,工作组认为骨骼肌质量与功能(肌力及机体活动能力)并不存在线性相关,建议综合骨骼肌质量和功能诊断少肌症。

2. 少肌症的分类与分期　少肌症是一种身体的疾病状态,可能有许多因素参与其发生,也可能表现出许多不同的结果。虽然少肌症主要见于老年人,但在其他年龄层次也不少见,如痴呆、骨质疏松、废用性、营养不良、恶病质等。对于某些个体,少肌症的原因可能是单一且明确的,而对于另一些个体,则可能无法明确判断病因,因此,将少肌症分为原发性和继发性两大类可能更有利于临床实践(表 16-2-1)。原发性即指与年龄相关而无其他原因证据的少肌症,继发性则指除了年龄以外还有其他原因所引起的少肌症。在许多老年患者中,少肌症的病因学通常是多因素而无法归类于某单一原因,因此也无法明确其是原发性还是继发性。对于少肌症的分类,主要目的是指导临床治疗。

表 16 - 2 - 1　少肌症的病因分类

原发性少肌症	
年龄相关性	除年龄以外没有其他病因学证据
继发性少肌症	
活动相关性	长期卧床、久坐的生活方式、失重环境等
疾病相关性	器官功能衰竭(心、肺、肝、肾、脑)，炎症性疾病，恶性肿瘤，内分泌疾病
营养相关性	能量和(或)蛋白摄入不足，吸收障碍，胃肠道功能紊乱，药物引起的厌食

　　对少肌症进行分期能在一定程度上反映少肌症的严重程度，从而指导临床实践。EWGSOP 建议将其分为"少肌症前期"、"少肌症期"和"重度少肌症期"(表 16 - 2 - 2)。少肌症前期的特点是肌肉质量减少但不影响肌肉力量或活动能力;少肌症期的特点是肌肉质量减少，并且伴有肌肉力量降低和活动能力降低两项中的一项;重度少肌症期则指符合定义要点中的所有三项。

表 16 - 2 - 2　EWGSOP 建议的少肌症分期

分　　期	肌肉质量	肌肉力量		活动能力
少肌症前期	↓			
少肌症期	↓	↓	或	↓
重度少肌症期	↓	↓	且	↓

　　3. 少肌症的原因　少肌症的病因很多，主要与年龄、内分泌激素水平改变、营养不良、慢性代谢性疾病、炎性介质、生活习惯、恶病质、维生素 D 不足及神经肌肉接头功能衰退等有关。少肌症的发生率男性比女性更为多见，由此推测其发生与激素水平相关，包括生长激素与雄激素。雌激素与雄激素可以抑制分解代谢细胞因子代谢产物、IL - 1 和 IL - 6 的作用，随着年龄增长，雌激素与雄激素减退，对少肌症的发生起到直接或间接作用。

　　营养不良是一个宽泛的概念，其中能量/蛋白质摄入严重不足所导致的营养不良患者通常并发少肌症。由于严重的负氮平衡，机体蛋白质合成/降解平衡被打破，大量骨骼肌蛋白被降解用于肝脏合成功能蛋白和内脏蛋白以维持基本的生存需求，患者常表现为极度消瘦，活动能力几乎为零。营养不良与少肌症的概念也是相互包含又有所差别。骨骼肌纤维随着年龄增加逐渐失神经支配和骨骼肌纤维萎缩是导致少肌症年龄相关骨骼肌质量下降的主要原因。老年人营养不良常与少肌症同时存在，有文献指出少肌症患者不仅骨骼肌质量下降，舌肌功能也受到影响，造成吞咽功能障碍，营养不良发生风险增加。而营养不良又可导致少肌症发生率增加，形成恶性循环，从而导致患者患病率、病死率及再入院率增加，严重影响预后。由此，人们提出了"营养不良-少肌症综合征"(malnutrition-sarcopenia syndrome)的诊断，临床工作者应加强对此类疾病的认识和重视，在工作中及时筛查、评估与治疗。

　　少肌症的发生与生活习惯(蛋白质或维生素 D 不足、体力活动减少)、肌细胞因素(mTOR 信号通路活性、肌肉卫星细胞活性、肌肉干细胞功能与增殖状态、肌细胞线粒体功能)、系统性因素(激素水平、慢性炎症、胰岛素抵抗)等相关。维生素 D 不仅影响骨骼健康与钙质吸收代谢，对老年人骨骼肌的功能同样也起到十分重要的作用。维生素 D 不足常导致肌肉萎缩，肌肉力量减退。血清 25 - OH 维生素 D 水平≤20 nmol/L 可使肌肉功能显著下降。维生素 D 缺乏在老年人中常见，与老年人日晒不足、皮肤合成维生素 D 能力下降、肾脏吸收维生素 D 降低、外周维生素 D 受体表达减少等相关。

　　4. 少肌症的发生机制　少肌症的发生发展过程中涉及很多种不同的机制，如激素水平变化、蛋白质合成与分解失衡、神经肌肉接头功能衰退及运动单位重组、线粒体染色体损伤、自由基氧化损伤及骨骨骼肌的修复机理受损、细胞凋亡、钙稳态失衡、热量和蛋白质摄入改变等均涉及其中。对于个体而言，可能同时涉及多种机制，且随着时间变化，不同机制间的主次关系也会发生变化。蛋白质对于维持老年人骨骼肌质量具有重要的作用，必需氨基酸（essential amino acids，EAA）能够刺激肌蛋白合成，亮氨酸能够激活 mTOR 信号通路，通过一系列分子机制促进肌细胞增殖。EAA/亮氨酸刺激肌蛋白合成作用可被"合成抵抗?"（anabolic resistance）所抑制，加上老年人膳食摄入蛋白质不足，肌蛋白合成减少，骨骼肌质量下降。肌蛋白合成信号通路中相关因子（如 mTOR，p70 S6，p70 S6k，eIF4BP－1，eIF2B）表达或活性降低，NF－κB 表达增加，使蛋白合成过程对必需氨基酸的利用反应性与敏感性降低，导致少肌症的发生。

恶病质常见于严重的消耗性疾病如恶性肿瘤、充血性心力衰竭及终末期肾病等。关于恶病质的最新定义是：多因素导致的一类临床综合征，以进行性的骨骼肌消耗为特征，伴或不伴脂肪组织的消耗。目前认为恶病质主要与炎症、胰岛素抵抗、厌食及增强的肌肉蛋白降解有关。因此，大多数恶病质状态的个体符合少肌症的特点，而大多数少肌症的个体却并非恶病质。但有时要严格区分恶病质和其他少肌症会很难，因为少肌症晚期可能表现为增高的炎症反应，从而启动恶病质相关的信号通路，但这种炎症反应的强度是要远低于恶病质。

（二）少肌症的诊断方法及诊断标准

许多方法可以用来评估骨骼肌质量、骨骼肌力、机体活动能力。骨骼肌肌力测定方法有握力、等距伸膝力量、呼气峰流速（PEF）等。握力是评估肌肉力量的良好方法，简单易行、可重复性好，并且与下肢骨骼肌力量有较好的相关性。等距伸膝力量测定由于需要特殊的仪器和特别的训练限制了应用，主要用于科研。被广泛用于测量骨骼肌力量，在衰弱老人中有良好的可行性。呼气峰流速（PEF）主要测定呼吸机力量，不推荐单独应用。短时机体活动能力（short physical performance battery，SPPB）、步行速度、定时起立—行走试验和楼梯攀爬力量试验可用于评估机体功能的。SPPB 评估包含平衡、步态、力量及耐力，是评估机体活动能力的标准方法，广泛用于临床及科研。

1. 骨骼肌质量检测方法　可用于测量骨骼肌质量的方法包括 MRI 及 CT、双能 X 线吸收法（DEXA）、生物电阻抗分析（BIA）、上臂围测量（anthropometry）、人体测量、总体钾法、超声检测法等。MRI 及 CT 是目前评估肌肉质量最准确的方法。放射剂量很少的双能 X 线吸收法（DEXA）测量法是目前最佳的评估方法，该方法能准确测量骨骼肌肌量、脂肪组织量及骨骼量，测量结果与 MRI 结果非常相近。生物电阻抗分析（BIA）通过分析脂肪及瘦组织容积，能用于卧床患者，具有廉价、简单易行、可重复行好等优点，并且与 MRI 结果相近，可作为 DEXA 的替代选择。

CT 在腹部恶性肿瘤的诊断及临床病理分期评估中应用普遍。少肌症可能增加腹部恶性肿瘤患者围手术期并发症、死亡率、放化疗相关不良反应。因此，充分利用 CT 进行骨骼肌质量分析，识别少肌症，尽早进行有效的临床干预，可能有助于改善少肌症患者临床结局。采用 CT 进行骨骼肌面积的定量测量可有两种方法：① 直接画出待测部位的骨骼肌区域，通过 CT 软件测出脂肪面积。可应用于四肢、纵隔、面颊等处成片分布的骨骼肌定量；② 根据骨骼肌组织的衰减特征，使用对应于骨骼肌组织的衰减区段，由计算机完成身体某一区域内该衰减区段全部像素面积的定量测量。适用于腹内肌肉等处、骨骼肌散在分布或不规则形状的定量测量，也可用于成片分布骨骼肌的测量。

通常选择腰 3 水平测量骨骼肌面积（cm^2），包括腰大肌、腰方肌、竖脊肌、腹直肌、腹横肌、腹内斜肌、腹外斜肌，此区域的骨骼肌面积（cm^2）与全身骨骼肌质量有良好的相关性。可采用 Slice－O－Matic 软件 V4.2（tomovision，montreal，Canada），按照骨骼肌的衰减特征（$-29 \sim 150$ HU 值）由计算机自动测量。通过 CT 测量 L3 水平骨骼肌面积（cm^2）可进一步估算全身骨骼肌质量。

DEXA 测定机体去脂组织质量＝[0.3×L3 骨骼肌面积（cm^2）]＋6.06（r＝0.94）。目前尚无公认的少肌症诊断标准,应用较多的是由 Baumgartner 于 1988 年提出的标准:老年人四肢骨骼肌质量(kg)与身高的平方比值,低于相应族群青年人平均值的 2 个标准差以上即可诊断为少肌症。近年来,许多国际机构提出了有关少肌症诊断标准中骨骼肌质量的 CT 测量、DEXA 测定及 BIA 测定值,具体评判标准见表 16 - 2 - 3。

2. **骨骼肌强度、功能检测方法** 目前认为,骨骼肌强度与功能检测和骨骼肌质量一样是反映机体营养状况的良好指标,并与临床预后相关。临床上有许多方法可以用来评估骨骼肌力、机体活动能力,常用的肌肉力量及活动能力的测量方法主要是肌肉力量检测方法,具体测定方法有握力、等距伸膝力量、呼气峰流速(PEF)等。握力是评估肌肉力量的良好方法,简单易行、可重复性好,并且与下肢骨骼肌力量有较好的相关性。等距伸膝力量测定由于需要特殊的仪器和特别的训练限制了应用,主要用于科研。被广泛用于测量骨骼肌力量,在衰弱老人中有良好的可行性。呼气峰流速(PEF)主要测定呼吸机力量,不推荐单独应用。① 握力测定:握力与机体营养状况密切相关,是反映肌肉功能十分有效的指标,而肌肉力度与机体营养状况和手术后恢复程度相关。因此,握力是机体营养状况评价中一个良好的客观测量指标,可以在整个病程过程中重复测定、随访其变化情况。正常男性握力≥35 kg,女性握力≥23 kg。② 呼吸功能:和测定气道阻力一样,FEV_1 能够反映呼吸肌的力量。最大呼气量的峰流量会随着患者的营养状况的改变而变化,它代表了呼吸肌的力量,呼气和吸气功能也可以在有阻力的情况下测定。呼吸功能与机体蛋白质营养状况密切相关,如果机体蛋白质减少 20%,呼吸功能会急剧下降。③ 肌肉收缩、舒张力量测定:对一些非自主性的肌肉(如拇收肌)进行电刺激后直接测量肌肉收缩、舒张的强度,用以评价肌肉的力量强度,有研究发现这些肌肉的力量强度与机体营养状况相关。

活动能力评价是临床上另一个常用的骨骼肌强度、功能检测方法:有短时机体活动能力(short physical performance battery,SPPB)、步行速度测量(usual gait speed)和计时起身行走试验(timed get-up-and-go test),这些测量试验可用于评估机体活动能力。SPPB 评估由三项试验组成:重复坐立试验,步态平衡试验,8 英尺步行试验,每项总分为 4 分,三项相加得出最后总分。SPPB 评估量表的组成包括:① 重复坐立试验(repeated chair stands):受试者坐于普通座椅上,开始计时后,受试者重复起立、坐下的动作,总计 5 次。未能完成则计为 0 分,全部完成所用时间评分如下:0 分:未能完成;1 分:≥16.7 s;2 分:16.6~13.7 s;3 分:13.6~11.2 s;4 分:≤11.1 s。② 步态平衡试验(balance testing):嘱受试者站立并分别保持如下步态,计时:并立步态(如图 16 - 2 - 1);半踵趾步态(如图 16 - 2 - 2);踵趾步态(前后串联如图 16 - 2 - 3)。评分如下:0 分:并立步态<9 s 或无法完成;1 分:并立步态>10 s,半踵趾步态<10 s;2 分:半踵趾步态>10 s,踵趾步态 0~2 s;3 分:半踵趾步态>10 s,踵趾步

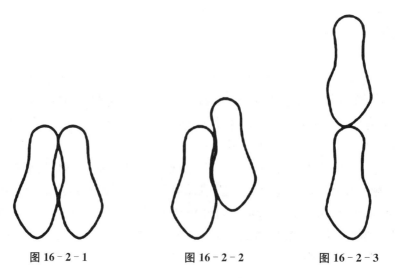

图 16 - 2 - 1　　　　　　　图 16 - 2 - 2　　　　　　　图 16 - 2 - 3

态 3~9 s;4 分:踬趾步态>10 s。③8 英尺步行试验:嘱受试者步行完成平地直线距离 2.44 m,计时并评分如下:0 分:无法完成;1 分:>5.7 s(<0.43 m/s);2 分:4.1~6.5 s(0.44~0.60 m/s);3 分:3.2~4.0 s(0.61~0.77 m/s);4 分:<3.1 s(>0.78 m/s)。SPPB 的评分如下:0~6 分:活动能力低下;7~9 分:活动能力中等;10~12 分:活动能力良好。

因此,综合骨骼肌质量和功能检测,目前对肌肉质量、肌肉力量及活动能力的判断标准见表 16-2-3。

表 16-2-3　肌肉质量、肌肉力量及活动能力的判断值

项　　目	方　　法	临　界　值	
肌肉质量	CT 第 3 腰椎	男性:<55 cm/m²	
		女性:<39 cm/m²	
	DEXA	四肢骨骼肌质量/身高²	
		男性:<7.26 kg/m²	
		女性:<5.45 kg/m²	
	BIA	总骨骼肌质量/身高²	
		男性:<8.87 kg/m²	
		女性:<6.42 kg/m²	
肌肉力量	握力	男性:<30 kg	
		女性:<20 kg	
活动能力	SPPB	SPPB≤8 分	
	步行速度	4 m 步行测试<0.8 m/s	

七、主编点评

随着人们对机体骨骼肌代谢研究的不断加深,骨骼肌衰减越来越受到学界的关注。骨骼肌是人体最大的组织和器官系统,是运动系统的主要组成,发挥支撑和运动的主要功能,也是机体蛋白质的主要存在形式,组成 60% 的机体蛋白质,是机体主要的能量消耗组织。此外,骨骼肌还是内分泌器官,能产生肌肉因子和其他细胞因子而影响其他器官和整个机体的健康状态,机体的正常代谢也有赖于骨骼肌功能的完整性。肌肉的强度与机体的营养状况密切相关,健康肌肉与慢性病预防密切相关,肌肉质量、数量、力量、氧化能力反映了机体代谢状况。

骨骼肌的衰减与人体衰老有关,随年龄增加人体呈现出骨骼肌质量下降、骨骼肌力量和功能减退的退行性变化。流行病学研究发现,少肌症的发生率随年龄的增加而增加,老年人群发病率为 10%~20%。50 岁肌肉质量和力量均显著降低,50 岁以后平均每年减少 1%~2%,60 岁后此过程加速,而 80 岁以后肌肉质量减少可高达 50%,预计到 2050 年全球老年少肌症的患病人群将超过 2 亿。肌肉衰减、虚弱无力会导致机体活动能力下降,从而引起肌肉功能丧失,患者的日常基本活动受到影响,容易引起患者独立性丧失以及抑郁发生,如增加骨折、跌倒的风险,长期卧床,活动减少,进食减少,机体对疾病和创伤反应受损,增加患病率和病死率,最终都将导致患者生存质量下降和死亡风险增加。因此,近年来有关骨骼肌衰减的防治已成为老年医学、预防医学和临床营养领域研究的热点问题,越来越受到人们的重视。另一方面,我们临床医生尤其是老年科医生、社区医务工作人员以及从事临床营养工作的专业人员,要充分重视和熟悉少肌症的诊断和处理,早期识别和及时干预对预防老年人肌少症的失能有积极意义。首先是采用国际上已确定的诊断标准在临床工作中识别少肌症患者,选择干预措施应简单可行,容

易被患者接受，同时应充分考虑该患者对生活质量、想达到的日常生活目标要求如步行、独立做饭等要求。目前，针对肌肉衰减征干预主要包括营养干预、抗阻性锻炼及激素替代疗法，而营养干预及抗阻性训练为主体的生活方式干预已成为防治肌肉衰减征的研究焦点。营养干预主要涉及高蛋白质膳食、必需氨基酸补充剂（强化亮氨酸）、维生素 D、抗氧化剂（维生素 C 及维生素 E）、肌酸及 ω-3 脂肪酸等，规范的治疗干预能有效延缓少肌症的进展速度。

（吴国豪）

参考文献

［1］ Damanti S，Azzolino D，Roncaglione C，et al. Efficacy of Nutritional Interventions as Stand-Alone or Synergistic Treatments with Exercise for the Management of Sarcopenia［J］. Nutrients，2019，11，1991，doi：10.3390/nu11091991.

［2］ Cruz-Jentoft AJ，Sayer AA. Sarcopenia［J］. Lancet 2019，393，2636-2646.

［3］ Tieland M，Trouwborst I，Clark BC. Skeletal muscle performance and ageing［J］. J Cachexia Sarcopenia Muscle，2018，9：3-19.

［4］ Dent E，Morley JE，Cruz-Jentoft AJ，et al. International clinical practice guidelines for sarcopenia（ICFSR）：screening, diagnosis and management［J］. J Nutr Health Aging，2018，22：1148-1161.

［5］ Feigin VL，Nichols E，Alam T，et al. Global, regional, and national burden of neurological disorders, 1990-2016：A systematic analysis for the global burden of disease study 2016［J］. Lancet Neurol，2019，18：459-480.

［6］ Afshin A，Sur PJ，Fay KA，et al. Health effects of dietary risks in 195 countries, 1990-2017：A systematic analysis for the global burden of disease study 2017［J］. Lancet，2019，393：1958-1972.

病例 3

老年认知障碍,进食量下降,少肌症,重度营养不良

一、病史简介

患者,男性,78 岁。因"进行性纳差、体重下降 1 年,认知障碍 1 个月"入院。患者平素体健,1 年前无明显诱因下出现腹部饱胀不适,纳差,进食量明显减少,体重下降,同时出现记忆力明显减退,反应迟钝。近半年来症状逐渐加重,情绪低落,常感乏力,同时伴食欲下降,每日进食量减少,逐渐消瘦,自诉全身肌肉酸痛,双下侧肢无力,活动不便。1 个月前,患者家属发现患者存在认知障碍,有时会出现答非所问现象,反应明显迟钝,言语交流困难,说话断断续续,只能说短句或单词。进餐时无法正常使用筷子,需要家人帮助,吞咽尚可。遂于我院门诊就诊,门诊以营养不良、认知障碍收治入院。患者既往体健,无高血压、心脏病、糖尿病等病史,否认服用抗抑郁、镇静、降血压等药物。发病以来患者食欲减退明显,无恶心、呕吐,无呕血、黑便,精神较差,睡眠欠佳,二便基本正常,近 1 个月来体重下降 4 kg。

患者既往健康,否认高血压、糖尿病等慢性病史和传染病史,否认手术外伤史及输血史。

二、入院检查

体温 36.8℃,脉搏 76 次/分,呼吸 14 次/分,血压 120/58 mmHg,体重 47 kg,身高 170 cm。精神淡漠,反应迟钝,查体欠合作,简易精神状态检查(MMSE)评分 22 分。自动体位,消瘦,轻度贫血貌,皮肤巩膜无黄染,颜面轻度浮肿,未见肝掌及蜘蛛痣,头颅及五官无畸形,双侧瞳孔等大等圆,直径约 3 mm,间接对光反射存在,颈侧部及双侧锁骨上淋巴结无肿大。双肺呼吸运动对称,双肺呼吸音清,心律齐,各瓣膜区听诊未闻及病理性杂音,腹平坦,全腹未及包块,无压痛、反跳痛,肝脾肋下未触及,叩诊鼓音,无移动性浊音,肠鸣音 3 次/分。未及包块,无压痛,无肌紧张,移动性浊音(一),两下肢轻度凹陷性水肿。四肢肌力下降,四肢肌张力减退,以两下肢尤为明显,四肢腱反射减退,感觉检查、共济运动检查、步态检测无法配合,病理征未引出。

红细胞 $3.20 \times 10^{12}/L$,血红蛋白 104 g/L,血小板 $286 \times 10^9/L$,白细胞 $4.7 \times 10^9/L$,总胆红素 11.7 μmol/L;直接胆红素 4.9 μmol/L;总蛋白 56 g/L;白蛋白 30 g/L;前白蛋白 0.14 g/L;谷丙转氨酶 52 U/L;谷草转氨酶 47 U/L;尿素 5.9 mmol/L;肌酐 115 μmol/L;尿酸 313 μmol/L;葡萄糖 4.7 mmol/L;总胆固醇 5.36 mmol/L;甘油三酯 2.57 mmol/L;钠 135 mmol/L;钾 3.3 mmol/L;氯 100 mmol/L;二氧化碳 31 mmol/L;阴离子隙 13 mmol/L;钙 2.43 mmol/L;无机磷 0.52 mmol/L;镁 0.90 mmol/L。

头颅 CT:脑皮质萎缩,脑室扩大,脑沟及各脑池增宽,大脑外侧裂增宽,符合老年脑改变。脑电图:可见较多中等电压的 Q 波和少量 δ 波,左半球多于侧颞中央导联较右侧明显。心电图:多个导联可见低电压、S-T 段低下、T 波平坦、双相或倒置、Q-T 间期延长。

三、入院诊断

认知障碍;少肌症;营养不良。

四、治疗经过

患者入院后完善相关检查,行头颅磁共振检查排除神经系统疾病及血管性病变,组织包括营养支持小组在内的多学科会诊,协助老年科诊断、处理。鉴于该患者患病以来食欲下降、进食量减少明显,体重下降明显,存在重度营养不良。而且患者进食和吞咽困难,我们建议住院期间给予肠内喂养,同时培训患者家属及陪护人员有关家庭膳食干预、口服营养补充相关知识和技能,为出院后继续家庭营养支持作准备。因此,入院后给患者放置了鼻胃管进行肠内喂养。热量的目标量为 25 kcal/(kg·d),蛋白质摄入量为 1.5 g/(kg·d),采用富含膳食纤维的整蛋白制剂。肠内营养刚开始第 1 天用 1/4 目标需要量,营养液浓度也稀释一倍,第 2 天可增加至 1/2 目标需要量,后几天逐渐增加直至全量。肠内营养输注速度从 30~40 ml/h 逐渐增加到 100~125 ml/h,采用经泵均速连续输注,让胃肠道有一个逐步适应、耐受肠内营养液过程。该患者对肠内营养的耐受性较好,无腹痛、恶心、呕吐、腹胀等症状。同时,鼓励患者每日适当口服一些膳食、新鲜水果汁以补充维生素及微量元素。经过两周左右肠内营养支持后患者精神症状好转,体力和活动能力较前改善,患者认知程度有所好转后出院。住院后嘱按照治疗计划进行膳食管理和口服营养补充,每日餐间分次口服摄入 500 kcal 肠内营养补充剂。出院后 3 个月随访时患者体重较出院增加 3 kg,认知程度及活动能力明显好转。

五、讨论分析

认知是机体认识和获取知识的智能加工过程,涉及学习、记忆、语言、思维、精神、情感等一系列随意、心理和社会行为。认知障碍指与上述学习记忆以及思维判断有关的大脑高级智能加工过程出现异常,从而引起严重学习、记忆障碍,同时伴有失语或失用或失认或失行等改变的病理过程。认知的基础是大脑皮质的正常功能,任何引起大脑皮质功能和结构异常的因素均可导致认知障碍。临床上认知障碍表现有:① 感知障碍:如感觉过敏、感觉迟钝、内感不适、感觉变质、感觉剥夺、病理性错觉、幻觉、感知综合障碍;② 记忆障碍:如记忆过强、记忆缺损、记忆错误;③ 思维障碍:如抽象概括过程障碍、联想过程障碍、思维逻辑障碍、妄想等。上述各种认知障碍的原因是多种多样的,除器质性疾病原因外,大多精神疾患所致。如神经衰弱、癔症、疑症、更年期综合征、抑郁症、强迫症、老年性痴呆、精神分裂症、反应性精神病、偏执型精神病、躁狂症、躁郁症等等。

随着年龄增长,大脑将出现不同程度的功能减退,且呈现出进行性发展,根据性质不同可将其分为初级阶段及次级阶段。初级阶段是指大脑由于非疾病状态的功能丧失,多见于纹状体-额叶系统功能减退,5-羟色胺、多巴胺、去甲肾上腺素水平逐渐降低,导致额叶白质纤维束完整性丧失,前额叶皮质容量及功能减退。次级阶段主要指由于 AD、帕金森病等与年龄相关疾病所致的进行性神经变性疾病。老年的认知障碍即 AD,属于临床常见的中枢神经系统退行性病变,患者常表现为记忆力障碍、认知功能障碍等情况,严重影响患者生活质量甚至威胁其生命安全,对家庭、社会也将造成一定心理及经济负担。AD 是原因未明的慢性进行性神经系统变性疾病,大多患者在中、老年发病,起病隐匿、缓慢进展,特征性症状为进行性智能减退、行为紊乱和认知功能障碍。AD 是老龄人群常见疾病,疾病早期多为日常生活能力下降、乏力、纳差或忘记进食,导致营养物质摄入减少。疾病进展期可严重影响患者的行为能力,患者自主行动受限,生活无法自理,部分患者由于吞咽困难导致食物和液体摄入障碍,中枢性厌食等原因导致各种营养素缺乏、体重下降、营养不良,机体体脂及瘦组织群消耗,功能衰退和虚弱。本例患者病史特点是进行性纳差、乏力,进食量明显减少,体重下降,同时出现记忆力明显减退,情绪低落,反应迟钝,活动不便。再结合头颅 CT 及脑电图表现,符合 AD 诊断。

AD 目前尚无有效的治疗方法,近年来研究和开发的药物仍属对症治疗,包括认知障碍及行为异常等治疗。对有明显精神、神经症状,如抑郁,焦虑,睡眠障碍的患者可根据病情进行对症治疗。此外,鉴于 AD 患者胆碱能神经元退化,利用胆碱酯酶抑制剂阻断神经细胞突触间隙乙酰胆碱的降解,以提高神经系统乙酰胆碱的含量是目前临床用于 AD 治疗的惟一有效的治疗药物。

营养干预对于 AD 治疗起着重要的作用。随着年龄增加,机体各组织器官的功能逐渐衰老,味觉和嗅觉减退、咀嚼能力下降、食欲不振、进食量下降。老年人消化道腺体萎缩,消化液分泌量减少,消化道黏膜变薄、肌纤维萎缩、蠕动缓慢、无力,胃排空时间延长,消化、吸收功能减退。此外,老年人常合并多种代谢性疾病,原发病以及药物均可影响机体对营养物质的吸收、利用,从而导致老年人的营养不良。许多 AD 患者随着疾病进展,由于大脑功能的严重衰退,可出现各种行为发生退化,常忘记进食,无饥饿感,或吞咽困难,进食量下降明显,容易导致营养不良、体重减轻和少肌征。另一方面,机体营养状态可直接对老年痴呆患者疗效及预后造成影响,其发生机制如下:① 慢性营养缺乏将导致代谢失调,对脑代谢产生一定影响后增加神经退行性病变发生率或加速其发展速度;② 某些营养素或代谢因子可能在 AD 早期病理过程中扮演重要角色;③ AD 患者未获得充足的营养物质将显著降低其自身机体抵抗力或免疫力,增加感染等相关疾病发生率,影响疗效甚至造成死亡等严重后果;④ 部分食物可对临床药物在机体中的吸收过程起到促进或干预作用,从而间接影响治疗效果。由于 AD 患者临床大多表现为认知障碍、感知缺失,由此易引发行动减少、进食困难等相关症状,在影响患者正常进食及食欲的同时,将导致其机体营养不良,使其免疫力及抵抗力显著降低,不利于患者维持良好的生活质量。本例患者发病以来食欲下降,每日进食量减少,逐渐消瘦,近几个月来体重下降 4 kg,体重下降幅度>5%,入院时 BMI 16.26 kg/m²,属重度营养不良,所以住院期间给予积极营养支持。对于住院的 AD 患者,营养支持方式应根据患者具体情况选择,包括口服营养补充(ONS)、肠内营养(EN)和肠外营养(PN)。经口营养(含膳食纤维)能维持肠黏膜屏障功能的完整性,降低因肠道微生态紊乱所导致的免疫功能障碍和肺部感染。因此,即使在疾病急性期,胃肠道功能尚不能完全承受足够营养时,也应尽早开始滋养性肠内营养,即少量分次给予或啜饮,尽早获益。这样还可满足患者的心理需求,维持老年人的吞咽功能,降低因不能经口进食导致的抑郁情绪。临床医生应增强早期口服营养补充的意识,尽量减少或避免对住院患者的输液。老年患者能量推荐目标量 20~30 kcal/(kg·d),急性期建议取低值而康复期适当增加。低体质量老年人按实际体体重的 120% 计算,肥胖老年人按理想体质量计算。蛋白质目标量为 1.0~1.2 g/(kg·d),营养不良患者增至 1.2~1.5 g/(kg·d),同时应补充足量维生素和微量元素。对已有严重营养不良者,尤其长期饥饿或禁食者,营养支持时从小剂量开始,逐渐增加营养素摄入,预防发生再喂养综合征。

AD 患者的营养干预的主要原则为日常饮食中摄取充足营养,根据患者实际情况制订每日及每阶段饮食安排,严密监测患者机体营养状态,若仍未达标应给予口服营养补充等营养支持途径补充营养素。有研究表明,日常进食过程中摄入的某些营养素及抗氧化剂可达到预防痴呆及认知功能减退的作用,如蔬菜、水果中的维生素、抗氧化剂、单不饱和脂肪酸和多不饱和脂肪酸,鱼油、海产品中含有的某些微量元素等。因此有学者提出,补充单一或复合的脂肪酸、矿物质、维生素可能有利于维持老年人群的认知状态。部分营养物质在机体中作用如下:① 维生素 B 族是神经元膜磷脂、神经递质、DNA 合成的甲基供体,若体内缺乏 B 族维生素将增加高同型半胱氨酸血症发生率,进而增加神经元及血管结构损伤概率;② 维生素 C、维生素 E、锌元素等物质是典型的抗氧化营养素,可起到显著的神经保护作用,有效拮抗自由基氧化损伤;③ 脂肪酸在机体中可直接或间接参与突触发育、神经元生长及增殖的基因表达等过程,且具有显著的调节神经细胞分化作用;④ 多不饱和脂肪酸是大脑中枢神经系统的必须结构成分,摄入足够的多不饱和脂肪酸可改变大脑中若干基因表达状态,人体缺乏多不饱和脂肪酸则可造成认知功能损伤。ω-3 多不饱和脂肪酸是脑细胞和细胞网络的主要组成部位,能调节体内脂肪代谢,抗血小板,改善大脑功能,提高记忆力和思维能力,清除自由基,有助于脑脂质保持年轻状态,延缓和减轻动脉硬化,有效防止脑卒中等心脑血管疾病,有利于 AD 的预防;⑤ 叶酸来源于高等植物及微生物合成,属于水溶性维生素 B 族,主要由对氨基苯甲酸、蝶呤啶、谷氨酸组成,人体常通过食物摄取或肠道内菌群合成获得,有研究发现轻、中度 AD 患者每日补充 50 mg 以上叶酸后其短时记忆状态获得明显提高,提示高剂量叶酸有助于改善早期认知损伤的 AD 患者短时记忆。

由于 AD 患者大多数居家或在养老院,所以营养干预措施首先要对其家属或陪护人员进行相关营养知识和操作的培训,熟悉营养干预方案及注意事项,尤其是对于存在吞咽困难的患者,需要进行必要的功能训练,防止误咽、反流或误吸的发生。对于通过膳食干预无法达到营养需求量的患者,应给予口服营养补充。需要鼻饲患者应严格控制鼻饲速度,严密监测鼻饲管情况,防治堵塞、移位、溢出等异常情况。

六、相关营养背景知识

(一) 老年代谢特征及机体组成变化

老年人是一个特定的年龄群体,WHO 将其定义为 65 周岁以上人群,随着年龄的增长,老年人在生理、代谢及功能上发生一系列改变,机体组成、器官功能以及对能量、各种营养物质、体液的需要量均发生变化,同时老年人常伴有各种慢性疾病,存在潜在的脏器功能不全、机体生理储备不足、对应激的反应性下降等问题。目前,老年人在住院患者中的比例逐渐增多,其中 65 岁以上的老年患者约占手术总数的 40%,他们有较高的手术死亡率和并发症发生率,尤其是急诊的老年患者。住院老年患者营养不良很常见,可占入院老年患者 50% 以上,在家庭护理与护理机构中营养不良老年人更为多见。而老年人生理功能和应激能力都降低与老年人营养不良状态持续存在或逐渐恶化,都使得老年患者对治疗的反应较青壮年弱。

1. 老年人的代谢特征 老年人由于机体老化,各系统尤其内分泌系统功能以及代谢发生一系列改变,消化吸收等生理功能呈退行性改变,消化液分泌相对不足,吸收利用率降低。同时,老年人的物质代谢、机体组成以及器官功能发生相应的改变,能量代谢率降低,发生营养不良的风险增加,饥饿、创伤应激时机体反应性下降,极易发生代谢失衡。此外,老年人常伴发糖尿病、高血压、冠心病、慢阻肺等慢性疾病,这在很大程度上增加了患者的风险,使得并发症发生率和死亡率增加,均会对临床预后产生不良影响。① 能量代谢变化:人体不同阶段其能量消耗不同,婴幼儿时期是机体一生中代谢最活跃的阶段,到青春期又出现一个高代谢阶段,成年后随着年龄的增长,机体代谢率缓慢下降。24～36 岁女性的能量消耗十分稳定,此后随着年龄的增长,静息能量消耗逐渐下降;30～57 岁男性,能量消耗逐渐降低。30～90 岁期间,随着年龄增长,每增长 10 岁其基础能量消耗下降 2%～3%,男性甚于女性。60 岁以上老年人的基础能量消耗是年轻人的 90%。同样,老年人食物特殊动力作用的能量消耗也减少。这种改变主要是由于老年人机体细胞总量减少之故。随着年龄的增长,体内 T_3 减少、Na^+-K^+-ATP 酶活性下降,代谢活性组织丧失,骨骼肌蛋白转运减少,线粒体膜通透性降低等,均可导致老年人基础能量消耗值下降。因此,临床上在实施营养支持时,能量需求量也应根据情况进行相应调整,避免过度喂养。摄入过多的能量对于老年人的代谢能力无疑是一种超负荷,对器官功能(肝、肾、肺等)造成不利影响。② 蛋白质代谢变化:老年人多种内分泌腺(下丘脑、垂体、甲状腺、甲状旁腺、肾上腺、性腺和胰岛)功能下降,蛋白质分解代谢逐渐增强,而合成代谢逐渐减弱,体内蛋白质的转换率降低,易发生负氮平衡。蛋白质合成代谢降低尤其出现在机体分解代谢增强时,如手术、创伤、感染等应激状态下,老年人通过机体肌肉蛋白质的糖异生合成急性相蛋白能力下降,导致具有重要功能的蛋白质如免疫球蛋白、酶、急性相蛋白、运载蛋白的含量下降,影响机体内环境稳定的恢复,导致疾病的预后不良。③ 碳水化合物代谢变化：老年人碳水化合物的代谢率下降,虽然大多数老年人正常情况下空腹血糖可能在正常范围,但由于葡萄糖耐受性随年龄增长而进行性下降,容易发生高血糖。其原因可能是由于老年人机体细胞总量减少,对葡萄糖的氧化能力下降,胰岛素分泌不足,胰岛素受体数目及活性降低,外周组织对胰岛素的敏感性下降以及肝糖原分解增强。④ 脂肪代谢变化：老年人由于肝脏等脏器功能减退,体内脂肪代谢酶类含量及活性降低,造成脂肪分解代谢和脂肪廓清能力下降,脂类容易在组织和血管中沉积,导致体脂含量增加、血管粥样硬化和弹性下降、高脂血症等。老年人由于血中低密度脂蛋白水平升高,高密度脂蛋白降低,易引起胆固醇沉积。⑤ 体液代谢：老年人体内水分含量相对减少,主要是细胞内液的减少。由于老年人有功能的肾单位数减少,肾血流及肾小球滤过率降低,肺的弥散功能明显下降,通过呼吸调节酸碱平衡的能力减弱,从而造成老年人调节体液及酸碱平衡的能力下降。因此,老年人在应激状况下容易发生脱水、电解质和酸碱平衡失调,特别是在腹泻、发热、出汗、手术后等情况下更明显。而且一旦出现水、电解质和酸碱平衡紊乱,其恢复时间要长于年轻人。因此,在老年人实施营养支持过程中应严密监测水、电解质和酸碱平衡,尤其注意随时调整肠外或肠内营养液的剂量和浓度。⑥ 其他：超过 40% 的 65 岁以上老年人有多种维生素与微量元素缺乏情况(如维生素 C、叶酸、维生素 B_{12}、硫胺素、核黄素、镁、铁、锌缺乏等),老年患者上述微量元素血浓度有不同程度下降。除了住院老年患者,社区老年人群也有同样微量元素缺乏情况。入院老年患者因经口摄食减少、疾病应激所需能量增多、潜在营养状态欠佳都会导致上述微量元素缺乏发生。由于老年人胃肠功能减退,日照不足和维生素 D 来源缺乏,肾脏 $1-\alpha$ 羟化酶活性下降,维生素 D 转换障碍,使钙的吸收能力下降 50%,易出现负钙平衡。老年人磷的吸收能力也减退,易发生低磷血症,并常合并有低镁、低钙血症等。

2. **机体组成改变**　随着年龄的增长,老年人的机体代谢发生各种变化,其机体组成也相应发生改变。① 瘦组织群和骨骼肌：老年人机体组成变化包括瘦组织群(lean body mass,LBM)下降,内脏萎缩,体脂增加并从四肢转移至躯干,骨骼矿物质丢失。老年人 LBM 和骨骼肌的下降可能与蛋白质代谢改变有关,也可能与某些合成激素如生长激素水平的下降有关。有研究发现,老年人 24 小时分泌的生长激素比年轻人低 29%～70%,经过 6 个月生长激素的替代治疗,LBM 平均增加 4.3%,而体脂则减少 13.1%。此外,LBM 及骨骼肌的丢失也与体力活动下降和饮食量减少有关。骨骼肌的丢失还与骨矿物质密度下降有关,老年人常有骨质疏松。LBM 的降低往往伴随着各脏器功能的减退,而感染及一些慢性疾病的危险增加。② 体脂含量：脂肪组织是储存能量的重要场所,成熟脂肪细胞容量的 99% 以甘油三酯形式存在。当人体摄入的能量超过机体消耗的能量时,则以甘油三酯的形式储存在脂肪组织中;当机体需要量增加时,甘油三酯被水解为游离脂肪酸释放到细胞外液中,为许多器官、组织提供可利用的能量。随着年龄的增长,机体脂肪含量逐渐增加,特别是腹腔内脂肪储存增加。有研究发现,老年人体脂量的增加与冠心病、高血压、糖尿病、脂代谢异常及胰岛素阻抗的发生率明显相关。25 岁年轻男、女体内脂肪平均为体重的 20% 和 32%,到 70 岁约占体重的 36% 和 50%。一般认为,老年人体内脂肪组织的增加是由于脂肪分解下降所致,可能是老年人内分泌激素降低及脂肪酶的活性降低,导致脂肪分解下降。③ 水及电解质：水是人体主要构成物质,它分布在细胞内液、细胞外液和身体固态的支架组织中,在身体内起着非常重要的生理作用。随着年龄的增长,机体水分含量递减,主要为细胞内液减少,影响体温调节,降低老年人对环境温度改变的适应能力。一般认为,细胞原生质的水分几乎是终生不变的,老年人细胞内液总量的减少表明细胞数量的减少。这与稳定核素示踪检测的结果相同。近年来,机体组成测定越来越受到临床关注,其测定方法也越来越成熟,并广泛地应用于科研和临床实践中,成为营养支持中一个重要的监测指标。双能源 X 线检测法及生物电阻抗检测法已经成为机体组成测定最常用的方法,可准确测定机体各组成成分,是监测和评价营养支持疗效的有效方法。

3. **器官功能改变**　老年人生理变化的特点是衰老,即机体的各器官、系统衰老退化,机体各器官的生理储备及功能随之发生变化。① 心血管系统：随着年龄的增长，心脏大小及重量略有增加，心肌纤维组织增多并硬化，动脉壁出现粥样硬化，内膜增厚，管腔狭窄，血流减少，心排血量下降，心脏生理储备下降。② 呼吸系统：老年人呼吸系统结构和功能日趋老化，静息肺容量、最大呼气流速、肺动力学、气体交换和气道反应性均下降，导致肺部感染、慢性支气管炎、肺间质纤维化等发病率增高。③ 消化系统：老年人消化系统的改变，如食欲下降、牙齿松动脱落、咀嚼及吞咽功能减退、胃肠蠕动能力减退、胃酸分泌下降、胃排空延迟、胃肠道细菌过度增殖、小肠动力减退、肠黏膜萎缩和面积减少以及消化道激素分泌减少等，均可影响营养物质的吸收和利用。④ 泌尿系统：老年人泌尿系统改变的主要特点：肾血流量和肾小球滤过率下降，血中肾素血管紧张素醛固酮水平降低，肾脏稀释和尿浓缩以及维持体内离子恒定的功能减退，膀胱排尿功能紊乱。肾功能退化易使某些维生素和无机盐丢失，而无机盐沉积又使老年人更容易发生肾结石、膀胱结石等。⑤ 神经内分泌系统：由于神经系统衰退除对外界环境反应迟钝外，还对体内代谢功能的调节减弱，影响对某些营养素的吸收利用，如老年人储存糖原的能力降低，肝糖原减少，一旦葡萄糖不足，容易发生低血糖昏迷。常存在胰岛素抵抗，糖利用障碍，导致高血糖发生。⑥ 免疫系统：老年人机体免疫功能减退，包括细胞免疫功能如迟发性皮肤变态反应、抗体对 T 细胞介导的抗原反应性、T 细胞的增殖、细胞因子的产生以及对外源性微生物的清除能力均下降，故老年人机体的抗感染能力下降，病死率增加。

（二）老年营养不良及影响因素

营养不良是影响老年患者结局的主要负面因素之一；未纠正的营养不良还是导致医疗费用上升的重要原因。研究发现，住院的老年人营养不良发生率高达 50%～60%，其主要原因是进食不足（如偏食、厌食或素食）、生理性改变、食欲下降、消化道结构改变或消化道激素分泌降低，活动减少，精神压抑、独居，合并糖尿病、慢性支气管炎、肺气肿、肺心病、高血压、冠心病等慢性疾病，使得心、肺代偿功能减退。老年外科患者手术创伤后机体的碳水化合物、脂肪和蛋白质代谢均发生一系列改变，机体分解代谢增强、合成下降。有研究表明，老年人的年龄、衰竭脏器数目与病死率明显相关。老年人年龄越大，衰竭脏器越多，病死率越高。随着年龄增大，脏器老化程度越显著，功能减退越明显，其基础疾病使某些脏器功能已处于功能不全或功能衰竭的边缘，一旦发生严重的感染，各脏器负担明显加重，加之氧供不足、毛细血管功能障碍及多种介质的介导，极易出现多脏器功能损害甚至衰竭，使得老年人病死率明显增高。

老年人由于咀嚼功能差，消化吸收功能减退及进食量少等原因，容易发生营养缺乏。研究证明，蛋白质能量营养不良（PEM）及微量元素缺乏在老年人群中相当多。PEM 患者的淋巴组织明显萎缩，细胞免疫降低，补体水平和活性下降，黏附在呼吸道表皮的细菌数增加。老年人维生素 B_6 缺乏的补充研究证实，淋巴细胞数和增殖能力与 IL-2 的合成均依赖于维生素 B_6 的摄入。另外，维生素 C 缺乏时中性粒细胞和巨噬细胞的活动迟缓和杀菌能力下降。而给予营养支持后，可以减少手术后感染及其他并发症，减少呼吸系统疾病的发作次数和时间。维生素 B_1 不足会影响对碳水化合物的利用，维生素 A 不足使老年人视力衰退快，皮肤易干枯，毛囊角质化。另有研究发现，补充一些维生素如维生素 B_6 及维生素 E、β-胡萝卜素、无机硒、锌及某些脂肪酸，可明显改善老年人的免疫功能。此外，人体器官功能和细胞正常代谢有赖于必需营养素的供给，营养不足可以引起许多疾病并使人衰老。老年人营养供给不足，能量缺乏可加剧体内蛋白质的分解，使老年人消瘦、体弱，加快衰老进程，肌肉强度下降，抵御感染能力降低，生活质量下降。老年人饮食质量不好、种类不全易发生营养不良和贫血，反之，摄入食物过多、营养过剩也会给老年人带来问题，使体内脂肪堆积，含氮物质增多，造成肥胖、高血压、冠心病、糖尿病、胆囊疾患、动脉硬化等，加重心血管、消化、泌尿系统负担。

影响老年人营养状态的因素有：① 机体组成改变：年龄相关骨骼肌质量（muscle mass）、骨骼肌力量（muscle strength）和骨骼肌功能（muscle function）减弱或减退即少肌症。瘦组织群丢失，体脂增加。

机体静息代谢率(resting metabolic rate)下降,对能量摄入要求降低。为了维持健康,老年人对营养物质的需求有增无减。② 机体结构改变:由于骨密度减少,老年人骨折后常难以愈合,体力活动受限,社交减少,无法外出采购或进行烹饪以维持均衡膳食。③ 疾病状态:肿瘤、糖尿病、进展期心肺疾病、感染、发热、肝病、甲亢、精神障碍、重复性运动障碍或高代谢状态都使得能量要求增加,蛋白质需求也相应增加。④ 酶类改变:消化道酶类对于消化代谢食物具有重要作用,其活性或代谢产物改变都将影响消化道功能,引起营养状态改变。⑤ 消化系统改变:胰腺炎、胃炎、消化道运动障碍、小肠功能障碍、胆囊疾病、肝功能异常、不能控制腹泻或呕吐是影响营养状态的重要因素。胃炎、肠道菌群失调或胃酸分泌减少都将导致消化道吸收障碍。内因子缺乏会影响到维生素 B_{12} 的吸收。小肠功能障碍将直接影响到重要营养物质,如碳水化合物、脂肪、蛋白、维生素和矿物质的吸收。膳食纤维、水分摄入不足和肠道动力不足会导致便秘发生。⑥ 口腔状态改变:咀嚼和吞咽功能受到牙齿脱落和唾液腺分泌减少等影响,导致吞咽困难。口腔疼痛不适、牙齿牙龈酸痛肿胀和味觉减退造成摄食减少。⑦ 感官系统改变:视觉、听觉、嗅觉和味觉减退,治疗餐食物搭配品种不合口味造成摄食减少。⑧ 泌尿系统改变:泌尿系统感染在老年人常见,治疗所用抗生素导致胃肠道功能障碍、胃口减退。老年人感知口渴功能减退,常处于脱水状态。肾脏功能减退,水及各种物质代谢滤过障碍。上述老年患者机体组成、器官功能以及代谢改变中与临床营养支持最为密切相关的有胰岛素抵抗和葡萄糖利用障碍,容易发生高血糖。另一方面,由于储存糖原的能力降低,肝糖原减少,一旦葡萄糖不足,容易发生低血糖昏迷。

临床上,老年患者营养不良发生率相当高,部分患者常有恶病质征象,表现为厌食、进行性体重下降、贫血、低蛋白血症等。这种状态将直接影响整个治疗过程,不利于原发病的治疗,降低患者的生活质量,甚至影响预后。我们的研究发现,60 岁以上的外科住院患者,营养不良的发生率明显高于 60 岁以下的患者,营养不良的老年患者手术后并发症发生率和病死率均明显高于营养状况良好的患者。鉴于老年患者的病理、生理特点,此外,老年人的营养不良往往很难纠正,各种营养支持难以达到改善预后的效果。尽管如此,临床医师却很少引起重视。

七、主编点评

随着我国人口老龄化进程不断加快,老年认知功能衰退和 AD 人数也显著上升趋势,已严重威胁老年人的健康和生活质量,已引起广大医务工作者高度重视。现有研究显示,我国老年人群认知功能受损与多种营养素缺乏有关,某些营养素或代谢因子可能在 AD 早期病理过程中扮演重要角色,慢性营养缺乏将导致代谢失调,对脑代谢产生一定影响后增加神经退行性病变发生率或加速其发展速度,如维生素 B 族是神经元膜磷脂、神经递质、DNA 合成的甲基供体,维生素 B 族缺乏会造成神经元及血管结构损伤。维生素 C、维生素 E、硒及锌等元素具有较强抗氧化作用,在预防衰老、防止过氧化损害中起到重要作用。ω-3 多不饱和脂肪酸可以调节机体脂代谢,延缓和减轻动脉硬化,有效防止脑卒中等心脑血管疾病,有利于 AD 的预防。另一方面,AD 患者由于认知功能障碍和行动能力减退,纳差、饮食摄入不足,或吞咽困难,极容易导致营养不良、骨骼肌衰减,显著降低机体抵抗力或免疫力,增加感染等相关疾病发生率,影响药物治疗的疗效。因此,营养干预对于 AD 治疗起着重要的作用。临床上对于住院的 AD 患者,营养支持相对简单,如果患者能够经口进食,建议在膳食管理同时给予口服营养补充以达到患者每天营养物质的需要。对于疾病急性期无法正常进食或存在吞咽困难的患者,可通过管饲方式进行营养支持。但是,绝大多数认知障碍的 AD 患者居家或在养老院中,营养干预的主要工作由患者家属或陪护人员完成,因而首先要对其家属或陪护人员进行相关营养知识和操作的培训,熟悉营养干预方案及注意事项,尤其是对于存在吞咽困难的患者,需要进行必要的功能训练,防止误咽、反流或误吸的发生。营养干预的目标是日常饮食中摄取充足营养,应根据患者实际情况制订每日及每阶段饮食安排,严密监测患者机体营养状态,对通过膳食干预仍未达到营养物质需求量的患者,应给予口服营养补充等方式补充营养素,同时要给予足量维生素及微量元素。合理的营养干预可改善和维持营养状态,促进疾病康复,降低并发症发生率,提高生活质量。

(吴国豪)

参考文献

［1］ Solfrizzi V，Agosti P，Lozupone M，et al. Nutritional interventions and cognitive-related outcomes in patients with late-life cognitive disorders：A systematic review［J］. Neuroscience and Biobehavioral Reviews，2018，95：480－498.

［2］ Solfrizzi V，Agosti P，Lozupone M，et al. Nutritional Intervention as a Preventive Approach for Cognitive-Related Outcomes in Cognitively Healthy Older Adults：A Systematic Review［J］. Journal of Alzheimer's Disease，2018，64：S229－S254.

［3］ Alzheimer's Association，2018. Alzheimer's disease facts and figures［J］. Alzheimers Dement，2018，14：367－429.

［4］ Kehoel L，Walton J，Flynn A. Nutritional challenges for older adults in Europe：current status and future directions［J］. Proceedings of the Nutrition Society，2019，78：221－233.

［5］ Lobo DN，Gianotti L，Adiamah A，et al. Perioperative Nutrition：Recommendations from the ESPEN Expert Group［J］. Clinical Nutrition，2020/doi. org/10.1016/j. clnu. 2020.03.038.

病例 4

脑卒中,吞咽困难,反流误吸,营养不良

一、病史简介

患者,女性,75 岁。因"口角歪斜、眼睑下垂 1 周,意识障碍 2 小时"入院。患者 1 周前无明显诱因下出现左侧口角歪斜、眼睑下垂,到当地医院就诊,应用复方丹参注射液等治疗。1 周后口角歪斜、眼睑下垂较前好转,遗留左侧眼裂变小,同时逐渐出现吞咽困难进行性加重,声音嘶哑,饮水缓慢无呛咳,伴有伸舌困难。2 小时前活动时,突发意识丧失,并出现肢体抽搐、口舌咬伤,无恶心、呕吐、二便失禁等,后由家属送至我院急诊就诊。测血压 130/100 mmHg、心率 48 次/分、氧饱和度 99%、血糖 6.1 mmol/L、血钠 136 mmol/L、血钾 4.2 mmol/L,头颅 CT 检查未见明显出血灶。心电图检查示:Ⅱ度Ⅱ型房室传导阻滞。NIHSS 评分 28 分,临床诊断为"脑梗死",予以阿替普酶(爱通立)49.5 mg 静滴溶栓后,收住入院行进一步监测、治疗。自发病来,情绪低落,进食量下降,睡眠可,大小便正常,体重无明显变化,为进一步治疗收入神经内科。

既往高血压病史多年,口服缬沙坦 80 mg/d,控制尚可;患有Ⅱ度Ⅱ型房室传导阻滞,具体药物治疗不详,否认其他慢性病史。否认手术外伤史及输血史。

二、入院检查

体温 37.5℃,脉搏 51 次/分,呼吸 25 次/分,血压 150/95 mmHg,身高 160 cm,体重 55 kg,嗜睡状态,应答较差,查体配合不满意。发育正常、营养状况良好。全身皮肤无黄染,无肝掌、蜘蛛痣。全身浅表淋巴结无肿大,巩膜无黄染、眼球无突出、左眼睑下垂,左侧瞳孔 5 mm、右侧瞳孔 6 mm,双瞳对光反射迟钝,右瞳边界不规则,不能遵嘱活动眼球,额纹对称,左侧鼻唇沟变浅,不能遵嘱伸舌,面部浅感觉正常,咀嚼肌动作对称,下颌无偏歪,下颌反射(+),伸舌不能,舌体无歪斜,舌肌张力高,无萎缩及震颤。扁桃体无肿大、腮腺正常。颈软,颈静脉无怒张,气管居中。胸廓无畸形,双肺叩诊清音,听诊双肺湿啰音。心前区无隆起,心界不大,心律不齐,心率 51 次/分。腹平坦,腹软,无压痛、反跳痛,未触及包块,肝脾肋下未及,肝肾区无叩击痛,移动性浊音(一),肠鸣音 4 次/分。脊柱生理弯曲存在,无侧凸或前凸,脊柱活动度减少,无叩击痛。疼痛刺激四肢,可见回缩,肌张力大致正常,肌力Ⅰ～Ⅱ级,共济试验(一)。感觉系统:四肢浅感觉正常。反射:双下肢膝反射(++),双上肢 Hoffmann sign(+),掌颌反射(+),双侧 Gordon sign(±),余病理征(一)。脑膜刺激征:(一)。

红细胞 $4.15×10^{12}$/L,血红蛋白 137 g/L,血红蛋白 312 g/L,白细胞 $6.35×10^9$/L,中性粒细胞 65.4%,总胆红素 26.6 μmol/L,直接胆红素 6.6 μmol/L,总蛋白 70 g/L,白蛋白 39 g/L,前白蛋白 224 mg/L,谷丙转氨酶 14 U/L,谷草转氨酶 19 U/L,尿素 4.7 mmol/L,肌酐 86 μmol/L,尿酸 269 μmol/L,葡萄糖 4.6 mmol/L,总胆固醇 5.75 mmol/L,甘油三酯 0.65 mmol/L,血钠 138 mmol/L,血钾 4.6 mmol/L,血氯 101 mmol/L,钙 2.39 mmol/L,无机磷 1.11 mmol/L,镁 0.73 mmol/L。

心电图:Ⅱ度Ⅱ型房室传导阻滞。头颅 CT 平扫:脑内散在腔梗。

三、入院诊断

脑卒中,吞咽困难,房室传导阻滞、营养不良,高血压。

四、治疗经过

患者入院后,完善相关检查,考虑急性脑血管病变,行颅内动脉、颈动脉、椎动脉 CTA 检查,示左侧椎动脉纤细,末段未见显影,右侧椎动脉少许斑块,右侧大脑前动脉 A2 段及远侧多发狭窄,双侧颈动脉散在斑块及局部管腔狭窄(图 16-4-1)。头颅 MRI 平扫:双侧小脑、基底节区亚急性脑梗塞,脑内散在腔隙性梗塞灶(图 16-4-2)。诊断为急性脑卒中,脑梗死,病变部位主要双侧小脑、基底节区,给予爱通立溶栓治疗,溶栓 24 小时后复查头颅 CT,未见明显颅内出血,NHISS 评分降为 4 分。后加用阿司匹林抗血小板治疗、血栓通活血、丁苯酞改善微循环、依达拉奉清除氧自由基以及脑神经营养药,同时辅以抗炎、抑酸、化痰、预防性使用抗生素等综合治疗。因患者意识模糊,不能进食,遂入院后放置鼻胃管,48 小时内启动营养支持治疗,热量目标量为 25 kcal/(kg·d),即 55×25=1 375 kcal/d,蛋白质供给量 1.5 g/(kg·d),即 55×1.5=82.5 g/d。第一天经鼻胃管给予整蛋白肠内营养制剂 500 ml,750 kcal,应用输注泵按照 50 ml/h 速度均匀输注,鼻饲时抬高床头 45°,防止营养液反流。不足部分的营养物质由肠外营养补充,同时给予复合维生素、电解质、微量元素营养素。患者耐受性良好,无腹胀、呕吐、腹泻并发症,第 2 天开始逐渐增加肠内营养投放量,同时减少肠外营养用量。治疗 1 周后,患者意识逐渐好转,胃肠道功能基本恢复,遂增加肠内营养的投递量,达到每日 1 500 cal 左右,并停用补充性肠外营养,3 周以后,患者意识清楚,遂拔除鼻肠管,开始进食流质、半流质+口服营养补充(500 kcal/d)。鉴于患者发病以来存在吞咽困难,我们对患者进行吞咽状况评估。根据临床症状、体征及床旁评估,患者存在明显吞咽障碍。喉镜检查示会厌未见异常,厌后壁淋巴滤泡增生。双侧声带未见异常,活动正常。吞咽透视造影检查进行容量-黏度测试,发现环咽肌不完全开放,会厌谷及黎状窝残留,提示咽期较明显吞咽障碍。根据患者吞咽评估结果制订该患者膳食干预、饮食改进、营养支持及代偿性方法的计划,对其家属及陪护人员进行膳食制作、饮食改进、肠内营养制剂配置等相关知识的培训。患者康复出院,出院时行动可,嘱定期门诊随访。

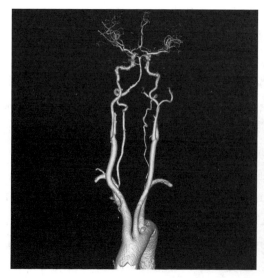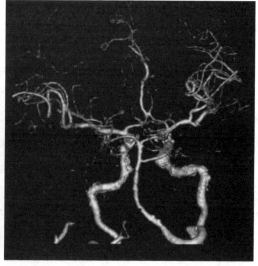

图 16-4-1 颅内动脉、颈动脉、椎动脉 CTA 检查

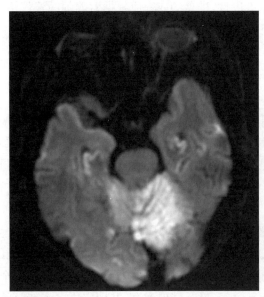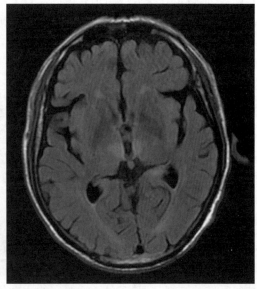

图 16‑4‑2　头颅 MRI 平扫

五、讨论分析

人口老龄化已成为当今世界的一个突出问题,随着人口老龄化及生活方式的改变,各种慢性疾病已成为威胁老年人健康的重大公共卫生问题。老年性脑卒中病情发展快,重者可伴有意识障碍、吞咽困难。本例患者入院前1周无明显诱因下出现左侧口角歪斜、眼睑下垂,同时出现吞咽困难,由于未能引起重视没有及时作相关检查和治疗,导致发生急性脑卒中,虽经过积极治疗,病情得到良好的控制,病情好转,但由于皮质延髓束损伤,造成吞咽障碍。

脑卒中后吞咽困难是由于损伤了脑干或双侧皮质延髓束,临床上脑卒中患者最常见的环咽肌功能异常包括顺应性降低造成的打开不能或不全,喉上提无力导致环咽肌打开不能或不全。吞咽障碍会严重影响机体所需营养物质的摄取,导致患者营养状况和免疫力不断降低,从而影响患者治疗和疾病预后。对于吞咽障碍患者,吞咽功能的评估十分重要,通过床旁评估和仪器评估,可了解患者吞咽功能状况,明确吞咽障碍严重程度及病理生理改变,是否存在误吸的危险,制订吞咽障碍治疗策略和计划,促进吞咽功能恢复,减少并发症,改善临床结局。目前,临床上除了床旁评估外,最常用的仪器评估方法是透视下造影吞咽功能检查,该评价方法可以为临床医师提供吞咽障碍的可视化信息、定量误吸评价信息及吞咽障碍的病因信息等,这些评价信息有利于制订个体化的吞咽康复方案。

吞咽障碍的治疗包括饮食改进、营养支持、代偿性方法、康复方法,护理及药物给予途径等方面。在对患者吞咽功能进行分析评估后,根据评估结果分析吞咽障碍的病理生理机制,提出食物改进、营养支持方式方法、代偿性方法及康复治疗的建议。临床营养支持是急性脑卒中患者重要的治疗措施,重症卒中意识不清伴有颅内压增高患者,或卒中急性期抢救伴胃功能减弱和有应激性溃疡患者,肠外营养是理想的营养支持方式,可提供充足的营养底物,改善患者的代谢紊乱和营养状况,防止反流、误吸的风险,对提高临床疗效,减少并发症,改善卒中预后具有重要价值。对于病情稳定,消化道功能正常患者,应通过鼻胃管、胃或空肠造瘘给予肠内营养支持。对于居家或护理院患者,强调膳食干预和合理口服营养补充治疗。食物改进是吞咽障碍患者十分重要的治疗措施,食物改进可以改善患者个体的吞咽效率,是吞咽障碍的标准处理方法。对于吞咽障碍患者来讲,将固体食物改成泥状或布丁状半固体,将稀液体内加入增稠剂以增加黏度,可减少误吸,增加营养摄入量。如果经过食物改进,患者没有误吸且能够摄入足够的营养和水分,则可在家人或陪护人员的监督下经口进食,进食的内容应根据营养师的建议给予。如果经口进食无法满足机体能量及蛋白质的需要量,可以通过口服营养补充方式给予补充。

六、相关营养背景知识

(一)吞咽功能生理与病理生理

1. 吞咽活动的神经控制 吞咽反射的神经控制通常包括3个部分:① 传入神经:包括第Ⅴ、Ⅸ和Ⅹ对脑神经的感觉传入纤维,提供吞咽的感觉传入。② 吞咽中枢:脑干吞咽中枢或称为"中枢模式发生器",位于双侧延髓背侧,能反射性地协调吞咽;大脑皮质,包括额叶皮质在内的更高级中枢启动和调节自主吞咽活动。③ 传出神经:包括第Ⅴ、Ⅸ、Ⅹ和Ⅻ对脑神经的运动传出纤维,支配吞咽肌群,进行吞咽活动。

2. 吞咽生理 吞咽是人体最复杂的躯体反射之一,正常吞咽是一个感觉、运动事件顺序发生的过程,完成将食物从口腔到胃内的转移,同时保护气道。这一复杂动作的完成可以人为地按照吞咽的时期与解剖部位分为四个阶段,即口腔准备期,口腔推进期,咽部期和食管期。实际上这些阶段是一个整体,在中枢神经系统的控制与调节下,吞咽器官的活动相互之间密切、精确配合,共同完成一个有效的吞咽。① 口腔阶段:是指摄入食物至完成咀嚼,为吞咽食物做准备的阶段。这个阶段主要是咀嚼食物,将食物与唾液充分混合形成食团,使食物适合吞咽,此阶段是舌推进食团开始向后运动到进入咽部之前的过程。② 咽部和食管阶段:咽阶段是指食团从进入口咽部到通过食管上括约肌进入食管的这一阶段。咽阶段的起始标志着吞咽反射的开始,这是吞咽的非自主阶段,即一旦开始,必须完成,个体无法在吞咽过程中随时终止。在这个阶段,食团强行进入咽部并向下传送直到进入食管。如果是液体食物,则咽阶段紧随口阶段,如果是固体食物,则食物可聚集在口咽部5~10秒之后方进入咽阶段。

3. 吞咽障碍 吞咽活动过程中任何一个环节发生异常,导致食物从口腔进入到胃的过程出现障碍,即吞咽障碍。根据吞咽障碍发生的不同阶段,可分为口准备阶段吞咽障碍、口自主阶段吞咽障碍、咽期吞咽障碍和食管期吞咽障碍。也可以进一步细化为某个器官的功能障碍,如口期的吞咽障碍可分为唇功能障碍、舌功能障碍、颊功能障碍等。有些临床表现是某个吞咽器官功能异常的直接体现,例如流涎是唇无力的表现,有些临床表现则可能是多个器官功能异常共有的表现,例如咽部滞留则可能是咽缩肌无力、环咽肌打开不全、喉上提异常等原因所致。有的表现是多个器官共同作用的结果,例如误吸,可能是喉、咽功能异常造成的。① 口阶段功能异常:表现口阶段的器官功能异常,是由于唇、颊、舌、软腭等功能异常,造成咀嚼障碍、食团形成异常、吞咽启动困难等。口腔内任何部位的感觉减退或丧失都可能影响口腔对食物的控制,不能将食物放置在适当的位置进行处理。② 咽阶段功能异常:表现咽阶段的器官功能异常,例如咽肌功能异常(如咽缩肌功能异常和咽提肌功能异常等)和喉功能异常(如喉结构上提异常、喉内肌功能异常、会厌返折不全、声带闭合异常等),引起误吸、咽部滞留和声音嘶哑。③ 食管上括约肌功能异常:食管上括约肌功能异常也是吞咽障碍的一个重要原因。

4. 吞咽障碍的原因及发生机制 控制吞咽整个过程的神经系统任何环节出现问题均可导致吞咽障碍。① 皮质异常通常导致吞咽启动不能,吞咽反射启动的延迟,导致咽肌收缩力减弱或低位食管括约肌异常。损伤皮质下白质区域前部使皮质吞咽区与对侧皮质及皮质下投射的联系中断,并干扰皮质向下的投射,导致吞咽困难和误吸。② 皮质延髓束损伤会导致吞咽的咽阶段延长,主动吞咽启动不能,反射性吞咽尚存。此外,皮质延髓束损伤会影响抑制性神经元环路,使延髓中枢失去高位中枢对其的抑制作用,表现出低位中枢的去抑制作用,例如环咽肌出现高反应性,表现为环咽肌放松不能。③ 双侧延髓吞咽中枢损伤将导致吞咽反射消失,即不能完成吞咽动作。单侧延髓吞咽中枢损伤会出现同侧咽肌麻痹、同侧声带麻痹及软腭麻痹,产生吞咽困难,但程度非常轻,持续时间也较短。但是急性单侧延髓中枢损伤,导致其与对侧的中枢联系中断时,作为一个整体的中枢模式发生器就丧失了功能,双侧咽肌瘫痪,咽阶段延长。以后随着时间的推移,同侧未受损的中枢神经元与对侧的吞咽中枢开始逐渐发挥作用,使吞咽功能有所改善。脑卒中后出现吞咽困难是由于损伤了脑干或双侧皮质延髓束,临床上脑卒中患者最常见的环咽肌功能异常包括顺应性降低造成的打开不能或不全,喉上提无力导致环咽肌打开不能或不全。

5. 吞咽障碍临床表现 吞咽障碍常见的临床症状和体征按照发生时期分为:① 口期吞咽障碍的表现:分次吞咽,仰头吞咽,流涎,进食时食物从口角漏出,口腔控制食物、液体和唾液的能力降低。② 咽期吞咽障碍的表现:饮水呛咳、进食呛咳、吞咽后喘息或憋喘、吞咽后的清嗓动作、唾液在口咽部聚集、低头吞咽、无效吞咽、重复吞咽、发声困难、自主咳嗽异常、咽下困难、吞咽后声音改变等。③ 口期及咽期障碍均可出现的表现:进餐时间延长、一口量减小、吞咽延迟、构音障碍、吞咽启动不能等。

（二）吞咽功能筛查和评估

吞咽障碍的管理包括筛查、评价和治疗三个部分,筛查主要是确定患者是否存在吞咽障碍,对于吞咽障碍的患者则进一步进行吞咽功能的评估以明确吞咽障碍及其程度、类型,了解吞咽障碍的病理生理基础,制订治疗计划和策略。最后,对吞咽障碍进行治疗,促进吞咽功能恢复,减少并发症,改善临床结局。

1. 吞咽障碍的筛查 吞咽障碍的筛查是一种通过辨认口咽吞咽障碍的临床体征,发现存在吞咽障碍风险患者的简单评估手段,其目的是确定患者的吞咽功能是否存异常,如果存在吞咽障碍,则需要进行下一步详细、全面的评估。

吞咽功能筛查工具通常要求简单、准确、可靠、安全、经济及具有高敏感性和高特异性。目前国际上关于吞咽障碍筛查方法尚没有公认的、统一的标准,常用的筛查工具是由饮水试验和一些提示误吸的危险因素所构成,根据该工具,操作人员在短时间内对患者进行初步筛查。筛查工具应该进行过信度和效度的研究,具有较高的敏感度、特异度是较好工具的特点。目前文献报道的筛查工具有几十种。常见筛查工具如 3 盎司饮水试验（3-ounce water swallowing test）、苏格兰学院间指南协作组推荐的筛查方法、急性卒中吞咽障碍筛查（acute stroke dysphagia screen）、多伦多床旁-吞咽筛查试验（Toronto bedside swallowing screening test，TOR-BSST）、Burke 吞咽障碍筛查试验（Burke dysphagia screening test）、洼田饮水试验等,均具有较好的评定者间信度和预测效度,可用于临床吞咽功能障碍的筛查。筛查结果分为通过和未通过。

2. 吞咽功能的评估 吞咽障碍的评估应在筛查结果异常之后 24 小时内尽快进行,其目的包括:① 明确吞咽障碍是否存在;② 评估吞咽障碍严重程度及病理生理改变,尤其是确定患者有无误吸的危险;③ 是否需要进一步仪器评估;④ 根据评估结果制订治疗策略和计划。吞咽障碍的评估包括"床旁评估"和"仪器评估"两个部分。床旁评估是通过"询问吞咽病史""标准口面检查""试验性吞咽"3 个步骤,来判断患者是否存在吞咽障碍及其严重程度,鉴别需要进一步仪器评估的患者及制订治疗计划。试验性吞咽通常使用"稀液体""布丁状半固体""固体"的 3 种黏度的食物来检测吞咽功能。如果需要进一步采用仪器评估才能明确吞咽障碍相关的解剖和病理生理学信息,则可进行仪器评估。

床旁评估包括:① 吞咽障碍的相关主诉;② 全面口面检查:吞咽器官的感觉、运动、反射等的相关体格检查;③ 试验性吞咽评估:令患者吞咽不同量及黏度的食物,通常包括水、糊状食物、固体这 3 种黏度的食物,从而观察吞咽过程,评价吞咽障碍的特征。目前常用的临床评估量表有:容积-黏度吞咽测试（volume-viscosity swallowing test，V-VST）、Gugging 吞咽筛查（Gugging swallowing screen，GUSS）、Logemann 改良的临床床旁评估（clinical bedside assessment，CBA）操作等。由于临床床旁评估存在局限性,必要时采用仪器评估进一步明确诊断。

仪器评估最常用的包括电视透视吞咽功能检查(videofluoroscopic swallowing study,VFSS)和纤维内镜吞咽功能检查(fiberoptic endoscopic evaluation of swallowing,FEES),这两种方法都是通过观察吞咽器官的结构、试验性吞咽过程中病理生理改变来明确吞咽功能的改变、为制订治疗策略提供依据,并监测治疗的效果。两种评价方法可以为临床医师提供吞咽障碍的可视化信息、定量误吸评价信息及吞咽障碍的病因信息等,这些评价信息有利于制订个体化的吞咽康复方案。临床医师可根据具体实际情况评价检查方法的风险和获益。VFSS 也称为修正的吞钡试验(modified barium swallow,MBS),可以动态、全面地评估口、咽和食管上部的吞咽功能,明确患者是否存在误吸及其原因,是吞咽障碍评估的"金标准"。FEES 是采用纤维光学鼻咽内镜,经鼻腔及腭帆上方进入咽部,观察患者吞咽带有颜色的不同黏度的食物的过程及是否有误吸等,进行吞咽评估。

值得注意的是吞咽障碍可随着时间而逐渐恢复,许多吞咽障碍患者在病后 1 周内可恢复吞咽功能,大多数患者在病后 2 周内都会有所改善。因此对于吞咽障碍的患者应定期进行吞咽功能的再评估,并将记录观察结果作为治疗管理的一部分,通过再评估可指导临床治疗,更改治疗计划,识别吞咽功能恢复的患者。对于那些持续存在吞咽障碍的患者,也应该定期评估,评估的频率可以根据个体的吞咽功能情况和食物摄取的情况确定。

(三)吞咽障碍的治疗

吞咽障碍的治疗包括饮食改进、营养支持、代偿性方法、康复方法,护理及药物给予途径等方面。在对患者吞咽功能进行分析评估后,根据评估结果分析吞咽障碍的病理生理机制,提出食物改进、营养支持方式方法、代偿性方法及康复治疗的建议。

1. 食物改进　食物改进通常是指改变食物的形态、质地、黏度,以减少误吸、增加吞咽效率的方法。食物改进可以改善患者个体的吞咽效率,是吞咽障碍的标准处理方法,也是吞咽障碍的基础治疗。对于吞咽障碍的大部分患者来讲,稀液体及固体食物比布丁状半固体食物吞咽难度要大,最容易误吸的食物是稀液体状物,而最容易吞咽的食物是密度均一,有适当黏性,不易松散,通过咽及食道时容易变形,不在黏膜上残留的食物,例如泥状食物,像稠芝麻糊、烂米糊、面糊或者布丁等,这些食物不容易在吞咽启动之前沿着舌根快速流下去而进入气道,能使吞咽延迟或障碍的患者更好地控制咀嚼、转运食物及吞咽而减少对滞留食物误吸的危险。因此,最常见的食物改进方法是将固体食物改成泥状或布丁状半固体,将稀液体内加入增稠剂以增加黏度,可减少误吸,增加营养摄入量。有的患者可能只需要改进液态食物的黏度,如患者不能饮用稀液体,则在稀液体中加入增稠剂,从而制成蜂蜜样增稠的或布丁样增稠的液体,而不需要对固体食物进行改进。对口准备阶段有困难的、颊部食物残留、咀嚼后的固体食物咽部滞留的患者,建议采用泥状食物,可减少误吸。当患者的吞咽功能有所改进时,饮食必须随着变化,可以换成软食或半固体的黏度均匀的食物。可应用一些食物或市场上销售的改变液体黏度的增稠剂添加入液体中,通过混合或者加热,改变液体的黏度,从而更有利于吞咽。

2. 营养支持　由于进食困难和营养物质摄入不足,营养不良是吞咽障碍患者常见的临床合并症,对机体功能及临床结局产生不良影响。因此,营养支持是吞咽障碍患者综合治疗的重要组成部分。临床上,如果经过食物改进和(或)代偿性方法,患者没有误吸且能够摄入足够的营养和水分,则可在家人或陪护人员的监督下经口进食,进食的内容应根据营养师的建议给予。如果经口进食无法满足机体能量及蛋白质的需要量,可以通过口服营养补充方式给予补充。则需要给予胃肠内营养。对于脑卒中急性期患者,往往吞咽障碍明显,患者无法经口进食,应如胃肠功能较好,应采取管饲方式进行肠内营养支持,以改善蛋白质代谢,促进机体营养状况的恢复,提高患者受损神经功能的早期康复。肠内营养管饲喂养途径有经鼻胃管、鼻肠管、经皮内镜辅助的胃造瘘术(PEG)等。其中鼻饲管置管方便易行,患者易接受。对短期内不能恢复经口进食的患者应改为 PEG。PEG 操作较简便,在内镜指导下新型胃造瘘可延伸到幽门远端达十二指肠,既可保经肠管饲的营养,又可保留胃肠减压功能,还可减少吸入肺炎的发生率。

1) 鼻饲管:鼻饲饮食是目前老年人吞咽障碍患者主要营养方式,因为一次性硅胶胃管最末一个侧孔距尖端约 8 cm,若按常规置管深度(45～55 cm),此孔位于贲门以上食管内,当注入流食时鼻饲液易反流于咽喉部发生食物反流。所以置入胃管深度应视一次性硅胶胃管最末侧孔距尖端的距离,据其距离决定胃管插入延长的长度,故胃管插入长度是耳垂-鼻翼-剑突再加最末侧孔距尖端长度,一般约 55～70 cm 为宜。鼻饲时抬高床头 30°～45°并至少保持体位 30～60 分钟,防止食物反流。鼻饲饮食应遵循少量慢速的原则,首次喂食量在 50～100 ml,若无腹胀、呕吐、消化道出血并发症和患者适应鼻饲疗法后,逐渐追加至 200～300 ml/次,鼻饲间隔时间为 2～3 小时,4～6 次/天。住院患者建议采用输注泵均匀输注营养液。鼻饲时若患者出现呼吸困难,应立即停止鼻饲,取右侧卧位,头部放低,吸除气道内容物,并抽吸胃液,防止进一步反流造成严重后果。

食度建议在 45°左右,可利于蛋白质的吸收,喂食 1 小时后再可以让患者平躺。可根据患者病情,胃内残留量随时调整间隔时间。对食物的选择应兼顾营养的需要,营养均衡,种类多样。适宜吞咽障碍患者的食物特征为柔软且密度均一,有适当的黏性、不易松散,通过咽及食道时容易变形,不易在黏膜上残留,以偏凉食为宜,因为冷刺激能有效强化吞咽反射。根据病情调配营养搭配合理的低盐、低脂、易消化饮食。应根据患者吞咽障碍的程度选择饮食,原则上先易后难,先稠后稀。对轻度吞咽障碍者应予半流质或软食,对于中度吞咽障碍应予糊状饮食。对于重度吞咽障碍者,由于进食量极少,又易引起窒息,导致吸入性肺炎,加重病情,应尽早实施鼻饲饮食。

经鼻胃管喂养患者要妥善固定导管,注意观察导管出鼻孔或皮肤处的标记变化,防止导管移位、脱出,每天更换固定胶布 1 次。每日检查胃管插入长度,每次进行鼻饲前抽吸胃液以确保无胃潴留的发生,当胃潴留液＞150 ml 时应停止鼻饲,或延长两餐间隔时间,防止胃内食物反流吸入气管,造成吸入性肺炎。及时观察胃液颜色,胃液呈咖啡色或暗红色,提示胃内出血,应暂停鼻饲管喂食。每次输注鼻饲液前和输注结束时给予 20 ml 温水冲洗胃管,避免食物堵塞胃管。注意保持喂养管外端的清洁,并经常轻轻移动,避免因长期压迫食管而导致溃疡。

2) PEG:是近年来发展起来的新型胃造瘘方法,具有不需剖腹与麻醉,操作简便、创伤小等优点,适合于需长期肠内营养患者,目前已广泛用于临床。PEG 操作之前需禁食 12 小时,术前应作食管、胃及十二指肠检查,明确有无溃疡、食管静脉曲张、肿瘤、食管狭窄及胃动力障碍。置管完成 6～8 小时后,才可开始经胃造瘘管进行喂养。每次应用前后,要用生理盐水冲洗管道。如要拔除胃造瘘,应在 2 周以后,待窦道形成后才能拔除。

3) 经皮内窥镜空肠造瘘术(PEJ):采用与 PEG 相同方法置管,将空肠造瘘管置于胃中,再由胃镜将导管向远端送入十二指肠或空肠。目前认为,经 PEJ 喂养由于液体反流而引起的呕吐和误吸发生率低。

无论经 PEG 还是 PEJ 进行肠内营养,其注意事项同经鼻胃管的管饲。

4) 肠外营养:肠外营养主要用于重症卒中意识不清伴有颅内压增高者、卒中急性期抢救伴胃功能减弱和有应激性溃疡患者。脑卒中危重患者合理的肠外营养能够改善患者的代谢紊乱,提高临床疗效,减少并发症,对改善卒中预后具有重要价值。

七、主编点评

脑卒中是世界范围内致残率、致死率最高的疾病之一,卒中的发生给患者、家庭、社会带来巨大的躯体、精神和经济负担。吞咽障碍是卒中后最为常见的临床并发症之一,不仅容易诱发吸入性肺炎、窒息、脱水、电解质紊乱和营养不良,而且重影响患者生活质量,增加患者死亡和不良预后的风险。尽管临床医师逐渐意识到吞咽障碍评价和管理的重要性,但是由于缺乏统一、标准的操作规范,我国许多医院对卒中后吞咽障碍的诊断、评价和干预仍然存在不足。

老年人脑卒中病情发展快,重者可伴有意识障碍、吞咽困难,即使抢救和治疗成功,大多数患者会留下后遗症。吞咽障碍是卒中后常见的临床表现,会严重影响营养物质的摄取,从而造成患者营养状况和免疫力不断降低,从而影响患者治疗和康复。因此,如何对卒中后吞咽障碍患者进行合理、有效的营养支持是诊治医生和患者家属必须面对的问题。对于住院的卒中后吞咽障碍患者,早期肠内营养支持是首先的方式,我们的体会是对病情较轻,预计短时间病情能够恢复者,可通过鼻胃管进行管饲。病情危重、昏迷、预计病程长的患者,建议行内镜下胃造瘘,内镜下置管延至十二指肠或空肠,可减少反流和误吸风险。由于胃造瘘的喂养管内径较粗,可减少喂养管堵塞机会,方便患者出院后在家中应用较稠的改进的食物,如水果泥、菜泥、热的谷类食物、蛋羹、布丁等。目前,有市场上许多针对各种不同类型吞咽障碍患者使用的商品制剂,给吞咽困难患者的进食和营养供给带来方便,可以使用。对于通过膳食干预无法满足患者营养物质需求的患者,建议给予口服营养补充。

(吴国豪)

参考文献

[1] Solfrizzi V, Agosti P, Lozupone M, et al. Nutritional interventions and cognitive-related outcomes in patients with late-life cognitive disorders: A systematic review[J]. Neuroscience and Biobehavioral Reviews, 2018, 95: 480–498.

[2] Afshin A, Sur PJ, Fay KA, et al. Health effects of dietary risks in 195 countries, 1990–2017: A systematic analysis for the global burden of disease study 2017[J]. Lancet, 2019, 393: 1958–1972.

[3] Solfrizzi V, Agosti P, Lozupone M, et al. Nutritional Intervention as a Preventive Approach for Cognitive-Related Outcomes in Cognitively Healthy Older Adults: A Systematic Review[J]. Journal of Alzheimer's Disease, 2018, 64: S229–S254.

[4] Smith EE, Kent DM, Bulsara KR, et al. Effect of dysphagia screening strategies on clinical outcomes after stroke: a systematic review for the 2018 guidelines for the early management of patients with acute ischemic stroke[J]. Stroke, 2018, 49: e123–e128.

[5] Chianq CF, Lin MT, Hsiao MY, et al. Comparative efficacy of noninvasive neurostimulation therapies for acute and subacute poststroke dysphagia: a systematic review and network Meta-analysis[J]. Arch Phys Med Rehabil, 2019, 100: 739–750.

[6] Kehoel L, Walton J, Flynn A. Nutritional challenges for older adults in Europe: current status and future directions[J]. Proceedings of the Nutrition Society, 2019, 78: 221–233.

[7] 中国卒中吞咽障碍与营养管理共识专家组. 中国卒中吞咽障碍与营养管理手册[J]. 中国卒中杂志, 2019, 14: 1153–1169.

病例 5

老年衰弱，严重骨质疏松，少肌症

一、病史简介

患者，女性，73岁。因"下肢乏力伴行走困难1年，双臂上举困难半年"入院。患者1年前无明显诱因下出现双侧下肢膝关节疼痛乏力伴行走困难，赴当地医院就诊，下肢摄片提示：膝关节退行性变、严重骨质疏松，予以钙剂、调整膳食治疗，上述症状无明显缓解。近半年前患者出现双臂上举困难，不能自己梳头，同时出现进食困难，需他人帮助，下肢乏力症状加重，步行距离缩短。患者既往体健，无各种慢性病史。自发病来，情绪低落，食欲下降，睡眠可，大小便正常，体重1年内减轻5kg，为进一步治疗收入老年科。

患者既往体健，否认其他慢性病史。否认传染病史，预防接种按时按序，否认食物药物过敏史，否认手术外伤史及输血史。

二、入院检查

体温37.5℃，脉搏80次/分，呼吸14次/分，血压130/80 mmHg，身高150 cm，体重40 kg，BMI 17.78 kg/m²，神志清，消瘦，全身皮肤无黄染，无肝掌、蜘蛛痣。全身浅表淋巴结无肿大，巩膜无黄染、额纹、眼裂、鼻唇沟、口角均正常，两侧对称，口唇稍苍白，牙齿脱落，胸廓无畸形，双肺叩诊清音，听诊双肺湿啰音。心前区无隆起，心界不大，心率80次/分，律齐。舟状腹，腹软，无压痛、反跳痛，未触及包块，肝脾肋下未及，肝肾区无叩击痛，移动性浊音（一），肠鸣音4次/分。脊柱生理弯曲存在，无侧凸或前凸，脊柱活动度减少，无叩击痛。双上肢、下肢肌力Ⅲ级，肌张力正常，腹壁反射稍弱，二头肌腱反射、三头肌腱反射、桡骨膜反射、膝反射、踝反射正常，病理征（一），无脑膜刺激征。四肢皮肤干燥，下肢无水肿。

红细胞4.23×10^{12}/L；血红蛋白122 g/L；血红蛋白310 g/L；血小板302×10^9/L；白细胞5.4×10^9/L；中性粒细胞67.7%；总胆素12.7 μmol/L；直接胆红素4.2 μmol/L；总蛋白59 g/L；白蛋白31 g/L；前白蛋白0.16 g/L；谷丙转氨酶44 U/L；谷草转氨酶57 U/L；尿素2.9 mmol/L；肌酐57 μmol/L；尿酸313 μmol/L；葡萄糖6.5 mmol/L；甘油三酯2.3 mmol/L；总胆固醇5.1 mmol/L；钠143 mmol/L；钾3.7 mmol/L；氯101 mmol/L；二氧化碳23 mmol/L；阴离子隙13 mmol/L。

心电图：窦性心律，偶发房性早搏，请结合临床。头颅CT：脑内散在腔隙灶，老年脑，随访，必要时MR检查。

三、入院诊断

老年衰弱，严重骨质疏松，少肌症。

四、治疗经过

该患者入院后完成体格检查和相关辅助检查，头颅CT检查未发现占位性病变，无脑出血或梗死性病变，双能源X线全身扫描显示其非脂质群（FFM）含量及骨矿物质含量明显低于同年龄正常值，全身骨密度明显低于正常,步行速度测量发现步行速度缓慢,重复坐立试验评分 1 分,双手握力为 11 kg,符合少肌症和骨质疏松诊断标准。鉴于患者近来肢体无力,摄食量少,吞咽困难,体重下降明显,无法通过经口进食或口服补充营养摄入足够热量和蛋白质,故选择通过鼻胃管管饲喂养。热量目标量为 $40 \times 25 = 1\,000$ kcal/d,蛋白质的目标量为 $40 \times 1.5 = 60$ g/d,选择整蛋白型肠内营养制剂,肠内喂养时应遵循肠内营养操作规范,包括应用剂量由小开始逐渐增加摄入量直至达到目标量,使用肠内营养输注泵控制输注速度,起始的输注速度较慢,根据患者的耐受情况逐渐增加速度,选择管径较细的鼻饲管以减少膈肌刺激,输注时上身抬高 $30° \sim 45°$ 以防止反流和误吸的发生。患者入院第 1 周给予补充性肠外营养支持,补充白蛋白,给予足量维生素及微量元素。监测患者血糖、液体出入量、电解质、蛋白质、肝肾功能及消化道症状。该患者胃肠道耐受性较差,经过 10 天肠内营养才达到目标量,经过 1 个月营养支持患者病情好转,体力及活动能力明显增强,可以自己进食,在康复科医生的指导下开展阻抗运动,患者营养状况明显改善而出院,出院时体重 42 kg。嘱患者出院后调整膳食结构和频率,每日进食一定量新鲜水果、进行口服营养补充补充。每日补充 $1\,000$ mg 元素钙和 0.5 μg 骨化三醇。出院后 3 个月和 6 个月随访,患者体重稳定增加,活动能力增强,能下楼散步,能完成简单、轻的家务活,生活质量明显改善。

五、讨论分析

衰弱、骨质疏松和骨骼肌衰减均是与年龄相关的退行性疾病,具有相似的病理生理基础,包括遗传学、脂肪浸润、内分泌和机械因素等,可以在一个患者中同时存在,并且将可能产生严重的并发症。最近有学者为此提出"少肌症-骨质疏松症"综合征。本例患者病史特点进行性行走困难、活动受限,同时出现进食困难,需他人帮助,下肢乏力症状加重,步行距离缩短。机体组成测定、相关辅助检查及肌肉力量测定显示患者存在少肌症、严重骨质疏松和重度营养不良。少肌症与骨质疏松症有着共同的病理生理学基础,从遗传基因角度,骨质疏松症和少肌症在许多编码基因上密切相关,骨质疏松主要与雌激素受体 α、IL-6、Ⅰ型胶原蛋白 A_1、维生素 D 受体等有关,而少肌症的遗传学研究主要集中在单核苷酸多态性与肌肉量、脂肪量和肌肉强度等关联研究,涉及的基因众多,全基因组关联分析显示两者之间密切相关。其次,从机械力学方面看,骨骼和肌肉都是逐渐适应压力和机械负荷的,力学负荷的改变会影响肌肉和骨骼的质量和强度,同时两者之间又相互影响,肌肉的收缩会刺激影响骨骼的生长,也会影响骨骼的几何形状和骨密度。因此,机械刺激对于肌肉骨骼组织的正常功能发挥至关重要,体力活动水平的下降可能会导致肌肉退化和骨量丢失。随着年龄的增长,器官功能减退、激素水平下降,营养不良、钙和维生素 D 的摄入不足,维生素 D 的羟化不足,骨髓间充质干细胞成骨分化能力下降,影响骨代谢,使得成骨不足,破骨有余,骨结构损害,形成骨质疏松。由此同时,机体组成发生变化,肌肉和骨骼的脂肪浸润会导致肌力下降,肌肉横截面随之减少,Ⅰ型肌纤维细胞数量减少,导致了少肌症的发生。而肌肉衰退对骨骼的应力刺激减少,反过来影响骨代谢,造成骨结构损害,促进骨质疏松的发生,增加了骨折的风险。有研究表明少肌症和骨质疏松症患者血清 TNF-α、IL-6 等炎性因子浓度较高,这被认为与局部的脂质毒性相关。此外,老年人由于衰弱原因,体力和活动能力下降,运动量的减少以及神经-肌肉功能减弱也都会间接影响肌肉和骨骼的合成代谢,最终可能导骨骼肌衰减和骨质疏松。当然,上述肌肉骨骼共同的风险因素并不是肌肉和骨骼同步丢失的唯一机制,基础和临床研究发现肌肉和骨骼之间存在着复杂的相互作用,两者之间除了机械和物理的相互作用之外,也通过旁分泌和内分泌交流信息,这种相互作用涉及许多可能的途径。其中一种机制认为骨钙素可以刺激 β 细胞增殖和胰岛素分泌,并且直接作用于骨骼肌,这与肌肉强度相关。另一种内在机制是骨髓间充质干细胞分泌血管内皮生长因子刺激成肌细胞增殖。与此同时,肌肉还释放多种影响骨骼形成的内分泌分子,如胰岛素样生长因子-1、骨诱导因子、成纤维细胞生长因子-2、IL-6、IL-7 和肌肉生长抑制素。肌肉生长抑制素是转化生长因子-β

超家族的成员,主要表达于骨骼肌,通过减少成肌细胞增殖而抑制肌肉生长,并可能对骨骼产生靶向作用。由此可见,肌肉与骨骼之间相互影响,肌肉减少症可以促进低骨密度的发生,反之亦然。

老年人群中同时存在少肌症和骨质疏松症的现象较为普遍,肌肉和骨骼作为运动系统的两大重要组成部分,肌肉衰减综合征和骨质疏松症常伴随出现,可统称为"运动障碍综合征"。有荟萃分析发现,肌肉含量下降是骨质疏松症的重要危险因素,肌肉衰减综合征患者罹患骨质疏松症的风险是非肌肉衰减综合征患者的1.83倍。还有学者基于骨质疏松症分期的诊断标准提出"肌肉衰减-骨量减少症""肌肉衰减-骨质疏松症"的概念。有研究发现骨质疏松症是增加肌肉衰减综合征发病风险的一个危险因素,随着骨质状况的下降,身体各部位骨骼肌质量呈下降趋势,肌肉衰减综合征的发生率明显增加。有关肌肉衰减综合征和脆性骨折发生风险之间关系的多项研究提示,与非肌肉衰减综合征老人相比,肌肉衰减综合征可显著提高59%~61%脆性骨折的发生风险,特别是对髋部骨折发生风险的影响最大。由此可见,肌肉含量和强度下降,意味着有更多的肌肉质量缺陷和较差的骨骼健康,并与步态和平衡等身体表现缺陷有关,是引起骨质疏松症、跌倒、骨折的独立危险因素。因此,对中老人早期进行肌肉衰减综合征的预防及筛查,有助于鉴别脆性骨折高危人群,降低肌肉衰减综合征不良结局的发生风险。

目前没有明确关于少肌症和骨质疏松症的治疗药物,有益的生活方式,积极运动,合理营养和药物治疗有助于延缓骨骼肌衰减和骨质疏松症的进展,大量的临床研究表明足够的蛋白质和钙摄入量,增加身体活动及维持维生素 D 的适当水平可以对骨骼和肌肉产生双重作用,可以优化肌骨量,并保持肌肉和骨骼的健康,这些都有助于改善身体的活动功能并减少老年人群跌倒和发生骨折的风险。

六、相关营养背景知识

(一) 老年骨质疏松及发生机制

骨质疏松症(osteoporosis)是指以骨量丢失、骨组织显微结构破坏或骨强度下降所致的骨脆性增加和易骨折为特征的一种全身性骨骼疾病。骨质疏松症可发生于任何年龄,但多见于绝经后女性,也常见于老年男性。骨质疏松症分为原发性和继发性两大类。原发性骨质疏松症包括绝经后骨质疏松症(Ⅰ型)、老年骨质疏松症(Ⅱ型)和特发性骨质疏松症。继发性骨质疏松症指由任何影响骨代谢的疾病和(或)药物及其他明确病因导致的骨质疏松。导致骨质疏松症的危险因素包括人种、增龄、女性绝经后、母系家族史等不可改变因素,以及与低体重、性腺功能减退、吸烟、过度饮酒、咖啡及碳酸饮料摄入过多、制动、体力活动缺乏、饮食中营养失衡、蛋白质摄入过多或不足、高钠饮食、钙和(或)维生素 D 缺乏及影响骨代谢的相关疾病和药物等可改变因素。随着老龄化社会的到来,骨质疏松症已成为最严重的健康问题之一,骨质疏松症最严重的后果就是骨质疏松性骨折,其常见部位为髋部、脊柱和尺桡骨远端。骨质疏松性骨折导致的致残率和致死率显著增加。因此,骨质疏松症不仅严重影响患者的日常生活活动功能和生活质量,而且给家庭和社会带来了沉重的负担.骨质疏松症康复已成为社会关注的热点。

老年性骨质疏松症的发病因素和发病机制是多方面的,老龄造成的器官功能减退是主要因素。除内分泌因素外,多种细胞因子作用,钙和维生素 D 的摄入不足,维生素 D 原向维生素 D 的转化不足,肾功减退,维生素 D 的羟化不足,骨髓间充质干细胞成骨分化能力下降,肌肉衰退对骨骼的应力刺激减少等,均影响骨代谢,使得成骨不足,破骨有余,骨结构损害,形成骨质疏松。此外,老年人常合并多种慢性疾病,应用相关的治疗药物,都可能引起继发性骨质疏松症。

成骨细胞和破骨细胞在骨表面的协同作用构成健康骨的基础,成骨细胞作用下的骨形成和破骨细胞介导的骨吸收保持动态平衡并不断更新,这一过程称为骨重建,保证了骨组织的不断更新和损伤后修复。当这一平衡被打破,骨吸收作用大于骨形成时则引起骨量丢失,骨质疏松随之发生。在分子水平上,骨重建有四个阶段:① 破骨细胞的激活,即在细胞因子和激素的作用下成熟为多核破骨细胞的前体;② 破骨细胞对骨的吸收,形成一个吸收腔;③ 骨吸收的逆转信号;④ 形成一个新的骨填充吸收腔。如果吸收腔数量增加,而骨形成并没有增加,这些吸收洞并没有被新的骨头完全填满,这会导致永久性的损失骨量和骨质疏松性,骨折风险随之增加。成骨细胞来源于骨髓基质细胞(BMSCs)在体内自我更新,BMSCs 可以分化为成骨细胞、软骨细胞和脂肪细胞。绝经后骨质疏松症常伴有骨髓脂肪组织增多,这些祖细胞被认为是脂肪细胞而不是成骨细胞。破骨细胞是一种大型多核巨细胞,破骨细胞来源于胚胎红髓细胞具有一个复杂的细胞内细胞器的集合,通过它溶质,蛋白质和其他大分子通过膜结合被运输到目的地,能吸收骨基质,保证发育骨骼和骨髓造血生态位的持续重塑。有缺陷的破骨细胞激活可导致骨质疏松和骨髓衰竭,而过度激活可导致骨质流失和骨质疏松。

骨吸收的发生是在成骨前细胞完成骨形成之后,骨基质中的骨吸收过程中释放生长因子如转化生长因子(TGF)、胰岛素样生长因子(IGF-1)、骨形态发生蛋白-2(BMP-2)、血小板衍生生长因子(PDGF)或成纤维细胞生长因子,促进间充质细胞向成骨细胞分化,特别是 TGF-β 和 IGFs 在骨形成的起始过程中起重要作用。TGF-β 可抑制破骨细胞活性促进成骨细胞分化促进骨形成细胞,IGFs 则是成骨细胞功能的自分泌增强剂,PDGF 在骨形成中也起着关键作用,间充质细胞稳定新生血管排列成骨细胞。破骨细胞活性的增加和成骨细胞活性的下降降低了骨基质和矿化,导致骨质疏松。众所周知,只要有耦合或平衡,净骨量就可以保持成骨细胞和破骨细胞之间的活性,然而确切的机制涉及连接成骨细胞和破骨细胞的耦合信号骨吸收和形成尚不完全清楚推测基质中生长因子的释放以及破骨细胞分泌和膜结合因子是耦合过程的主要因素。破骨细胞分泌因子包括心脏营养素-1、鞘氨醇-1-磷酸(S1P)、Wnt 10b、BMP-6、CTHRC1(一种蛋白质)和补体因子 3a,而肾上腺素和信号素 D 是膜结合因子,它们在骨细胞间信号传导中起重要作用。

骨质疏松发生的分子调控机制受遗传基因、转录因子、信号通路、激素水平、细胞因子等多种因素影响。骨代谢调节的分子机制非常复杂,其中钙磷代谢和甲状旁腺激素素(parathyroid hormone,PTH)、Wnt/β-catenin、RANKL/RANK/OPG 等通路在骨形成—吸收过程中起重要作用。Wnt/β-catenin 通路是调节成骨细胞分化、成熟和功能的经典通路。Wnt 蛋白与 LRP5/6 受体结合,激活下游 β-catenin 进入细胞核内,启动成骨关键调节转录因子 Runx2、osterix 等表达,促进成骨细胞分化和骨形成。而 Wnt 通路抑制剂如 sclerostin、dickkopf(Dkk1/2)等均对骨形成有抑制作用。核因子 κB 受体活化因子(receptor activator of NF-κB, RANK)及其配体(RANK ligand,RANKL)结合通过激活下游 NF-κB、p38kinase、N-terminal kinase JNK 通路,在破骨细胞的分化、活化过程中起到关键作用。成骨细胞分泌的护骨素(osteoprotegerin,OPG)与 RANKL 结合,减少 RANKL/RANK 结合率从而干扰破骨细胞的分泌,因此 RANKL/OPG 的比例影响骨吸收速率,并受 PTH、1,25(OH)2D3、细胞因子等多种因素调节。以上多种因素共同参与骨代谢的调节,通路中的关键蛋白、转录因子、配体和抑制剂等是抗骨质疏松治疗药物的潜在靶点。

(二)钙和维生素 D 在骨质疏松预防和治疗中的作用

骨质疏松是一种全身性骨代谢障碍性疾病,骨组织重建失衡,最终导致骨强度下降,骨微结构破坏,骨脆性增加,骨折风险升高。骨质疏松性骨折会导致患者致死率的升高和生活质量的下降,其中髋部骨折是骨质疏松引起的最严重后果,高达 50% 的患者会遗留长期的不可恢复的行动障碍。因此,预防骨折是骨质疏松干预治疗的首要目的。对于骨质疏松的预防和治疗,人们对两种营养元素:钙和维生素 D 给予格外的关注和青睐。钙元素为骨骼系统主要组成成分,维生素 D 作为钙调节激素之一,在骨生长和骨密度维持方面起着重要的作用。

1. 钙在骨骼健康及骨质疏松中的作用 钙约占成人体质量的 1%~2%,体内 99% 的钙与磷结合成羟基磷灰石结晶,储存于骨骼和牙齿中。骨中的钙盐维持骨骼结构的完整性和硬度,使其发挥支撑人体的作用。其余1%的钙存在于内环境及其他组织细胞中,起调节血管舒缩、肌肉收缩、神经递质释放和腺体分泌等作用。人体内血钙的调节主要受甲状旁腺素(parathyroid hormone,PTH)和1,25-双羟维生素D[1,25 dihydroxyvitamin D,1,25(OH)$_2$D]两种激素的影响。PTH促进骨钙释放入血及肾小管对钙的重吸收;1,25(OH)$_2$D主要促进肠钙吸收和肾小管对钙的重吸收,并对骨骼有直接作用。PTH可通过促进肾脏1α羟化酶的合成升高1,25(OH)$_2$D的水平,PTH又同时受血钙水平负反馈调控,机体这个完整的调节系统使血钙维持稳态。当食物中钙缺乏时,机体为了维持血钙稳定,会通过升高PTH和1,25(OH)$_2$D动员骨钙释放,使骨吸收增加。

根据不同骨代谢特点,将人一生中的骨骼生长发育分为三个时期:成年前骨骼处于骨的生长发育期(约20岁之前),钙摄入量大于排出量,称为正钙平衡,此时骨形成大于骨吸收,骨量持续增长;成年期(20~40岁),为人生骨骼生长发育顶峰期,摄入钙和排出钙相当,钙代谢处于零平衡,骨形成等于骨吸收,骨量维持在骨峰值;此后随着年龄的增加,钙吸收和摄入减少,骨吸收大于骨形成,钙排出增加,形成慢性负钙平衡,骨量开始丢失,女性绝经后迅速出现骨量丢失,男性50岁后开始出现骨量丢失,骨量丢失到一定程度后,骨折风险明显增加。在人生的各年龄段,保证充足的钙摄入,是维护骨骼健康的基本措施之一。在30岁之前,如果膳食钙摄入量不足,达到的峰值骨量就会偏低,而如果膳食钙摄入量充足,达到的峰值骨量就会较理想,峰值骨量越高,最终的骨量就越高;而在30岁之后,如果钙摄入量不足,形成负钙平衡,也会出现骨丢失。因此,摄入足够的钙,是预防骨质疏松的重要基础措施。钙和维生素D摄入不足是骨质疏松的高危因素老年人常见维生素D缺乏及慢性负钙平衡,是引发骨质疏松的重要危险因素。50岁以后,由于小肠钙吸收功能减退,皮肤维生素D合成减少,加上肾功能生理性下降,因而体内1,25(OH)$_2$D的合成减少,在这种情况下,如果钙摄入不足和(或)维生素D缺乏,易引起PTH分泌增加。PTH能刺激破骨细胞增殖并增强破骨细胞活性,从而使骨吸收增加和骨钙释放入血,这种机体代偿反应虽然能使血钙维持稳态,但会导致骨质疏松的发生,也是老年骨质疏松的重要发病机制之一。

充足的钙对获得理想骨峰值、减缓骨丢失、改善骨矿化和维护骨骼健康有益,这是其基本生理作用所决定的,也是国际权威指南的共识。大量临床研究和荟萃分析结果发现:钙阻止骨流失的效果与年龄、钙摄入量及钙摄入时间呈正相关。钙剂在提高骨密度的作用上,较抗骨质疏松药物弱,但钙剂和抗骨质疏松药物联合使用可增加后者的作用。充足的维生素D可增加肠钙吸收、促进骨骼矿化、保持肌力、改善平衡能力和降低跌倒风险。研究表明,钙和维生素D联合使用组的跌倒风险较单独补钙或安慰剂组明显降低,且存在剂量一效应关系。充足钙和维生素D摄入是骨质疏松治疗必不可少的基础措施。摄入足量维生素D和钙是防治骨质疏松的基础措施,是必要但不是唯一措施。对于已确诊为骨质疏松的患者必须联合抗骨质疏松药物治疗,才能显著增加骨密度,降低骨折风险。

由于人一生中骨代谢特点的不同,对钙的需要量也有所不同,各国权威学术机构制定的钙推荐摄入水平有一定的差异,中国营养学会对不同年龄段钙推荐摄入量(RDA):7~14岁为1 000~1 200 mg,18~50岁为800 mg,50岁以上为1 000 mg。各权威学术组织的骨质疏松防治指南以各国既有的RDA为参考标准,特别强调并适当提升了中老年人及骨质疏松患者钙的摄入量。现阶段中国大部分人群仍处于钙摄入不足状态,并存在维生素D缺乏或不足,建议积极食物补钙和充足日照,对食物中钙摄入不足、日照不足的人群或老年人则需额外补充钙剂和维生素D制剂,以达到合理的钙和维生素D的营养标准,维持骨骼健康和防治骨质疏松。因此,钙制剂是骨质疏松症临床治疗的基础用药,成人每日推荐摄入元素钙为800 mg,50岁以上人群推荐每日摄入量为1 000~1 200 mg。除每日膳食摄入约400 mg外,尚需补充元素钙约500~600 mg/d。常用的钙剂包括碳酸钙、磷酸钙、醋酸钙、枸橼酸钙和乳酸钙等。对于高钙血症和高钙尿症患者禁忌补充钙剂。骨质疏松症患者应避免超大剂量补钙以免增加肾结石和心血管疾病的风险。

2. 维生素 D 在骨质疏松中的作用　　维生素 D 是一种激素类脂溶性维生素,它可以由皮肤在接受日光中紫外线照射后合成,也可以通过食物和补充药物获得。维生素 D 可以通过调节肠道和肾脏对钙的吸收,维持血钙水平,为骨矿化提供原料;同时还可以直接作用于骨细胞,调节成骨细胞及破骨细胞的活性,影响骨重塑过程。因此维生素 D 在骨代谢中发挥着重要作用。普通维生素 D 在肝脏 25 羟化酶与肾脏 1α 羟化酶的作用下,进一步羟化成为具有活性的 1,25 双羟维生素 D[1,25 - dihydroxyvitamin D,1,25(OH)$_2$D],其与多种靶组织中的维生素 D 受体(vitamin D receptor,VDR)结合后,发挥重要的生理作用。活性维生素 D 不仅能够调节对肠道钙吸收起重要作用的钙结合蛋白及钙调蛋白基因的表达,促进肠钙吸收,而且还作用于肾小管,促进肾脏对钙离子的回吸收,对于维持钙离子的正平衡具有重要作用。活性维生素 D 可以直接作用于甲状旁腺的 VDR,抑制甲状旁腺素的合成与分泌。此外,维生素 D 还作用于成骨细胞和骨细胞核的维生素 D 反应元件,调控骨钙素、低密度脂蛋白受体相关蛋白 5、成纤维生长因子 23、Ⅰ型胶原蛋白等多种蛋白的表达,对骨转换及骨骼矿化具有重要调控作用。维生素 D 对于骨骼的直接作用比较复杂,其在骨吸收和骨形成过程中发挥双向作用:一方面,维生素 D 能够促进骨形成与骨骼矿化;但另一方面,超大剂量的维生素 D,则会加快骨吸收。不仅如此,人体运动功能的完成不仅依赖于骨骼,还与肌肉紧密关联。骨骼与肌肉解剖位置紧密毗邻,他们还通过复杂的内分泌、旁分泌及力学调控机制,相互影响。研究表明,维生素 D 对人体肌肉亦具有重要作用,骨骼肌也是活性维生素 D 的靶器官,维生素 D 通过作用于肌肉的 VDR 调控Ⅱ型肌纤维的表达,不仅影响肌肉量,也对肌肉功能具有重要的调控作用。由此可见,维生素 D 是调控骨骼—肌肉运动单位的重要内分泌激素,对人体的运动功能和生活质量,发挥重要影响。

血清羟基维生素 D[25(OH)D$_3$]浓度被作为测定维生素 D 水平的最好指标。相关文献规定 25(OH)D$_3$<25 nmol/L 定为维生素 D 严重缺乏,<50 nmol/L 定为维生素 D 缺乏,血清 25(OH)D$_3$ 水平在 50~75 nmol/L 时定为维生素 D 不足。因此,最近更多机构和学会建议维持最佳健康的维生素 D 血药浓度为≥75 nmol/L。近年来的研究发现,美国和欧洲等发达国家 60 岁以上人群维生素 D 缺乏比例为 40%~100%,沙特、澳大利亚、印度、黎巴嫩等国儿童和成人维生素 D 缺乏比例为 30%~50%,我国人群维生素 D 缺乏同样十分普遍。维生素 D 缺乏影响峰值骨量的获得,一方面会直接加快骨转换,使骨吸收大于骨形成,另一方面会引起血 PTH 水平升高,导致继发性甲状旁腺功能亢进症,进一步增加骨吸收。此外,维生素 D 缺乏降低肌肉功能,增加跌倒风险。维生素 D 缺乏通过引起Ⅱ型肌纤维萎缩、继发甲状旁腺功能亢进及低磷血症,导致肌肉减少和肌肉功能下降。跌倒是骨质疏松性骨折的主要诱因之一,维生素 D 缺乏可能通过影响肌肉功能而增加跌倒风险,进而导致骨折发生率的增加。

维生素 D 治疗对骨质疏松症十分重要,补充维生素 D 能够降低骨转换,增加骨密度。有研究显示,绝经后女性每天给予 0.25~1.0 μg 的骨化三醇或阿法骨化醇治疗,能够降低骨吸收,明显减少继发性甲状旁腺功能亢进的发生。老年男性和女性在补充钙剂和维生素 D 后,腰椎、股骨颈和全身骨密度显著增加,但停止补充钙剂和维生素 D 两年后,骨转换指标恢复至基线水平,获得的骨量也逐渐丢失,提示长期连续补充钙剂和维生素 D 才能维持骨量。荟萃分析发现,联合使用骨化三醇与钙剂治疗不仅能够减少骨丢失,增加患者骨密度,还能够改善肌肉功能,降低跌倒和骨折的风险。因此,维生素 D 治疗是临床上预防和治疗对骨质疏松症十分重要措施之一。成人每日普通维生素 D 的推荐摄入量为 600~1 000 U,对于维生素 D 缺乏者,每天补充更大剂量的维生素 D(>2 000 U/d)对增加骨密度有益,但不建议患者单次补充超大剂量的普通维生素 D,也不建议患者血清 25(OH)D$_3$ 浓度>250 nmol/L,此时维生素 D 中毒的风险明显增加,可能导致高血钙、高尿钙,甚至引起肾脏功能损伤。活性维生素 D 是经过肝脏 25 羟化酶和肾脏 1α 羟化酶活化的维生素 D 类似物,是骨质疏松症的治疗药物,能够增加肠钙吸收,减少继发性甲状旁腺功能亢进,抑制骨吸收,增加患者骨密度,降低跌倒风险。目前临床应用的活性维生素 D 有骨化三醇和阿法骨化醇,前者服用后不需要经过肝脏或肾脏活化就具有生物活性,后者需要经过肝脏羟化后才具有生物活性。建议骨质疏松症患者服用骨化三醇剂量为 $0.25\sim0.5\ \mu g/d$,阿法骨化醇的剂量为 $0.25\sim1.0\ \mu g/d$,活性维生素 D 可以与其他抗骨质疏松药物联合使用。活性维生素 D 尤其适合于维生素 D 合成能力减弱、肝肾维生素 D 活化能力下降的老年人,或者有慢性肝肾疾病的患者。给予活性维生素 D 治疗者,不能根据 $25(OH)D_3$ 浓度判断药物剂量是否足够,而应根据血清 PTH 水平和骨转换生化指标判断药物的疗效。对于维生素 D 严重缺乏者,必要时也可给予普通维生素 D 以纠正维生素 D 的缺乏,同时给予活性维生素 D,以发挥其治疗作用。值得注意的是,无论是使用普通维生素 D,还是活性维生素 D,或者两者联合治疗,都建议定期监测患者血清及 24 小时尿钙浓度,根据其水平调整药物剂量,以避免药物过量引发高钙血症或高尿钙的发生,以保证治疗的安全性。

（三）肠道微生态与骨质疏松

近年来,越来越多的研究表明肠道菌群可能直接或与神经系统协同调节免疫系统、内分泌系统等参与机体骨代谢,肠道菌群失调可引起成骨和破骨反应失衡,造成骨质减少,从而导致骨质疏松的发生。

1. 肠道微生态与钙及骨代谢　肠道微生物对骨的作用可以通过其代谢产物调节肠道炎性状况、免疫功能以及对钙的吸收实现,动物实验证实肠道微生物通过维持肠道微生态平衡和肠道免疫功能改善骨密度和骨代谢。肠道菌群中的某些益生菌（如乳酸杆菌、丁酸梭菌等）在自身代谢过程中会产生短链脂肪酸等代谢产物,这些代谢产物除了具有抗炎作用外,也可能直接作用于骨细胞。动物实验证实短链脂肪酸可以增加小鼠的骨密度及骨强度,而在炎症等病理状态下肠道益生菌的数量减少,导致了这些益生菌产生的短链脂肪酸减少,从而促进了骨质疏松的发病。短链脂肪酸对宿主的调节主要通过抑制组蛋白去乙酰化酶、激活特定的 G 蛋白偶联受体及诱导自噬等几个方面来完成。丁酸作为其中一种短链脂肪酸,可以直接抑制离体状态下破骨细胞的生长。除此之外,短链脂肪酸还可以影响钙的吸收。一方面短链脂肪酸可以直接增加小肠的绒毛结构和小肠上皮的表面积,增加细胞旁途径的钙吸收及钙结合蛋白的表达,从而增加了小肠绒毛对钙的吸收。另一方面,短链脂肪酸也可以降低肠腔内的 pH,有助于提高矿物溶解度使钙更容易被吸收。还有一些研究显示,血清素对成骨细胞有抑制作用,而肠道菌群中,一些微生物种类（如大肠埃希菌及链球菌等）可以直接合成 5 - 羟色胺,而其他一些微生物种类（如芽孢杆菌及芽孢乳杆菌等）可以通过增加色氨酸羟化酶水平来调节 5 - 羟色胺前体-色氨酸的可用性。因此可以推测,肠道菌群也可以通过血清素的代谢影响骨量。

2. 肠道菌群、免疫功能与骨代谢　骨骼的发育与重建是通过成骨与破骨之间平衡而实现,破骨细胞的前体是大单核细胞,巨噬细胞集落刺激因子能够帮助单核细胞诱导分化为破骨细胞,并可增加破骨细胞的活性。因此,局部微环境影响着单核细胞的分化方向。骨代谢与机体免疫状态有关,免疫反应中 T 细胞释放的炎性因子可以导致骨量的丢失,从而引起骨质疏松症。IL - 17A 可以直接或间接的促进基质细胞中 RANKL 的表达,从而增加以及延长破骨细胞的存活。而干扰素-γ 和 IL - 4 可以抑制破骨细胞的形成,这种作用可能是通过细胞相关抗原通路实现的。肠道菌群与 T 细胞的调节与分化之间有着密切的关系。动物实验发现,肠内定植菌分节丝状菌可以诱导血清淀粉样蛋白 A,促进 Th17 细胞的分化。梭状芽孢杆菌通过增加转化生长因子 β(TGF - β)含量,促进 Treg 细胞的分化,从而增加实验动物的骨量和骨密度,其作用主要是通过抑制破骨细胞的生成,从而减少骨吸收来实现的。

3. 肠道菌群、内分泌功能与骨代谢　老年人群肠道菌群的组成有了显著的变化,从专性厌氧菌为主变为兼性厌氧菌为主,而且致病性变形菌数量增多而抗炎的乳酸杆菌减少,从而导致炎症风险的增加。老年人群肠道局部微环境状态改变对造血干细胞分化为破骨细胞或者是 T 细胞的过程产生影响。在炎症状态下活化的 T 细胞可以介导破骨细胞的分化成熟,这说明老年人群肠道菌群的特征性改变增加了骨质疏松的发病风险。

绝经后雌激素的自然丧失是女性骨质疏松症最主要的因素,动物实验发现,小鼠卵巢切除术肠道菌群发生改变,导致的骨量丢失。给予罗伊乳杆菌、李糖乳杆菌治疗可以防止小鼠卵巢切除术导致的骨丢失,这证实了肠道微生物群对于性激素缺乏引起的骨丢失的作用。目前认为,罗伊乳杆菌是通过抑制骨髓 CD_4^+ T 淋巴细胞的增加,抑制破骨细胞生成而改变骨代谢。

一项关于绝经后妇女骨质疏松症的研究发现,雌二醇水平下降和长期高脂饮食生活习惯引起的慢性炎症状态都可增加肠道微生物的炎症环境,其中 IL-1、TNF-α 等炎症因子的异常高水平表达可以导致肠道微生物群失调和肠道免疫功能改变,导致发生骨质疏松的风险增加。有研究发现血清中 C 反应蛋白升高时会出现骨代谢失衡,骨吸收增强,骨密度降低,导致骨质疏松症发生。此外,雌二醇水平的下降一方面导致肠道菌群的多样性降低,同时包括梭菌属在内的厚壁菌门细菌丰度减少,另一方面不能有效与肠道上皮的雌激素受体结合,无法激活胞质激酶和三磷酸鸟苷结合蛋白 Ras,胞核内转录因子的磷酸化减弱,肠道上皮屏障功能减弱,肠道微生物的有害代谢产物作为抗原进入上皮下组织引发免疫反应。绝经后妇女雌激素水平下降诱导骨髓细胞内活性氧堆积,激活包括 Th17 细胞在内的炎性因子 TNF-α 和 CD_4^+ T 细胞等促破骨细胞生成因子是肠道菌群介导的绝经后骨质疏松骨吸收的关键因素。

综上所述,肠道菌群对于骨代谢的影响是多方面共同调控的,无论是肠道菌群对宿主的钙吸收影响,还是菌群自身代谢产物、免疫反应及菌群组成变化等对骨代谢的影响,机制极其复杂。因此,对于肠道菌群的深入研究与分析,将有助于揭示其影响骨代谢的深层机制,甚至借此找到治疗代谢性骨病新的靶点。

4. 肠道微生态与骨质疏松的治疗 膳食中的菊粉、低聚果糖和低聚半乳糖等作为益生元,可以通过增加双歧杆菌、乳杆菌及丁酸梭菌等益生菌的数量,促进分泌更多的短链脂肪酸,降低肠道 pH 而提高钙在肠腔内的溶解度,增加机体对钙的吸收,从而增加人群骨骼矿物质含量和骨骼矿物质密度。维生素 D 与骨代谢密切相关,对于钙的吸收也起到了至关重要的调节作用。研究发现,维生素 D 缺乏可以引起肠道炎症,从而引起了肠道菌群失调,使厚壁菌门(乳杆菌属、梭菌属等)比例减少,而变形菌门(大肠埃希菌、沙门菌等)和拟杆菌门比例升高。维生素 D 可以通过作用于巨噬细胞、树突细胞、上皮细胞及 T 细胞发挥抗炎作用。骨质疏松患者经维生素治疗后厚壁菌门的比例也得到了恢复,稳定了肠道正常菌群,促进了小肠对钙的吸收从而影响骨代谢。临床研究发现,益生菌能影响 TNF-α、IL-1β 等促炎细胞因子,并能提高骨保护素水平,从而降低破骨细胞生成。益生元和益生菌(长双歧杆菌)的组合增加了骨矿物质含量。在一项研究中,对老年男性和女性患者给予干酪乳杆菌治疗 4 个月后,与安慰剂治疗组相比,这些患者骨折愈合(桡骨远端)增强。在一项类似的研究中,50 名绝经后骨质疏松的妇女(50～72 岁)被随机分配接受 6 个月的 Gerilact(7 种益生菌)或安慰剂治疗。与安慰剂相比,尽管在治疗期间未观察到骨密度的显著变化,但多品种益生菌的骨吸收生物标志物显著降低。有趣的是,益生菌治疗确实显著降低了血清甲状旁腺激素和促炎标志物 TNF-α 的水平。另一项研究发现了对骨密度的影响,凯菲尔发酵乳治疗男性骨质疏松症(64～67 岁)6 个月发现,双能源 X 线测量的股骨颈骨密度增加了 5%。

作为骨稳态调节的重要调节因素之一,肠道菌群通过与免疫、内分泌以及神经系统的相互作用,对成骨细胞和破骨细胞的代谢平衡调节起着关键作用。尽管肠道菌群在骨质疏松等骨代谢疾病的发生发展中作用机制以及防治效应的研究仍处在起步阶段,但相信未来对肠道菌群与骨代谢的关系研究的深入将为骨质疏松症诊断和治疗提供新的理论基础。

七、主编点评

人口的迅速老龄化增加了许多老年慢性疾病的患病率,肌肉减少症和骨质疏松症在老年人群中广泛存在。肌肉减少症也称为少肌症,是指与年龄相关的全身肌量减少和(或)肌强度下降或肌肉生理功能减退,导致身体活动性下降的一种退行性疾病。少肌症的出现严重影响身体的活动能力和平衡能力,大大增加了跌倒的风险。骨质疏松症是一种全身性骨骼疾病,主要表现为骨强度下降、骨脆性增加,易发生骨折。肌肉与骨骼解剖位置相互毗邻,拥有共同的旁分泌及内分泌调节,相似的分子信号调节通路,以及共同的治疗靶点及药物。少肌症和骨质疏松症的综合影响会导致身体的平衡能力下降,容易发生跌倒,脆性骨折增加,最终导致老年人的生活质量降低。近年来,有学者结合肌肉和骨骼的相关性研究,以及肌少症和骨质疏松症的发病情况,提出了"少肌症-骨质疏松症"综合征的概念,主要是指存在骨质疏松症的临床或骨密度诊断且同时伴有肌肉质量和(或)功能的下降。例患者病史特点为进行性行走困难、活动受限,下肢乏力症状加重,步行距离缩短,同时出现进食困难,需他人帮助。机体组成测定及肌肉力量测定显示患者存在少肌症、严重骨质疏松和重度营养不良,符合"少肌症-骨质疏松症"综合征的诊断标准。实际上,老年人群中同时存在少肌症和骨质疏松症的现象十分普遍,这是老年衰弱的综合表现,两者互为因果,严重影响患者的日常生活活动功能和生活质量,导致的致残率和致死率显著增加,给家庭和社会带来了沉重的负担。因此,对于老年人群尽早进行肌肉衰减与骨质疏松症相关的预防和筛查十分重要,有助于鉴别此类高危人群,及时进行相应的治疗和干预。可以降低肌肉衰减与骨质疏松症有关不良结局的发生风险。

目前没有明确关于少肌症和骨质疏松症的治疗药物,有益的生活方式和膳食干预,合理营养支持配合阻抗运动锻炼以及相关药物治疗,有助于延缓骨骼肌衰减和骨质疏松症的进展。大量的临床研究表明,足够的蛋白质和充足的钙摄入量对获得理想骨峰值、减缓骨丢失、改善骨矿化和维护骨骼健康有益,这是其基本生理作用所决定的,也是国际权威指南的共识。维生素 D 治疗是临床上预防和治疗对骨质疏松症及少肌症的另一个十分重要措施,合理的阻抗运动及维持维生素 D 的适当水平可以对骨骼和肌肉产生双重作用,可以优化骨骼肌和骨量,并保持肌肉和骨骼的健康,这些都有助于改善身体的活动功能并减少老年人群跌倒和发生骨折的风险。

(吴国豪)

参考文献

［1］ Compston JE, McClung MR, Leslie WD. Osteoporosis[J]. Lancet,2019,393:364-376.

［2］ Alejandro P, Constantinescu F. A Review of Osteoporosis in the Older Adult:An Update[J]. Rheum Dis Clin N Am,2018,44:437-451.

［3］ Chen LR, Ko NY, Chen KH. Medical Treatment for Osteoporosis:From Molecular to Clinical Opinions[J]. Int J Mol Sci,2019,20,2213,doi:10.3390/ijms20092213.

［4］ Figliomeni A, Signorini V, Mazzantini M. One year in review 2018:progress in osteoporosis treatment[J]. Clin Exp Rheumatol,2018,36:948-958.

［5］ Awasthi H, Mani D, Singh D, et al. The underlying pathophysiology and therapeutic approaches for osteoporosis[J]. Med Res Rev,2018,1-34. DOI:10.1002/med.21504.

［6］ Kehoel L, Walton J, Flynn A. Nutritional challenges for older adults in Europe:current status and future directions[J]. Proceedings of the Nutrition Society,2019,78:221-233.

［7］ Shapiro CL, Poznak CV, Lacchetti C. Management of Osteoporosis in Survivors of Adult Cancers With Nonmetastatic Disease:ASCO Clinical Practice Guideline[J]. J Clin Oncol,2019,37/doi. org/10.1200/JCO. 19.01696.

第十七章

呼吸系统疾病

病例 1

COPD 急性加重期，Ⅱ型呼吸衰竭，慢性肺源性心脏病，右心衰竭

一、病史简介

患者，男性，55 岁。间断咳嗽、咳痰二十年，加重伴发热、气短半个月。患者二十年前开始出现咳嗽、咳痰，为少量白黏痰，每逢冬季或遇感冒后咳嗽、咳痰加重，经抗感染止咳祛痰治疗，以上症状可缓解。近 5 年咳嗽咳痰频繁发作，每年均有加重，伴有活动后气短、胸闷，每次持续两三个月或更长，均经抗感染、祛痰、平喘治疗才能缓解。近半个月来咳痰、气短再次加重，咳中等量黄黏痰，并伴有发热，无规律性，体温最高 38.5℃左右，伴气短、胸闷，夜间不能平卧，在外院抗感染及解痉平喘治疗一周余，体温有所下降，但气短、胸闷咳痰仍无缓解而转入本院就诊。患者既往无高血压、冠心病、糖尿病史，无结核密切接触史。吸烟 30 年，每日 20 支，家族中无类似疾病史。患者自发病以来，患者神清、精神状况可，睡眠较差，食纳较前稍有下降，尿量、尿色正常，近 3 个月来体重下降约 4 kg。

二、入院检查

体温 37.6℃，脉搏 120 次/分，呼吸 22 次/分，血压 135/75 mmHg，体重 62 kg，身高 173 cm。BMI 20.70 kg/m²。端坐呼吸，神志尚清楚，营养状况中等，查体合作，回答问题反应迟钝，呼吸急促，可见三凹征，皮肤巩膜无黄染，全身浅表淋巴结未及肿大。双侧瞳孔等大等圆，直径约 2 mm，对光反射存在，球结膜明显充血水肿，口唇发绀。颈软，可见双侧颈静脉怒张，肝颈静脉回流征阳性，伸舌居中，听力正常。桶状胸，双肺叩诊过清音，双肺可闻及干湿性啰音，心前区无隆起，心浊音界不大，心率 120 次/分，律规整，无杂音。腹部平坦，未见肠型及蠕动波，腹平软，无压痛及反跳痛，震水音（一），未及腹部肿块，肝脾触诊不能配合，Murphy 征（一），叩诊鼓音，无移动性浊音，肠鸣音不亢进，直肠指检未及异常。双下肢重度指凹性水肿，神经生理反射正常，病理反射未引出。

红细胞 5.20×10^{12}/L，血红蛋白 158 g/L，白细胞 13.20×10^9/L，中性粒细胞 84.6%，血小板 373×10^9/L。总胆红素 12.23 μmol/L；直接胆红素 4.4 μmol/L；总蛋白 59 g/L；白蛋白 33 g/L；前白蛋白 0.16 g/L；谷丙转氨酶 23 U/L；谷草转氨酶 19 U/L；尿素 4.8 mmol/L；肌酐 78 μmol/L；尿酸 279 μmol/L；葡萄糖 5.6 mmol/L。钠 132 mmol/L；钾 3.3 mmol/L；氯 101 mmol/L；钙 2.22 mmol/L；无机磷 1.27 mmol/L；镁 0.97 mmol/L；pH 7.305；血二氧化碳分压 89 mmHg；血氧分压 48 mmHg；血氧饱和度 78%；碳酸氢根离子（标准化）20.0 mmol/L；碱剩余 0.31 mmol/L。

X 线平片：双肺纹理粗乱，双肺透光度增强，双下肺散在点片状影，双侧肋骨向上平举，肋间隙增宽，双侧膈肌呈八字形下移，心脏呈水滴状（图 17-1-1）。心电图：窦性心动过速，电轴右偏，肺型 P 波，重度顺钟向转位，T 波低平。肺功能检查：FEV₁ 34.0%（占预计值），VC 38.2%（占预计值），FEV₁/FVC 63.5%，RV 141%（占预计值），TLC 85.6%（占预计值），RV/TLC 64%。胸部 CT：慢性阻塞性肺病，双侧肺气肿、肺大泡伴少许陈旧灶（图 17-1-2）。

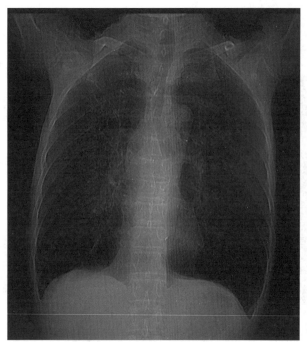
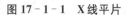
图 17-1-1　X线平片

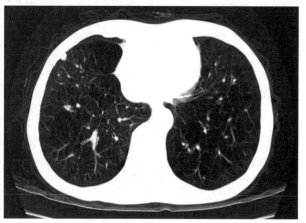
图 17-1-2　胸部CT

三、入院诊断

COPD 急性加重期，Ⅱ型呼衰，慢性肺源性心脏病，右心衰竭。

四、治疗经过

患者入院后完善体格检查及相关的检验、辅助检查后进入呼吸科重症监护室，记录 24 小时液体出入量，心电呼吸氧合监护，持续低流量吸氧。给予支气管扩张药物、化痰药物，短时间应用糖皮质激素以改善肺功能。强心利尿以降低右心压力，缓解心肌缺血，提高心输出量，以改善心功能。同时应用抗生素以控制肺部感染症状，纠正水、电解质平衡以维持机体内环境稳定。具体措施如下：① 氧疗：应用无创面罩 BiPAP 通气治疗，呼吸模式为 S/T，呼气压 5.0～8.0 cmH$_2$O，吸气压 8.0～20.0 cmH$_2$O，呼吸频率每分钟 12～18 次，氧气流量每分钟 3.0～5.0 L。根据患者实际情况调整呼气压、吸气压等指标，保证血氧饱和度在 92%～95% 以上。② 控制感染：在痰培养及药敏结果没有出来前应用美罗培南 1 g/次，每 8 小时给药一次，静脉滴注。痰培养提示合并真菌感染，加用氟康唑注射液，400 mg，每日 1 次。③ 控制心力衰竭：入 ICU 后即给予呋塞米 20 mg，静脉给药，监测患者血压、尿量及电解质情况，数小时后示心力衰竭症状缓解不明显，再给予 20 mg 肌注。同时给予西地兰 0.2 mg 缓慢静脉注射，2 小时后可再用 0.2 mg。④ 支气管扩张剂：配合雾化使用药物吸入（信必可 160/4.5 ug bid＋噻托溴铵 18 ug qd）。雾化吸入时同时使用祛痰剂。⑤ 糖皮质激素：入 ICU 后鉴于患者病情较重，静脉给予甲泼尼龙注射液 40 mg/d，每日 1 次，连续应用 5 天。⑥ 支持治疗：纠正酸中毒，维持水、电解质平衡，营养支持。患者入 ICU 后放置鼻胃管，建立肠内营养途径，积极启动肠内营养，应用标准型整蛋白制剂，第一天投放量为 500 ml，应用输液泵调节营养液输注速度，第 1 天输注速度 40 ml/h。肠内营养输注时患者采取半坐位或床头抬高 30°的仰卧位以防反流，同时监测患者消化道耐受情况以及胃残余量。该患者胃肠道耐受性良好，第 2 天增加至 1 000 ml，输注速度增至 80 ml/h。第 3 天用到全量 1 500 ml，输注速度增至 120 ml/h，后期维持该剂量，患者耐受性良好。

经过1周积极治疗,患者一般情况明显改善,心力衰竭症状消失,体温正常,氧合状况明显好转,呼吸平稳,复查胸部CT提示肺部病变较前明显好转,改为鼻导管低流量持续吸氧,停用糖皮质激素,信必可及噻托溴铵气雾剂吸入,继续加强抗感染,伏立康唑0.15 g q12 h改口服用药,继续营养支持,补充电解质等处理,于入院后第14天出院。

五、讨论分析

COPD是一种常见的可以预防和治疗的疾病,其特点是持续存在呼吸道症状和气流受限,这是由于气道和(或)肺泡组织暴露于有毒颗粒和有害气体引起的气道和(或)肺泡异常所致。COPD是一种常见的遍及世界范围的呼吸系统疾病,发病率、病死率高,健康损害大,社会经济负担重,预计至2020年将位居全球死因第三位,因而已成为各国一项迫切需要解决的问题。慢阻肺主要根据气流阻塞来定义,可用第1秒用力呼气容积(FEV_1)占用力肺活量(FVC)的百分比(FEV_1/FVC)<0.7来诊断,其严重程度根据肺功能分为轻、中、重、极重4级(表17-1-1)。根据该标准本例患者属Ⅲ级,重度,该患者FEV_1占预计值%<40%,临床症状提示有呼吸衰竭、右侧心力衰竭,时应检测血氧饱和度,入院时测SpO_2为78%,病情危重,属COPD急性加重期伴Ⅱ型呼衰和右心力衰竭,故入院后直接收入呼吸科重症监护室治疗。

表 17-1-1　COPD 严重程度分级

分级	分级标准
Ⅰ级:轻度	FEV_1/FVC<70%,FEV_1≥80%预计值
Ⅱ级:中度	FEV_1/FVC<70%,50%≤FEV_1<80%预计值
Ⅲ级:重度	FEV_1/FVC<70%,30%≤FEV_1<50%预计值
Ⅳ级:极重度	FEV_1/FVC<70%,FEV_1<30%预计值或FEV_1<50%预计值,伴慢性呼吸衰竭

尽管目前对于慢阻肺的病因、发病机制、病理及病理生理的认识已经比较全面和深入,但相应的药物治疗仍处于对症治疗和治标阶段。对于急性加重期患者,具体治疗措施包括氧疗,应用各种支气管舒张剂,短期全身应用糖皮质激素,应用抗生素控制感染,以及治疗心功能衰竭等并发症。氧疗是COPD患者基本治疗措施,根据患者的具体情况选择鼻导管、面罩、无创通气或气管插管机械通气支持。近年来,无创辅助通气治疗在COPD急性加重的治疗中的应用越来越广泛,使用无创辅助通气的Ⅱ型呼吸衰竭的慢阻肺患者,一旦患者症状改善,并可以耐受至少4小时的无辅助呼吸,无创辅助通气可以直接停用,而不需要"撤机"期,因而其作用和地位日渐凸显。全身糖皮质激素治疗是临床上常用的针对急性加重期COPD患者的治疗手段,最近的荟萃分析显示,其可明显提高救治成功率。应用各种支气管舒张剂的作用机制主要是松弛支气管平滑肌,缓解气流受限。这些措施不可能解决慢阻肺发病机制中的氧化/抗氧化失衡、蛋白酶/抗蛋白酶失衡,更无助于抑制或消除气道炎症。目前治疗重度及重度以上的慢阻肺患者可以应用吸入性糖皮质激素(ICS)+LABA+LAMA。ICS主要作用于呼吸道局部,很少作用于全身,对慢阻肺患者的全身性炎症无效。此外,还必须指出,慢阻肺患者中大多数的气道炎症属中性粒细胞性炎症,而糖皮质激素治疗不敏感。由此可见,目前我们对于慢阻肺的治疗与我们对于其疾病本质的认识之间尚存在很大差距。

营养支持是COPD支持治疗中一个重要的措施之一,营养是呼吸器官的物质基础,经肺的气体交换,人体可将外界吸入的氧气提供给全身各器官组织和细胞,满足各种营养素(碳水化合物、脂肪、蛋白质、矿物质维生素和水)的代谢需要,同时经外界摄入及体内储存的各种营养素具有满足肺、呼吸肌的做功和新陈代谢、组织修复及改善呼吸肌疲劳的作用。营养状态的改善虽不能治愈呼吸系统疾病,但可提供适宜的能量、蛋白质和其他各种机体必需的营养物质,因而有助于肺组织的修复和正常呼吸功能的恢复。急性发作期的 COPD 患者,一方面由于无法正常进食,营养物质摄入减少或终止,另一方面机体能量消耗增加,机体储存的能量物质耗竭,肌肉蛋白大量分解供能,氨基酸糖异生增强,氨基酸大量消耗,可以在短时间内导致机体骨骼肌消耗,从而影响患者预后。因此 COPD 急性发作期除了针对疾病本身治疗外,应及时进行营养支持治疗,保证热量摄入和消耗的平衡,注意纠正低白蛋白血症,预防和延缓肌少症的发生。

营养支持方式应根据患者疾病状态采用不同的方式:在疾病发作早期,由于机体释放大量的炎性因子,同时伴有低氧血症及高碳酸血症,严重影响了患者的胃肠道功能。部分患者由于右心力衰竭致使胃肠道淤血、肠黏膜水肿,存在胃肠道功能障碍,少数患者并发消化道出血,或无法建立有效的喂养途径。此时主要通过给予肠外营养治疗,从而保证能量摄入与消耗平衡。在患者消化道症状解除后,尽早应用肠内营养治疗,以帮助患者尽早胃肠道功能的恢复。在进行肠内营养时首先评估患者是否存有误吸风险,一般患者给予留置鼻胃管进行肠内营养,对于有误吸风险的患者给予留置鼻肠管。肠内营养实施推荐应用输注泵均匀输注,从小剂量、低速度开始,根据患者胃肠道耐受性逐渐增加量和输注速度,同时注意避免误吸,尤其是昏迷或机械通气患者。一旦患者情况好转或病情稳定,可以进食时,应尽早拔除喂养管,鼓励患者经口摄入营养,口服营养补充。对于稳定期院外患者或出院后患者,建议除正常饮食之外,给予口服肠内营养补充,以提高能量及蛋白质的摄入量。本例患者在 3 个月内体重下降 4 kg,体重下降超过 5%,其内脏蛋白含量也明显低于正常,SGA 评分为 C 级,MNA 评分为 14 分,均表明该患者确实存在营养不良。该患者目前处于 COPD 急性期同时存在心力衰竭,估计近期内无法恢复正常进食或进食量不足,故入院后即留置鼻胃管,为营养支持作好准备。该患者对肠内营养耐受性较好,在整个治疗过程中基本上通过管饲能够达到机体热量及蛋白质的目标量,能维持患者的营养状况,对患者的呼吸功能恢复起到一定辅助作用。

六、相关营养背景知识

(一)慢性阻塞性肺疾病患者营养不良的病因及发生机制

慢性阻塞性肺疾病(COPD)患者普遍存在营养不良,由于对营养不良的诊断标准和评估方法不一致,目前对 COPD 营养不良的流行病学方面资料也存在差异,据目前的统计资料显示,国内外关于 COPD 患者营养不良发病率在 20%~71%,营养不良的发生率与疾病的严重程度有关,超过 35% 的住院患者存在不同程度的营养不良,各种原因导致的呼吸衰竭患者中有 60% 的患者存在中度以上的营养不良,需要机械通气的呼吸衰竭患者营养不良发生率更是高达 74%。营养不良是 COPD 预后不良的独立因子。COPD 患者营养不良原因很多,发生机制较为复杂,主要与以下因素有关:

1. 营养物质摄入不足　呼吸功能不全患者常并发不同程度的胃肠道功能障碍,特别是当危重患者发生右心功能不全、上消化道出血时,胃肠道淤血、水肿、出血常导致食物摄入、消化及吸收功能障碍。贫血、呼吸困难、进食过程中的血氧饱和度降低及生理障碍(如咀嚼功能),饮食时会出现呼吸困难均会导致患者食欲下降,食欲下降从而导致饮食摄入不足。此外,气管内留置导管或气管切开妨碍患者的正常进食,营养物质摄入不足。

2. 呼吸做功、能量消耗增加　肺过度充气、胸肺顺应性降低、气道阻塞导致阻力负荷增加,呼吸做功增加,呼吸功效率下降导致呼吸肌氧耗增加,机体处于高代谢状态,静息能量消耗。对于呼吸功能低下的具有慢性基础肺疾病患者的营养支持不当,供给过量的碳水化合物,体内二氧化碳产生增多,呼吸功及氧耗显著增加。此外,COPD 患者的部分骨骼肌纤维从 I 型转换为 II 型。与 I 型相比,II 型骨骼肌的耗氧量更多,会产生额外的代谢负荷。另一方面,炎症、发热、感染、兴奋、躁动及与呼吸机抵抗等因素可使患者处于高代谢状态。

3. 缺氧、应激 低氧血症引起 COPD 患者营养不良、恶病质的一个重要原因因素。① 长时间的缺氧可能对细胞色素氧化酶产生刺激，导致线粒体功能异常，组织缺氧进一步加重，从而营养营养物质代谢。② 肌肉组织对缺氧较为敏感，缺氧可引起肌肉组织胰岛素抵抗、改变葡萄糖代谢。此外，缺氧可诱发泛素蛋白水解体系统相关酶高表达和自噬增强，引起蛋白质降解增强，患者的骨骼肌蛋白质降解率增高。相反，蛋白质合成信号表达-胰岛素样生长因子 I 和磷酸化苏氨酸蛋白激酶表达水平没有变化。因此，低氧血症可能是引起 COPD 患者恶病质的原因之一。③ 低氧血症可能会增加 TNF-α 的生成，TNF-α 可诱导蛋白质分解和骨骼肌的降解，引起骨骼肌丢失。④ 低氧血症也会刺激交感神经系统，从而引起全身炎症反应，全身性炎症反应对代谢物质代谢产生重要影响，增加机体能量消耗，在 COPD 营养不良中起着重要作用。

4. 体液因子及炎症介质 COPD 通常被认为是系统性的炎症性改变而不仅仅是肺部的炎性改变。COPD 的特征是炎症相关的细胞因子增加，比如 IL-6、IL-8、TNF-α 和炎症趋化因子，这些炎症因子和其他一些体液因子、激素一起共同营养机体的物质代谢。研究表明，在极其瘦弱型的 COPD 患者的外周血中 TNF-α 明显增高。IL-6 也被证实与食欲降低明显相关。即使是肥胖型的患者，其血清 IL-6 也是升高的，可能是白色脂肪组织的产物。

脂肪因子和激素也是影响 COPD 患者的营养状态的重要因素。脂肪因子是由脂肪细胞分泌的一系列活性蛋白的总称，包括瘦素、脂连素、IL-6 和 TNF-α。脂肪因子在调节食欲和影响营养状态过程中发挥重要作用。最近的研究表明，脂肪因子失调可以引起 COPD 患者轻度的全身炎症反应。① 瘦素：瘦素可以调节食欲和能量消耗，在进食后迅速分泌，可以抑制食欲并增加能量消耗。体外实验研究表明，炎症因子（如 IL-1 和 TNF-α）可以诱导瘦素分泌。有研究发现，COPD 患者急性恶化期时血液中瘦素和 TNF-α 水平均升高。另有研究表明，COPD 患者支气管上皮细胞中的瘦素水平升高与疾病严重性和炎症细胞的凋亡抑制相关。瘦素还可以由 II 型肺泡上皮细胞和肺泡巨噬细胞分泌。② 脂连素：脂连素同样由脂肪细胞分泌，但其作用与瘦素相反，脂连素能够增加食欲并且降低肌肉组织中的脂肪酸。此外，脂连素还有抗炎、抗糖尿病、抗动脉粥样硬化的作用，被认为是有益的脂肪因子。COPD 患者血液中脂连素是升高的，并且和血浆中的 TNF-α 水平和残气量呈正相关，与体重呈负相关。因此，脂连素在 COPD 患者中表达升高可能是作为中和促炎细胞因子的保护因素。③ 抵抗素：抵抗素是另一种脂肪因子，具有胰岛素抵抗作用，通过刺激单核细胞产生 TNF-α 和 IL-6 而介导炎症反应。④ 胃饥饿素：胃饥饿素也是调节营养状态的激素之一，最初由胃壁中提取出来的肽类激素，不仅能够刺激食欲，而且能够刺激生长激素的分泌从而增加脂肪和肌肉量。因此认为其与瘦素存在拮抗作用。瘦弱型 COPD 患者血浆中的胃饥饿素水平比正常体重患者和健康人均高。血浆中胃饥饿素浓度与 BMI 呈负相关，与肺泡残气量呈正相关，并且随着疾病严重程度进展而逐渐增加。瘦弱型 COPD 患者胃饥饿素分泌增加可能是为了纠正低体重。在一项多中心随机对照临床研究中，通过给瘦弱型 COPD 患者静脉注射胃饥饿素 3 周，患者的饮食增加，体重和 FFM 恢复，呼吸机的肌力也增加。此外，呼吸功能康复锻炼联合静脉注射胃饥饿素治疗 3 周，可以改善呼吸肌肌力，提高 SGRQ 评分，并提高生活质量。与瘦弱型 COPD 患者相比，肥胖型 COPD 患者的临床预后更差。和重度 COPD 患者相反，轻到中度 COPD 患者的主要死亡原因是缺血性心脏病，而肥胖是缺血性心脏病的主要危险因素。有研究显示，极度肥胖（$BMI > 40 \text{ kg/m}^2$）明显和呼吸系统疾病及慢性下呼吸道疾病患者的死亡危险性增加相关。肥胖型 COPD 患者的脂肪堆积增加（尤其是内脏脂肪堆积）和总死亡率以及心血管疾病死亡率相关，其可能的原因是内脏脂肪分泌的 IL-6 增加。鉴于肥胖患者血液中的脂连素是降低的，肥胖型 COPD 患者脂连素水平降低增加死亡率可能也是通过发挥促炎作用并增加心肌代谢的危险性。

5. 其他因素　遗传易感性、高龄、运动减少、抑郁倾向、缺乏营养知识等均可是营养不良的因素。各种遗传易感因素在 COPD 营养不良的发展过程中起着重要的作用。有研究发现 IL-1β 基因的 -511 多态性与 COPD 恶病质相关,缓激肽 2 型受体基因型为 +9 纯合子时 COPD 患者的瘦组织群含量较低,并且股四头肌的力量减少。COPD 患者普遍年龄较大,机体老化本身会导致瘦组织群减少。此外高龄患者运动量大幅度下降,身体肌肉组织长期处于松弛状态,造成因缺乏运动导致的萎缩,肌肉群相应的减少。此外,机体激素水平的变化也是产生营养不良的因素之一。COPD 患者生长激素、雄性激素、生长因子等水平均有一定程度的下降,导致机体蛋白质合成下降,蛋白质分解活性有所增加,特别是细胞凋亡途径及转录因子 NF-κB 途径的激活,这些途径可能参与活性氧成分和细胞因子的产生和激活过程。

(二) 营养不良对呼吸系统的危害

营养不良会影响 COPD 患者的肺功能、生活质量及预后,同时也是影响患者病死率的独立危险因素,其中恶病质的 COPD 患者存活率明显降低。在需要住院治疗的严重急性加重期,由于营养不良、缺乏体力活动、缺氧、炎症和全身糖皮质激素等多种因素的刺激,可能导致或加速肌肉和骨骼组织的消耗和消瘦。同时,针对呼吸衰竭的治疗如机械通气、无创通气等可导致患者无法摄入足够的能量,从而加重营养不良。

营养不良对肺功能的损害主要体现在以下 3 个方面:呼吸中枢的通气驱动、呼吸肌的结构和功能以及肺防御机制。此外受损害的还包括:肺的气体交换功能、心功能及与肺功能、肺气体交换有关的低磷酸血症。当然,营养不良对人体其他方面的损害作用不受其是否存在基础肺疾病的影响。

1. 营养与通气驱动　营养与通气驱动间的相互关系表现为营养状态、营养素摄入影响患者的代谢功能。增加代谢率可增加通气驱动,降低代谢率则可减少通气驱动。肌肉活动可增加代谢率,且显著增加对低氧的通气反应。对于代谢水平低下的甲状腺功能减退和黏液性水肿患者,其对低氧的通气反应降低,疾病治愈后患者对低氧的通气反应恢复正常。对于依靠缺氧刺激而维持通气的 COPD 患者,营养不良还可使机体对缺氧的反应能力下降。正常人在半饥饿状态 10 天的时间内,能量代谢水平低下,其对低氧和高碳酸血症的通气反应降低,补充营养可恢复至正常通气反应。正常人一次摄入 1 000 kcal 的碳水化合物后 2~3 小时,则其通气驱动力明显增加。摄入高碳水化合物比例的热能可增加代谢率和通气驱动力。同样,增加蛋白质摄入可提高对二氧化碳的通气反应,而且增加蛋白质摄入导致的通气驱动力增强可影响临床治疗效果。对于呼吸功能不全的患者,通气驱动增强导致患者减少体内二氧化碳潴留的呼吸努力增加,增加呼吸做功,易加重呼吸肌疲劳。

2. 营养与呼吸肌结构和功能　骨骼肌力量和耐力主要依赖呼吸肌纤维的构成。长期处于紧张状态的肌肉主要由 I 型肌纤维构成,其特征为慢颤纤维,具有高氧化代谢水平,肌肉收缩缓慢,不易发生疲劳。而快速收缩的肌肉主要由 IIa 型肌纤维(快颤、氧化型)和 IIb 型肌纤维(快颤、糖酵解)构成,易发生疲劳,但能产生快速的肌肉收缩。肌肉的抗疲劳能力主要与肌肉的氧化能力有关,不同种属、不同年龄、不同部位肌肉所包含的肌肉纤维种类、含量不同,膈肌、肋间肌由上述 3 种肌纤维共同构成。对于成人,膈肌纤维主要由氧化型的慢颤纤维(55%)构成。初生婴儿,吸气肌中慢颤纤维含量较低,数年后慢颤肌纤维的含量可增加至成人水平。为改善肌肉的力量和耐力,骨骼肌在结构、生化、血管分布等方面适应外界环境的变化而发生改变。通过测量肌肉的收缩性能和抗疲劳特性及分析肌纤维的组织形态学、组织化学,提示营养不良可导致骨骼肌显著耗竭。表现为肌纤维体积的减少,但肌纤维数量无变化动物实验发现,长时间营养不良时膈肌纤维 I 型和 II 型的横截面积显著减少,其中 II 型肌纤维(快颤肌纤维)减少较 I 型肌纤维(慢颤肌纤维)更明显。正常通气的维持有赖于呼吸肌所产生的动力,呼吸肌具有足够的收缩力和耐力是保证正常通气所不可缺少的条件。呼吸肌肌力与耐力明显受营养状态影响,营养不良可直接降低呼吸肌尤其是膈肌厚度肌力及耐力。有学者对患者营养状态和呼吸肌形态学进行了比较,结果表明呼吸肌纤维直径与 IBM%呈正相关,即体质量下降者其呼吸肌纤维亦变细。目前认为营养不良时呼吸肌的结构和功能均有损害。研究发现,患者发生营养不良时肌肉收缩力较正常值显著增高,肌肉收缩时的最大舒张速率显著降低。营养不良往往会导致患者呼吸肌的萎缩,收缩力和耐受性的下降,从而会进一步加重气流的阻塞和气体的陷闭,导致肺的过度动态充气,反之也会影响呼吸肌肉的收缩功能。

许多矿物质、电解质缺乏均能影响骨骼肌功能。血磷酸盐或无机磷酸盐前体减少和呼吸肌无力有关。有研究发现机械通气的呼吸衰竭患者存在的严重低磷酸血症对膈肌收缩性能的影响,严重的低磷血症能严重地损害膈肌的收缩能力,且是导致撤机失败的一个重要因素。许多研究证实,充分补充营养物质,特别是含磷的营养物质能改善膈肌收缩和提高 ATP 含量。改善呼吸肌疲劳提高呼吸肌力量。低镁血症也可导致呼吸肌无力,低镁血症患者接受镁制剂后最大吸气压和呼气压显著增高。此外,低钙血症患者膈肌力量下降起因于肌肉兴奋-收缩偶联过程受损,严重的低钾血症可导致显著的骨骼肌无力。

3. 营养与肺防御机制　肺的防御机制主要依赖于机体免疫功能的健全和呼吸道上皮细胞的完整,营养不良还可以影响肺泡和支气管上皮细胞的再生和修复。营养不良可损害机体的全身免疫功能和肺的防御机制,其中以细胞免疫功能受损尤为明显,表现为抑制迟发性变态反应及损害 T 细胞对丝裂原的应答反应。营养不良或长期蛋白质摄入不足可导致辅助性 T 细胞显著降低和细胞毒性 T 细胞中度减少,由此可致细胞免疫功能受损。营养不良亦可损害细胞的吞噬作用和细胞内杀伤作用,降低体内的补体水平,阻断细胞因子和白细胞介素间的联系。尽管营养不良损害人类肺防御机制的报道甚少,但动物实验已证实这个观点。流行病学调查发现营养不良与肺炎的发展显著相关。Niederman 等发现长期气管切开患者的营养状况与铜绿假单胞菌黏附于气道上皮细胞的能力呈负相关。营养不良时呼吸道内sIgA 的减少可增加气道内细菌的黏附,进而使气道内有细菌寄殖的住院患者发生医院内获得性肺炎的机会增加。营养不良可损害呼吸道上皮细胞的再生,营养不良致肺表面活性物质减少,易使肺萎缩,发生肺不张,损害气道对吸入病原微生物的清除能力,或改变表面活性物质抗病原微生物的能力,导致肺部感染的机会增加。Martin 等用清除雾化吸入肺内各种微生物的能力来评价活体大鼠肺的防卫能力。营养不良的大鼠对金黄色葡萄球菌及铜绿假单胞菌的肺清除能力不受损害,细菌可分别被肺泡巨噬细胞及多形核白细胞清除,但需 T 细胞清除的李斯特菌的清除能力明显减少。

4. 营养与肺结构和功能　慢性营养不良能可逆性的影响肺实质的结构和功能。在 3 周时间内因饥饿致体重下降 40%的大鼠肺出现弹性纤维重构、肺泡腔扩大、肺泡壁表面积减少。这些形态学的异常变化伴随肺表面活性物质的主要成分磷脂酰胆碱的变化和肺组织中蛋白质、RNA 含量及 RNA/DNA 比值的降低,营养支持的介入可纠正上述生化指标的异常,但形态学的损害不能得到完全纠正。动物实验发现,饥饿能可逆性影响表面活性物质产生和降解的平衡,肺表面活性物质的稳定性持续低下,进而增加肺表面活性物质的产量。临床研究也发现,营养不良儿童的呼吸效率降低,经 12 周的营养支持后呼吸功能可恢复至正常水平。营养支持可影响肺磷脂代谢(肺能合成脂肪酸)。Gross 等通过一系列实验推测,禁食可导致单个细胞中磷脂酰胆碱含量降低,禁食导致肺中合成脂肪酸的两种主要酶即乙酰辅酶 a 羟化酶活性和脂肪酸合成酶活性降低 55%。Gross 等发现微粒体脂肪酸合成酶的活性减少52%,脂肪酰胆碱转化酶活性显著降低。

5. 营养与呼吸功能不全患者的预后　对于存在慢性肺疾病的呼吸功能不全患者,营养不良时呼吸肌力量、通气驱动及免疫功能受损可影响患者的预后,主要是发生高碳酸血症和呼吸衰竭,或呼吸功能不全加重、机械通气撤机困难、感染,特别是医院内获得性肺部感染。通气驱动功能抑制及呼吸肌无力可能降低患者维持合适通气水平的能力。对于存在基础肺疾病的患者,特别是 COPD 严重的支气管扩张患者,维持正常酸碱平衡的适当氧合作用取决于其通气动力是否正常。通气减少和半饥饿能加速发生呼吸衰竭或延长病程,对于撤机阶段患者可导致撤机时间延长或出现撤机困难。Bassili 调查 2 年间机械通气时间达 3 天以上患者的撤机情况,若摄入无蛋白质、能量不足的膳食,只有 55% 的患者能顺利撤机,而营养正常摄入组的撤机率高达 93%。Johnsen 等发现营养不良可影响呼吸道细菌的发展,易导致院内肺部感染的发生。Niederman 等发现营养不良能显著影响长期气管切开患者下呼吸道细菌的聚集,细菌更易黏附于营养不良患者的下呼吸道,表明营养不良能损害气管和支气管黏膜细胞对抗细菌的感染。

七、主编点评

慢性支气管炎和 COPD 是临床上十分常见的呼吸系统疾病,发病率、病死率高,严重威胁人类健康,造成巨大社会经济负担。COPD 患者普遍存在营养不良,其原因主要是由于营养物质摄入不足,机体消耗增加,以及反复感染等并发症导致机体代谢变化,有研究发现,COPD 患者中肌减少症的发生率很高,而且与疾病的严重程度有关。营养不良会影响 COPD 患者的呼吸中枢的通气驱动、呼吸肌的结构和功能以及肺防御机制,影响患者呼吸功能,造成机械通气撤机困难,是影响患者预后的独立危险因素。因此,COPD 患者在进行原发病治疗时应给予积极的营养支持治疗。目前的证据表明,合理的营养支持治疗可改善 COPD 患者的体重、骨骼肌重量和呼吸功能。最新的荟萃分析结果显示,对营养不良的 COPD 患者进行营养支持治疗可以促进体重恢复和提高瘦组织群含量,改善运动耐量。临床上,COPD 患者的营养支持与其他患者在原则上并无差别,对于急性加重期 COPD 患者,食欲和进食量下降很明显,需重视其能量和蛋白质的需求,热量供给要循序渐进,主要目的是减轻呼吸肌的负荷。对于通过普通饮食无法满足机体热量和营养物质需要的患者,若胃肠道功能基本正常,可通过口服或鼻胃(肠)管进行肠内营养治疗,肠内营养达不到热量需求和(或)胃肠功能障碍者,除积极抗感染和吸氧止喘等治疗外,应用静脉补充氨基酸脂肪乳剂和糖类,以促进蛋白质合成并提供足够的热量,减少蛋白质分解,降低蛋白质氧化率和更新率,产生节氮效应。对于 COPD 伴呼吸衰竭患者的营养支持应以减轻呼吸负荷和减少机体组织丢失为目的,长远目标应使患者体重恢复正常,可选择肠外营养支持或肠外与肠内联合应用。一旦肠功能有所恢复,应及早从肠外逐渐过渡到肠内及时合理的营养支持可以明显改善 COPD 患者的营养状况,纠正营养不良,增加患者的体重,延缓呼吸肌萎缩,阻止肺功能的进行性减退,从而改善患者的活动能力。因此,根据患者的具体病情提供不同的营养支持方案,合理给予营养物质对改善病情提高患者生活质量具有重要的意义。

(吴国豪)

参考文献

［1］ Collins PF, Yang IA, Chang YC, et al. Nutritional support in chronic obstructive pulmonary disease（COPD）: an evidence update[J]. J Thorac Dis, 2019, 11(Suppl 17): S2230 - S2237.

［2］ Gea J, Sancho - Mũnoz A, Chalela R. Nutritional status and muscle dysfunction in chronic respiratory diseases: stable phase versus acute exacerbations[J]. J Thorac Dis, 2018, 10(Suppl 12): S1332 - S1354.

［3］ Raad S, Smith C, Allen K. Nutrition Status and Chronic Obstructive Pulmonary Disease: Can We Move Beyond the Body Mass Index? [J]. Nutr Clin Pract, 2019/DOI: 10.1002/ncp.10306.

［4］ National Institute for Health and Care Excellence. Chronic obstructive pulmonary disease: diagnosis and management: summary of updated NICE guidance[J]. BMJ, 2019, 366: 14486 doi: 10.1136/bmj.14486.

［5］ Agustí A, Hogg JC. Update on the Pathogenesis of Chronic Obstructive Pulmonary Disease[J]. N Engl J Med, 2019, 381: 1248 - 1256.

［6］ Riley CM, Sciurba FC. Diagnosis and Outpatient Management of Chronic Obstructive Pulmonary Disease: A Review[J]. JAMA, 2019, 321(8): 786 - 797.

病例 2

重症肺炎,呼吸衰竭,低蛋白血症,营养不良

一、病史简介

患者,女性,45 岁,因"反复咳嗽、咳痰伴发热 1 个月,喘憋 4 天"入院。患者 1 个月前受凉后出现高热,监测体温 39.3℃,咳嗽,咳少许白色痰,无胸闷、气短,无咯血等,就诊当地医院,查胸部 CT 提示双侧肺炎,诊断考虑"肺炎、贫血、血小板减少",给予抗炎、对症处理 9 天,具体用药不详,症状缓解出院;后发热反复,活动后胸闷、气短,再次就诊当地县医院,给予抗炎对症处理,效果不佳,胸闷、气短进行性加重,转诊当地市人民医院,胸部 CT 提示双侧肺炎,较前明显加重,4 天前出现喘憋症状,稍活动后明显,给予无创呼吸机辅助通气,同时给予抗炎、化痰等处理。喘憋症状进行性加重,予气管插管、有创呼吸机辅助通气,为进一步诊治转诊我院,急诊以"重症肺炎、类风湿关节炎、贫血"收治入科,病程中患者意识模糊,无腹痛、腹泻、黑便,无尿频、尿痛,近期体重未减轻,大小便正常。

患者 5 年前曾因四肢及肩背部疼痛当地诊断为类风湿关节炎,服用中药 2 个月,后未继续治疗,近期症状反复,3 个月前服用雷公藤 2 片 bid、泼尼松 1 片 qd,疗程约 20 天。否认高血压、糖尿病等慢性病史,否认手术外伤史。半月前当地医院输血 2 次,B 型血,量不详。

二、入院检查

体温 36.8℃,脉搏 75 次/分,呼吸 22 次/分,血压 120/80 mmHg,体重 57 kg,身高 165 cm。患者呈昏迷状,气管插管,营养中等,被动体位。全身皮肤无黄染,无肝掌、蜘蛛痣。全身浅表淋巴结无肿大,头颅无畸形,巩膜无黄染、眼球无突出、瞳孔等大等圆、对光反射灵敏,胸廓无畸形,双肺叩诊清音,听诊呼吸音粗,双肺可闻及湿性啰音。心前区无隆起,心界叩诊不清,心率 75 次/分,律齐。腹部平软,肝脾肋下未及,肝肾区无叩击痛,肠鸣音 5 次/分。肛门及生殖器未检,四肢脊柱无畸形,神经系统检查(一)。

红细胞 3.01×10^{12}/L、血红蛋白 73 g/L、血小板 111×10^9/L、白细胞 10.32×10^9/L、中性粒细胞 81.2%;总胆红素 8.1 μmol/L;直接胆红素 3.5 μmol/L;总蛋白 83 g/L;白蛋白 20 g/L;谷丙转氨酶 5 U/L;谷草转氨酶 37 U/L;前白蛋白 0.122 g/L;尿素 11.5 mmol/L;肌酐 74 μmol/L;尿酸 296 μmol/L;葡萄糖 5.6 mmol/L;总胆固醇 3.73 mmol/L;甘油三酯 2.79 mmol/L;钠 144 mmol/L;钾 3.6 mmol/L;氯 111 mmol/L;钙 1.81 mmol/L;无机磷 0.93 mmol/L;镁 0.90 mmol/L;动脉血二氧化碳分压 51.0 mmHg;动脉血氧分压 118.0 mmHg;实际碳酸氢盐 37.1 mmol/L;二氧化碳总量 38.7 mmol/L。

胸片:两肺炎症渗出,请随访;心影增大,请结合心超检查(图 17-2-1)。

三、入院诊断

重症肺炎;呼吸衰竭,类风湿性关节炎;低蛋白血症;贫血。

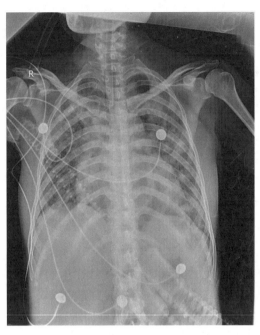

图 17-2-1　入院时胸片

四、治疗经过

患者入院后即转入呼吸重症监护室,气管插管接呼吸机辅助通气,颈静脉穿刺置管,告病危。患者肺部重症感染,考虑免疫抑制获得性感染可能性大,有并发多脏器功能衰竭、脓毒症休克、循环衰竭、消化道出血等可能。根据参数调整呼吸机模式,必要时考虑给予俯卧位通气。加强抗感染、化痰、补充白蛋白等处理,完善病原学检查明确致病菌。放置鼻胃管,通过鼻胃管给予整蛋白型肠内营养 500 ml,注意观测胃残余量及反流情况,预防发生误吸。入院第 2 天查自身抗体示:抗核抗体:核仁 1:320;抗核抗体:浆颗粒 1:1 000;抗-双链 DNA 抗体 346.5 IU/ml;抗核小体抗体 109.3 RU/ml;抗心磷脂抗体 23.6 RU/ml;抗 β2-糖蛋白 1 抗体 22.5 RU/ml;抗核糖体 P 蛋白抗体:(＋)阳性;抗线粒体 M2 亚型抗体:(±)弱阳性。根据风湿免疫科会诊意见,行糖皮质激素冲击治疗:0.9%生理盐水 250 ml＋甲强龙 320 mg iv,gtt, qd×3 d,后根据情况减量;丙种球蛋白 15 g iv,gtt,qd×5 d。肠内营养量增至 1 000 ml/d,应用输注泵均匀输注,80 ml/h,患者耐受性良好。入院第 7 天,患者药物镇静状态,呼吸机辅助通气,血压 110/70 mmHg,心率 100 次/分,指氧 99%,呼吸频率 20 次/分。气管镜灌洗液培养提示:鲍曼不动杆菌复合菌,多黏菌素敏感,改用多黏菌素 50 mg q12 h,联合伏立康唑 140 mg q12 h 加强抗感染,继续营养支持,肠内营养量增至 1 500 ml/d,应用输注泵均匀输注,120 ml/h,无腹胀,大便次数 3~5 次/天。补充白蛋白,维持水电解质酸碱平衡等对症处理。至入院第 12 天仍药物镇静状态,可唤醒,呼吸机辅助通气(PSV 10-5 35%),血压 101/67 mmHg,心率 85 次/分,指氧 98%,呼吸频率 27 次/分。氧合情况良好,四肢肌力 3 级,有自主咳嗽,将镇静药物逐步减量,拟近日拔除气管插管。肠内营养方案调整为高能量密度、高蛋白制剂 1 500 ml 以增加热量和蛋白质的摄入量。胸部 CT 检查提示:两肺弥漫炎症渗出,两侧腋窝多发稍大淋巴结。心包少量积液(图 17-2-2)。

入院第 14 天,患者神志清楚,呼吸机辅助通气(PSV 10-5 30%),pH 7.34;动脉血二氧化碳分压 29.0 mmHg;动脉血氧分压 147.0 mmHg;动脉血氧饱和度 99.0%;患者氧合情况良好,四肢肌力正常,有自主咳嗽,血压正常,复查胸片提示肺部病灶明显吸收(图 17-2-3),予拔除气管插管,患者无明显不适,序贯 HighFlow(温度 37℃、流速 60 L/min、氧浓度 30%),复查血气无明显异常后给予甲泼尼龙 80 mg 静滴,继续加强抗感染,营养支持方案同前。第 2 天患者神志清楚,高流量吸氧(温度 37℃、流速 60 L/min、氧浓度 30%),血压 110/70 mmHg,心率 90 次/分,指氧 98%,呼吸频率 20 次/分。复查胸部 CT 提示肺部病灶较前明显吸收(图 17-2-4)。给予甲泼尼龙 60 mg 静滴,继续加强抗感染,伏立康唑 0.15 g q12 h 改口服用药,继续肠内营养支持、补充电解质。

第 17 天患者神志清楚,高流量吸氧(温度 37℃、流速 40 L/min、氧浓度 30%),生命体征稳定。继续加强抗感染,营养支持处理。予以出院,转当地医院继续后续治疗。

五、讨论分析

呼吸衰竭是指各种原因引起的肺通气和(或)换气功能严重障碍,以致在静息状态下也不能维持机体足够的气体交换。临床上常指在海平面、静息状态下,平静呼吸室内空气,动脉血氧分压

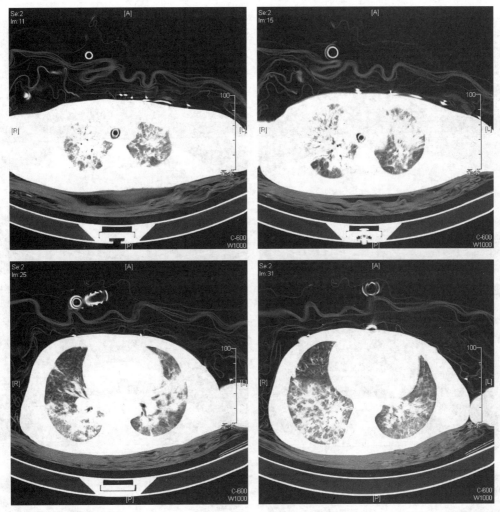

图 17 - 2 - 2 胸部 CT

<60 mmHg,伴或不伴有动脉血二氧化碳分压>
50 mmHg。急性呼吸衰竭和慢性呼吸衰竭急性发作的患
者常需要机械辅助通气。此时,呼吸机的正压通气将对患
者的胃肠道运动和能量需求产生影响,同时氧合的障碍也
直接干扰着细胞的代谢过程。因此,对于接受机械通气治
疗的危重患者,合理而有效的营养支持至关重要。机械通
气患者由于原发病严重,本例患者由于重症肺炎导致急性
呼吸衰竭,由于全身炎症反应和器官功能障碍,机体内稳
态失衡,处于高分解代谢状态,静息能量消耗增加,糖、蛋
白质及脂肪代谢紊乱。如果危重状况持续存在,机体组织
不断被消耗,此时如得不到及时纠正和营养物质补充,会
出现不同程度的蛋白质消耗,影响器官的结构和功能,最
终将导致多器官功能衰竭,从而影响患者预后。本例患者
存在急性呼吸衰竭,病情较重,估计一周之内患者无法正
常进食。因此,在积极治疗原发病、机械辅助通气、维持器

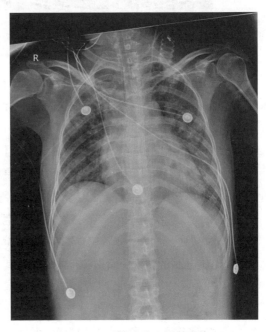

图 17 - 2 - 3 治疗 2 周时胸片

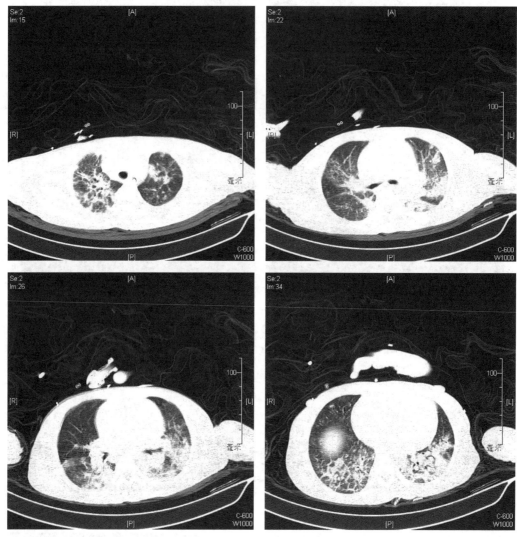

图 17-2-4　复查时胸部 CT

官功能同时应进行营养支持。

对于急性呼吸衰竭的重症患者,如何选择恰当、有效、可行的营养支持途径,尽量避免或减少可能出现的并发症,加速机体康复、缩短住院时间、改善患者的临床预后是临床工作者必须面对的问题。理论上,机械通气患者营养物质的供给途径应首选肠内营养支持,这不仅是因为肠内摄食不仅更符合生理,能有效保护肠道黏膜屏障,减少肠道细菌移位的发生,可以有效地降低机械通气获得性肺炎的发生。对于该患者这样由于严重肺部感染导致呼吸衰竭的患者,早期的肠内营养可以降低机体应激反应,较少炎性介质的释放,降低由于炎性因子过度释放导致机体"炎症风暴"产生,减轻肺组织充血、水肿、损伤,减少全身炎症反应综合征和多器官衰竭的发生。但是,由于急性呼吸衰竭患者存在不同程度的缺氧,胃肠道黏膜对缺血、缺氧十分敏感,常存在短时间的肠道功能障碍、胃轻瘫、胃肠道不耐受、肠麻痹、肠壁水肿、腹内压升高的情况。此外,机械通气尤其是正压通气常可造成腹内压增高。所以,呼吸衰竭患者早期肠内营养一定要严密监测胃肠道功能及胃肠道的耐受性。本例患者在入院第 1 天我们即放置鼻胃管以建立肠内营养支持途径,并开展早期肠内营养支持,应激早期阶段给予低剂量的肠内喂养,然后逐渐增加肠内营养用量,该患者对肠内营养的耐受性较好,使得我们在整个治疗过程中能够顺利进行有效的营养支持,对患者的疾病治疗提供了良好的支持和帮助,有利于患者的康复。

六、相关营养背景知识

机械通气是对许多危重患者抢救治疗的重要手段之一,各种严重创伤、严重感染、大手术后及呼吸中功能受损的患者,往往并发重度的呼吸功能障碍,需要依靠呼吸机来保证患者的通气氧合以及气道通畅,从而保证机体的生命安全,为后续治疗工作的开展打下良好的基础。气管插管或气管切开辅助机械通气患者,病情危重,机体处于高分解代谢状态,由于长期不能进食或被禁食,可导致严重营养不良。机械通气患者营养不良使得通气驱动能力降低,肺顺应性下降,严重影响肺通气或肺换气功能。此外,营养不良常导致患者机体免疫功能低下,容易并发肺部感染,而加重呼吸衰竭,影响撤机成功率,诱发和加重呼吸衰竭,可导致病情恶化,并发症增加,甚至发生多器官功能衰竭。因此,对机械通气患者提供合理的营养支持,纠正营养不良,对呼吸功能的恢复有重要意义。

(一)机械通气对机体器官、代谢的影响

正压通气不同于人的自主呼吸,它增加肺内压和胸腔压,根据预设的通气量、通气频率、呼吸时比和通气方式对患者呼吸进行辅助或控制,故对人体生理产生一系列影响。① 对呼吸生理影响:升高肺泡内压,使气道和肺泡扩张,增加肺容积。若加用 PEEP 则增加功能残气量,有利于肺泡毛细血管膜两侧的气体交换。人工气道的建立减少了解剖死腔,改善肺顺应性,机械通气可部分或全部代替呼吸肌作功,减少呼吸肌的氧耗。通过调整吸气时间、PEEP 和吸气流速可改善肺内气体的分布和交换,改善通气/血流比值,改善弥散功能。并通过潮气量的改变和调整影响呼吸中枢功能。② 对心血管循环功能的影响:恰当地应用机械通气能使继发于缺氧和 CO_2 潴留引起的心功能不全得到改善,缓解心肌缺血。然而正压通气引起的胸内压增加常给心血管循环功能带来不良影响,它减少静脉回流量和心排血量,其减少程度受吸气压、吸气时间、PEEP 和平均气道压的影响。正压通气也影响肺循环血量和肺内血流的分布,过高的平均气道压可减少肺循环血量,使肺上部血流愈加减少,并降低周围动脉压,减少周围组织的血流灌注。③ 对肾功能的影响:一方面机械通气改善了缺氧和高碳酸血症,可缓解由其引起的反射性肾血管收缩和水钠潴留,增加肾小球滤过率、改善肾功、增加尿量。另一方面,机械通气时若输入压力过高,则因降低心输出量和血压,可导致肾灌注不良,促发肾功能减退。此外,正压通气还可引起体内抗利尿激素分泌的增加,加重水肿。④ 对肝和胃肠功能的影响:一方面可解除因缺氧和酸中毒引起的肝胞代谢功能损害,另一方面,正压通气因增加下腔静脉回流障碍,使胃肠静脉淤血和门脉压增加,可引起肝功能障碍,胆汁淤积、腹胀和消化道应激性溃疡出血。⑤ 对脑血流和颅内压的影响:这主要与 $PaCO_2$ 相关。$PaCO_2$ 过高,增加脑血流和颅内压,反之则减少。临床上对已有颅内高压患者进行有意过度通气来减低颅内压和减轻脑水肿。PEEP 过高时,也可因影响颈内静脉回流而使颅内压升高。⑥ 对周围组织器官的影响:输入不适当的正压或加用过高的 PEEP,引起心排血量下降,可使周围组织器官血流量减少,因而影响组织的供氧,严重者导致多器官功能不全。

(二)机械通气患者营养支持

随着重症营养理论和实践的快速发展,营养支持对机械通气患者的重要性越来越受到重视,应用日趋广泛。合理的营养支持将有助于机械通气患者的病情缓解,缩短住院时间,并改善预后。① 营养支持方式:机械通气患者的营养方式和途径选择与其他重症患者在原则上是相同的,在胃肠功能正常的情况下,肠内营养仍然是首选的营养支持方式,被各国的指南推荐应用于机械通气的重症患者。有许多临床研究显示,肠内营养对因呼吸衰竭需机械通气的者更具优势,在降低病死率、感染性并发症发生率、缩短 ICU 时间和总住院时间方面优于肠外营养。早期成功实施肠内营养可以缩短机械通气时间,提高撤机成功率。但是,临床上许多接受机械通气的重症患者在疾病应激早期,血流动力学不稳定,内环境紊乱,机械通气尤其正压通气可增加腹腔内压,加重胃肠功能障碍,肠内营养往往难以实施。部分患者

由于受到疾病和治疗等影响,在 ICU 期间单纯使用肠内营养难以满足机体对能量和蛋白质的需求,或者在使用肠内营养过程中出现不耐受、中断或不得不推迟实施等情况,从而造成能量及氮量负债。因此,对于无法实施肠内营养或肠内营养提供的营养底物≤60%机体能量目标需求量的患者,肠外营养仍是重要的营养支持治疗方式,通过全肠外营养或补充性肠外营养支持。可满足机体对能量和蛋白质的需求,达到机体目标需求量,有利于组织的正常代谢和维护组织器官功能,特别是长时间处于严重应激状态下的重症患者,从而改善患者的临床结局。② 营养支持时机:根据现有证据,国际临床实践指南推荐大多数重症患者早期启动肠内营养而非延迟肠内营养,这不仅有助于维护肠屏障功能,还能减少营养底物摄入不足对患者临床结局的影响。临床上有许多临床研究也提示早期肠内营养对降低重症患者的病死率、感染性并发症发生率,缩短 ICU 时间和总住院时间。机械通气患者大多存在组织灌注和氧合的障碍,组织及器官在乏氧状态下会产生一系列代谢变化。同时,由于全身炎症反应和器官功能障碍,机体对营养物质的代谢效率降低。因此,重症患者何时启动营养支持是个十分复杂的问题,必须充分了解患者的机体代谢状况,对能否接受营养支持作出判断。通常情况下,重症患者生命体征稳定是其能否接受营养支持的先决条件。如果患者循环不稳定,处于持续休克状态,内脏器官、组织缺乏有效的血液灌注,致使组织氧合状况低下,此时摄入的物质代谢无法进行有效的代谢、利用,相反会增加代谢并发症的发生。同样,在应激发生早期,强烈的炎症反应将加剧机体组织的分解和功能障碍,而此时营养底物的过多补充不但将加重器官代谢的负担,而且可能通过增加多种炎性介质的产生而恶化炎症反应。最近有多篇前瞻性、多中心随机对照研究结果却发现,对于处于休克状态的血流动力学不稳定的重症患者,使用早期肠内营养相较于肠外营养不仅不能降低死亡率或感染风险,反而会增加消化系统并发症。因此,目前大多数学者提出,对血流动力学不稳定的重症患者使用早期肠内营养必须谨慎。当然,等患者生命体征趋于平稳,胃肠道功能有所恢复时应及时启动肠内营养支持,充分发挥肠内营养的优势,多数患者在这种状况下可以耐受肠内营养。即使如此,我们强调在循环状态不佳、血流动力学不稳定时,应严密监测肠内营养的耐受性,以降低发生肠缺血坏死的风险。③ 营养物质需要量:提供准确的能量和营养底物对机械通气患者十分重要,可维持机体细胞、组织代谢及器官结构和功能,因而是重症患者营养支持治疗的重要目标。一方面,能量缺乏能造成患者蛋白质合成障碍和瘦组织群消耗,影响患者预后。另一方面,过量的营养物质摄入,特别是过量的碳水化合物会导致呼吸商增高,增加患者的呼吸负荷,造成撤机困难。同样,过多的蛋白质摄入会使呼吸中枢的通气驱动作用增强,每分钟通气量增大,增加呼吸负荷,不利于患者恢复。过多的脂肪摄入则不仅可造成肺通气/血流比值失调,导致动脉血氧饱和度和二氧化碳弥散能力的降低,而且严重者还可以导致肝功能损害或脂肪肝。由此可见,不恰当的营养底物摄入对通气储备功能较差的机械通气患者,会增加代谢负担,加重代谢紊乱和器官功能损害。目前,大多数学者和营养学会指南均推荐重症患者能量目标量按照 80%~90% 间接测热法测得的实际能量消耗值提供,或者按照 25 kcal/(kg·d) 供给,蛋白质摄入量为 1.2~2.0 g/(kg·d)。在疾病早期严重应激状态阶段允许性低能量摄入以减少代谢性并发症,避免再喂养综合征的发生,保证机体重要器官细胞正常的自噬过程,维持重症患者细胞、器官的基本生命活动和功能。给予机械通气患者营养支持时,应注意避免过多摄入碳水化合物及蛋白质。由于碳水化合物的呼吸熵高于脂肪,大量摄入会引起二氧化碳生成及耗氧增加,加重呼吸系统的负担。临床上常用脂肪热能来代替碳水化合物以降低呼吸熵,并减少二氧化碳的生成,肠外营养支持时,脂肪乳剂提供的热能占 50% 左右,但是否利于患者脱机仍有待进一步证明。在脂肪乳剂选择上,有研究发现中/长链脂肪乳剂由于氧化比较快、彻底,对于机械通气患者要优于长链脂肪乳剂,可缩短脱机时间,降低感染性并发症发生率。此外,对于机械通气低氧状态的患者,肠外营养时应减慢输注速度,脂肪输注速度过快会导致肺功能恶化。因此,机体通气患者在临床营养支持的过程中应密切监测通气负荷情况,一旦患者突然出现循环呼吸衰竭,应立即暂停营养支持。同样,肠内营养时若发现胃肠道严重潴留,亦应立刻停止喂养,让肠道休息,再重新缓慢恢复。

综上所述,适当的营养支持对于需要机械通气的重症患者至关重要,临床上在实施营养支持时必须在其循环氧合初步改善,能够满足组织对基本物质的有氧代谢需求的前提下才开始进行。选择合适的营养支持方式和途径,给予恰当的营养底物量和比例,满足患者机体代谢需求,调节患者的物质代谢,减轻疾病和炎症反应对机体的损伤,维持良好的营养状况,提高救治成功率。

七、主编点评

本例患者因重症肺炎引起呼吸衰竭入院,经过 2 周的机械通气治疗病情得以控制,呼吸功能改善。机械通气治疗虽然可以辅助呼吸衰竭患者呼吸,来可证患者的通气氧合以及气道通畅,维持呼吸器官功能,但长时间的机械通气使机体处于高代谢状态,再加上需要镇静等治疗患者长时间无法正常进食,不可避免造成机体组织不断被消耗,短时间内即可造成严重营养不良。营养不良不仅使得通气驱动能力降低,肺顺应性下降,严重影响肺通气或肺换气功能,营养不良还可导致患者机体免疫功能低下,容易并发肺部感染,而加重呼吸衰竭,影响撤机成功率,诱发和加重呼吸衰竭,增加并发症发生率,甚至发生多器官功能衰竭。因此,对于依赖机械通气支持的患者来说,提供合理的营养支持是维持生命的一个重要措施,是疾病综合治疗中不可或缺的一部分。

机械通气患者的营养支持在具体操作上遵循重症患者营养支持原则,但实践时要注意机械通气对机体代谢的影响,尤其缺氧、正压通气等对循环、消化道功能的影响。肠外营养支持时应适当减少碳水化合物的摄入量,避免因二氧化碳生成及耗氧增加而加重呼吸系统的负担。肠内营养时除了同样要注意营养底物的比例之外,还要进行胃肠道功能的评估。由于急性呼吸衰竭患者存在不同程度的缺氧,胃肠道黏膜对缺血、缺氧十分敏感,常存在短时间的肠道功能障碍、胃轻瘫、胃肠道不耐受、肠麻痹、肠壁水肿、腹内压升高的情况。此外,机械通气尤其是正压通气常可造成腹内压增高。所以,呼吸衰竭患者早期肠内营养一定要严密监测胃肠道功能及胃肠道的耐受性,预防反流所致的吸入性肺炎的发生。如果患者在疾病早期存在血流动力学不稳定,则必须谨慎使用早期肠内营养。本例患者在入院第 1 天我们即放置鼻胃管以建立肠内营养支持途径,并开展早期肠内营养支持,应激早期阶段给予低剂量的肠内喂养,然后逐渐增加肠内营养用量,该患者对肠内营养的耐受性较好,使得我们在整个治疗过程中能够顺利进行有效的营养支持,对患者的疾病治疗提供了良好的支持和帮助,有利于患者的康复。

(吴国豪　奚秋磊)

参考文献

［1］　Sharma K，Mogensen KM，Robinson MK. Pathophysiology of Critical Illness and Role of Nutrition［J］. Nutr Clin Pract，2019，34(1)：12‑22.

［2］　Singer P，Blaser AR，Berger MM，et al. ESPEN guideline on clinical nutrition in the intensive care unit［J］. Clin Nutr，2019，38(1)：48‑79.

［3］　Fetterplace K，Beach LJ，MacIsaac C，et al. Associations between nutritional energy delivery，bioimpedance spectroscopy and functional outcomes in survivors of critical illness［J］. J Hum Nutr Diet，2019，32(6)：702‑712.

［4］　Koekkoek WACK，van Setten CHC，Olthof LE，et al. Timing of protein intake and clinical outcomes of adult critically ill patients on prolonged mechanical ventilation：The protinvent retrospective study［J］. Clin Nutr，2019，38(2)：883‑890.

［5］　Heyland DK，Patel J，Bear D，et al. The Effect of Higher Protein Dosing in Critically Ill Patients：A Multicenter Registry‑Based Randomized Trial：The EFFORT Trial［J］. JPEN J Parenter Enteral Nutr，2019，

43(3)：326－334.

［6］ Reignier J，Boisramé-Helms J，Brisard L，et al. Enteral versus parenteral early nutrition in ventilated adults with shock：a randomised，controlled，multicentre，open-label，parallel-group study（NUTRIREA－2）［J］. Lancet，2018，391(10116)：133－143.

［7］ Berger MM，Pantet O，Jacquelin-Ravel N，et al. Supplemental parenteral nutrition improves immunity with unchanged carbohydrate and protein metabolism in critically ill patients：The SPN2 randomized tracer study［J］. Clin Nutr，2019，38(5)：2408－2416.

［8］ Verstraete S，Verbruggen SC，Hordijk JA，et al. Long-term developmental effects of withholding parenteral nutrition for 1 week in the paediatric intensive care unit：a 2-year follow-up of the PEPaNIC international，randomised，controlled trial［J］. Lancet Respir Med，2019，7(2)：141－153.

病例 3

妊娠合并急性脂肪肝,产后弥散性血管内凝血,ARDS

一、病史简介

患者,女,27 岁。因"孕 39 周,不规律宫缩 2 小时"入院。患者孕 1 产 0,妊娠经过平顺,本院产前检查 8 次,初诊孕 25 周,肝、肾功能正常,乙肝病毒筛查五项均阴性,孕期无合并症,每次产前检查示患者各项指标和胎儿发育均正常,否认既往慢性病史。患者入院前 2 周出现纳差,厌油腻食物,进食量下降,无恶心、呕吐,大小便正常,体重变化不明显。

患者既往体健,否认其他药物、食物过敏史。否认高血压、糖尿病及心脏病等其他慢性病史。否认传染病史。否认手术外伤史及输血史。

二、入院检查

体温 36.5℃,脉搏 80 次/分,呼吸 16 次/分,血压 120/90 mmHg,神志清晰,精神欠佳,营养良好,发育正常。皮肤轻度黄染,无肝掌、蜘蛛痣。巩膜轻度黄染,胸廓无畸形,双肺叩诊清音,听诊呼吸音清。心前区无隆起,心界不大,心率 80 次/分,律齐。腹部膨隆,腹软,全腹无压痛,无反跳痛;肝脾肋下未及,肝肾区无叩击痛,肠鸣音 3 次/分。直肠指检未及异常,四肢脊柱无畸形,活动自如,神经系统检查(一)。

产科检查:宫高 31 cm,腹围 84 cm,右枕前位,胎心 140 次/分,估计胎儿大小 3 200 g。骨盆径线正常。

红细胞 $3.55×10^{12}$/L;血红蛋白 102 g/L;血小板 $150×10^9$/L;白细胞 $5.43×10^9$/L;中性粒细胞 60.2%;总胆红素 71.3 μmol/L;直接胆红素 47.8 μmol/L;白蛋白 25 g/L;谷丙转氨酶 60 U/L;谷草转氨酶 42 U/L;尿素 6.4 mmol/L;肌酐 112 μmol/L;血糖 5.6 mmol/L;总胆固醇 3.35 mmol/L;甘油三酯 1.54 mmol/L;钠 136 mmol/L;钾 4.2 mmol/L;氯 101 mmol/L;钙 2.05 mmol/L;无机磷 1.44 mmol/L;镁 0.99 mmol/L。

三、入院诊断

孕 39 周待产,妊娠急性脂肪肝。

四、治疗经过

患者入院后完善相关检查,结果发现血色素及血小板下降,总胆红素和直接胆红素增高,肌酐及尿素氮异常升高,出凝血时间延长,考虑为妊娠合并急性脂肪肝,病情有发展,肝、肾功能均以已受损,且已有弥散性血管内凝血(disseminated intravascular coagulation;DIC)征象,宜积极终止妊娠。故在连续硬膜外麻醉下行剖宫产术,手术经过顺利,娩出男婴 3 350 g,生后无窒息。术中出血 150 ml,血压平稳,术中尿量 50 ml,术后一小时,阴道出血多,达 1 600 ml,有小凝血块,血压 90/60 mmHg,脉搏 100 次/分,神志清楚,子宫收缩时好时坏,给予肝素 50 mg,补充纤维蛋白原 3 g,输血 800 ml,查血红蛋白 82 g/L,血细胞比容 28%,血小板计数 $80×10^9$/L,纤维蛋白原 1 g/L。凝血酶原时间 23 秒,3P(一),尿三胆除尿胆原外均阳性,尿素 17.8 mmol/L,肌酐 264 μmol/L,阴道出血仍持续不断,而且腹腔内出现游离液,腹胀,移动性浊音(+),腹腔有内出血,故再次剖腹探查,发现腹壁各层均有渗血,腹腔内游离血1 000 ml,子宫下段横切口处也有渗血,故行全子宫切除术,术中出血 2 000 ml,血压维持在 70～90/50～60 mmHg,脉搏 100～120 次/分,术中输血 600 ml,纤维蛋白原 3 g,新鲜血浆 200 ml,止血环酸0.3 g,术毕腹腔内未见渗血,但腹壁切口及针眼处仍在渗血,急查凝血酶原时间 50 秒,3P 实验(+),纤维蛋白 1.25 g/L,血红蛋白 50 g/L,血细胞比容 21%,血小板计数 53×10⁹/L。经分析产妇出血量达5 000 ml,DIC 尚未纠正,且肝肾功能损害仍在加重。从剖宫产开始到子宫切除,术后一小时,总入量已达 8 900 ml,其中输血 1 400 ml,尿量仅 250 ml,决定继续补充血容量,以林格液和代血浆、补充血液等,积极抗休克,并再次在肝素 25 mg 同时补充纤维蛋白原、血浆,并纠正酸中毒,利尿治疗。上述处理后至子宫切除术后 12 小时,腹壁切口渗血停止,血压上升到 105/70 mg,脉搏 100 次/分,神志清,尿量800 ml,血红蛋白 69 g/L,血细胞比容 29%,血小板计数 110×10⁹/L,纤维蛋白原 1.8 g/L,3P(-)。但在术后 10 小时起产妇感呼吸困难,呼吸急促 24～26 次/分。血气分析:pH 7.534,PCO₂ 30.3 mmHg,PaO₂ 69 mmHg(吸氧浓度 60%),BE 3.5,HCO₃⁻ 25.6 mmol/L,呼吸音较低。胸部 CT 检查提示两肺弥漫性炎症,肺实变,双侧胸腔积液;纵隔稍大淋巴结(图 17-3-1)。考虑出现急性呼吸窘迫综合征,转重症监护室治疗,机械辅助通气。

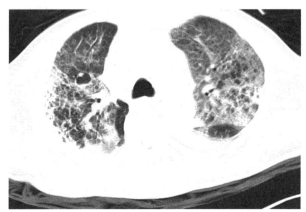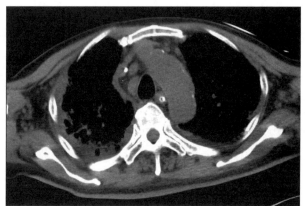

图 17-3-1　胸部 CT

患者入 ICU 后立即组织妇产科、血液科、消化科、肾病科等专家进行全院大讨论,讨论意见该患者系妊娠期急性脂肪肝,剖宫产术后 DIC,出现 ARDS,急性肾损伤。给予 CRRT+血浆置换治疗,机械通气、保肝、退黄、抗感染、免疫调节、输血、补充凝血因子、营养支持等治疗。鉴于患者目前血流动力学不稳定,需要较大剂量血管活性药物维持,在积极器官维护同时,给予全肠外营养支持。第 1～3 天通过肠外途径补充液体、电解质及 150～200 g 葡萄糖,通过间接测热法测定患者能量实际消耗值为1 580 kcal/d。第 4 天开始给予肠外营养支持,能量目标量摄入量为 1 580×80%＝1 264 kcal/d,蛋白质目标量为 1.2 g/(kg·d)。40% 的非蛋白热量由脂肪乳剂提供,同时应用胰岛素以控制血糖<8～10 mmol/L。经过一周左右的治疗,患者一般情况稳定并改善,胃肠道功能逐步恢复,无明显腹胀、肠鸣音恢复正常,行床旁气管切开,继续机械支持通气。此时,我们考虑将营养支持方式由肠外转为肠内营养,放置鼻胃管后通过鼻胃管进行肠内喂养。采用整蛋白型肠内营养制剂,从 500 ml/d 开始逐渐增加剂量和输注速度,在达到目标量前同时应用补充性肠外营养。在实施肠内营养第 5 天,患者出现烦躁、呼吸机抵抗、气道阻力增加,血氧分压和氧饱和度下降,气管内吸出较多量的液体,内含肠内营养液,诊断为吸入性肺炎。立即停止肠内营养液的输注并吸尽胃内容物,立即行气管内吸引,尽可能吸出误吸的

液体,停用肠内营养改用肠外营养支持,改变机械通气模式,改善患者的呼吸状况,应用抗生素防治肺部感染,应用糖皮质激素。经积极治疗后患者一般情况改善,呼吸和氧合状况改善,肝、肾、心脏、凝血等功能渐趋稳定,停用镇静药物后意识清醒,予脱机功能锻炼,锻炼2天后顺利拔管,转回普通病房继续治疗。

五、讨论分析

妊娠期急性脂肪肝是妊娠期的严重并发症,发病率低,但起病急骤、病情凶险。该病可发生在妊娠28～40周,多见于妊娠35周左右的初产妇,妊娠期高血压疾病、双胎和男胎较易发生。疾病主要特点是肝细胞在短时间内大量快速脂肪变性,以黄疸、凝血功能障碍、肾功能损害和肝功能急剧衰竭为主要临床特征,同时伴有大脑、胰腺等多种脏器功能不全。由于妊娠期急性脂肪肝临床症状与体征都缺乏特异性,确诊十分困难。起病初期仅有持续性恶心、呕吐、乏力、上腹痛或头痛。数天至1周后孕妇出现黄疸,且进行性加深,常无瘙痒。腹痛可局限于右上腹,也可呈弥散性。患者常有高血压、蛋白尿、水肿,少数人有一过性多尿和烦渴。但如不及时确诊、尽早治疗,病情继续进展,出现凝血功能障碍,患者可因并发多脏器功能衰竭、DIC,危及孕妇和(或)胎儿生命。妊娠期急性脂肪肝的发病机制尚未完全阐明,有研究表明,若胎儿有脂肪酸氧化缺陷和长链羟基脂酰辅酶A脱氢酶缺乏,导致胎儿脂肪酸氧化障碍,则母亲发生此病的风险明显增加,因为母亲不能氧化胎儿体内不断增加的长链脂肪酸,这些脂肪酸最终在母亲的肝脏内积聚,使功能受损,最终导致肝功能衰竭。也有学者认为可能与雌孕激素对肝脏合成和代谢功能的影响及病毒、药物、妊娠高血压等因素有关。

妊娠期急性脂肪肝的治疗原则是迅速分娩和最大限度的支持治疗,保证血容量和正常血糖及电解质平衡,纠正DIC。自然分娩对于合并凝血功能障碍孕妇,可最大限度地减少创面出血的风险,但分娩过程可能需要较长时间,加重病情。剖宫产能使分娩更快结束,但有可能引起大出血,可根据孕妇和胎儿状况严重程度,做个体化选择。妊娠期急性脂肪肝患者如果不能经阴道迅速分娩,则首选剖宫产,但要在血制品准备充分的条件下进行;其优点是时间短,可减少待产过程中的体力消耗,减轻肝脏、肾脏负担。其他综合性的抢救措施包括纠正凝血功能障碍、纠正低蛋白血症、纠正电解质、纠正低血糖、维持正常血容量,并预防感染及肝昏迷等并发症。

本例患者为初产妇,故选择剖宫产,但因凝血功能障碍、DIC造成产后出血多,伤口渗血,再次开腹行子宫切除,总出血量达5000 ml,输血2400 ml。该患者由于妊娠期急性脂肪肝,产前就存在肝功能损害、出凝血时间异常,产后出现大出血与肝功异常,制造凝血因子低下及合并DIC有关。因产后出血造成失血性休克,经补充血容量、纠酸、止血等治疗后纠正了休克,但仍有贫血,同时还合并肾功能损害,尿量少,尿素氮、肌酐、尿酸水平逐渐增高。此外,患者整个过程休克持续时间较长,低血压持续近10小时,这些均是产生ARDS的原因。在纠正DIC时,根据不同时期进行处理,此例一开始血不凝,又是DIC的消耗性低凝状态,故凝血酶原时间延长,血小板降低,纤维蛋白原明显减少,试管凝血时间延长。此时应用小剂量肝素,大量补充凝血物质如纤维蛋白原、新鲜血、血浆等。以后3P(+),已达纤溶亢进阶段,又配合抗纤溶药物止血环酸、六氨基己酸等治疗。

休克及ARDS对机体造成一系列复杂的病理生理及代谢改变,导致各器官、组织损害。在休克早期机体可动员防御系统,通过神经及体液的调节,努力恢复由于休克因素造成的内环境紊乱,修复受伤害的组织,但如该休克因素持续存在或由此而引起的恶性循环不能阻断时,机体失去代偿能力,使原本起调节保护作用的神经体液因素可发挥相反作用,使机体进一步缺血缺氧,导致细胞死亡。影响最明显的有肺、肾、胃肠道等。① 肺:血管活性物质、钙离子在血管平滑肌细胞内外异常分布→肺血管持续痉挛→肺循环阻力增加→通气血流比率异常,PaO_2降低→肺内静脉压增高→渗出致肺水肿(间质、肺泡)→PaO$_2$降低→蛋白渗出→肺泡壁沉淀→减少气体交换面积,内皮受损,释放 TXA2→肺血管收缩,血小板凝集→肺微血栓形成→局部 DIC 出血→增加Ⅱ型细胞损伤→表面活性物质减少→肺萎缩,肺顺应性降低→ARDS 及呼吸衰竭。② 肾:休克时 90% 血从皮质转移到髓质,致皮质坏死,导致肾功能衰竭,失血性休克时可发生肾皮质坏死。③ 胃肠道:胃肠黏膜缺血损害致应激性溃疡→肠内细菌、内毒素及代谢产物经门静脉入血,加重休克和 ARDS。④ 代谢改变:能量代谢增高,肝糖原分解、糖异生作用增强、葡萄糖氧化下降、胰岛素阻抗→高血糖;蛋白质分解增强。⑤ 组织再灌流损害:缺血、缺氧组织再获有氧灌注,可使缺血组织恢复正常,但也可使缺血损害加重,尤其见于长时间缺血后,再灌注引起的损害在细胞及亚细胞和分子水平,称再灌注损伤与缺血损伤不同。再灌注损伤与缺血时间长短和严重程度有关,是因缺血所致的细胞环境变化如能量储备降低、细胞膜通透性增强、酶功能紊乱、细胞器损伤、渗透压及 pH 改变等,使细胞不能耐受"正常"再灌注。

ARDS 是临床病死率极高的危重病,故需积极寻找有效的方法及药物进行治疗。ARDS 的治疗,传统上强调积极处理原发病,及时实施呼吸支持与营养支持,适当控制液体进出量,维持水、电解质与酸碱平衡等。ARDS 的病理生理与临床经过基本上不依赖于特定的病因,其共同基础是肺泡-毛细血管的急性损伤,病理实质上是肺间质水肿。这种肺损伤的机制尚不完全明了,但是已确认它是 SIRS 的一部分,涉及炎性细胞的迁移与聚集,以及炎性介质的释放。这些炎性细胞与炎性介质共同作用于肺泡毛细血管,引起后者通透性增高,造成肺间质水肿。因此,该患者入 ICU 后在保证有效的循环和灌注、维持机体水、电解质与酸碱平衡等内环境稳定同时,进行 CRRT＋血浆置换治疗,给予有效的机械通气支持以维护器官功能。

危重患者的营养支持是临床上日益关注的课题,也是临床营养支持的难点。如何有效地调节危重患者的代谢改变,对危重患者进行合理、有效的营养支持,改善机体蛋白质合成及免疫功能,减少并发症的发生,缩短 ICU 时间,降低病死率,促进患者尽快康复,这已成为提高危重患者救治成功率的关键。目前认为对危重患者的营养支持并非单纯地提供营养,更为重要的是使细胞获得所需的营养底物以进行正常或近似正常的代谢,维持机体细胞、组织及器官的结构和功能。近年来,随着临床营养学的发展以及对危重患者机体代谢过程认识的不断加深,提出了根据各器官、组织不同的代谢特征进行营养支持的观念,强调有条件的危重患者应首先选择肠内营养或肠外营养加肠内营养,并且尽早开始肠内营养,可以提高危重患者的救治成功率。但是,我们认为,对于存在失血性休克、血流动力学不稳定接受血管收缩药物治疗、疾病过程存在长时间低血压、机械辅助通气患者早期,或难以准确判断胃肠道功能恢复程度的危重患者,不宜过早开展肠内喂养。因为,对此类患者过早开始肠内喂养存在发生肠内营养相关性急性肠坏死并发症的可能性。根据近年来的文献报道,该并发症的发生率约为 0.1%～1.6% 不等,多见于腹部手术后、存在失血性休克或血流动力学不稳定接受血管收缩药物治疗、经空肠造瘘喂养的患者。其可能原因和机制有:① 休克造成肠道黏膜缺血损害,循环恢复后肠道黏膜组织发生缺血-再灌注损伤;② 血管活性药物特别是缩血管药物可降低肠道的血流灌注;③ 腹部手术后早期肠道功能尚未恢复,或存在炎性肠梗阻、肠腔扩张,肠道内细菌过度繁殖,肠壁扩张后导致肠黏膜血供障碍;④ 肠内营养时肠道血流量增加,加重了肠道对血供的需求而导致肠道缺血加剧。鉴于该患者妊娠急性脂肪肝、凝血功能障碍、产后失血性休克导致 ARDS,整个过程休克持续时间较长,入 ICU 时血流动力学不稳定,需要较大剂量血管活性药物维持,此阶段主要任务是积极器官维护及合理的体液治疗。因此,在入 ICU 第 1～3 天通过肠外途径补充液体、电解质及 150～200 g 葡萄糖。第 4 天开始给予肠外营养支持,能量目标量按照间接测热法测定的实际能量消耗的 80% 供给,蛋白质目标量为 1.2 g/(kg·d),从小剂量开始逐步达到目标量。经过一周左右的治疗,患者一般情况稳定并改善,胃肠道功能逐步恢复,无明显腹胀、肠鸣音恢复正常,将营养支持方式由肠外转为肠内营养。

六、相关营养背景知识

急性呼吸窘迫综合征(ARDS)是指肺内、外严重疾病导致以肺毛细血管弥漫性损伤、通透性增强为基础,以肺水肿、透明膜形成和肺不张为主要病理变化,以进行性呼吸窘迫和难治性低氧血症为特征的急性呼吸衰竭综合征。临床上,ARDS患者往往病情危重,表现为顽固性低氧血症和难治性呼吸衰竭,病程长、死亡率高。因此,早期合理的体液复苏以及积极的营养治疗是除呼吸管理以外治疗 ARDS 的关键。

(一) ARDS 患者体液治疗

ARDS液体治疗的目标是维持合适的血管内容量以确保足够的终末器官灌注及最小的血管外肺水及肺水肿。因此,ARDS及脓毒症患者的初始液体复苏应积极逆转休克,维持合适的血管容量、血流动力学稳定,尽量减少肺水肿以改善氧合状况。目前对于 ARDS 患者体液治疗多遵循早期目标导向治疗原则,在维持循环稳定,保证器官灌注的前提下,限制性液体管理对 ARDS 患者有利。另一方面,对于ARDS患者早期体液复苏时的液体选择一直存有争议。胶体渗透压是影响肺水肿严重程度的重要因素,血管内与组织间隙间的交替渗透压梯度下降,将会导致有效血容量向组织转移,组织水肿增加。因此,理论上胶体溶液应优于晶体溶液,但只有在毛细血管内皮屏障功能完整的情况下,胶体渗透压才能发挥其对于肺水肿形成的影响作用。因此,在有毛细血管内皮细胞损伤的情况下,提高胶体渗透压能否影响肺水肿的形成尚不明确。有研究发现,白蛋白联合利尿剂治疗伴有低蛋白血症的 ARDS 患者,不仅获得更多的液体负平衡,还可以显著改善氧合及维持更稳定的血流动力学状态。最近发表的重症患者体液治疗指南推荐在严重感染患者体液复苏后期建议使用白蛋白制剂。

近年来,持续肾脏替代疗法(CRRT)已广泛用于 ARDS 患者,早期应用 CRRT 处理过量的液体负荷会提高危重患者救治成功率。有多项研究显示:CRRT 治疗可以显著减轻 SRDS 患者的肺水肿,改善氧合状况。

(二) ARDS 患者营养支持

近年来,随着器官维护技术水平的进步,ARDS 患者的救治率也不断提高。但是,ARDS 患者通常病情危重,机体处于高分解代谢状态,由于长时间的机械通气,无法进食,可导致严重营养不良。而营养不良又使得机体通气驱动能力降低,肺顺应性下降,容易并发肺部感染,加重呼吸衰竭,影响撤机成功率。因此,对于 ARDS 患者进行理的营养支持,纠正营养不良,加快呼吸功能的恢复十分重要,营养支持已成为 ARDS 治疗的一个重要组成部分。

ARDS 患者的营养支持原则上与其他重症患者并无差别,近年来国内外完成了多项有关重症患者营养支持治疗的高质量临床研究,在众多热点问题上逐渐形成共识,颁布了相关指南,对该领域临床实践提供了非常有价值的指导和建议。目前认为,随着临床营养技术提高、新型制剂的不断问世、精确的营养底物供给及对导管感染等风险的管控和处理,肠外营养的并发症得到明显降低,临床取得的效果也获得重新认识。因此,营养供给途径并非决定重症患者临床结局的主要因素,重症患者营养支持治疗模式已从单一的肠外营养或肠内营养向肠内联合肠外营养转变。该模式既克服了单一应用肠内或肠外营养的不足,又保留了肠内和肠外营养各自的优点,使患者的营养支持治疗方式更加合理,进而提高临床营养支持治疗的效果。此处,仅仅着重讨论本例患者临床营养支持遇到的一些问题。

1. 营养支持对 ARDS 患者的作用 急性呼衰患者由于原发病及治疗的关系,机体处于严重应激状态,交感神经高度兴奋致使肾上腺髓质儿茶酚胺大量释放;下丘脑—脑垂体轴兴奋,促激素分泌增多导致分解激素分泌增加,合成激素相对不足,多种细胞因子释放(IL-1、IL-2、IL-6、IL-8、TNF-α),影响营养物质代谢。由于上述原因使机体处于高分解代谢状态,极易在短时间内出现营养不良。营养不良可使呼吸肌疲劳、通气驱动力下降、呼吸肌纤维体积缩小、呼吸肌力减弱、增加肺部感染、损害呼吸道上皮细胞再生、肺表面活性物质减少、细胞免疫功能下降，最终导致呼吸机依赖性增加，造成脱机困难。因此，ARDS 患者及时给予合理的营养支持，纠正机体代谢异常，有利于患者呼吸功能的恢复，缩短机械通气时间，缩短住院时间，降低病死率。

2. ARDS 患者肠外营养时营养底物选择　营养支持对 ARDS 患者的作用已为人们所熟知，但在营养支持时如何提供合理的营养物质及各种营养物质的合理配比却是给予急性呼吸衰竭患者营养支持时研究的热点问题。营养物质的结构成分能影响二氧化碳的生成和呼吸驱动力，因而 ARDS 患者的营养支持时需要考虑到营养物质的组成和对气体交换的影响。早年有学者建议 ARDS 患者肠外营养时应采用高热量、高脂肪和低碳水化合物的配比，其依据是过高的碳水化合物摄入会产生大量 CO_2，加重呼吸负荷。脂肪具有较低的呼吸商，能减少 CO_2 的产生，对 ARDS 患者有利，尤其是有高碳酸血症及通气受限的患者。因此建议此类患者肠外营养时提高脂肪所占的比例。但是，也有研究发现，输注脂肪乳剂对气体交换产生不利影响，特别是大剂量输注长链脂肪乳剂时，出现机体 PaO_2 下降、气道阻力增加、肺动脉高压等现象。这与长链脂肪乳剂含较多亚油酸，其代谢产物花生四烯酸及其所产生的前列腺素E2、前列环素、血栓素和白细胞三烯等介质有关。进一步的研究发现，中/长链脂肪乳剂由于降低了亚油酸含量，而且氧化较快、较彻底，因而对气体交换影响较小。近年来的一系列研究发现，营养底物的比例并非影响 ARDS 患者呼吸功能的主要原因，营养底物总的摄入量才是影响患者气体交换的关键因素，过高的热量摄入，不管是碳水化合物还是脂肪，氧化后均可产生大量的 CO_2，加重患者的呼吸负荷，导致 $PaCO_2$ 增高。即使是摄入过量蛋白质，也会加重低氧血症及高碳酸血症，从而会增加每分钟通气量及氧的消耗。另一方面，ARDS 患者营养物质的需要量还应根据患者不同阶段的需求不同决定，机体的代谢水平及营养状况决定了机体对外源性营养底物的氧化反应及 CO_2 的产量。例如营养不良患者摄入碳水化合物后，CO_2 的产量与氧耗量不成比例，呼吸熵＞1，提示碳水化合物过度利用。在此过程中，每消耗 1 分子的氧气可产生 8 分子的 CO_2，为排除体内产生过多的 CO_2，营养不良患者出现潮气量和呼吸频率增加。同样，患者的代谢状况与机体营养物质氧化程度密切相关，高代谢患者的氧耗量和 CO_2 产量呈比例增加，保持呼吸熵＜1。此时高代谢患者的呼吸反应增强皆与潮气量（Vt）增加有关。此外，快速或大量输注葡萄糖可明显增加 CO_2 的产量，而此时出现的葡萄糖氧化供能和 ATP 轻度增加释放的能量只能满足脂肪合成和排除 CO_2 所需呼吸功的需要。事实上，肠外营养时不同的营养底物发挥的作用有所不同，合理的配比才能发挥最理想的效果。作为非蛋白热量来源的碳水化合物和脂肪，是营养支持中机体主要供能物质，具有明显节氮作用，其中碳水化合物的节氮效应要优于脂肪，因而营养支持中碳水化合物的摄入量通常要占每日总能量的 50%，给予过多的碳水化合物，过量的碳水化合物可在体内转化成脂肪。脂肪的能量密度高，是理想的能源物质，通常占每日总能量的 30%～35%，同时，脂肪摄入能提供机体所需的必需脂肪酸。尽管目前尚缺乏循证医学证据证明脂肪含量增高可改善呼吸功能衰竭患者的预后，但对于 ARDS 患者而言，由于碳水化合物的呼吸商高于脂肪，从降低通气负担考虑，可以适当加大脂肪乳剂供应量比例，从而降低由于输注大量碳水化合物所致的加重呼吸负荷的不良反应。

3. 机械支持通气的患者如何建立合适肠内营养途径　严重创伤、感染等应激状况下，机体的胃肠道功能明显受损，肠黏膜细胞缺血、缺氧导致细胞受损、坏死，肠道淋巴回流受到影响。如果长期禁食、肠道内长时间缺乏营养物质，导致肠黏膜完整性和屏障功能损害，这些改变将进一步导致肠道细菌及内毒素移位，这与危重患者获得性感染及 MOFS 的发生密切相关。因此，目前的共识是危重患者只要条件允许尽可能通过胃肠道进行营养支持，可有效地维持肠道黏膜屏障的完整性和肠道免疫功能，降低肠源性感染的发生率，已成为临床上提高危重患者救治成功率的关键之一。但是，机械支持通气的患者如何实施有效的肠内营养支持却是对临床医生的一大挑战,因为机械支持通气的危重患者不仅建立肠内营养途径较为困难,而且容易引起多种并发症。研究发现,机械支持通气患者胃肠道动力下降或胃瘫的发生率高达39%～50%。由于胃肠动力差,患者容易出现胃潴留及胃肠道反流的危险,患者往往难以耐受肠内营养,同时也存在较高的吸入性肺炎的危险。此外,有研究发现机械支持通气的危重患者应激性胃肠道黏膜损害的发生率高达75%,其中5%～25%患者可发生消化道出血,这些病变均阻碍肠内营养在此类患者中的应用。

建立合适的肠内营养途径是肠内营养支持首先要解决的问题,但机械支持通气患者建立肠内营养途径要较普通患者困难。首先是由于气管插管存在,给肠内营养途径的建立造成困难。其次是由于病情危重,患者无法因建立肠内营养途径的需要转出ICU到其他部门中实施。此外,危重患者到底需要多长时间的营养支持往往难以判断,这无意中给肠内营养途径的选择增添了困难。机械支持通气患者常用的肠内营养途径有鼻胃、鼻肠管,采用经皮内镜下胃造瘘(PEG),经皮内镜下空肠造瘘(PEJ),或者通过小肠镜直接到达Treitz韧带以远的空肠穿刺点直接做空肠造瘘(DPEJ)。机械支持通气患者具体各种肠内营养途径的选择适应证以及建立的方法与其他患者并无差别,但机械支持通气患者建立上述这些肠内营养途径却要比非机械支持通气患者困难得多。本例患者曾试图在内镜辅助下放置鼻肠管,但终因气管插管而未能完成操作,只好通过盲插放置鼻胃管进行肠内喂养。

4. 机械支持通气患者如何预防肠内营养反流误吸和肺炎的发生　本例患者在实施肠内营养第5天,患者出现烦躁、呼吸机抵抗、气道阻力增加,血氧分压和氧饱和度下降,气管内吸出较多量的液体,内含肠内营养液,诊断为吸入性肺炎。机械通气相关性肺炎是指气管插管>48小时以上所致的肺炎,是机械通气的危重患者高死亡率的一个重要原因之一。目前认为,机械通气相关性肺炎主要原因有:① 气管内插管;② 气管内吸引;③ 患者体位;④ 鼻胃管的放置;⑤ 肠内喂养;⑥ 腹腔高压;⑦ 气囊压力不足。其中主要因素是机械正压通气,腹腔高压,而与肠内营养支持有关的主要因素是鼻胃管的放置和肠内喂养。此外,胃肠道的耐受性也是影响反流的重要因素,ARDS患者常处于缺氧状态,氧供不足或血流动力学不稳定可加重肠黏膜缺血,容易导致胃肠道不耐受,引起恶心、呕吐,容易引起反流。

由于咽喉部长期受到气管导管气囊和鼻饲管的压迫,使咽喉部肌肉萎缩、敏感性下降,气道自身的防御能力减低。鼻胃管的放置是机械支持通气患者吸入性肺炎发生的一个重要危险因素,这可能是鼻胃管的留置干扰了食管下段括约肌正常的功能,增加了反流的机会。胃管直径的粗细直接影响贲门括约肌的关闭,胃管直径越粗,对食管下端括约肌的扩张开放作用越大,食管反流及误吸的概率越高。加之长期机械通气可引起腹压增高,发生胃内容物反流的机会增加。目前有学者建议放置一种在食道下段带有低压球囊的鼻胃管,该球囊可压迫气管内插管,可有效地防止食管反流及误吸的发生。另一方面,如果采用PEG方法代替留置鼻胃管,则可明显减少食管反流及误吸的机会。有研究认为,这可能是由于PEG方法不会影响食管下段括约肌正常的功能,从而减少了食管反流的可能性。

吸入性肺炎是肠内营养一个严重的并发症,在机械支持通气的危重患者中更应引起注意。理论上,通过鼻饲进行肠内营养支持患者,其发生吸入性肺炎可能性比经胃造瘘或空肠造瘘进行肠内营养支持要大得多,但许多临床的结论并不一致。临床研究发现,经胃途径与经幽门后途径肠内营养,对机械支持通气的危重患者的ICU时间和死亡率均无明显影响。尽管如此,但我们认为,防止胃内容物潴留及反流是预防吸入性肺炎的基础,具体措施有:① 对易引起吸入性肺炎的高危患者应采用幽门后途径进行喂养;② 输注营养液时始终使床头抬高30°～45°;③ 输注肠内营养液时应注意输注速度,肠内营养液量、浓度及输注速度应逐步递增,使肠道逐步适应;④ 及时检查和调整营养管头端的位置,防止喂养管卷曲或滑出至食管内;⑤ 经常检查胃潴留情况,如果残留量≥200 ml应暂时停止肠内营养输注,观察2小时后再回抽,如果潴留量在100～200 ml时,可维持原来的泵入速度与量;⑥ 经常监测气管内分泌物是否含有肠内营养成分;⑦ 机械通气过程中气囊起到了封闭气道和预防反流性肺炎发生的重要作用。当气囊压力不足时若胃内有反流物可进入气道内引起误吸或气囊上分泌物下移发生小量误吸导致反流性肺炎发生。另一方面,气囊压力过大时可致局部缺血、坏死甚至气管食管瘘的发生。因此,机械通气患者应用气囊压力表每 6 小时监测 1 次气囊压力,理想压力维持在 $25\sim30$ cm H_2O。

　　一旦发现患者有吸入胃内容物征象时应立即采取以下措施:① 立即停止肠内营养液的输注并吸尽胃内容物;② 立即行气管内吸引,尽可能吸出误吸的液体;改用肠外营养支持,输入一定量的白蛋白以减轻肺水肿;③ 改变机械通气模式,改善患者的呼吸状况;④ 应用抗生素防治肺部感染,必要时可以适量应用糖皮质以改善肺氧合状况。

　　5. 对于脱机失败的机械通气患者如何通过营养支持提高其脱机成功率　部分机械通气患者存在脱机失败的风险,其原因一般分为原发病因未解除,呼吸肌疲劳,循环功能不稳定,心理障碍等。以往认为脱机失败与呼吸机有较大关系,但大量实践证明,撤机成功与否主要取决于患者的临床情况,而非呼吸机本身。营养因素是影响呼吸肌功能的主要代谢因素,机械通气患者往往处于高代谢状态,当患者处于营养不良时,机体靠分解蛋白来提供能量,这样就会导致呼吸肌肌力和功能的下降,当呼吸肌做功的能力减退时,就会容易出现呼吸肌无力,这时就会增加患者对呼吸机的依赖性。同时,当患者营养不良时,机体抵抗力也会降低,很容易发生感染,加重肺功能损害。因此,积极补充营养以改善呼吸肌的力量,提高肺顺应性,对于成功脱机十分重要。血清白蛋白浓度是反映机体代谢和营养状况的临床参数,有研究发现,血清白蛋白浓度是影响撤机失败率的主要因素之一,这也反映了营养支持对于是否能成功脱机的作用。有临床研究发现,ARDS 患者后期可考虑通过增加肠外营养和肠内营养摄入的热量和蛋白质,提高营养支持的效果,进一步改善患者的营养状况,促进呼吸肌力量的恢复,从而增加脱机的机会。也有报道在常规营养支持同时配合使用重组人生长激素可提高患者的脱机概率。经过重组人生长激素的治疗,患者在营养状况改善的同时,蛋白质合成增加,呼吸肌力度可以得到加强,可以提高脱机成功率。另有研究发现,通过调整摄入的营养底物的配比,特别是降低碳水化合物的摄入,减少 CO_2 产生量,可增加成功脱机的概率。有学者建议 ADRS 患者三大营养素供给比例为碳水化合物 50%,蛋白质 15%~20%,脂肪 30%~40%,同时需要注意微量元素的补充及维持水电解质平衡,可改善机械通气患者呼吸肌的营养状况,减少相关并发症的发生,使患者自主呼吸有力,提高脱机成功率。但是,迄今为止尚无循证医学证据显示,不同的营养底物比例会影响患者的呼吸功能,从而对能否成功脱机产生影响。

七、主编点评

　　本例患者因妊娠期急性脂肪肝出现肝、肾损害,凝血系统异常,剖宫产后大出血发生 DIC,导致 ARDS 及多器官功能衰竭,病情危重。妊娠期急性脂肪肝疾病主要特点是肝细胞在短时间内大量快速脂肪变性,出现肝功能衰竭、凝血功能障碍,往往伴有肾功能损害甚至多器官功能衰竭。由于缺乏特异性临床症状,此类患者难以及时发现,往往得不到及时治疗,随着病情进展,患者出现凝血功能障碍,DIC以及并发多脏器功能衰竭。本例患者产前检查未发现异常,仅仅是近 2 周出现纳差,厌油腻食物,进食量下降等表现,未能引起患者的重视。入院后相关检查结果提示肝、肾功能损害,凝血功能障碍才考虑妊娠期急性脂肪肝可能。该病一旦确诊其治疗原则是迅速分娩。考虑到该患者为初产妇,经阴道分娩时间较长,风险较大,故选择剖宫产,但因凝血功能障碍、造成术后出血不得不再次手术行子宫切除,最终因出血量大、大量输血,发生 DIC,导致 ARDS 及多器官功能衰竭。回顾该患者的诊治过程,我们不难看出当时诊治医生对于妊娠期急性脂肪肝的严重程度认识不足,缺乏正确的判断,术前没有做好充分的准备。对于已经存在凝血功能障碍孕妇保证血容量和正常血糖及电解质平衡,纠正 DIC。自然分娩对于合并凝血功能障碍的妊娠期急性脂肪肝孕妇,无论选择阴道分娩或剖宫产,都要在充分准备的情况下进行,产前要尽可能纠正凝血功能障碍,补充相应的凝血因子,准备好足够的血制品。术中要做到确切的止血,术后密切观察患者的血红蛋白、出凝血状况,及时补充相关凝血因子、纠正凝血功能障碍、纠正低蛋白血症、纠正电解质、纠正低血糖、维持正常血容量,防止 DIC 的发生,这是本病例值得借鉴的地方。

近年来一些新型通气技术用于 ARDS 患者,能够通过改善进行性缺氧性呼吸衰竭患者氧合来降低病死率,包括高频震荡通气(HFOV)、气道压力释放通气(APRV)、体外膜肺氧合(ECMO)和应用全氟化碳进行部分液体通气(PLV)。无论在急性呼吸衰竭时选择哪种机械通气模式,均应遵循肺保护性通气策略。尽管目前器官维持技术得到迅速发展,但 ARDS 患者常由于病情重,多合并多器官功能衰竭,需要机械通气时间长,加上患者无法进食,因而在短时间内可出现较严重的营养不良或 ICU 获得性肌减少症,而营养不良又使得机体通气驱动能力降低,肺顺应性下降,容易并发肺部感染,加重呼吸衰竭,影响撤机成功率。因此,营养支持是 ARDS 患者救治中必不可少的措施之一。

ARDS 患者的营养支持原则上与其他重症患者并无差别,近年来国内外完成了多项有关重症患者营养支持治疗的高质量临床研究,在众多热点问题上逐渐形成共识,颁布了相关指南,对该领域临床实践提供了非常有价值的指导和建议。目前认为,随着临床营养技术提高、新型制剂的不断问世、精确的营养底物供给及对导管感染等风险的管控和处理,肠外营养的并发症得到明显降低,临床取得的效果也获得重新认识。因此,营养供给途径并非决定重症患者临床结局的主要因素,重症患者营养支持治疗模式已从单一的肠外营养或肠内营养向肠内联合肠外营养转变。该模式既克服了单一应用肠内或肠外营养的不足,又保留了肠内和肠外营养各自的优点,使患者的营养支持治疗方式更加合理,进而提高临床营养支持治疗的效果。

(吴国豪)

参考文献

［1］ Liu J, Ghazian TT, Wolf JL, et al. Acute fatty liver disease of pregnancy: updates in pathogenesis, diagnosis, and management[J]. Am J Gastroenterol, 2017, 112: 838 - 846.

［2］ 严重急性低氧性呼吸衰竭急诊治疗专家共识组. 严重急性低氧性呼吸衰竭急诊治疗专家共识[J]. 中华急诊医学杂志, 2018, 27: 844 - 849.

［3］ Fan E, Del Sorbo L, Goligher EC, et al. An official American Thoracic Society/European Society of Intensive Care Medicine/Society of Critical Care Medicine clinical practice guideline: mechanical ventilation in adult patients with acute respiratory distress syndrome[J]. Am J Respir Crit Care Med, 2017, 195: 1253 - 1263.

［4］ Cannon JW, Gutsche JT, Bmdie D. Optimal strategies for severe acute respiratory distress syndrome[J]. Crit Care Clin, 2017, 33: 259 - 275.

［5］ Singer P, Blaser AR, Berger MM, et al. ESPEN guideline on clinical nutrition in the intensive care unit[J]. Clin Nutr, 2019, 38(1): 48 - 79.

［6］ Woo HY, Oh SY, Lee H, et al. Evaluation of the association between decreased skeletal muscle mass and extubation failure after long-term mechanical ventilation[J]. Clinical Nutrition, 2019/doi. org/10.1016/j.clnu.

［7］ Koekkoek WAC, van Setten CH, Olthof LE, et al. Timing of PROTein INtake and clinical outcomes of adult critically ill patients on prolonged mechanical VENTilation: The PROTINVENT retrospective study[J]. Clinical Nutrition, 2019, 38: 883 - 890.

病例 4

慢性支气管炎，COPD 急性加重期，呼吸衰竭

一、病史简介

患者，男性，75 岁，因"反复咳嗽、咳痰 15 余年，加重 1 周"入院。患者 15 余年前无明显诱因下出现咳嗽、咳痰，常在冬、春季发病，当地医院诊断为"慢性支气管炎、肺气肿"，每次经过"解痉、舒张支气管、补液、抗感染治疗"后缓解。1 周前无明显诱因下再次出现反复咳嗽，咳少量白黏痰，晨起明显，同时有鼻塞、头痛、咽痛、全身乏力等症状，自服百服宁、康泰克等药物症状无缓解，并逐渐加重，出现发热，体温最高达 38.2℃，活动后气短，呼气困难，到本院急诊就诊，以慢性支气管炎、慢性阻塞性肺部疾病收入院。患者既往有长期吸烟史，否认结核接触史。近 3 个月体重下降约 6 kg。

既往高血压病史 10 年，每日早晨口服氨氯地平(络活喜)1 粒(5 mg/粒)，平时血压波动在(130～140)/(90～100)mmHg 范围内，否认心脏病等其他慢性病史，否认传染病史，否认手术外伤史及输血史。

二、入院检查

体温 37.8℃，脉搏 78 次/分，呼吸 16 次/分，血压 135/90 mmHg，体重 57 kg，身高 178 cm。神志清楚，精神尚可，呼吸稍急促，营养中等，查体合作。全身皮肤无黄染，无肝掌、蜘蛛痣。全身浅表淋巴结无肿大，巩膜无黄染、瞳孔等大等圆、对光反射灵敏，桶状胸，双肺叩诊过清音，双肺可闻及干湿性啰音，心前区无隆起，心浊音界不大，心率 78 次/分，律规整，无杂音。腹部平坦，未见肠型及蠕动波，腹平软，无压痛及反跳痛，震水音(—)，未及腹部肿块，肝脾触诊不能配合，Murphy 征(—)，叩诊鼓音，无移动性浊音，肠鸣音不亢进，直肠指检未及异常，双下肢轻度水肿，双侧足背动脉搏动可。四肢脊柱无畸形，活动自如，神经系统检查无异常体征。

红细胞 $3.72 \times 10^{12}/L$，血红蛋白 135 g/L，白细胞 $8.97 \times 10^9/L$，血小板 $210 \times 10^9/L$。总胆红素 11.1 μmol/L；直接胆红素 3.9 μmol/L；总蛋白 59 g/L；白蛋白 28 g/L；前白蛋白 0.10 g/L；谷丙转氨酶 22 U/L；谷草转氨酶 28 U/L；尿素 4.3 mmol/L；肌酐 68 μmol/L；尿酸 272 μmol/L；葡萄糖 6.5 mmol/L；总胆固醇 4.48 mmol/L；甘油三酯 1.75 mmol/L；钠 141 mmol/L；钾 4.2 mmol/L；氯 99 mmol/L；钙 2.16 mmol/L；无机磷 1.12 mmol/L；镁 0.75 mmol/L。

X 线胸片：双侧胸腔积液，两肺渗出，左肺呈大片高密度影，两侧胸膜钙化(图 17-4-1)。心电图：窦性心动

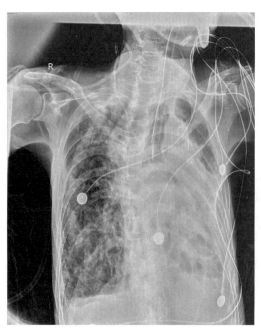

图 17-4-1　X 线胸片

过速,异常 Q 波,电轴右偏,ST－T 改变。

三、入院诊断

慢性支气管炎,COPD 急性加重期。

四、治疗经过

患者入院后即转入呼吸内科监护室,血气分析：pH 7.24；PCO_2 74.2 mmHg,PO_2 66.6 mmHg,动脉血氧饱和度 91.0%,考虑存在 Ⅱ 型呼吸衰竭。行支气管镜检查：见主气管白黏痰黏附,进一步置入双侧主气管,气管壁欠光滑,黏膜轻度水肿。进右侧主支气管及二级细支气管,见中量白黏痰；左主支气管及二级细支气管可及中量白色黏痰,见部分气道阻塞,予吸尽,远端细支气管未能探及,余未见明显异常。给予气管插管接呼吸机辅助通气(容量控制＋SIMV 模式,压力支持 14 cmH_2O,PEEP 5 cmH_2O,氧浓度 40%)。给予感染、化痰、放置鼻胃管进行肠内营养支持。胸部 CT：左肺实变、大疱及肺不张,伴陈旧并肺萎陷可能；右肺炎症、部分支气管扩张；双侧胸腔少量积液(图 17－4－2)。

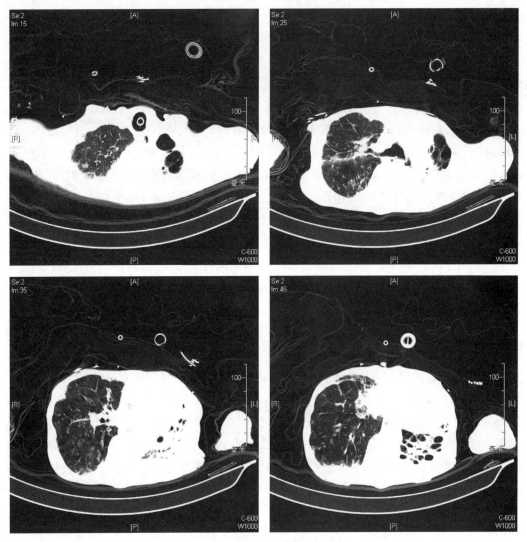

图 17－4－2　胸部 CT

入院第 2 天,机械通气中,患者一般情况平稳,行支气管镜吸痰。痰培养结果:鲍曼不动杆菌,根据药敏结果调整抗生素为多黏菌素 q12 h 静滴,多黏菌素、阿米卡星雾化抗感染治疗。维持水电解质平衡,补充白蛋白、加强营养支持。通过鼻胃管给予整蛋白肠内营养制剂 500 ml,通过输注泵按照 50 ml/h 速度均匀输注,患者胃肠道耐受性可。患者神志清楚,痰较多,吸痰能吸出大量黄白色黏痰,晨体温 38.9℃。pH 7.44;动脉血二氧化碳分压 68.0 mmHg;动脉血氧分压 67.0 mmHg;实际碳酸氢盐 46.2 mmol/L;二氧化碳总量 48.3 mmol/L;标准碱剩余(细胞外液)22.0;标准碳酸氢盐 39.3 mmol/L;标准碱剩余(全血)18.5;动脉血氧饱和度 94.0%;高敏感 C 反应蛋白 74.5 mg/L;痰培养:铜绿假单胞菌,根据药敏,调整抗感染方案为美罗培南 1 g q8 h+左氧氟沙星 0.5 g qd。输血,输注白蛋白。增加肠内营养剂量到 1 000 ml 输注速度增至 80 ml/h。经过数日的抗感染治疗后体温趋于平稳,吸痰能吸出中量黄色稀痰,建议行气管切开,但家属拒绝气管,继续机械通气,调节呼吸机相关参数。入院第 10 天,肠内营养达到目标量已经数日,患者耐受性良好,患者生命体征平稳,氧合指数进一步改善,浅快呼吸,考虑有拔管指征,但患者痰量大,拔管后自主咳痰能力差,若病情加重,仍有再次插管可能,充分告知患者家属病情,家属同意拔除气管插管,拔除气管导管。拔管后予高流量吸氧 50 L/min,心电监护示患者生命体征平稳,SPO₂>95%。患者精神尚可,仍间断有咳嗽、咳痰,痰色黄,但量较前有所减少,体温正常,未感胸闷、心慌、气促。查体:两肺呼吸音稍粗,左肺可闻及散在湿性啰音,余肺未闻及干湿性啰音。炎症指标相对稳定,加强营养支持治疗,适当经口进食少许流质。肠内营养方案调整为:康全力 1 500 ml+能全力 500 ml 鼻饲。入院第 14 天凌晨患者突发神志不清,呼之不应,血压 113/70 mmHg,球结膜水肿,瞳孔 3 mm,对光反射灵敏。两肺可闻及大量痰鸣音,右肺可闻及低调干啰音。心率 89 次/分。SPO₂下降至 19%,考虑痰堵窒息。立即予喉镜引导下经口气管插管,过程中见咽喉部大量黄色黏痰,予吸除,并接呼吸机辅助通气治疗,模式 P-SIMV[氧浓度 100%,24/4 cmHg,呼吸频率 22 次/分;实测潮气量 247 ml(左肺大部分毁损),气道峰压 26 cmH₂O],监测 SPO₂逐渐上升至 92%,监测血压 80/46 mmHg,予多巴胺 160 mg+葡萄糖氯化钠注射液 500 ml 微量泵缓慢滴入,血压逐渐升至 119/66 mmHg,约 20 分钟后,患者神志逐渐转清。床边气管镜吸痰,吸除大量黄色黏痰约 30 ml,抢救成功。患者反复痰中培养出鲍曼不动杆菌,对替加环素和多黏菌素敏感,且患者支气管扩张需考虑铜绿假单胞菌感染,予替加环素 50 mg q12 h(首剂加倍)和头孢哌酮-舒巴坦 3 g q12 h。患者经气管插管接呼吸机辅助通气,抗感染及其他相关治疗后,情况逐渐趋于稳定,气管插管时间已 2 周,与家属沟通后行气管切开。治疗数日后患者一般情况改善,体温正常,全量肠内营养支持,予试行脱机,抗生素降阶梯,此后数日患者咳痰较前减少,痰色转白,停用抗生素,继续加强营养,加强化痰,继续对症治疗。复查胸部 CT 示两肺纹理紊乱,两肺炎症较前明显吸收。间断脱机训练后一般情况可,完全脱机,换取金属气管套管后,出院回家康复治疗。

五、讨论分析

本例患者是 COPD 急性加重期患者,由于气道内大量黏痰无法排出引起呼吸衰竭。慢阻肺急性加重的原因有很多,大多数是由于病毒和(或)细菌感染所诱发。上呼吸道病毒感染是始动因素,继发气道内的细菌感染,由此促使急性加重发生。少数急性加重由非感染因素诱发,主要有空气污染如细颗粒物的短期暴露、接触变应原、应激、治疗依从性差等。临床上,COPD 急性加重又可分为突发型和渐进型,约半数以上患者为突发型急性加重,即出现前驱症状的当天即发生急性加重,另一部分患者为渐进型急性加重,即前驱症状出现平均 4 天后发生急性加重。突发型较渐进型急性加重期症状更加明显,但恢复期短,且发现具有病毒或细菌感染表现的更容易突发型急性加重。慢阻肺急性加重的共同发病机制为在各种诱因刺激下,呼吸道炎症反应加重、黏液分泌量增加、肺潴留加重,导致呼吸道症状加重。COPD 急性加重的主要症状为呼吸困难、痰量增加和咳脓性痰,次要症状包括在过去 5 天内有上呼吸道感染、胸闷、流涕、无原因的发热、喘息加重、呼吸次数和心率比平时增加 20%。COPD 急性加重的诊断标准仍主要依赖临床表现,并根据出现主要症状的多寡将急性加重分为 3 型,由此指导抗生素治疗。慢阻肺严重程度的分级与治疗相关。根据治疗措施的不同,将慢阻肺急性加重分为轻度、中度和重度:单纯用短效支气管扩张剂治疗为轻度;短效支气管扩张剂基础上联合抗生素和(或)糖皮质激素为中度;需要住院或急诊治疗为重度,对于住院治疗的重度急性加重患者,又根据呼吸频率、意识状况、辅助呼吸肌的使用、纠正低氧血症所需的面罩给氧浓度、高碳酸血症的有无分为"无呼吸衰竭"、"急性呼吸衰竭,不危及生命"、"急性呼吸衰竭—危及生命"3 型。目前,有关 COPD 急性加重的定义尚无统一的认识,大多数学者认为,当慢阻肺演变至症状不稳定、有加重趋势时,定义为"不稳定性慢阻肺",此期呼吸困难加重,但氧饱和度、呼吸频率、心率、CRP 均处于正常范围;该期需要调整药物,否则将进展为"慢阻肺急性加重",不仅呼吸道症状恶化,还伴有氧饱和度的下降及 CRP、白细胞计数的升高,若此时继发高碳酸血症,则称为急性呼吸衰竭。由此可见,本例患者的临床表现属突发型急性加重,属于急性呼吸衰竭—危及生命的 3 型,因在外院治疗数日后病情加重、出现呼吸衰竭转入本院。

COPD 急性加重出现急性低氧性呼吸衰竭时其治疗与急性呼衰相同,其治疗除了祛除病因外,需要根据病情严重程度选择不同的氧疗方式。对于经鼻导管、普通面罩、储氧面罩、高流量氧疗系统,以及无创机械通气等治疗方式等仍然不能纠正缺氧或者由于某些原因不适宜上述氧疗方式的严重急性低氧性呼吸衰竭患者,常常需要建立人工气道进行呼吸支持。临床上,对于机械通气的患者关注和预防呼吸机相关性肺损伤,可采用小潮气量通气、控制平台压力、最佳呼气末正压,及降低吸气驱动压等肺保护性通气策略以改善氧合,根据病情进行液体管理和应用血管活性药物,必要时采取俯卧位通气、体外膜肺氧合等改善顽固性缺氧。

COPD 急性加重期出现呼吸衰竭患者,除了采取积极、有效的机械通气策略以改善氧合、维护肺功能之外,还应关注患者的营养状况。COPD 呼吸衰竭患者常因长期慢性消耗、严重感染、发热等应激,机体处于高分解代谢的状态,再加上长时间机械通气和无法进食,内源性营养消耗量增加,极易导致营养不良。而营养不良不仅造成患者肺部功能和呼吸系统严重受损,导致患者通气功能发生障碍,还因为机体免疫力下降容易出现肺部感染,加重呼吸衰竭。因此,营养支持是呼吸衰竭患者救治中重要的治疗措施。目前临床营养支持途径主要有肠外营养、肠内营养和联合营养。由于单纯肠外营养失去了食物对胃肠道的刺激作用,可引起肠黏膜萎缩、IgA 分泌下降、肠通透性升高等,最终导致肠黏膜屏障受损,增加肠道的通透性,导致肠道内毒素及细菌移位,从而增加肠源性感染的发生风险,严重者可引发全身炎症反应综合征(SIRS)、脓毒症、多器官功能障碍综合征(MODS)等,从而不利于患者的整体恢复。因此,各国指南均建议在有条件的情况下优先考虑肠内营养。但是在临床实践过程中,肠内营养的应用时机和效果还受到患者基础疾病、营养状况、胃肠道功能等综合影响。对于机械通气的呼吸衰竭患者,我们的临床经验是在充分复苏、血流动力学稳定、严重代谢紊乱得到纠正的前提下及早开始肠内营养支持,大多数情况下这些患者入院能够在发病的 48 小时内启动肠内营养,能够耐受早期肠内营养支持的患者,通常能够更早撤机。但在临床实践中,机械通气患者肠内营养支持时要仔细监测机械呼吸对患者腹内压的影响,要定期测定气管导管气囊的压力,要保持患者正确的体位,定期评估患者胃肠道的耐受性,防止反流性肺炎的发生。在准备撤机前,除了判断患者呼吸及氧合功能情况外,还要评估患者的营养状况、呼吸肌的功能恢复情况而决定撤机时机,以避免盲目过早撤机而影响治疗效果。

六、相关营养背景知识

(一) 慢性阻塞性肺疾病肌减少症及发生机制

慢性阻塞性肺疾病是一种常见的遍及世界范围的呼吸系统疾病,发病率、病死率高,健康损害大,社会经济负担重,预计至 2020 年将位居全球死因第三位,因而已成为各国一项迫切需要解决的问题。COPD 是一种具有气流阻塞特征的慢性支气管炎和(或)肺气肿,可进一步发展为肺心病和呼吸衰竭的常见慢性疾病,急性发作时病情恶化会明显增加死亡风险。营养不良、骨骼肌减少以及骨质疏松症是 COPD 常见的肺外退行性变表现,有研究发现,COPD 患者肌减少症发生率高达 15%～40%,不同的疾病阶段其发生率不同,随着病程的进展营养不良及肌减少症发生率增加。COPD 患者少肌症不仅因为肌肉萎缩致使骨骼肌功能障碍,机体运动能力降低,而且会增加气流阻塞和 COPD 患者的死亡率。COPD 患者的肌少症表现为躯干和四肢的非脂质群(FFM)含量降低,这在肺气肿患者中尤为明显。此外,肌肉萎缩表现为肌肉体积的减小和肌肉纤维萎缩,肌纤维成分从 I 型转变到 II 型,使得肌肉氧化能力和肌肉的耐力下降,这不仅会导致运动能力下降,而且也影响 COPD 患者的肌肉质量,这是因为 I 型和 II 型纤维对合成代谢和分解代谢信号的反应程度并不相同。骨骼肌消耗导致蛋白质合成减少和蛋白质分解增加,进而损伤机体组织和器官的功能,增加了患者的死亡率,增加了并发症发生率,造成严重不良预后。现有的研究发现,COPD 患者普遍存在肌减少症现象,又被称为"肺性恶病质",尤其是急性加重期的发生率更高,骨骼肌含量的减少是 COPD 临床预后的一个十分重要的独立危险因素,与患者的死亡率密切相关。

1. COPD 患者骨骼肌减少的证据　骨骼肌在人体活动中起着举足轻重的作用,是人体进行各种身体活动的动力基础,人体具有一定的骨骼肌质量和力量才能进行基本的活动,骨骼肌也会分泌一些细胞因子作用于机体产生相应的作用。正常的蛋白质代谢和氮平衡是维持机体正常运转的重要因素,COPD 患者由于持续的气道阻塞、长时间高分解代谢,反复的呼吸道感染等情况,机体在受到外界环境及自身原因的损伤时,内环境因此产生变化,继而蛋白质代谢和氨基酸代谢开始紊乱,导致蛋白质代谢紊乱、骨骼肌消耗,从而导致机体组织和器官功能受损,进而产生一系列严重的不良预后。严重的骨骼肌消耗不仅影响患者的活动能力,还会影响患者的心理能力和生活质量,最终影响患者的临床预后。

临床上有许多方法可以用来评估骨骼肌质量、骨骼肌力、机体活动能力,用于少肌症的诊断。骨骼肌肌力测定方法有握力、等距伸膝力量、呼气峰流速(PEF)等。握力是评估肌肉力量的良好方法,简单易行、可重复性好,并且与下肢骨骼肌力量有较好的相关性。呼气峰流速(PEF)主要测定呼吸机力量,是 COPD 患者最有价值得指标。短时机体活动能力(short physical performance battery,SPPB)、步行速度、定时起立一行走试验和楼梯攀爬力量试验可用于评估机体功能。SPPB 评估包含平衡、步态、力量及耐力,是评估机体活动能力的标准方法。骨骼肌含量是评价少肌症最直接、最有价值得指标,临床上用于测量骨骼肌质量的方法主要包括人体测量、生物电阻抗分析(BIA)、双能 X 线吸收法(DEXA)、超声检测法、CT 及 MRI 等。MRI 及 CT 是目前评估肌肉质量最准确的方法,但费用较高,应用受限。DEXA 能准确测量骨骼肌肌量、脂肪组织量及骨骼等多种机体组成成分的数据,临床应用范围广,结果准确。BIA 通过分析脂肪及瘦组织容积,能用于卧床患者,具有廉价、简单易行、可重复行好等优点,可作为 DEXA 的替代选择。临床研究发现,COPD 患者非脂质群含量明显低于正常,低非脂质群的营养不良 COPD 的体力程度及生存率低。欧洲呼吸病学会推荐应用 DEXA 测定 COPD 患者的机体组成,因为其不仅能准确测定机体的非脂质含量和骨骼肌含量,而且同时可以测定矿物质密度,还可以筛查骨质疏松症。此外,DEXA 在肥胖 COPD 患者中的准确性也较好。有研究发现,约 87%COPD 患者骨骼肌含量低于同年龄、同性别的正常值,低骨骼肌含量患者不仅肌力下降,而且耐力也差。部分 COPD 患者是肥胖患者,其 BMI 高于正常,但通过组成测定可以发现其非脂质群含量却低于正常,非称为肥胖型肌减少症。临床研究发现,肥胖型肌减少症的 COPD 患者预后差,可能是除少肌症影响 COPD 患者通气功能之外,肥胖患者通常合并心血管和代谢性疾病,也会营养患者的临床结局。McDonald 等认为,测定胸肌面积对 COPD 患者更具有临床价值,能更好预测患者的临床预后,因为胸肌面积越低,呼气气流阻塞越严重,生活质量降低,活动能力差。Diaz 等认为胸部 CT 是 COPD 患者理想的身体成分分析工具,其在进行肺部疾病检查同时可以根据扫描结果计算患者胸肌面积,了解患者骨骼肌含量,可以用于肌少症的诊断。

2. COPD 肌少症的发生机制　应用影像学技术测定在细胞水平上证实少肌症的 COPD 患者肌肉萎缩、肌肉质量和横截面积的减少。COPD 患者肌肉萎缩的诱因有很多,主要包括低氧血症、贫血、氧化应激、炎症、神经肌肉功能减退、蛋白质摄入与合成减少、生长因子信号受损、口服糖皮质激素、营养不良、维生素 D 水平降低和吸烟的影响。骨骼肌丢失是肌肉蛋白净分解代谢状态结果,这可能由于肌肉蛋白质合成和分解之间的不平衡(蛋白质转换),以及肌核增生和丢失之间不平衡所致,其发生机制研究主要集中在以下方面。① 蛋白质周转率:要了解 COPD 患者肌肉蛋白质周转率必须要对其肌肉蛋白质合成和分解有全面的了解,有报道 COPD 患者总体蛋白质的转运率高于正常,但骨骼肌蛋白的转运情况并不清楚。有研究发现恶病质 COPD 患者的肌原纤维蛋白分解较非肌少症的 COPD 患者明显增加。另有研究表明,营养不良的肺气肿患者肌肉蛋白质合成率降低。有许多研究通过对肌少症 COPD 患者股四头肌合成和分解代谢的分子调控,研究 COPD 患者蛋白质的分子调控机制。② 蛋白质水解信号:有多种因素可以触发 COPD 患者的 NF‐κB 及 FOXOs 信号通路,导致骨骼肌分解增强,从而产生骨骼肌含量下降。有研究发现肌少症的 COPD 患者血清中 NF‐κB 活性明显高于非肌少症患者,同时患者四肢肌肉中的 NF‐κB 活性也明显增高。此外,肌少症的 COPD 患者 FOXO mRNA 和蛋白质表达也明显增加,且四肢肌肉中的表达要高于呼吸肌肉。目前认为:FOXO 和 NF‐κB 信号通路激活,诱导泛素关键因子的基因表达蛋白酶体系统(UPS)和机体自噬溶酶体通路,是引起 COPD 骨骼肌分解增加的主要机制。③ 泛素蛋白酶体介导的降解:泛素蛋白酶体系统(UPS)是动物体内的蛋白质降解途径之一,同时该途径也是降解肌肉的主要途径之一,MuRF1 和 MAFbx 是与骨骼肌蛋白分解代谢关系最为密切的泛素蛋白连接酶,是骨骼肌蛋白质降解的标志,有研究表明,肌少症的 COPD 患者肢体肌肉中 MURF1 蛋白的表达明显增加,提示机体骨骼肌蛋白降解增加。进一步的研究发现,恶病质明显得 COPD 患者,其肢体肌肉中的 MURF1mRNA 表达要显著高于呼吸肌中的水平,可能的机制是尽可能减少呼吸肌的消耗,以维持通气功能。同样,少肌症 COPD 患者肢体肌肉中的 Atrogen1 mRNA 表达要显著高于呼吸肌中的水平。此外,COPD 患者肢体肌肉中的 NEDD4 蛋白表达增加,表明泛素化程度增加。总之,大量研究均表明 COPD 患者泛素蛋白水解系统激活是骨骼肌消耗的重要机制之一。④ 自噬溶酶体介导降解:细胞内蛋白的降解主要通过两个途径,即自噬(Autophagy)和泛素蛋白酶体系统。最近研究发现,自噬溶酶体途径是 COPD 患者蛋白质降解的另一个重要途径,但目前尚不清楚 COPD 患者自噬溶酶体途径激活的具体机制。哺乳动物雷帕霉素靶蛋白复合物 1(mammalian target of rapamycin complex 1,mTORC1)与 Atg1/ULK1 复合物与结合从而抑制自噬。mTORC1 是细胞生长和代谢的重要调节因子,mTORC1 通过磷酸化 Atg1/ULK1 和 ATG13 从而抑制自噬的起始。研究表明,COPD 患者 mTORC1 及/ULK1 磷酸化被解除,从而启动了自噬和泛素蛋白酶体系统,导致蛋白质降解增加,FOXO mRNA 的表达增加可能是诱导 COPD 患者自噬增强的相关基因。肌少症患者的肌肉活检发现 LC3BI 转化为 LC3BII,可作为自噬增强的指标。有研究发现在肌少症 COPD 患者四肢肌肉中,LC3BII/I 比值增加,表示自噬通量增加可能是骨骼肌衰减的发生机制之一。⑤ 蛋白质合成信号:蛋白质主要的合成代谢途径是胰岛素样生长因子 1(IGF1)/磷脂酰肌醇‐4,5‐二磷酸 3‐激酶(PIK3CA 称为 PI3K)/AKT 途径。大多数研究发现肌少症 COPD 患者骨骼肌中 IGF1mRNA 表达明显低于无肌少症的患者,在急性加重期 COPD 患者四肢骨骼肌中 IGF1mRNA 表达下降更明显,证明 COPD 患者肌蛋白质合成下降。⑥ 肌核转换:肌核转换是肌肉再生的关键环节。细胞凋亡、细胞自噬等机制造成肌肉细胞的细胞核丢失,导致肌肉萎缩的发生,此后卫星细胞被激活,进行增殖、分化并与肌纤维融合,用以补充细胞库。肌肉生长抑制素(MSTN)是肌生成的负调控因子,Plant 等研究对比了 COPD 患者和健康人群骨骼肌 MSTN mRNA 表达,结果显示 COPD 患者肢体肌肉 MSTN mRNA 表达显著增加,提示 COPD 患者肌肉生成受抑制。⑦ 肌肉氧化表型丧失:骨骼肌的功能除了与肌肉数量有关外,还与肌肉的质量密切相关。肌肉力量和耐力降低是肌少症 COPD 患者的临床特点,其原因与患者骨骼肌氧化损伤有关。COPD 患者骨骼肌 Ⅰ 型肌纤维向 Ⅱ 型纤维转变是肌肉氧化能力丧失的表现,氧化能力丧失与肌肉的氧化应激损害有关,从而诱发肌肉萎缩。此外,Ⅱ 型纤维对炎症和缺氧更敏感,更容易发生肌肉萎缩。因此,COPD 患者容易引起骨骼肌质量和数量的丢失。因此,COPD 患者 OXPHEN 的丢失可能加速肌肉质量的损失,导致肌少症的发生。⑧ 能量消耗增高:COPD 患者机体能量消耗增加,在合并有肺气肿的患者更为明显,其主要原因是由于气道阻塞,二氧化碳弥散降低,呼吸困难,咳嗽,焦虑,或机械通气,患者呼吸做功大。此外,炎症感染、发热以及全身炎症均是导致 COPD 患者机体能量消耗增加的因素。一方面,机体长期能量消耗增加,另一方面由于疾病关系营养物质摄入不足,造成机体能量代谢不平衡,这是 COPD 患者骨骼肌丢失的发生机制之一。

(二)如何准确评价 COPD 患者营养状况

COPD 是以持续性气流受限为特征的疾病,其患病率和死亡率在世界范围均呈上升趋势,目前已成为全球第三大死因。COPD 患者营养不良发生率高,据目前的统计资料显示,国内外关于 COPD 患者营养不良发病率在 20%~71%,而且营养不良的发生率与疾病的严重程度有关,各种原因导致的呼吸衰竭患者中有 60% 的患者存在中度以上的营养不良,需要机械通气的呼吸衰竭患者营养不良发生率更是高达 74%。营养不良是 COPD 预后不良的独立因素,营养不良呼吸衰竭患者的死亡率显著高于营养状况良好的患者。因此,如何准确评价 COPD 患者的营养状况是临床上进行营养支持时首先要面临的问题。目前,有关 COPD 患者的营养状况评价存在许多不同观点,许多学者认为,COPD 患者的营养状况评价与其他患者在原则上并无差别,对于稳定期 COPD 患者或其他呼吸功能不全患者,上述各种营养状况评价测量指标能较准确地评价患者的营养状态。对于急性加重期患者,特别是危重期呼吸衰竭患者,体液潴留或治疗期间出现的脱水常常影响各种营养状况评价测量的结果,主张结合多项营养评价指标来评价患者的营养状况,排除急性期出现的体液潴留对营养状态评价的影响,以提高敏感性和特异性。但是,COPD 患者是一组特殊群体,由于营养不良原因有很多,发生机制复杂,通常的营养评价方法和工具难以准确评价患者的营养状况,从而对治疗造成影响。因此,国际上有许多学者和专业人士提出对于 COPD 患者应该选择有针对性的营养评价方法,准确评价患者的营养状况以指导营养支持的实施。为此,欧洲呼吸协会和欧洲临床营养和代谢学会建议将 COPD 患者群体进行特定代谢表型分层,而非按照传统的体重变化及 BMI 来评判机体的营养状况,体重改变和 BMI 没有考虑身体成分的变化(包括脂肪量和分布、瘦组织群含量和分布、骨密度)。研究表明,机体非脂质群含量(fat free mass, FFM)的消耗可反映 COPD 患者肌肉质量的下降,FFM 是预测 COPD 患者病死率的十分有效的指标。根据体质量人体组成成分可以清晰地定义和分类表型,并可预测病情以及对治疗的反应。这些不同代谢表型反映了基因、生活方式和疾病之间复杂的相互作用引起的肌肉、骨骼、脂肪组织变化。由于不同代谢表型在 COPD 发展过程中共存,因此,对于 COPD 患者的营养评价应着重体重变化、人体组成成分测定为基础的前瞻性营养风险评估体系——营养风险分层图,以进行个体化营养管理。

1. 体重及 BMI　体重和体内营养成分可以区分 COPD 的表型,体重下降通常是营养不良最明显也是最重要的表现形式,体重下降也被认为是 COPD 进展不可避免的结果。近年来的研究显示,体重下降不仅是晚期 COPD 患者机体适应机制,也是影响生存的独立危险因素。目前认为,在 6 个月中体重减轻>5% 是有临床意义的,提示存在机体成分的丢失和营养不良。BMI 是临床常用的营养评价指标,BMI<18.5 kg/m² 表示其合并营养不良,有研究提示,BMI 明显下降且 FEV<50% 的重度 COPD

患者,其存活时间可能为 2～4 年。哥本哈根心脏协会研究表明,在 0～2 级的 COPD 患者中,BMI<18.5 kg/m² 者占 0～5%,但 4 级的 COPD 患者中,BMI<18.5 kg/m² 者占 15%～30%。但是,BMI 具有一定局限性,无法区分具体的人体成分构成,相同 BMI 也可能具有瘦组织群及脂肪群的差异。临床中如果患者出现瘦组织群丢失,但具有较丰富的脂肪储备,BMI 极可能显示为正常,造成结果假阴性的情况。反之,患者脂肪较少,但瘦组织群储备情况较好,BMI 或许低于正常水平,出现假阳性的情况。临床上,肥胖和 COPD 是常见的共患病,在一般人群中超重和肥胖与较高的死亡风险相关,也有多项研究结果表明肥胖和肺功能变化呈负相关,但慢阻肺患者中肥胖者的病死率低于正常体重者,因此有学者提出肥胖对慢阻肺有一定的保护作用,这一现象被称为"肥胖悖论"。"肥胖悖论"的具体机制尚不明确,可能的机制为低体重的 COPD 患者中骨骼肌含量下降更多,骨骼肌的减少累及膈肌和呼吸肌,使呼吸肌萎缩、功能降低,长期做功易出现呼吸肌疲劳甚至呼吸衰竭,增加死亡的风险。

2. 非脂质群(fat free mass,FFM)　机体非脂肪组织群 FFM＝肌肉质量＋骨矿物质密度,需要评估人体组成成分。非脂质群指数 FFMI(FFM/m²)是目前作为营养不良评价的重要指标,男性 FFMI<17 kg/m² 和女性 FFMI<15 kg/m² 作为临床上正常情况下低 BMI 患者营养不良的判断标准。骨骼肌是人体最大的组织,是运动系统的主要组成部分。骨骼肌占 60% 的机体蛋白质,是机体主要的能量消耗组织。同时,骨骼肌也是葡萄糖利用、脂肪消耗和蛋白质储存的主要场所,是胰岛素的主要作用器官,而且骨骼肌的质量、数量、力量、氧化能力与胰岛素抵抗密切相关。健康的肌肉与慢性病预防密切相关,肌肉衰减使机体对疾病和创伤反应受损,增加患病率和死亡率。FFMI 较好地反映机体骨骼肌含量,肌肉减少对 COPD 预后产生不利影响。临床研究发现,肌少症的 COPD 患者胸肌面积较低,存在更严重的呼气气流阻塞、较低的生活质量和受损的运动能力。FFMI 的下降是肺功能恶化及不良预后的危险因素,FFMI 降低与用力肺活量(FVC)、1 s 用力呼气容积占预计值百分比(FEV1%pred)的降低独立相关。相对于一般的 COPD 患者,合并肌少症的 COPD 患者呼吸困难评分更高、6 分钟步行距离更短。此外,将肌肉质量和功能的评价纳入 COPD 患者的综合评估,会更加有利于理解 COPD 的不同表型,从而能有助于对 COPD 患者进行精准治疗和管理。

3. 脂肪含量与肺功能关系　脂肪组织直接影响肺结构,肥胖对肺功能影响的机制肥胖对肺功能的影响总体可分为化学机制和物理机制。过量的脂肪不仅会促进一系列炎症因子的分泌,而且脂肪堆积也会导致体内器官受到挤压,从而影响肺的呼吸功能。肥胖对肺功能的气体交换、呼吸力、呼吸耐力以及呼吸控制都有负面影响。胸壁和腹部脂肪堆积会使横膈膜的运动受限和胸腔的顺应性下降,当腹部脂肪沉积时,压缩横膈膜在呼吸期间下降的空间,而胸壁脂肪堆积则会导致胸廓的膨胀和偏移,导致呼吸肌活动能力下降。除了这些物理机制之外,肺功能还可能受到伴随肥胖的慢性低度炎症的影响。肥胖诱导的炎症和氧化应激都与过量的脂肪组织有关。过量的脂肪组织会产生一系列的促炎因子,包括瘦素、内脂素、肿瘤坏死因子 α 和 IL－6 等均与炎症过程直接相关。巨噬细胞移动抑制因子是慢性脂肪组织炎症的关键因素,脂肪组织内的巨噬细胞不仅有助于炎性细胞因子的产生,而且还导致局部炎症反应增加,脂肪组织产生的活性氧化物积累则会增加全身的氧化应激反应。现有的研究结果显示,肥胖对肺功能的影响非常的复杂,物理机制和化学机制并不是单方面发生作用的,越来越多的研究结果表明,脂肪因子紊乱、机械因素和肌肉质量变化之间的相互作用均可导致肺功能下降。目前的研究表明,BMI 和脂肪质量是预测 COPD 患者死亡的独立影响因素。体重不足的 COPD 患者患病率增加与疾病严重程度明显相关。轻度、中度 COPD 患者脂肪量可能重新分配在皮下、内脏脂肪组织,从而增加了心血管疾病的发生风险。肥胖的 COPD 患者适度减少重量可以通过改善身体脂肪分布降低心血管疾病的风险。

4. 骨质疏松症　COPD 和骨质疏松症经常同时发生,骨质疏松症是一种以低骨量和网状微结构退化增加骨骼脆性为特征的骨骼疾病,因此骨质疏松的患者容易发生骨折。COPD 患者脊椎和肋骨骨折可能导致驼背,胸廓动度降低和肺功能进一步减少,从而降低胸腔气流流动性,肺功能进一步下降。流行病学数据显示 COPD 患者出现骨质疏松发生率从 5%～60%,取决于所使用的诊断方法、病例数量和疾病的严重程度。两种疾病相关联的原因之一是共同的危险因素,如老龄化、吸烟、体重过轻、肌肉减少以及功能限制。此外,在 COPD 更严重的阶段,全身性炎症、全身性使用糖皮质激素和维生素 D 缺乏进一步增加了骨骼和肌肉的丢失。在细胞水平,由负责产生骨基质蛋白和矿化的成骨细胞、造成骨吸收和从钙储备释放钙的破骨细胞之间的相互作用构成骨的重塑和重建。有报道表明 COPD 患者维生素 D 缺乏,以及具有抗氧化能力的维生素(维生素 A、维生素 C 和维生素 E)摄入不足。COPD 患者维生素 D 缺乏是因为烟雾诱发皮肤老化、减少户外活动和低质量的饮食摄入量。缺乏维生素 D(25 - OHD 水平<20 ng/ml)在 COPD 中是普遍存在的,而且能增加疾病的严重程度,同时也会导致 COPD 的发病率上升。维生素 D 在调节钙和骨稳态起着关键作用,但其他因素如一些促炎细胞因子也作用于这条途径。低 25 羟维生素 D 水平和骨密度之间显著的联系在 COPD 患者已被揭示,低 25 羟维生素 D 水平也与肌肉无力和增加跌倒的风险相关,所以,除了生活方式的改变(增加体育活动,在户外花更多的时间,戒烟和限制饮酒),摄入足够的维生素 D 和钙,仍然是骨质疏松症预防和治疗的基础。

七、主编点评

慢性阻塞性肺疾病是一种具有气流阻塞特征的呼吸系统疾病,COPD 患者常由于上呼吸道病毒感染继发气道内的细菌感染而诱发急性加重,急性加重时病情常明显恶化,死亡率高。本例患者是 COPD 急性加重期患者,由于气道内大量粘痰无法排出引起呼吸衰竭。COPD 急性加重出现急性低氧性呼吸衰竭时其治疗与急性呼衰相同,其治疗除了祛除病因外,需要根据病情严重程度选择不同的氧疗方式。目前临床上有多种措施治疗急性呼吸衰竭,包括小潮气量通气、控制平台压力、最佳呼气末正压,俯卧位通气、体外膜肺氧合等肺保护性通气策略以改善氧合。

COPD 呼吸衰竭患者常因长期慢性消耗、严重感染、发热等应激,机体处于高分解代谢的状态,再加上长时间机械通气和无法进食,内源性营养消耗量增加,极易导致营养不良。而营养不良不仅造成患者肺部功能和呼吸系统严重受损,导致患者通气功能发生障碍,还因为机体免疫力下降容易出现肺部感染,加重呼吸衰竭。因此,对于 COPD 急性加重期出现呼吸衰竭患者,除了采取积极、有效的机械通气策略以改善氧合、维护肺功能之外,还应关注患者的营养状况。营养支持的方式和时机应根据患者基础疾病、营养状况、胃肠道功能等情况决定。对于机械通气的呼吸衰竭患者,我们的临床经验是在充分复苏、血流动力学稳定、严重代谢紊乱得到纠正的前提下及早开始肠内营养支持,大多数情况下这些患者能够在发病的 48 小时内启动肠内营养,并且能够在整个治疗期间耐受肠内营养支持,标准型肠内营养制剂适合于大多数患者。临床实践中,机械通气患者肠内营养支持时要仔细监测机械呼吸对患者腹内压的影响,要定期测定气管导管气囊的压力,要保持患者正确的体位,定期评估患者胃肠道的耐受性,防止反流性肺炎的发生。如果肠内营养无法达到患者热量及蛋白质目标量时,补充性肠外营养是理想的营养支持方式,安全、可靠。在准备撤机前,除了判断患者呼吸及氧合功能情况外,还要评估患者的营养状况、呼吸肌的功能恢复情况而决定撤机时机,以避免盲目过早撤机而影响治疗效果。

(吴国豪　奚秋磊)

参考文献

[1] Collins PF, Yang IA, Chang YC, et al. Nutritional support in chronic obstructive pulmonary disease (COPD):

an evidence update[J]. J Thorac Dis, 2019, 11(Suppl 17)：S2230 - S2237.

[2] Gea J, Sancho-Muñoz A, Chalela R. Nutritional status and muscle dysfunction in chronic respiratory diseases：stable phase versus acute exacerbations[J]. J Thorac Dis, 2018, 10(Suppl 12)：S1332 - S1354.

[3] GOLD Executive Committee：Global Initiative for Chronic Obstructive Lung Disease. Global strategy for the diagnosis, management and prevention of chronic obstructive pulmonary disease[J]. 2019/doi：goldcopd. org/gold-reports/.

[4] Riley CM, Sciurba FC. Diagnosis and Outpatient Management of Chronic Obstructive Pulmonary Disease：A Review[J]. JAMA, 2019, 321(8)：786 - 797.

[5] Raad S, Smith C, Allen K. Nutrition Status and Chronic Obstructive Pulmonary Disease：Can We Move Beyond the Body Mass Index? [J]. Nutr Clin Pract, 2019/DOI：10.1002/ncp.10306.

[6] National Institute for Health and Care Excellence. Chronic obstructive pulmonary disease：diagnosis and management：summary of updated NICE guidance[J]. BMJ, 2019, 366：14486 doi：10.1136/bmj.14486.

[7] Agustí A, Hogg JC. Update on the Pathogenesis of Chronic Obstructive Pulmonary Disease[J]. N Engl J Med, 2019, 381：1248 - 1256.

病例 5

慢性阻塞性肺部疾病,少肌症,营养不良

一、病史简介

患者,男性,72 岁。因"间歇性咳嗽、咳痰 20 余年,加剧伴发热、气促 1 周"来院就诊。患者入院前 20 年开始咳嗽、咳痰,为少量白黏痰,此后反复发作,多以受凉为诱因,无明显季节性。加重时到当地医院就诊,诊断为"慢性支气管炎、慢性阻塞性肺病"给予口服抗感染、止咳祛痰等药物治疗,症状可缓解。发病时无发热、无咯血等症状。近 3~4 年来患者自觉体力下降,活动后容易疲劳,活动幅度下降,行走缓慢。同时出现纳差、进食量下降,体重减轻。当地医院行胃镜检查提示"慢性萎缩性胃炎",未予特殊处理。近 1 年来患者自诉咳嗽、咳痰症状加重,发作次数增多,并逐渐出现活动后气短症状。入院前 1 周受凉后症状再发,咳嗽、咳痰,痰量明显增加,同时出现发热、气促,遂于我院门诊就诊,门诊以慢性阻塞性肺部疾病收治入院。患者既往有多年"高血压、心脏病"史,未服用药物。有吸烟史 40 余年,20 支/日,20 多年的酗酒史。患者妻子 1 年前去世,从此患者独居,1 年来体重下降 15 kg,并出现精神抑郁症。患者长时间服用抗抑郁药物。

二、入院检查

体温 37.8℃,脉搏 90 次/分,呼吸 20 次/分,血压 160/100 mmHg,体重 51 kg,身高 178 cm,BMI 16.01 kg/m²。神志清楚,消瘦,呼吸稍促,无明显三凹征,皮肤巩膜无黄染,全身浅表淋巴结未及肿大。双侧瞳孔等大等圆,直径约 2 mm,对光反射存在,球结膜无充血水肿,口唇轻度发紫,牙齿脱落,无颈静脉怒张。桶状胸,双肺叩诊清音,双肺呼吸音粗,两下肺可闻及啸鸣音和少量湿啰音,心前区无隆起,心浊音界不大,心率 90 次/分,律规整,无杂音。腹部平坦,未见肠型及蠕动波,腹平软,无压痛及反跳痛,震水音(一),未及腹部肿块,肝脾触诊不能配合,Murphy 征(一),叩诊鼓音,无移动性浊音,肠鸣音不亢进,直肠指检未及异常。两下肢无凹陷性水肿,神经生理反射正常,病理反射未引出。

红细胞计数 $3.32×10^{12}$/L,血红蛋白 108 g/L,白细胞计数 $8.60×10^9$/L,中性粒细胞 80.5%,血小板计数 $162×10^9$/L。总胆红素 12.23 μmol/L;直接胆红素 4.4 μmol/L;总蛋白 59 g/L;白蛋白 30 g/L;前白蛋白 0.10 g/L;谷丙转氨酶 40 U/L;谷草转氨酶 53 U/L;尿素 6.2 mmol/L;肌酐 102 μmol/L;尿酸 322 μmol/L;葡萄糖 9.2 mmol/L。钠 130 mmol/L;钾 3.4 mmol/L;氯 95 mmol/L;钙 2.10 mmol/L;无机磷 1.31 mmol/L;镁 1.20 mmol/L;pH 7.402;血二氧化碳分压 65 mmHg;血氧分压 55 mmHg;血氧饱和度 88%;碳酸氢根离子(标准化)21.0 mmol/L;碱剩余 0.40 mmol/L。

X 线平片:双肺透光度增强,双下肺散在点片状影,肋间隙增宽,双侧膈肌呈八字形下移,心界扩大。心电图:窦性心律,电轴右偏,肺型 P 波,重度顺钟向转位,T 波低平。

三、入院诊断

慢性阻塞性肺部疾病,高血压;少肌症,营养不良。

四、治疗经过

患者入院后完善体格检查及相关的检查,根据入院时血气分析提示患者存在呼吸衰竭,给予面罩鼻导管吸氧治疗,保证血氧饱和度在 95% 以上。同时应用给予支气管扩张药物、化痰药物,应用美罗培南 1 g tid 静脉滴注抗感染治疗,纠正水、电解质平衡以维持机体内环境稳定。肺功能检查显示:FEV_1 55.0%(占预计值),VC50.3%(占预计值),FEV_1/FVC 65.0%。根据 COPD 标准本例患者属 Ⅱ 级,中度,该患者 FEV_1 占预计值 55.0%,临床症状提示有呼吸衰竭。经过上述处理,患者的一般情况和氧合状况明显改善,病情得以缓解,体温恢复正常。鉴于患者病史中存在纳差、进食量下降,明显体重下降,同时存在活动能力明显下降、易疲劳,消瘦明显、内脏蛋白浓度低,考虑存在少肌症,行腹部 CT 平扫计算第 3 腰椎平面骨骼肌含量和骨骼肌面积,提示机体骨骼肌含量明显低于同性别、同年龄群正常值,存在骨骼肌衰减。活动变化记录仪显示患者日常活动量处于低水平状态,双手握力测试<20 kg,4 米步速测试 0.68 m/s。综合上述这些骨骼肌含量及功能的评估,本例患者符合少肌症的诊断。考虑到患者体重下降明显,进食少,BMI 16.01 kg/m²,存在重度营养不良,患者的骨骼肌减少与长时间的进食量下降、营养不良有关。临床营养支持小组认为患者目前存在重度营养不良、少肌症,况且根据目前病情估计患者在今后一段时间内无法正常进食。因此该患者存在营养支持的适应证,住院期间需要给予营养支持以纠正患者的营养不良状况。鉴于该患者目前胃肠道功能基本正常,故首先考虑进行口服补充营养制剂或肠内营养支持。首先要关心并在精神上安慰患者,注意患者的每日饮食量及结构,减少利尿剂用量,维持抗抑郁药物的应用。积极治疗原发疾病,加强抗感染治疗。通过上述调整或治疗后,患者病情得到基本控制,精神症状改善,但饮食量仍较少,无法满足其每日的热量和其他营养素的需要量。于是在入院的第 5 天,放置细的鼻胃管进行管饲喂养,应用一种肺部疾病专用的肠内营养制剂,这是一种高脂、低碳水化合物、高能量密度的肠内营养配方,可减少二氧化碳的生成,从而减少慢性阻塞性肺部疾病或急性呼吸衰竭引起的二氧化碳滞留。第一天用 1 听营养液(237 ml)加 5% 葡萄糖盐水 250 ml 稀释,采用间歇性重力滴注,速率为 30~40 ml/h。第 2 天可增加至 2 听,不稀释速率同第一天,患者具有良好耐受性,第 3 天用 3 听,速度加至 60~80 ml/h。第 4 天用 4 听,能提供 1 420 cal 的热量,基本达到了全量,并维持两周,患者营养状况明显改善而出院,嘱患者出院后调整膳食结构和频率,每日进食一定量新鲜水果、补充维生素 D800 U/d,继续口服营养补充。

五、讨论分析

COPD 患者普遍存在营养不良,其原因有很多,发生机制较为复杂。本例患者该病史中有明显体重下降,人体测量及内脏蛋白浓度等营养评价指标也提示存在营养不良,其原因可能是多方面的,与长期慢性阻塞性肺部疾病、牙齿脱落、精神抑郁、酗酒及长期服药等有关。① 患者由于长期患有 COPD,长期咳嗽、呼吸急促,呼吸肌耗能增加,呼吸所需能量的增加,导致这些患者对能量需求量增加。另一方面,进食可引起急性氧饱和度下降,从而引起呼吸困难、胃肠道不适或非特定食欲降低,进食量不足。② 患者精神抑郁症的老年人常有厌食和体重下降现象,患者常常拒绝进食、忘记进食或由于精神抑郁而进食量减少。③ 生活习性改变,患者自一年前妻子去世后一直独居,吸烟及酗酒量明显增加,饮食规律紊乱,进食量明显减少。慢性酒精中毒也可影响正常饮食。④ 老年人服用的许多药物会引起体重下降和营养不良。如抗抑郁药物可引起胃肠道功能紊乱,产生厌食。其他如洋地黄、精神药物、茶碱等可产生恶心、呕吐、厌食、腹泻、意识改变、代谢率增高等。红霉素、阿司匹林及非甾体类抗炎药可造成消化道应激。鸦片酊、钙离子通道阻滞剂可造成便秘。精神药物、可乐宁及甲氧氯普胺等可引起腹泻。过量的茶碱及左旋甲状腺素等均可引起代谢率增加。以上这些老年患者常用的药物常是引起老年人体重下降的原因之一。

本例患者另一个临床特征是近年来消瘦明显、患者体力下降,活动后容易疲劳,活动幅度下降,行走缓慢,考虑存在少肌症,机体组成测定显示患者骨骼肌含量明显低于同性别、同年龄群正常值,存在骨骼肌衰减。活动变化记录仪显示患者日常活动量处于低水平状态,双手握力下降,步速减慢,证实存在少肌症。临床上COPD患者合并少肌症十分常见,营养不良和骨骼肌衰减则可损害呼吸中枢的通气驱动、呼吸肌的结构和功能以及肺防御机制,高碳酸血症和呼吸衰竭发生率高,从而影响患者的预后。因此,COPD患者除原发病治疗之外,积极的营养支持是临床上COPD患者治疗的重要组成部分。目前的证据表明,合理的营养支持治疗不仅可以改善COPD患者的体重、肌肉重量和呼吸功能,增加运动耐量。营养支持还能改善COPD患者呼吸肌含量和强度,改善气道阻力,延缓疾病的进展。

稳定期COPD患者的营养治疗主要是膳食干预,通过调整患者饮食习惯,制订每餐合理的膳食,改善患者的进食量,尽量满足患者对营养物质的需求量。食物应选择营养丰富、含热量高的软食为主,以最大化保证热量及营养物质的摄入。口服营养补充是稳定期COPD患者理想的营养支持方式,对于通过经口饮食无法达到机体营养物质需求量的患者,或存在营养不良、吞咽障碍患者,可以在膳食干预同时给予口服营养补充提供足量的热量和蛋白质,以改善或维持患者的营养状况。对于通过上述饮食干预及口服营养补充仍无法满足机体热量和营养物质需要的COPD患者,尤其是住院的COPD患者,如果患者胃肠道功能基本正常,可通过肠内喂养。肠内营养途径和方式应根据患者的病情严重程度、需要营养支持时间长短加以选择。经鼻胃管喂养操作简便,是居家或住院患者最常用的途径。对于存在误吸高风险的重症COPD患者,宜选择经空肠营养。对于长期不能恢复经口进食患者可考虑经皮内镜下胃造口(PEG)或经皮内镜下空肠造口术(PEJ),可长期留置,减少误吸风险。对于无法进行肠内喂养或通过肠内营养不能满足患者营养需要的COPD患者,应选择肠外营养支持。COPD患者营养支持应以减轻呼吸负荷和减少机体组织丢失为目的,长远目标应使患者体重恢复正常,延缓呼吸肌萎缩,阻止肺功能的进行性减退,从而改善患者的活动能力。因此,根据患者的具体病情提供不同的营养支持方案,合理给予营养物质对改善病情提高患者生活质量具有重要的意义。

六、相关营养背景知识

(一) COPD患者的营养支持

COPD患者普遍存在营养不良,其主要原因是饮食摄入量下降和能量消耗增加。此外,长期慢性炎症、脂肪因子和激素也起作用,其发生机制较为复杂。营养不良是COPD患者预后不良的独立因子,患者生活质量和运动能力下降,营养不良呼吸衰竭患者的死亡率显著高于营养状况良好的患者。文献报道,急性加重期的COPD患者营养不良发生率高达50.6%~69.9%,其突出表现为体重下降,60%体重低于理想体重。同时,营养不良的急性加重期的COPD患者体重下降与病情严重程度密切相关,营养不良可导致呼吸肌萎缩,收缩力下降,耐力降低以及肺防御机能减退等;严重营养不良则可使呼吸中枢对缺氧和高碳酸血症的反应性减低,以上种种原因均易诱发呼吸衰竭。目前认为,合理的营养支持治疗可改善COPD患者的体重、肌肉重量和呼吸功能。荟萃分析结果显示,COPD患者营养支持治疗可以促进体重恢复,增加机体瘦组织群含量,改善肌肉强度,增加运动耐量。同时,营养支持可以改善COPD患者呼吸肌含量和强度,改善气道阻力,延缓疾病的进展。

COPD患者营养支持治疗原则上与其他情况并无差别,目前临床上应用时主要关注以下几个问题:

1. 营养物质的需要量 COPD患者处于高代谢状况,有研究发现,COPD患者静息能量消耗较正常群体约高15%~20%,而且随着气道阻力的增高,机体能量消耗增加越明显。而且营养不良COPD患者的能量消耗值明显高于营养状况良好的患者。因此,一般临床上对于病情稳定且营养状况良好的

COPD患者，其能量需要量推荐按照1.33倍Harris‐Benedict公式估算值(REE)供给，而营养不良或伴有呼吸衰竭的COPD患者，其能量需要量则按照1.5倍Harris‐Benedict公式估算值供给。此外，另有一些专门针对COPD患者的静息能量消耗的估算公式，如Moore‐Angelillo公式则可能更准确地反映COPD患者的能量消耗，即 REE(kcal/d)＝11.5×Wt(体重 kg)＋952(男)；REE(kcal/d)＝14.1×Wt(体重 kg)＋515(女)。有条件的应采用间接测热法测定患者的实际静息能量消耗状况，并根据实际能量消耗情况决定每日的能量摄入量。近年来的发表的营养指南推荐对于稳定期COPD患者，能量供给量按照25～30 kcal/(kg·d)，急性加重期或呼吸衰竭机械通气患者按照重症患者处理。对于肥胖的COPD患者(＞120%理想体重)，由于肥胖可增加患者的呼吸系统负担，损害呼吸功能。因此，对此类患者应限制热量摄入，以控制患者的体重，一般推荐按照1.0～1.1倍Harris‐Benedict公式估算值供给能量。

但是，COPD营养支持时并非热量越高患者获益越明显，有临床对照研究显示，研究组热量摄入量为1.7倍REE，对照组组热量摄入量为1.3倍REE，应用3个月后发现研究组患者体重和脂肪重量增加，同时通气受限状况恶化，而对照组体重和握力增加，通气受限状况改善。因此，COPD患者营养支持时需要对能量摄入需要量进行评估，补充合适的能量是营养支持的基础，同时也需考虑到营养成分，包括蛋白质、碳水化合物和脂肪在内的组成比例，这比仅仅增加能量摄入更加重要。

2. 能量底物的比例 由于不同营养物质代谢会影响二氧化碳的生成和呼吸驱动力，因此COPD患者营养支持时如何选择合理的营养物质的组成一直是COPD患者营养支持关注的问题。碳水化合物和脂肪是机体主要的供能物质，具有明显的节氮作用，是营养支持时重要的营养底物。传统的观点认为，碳水化合物氧化可产生大量的二氧化碳，加重呼吸功能不全患者的呼吸负荷，导致$PaCO_2$增高，脂肪具有较低的呼吸商，能减少二氧化碳的产生，对COPD患者有利，尤其是有高碳酸血症及通气受限的患者。因而建议COPD患者营养支持时应降低碳水化合物所占热量比例，提高脂肪所占比例，推荐应用高脂肪和低碳水化合物营养供应模式。有研究发现，与传统的高碳水化合物饮食相比，高脂肪低碳水化合物饮食显著改善COPD患者的肺功能。为此，多年来人们一直致力于研制适合COPD患者专用的制剂，其主要改变是降低碳水化合物所占热量的比例，提高脂肪的功能，以达到减少CO_2产生的效果。但是，迄今为止的临床研究结果却不一致，这主要与患者选择、营养支持方式和患者的营养状况存在差异有关。事实上，机体的物质代谢水平还取决于机体营养状态和代谢状态，营养不良者二氧化碳的产量与氧耗量不成比例，呼吸熵＞1，提示碳水化合物过度利用。在此过程中，每消耗1分子的氧气可产生8分子的二氧化碳，为了排出体内产生过多的二氧化碳，营养不良患者出现潮气量和呼吸频率增加，这就是为何营养不良COPD患者为何对高脂肪低碳水化合物比例配方营养更能获益的缘故。对于高应激代谢状况或机械通气的呼衰患者，氧耗量和二氧化碳产量呈比例增加，保持呼吸熵＜1。此时的呼吸反应增强皆与潮气量增加有关。此外，快速或大量输注葡萄糖可增加二氧化碳的产量，但由于葡萄糖氧化率下降，无法氧化的葡萄糖转化为脂肪在体内蓄积，因而对呼吸负荷增加并不明显。有学者比较了不同的能量总量而碳水化合物和脂肪供能比例固定以及固定的总能量(1.3×REE)而碳水化合物和脂肪供能比例不同碳水化合物供能的二氧化碳产量，结果发现只有当总能量＞1.5×REE时，二氧化碳产量的增加才有显著差异。此外，COPD患者如果接受肠外营养支持，过量的脂肪乳剂对气体交换产生不利影响，特别是大剂量输注长链脂肪乳剂时，出现机体PaO_2下降、气道阻力增加、肺动脉高压等现象。这与长链脂肪乳剂含较多亚油酸，其代谢产物花生四烯酸及其所产生的前列腺素E_2、前列环素、血栓素和白细胞三烯等介质有关。目前认为，中/长链脂肪乳剂、含橄榄油脂肪乳剂由于亚油酸低，则可减轻上述的不良影响。此外，ω‐3多不饱和脂肪酸可调节类二十烷酸、细胞因子的合成，影响各种炎症介质、细胞因子的合成及白细胞的活性，从而减少炎性介质的产生与释放，对COPD患者肺功能的维护、降低肺部感染并发症、缩短机械通气时间等方面具有较好的效果。由此可见,当 COPD 患者的总能量确定后,尚需确定每日供给的蛋白质、碳水化合物、脂肪占总能量的比例。每日蛋白质供给量 $1.0 \sim 1.5$ g/(kg·d),非蛋白质能量由碳水化合物和脂肪提供,并可防止蛋白质分解供能。目前,人们的共识是 COPD 患者最重要的是避免摄入过高的非蛋白质热量,对于病情稳定的 COPD 患者,碳水化合物应占总热量的 $35\% \sim 50\%$,碳水化合物输注速度应在 $4 \sim 5$ mg/(kg·min)。对于大部分需要机械通气的呼吸衰竭 COPD 患者,营养支持的原则遵照重症患者的推荐指南。

3. **营养支持的实施** 大多数稳定期 COPD 患者居家治疗,所以对于大多数 COPD 患者营养支持应首先从膳食干预着手,通过调整患者饮食习惯,制订每餐合理的膳食,创立良好进食环境,改善患者的进食量,尽量满足患者对营养物质的需求量。由于 COPD 患者常存在纳差、厌食、腹胀、上腹部饱胀等胃肠道症状,部分患者进食时可出现气促、或存在吞咽困难症状。因此,这些患者进食前应适当休息,缺氧明显者进餐时和饭后应适当给予氧疗。食物应选择营养丰富、含热量高的软食为主,以最大化保证热量及营养物质的摄入,采取少量多餐,尽量减少过多水分的摄入。由于高脂肪饮食可延缓胃排空,因此对于明显存在上腹部饱胀的 COPD 患者应避免摄入过量高脂肪饮食。

口服营养补充是稳定期 COPD 患者理想的营养支持方式,对于通过经口饮食无法达到机体营养物质需求量的患者,或存在营养不良、吞咽障碍患者,可以在膳食干预同时给予口服营养补充提供足量的热量和蛋白质,以改善或维持患者的营养状况,方法简单且安全可靠,临床应用广泛。对于通过上述饮食干预及口服营养补充仍无法满足机体热量和营养物质需要的 COPD 患者,尤其是住院的 COPD 患者,如果患者胃肠道功能基本正常,可通过肠内喂养。肠内营养可较好改善患者营养状况,维持肠黏膜屏障的完整性,预防细菌的肠道移位,可延缓呼吸功能障碍的进程。肠内营养途径和方式应根据患者的病情严重程度、需要营养支持时间长短加以选择。经鼻胃管喂养操作简便,是居家或住院患者最常用的途径,但由于存在反流、误吸的风险,故对于存在误吸高风险的重症 COPD 患者,宜选择经空肠营养。对于长期不能恢复经口进食患者可考虑经皮内镜下胃造口(PEG)或经皮内镜下空肠造口术(PEJ),可长期留置,减少误吸、鼻窦炎、肺炎的风险。对于无法进行肠内喂养或通过肠内营养不能满足患者营养需要的 COPD 患者,应选择肠外营养支持。

4. **维生素及微量元素的作用** 很多横断面队列研究表明 COPD 患者蔬菜和水果摄入量和 FEV_1 有相关性,随着摄入蔬菜水果和谷物中的膳食纤维的增加,COPD 进展的危险性降低。研究最多的营养素是具有抗氧化作用的维生素 C 和维生素 E,证实维生素 C 和维生素 E 通过降低自由基介导的脂质过氧化,降低血浆中的丙二醛(MDA)水平,抑制过氧化氢介导的 DNA 损伤,能够维持较好的 FEV_1。此外,摄入足够的膳食纤维可以降低 COPD 发生的风险、改善肺功能、减少呼吸道症状。

维生素 D 除了能够调节钙稳态和全身骨代谢之外,还与免疫反应、炎症反应、气道重塑和肌肉收缩有关。有调查发现,超过 60% 的重度 COPD 患者存在维生素 D 缺乏,而且随着疾病严重程度的增加而增加,血液中维生素 D 含量和用力肺活量(FVC)和气道阻力相关。在 COPD 患者,FEV_1 和血液中维生素 D 水平呈正相关。此外,COPD 患者骨质疏松症发生率高,COPD 急性加重期,全身炎症、全身皮质激素的使用和维生素 D 缺乏会导致骨骼和肌肉的进一步丢失。摄入足够的维生素 D 和钙不仅有助于降低气道阻力,同时也是预防和治疗骨质疏松症的基础。因此,均衡的饮食、足够的新鲜水果和蔬菜的摄入有益于 COPD 患者,不仅对肺功能有好处,也有利于降低代谢并减少心血管疾病的风险。

5. **特殊营养素的作用** $\omega - 3$ 脂肪酸、支链氨基酸、谷氨酰胺以及左旋肉碱等营养素均被认为对 COPD 患者治疗有积极作用。研究表明,这些营养素的补充治疗不仅能够改善患者的营养状态而且还有许多其他的益处,比如预防疾病进展和抑制炎症反应等。① 支链氨基酸:肌肉蛋白合成与分解的不平衡导致 COPD 患者骨骼肌的消耗,机体瘦组织群下降。补充必需氨基酸或支链氨基酸(branched

chain amino acid，BCAA)可以有效合成蛋白，增强 COPD 患者全身蛋白质的合成。有研究显示，重度 COPD 患者通过 12 周的必需氨基酸补充，机体 FFM 含量增加了 10%，同时改善了肌肉能量代谢、血氧分压和认知功能。② ω‐3 脂肪酸：ω‐3 脂肪酸可调节类二十烷酸，影响各种炎症介质、细胞因子的合成及白细胞的活性，从而减少炎性介质的产生与释放，对 COPD 患者肺功能有较好的保护作用。有研究显示，对于稳定期 COPD 患者饮食中添加 ω‐3 脂肪酸可降低血清 TNF‐α、IL‐6 浓度及 CRP 水平，改善患者通气状况。③ 瘦素：COPD 患者瘦素水平降低，尤其是低体重、营养不良患者。瘦素是脂肪细胞合成的激素类蛋白，COPD 患者瘦素水平降低，可能是脂肪的消耗，造成分泌减少所致。瘦素与机体蛋白质合成密切相关，瘦素水平降低对 COPD 患者的影响主要是瘦组织群的减少，累及呼吸肌，从而影响患者的预后。④ 雄性激素和重组人生长激素：合成代谢药物的应用已成为近年来 COPD 患者营养支持时研究的热点问题。有研究发现，稳定期 COPD 患者给予去甲睾酮治疗后机体体重、瘦组织群及最大吸气压均有显著增加。同样，另有多项研究表明重组人生长激素、胰岛素样生长因子灯合成激素用于 COPD 合并营养不良的治疗，可以增加机体瘦组织群含量，改善骨骼肌的功能，但对临床结局改变没有统计学差异。总而言之，目前的临床研究证实，合理的营养支持可明显增加营养不良 COPD 患者的体重，改善各项营养指标，增强呼吸肌强度，改善呼吸功能，降低感染性并发症的发生率，甚至可降低患者的死亡率。

(二) 老年少肌症的干预治疗

少肌症的治疗措施主要包括营养支持、抗阻力训练、激素替代和维生素 D 强化治疗等。

1. 营养支持　大多数老年人蛋白质摄入不足，导致机体非脂肪组织消耗，并增加机体功能损伤。国际上推荐按体质量摄入 0.8 g/(kg·d)的蛋白质，但约 40% 的 70 岁以上老人尚未达到这一目标。老年人蛋白质摄入不足，将导致肌肉质量和力量明显下降，即使摄入推荐剂量的蛋白质也会发生负氮平衡，因为要保持肌肉力量需要超过推荐摄入量的高蛋白质饮食。一项随机对照试验显示，疗养院老人 10 周抗阻训练联合 360 cal 营养支持增加腿部肌肉力量。另一项研究发现营养支持治疗联合 12 周抗阻训练增加肌肉质量但不增加肌肉力量。膳食蛋白质 1.0~1.2 g/(kg·d)可以保证骨骼肌健康，应用时需注意老年患者是否合并肾功能不全，合并肾功能不全者应适当减量。① 必需氨基酸：高质量蛋白源提供的 EAA 和亮氨酸可以抑制"合成抵抗"作用，改善老年人肌肉状态。研究表明通过膳食补充 EAA(11~50 g/d)和亮氨酸(＞2 g/d)可以改善肌肉质量与功能。连续补充高质量蛋白(15 g/d)3 月即可增加机体 LBM，短期补充亮氨酸则可增强后续 EAA 治疗的敏感性。② 牛奶蛋白：牛奶含有丰富的亮氨酸、乳清蛋白和酪蛋白，乳清蛋白与酪蛋白可以加快肌蛋白合成速度，同时酪蛋白能够减少肌蛋白分解。补充牛奶蛋白与补充高质量蛋白源相比更经济方便。喝牛奶的同时结合抗阻力训练可达到更好的增肌效果。③ 必需脂肪酸(essential fatty acids)：ω‐3 和 ω‐6 脂肪酸能够影响细胞膜完整性，在肌肉萎缩与肥厚中起到重要作用。ω‐3 脂肪酸能够对少肌症起到积极治疗作用，ω‐6 脂肪酸则相反，其中 ω‐6 与 ω‐3 比值在实际应用中更具价值。ω‐3 脂肪酸与 ω‐6 脂肪酸中的共轭亚油酸(conjugated linoleic acid，CLA)具有积极的治疗效果。ω‐6 脂肪酸在体内代谢为花生四烯酸，参与机体炎症反应，增加 IL‐6、TNF‐α 表达，抑制 IGF‐1、p70s6k 信号通路，导致肌纤维减少，肌肉质量和力量减退。因此不推荐饮食中摄入过多 ω‐6 脂肪酸。ω‐3 脂肪酸在体内代谢为 EPA 与 DHA，通过环氧合酶与脂氧合酶形成一系列类花生酸类物质，该类物质活性低，较少产生炎症反应，从而改善肌肉状态。同时 ω‐3 脂肪酸可通过 mTOR‐p70s6k 信号通路刺激肌蛋白合成。ω‐3 脂肪酸还可以改善神经系统功能，从而改善骨骼肌力量。近年来许多研究发现，老年人给以一定剂量 ω‐3PUFA 可有效增加机体的瘦组织群含量，可促进蛋白质的合成。有关鱼油在老年人肌减少症中的临床研究表明，富含 ω‐3PUFA 的口服营养补充剂可有效地增加机体体重，改善生存质量及生存期。因此，富含 ω‐3 脂肪酸的口服营养补充将是未来非常有前景的针对老年肌减少症营养治疗的方式之一。

2. 抗阻力训练(resistance exercise) 体力活动指由骨骼肌收缩产生的全身运动,能增加能源消耗。有证据表明,少体力活动的老年人更可能存在低的骨骼肌肉质量和骨骼肌力量,增加少肌症风险。有氧运动和抗阻训练均能减少随着年龄增加的肌肉质量和肌肉力量的下降。尽管有氧运动不可能使肌肉肥大,但可以增加肌纤维横断面积。不论年龄大小,有氧运动后线粒体数量和酶的活性增加,肌肉蛋白质合成和肌肉质量提高,同时还可以减少体内(包括肌内)脂肪,从而提高肌肉功能,抗阻训练在减轻少肌症发展方面较有氧运动效果更好。有研究显示,老年人在进行 12 周高强度的抗阻训练后,肌肉横截面积提高 11%,肌肉力量改善>100%。抗阻训练增加骨骼肌蛋白质合成,而不增加全身肌肉分解,增加 Ⅰ 型和 Ⅱ 型肌肉纤维大小,很好解释了肌肉力量及耐力的改善。抗阻训练相对安全,即使在多种疾病并存的老人中,也能减少跌倒风险,增加日常活动能力,减少功能下降和残疾。但是,规律训练对于一些老年人具有困难性,因此,还需要考虑其他非运动疗法。

抗阻力训练已被证实能改善老年人骨骼肌质量与力量状态。抗阻力训练可激活 mTOR 信号通路改善肌蛋白合成,增加肌肉卫星细胞活性与增殖,加强合成代谢激素分泌,减弱分解代谢细胞因子活性,从而达到增肌效果。推荐最小频率为每周两次,有研究表明每周一次抗阻力训练(每次训练包括卧推、腿部推举、上肢推举、腿部伸展、硬推、腿部屈伸和上肢屈伸,65%~75% 1RM,8~12 个一组,共 3 组)也可减少老年人体脂并增强肌肉力量。

3. 维生素 D 强化治疗 维生素 D 通过降低甲状旁腺激素(PTH)水平间接对骨骼肌起作用,同时维生素 D 还能够抑制炎症反应,降低 C 反应蛋白、IL-6、TNF-α 表达。维生素 D 随年龄增加而下降,老年人维生素 D 水平仅为成年人的 1/4。维生素 D 在骨骼肌肉代谢中起着重要作用。低维生素 D 导致以 Ⅱ 型肌纤维萎缩为主的少肌症。维生素 D 缺乏导致近端肌肉无力、起立及上下楼梯困难、轴向平衡障碍。维生素 D 替代治疗少肌症是否获益存在争议。一些研究显示,间断给予维生素 D 可以提高肌肉力量。另有研究显示,每日给药仅对四肢肌力和步态不稳有小幅改善。在护理院及社区老人中补充维生素 D 减少骨折风险 23%~53%,与一些研究发现的对维生素 D 低水平的老人进行替代治疗没有在机体功能、跌倒风险及生活质量方面获益的差异,提示可能与维生素 D 用量、人群不同有关。补充高剂量维生素 D(800~1 000 U/d)并提高血清 23-OH 维生素 D 水平可改善肌肉状态。维生素 D 治疗获益存在性别差异,女性获益大于男性。维生素 D 替代治疗安全性问题包括肾结石和高钙血症。在推荐使用维生素 D 替代治疗老年少肌症前,尚需要更多更长随访期的大型随机对照试验。

4. 肌酸(creatine monohydrate) 磷酸肌酸(PCr)为 ADP 提供高能磷酸键使之转化成 ATP,参与并维持肌肉收缩活动,肌酸是 PCr 组成部分,具有重要意义。肌酸可以通过提高细胞内渗透压,激活一系列信号通路(如 mTOR-p70s6k 通路、IGF-1-4E BP1 通路)、增加肌球蛋白重链 mRNA 表达、增加肌肉卫星细胞数量、抗氧化等起到促进肌细胞增殖、保护肌细胞及增强肌细胞功能的作用。随着年龄的增加,肌肉中的肌酸水平下降,因此补充外源性肌酸可以改善肌肉质量与力量。研究表明补充肌酸的同时进行抗阻力训练(>12 周)可以达到较好增肌效果,即使停止使用肌酸 12 周后仍可以维持较好的肌肉状态。肌酸与乳清蛋白合用,同时进行抗阻力训练,效果更佳。

5. 激素替代治疗 睾酮可以增加肌肉质量和肌肉蛋白质合成代谢。≥60 岁的男性和≥50 岁的女性老人中约 20%存在性腺功能低下症(血总睾酮<9.26 mmol/L)。雄激素水平降低导致肌肉质量、肌肉力量和骨密度降低,并增加跌倒风险。有证据显示,雄激素替代治疗有效、可行。

雌激素与中老年女性的血钙浓度降低有关。绝经期后,卵巢激素水平下降对肌肉功能造成损害。雌激素对老年女性少肌症的发生、发展可能起作用。雌激素替代治疗存在争论,雌激素替代治疗可能减缓肌肉减少,但是益处微弱,反而增加乳腺癌风险,在未探明其有效性和安全性前,不推荐用于少肌症。

骨骼肌肉的维持需要生长激素,生长激素同化作用通过肝脏合成的 IGF－1 实现。IGF－1 通过增加肌卫星细胞刺激蛋白质合成提高肌肉功能。随着年龄增加,GH 和 IGF－1 分泌下降,且 GH 脉冲释放也显著降低。近年来,GH 用于改善肌肉力量、肌肉功能、机体功能的研究数据不断增加,但证据仅支持 GH 替代治疗限于 GH 低分泌的患者,对非 GH 缺乏老人,GH 治疗存在许多争议。

6. β-羟基-β-甲基丁酸盐(β-hydroy-β-methylbutyrate,HMB)　HMB 是近年来用于正性骨骼肌的常用药物,其机制为 HMB 可通过抑制泛素-蛋白酶水解途径避免蛋白质分解。HMB 还具有类似胰岛素样生长因子-1 的作用,可以通过磷酸肌醇-3 激酶/蛋白酶 B(PI 3K/Akt)旁路来改善肌细胞的分化和融合。此外,HMB 的另一个功能的潜在机制是通过转换成 β-羟基-β-甲基戊二酰辅酶 A(HMG-CoA)来实现的。HMG-CoA 是细胞液中胆固醇合成的前体物质之一,而肌肉细胞则是胆固醇更新来源的主要提供场所,膳食中补充 HMB 可以增加胆固醇的合成,从而可以在应激或超负荷状态下帮助组织的生长、生成和修复。近年来大量的基础研究和动物实验证实,HMB 可有效地刺激蛋白质的合成代谢,降低骨骼肌蛋白的分解代谢。临床研究方面,Hsieh 等的研究发现,补充 HMB 后 2 周,可有效减少接受管饲喂养的护理院卧床老年人的肌肉流失。补充 HMB 还可以改善这些老年人的生活质量,降低并发症的发生率,节省医疗费用。Stout 等研究发现,钙 β-羟-β-丁酸甲酯(CaHMB)改善了无阻力训练的老年人的肌肉力量和肌肉质量,如果配合肌肉阻力训练则效果更佳。

7. 其他　维生素 B_{12} 与叶酸可以减少老年人跌倒发生率,改善肌肉功能与力量,但其作用仍需临床试验证实。血管紧张素转换酶抑制剂(ACEI)长期用于心血管疾病的一级和二级预防及卒中二级预防。目前认为 ACEI 可能通过许多不同机理对骨骼肌有益。ACEI 对骨骼肌肌肉功能改善机制包括增加 Ⅱ 型肌纤维、促进内皮细胞增生、增加骨骼肌肌肉血流量、提高胰岛素敏感性、增加线粒体功能、减少炎症因子 IL-6、TNF-α 及提高交感神经功能等。低 ACEI 水平增加机体身体功能。研究发现,老年高血压患者长期使用 ACEI 控制血压(与其他降压药物相比)与肌肉力量、步行速度、肢体非脂肪组织下降减慢存在相关性。ACEI 并不增加握力,但是能改善老年心力衰竭患者的活动耐量,这可能与心血管功能改善有关,因为心力衰竭可导致肌肉萎缩。由于缺少 ACEI 的干预研究,在 ACEI 被推荐于治疗少肌症前,需要更多的研究证据。

肌肉生长抑制蛋白是一种生长因子的天然抑制剂。最初被发现在肌肉生长抑制蛋白基因突变与肌肉过度肥大有关。肌肉生长抑制蛋白基因存在骨骼肌细胞中,对骨骼肌功能具有负性调节作用,并抑制肌卫星细胞增殖。在动物模型中,肌肉生长抑制蛋白高表达,可介导显著的肌肉消失。肌肉生长抑制蛋白基因多态性与肌肉质量、肌肉力量及机体功能有关。阻断其通路的药物可能会增加肌肉质量,并可能在肌肉减少疾病中起到至关重要的作用。肌肉生长抑制蛋白抑制剂可望成为治疗少肌症的手段。

衰老引起的肌肉损伤、萎缩与卫星细胞的氧化代谢、ROS 异常增加有关,ROS 的积累导致 DNA、蛋白质和含脂体系的细胞内损伤加速,ROS 通过影响 Ca^{2+} 通道的功能状态,来调节骨骼肌收缩,从而导致肌肉损伤。因此,老年膳食中抗氧化剂水平适中(蔬菜、水果、豆类、坚果等都含有抗氧化物质)和(或)补充适量抗氧化剂有利于提高机体的抗氧化防御系统能力,有助于减少氧化应激所致的肌肉损伤。

七、主编点评

慢性阻塞性肺疾病是常见的呼吸系统慢性疾病,多见于老年患者,由于其患病人数多,死亡率高,社会经济负担重,已成为一个全球性重要的公共卫生问题。COPD 患者通常病程长,病情呈进行性加重,由于进行性、持续性气道梗阻,机体长时间处于高代谢状态,再加上经常合并的肺部感染、机体组织长期的缺氧状况,极易出现严重的营养不良,机体骨骼肌消耗明显,常合并少肌症,被称为肺性恶病质(pulmonary cachexia)。少肌症的 COPD 患者不仅运动能力和生活质量下降,而且呼吸功能障碍显著,预后较差。研究表明,COPD 患者体重和营养状况与 FEV_1、活动耐量和肺弥散量呈正相关,合并少肌症的 COPD 患者 FEV1% 低,急性呼吸功能衰竭的发生率高,生存时间短。因此,我们建议对 COPD 患者应该进行机体组成检测,了解患者骨骼肌含量,对存在骨骼肌衰减的患者应及早进行包括营养支持、阻抗锻炼等干预。现有的证据表明,合理的营养支持治疗可以促进机体体重恢复,增加机体瘦组织群含量,改善肌肉强度,增加运动耐量。同时,营养支持可以改善 COPD 患者呼吸肌含量和强度,改善气道阻力,延缓疾病的进展。我们对于 COPD 患者营养支持的体会是以减轻呼吸负荷和减少机体组织丢失为目的,尽可能恢复患者体重及骨骼肌,延缓呼吸肌萎缩,阻止肺功能的进行性减退,从而改善患者的活动能力和生活质量。临床上应根据每个患者的具体病情提供不同的营养支持方案,合理给予营养物质对改善病情、提高患者生活质量十分重要。

（吴国豪）

参考文献

[1] Riley CM, Sciurba FC. Diagnosis and Outpatient Management of Chronic Obstructive Pulmonary Disease: A Review[J]. JAMA, 2019, 321: 786 - 797.

[2] Gea J, Sancho-Mūnoz A, Chalela R. Nutritional status and muscle dysfunction in chronic respiratory diseases: stable phase versus acute exacerbations[J]. J Thorac Dis, 2018, 10 (Suppl 12): S1332 - S1354.

[3] Raad S, Smith C, Allen K. Nutrition Status and Chronic Obstructive Pulmonary Disease: Can We Move Beyond the Body Mass Index? [J]. Nutr Clin Pract, 2019/DOI: 10.1002/ncp.10306.

[4] National Institute for Health and Care Excellence. Chronic obstructive pulmonary disease: diagnosis and management: summary of updated NICE guidance[J]. BMJ, 2019, 366: l4486 doi: 10.1136/bmj.l4486.

[5] Collins PF, Yang IA, Chang YC, et al. Nutritional support in chronic obstructive pulmonary disease (COPD): an evidence update[J]. J Thorac Dis, 2019, 11(Suppl 17): S2230 - S2237.

[6] Damanti S, Azzolino D, Roncaglione C, et al. Efficacy of Nutritional Interventions as Stand-Alone or Synergistic Treatments with Exercise for the Management of Sarcopenia[J]. Nutrients, 2019, 11, 1991, doi: 10.3390/nu11091991.

[7] Cruz-Jentoft AJ, Sayer AA. Sarcopenia[J]. Lancet, 2019, 393, 2636 - 2646.

[8] Dent E, Morley JE, Cruz-Jentoft AJ, et al. International clinical practice guidelines for sarcopenia (ICFSR): screening, diagnosis and management[J]. J Nutr Health Aging, 2018, 22: 1148 - 1161.

第十八章

慢性疾病

病例 1

慢性心力衰竭,高血压,进食障碍,营养不良

一、病史简介

患者,男性,65 岁。因"反复心慌、胸闷 20 余年,加重 1 年"入院。20 年前,患者因心慌、胸闷,在外院就诊,诊断为"心肌病""风湿性心脏病""扩心病",具体不详,间断服药治疗。大约 8 年前,患者再次因心慌、胸闷,在当地医院就诊,诊断为"心动过速""高血压",给予倍他乐克及厄贝沙坦(安博维)口服治疗,控制可。2 年前,患者偶尔出现活动后心慌,心脏超声检查示:LVEF 40%,左室扩大伴室壁弥漫性减低。1 年前,患者开始频繁出现阵发性心慌,喜侧卧位,易疲劳,情绪激动或轻度体力活动后症状加重,伴心前区明显不适症状。不伴有胸痛、心前区疼痛、呼吸困难、水肿等。患者于我院门诊就诊,心脏超声检查示:LVEF 28%,左心增大伴室壁弥漫性减低。诊断为"心功能不全""高血压",遂收住入院,行进一步治疗。本次发病以来,患者食欲较差,进食后饱胀感明显,睡眠差,入睡困难,二便如常,近半年来体重下降约 5 kg。

既往有高血压病史 10 余年,血压最高在 160/95 mmHg,目前予以依那普利 20 mg/d、比索洛尔 10 mg/d 口服治疗中;否认肝炎、结核等传染病史;否认外伤史、手术史;否认药物、否认输血史。

二、入院检查

体温 36.1℃,脉搏 57 次/分,呼吸 20 次/分,血压 101/62 mmHg。身高 168 cm,体重 61 kg。神志清晰,营养中等,全身皮肤无黄染,无肝掌、蜘蛛痣。全身浅表淋巴结无肿大,巩膜无黄染、胸廓无畸形,双肺叩诊清音,听诊呼吸音清。心前区无隆起,心界不大,心率 57 次/分,律齐。腹部平软,肝脾肋下未及,肝肾区无叩击痛,肠鸣音 3 次/分。肛门及生殖器未检,四肢脊柱无畸形,活动自如,神经系统检查(一)。

红细胞 $4.90×10^{12}$/L;血红蛋白 153 g/L;血小板 $185×10^9$/L;白细胞 $5.97×10^9$/L;中性粒细胞 51.1%;总胆红素 25.4 μmol/L;直接胆红素 6.7 μmol/L;总蛋白 60 g/L;白蛋白 33 g/L;谷丙转氨酶 22 U/L;谷草转氨酶 23 U/L;前白蛋白 0.16 g/L;尿素 8.0 mmol/L;肌酐 106 μmol/L;葡萄糖 4.3 mmol/L;总胆固醇 4.92 mmol/L;甘油三酯 2.05 mmol/L;钠 144 mmol/L;钾 4.7 mmol/L;氯 105 mmol/L;二氧化碳 29 mmol/L;阴离子隙 10 mmol/L;钙 2.32 mmol/L;无机磷 1.14 mmol/L;镁 0.86 mmol/L。

冠状动脉 CT 造影检查:冠脉少许软斑块形成,管腔轻度狭窄。常规经胸超声心动图:左房室增大伴左室整体收缩活动减弱,轻度二尖瓣反流,主动脉瓣增厚钙化伴轻度反流。MIBI 心肌显像:① 左心室心腔扩大,左心室壁多节段部显像剂分布稀疏,结合病史,符合扩心病表现,请结合临床;② 负荷态及静息态左室 EF 值分别为 27% 和 24%,低于正常范围;③ 冠脉血流灌注储备指数在正常范围内。

三、入院诊断

心力衰竭、高血压、营养不良。

四、治疗经过

入院后完善检查,综合考虑诊断为扩张型心肌病、心功能不全、冠状动脉粥样硬化,予沙库巴曲缬沙坦(诺欣妥)改善心肌重构、比索洛尔控制心室率、调脂等药物治疗。同时输注白蛋白、利尿,减轻心脏前负荷。检查电解质提示血钠和血钾在正常范围,控制液体摄入量和钠的摄入量。鉴于患者长期进食不足,体重下降明显,存在较明显得营养不良,本次发病以来,患者食欲较差,进食后饱胀感明显,拒绝自主进食。入院后放置鼻胃管给予肠内喂养,应用高能量密度的整蛋白质肠内营养制剂(1 000 ml 含1 500 kcal),能量目标量为 61×25=1 525 kcal/d,第 1 天给予 500 ml 通过输注泵均匀输注,患者耐受性良好,第 2 天增至全量 1 000 ml,同时监测电解质、肝肾功能、前白蛋白、转铁蛋白等指标。治疗两周后患者心功能及一般情况明显改善后出院。出院前给予患者饮食指导,嘱患者出院后饮食从流质过渡到半流质,再到软质清淡饮食,避免可能引起胀气、油腻或刺激性的食物。每天膳食总热量 1 000 kcal 左右,注意少量多餐,可以由碳水化合物、蛋白质和富含维生素的蔬菜、水果泥等组成。除了膳食以外,每日额外给予 500 kcal 的口服营养补充制剂,以改善患者的营养状况。鼓励患者离床活动,增加抗阻力训练,本院专病门诊定期随访,监测患者心脏功能、营养状况及机体组成。

五、讨论分析

根据左心室射血分数(LVEF),心力衰竭分为射血分数降低的心力衰竭(HFrEF,LVEF<40%)、射血分数保留的心力衰竭(HFpEF,LVEF≥50%)和射血分数中间值的心力衰竭(HFmrEF,40%≤LVEF<50%)。根据心力衰竭发生的时间、速度,分为急性心力衰竭和慢性心力衰竭。临床上,根据患者的症状及活动能力,将心脏功能分为四级:Ⅰ级,活动不受限。日常体力活动不引起明显的气促、疲乏或心悸;Ⅱ级,活动轻度受限。休息时无症状,日常活动可引起明显的气促、疲乏或心悸;Ⅲ级,活动明显受限。休息时可无症状,轻于日常活动即引起显著的气促、疲乏、心悸;Ⅳ级,休息时也有症状,任何体力活动均会引起不适。如无须静脉给药,可在室内或床边活动者为Ⅳa级;不能下床并需静脉给药支持者为Ⅳb级。该患者既往有扩张性心肌病病史,反复出现活动后胸闷、气促,伴有左心射血分数降低(LEVF33%),NT-proBNP>900 ng/L。诊断符合慢性心力衰竭、HFrEF、心功能Ⅲ～Ⅳ级、扩张性心肌病。

慢性 HFrEF 治疗目标是改善临床症状和生活质量,预防或逆转心脏重构,减少再住院率,降低死亡率。慢性心力衰竭应采取病因预防、药物治疗、营养治疗、有氧运动、心理治疗等多学科综合治疗模式,主要措施包括:① 控制心力衰竭的危险因素。控制血压,血糖,降低血脂等。② 容量管理。控制水、钠的摄入,一般主张,每日摄入钠盐 2～3 g,摄入水分 1 000～2 000 ml;对于合并肺水肿者,应保持适当的液体负平衡。③ 药物治疗。包括使用利尿剂、血管扩张剂、控制心律药物、正性肌力药物、抑制心肌重构药物等。④ 合并症治疗。主要针对冠心病、心脏瓣膜疾病、高血压、糖尿病、肾功能不全、贫血等疾病的治疗。⑤ 营养支持治疗。对心力衰竭患者应常规进行营养风险筛查及评级,对于无营养不良且能正常饮食的患者,应强化膳食指导,摄入足量的蛋白质,新鲜蔬菜、水果,保证膳食均衡。对于中、重度营养不良,特别是出现肌少症及恶病质患者,应给予积极的营养支持治疗。

慢性心力衰竭患者的营养状况较为复杂,临床上主要存在热量-蛋白质缺乏性营养不良、肥胖、心源性恶病质及微量元素缺乏 4 种不同类型营养状况,无论是何种类型营养不良状况,均对心力衰竭均造成不同程度的不良影响。

1. 热量蛋白质缺乏性营养不良　① 心力衰竭患者由于心排量的减少,导致胃肠道动脉灌注不足,血流量减少,肺循环瘀血导致血氧饱和度降低,加剧了消化道黏膜的缺血缺氧。另一方面,由于静脉系统的过重负荷，消化系统瘀血、肠黏膜水肿，导致患者进食量下降、营养物质消化吸收障碍。② 心力衰竭患者心肌能量代谢障碍，往往存在稀释型低钠血症及药物或非药物导致的电解质紊乱，洋地黄类的强心药物，血管紧张素转化酶抑制剂等纠正心力衰竭的药物，紧张焦虑的状态，抗生素的应用均会导致胃肠道症状而使患者出现营养摄入不足和营养吸收障碍。③ 心力衰竭患者不但会出现全身非特异性应激反应，而且下丘脑-垂体-肾上腺皮质激素系统的激动及交感-肾上腺髓质系统的兴奋，会引起一系列相关的神经内分泌反应。导致糖皮质激素和儿茶酚胺大量释放，这些能够促分解代谢类激素及儿茶酚胺的大量释放，使心力衰竭患者处于高分解代谢状态，蛋白消耗量增加，为满足患者在应激状态下的供给，脂肪动员，蛋白质（肌肉）分解增加，肝脏优先合成 C-反应蛋白等物质，而合成白蛋白明显减少，使血液中的白蛋白含量进一步降低。

2. 心源性恶病质 心力衰竭患者体内会发生包括营养素代谢紊乱和利用障碍等一系列代谢变化，最终组织器官氧合灌注不足、代谢废物累积，造成全身多脏器损害。营养不良的状态下，由于慢性炎症反应、分解代谢亢进、瘦组织群减少，可加速心力衰竭的进展，也是心力衰竭患者不良临床结局的危险因素，两者互为因果。部分心力衰竭患者随着病程的进展，患者逐渐出现消瘦、乏力、运动耐量下降，最终呈恶病质状态，称之为心力衰竭恶病质综合征。低蛋白血症是营养不良心力衰竭患者典型的临床表现，低蛋白血症的心力衰竭患者由于血浆内胶体渗透压的降低，会使液体渗透于组织间隙中，一方面进一步降低了心力衰竭患者的有效灌注，外周的水肿和增加的体重增加了心脏的负担。另一方面，白蛋白具有抗炎、抗氧化作用，能够修复组织、保护器官，低蛋白血症还会导致合成抗体的酶类减少，从而降低免疫力，增加感染的机会，导致心力衰竭的发生。低蛋白血症后期可出现负氮平衡，从而明显消耗脂肪及骨骼肌，导致心源性恶液质的产生。贫血是慢性心力衰竭另一个临床特征，贫血可代偿性增加心率从而增加心脏负荷，也可通过减少肾脏灌注和水潴留进一步加重心脏负荷。长时间未得到纠正的贫血会导致左心室肥厚，从而促进心力衰竭发生和复发。缺铁性贫血不但能够通过贫血本身影响心力衰竭，铁离子缺乏本身就能够导致心力衰竭患者的运动耐力下降。贫血患者红细胞及血红蛋白数量减少、氧合血红蛋白的减少导致患者更容易缺氧而诱发心力衰竭。

3. 肥胖型心力衰竭 肥胖型心力衰竭患者、高脂血症、糖尿病和高血压等均是心血管疾病的主要危险因素，会对心血管系统造成持续的负担，进而加重心力衰竭。

4. 微量元素的缺乏 慢性心力衰竭患者微量营养素缺乏十分普遍，主要是维生素 B_1、维生素 B_6、叶酸、吡哆醇、辅酶 Q_{10}、钙、镁、钾、锌等电解质缺乏，微量营养素缺乏进一步加重心脏损害。无论何种类型营养不良均是慢性心力衰竭不良预后因素，营养不良不仅影响心室射血，导致肌力减退进而影响血流动力学参数和交感神经活动，还会引起免疫功能受损、感染概率增加，进一步加重心血管系统负担，心力衰竭恶病质患者的自然死亡率及术前死亡率均高于单纯心力衰竭患者。营养不良是慢性心力衰竭患者死亡的独立预测因素，随着体重指数（BMI）的下降，慢性心力衰竭患者的死亡风险随之增加。低蛋白血症、贫血、肥胖、骨骼肌衰减均是慢性心力衰竭患者预后不良的危险因素，心力衰竭患者一旦进入恶病质阶段，疾病进程将不可逆转，预后极差。

慢性心力衰竭传统饮食指南主要关注钠和液体的摄入量限制，但美国心力衰竭协会在 2019 年发布的指南中却认为这些限制科学证据有限，急性心力衰竭的发作期时应严格进行液体出入量管理，无明显低血容量因素者应保持液体出入量 500 ml/d 的负平衡，严重肺水肿者液体负平衡增至 1 000～2 000 ml/d 甚至更多，同时应限制钠的摄入量以减少水钠潴留，同时应注意防止发生低血容量、低血钾和低血钠的发生。膳食干预方面目前没有针对慢性心力衰竭的指南推荐，美国心力衰竭协会推荐 DASH（dietary approaches to stop hypertension）饮食、地中海饮食、植物性饮食等，DASH 饮食的优点是限制钠的摄入量，且饮食结构中富含植物性食物和抗氧化剂，并能和糖尿病饮食、慢性肾脏病饮食共存。目前已有小型临床试验表明得舒饮食可能改善左心室舒张功能、血压、动脉硬度、氧化应激标志物水平和代谢状况，在心力衰竭患者中，DASH 饮食评分越高病死率越低、患者再入院的趋势越少。

心力衰竭患者的营养治疗较复杂，在制订营养治疗计划前应明确患者营养状况，了解患者药物治疗情况，患者钠、钾等电解质水平、补液量及肾功能情况、了解患者膳食史、膳食习惯及患者胃肠道功能，根据病情和营养状况进行。① 能量目标量：心力衰竭患者的能量需求主要取决于患者营养状况、活动受限程度以及心力衰竭程度，其目标是既要纠正患者存在的营养不良状况，维持机体正常代谢水平，又要控制体重增长，防止相关性并发症的发生。一般给予 $25\sim30$ kcal/(kg·d)。活动受限的超重和肥胖患者，必须减重以达到一个适当体重，以免增加心肌负荷，对于肥胖患者，低能量平衡饮食（1 000～1 200 kcal/d）可以减少心脏负荷，有利于体重减轻，并能有效维持患者的营养状况，避免营养不良的发生，对于严重的心力衰竭患者，可按照临床实际情况需要进行相应的调整。② 蛋白质目标量：一般情况下心力衰竭患者蛋白质的摄入量无须严格限制，蛋白质目标量为 $0.8\sim1.1$ g/(kg·d)，对于营养不良或恶病质患者，蛋白质摄入量应 >1.1 g/(kg·d)，其中优质蛋白质应占总蛋白的 2/3 以上。③ 其他营养素：肥胖患者应限制脂肪的摄入量，按 $40\sim60$ g/d 供给，推荐给予 $\omega-3$ 多不饱和脂肪酸以降低血中高甘油三酯水平、预防房颤及降低心力衰竭病死率等。补充钙、镁等电解质，有助于维持正常的心肌活动，帮助心肌细胞消除毒性物质，维持正常节律。按照日常需要量补充维生素、微量元素等营养素。临床研究显示，额外补充辅酶 Q_{10}、$\omega-3$ 多不饱和脂肪酸、维生素 D、维生素 B_1 以及矿物质等对心力衰竭患者有益。

终末期心力衰竭患者表现为明显的全身代谢紊乱，骨骼肌衰减、胰岛素抵抗、低白蛋白，表现为心力衰竭恶病质，严重影响患者预后。对于恶病质型心力衰竭患者，应给予积极的营养支持，包括增加蛋白质摄入量，应用米氮平、醋酸孕酮、曲那比诺和 $\omega-3$ 多不饱和脂肪酸、补充白蛋白等措施，其营养目标包括白蛋白 $\geqslant30$ g/L，前白蛋白 $\geqslant160$ g/L，BMI $\geqslant18.5\sim20$ kg/m²，血清铁饱和度 $\geqslant20\%$ 或铁蛋白 $\geqslant300$ ng/ml。肥胖心力衰竭患者发生心力衰竭的风险显著升高，可通过限制热量摄入、加强体力活动或者手术治疗，来改善机体的代谢，减轻胰岛素抵抗和炎症反应，预防心力衰竭的发生。对于 BMI $\geqslant25$ kg/m² 的患者，应将体重减轻 $5\%\sim10\%$，推荐女性患者每日的热量摄入量为 1 200～1 500 kcal/d，男性为 1 500～1 800 kcal/d，目标是每周减 $0.5\sim1$ kg。针对 BMI $\geqslant30$ kg/m² 或 $\geqslant27$ kg/m² 同时有 1 项肥胖相关性并发症的患者，应联合应用药物减肥治疗。对于 BMI $\geqslant40$ kg/m²、BMI $\geqslant35$ kg/m² 同时有 1 项肥胖相关性并发症及 BMI $\geqslant30$ kg/m² 并同时有 2 型糖尿病的患者，通常在使用最佳的药物治疗的前提下血糖仍控制不佳，可以考虑减肥手术以预防心力衰竭和心血管相关死亡。

慢性心力衰竭患者营养支持方式应根据患者实际情况而定，对于存在营养不良或营养不良风险的居家患者，除膳食干预之外口服营养补充可以增加机体的能量和蛋白质摄入量，改善机体的营养状态，增加患者体质量和瘦组织群含量，减少维生素及微量营养素的缺乏，增加握力和机体活动能力，改善生活质量。应选用高能量、高蛋白密度制剂，既保证了热量与蛋白质的摄入，又可避免过多的液体量摄入，以减轻心脏的负荷。对于住院慢性心力衰竭或急性发作期患者，首先应评估患者胃肠道功能，若无存在胃肠功能障碍则首选肠内营养，采用高能量密度制剂以减少输入的液体总量，有利于减轻心脏的负荷。临床研究发现，添加谷氨酰胺、$\omega-3$ 脂肪酸、维生素 C、维生素 E 等物质的免疫增强型肠内营养制剂，有益于慢性心力衰竭患者的营养状况改善。如果存在肠道功能障碍或不能耐受肠内喂养时，可选择部分或全部使用肠外营养。心力衰竭患者肠外营养支持配方可选用高浓度的葡萄糖、脂肪乳剂及氨基酸，在满足机体热量和蛋白质需求同时应控制输入的总液体量，应补充足量维生素及微量元素。

六、相关营养背景知识

（一）心源性骨骼肌衰减发生机制

慢性心力衰竭患者骨骼肌衰减发生率高，骨骼肌参与机体葡萄糖、脂肪酸和蛋白质代谢，是心血管病患者运动能力的重要决定因素。骨骼肌衰减降低了肌肉质量和力量，势必会影响患者的运动耐量，阻碍心力衰竭患者的康复。临床上，许多心力衰竭患者由于营养物质摄入不足，长期慢性炎症反应、分解代谢亢进、瘦组织群减少，患者逐渐出现消瘦、乏力、运动耐量下降，最终呈恶病质状态，称之为心力衰竭恶病质综合征，骨骼肌衰减已成为慢性心力衰竭患者预后的独立危险因素，从而引起广大学者和临床医生的关注，其发生机制也成为人们研究的热点课题。

1. **基因突变** 肌少症与心血管疾病相关性的分子生物学研究发现，miRNA 与骨骼肌老化密切相关，心力衰竭患者血中 miR-1、miR-133、miR-208 和 miR-499 高表达，被证明和骨骼肌老化、衰减密切相关。有研究发现，hsa-miR-34a 与细胞衰老和有丝分裂激活的蛋白激酶（MAPK）信号通路密切相关，has-miR-19a 与 AMPK 信号通路密切相关，这两者均可能在骨骼肌的老化过程中起调节作用。另有学者针对 KCNA 基因的研究发现，*KCNA*7 基因与骨骼肌耐缺氧能力相关，*KCNA*1、*KCNA*4、*KCNA*5 基因则与平滑肌和心肌的功能息息相关。*KCNA*1、*KCNA*4、*KCNA*5 基因的突变使脊髓运动神经元功能性失神经，进而影响了肌纤维代谢和收缩。有研究证实了心肌相关基因肌球蛋白重链 6（Myh6）、心肌肌钙蛋白 T、心肌钙泵调节蛋白、利钠肽受体 3 在老年骨骼肌中高表达，肌少症的心力衰竭患者中参与细胞衰老的关键靶基因去乙酰化酶 1 的表达、MAPK 信号通路的关键目标基因血管内皮生长因子 A，以及 AMPK 信号通路中蛋白激酶 AMP 激活的催化亚基 α_1 和 6-磷酸二激酶/果糖-2-6 双磷酸酶 3（PFKFB3）的关键基因的表达均有显著增加，从而证明骨骼肌衰减与心血管疾病在基因水平上具有关联性。*P*53 基因转录活性在骨骼肌衰老过程中被认为是调节骨骼肌内稳态和骨骼肌骨膜功能的重要机制之一，有研究发现 *P*53 基因是肌少症和心血管疾病的共同诱因。

2. **激素因素** 目前研究表明，心力衰竭患者合并肌肉减少症的主要机制包括泛素—蛋白酶系统、自噬、凋亡、炎症及氧化应激等方面。合成分解代谢紊乱、性腺机能减退是研究热点，硫酸脱氢表雄酮、睾酮、胰岛素样生长因子-1（insulin like growth factor，IGF-1）等标志物已运用于心力衰竭患者肌肉减少症的临床研究。交感神经系统、肾素-血管紧张素系统持续激活可以导致肌肉质量丢失。在动物研究中，注射血管紧张素Ⅱ的老鼠体重、骨骼肌质量显著减少，并且研究者观察到促进骨骼肌合成的 IGF-1 水平下降。雄激素含量的降低可能与心力衰竭患者肌肉减少症有关。睾酮可以激活细胞胞浆雄激素受体，促进肌肉蛋白合成。骨骼肌细胞内特异型性蛋白 myostatin 有抑制肌纤维合成的作用，同时降低骨骼肌祖细胞的增殖及功能。而睾酮可以调整 myostatin 的代谢，逆转肌肉减少症的进展。研究表明，心力衰竭患者血清睾酮等合成代谢激素含量下降，血清睾酮、硫酸脱氢表雄酮、IGF-1 与心力衰竭患者的预后独立相关。IGF-1 具有增加骨骼肌细胞肌纤维合成、引导肌卫星细胞生长分化的功能，IGF-1 的降低与肌肉质量减少及力量下降相关。有研究表明，选择性雄激素受体调节剂、生长激素、IGF-1、靶向肌生长抑素信号的化合物等与少肌症及慢性心力衰竭的发生密切相关。但也有研究发现，心力衰竭患者血清 IGF-1 与对照组无明显差异，但肌肉 IGF-1 受体 mRNA 表达下降了 52%，可能导致了其早期的肌肉丢失。近年来研究者发现胰岛素受体底物 1 作为 IGF-1 的下游介质，其降解可导致骨骼肌细胞合成蛋白功能下降。

3. **慢性炎症** 衰老和慢性心力衰竭是一种慢性炎性状态，全身炎症反应与心血管疾病患者肌肉减少症存在明确的相关性。IL-6 有促进骨骼肌的分解代谢引起肌肉萎缩的作用，血液循环中 IL-6 浓度升高与心力衰竭严重程度、交感系统激活相关。心力衰竭患者机体炎症状况可能会促进肌肉减少症的发展,有研究观察到心力衰竭患者中肌肉减少症组 IL-6 明显高于非肌肉减少症组。

4. 其他　胃饥饿素与肌肉蛋白合成密切相关,被证实具有抗心肌细胞凋亡、改善血管内皮功能等作用。有研究表明,心力衰竭合并恶病质患者血清 Ghrelin 水平显著升高,可能是对分解、合成代谢失衡的一种代偿机制。

(二) 慢性心力衰竭的营养治疗

1. 膳食干预　慢性心力衰竭传统饮食指南主要关注钠和液体的摄入量限制,但美国心力衰竭协会在 2019 年发布的指南中却认为这些限制科学证据有限。心力衰竭患者的饮食质量往往较差,限制性饮食可能导致心力衰竭患者摄入的宏量营养素和微量营养素不足,并能导致钙、镁、锌、铁、维生素 B_1、维生素 D、维生素 E 和维生素 K 以及叶酸的缺乏,而这些微量营养素摄入量不足和血浆水平低与不良临床结果有关。急性心力衰竭的发作期时应严格进行液体出入量管理,无明显低血容量因素者应保持液体出入量 500 ml/d 的负平衡,严重肺水肿者液体负平衡增至 1 000～2 000 ml/d 甚至更多,同时应限制钠的摄入量以减少水钠潴留,同时应注意防止发生低血容量、低血钾和低血钠的发生。膳食干预方面目前没有针对慢性心力衰竭的指南推荐,美国心力衰竭协会推荐 DASH 饮食、地中海饮食、植物性饮食等,DASH 饮食的优点是限制钠的摄入量,且饮食结构中富含植物性食物和抗氧化剂,并能和糖尿病饮食、慢性肾脏病饮食共存。目前已有小型临床试验表明得舒饮食可能改善左心室舒张功能、血压、动脉硬度、氧化应激标志物水平和代谢状况,在心力衰竭患者中,DASH 饮食评分越高死亡率越低、患者再入院的趋势越少。

2. 营养支持基本原则　心力衰竭患者的营养治疗较复杂,在制订营养治疗计划前应明确患者营养状况,了解患者药物治疗情况,患者钠、钾等电解质水平、补液量及肾功能情况、了解患者膳食史、膳食习惯及患者胃肠道功能,根据病情和营养状况进行。① 能量目标量:心力衰竭患者的能量需求主要取决于患者营养状况、活动受限程度以及心力衰竭程度,其目标是既要纠正患者存在的营养不良状况,维持机体正常代谢水平,又要控制体重增长,防止相关性并发症的发生。一般给予 25～30 kcal/(kg·d)。对于活动正常的肥胖的心力衰竭患者,如果体重及各项指标稳定,可以考虑不特意减重,主要是通过健康的饮食干预或身体活动来改善与健康相关的生活质量,治疗和管理好糖尿病、高血压或睡眠呼吸暂停等合并症。当然,如果能通过药物进行有效的减重对于肥胖心力衰竭患者同样也是合理和值得推荐的。而活动受限的超重和肥胖患者,必须减重以达到一个适当体重,以免增加心肌负荷,对于肥胖患者,低能量平衡饮食(1 000～1 200 kcal/d)可以减少心脏负荷,有利于体重减轻,并能有效维持患者的营养状况,避免营养不良的发生,对于严重的心力衰竭患者,可按照临床实际情况需要进行相应的调整。② 蛋白质目标量:一般情况下心力衰竭患者蛋白质的摄入量无须严格限制,蛋白质目标量为 0.8～1.1 g/(kg·d),对于营养不良或恶病质患者,蛋白质摄入量应>1.1 g/(kg·d),其中优质蛋白质应占总蛋白的 2/3 以上。③ 其他营养素:肥胖患者应限制脂肪的摄入量,按 40～60 g/d 供给,推荐给予 ω-3 多不饱和脂肪酸以降低血中高甘油三酯水平、预防房颤及降低心力衰竭病死率等。补充钙、镁等电解质,有助于维持正常的心肌活动,帮助心肌细胞消除毒性物质,维持正常节律。按照日常需要量补充维生素、微量元素等营养素。临床研究显示,额外补充辅酶 Q_{10}、ω-3 多不饱和脂肪酸、维生素 D、维生素 B_1 以及矿物质等对心力衰竭患者有益。④ 少肌症心力衰竭治疗策略:终末期心力衰竭患者表现为明显的全身代谢紊乱,骨骼肌衰减、胰岛素抵抗、低白蛋白,表现为心力衰竭恶病质,严重影响患者预后。对于恶病质型心力衰竭患者,应给予积极的营养支持。国际老年少肌症、恶病质及消耗性疾病学会提出足够的蛋白质、能量摄入联合运动能有助于预防及管理肌肉减少症。还有指南推荐提供足量含亮氨酸的必需氨基酸联合运动训练可增强肌肉力量、肌肉质量及步行速度。有研究发现对慢性心力衰竭患者给予 2 个月含有必需氨基酸的营养摄入后,峰值摄氧量和 6 分钟步行速度均有显著提高。此外,有研究证据表明,补充ω-3多不饱和脂肪酸可提高阻抗运动的训练效果,ω-3多不饱和脂肪酸可能提升骨骼肌对于阻抗运动的敏感性。阻抗运动是防治心力衰竭患者肌肉减少症的另一个重要措施,适当的阻抗运动可有效预防肌肉的减少和萎缩。目前的研究证实,积极的营养支持联合有氧与力量的阻抗训练对于肌肉减少有良好治疗作用。近些年的研究证实运动训练在心力衰竭患者中抑制炎症因子、减少氧化应激、降低myostatin表达、抑制泛素、蛋白酶系统等方面的重要作用。因此,应对心力衰竭患者制订个性化的身体活动计划,对于临床稳定的心力衰竭患者,如果能够参与规律的体力活动,可安全有效地改善循环功能状态,有益于与健康相关的生活质量和死亡率。此外,药物治疗对改善肌肉减少症的价值也得到临床的证实。肾素-血管紧张素-醛固酮系统抑制剂、β受体阻滞剂已在心血管病患者中广泛运用。此外有研究者选用生长激素、雄激素受体调节剂、肌生成抑制蛋白等进行药物干预。生长激素通过促进IGF-1在肝脏中的合成而对肌肉的合成代谢起到了间接促进作用。有研究应用人重组的IGF-1治疗慢性心力衰竭患者,观察到受试者对药物的耐受性良好且肌肉力量上升。睾酮替代治疗可提高慢性心力衰竭患者代谢及运动耐力,有研究用睾酮治疗了35例男性心力衰竭患者,结果显示与对照组相比,治疗组峰值摄氧量、6分钟步行距离、体重均有上升,并且与血清睾酮浓度直接相关。⑤ 肥胖心力衰竭患者营养支持:肥胖心力衰竭患者发生心力衰竭的风险显著升高,可通过限制热量摄入、加强体力活动或者手术治疗,来改善机体的代谢,减轻胰岛素抵抗和炎症反应,预防心力衰竭的发生。对于BMI$\geqslant$25 kg/m²的患者,应将体重减轻5%～10%,推荐女性患者每日的热量摄入量为1 200～1 500 kcal/d,男性为1 500～1 800 kcal/d,目标是每周减0.5～1 kg。针对BMI$\geqslant$30 kg/m²或$\geqslant$27 kg/m²同时有1项肥胖相关性并发症的患者,应联合应用药物减肥治疗。对于BMI$\geqslant$40 kg/m²、BMI$\geqslant$35 kg/m²同时有1项肥胖相关性并发症及BMI$\geqslant$30 kg/m²并同时有2型糖尿病的患者,通常在使用最佳的药物治疗的前提下血糖仍控制不佳,可以考虑减肥手术以预防心力衰竭和心血管相关死亡。

3. **营养支持方式**　慢性心力衰竭患者营养支持方式应根据患者实际情况而定,对于存在营养不良或营养不良风险的居家患者,除膳食干预之外口服营养补充可以增加机体的能量和蛋白质摄入量,改善机体的营养状态,增加患者体质量和瘦组织群含量,减少维生素及微量营养素的缺乏,增加握力和机体活动能力,改善生活质量。应选用高能量、高蛋白密度制剂,既保证了热量与蛋白质的摄入,又可避免过多的液体量摄入,以减轻心脏的负荷。对于住院慢性心力衰竭或急性发作期患者,首先应评估患者胃肠道功能,若无存在胃肠功能障碍则首选肠内营养,采用高能量密度制剂以减少输入的液体总量,有利于减轻心脏的负荷。早期的肠内营养不但可以增加营养的供给,而且可以减少肠道细菌易位,保护肠道的黏膜屏障和免疫屏障。有学者通过对高龄糖尿病合并心力衰竭并存在营养风险的患者给予早期肠内营养支持,发现肠内营养不仅能够改善患者营养状况而且能够改善心功能,改善患者生活质量。另有研究表明顽固性心力衰竭患者肠内营养支持能够保护和改善胃肠道功能,改善患者营养状况,增强抵抗力。还有学者通过研究证实肠内营养改善心力衰竭患者营养状况、降低炎症因子,改善心脏功能。合理的肠内营养能够改善患者肾脏灌注,改善水肿,提高机体免疫力,减轻炎症因子对患者心脏及肾脏的损伤。此外,还有研究发现适当补充微量元素(铁)能够减少患者住院次数,改善心功能。临床研究发现,添加谷氨酰胺、ω-3脂肪酸、维生素C、维生素E等物质的免疫增强型肠内营养制剂,有益于慢性心力衰竭患者的营养状况改善。如果存在肠道功能障碍或不能耐受肠内喂养时,可选择部分或全部使用肠外营养。心力衰竭患者肠外营养支持配方可选用高浓度的葡萄糖、脂肪乳剂及氨基酸,在满足机体热量和蛋白质需求同时应控制输入的总液体量,应补充足量维生素及微量元素。

七、主编点评

慢性心力衰竭是临床上常见的慢性疾病,多见于老年患者,是各种心血管疾病的最终转归,也是主要的死亡原因。心力衰竭病程长、进行性加重,可导致乏力、呼吸困难、活动能力下降等,严重影响其生活质量,造成生理及心理上的双重负担,是迫切需要解决的医疗及社会经济负担问题。心力衰竭患者由于长期炎症反应、水钠潴留、组织水肿,营养物质消化、吸收存在障碍,机体长时间处于高代谢状态,再加上各种治疗药物的作用,容易发生营养不良,机体蛋白消和骨骼肌大量消耗,电解质紊乱及微量营养素缺乏。另一方面,营养不良又可加速心力衰竭的进展,甚至发展为恶病质,严重影响患者的临床预后,两者互为因果,这就是所谓的"心力衰竭-营养不良-炎症反应-恶病质"学说。此外,部分慢性心力衰竭患者合并肥胖、高脂血症或糖尿病等代谢性疾病,虽然患者体重无明显变化、BMI≥25 kg/m²,但仍然存在骨骼肌衰减,即属于肥胖型少肌症患者。

对于有营养风险或存在营养不良,特别是少肌症及恶病质患者,应给予积极的营养支持治疗。临床上,慢性心力衰竭患者往往病情重,存在多个器官功能不全、机体代谢紊乱,水钠潴留以及液体量受限等情况,给营养支持的实施带来困难,在制订营养治疗计划前应明确患者营养不良的类型,了解患者药物治疗情况、患者钠、钾等电解质水平、补液量及肾功能情况、了解患者以往进食状况及患者胃肠道功能,根据患者病情和营养状况选择营养支持方式。慢性心力衰竭患者营养治疗的基本要求是满足能量、蛋白质、液体及微量营养素的目标需要量。对于药物治疗心功能稳定的居家患者,以膳食干预为主,加用口服营养补充以增加机体的能量和蛋白质摄入量,改善机体的营养状态,增加患者体质量和瘦组织群含量,减少维生素及微量营养素的缺乏,改善生活质量。住院的慢性心力衰竭或急性发作期患者,若无胃肠功能障碍则首选肠内营养,采用高能量密度制剂以减少输入的液体总量,有利于减轻心脏的负荷,合理的肠内营养可以改善心力衰竭患者营养状况、降低炎症因子,改善心脏功能。如果存在肠道功能障碍或不能耐受肠内喂养时,可选择部分或全部使用肠外营养,在满足机体热量和蛋白质需求同时应控制输入的总液体量,应补充足量维生素及微量元素。此外,在给予药物、营养治疗的同时,还应关注患者肌肉功能锻炼等,有助于延缓病情进展,改善生活质量,也是心力衰竭综合治疗的重要内容。

总之,目前有关心力衰竭的饮食干预、营养支持、微量元素补充、肥胖管理和心力衰竭恶病质等领域的临床研究数量少、规模小缺乏相关循证医学证据,营养治疗在心力衰竭中的作用机制尚不清楚,阻碍了相关营养干预措施的发展。但考虑到目前心力衰竭治疗缺乏有效的新药物,营养治疗策略的改进可能是未来心力衰竭治疗的重要组成部分,可改善心力衰竭患者的临床预后。

（吴国豪　孟庆洋）

参考文献

[1] Vest AR, MPH, Chan M, Deswal A, et al. Nutrition, Obesity, and Cachexia in Patients With Heart Failure: A Consensus Statement from the Heart Failure Society of America Scientific Statements Committee[J]. J Cardiac Fail, 2019, 25: 380 - 400.

[2] Kuehneman T, Gregory M, de Waal D, et al. Academy of Nutrition and Dietetics Evidence-Based Practice Guideline for the Management of Heart Failure in Adults[J]. Journal of the Academy of Nutrition & Dietetics, 2018, 118: 2331 - 2345.

[3] Freeman AM, Morris PB, MD, Aspry K, et al. A Clinician's Guide for Trending Cardiovascular Nutrition Controversies(Part II)[J]. J Am Coll Cardiol, 2018, 72: 553 - 568.

[4] Cruz-Jentoft AJ, Bahat G, Bauer J, et al. Writing Group for the European Working Group on Sarcopenia in Older People 2 (EWGSOP2), Extended Group for EWGSOP2. Sarcopenia: revised European consensus on definition and diagnosis[J]. Age Ageing, 2019, 48: 16 - 31.

[5] Brandhorst S, Longo VD. Dietary Restrictions and Nutrition in the Prevention and Treatment of Cardiovascular

Disease[J]. Circ Res，2019，124：952－965.

[6] Khan SU，Khan MU，Riaz H，et al. Effects of Nutritional Supplements and Dietary Interventions on Cardiovascular Outcomes[J]. Ann Intern Med，2019，171：190－198.

[7] Laddu D，Hauser M. Addressing the Nutritional Phenotype Through Personalized Nutrition for Chronic Disease Prevention and Management[J]. Progress in Cardiovascular Diseases，2020/doi. org/10. 1016/j. pcad. 2018. 12.004.

病例 2

慢性便秘，抑郁、焦虑症

一、病史简介

患者，女性，57 岁。因"排便困难 15 年，加重 2 年"入院。患者 15 年前无明显诱因出现便秘，每隔 3 天左右解一次大便，干燥，排便费力，无腹痛、腹胀，无黏液血便，需用开塞露（甘油制剂）刺激后促排便。15 年来自诉排便困难逐渐加重，经常 6～7 天排硬便 1 次，需要口服刺激性泻药促排便，停药后不排便。近 2 年来排便困难更明显，服用各类促排便泻药的效果不明显，用药剂量逐渐加大，停药后不排便。有时有便意但如厕蹲下后便意消失，常需手法助排，曾反复出现数次肠梗阻，经灌肠后才排便而得到解决。患者自患病以来自诉生活质量明显下降，轻度抑郁，伴有烦躁、睡眠障碍，提前退休，四处求医，服用大量中药、偏方。自觉大便堆积在肛门口无法排出，每次在家靠灌肠才能排硬结的粪便。曾在当地医院多次肠镜检查，全结直肠未见占位性病变，结肠黑变病。患者自觉生不如死，曾有轻生念头，在家属的规劝下来院就诊，要求手术治疗。患者自发病以来精神焦虑，不愿进食，体重下降明显。

既往体健，否认高血压、心脏病史。否认外伤史、手术史，否认输血史。

二、入院检查

体温 36.5℃，脉搏 72 次/分，呼吸 14 次/分，血压 130/75 mmHg，体重 45 kg，身高 165 cm。BMI 16.54 kg/m^2。神志清楚，皮肤巩膜无黄染，全身浅表淋巴结未及肿大。胸廓无畸形，双肺呼吸音清，未及干湿啰音。心前区无隆起，心界不大，心率 72 次/分，律齐，各瓣膜区未及病理性杂音。腹部平软，全腹未及包块，全腹无压痛、反跳痛，肝脾肋下未触及，叩诊鼓音，无移动性浊音，肠鸣音 3 次/分。直肠指检未及肿块，直肠内可触及干结粪便，肛门括约肌较紧，指套无脓血。四肢脊柱无畸形，活动自如，双下肢不肿，神经系统检查无异常体征。

红细胞 $3.44×10^{12}$/L，血红蛋白 121 g/L，白细胞 $5.34×10^9$/L，中性粒细胞 57.9%，血小板 $212×10^9$/L。总胆红素 9.44 μmol/L；直接胆红素 2.8 μmol/L；总蛋白 66 g/L；白蛋白 34 g/L；前白蛋白 0.15 g/L；谷丙转氨酶 42 U/L；谷草转氨酶 60 U/L；尿素 5.4 mmol/L；肌酐 164 μmol/L；尿酸 213 μmol/L；葡萄糖 6.0 mmol/L。钠 136 mmol/L；钾 4.3 mmol/L；氯 99 mmol/L；钙 2.23 mmol/L；无机磷 1.52 mmol/L；镁 1.330 mmol/L。

三、入院诊断

慢性便秘，抑郁焦虑状态，营养不良。

四、治疗经过

患者入院后首先详细了解患者整个病程演变、症状表现、以往检查、治疗及用药情况。患者中年女性，中学教师，长期便秘，表现为便次减少、硬便，并有排便费力，心情差，严重影响生活质量，曾赴全国多个医疗机构诊治，治疗效果不佳，同时存在抑郁焦虑。根据患者整个病史、以往大量的 CT 及 MRI 与肠镜检查资料,已除外结肠器质性病变。患者既往体健,没有长期使用容易引起便秘的药物,但在发生便秘前后或同时用过多种刺激性泻剂,泻剂滥用可以引起肠炎,加重慢性便秘。患者是由于长期便秘产生抑郁焦虑状态,抑郁焦虑可引起便秘、摄食减少,可能与结肠通过时间延长有关。此外,焦虑引起肛门直肠感觉异常和收缩功能紊乱,造成混合型便秘,情绪与便秘可互为因果,造成恶性循环。患者在外院曾行结肠传输试验,诊断为慢传输型便秘(slow transit constipation,STC),排粪造影考虑"直肠黏膜脱垂"。患者入院后我们安排行直肠肛门测压以评估肛管和直肠的动力和感觉功能,结果提示肛门最大静息压低压,排便无力,肛门直肠动力存在明显的排便障碍,直肠感觉功能异常,直肠顺应性增加,持续便意感敏感性明显降低。结论为功能性便秘,混合型。根据上述检查结果,经过科室讨论及与家属沟通,决定先采取非手术的综合治疗。① 心理干预:医学心理科医师会诊、随访,进行认知治疗,详细介绍、解释焦虑与便秘的关系,理解患者感受,解除患者抑郁焦虑状态,免除不必要的担忧或紧张,应用盐酸氟西汀 20 mg,每日 2 次。② 膳食、行为干预:营养科开具富含膳食纤维膳食,可增加膳食中纤维素摄入量,饮食中增加粗粮、水果、蔬菜摄入,忌刺激性食物,多饮水。加强排便卫生教育,强调按时、律排便的重要性,嘱患者每日无论有无便意均应定时如厕,行缩肛、肛门括约肌及排便训练。鼓励多运动,指导如何行腹肌锻炼,增加每日有氧运动量。③ 药物治疗:停用以往治疗用的刺激性泻剂,给予口服乳果糖 15 ml/次,2 次/d,普芦卡必利 2 mg,每日早餐前口服。④ 补充微生态制剂:每天给予畅悠乐(布拉氏酵母菌+4 种乳杆菌+双歧杆菌,同时含有低聚果糖益生元及抗性糊精的水容性膳食纤维)250 mg 2 次/d。经过 3 周治疗,患者排便困难、腹胀症状有所缓解,便意增加,睡眠和情绪改善,住院 3 周后出院,嘱患者出院后继续上述膳食、药物及微生态制剂治疗,保持运动锻炼,门诊定期随访。3 个月后来院随访时自诉排便情况逐渐改善,有自主排便,大便 1 次/1～2 天,成形粪便 50～100 g/次,排便费力程度较治疗前明显好转,患者满意。

五、讨论分析

　　人的排便过程主要依赖肠道动力、分泌、内脏感觉、盆底肌群和肠神经系统等协调完成。正常结肠运动以节段性和推进性蠕动收缩活动为特征。粪便向直肠肛门推进过程主要依赖于结肠肌间神经丛、肠 Cajal 细胞和肠神经递质等共同作用下产生的结肠完整推进性蠕动收缩活动来完成。粪便在直肠肛门排出过程主要依赖盆底肌群和肛门内外括约肌协调完成。

　　慢性便秘是临床上十分常见的慢性疾病,多数医师对于便秘的重视程度较低,许多严重便秘的患者未能得到恰当的治疗,严重影响患者的生活质量。慢性功能性便秘是多种病理生理机制共同作用下发生的,包括肠道动力障碍、肠道分泌紊乱、内脏敏感性改变、盆底肌群功能障碍和肠神经系统功能紊乱等。慢性便秘的确切病因至今尚未明确,其原发性因素为盆底肌协调障碍、腹部肌肉无力、肛门内括约肌功能障碍、生理性括约肌障碍、直肠前突、肠道神经系统病变、肠道菌群失调等,继发性因素为精神心理因素、个人行为方式、饮食结构因素、环境因素、年龄因素、儿童时期的健康教育、运动因素、遗传因素、性别因素、体质量因素、睡眠因素、文化程度等。慢性便秘的发病机制较为复杂,目前认为可能与肠神经系统病变、Cajal 间质细胞(ICC)分布与功能异常、激素神经递质(如孕酮、乙酰胆碱、5-羟色胺、一氧化氮等)异常以及胃肠动力障碍等有关。ICC 是胃肠道平滑肌慢波的起搏者和传导者,在胃肠道神经元与胃肠道平滑肌中起中介作用,介导神经递质和胃肠激素的传递,近年来研究发现,慢性便秘患者 ICC 数量减少,ICC 数量减少导致胃肠道动力障碍是引起慢性便秘的可能原因之一。应用纤维光学高分辨测压技术发现慢传输型便秘患者结肠收缩振幅明显降低,包括结肠高振幅收缩数量的减少、餐后胃肠道反应的减弱以及出现明显逆向收缩。

　　功能型便秘的发病机制极其复杂,2016 年新修订的罗马Ⅳ分类标准将功能性胃肠道疾病定义为

"肠-脑功能互动异常"。肠-脑-菌群轴是肠道与大脑相互作用的网络,肠腔中的微生物在其中起到重要作用,可通过神经、内分泌和免疫途径与肠道以及中枢神经系统对话。根据病理生理改变,功能性疾病所致的便秘可分为正常传输型便秘(normal transit constipation,NTC)、慢传输型便秘(slow transit constipation,STC)、排便障碍型便秘和混合型便秘。STC患者全结肠或结肠各段存在传输延迟,主要由结肠推进力不足所致,结肠动力降低、结肠推进性蠕动收缩活动减少,导致粪便通过结肠时间延长,表现为排便次数少、排便费力、粪便干结等严重症状,但不存在排便协调障碍。排便障碍型便秘主要是指患者在尝试排便的过程中盆底肌群存在矛盾收缩、松弛不全或肛门静息压增高,从而导致粪便排出障碍。慢性功能性便秘患者多存在多种病理生理改变,如超过半数的排便障碍型便秘患者同时存在结肠传输时间延长。

慢性便秘的主要症状包括排便次数减少、粪便干硬、排便费力、排便时肛门直肠梗阻或堵塞感、需要手法辅助排便、排便不尽感,部分患者缺乏便意、想排便但排不出(空排)、排便量少、排便费时等。慢性便秘的诊断主要基于症状,依据罗马Ⅲ诊断标准,慢性便秘首先需要排除肠道及全身器质性疾病及其他因素导致的便秘并符合以下标准。① 必须包括以下2个或2个以上的症状:至少25%的排便感到费力;至少25%的排便为块状便或硬便;至少25%的排便有排便不尽感;至少25%的排便有肛门直肠的阻塞感;至少25%的排便需要人工方法辅助(如指抠、盆底支持);每周排便少于3次。② 如果不使用泻药,松散便少见。③ 诊断肠易激综合征(IBS)依据不充分。患者须在诊断前6个月出现症状,在最近的3个月满足诊断标准。2016年修订的罗马Ⅳ标准中,强调将自发排便频率<3次/周作为诊断指标,目前临床上诊断可借鉴功能性便秘罗马Ⅳ标准,排便次数采用自发排便次数进行计数,自发排便是指在不服用补救性泻剂或手法辅助情况下的自主排便,相对于罗马Ⅲ标准中的排便次数,更能体现患者肠道功能的真实情况。本例患者病程长,根据病史、临床表现以及相关的检查结果,符合混合型功能性便秘诊断。

慢性便秘治疗有非手术或手术治疗,非手术治疗包括饮食干预、行为干预、药物治疗、肠道微生态治疗等综合措施,其中增加膳食纤维和水的摄入、增加运动等生活方式调整是慢性便秘的基础治疗措施。慢性便秘与膳食纤维减少和液体摄入减少有关,全球多个慢性便秘指南和(或)共识均将增加膳食纤维和饮水量作为慢性便秘的基础治疗措施。膳食纤维对小肠中某些酶具有抗水解作用,且不会被结肠吸收,因此可留住肠腔水分并增加粪便体积。多项研究证实,增加膳食纤维可改善便秘症状谱,包括排便频率、粪便性状、排便疼痛和结肠转运时间等。规律的体育运动可缩短肠道传输时间、利于通便,有氧运动如步行、骑车等对改慢性便秘患者有益。

微生态制剂治疗是近年来临床研究和应用较广泛的治疗慢性便秘的有效措施,现有的研究资料证实,慢性便秘患者存在肠道微生态失衡,粪便中的双歧杆菌属、乳酸杆菌属、拟杆菌属、粪链球菌属、梭菌属等优势菌群的数量显著减少,同时大肠埃希菌、金黄色葡萄球菌、肠杆菌科(柠檬酸杆菌、克雷伯菌等)和真菌等潜在致病菌数量显著增加,且这一趋势与便秘的严重程度相关。可能的机制包括粪便在肠道内滞留时间过长改变肠道菌群的数量和种类;菌群的代谢物(甲烷和短链脂肪酸)、细菌的细胞成分(脂多糖)或细菌与宿主免疫系统之间的相互作用影响多种肠道功能。微生态制剂可通过调节肠道菌群失衡,促进肠道蠕动和胃肠动力恢复,越来越多的学者将其推荐作为慢性便秘的长期辅助用药。微生态制剂可分为益生菌、益生元和合生元3类,益生菌是指摄入足够数量后,能对宿主起有益健康作用的活的微生物。常用于治疗慢性便秘的益生菌主要是双歧杆菌属和乳酸杆菌属,临床研究显示,乳双歧杆菌、干酪乳杆菌和大肠埃希菌对成人慢性便秘患者有缓解作用,并且干酪乳杆菌能够缓解儿童慢性便秘患者的便秘症状。补充益生菌可纠正微生态失调,刺激肠壁神经,改变肠腔分泌功能,促进肠道动力恢复,从而改善便秘症状。益生元是指一类虽不被宿主消化吸收,但可选择性刺激肠道内一种或数种细菌生长繁殖的可发酵食物,临床研究提示,慢性便秘患者补充益生元可增加排便次数。合生元是同时含有益生菌和益生元的制剂,有研究显示慢性便秘患者应用合生元制剂治疗,肠道传输时间显著缩短,粪便性状恢复至正常水平,排便次数明显增加,排便费力、排便不尽感等症状改善。粪菌移植治疗在广义上也属于肠道微生态治疗,由于粪菌移植治疗慢性便秘目前国内尚处于探索、研究阶段,缺乏大样本多中心的研究结果支持,不宜作为常规手段用于临床治疗。

六、相关营养背景知识

(一) 肠道微生态与便秘

功能型便秘的发病机制极其复杂,2016 年新修订的罗马Ⅳ分类标准将功能性胃肠道疾病定义为"肠-脑功能互动异常"。肠-脑-菌群轴是肠道与大脑相互作用的网络,肠腔中的微生物在其中起到重要作用,可通过神经、内分泌和免疫途径与肠道以及中枢神经系统对话。近年来研究表明,菌群失衡是功能型便秘的重要发病机制,慢性便秘患者较健康人群粪样中双歧杆菌属、乳酸杆菌属、拟杆菌属、梭菌属、罗斯菌属、链球菌属及粪球菌属等优势菌群数量显著下降,大肠埃希菌(埃希杆菌属)、金黄葡萄球菌(葡萄球菌属)、普拉梭菌属、真菌等潜在致病菌数量显著升高,且这一趋势与便秘的严重度相关。

1. **肠道菌群与肠道动力障碍** 菌群失调在功能性便秘病理生理进程中起着十分重要的作用,与肠道动力紊乱互为因果。首先,肠道菌群对神经系统的发育及稳态十分重要。无菌小鼠的肠神经元数量减少、肠胶质细胞发育异常、固有初级传入神经兴奋性减弱,导致肠神经回路装配和脑-肠轴信号传导的缺陷,表现出胃排空和肠传输的时间延长、肠动力障碍,给予正常菌群即可恢复无菌小鼠的肠胶质细胞网络密度和肠道动力。其次,菌群结构改变会引起从肠道微生态到机体生理的代谢和功能障碍,出现一系列以胃肠道为主的病症如便秘、腹泻、腹胀。临床研究发现,慢性便秘患者肠道中双歧杆菌属和乳杆菌属减少,拟杆菌门增多,补充复合益生菌可有效改善排便频率及性状,缓解便秘症状,其机制可能包括乳杆菌等益生菌上调黏蛋白 2 基因,促进黏蛋白分泌。黏蛋白被覆于肠上皮表面,是肠屏障的重要组成部分,亦作为润滑剂协助粪团通过。动物实验发现,将慢传输便秘患者的粪便菌群植入无菌小鼠可诱导后者产生慢传输便秘症状,且伴随菌群结构的改变,其中艾克曼菌属丰度显著升高,黏蛋白 2 表达则显著下降,提示菌群失调导致肠黏液代谢异常及屏障损伤可能是慢传输便秘病理生理机制之一。此外,慢传输便秘的菌群可上调 5-羟色胺转运体表达,降低 5-羟色胺水平进而抑制小鼠肠动力。近年来的研究显示,乳酸双歧杆菌 HN019 增强推进性收缩的振幅,抑制非推进性收缩,调节结肠运动模式,肠道菌群与脑-肠轴可以进行双向沟通,对于肠道动力活性起着重要作用。另一方面,肠道菌群通过代谢产物调控肠道动力。短链脂肪酸(SCFAs)为一类菌群发酵膳食纤维的代谢产物,主要是乙酸、丙酸、丁酸,SCFAs 是肠上皮细胞的营养物质,对于宿主生理具有重要意义,且有抗炎、抗肿瘤、增强肠屏障、促动力等活性。慢性便秘患者粪便中可检测到与 SCFAs(特别是丁酸)代谢有关的菌属或通路异常变化。顽固性混合型便秘患者的粪便中 SCFAs 含量显著降低,提示 SCFAs 参与了便秘的发生发展。目前研究发现,SCFAs 调控肠动力的主要机制是:① SCFAs 可促进 5-羟色胺合成,色氨酸羟化酶 1 是肠嗜铬细胞合成黏膜 5-羟色胺的限速酶,健康人或小鼠的芽孢杆菌通过 SCFAs 上调色氨酸羟化酶 1 表达,升高结肠及血清 5-羟色胺水平,从而改善无菌小鼠的肠动力障碍。② SCFAs 能够激活 G 蛋白偶联受体介导胰高血糖素样肽-1(GLP-1)的分泌,进而调节胃肠动力。③ 丁酸结合单羧酸转运蛋白 2,升高肌间胆碱能神经元比例,调整肠神经系统神经化学表型,增强结肠环形肌收缩、加快传输。④ 丁酸调节肠动力可能是双向的,低浓度时以促动力为主,高浓度时则相反。

饮食对肠道生理至关重要,且与菌群、动力之间的互动密切,食物可直接刺激肠肌收缩、诱发推进性运动,促进传输,亦可通过调控菌群结构及代谢产物调节肠动力,该作用主要与食物中多糖的类型和含量有关。低纤维饮食是慢性便秘的危险因素之一,而增加膳食纤维摄入可防治便秘,充分说明饮食与肠动力以及便秘的相关性。有学者认为胃肠动力/传输可选择适宜菌属繁殖,例如:传输加快导致消化球菌属、优杆菌属等丰度降低;传输减慢则导致毛螺菌属等丰度降低。胆汁酸是一种生理性缓泻剂,刺激肠道分泌水及电解质,并通过激活肠上皮细胞上的 G 蛋白耦联胆汁酸受体 1,促使 5-羟色胺和降钙素基因相关肽的释放。腔内胆汁酸代谢及其化学多样性有赖菌群来源的酶催化作用,如胆盐水解酶将结合型初级胆汁酸水解,形成氨基酸和游离胆汁酸,随后被脱羟基、脱氢或硫化,产生次级或三级胆汁酸,发挥生理效应,而胆汁酸相对不足或过量与便秘或腹泻相关。近期,有研究将对菌群移植有效的慢传输便秘患者的粪便菌群植入无菌小鼠后,出现排便减少、传输时间延长、平滑肌收缩减弱等动力障碍,且与丁酸和次级胆汁酸水平降低有关。由此可见,肠道菌群失调可引起从肠神经系统稳态到肠内分泌和腔内因素等多个方面发生异常,直接或间接地损害肠道运动功能而最终导致动力紊乱,可能是慢性便秘病理生理改变中的重要环节。

另一方面,慢性便秘患者的粪便在肠道内滞留时间过长,可能改变肠道菌群的数量和种类;而细菌的代谢分子(甲烷和短链脂肪酸)、细菌的细胞成分(脂多糖)或细菌与宿主免疫系统之间的相互作用可影响多种肠道功能,其在慢性便秘的发病过程中起着重要的作用。产甲烷菌是一类厌氧菌,其中主要是史氏甲烷短杆菌,其在粪便中的比例与呼出的甲烷含量呈正相关。越来越多的动物研究发现,用甲烷体外处理肠道组织后,肠道蠕动速度明显减慢,推测甲烷可引起肠道非推进性收缩,减慢近端肠道运动。临床研究发现,慢性便秘患者结肠黏膜菌谱与健康人群存在明显差异,其与结肠传输功能以及甲烷生成相关,慢性患者以拟杆菌属、罗斯菌属、粪球菌属减少,普拉梭菌属增多,上述菌群结构改变与产氢、产氨及甲烷生成相关。荟萃分析显示,甲烷呼气试验阳性与便秘密切相关,甲烷呼气试验阳性的便秘患者的结肠非推进性收缩呈高基线水平。通过上述研究可以推测肠道菌群产生的甲烷可能是一种生物信号分子,通过某种病理生理机制参与肠道神经肌肉功能的调节,但其在慢性便秘发生机制中的作用有待进一步阐明。此外,5-羟色胺是脑-肠轴的关键神经递质,人体 90% 以上的 5-羟色胺由肠道合成,5-羟色胺和 5-羟色胺受体相互作用促进肠道蠕动。双歧杆菌可诱导 5-羟色胺分泌增多,慢性便秘患者的双歧杆菌属显著减少,直肠黏膜中 5-羟色胺水平明显降低,提示 5-羟色胺可能通过脑-肠-菌轴、胃肠动力以及肠分泌在慢性便秘的发生过程中起到重要作用。

2. 肠道菌群对神经系统的作用　中枢神经系统和肠神经系统的生长、发育、活性及神经递质的释放均受肠道菌群的影响,肠道菌群可影响人体应激系统的成熟与活性,可导致胃肠功能的紊乱;而中枢和肠神经系统、应激系统也可反向调节肠道菌群的平衡,最终影响结肠的功能,甚至引发功能型便秘。① 肠道菌群影响脑神经细胞的生长和发育:神经系统的生长发育直接或间接与肠道微生物及其代谢产物有关,SCFAs 可能是影响神经系生长发育的途径之一。有研究发现,大脑神经元中存在 SCFAs 受体,双歧杆菌可增加肠道 SCFAs 的产生,并促使大脑中 SCFAs 的含量明显增加。② 肠道菌群对肠神经系统的影响:无菌大鼠肠神经元明显降低,肠道动力下降,传入神经元的兴奋性衰减,肠神经胶质细胞的发育及其进入肠道黏膜的能力均明显受损。一旦移植正常大鼠粪便后,其神经元的数量和传入神经元的兴奋性和肠道动力增加,肠神经胶质细胞的密度将恢复正常。此外,肠神经系统的生长、发育及活性受细菌的代谢产物如肠道 SCFAs、肠道胆汁酸以及肠道 Toll 样受体的影响,提示肠道菌群及其代谢产物对于肠道神经系统的生长、发育与活性具有重要的作用。③ 肠道菌群对人体应激系统的影响:目前人体应激系统(如 HPA 轴)对胃肠道作用的研究主要集中在肠易激综合征中。动物实验发现,无菌大鼠给予双歧杆菌治疗后,HPA 轴对应激的高反应可明显降低,共生菌可影响出生后大鼠的 HPA 应激反应的成熟。肠道菌群失衡可导致全身免疫炎性反应的失衡,明显增加机体 HPA 轴对应激的反应。大鼠移植功能型便秘患者的菌液后血浆促肾上腺皮质素和皮质酮明显增加,结肠运动功能明显受损,间接证明功能型便秘患者存在 HPA 轴的异常,肠道菌群可通过影响 HPA 轴的活性,导致慢性便秘的发生。

④ 肠道菌群对神经递质的影响：5-羟色胺及其受体的变化是胃肠道动力障碍性疾病及诸多神经精神性疾病的共同发病机制。人体约95%的5-羟色胺在肠道中合成，产芽孢菌属是结肠和血液中5-羟色胺的主要生产者，肠道中特定菌群可以通过影响色氨酸羟化酶的表达，调控宿主肠道5-羟色胺的合成，从而影响结肠动力。研究报道，肠道细菌尤其是肠道菌群的代谢产物 SCFAs 可促进肠上皮内源性嗜铬细胞分泌5-羟色胺。大脑中5-羟色胺的功能和症状也受肠道菌群的影响，有研究发现抑郁症患者中5-羟色胺水平明显降低，且与肠道另枝菌属（拟杆菌属）增加有密切联系，因为另枝菌属可影响5-羟色胺前体色氨酸的生成。而肠道双歧杆菌可增加色氨酸的水平，从而影响中枢5-羟色胺的生成和转运。通过给予正常大鼠移植功能型便秘患者的粪便后发现，大鼠结肠粪便菌群出现明显失调，结肠 Caco-2细胞5-羟色胺转运体的表达升高，结肠运动功能明显降低。另一方面，5-羟色胺也具有反向调节胃肠道的功能，大脑中5-羟色胺可调节胃肠道电解质的吸收和转运，维持液体平衡，改变胃肠道动力和胃肠道黏膜的通透性。

（二）便秘的肠道微生态治疗

随着慢性便秘和肠道菌群失调的研究的深入，通过调节肠道菌群保持微生态平衡，改善便秘症状，治疗慢性便秘已成为近年来研究的热点问题。

1. 膳食纤维在治疗慢性便秘中食物作用　膳食纤维最早被定义为"完全不能被消化道酶所分解的、不可消化的植物成分的总和"，随后许多学者对该定义的内涵逐渐进行拓展和调整，膳食纤维指植物中天然存在的、提取或合成的不能被人体小肠消化吸收的碳水化合物的聚合物。膳食纤维包括植物纤维素、半纤维素、果胶、菊粉及其他一些膳食纤维单体成分等。① 膳食纤维的来源：膳食纤维在天然食品成分中具有独特功能，这种独特功能是许多组成膳食纤维的多糖聚合体造成的。食物中的膳食纤维的主要来源是谷物，也是增加膳食纤维摄入量最经济有效的途径。全麦、麸糠和全粒谷物中含有纤维素和半纤维素等不易溶解的纤维，大麦和燕麦中含有易溶的树胶和β-葡聚糖。蔬菜、水果、豆类食物是膳食纤维另外的重要食物来源，蔬菜、水果和可食用的种子中含有难溶的纤维素、木质素。豆类中含有易溶的树胶，苹果、草莓和柑橘类水果中含有易溶的果胶，菊苣、大蒜、洋葱、香蕉中可提取出果聚糖，包括低聚果糖、菊粉和菊糖型果聚糖，海藻和海草中可分离出海藻多糖。目前，市场上有些可溶性食物纤维是从水果、蔬菜和豆类等植物中提取出来的或化学合成的多糖聚合体。② 膳食纤维对胃肠功能的作用：膳食纤维在胃肠道中的作用较为复杂，取决于其结构和溶解程度。不溶性纤维如纤维素，是自然界中分布最广、含量最多的一种葡萄糖，通过β-1.4糖苷键连接组成的大分子多糖，占植物界碳含量的50%以上。由于人体内没有β糖苷酶，因而不能使之水解。纤维素可以使未被消化的食物原料更好地保持水分，并且增加粪便的体积和排便次数，缩短胃肠道通过时间。半纤维素是由几种不同的五碳糖和六碳糖单糖分子（木糖、阿拉伯糖、半乳糖等）构成的异质多聚体，有明显的亲水性。果胶是以半乳糖醛酸为主的聚合分子，有较好的亲水性，可以吸收水分形成胶质。树胶和瓜尔胶等黏胶有类似果胶的结构，也易溶于水，形成凝胶状半流体，使胃排空延迟，增加饱腹感。大量的临床研究和荟萃分析结果显示，来源于谷物的膳食纤维能够增加排便次数、缩短肠道通过时间、增加粪便湿重，而不增加胃肠道不良反应。但也有一些临床研究表明增加纤维饮食可改善肠道功能正常人群的结肠转运，增加排便次数，但对有结肠转运延迟的便秘患者并无改善作用，有时甚至可能由于膳食纤维代谢产生的气体而加剧其症状，特别是增加麦麸等不溶性纤维时尤其如此。进一步的研究显示，可溶性纤维有助于改善肠易激综合征和慢性便秘患者的便秘症状，而含不溶性纤维的膳食无此作用。

2. 微生态制剂与慢性便秘　慢性便秘患者的肠道菌群数量、组成和功能上发生了变化，通过调节肠道菌群可达到改善便秘症状的目的，提示肠道菌群可能是慢性便秘发生过程中一个非常重要的因素。因此，通过应用微生态制剂等方法调节肠道菌群可以部分缓解便秘症状，是目前临床上关注的热点。微生态制剂是指利用对宿主有益的正常微生物或促进微生物生长的物质制成的制剂,其通过调节微生态失调,保持微生态平衡,提高宿主的健康水平,分为益生菌、益生元和合生元3种。① 益生菌:益生菌是定植于人体肠道的正常菌群,是对宿主有益的活性微生物。益生菌治疗是指口服给予足够量的对宿主健康起有益作用的活的益生菌,帮助宿主维持肠道菌群平衡、提高宿主健康状态,作为改善便秘的治疗方案。目前研究得较多的益生菌有双歧杆菌、乳杆菌和其他一些共生菌。临床研究结果显示,服用益生菌有利于提高排便频率,但对粪便性状以及排便症状的改善效果不显著。一项纳入5项随机对照试验共377例患者的系统性综述显示,乳双歧杆菌、干酪乳杆菌和大肠埃希氏菌对成人慢性便秘患者有缓解作用,并且干酪乳杆菌能够缓解儿童慢性便秘患者的便秘症状。另一项纳入14项研究共1 182例成人慢性便秘患者的荟萃分析显示,益生菌能显著减少肠道传输时间,其中双歧杆菌能增加排便频率和改善大便性状。最近的荟萃分析显示,服用益生菌组的每周排便次数较基线增加1.49次。益生菌发挥作用的机制可能与改变肠道微生态、改变肠道动力和分泌功能、降低肠道 pH,进而调节肠道蠕动有关。② 益生元:益生元是指不易消化的食物成分,通过选择性地刺激结肠中一种或有限数量的细菌的生长和(或)活性从而改善宿主健康。益生元需满足以下几个条件:抗胃酸和哺乳动物酶水解和胃肠道吸收;通过肠道微生物群发酵;选择性地刺激与健康相关的肠道细菌的生长和(或)活性。菊粉、低聚果糖、低聚半乳糖等膳食纤维即属此类,可被结肠中的细菌酵解,产生 SCFAs。SCFAs 在近端结肠浓度最高,远端则逐渐降低。其中丁酸盐是结肠细胞和小肠细胞的关键能量来源。丙酸也可通过肠道糖异生转化为葡萄糖局部利用或扩散到门静脉中,作为肝糖原异生的基质。SCFAs 影响胃肠上皮细胞完整性,葡萄糖稳态,脂质代谢,食欲调节和免疫功能。临床研究发现,益生元对功能性便秘患者的各项肠道功能和排便的指标都有显著的积极作用。包括每周大便次数的增加和粪便稠度的改善以及与便秘有关的一些其他症状,其中低聚半乳糖对大便频率、一致性、排便容易度和腹痛的作用明显,但对胃肠胀气或腹胀没有影响。低聚果糖可有效减少腐败物质,包括甲酚、粪臭素和吲哚,以及增加双歧杆菌比例和 SCFAs 含量。低聚果糖与益生菌组合成的合生元可以改善粪便稠度,缩短全肠道转运时间,改善大便次数和不完全排便的紧张感。慢性便秘患者口服菊粉和部分水解瓜尔胶混合物2周,排便频率增加,肠道中双歧杆菌的比例升高。③ 合生元:合生元是包含益生菌和益生元的制剂,益生元能促进制剂中的益生菌和肠道原籍细菌的生长,这两种成分共同作用、相互协同,更有利于建立和维持肠道微生态,而且合生元自身就是一种渗透性泻药。临床应用合生元制剂治疗慢性便秘患者8周后,患者粪便性状恢复至正常水平,肠道传输时间显著缩短。成年女性便秘患者的病例对照研究中,应用合生元后患者的粪便性状较对照组更接近于正常人群。另有研究证实合生元除了可增加排便次数、缓解症状,还在本质上改善了患者的肠道菌群构成。由于目前有关微生态制剂在慢性便秘患者治疗中的研究所涉及了制剂在类型、组合、浓度以及治疗时间和频率上各不相同,再加上研究对象的病情如便秘时间长短、年龄、性别、肠道菌群的个体异质性以及饮食结构等的差异性,这些因素均会影响研究结果,因而其治疗效果并不一致。

  3. 粪便菌群移植治疗慢性便秘 粪菌移植是指一种将健康人肠道菌群分离后通过上消化道、结肠镜或保留灌肠等途径移植到患者肠道内,通过重建患者肠道菌群而达到治疗目的的方法。目前,粪菌移植治疗慢性便秘方面的研究尚少。有研究报道给予老年女性功能性便秘患者行粪菌移植治疗,随访6个月后发现患者排便次数为每日1次,排便困难、腹痛及腹胀症状减轻。另有研究发现,慢传输型便秘患者通过鼻空肠管进行粪菌移植,3个月后患者排便次数明显增加。也有研究发现慢传输型便秘患者植入粪菌液后结肠运输时间、便秘相关症状和生活质量方面也有显著改善。其4周时症状缓解率可达71.4%,而12周时症状缓解率仅为42.9%,由此推测便秘患者行粪菌移植后可能随时间的延长其症状缓解率降低,表明粪菌移植虽对慢性便秘患者安全有效,但长期疗效可能不佳。由于迄今为止尚缺乏大样本、多中心、高质量的病例对照和系统综述证实粪菌移植在治疗慢性便秘中的疗效和安全性,故该治疗方法在临床上的治疗仅限于少数的治疗中心使用,粪菌移植的质量控制、远期疗效和安全性仍有待进一步研究。

七、主编点评

慢性便秘是临床上十分常见的慢病,其确切病因至今尚未明确,是多种病理生理机制共同作用下发生的,包括肠道动力障碍、肠道分泌紊乱、内脏敏感性改变、盆底肌群功能障碍和肠神经系统功能紊乱等。慢性便秘的发病机制可能与肠神经系统病变、Cajal间质细胞(ICC)分布与功能异常、激素神经递质异常以及胃肠动力障碍等有关。由于慢性便秘并非危及患者生命的严重疾患,多数医师的重视程度较低,许多患者在疾病早期未能得到准确的诊断和恰当的治疗,造成病程迁延、症状日益加重,严重影响患者的生活质量。事实上,对于长期便秘的患者来说,便秘已不单单是临床症状,而是成为困扰其心身健康的疾病,严重的便秘患者多数存在程度不同的精神心理异常,生命质量很差。因此,临床医生在诊治慢性便秘的患者时,不但对便秘的症状和临床表现进行仔细分析、判断,更要关注便秘患者的主观感受和精神心理状况,准确选择合理的治疗方式。

慢性便秘的病因复杂、病理生理改变不同、发生机制不同、分型不同,因而治疗方法也必将不同。慢性便秘治疗的目标是恢复正常的肠动力和排便功能,缓解患者临床症状。临床治疗应强调个体化、综合治疗、分级治疗,一定要注意保持足够的疗程,注意个体敏感性和耐受性的差异,及时调整干预方式和药物治疗剂量。饮食、行为干预,药物治疗是慢性便秘的基础治疗措施,包括增加膳食纤维和水的摄入,排便习惯培养,增加运动等生活方式调整等对改慢性便秘患者有益。微生态制剂治疗是近年来临床研究和应用较广泛的治疗慢性便秘的有效措施,现有的研究资料证实,微生态制剂(包括益生菌、益生元和合生元)治疗,对慢性便秘患者临床症状有良好的缓解作用,可促进肠道动力恢复,增加排便次数,减轻排便费力、排便不尽感等症状,从而改善便秘症状,其应用前景广阔。外科干预是顽固性便秘非手术治疗失败后的最后手段,选择手术治疗前一定要慎重,应详尽评估每例患者临床症状的严重程度及基础生理异常,制订针对性的手术方案,以期达到患者术后有良好的排便和控粪功能,同时要求避免发生各种并发症。

（吴国豪）

参考文献

［1］　Serra J，Pohl D，Azpiroz F，et al. European society of neurogastroenterology and motility guidelines on functional constipation in adults［J］. Neurogastroenterology & Motility，2019/DOI：10.1111/nmo.13762.

［2］　Vitton V，Damon H，Benezech A，et al. Clinical practice guidelines from the French National Society of Coloproctology in treating chronic constipation［J］. European Journal of Gastroenterology & Hepatology，2018/DOI：10.1097/MEG.

［3］　Ohkusa T，Koido S，Nishikawa Y，et al. Gut Microbiota and Chronic Constipation：A Review and Update［J］. Front. Med，2019/doi：10.3389/fmed.2019.00019.

［4］　Allegretti JR，Mullish BH，Kelly C，et al. The evolution of the use of faecal microbiota transplantation and emerging therapeutic indications［J］. Lancet，2019，394：420-431.

［5］　Bharucha AE，Wald A. Chronic Constipation［J］. Mayo Clin Proc，2019/doi.org/10.1016/j.mayocp.2019.01.031.

［6］　Bharucha AE，Lacy BE. Mechanisms，Evaluation，and Management of Chronic Constipation［J］. Gastroenterology，2019/doi.org/10.1053/j.gastro.2019.12.034.

［7］　中华医学会消化病学分会胃肠动力学组功能性胃肠病协作组.中国慢性便秘专家共识意见(2019,广州)［J］.中华消化杂志,2019,39：577-598.

病例 3

2 型糖尿病性酮症,肥胖症

一、病史简介

患者,男性,55 岁。因"口干消瘦 3 周,发现血糖升高 3 天"入院。患者近 3 周出现口干、烦渴,伴多饮、尿频,且明显消瘦,体重下降约 12 kg,否认头痛、头晕、发热、畏寒、胸闷、气促等不适,否认恶心、呕吐、腹痛、腹泻、黑便等症。3 天前在外院检测随机血糖为 38.5 mmol/L,尿酮体 4+,遂至我院急诊就诊,动脉血气检测示:pH 7.37、二氧化碳分压 37 mmHg、氧分压 66.6 mmHg、血氧饱和度 93.80%、乳酸 1.50 mmol/L、碳酸氢盐 21.10 mmol/L、BE 3.55 mmol/L、葡萄糖 25.4 mmol/L、钠 132 mmol/L、钾 4.2 mmol/L、氯 96 mmol/L、二氧化碳 16 mmol/L、阴离子隙 20 mmol/L、血酮体 0.98 mmol/L。诊断为糖尿病酮症酸中毒,予胰岛素降糖降酮及补液支持治疗,并收治入院。本次患病以来,患者精神可,胃纳可,睡眠欠佳,尿量增加,大便正常,体重下降约 12 kg。

既往有糖尿病史 10 年余,口服二甲双胍降糖治疗;否认高血压、冠心病、脑梗塞等慢性病史;否认肝炎、结核等传染病史;否认外伤史、手术史;否认输血史。

二、入院检查

体温 36.1℃,脉搏 76 次/分,呼吸 20 次/分,血压 130/81 mmHg,身高 170 cm,体重 98.5 kg,BMI 34.1 kg/m²。神志清晰,营养中等,表情自如,全身皮肤无黄染,无肝掌、蜘蛛痣。全身浅表淋巴结无肿大,巩膜无黄染、胸廓无畸形,双肺叩诊清音,听诊呼吸音清。心前区无隆起,心界不大,心率 76 次/分,律齐。腹部平软,肝脾肋下未及,肝肾区无叩击痛,肠鸣音 4 次/分。肛门及生殖器无异常,四肢脊柱无畸形,活动自如,神经系统检查(一)。

红细胞 4.73×10¹²/L;血红蛋白 138 g/L;血小板 137×10⁹/L;白细胞 4.65×10⁹/L;中性粒细胞 48.7%;总胆红素 7.7 μmol/L;直接胆红素 1.7 μmol/L;总蛋白 61 g/L;白蛋白 38 g/L;球蛋白 23 g/L;白球比值 1.7;谷丙转氨酶 96 U/L;谷草转氨酶 64 U/L;尿素 2.4 mmol/L;肌酐 78 μmol/L;葡萄糖 13.2 mmol/L;钠 142 mmol/L;钾 3.6 mmol/L;氯 103 mmol/L;钙 2.11 mmol/L;无机磷 1.10 mmol/L;镁 0.93 mmol/L;总胆固醇 5.23 mmol/L;甘油三酯 2.28 mmol/L;酮体 0.49 mmol/L;β-羟丁酸 2.91 mmol/L。糖耐量检测:血糖 5.8 mmol/L;2 分钟血糖 5.9 mmol/L;4 分钟血糖 6.5 mmol/L;6 分钟血糖 6.7 mmol/L。血胰岛素检测:空腹 1.3 uU/ml;胰岛素 2 分钟 15.5 uU/ml;胰岛素 4 分钟 14.4 uU/ml;胰岛素 6 分钟 8.3 uU/ml;C 肽空腹 0.61 ng/ml;C 肽 2 分钟 2.16 ng/ml;C 肽 4 分钟 1.90 ng/ml;C 肽 6 分钟 1.61 ng/ml。

三、入院诊断

2 型糖尿病性酮症。

四、治疗经过

患者因"口干消瘦 3 周,发现血糖升高 3 天"入院,查空腹葡萄糖 17.5 mmol/L,酮体 0.49 mmol/L,患者身高 170 cm,体重 98.5 kg,BMI 34.1 kg/m²,肥胖体型,母亲有糖尿病史,目前无抗胰岛细胞相关抗体的阳性证据,无继发性糖尿病的临床依据,首先考虑诊断为 2 型糖尿病,完善胰岛功能评估,考虑胰岛功能欠佳。监测 7 点血糖,降糖方案调整为口服二甲双胍 0.85 g,每日两次,德谷胰岛素注射液(诺和达)10 U(21:00)治疗,早晨空腹血糖 4.2 mmol/L,餐后 8.8 mmol/L,无低血糖反应发生。完善糖尿病相关并发症评估。

1. **急性并发症评估** 入院后空腹葡萄糖 17.5 mmol/L,酮体 0.49 mmol/L,否认乏力、精神萎靡、嗜睡等脱水症状,考虑酮症。

2. **慢性并发症评估** ① 患者否认心慌、胸闷气促及背部放射痛,心电图提示:窦性心律、Ⅰ度房室传导阻滞,暂不考虑糖尿病心血管病变;② 患者否认头晕头痛、肢体无力等症状,未行头颅 CT、MRI 检查,糖尿病脑血管病变依据不足;③ 患者否认肢体麻木感,肌电图见左 L5 神经根轻度慢性损害倾向,目前糖尿病性周围神经病变依据不足,嘱患者定期随访肌电图;④ 患者未诉尿中有泡沫,此次入院查 24 小时尿白蛋白定量分别为 13 mg/12.1 mg,肾功能:BUN 4.4 mmol/L,Cr 91 μmol/L,UA 383 μmol/L,肾脏彩超未提示明显异常,故糖尿病肾病依据不足,定期随访肾功能、尿常规、24 小时尿蛋白等检查;⑤ 患者否认视物模糊,行眼底检查,未见出血点、眼底渗出及增殖性改变,目前糖尿病性视网膜病变依据不足。患者目前降糖方案调整为:优泌乐 8-6-6U 三餐前皮下注射、德谷胰岛素注射液 16 U 睡前皮下注射,二甲双胍(格华止)0.85 g,口服治疗,每日两次。

该患者 BMI 34.1 kg/m²,属肥胖型 2 型糖尿病,我们除了调整药物治疗以控制血糖外,组织普外科、临床营养科、医学心理科、康复科及内分泌科一起进行多学科讨论,综合评估其内分泌代谢、肥胖症风险,胰岛 β 细胞功能,糖尿病相关并发症情况,评估非手术治疗的方法对体重减轻和合并症控制的疗效,判定其是否具备手术指征,评估减重手术对患者代谢性疾病控制的价值。鉴于该患者病程长、血糖控制不良且存在较严重的并发症,符合减重手术指征,建议患者行减重手术治疗。患者及其家属经过商量决定暂不考虑手术,先行药物治疗。患者出院时我们给予膳食干预指导,推荐低碳水化合物、低脂饮食(能量 800~1 000 kcal/d),鼓励患者少量多次进食,增加餐次至全日 5~6 餐,增加运动量和阻抗锻炼,联合内分泌科医师共同制订内科减重方案,联合应用利拉鲁肽,从小剂量开始 0.6~1.2 mg/d,1 次/d 皮下注射。以达到体质量减轻 7%~10% 为目的,本院内分泌科定期随访。

五、讨论分析

糖尿病是临床上十分常见的慢性疾病,也是目前全球增长率最快和发病率最高的非传染性疾病。最近的报道提示中国成年人糖尿病患病率约为人口的 10%,而 60 岁及以上老年人的患病率则在 20% 以上,糖尿病已成为威胁老年人健康的重要原因。2019 年美国《成年人糖尿病或糖尿病前期营养治疗共识报告》提出营养治疗是所有类型糖尿病治疗的基础,是糖尿病自然病程中任何阶段预防和控制所必不可少的措施。具体营养方案须根据患者具体情况,遵循个体化原则。

糖尿病营养治疗的目的是为了提供一种健康的饮食模式,强调按比例提供多种营养成分的饮食来达到体重管理和血糖控制的目的。在保证机体正常生长发育和正常生活的前提下,纠正已发生的代谢紊乱,减轻胰岛 β 细胞负荷,提高患者生活治疗,改善临床结局。具体包括:① 纠正代谢紊乱、糖尿病的代谢紊乱,可通过摄入有针对性合理的饮食,达到控制血糖、血脂、补偿蛋白质及其他营养成分缺乏的目的。② 减轻胰岛负荷、糖尿病患者都存在不同程度的胰岛功能障碍,合理的饮食可以使胰岛细胞得到休息,部分功能得以恢复。③ 改善整体的健康水平、在确保正常的生长发育的前提下,提高消耗大于摄取者的营养,促进青少年的生长发育,满足妊娠、哺乳期妇女代谢增加的需要。并保证一般糖尿病患者充沛的体力。④ 对于肥胖患者合理的膳食可以有效控制体重,促进自身消耗,减少过剩的脂肪,有利于增强胰岛素敏感性和降低血脂。⑤ 通过控制血糖、血脂及体重,有利于防治糖尿病并发症。

目前,有关糖尿病营养支持国际上许多权威机构和学会形成了一些基本共识,强调食物的正确选择,认为三大宏量营养素没有最理想的比例,需要根据饮食行为习惯、饮食偏好及代谢目标给予个体化实施,糖尿病患者宏量营养素比例与普通大众没有特殊的区别,也没有明确推荐三大宏量营养素比例。当然,这只是认为糖尿病患者在制订营养支持计划或配方时,各宏量营养素之间比例并无特殊要求,并不意味着为糖尿病患者制订营养方案时三大宏量营养素比例可以任意安排,如果三大宏量营养素比例相差太大,很可能会造成患者膳食结构失衡,营养素缺乏或过剩的结果。通常情况下营养指南中关于宏量营养素的供能比有明确推荐,建议碳水化合物50%～60%,蛋白质15%～20%,脂肪25%～35%。虽然目前的共识未对宏量营养素比例做具体推荐,但对食物的具体选择做了详细的阐述。例如推荐选择碳水化合物食物时,优先选择高膳食纤维、高微量元素,且少添加糖、脂肪和钠的食物。关于蛋白质的摄入量证据有限。研究提示,高蛋白质膳食模式可能带来一些对糖尿病有益的结果,有益于机体营养状况改善,增加机体瘦组织群含量,同时也有利于降低空腹血糖水平,特别是对于存在较严重营养不良的患者,疗效更显著。目前认为,脂肪的选择比脂肪的总量更能决定结局。首先应该尽可能地限制反式脂肪酸的摄入。限制饱和脂肪酸与反式脂肪酸的摄入量,饱和脂肪酸的摄入量不应超过供能比的10%。有研究表明,某些饱和脂肪酸有降低糖尿病风险的作用,如乳制品中的饱和脂肪、椰子油及棕榈油,高脂乳制品摄入与降低2型糖尿病风险有关,而低脂乳制品摄入可增加风险。荟萃分析显示,富含饱和脂肪酸的棕榈油对于人体的血脂谱无明显影响,棕榈油有一种非胆固醇效应,在体内与其他饱和脂肪酸有着不一样的生理效应。关于膳食纤维,目前的共识推荐饮食治疗中加入适量膳食纤维能降低2型糖尿病患者餐后血糖的水平。可溶性食物纤维可降低糖尿病发生的风险,对2型糖尿病有治疗作用。推荐这些膳食纤维应该尽量来自蔬菜、豆类、水果及全谷物。与膳食补充剂相比,蔬果和全谷物的摄入会带来更多的健康因素,如微量元素、植物化学素等。

膳食模式是糖尿病营养治疗中一个普遍关注的问题,目前的共识关注的膳食模式主要有:低碳水化合物饮食、地中海饮食、素食膳食、低脂膳食、DASH饮食等。但所有的共识都免疫特别推荐某个膳食模式,认为糖尿病管理中不论何种膳食模式,只要包含了多种食物及不同组别食物,均是可以接受的。目前没有证据表明某种膳食模式对于改善糖尿病相关指标更具有优势,主要强调的是食物的选择,包括非淀粉类蔬菜的摄入,尽量减少摄入添加糖及精制谷物,最大限度选择新鲜完整的食物取代深度加工的食物。不论何种膳食模式,有充足证据表明,减少总体碳水化合物的摄入对降低血糖最有利。目前,在众多的膳食模式中,研究最多、证据最充足的有利于糖尿病或糖尿病前期患者的膳食模式为低碳水化合物饮食、地中海饮食、低脂膳食。低碳水化合物和极低碳水化合物饮食被证实可以降低糖化血红蛋白,所以对于血糖控制不佳,低碳水化合物和极低碳水化合物饮食是一个明智的选择。

对于肥胖的糖尿病患者为了减轻体质量,改善HbA1c、心血管风险因素以及提高生活质量,推荐超重或肥胖的糖尿病或糖尿病前期患者的治疗方案中,应强调个体化饮食方案和增加运动量。在2型糖尿病患者中,减少5%的体质量能带来临床受益,而且有进行性效应。在安全可行的情况下体质量减少15%可以作为最终目标。对于糖尿病前期患者,体质量减轻7%～10%可以预防发展为2型糖尿病。在部分2型糖尿病患者中,推荐健康饮食联合药物治疗或者减重手术来达到减重目标及维持健康体质量,降低HbA1c和心血管风险,以达到体质量减轻7%～10%的目的。对于糖尿病前期患者,推荐生活方式改变中融入有氧及阻抗运动,目前已有大量的证据表明,减重可以有效改善糖尿病患者的心脏健康,并可预防糖尿病前期发展为 2 型糖尿病。需要说明的是,以上推荐减重的意见针对的是超重或肥胖的糖尿病患者,而非所有糖尿病患者均应减重。

六、相关营养背景知识

(一) 糖尿病营养支持治疗原则

糖尿病患者营养治疗的目标在于纠正代谢紊乱,使血糖和血脂谱尽可能接近正常水平,减少心血管病的危险因素。同时提供最佳的营养,改善患者健康状况,包括满足孕妇、乳母的生理需要,以及保证儿童、青少年正常生长发育需要,预防和治疗各种急、慢性并发症。任何糖尿病及糖尿病前期患者都需要依据治疗目标接受个体化的营养支持治疗,具体营养支持治疗原则如下。

1. 能量摄入量 糖尿病患者营养治疗的首要措施是控制每日的能量摄入,如果能量摄入过低,机体处于饥饿状态,易引发脂类代谢紊乱,产生过多的酮体,出现酮血症;摄入能量过高易使体重增加,血糖难以控制,加重病情。糖尿病患者能量摄入量目标既要满足达到或维持理想体重的要求,又要符合不同情况下的营养需要,在儿童应保证其正常的生长发育,对妊娠和哺乳者需有充足的营养。肥胖患者由于体内脂肪细胞增大、增多,胰岛素敏感性降低,不利于疾病治疗。因此,对于此类患者适当减少总能量摄入以降低体重,达到或维持理想体重,维持血糖平稳,控制 HbA1c 达标,对于减轻胰岛素抵抗和治疗疾病有益。消瘦型患者营养状况差,对疾病的抵抗力降低,不利于疾病治疗。因此,对于此类患者以及孕妇、乳母和儿童糖尿病患者,需要增加能量摄入以维持和改善患者的营养状况,满足其特殊的生理需要和正常的生长发育,增加机体抵御风险能力。

2. 碳水化合物 碳水化合物的摄入量及其引起的胰岛素分泌反应是引起血糖变化的关键因素,精确计算合适的碳水化合物摄入量是控制血糖达标的重要手段。目前尚缺乏糖尿病患者每日所需理想碳水化合物摄入量的推荐意见,这可能与食物中提供的各种碳水化合物对机体血糖负荷不同有关。碳水化合物是我国膳食中能量的主要来源,碳水化合物的供给量通常占总能量的 50%~60%,目前认为在合理控制总能量的基础上适当提高碳水化合物的进量,对提高胰岛素的敏感性和改善葡萄糖耐量均有益处,推荐选择高营养密度、富含膳食纤维、维生素及矿物质、少/不伴添加糖、脂肪及盐的碳水化合物,可以很好地控制糖尿病,并且由于它们体积大,饱腹感强,可能对控制体重有利。单糖和双糖在肠道不需要消化酶,可被直接吸收入血液,使血糖迅速升高,还可能导致周围组织对胰岛素作用的不敏感,从而加重糖尿病的病情。因此,糖尿病患者应减少或禁忌单糖和双糖的摄入。

3. 蛋白质 目前无糖尿病患者蛋白质最佳推荐摄入量,应以个体健康状况及需求为参考,采用健康成人每日膳食供给量标准,$1.0\ g/(kg \cdot d)$,占能量比为 10%~20%。对于合并肾功能不全患者,减少蛋白质摄入并不会在改善血糖、预防心血管事件、延缓肾小球滤过率下降等方面获益,故并不推荐限制蛋白质摄入。由于蛋白质可引起不依赖血糖升高的促胰岛素分泌反应,故以蛋白质供能治疗或预防低血糖无效,也因此不推荐有低血糖风险因素患者选择各种形式的高蛋白质饮食方式。

4. 脂肪 根据患者具体情况设定每日脂肪摄入量,相比于摄入量摄入脂肪的质量更加重要。对于体重和血脂正常者,脂肪占饮食总能量的 25%~30% 甚至更低,应控制饱和脂肪酸和多不饱和脂肪酸的摄入量,两者产能比均应少于 10%,剩余部分由单不饱和脂肪酸提供(10%~15%)。胆固醇入量应控制在每日 300 mg 以下。对于低密度脂蛋白胆固醇增高者,应进一步限制饱和脂肪酸供能比小于7%,且胆固醇摄入量<200 mg/d。对于甘油三酯和极低密度脂蛋白胆固醇增高者,适量增加单不饱和脂肪酸的摄入量,限制饱和脂肪酸供能比小于 10%,同时,减少糖类供能比至 50% 以下。尽管目前有关 ω-3 PUFA 和 2 型糖尿病之间的关系至今仍然存在着争议,但目前普遍观点还是认为对部分人群具有保护作用,并对其可能的作用机制进行了研究。ω-3 PUFA 可能主要通过以下几个方面发挥保护作

用:① 升高高密度脂蛋白和降低甘油三酯水平,降低冠状动脉粥样硬化风险;② 激活过氧化物酶增殖体受体核转录因子,可调控多种影响糖、脂肪代谢的基因转录,使胰岛素的作用放大;③ 调节炎症因子基因的表达,减轻炎症、改善内皮细胞功能,增加 ω-3 PUFA 摄入能降低致炎物质的合成,同时通过其代谢产物发挥抗炎作用;④ 减少血栓的形成,增加具有抗凝作用的前列环素合成,发挥抗血栓作用;⑤ 降低葡萄糖的利用和促进 C 肽的释放等。

5. 无机盐、膳食纤维　对血压及肾功能正常的糖尿病患者,钠的推荐摄入量在 2～3 g/d;伴高血压者,为 1～2 g/d;伴高血压和肾病者,应<1 g/d,防止高血压难以控制。病程长的老年患者应注意钙的供给充足,保证每日 1 000～1 200 mg 摄入,防治骨质疏松。多项临床研究表明,膳食纤维可以增强胃肠蠕动,吸收水分,以利于大便排出,治疗便秘;使粪便中胆汁酸排泄增多,血胆固醇水平降低;延缓食物在胃肠道的消化吸收,可以控制餐后血糖上升幅度,尤其是可溶性纤维功效较大。因此提倡糖尿病患者的膳食中增加膳食纤维量,每日 20～35 g,供给方式以进食天然食物为佳,并应与含高碳水化合物的食物同时食用。供给充足的铬、锌、锰等微量元素对于糖尿病的治疗有一定帮助。

6. 微量营养素　目前各国指南均推荐糖尿病患者各种微量营养素摄入量与健康群体相同。有研究显示,维生素 A、维生素 B 族、维生素 C、维生素 D,锌、铁等元素对于糖尿病足创面的愈合发挥重要作用。

各权威机构对糖尿病营养素推荐量见表 18-3-1。

表 18-3-1　糖尿病三大营养素推荐量(%能量)

营 养 素	ADA	EASD	Diabetes UK	CDA
蛋白质	15～20	10～20	≤1 g/kg	15～20
脂肪	个体化	25～35	<35	≤30
饱和脂肪酸	<7	<10	<10	≤10
单不饱和脂肪酸	个体化	60～70 CHO+顺式 MUFA	10～20 顺式 MUFA	饮食摄取
多不饱和脂肪酸	个体化	≤10	n-6,<10 n-3,鱼 2 次/周	<10
碳水化合物	高纤低 GI	45～60 CHO+fat 高纤低 GI	45～60 低 GI 食物	50～60 低 GI 食物

注:ADA:美国糖尿病学会;EASD:欧洲糖尿病研究学会;Diabetes UK:英国糖尿病学会;CDA:加拿大糖尿病学会。

(二) 糖尿病患者膳食干预模式

膳食干预是糖尿病患者的基础治疗措施,合理的膳食方式有助于患者体重控制和改善血糖,提高患者的生活质量。

1. 低碳水化合物饮食治疗　低碳水化合物饮食在 2 型糖尿病的血糖控制方面取得了较好的效果,并被推荐为其首要治疗措施。根据碳水化合物的总量及供能情况将低碳水化合物饮食分为:① 极低碳水化合物饮食:碳水化合物 20～50 g/d 或供能<10%;② 低碳水化合物饮食:碳水化合物<130 g/d或供能<26%;③ 宽松的低碳水化合物饮食:供能 26%～45%。目前的证据表明,低碳水化合物饮食短期的降糖效果优于其他饮食方案,糖尿病饮食干预 3 个月和 6 个月时,其降低 2 型糖尿病患者 HbA1c的效果要优于其他糖尿病饮食模式,但长期效果和其他饮食模式的降糖效果相似。

2. 地中海饮食　强调食物来源以植物(蔬菜、豆类、坚果、水果、全麦食物)为主,可食用鱼及各类海洋水产,以橄榄油作为主要脂肪来源,伴少/中量奶制品(如酸奶及奶酪),特别强调每周食用<4 个鸡

蛋;尽量减少红肉摄入,可饮用少/中量红酒,几乎不食用糖或蜂蜜。

3. **膳食纤维饮食**　膳食纤维使膳食黏稠度提高,胃排空速度减慢,缓慢的跨小肠黏膜静水层弥散使纤维在小肠内运转时间延长,延缓葡萄糖的吸收,从而较好地控制餐后血糖。另一方面,可溶性膳食纤维在结肠内经细胞酵解为短链脂肪酸,后者很容易被结肠黏膜吸收,成为不依赖胰岛素而被利用的能量。并且膳食纤维有助于肠功能的恢复及肠黏膜结构的完整性和肠黏膜屏障的保护。在饮食治疗中加入适量膳食纤维能降低 2 型糖尿病患者餐后血糖的水平。可溶性食物纤维可降低糖尿病发生的风险,对 2 型糖尿病有治疗作用。膳食纤维降血糖的机制可能与以下 3 方面有关:① 膳食纤维特有的黏性和溶解性可阻碍脂质和葡萄糖的吸收从而降低血糖。② 膳食纤维可激活糖原的合成提高糖原磷酸化酶、异柠檬酸脱氢酶的活性,降低葡萄糖 6 磷酸酶的活性,增加肝糖原水平,影响 α 淀粉酶活性,使得酶解时间延长、肠液葡萄糖的释放速度减慢。③ 燕麦 β 葡聚糖可修复大鼠受损胰岛细胞,促进胰岛 β 细胞遗传物质的合成,增加胰岛 β 细胞数量,提高胰岛素水平,其机制与燕麦 β 葡聚糖抑制肠上皮细胞中钠-葡萄糖转运子 1 和葡萄糖转运子 2(GluT2)介导的葡萄糖转运有关。另外膳食纤维可改善靶组织对胰岛素的敏感性,降低机体对胰岛素的要求,从而降低糖尿病患者的血糖水平。WNT 信号通路上几个 2 型糖尿病易感基因的单个核苷酸多态性与食物纤维相互作用降低了 2 型糖尿病的发生风险,提示个体易感性影响食物的作用。

4. **素/纯素饮食**　素/纯素饮食者可食用除肉类来源的一切食物,其区别在于素食者可食用包含蛋及奶制品等动物性来源产品,而纯素食者不可。

5. **低脂和极低脂饮食**　强调食用蔬菜、水果、淀粉类食物(如面包、苏打饼干、意大利面、全麦食物及淀粉类蔬菜),摄入优质蛋白来源蛋白质(包含豆类),和低脂奶制品。总脂肪摄入≤30%总能量摄入,其中饱和脂肪酸摄入≤10%。极低脂饮食是在低脂饮食基础上,强调以富含膳食纤维的蔬菜、豆类、水果、全麦食物等,相对摄取高碳水化合物占总能量 70%～77%(含 30～60 g 膳食纤维),不仅减少烹调油,食物选用脱脂奶制品、鱼类及蛋白取代红肉,限总热量 10%为脂肪及 13%～20%为蛋白质。

6. **降压饮食**　强调食用蔬菜、水果及低脂奶制品,可包含全麦食品、禽类、鱼类及坚果;减少饱和脂肪酸、畜肉类、糖及含糖饮料摄入;控制食用盐摄入。

在临床实践中,提倡平衡膳食,选择多样化、营养合理的食物。餐次安排要合理:为了减轻胰岛负担,糖尿病患者一日至少保证三餐。按早、午、晚餐各 1/3 的能量,或早餐 1/5,午、晚餐各 2/5 的主食量分配。在活动量稳定的情况下,要求定时定量。注射胰岛素或容易出现低血糖者要求在三次正餐之间增加 2～3 次加餐,晚睡前半小时加餐更加重要。平衡膳食是中国居民膳食指南的中心内容,同时也是糖尿病营养支持治疗的基础。平衡膳食是指一种科学、合理的膳食。这种膳食所提供的能量和各种营养素不仅全面,而且膳食的供给和人体的需要应保持平衡,既不过剩也不欠缺,并能照顾到不同年龄、性别、生理状态及各种特殊的情况。每日应均匀摄入谷薯类,蔬菜水果类,肉、禽、鱼、乳、蛋、豆类,油脂类共 4 大类食品,不绝对偏食哪一种食物,搭配合理。应做到主食,粗细搭配;副食,荤素搭配。

(三) 糖尿病患者的临床营养支持

临床上许多糖尿病患者由于营养不良,或出现各种严重并发症,或需要接受手术治疗等,需要进行营养支持。

1. **肠外营养支持**　对于进食困难或无法进食的糖尿病患者,肠外营养支持对改善其营养状况,纠正代谢失衡,保证原发疾病治疗的顺利进行,改善患者的临床结局,均具有重要的实际意义。事实上,临床上需要接受肠外营养支持的糖尿病患者往往是存在严重并发症而又无法通过消化道进食或喂养的患者,或者是由于手术创伤、感染等应激状态下出现应激性高血糖的患者,这些患者由于手术或其他应激因素存在而需要进行肠外营养支持,这类患者有的本身就存在糖尿病,有的则是创伤、感染等应激状态下才出现所谓的应激性高血糖的患者,根据统计,在所有接受肠外营养的患者中间有 30% 存在糖尿病。糖尿病患者肠外营养时,到底摄入多少营养素才是理想的及合理的尚存在争议。糖尿病患者的糖代谢紊乱,在严重感染、手术、创伤和烧伤等应激状态下会急剧恶化,表现为高血糖、糖氧化利用率下降、胰岛素抵抗和糖异生作用增强。此时,如果使用葡萄糖作为单一能源可能导致高血糖及高渗性并发症,CO_2产生过多,静息能量消耗增加以及肝脏脂肪沉积等一系列生理反应。为避免因过量输入葡萄糖所致的代谢不良反应,势必增加脂肪所占能量的比例。然而机体在应激状态下,脂肪分解增强,造成高游离脂肪酸血症,如再提供外源性脂肪,显然存在一定问题。目前大多数学者认为,应激性糖尿病患者肠外营养支持的配方与非糖尿病患者相似。在手术、严重创伤、败血症等应激状态下,如果按照传统方法提供能量,往往因不能有效的利用大量营养底物而出现高血糖等代谢并发症,不利于预后。因此,主张对高分解状态的患者进行短期营养支持的目的,并非寻求能量的平衡,而应提倡低能量摄入,允许这些患者摄入量低于其能量消耗量。在创伤、感染等应激的最初几天内,平均能量摄入为 20～25 kcal/(kg·d),葡萄糖输注速度为 4～5 g/(kg·d)。为避免因葡萄糖摄入过量所致的代谢不良反应,在脂质代谢(脂肪清除率)基本正常时,可以增加脂肪所占能量比例。中长链混合脂肪乳剂血浆清除率明显优于单纯长链脂肪乳剂,能更好地维持血三酰甘油水平。糖尿病患者在肠外营养支持时所引起的高血糖症仍需胰岛素治疗,适量胰岛素治疗的重要性不仅在于控制血糖水平,而且可防止蛋白质分解,促进蛋白质合成。

2. **肠内营养支持** 对于无法经口正常进食但又需要营养支持的糖尿病患者,只要胃肠道功能允许,首选肠内营养支持。普通肠内营养配方由高含量的糖类提供能量,糖尿病患者对此适应性差,餐后血糖明显升高。目前,市场上有针对糖尿病患者专用的肠内营养制剂,主要是在配方中降低糖类所占能量的比例,增加脂肪所占的能量比例,以避免餐后高血糖的发生。但是,脂肪含量的增高可导致高甘油三酯血症,VLDL 胆固醇生成增多和 HDL-胆固醇水平下降,增加糖尿病患者心血管疾病的危险。因此,在以往的数十年里,对糖尿病膳食中脂肪与糖类之间最佳平衡的看法一直有矛盾,争论的焦点在于膳食组成对控制血糖和血清脂质的作用。经过多年的研究和临床实践,目前临床上应用的糖尿病特异性肠内营养制剂中,糖类约占总能量的 40%～45%,脂肪约占总能量的 45%～50%。糖类中 40%～45% 的能量由膳食纤维提供,一方面可提高膳食黏稠度,使胃排空速度减慢及小肠内转运时间延长,延缓葡萄糖的吸收,从而控制餐后血糖浓度,改善高胰岛素血症;另一方面,可溶性膳食纤维在结肠内经细菌酵解后,可分解成为短链脂肪酸,很容易被结肠黏膜吸收,成为不依赖胰岛素而被利用的能量。此外,膳食纤维还可以保护肠黏膜结构的完整性及屏障功能。据研究,肠内营养制剂中理想的膳食纤维含量为 1.2～1.5 g/100 ml。脂肪中 65%～70% 的能量由 MUFA 提供,SFA 控制在 10% 以内。MUFA 既提高了脂肪所占的能量比例,又避免了 PUFA 对血清甘油三酯及脂蛋白代谢的影响。

MUFA 可调节脂质代谢,改善血脂状况,减少心脑血管疾病及脂质过氧化的危险,还能使胃排空延迟,避免餐后高血糖的发生,降低胰岛素用量。综合分析显示,每增加 1%MUFA,减少 1% 糖类,则可相应降低 1% 血清甘油三酯水平。大量的临床研究显示,高 MUFA 糖尿病特异性肠内营养制剂对改善糖尿病患者的血糖、血脂具有多方面作用。高 MUFA 糖尿病特异性肠内营养制剂的主要益处可能是含糖量低,导致血糖下降,肝 VLDL 及甘油三酯产生减少。另有研究发现,高 MUFA 糖尿病特异性肠内营养制剂,可降低糖尿病患者心血管并发症的发生率,抑制血小板聚集,降低出血时间及纤维蛋白溶解,并有益于机体免疫功能。有许多证据表明,糖尿病特异性肠内营养制剂可安全有效地应用于需要营养支持的糖尿病患者,并取得了满意的效果,不仅有效地降低了糖尿病患者的餐后血糖水平及胰岛素的分泌,而且降低了糖尿病患者感染并发症的发生率。进一步研究发现,糖尿病患者感染并发症的下降与有效的血糖控制相关。

糖尿病患者肠内营养途径的选择原则上与非糖尿病患者相同,由于大多数糖尿病患者胃肠道动力较差,对肠内营养的耐受性较差,容易引起腹泻、腹胀等消化道症状,因此在临床应用时应注意输注速度、投放剂量、给予方式等问题,以减少肠内营养相关并发症的发生。此外,糖尿病肠内营养支持应严格监测血糖。所有接受肠内营养支持的糖尿病患者均需常规、定期进行血糖监测,及早发现高血糖或低血糖,指导肠内营养支持处方及降糖药的调整。同时还应该经常评估患者的体液和电解质状态。

七、主编点评

糖尿病是临床上最常见的慢性疾病之一,也是目前全球增长率最快和发病率最高的慢性疾病。据我国最近流行病学调查显示,中国成年人糖尿病患病率约为人口的 10%,而 60 岁及以上老年人的患病率则在 20% 以上,糖尿病已成为威胁国人健康的重要原因。目前认为,营养治疗是所有类型糖尿病治疗的基础方法,是糖尿病自然病程中任何阶段预防和控制所必不可少的措施。糖尿病营养支持的目的是提供适当的营养物质和能量,将血糖控制在基本接近正常水平,降低发生心血管疾病的危险,预防糖尿病的急慢性并发症,并改善整体健康状况,提高患者的生活质量。糖尿病营养支持的原则是实行个体化营养治疗,避免给予能量过多或不足。可根据不同患者和病情,选择可将血糖和血脂控制在较佳状态的营养方式、营养配方、输入方法和剂量,消除因高糖血症、脂肪、蛋白质代谢紊乱等引起的各种症状,避免各种急慢性并发症的发生。临床上,糖尿病患者的营养治疗具体方法主要包括两方面内容,一是饮食控制,二是合理营养。控制饮食是指限制每日从食物中摄入的能量总量,控制患者的体重。合理营养是指所摄入的碳水化合物、蛋白质及脂肪等营养素应有一定比例,同时要合理地选择食品种类并限制其数量,此外,还需补充适当的维生素、矿物质及微量元素。目前的指南和共识提示:糖尿病患者营养治疗有其复杂性,没有一种简单的治疗模式和饮食结构可以适合于所有的糖尿病患者,强调成年糖尿病患者应在注册营养师等专业人员的指导下进行"医学营养治疗"和"糖尿病自我管理教育与支持服务",具体营养方案须根据患者具体情况,遵循个体化原则。目前证据并不能证明某种膳食模式对于改善糖尿病相关指标更具有优势,糖尿病管理中不论何种膳食模式,只要包含了多种食物及不同组别食物,均是可以接受的,也没有推荐固定的膳食模式或者三大宏量营养素比例,健康的食物选择对糖尿病及糖尿病前期患者管理更加重要。

由此可见,营养治疗作为糖尿病患者综合治疗中一种基本治疗手段,应具有明确的目标性、效果可预期性、过程可控性和一定的疗程。在为患者制订营养方案时既要考虑科学性,又要考虑其依从性,并且要实现个体化。治疗方案制订后要采取一系列措施保障该方案的执行,并对目标人群的营养知识、行为、危险因素、健康状况和生活质量等指标进行效果评价,以保证治疗疗效的最大化。

(吴国豪　孟庆洋)

参考文献

［1］ Tsirou E，Grammatikopoulou MG，Theodoridis X，et al. Guidelines for Medical Nutrition Therapy in Gestational Diabetes Mellitus：Systematic Review and Critical Appraisal［J］. J Acad Nutr Diet，2019，119：1320‑1339.

［2］ Davies MJ，D'Alessio DA，Fradkin J，et al. Management of hyperglycemia in type 2 diabetes 2018‑A consensus report by the American Diabetes Association（ADA）and the European Association for the Study of Diabetes（EASD）［J］. Diabetes Care，2018，41：2669‑2701.

［3］ Jayedi A，Mirzaei K，Rashidy‑Pour A，et al. Dietary approaches to stop hypertension，mediterranean dietary pattern，and diabetic nephropathy in women with type 2 diabetes：A case‑control study［J］. Clin Nutr ESPEN，

2019, 33: 164 - 170.

[4] American Diabetes Association. 5. Lifestyle Management: Standards of Medical Care in Diabetes - 2019[J]. Diabetes Care, 2019, 42(Suppl 1): S46 - S60.

[5] Evert AB, Dennison M, Gardner CD, et al. Nutrition Therapy for Adults With Diabetes or Prediabetes: A Consensus Report[J]. Diabetes Care, 2019, 42: 731 - 754.

[6] Beaudry KM and Devries MC. Nutritional strategies to combat type 2 diabetes in aging adults: the importance of protein[J]. Frontiers in Nutrition, 2019/doi: 10.3389/fnut.

病例 4

高血压病Ⅲ级(极高危),高脂血症,代谢综合征

一、病史简介

患者,男性,50 岁,因"间断性头晕头痛 10 余年,加重 2 天"入院。患者 10 年前出现间断性头晕、头痛,伴视物模糊、黑矇及晕厥,无胸痛、胸闷,无恶心、呕吐等不适症状,多次测血压示高于正常,血压最高达 190/120 mmHg,曾在外院诊断为"高血压病 3 级",间断服用"卡托普利、硝苯地平"等降压药物治疗,血压控制差,波动大,时感头昏不适。1 周前患者再次出现头晕、头痛等不适症状,不伴胸闷、发憋、心悸及恶心等症状,无呕吐,无胸痛、放射痛,无咳嗽、咳痰等不适症状,自行服用药物,症状缓解。2 天前无明显诱因出现头晕、头昏、头痛,在家多次测量血压,波动在 200/120 mmHg 左右,伴恶心、呕吐,量少,为胃内容物,无肢体麻木,无肢体活动障碍。为进一步诊断治疗收入院。起病以来患者无腹痛、腹泻,无周期性麻痹、烦渴、多尿,无黑矇、晕厥。精神、饮食、睡眠可,大、小便正常,体重无明显改变。

既往体健,否认糖尿病、冠心病、脑梗死等慢性病史;否认肝炎、结核等传染病史;否认外伤史、手术史;否认药物过敏史;否认输血史。

二、入院检查

体温 36.8℃,脉搏 88 次/分,呼吸 18 次/分,血压 190/115 mmHg,身高 174 cm,体重 88 kg,BMI 29 kg/m²。神志清晰,营养可,全身皮肤无黄染,无肝掌、蜘蛛痣。全身浅表淋巴结无肿大,巩膜无黄染、胸廓无畸形,双肺叩诊清音,听诊呼吸音清。心前区无隆起,心界稍大,心率 88 次/分,律齐,未闻及杂音,无心包摩擦音。腹部稍隆,肝脾肋下未及,肝肾区无叩击痛,肠鸣音 3 次/分。肛门及生殖器无异常,四肢脊柱无畸形,活动自如,神经系统检查(一)。

红细胞 4.45×10^{12}/L;血红蛋白 130 g/L;血小板 212×10^9/L;白细胞 5.73×10^9/L;中性粒细胞 52.5%;总胆红素 9.3 μmol/L;直接胆红素 2.6 μmol/L;总蛋白 60 g/L;白蛋白 36 g/L;谷丙转氨酶 57 U/L;谷草转氨酶 42 U/L;尿素 3.2 mmol/L;肌酐 65 μmol/L;尿酸 248 μmol/L;葡萄糖 6.6 mmol/L;钠 140 mmol/L;钾 3.7 mmol/L;氯 101 mmol/L;钙 2.20 mmol/L;无机磷 1.09 mmol/L;镁 0.99 mmol/L;总胆固醇 7.87 mmol/L;甘油三酯 4.46 mmol/L。

头颅 CT 平扫:双侧基底节区点状低密度影,腔隙性脑梗死可能,必要时进一步行 MR 检查。心脏超声检查:左房扩大,主动脉瓣轻度狭窄,肺动脉压增高。

三、入院诊断

高血压病Ⅲ级(极高危);高脂血症。

四、治疗经过

患者入院后,完善相关检查,了解与血压相关的其他并发症,血糖、血脂、心功能、肾功能等情况。考虑到该患者近日血压控制不佳,临床症状重,入院后给予吸氧、心电监护,盐酸尼卡地平用生理盐水稀释

(1 ml 中的含量为 0.1～0.2 mg)用微泵进行静脉滴注控制血压,从 1 分钟 0.5 μg/kg 开始,将血压降到目的值后,边监测血压边调节滴注速度。同时保护靶器官功能、改善循环,对症支持治疗。患者经过治疗后血压控制较好,头痛、头晕症状缓解,无恶心、呕吐。

为了更好地制订下一步治疗计划,详细了解患者平常的饮食和行为习惯,评估患者以往膳食结构、营养状况和身体活动水平,具体内容包括:饮食平时习惯和喜好,每日进食量,主食摄入量,餐数,肉蛋、奶制品、蔬菜、水果摄入情况。了解患者平常每周在外进餐的频率,饮酒的习惯,计算每日酒精摄入量,烹调油脂、坚果类摄入情况以及家庭调味品的摄入情况。同时了解患者每天身体活动情况,每日活动量和强度,为制订下一步膳食干预及生活行为作准备。

除控制血压治疗之外,临床营养师为患者制订膳食干预计划,给予生活方式指导和营养知识教育。该患者标准体重:174－105＝69 kg,实际体重为 88 kg,超出标准体重 30%,属肥胖。按每天 20～25 kcal/kg 计算,每日总能量:69×25＝1 725 kcal;为控制患者体重,建议每天摄入能量应较需要量减少 500～800 kcal。因此,我们为患者制定的每日能量摄入量为 1 200 kcal。

生活方式指导包括以下几个方面:① 饮食尽量清淡少盐,肥肉、油炸油煎食品尽量少吃;严格控制猪、牛、羊肉和火腿等畜肉摄入,可选禽肉,增加鱼类摄入。② 严格限制高钠食品的摄入,每天食盐摄入量不超过 5 g;除了注意食盐和酱油限量外,应特别注意鸡精、味精、饮料、罐头等含钠高的食品;尽量少吃或不吃加工食品。③ 增加日常蔬菜、水果和奶制品摄入,尤其是绿叶菜、各种水果以及根茎蔬菜、低脂乳制品、豆类和坚果类,以增加钾、钙、镁摄入。④ 戒酒,如果不能戒掉,严格控制饮酒量,白酒一天不超过 50 ml,或葡萄酒 250 ml,或啤酒 750 ml。⑤ 增加日常身体活动,坚持运动锻炼,每天步行或快走 30～40 分钟,每周 5～7 天。超重或者肥胖的高血压患者应该力求每天 300～500 kcal,或者每周 1 000～2 000 kcal 的运动能量消耗,以促进减轻或者控制体重。在减重后还想进一步维持更低的健康体重者,可进行每天 60～90 分钟中等强度运动活动。⑥ 调整工作压力,生活放松。这有利于睡眠的改善,并协助控制血压。⑦ 建议戒烟。评估戒断症状和戒断意愿。营养知识教育对患者同样十分重要,通过对患者进行食物营养教育,使患者学会健康膳食选择,会看食物营养标签,认识高盐食物,知道如何避免过高的盐摄入量,认识运动的好处、减肥的重要性等。注意监测血压,并跟踪反馈。患者经过 1 周的治疗和调整后出院,嘱按时服用降压药物,门诊定期随访。

五、讨论分析

随着我国经济的快速发展和生活方式的转变,高血压的患病率逐年攀升,我国高血压与血脂异常合并发生率高,据中国高血压学会对我国高血压合并多重心血管病危险因素患病和治疗现状调查显示,高血压患者中合并至少一种血脂异常的患者占 81.2%,合并高胆固醇血症的患者占 61%,而高血压患者合并血脂异常、吸烟、肥胖、糖代谢异常等危险因素,心血管病发生与死亡风险倍增,高血压合并危险因素越多,临床心脑血管病的风险也越高。临床上,单纯降压治疗对于高血压患者的心脑血管病风险管理存在局限性,以降压为基础进行多重危险因素综合干预已成为我国心血管病防控体系的重要组成部分。

动脉粥样硬化是高血压患者发生心脑血管病及事件的病理基础,而动脉粥样硬化与血管内皮损伤、动脉硬化、炎症、脂质沉积等多种病理生理机制有关。高血压与高胆固醇血症既有独立的致病机制,又存在一定的相互作用,共同促进动脉粥样硬化的发生与发展。持续性高血压可导致血流紊乱,剪切力增加,导致内皮功能异常与氧化应激加剧,造成内皮损伤与炎症反应。此外,随着年龄增长,在高血压的作用下,动脉弹性下降,血管僵硬度增加,可进一步加剧内皮功能异常、氧化应激与炎症反应。诸多机制可促进致动脉粥样硬化性心血管病(ASCVD)的重要物质 LDL－C 在血管壁的沉积。沉积在内皮下的 LDL－C 可被氧化为氧化型低密度脂蛋白(OX－LDL－C),被巨噬细胞吞噬,后者成为泡沫细胞,进一步介导内皮炎症反应与氧化应激。此外,高血压尚可导致内皮损伤与动脉硬化,使内皮对 LDL－C 穿透与再摄取能力增强。因此,在高血压、高胆固醇血症的相互作用下,动脉粥样硬化病变不断进展,最终由亚临床状态进展为具有临床意义的动脉粥样硬化性心血管病。

针对高血压和高胆固醇血症在动脉粥样硬化性心血管病发生与发展中的机制和相互作用,联合干预对延缓疾病进展、降低心血管相关事件发生风险具有积极意义。研究证实,钙拮抗剂与他汀类药联用可在诸多层面包括药理学、病理生理学和临床治疗中间终点等多项指标中产生协同获益。他汀类药可上调血管平滑肌的 L 型钙离子通道,后者为钙拮抗剂的作用靶点,因而他汀类药与钙拮抗剂联用后可发挥协同降压作用。此外,氨氯地平与阿托伐他汀对于 LDL－C 引起的血管内皮一氧化氮释放减少具有协同上调作用,同时抑制氧化应激与炎症反应,逆转病理性血管内皮功能异常。在动脉粥样硬化病变方面,氨氯地平联用阿托伐他汀不仅可延缓动脉粥样硬化的发生,还可显著缩小斑块面积;伴血脂异常的高血压患者联合应用氨氯地平和阿托伐他汀早期改善动脉管壁顺应性研究的亚组分析显示,氨氯地平与阿托伐他汀联用可改善小动脉顺应性,缓解动脉硬化。上述研究为降压联合降胆固醇治疗抗动脉粥样硬化的作用提供了重要依据。在高血压合并危险因素患者中进行的降压、降脂研究,心脏终点事件预防评估都证实,在高血压早期及血压发展期,采用降压和降脂治疗的联合方案,具有较好的改善危险因素、抗动脉硬化效果,降低心脑血管事件方面也具有优势。

膳食干预是高血压、高血脂基础治疗措施,对于所有高血压、高血脂患者,无论是否进行药物治疗,均应对患者进行包括膳食干预、运动生活方式指导等行为干预,以改善患者的代谢情况。膳食干预在原则上包括限制钠的摄入量,合理的碳水化合物、蛋白质及脂肪结构比例,同时提供充足的维生素、微量元素及一些有益的矿物质。对于肥胖患者应限制每日摄入的能量,增加日常运动量及运动强度,以控制患者的体重。在日常饮食食物选择上降低碳水化合物摄入量,主食以谷类为主,粗细搭配,适量控制精制碳水化合物食物。蛋白质的摄入量为 1.0 g/(kg·d),选用生物价值高的优质蛋白,动物性蛋白质和植物蛋白质均可,乳制品是理想的动物蛋白来源,不仅蛋白质含量高,而且含有羧基与甲基戊二酸、钙和乳清酸,能够抑制人体内的胆固醇合成酶的活性,都能减少人体对胆固醇的吸收,从而降低血中胆固醇的含量。植物蛋白质最好用大豆蛋白,具有较好的降血压、血脂的作用。限制脂肪的总摄入量,尤其是饱和脂肪酸的含量。适当增加 ω－3 多不饱和脂肪酸摄入量。膳食中胆固醇含量不宜超过 300 mg/d,对高脂血症患者膳食中胆固醇含量应<200 mg/d。保证每日摄入一定量新鲜水果及蔬菜,高脂血症患者宜适当增加膳食纤维的摄入,植物性食物中的谷固醇和膳食纤维可以影响机体对胆固醇的吸收,从而降低胆固醇水平。

六、相关营养背景知识

(一) 高血压、高血脂患者膳食干预

高血压、高血脂症的发生和发展均与不良生活方式有着密切的关系,生活方式改变是高血压合并高血脂症患者的基础治疗手段。对于所有患者,无论是否进行药物治疗,均应对患者生活方式加以了解和干预。高血压、高血脂症的生活方式干预包括膳食干预、运动和心理等多种措施,以改善患者的代谢情况。

1. 限制钠的摄入　人体摄入的钠主要来自于饮食,目前研究认为,膳食钠摄入与血压呈正相关,钠摄入量增加在促进血压上升的同时,心血管疾病、卒中、冠心病,心肌梗死的风险也增加。钠盐导致高血压的原因与血钠升高导致血容量增加及水钠潴留相关,钠摄入量高使体液容量扩张、钠泵抑制因子水平提高和钠-钾泵活性降低,从而导致血压升高。长期高盐饮食不仅会通过基因相互作用引起血压变化,还能独立于血压对机体多个靶器官产生损害,增加外周血管阻力、心输出量,导致心室肥厚,激活交感神

经系统,引起肾小球滤过率降低等间接引起血压升高。近年来的研究发现,高钠与高血压发病与患者基因表型有关,肥胖、慢性肾脏疾病及血管紧张素原基因表型对是否具有盐敏感性有着重要影响。对于盐敏感的高血压患者,减少钠的摄入血压会明显降低,同时可防止或延缓高危人群高血压的发病和降低心血管疾病的发生。健康成人的钠盐生理需要量为 5 g/d,目前推荐高血压患者氯化钠摄入量<6 g/d。

2. 碳水化合物　低碳水化合物的摄入将显著减少肥胖的发生率,与低脂饮食相比,其体重、体重指数、总胆固醇与高密度脂蛋白胆固醇之比、甘油三酯均降低。如果长期过多摄入碳水化合物,就会在体内转化成脂肪沉积下来,导致肥胖,增加高血压的患病风险。由于蔗糖、果糖等比淀粉更容易转化为甘油三酯,故应限制精制糖和含糖类的甜食,例如点心、糖果和饮料等。主食以谷类为主,粗细搭配,粗粮中可适量增加玉米、莜面、燕麦等成分,适量控制精制碳水化合物食物(精白米面)。膳食纤维能减少脂肪的吸收,减轻体质量,间接辅助降压。临床研究显示,可溶性膳食纤维、瓜胶等可以降低血压和减少抗高血压药物的需要,每天摄入 40~50 g 的膳食纤维能使血压降低 7.5/5.5 mmHg。地中海高脂饮食模式对减轻体重和腰围有益。

3. 蛋白质　蛋白质是否具有降压作用有待进一步深入研究,大多数学者认为,除肾功能不全患者外,高血压患者不应过分限制蛋白质的摄入,高蛋白质饮食有降血压的作用,尤其应增加一些优质蛋白质的摄入。高血压患者推荐的蛋白质摄入量为 1.0 g/(kg·d),考虑蛋白质生理作用,选用生物价值高的优质蛋白。动物性蛋白质的摄入可以增加某些多肽、氨基酸和微量元素的摄入,可能具有降压作用。牛奶中不仅蛋白质含量高,而且含有羧基与甲基戊二酸,能够抑制人体内的胆固醇合成酶的活性,从而降低血中胆固醇的含量。牛奶中富含的钙质和乳清酸都能减少人体对胆固醇的吸收。植物蛋白质最好用大豆蛋白,有研究发现大豆蛋白质具有降血压、血脂的作用,可能与其富含精氨酸、谷氨酸有关。大豆中几乎不含胆固醇,而含有豆固醇和大豆皂苷,可以起到抑制机体吸收胆固醇的作用。大豆中所含的亚油酸、磷脂、纤维素等都对心血管系统有保护作用。此外,大豆蛋白还可以增加胰岛素敏感性和糖耐受性,对高血糖患者有益。对于患有慢性肾脏疾病、急性肾脏损伤及肝衰竭的患者,应适当限制蛋白质的摄入量。

4. 脂肪　限制膳食脂肪总摄入量,减少饱和脂肪酸和胆固醇,增加多不饱和脂肪酸的摄入:脂肪过量摄入是引起高血压的重要危险因素之一。因此,高血压患者必须限制脂肪的总摄入量,每日总脂肪供能量占总能量的 20%~25% 为宜,其中饱和脂肪酸应低于总能量的 7%。红肉类食物性食物(猪、牛、羊)含饱和脂肪酸较多,对血胆固醇影响大,应减少摄入。而鱼、禽、瘦肉含脂肪较低而蛋白质较高的动物性食物,可适当增加。增加 ω-3 多不饱和脂肪酸 EPA、DHA 摄入量。ω-3 脂肪酸可以以鱼类或鱼油胶囊的形式摄入,多吃水产品,争取每周食用 2 次或以上。植物油中所含的多不饱和脂肪酸虽有降血脂的作用,但过的多不饱和双键增加了脂质过氧化的发生,故也不宜过量摄入。此外,膳食中胆固醇含量不宜超过 300 mg/d,对高脂血症患者膳食中胆固醇含量应<200 mg/d。动物内脏、脑和蛋黄的胆固醇含量高,尽量不吃。

5. 矿物质　增加富含钾、钙、镁的食物,推荐饮用牛奶、食用蔬菜和水果,从自然食物中摄取。膳食中的钾可以对抗钠的升血压作用,补充钾的摄入量可以降低血压,增加钾摄入在降压同时还能降低心脑血管并发症的风险。补钙可以降低血压并具有剂量依赖效果,且降压效果年轻者优于年老者、男性优于女性。高镁膳食能降低血压,在高钾低钠膳食的同时增加镁摄入量,三者所用相加能起到抗高血压作用。镁可以作为血管扩张剂与钠竞争血管平滑肌的作用位点,同时镁能增加体内前列腺素 E 水平,调节细胞内钙、钠、钾和 pH,增加 NO,改善血管内皮功能,降低低密度脂蛋白,降低 hs-CRP、去甲肾上腺素,从而诱导降低血压,减少心血管疾病和心律失常。血压和血清锌呈负相关,与锌依赖酶赖氨酰氧化酶活性也呈负相关。锌能通过 NF-κB 和激活蛋白-1 抑制基因转录和表达,同时是 SOD 的一个重要辅助因子。

6. 维生素和膳食纤维 ① 维生素C：维生素C的膳食摄入量以及血浆抗坏血酸浓度与收缩压、舒张压和心率呈负相关。临床研究表明，每天补充500 mg的维生素C具有降低血压作用。维生素C有利尿作用，能改善动脉顺应性和从而血管内皮功能，增加NO和前列环素，减少肾上腺类固醇激素的生产，提高自主神经系统的平衡，改善血流介导的血管舒张功能，从而达到降血压的作用。② 维生素D：维生素D缺乏与高血压的发生密切相关，血清中维生素D水平与血压呈负相关。维生素D调节血压的作用是通过影响钙磷代谢、肾素-血管紧张素系统、免疫系统、内分泌腺来实现的。③ 维生素E：血维生素E水平与高血压相关。有研究显示，高血压并发脑出血患者，血清维生素E的含量明显减少，氧化自由基增多，致使过氧化损伤增加、发生动脉粥样硬化，所以高血压患者应该增加对维生素E等抗氧化维生素的摄入，减少高血压并发症的发生。④ 膳食纤维：大量研究显示膳食纤维降低血压的作用类似于维生素D对血压的影响，即对正常人无作用，而对中老年高血压患者，其降压效果却非常明显。膳食纤维的摄入可以降低机体炎症水平，可能与其降低高血压有关。

7. 其他 大量饮酒是高血压的危险因素之一，饮酒后体内的肾上腺皮质激素及儿茶酚胺等内分泌激素升高，通过肾素-血管紧张素系统等使血压升高，因此高血压患者每日饮酒量限制在25 g酒精以下，女性应该更少，青少年不宜饮酒。此外，肥胖或超重会导致血压升高，增加高血压的发病率。适当地降低体重有助于降低收缩压和舒张压。因此，减肥不仅是对肥胖本身的治疗，而且对控制高血压也是十分必要的。体重超重和肥胖的高血压患者，应限制每天总的能量摄入量，在正常推荐量的基础上减少500~800 kcal/d，以达到减轻体重的目的。

综上所述，膳食干预是高血压、高血脂患者非常重要的基本行为干预措施，对于此类患者建议保证每日摄入的新鲜水果及蔬菜达500 g以上，注意增加深色或绿色蔬菜比例。高脂血症患者宜适当增加膳食纤维的摄入，植物性食物中的谷固醇和膳食纤维可以影响机体对胆固醇的吸收，从而降低胆固醇水平。适当减少食盐摄入量，盐摄入不超过6 g/d。多摄入含硫化物丰富的大蒜和洋葱，以及多糖类物质，如香菇、木耳。多饮茶，茶叶中含有茶多酚等物质，具有抗氧化作用、降低胆固醇在动脉壁的沉积、抑制血小板凝集、促进纤溶酶活性、抗血栓形成的作用，故建议多饮茶。绿茶抗动脉粥样硬化的作用优于红茶。少饮咖啡，如果大量饮用咖啡，尤其是不过滤的冲煮方法，有可能使血中游离脂肪酸增加，血清胆固醇升高。酒会促进肝脏合成更多的内源性甘油三酯和LDL，故应少饮为好。DASH饮食是一种富含蔬菜、水果、低脂乳制品、果仁、白肉，同时减少红肉、饱和脂肪酸和含糖饮料的摄入饮食模式。该食谱的营养特征包括低脂肪、低胆固醇、高钙、高钾、高镁及高膳食纤维。美国两个多中心实验表明，DASH饮食可以明显降低血压。还有研究表明，DASH膳食如果联合低钠能更有效地降低血压。从对DASH饮食模式的研究可以给我们这样一个观点，即控制高血压不是单纯的增加或减少某个营养元素，而是通过改变整体饮食结构，通过食物中营养因素的互相影响，协同作用，从而发挥最大的降压效果。

（二）高血压少肌症及发生机制

高血压与代谢异常有着密切的联系，它不仅是代谢综合征的重要组成部分，同时与其他代谢，尤其是糖脂代谢相互影响。流行病学研究发现，高血压与少肌症有一定相关性，少肌症是高血压的独立危险因素，对少肌症进行有效的防治，可以控制或减少发生高血压的危险因素，减少其发病率。高血压患者发生肥胖型少肌症的比例较高，肥胖型少肌症亦为高血压的独立危险因素，有研究显示，少肌性肥胖患者的心血管疾病危险评分高于单纯肥胖或单纯少肌症患者。由此可见在高血压的发生发展过程中，腹型肥胖和少肌症相互促进引起高血压，少肌性肥胖患者更易患高血压。少肌症患者肌肉量减少，运动耐力降低，能量消耗减少，导致腹部脂肪堆积，脂肪组织可通过分泌炎性介质IL-6、TNF-α，从而引起高血压，并且脂肪可渗入肌小管，导致肌肉中的脂肪酶受抑制，脂肪组织通过释放炎性因子、脂肪因子等，从而引起胰岛素抵抗,导致代谢综合征。少肌症和代谢综合征共同促进心血管疾病的发生,包括高血压、动脉硬化和高脂血症等。此外,少肌症患者由于骨骼肌肌肉质量丢失、力量降低、肌耐力和代谢能力下降以及结缔组织和脂肪组织增多,使机体活动能力下降而增加患者的致残率与致死率。

少肌症的发生由多种因素引起,包括激素水平的变化、细胞凋亡、蛋白质的营养失衡、细胞因子及炎性因子、神经-肌肉功能减退及运动单位重组、自由基氧化损伤及骨骼肌自我修复机制受损、线粒体染色体损伤和钙稳态失衡。其可能机制如下：① 骨骼肌是胰岛素介导的代谢血糖的重要组织,然而肌肉量的减少使得胰岛素的敏感性降低。少肌症患者骨骼肌细胞线粒体功能受损,可引起糖耐量降低,从而促进胰岛素抵抗、肥胖、代谢综合征和高血压的发生。少肌症者胰岛素抵抗的发生率明显高于无少肌症者,胰岛素抵抗和代偿性高胰岛素血症可通过改变其他因素而导致高血压的发生。② 炎性介质作用：有关炎症与血压水平相关性的大样本临床研究结果显示,炎症可能是少肌症与高血压具有相关性的潜在原因,慢性炎症在高血压发病中起着重要的作用,高血压是一种低水平慢性炎性状态疾病,T 细胞和 B 细胞的缺乏会使高血压的发病率降低。同样,慢性炎症状态下分泌的一些细胞因子是高血压少肌症的重要因素。有研究显示,TNF - α 在肌肉重量的减少中扮演着重要角色,将肌细胞暴露在 TNF - α 中,可导致肌丝蛋白合成减少和通过调节转录因子致横纹肌细胞分解,炎性综合征可以使肌肉的分解代谢增加。TNF - α 可以抑制肌肉细胞分化,而且可以通过作用于胰岛素信号通路产生胰岛素抵抗。TNF - α 可以通过激活 NF - κB 信号通路,增加氧化压力和 NOS 生成等途径增加骨骼肌中泛素连接酶基因如 MAFbx 的表达,介导肌肉纤维蛋白的泛素-蛋白酶体途径降解。TNF - α 诱导的 NF - κB 激活还可以降解 MyoD 转录因子从而抑制肌肉生成。IL - 1 可以迅速诱导肌肉分解和萎缩相关基因表达。IL - 6 可以通过非溶酶体(蛋白酶体)和溶酶体(组织蛋白酶)途径降解肌肉蛋白,从而诱导肌肉萎缩。有研究发现,收缩压、脉压及平均动脉压的升高与可溶性细胞间黏附分子 1(sICAM - 1)及 IL - 6 水平升高呈明显的相关关系。③ 肌肉收缩时诱导产生的肌细胞因子具有抗炎作用,而少肌症患者肌肉收缩力下降,导致肌细胞因子分泌减少,从而引起包括高血压在内的慢性心血管疾病的发生率增加。④ 少肌症与动脉硬化具有显著的相关性,这种相关性在女性更为明显,动脉硬化是高血压的危险因素。有研究发现,少肌症在动脉粥样硬化高血压患者中常见。

七、主编点评

高血压是临床上十分常见的慢性疾病,也是心脑血管病最主要的危险因素。高血压是一个渐进的由复杂的和相互关联着的病因学引起的心血管症状,早期的症状常常在持续的血压升高前就有所表现。高血压的发展与功能性和结构性的心血管异常密切相关,这些异常损害心脏、肾脏、脑、血管系统和其他器官,从而导致过早的病态和死亡。降低血压可降低心血管病的发生,改善人类的生活质量,延长人类寿命。但是目前我国高血压患者的血压控制情况很不理想,估计所有高血压患者中血压水平控制在 140/90 mmHg 以下者不到 10%,需要引起临床医生和患者的重视。随着人们对心血管病多重危险因素的作用以及心、脑、肾靶器官保护的认识不断深入,高血压的诊断标准也在不断调整,目前认为同一血压水平的患者发生心血管病的危险不同,因此有了血压分层的概念,即发生心血管病危险度不同的患者,适宜血压水平应有不同。血压值和危险因素评估是诊断和制订高血压治疗方案的主要依据,不同患者高血压管理的目标不同,医生面对患者时在参考标准的基础上,根据其具体情况判断该患者最合适的血压范围,采用针对性的治疗措施。本例患者 40 岁起就出现高血压、高脂血症,属年轻高血压患者,尽管年轻高血压患者发生心血管事件的机会明显低于老年高血压患者,但持续的高血压病变可逐步引起小动脉、大动脉结构和功能的改变,小动脉病理改变的初期为血管壁中层增厚、管腔变小、管腔与管壁比值缩小,结果引起动脉血压升高,进一步又增加血管损害,陷入恶性循环。随着血压升高,小动脉结构损害加重,大动脉系统受到牵连,大动脉管壁压力增加,损害大动脉的弹力纤维,使大动脉管壁僵硬,顺应性下降,患者的收缩压升高。长期的大动脉压力的升高又进一步增加心脏的阻力,引起左心室心肌肥厚,最终可引起心脏舒张功能减退及冠状动脉相对供血不足,表现为心功能减退、心绞痛及心肌梗死。

由于年轻高血压患者通常合并有肥胖和血脂、血糖代谢异常,而且许多年轻高血压患者还有吸烟及过量饮酒的不良生活习惯,所以年轻高血压患者首先要强调生活方式的改变即非药物治疗。非药物治疗的主要措施为:膳食干预:食盐摄入应减少至每天 6 g 以下,合理的碳水化合物、蛋白质及脂肪结构比例,同时提供充足的维生素、微量元素及一些有益的矿物质。膳食中胆固醇含量不宜超过 300 mg/d,对高脂血症患者膳食中胆固醇含量应<200 mg/d。多吃新鲜蔬菜水果,每天吃新鲜蔬菜不少于 400 g、水果 100~200 g。体重超重和肥胖的高血压患者,应限制每天总的能量摄入量,在正常推荐量的基础上减少 500~800 kcal/d,以达到减轻体重的目的。同时增加日常运动量及运动强度,以控制患者的体重。

在改善生活方式的基础上,对于年轻高血压患者推荐首选血管紧张素受体拮抗剂或血管紧张素转换酶抑制剂。因为降压药物利尿剂和β受体抑制剂长期应用可能产生代谢方面的不良反应,如血脂异常和糖代谢异常,部分抵消了降压治疗对心血管的保护作用。此外,长期使用利尿剂和β受体抑制剂容易引起骨骼肌衰减和电解质紊乱,影响患者的生活质量。

(吴国豪)

参考文献

[1] Umemura S,Arima H,Arima S,et al. The Japanese Society of Hypertension guidelines for the management of hypertension (JSH 2019)[J]. Hypertens Res,2019,42:1235-1481. DOI:10.1038/s41440-019-0284-9.

[2] Lennon SL,DellaValle DM,Rodder SG,et al. 2015 Evidence Analysis Library Evidence-Based Nutrition Practice Guideline for the Management of Hypertension in Adults[J]. J Acad Nutr Diet,2017,117:1445-1458.

[3] 中国老年医学学会高血压分会.中国老年高血压管理指南 2019[J].中华老年多器官疾病杂志,2019,18:81-106.

[4] 陈源源,王增武,李建军,等.高血压患者血压血脂综合管理中国专家共识[J].中华高血压杂志,2019,27:605-614.

第十九章

婴幼儿及儿童
营养支持

病例1

先天性乳糖酶缺乏症,代谢性酸中毒,贫血,营养障碍

一、病史简介

男婴,4月龄,因"腹泻3月余,加重2天"入院。患儿,第一胎,足月顺产,出生体重3 280 g,生后母乳喂养。出生后第15天起出现腹泻,5~6次/天,大便呈不消化样,粪常规及培养未见异常。给予输液等对症治疗后稍好转,数日后再次出现腹胀、腹泻、啼哭,腹泻次数增至每日10余次,为黄色稀水便,有奶瓣,量较多,无肉眼脓血,不吐,未发热,伴脱水,经禁食、输液、抗生素等治疗后,脱水纠正,腹泻停止。加喂人乳后又腹泻。如此反复禁食、输液、抗生素治疗,患儿体重不增,腹泻迁延不愈。改米汤喂养,每日软便3~4次,病情平稳。3天前再次试喂母乳后又出现剧烈腹泻,即转入儿科医院。患儿生后无发热等其他不适,否认乳糖不耐受家族史。

二、入院检查

体温37.1℃,脉搏142次/分,呼吸30次/分,发育正常,营养不良,精神欠佳,面色苍白,皮肤弹性差。前囟凹陷,眼窝凹陷,口唇干燥,心、肺正常。腹软,皮下脂肪菲薄,无包块,无发痛引出,臀红,四肢无异常,神经系统检查无异常。

红细胞$2.92×10^{12}$/L,血红蛋白88 g/L,白细胞$11.53×10^9$/L,中性粒细胞36.5%,血小板$297×10^9$/L。钠178 mmol/L;钾3.0 mmol/L;氯149 mmol/L;稀便,脂肪球(+++)/HP,培养(-)。pH 7.25,BE 14.4 mmol/L,PO_2 95.2 mmHg,PCO_2 28.2 mmHg,HCO_3^- 13.2 mmol/L,乳酸1.2 mmol/L。单纯疱疹病毒、Ⅰ型和Ⅱ型、巨细胞病毒、EB病毒、轮状病毒、肠道腺病毒和真菌葡聚糖阴性。

三、入院诊断

先天性乳糖酶缺乏症;代谢性酸中毒;中度贫血。

四、治疗经过

患儿入院后考虑乳糖不耐受症可能性大,故停用母乳及配方奶喂养,给予禁食、补液、纠正脱水、酸中毒及电解质紊乱,腹泻明显好转。予深度水解蛋白无乳糖配方奶(蔼儿舒)、氨基酸特殊配方奶(纽康特)和乳蛋白深度水解无乳糖配方奶(纽太特)喂养,并给予部分肠外营养支持。大便次数3~4次/天,黄色稀糊状便,无酸臭味,无便血。果糖激发试验阳性,葡萄糖激发试验阴。征得患儿父母同意后行小肠黏膜活检显示:黏膜组织结构正常正常,乳糖酶缺乏,活性降低,确诊为先天性乳糖酶缺乏症。出院后继续食用婴儿营养粉,6个月起添加辅食,1岁随访患儿体重9.5 kg,身高80 cm,智力发育正常,每天软便1~2次。

五、讨论分析

(一)该患者的最可能诊断是什么,其病理生理如何

该患者最可能的诊断是原发性乳糖酶缺乏症,或称乳糖不耐受症。正常人小肠黏膜内有多种二糖酶,如乳糖酶能将乳糖分解为半乳糖及葡萄糖;麦芽糖酶能将麦芽糖分解为葡萄糖及异麦芽糖;异麦芽糖酶能将异麦芽糖分解为两个分子的葡萄糖;蔗糖酶能分解蔗糖为葡萄糖及果糖;还有海藻糖酶能分解海藻糖为两个分子的葡萄糖。因为某些原因使二糖酶缺乏,从而二糖的消化吸收发生障碍。

乳糖是一种二糖,不能被细胞直接用于产生能量,故需先被分解为单糖。在消化道内存在着许多双糖水解酶,如麦芽糖酶、蔗糖酶等,而乳糖的分解是由附着在小肠上皮的外表面上的乳糖酶(lactase)所催化的。乳糖分解 D-半乳糖和 D-葡萄糖为两种单糖后才能被小肠上皮细胞吸收而进入血液,并运送到各个组织细胞中参与糖酵解,为机体提供能量。乳糖酶缺乏症又称双糖不耐受症,系指各种先天性或后天性疾病,使小肠黏膜刷状缘双糖酶缺乏,使双糖的消化、吸收发生障碍,进食含有双糖的食物时发生的一系列症状和体征。分为原发性和继发性双糖酶缺乏症,其中包括乳糖酶、蔗糖酶、麦芽糖酶、海藻糖酶等缺乏,以乳糖酶缺乏症最常见。乳糖酶缺乏症又称乳糖不耐受症或乳糖吸收不良症。乳糖酶能使乳糖分解为半乳糖和葡萄糖,由于乳糖酶缺乏,患者进食乳糖后仅有轻微的双糖吸收,余者均进入小肠下段。肠腔的细菌使双糖发酵产生乳酸等有机酸及二氧化碳和氮气,未吸收的双糖使肠腔内渗透压增高,肠道水分吸收减少引起腹泻。有机酸对肠道作用使排出酸性粪便,由于产气过多,引起腹胀及肠鸣。

(二)乳糖不耐症的定义

人类中发现的乳糖不耐症主要有四种:第一种称为原发性乳糖酶缺乏症(primary lactose intolerance),占全部病例的约 70%,病因与乳糖酶表达时 RNA 的缺失有关。这种情况在不同地区所占比例和乳糖不耐发生年龄差异很大,工业和商品乳制品不普遍的亚洲和非洲很多地区比较常见,在亚洲和美洲印第安人中约占 100%。2002 年,芬兰的研究人员还曾发现了基因多样性与成人乳糖不耐症之间的紧密联系。在接受调查的 236 个芬兰人中,编码乳糖水解酶的基因上游不远处的一个碱基的突变与乳糖不耐症有 100% 的正相关。也就是说,我们几乎可以肯定这个基因突变是造成这些受试者乳糖不耐症的原因。

第二种是继发性乳糖酶缺乏症(secondary lactase deficiency),也多为环境因素导致,例如胃肠道的各种疾病。小肠中的寄生虫感染可以导致乳糖酶的合成被永久破坏。肠胃炎也是导致暂时性的乳糖不耐症的一个常见原因,尤其是轮状病毒(rotavirus)感染导致的肠胃炎。婴幼儿严重营养不良也可能会导致继发性乳糖不耐症。第三种是发育(新生儿)乳糖酶缺乏症[developmental (neonatal) lactase deficiency]。妊娠 34 周后胃肠道才能产生乳糖酶和其他的二糖酶。多见于婴儿,调整饮食对患儿有帮助。第四种即先天性乳糖酶缺乏症(congenital lactase deficiency),即某种基因缺陷导致乳糖不耐者不能合成乳糖酶。在婴儿中比较罕见,但对于母乳喂养的患儿来说却是致命的,因为对他们而言母乳或牛奶是主要的能量来源;而这时他们却不能获得维持生存的足够能量。患有这种乳糖不耐症的婴儿只能依靠食用经过处理脱去了乳糖的商品奶制品。

正常情况下,进入消化道的乳糖被小肠刷状缘细胞的乳糖酶水解为葡萄糖和半乳糖,这些单糖随即被小肠吸收。当乳糖酶缺乏时,未吸收的乳糖停留在肠腔内,使肠腔内渗透压升高,导致细胞外液水分流入肠腔,肠腔内液体量增加可促进肠蠕动,引起水样腹泻。同时,未消化的乳糖到达末段回肠和结肠时,一部分被肠内细菌发酵为乳酸、丙酸、丁酸、氢气、甲烷和二氧化碳等。有机酸可使渗透作用加强,促进腹泻发生。临床上可表现为肠鸣、腹痛、恶心、呕吐和酸性含气水样泻等症状,称之为乳糖不耐受。若临床无症状,只引起乳糖吸收障碍,则称之为乳糖吸收不良。

（三）乳糖酶缺乏症的临床表现

所有酶缺乏症患者的症状和体征均相似。不能耐受乳糖的儿童在摄入牛奶后发生腹泻，且体重不会增加。成人在进食含乳糖的食物后会发生腹鸣，腹胀，恶心，腹泻和腹痛。腹泻重者粪便呈水样，酸臭有泡沫。即使仅仅因乳糖不能耐受而引起的腹泻，也可能严重到使其他营养素来不及吸收而被排出体外。停服含乳糖的食物后症状消失。蔗糖、异麦芽糖酶缺乏时，在服蔗糖及淀粉后引起腹泻，症状与乳糖酶缺乏相似。

不同类型的乳糖酶缺乏症其临床表现有所不同。

1. 先天性乳糖酶缺乏　婴儿出生后进食母乳或牛乳后不久即出现呕吐，不能成长，出现脱水、酸中毒、乳糖尿和氨基酸尿症，病情严重，预后较差。

2. 先天性乳糖不耐受症　这是一种和先天性乳糖酶缺乏不同的疾病，属于常染色体显性遗传。开始喂养后出现暴发性腹泻，水样多泡的酸性大便，伴腹泻。可致呕吐、脱水、肾小管性酸中毒、双糖尿、氨基酸尿、白内障、肝和脑损伤，如诊断过迟可引起死亡。停止喂乳后腹泻消失，无乳糖尿和氨基酸尿症。

3. 成人后天性乳糖不耐受症　服牛乳后可引起水样酸性便伴腹胀、腹部不适。

4. 蔗糖-异麦芽糖吸收不良　是蔗糖 α-糊精酶缺乏所致，由于未吸收的蔗糖在肠腔内过多造成渗透压过高和发酵性腹泻。粪便可呈酸性，粪 pH 可达 4.0～5.0，有酸味，量多，婴儿有腹泻，成年人却仅胃部不适。摄入甜食及水果后会出现症状。

5. 海藻糖酶缺乏　海藻糖酶缺乏症（trehalase deficiency）较少见，患者吃蕈类后引起腹痛、腹泻、胀气与呕吐等症状。粪便常为水样。蘑菇含海藻糖，海藻糖是一种 1,α-葡萄糖-1-α-葡糖苷，腹泻只延续数小时，禁食蘑菇类就不再发病。

（四）乳糖酶缺乏症的诊断

根据临床表现应怀疑本病，但肯定诊断尚需作肠黏膜胰酶活性测定及有关糖的耐量试验。临床上诊断主要依靠详细的饮食询问、临床症状及相关实验室检查。第一次喂奶后立即出现水样腹泻，2～3天内不进含有乳糖的食物，腹泻停止；在喂给乳糖食物，腹泻又出现，则是可靠的诊断依据。此外，也可根据治疗反应来作出诊断，禁食相应糖后症状即可缓解者诊断往往可以成立。

乳糖酶缺乏症临床上常用的诊断方法和手段有：

1. 粪便检查　酸性粪便，pH 5.0～6.0。

2. 乳糖耐量试验　乳糖 50 g 加温水 400 ml 空腹服下，于服前及服后 15、30、60、90 及 120 分钟抽血测定血糖，在试验过程中及试验后数小时内，观察患者症状变化并检查粪便性质。血糖检查升高＞1.4 mmol/L 者为正常，＜1.1 mmol/L 者为异常，在 1.1～1.4 mmol 者不能肯定。乳糖试验不正常的患者，在试验过程中或在试验以后常有以下症状：绞痛、腹泻、腹胀。

3. 氢呼吸试验　禁食一夜后服用水溶的乳糖 50 g。乳糖不耐者不能分解乳糖，所以肠道细菌代谢乳糖后会产生氢气，同甲烷都可以在受测者的呼吸中被检测到。测试持续 2～3 小时，每 10～15 分钟检测一次呼吸中的气体含量。正常人将得到一条水平的曲线，而乳糖不耐者将会呈现出峰值，即在摄入乳糖 1～2 小时后气体含量有 50%～100% 的显著上升。

4. 小肠黏膜活检　空肠活检和测定组织标本的酶活性，是最直接、最可靠地证明乳糖酶缺乏的方法，又称为"金标准"。小肠黏膜活检测定乳糖酶，空肠活体组织进行酶学检查可证实乳糖酶缺乏，显示活力低下。

（五）乳糖酶缺乏症的治疗与预防

主要是限制饮食，禁食奶类及含有乳糖的食物。轻者牛奶限量，重者完全禁食，婴儿可用不含乳糖的奶制品或其他配方的食物喂养，也可添加乳糖酶。蔗糖-异麦芽糖酶缺乏者应限制蔗糖摄入，必要时限制淀粉摄入。继发性双糖酶缺乏常为多种酶缺乏。有脱水、酸中毒和电解质紊乱时,应予对症疗。随着症状的缓解,逐渐增加乳糖量,以不出现症状的最大耐受量为维持量。长期服用少量牛奶,可能产生对乳糖的耐受性。

乳糖不耐受症患者的预防措施有:① 少量多次摄入乳制品:即使乳糖酶缺乏个体,也可耐受少量乳类(120~240 ml),不会出现不耐受症状。限制一天中摄入乳糖总量,一般乳糖限量为 12 g。少量多次食用也可减轻乳糖不耐受反应,一次食用量不超过 250 ml 为宜。只要每次饮牛奶时能掌握合理的间隔时间和每日摄入总奶量,就可避免出现乳糖不耐受症状。② 不宜空腹饮奶:有乳糖不耐受者,不宜清晨空腹饮奶。在进食其他食物的同时饮用牛奶,例如乳制品与肉类和含脂肪的食物同时食用时,可减轻或不出现乳糖不耐受症状。③ 用发酵乳(特别是酸奶)代替鲜乳。发酵乳中的乳糖已有 20%~30% 被降解,易消化吸收。食用酸奶还能改善乳糖消化不良和乳糖不耐受,食用也非常方便。

六、相关营养背景知识

(一) 肠道乳糖酶缺乏与机体营养

乳糖是由葡萄糖和半乳糖构成,这两种单糖极易被肠腔吸收,是人体组织结构和能量的重要来源。乳糖被人体吸收利用的前提条件是经乳糖酶(lactase,LCT)水解。乳糖酶是存在于哺乳动物小肠黏膜微绒毛膜表面上的一种双糖酶,在肠黏膜中分布,乳糖随乳汁摄入后在小肠空肠段消化,由肠黏膜上皮细胞刷状缘所含乳糖酶水解为半乳糖及有葡萄糖两种单糖后才被吸收利用。很多人由于小肠上皮细胞乳糖酶缺乏,饮用牛奶后乳糖不能被分解吸收,乳糖进入结肠后,被肠道细菌分解,产生大量乳酸、甲酸等短链脂肪酸和氢气,造成渗透压升高,使肠腔中的水分增多,引起腹胀、肠鸣、肠绞痛直至腹泻等现象,临床上称为乳糖不耐症(lactose intolerance,LI)。除乳糖不耐症之外,还存在乳糖代谢不良但无临床症状的人群,通常称为乳糖吸收不良(lactose malabsorption,LM)。乳糖不耐症与乳糖吸收不良合称为乳糖酶缺乏(lactase deficiency,LD)。乳糖酶缺乏是一种广泛存在的世界性问题,影响了全世界近 2/3 的人口,亚洲人群患病率更是高达 95%,对健康和营养状况造成很大的影响。

1. **乳糖酶缺乏原因**　乳糖不耐受一般分为三种:先天性乳糖酶缺乏、继发性乳糖酶缺乏、成人型乳糖酶缺乏。① 先天性乳糖酶缺乏:是由于乳糖酶先天性缺乏或活性不足引起,发生率与种族和遗传有关,属于常染色体隐性遗传,属于双糖酶缺乏症的一种。我国新生儿的乳糖不耐受多属于此类,由于酶缺乏的量和活性程度各人不同,症状的轻重不一。先天性乳糖酶缺乏症患儿小肠黏膜内乳糖酶活力很低,患儿出生后进食母乳或牛乳后不久即出现呕吐,暴发性腹泻,水样大便、多泡、呈酸性,可伴有腹胀,出现脱水、酸中毒、乳糖尿和氨基酸尿症。停止喂乳后,腹泻很快消失。② 继发性乳糖酶缺乏:多发生在肠炎后,肠绒毛顶端在肠炎时受损伤而出现酶的缺乏,而于肠炎后出现乳糖不耐受性腹泻,需待绒毛下端向上生长至顶端,能分泌足量乳糖酶后腹泻方止,一般需 0.5~2 个月。不少新生儿和早产儿在新生儿期由于肠黏膜发育不够成熟以及乳糖酶活性暂时低下,对乳糖暂时不耐受,排便次数多,待活性正常后次数减少。有研究表明抗生素能够破坏或抑制肠道乳糖酶的活性,研究表明 β-内酰胺类抗生素可破坏肠道乳糖酶活性致腹泻,即药物性腹泻继发乳糖不耐受。小肠黏膜疾病或某些全身性疾病,如感染性腹泻、肠道手术、Ig 缺乏症、急性胃肠炎、局限性回肠炎、乳糜泻、短肠综合征、克罗恩病、β-蛋白缺乏症、广泛肠切除,或因服用新霉素或对氨基水杨酸等药物可导致暂时性乳糖酶活性低下,但此类变化可逆,随着原发病的治愈,乳糖酶的活性会恢复正常。③ 成人型乳糖酶缺乏:婴幼儿时乳汁实际是乳糖仅有的来源,断奶后一生中极少可能再摄入大量乳糖。因此,成年后肠道乳糖酶即失去存在意义,按照生物界普遍存在的经济学原则,失去功能的乳糖酶即被节省,多数哺乳动物幼仔临近断奶其肠道乳糖酶即逐渐减少,最终甚至完全消失,其原因是乳糖酶基因的关闭,故多数哺乳动物成年后不再能消化乳糖,导致基因改变相关,表现为随年龄增长乳糖酶活性逐渐下降直至消失,引起乳糖不耐受或乳糖吸收不良。幼儿在 4 岁的时候通常会失去 90%的乳糖消化能力,但各人之间的差异很大.一些人种的第 2 号染色体上发生基因突变,表现能终止乳糖酶的减少性状,所以这些人种终生能消化乳糖。乳糖酶缺乏的发病年龄和发病率存在种族与地区差异,亚洲人发病年龄为 7～8 岁,欧美部分民族约 20 岁,黄种人和黑种人发病率均高于白种人。有证据表明,乳糖酶缺乏是成人常见的存在形式,而乳糖酶持续保持生物活性则是少见的形式。在一些成年人中,乳糖酶却持续保持高活性,这是因为常染色体显性突变阻止了生长过程中乳糖酶表达的退化,这种突变主要在北欧人群如北欧,尤其是瑞典和丹麦,乳糖酶活性持久表达而不下降。现已明确,乳糖酶活性的差异是由遗传多态性引起的,是由对 LCT 具有顺式作用的多态元件控制。由于乳糖酶活性的不同,人群中存在三种基因型,即纯合乳糖酶持续性、纯合乳糖酶非持续性和杂合子,其中纯合乳糖酶非持续性是人群中最常见的表型,约占 65%～70%。

2. **肠道乳糖酶与机体营养** 在自然条件下乳汁实际为是乳糖唯一的来源,断奶后一生中极少可能再摄入大量乳糖,成年后肠道乳糖酶即失去存在意义。所以大多数哺乳动物在临近断奶时其肠道乳糖酶逐渐减少,最终完全消失。哺乳动物的乳糖酶活性随年龄增长具有典型的生理性降低。人体肠道乳糖酶的来源主要是靠机体自身合成、肠道内益生菌的少量合成并分泌和服用外源乳糖酶补充。自身合成的肠道乳糖酶由乳糖酶基因合成并通过- COOH 端的疏水氨基酸序列连接在肠黏膜微绒毛膜表面。部分肠道菌含有乳糖酶,如双歧杆菌、乳杆菌、大肠埃希菌、酵母菌和霉菌等不同来源的乳糖酶,其酶学性质相差很大。所有双歧杆菌都含有半乳糖苷酶,可将乳糖降解成葡萄糖、半乳糖,且活力明显高于其他肠道菌,因此适量的补充双歧杆菌可以避免乳糖不耐症的发生。

3. **肠道乳糖酶与相关疾病** 乳糖酶在小肠黏膜双糖酶中成熟最晚,含量最低,最易受损,恢复也最慢,但却和人类的健康有着密切的关系。乳糖代谢障碍可引起人类一系列的疾病。肠道乳糖酶与机体营养的相关性乳糖是人乳中唯一存在的双糖以及牛奶等乳制品中存在的主要碳水化合物,全脂牛奶中约 30%的热量和脱脂牛奶中 60%的热量都是由乳糖提供,是婴幼儿的主要能量来源。人乳中约含 7%的乳糖,牛乳中约含 4.7%,乳糖在进入人体后在小肠乳糖酶的作用下分解成葡萄糖和半乳糖,后者是构成脑及神经组织糖脂质的成分,为婴儿脑发育的必需物质。乳糖区别于其他的糖类,他是矿物质的载体,可以促进矿物质特别是钙质的吸收。乳糖酶对肠绒毛的损害最为敏感,损害伴随有双糖酶的缺乏以及消化吸收功能障碍,进而导致腹泻,因而腹泻患儿的饮食应以低乳糖为主,否则乳糖不被乳糖酶所消化吸收进而加重腹泻。乳糖不耐受不仅造成患儿不能摄入乳制品,而且由于腹泻等症状的发生致使摄入的奶制品中部分营养素流失,极可能对儿童的生长发育形成严重的不良影响。此外,乳糖酶还在人体内通过转糖苷作用生产低聚糖,这种分子量低、不黏稠的水溶性膳食纤维仅被双歧杆菌利用,如此便可调整肠生态,预防便秘和腹泻的发生。

4. **肠道乳糖酶缺乏的治疗** ① 积极治疗原发病:避免使用损害乳糖酶活性的药物,禁止滥用抗生素,不恰当地使用抗生素能抑制正常的益生菌群繁殖,妨碍肠道微生物对乳糖的代谢作用,从而加重乳糖不耐受症状,促进肠上皮细胞修复及乳糖酶活性的恢复,如补充叶酸、锌制剂等,此类方法主要是针对小肠黏膜弥漫性病变引起的继发性乳糖酶缺乏症。② 替代食品:饮食治疗是非常有效的方法,应用低乳糖或去乳糖配方奶喂养,需要根据症状轻重来选择哪一种喂养方式。去乳糖配方奶系优质牛乳蛋白配方,不含乳糖,用麦芽糖糊精或玉米淀粉等碳水化合物代替乳糖,同时蛋白质、脂肪、维生素、微量元素等配方奶粉的成分仍保留。对于先天性乳糖酶缺乏患儿需长期应用去乳糖奶粉喂养;对于原发性乳糖酶缺乏者,因其临床症状与进食乳糖的量密切相关,如有严重症状可先应用去乳糖奶粉喂养,待症状缓解后可选用低乳糖配方奶喂养,之后可逐渐增加摄入乳糖量或少量多次以增加乳糖耐受性。对于新生儿和婴儿,可以用含蔗糖的大豆配方来替代含乳糖的奶制品;对于月龄较大的患儿,乳类的摄入量减少,饮食中如添加一些微生物性的β-半乳糖苷酶的制品,可以允许食入适当的含乳糖的食物。在婴儿配方奶的成分中以麦芽糖或葡聚糖类替代乳糖的无乳糖配方奶粉,其中蛋白质、脂肪和其他成分仍保留配方奶成分。无乳糖鲜牛奶是在饮用前加乳糖酶于鲜牛奶中,将鲜牛奶中的乳糖消化分解后饮用。以黄豆为基础经特殊制造的配方奶称黄豆配方奶,黄豆不含乳糖,蛋白质以黄豆蛋白为主,另加甲硫胺酸和牛磺酸。这种配方豆奶虽与未经特殊制造的豆浆和黄豆粉不同,较适合婴儿的生长发育,但也不宜长期服用。满3个月后的患儿可添加谷类或麦类食品,对腹泻不很重者多能见效。在新鲜牛奶中加乳酸菌发酵制成的酸乳,部分乳糖已分解成乳酸,成为少乳糖制品。酸乳应保存在0～10℃环境中,且不宜超过14天,饮时不必加热,但对不习惯冷饮的患儿可稍加温。③ 直接补充乳糖酶和生产低乳糖制品:口服外源性的乳糖酶和用乳糖酶水解乳糖来生产低乳糖或无乳糖乳制品以辅助乳糖消化吸收,是目前广泛关注的研究热点。某些肠道微生物如乳杆菌能够产生少量乳糖酶,通过基因工程诱变育种得到高产菌株,使其大规模生产乳糖酶,某些细菌、酵母菌和真菌也能合成乳糖酶。目前国际市场的乳糖酶产品,一种是乳酸克鲁维酵母制备的乳糖酶,另一种是米曲霉制备的真菌乳糖酶,比较成熟的是乳酸克鲁维酵母发酵的乳糖酶。④ 肠道微生态治疗:部分肠道益生菌成分中含有乳糖酶,例如双歧杆菌、大肠杆菌、酵母菌、乳杆菌和霉菌等,几乎所有的双歧杆菌都含有能将乳糖分解成葡萄糖和半乳糖的乳糖酶,且双歧杆菌的活力明显高于其他肠道菌。因此,对于乳糖酶缺乏或不足的人群,补充适量的双歧杆菌可以有效避免乳糖不耐受的发生。

七、主编点评

先天性乳糖酶缺乏症,为常染色体隐性遗传病,临床罕见,在生后不久即发病。因小肠黏膜乳糖酶缺乏,活性降低,造成乳糖不耐受,此时若继续喂牛奶或母乳等含有乳糖的食物,乳糖不能被消化分解,致使肠腔内积存渗透压高的液体,这样不但影响水的吸收,更使细胞外液渗入肠腔的液体增多,引起腹泻。腹泻严重常引起脱水、酸中毒等电解质紊乱,病程迁延可致营养不良。禁食或食物中除去乳糖后,腹泻症状即可迅速改善。本例患儿生后即出现腹泻,一直误诊为感染性腹泻病,一味地抗感染、对症治疗,却没有考虑到限制含乳糖食物的摄入才是治疗的根本。本例提示对生后即出现的不明原因的长期腹泻应考虑到本病的可能。

乳糖不耐受的发病机制为乳糖酶的相对或绝对缺乏,在中国婴幼儿中较常见,严重的乳糖不耐受可引起较严重的不良后果。然而因其临床症状并无特异性,临床医生需注意与腹泻、腹胀等相关症状进行鉴别,及时有效地做出判断及处理。对于乳糖不耐受的治疗以低/去乳糖喂养或添加乳糖酶为主,可以加用益生菌。基因治疗目前处于实验研究中,相信将来能成为乳糖不耐受症治疗的有效手段。

(吴国豪)

参考文献

[1] Wanes D, Husein DM, Naim HY. Congenital Lactase Deficiency: Mutations, Functional and Biochemical Implications, and Future Perspectives[J]. Nutrients, 2019, 11: 461 - 470.

[2] Amiri M, Naim HY. Characterization of Mucosal Disaccharidases from Human Intestine[J]. Nutrients, 2017, 9: 1106 - 1116.

[3] Thiagarajah JR, Kamin DS, Acra S, et al. Advances in Evaluation of Chronic Diarrhea in Infants[J]. Gastroenterology, 2018, 154: 2045 - 2059.

[4] Diekmann L, Behrendt M, Amiri M, et al. Structural determinants for transport of lactase phlorizin-hydrolase

in the early secretory pathway as a multi-domain membrane glycoprotein[J]. BBA – Gen. Subj，2017，1861：3119 – 3128.

［5］　Gericke B，Amiri M，Naim HY. The multiple roles of sucrase-isomaltase in the intestinal physiology[J]. Mol Cell Pediatr，2016，3：2.

［6］　Amiri M，Diekmann L，Von Köckritz-Blickwede M，et al. The Diverse Forms of Lactose Intolerance and the Putative Linkage to Several Cancers[J]. Nutrients，2015，7：7209 – 7230.

［7］　Ballard O，Morrow AL. Human milk composition：Nutrients and bioactive factors[J]. Pediatr Clin，2013，60：49 – 74.

病例 2

超低出生体重儿、早产儿，呼吸窘迫

一、病史简介

男婴，胎龄 26 周时因其母先兆子痫而行剖宫产，生产时出现急性呼吸窘迫，其 1、5 及 10 分钟 Apgar 评分分别为 1、4、7 分，755 g，身长 35 cm，头围 25 cm，出生后无自主呼吸，予气管插管正压通气，并给予肺表面活性物质，随后转入新生儿重症监护室，给予同步间歇指令通气＋压力支持通气辅助呼吸，建立脐静脉和动脉通路。患儿置于照射的温箱中，按照 100 ml/(kg·d) 进行静脉补液。

二、入院诊断

超低出生体重儿、早产儿、呼吸窘迫。

三、治疗经过及讨论分析

问题一：此时该患儿肠外营养支持可能的静脉途径是什么？热量和蛋白质需要量如何

肠外营养液可通过外周或中心静脉途径输注，其中外周静脉途径可通过头皮静脉、头静脉、大隐静脉或背部静脉进行短时间（＜5 天）输注。由于该患儿是极度早产儿，并存在急性呼吸窘迫，此时肠内营养途径十分困难，肠内喂养也难以实施，故我们采用肠外营养方式进行支持。预计该患儿需要实施 1 周以上的营养支持，于是通过脐静脉插管从下腔静脉途径给予。由于存在感染和血栓形成的风险，脐静脉插管应在放置后 5～10 天内拔除。如果需要更长时间中心静脉途径输注，则需要附加皮下隧道操作。

极低体重儿或危重早产儿的初始蛋白质需要量尚未确定，有研究发现对于极低体重儿在肠外营养开始时给予氨基酸是安全和有益的。一般说来，按照 1 g/(kg·d) 的剂量给予氨基酸液可以降低机体的分解代谢，同时具有良好的耐受性。如果按照 1.5 g/(kg·d) 剂量提供氨基酸可使大多数婴幼儿避免分解代谢的发生，如果按照 2～3 g/(kg·d) 剂量提供氨基酸可获得正氮平衡。因此，临床上新生儿出生后第一天就应开始给予氨基酸液以避免出现分解代谢。大部分婴儿最低的避免蛋白质分解的氨基酸需要量为 1～1.5 g/(kg·d)，超过此值即可获蛋白质积累。在大部分极低体重儿第一天可摄入 2 g/(kg·d)，随后可按照 0.5～1 g/(kg·d) 逐日递增蛋白质摄入量，极低体重儿可直至 3.5 g/(kg·d)，婴儿则为 3 g/(kg·d)，可达到理想的氮积累。目前我国新生儿营养指南推荐 24 小时内开始肠外营养支持，建议氨基酸起始量为 1.5～2.0 g/(kg·d)，尽快增至 3.5～4.0 g/(kg·d)。另一方面，足够的能量摄入对于蛋白质的代谢同样十分重要，通常推荐供给每克蛋白质的同时给予 22～25 kcal 非蛋白热量能起到最大的蛋白质积累效果。葡萄糖及脂肪均是常用的节氮的能源物质，目前临床上有适合婴幼儿的脂肪乳剂可供使用，但理想的葡萄糖/脂肪比值尚未确定。但有一点是肯定的，对于早产儿或低体重儿，同样摄入每克蛋白质时增加热量的供给量，则可增强蛋白质合成率，而最大的能量摄入值为 100～120 kcal/(kg·d)。近年来在早产儿营养支持策略上特别强调蛋白能量比，当蛋白质/能量比值适当时，摄入能量＞100 kcal/(kg·d) 时，可使体成分接近宫内生长参照值。如果蛋白质摄入量＜3.0～3.5 g/(kg·d)，而能量摄入较高，尽管能保持类似于宫内的体重增长速率，但增长的并不是瘦组织群而是脂肪过度堆积。促进早产儿的理想生长不仅要注意体重增长速率,还要考虑瘦组织群的增长和机体合理的成分,避免将来成年慢性疾病的发生。实际上,蛋白质与能量摄入之间的关系是呈曲线状,其最大的省氮效果时的能量值在<50~60 kcal/(kg·d)。相比较,增加蛋白质摄入也可导致蛋白质积累,但此时的能量则应>30~50 kcal/(kg·d)。由此可见,在新生儿应该是蛋白质摄入增加而非热量增加才是蛋白质增加的主要作用。

目前有些数据描述了特殊疾病新生儿的最佳蛋白摄入。有研究证实,有心肺疾病的婴儿其氧耗量和能量消耗增加。在一项关于呼吸窘迫综合征行机械通气的早产儿其蛋白代谢的调查中发现,疾病的严重程度与氮平衡无关。最近的研究证实慢性肺病会增加婴儿的能量需求,可能与呼吸加快有关。该患儿是机械通气的呼吸窘迫极低体重早产儿,由于呼吸作功增加,其能量需要量较普通早产儿增加。另一方面,一些特殊药物可影响极低体重儿蛋白质代谢,如类固醇可明显增加蛋白质分解代谢,抑制新生儿生长。相反,促进极低体重儿蛋白质平衡正性作用的常用药物有胰岛素、肌松药、麻醉药等。

总之,应该在出生后的第1天开始使用氨基酸以避免分解代谢。防止蛋白分解的最小蛋白摄入量在大部分婴儿为1.5 g/(kg·d),更多的摄入可以促进蛋白沉积。大多数极低体重婴儿在出生后的第1天可以给予2 g/(kg·d)的量。应该以0.5~1 g/(kg·d)的幅度增加蛋白的摄入直到3.5 g/(kg·d)(极低体重婴儿)或3 g/(kg·d)(足月儿),以达到宫内的蛋白沉积速度。临床上,新生儿蛋白质不耐受主要表现为不能解释的代谢性酸中毒,或没有明显脱水时出现尿素氮过度升高,应该怀疑蛋白耐受不良的可能。某些氨基酸会被光降解,产生潜在的肝脏毒性作用的副产物。因此,婴幼儿在肠外营养支持时含氨基酸的营养液应避光。进一步的研究需要建立识别蛋白毒性的更加敏感的指标,以判断早期和高氨基酸摄入对这些婴儿是否安全有效,确定早期高蛋白摄入对远期的生长发育是否有影响。

问题二:产后第5天,患儿每日接受热量和蛋白质已分别达到120 kcal/(kg·d)、3 g/(kg·d)。检查发现高血糖(14.0~18.6 mmol/L),体重下降至690 g,尿量增加至6 ml/(kg·h),血清电解质除了钠升高外其他在正常值范围。由于患儿目前循环不稳定,无肠鸣音,尚无法经口喂养。目前的葡萄糖输液速度为15 mg/(kg·min),12小时前为10 mg/(kg·min)。请问患儿产生高血糖的原因是什么,是否可应用胰岛素进行治疗

极低体重儿在刚开始静脉输注葡萄糖时其量应稍高于成熟的新生儿,这是因为大脑/体重比例在极低体重儿要较高,而大脑是机体主要的葡萄糖消耗器官。尽管极低体重儿对葡萄糖需要量较高,但约20%~85%极低体重儿在持续静脉输注葡萄糖时可出现高血糖,而成熟的新生儿在输注葡萄糖时高血糖发生率则<5%。高血糖可导致渗透性利尿、液体需要量增加以及热量摄入受限等。该患儿就出现渗透性利尿症状,尿量>5 ml/(kg·h),当然这也可能与其肾功能不完善可能有关。其高血糖可能是输注过量葡萄糖或葡萄糖输注速度过快有关。一般说来,新生儿静脉输注葡萄糖的初始速度约为5~6 mg/(kg·min),大部分能够较好耐受,随后每天按照2~4 mg/(kg·min)量递增,直至达到10~12 mg/(kg·min)输注速度,前提是无高血糖发生。该患儿葡萄糖输注速度为15 mg/(kg·min),12小时前的输注速度为10 mg/(kg·min)。因此,该患儿的高血糖可能是葡萄糖输注速度以及葡萄糖输注递增量超过其胰腺功能所致。早产儿高血糖的另一个可能原因是皮质激素应用或感染。我们将该患儿的葡萄糖输注速度降至10 mg/(kg·min)后患者的血糖得到了良好的控制。但是,由于该患儿存在急性呼吸窘迫,机体能量需求量较高,当葡萄糖摄入量受限时,相对应增加脂肪供热量以满足机体的能量供应量。

新生儿临床应用胰岛素尚存在争议。一般说来新生儿在以下两种情况下需应用胰岛素:① 肠外营养时葡萄糖输注速度<6 mg/(kg·min)时仍出现高血糖的新生儿;② 血糖正常但作为营养支持辅助治疗。新生儿给予胰岛素时应十分小心,一般初始时胰岛素剂量为0.05 U/(kg·h)即可有效降低患者血糖水平、增加机体体重,但又不至于造成低血糖危险。当然,有关胰岛素应用尚有较多影响因素,临床上

应根据具体情况加以调整,同时并严密监测机体的代谢状况。一项有关胰岛素作用的研究,结果显示有明显的血浆乳酸盐浓度升高和代谢性酸中毒。尽管这项研究没有重复胰岛素的常规临床使用,但有关在 ELBW 婴儿中使用胰岛素的安全性问题值得关注。该患者是否需要胰岛素治疗尚有争议,但减少他的葡萄糖输入速度至 10 mg/(kg·min)则可能会改善他的葡萄糖耐受不良情况。血糖水平应该维持在 5.0~7.0 mmol/L。需要注意的是,严重呼吸损害患儿因为呼吸的能量消耗可能需要更高的热量摄入。因此,这些婴儿可能需要给予更高的葡萄糖或脂肪摄入,同时密切监测代谢情况。

问题三:该患儿肠外营养已两周,尽管呼吸状况稳定,但无法摆脱机械通气,实验室检测提示慢性代偿性呼吸性酸中毒和代谢性碱中毒,请问患者目前的呼吸状况是否与肠外营养有关

该患儿两周时肠外营养基本情况如下:20%葡萄糖 120 ml/(kg·d),氨基酸量 3 g/(kg·d),脂肪乳剂 3 g/(kg·d)。此营养配方中葡萄糖过量,超过机体最大氧化能力,过量的葡萄糖不再作为机体能量需要而转化为脂肪。此过程不仅不能产能,相反可增加机体能量消耗。此外,过量葡萄糖摄入还可增加氧耗量及 CO_2 产生量,造成 CO_2 潴留,此现象在有肺部疾病的患者中更明显。新生儿的葡萄糖最大氧化率目前尚未知晓,据估计在 16~18 g/(kg·d)即 12~13 mg/(kg·min)。此值在同时给予脂肪乳剂时可能会更低,因为脂肪可提供部分热量,使得葡萄糖作为能源物质的需要量降低。目前,尚无较好的方法监测机体是否超过最大葡萄糖氧化能力,葡萄糖摄入量及 CO_2 潴留是临床上最好的推测指标。该患儿肠外营养时摄入的葡萄糖为 24 g/(kg·d),远远超过了估计的葡萄糖最大氧化量,如此大剂量的葡萄糖摄入是造成患儿目前大量 CO_2 产生以及不能摆脱呼吸机的主要原因。因此,为了纠正或改善该患儿目前状况,应逐步降低葡萄糖摄入量直至 16 g/(kg·d)左右,同时适当增加脂肪乳剂所占热量比例。为减少脂质过氧化,我们应用含橄榄油的脂肪乳剂。

问题四:该患儿经过上述的肠外营养配方调整后呼吸状况曾有所改善,但数天后呼吸情况恶化,同时出现循环不稳定,需要应用血管活性药物。请问:该患者的病情变化的原因是什么?如何治疗

根据分析,该患儿目前发生的情况可能与维生素和微量元素缺乏有关。事实上,新生儿肠外营养时常规只有五种必需微量元素供给,这与母乳及肠内营养能提供所有微量元素不同。因此,临床上在开始接受肠外营养时,就应给予大部分的微量元素,因为我们很难确定肠外营养到底需要持续多久。也有一些单位在肠外营养开始的第 1~2 周内推荐仅给予 400 μg/(kg·d)的锌,剩余的微量元素可通过其他方式补充,如通过输血补充铁,局部消毒补充碘等。该患儿需要补充铁,因为其接受促红细胞生成素治疗,其铁的需要量增加。右旋糖酐铁可加到肠外营养液中,剂量为 1 mg/(kg·d)。如果能进食则也可通过口服补充铁治疗,其目标摄入量则为 6 mg/(kg·d)。即使该患儿不接受促红细胞生成素治疗,补充铁剂也是必需的,因为铁可以促进多不饱和脂肪酸的氧化,有的研究者还主张给予维生素 E(25 IU/d)。

此外,在肠外营养初始时同样应补充维生素,因为早产儿或新生儿的维生素储备量很少,尤其是提供具有抗氧化作用的维生素则对早产儿更为重要。有研究发现,在一些危重的早产儿中,血维生素 A 及维生素 E 浓度较低,学者们建议应适当予以补充。临床上,在新生儿中很少有由于补充过量维生素所引起毒性作用的报道。

问题五:该患儿经过积极治疗后病情稳定,放置胃管开始喂养液体配方奶,应用数天后出现胃潴留、腹胀、呕吐等症状不得不停止喂养。请问患儿出现什么情况?其原因是什么?如何处理

根据患儿的临床表现,最大的可能性是出现喂养不耐受(feeding intolerance,FI)情况。由于该患儿是早产极低体重儿,胃肠道发育不成熟、吮吸能力差、吞咽功能不协调,容易发生喂养不耐受现象。有研究发现,早产儿中 FI 的发生率为 16%~29%,而极低体重儿中的发生率更是可以高达 50%。对于 FI 尚无统一的定义。有学者提出,凡因无法耐受经肠道喂养而导致喂养量减少、喂养间断甚至喂养中断即为 FI。目前,大多数学者的共识是:"无法通过胃肠道途径消化吸收营养,表现为胃参与量超过上一次喂养量的 50%。产生呕吐或腹胀等状况,导致肠内营养延迟或停止,定义为喂养不耐受。"

FI 的临床表现通常为胃潴留、呕吐、腹胀、大便隐血阳性或便血、胃管内抽出胆汁、体温波动等,严重者可以由于反流误吸而危及生命。临床上胃潴留、呕吐、腹胀的发生率最高。值得注意的是 FI 作为一种功能性疾病,需要在排除器质性疾病的前提下才能作出诊断,其诊断标准有:呕吐次数≥3 次/天;胃残余量超过上一次喂养量的 50%;喂养的奶量不增加或减少,超过 3 天;24 小时腹围增加>1.5 cm同时伴或不伴有肠型;胃内咖啡色液体潜血阳性等。

FI 的发生机制目前尚不清楚,目前认为发生 FI 的最重要的原因是胃肠道不成熟,其中胃肠道肽类激素(如血管活性肽)对胃肠道的发育以及调节胃肠道生理功能具有极其重要的作用。

目前,有关 FI 的治疗的研究和方法有许多,主要集中在促进胃肠道成熟、维持胃肠道内环境和促进胃肠道动力方面。具体措施有:

(1)早期微量喂养:在早产儿出生后早期以<10～20 ml/(kg·d)的奶量进行喂养,利用它的生物学作用,使肠道神经系统接受来自黏膜的信息和刺激胃肠道激素的释放,加速黏膜生长和胆汁分泌,促进胃肠道蠕动和胃肠道发育成熟,促进胎粪排泄,减少肠肝循环时间,可以减少喂养不耐受的发生。

(2)非营养性吮吸:非营养性吮吸给早产儿感觉的刺激,兴奋迷走神经,刺激胃肠道 G 细胞释放胃泌素,促进胃肠道蠕动。另一方面,通过加快吮吸反射成熟和兴奋迷走神经而增加肝胆胰的活动,调节胃肠道肽类激素水平,促进胃肠道的生长发育和成熟。

(3)给予益生菌:早产儿常缺乏母乳喂养,肠道内菌群定植延迟,应用抗生素进一步抑制正常肠道菌群定植。而益生菌是肠道正常菌群制剂,可改善肠道微生态的平衡,促进优势菌的生长,建立健康的肠道菌群。近年来的研究表明,给予益生菌可以改善早产儿的喂养不耐受。

(4)促进胃肠动力:采用促胃肠动力药物可以促进胃肠动力,可降低喂养不耐受的发生。常用的药物有胃复安、红霉素等,但对于早产儿这些药物的剂量和疗效尚有待进一步研究证实。

四、相关营养背景知识

婴幼儿营养支持

婴幼儿的营养支持是个很广泛的话题,也是临床难题,新生儿包括胎龄 22 周以上的早产儿到足月产或过期产儿,其中包括健康儿和重病患儿,需要营养支持适用范围从健康的新生儿到危重的患儿。临床上,根据出生时体重、生理状态和营养需求的不同,通常将胎龄在 18～20 周以上的新生儿按体重的不同分为低体重儿(LBW,<2 500 g)、极低体重儿(VLBW,<1 500 g)、超低体重儿(ELBW,<1 000 g)和微小不成熟儿(<750 g),这种分类基本上可反映不同新生儿的营养状况。根据出生时的体形大小,也可以将新生儿分为适于胎龄儿(AGA)、小于胎龄儿(SGA)和大于胎龄儿(LGA),这些区分通常反映了婴儿在子宫里的营养状况。新生儿,特别是低体重的早产儿,在出生后要经历 5～7 天的过渡期。在过渡期和随后的稳定期,婴幼儿的体液治疗及营养变化大,早产儿更为明显。处于过渡期的婴儿每天的体液和能量需求由于适应代谢情况都会增加,肾功能发育不全和排汗量大的情况也会逐渐改善。因此早期营养支持需要每天对于营养素量进行调整。在个适应和稳定过程(出生后 5～7 天)后,婴儿即进入了稳定生长期。而且许多新生儿伴有一些疾病,需要接受特殊的药物治疗,这均增加了此期间营养支持的困难。除了已知的营养素可对婴幼儿和儿童有营养支持的效果以外,越来越多的证据显示早期的营养状态对儿童的代谢情况有长期的影响。

（一）婴幼儿营养物质的代谢

婴幼儿患者机体营养物质的代谢具有其生理或病理的特殊性,对营养支持的需求也不同于成人,除了疾病或创伤代谢的需要外,还要考虑到身体增长和器官发育的需要。了解婴幼儿机体营养物质的代谢,可更好地维持患儿在疾病期间器官的正常功能,防止心血管、肺、免疫等方面的异常,最大限度地减少"饥饿"所致的不良反应,预防营养不良,改善患儿的疾病治疗结局和预后。

1. 糖代谢 新生儿生糖能力相当有限,特别是超低体重儿,因为胎儿在第 3 个 3 月期里才合成糖原。此外超低体重儿呈相对胰岛素抵抗状态。超低体重儿出生时大约有 200 kcal 的能量储备,如果没有外源性摄入的话,这些能量仅能维持 4~5 天。同时新生儿特别是早产儿,能量需求相对要高,因为其代谢活动器官(包括脑、心、肝、肾)占机体比例较大。最佳的葡萄糖供给是能够满足机体能量消耗,最大限度促进蛋白合成,防止低血糖症,避免过量葡萄糖摄入造成的代谢不良反应。尽管对早产儿的葡萄糖代谢了解较多,但临床实践时什么样的血糖水平才考虑是血糖过低的问题尚未清楚。

2. 蛋白质和氨基酸代谢 目前新生儿的生长标准是模拟子宫内体重增长。然而,与体重增长相比,蛋白增长则是反映合理营养的更佳指标。蛋白增长的峰值时间是在胎龄 32 周之前,是早产儿蛋白合成的关键,早期给予氨基酸则可以预防蛋白质消耗的发生。目前认为给予 2 g/(kg·d) 的氨基酸和 50 kcal/(kg·d) 的热量就可以使新生儿处于合成代谢状态,而保持适当的生长和氮平衡则需要 3~3.5 g/(kg·d) 的氨基酸。考虑到蛋白质耐受性问题,超低体重儿或患病新生儿出生后第 1 天的蛋白给予量常常受限。目前临床上有适合早产儿的氨基酸溶液,主要根据小儿氨基酸代谢特点而设计,配方的设计大多以母乳为模式,提供跟同龄母乳喂养类似的血浆氨基酸成分。

3. 脂肪代谢 脂肪是新生儿的主要能量来源,推荐婴儿 40%~50% 的总能量应该由脂肪提供。乳脂在大脑发育过程中有着很重要的作用,某些特定脂肪酸是髓鞘形成、神经生长和视网膜发育所必需的,是细胞膜的关键成分。由于宫内的脂肪合成主要是在第 3 个 3 月期,所以非常早期的早产儿特别容易发生脂肪供应不足。在新生儿早期,静脉输入脂肪乳剂可以防止超低体重儿出现必需脂肪酸缺乏,同时可作为能源物质。然而对于脂肪代谢机制不成熟和某些抑制脂肪清除的临床疾病(如感染、手术应激、营养不良等),应限制静脉输入脂肪乳剂。如果其他能源物质摄入不足的话,应该给予最低量的脂肪,防止出现必需脂肪酸缺乏并满足代谢能量需求。强调避免出现亚油酸不足,特别是在出生后大脑发育的关键时期。在超低体重儿,特别是处于低能量摄入的状态下,脂肪可能被氧化用于供给能量,如果没有外源脂肪摄入的话,可在 72 小时内出现必需脂肪酸缺乏的生化表现。只要按 0.5~1 g/(kg·d) 从静脉给予脂肪,就可以防止必需脂肪酸缺乏的发生。脂肪乳剂的另一个好处就是可以维持及延长静脉通路时间和外周静脉导管的使用寿命。对于静脉给予脂肪的最佳摄入量尚有争议,从而出现不同的脂肪给药策略。但是,一般推荐逐步增加静脉给予脂肪的摄入量,最高为 3 g/(kg·d) 或 0.15 g/(kg·h)。

超低体重儿对血浆脂肪的清除能力相对较弱,故要限制静脉给予脂肪乳剂的输入量。血浆对静脉脂肪的清除力取决于脂蛋白脂肪酶、肝脂肪酶和卵磷脂胆固醇酰基转移酶的活性,而这些酶的活性跟胎龄直接相关。脂蛋白脂肪酶活性在胎龄<26 周的婴儿特别低。脂蛋白脂肪酶和肝脂肪酶是清除脂蛋白甘油三酯的主要酶物质。非常早产儿早期与快速使用静脉脂肪乳剂的并发症包括脂肪耐受不良、糖代谢改变、胆红素浓度增加、急性肺功能损伤和慢性肺病以及干扰免疫功能和血小板功能等。脂肪可能通过以下 3 种机制引起高糖血症:加强糖异生,由甘油转化为葡萄糖,减少胰岛素反应。由于游离脂肪酸竞争结合血清白蛋白的胆红素结合位点,所以会加重高胆红素血症。提高新生儿脂肪清除力和耐受力的方法有:在肠外营养配方中添加低剂量肝素(1 U/ml),有利于诱导脂蛋白脂肪酶活性。明显高胆红素血症的婴儿应避免使用脂肪,用量不得超过 1 g/(kg·d)。在临床条件允许情况下,脂肪输入速度不要超过 0.15 g/(kg·h),以减轻氧化损伤;使用避光导管以避免氧化损伤,减少光诱导形成的甘油三酯过氧化氢对肺部的影响。脂肪清除与脂肪输入的速度有关,所以把脂肪日需要量平均后在 24 小时内输入,则可以大大提高脂肪清除能力。血清甘油三酯浓度可作为脂肪清除率的参考指标,在非常早产儿需要密切予以监测。血清甘油三酯的最高推荐浓度为<1.65~2.20 mmol/L(150~200 mg/dl)。

（二）能量消耗和需求

婴儿因生长速度快对能量的需求量大,临床上评估婴儿的能量需求时必须考虑其能量消耗的组成内容。这些内容包括基础代谢率＋活动能量消耗＋消化、吸收、转化、排泄营养素的能量消耗＋新组织合成时所需的能量。新生儿的基础代谢率取决于一系列因素,包括疾病的严重程度、药物使用、饮食摄入和序列年龄(chronological age,在出生后的第 1 周里逐渐增加)。对于早产儿,应创造大量的条件以维持婴儿处于"中性温度的环境",使其氧耗量最少,能量消耗最低。而处于"非中性温度"下的婴儿其基础代谢率会明显升高。所以在能量消耗组成中,基础代谢率是最容易变化的,波动范围为 40～62 kcal/(kg·d)。对稳定活动量的婴儿进行活动能量消耗的直接测量,结果表明:与大龄的婴儿和初学走路的小儿相比,生长中的早产儿其活动能量消耗所占总能量消耗的比例较小,约 2～4 kcal/(kg·d)。目前认为对大多数早产儿来说,第 1 周的总能量消耗大概为 45～55 kcal/(kg·d)。合成新组织的能量消耗显然要取决于新组织的合成情况和生长速率,它包括储存在新组织中的能量以及合成新组织所需的能量。前者(即储存的能量)可以通过营养素平衡研究试验加以计算,而后者(即用于合成的能量)则难以与其他能量消耗组分(包括基础代谢率和 TEE)区分开来。早产儿的蛋白合成速率很快,估计用于蛋白增长的能量消耗为 10 kcal/(kg·d)。因此,早产儿的能量需求变化可能会很大。通常大部分婴儿生长需要肠外非蛋白能量摄入量 110 kcal/(kg·d),而肠内的能量摄入量则为 110～135 kcal/(kg·d)。实际需要量可以根据临床检测结果加以确定,如果按估算的营养需要没有达到营养支持的目标,即相同天数子宫内发育胎儿的相同水平,并且检测结果没有提供确切的参考,此时可以应用多种公式计算能量需求,这些公式都是为健康儿童设定的,需要根据患者个体情况进行修正。临床上不常规测定能量消耗,如果对足够的营养摄入量存在较大疑虑,可以测量能量消耗。

（三）宏量营养素的需要量

儿科患者需要的营养素不能只是成人需要营养素的按比例减少,而要根据不同年龄、生理状况来决定。早产儿和新生儿每千克体重所需要的液体、营养素和能量比大一些的儿童和成人都要多,与大一些的儿童和成人相比,早产儿和新生儿营养储存少,调节机制不成熟,因此需要适应他们特殊需求以预防营养失衡的饮食。婴儿早期营养摄入不足会有长期不良影响,增加以后患有代谢相关疾病的概率。

1. 葡萄糖摄入量　大多数早产儿和新生儿的热量推荐量为 90～120 kcal/(kg·d),联合使用葡萄糖和脂肪作为能源物质。碳水化合物的摄入量取决于机体的能量需求量及血糖水平。血糖水平是决定产后第 1 天的葡萄糖摄入量的决定因素,一般葡萄糖开始时摄入量为 4～8 g/(kg·d),在随后的 2～3 天葡萄糖摄入量增至 10 mg/(kg·min),即 14.4 g/(kg·d)以保证机体生长。肠外营养时葡萄糖输注速度应<12 mg/(kg·min),即 17.3 g/(kg·d),一般说来在早产儿应不低于 4 mg/(kg·min),即 5.8 g/(kg·d),在婴幼儿则不低于 2.5 mg/(kg·min),即 3.6 g/(kg·d)。尽管如此,临床上碳水化合物的摄入必须是个性化的,特别是在有特殊问题的新生儿,如低血糖或高血糖,严重围产期窒息(伴随低血糖可能加重脑损伤、高胰岛素血症和新生儿长期肠外营养伴脂肪不耐受或成长滞后患儿)。对于存在明显代谢异常的个体,应根据具体情况加以调整。此外,对于重症患儿,不同阶段碳水化合物的摄入量也不同。

2. 蛋白质摄入量　肠外营养或肠内营养时氨基酸的摄入量不一样,肠内营养时应高于肠外营养,因而肠内存在吸收、利用的损耗。对于早产儿,氨基酸的供应应该从产后第一天,至少 1.5 g/(kg·d),以达到合成代谢状态。从第 2 天开始,肠外氨基酸摄入量增至 2.5～3.5 g/(kg·d),同时应摄入＞65 kcal/(kg·d)的非蛋白质以及充足的微量营养素。一般情况下建议每 1 g 氨基酸至少 30～40 kcal以保证氨基酸的利用。对于情况稳定的足月儿应至少摄入 1.5 g/(kg·d)的氨基酸,可避免氮负平衡,氨基酸最大摄入量不应超过 3.0 g/(kg·d)。1.0 g/(kg·d)的氨基酸供给可保证情况稳定的 1～3 个月婴儿的正氮平衡。对于 1～12 岁的小儿,蛋白质的推荐量为 1.0～2.0 g/(kg·d)。对败血症,心脏高压支持或有明显出生窒息的婴儿,开始时给予 1 g/(kg·d)的蛋白,然后以 0.25～0.5 g/(kg·d)的耐受量逐渐增加。

3.脂肪摄入量　目前的证据表明,脂肪乳剂可安全应用于包括早产儿、低体重儿在内的婴幼儿,双能源系统有助于婴幼儿成长,有明显的节氮效应,脂肪乳剂的应用可降低葡萄糖的摄入。预防早产儿必需脂肪酸缺乏的脂肪乳剂量为至少摄入 0.25 g/(kg·d)亚油酸为标准,这个剂量的脂肪乳剂量也确保足够的亚麻酸摄入。而足月儿或儿童的剂量则为最低 0.10 g/(kg·d)亚油酸摄入量,同样可满足亚麻酸的需求量。目前注册用于儿科的脂肪乳剂量为浓度 20%的脂肪乳剂。目前,国际上仍缺乏理想的脂肪乳剂摄入量的推荐意见。对稳定的极低体重婴儿,肠外营养开始时可给予 1～2 g/(kg·d)的脂肪乳剂,以 0.25～0.5 g/(kg·d)的幅度增加至 3 g/(kg·d)。每个加量变化时要监测血清甘油三酯水平,特别是原先甘油三酯水平就比较高的。在所有的婴儿,从出生后的第 1 天开始应该摄入 0.5 g/(kg·d)的最小剂量。如果婴儿患有败血症、重症疾病、严重的呼吸疾病或进行性胆红素水平升高需要血液交换的,则应控制脂肪摄入在 0.5 g/(kg·d)。对任何有升高改变的婴儿应密切监测甘油三酯水平。对接受脂肪乳剂的 ELBW 婴儿应静脉给予肝素,以促进脂肪代谢,特别是对高脂肪摄入不能耐受的。即使外周静脉肠外营养时也应该使用肝素。如果需要,可以给予超过 3 g/(kg·d)的脂肪量以满足能量需求,或适用于那些虽有适当的蛋白质和能量摄入仍然生长不良的婴儿。

肠外营养制剂中葡萄糖形成了很大一部分渗透压,根据经验,在没有其他影响渗透压组分的存在下,外周静脉可以耐受 12.5%的葡萄糖溶液。葡萄糖可以直接被中枢神经系统利用。最大葡萄糖氧化量在早产儿中约为 7 mg/(kg·min)或 10 g/(kg·d),在足月儿和婴儿中约为 12 mg/(kg·min)或 18 mg/(kg·d)。足月儿和小于 2 周岁的儿童葡萄糖摄入量一般不超过 12 mg/(kg·min)。葡萄糖摄入量也需要根据儿童的年龄和临床状况进行修正(营养不良、急性发病、用药情况)。摄入过量的碳水化合物会导致脂肪合成增多,肝脂肪沉积和肝脂肪变性。早产儿周龄越小发生低血糖的概率越高。在早产儿出生后第一天即开始肠外补充葡萄糖和氨基酸 2～3 g/(kg·d)有助于预防低血糖的发生。早期胰岛素治疗也可达到相同作用可是风险较大,需要随机对照临床试验进一步验证。婴儿每千克体重需要必需氨基酸的量较大,尤其是早产儿,需求量更大。一些对于年长儿童和成人是非必需的氨基酸,对于新生儿是条件必需氨基酸。氨基酸摄入不均衡会导致器官功能受损和肠外营养相关的胆汁淤积。应用熊去氧胆酸和减少蛋白质摄入对肠外营养引起的胆汁淤积有缓解作用。

(四)营养方式选择

肠外营养是婴幼儿疾病治疗过程中重要的营养支持方式。当患儿不能利用或不能耐受肠内喂养,或肠内营养不能满足患儿基础营养需求时,肠外营养就应该作为患儿治疗过程的重要部分。由于早产儿或婴幼儿具有一定特殊性,选择、使用营养物质时予以注意。所有周龄<35 周的早产儿和重病的足月儿需要全部或部分的肠外营养,并逐步替换为肠内营养。开始使用肠内营养后,肠外营养的比例应尽快减低,最终替换为全肠内营养,以减少肠外营养的不良反应。有许多原因导致周龄<35 周的早产儿和重病的足月儿无法在出生后接受全肠内营养,包括了胃肠道发育不全有诱发坏死性小肠结肠炎风险、肌肉系统和神经系统发育不全等,因此大多数情况需要应用肠外营养。营养输入方式的选择(口服营养制剂、肠内营养、部分肠外营养、全肠外营养)需要考虑个体全身情况,遵循尽量无损伤原则,在情况允许时尽量口服或者肠内输入部分或全部营养素,这样可以降低并发症的发生率。如果情况不允许,则使用部分肠外营养或全肠外营养以补充或提供足够的营养素。早产儿与足月儿相比出生时能量储备低(皮下脂肪组织少、肝糖原储存少),并且早产儿能量需求高,使其常有低血糖的风险。因此,周龄<35 周的早产儿在接受部分肠外或全肠外营养时需要预防性的应用固体食物。早产儿和重病儿所需各项营养素的最佳供应量还没有定论。理论上来说由于营养需求的不同,需要对适应期、稳定期、稳定生长期患儿的营养需求加以区分,现在出版的营

养素推荐量往往没有考虑到适应期和稳定期(出生后5～7天)的特殊情况,而是直接针对稳定生长期的婴幼儿。有数据表明早产儿往往在适应期和稳定期处于生长受限(区别于子宫内生长窘迫)状态,其体重等指标达不到同样天数的足月儿水平,有专家认为适应期和稳定期(出生后5～7天)的早产儿需要充分补充各样营养素使其到达足月天数时各项营养指标达到与足月初生儿相同水平,这一意见是有根据的,因生长受限可能会对远期神经系统发育有不良影响。临床医生需要均衡考虑生长受限的长期风险和增加营养素设定的副作用,现在还没有关于早产儿不同生长时期营养摄入对发育影响的询证医学研究。理想的营养支持目标是使早产儿达到相同天数子宫内发育胎儿的相同水平,因此有必要根据早产儿个体情况制订营养支持策略,尤其在适应期和稳定期,除了要维持正氮平衡还要使其生长加快以达到相同天数子宫内发育胎儿的相同水平。能量需求与年龄相关,并受疾病和不同治疗措施的影响。

五、主编点评

早产儿、极低体重儿的成功救治充分体现近年来围产新生儿医学水平的发展,其中营养支持是高危早产儿救治的重要组成部分,也是保障其远期健康的基础。但是,危重早产儿、极低体重儿营养支持实施中往往面临着种种困难与挑战,如何确定准确的能量需求量,营养底物的选择,如何确定蛋白质最佳摄入量,营养支持方式选择及营养进程安排,保证患儿恰当的生长速度以及各种并发症的防治,均是重症早产儿、极低体重儿营养支持治疗的重点。近年来,美国危重症协会(SCCM)和美国肠外与肠内营养学协会(ASPEN)、欧洲代谢与营养学会(ESPEN)分别颁布了新版危重患儿营养支持治疗实施和评价指南,对相关问题提出了推荐意见,对临床营养实践提供了重要的参考意见。但是,合理的营养支持不仅需要了解不同疾病及其严重程度下患儿的能量消耗和营养物质的需要量,更要准确评估患儿不同时期机体的代谢状态及规律,根据患儿的具体情况采取个体化治疗,包括喂养物种类及营养素密度的选择,营养进程、结局的动态评估。本例患者整个治疗过程中,个体化治疗概念贯穿于本例早产儿营养支持治疗的始终,出生早期肠道内外营养的有机结合为保证恰当的生长速度奠定基础,各种并发症的防治、医院感染的预防是后期稳定生长的基础。结合早产儿体格生长状况、代谢指标监测及母乳营养素成分分析,强调根据患儿的耐受情况采取个体化治疗,动态调整营养素密度使其适合、利于早产儿的生长是本病例的亮点。

(吴国豪)

参考文献

［1］ Mesotten D,Joosten K,van Kempen A,et al. ESPGHAN/ESPEN/ESPR guidelines on pediatric parenteral nutrition:Carbohydrates[J]. Clinical Nutrition,2018/dx. doi. org/10.1016/j. clnu. 2018.06.947.

［2］ Lapillonne A,Mis NF,Olivier Goulet O,et al. ESPGHAN/ESPEN/ESPR/CSPEN guidelines on pediatric parenteral nutrition:Lipids[J]. Clinical Nutrition,2018/doi. org/10.1016/j. clnu. 2018.06.946.

［3］ Joosten K,Embleton N,Yan W,et al. ESPGHAN/ESPEN/ESPR guidelines on pediatric parenteral nutrition:Energy[J]. Clinical Nutrition,2018/doi. org/10.1016/j. clnu. 2018.06.944.

［4］ van Goudoever JB,Carnielli V,Darmaun D,et al. ESPGHAN/ESPEN/ESPR guidelines on pediatric parenteral nutrition:Amino acids[J]. Clinical Nutrition,2018/doi. org/10.1016/j. clnu. 2018.06.945.

［5］ Mihatsch W,Shamir R,van Goudoever JB,et al. ESPGHAN/ESPEN/ESPR/CSPEN guidelines on pediatric parenteral nutrition:Guideline development process for the updated guidelines[J]. Clinical Nutrition,2018/doi. org/10.1016/j. clnu. 2018.06.943.

［6］ Riskin A,Picaud JC,Raanan Shamir R,et al. ESPGHAN/ESPEN/ESPR guidelines on pediatric parenteral nutrition:Standard versus individualized parenteral nutrition[J]. Clinical Nutrition,2018/doi. org/10.1016/j. clnu. 2018.06.955.

病例 3

青少年肥胖症，代谢综合征，非酒精性脂肪肝，多囊卵巢综合征

一、病史简介

患者，女性，14 岁。因"肥胖 8 年，月经不调 2 年"就诊。患者自小体胖，饭量大，喜食油炸食品、零食、碳酸饮料等高热量饮食，有食夜宵习惯，运动量少，常外出就餐，体重渐增加。月经初潮 12 岁，经期 2～3 日，月经周期 40～60 天不等，量少、有痛经、血块等不适。该患儿平素内向，爱静坐，不喜欢运动。否认应用类固醇激素等药物史，否认其他疾病史。患者近期活动后常有气促、怕热、多汗、多饮、乏力等症状。患儿为足月正常体重儿，母乳喂养，其父母均属肥胖体型，否认有高血压、糖尿病等病史。

二、入院检查

体温 36.8℃，脉搏 72 次/分，呼吸 12 次/分，血压 125/70 mmHg，身高 166 cm，体重为 93 kg，BMI 33.7 kg/m²，腰围 95 cm，臀围 90 cm，腰臀比 0.95。肥胖体型，神志清晰，营养中等，发育正常，全身皮肤无黄染，无肝掌、蜘蛛痣。上唇周可见淡色短胡须，肢体汗毛较浓密，全身浅表淋巴结无肿大，巩膜无黄染、眼球无突出、胸廓无畸形，双肺叩诊清音，听诊呼吸音清。心前区无隆起，心界不大，心率 72 次/分，律齐。腹部隆起。全腹软，肝脾肋下未及，肝肾区无叩击痛，肠鸣音 3 次/分。肛门及生殖器未检，四肢脊柱无畸形，活动自如，神经系统检查（一）。

红细胞 $4.45×10^{12}$/L；血红蛋白 148 g/L；白细胞 $4.80×10^9$/L；血小板 $300×10^9$/L，总胆红素 15.4 μmol/L；直接胆红素 7.8 μmol/L；总蛋白 80 g/L；白蛋白 44 g/L；前白蛋白 0.26 g/L，谷丙转氨酶 21 U/L；尿素 4.4 mmol/L；肌酐 58 μmol/L；尿酸 353 μmol/L；血糖 6.5 mmol/L；总胆固醇 4.67 mmol/L；甘油三酯 2.35 mmol/L；钠 140 mmol/L；钾 5.0 mmol/L；氯 102 mmol/L；二氧化碳 18 mmol/L；阴离子隙 23 mmol/L；钙 2.17 mmol/L；无机磷 1.39 mmol/L；镁 0.93 mmol/L。

腹盆腔 CT 平扫：脂肪肝，双侧卵巢多囊性表现，余未见异常。

三、入院诊断

肥胖症，代谢综合征，非酒精性脂肪肝，多囊卵巢综合征。

四、治疗经过

患者入院后积极完善相关检查，首先明确肥胖病因，查 ACTH－皮质醇节律，皮质醇节律正常存在，排除皮质醇增多症；查甲状腺激素水平显示：FT3、FT4 水平正常，排除甲状腺功能减退。患者体型肥胖，入院时 BMI 33.7 kg/m²，考虑儿童肥胖症，患者胆固醇、低密度脂蛋白、非高密度脂蛋白胆固醇均明显异常。腹盆腔 CT 检查提示脂肪肝、双侧卵巢多囊性表现，既往无乙肝病史，乙肝抗原阴性，丙肝抗体阴性，戊肝抗体阴性，无饮酒史，考虑非酒精性脂肪肝诊断明确。综合患者病史、临床表现及相关检查结果，该患儿属重度肥胖合并代谢综合征。考虑到该患者入院前没有接受相关治疗，决定先进行膳食干

预、行为纠正、增加运动等措施以减轻机体体重。采用间接测热法测定患者静息状态下能量消耗值为1 780 kcal/d，根据患者的饮食习惯，制订低脂低热量高蛋白质饮食模式，全天总能量约 1 200 kcal，每日蛋白质供能比 30%，脂类供能比 25%以下，碳水化合物 45%以内，由营养科进行配餐，安排各餐的热量及蛋白质摄入量，保证每天足够的维生素和微量元素的摄入量。同时给予辛伐他汀＋鱼油胶囊（ω - 3 多不饱和脂肪酸）以纠正脂代谢异常。康复科指导其个体化运动计划，定时锻炼：3 次/天，每次持续 30 分钟，跑步机、骑阻力自行车进行阻抗运动，根据患者的适应情况逐渐增加运动量。经过 2 周住院治疗，患者一般情况改善，血脂各指标较入院时相比明显改善，予以出院，嘱出院时继续药物治疗，严格饮食控制、每日坚持适量运动，门诊随访。出院 3 个月门诊随访，患者体重较出院时下降 8 kg，各项指标控制良好。

五、讨论分析

儿童肥胖已成为当今为全世界公众健康的威胁之一，我国也不例外。肥胖已经取代传染性疾病而成为威胁儿童青少年的首要健康问题，一些大中城市儿童青少年超重和肥胖的发生率已经接近中等发达国家水平。许多患儿同时伴有糖代谢异常、非酒精性脂肪肝、高血压及脂代谢紊乱，存在代谢综合征（metabolic syndrome，MS）。目前，国际广泛使用并被世界卫生组织推荐的 2 岁以上儿童及青少年超重及肥胖标准为 BMI≥该年龄 BMI 第 85 百分位数和≥该年龄 BMI 第 95 百分位数。根据国内儿童青少年营养状况及生长发育特点制订的中国 0～18 岁儿童、青少年 BMI 生长曲线及肥胖、超重 BMI 界值点是临床判定肥胖的重要依据。即超重定义是 BMI 位于生长标准曲线的第 85 百分位数和第 95 百分位数之间（P85～P95），肥胖定义为 BMI 位于生长标准曲线的第 95 百分位数以上（>P95）。按照美国疾病预防控制中心的标准，儿童青少年重度肥胖定义为 BMI≥第 95 百分位数的 120%或者 BMI≥35 kg/m²。欧洲儿科胃肠、肝病及营养学会关于儿童青少年重度肥胖症标准是 BMI>35 kg/m² 伴有非酒精性脂肪肝等严重合并症，或 BMI>40 kg/m² 且伴有轻微合并症。目前我国对儿童青少年重度肥胖还没有明确的标准，参考欧美相关标准以及结合东亚人种 BMI 值相对较低的特点，可将中国儿童青少年重度肥胖定义为：BMI>32.5 kg/m² 且伴有严重代谢相关疾病，或 BMI>37.5 kg/m² 且对日常生活学习造成一些不便影响。

中华医学会儿科学分会提出了《中国儿童青少年代谢综合征定义及防治建议》，根据该建议≥10 岁儿童青少年的代谢综合征定义为：

1. 中心性肥胖　腰围≥同年龄同性别儿童腰围的 90 百分位（P90），为儿童青少年代谢综合征基本和必备条件，同时具备至少下列 2 项。

（1）高血糖：① 空腹血糖≥5.6 mmol/L；② 口服葡萄糖耐量实验 2 h 血糖≥7.8 mmol/L，但≤11.1 mmol/L；③ 或 2 型糖尿病。

（2）高血压：收缩压≥同年龄同性别儿童血压的 95 百分位（P95）或舒张压≥同年龄同性别儿童血压的 95 百分位（P95）。

（3）胆固醇：低高密度脂蛋白胆固醇（HDL - C<1.03 mmol/L）或高非高密度脂蛋白胆固醇（non - HDL - C>3.76 mmol/L）。

（4）甘油三酯：高甘油三酯（TG≥1.47 mmol/L）。

2. 中心性肥胖的简易识别方法　建议应用腰围身高比（waist to-height ratio，WHtR）作为筛查指标。① WHtR 切点：男童为 0.48；女童为 0.46。② 高血压的快速识别方法：收缩压≥130 mmHg；舒张压≥85 mmHg。

该患者自幼体型肥胖，近数年来体重增加明显，进食量明显增加，体重指数 BMI 33.7 kg/m²，腰围

95 cm,臀围 90 cm,腰臀比 0.95,腰围身高比 0.54,临床上存在活动后出现气促、怕热、多汗、多饮、乏力等症状,属重度肥胖。实验室检查显示:血糖 6.5 mmol/L;总胆固醇 4.67 mmol/L;甘油三酯 2.35 mmol/L;高密度脂蛋白胆固醇(HDL - C) 0.89 mmol/L,非高密度脂蛋白胆固醇(non - HDL - C) 4.24 mmol/L。因此,根据中华医学会儿科学分会提出的诊断标准和定义,该患儿符合属重度肥胖、代谢综合征的诊断标准。

代谢综合征还与不合理膳食和运动不足的不良生活方式密切相关,随着科学的饮食营养知识的普及和健康教育的深入,不良生活方式的改善将对预防和控制代谢综合征起到积极的作用。对于儿童青少年肥胖者建议每天 60 分钟或更多的日常体力活动。① 有氧运动:包括适度或者高强度的有氧活动,其中高强度有氧活动至少每周 3 天。② 肌肉加强活动:至少每周 3 天。由于儿童青少年处于快速持续的生长发育阶段,减重不宜过快,以每 1~2 周体重下降 0.5 kg 为宜,即每月减少体重 1~2 kg。值得注意的是,无论是短期还是长期的减肥措施,治疗者一旦失去治疗的信心和动力后,体重的反弹和增加是一个非常严重的问题,因而需要对其进行反复和长期的教育和监测。

减重手术可以使肥胖儿童青少年合并的胰岛素抵抗、2 型糖尿病、高脂血症、高血压病、阻塞性睡眠呼吸暂停综合征、非酒精性脂肪性肝病等相关疾病得到临床缓解或改善。因此,合并严重代谢性疾病的重度肥胖儿童青少年接受减重手术会获益更多。另外,减肥手术还可以改善肥胖儿童青少年的心理疾病,以及提高他们的生活质量。由于传统观念、伦理法规和种族信仰不同等因素,国内对儿童青少年的减重手术较为慎重,主要用于重度肥胖合并严重代谢性疾病且严重影响身体健康,或者肥胖本身对日常生活学习和生活质量造成严重危害,且其他治疗手段无效的患者。

六、相关营养背景知识

(一) 儿童肥胖对机体的危害

随着社会经济的发展和人民生活水平的日益提高,我国的儿童肥胖问题日趋严重,预防和控制儿童肥胖也越来越多地受到关注。肥胖发生的原因是多方面的,既有环境因素,又有遗传因素。目前研究显示,儿童肥胖的形成主要是由于能量的摄入大于能量的消耗所致。肥胖儿童往往能量摄入较高,许多调查都显示肥胖儿童喜欢吃肉类食品、甜食、油炸食品并且食欲旺盛。另一方面,肥胖儿童能量消耗较低,肥胖儿童因为长期缺乏适量运动而发胖,又因为受到体态影响,行动不便而又不爱运动,因而进一步导致肥胖加重,形成恶性循环。此外,父母肥胖也是影响儿童肥胖的重要因素,因为孩子早期的饮食习惯,会受到家庭饮食经历和食谱特点的影响。研究表明,父母双方均肥胖的,其子女肥胖发生率约为 80% 左右,父母及子女缺乏正确的健康知识也是肥胖发生过程中不可忽视的一个因素。

肥胖会导致机体产生一系列病理生理改变,这些肥胖相关的改变可造成机体各脏器功能损害,与肥胖相关的临床疾病状态几乎涉及机体各个系统,不仅对少年儿童的体态和机能有着巨大影响,而且还严重威胁儿童的身体健康和生命质量。此外,儿童肥胖增加了机体出现慢性疾病状态的风险,儿童肥胖与其成人后许多慢性疾病的发病率和死亡率直接相关。

1. 心血管系统 肥胖对心脏的损害包括心脏结构损害和心脏功能,主要表现为心脏发生向心性肥厚和(或)离心性肥厚,左室舒张功能受损。血管的损害包括血管结构损害、血管硬度增加和血管内皮功能紊乱。肥胖对血管壁的损害是通过血压、血糖、血脂等其他危险因素综合作用产生的,从儿童期到青少年期随着肥胖持续时间的延长,其他心脑血管病危险因素开始出现,促进了早期动脉粥样硬化的发生。儿童青少年肥胖患者随着时间的延长和肥胖程度的加重,动脉开始发生病理性改变,出现动脉弹性降低,硬度增加,血管内皮功能发生紊乱。肥胖对心血管系统损害的机制包括血流动力学改变、代谢指标异常、细胞因子和炎性因子作用等。① 肥胖个体通常血容量和心输出量增多,以满足增加体重的灌注需求,满足增高的耗氧量,这需要通过增加容量负荷使每搏输出量增加以满足机体代谢的需要,长期心室前负荷增加导致心室肥厚及功能不全,这就会导致心腔扩张、室壁代偿性增厚,室壁顺应性下降,左室更明显。② 肥胖儿童常常伴有高血压、血糖异常、血脂异常和胰岛素抵抗等,均是心血管系统的危险因素。③ 肥胖的代谢变化还包括全身性炎症、氧化应激以及内皮功能障碍,均会增加心脏结构重塑的发生风险。④ 肥胖儿童的血液黏稠度增加、红细胞变形能力降低,引起血流缓慢、血管内压力增加,导致血管内皮受损。血管受损促进了脂质和纤维蛋白原渗入血管内壁并沉积在内皮下,形成脂纹和纤维斑块,即动脉粥样硬化的早期表现。⑤ 脂肪组织还可分泌脂联素、瘦素、纤溶酶原激活物抑制因子、白细胞介素-6等,能够诱导机体发生炎症反应及氧化应激反应,直接或间接参与血管内皮损伤,同时影响交感和副交感神经间的平衡,致肾素水平升高,使肥胖儿童高血压发生率显著增高,促进动脉粥样硬化发生。

2. 肝脏　肥胖儿童或青少年肝病主要是非酒精性脂肪肝(non-alcoholic fatty liver disease, NAFLD),由肝内脂质聚集引起。临床上主要表现为转氨酶尤其是谷丙转氨酶(alanine aminotransferase, ALT)的升高和(或)者肝脏超声影像来诊断 NAFLD。目前尚无儿童 NAFLD 统一诊断标准,既往研究多参照成人标准,即血清 ALT>40 U/L。有研究发现对儿童而言,成人 ALT 界值过高,建议男、女的 ALT 升高的临界值分别定为 25.8 U/L 和 22.1 U/L,该界值筛检 NAFLD 的灵敏度在男、女性肥胖患儿中分别达 80% 和 92%。腹部超声是识别 NAFLD 另一重要手段。中华医学会肝脏病学分会脂肪肝和酒精性肝病学组提出 NAFLD 超声诊断依据为:① 肝区近肠区弥漫性点状高回声,回声强度高于脾脏和肾脏,少数表现为灶性高回声;② 远肠区回声衰减,光点稀疏;③ 肝内管道结构显示不清;④ 肝脏轻度或中度重大,肝前缘变钝。肥胖儿童或青少年发生 NAFLD 的主要机制是肥胖个体由于外周脂肪组织动员增加,促使游离脂肪酸进入肝脏,导致肝脏脂质的合成和降解失衡。脂质在肝细胞内异常沉积,使得肝细胞呈现大泡性脂肪变性,即 NDFLD,还会出现肝功能异常。若不及时干预,随着病情的进展,最后可发展为脂肪性肝硬化。

3. 呼吸系统　肥胖儿童哮喘患病率显著增高,肥胖哮喘儿童肺功能异常程度较正常体重哮喘儿童更严重。肥胖和哮喘患病率增加存在并行现象,两者间内在机制不十分清楚,可能因素包括:肺动力学改变,肥胖使胸腔机械运动受限,上气道梗阻;胸廓及肺顺应性下降,功能残气量和呼气储备量降低、肺泡闭陷。炎症状态脂肪组织中聚集巨噬细胞,其释放多种促炎细胞因子,如肿瘤坏死因子-α、白细胞介素-6、补体、瘦素等,并抑制脂联素分泌,促进呼吸道炎症反应。可能出现的疾病状态包括低通气综合征、阻塞性睡眠呼吸暂停、哮喘、呼吸衰竭、气管导管拔管后低氧血症等。

4. 肾脏　肥胖可引起肾脏功能受损,表现在尿微量白蛋白和肾小球滤过率发生变化,尿微量白蛋白不仅是肾脏早期损害的敏感指标,还与心血管病密切相关。内皮损害可能是尿白蛋白排泄增加与心血管疾病之间关联的病理基础。但现有的临床调查结果并不一致,主要可能是早期肾脏损害尚处于功能代偿期之故,但严重或持续时间较长损害可导致肾脏出现病理性改变,可能出现的疾病状态包括肾小球硬化症、急性肾损伤易感性增加、慢性肾脏疾病等。目前有关肥胖引起肾脏损害的可能机制包括:① 高灌注和高滤过可能是肥胖引起肾小球损害的主要因素。② 肥胖个体出现的胰岛素抵抗以及高胰岛素血症也是解释肥胖相关性肾病的机制之一。胰岛素抵抗可诱导机体出现系统性高血压和肾小球内高压,加重肾小球的高灌注和高滤过程度。胰岛素抵抗还可促进系膜细胞的增大和系膜基质的生成。③ 脂肪组织是炎性细胞因子的重要来源,如 TNF-α、IL-6 和 C-反应蛋白等,可能会引起肾脏损害。④ 脂肪组织还可分泌瘦素,瘦素可刺激足细胞增殖,增加足细胞和系膜细胞胶原产物的合成,导致肾脏损害。⑤ 肥胖伴随出现的高血压、血脂异常等在肥胖相关性肾损害中也发挥一定的作用。

5. 内分泌系统　肥胖儿童或青少年可能出现的代谢性疾病状态包括 2 型糖尿病、代谢综合征、多囊卵巢综合征、甲状腺功能减退、多毛综合征等。

6. **血液系统**　可能出现的疾病状态包括深静脉血栓、高凝状态、慢性静脉瘀滞综合征等。

7. **骨骼肌肉**　可能出现的疾病状态包括退行性关节病变、慢性背痛。

8. **免疫系统**　肥胖人群白细胞及白细胞集落数目、巨噬细胞吞噬作用、淋巴细胞的增殖均受影响，T细胞的释放较少，单核细胞处于促炎症反应状态。可能出现的疾病状态包括皮褶感染、压疮、伤口愈合不良、促炎反应状态等。

9. **神经及精神心理**　肥胖与抑郁密切相关，肥胖儿童及青少年表现出较多的焦虑情绪、自卑、孤独、社会适应和社会交往能力降低等行为特征。可能出现的疾病状态包括特发性颅内压增高、抑郁症、进食障碍等。

（二）儿童和青少年超重和肥胖的防治

儿童肥胖不仅对其自身健康和生长发育构成危害，也是其成年以后发生肥胖和慢性疾病的危险因素。目前，儿童肥胖的比例正在迅速提高，将近60%～85%的儿童期肥胖将会发展成为成人期肥胖，并且肥胖儿童成年以后，其发生糖尿病、冠心病、高血压、高血脂等疾病的危险系数远远大于正常体重人。儿童肥胖还没有有效地治疗措施，主要是积极寻找其影响因素进行防治和干预。我国对于儿童肥胖问题的研究，目前主要集中在青少年和学龄儿童，而对于学龄前儿童肥胖问题的研究却并不多。学龄前期是认知和行为习惯形成最关键的时期，也是培养和建立正确营养意识、良好饮食习惯及健康生活方式的最佳阶段。该时期的儿童具有最强的可塑性，因此，学龄前期是预防和控制儿童肥胖乃至全人群肥胖的关键时期。

儿童超重、肥胖的发生与饮食、运动等生活方式和行为密切相关。饮食行为的发展和形成主要在儿童少年时期，儿童早期形成的饮食习惯可延续至成年期。儿童时期的饮食行为尚未定型，具有很强的可塑性，容易受外界影响，在此时期进行营养健康教育及营养干预能够帮助他们建立健康的饮食行为，养成健康的饮食习惯，将对预防和控制儿童期肥胖，乃至成年期肥胖及慢性病的发生具有重要意义。众多研究表明，国内外许多学者采用运动、营养、心理、药物、手术等方法来降低肥胖儿童的体重。目前营养干预是使用较多的最常用手段之一，营养知识、态度、行为干预对降低超重、肥胖儿童的体重有着指导意义，但是对于降低肥胖儿童体重的营养干预的方法和策略还存在争议。如何采取适当的干预手段在改善肥胖儿童的营养知识、态度、行为的同时，又能针对肥胖儿童不同的身体素质和代谢情况，设计出合适的个体化干预措施是目前大家关注的重点。

1. **生活方式改变**　儿童超重与肥胖与以后成人的肥胖发生关系密切，伴随的是一系列慢性疾病的发生，如2型糖尿病、阻塞性睡眠呼吸暂停、高血压、血脂异常和代谢综合征及心血管、神经、肝、肾、肺等多器官系统功能紊乱。在儿童期早期进行肥胖预防策略中，控制体质量和改变生活方式是预防措施的关键步骤。行为转变理论模式由美国学者Prochaska和Diclemente提出，以社会心理学为理论基础，着眼于行为变化过程及对象需求，通过多方面引导，改变人们日常不良行为的模式。帮助患儿改变他们的不健康行为或生活方式上，被证明比传统的健康教育更有效。临床医师应为全体家庭成员及其患病子女制订适合其年龄的强化生活方式（包括饮食、体育活动和行为），推动其实行；并将之作为治疗超重和肥胖儿童及青少年的首选方法。父母是儿童生活中的照顾者，家庭环境和父母的饮食观念都会影响儿童的饮食习惯。儿童喜欢模仿父母的举止言行，儿童的饮食习惯会受到父母不健康饮食习惯的影响。因此，父母一定要纠正不正确的教养观念，正确指导孩子，让孩子养成健康良好的生活习惯和饮食习惯，保持身心全面健康。打造一个温暖、舒适的家，营造一个温馨、和谐的家庭环境和饮食环境，能够使儿童保持心情愉悦，预防儿童肥胖的发生。预防儿童肥胖的重点，在于培养孩子良好的饮食习惯。其中家长起着至关重要的作用，家长不仅要为孩子提供营养全面的饮食和有益的饮食环境，更要有耐心并理解孩子的很多饮食习惯是正常的。对家长进行有关饮食和运动健康养育模式的教育,如双亲健康习惯的表率作用,避免过度节食,制订行为规范,以及避免用食物进行奖励或处罚。关心家庭内部的沟通方式,倡导增强儿童自尊心的培养方法。

2.营养与膳食干预 儿童肥胖的预防应当从母亲孕期即开始,首先母亲在妊娠后期食量不可太大,每周要测一次体重,每周体重增加最好不超过 500 g,以免出生婴儿过重。于婴儿出生后尽量母乳喂养,不要过早添加淀粉类食物,如果婴儿该添加辅食时体重已超标,可以晚加或少加淀粉类食物,可先加菜泥,果泥,并控制甜食和甜饮料。婴儿 1 岁后要多吃果蔬,吃饭时先吃蔬菜,喝汤后吃主食,饭后不要再吃甜食。儿童在 4~6 岁时,其进食量会增加,消化能力也会增强,如果此阶段摄入食物的热量大于其消耗的热量就会导致儿童超重、肥胖的发生。因此,在此阶段应当指导孩子养成良好的饮食习惯,少吃零食,多吃蔬菜和水果,以低脂肪、低热量、低糖的食物为主,并且做到细嚼慢咽。饮食方面倡导和制订健康的饮食习惯,避免摄入高热量低营养的食物(如含糖饮料、运动饮料、含果汁饮料和果汁,大多数"快餐食品"及高热量零食)。根据美国儿科学会指南控制 2 岁以上肥胖儿童的热量摄入,减少饱和脂肪摄入量,增加食物纤维、水果和蔬菜摄入量,按时定量进餐,尤其是早餐,避免日间不断进食,尤其在放学后。我们的经验是:① 限制高热量、高脂肪、高糖、高胆固醇食物(肥肉、动物内脏、油炸食品、奶油甜点、坚果类、冰淇淋、巧克力等)的摄入。可生食的食物尽量生食,这样热量低且营养成分高。使体内处于热量负平衡状态,以消耗体脂。② 限制精细主食摄入,多食糙米(糙米粉)、全麦(麦片)、玉米等,既能减少热量摄入,又可饱腹。③ 限制食盐摄入,食盐摄入量为正常儿童的 1/2,以减少水钠潴留并可降低食欲。④ 保证含蛋白质食物(鱼、瘦肉、豆类及豆制品)的摄入,以防减肥影响小儿生长发育。⑤ 保证含维生素、矿物质食物的摄入,水分和纤维多的蔬果热量低、体积大,可增加饱腹感,促进脂肪代谢,使脂肪难以堆积。⑥ 少吃多餐,改变传统的三餐制模式,化整为零。一日可 5~6 餐,避免血糖骤升而使脂肪积蓄。⑦ 忌不食早餐,应该早餐多而晚餐少食,可使热量在新陈代谢旺盛的上午耗掉,以免在活动少、代谢慢的晚间使脂肪积聚体内。⑧ 每天多饮水,想吃东西时可先喝杯水,饭前吃水果、喝汤以获得满足感而抑制食欲。

3.加强运动 尽量让孩子到室外多做些体力活动,这不仅可以增加能量消耗,防止肥胖,而且可以促进心血管功能。运动时间选在下午或晚上进行最好,因为在此时消耗的热量比上午多。超重和肥胖儿童或青少年每人每天锻炼应不少于 1 小时中到大运动量体育活动,在家时做自己力所能及的家务事,减少静坐时间,如看电视、视屏游戏及电脑娱乐。

4.药物疗法 如经正规的强化生活方式治疗后,患儿体重未能下降或其合并症未获缓解,建议进行药物治疗。强化生活方式治疗后严重合并症缓解的超重患儿不应进行药物治疗。有明确 2 型糖尿病家族史或心血管危险因素的超重/肥胖患儿应予药物治疗。药物治疗应在对减肥药物有经验并了解其潜在不良反应的医师指导下进行。

5.外科治疗 减重手术可以使肥胖儿童青少年合并的胰岛素抵抗、2 型糖尿病、高脂血症、高血压病、阻塞性睡眠呼吸暂停综合征、非酒精性脂肪性肝病等相关疾病得到临床缓解或改善。因此,合并严重代谢性疾病的重度肥胖儿童青少年接受减重手术会获益更多。另外,减肥手术还可以改善肥胖儿童青少年的心理疾病,以及提高他们的生活质量。目前国内对儿童青少年的减重手术较为慎重,主要用于重度肥胖合并严重代谢性疾病且严重影响身体健康,或者肥胖本身对日常生活学习和生活质量造成严重危害,且其他治疗手段无效的患者。对下列患者不推荐外科治疗:青春期前儿童,妊娠或哺乳中的青少年,计划术后 2 年内怀孕者,不能坚持健康的饮食习惯和体育活动者,进食障碍未解决、精神紊乱未治疗的患者。

七、主编点评

近年来全球儿童肥胖发生率快速增长,儿童及青少年肥胖已成为当今社会一个重大的公共卫生问题,不仅影响儿童和青少年的身心健康,而且增加许多成年期心血管及代谢性疾病的发病风险。随着社会经济的发展和人民生活水平的日益提高,我国居民膳食模式和生活方式发生了很大变化,膳食逐渐向西方饮食模式转变,我国的儿童肥胖问题日趋严重,儿童超重和肥胖的发生率也持续增长,肥胖相关并发症也日渐增多,已成为危及儿童及青少年肥胖健康的重要问题。儿童及青少年肥胖的发生原因是多方面的,除了遗传因素之外,主要与饮食、运动、环境和社会文化等多种因素密切相关,尤其是生活方式的影响对儿童肥胖的发生最为重要。儿童肥胖不仅对其自身健康和生长发育构成危害,也是其成年以后发生肥胖和慢性疾病的危险因素。现有的研究表明,儿童期肥胖与成年后肥胖密切相关,而且始于儿童期的超重肥胖比成年后才肥胖的人更易罹患各种慢性病,约60%～85%的儿童期肥胖将会发展成为成人期肥胖,肥胖对儿童青少年身心健康造成的近期和远期危害也得到证实,并且肥胖儿童成年以后,其发生糖尿病、冠心病、高血压、高血脂等疾病的危险系数远远大于正常体重人。

近些年的研究数据表明,我国各地区城市和农村小学生肥胖发生率迅猛上升,小学生肥胖已经成为我国学生体质与健康研究领域中最重要的问题之一。儿童肥胖还没有有效地治疗措施,主要是积极寻找其影响因素进行防治和干预。儿童肥胖会导致心脏、血管、肾脏和肝脏等靶器官的早期损害,需要采取有效的措施预防和控制儿童肥胖。通过减肥可以降低血压、血糖、血脂和改善胰岛素的敏感性,有利于早期靶器官损害的逆转。因此,预防和控制儿童肥胖也越来越多地受到关注。预防和控制儿童肥胖,不仅有利于降低近期靶器官损害,同时也将有利于预防成年期心血管病的发生风险,应抓住儿童和青少年阶段机体能量平衡调整的关键时期,重视和落实肥胖防控关口前移,在生命早期遏制儿童肥胖的发生发展。

儿童和青少年肥胖的防控是全社会的问题,应该多部门全方位的给予关注。父母在子女生命早期、生长发育期,在儿童良好行为习惯养成中扮演的关键角色,强化家庭及个人健康责任,引导形成自主自律、符合自身特点的健康生活方式,有效控制导致肥胖的喂养饮食、生活行为及家庭环境因素,发展和完善以家庭为基础的学前儿童肥胖防控人群策略,纠正不健康的家庭共享环境和儿童生活行为方式。专业医务人员应在营养知识、膳食干预、评价儿童的营养健康状况、行为方式纠正等多方面对肥胖儿童进行有效干预,政府部门应制订有效的公共卫生规划策略,对儿童和青少年的健康成长具有重要意义。将来的儿童肥胖研究重点应聚焦在肥胖防控策略的制定、持续改进和实施效果评估上。毫无疑问,遏制儿童超重肥胖不论对个体还是整个社会都会带来健康效益和社会效益,而如何采取综合措施进行有效防控将成为未来研究的热点,将防控儿童超重肥胖作为一项紧迫的任务,并落实全社会的共同行动,这也是实现健康中国战略的重要支撑。

(吴国豪)

参考文献

［1］ Yi DY, Kim SC, Lee JH, et al. Clinical practice guideline for the diagnosis and treatment of pediatric obesity: recommendations from the Committee on Pediatric Obesity of the Korean Society of Pediatric Gastroenterology Hepatology and Nutrition[J]. Korean J Pediatr, 2019, 62: 3 - 21.

［2］ Smart CE, Annan F, Higgins LA, et al. ISPAD Clinical Practice Consensus Guidelines 2018: Nutritional management in children and adolescents with diabetes[J]. Pediatric Diabetes, 2018, 19 (Suppl 27): 136 - 154.

［3］ Katzmarzyk PT, Chaput JP, Fogelholm M, et al. International Study of Childhood Obesity, Lifestyle and the

Environment (ISCOLE): Contributions to Understanding the Global Obesity Epidemic[J]. Nutrients, 2019, 11: 848 - 872.

[4] Pfeifflé S, Pellegrino F, Kruseman M, et al. Current Recommendations for Nutritional Management of Overweight and Obesity in Children and Adolescents: A Structured Framework[J]. Nutrients, 2019, 11: 362 - 373.

[5] Weihrauch-Blüher S, Kromeyer-Hauschild K, Graf C, et al. Current Guidelines for Obesity Prevention in Childhood and Adolescence[J]. Obes Facts, 2018, 11: 263 - 276.

病例 4

青少年神经性厌食，重度营养不良

一、病史简介

患者，女，13岁。因"厌食、体重减轻1年、呕吐腹胀1天"入院。患者1年前因担心肥胖（当时体重为49 kg）影响体型开始自主节食以控制体重，有时进食后用手指诱发呕吐。数月后逐渐出现纳差、乏力、易倦，不愿进食，近6个月来体重下降明显，腹胀、纳差、乏力加重、闭经、便秘，休学在家休息，症状无明显好转，活动能力下降。1个月前出现掉发，上腹部饱胀不适、出现恶心。因腹胀、呕吐、无法进食1天来院就诊，本院急诊以严重营养不良收入院。

二、入院检查

体温36.3℃，脉搏50次/分，呼吸14次/分，血压80/50 mmHg，体重30 kg，身高156 cm。神志清楚，精神淡漠，毛发稀少，查体欠合作。消瘦、恶病质貌，皮肤巩膜无黄染，颜面轻度浮肿，全身皮肤无皮疹及出血点，未见肝掌及蜘蛛痣。头颅及五官无畸形，双侧瞳孔等大等圆，间接对光反射存在。双侧颈部、锁骨上、腹股沟未及肿大淋巴结。心肺查体无殊，腹平，未见胃肠型，全腹软，未扪及包块，无压痛、反跳痛，肝脾肋下未触及，叩诊浊音和实音，肠鸣音2次/分。两下肢浮肿，四肢活动正常，肌力及肌张力正常，腱反射正常，病理征未引出。

红细胞$3.23×10^{12}$/L，血红蛋白92 g/L，白细胞$5.26×10^9$/L，中性粒细胞56.7%，血小板$211×10^9$/L。总胆红素31.3 μmol/L；直接胆红素15.2 μmol/L；总蛋白41 g/L；白蛋白20 g/L；前白蛋白0.05 g/L；谷丙转氨酶215 U/L；谷草转氨酶192 U/L；尿素4.1 mmol/L；肌酐112 μmol/L；葡萄糖4.3 mmol/L；总胆固醇4.11 mmol/L；甘油三酯1.01 mmol/L；钠130 mmol/L；钾2.6 mmol/L；氯93 mmol/L；二氧化碳33 mmol/L；阴离子隙13 mmol/L；钙2.05 mmol/L；无机磷1.19 mmol/L；镁0.48 mmol/L。

彩超检查：肝胆胰脾未见异常，下腹部见77 mm无回声区，两侧胸腔积液。超声印象：胸腹腔积液。

三、入院诊断

神经性厌食，重度营养不良。

四、治疗经过

患者入院后完善相关检查，给予半流饮食和口服营养补充，患儿不愿进食，放置鼻饲管进行管饲，选择短肽预消化型营养制剂，第1天给予400 kcal制剂，经输注泵输注，同时给予体液治疗，口服利尿剂，输注白蛋白，纠正存在的电解质代谢紊乱及大量胸、腹水潴留等水。患者应用肠内喂养后出现明显腹胀、呕吐、腹泻等症状，患儿拒绝经鼻饲管喂养，晚间自行拔除鼻饲管，故考虑进行肠外营养支持。由于患者实际体重低且存在大量胸腹水，难以估算实际能量需要量，故应用间接测热法测定其静息能量消耗值以指导营养方案的制定。应用间接能量测定仪测得其能量消耗值为 805 kcal/d,考虑到患者活动耗能,故设定患儿能量目标量为 1 000 kcal,每天蛋白质摄入量按照 1.5 g/kg 理想体重提供,即(156－105)×1.5＝76 g。为预防再喂养综合征的发生,肠外营养第 1 天仅给目标量的 1/4 量,随后根据病儿耐受情况逐渐增加摄入量,患儿对肠外营养的接受度好。同时,医院精神心理科医师对患儿进行心理疏导,与患者建立良好的关系,取得患者的信任和配合,对患者进行耐心细致的解释,使患者了解其疾病的性质,纠正患者存在对自身体型的歪曲认知,认识到科学、合理的饮食对身体发育和健康的重要性,鼓励其主动、积极参与治疗,培养患者的自信心和自立感,使其在治疗计划中负起个人责任,矫正以往的饮食行为,树立战胜疾病的信心。同时给予小剂量抗抑郁药以改善患者抑郁心境,使用胃肠动力药物以促进胃肠动力,减轻腹胀等症状,给予适量的利尿剂以减轻胸、腹水。经过 2 周的肠外营养支持和药物治疗,患者精神状况明显改善,胸、腹水量明显减少,血白蛋白水平升高,但纳差、腹胀、腹泻症状缓解不明显,同时毛发脱落、出现皮疹、皮肤水泡、口腔黏膜溃疡并伴有低热,体重无明显增加。考虑存在微量元素缺乏,监测患儿血微量元素水平后显示血锌浓度 7.26 μmol/L(正常值：71.46～111.30 μmol/L),血铁浓度 1.32 mmol/L(正常值：11.0～30.0 μmol/L)。静脉给予低分子右旋糖酐铁和硫酸锌以纠正缺铁、缺锌,应用 1 周后皮疹、皮肤水泡及口腔溃疡消失,脱发停止,体温正常,腹胀、腹泻明显好转。此时开始鼓励患儿经口进食,我们邀请患者母亲每日陪伴患者、协助饮食制作、监督患者每日进食,在膳食基础上给予一定量的口服肠内营养补充,治疗的目标是在一段时间内争取患者能恢复每日规律性饮食、改善其营养状况,增加体重。因此,从第 4 周开始逐渐增加肠内营养和经口膳食量,同时逐步减少肠外营养用量和次数,争取逐步过渡到患者通过饮食能维持机体每日的营养需要量。随着肠内营养摄入量的逐步增加,患者的肝功能指标逐渐恢复正常。营养治疗期间监测患者生命体征、出入水量、胃肠道耐受情况、体重、电解质及肝、肾功能等指标。经过 6 周治疗,患儿精神状况明显改善、情绪稳定,每日饮食次数及进食量基本恢复正常,电解质及肝功能恢复正常,胸、腹水消失,逐渐减少肠外营养用量直至正常进食后予以出院,出院时体重增至 38 kg,嘱出院后触正常饮食之外继续口服补充营养制剂。

五、讨论分析

该例是青少年神经性厌食典型病例,有明显的诱因,其病史和临床表现符合该疾病所有的特征。长时间节食后出现纳差、乏力、易倦,恶心、呕吐、腹胀、便秘等临床表现,导致患儿体重明显下降,严重营养不良或衰弱。重度营养不良可累及机体多个系统,严重者可因恶病质状态而死亡。患儿近几个月来出现毛发脱落、上腹部饱胀不适、恶心、呕吐、便秘等症状,临床检查发现严重低蛋白血症、肝功能损害及大量胸、腹水,这是重度营养不良、机体内分泌紊乱、消化道功能障碍的表现,是疾病进展、严重的迹象。神经性厌食主要的临床风险是极度的营养不良、恶病质,机体器官功能损害,严重者可危及生命。营养不良可引起机体明显的代谢及生理变化,营养不良几乎会影响机体的全部器官,重度热量蛋白质缺乏性营养不良可影响机体各个器官和系统的结构与功能。肠道是受到营养不良影响最明显的器官之一,由于肠道上皮细胞更新迅速,肠黏膜细胞对于营养物质的需求量高,且食物是肠黏膜细胞更新最好的刺激剂。长期进食不足时肠道黏膜细胞能量匮乏,肠黏膜萎缩,黏膜的厚度、肠黏膜绒毛及微绒毛高度降低,肠道消化、吸收功能及肠道免疫功能降低。此外,营养不良影响肠道黏膜细胞之间的紧密连接,肠道的通透性增加,肠壁水肿,肠道屏障功能下降,肠道细菌易位增加,肠源性感染的机会增加。此外,营养不良影响消化系统各消化腺功能,肠道、胰腺、胆道的分泌功能以及各种消化酶活性下降,从而导致肠道消化、吸收功能障碍,肝功能受损。

营养治疗是神经性厌食治疗的关键,由于患者长期处于饥饿状态,能量、蛋白质及各种营养素摄入不足而产生营养不良,严重的营养不良可导致机体各个系统、器官功能出现障碍,其疾病严重程度与营养状况密切相关。因此,维持机体、器官正常功能,恢复正常的体重,逆转营养不良,恢复正常的饮食习惯是营养治疗目标。临床上,神经性厌食的营养治疗应根据患者的精神状况、依从性、疾病严重程度,制订符合患者的个体化、确实可行的治疗方案。对于危重患者,首先是挽救生命,维持生命体征的稳定。主要包括纠正水、电解质代谢紊乱和酸碱平衡失常,给予足够维持生命的能量,解除危及患者生命的威胁,待生命体征稳定后才开始营养治疗。营养治疗方式和途径应根据疾病性质以及患者的状态而定,一般说来如果患者配合良好且胃肠道功能正常,首先考虑经口进食。如果经口进食无法达到机体对营养物质目标需要量时,可以辅助应用肠内营养管饲或肠外营养。无论采用何种营养支持方式,启动时均应从小量开始,随着生理功能的适应和恢复,有计划、有步骤地增加,以避免出现严重的代谢性并发症。蛋白质是维持组织生长、更新和修复必不可少的营养素,对于神经性厌食患者尤为重要,在提供足量热量的前提下,充足的氮源可防止机体瘦组织群和内脏蛋白的继续消耗,促进组织的生长,增强机体抵抗力,促进酶和激素的合成。此外,神经性厌食患者由于长时间饥饿或营养物质摄入不足,存在维生素及微量元素缺乏,营养治疗时应补充足量的维生素及微量元素,以维持机体正常生理所需。

肠内营养是神经性厌食患儿重要的营养支持手段,对维护黏膜屏障、促进肠功能恢复、减轻肝损害及胆汁淤积等均十分有益。由于该患儿不愿自主进食,经过多次沟通后给予管饲喂养,采用高热量短肽预消化型营养制剂,应用后出现腹胀、腹泻等消化道不耐受现象,这可能是由于严重营养不良导致消化道黏膜水肿、营养物质吸收不良所致,再加上患儿抵触、自行拔除喂养管,故该为全肠外营养支持。神经性厌食患者营养治疗实施过程中十分重要的一个问题是预防和避免再喂养综合征的发生,特别是在营养支持初期尤其是采用全肠外营养支持时更应重视,我们的经验是对于有条件的单位,采用间接能量消耗测定仪了解患者每日能量代谢状况,可指导该患者营养方案的制定,避免热量摄入过量造成的过度喂养或代谢性并发症的发生。经过2周的肠外营养支持患者精神状况明显改善,胸、腹水量明显减少,血白蛋白水平升高,但纳差、腹胀、腹泻症状缓解不明显,同时毛发脱落、出现皮疹、皮肤水疱、口腔黏膜溃疡并伴有低热,体重无明显增加。考虑存在微量元素缺乏,临床监测发现存在严重的锌和铁缺乏。长时间进食不足、挑食可引起微量元素缺乏,人体的微量元素是维持生长发育的重要因素,包括铁、锌、铜、锰、铬、硒、钼、钴、氟等,而某些微量元素的缺乏反过来亦可引起食欲减退,加重厌食。在儿童或青少年,微量元素缺乏可引起生长发育迟缓、免疫功能低下。患儿在治疗过程中出现的发热、纳差、腹胀、毛发脱落、皮疹、皮肤水疱、口腔黏膜溃疡与严重的低锌血症有关。铁是人体必需的微量元素中含量最多的一种,其生理作用主要是合成血红蛋白的主要原料,作为血红蛋白、肌红蛋白及多种含铁酶的组成部分而参与体内氧的运送、生物氧化、组织呼吸及神经递质分解与合成。铁缺乏首先是血红蛋白生成不足、红细胞体积变小,严重者会导致贫血。此外,铁参与细胞色素酶、过氧化氢酶、过氧化物酶、琥珀酸脱氢酶、黄嘌呤氧化酶等的合成,这些酶是细胞代谢不可缺少的物质,铁缺乏时上述酶的活性下降,造成细胞功能紊乱,出现舌乳头萎缩、胃酸分泌减少和食欲不振等现象。经过补铁、补锌治疗后上述症状及厌食症状得到明显改善,可能提示厌食与缺铁、缺锌有关。

神经性厌食的营养治疗往往需要较长时间,同时需要临床医师、营养师、精神科医生、患者及其家庭之间的支持和配合。一旦患者情绪稳定、治疗依从性好转后应鼓励经口进食,医务人员为患儿制订具体详细的营养治疗计划,家长按照营养治疗方案,根据患儿对食物的具体喜好协助饮食制作、监督患者每日进食。治疗目标是在一段时间内争取患者能恢复每日规律性饮食,改善其营养状况,增加体重。

六、相关营养背景知识

疾病状况下肠屏障功能障碍

正常情况下,肠道依靠肠黏膜上皮、肠道免疫系统、肠道内正常菌群、肠道内分泌及蠕动组成的肠道屏障,可有效地阻挡肠道内 500 多种、浓度高达 $10^{12}/g$ 的肠道内寄生菌及其毒素向肠腔外组织、器官易位,防止机体受内源性微生物及其毒素的侵害。在饥饿、严重感染、创伤、休克等病理因素作用下,肠黏膜损伤,肠黏膜萎缩或通透性增高,导致肠屏障功能障碍,肠道细菌和内毒素易位,严重时可诱发多器官功能衰竭的发生。临床上常见的影响肠黏膜屏障功能的病理因素有饥饿、营养不良、严重感染、烧伤、休克、严重创伤、急性胰腺炎、梗阻性黄疸、长期全肠外营养、化疗及腹部放疗等。应激状况下,肠道屏障功能受损,肠道细菌易位,严重者可导致多器官功能衰竭的发生,从而影响患者的预后。

（一）饥饿和营养不良

饥饿和营养不良可引起肠细胞 DNA 含量减少,蛋白质合成及细胞增生下降,肠腔内黏液层厚度变薄,导致黏膜萎缩及所继发的肠黏膜酶活性下降,膜免疫功能受损。饥饿时蛋白质-热量营养不良降低机体蛋白质水平,引起淋巴细胞减少、免疫球蛋白水平下降、巨噬细胞功能不良,影响肠道和全身的免疫功能。研究发现,营养不良可引起 GALT 产生 Th-2 细胞因子下降,降低 CD_{11b}/CD_{18} 黏附分子的表达,降低多核白细胞的趋向性和吞噬能力,从而增加感染机会。另外,长期禁食或肠外营养时可引起肠黏膜萎缩,肠道激素分泌及动力降低,肠黏膜上皮通透性增加,肠道免疫功能障碍,从而引起肠道细菌易位,甚至导致肠源性败血症。研究发现,肠外营养时小肠上皮细胞之间的紧密连接降低,肠道内 SIgA 含量下降,肠道内细菌数量增多,而 SIgA 对细菌黏附到肠黏膜细胞起着重要的防御作用。动物实验发现,经口饮食可通过保持 IgA 刺激性和 IgA 抑制性细胞因子之间的平衡来维持正常的肠道 SIgA 水平,在接受肠外营养的动物,肠道 IgA 刺激性细胞因子 IL-4 和 IL-10 水平下降,导致黏膜防御功能降低。有研究发现,肠外营养可抑制小鼠肠道淋巴细胞的分化成熟,降低 CD_4、CD_8 和 CD_{44} 的数量,增加 γ-干扰素(INF-γ)mRNA 的表达,抑制 β-转化生长因子(TGF-β)mRNA 的表达。由于 INF-γ 可破坏肠黏膜上皮细胞间的紧密连接,损害黏膜完整性,而 TGF-β 则可抑制 INF-γ 的这一作用。因此,作者认为,肠外营养可减少小鼠肠黏膜淋巴细胞亚群,干扰细胞因子的表达,损害肠道屏障功能,促进肠道细菌易位。肠外营养大鼠小肠集合淋巴小结、黏膜固有层和上皮间淋巴细胞数量明显减少,有层 T 和 B 细胞的萎缩,IL-4 和 IL-10 的水平降低,CD_4/CD_8 及肠腔内 IgA 水平明显下降。此外,微量元素缺乏也可引起膜免疫功能低下。如锌缺乏可导致 IL-4 水平下降,IgA、IgE 及 IgG 分泌减少,全身 Th-1 反应及 GALT 水平的 Th-2 反应降低,引起 GALT 免疫功能损害。另外,锌缺乏还可影响细胞因子的产生、甲状腺素活性及淋巴细胞作用,引起胃肠道功能的紊乱,从而损害肠道屏障功能。

（二）感染

严重感染、脓毒血症时可引起肠黏膜一系列病理改变:黏膜和黏膜下水肿、肠绒毛顶部细胞坏死、肠通透性增加,从而破坏肠黏膜屏障功能。研究发现,感染时肠黏膜屏障功能的损害与内毒素和炎性介质的作用密切相关。脓毒症也是引起肠系膜低灌注的常见原因,脓毒症时肠道微循环发生显著的变化,全身血压下降及局部动脉收缩引起肠道灌注压下降,并进而使毛细血管血流迟缓。研究发现,在严重脓毒症早期肠道微循环即关闭。此外,脓毒症时机体组织耗氧量的增加更加重了肠黏膜的缺血损伤。动物实验及人类炎性肠道疾病均证实全身或肠道局部炎症时肠通透性增加和细菌易位。进一步的研究发现,肠通透性的增加是细胞因子如 TNF-α 直接的细胞毒性作用或是通过 INF-γ、IL-4 和 IL-10 等细胞因子间接作用的结果。直接细胞毒性作用可能是通过一氧化氮合成酶系统(iNOS)途径介导的。肠上皮中有许多细胞是一氧化氮(NO)的潜在来源,这些细胞包括肠肌层神经元,血管内皮细胞,肠上皮及黏膜下炎症细胞包括肥大细胞、巨噬细胞及多形核白细胞等。生理情况下 NO 对肠上皮通透性有调节作用,维持肠道黏膜血流、抑制血小板与白细胞黏附、调节肥大细胞反应,并能清除超氧化物等反应性氧代谢产物。然而,病理状况下 NO 的过度生成却对肠黏膜屏障的完整性有害。高浓度的 NO 可通过异化或破坏细胞骨架纤维肌动蛋白、抑制 ATP 生成、扩大细胞紧密连接等引起肠上皮通透性增高。此外,NO 生成的持续增加尚可引起氧化剂的过度形成,氧化剂抑制线粒体功能而引起 DNA 分裂及细胞凋亡,细胞凋亡使肠上皮出现短时的裸区而引起肠屏障功能减退并易于发生细菌易位。近年来的研究还发现,TNF-α 及 INF-γ 可直接控制启动因子关闭的活性,引起肠上皮细胞凋亡和降低上皮细胞的电阻抗,增加小分子物质的跨细胞转运。许多实验均证实,坏死性胰腺炎时肠道通透性明显增加、肠道细菌易位,且其程度与疾病的严重程度相关。肠道细菌易位被认为是梗阻性黄疸重要的病理现象。在大鼠胆道结扎所致梗阻性黄疸时,光镜或电镜超微结构检查发现,空肠、回肠、盲肠及大肠炎症、水肿改变,桥粒破坏,肠上皮细胞之间间隙形成,黏膜上细菌附着数量明显增加。酒精性肝硬变是另一种炎性状态,研究发现,此时 iNOS 激活,NO 的过度生成,氧化应激增加和过氧化产物形成,引起微管蛋白的异化,降低稳定聚合微管蛋白水平,从而导致肠道屏障功能损害。

（三）创伤应激

大手术、严重创伤、烧伤或休克等应激情况下,内脏血流减少,肠黏膜由于处于低灌注状态而受到损伤。烧伤后的休克可引起肠系膜血流下降,黏膜 DNA 合成减少,肠道刷状缘细胞骨架发生破坏,促进肠上皮细胞凋亡,交感神经系统受刺激导致肠动力减退,均可引起肠屏障功能障碍。应激时肠屏障功能损伤的机制尚未完全清楚,目前认为,可能与以下原因有关。① 肠黏膜缺血缺氧:应激情况下,机体供氧量降低,这种低供氧情况可由组织低灌注、动脉血氧低下或贫血引起,合并脓毒症或其他危重病引起的机体高代谢状态将使组织耗氧量进一步增加。所有这些因素使得细胞内氧分压降低,以至于不能满足正常线粒体呼吸,糖酵解代谢率增加,细胞内 ATP 浓度将耗竭,细胞内酸中毒,引起肠道绒毛的微循环结构损害,肠道黏膜上皮通透性增高,肠屏障功能障碍。② ATP 耗竭:肠上皮细胞内缺氧引起线粒体功能受损,导致 ATP 耗竭。ATP 耗竭后将引起甘油醛 3-磷酸酯脱氢酶及线粒体 ADP 磷酸化的抑制,引起细胞酸中毒。酸中毒通过抑制糖酵解限速步骤磷酸果糖激酶来正反馈地促进 ATP 耗竭。ATP 耗竭增加上皮或内皮的通透性的机制还不清楚,可能是 ATP 耗竭破坏肌动蛋白微丝,而肌动蛋白是细胞骨架的重要结构,对维持正常肠上皮结构完整和通透性十分重要。此外,ATP 耗竭还可通过干扰正常的细胞内钙平衡而促进细胞骨架紊乱,造成肠上皮细胞结构损害。③ 黏膜细胞酸中毒:肠上皮细胞缺氧时为保持足够的能量水平,细胞无氧代谢增加,ATP 耗竭,造成细胞酸中毒。酸中毒引起肠上皮通透性增高的确切机制尚不清楚,可能是通过促进氧化剂形成来提高肠上皮通透性。酸中毒可促进脂质过氧化及氧化剂介导的细胞损伤,还能促进细胞内储存的自由铁的移位,而氧化剂应激至少部分依赖于铁的移位。酸中毒增强氧化剂介导的损伤还与谷胱甘肽还原酶和谷胱甘肽过氧化物酶的抑制有关。此外,酸中毒改变肠上皮通透性的另一个途径是增加细胞内钙离子浓度。由于细胞内氢离子浓度增加引起 $Ca^{2+}-H^+$ 交换及激活 pH 依赖的浆膜 Ca^{2+} 通道。细胞内钙离子浓度增加可松解紧密连接及提高肠上皮通透性。④ 氧化应激:氧化剂与肠屏障功能不全的许多原因有关,肠缺血后再灌注可引起黏膜高通透性及氧化剂应激的生化表现。在肠缺血再灌注损伤中,由黄嘌呤氧化酶催化的反应,以及肠微脉管系统中中性粒细胞由 NADPH 氧化酶催化的反应,可清除反应性氧代谢产物或抑制黄嘌呤氧化酶的物质可改善缺血再灌注损伤后的肠屏障功能紊乱,在对有出血性休克或全身炎症的动物研究中,这些物质已显示出对肠屏障功能的改善有好处。目前,氧化剂损伤肠屏障功能的确切机制还不清楚。在各种体外模型中,如双氧水或超氧根离子等氧化剂能提高肠上皮通透性,并且能通过促进过多的肌动蛋白聚合作用来破坏细胞骨架,而细胞骨架是肠黏膜保持完整性的关键组成部分。反应性氧代谢产物能引起 ATP 耗竭,ATP 耗竭是引起肠上皮屏障功能不全的一个重要因素。

（四）其他

恶性肿瘤患者接受全身或腹部放射治疗以及大剂量细胞毒性药物治疗,可对胃肠道产生直接和间接影响,严重者可损伤肠屏障功能完整性。直接影响主要由于放疗和化疗的特异性伤害,而间接影响则源于不能进食和胃肠道激素等分泌减少。放疗对肠道屏障的损害与剂量、放射时间和患者营养状况等有关。大剂量照射后几小时内即可出现隐窝周围细胞损伤,肠道上皮细胞进行性丢失。随后出现肠道黏膜的剥脱、糜烂。患者出现恶心、呕吐、痉挛性腹痛、发热和腹泻等症状。肠道通透性增加,吸收和分泌功能下降。化疗对胃肠道的影响取决于用药种类和剂量。临床上,化疗导致的胃肠道毒性反应十分常见,表现为厌食、恶心、呕吐、痉挛性腹痛、腹泻、黏膜炎和发热,其实质是胃肠道黏膜损害。动物实验证实,大剂量全身或腹腔灌注化疗后肠黏膜水肿、充血、糜烂、脱落,肠通透性明显增加,肠道细菌易位。

七、主编点评

青少年神经性厌食在临床上并非罕见,本例患者是典型的神经性厌食病例,有明显的诱因,病史和临床表现符合该疾病所有的特征,由于长时间节食后出现纳差、乏力、恶心、呕吐、腹胀、便秘,体重明显下降,严重低蛋白血症、肝功能损害及大量胸腹水,存在严重营养不良,机体内分泌紊乱,消化道功能障碍。神经性厌食主要的临床风险是极度的营养不良、恶病质,机体器官功能损害,严重者可危及生命。营养治疗在神经性厌食治疗中起着举足轻重的作用,理论上此类患者大多数消化道功能正常,应通过肠内营养支持并尽快恢复患者的经口进食,这对维护黏膜屏障、促进肠功能恢复、减轻肝损害及胆汁淤积等均十分有益。但是,临床上许多重症病例由于长期营养物质摄入不足、严重的营养不良可导致机体各个系统、器官功能出现障碍,再加上患者依从性差,肠内营养支持往往难以实施,耐受性差。相反,大多数患者对肠外营养的依从性较好,是治疗早期理想的营养支持方式。无论采用何种营养支持方式,启动时均应从小量开始,随着生理功能的适应和恢复,有计划、有步骤地增加,以避免出现严重的代谢性并发症。在提供足量热量的前提下,充足的氮源可防止机体瘦组织群和内脏蛋白的继续消耗,促进组织的生长,增强机体抵抗力,促进酶和激素的合成。同时应补充足量的维生素和微量元素,纠正可能存在的电解质、维生素及微量元素缺乏。

总而言之,如何根据患儿精神状况、依从性、疾病严重程度,维持机体、重要器官正常功能,制订符合患者的个体化、确实可行的治疗方案,恢复机体组成和营养状况,减少并发症的发生率,是疾病治疗的关键。维持机体、器官正常功能,恢复正常的体重,逆转营养不良,恢复正常的饮食习惯是营养治疗目标。通过合理的营养支持,加上成功的心理干预和患儿家属的配合,大多数神经性厌食能够得到有效的控制,营养状况和机体功能得以改善和恢复。

(吴国豪)

参考文献

[1] Sanchez-Rodríguez D, Marco E, Ronquillo-Moreno N, et al. ASPEN-AND-ESPEN: A postacute-care comparison of the basic definition of malnutrition from the American Society of Parenteral and Enteral Nutrition and Academy of Nutrition and Dietetics with the European Society for Clinical Nutrition and Metabolism definition[J]. Clinical Nutrition, 2019, 38: 297-302.

[2] Mogensen KM, Malone A, Becker P, et al. Academy of Nutrition and Dietetics/American Society for Parenteral and Enteral Nutrition Consensus Malnutrition Characteristics: Usability and Association With Outcomes[J]. Nutr Clin Pract, 2019, 34: 657-665.

[3] Resmark G, Herpertz S, Herpertz-Dahlmann B, et al. Treatment of Anorexia Nervosa — New Evidence-Based Guidelines[J]. J Clin Med, 2019, 8: 153-169.

［4］ Hilbert A，Petroff D，Herpertz S，et al. Meta-analysis of the efficacy of psychological and medical treatments for binge-eating disorder［J］. J Consult Clin Psychol，2019，87：91 - 105.

［5］ Giuliani C. The Flavonoid Quercetin Induces AP - 1 Activation in FRTL - 5 Thyroid Cells［J］. Antioxidants，2019，8：112 - 122.

［6］ Santangelo R，Silvestrini A，Mancuso C. Ginsenosides，catechins，quercetin and gut microbiota：Current evidence of challenging interactions［J］. Food Chem Toxicol，2019，123：42 - 49.

第二十章

家庭营养支持

病例 1

肠系膜上动脉血栓栓塞,短肠综合征,长期家庭肠外营养

一、病史简介

患者,男性,42 岁。因"上腹部疼痛、呕吐 1 天"急诊来院就诊。患者昨天中饭后出现剧烈腹痛,呈持续性绞痛,伴呕吐,呕吐物为胃内容物,腹泻数次,无呕血、便血、发热,到当地医院就诊,行腹部 CT 及肠系膜上动脉 CTA 检查,提示肠系膜上动脉主干无对比剂充盈,提示肠系膜上动脉主干近端栓塞,经给予输液支持治疗未明显好转,为求进一步诊治至我院,急诊收住入院。发病以来,患者神志清,精神可,小便无殊,大便如上,未进食,体重无明显变化。

既往有高血脂 10 年,一直服用阿托伐他汀。否认糖尿病等其他慢性病史,否认传染病史,预防接种按时按序,否认食物药物过敏史。否认输血史。

二、入院检查

体温 37.8℃,脉搏 88 次/分,呼吸 22 次/分,血压 135/80 mmHg,体重 72 kg,身高 173 cm。神志清楚,急性面容,呼吸稍促,营养良好,强迫体位,查体合作。皮肤干燥,无黄染,无肝掌、蜘蛛痣。全身浅表淋巴结无肿大,胸廓无畸形,双肺呼吸音清,未及干湿啰音。心前区无隆起,心界不大,心率 88 次/分,律齐,各瓣膜区未及病理性杂音。腹部平坦,未见胃肠型,全腹压痛,肌紧张,肝脾肋下未触及,叩诊鼓音,无移动性浊音,肠鸣音减弱。直肠指检无异常,生殖器未检,四肢脊柱无畸形,活动自如,双下肢不肿,双侧足背动脉搏动可,神经系统检查无异常体征。

红细胞 $4.082×10^{12}$/L;血红蛋白 136 g/L;血小板 $456×10^9$/L;白细胞 $15.27×10^9$/L;中性粒细胞 88.8%;总胆红素 11.2 μmol/L;直接胆红素 5.5 μmol/L;总蛋白 69 g/L;白蛋白 37 g/L;谷丙转氨酶 55 U/L;谷草转氨酶 47 U/L;前白蛋白 0.19 g/L,尿素 6.3 mmol/L,肌酐 62 μmol/L,葡萄糖 6.4 mmol/L,甘油三酯 3.6 mmol/L,总胆固醇 7.8 mmol/L,钠 136 mmol/L;钾 3.9 mmol/L;氯 101 mmol/L。

腹部 CT 平扫:小肠扩张,有多个液气平,腹腔积液,肠系膜渗出、水肿,结构模糊,请结合临床。

三、入院诊断

弥漫性腹膜炎,肠系膜栓塞。

四、治疗经过

患者入院后一般情况差,出现血压下降,腹腔穿刺容易抽出暗红色血性液体,考虑肠系膜栓塞肠坏死,弥漫性腹膜炎,感染性休克。经过扩溶、抗休克治疗后急诊剖腹探查手术,术中发现肠系膜上动脉血栓栓塞,整个小肠呈暗黑色、扩张,血管无搏动,肠管蠕动消失,切除坏死部分小肠,残留近端血供尚可的空肠约 40 cm 和末端 15 cm 回肠,结、直肠完整,术中观察 30 分钟见剩余的空肠及末端回肠血供良好后行空回肠端端吻合,术中测量剩余小肠长度约 50 cm,手术经过顺利,术后入外科重症监护病房。早期

经积极液体复苏、抗感染对症支持治疗以及床旁连续肾脏替代治疗(CRRT)辅助清除炎性介质后,患者循环及一般情况逐步恢复稳定,胃肠减压量 700~800 ml/d,空腹血糖为 12.5~16.0 mmol/L,腹泻次数 8~12 次/天。给予肠外营养,逐步撤离器官辅助支持、减少升压药物用量及抗生素降级,转回普通病房继续治疗。

回病房后继续肠外营养,给予抑酸、止泻、控制血糖等治疗,患者一般情况稳定,胃肠减压量逐渐减少后拔除胃管,血糖逐步下降至正常范围,腹泻次数减少。考虑到患者残余小肠过短,考虑到该患者需要长期肠外营养甚至可能会终身依赖肠外营养支持以维持生命,我们重新建立中心静脉输液途径,采用隧道式锁骨下静脉穿刺置管的中心静脉置管,即将导管从锁骨下穿刺处再向下在前胸壁做 20 cm 左右的一皮下隧道,使导管通过皮下隧道从前胸壁引出,这样不仅可降低中心静脉导管感染发生率,方便患者本人或其家属在家中操作、实施,护理方便且不影响日常活动。同时,通过间接测热法测定该患者静息状况下的能量消耗值,为今后制订家庭肠外营养支持计划作好准备。患者出院前我们对患者和其家属进行家庭肠外营养相关知识的专门教育和培训,帮助其在家中建立营养液配置设备和场所,在家中配置每日所需的全营养混合液。患者住院 28 天顺利出院,出院时体重较入院下降 10 kg,出院后行家庭肠外营养支持,本院营养支持小组定期随访、指导和监测。

五、讨论分析

问题 1:该患者术后高胃酸分泌、高血糖的原因是什么? 临床上有何对策

小肠大部分切除后,由于空肠正常分泌的抑制性激素如胃抑制性多肽、血管活性肽等的丧失,引起胃泌素增高,刺激高胃酸分泌。临床研究发现,小肠大部分切除后 24 小时内可引起高胃酸分泌,空肠切除比回肠切除引起的高胃酸分泌更加严重。高胃酸分泌不仅造成胃肠减压量增加,水、电解质丢失增加,还会增加消化性溃疡的发生率,高胃酸负荷还可加重腹泻。此外,高胃酸抑制胰脂酶的活性,从而抑制肠腔内胆盐结合而影响营养素吸收,出现程度不同的吸收不良性腹泻和脂肪泻,导致胰酶活性下降和空肠运动增加。临床上,静脉给予质子泵抑制剂有利于改善小肠消化和吸收营养素的能力,并可预防急性消化性溃疡所致的出血。此外,胃酸抑制剂还有助于减少小肠内的总液体量,减轻腹泻程度。临床上在小肠广泛切除后早期应完全禁食,胃肠减压,此时如果过早进食即使是单纯饮水都会导致腹泻加重,引起水、电解质及酸碱平衡失调。进行肠外营养支持,同时使用生长抑素抑制消化液的分泌,控制腹泻。由于长期使用生长抑素能够抑制肠功能的代偿,因此当腹泻量明显减少时可停用生长抑素,改用其他肠动力抑制剂治疗腹泻,提高营养素的吸收。常用药物有可待因、盐酸禄氯苯哌酰胺、阿片酊剂、复方苯乙哌啶或易蒙停等。治疗过程中应密切监视内稳态的变化,精确计算出入量,包括胃肠引流液量和大小便量,保持每日尿量在 1 000 ml 以上,避免脱水或组织水肿。血电解质和酸碱平衡的监测也十分必要,应每 1~2 天 1 次,必要时随时监测。术后 2~3 天,当患者血流动力学和代谢状态稳定、电解质紊乱纠正后,就应开始全肠外营养支持。当患者水、电解质和酸碱平衡稳定,腹泻量降至 2 L/d 以下,可开始口服少量等渗液体,同时可开始启动肠内营养支持,在营养支持的同时,可以逐渐添加碳水化合物与蛋白质混合食物。

该患者既往无糖尿病史。手术后出现明显的高血糖,考虑是创伤后胰岛素抵抗以及应激性高血糖可能,这在临床上十分常见,处理得当可明显改善患者的结局。创伤后胰岛素抵抗是一把双刃剑,一方面它导致高血糖、高血脂及外周葡萄糖转运减少等,从而为重要器官(如大脑)提供充足的能源;另一方面,它导致机体瘦组织群减少、创口愈合不良及感染率升高等。创伤后胰岛素抵抗是创伤后全身炎症反应综合征的一部分,严重的胰岛素抵抗是非常有害的。创伤后胰岛素抵抗的治疗应从神经反射、体液因子和细胞因子、信号传导以及基因表达等多个方面进行综合考虑,以便使这一反应的表达恰到好处。积

极的原发病处理、控制感染、良好的镇痛等处理能减轻机体的应激程度,减少应激激素如儿茶酚胺、胰高血糖素、皮质醇的释放,可减轻应激程度和胰岛素抵抗,提高葡萄糖的利用率,从而降低血糖水平。肠外营养是高血糖的一个危险因素,对严重应激状况下患者进行营养支持时应避免血糖值升高。因此,对于严重应激状态下高血糖的危重患者,在创伤应激早期避免过高热量摄入,尤其是要控制葡萄糖的摄入量,此时营养支持目标不是追求过高的热量和氮平衡,而是提供适当的热量和蛋白质,以维持现有的机体细胞总量,尽量减少机体蛋白质的丢失。同时,应用外源性胰岛素强化治疗以控制血糖在合理水平。目前大多数学会推荐重症患者血糖控制在 8～10 mmol/L,即可有效降低高血糖的危害,又能避免严格控制血糖在正常范围可能造成的低血糖风险。

问题2：如何决定治疗患者是否适合进行家庭肠外营养支持,应做哪些准备工作? 如何实施

该患者是短肠综合征患者,由于残留小肠长度短,可能需要长时间甚至终身依赖肠外营养维持机体营养状况,是家庭营养支持强适应证者。但是,患者是否能够在家中进行肠外营养支持必须仔细考虑,并咨询患者、照料者、随访护士、输液提供商和医生。不是所有患者都适合家庭营养支持,适合的只是那些符合条件的患者,即临床症状稳定、可在家中观察、有安全输液治疗的条件。影响家庭治疗的高危因素包括:年龄太小或太大,难以控制的糖尿病,液体和电解质或酸碱平衡紊乱,重要脏器功能不全,存在再喂养综合征的高危因素。

家庭肠外营养支持是一项十分复杂的工程,在准备实施前应充分做好各方面准备工作,出院前应制订一个详细的营养支持计划,具体包括:① 医院营养支持小组首先应将家庭营养支持的目的、必要性、益处、风险、可能结果告知患者及其家属,使其对整个治疗方案有充分认识;② 对该患者及其家庭状况进行仔细的评价,包括患者及其家属的文化程度、接受能力,患者的医疗保障体系情况,家庭经济状况及家庭环境等;③ 了解患者家庭附近的医疗设施情况,是否有能提供适当治疗的医疗机构,是否有紧急情况下接受医疗救治的条件;④ 帮助患者建立营养物质、医疗用品的供应途径,确定患者与医院营养支持小组联系的方法,确保能够及时得到医务人员相应的帮助;⑤ 对患者家庭居住环境进行评估和改造,添置超净工作台等肠外营养配制装置;⑥ 对患者或其家属进行培训,包括无菌概念、肠外营养液的配制和保存、导管护理操作、营养液输注技术、自我监测内容及简单的营养状况评价方法;⑦ 开患者出院之前,应对患者的营养状况做全面的检测和评价,并为患者建立医疗档案,为将来的定期随访提供基本资料;⑧ 提供给患者一份完整的出院小结,妥善回答提出的问题,以消除其焦虑情绪;⑨ 告知患者附近的医疗机构,以便他们能启动接收程序,向接收医疗机构传真患者的所有医嘱,包括近期的 PN 配方、静脉补液医嘱、创伤用药、胃肠道用药、医疗和物理治疗方案以及所有的护理计划,使得当地医疗机构可以根据上述资料在患者到达后及时实施护理。

另一方面,在开始家庭营养支持的初始阶段,原治疗机构应对患者定期进行随访。一般说来,在最初的 4～5 天内每天进行随访,在下 1 周变为 2～3 次,第 3、4 周,随访的主要内容是估计患者的耐受性、治疗的反应和临床表现。在治疗的第 1 天,患者或照料者必须学会发现导管的并发症,液体失衡的症状和体征,高血糖和低血糖的表现,以及如何测量手指血糖或尿糖。在营养支持方案最终确定成形前,可能需要 1 周或几周适应时间,才能使患者达到营养治疗的目标。

问题3：如何制订该患者的肠外营养配方,家庭肠外营养方案制订需要注意什么

家庭肠外患者的营养处方应该符合治疗状况,无论治疗目的是保持现状或改善营养状况,家庭营养配方都必须以起始营养状况为基础,不易摄入过多热量和蛋白质量,以避免长期营养支持可能造成的代谢并发症。我们的经验是家庭肠外营养配方的制定十分重要,因为患者需要长时间应用,要避免肠外途径过高的热量或其他营养素长期使用造成的代谢并发症,因而推荐采用间接测热发测定患者基础能量消耗情况,以确定到底摄入多少热量。能量底物应采用双能源系统,除葡萄糖之外,脂肪乳剂是理想的能源物质,且避免必需脂肪酸缺乏。对于完全无法进食患者,应每天补充正常需要量的维生素和微量元素,以避免发生微量营养素的缺乏。此外,营养处方须考虑营养素之间以及营养素与疾病治疗药物之间的配伍与禁忌,营养配方必须易混合和输注,以方便患者和医护监护者实施家庭治疗,过多添加剂不仅增加费用(添加剂本身、注射器、辅助材料),而且耗费时间和精力,使患者容易混淆。再者,由于长期家庭肠外营养支持的费用较高,患者经济负担较重,故尽可能采用经济简单的配方,一般不应用特殊的营养制剂,因为其不仅价格昂贵,而且使用中还往往需要进行更多监测。

由于家庭肠外营养的实施是在患者家中进行,所以其配方不可能像在病房里那样可以随时调整,我们也不可能观察到营养液输入后患者的不良反应。因此家庭肠外营养配方的制订一定要非常的慎重,每一种营养成分产品的选择及其用量都要认真、仔细思考,要考虑到长期使用该配方后是否会发生不良反应,要选定最少发生不良反应的配方用于家庭肠外营养,使其能较长时间地使用,以保持配方的相对稳定性。从安全性角度,宁可在刚开始时将其计量定得小些,待2~3周后再随访1次,如果患者无任何不良反应,则可增加计量。

问题4:该患者在实施家庭营养治疗期间,如何进行监测

实施 HPN 的患者应该进行一系列相关监测,以便发现任何异常能及时纠正,主要的监测内容如下。

(1)护士随访:患者出院回家后,通常第1个晚上需要护士去估计患者对营养的耐受性或者帮助进行肠外营养输注,解决可能发生的问题。第2天停止输液时需要护士帮助封闭静脉导管。护士随访的频率决定于患者和陪护者的能力、患者病情的严重程度。

(2)营养状况评价:在营养支持开始时必须做营养状况评价,然后在第1个月每周重新评估。如果患者因为代谢、精神状态或知识缺乏导致输注困难时,必须增加营养状况评价频率。一般说来,营养状况评价随访间隔时间应随营养支持时间的进行延长到每月或每个季度1次,部分患者可能每年只需1~2次。

(3)临床表现:成人患者的临床检测包括营养治疗的有效性和耐受性、营养方法、机体测定、功能状态、实验室指标、营养不良的临床和体检表现,功能状态是测定患者的日常活动能力及参加兴趣爱好的能力。治疗的有效性好耐受性可以通过测量体重、摄入和排出、血或尿的化学成分以及恶心、呕吐、腹泻和易饱状态的客观反应来监测。给予上述指标的正常范围,使患者或者看护者懂得当指标超出范围时要及时报告医生。体重通常在排泄或多次胃肠道液体排出后设立基础体重,一旦稳定就只需每周测量即可。体重必须每天同样时间、穿同样的衣物时测量,连续两天体重变化超过1 kg以上或1周超过2.25 kg应该是有意义的。液体的丢失可以通过口渴的主诉、水肿、输液时呼吸急促以及口腔状态来估计。必须教会患者报告所有的不适,从而延长输液时间或调整液体总量。高血糖症可能会发生在患者输液高峰时或患者有疾病或药物治疗时的血糖失控病史。必须通过尿或手指血检测,当血糖>16 mmol/L时需要调整输液的内容、时间、检测时间或是否加入胰岛素来控制。对于经常出现低血糖症状或者血糖<3 mmol/L时,输液的间歇时间可能需要延长,以缩短无液体输注时间,患者可以口服的话,可以给予口服糖水。

(4)实验室指标:实验室指标监测周期应根据具体情况而定,ASPEN 建议每周测量血糖、电解质、尿氮、肌酐、镁和磷,直至患者临床情况稳定,对于以前有电解质紊乱、肾功能不全、消化液丢失过多或应用利尿剂的患者应增加监测次数。一般说来,对于刚开始接受 HPN 的患者,应每天监测血糖和电解质等指标,随着治疗时间的延长,其实验室指标的监测频率可以延长。

(5)并发症监测:接受 HPN 的患者,在治疗中可能发生维生素和矿物质缺乏。如果脂肪摄入不足,可能发生维生素 E 缺乏。长期 PN 可能发生硒、维生素 C、铁和酰胺不足。另外,高浓度的维生素 A

可能发生在接受 PN 的肾功能不全患者中。因为大多数肠外营养配方中不含铁,因此在最初 3 个月及随后的每 6 个月中必须随访血清铁水平。其他诸如锌、维生素 B_{12} 和铜的不足决定于基础疾病,高危患者必须制表监测维生素和矿物质的水平。必须注意,血浓度不是机体储备情况的表现,可能受到蛋白质载体状态的影响。发生某种营养成分的缺乏通常是在临床症状中发现,而不是定期抽血生化检查。血生化检查用来估计可能的营养缺失只是一种静态的表现,仅反映其某种浓度并不能揭示营养成分是否有功能。目前还不能通过哪项生化检查快速检测出某种特别营养素的缺乏,因为许多项目一般医院不作为常规检测指标,少数项目甚至目前尚无确定的检测方法,这样临床工作者只能通过临床观察来判断营养素缺乏引起的症状是否得到改善。

(6)器官功能监测:长期 HPN 可造成肝脏损害、胆囊或胆道系统结石形成、肠道结构和功能损害及代谢性骨病。因而应定期进行肝功能相关指标检测,定时行超声波检查胆囊或胆道系统,及时发现问题。应根据具体情况尽可能给予一定量的 EN,以防止肠道结构和功能损害并发症的发生。如果长期 HPN 患者出现持续低热而又无明确感染病灶存在,应考虑肠源性感染。代谢性骨病主要表现为骨骼疼痛,特别是在承重关节和骨折处周围。出现骨钙丢失、骨质疏松、血碱性磷酸酶增高、高钙血症、尿钙排出增加、四肢关节疼痛、甚至出现骨折等表现,可通过双能源 X 线检测骨密度。

(7)生活质量监测:应注意接受 HPN 患者的生活质量,及时了解 HPN 治疗对生活方面的影响,包括睡觉、旅行、练习、休闲和社会活动等情况。一般说来,接受家庭营养支持的患者在机体能力和面对工作或日常生活的处理能力都受限,使他们觉得累而无助,对整体健康状况感觉较差,有些患者出现焦虑、失望、恐惧和不相信治疗结果,担心家庭、婚姻和经济问题,对未来比较悲观。因此,医护人员和患者家属应注重患者心理变化,及时给予开导和帮助,以提高其生活质量。

六、相关营养背景知识

长期家庭肠外营养的挑战和对策

长期家庭肠外营养对患者和诊治医生均是面临的挑战,对肠外营养的依赖和慢性病不可避免对患者及家庭造成了心理、经济和其他生活方式的限制,会对患者的生活质量产生负面影响。与住院患者的肠外营养支持不同,家庭肠外营养存在一些特殊问题,从处方制定、药物供应、营养液配置、营养途径建立、导管护理、营养监测和管理、并发症防治、营养支持团队与患者及家属的沟通,都会面临着复杂的挑战。尽管目前有相关的家庭肠外营养的指南推荐意见,但是,临床实践中依然会遇到许多困难和挑战。

(一)需要营养支持团队的帮助

家庭肠外营养实施过程需要有强有力的营养支持团队给予帮助,营养支持小组在家庭肠外营养过程中发挥重要的作用。营养支持专业人员首先评估患者是否有家庭营养支持的指征,得到患者及家属的同意,并评估及核实家庭情况,包括住房条件、卫生情况、经济状况、心理素质等。对患者及其家属进行临床营养专业知识的教育和培训,主要包括肠外营养制剂选择,无菌操作原则,肠外营养配制操作流程,静脉导管护理,肠外营养输注方式,并发症的监测及发现、建立与医师及小组成员的联系方法以及建立营养制剂的供应渠道等。帮助患者制订出院后的营养支持计划,如何处理好与营养产品推销商的关系,建立药物供应渠道,药物的妥善保存,对患者进行随访、营养监测和疗效评价。

(二)家庭肠外营养实施的挑战

不同于住院期间的肠外营养,家庭肠外营养的安全实施对患者和负责实施的家属或指定人员的要求较高,要求患者和负责实施的家属或指定人员的认知能力和日常行为能力无明显障碍,可胜任家庭肠外营养的日常管理。在实施家庭肠外营养初始阶段,患者所用的全营养混合液可以由医院药房统一配置后送到其家中,帮助其在家中建立营养液配置设备和场所,在家中配置每日所需的全营养混合液。家庭肠外营养液的配置需要一个相对独立的房间放置配置营养液的超净工作台，房间内有防尘设备、紫外线或电子灭菌灯或电子空气消毒器等装置。此外，还需要有放置药品、器械及相关材料的空间。肠外营养液由接受专业培训的家庭人员按照无菌操作技术、规范的配置操作流程完成。超净工作台需要定期检测、更换初效过滤器，配液前先清洁配液间台面，后用洗必泰（或其他消毒液）擦抹，再用紫外线或电子灭菌灯照射 60 min。有条件的家庭应定期作配液室内空气、净化工作台台面及有关无菌物品的细菌培养。配置好的营养液应当天使用，不宜在常温下长时间储存。

家庭肠外营养液采用全合一方式实施，既有利于营养物质更好地代谢和利用，又避免了多瓶输注时的操作和可能发生污染等并发症的机会，基本上是"一日一袋式"的输液方法，使得家庭肠外营养更加简单易行且更安全。因此，患者或其陪护人需要掌握肠外营养配置详细操作流程，确保整个配置操作过程无菌，各营养物质剂量、添加顺序正确。家庭肠外营养静脉输注途径的建立首选通过颈内静脉或锁骨下静脉置管的上腔静脉途径，也可选择经周围静脉插入中心静脉导管（peripherally inserted central venous catheters，PICC）途径。对于需要长期肠外营养甚至是终身依赖肠外营养支持以维持生命的患者，推荐采用隧道式锁骨下静脉穿刺置管的中心静脉置管，即将导管从锁骨下穿刺处再向下在前胸壁做 20 cm 左右的一皮下隧道，使导管通过皮下隧道从前胸壁引出，这样不仅可降低中心静脉导管感染发生率，又适合患者本人或其家属在家中操作、实施，护理方便，不影响日常活动。PICC 是目前国内外应用较广泛的另一个中心静脉置管途径，其优点主要是可以避免因中心静脉导管置管导致的并发症，可以较长时间留置，感染发生率较低，短期家庭肠外营养患者可考虑使用 PICC 途径。由于 PICC 途径的血栓性并发症发生率较高，且患者自己操作不方便等原因，故不推荐长期家庭肠外营养患者使用。家庭肠外营养的输注通常采用循环输注法，即选择每天某一段时间内输注营养液，而一天内有一段时间不输液，一旦输注时间确定以后，患者和家庭成员须一起帮助改变患者的生活方式，从而提高患者的顺应性，这样有利于患者能够参加正常日常工作或活动，改善其生活质量，营养液输注的速度应快慢适宜。但在刚从医院转入家庭进行家庭肠外营养时，建议给予患者约 10 d 的过渡期，逐渐由持续输注转变为循环输注法，逐步缩短每日输注时间，同时监测机体对葡萄糖和液体量的耐受情况，避免血糖波动变化过大对机体造成的不利影响，防止无营养液输注期出现严重的低血糖现象。一些患者的营养液输注时间可选择在夜间，输注持续时间控制在 12 小时内，一般在入睡前开始输注，待睡醒后液体基本上输完，应用输注泵控制输注速度，一旦出现故障或液体输注完毕，仪器会自动报警，保证了输液的安全。

（三）并发症防治及生活质量的挑战

长期家庭肠外营养可导致一系列并发症，影响家庭肠外营养的维持，严重者甚至可危及患者生命。静脉导管相关并发症、代谢性并发症、肝功能损害等是大多数家庭肠外营养患者最为常见的挑战。导管感染是家庭肠外营养最常见最严重的并发症之一，几乎每例长期实施家庭肠外营养的患者都会发生。一旦发生静脉导管感染，有时不得不拔除导管，这就会迫使家庭肠外营养中断，后果严重。临床实践发现，严格的无菌操作及认真的导管护理在预防导管感染中起重要作用。此外，中心静脉置管的方式、部位以及导管的质量也是影响导管感染的重要因素。研究显示，采用锁骨下静脉穿刺置管，并经皮下隧道由前胸壁引出可明显降低导管感染的发生率。选用单腔导管、避免静脉导管的频繁操作、有效地预防导管堵塞等，均能降低导管感染风险。导管堵塞是家庭肠外营养另一个常见并发症，导管的质量、输液后的导管护理，以及营养液的成分在管壁内沉积等均是引起导管堵塞的重要因素。目前，预防导管堵塞的方法多，但实际效果差异较大。传统的方法是每次结束营养液输注时用无菌 0.9% 氯化钠注射液 20 ml 冲洗导管，以防营养液沉积而致阻塞，冲洗完毕后再用肝素加 0.9% 氯化钠注射液（肝素浓度为 1 mg/ml）约 2 ml 将导管腔充满，防止回血在导管内沉着、凝结。但近年来的文献和临床经验报告是采用生理盐水冲洗并封管以预防导管堵塞。对于已经堵塞的导管，我们经过长期的观察和研究，发明了氢氧化钠溶液冲洗法,既能防止导管阻塞,又能使大部分已经堵塞的导管再通。具体方法是通过定期向导管内注入 1 mmol/L 氢氧化钠 0.5～0.75 ml,保留 2 小时后回抽,再用等渗盐水冲洗导管,即可消除导管内壁上的沉积物。长期家庭肠外营养者每 3 个月使用 1 次,能使导管保持通畅,可有效延长导管使用时间。

　　长期实施家庭肠外营养容易引起肝功能损害,临床上表现为胆汁淤积、肝酶谱升高和黄疸,严重者可导致肝脏发生不可逆的损害,甚至可引起肝衰竭及死亡。长期肠外营养所致的肝功能损害是多因素综合作用的结果,其中原发疾病影响,胃肠道长时间缺乏食物刺激,胆汁淤积,长期过高的能量供给、葡萄糖、脂肪与氮量的提供不合理、胆汁淤积及某些营养制剂中的某些成分有关。为减少肝功能损害的发生,应避免长时间过高热量及过量葡萄糖摄入,适当调整营养液成分或营养素的比例,包括使用中/长链脂肪乳剂,含橄榄油脂肪乳剂或鱼油脂肪乳剂。同时,在允许情况下尽可能保持经口进食或使用经胃肠道喂养,均可减少肝功能损害的发生。长期家庭肠外营时由于胃肠道长时间缺乏食物刺激,导致肠黏膜上皮绒毛萎缩、变稀、皱褶变平,肠壁变薄,肠道激素分泌及动力降低,小肠黏膜细胞及营养酶系的活性退化,肠黏膜上皮通透性增加,肠道免疫功能障碍,以至于肠黏膜的正常结构和功能损害,导致肠道细菌易位而引起肠源性感染。肠内营养可改善和维持肠道黏膜结构和功能的完整性,因此,对于长期家庭肠外营患者,应根据具体情况尽可能保持进口进食或给予一定量的肠内营养,以防止发生肠道结构和功能损害等并发症。长期家庭肠外营时肠道激素的分泌受抑制,不可避免地出现胆囊胆汁淤积,胆囊或胆道系统结石形成。胆泥淤积和胆囊结石形成还可能进一步诱发急性胆囊炎、急性胰腺炎和胆道感染等并发症。因此,当长期家庭肠外营患者发生胆囊结石、急性胆囊炎时通常需行胆囊切除术。部分长期家庭肠外营患者可出现骨钙丢失、骨质疏松、血碱性磷酸酶增高、高钙血症、尿钙排出增加、四肢关节疼痛,甚至出现骨折等表现,称之为代谢性骨病。因此,长期家庭肠外营患者临床上除注意钙、磷的补充外,还应适量补充维生素 D,以防止代谢性骨病的发生。

七、主编点评

　　家庭肠外营养是指在专业营养支持小组的指导下,让某些病情相对平稳,需要长期或较长期依赖肠外营养的特殊患者在家中实施肠外营养。HPN 包括全肠外营养和部分补充性肠外营养两类,常用于慢性肠衰竭、恶性肿瘤梗阻或胃肠道不全梗阻等患者。家庭肠外营养是无法正常进食或肠内营养障碍患者的基本生命支持治疗。合理的家庭肠外营养能满足患者对能量和营养素的需求,维持和改善患者的营养状况和器官功能,降低并发症发生率,增强体力及活动能力,提高生活质量,同时可减少医疗费用并节省医疗资源。欧美国家开展家庭营养支持非常普遍,积累了大量的临床证据以及经验。我国家庭营养支持工作虽然起步较晚,但取得了不少成绩。随着医学水平日益提高,医疗保险体制改革的深入以及我国社会年龄结构的老龄化趋势,我国将有越来越多的患者接受家庭肠外营养支持。

　　家庭肠外营养支持与住院患者的肠外营养不同,是患者在家庭中实施的肠外营养,实施的过程中存在更多的不确定性,面临许多困难和挑战,需要医患双方的密切合作和共同努力,方可保障家庭肠外营养支持安全有效实施。家庭肠外营养支持的安全实施对患者和其家属的要求较高,要有良好的认知能力和日常行为能力,可胜任家庭肠外营养支持相关的操作和日常管理。此外,家庭肠外营养的实施涉及多个学科,需要相关的专业人员为患者提供合理、全面而有效的专业营养支持服务。患者准备出院前,营养支持小组的医护人员须对患者和负责实施家庭肠外营养的家属进行肠外营养专业知识和技术的专门教育和培训,内容包括营养支持治疗的目的和目标、无菌操作基本规程、肠外营养液的配置和输注、导管护理、输液泵的使用和维护、常见并发症的识别及防治以及营养支持疗效评价和自我监测等。须在具有专业资质的医护人员监督下反复独立实践家庭肠外营养的全部操作过程,做到准确、熟练地掌握,并通过视频或宣传册等方式进行宣教,直到医护人员评估其完全合格后患者方可出院。同时要帮助患者在家中建立营养液配置设备和场所,在家中配置每日所需的全营养混合液。在实施家庭肠外营养初始阶段,让患者或家属在专业人员的指导下完成整个肠外营养操作流程,反复多次,以确保所有环节准确无误。

（吴国豪）

参考文献

［1］ Koenen B，Benjamin R，Panciu A. Navigating the Challenges of Home Parenteral Nutrition［J］. Nutr Clin Pract，2019/DOI：10.1002/ncp.10264.

［2］ Reitzel RA，Rosenblatt J，Chaftari AM，et al. Epidemiology of Infectious and Noninfectious Catheter Complications in Patients Receiving Home Parenteral Nutrition：A Systematic Review and Meta-Analysis［J］. JPEN J Parenter Enteral Nutr，2019/DOI：10.1002/jpen.1609.

［3］ Kumpf VJ. Challenges and Obstacles of Long-Term Home Parenteral Nutrition［J］. Nutr Clin Pract，2019/DOI：10.1002/ncp.10258.

［4］ Ireton-Jones C，Nishikawa K，Nishikawa R. Home Parenteral and Enteral Nutrition During Natural Disasters：A Guide for Clinicians and Consumers［J］. Nutr Clin Pract，2019/DOI：10.1002/ncp.10260.

病例 2

晚期肿瘤综合治疗，家庭肠内营养

一、病史简介

患者，男性，65 岁。因"上腹部隐痛不适 5 个月余"入院。患者 5 个月前，无明显诱因，出现上腹部隐痛不适，持续发作，伴有返酸、嗳气，进食量逐渐减少，后出现腹胀、恶心、呕吐，呕吐物含有胆汁及宿食，呕吐后腹胀缓解。其间曾到当地医院就诊，行胃镜检查提示"贲门黏膜糜烂""慢性浅表性胃炎"，予口服抑酸药治疗 2 个月，症状无明显缓解。患者遂至我院门诊就诊，查腹部 CT 示：十二指肠升段及空肠起始段 MT，肠周受侵、肠周及后腹膜肿大淋巴结。遂收住入院拟行手术治疗。自发病以来，患者无畏寒、发热、黄疸，无胸闷、气促，无腹泻、黑便等。胃纳减少明显，睡眠不佳，二便尚可，体重下降 10 kg。

患有既往高血压病史 10 余年，服用促福达治疗，控制良好；否认糖尿病史；否认肝炎、结核等传染病史；否认外伤史，40 年前行阑尾切除术。

二、入院检查

体温 36.6℃，脉搏 77 次/分，呼吸 18 次/分，血压 110/60 mmHg，升高 168 cm，体重 56 kg。神志清晰，营养中等，全身皮肤无黄染，无肝掌、蜘蛛痣。全身浅表淋巴结无肿大，巩膜无黄染、胸廓无畸形，双肺叩诊清音，听诊呼吸音清。心前区无隆起，心界不大，心率 77 次/分，律齐。腹部平软，左上腹稍饱满伴轻压痛，无反跳痛，震水音（+），肝脾肋下未及，Murphy 征（-），肝肾区无叩击痛，肠鸣音不亢进，约 4～5 次/分，未闻及腹部血管杂音，直肠指检未及异常。双侧腹股沟区无肿块突出，肛门及外生殖器无异常。四肢脊柱无畸形，活动自如，神经系统检查（-）。

红细胞 3.88×10^{12}/L，血红蛋白 92 g/L，血小板 343×10^9/L，白细胞 4.64×10^9/L，中性粒细胞 67.4%，总胆红素 4.8 μmol/L，直接胆红素 2.4 μmol/L，总蛋白 60 g/L，白蛋白 31 g/L，谷丙转氨酶 58 U/L，谷草转氨酶 33 U/L，前白蛋白 0.11 g/L，尿素 2.7 mmol/L，肌酐 73 μmol/L，尿酸 278 μmol/L，葡萄糖 5.2 mmol/L。钠 133 mmol/L，钾 2.7 mmol/L，氯 105 mmol/L，钙 2.25 mmol/L，无机磷 0.97 mmol/L，镁 0.86 mmol/L。

腹部 CT 检查：十二指肠升段及空肠起始段 MT，肠周受侵、肠周及后腹膜肿大淋巴结；肝小囊肿（图 20-2-1）。PET-CT 检查：左上腹部分小肠壁增厚，考虑 MT，肠周及后腹膜淋巴结转移。

三、入院诊断

小肠肿瘤，不全性肠梗阻。

四、诊疗经过

患者诊断考虑小肠肿瘤、肠梗阻、低钠血症、低钾血症、营养不良，NRS2002 评分 4 分，在完善术前检查的同时，给予胃肠减压、体液复苏，纠正水电解质、酸碱平衡紊乱，术前给予营养支持以纠正内环境紊乱，改善患者的营养状况。全量肠外营养，摄入热量 1 500 kcal/d，蛋白质 90 g/d，经过 2 周左右的治

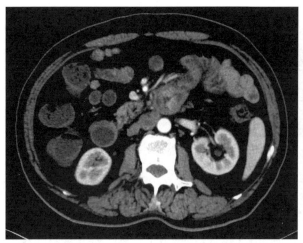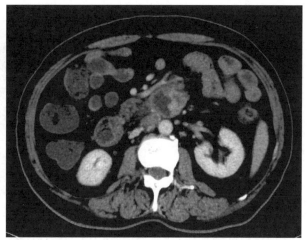

图 20-2-1　腹部 CT 检查

疗,患者营养状况得到一定改善,白蛋白 35 g/L,前白蛋白 0.19 g/L,择期手术。术中探查发现,十二指肠升段及空肠起始处可及质硬肿块,大小约 10 cm×8 cm×6 cm,固定,无法活动,肿块侵犯肠系膜上动脉和小肠系膜及横结肠系膜。小肠系膜内多发转移结节,冰冻检查示腺癌,考虑病灶无根治性切除可能,遂行胃空肠吻合术,在吻合口以远 30 cm 处空肠留置空肠喂养管,自左上腹引出。术后第二天开始经空肠喂养管进行肠内营养支持,应用整蛋白制剂,从小剂量开始逐步增加投放量。术后第 4 天,患者拔除胃肠减压后开始经口进食流质、半流质+口服营养补充,患者恢复可,予以出院。出院前营养支持小组护士对患者和家属进行营养支持的相关教育,包括营养液的输注技术和营养管道的护理,常见并发症的监测、预防和处理,可能出现的问题及应对方式,保证患者任何时候出现问题都知道如何联系营养支持小组成员。建立家庭营养档案,记录患者的家庭住址和有效联系方式,输注的途径,营养液的名称和每天用量,教会家属掌握家庭肠内营养护理常规,告知与护师的联系方式。营养护士对患者进行出院前最后一次管饲的护理示范和指导。

　　患者出院后接受全量放疗,门诊定期化疗,患者依从性好,肿瘤局部控制良好。放、化疗期间患者消化道不良反应较重,恶心、呕吐较重,自诉经口进食量少,通过空肠造瘘每天给予 1 000 kcal 左右肠内营养,一旦消化道症状减轻即增加进食量,口服营养补充,减少经空肠造瘘的肠内营养量。患者体重及营养状况维持较好,门诊定期复查、化疗,手术后 1 年左右复查时患者一般情况可,腹部盆腔增强 CT 显示:病灶及周围淋巴结较治疗前略缩小(图 20-2-2)。

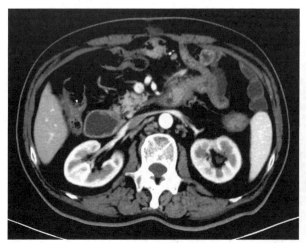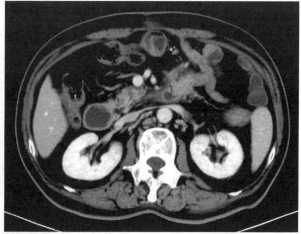

图 20-2-2　1 年后腹部盆腔增强 CT 复查

五、讨论分析

　　家庭肠内营养(home enteral nutrition,HEN)是在专业的营养支持小组指导下,在家庭内进行的肠内营养支持。HEN 适用于胃肠道功能基本正常,但经口饮食不能满足营养需要者,并且可以出院在家庭中接受肠内营养支持的患者,是医院内肠内营养的延续。欧美各国 HEN 应用较普遍,接受 HEN 支持人数多,许多国家将 HEN 纳入医疗保险范围。近年来,随着临床营养支持技术的提高,HEN 作为一种简便、安全、有效和易被患者及家属接受的营养治疗途径,我国 HEN 的应用也日趋广泛。

　　HEN 的患者可分为短期和长期两类,短期患者包括大手术后早期、一些疾病的早期康复阶段等,这类患者由于手术等种种原因导致进食减少或所谓的清淡饮食导致营养素摄入不足或不均衡,需要通过口服补充即口服营养补充(oral nutrition supplementation,ONS)接受 ONS 后,能改善营养状况,促进伤口愈合和胃肠道功能的进一步恢复逐渐摆脱 HEN,自行摄食。HEN 应用的时间大约 2 周～3 个月。长期应用 HEN 的患者范围很广泛,包括中枢神经系统疾病、肿瘤、消化道瘘、短肠综合征、炎性肠病、厌食等。首先,最多见的是肿瘤引起患者经口进食减少。其次,是吞咽障碍的患者,原因多与脑血管意外引起意识障碍或神经肌性功能障碍有关。失去吞咽能力者(昏迷、口腔或咽部手术后等)也是适应证。高流量的肠外瘘、胃肠道出血、肠梗阻等患者是 HEN 的禁忌证。本例患者因十二指肠升段及空肠起始处恶性肿瘤,发现较晚,肿瘤局部侵犯肠系膜上动脉和小肠系膜及横结肠系膜,腹腔内多发转移结节,无根治性切除。同时,患者自发病以来体重丢失明显,出现恶病质临床表现,机体瘦组织群大量消耗,存在明显的营养不良。尽管手术中行胃空肠吻合解决了患者上消化道梗阻的问题,但患者接下来面临漫长的化疗、放疗等抗肿瘤治疗,不可避免会产生放、化疗的不良反应,进一步影响机体的营养状况。因此,我们在术中行空肠造瘘置管,为今后营养支持建立合适的途径,该患者适合较长时间进行家庭营养支持。患者在出院后 1 年多的治疗期间,应用家庭肠内营养支持,维持较好的体重和营养状况,帮助患者顺利度过治疗过程中出现的营养物质经口摄入不足问题。患者出院后接受全量放疗,门诊定期化疗,患者依从性好,肿瘤局部控制良好。放、化疗期间患者消化道不良反应较重,恶心、呕吐较重,自诉经口进食量少,通过空肠造瘘每天给予 1 000 kcal 左右肠内营养,一旦消化道症状减轻即增加进食量,口服营养补充,减少经空肠造瘘的肠内营养量。患者体重及营养状况维持较好,门诊定期复查、化疗,手术后 1 年左右复查时患者一般情况可,腹部增强 CT 显示肿瘤较前进展,目前还在继续调整治疗方案进行治疗中。通过该病例的治疗体会,我们认为对于部分恶性肿瘤的患者,营养不良常伴随肿瘤患者终生,一些出院的肿瘤患者虽然病情平稳或肿瘤得到暂时控制,但常合并营养不良或具有较高的营养风险,出院后应继续对这类患者进行有效的家庭营养支持,改善患者的营养状态,为肿瘤患者下一步的治疗提供有效保障。适合 HEN 的肿瘤患者最常见的营养不良原因是肿瘤引起的进食减少,其次是吞咽障碍,这类患者胃肠道功能基本正常,病情平稳可以出院在家庭中接受 HEN。家庭营养支持是住院营养支持的延续,其实施的必要条件包括专业营养支持小组的指导、获得各种营养支持制剂的便利途径、家庭成员的参与、管理部门的支持、社会的配合和团体的协作。专业营养支持小组负责制订和调整营养支持方案、建立并维护输注途径、监测与评估效果、处理并发症、随访患者,以及决定中止、继续或更换营养支持方案等。需要指出的是,由于预期生存时间较短的肿瘤患者的根本死亡原因主要为原发肿瘤疾病而非营养不良,且该类患者的自主活动能力和生活质量均较差,因此家庭营养支持是否应用于预期生存时间较短的肿瘤患者,需要综合考虑原发肿瘤及营养不良等因素对患者预后的影响,特别是对患者生存时间和生活质量的影响,同时积极了解患者及家属对家庭营养支持效果的期望,权衡利弊后做出决定。

六、相关营养背景知识

家庭肠内营养实施面临的主要问题及对策

家庭肠内营养(home enteral nutrition,HEN)是在专业的营养支持小组指导下,在家庭内进行的肠内营养支持。HEN适用于胃肠道功能基本正常,但经口饮食不能满足营养需要者,并且可以出院在家庭中接受肠内营养支持的患者,是医院内肠内营养的延续。近年来,随着临床营养支持技术的提高,家庭肠内营养的应用也日趋广泛。

（一）适应证和禁忌证

应用HEN的患者可分为短期和长期两类。短期患者包括大手术后早期、一些疾病的早期康复阶段等。这类患者由于手术等种种原因导致进食减少或所谓的清淡饮食导致营养素摄入不足或不均衡,需要通过口服补充即口服营养补充(oral nutrition supplementation,ONS),接受ONS后能改善营养状况,促进伤口愈合和胃肠道功能的进一步恢复逐渐摆脱HEN,自行摄食。HEN应用的时间大约2周~3个月。长期应用HEN的患者范围很广泛,包括中枢神经系统疾病、肿瘤、消化道瘘、短肠综合征、炎性肠病、厌食等。首先,最多见的是肿瘤引起患者经口进食减少。其次,是吞咽障碍的患者,原因多与脑血管意外引起意识障碍或神经肌性功能障碍有关。失去吞咽能力者(昏迷、口腔或咽部手术后等)也是适应证。高流量的肠外瘘、胃肠道出血、肠梗阻等患者是HEN的禁忌证。

（二）基本条件及实施前准备

开展HEN的基本条件包括:专业的营养支持小组,能获得各种肠内营养制剂,家庭成员的参与,管理部门的支持,社会的配合,团体的协作。专业营养支持小组负责制订与调整营养治疗方案,建立输注途径与维护,监测与评估疗效,处理并发症,随访患者,以及决定中止、继续或变换营养支持等。营养支持小组应包括医师、护士、营养师、药剂师及心理学专家等。

HEN实施的步骤如下:首先由专业营养医师评估患者是否有家庭肠内营养支持的指征,得到患者及家属的同意,并评估及核实家庭情况,包括住房条件、卫生情况、经济状况、心理素质等,以及确认家人的关爱程度,然后再决定是否可以回家进行肠内营养。患者及家属在出院前应接受相关培训,主要包括肠内喂养管的护理和维护、肠内营养的输注方法、并发症的监测及发现、建立与医师及小组成员的联系方法以及建立肠内营养制剂的供应渠道等。

在开始营养支持前,必须对患者进行营养评价,来决定营养支持的方式、方法及营养需要量。营养状况评价是一个复杂过程,应由专业营养医师来完成。通过疾病史、饮食情况、药物史、体格检查、机体测量、实验室检查等资料来综合进行。目前,还缺乏一种或一类特异的指标来准确地、全面地评价营养状况。

客观营养学指标包括机体测量、血浆蛋白质、外周血淋巴细胞计数等。主观营养学指标包括体重变化、食欲、饮食量变化、有无胃肠道功能障碍或病史、器官功能状态等。营养评价应在住院时开始,动态连续进行。患者回家后,可以通过家访、电话随访继续进行营养状态评价。体力的恢复、器官功能的改善,是最为重要的营养状态改善的指标。

（三）营养的组分及需要量

根据患者的营养状态和疾病状态来决定机体能量及蛋白质的需要量。HEN患者的能量需要量估算方法同住院患者,可以在出院前采用间接测热法实际测定作为参考,也可以通过Harris-Benedict公示计算。但在大多数情况下,患者的能量需要量一般按照20~35 kcal/(kg·d)供给,蛋白质需要量为1.0~1.5 g/(kg·d)供给。如果患者已有营养不良,为恢复营养状态,营养需要量可能更高。每天的液体需要量也应进行计算,成人需要量为35 ml/(kg·d)。大多数标准肠内营养配方为1 kcal/ml能量密度,其中含 80%的水,即若患者接受 1 500 kcal 能量,约获 1 200 ml 的水。应重视发热、腹泻、呕吐所引起的额外水量丢失,也需要补充。如果水出入量计算不准确,会引起脱水。在多数情况下,每天肠内营养提供 1 000 kcal 热量时,肠内营养配方大多已含有足够的维生素、矿物质,仅在很少情况下需额外再补充矿物质和其他特殊的营养物。医师应根据患者的病情、需要量及患者的耐受程度,帮助决定选用要素膳、标准配方制剂或添加膳食纤维以及特殊配方的肠内营养。胃肠道功能状态及吸收能力是选择配方的重要依据,其他需要考虑的因素包括营养状态、治疗方案、肾功能、液体耐受性、电解质平衡以及输注途径。配方可以根据蛋白质、能量的含量不同而分类,有些是为不同疾病而专门制订。根据患者对蛋白质、能量及液体量的需要,决定使用高蛋白质或高能量的配方。

随着营养学的发展,肠内营养配方也随之发展,标准配方可以满足大多数患者的需要。为了避免乳糖的不耐受,大多数肠内营养制剂不含或仅含少量乳糖。多数配方含整蛋白,在胃肠道有能力消化、吸收完整蛋白的患者中应用。标准整蛋白的肠内配方通常是等渗的,约 300 mmol/L(300 mOsm/L),等渗配方耐受性好,渗透浓度超过 300 mmol/L 的制剂进入胃肠道可能引起腹泻。在肠内营养制剂加入调味剂,可以增加味觉,但同时可引起渗透浓度增加。标准配方的热量密度常为 1 kcal/ml,高热量密度为 1.5～2.0 kcal/ml,可在一些需要限制液体量或需要增加能量的患者中应用。高蛋白质配方适合于对蛋白质需要量,或蛋白质需要量正常而需要减少能量的患者中应用。这些配方常由蛋白质提供 20%～25%的能量,而标准配方蛋白质提供能量仅为 14%～16%。凡含有膳食纤维的制剂,对胃肠道功能障碍患者有益。膳食纤维从粪中吸收水分,有助于控制腹泻,又可以增加粪便容量,有助于减轻便秘,具有双向调节作用。大豆多糖是常使用膳食纤维,含 95%的不溶性及 5%可溶性纤维。可溶性纤维有助控制血糖、血脂,并通过发酵产生短链脂肪酸,可促进结肠黏膜细胞生长与水、钠的吸收。要素饮食适用于胃肠功能有障碍,消化、吸收营养素能力受损的患者。要素饮食是指氨基酸或小分子多肽替代整蛋白;碳水化合物主要来源于寡糖或糊精、麦芽糖复合剂;含有中链脂肪酸(MCT)以增加脂肪吸收,通过长链脂肪酸(LCT)提供必需脂肪酸。要素饮食制成等渗后更容易耐受。在某些疾病状态器官功能有障碍时,需使用特使配方,如专门为肺、肾、肝功能不全和糖尿病患者而设计的肠内营养配方。如果决定使用特殊配方,必须进行仔细监测,以判断使用效果。一些特殊的添加剂具有特殊的功能鱼油富含二十碳五烯酸(EPA)和二十二碳六烯酸(DNA),是鱼油中重要的 ω-3 多不饱和脂肪酸,具有抑制蛋白质分解、增强免疫功能的作用。支链氨基酸(branch chained amino acid,BCAA)具有竞争抑制色氨酸进入血脑屏障,减少 5-羟色胺的合成,在改善厌食的同时可抑制蛋白质的分解作用。

HEN 实施中常见的一种情况是营养供给不充分,导致营养改善不满意。因此,HEN 需仔细地进行监测、指导及调整。调整的根据是定期营养评价的结果,随患者的体重、活动量的增加而增加。

(四) 营养支持的实施

家庭肠内营养的实施可以通过口服营养补充,也可以通过管饲。其主要的指征是病史是否具备正常的吞咽功能。如果患者能够进行正常吞咽,则经口营养支持是安全经济的方法,如果患者无法吞咽则必须通过管饲来给予肠内营养。

1. 口服营养补充(ONS)　ONS 是肠内营养支持的一种,是指除了正常饮食外,为了达到特定的医学目的经口同时给予大营养素和为营养素的补充的方法。对于无法摄入足够食物和水分以满足机体需要的患者,如果吞咽功能正常,具有一定消化吸收能力者可考虑给予 ONS。ONS 的形式多种多样,可通过饮食指导增加高热量/高蛋白营养物质(如黄油、奶油、牛奶、糖);改变进食方式(如三餐加三顿点心);加入富含营养饮品(牛奶、果汁、奶昔等)以及使用专门的口服营养补充剂如工业化生产的包含完整营养素的口服液和维生素/矿物质片。典型的 ONS 是由三大营养物质(蛋白质、碳水化合物、脂肪)和微营养物质(维生素、矿物质和微量元素)组成的配方营养补充剂。可以是粉状半固体配方,而更多的是临床上立即可用的营养素-能量浓缩型液体配方,一般可提供 1.0~2.4 kcal/ml 能量。临床上还有针对不同疾病状态的 ONS 配方,如针对糖尿病患者、针对肝功能不全、肾功能不全的 ONS 配方等。ONS 的目标是改善患者食物和液体的整体摄入状况从而最终改善患者的临床结局。因此,ONS 的实施关键是通过营养评估发现营养不良或存在营养风险以及摄食明显减少的患者,给予这类患者合理的 ONS 可使患者获益最终改善患者的临床结局。

2. 管饲　对于无法正常吞咽的患者 HEN 获得成功的一个重要方面,是建立有效、可靠、舒适及并发症少的肠内营养管饲途径。首先应仔细考虑肠内营养途径的类型及部位,以增加患者的可接受性并减少并发症。决定使用何种类型的肠内营养途径,需考虑患者接受肠内营养的时间长短、胃肠功能的状况以及肠内营养制剂的种类、黏稠度、容量和速度以及患者耐受性。① 置管方法。目前常用的肠内营养置管有以下几种方法:经鼻置管胃、十二指肠或空肠;手术行胃、空肠造口术;经皮内镜下胃、空肠造口术;腹腔镜下胃、空肠造口术。每种置管方法均有优、缺点,医师与患者应在置管前进行充分讨论、交流,以决定何种方法。② 治疗时间的长短。鼻胃、肠管适用于短期(<6 周)使用 HEN。在家中可以进行鼻胃、肠管的插入,但有时需要通过 X 线透视证实导管尖端的位置。鼻胃、肠管是婴幼儿居家常用的方法。手术、内镜、腹腔镜下及 X 线透视下的胃或空肠造口,适用于长期或终生的 HEN。较经鼻置管发生易位的可能性小,同时有衣服的覆盖,外观较好。长期使用经皮内镜下胃肠造口,可以更换为按钮式(button)的导管,外观更佳,护理更容易。③ 喂养管的位置。喂养管的位置取决于胃功能状态及有无误吸反流的危险。当胃出现排空障碍时,十二指肠或空肠可以安全使用。当存在反流危险、意识障碍、误吸史时,发生误吸的危险性大,十二指肠或空肠内灌注更为合适。

（五）并发症及其处理

1. 消化道并发症　① 腹泻:可由于营养液高渗透压、输注速率太快、营养液污染引起。长期应用广谱抗生素者,应与菌群失调所致腹泻鉴别。预防方法:营养液初次使用应按少量或从稀释液开始,逐渐增量至需要的要求;匀速滴注;营养液应每日新配制,输注用具每日更换;应用抗生素者应根据情况停用或改用,并适当应用止泻剂。② 恶心、呕吐:管饲后胃潴留、胃内残留液超过 150 ml,营养液未加温或速率过快则可发生恶心、呕吐。若有此种情况发生应停用肠内营养或减速或将营养液加温至适宜温度,以防吸入性肺炎。③ 倾倒综合征:由于高渗营养液进入小肠引起,应及时稀释营养液及减慢输入速度。

2. 代谢并发症　代谢并发症的发生、营养液的质量选用与具体患者需要量测定条件、各种监测指标有关。应用过程可发生高糖血症或低糖血症。由于营养液中糖含量过高或应激状态下糖耐受性下降表现血糖过高,可出现尿糖。这种情况下宜应用胰岛素治疗。出现低血糖则应增加葡萄糖。发生腹泻且未及时治疗可能发生水和电解质的紊乱,如低钠血症、低钾血症,均应及时发现,补充纠正。

3. 机械性并发症　① 导管易位:鼻胃、肠管的易位如果未能及时发现,可能引起营养液输入鼻咽、食管或腹腔中。因此,患者和家属应学会判断导管是否在位的方法,如测量体外导管的长度,在喂养前常规进行检查是否有易位可能。如发现有强烈咳嗽、呕吐等,应考虑有导管易位可能。如果使用鼻肠管的患者发生呕吐,应及时向医生报告。② 导管渗漏、断裂:肠内营养管由于长期使用可能导致渗漏、损坏或断裂,因此,需要记录清楚其型号、厂家及品牌,以便于修复、更换或拔除。③ 导管阻塞:导管阻塞的预防胜于治疗。其主要原因可能与经管给药或冲洗不充分有关。HEN 患者可能自行灌注家庭配制的饮食,但导管管径较细,一般不允许这样应用。如果经医师同意使用自制的饮食,应充分搅拌混匀成细的匀浆后再行管饲。必须使用药物时,应争取另选途径或使用液体形式。碾碎的药物不能放入肠内营养输注袋中,否则可能发生堵管。最好的冲管方法是用水经常定时冲洗,这样也可以补充一定量的水分,除非应限制液体摄入。

4. **感染性并发症**　手术、内镜和 X 线透视下胃肠造口的一个最常见并发症是造口处的感染,表现为造口处出现红肿、引流液流出,甚至坏死。一旦造口处愈合,并不需在造口管下盖以敷料。导管太松易引起渗漏。造口处的肉芽组织可使用硝酸银棒处理掉,以防出血、结痂。患者导管口处如果出现有引流液渗出、疼痛、肿胀等,需要马上向医生报告。经皮内镜下或 X 线透视下胃肠造口术的严重并发症之一,是造口后早期因造口部胃壁与前腹壁接触不紧密而产生渗漏,发生腹膜炎。因此,在造口后早期应由医生、护士严密观察处理。反流误吸的危险应在建立导管途径的时候就考虑到。在给患者输注中及完成后的 1 小时内,应采用斜坡位。如站立位或仅垫枕头将会增加腹内压,增加反流机会。

5. **监测与随访**　HEN 营养支持小组应主动定期监测与随访。使患者及家属尽可能地实施治疗方案,并指导他们观察体重变化、褥疮情况、营养液和水分输注不足等问题。不要等患者出现严重不适时才与医师联系。在居家情况下的营养状态评估,通过监测每天的摄食及体重变化是有效的方法。小儿患者的正常生长发育,是 HEN 监测的重要指标。患者、家属与医师之间经常保持联系,是保证治疗方案顺利进行所必需的。在刚开始时,患者需要每天与医师通电话进行随访,以后每周、每月进行 1 次,稳定的患者可每季或半年随访 1 次。

总之,HEN 是一个有效、相对安全、可以普及的营养支持方法,适用于不能通过口服营养维持生命的患者。正确合理的计划、患者教育及监测是成功的关键,需要患者与家属、医护人员、医院、厂商及社会的共同参与。

七、主编点评

本例患者因十二指肠升段及空肠起始处恶性肿瘤,肿瘤侵犯肠系膜上动脉和小肠系膜及横结肠系膜且伴腹腔内多发转移结节,无根治性切除。考虑到存在明显营养不良、恶病质临床表现,患者接下来面临漫长的化疗、放疗等抗肿瘤治疗,不可避免会产生放、化疗的不良反应,进一步影响机体的营养状况。因此我们在术中行空肠造瘘置管,为今后营养支持建立合适的途径,同时为该患者制订家庭营养支持计划。患者在随后的 1 年多治疗期间,应用家庭肠内营养支持,维持较好的体重和营养状况,帮助患者顺利度过治疗过程中出现的经口进食困难问题。通过该病例的治疗体会,我们认为对于部分恶性肿瘤的患者,营养不良常伴随肿瘤患者终生,一些出院的肿瘤患者虽然病情平稳或肿瘤得到暂时控制,但常合并营养不良或具有较高的营养风险,出院后应继续对这类患者进行有效的家庭营养支持,改善患者的营养状态,为肿瘤患者下一步的治疗提供有效保障。

恶性肿瘤接受放、化疗期间可出现严重的毒性黏膜炎、胃肠道感染、顽固性呕吐、肠梗阻、严重吸收不良、持续腹泻等胃肠道症状,难以避免地损害机体组织、器官,影响营养素的摄取、消化和吸收,对机体的营养状况造成不良影响,从而影响治疗的进行,导致治疗不足、间断甚至中止,从而影响放疗效果。通过合理的家庭营养支持可以改善患者的营养素摄入、增加体重并改善患者生活质量,从而避免治疗中断,最终使患者获益。此外,家庭肠内营养还可以修复因放、化疗受损的胃肠道黏膜的修复,有助于维护肠黏膜屏障、防止肠道细菌移位和肠源性感染。值得注意的是,由于预期生存时间较短的肿瘤患者是否进行家庭营养支持,需要综合考虑原发肿瘤及营养不良等因素对患者预后的影响,特别是对患者生存时间和生活质量的影响,同时积极了解患者及家属对家庭营养支持效果的期望,权衡利弊后做出决定。对于有机会接受有效的抗肿瘤药物治疗的晚期肿瘤患者,营养支持可提供充足的能量和蛋白质、减少代谢紊乱,保持足够的体力并达到生活自理,甚至使失去指征的患者再次获得治疗机会。相反,肿瘤进展迅速且全身炎症反应重的患者,从营养支持中获益的可能性较小。一般来说,此类患者预期生存时间往往少于 3 个月,且常伴有严重的癌性恶病质,患者纳差,消化能力减退,伴有沉重的心理负担。此类患者的治疗原则是以保证生活质量及缓解症状为目的,通过给予小剂量的食物或喂养,使患者产生幸福感和自控感,不推荐常规进行营养支持。

(吴国豪)

参考文献

［1］ Bischoff SC，Austin P，Boeykens K，et al. ESPEN guideline on home enteral nutrition［J］. Clinical Nutrition，2019/doi. org/10. 1016/j. clnu. 2019. 04. 022.

［2］ Johnson TW，Seegmiller S，Epp L，et al. Addressing Frequent Issues of Home Enteral Nutrition Patients［J］. Nutr Clin Pract，2019/DOI：10. 1002/ncp. 10257.

［3］ Gramlich L，Hurt RT，Jin J，et al. Home Enteral Nutrition：Towards a Standard of Care［J］. Nutrients，2018，10：1020－1031.

［4］ Ireton-Jones C，Nishikawa K，Nishikawa R. Home Parenteral and Enteral Nutrition During Natural Disasters：A Guide for Clinicians and Consumers［J］. Nutr Clin Pract，2019/DOI：10. 1002/ncp. 10260.

病例 3

慢性粘连性肠梗阻,营养不良,长期家庭肠内营养

一、病史简介

患者,女性,36 岁。因"反复发作肠梗阻 20 年、再发一周"入院。患者 12 岁时因从高处跌落导致脾破裂,在当地医院行脾切除术,术后数年后因禁食油腻食物后出现腹痛、腹胀、肛门停止排气排便,当地医院诊断"粘连性肠梗阻",经过禁食、补液等治疗后好转。此后,上述症状每年发作数次,经医院保守治疗后均能缓解,但治疗时间长短不一致,严重时经过 1 周以上治疗才能缓解。4 年前症状再发,经过禁食、补液等治疗未能缓解,当地医院手术治疗,术中发现腹腔粘连严重,左上腹部分小肠粘连成团,无法分离粘连,近端肠腔扩张,行部小肠切除,术后恢复顺利。术后约 1 年,患者无明显诱因下再次出现腹痛、腹胀症状,伴恶心、呕吐,肛门停止排气排便,外院诊断为"粘连性肠梗阻",在当地住院治疗(具体药物不详)后症状缓解。此后腹痛、腹胀症状频繁发作,平均 2～3 个月发作 1 次,近 1 年发作次数更频繁,而且不容易自行缓解。1 周前患者在外聚餐后再次出现腹痛、恶心、腹胀,肛门停止排气排便,在当地医院禁食、补液治疗后症状未能缓解,为进一步治疗转入本院。患者自出现肠梗阻症状以来由于担心诱发肠梗阻而不敢正常进食,因而进食量明显减少,体重下降达 15 kg。患者自发病以来出现焦虑、睡眠差,小便正常,食欲下降。

二、入院检查

体温 37.2℃,脉搏 72 次/分,呼吸 16 次/分,血压 100/60 mmHg,体重 40 kg,身高 164 cm,BMI 14.87 kg/m²。神志清楚,消瘦,贫血貌,营养较差,全身皮肤干燥,无黄染,无肝掌、蜘蛛痣。全身浅表淋巴结无肿大,巩膜无黄染、胃肠减压中,口唇红润光泽、胸廓无畸形,双肺呼吸音清,未及干湿啰音。心前区无隆起,心界不大,心率 72 次/分,律齐,各瓣膜区未及病理性杂音。腹部稍隆,腹部可见手术瘢痕,可见肠型,全腹未及包块,左上腹部轻压痛,无肌卫及反跳痛,肝脏肋下未触及,叩诊鼓音,无移动性浊音,肠鸣音 5～8 次/分。肛门指诊未及肿块,指套有血迹。四肢脊柱无畸形,活动自如,双下肢不肿,神经系统检查无异常体征。

红细胞 3.30×10¹²/L;血红蛋白 105 g/L;白细胞 8.74×10⁹/L,中性粒细胞 73.6%;血小板 334×10⁹/L。总胆红素 11.0 μmol/L;直接胆红素 3.4 μmol/L;总蛋白 59 g/L;白蛋白 30 g/L;谷丙转氨酶 49 U/L;谷草转氨酶 53 U/L;前白蛋白 0.08 g/L;尿素 4.5 mmol/L;肌酐 63 μmol/L;尿酸 236 μmol/L;葡萄糖 5.0;总胆固醇 3.30 mmol/L;甘油三酯 1.05 mmol/L;钠 143 mmol/L;钾 3.2 mmol/L;氯 97 mmol/L;钙 1.57 mmol/L;无机磷 1.01 mmol/L;镁 0.72 mmol/L。

腹部平片:可见多个扩张的小肠肠襻,直径 3～5 cm,肠管内充满气体,可有高低不等的气-液平面,不全性机械性肠梗阻。腹部 CT:腹部结构紊乱,中上腹部及盆腔散在多段小肠局限性包裹聚集,外周可见明显纤维条带影束缚,病变段小肠壁稍增厚、强化,其近端可见局部扩张肠管,肠壁未见明显增厚,小肠系膜未见肿胀及增大淋巴结。

三、入院诊断

粘连性肠梗阻。

四、治疗经过

患者入院后完善相关检查,结合患者临床表现和腹部影像学检查结果,考虑存在空肠不全性肠梗阻,在内镜辅助下放置小肠减压管至梗阻近端的空肠内,尽量减少肠内容物量、减轻肠腔压力、消除肠道水肿,拔除原来留置的胃肠减压管。禁食,应该生长抑素减少消化液分泌和丢失,肠外营养支持,维持水、电解质平衡。该患者入院时体重 40 kg,BMI 14.87 kg/m²,白蛋白 30 g/L,近 1 周无法经口进食,存在明显的营养不良。目前无急诊手术指征,也无法确定通过非手术治疗肠梗阻是否能够有效缓解临床症状,是否需要手术治疗。鉴于患者入院后无法进食,存在肠梗阻,给予全量肠外营养支持。采用间接测热法测定患者的静息能量消耗值为 1 260 kcal/d,加上患者活动等耗能,我们设定的能量需求量为 1 450 kcal/d 作为患者的目标量。如果按照患者理想体重计算,即 $(164-105) \times 25 = 1\ 475$ kcal,蛋白质摄入量 $(164-105) \times 1.5 = 88.5$ g,补充足量维生素和微量元素,同时每天肌注维生素 B_1,预防 Wernicke 脑病的发生。通过营养支持期望近期尽可能改善患者的营养状况,促进患者的生理情况达到正常或接近正常的状态,从而改善和保持重要脏器的功能正常,为可能的手术作好准备,使患者在一个良好的状态下进行手术并可以经受手术所带来的创伤和应激,增加患者对创伤应激的耐受力,降低术后并发症的发生率,改善临床预后。同时,我们采用双能源 X 线吸收测定法(Hologic QDR - 2000)及生物电阻抗测定法(HYDRA ECF/ICF 4200)测定该患者的机体组成,以评价营养支持疗效。经过两周左右小肠减压、营养支持治疗,患者腹痛症状完全消失,腹胀明显改善,恢复少量肛门排气、排便,腹部 CT 复查显示扩张小肠较前有所改善,腹腔渗出好转。此时,我们尝试通过小肠减压管开始给予小剂量肠内营养,采用不含膳食纤维的整蛋白质制剂,从小剂量开始逐渐增加肠内营养投放量,密切观测患者消化道症状,判断其消化道的耐受性。在肠内营养开始的几天内,联合应用肠外营养支持,达到机体对能量及蛋白质的目标需求量。随着肠内营养的逐渐增加,逐渐减少肠外营养用量并停用。拔除小肠减压管逐渐恢复经口进食,在第 35 天痊愈出院,至此患者肠梗阻的治疗结束,出院时体重为 43 kg。考虑到该患者存在明显的营养不良,近期无法恢复正常经口进食足够的营养物质,建议出院后进行家庭营养支持,以适量膳食加口服营养补充方式,每日通过口服营养补充摄入＞600 kcal 热量,每周监测体重等营养指标,本院临床营养专病门诊定期随访。

五、讨论分析

粘连性肠梗阻临床上常见的外科疾病,绝大多数为小肠梗阻,其中的 70%～80% 有腹部手术史。粘连性肠梗阻多表现为单纯性肠梗阻,少数也转化成绞窄性肠梗阻,其中腹部手术后的粘连是肠梗阻的首位病因。此外,腹腔放疗和腹腔化疗也可导致粘性肠梗阻。肠粘连并不一定都发生肠梗阻,只有当肠管粘着点形成锐角,使肠内容物的通过发生障碍、粘连束带两端固定将肠襻束缚,或是一组肠襻粘连成团,肠壁有瘢痕狭窄才会造成粘连性肠梗阻。粘连性肠梗阻的治疗包括非手术治疗和手术治疗,非手术治疗适用于单纯性粘连性肠梗阻的患者,其核心内容就是尽量减少肠内容物量、减轻肠腔压力、消除肠道水肿、维持内稳态,改善患者的营养状况。通过非手术治疗能够缓解患者的梗阻症状,尽量采用非手术治疗,因为手术治疗亦不能解决所有的粘连性肠梗阻,相反腹部多次手术更增加肠粘连的风险。如果决定对肠梗阻行非手术治疗,则一定要将每项治疗措施落实到位,不能流于形式。胃肠减压不是简单地在患者的胃内置一根引流管,这样达不到肠道减压的目的,必须将减压管的尖端放到梗阻近端,使肠管保持空虚,梗阻才容易缓解。对于非手术治疗无法缓解以及反复发作的粘连性肠梗阻患者,手术治疗是明智的选择,手术时机的把握应在肠梗阻发展至绞窄发生前进行,避免出现肠坏死后再手术的现象发生。手术时应慎重选择手术方式,应遵循损伤控制原则,不宜太复杂。肠排列术是预防术后再次粘连性肠梗阻的一种治疗手段,但不是首选的手段,不宜广泛应用。仅在多次手术后仍发生粘连性肠梗阻以及经历了广泛的肠管分离后,肠壁粗糙,肠浆膜层大量破损,预测粘连性肠梗阻将不可避免地发生的情况下适用。

粘连性肠梗阻患者常因肠道不通畅导致长时间无法饮食,呕吐导致消化液大量丢失,感染、脓毒症导致机体分解代谢增加,这些因素导致患者出现水、电解质紊乱及酸碱平衡失衡,消化吸收功能障碍,营养不良发生率高。营养不良不仅引起体重减轻和身体成分的改变,而且会导致患者生理功能的紊乱,导致疾病并发症的增加,增加了手术风险,预后不良。因此,合理的营养支持是肠梗阻治疗中十分重要的治疗措施之一。该患者入院时体重 40 kg,BMI 14.87 kg/m²,白蛋白 30 g/L,近 1 周无法经口进食,存在明显的营养不良。目前无急诊手术指征,也无法确定通过非手术治疗肠梗阻是否能够缓解,需要近期尽可能改善患者的营养状况,促进患者的生理情况达到正常或接近正常的状态,从而改善和保持重要脏器的功能正常,为可能的手术作好准备,使患者在一个良好的状态下进行手术并可以经受手术所带来的创伤和应激,增加患者对创伤应激的耐受力,降低术后并发症的发生率,改善临床预后。由于患者入院时存在机械性肠梗阻,故应选择肠外营养支持。肠外营养起效快,短期内可纠正营养不良的状态,为机体提供足够的热量和蛋白质,临床操作方便,患者容易接受,可调节补液的配方,纠正电解质紊乱避,是肠功能衰竭患者的首选治疗方案,疗效也得到了广泛的肯定。另一方面,通过肠外营养支持,梗阻肠道减压,为肠梗阻的缓解创造了条件,有利于粘连性肠梗阻的治疗。当肠梗阻一旦得到缓解,肠道具有部分功能时,应该想方设法尽早恢复患者的肠内营养。安全有效地实施肠内营养需要评估患者肠道的通畅性及建立合适的肠内营养途径,我们的经验是一旦判断肠梗阻缓解、肠道具有一定功能后,就利用小肠减压管进行肠内喂养,如果能建立肠内营养途径并顺利进行肠内营养,不仅能有效改善患者的营养状况,还可促进患者肠蠕动和增加肠管血流,还可促进肠黏膜细胞的生长、修复,防止细菌移位,减少肠源性的感染。

临床上外科患者普遍存在蛋白质-热量缺乏性营养不良,营养不良不仅损害机体组织、器官的生理功能,而且还会增加手术的危险性、手术后并发症发生率及死亡率。营养不良可改变机体组成,其最明显的特征是体重下降。但是,临床上往往不知道这种体重下降是由于机体哪一部分丢失所造成。我们采用双能源 X 线吸收测定法检查显示,患者的体脂及瘦组织群含量明显低于同龄的健康人群平均值,尤以体脂含量下降最为明显,矿物质含量无差异。生物电阻抗检测发现患者体重、细胞内水分、体脂含量、非脂质群含量及机体细胞总体含量明显低于正常值,患者细胞内水占总体重的比例明显低于正常值,而细胞外水占总体重的比例却明显高于正常,患者细胞总体及体脂占机体体重比例均明显低于正常值,由于体脂占机体体重比例的降低,从而使非脂质群占机体体重比例相对增高。经过 1 个月营养支持后,机体体重增加,体重增加并不能单纯认为是营养状况的改善,需要判断体重增加是脂肪增加还是无脂组织增加或者仅仅是体液潴留所致。通过该患者营养支持过程中机体组成测定分析可以发现,经过合理的营养支持后,体脂及瘦组织群含量均均有不同程度恢复,尤其以体脂含量增加更为明显。当后两周启动肠内营养、肠内联合肠外营养以及增加摄入的热量和氮量时,患者的体脂及瘦组织群含量增加程度也相应增加,机体体脂及瘦组织群含量增加与摄入的热量和氮量明显相关,肠内营养对于机体瘦组织群含量的恢复更明显,这与我们早期的研究结果相同。

该患者尽管本次通过非手术治疗缓解了急性肠梗阻,但由于腹腔粘连仍然存在,患者出院后相当长一段时间内自行进食所谓的清淡、少渣饮食,存在进食不足,营养素摄入不足或不均衡之虞,因而需要继续家庭营养支持。目前大量临床研究证实,对于能够摄入一些普通食物但是摄入量不足以满足全部营养需求的患者而言,口服营养补充是一种有效的、无创的营养不良解决方案。口服营养补充的适用人群十分广泛,包括存在营养不良或营养风险的各类住院患者,能量和蛋白质摄入量较低的患者,一些患有慢性疾病的患者,需要高能量饮食的患者,有咀嚼和吞咽障碍的患者,虚弱或食欲不振的老年人,部分接受手术或放、化疗的恶性肿瘤患者。已经有越来越多的研究证实,无论在医院还是在家庭及社区中,口服营养补充对各种各样的患者群体都已被证明具有营养上、功能上、临床上以及经济学益处。同时,口服营养补充能够在自由进食的同时提高患者的总能量与蛋白质的摄入量,并不影响患者正常的进食量和节律,还有助于刺激患者的食欲,因而是一种理想的家庭营养支持方式,许多国家和国际营养学会及专业机构的营养支持指南中均将口服营养补充作为营养支持的重要策略之一。

六、相关营养背景知识

(一)机体组成测定在营养不良评价中的作用

营养状况评价是临床营养治疗的重要组成部分,通过合适的营养评价方法判定机体营养状况,确定营养不良的类型和程度,估计营养不良所致的危险性,并监测营养支持的疗效。理想的营养评价方法应当能够准确判定机体营养状况,预测营养相关性并发症的发病率和病死率,从而提示预后。然而,准确的营养状况评价往往十分困难,现有的各种营养评价方法及手段均存在一定的局限性。机体组成成分测定是近年来常用的营养评定方法。机体组成与营养素摄入、能量消耗和代谢及激素调节等密切相关,机体组成各成分含量及其变化能准确反映营养状况。营养不良、慢性疾病、恶性肿瘤、创伤应激状况下,骨骼肌、脂肪和体液等机体组成成分发生相应改变。

近年来由于测试方法及仪器的发展,人体成分测定及研究出现巨大进步,人体组成测定作为常用的营养评价方法,在临床上应用也日趋广泛。

1. 人体成分测定方法 人体组成的测定方法有很多,临床上常用的有生物电阻抗分析法,双能 X 线吸收法,超声波法,CT 断层扫描法,磁共振法。

(1) 生物电阻抗分析法(bioelectrical impedance analysis,BIA):BIA 是 20 世纪 80 年代末发展起来的一项新技术,其原理是将机体作为是单一的液态导体,阻抗分析仪传入人体觉察不出来的电流(800 μA),通过人体同侧手、脚背表面的两个电极之间,根据 Ohm's 定律在两电极之间产生电压差,记录两电极之间的电压差,即可计算出电流的阻抗:$Z=\rho L/A$。Z 表示阻抗,ρ 是特异的电阻率,L 是导体长度(cm),A 是导体横截面积(cm^2)。特异的电阻率 ρ 是恒定的,表示某物体对相应电流的阻力,在人体其值是根据电解质的浓度而定。给公式 $Z=\rho L/A$ 乘以 L/L,则 $Z=\rho L2/V$,$V=AL$,V 是导体体积。根据 Ohm's 定律,电阻=电压/电流。测量导体物质电压差即可计算出生物电阻抗 Z,由于 Z、ρ、L 均已知,那么即可计算出总体水体积 V。近年来,人们通过回归公式得出了 BIA 法计算机体组成的公式:

$$TBW(L)=0.56(Ht^2/Z)+0.09Wt+1.72$$

$$FFM(kg)=13.74+0.34(Ht^2/Z)+0.33Wt-0.14\,Age+6.18Gender$$

Ht:身高(cm),Wt:体重(kg),Z:电阻抗,Age:年龄(岁),Gender:系数(男=1,女=0)。

临床检测时,受检者进食 2 小时以上,排空大、小便,赤脚,仅穿内衣、裤,测量体重、身高。仰卧、两足相距 10~15 cm,手背向上,伸展手指放于体侧并与外展 15°,用酒精棉球擦净电极接触部位的皮肤,将四个电极片置于右手腕部、手背及右足踝、足背部(左力型用左手、左足),手或足部两电极之间距离应在 5 cm 以上,各电极的接触面积>5 cm^2。目前国际上常用的 BIA 机器是多频率电阻抗仪,其频率从 1 KHz 至 1 MHz,导入 800 μA 恒定电流,通过测定机体的阻抗值,可直接检测出机体总体水(TBW)、细胞外水(ECF)、细胞内水(ICF)及非脂群(FFM),所有数据可储存在机器中并通过机器内计算机软件自动分析。体脂(FM)含量、体脂所占比例及机体细胞总体(BCM)可通过公式:$FM = Wt - FFM$;$FM\% = FM/Wt \cdot 100$;$BCM = ICF/0.7$计算得出。近年来,电阻法的研究有了较大进展,已往的研究多采用单频电阻抗法(50 kHz,800 μA),这使得其测定对象和结果有一定局限性,因为50 kHz的频率电流只通过细胞外液,而不能穿透细胞膜。所以,单频电阻抗法主要测定细胞外液容量,并由此预测正常机体总体水,因为健康人体的总体水和细胞外水的比例是恒定的。但是,临床上各种疾病状况下,机体的总体水和细胞内、外水的容量及比例发生变化,单频电阻抗法也就不能准确地测定机体的各组成部分。而多频电阻抗法可直接检测出机体TBW、ECF、ICF及FFM,适用于临床上各种状态下患者。

(2) 双能X线吸收法(dual energy X-ray absorptiometry,DEXA):DEXA的原理是应用两种不同能量的光子横截面地透过机体某一部位,原始的光子能量以指数方式衰减,不同密度的组织其衰减光子的程度不同,记录两种不同光子能量被不同组织衰减的程度,即可计算出不同组织的含量。DEXA法测定机体组成是人体测量学上一大进展,该方法具有许多优点:操作简便,放射剂量少(2~5 mrem);安全、有效,无创伤性,重复性好,脂肪可精确到1%以内,机体总矿物质精确度在0.8%左右,LBM则为1.5%;每次可提供多种组织信息,可用于整个机体组成分析。DEXA不依赖于机体组织中各化学成分的固定含量,因而适合于各类患者的分析。疾病状态时,机体体液含量或化学成分可能发生变化,但不影响DEXA的测定结果。DEXA通常采用的光子能为38 keV和70 keV。测量时受检者进食2小时以上,排空大、小便,赤脚,仅穿内衣、裤,测量体重、身高。仰卧、手背向上,伸展手指放于体侧。机器可从头到脚趾进行一系列45°斜扫描,每两个邻近扫描距离为0.102 cm,每次全身扫描耗时5分钟左右。机器可直接提供机体组织总重量,体脂含量,瘦组织群含量(lean body mass,LBM),矿物质含量及各含量的百分比(图20-3-1)。

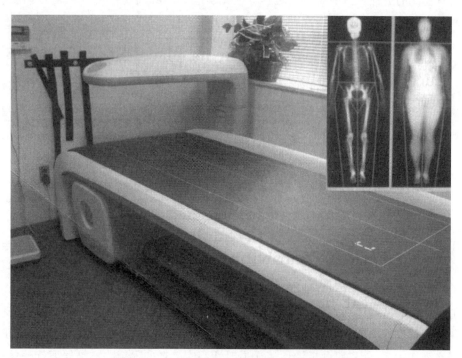

图20-3-1　双能X线吸收法检测示意图

(3) 超声波法:人体不同组织对超声波的传播速度、声特性阻抗和吸收系数等指标的影响存在一定差异,通过超声波诊断仪将人体不同部位各层组织的回声回收到仪器内,并将声能转换为电能,显示在荧光屏上成为声像图,可以间接地测量人体某个部位的各层组织结构,该方法可以较准确测定人体的组成成分,对机体无伤害,操作简单,临床上应用日趋广泛,特别是在重症监护室中的患者。

(4) CT 断层扫描法:CT 用于人体组成成分测定的原理是当 X 射线透过人体时,骨骼肌、脂肪组织、骨骼和内脏器官等不同组织和器官对 X 射线的衰减作用存在明显差异。例如 $-29\ HU\sim+150\ HU$ 代表骨骼肌,$-190\ HU\sim-30\ HU$ 代表脂肪组织。通过扫描部位形成的二维 CT 图像,通过机器自身的计算机可以准确计算出人体内不同组织的体积和质量。经过多年的研究和探索,目前 CT 断层扫描法主要是用于人体骨骼肌含量的测定,骨骼肌含量的测定方式主要是测量第三腰椎(L3)和大腿中部的肌肉横截面面积,然后根据横截面面积计算骨骼肌指数,骨骼肌指数可以代表骨骼肌含量,将骨骼肌指数与人群临界值做比较,从而评估患者的总骨骼肌含量。

(5) 磁共振法:磁共振成像技术用于人体组成成分测定的原理,是利用人体中的 H 质子在强磁场中受到射频脉冲的激发,产生磁共振现象。人体不同组织结构中的质子密度不尽相同,在产生磁共振过程中所产生的磁共振信号及频率存在明显差异,形成的磁共振图像不同,应用专用的计算机分析软件可对图像中不同组织、器官的体积、质量进行测量、计算,从而准确地测定机体的组成成分。虽然 MRI 和 CT 一样都是理想的测定机体组成的方法,具有同样的功能且无放射性,但其费用更高,而且体内有金属植入物的患者不能使用 MRI 来后续评估患者病情,目前 MRI 测定骨骼肌含量主要用于实验室科研方面。

2. 机体组成测定在营养状况评价中的价值 人体组成测定可以准确了解机体组成,从而指导临床医生对有营养风险的患者进行相关营养支持治疗。近年来的研究发现,骨骼肌含量对多种疾病患者的临床预后均有不良影响,骨骼肌含量减少是肝硬化患者病死率增高的独立预后因素,并且与生存时间短和并发症增加有关,严重的骨骼肌衰减是肝硬化患者的生存期的独立预后因素。对于肝切除患者,骨骼肌衰减与总的有功能的肝体积减少有关。缓解肝硬化引起的门脉高压症可以恢复骨骼肌质量、逆转骨骼肌衰减并改善患者的预后。此外,骨骼肌衰减还增加等待肝移植的肝硬化患者以及肝癌移植术后患者的病死率。骨骼肌衰减既是呼吸相关问题的病因也是其后果,一项老年人群的队列研究表明,骨骼肌减少和老年人的肺活量降低有关,肥胖型少肌症是老年人群哮喘是否发生的一个预测因子。全身骨骼肌衰减可能是癌症患者呼吸困难的直接原因。COPD 患者四肢骨骼肌明显萎缩骨骼肌萎缩,步行时间和距离会明显缩短、氧气利用率下降、病死率增加。慢性心力衰竭患者体重的进行性下降与骨骼肌质量的减少密切相关,从而使得患者易疲劳、活动受限。骨骼肌质量是心力衰竭患者峰值耗氧量的独立预测因素。

骨骼肌消耗是恶性肿瘤及癌性恶病质特征性临床表现,是评判恶性肿瘤患者的生存期的独立预测因素。骨骼肌消耗导致蛋白质合成减少和蛋白质分解增加,损伤机体组织和器官功能,导致患者生活质量严重下降,也增加了患者并发症发生率和病死率。研究结果显示,与体质指数相比,骨骼肌含量是更理想的肿瘤患者营养评定指标,与患者的临床结局密切相关。ESPEN 推荐的不同方法测定的骨骼肌含量界值为:① 上臂肌肉面积:男性 $32\ cm^2$,女性 $18\ cm^2$;② 双能源 X 线测定的骨骼肌指数:男性 $7.26\ kg/m^2$,女性 $5.45\ kg/m^2$;③ CT 测定躯干骨骼肌指数:男性 $55\ cm^2/m^2$,女性 $39\ cm^2/m^2$;骨骼肌含量低于界值上述值的肿瘤患者,病死率、手术并发症发生率及各种抗肿瘤治疗的不良反应将明显增高,降低放、化疗的耐受性。我们的前瞻性大样本研究发现,消化道恶性肿瘤患者的骨骼肌含量与术后短期临床结局有密切关系,骨骼肌含量评估消化道恶性肿瘤患者的术后临床结局要优于体重丢失、营养风险筛查 2002(NRS 2002)、主观全面评价(SGA)、体重指数(BMI)等四种传统营养评价方法。癌性恶病质对消化道恶性肿瘤患者短期临床预后结局有明显的不良影响,增加术后短期并发症发生率,延长住院时间和增加治疗相关死亡率。骨骼肌含量可以用来评价消化道恶性肿瘤患者营养情况,可以用来评估癌性恶病质患者的术后短期临床结局,监测消化道恶性肿瘤患者营养支持的疗效,其对临床预后的判断要优于其他传统的营养评价方法。

急性肌萎缩是重症患者常见临床表现,感染、创伤等应激状况时,骨骼肌蛋白分解增加、合成减少。重症患者骨骼肌萎缩发生机制是多因素的,包括儿茶酚胺类、胰高血糖素、糖皮质激素及细胞因子释放增加,蛋白质分解增加合成减少,氧化应激增强,微循环损伤,钙的内稳态改变,高血糖等。泛素介导的蛋白质降解是骨骼肌蛋白质降解的主要途径,炎症与应激反应,激活泛素蛋白酶活性,促进肌蛋白裂解,导致肌肉萎缩。骨骼肌蛋白的分解在应激早期对人体是有利的,可以向重要器官提供所需的氨基酸,保护结构蛋白和内脏蛋白的相对稳定,有利于保护机体应对应激对人体的损伤。但是,长时间骨骼肌蛋白质分解增加,机体长时间处于负氮平衡,如果没有及时补充足量的能量和蛋白质,机体会出现严重的营养不良风险,进而损伤机体组织和器官的功能,造成不良的临床预后,严重影响患者的生活质量。有研究发现,Sepsis 发生数小时即出现呼吸肌肌力降低,感染引起呼吸肌严重消耗,导致呼吸衰竭。此外,机械通气可诱发骨骼肌特别是呼吸肌分解。研究发现,CMV 模式机械通气 6 小时蛋白质合成速率下降30%,肌球蛋白合成速率降低 65%。长期 CMV 模式时蛋白水解酶和泛素蛋白酶激活,CMV 数小时即改变膈肌蛋白质合成与代谢。大量临床研究表明,骨骼肌含量下降常伴随着重要脏器功能减退或衰竭,与重症患者预后密切相关。急性呼吸衰竭患者,骨骼肌的消耗不仅影响 ICU 病死率,而且影响患者长期生存率。总而言之,通过机体组成测定可以准确了解各机体组成部分含量,特别是瘦组织群和骨骼肌的含量。近年来大量研究证实,骨骼肌含量与患者临床结局密切相关,能够较好地预测营养相关性并发症的发病率和病死率,从而提示预后。因此,机体组成测定已成为当今国际营养学会和机构推荐的理想的营养评价方法。

(二)间接测热法测定机体能量代谢的临床价值

生理学上将生物体内物质代谢过程中所伴随的能量释放、转移和利用称为能量代谢。机体能量代谢消耗的测定方法有:直接测热法,间接测热法,双重标记水测定法,心率监测法,热稀释肺动脉导管测定法等。前两种测定方法是在受试者安静状态下进行直接测定散热量或间接测定产热量,后几种方法则能够测定机体在自由活动状态下的能量代谢量,临床上最常用的是间接测热法。

1. **间接测热法基本原理**　间接测热法(indirect calorimetry)根据化学反应中反应物与产物的量之间呈一定比例的关系,即定比定律,就可知道体内的糖、脂肪和蛋白质氧化分解时的耗氧量和 CO_2 产生量以及释放的热量都有一定的比例。间接测热法就是利用这种定比关系来测定受试者在一定时间内产热量的一种方法。机体在消耗一定量的蛋白质、脂肪及碳水化合物时,会产生一定的热量,同时相应地消耗一定量的氧和产生一定量的二氧化碳。因此,测定机体在单位时间内所消耗的氧和产生的二氧化碳量,即可计算出机体在该时间内的产热即能量消耗。

2. **间接测热法的方法**　开放式间接测热法:是在受试者呼吸空气的条件下测定耗氧量和 CO_2 产生量的方法。该方法是收集受试者一定时间内的呼出气,通过气量计等测试仪测出呼出气量并分析呼出气中 O_2 和 CO_2 的容积百分比。由于吸入气为空气,而空气中的 O_2 和 CO_2 的容积百分比是已知的,因此可根据吸入气和呼出气中 O_2 和 CO_2 的容积百分比的差值,计算出这段时间内的耗氧量和 CO_2 产生量。开放式间接测热法是临床上测定机体能量消耗最常用的方法。

间接测热法计算机体静息能量消耗的公式如下:

$$REE(kcal/d) = [3.9(VO_2) + 1.1(VCO_2)] \times 1\,440$$

式中 VO_2 为氧耗量(L/min);VCO_2 为二氧化碳产生量(L/min),可通过非侵入性的间接测热法进行测定。

通过测定 VO_2 及 VCO_2 还可计算出呼吸熵（RQ）：$RQ=VCO_2/VO_2$，根据呼吸熵值可了解各种营养物质氧化代谢情况。

由于间接测热法是一种非侵入性测定方法，其适合于各种人群或临床上各种状况下患者，并可进行实时监测。间接测热法测定示意图见图 20-3-2。

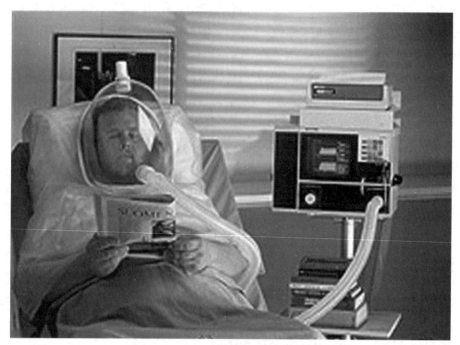

图 20-3-2　间接测热法测定示意图

采用代谢测定仪进行机体能量消耗测定时，代谢仪中的容量测定仪、氧气分析仪及二氧化碳分析仪在计算机的控制下进行自动分析、测定，得出单位时间内机体的氧耗量和二氧化碳产生量，然后根据公式计算机体的静息能量消耗值。每次使用代谢测定仪进行机体静息能量消耗测定之前，首先要对仪器分别进行容量、氧气分析仪及二氧化碳分析仪定标。头罩法是目前国际上最常采用的测量方法，采用该方法测量时患者舒适，生理死腔小，对呼吸的干扰少，可进行长时间测定，特别适用于昏迷和意识不清不能主动配合检测的患者。对于机械辅助呼吸的危重患者，采用特殊连接装置将呼吸机与代谢测定仪连接起来，患者吸入氧浓度及气体容量可由呼吸机准确读出，呼出气由测定仪进行自动分析、测定。但是，值得注意的是代谢仪测得值是机体的能量消耗值，它并非都等于实际需要量。临床上在计算患者热量供应量时，应考虑患者所处的具体状况和营养支持的目的。

3. 间接测热法在临床中的应用　采用间接测热法测定机体静息能量消耗值是判断患者能量需要量理想的方法，目前已广泛应用于临床实践中，成为指导临床营养支持十分有效的方法。能量代谢测定是临床营养支持的一部分，提供合适的热量对于避免过度喂养和能量摄入不足所造成的代谢性并发症或营养不良具有非常重要的作用。如何简便、精确地确定患者的能量需求值一直是临床工作者工作的重点之一，目前临床上大多数是应用预测公式或凭经验估计来确定患者的能量需求，实践表明，依据这些公式决定能量供给往往不可靠，临床效果也难确切。而应用间接测热法直接测得的患者能量代谢需求值被认为是目前能量测定的"金标准"，间接测热法指导营养支持的作用就体现在能够使营养支持更为合理，并发症更少，效益更好。间接测热法指导临床营养支持的作用主要体现在决定营养物质的用量与内容，即确定到底摄入多少热量，给什么，这在危重患者尤其重要。危重患者，尤其是那些需要长期监护的危重患者，常因营养摄入不足及净蛋白质分解丢失增加，很容易产生营养不良。严重的营养不良不仅影响机体的抵抗力和损害机体的免疫系统功能，而且可降低呼吸肌的强度，导致通气功能障碍，增加感染的危险性。从而增加住院病死率和死亡率。因此，合适的营养或代谢支持是处理此类患者必不可少的措施。另一方面，盲目地过高地提供能量或其他营养物质，同样可对机体造成损害。随着总能量摄入的增加，机体的氧耗量及二氧化碳产生量也明显增加，从而增加循环及呼吸系统的负担。此外，摄入过量的营养物质还会导致一系列代谢并发症。在营养底物供给过量时，首先表现出机体利用脂肪的能力下降。在总能量供给达 2 倍 REE 时，机体几乎完全在利用葡萄糖供能，而且耗能将葡萄糖转化为脂肪，导致脂肪在体内的沉积，引起肝功能的损害。此外，由于机体对蛋白质的代谢也有一定的生理限度，过高的入氮量并不能增加机体蛋白质的合成率，而仅增加蛋白质的氧化率和尿氮排泄量，这将加重肝、肾功能不全患者的氮质血症。因此，准确地测量气体交换及能量消耗对于准确提供能量摄入十分重要，以维持机体能量平衡，避免过度喂养或营养不足所造成的并发症。从这个角度看，间接测热法在维持能量平衡上显得尤为重要。

临床上最需要采用间接测热法进行能量消耗测定的患者有以下三类：① 存在严重影响机体能量消耗的病理状态，预测公式无法正确估计时。主要的影响能量需求估计精确性的因素有：多发伤、神经创伤、烧伤、多器官衰竭、败血症、系统炎症反应综合征、急慢性呼吸窘迫综合征、镇静剂使用、器官移植的围手术期、具有机体组成改变的营养不良状态、体重过低、肥胖、外周水肿、腹水等。② 在临床营养支持过程中依据原有的能量供给方案无法达到预期目的者。③ 重症患者代谢变化的个体化监测。④ 需要长期接受人工营养支持的家庭营养患者，长时间的能量摄入过量或不足必将对患者的预后产生不利影响。采用间接测热法测定上述这些患者机体实际能量消耗值，可以提供最优化的营养支持方案，防止喂养不足或过度喂养带来的并发症发生。近年来，国际上许多大样本、前瞻性、多中心的临床研究结果显示，采用间接测热法实际监测危重患者的能量消耗值，并用以指导患者每日的能量供给量，比较依据传统的能量需要计算公式提供热量的患者，更有利于改善患者的临床结局。

4. 临床上应用间接测热法测定时注意事项　静息能量消耗（REE）是指禁食 2 小时以上，在一定环境温度下，安静平卧或半卧位 30 分钟以上所测得的机体能量消耗值。REE 测定时的要求不像基础能量消耗测定那样严格，对环境的要求也没有那样苛刻，可在全天 24 小时的任何时候测定，因而临床中较为实用。因此，受试者需仰卧位休息至少 30 分钟并尽量减少自主活动对 REE 的影响，测量需要在安静、热量均衡的环境中进行。每次测定前要对仪器分别进行容量、氧气分析仪及二氧化碳分析仪定标。自主饮食或接受肠内肠外营养时，如果将食物特殊动力作用考虑在内则测量需在进食后或营养支持后 1 小时进行，如不包括在内则在 4 小时后进行，测量前和测量期间连续输注的营养素的速度和成分尽量保持稳定。接受肠外营养支持患者，停止营养液输注 2～4 小时所测定的能量消耗，即可认为是该患者的静息能量消耗。这一结果排除了食物的特殊动力作用，也不需全天停止输注肠外营养液，重复性好，变异系数小，是观察全胃肠外营养支持患者特别是能量消耗不断变化的患者能量代谢的理想指标。

常规室内空气环境状态下测量时，如果临床可行则需要将所有外源性供氧来源关闭，使吸入气的成分 FIO_2 在测量过程中需保持恒定，如有变异，变异不应＞0.01。当呼吸机的设置更改后至少需要 90 分钟才可开始新的测量，保持采样系统无泄漏。全麻结束后 6～8 小时内不宜测量，止痛剂和镇静剂需在测量前半小时给予，并且予以记录，在结果解释时需要考虑用药因素。透析后 3～4 小时才可测量，疼痛性操作结束后 1 小时才可测量，在测量过程中尽量避免进行常规的护理措施。尽管目前临床上对每次测量该持续多长时间尚有争议，多数学者提倡应持续测量 30 分钟，因为在大多数患者，持续 30 分钟测量时即可达到所谓的稳态，稳态代表一个代谢平衡时期，此期内 VO_2 和 VCO_2 的值在 5 分钟之内变化小于＜10% 或者 VO_2 和 VCO_2 的变异系数小于 5%。最近也有学者提倡简化代谢测量，每次持续 10 分钟，前 5 分钟可使测量达到稳态并冲洗仪器管道中的原先残留的气体，后 5 分钟测量值即可作用机体能量消耗实测值。我们的临床经验表明,这种测量方法与传统的 30 分钟以上或者持续测定 3 小时的方法之间具有良好的相关性,误差很小。因此,当测定对象达到稳定状态时,测定时间在 10～15 分钟即可,其测定值能够准确反映机体 24 小时的能量消耗值。

七、主编点评

粘连性肠梗阻临床上常见的外科疾病,绝大多数为因为既往腹部手术引起小肠梗阻,多数是单纯性肠梗阻,通过非手术治疗可以缓解,临床上对于无绞窄征象的患者尽量采用非手术治疗,因为手术治疗亦不能解决所有的粘连性肠梗阻,相反腹部多次手术更增加肠粘连的风险。如果决定对粘连性肠梗阻患者行非手术治疗,则一定要将每项治疗措施落实到位,不能流于形式,其核心内容就是尽量减少肠内容物量、减轻肠腔压力、消除肠道水肿、维持内稳态,改善患者的营养状况。因此,简单的胃肠减压是达不到肠道减压的目的,必须将减压管的尖端放到梗阻近端,使肠管保持空虚,梗阻才容易缓解。同时,应密切监测患者的症状和腹部体征,了解实施的非手术治疗措施是否奏效,对于反复发作的粘连性肠梗阻患者,如果非手术治疗无法缓解或者症状加重,及时手术治疗是明智的选择,手术时机的把握必须在肠梗阻发展至绞窄发生前进行。

粘连性肠梗阻患者常因长时间无法进食、呕吐等导致消化液大量丢失,水、电解质紊乱及酸碱平衡失衡,消化吸收功能障碍,机体分解代谢增加等原因,极易发生营养不良。本例患者病程长,反复发作肠梗阻,由于担心诱发肠梗阻而不敢正常进食,因而进食量明显减少,体重下降幅度达,入院时体重仅 40 kg,BMI 14.87 kg/m^2,低蛋白血症,存在明显的营养不良。由于患者入院时无急诊手术指征,但也无法确定通过非手术治疗肠梗阻是否能够缓解,因而需要在较短时间内尽可能改善患者的营养状况,促进患者的生理情况达到正常或接近正常的状态,从而改善和保持重要脏器的功能正常,为可能的手术作好准备。对该患者而言肠外营养是理想的营养支持方式,大家普遍认为肠外营养不仅简单、方便,患者接受度高,而且能够在短时间内增加患者的体重,改善患者的营养状况。我们采用双能源 X 线吸收测定法及生物电阻抗检测对该患者进行机体组成测定,以了解消耗性营养不良患者机体成分变化以及不同营养营养支持方式的作用和价值,结果显示,消耗性营养不良患者机体体脂及瘦组织群含量均明显降低,尤以体脂含量下降最为明显,体脂占机体体重比例的降低。经过合理的营养支持后机体体重增加,体脂及瘦组织群含量均有不同程度恢复,单纯的肠外营养支持时以体脂含量增加更为明显,肠内营养或者肠外联合肠内营养,机体体脂及瘦组织群含量均能得到增加。此外,对于此类单纯消耗性的营养不良患者,在一定范围内随着摄入的热量和氮量增加,机体瘦组织群含量的恢复更明显,机体体脂及瘦组织群含量增加与摄入的热量和氮量之间存在明显正相关,这与我们 20 年前对一组临床上消耗性营养不良患者所做的前瞻性临床研究的结果相同,这进一步提示了肠内营养对于改善机体组成的价值。

本例患者尽管通过非手术治疗缓解了急性肠梗阻,但由于腹腔粘连仍然存在,患者出院后相当长一段时间内存在营养素摄入不足或不均衡之虞,因而需要继续家庭营养支持。对于该患者而言,口服营养补充是一种有效的营养支持方式,可以增加蛋白质、碳水化合物、脂肪、矿物质和维生素等营养素摄入量,以满足机体对营养物质的需求,维持或改善机体营养状况。

(吴国豪)

参考文献

[1] Ireton-Jones C,Nishikawa K,Nishikawa R. Home Parenteral and Enteral Nutrition During Natural Disasters:A Guide for Clinicians and Consumers[J]. Nutr Clin Pract,2019/DOI:10.1002/ncp.10260.

［2］ Lal S，Pironi L，Wanten G，et al. Clinical approach to the management of Intestinal Failure Associated Liver Disease（IFALD）in adults：A position paper from the Home Artificial Nutrition and Chronic Intestinal Failure Special Interest Group of ESPEN［J］. Clinical Nutrition，2018，37：1794 - 1797.

［3］ Bischoff SC，Austin P，Boeykens K，et al. ESPEN guideline on home enteral nutrition［J］. Clinical Nutrition，2019/doi. org/10.1016/j. clnu. 2019.04.022.

［4］ Johnson TW，Seegmiller S，Epp L，et al. Addressing Frequent Issues of Home Enteral Nutrition Patients［J］. Nutr Clin Pract，2019/DOI：10.1002/ncp.10257.

［5］ Reitzel RA，Rosenblatt J，Chaftari AM，et al. Epidemiology of Infectious and Noninfectious Catheter Complications in Patients Receiving Home Parenteral Nutrition：A Systematic Review and Meta-Analysis［J］. JPEN J Parenter Enteral Nutr，2019/DOI：10.1002/jpen.1609.

病例 4

胃癌术后,营养不良,出院后家庭口服营养补充

一、病史简介

患者,男性,39 岁。因"反复腹胀伴呕吐半年,进行性加重 1 个月"收住入院。患者半年前无明显诱因下出现腹部饱胀不适,进食后明显,伴有恶心、嗳气、反酸及呕吐,呕吐为胃内容物,进食逐渐减少。当地医院查腹部 CT 显示胃窦部及十二指肠球部壁轻度增厚,胃镜检查发现十二指肠球部溃疡伴狭窄,幽门梗阻,胃镜病理活检未见恶性病变,给予抑酸护胃、维护内环境稳定、肠外营养等对症支持治疗无明显改善,症状反复发作。1 个月前患者上述症状开始进行性加重,现患者进食后呕吐更为明显,每日基本无进食,体重下降明显。当地医院复查腹部 CT 显示胃窦部及十二指肠球部壁增厚伴黏膜面异常强化,炎性病变可能。胃镜显示胃窦部前壁见黏膜 2 cm×2 cm 隆起,表面高低不平,糜烂溃疡形成,覆污苔,蠕动消失,病灶累及幽门口,管腔狭窄,胃镜勉强通过,胃镜病理显示胃窦腺癌。现为进一步诊治遂来我院门诊,拟诊断"胃窦腺癌,幽门梗阻,电解质紊乱,营养不良,贫血"收住入院。患者自发病以来,精神差,睡眠欠佳,进食明显减少,每日基本无进食,大小便较前有所减少,偶有黑便,体重明显下降,大约 10 kg。

二、入院检查

体温 36.3℃,脉搏 80 次/分,呼吸 16 次/分,血压 110/70 mmHg,体重 47 kg,身高 168 cm。神志清楚,营养欠佳,全身皮肤干燥、无弹性,无黄染,无肝掌、蜘蛛痣。全身浅表淋巴结无肿大。巩膜无黄染,胸廓无畸形,双肺叩诊清音,听诊双肺无干湿性啰音。心前区无隆起,心界不大,心率 80 次/分,律齐。腹部稍膨隆,肝脾肋下未及,全腹未及包块,无压痛及反跳痛,叩诊有鼓音,无移动性浊音,肝肾区无叩击痛,肠鸣音 2 次/分。肛门及生殖器未检,四肢脊柱无畸形,活动自如,双下肢无水肿,双侧足背动脉搏动可,神经系统检查无异常体征。

红细胞 $3.10×10^{12}$/L;血红蛋白 115 g/L;血小板 $358×10^9$/L;白细胞 $11.13×10^9$/L;中性粒细胞 77.1%;总胆红素 10.2 μmol/L;直接胆红素 3.1 μmol/L;总蛋白 55 g/L;白蛋白 28 g/L;谷丙转氨酶 30 U/L;谷草转氨酶 37 U/L;前白蛋白 0.13 g/L;尿素 2.8 mmol/L;肌酐 55 μmol/L;尿酸 302 μmol/L;葡萄糖 5.1 mmol/L。钠 133 mmol/L;钾 2.9 mmol/L;氯 102 mmol/L;钙 2.47 mmol/L;无机磷 1.15 mmol/L;镁 0.85 mmol/L。

腹部、盆腔平扫＋增强 CT:胃窦部及十二指肠球部壁轻度增厚伴黏膜面异常强化,炎性病变可能,建议胃镜检查;肝多发微小囊肿(图 20-4-1)。胃窦部前壁见黏膜 2 cm×2 cm 隆起,表面高低不平,糜烂溃疡形成,覆污苔,蠕动消失病灶累及幽门口,管腔狭窄,胃镜勉强通过,十二指肠球部无溃疡无畸形,降部伸入未见异常(图 20-4-2)。胃镜活检病理:(胃窦)腺癌 2 级,分化Ⅱ～Ⅲ级,Lauren 分型肠型。

三、入院诊断

胃窦腺癌,幽门梗阻,电解质紊乱,营养不良,贫血。

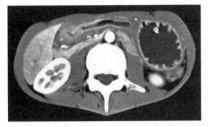
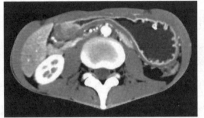
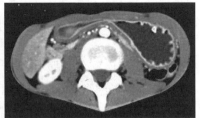

图 20-4-1　腹部、盆腔平扫＋增强 CT

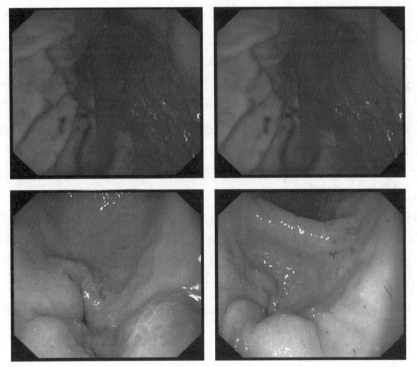

图 20-4-2　胃镜检查

四、治疗经过

患者入院后积极完善术前检查,明确诊断为胃窦腺癌,幽门梗阻,电解质紊乱,营养不良,贫血。术前先给予患者胃肠减压和 3% 氯化钠溶液洗胃,同时纠正水电解质紊乱和行营养支持治疗。治疗 10 天后患者各项指标均恢复正常,营养状况较前有所改善,血清白蛋白升至 33 g/L。此时治疗组再次评估患者无手术禁忌,充分讨论后认为患者可以进入加速康复外科(ERAS)程序,按照 ERAS 理念进行围手术期处理。入院后第 11 天患者在全麻联合硬膜外麻醉下行根治性远端胃大部切除术＋毕二式吻合术。手术经过顺利,术中出血约 100 ml,未输血,术后安返病房。术后积极给予肠内或肠外营养支持治疗,术后第 10 天患者一般状况可,各项检查复查未见明显异常,下床活动无不适,体温及大小便正常,半流质饮食后无不适,每天口服营养补充剂量为 600 kcal。此时患者术后恢复可,达到出院标准,准备出院。考虑患者术前即存在营养不良,住院期间短时间的营养支持治疗未能完全纠正营养不良,出院后经口饮食亦难以达到患者的营养需求,治疗组决定启动家庭营养支持计划,建议患者出院后继续口服营养补充,并为患者制订口服营养补充计划,每天口服营养补充 600～800 kcal。

为了使患者及其家属熟悉出院后如何顺利实施口服营养补充以满足患者营养需求,出院前营养支持小组安排专人对患者及其出院后的主要照顾者进行家庭营养支持治疗的培训和指导,包括告知其口服营养补充的目的、意义及需达到的目标用量,对口服营养补充制剂的合理配置进行操作演示,以及对口服营养补充相关并发症的预防、识别、处理等知识进行讲解,并在出院前 1 天模拟出院环境:按照产品说明书,每次配置口服营养补充制剂 125~250 ml,缓慢经口摄入,每天 4 次,每日总量为 600~800 ml。此外,膳食营养师通过图片、视频、宣传册等形式对患者及其家属讲解指导出院后饮食的注意事项,特别告知患者出院后饮食需少食多餐,并以高蛋白质饮食为主以此来增加营养需求。通过积极培训和指导,患者及其出院后的主要照顾者已能熟练掌握口服营养补充的各项操作和流程以及出院后的膳食计划和注意事项,准予出院。出院后营养支持小组安排专人通过微信或电话等方式随访、了解患者情况,实施个体化营养咨询和指导,并对患者出现的不适反应或并发症及时指导和处理。

出院后第 2 天中午患者在进食口服营养补充制剂后 10 分钟左右突发出现腹部阵发性绞痛,伴有头晕、心慌、全身乏力等不适,随之出现腹泻,并晕倒在地。家属立即紧急送入急诊,并电话联系治疗组告知相关情况。救护车来院途中患者在静脉输入糖盐水的情况下神志逐渐恢复,腹痛及头晕等症状逐渐缓解。来院后患者已无任何症状,询问患者及其家属获悉患者平素喜甜食,当天中午在口服营养补充制剂中额外添加大量白糖,进食后出现上述症状。急诊检查未见明显异常,结合患者的症状和体征,考虑患者是在不当饮食后出现了倾倒综合征。治疗组再次对患者及其家属进行教育指导,告知科学、合理饮食的重要性,需严格遵守营养支持小组制订的包括膳食在内的各项家庭营养支持计划,此后患者口服营养补充未再出现不适反应。

出院后患者经口进食量逐渐增加,从半流质饮食逐步过渡到普通饮食(米饭+瘦肉等)。出院后第 30 天在普通饮食和口服营养补充 600~800 ml 基础上,患者每日经口额外补充乳清蛋白质粉 90 g。出院后第 120 天患者体重较术前增加 5 kg,营养不良状态得到纠正(SGA 评估等级为营养良好),NRS 2002 评分 0 分,无营养风险,每日经口进食量达到机体营养需求,停止口服营养补充,完全经口进食为机体提供营养。口服营养补充期间除了倾倒综合征未再发生误吸等其他严重不良事件。继续随访 3 个月,患者营养状态及经口进食情况保持良好。

五、讨论分析

胃癌位列全球恶性肿瘤新发病例第五位、死亡病例第三位,已成为世界范围内与癌症相关死亡的主要原因,严重威胁人类的生命和健康。我国是胃癌大国,每年新发病例 67.9 万例,约占全球 50%,如何有效救治胃癌患者,减少并发症,改善预后已成为当前的热点和难点。目前尽管包括化疗和免疫治疗在内的药物治疗取得了很大进展,但手术仍然是胃癌最主要和最有效的治疗方法。然而,胃癌患者常伴发营养不良或营养风险,并且胃癌患者术后由于胃容量减少、术后化疗等诸多危险因素使患者术后食物摄入量减少、机体消耗增加,术后营养不良情况更加频繁发生,营养状况不断恶化,尤其是出院后的胃癌患者营养不良问题更为严峻。国内一项针对 30 家大医院的前瞻、平行和多中心的调查研究表明,胃肿瘤患者出院时的营养风险发生率显著高于入院时的营养风险发生率。大量研究表明,营养不良能增加患者并发症发生率,降低放化疗耐受性,增加再住院率,导致患者预后变差。因此,除了住院期间给予合理的营养支持治疗外,出院后继续给予合理的营养支持治疗对改善胃癌患者的营养状况和预后具有重要意义。

该患者入院后 SGA 评分为 B 级,存在中度营养不良。根据国内外营养指南推荐意见,术前给予 10 天的肠外和肠内营养支持治疗使患者营养状况改善后予以手术治疗,术后继续予以营养支持治疗来改善患者营养状况。因此,患者围手术期在优化营养支持治疗和加速康复外科理念的完美结合下增加了手术耐受性,减少围手术期并发症发生风险,术后恢复顺利,没有严重并发症发生。然而,住院期间短时间的营养支持治疗尚不能纠正患者的营养不良,患者出院时仍存在营养不良。此外,研究发现 70% 接受手术的肿瘤患者出院后会出现体重下降。该手术治疗后出院的肿瘤患者虽然病情平稳,肿瘤得到有效或暂时控制,但由于手术创伤应激及机体本身存在肿瘤导致的代谢改变,术后相当长时期内机体将处于分解代谢状态,加剧营养不良的恶化。此外,该肿瘤患者术后病理提示需要进行辅助化疗,化疗的不良反应也会加重患者的营养不良。因此,为防止患者出院后营养状态持续恶化,出院后继续对这患者进行有效的家庭营养支持治疗十分必要。

目前肿瘤患者术后出院后进行营养支持治疗的临床研究证据相对较少,但现有的研究结果显示,对肿瘤手术后的营养不良患者在出院后进行营养支持治疗,不仅是为患者提供机体所需要的营养底物,改善营养状态,更重要的是机体营养状态的改善将增加患者对放化疗等肿瘤后续治疗的耐受性,降低肿瘤相关治疗的中断率,甚至提高肿瘤患者的生存率和生活质量。因此,欧洲和我国最新的肿瘤营养指南均推荐,术后营养不良的肿瘤患者出院后应继续进行营养支持治疗,具体的营养支持治疗方式应综合患者的肠道功能、营养状态、疾病种类等进行个体化选择。一般来说,出院后肿瘤患者的营养支持治疗方式与住院患者相似,同样首选肠内营养;当肠内营养无法实施或不能满足营养需求时,则给予肠外营养。因此根据国内外营养指南推荐意见,该患者出院时病情平稳,能够经口进食,出院后继续予以口服营养补充行营养支持治疗来满足患者的营养需求,改善患者的营养状况。

口服营养补充是以增加口服营养摄入为目的,将能够提供多种宏量营养素和微量营养素的营养液体、半固体或粉剂的制剂加入饮品和食物中经口使用。口服营养补充通常用于在食物不足以满足机体需求的情况下补充摄入,但在很多情况下口服营养补充为全营养产品,也可用作为唯一的营养来源。口服营养补充是肠内营养的一种方式,其作为专用营养补充配方可以加强食物中的蛋白质、碳水化合物、脂肪、矿物质和维生素等营养素含量,提供均衡的营养素以满足机体对营养物质的需求。一般当膳食提供的能量、蛋白质等营养素在目标需求量的 50%～75% 时,提供口服营养补充剂作为额外的营养补充,通常提供 400～900 kcal/d,提供方式包括餐间补充或小口啜服(sip)或者对于固体食物进食困难提供全代餐,来提供机体所需营养素的供给,维持或改善患者的营养状况。大量的临床研究和系统评价表明,口服营养补充可以改善住院患者或社区以及护理院患者的营养状况和临床结局,同时能节约医疗成本。该患者出院后在营养支持小组的指导下继续使用口服营养补充四个月,每天 600～800 kcal,最终患者的营养不良获得纠正,营养状况得到显著改善,这也为患者的肿瘤化疗等后续治疗提供了基础。

六、相关营养背景知识

(一) 外科出院患者营养不良的原因

外科患者本身即是营养不良或营养风险的高发人群,加上患者受外科手术应激、治疗措施及住院时间等因素影响,出院时患者的营养状态尚不能恢复至正常状态,有时甚至低于入院状态或不断恶化。

1. 术前存在营养不良 恶性肿瘤患者营养不良发生率相当高,根据患者荷瘤时间长短、进展程度及肿瘤类型的不同,恶性肿瘤患者的能量消耗不同程度地高于非肿瘤患者和正常人。部分患者常有恶病质征象,表现为厌食、进行性体重下降、贫血或低蛋白血症等,晚期还会出现疼痛、呼吸困难或器官衰竭。因此,不少癌症患者,尤其是消化道肿瘤患者在入院前即存在不同程度的营养不良或营养风险。我国的一项大型多中心前瞻性调查研究发现,2 328 例不同类型的癌症患者中,有 51.7% 的患者在入院时已经存在营养风险(NRS 2002≥3 分)。除原发肿瘤疾病外,急、慢性基础疾病等各种合并症,以及肿瘤所导致的并发症,术前放化疗等因素也进一步使患者在入院前即产生营养不良或具有营养风险。

2. 手术创伤应激 手术在切除肿瘤的同时也能不同程度对患者的饮食和营养状况产生不利影响。手术治疗的术前准备如术前禁食、术后较长一段时间内无法正常进食均可影响营养物质的摄入。大范围的消化道切除、改道重建等相关手术治疗影响了患者消化吸收功能,例如食管切除吻合术切断迷走神经引起胃潴留、胃酸减少、腹泻或脂肪痢。全胃切除的患者逐渐发生维生素 A、维生素 B_{12} 及维生素 D 缺乏。空肠切除将导致营养素吸收障碍。大部分小肠切除可导致短肠综合征,使营养素消化、吸收严重障碍;胰腺切除导致内分泌不足,造成吸收不良及糖尿病以及肝切除致营养代谢障碍等;除此之外,手术创伤能导致患者产生应激反应,加重已存在的氮丢失和机体组织消耗,并加重患者营养不良程度,增加营养风险。在手术创伤应激情况下,机体处于高代谢状态。一般的中等程度择期手术后,患者机体的能量消耗增加 5%～10%,接受重大手术的患者能量消耗则更高。此时患者的糖耐量下降,出现胰岛素抵抗,血糖升高;而在糖皮质激素、胰高血糖素及儿茶酚胺等因素的作用下,患者体脂分解增加,蛋白质合成减少,分解增加,处于负氮平衡。若机体长期处于分解状态,患者可因消耗过多自身组织而导致体重下降、创面愈合迟缓及抵抗力下降等不良结果,加重营养不良。

3. 并发症 尽管手术技术和围手术期处理措施获得了显著进步,但仍有不少手术患者在术后出现严重并发症,导致营养素消耗增加,合成减少,引发营养不良。例如胃肠道手术后患者出现消化道吻合口瘘、术后肠梗阻、术后胃排空障碍、消化道出血等并发症导致蛋白质丢失过多,机体代谢率明显增加,组织分解代谢加剧,自身组织和营养物质消耗丢失较普通手术患者明显增加。术后发热、严重感染等炎症反应可引起机体细胞和组织的各种损伤性变化,机体产生 IL-1、IL-6 和 TNF 等细胞因子,这些炎症介质不仅可引起全身应激反应,能量消耗增加,而且可以导致机体蛋白、体脂等组织降解,造成机体自身组织消耗和营养不良,如果得不到合适的补充患者的营养状况将进一步恶化。

4. 医源性因素 有研究者对胃肠道恶性肿瘤患者手术前后营养状况进行分析后发现,胃肠道恶性肿瘤患者术后营养状况进一步恶化,认为可能和术前营养支持不足,营养支持方式以肠外营养为主以及出院时存在的消化系统症状和流质或半流质的进食状况有关。大量临床研究表明,存在中、重度营养不足的大型手术患者,术前 10～14 天的营养支持治疗能降低手术并发症的发生率,重度营养不良的患者可酌情延长至 4 周,以改善患者营养状况,促进手术后快速康复。然而在实践过程中,围手术期的营养支持治疗往往存在着不合理性。由于医务人员不懂或未重视营养干预,未能实施合理的营养支持治疗措施,致使患者术前营养不足未能得到及时纠正或进一步恶化,出院时患者仍存在营养不良。

5. 其他导致营养不良的原因 放化疗是导致肿瘤患者营养不良的重要原因。化疗可在很大程度上改变机体的营养状态,这种影响可以是通过干扰机体细胞代谢和 DNA 合成和细胞复制直接抑制,也可以是通过产生恶心、呕吐、味觉改变及习惯性厌食间接引起。许多抗肿瘤药物可刺激化学感受器的触发区,导致患者恶心和呕吐。消化道黏膜细胞增殖更新快,对化疗极敏感,易发生炎症、溃疡及吸收能力下降,这些结果均可导致营养物质的摄取及吸收减少。由于化疗可使患者免疫损伤进一步加剧,营养消耗进一步恶化,营养不良的肿瘤患者常不能耐受化疗。此外,放疗损伤的严重程度与放射剂量及组织被照射量有关,放疗主要是由于胃肠道不良反应而影响患者的营养状态。反复接受放疗的患者可出现胃肠道黏膜损伤、严重恶心呕吐或出现严重的放射性肠炎,导致患者营养消化吸收障碍。此外,骨髓是另一个细胞增殖更新快的器官,化疗和放疗对其的不良反应表现为贫血、白细胞和血小板减少,导致患者的免疫功能损害及对感染的易感性增加,进入高代谢状态,营养不良进一步加重。

(二)外科出院患者营养支持治疗策略

1. 成立营养支持治疗小组 营养支持治疗小组(NST)的主要工作包括对临床上需要营养支持治疗的出院患者进行全面的营养状态评估,识别患者是否存在营养不良并评估营养风险,个体化制订适合患者的营养支持治疗方案和配方,定期检查患者临床情况并监测营养评价指标,根据患者情况的需要改变调整营养支持治疗方案,并对出院后需要营养治疗的患者进行宣教并监测随访。例如对于需要长期进行营养支持治疗的患者或胃肠道吸收功能不全的出院患者,NST 为其制订详细的家庭营养支持计划,定期对患者的营养状况进行评估,进行营养支持治疗宣教,指导患者在熟悉的家庭环境进行营养支持治疗,这不仅使患者能在出院后尽早适应新的日常作息习惯,更降低了不必要的住院费用,减轻患者的经济负担。

2. 优化营养支持治疗方案与措施　出院患者优化的营养支持治疗方案包括准确的营养素供给和合理的营养支持治疗途径选择。出院后患者所需能量和营养素需要量的计算与住院期间基本相同,但依据公式计算法最为常用。出院时 NST 会根据患者的具体情况制订患者的能量和营养素需要量。此外,合理的出院后营养支持治疗途径和方法选择对于出院后的营养支持治疗的安全性和有效性至关重要,应根据患者的疾病性质以及患者状态和条件而定。对于胃肠道消化吸收功能保留的患者,一般优先考虑肠内营养,对于一些胃肠道疾病的患者,则需要选择肠外营养以满足机体对蛋白质及能量的需求。出院患者家庭肠内营养支持(HEN)的实施可以通过口服营养补充(ONS)进行,也可以通过管饲实现。ONS 的主要指征为是否具备正常的吞咽功能,是一种经济安全的方法,但是如果患者无法吞咽,则必须通过管饲来给予营养支持。ONS 是指除了正常的饮食外,为了达到特定的医学目的,经口同时给予宏量营养素和微量营养素的补充的方法,目的是改善患者食物和液体的整体摄入情况,从而改善患者的临床结局。给予这类患者合理的 ONS 可使其获益并最终改善其临床结局。对于无法正常吞咽的患者,建立肠内营养管饲途径是可靠有效的方法,决定使用何种类型的肠内营养途径时,应考虑患者接受肠内营养的时间长短、胃肠功能的状况以及肠内营养制剂的种类、黏稠度、容量和速度以及患者的耐受性。鼻胃管和鼻肠管适用于<4 周的短期 HEN,预期长期或终身使用 HEN 的患者则应当考虑尽早使用胃或空肠造口,以期减少并发症的发生。

3. 做好出院前宣教　患者的依从性是决定患者是否能够成功实施家庭营养支持治疗的关键。出院前宣教的目的是教会患者、家属和社区医学监护者安全、有效的营养支持治疗和给予方法、对家庭营养支持治疗装置的维护和在家及不同场所自我检查的程序。NST 在患者住院期间就应开始相关教育和培训,向患者及家属解释出院后家庭营养支持治疗的优势与必要性。NST 的护理人员应在患者出院前对患者及其家属进行营养支持治疗的相关教育,包括营养液的输注技术和营养管道的护理,常见并发症的监测、预防和处理,建立家庭营养档案,并进行管饲的护理示范和指导,帮助患者的营养支持治疗能从医院向家庭平稳过渡。

4. 定期随访和监测　通过出院随访,运用电话、微信等多种调查的方法,及时了解患者健康情况及营养状况,分析存在问题,进行营养干预,为患者推荐合理膳食和健康生活方式,树立合理的膳食观念,以利于患者在出院后得到专业的营养支持指导,提高患者对营养支持指导的依从性。一般情况下,第一次家庭访视为出院后一周内,第二次为出院后 1 个月内,由营养护士联系患者家属,对患者遇到的问题给予指导和帮助,确定患者及家属是否掌握营养支持治疗的相关知识和技术,观察影响营养支持治疗的效果。以后每 3 个月 1 次访视,患者遇到问题时也可随时打电话进行咨询,遇到无法解决的问题时可与护士或医生预约进行家庭访视。随访患者健康状况并进行营养干预在医疗工作中是一个良性诱导,能增加患者日常营养知识,改善饮食习惯,使"知识-信念-行动"有机结合起来,提高患者治疗及饮食保健的依从性。

5. 充分发挥家庭和社区医疗机构的联动作用　临床上一些外科患者出院时营养状况尚可,等到两周左右回医院复诊时,发现患者营养状况比出院时更差。究其原因主要有两个方面:① 医务人员未重视患者出院后的营养问题,未能制订相应的营养随诊计划,更少有专业人员从事家庭社区营养宣教指导工作,使患者出院后处于放任自我管理的状态。② 受传统观念和习俗的影响,或受一些非科学营养理念的误导,过分相信一些保健品的功效,导致营养状况每况愈下。随着社区医疗条件的改善、各种医联体的建立,以及家庭营养的发展,营养支持治疗尤其是补充性肠外营养已在医院外逐渐实施,使出院后外科患者营养管理更为方便和实用。患者出院后回归家庭和社区,营养管理的模式也会发生变化,所以要对家庭和社区相关人员进行营养知识的宣教和培训,防止出现营养管理中医院和社会脱节现象。

七、主编点评

外科患者普遍存在营养不良,一方面与疾病本身特征有关,譬如恶性肿瘤导致人体持续性消耗,另一方面还与临床治疗措施有关,例如手术前后禁食导致摄入不足、手术创伤加速分解代谢等。据统计,我国住院患者有 40% 以上存在不同程度的营养风险或营养不良,这种情况在消化系统肿瘤患者中尤为突出,其营养不良发病率高达 60% 以上。然而尽管近几十年来营养支持治疗的理念和技术均获得了巨大进步,住院患者也不同程度地得到了合理的营养支持治疗,但是最近的一项调查显示,不同疾病患者出院时的营养风险发生率显著高于入院时的营养风险发生率,这在胃癌术后出院患者中更为显著。此外,外科患者的康复是一个比较漫长的过程,往往需要几周甚至几个月时间,这意味着患者出院后还要在家中经历较长时间的康复阶段。有相当一部术后患者还要接受化疗或放疗等一系列后续治疗,在这期间患者往往面临术后胃肠道功能不全、食欲不振、呕吐、腹胀等各种问题。研究显示,手术患者体重丢失可以一直持续到术后 2~3 个月,而且体重丢失的程度与疾病的预后呈负相关,体重下降严重预示着疾病预后不良。因此,出院后继续增加能量和蛋白质摄入对于维持患者体重,促进术后康复具有重要意义。加强出院后营养支持治疗是外科肿瘤患者综合治疗措施的重要一环。

该例患者术前即存在营养不良,虽然通过围手术期的营养支持治疗,患者术后恢复顺利,营养不良也得到了一定程度的改善,但是患者出院时仍然存在营养不良。因此,出院前及时的安排家庭营养支持治疗计划并指导患者出院后继续进行合理的营养支持治疗,对患者后续的抗肿瘤治疗以及生活质量改善等具有至关重要的作用。目前国内外相关营养指南中都明确指出,对于经口进食能够满足自身营养需求者,不需要额外补充;如果胃肠道存在功能障碍,经口进食无法满足营养需求,首选口服营养补充(ONS)进行补充;只有当 ONS 也无法满足营养需求时,才考虑管饲或肠外营养支持。该例患者出院后病情平稳,能经口进食,但进食量无法满足患者的营养需要,出院后通过 ONS 来补充营养是该患者营养支持治疗的首选。

ONS 是指以增加口服营养摄入为目的,将能够提供多种宏量营养素和微量营养素的营养液体、半固体或粉剂制剂加入饮品和食物中经口服用,通常用于食物不足以满足机体需求情况下的补充摄入。从这个定义中可以看出 ONS 包含两层含义:第一,ONS 的补充途径是经口摄入,是一种符合人体生理的营养支持方式;第二,ONS 不同于我们日常所吃的食物,而是指当普通食物不能满足机体特定需求的时候给予的额外补充。ONS 作为最基本的营养支持疗法,其专用营养配方可以加强食物中的蛋白质、碳水化合物、脂肪、矿物质和维生素等人体基本营养素含量,提供均衡的营养素来满足机体对营养的需求。国内外大量的临床试验证实,出院后应用 ONS 无论在减少体重丢失、促进肠道功能恢复、增强化疗等抗肿瘤治疗耐受性等方面,还是在降低医疗费用、减轻患者负担等方面都显示出良好的优势,使得我们可以用较低的成本获得更好的临床结局。该例患者在出院后 4 个月的 ONS 营养支持治疗下体重明显增加,营养不良也获得纠正,营养状况明显改善,这是出院后继续使用 ONS 进行营养支持治疗的成功案例。

然而需要提出的是,ONS 虽然具有简便、易行、符合生理等优点,但在实施过程中应严格遵守医嘱,注意相关并发症的发生,方能使患者最大获益。该例患者虽然在出院前通过营养支持小组的专业培训和指导,但患者刚出院时依从性较差,没有严格遵守营养支持小组制订的家庭营养支持计划,擅自在配置口服营养补充制剂时添加糖的浓度,导致倾倒综合征的发生。然而,通过营养支持小组的不断指导培训,患者后续的依从性增高,基本能遵守整个家庭营养支持计划,这也是患者最终取得较好疗效的重要原因。因此，从该例患者的治疗经验来看，患者的依从性对于出院后患者的 ONS 的有效性和安全性具有关键作用。

（谈善军）

参考文献

［1］ Bray F，Ferlay J，Soerjomataram I，et al. Global cancer statistics 2018：GLOBOCAN estimates of incidence and mortality worldwide for 36 cancers in 185 countries[J]. CA Cancer J Clin，2018，68(6)：394-424.

［2］ Bischoff SC，Austin P，Boeykens K，et al. ESPEN guideline on home enteral nutrition[J]. Clin Nutr，2020，39(1)：5-22.

［3］ Arends J，Bachmann P，Baracos V，et al. ESPEN guidelines on nutrition in cancer patients[J]. Clin Nutr，2017，36(1)：14-48.

［4］ Kong SH，Lee HJ，Na JR，et al. Effect of perioperative oral nutritional supplementation in malnourished patients who undergo gastrectomy：A prospective randomized trial[J]. Surgery，2018，164(6)：1263-1270.

［6］ 李子禹，闫超，李沈. 胃癌围手术期营养治疗中国专家共识（2019 版）[J].中国实用外科杂志，2020，40(02)：145-151.

［7］ 中华医学会肠外肠内营养学分会.肿瘤患者营养支持指南[J].中华外科杂志，2017，55(11)：801-829.

病例 5

肌萎缩侧索硬化症，长期家庭肠内营养管理

一、病史简介

患者，男性，62 岁。因"肢体进行性乏力 3 年，胸闷、气促伴咳嗽、咳痰 1 个月"入院。患者 3 年前开始，无明显诱因，渐感双下肢乏力，行走费力，不能久立或较长距离步行，同时感觉四肢无力，两上肢无法提拿重物，伴肌肉进行性萎缩，上述症状逐渐加重，并逐渐累及躯干及颈部。在外院诊断为"运动神经元病变（肌萎缩侧索硬化）"，给予神经营养治疗，效果不佳，后逐渐出现全身肌肉萎缩，吞咽费力，双上肢无自主活动，双下肢不能行走，仅能站立数分钟，生活无法自理，每日喂食半流质和肠内营养液。近 1 个月来，患者出现胸闷、气促，伴咳嗽、咳痰无力，痰液以白色黏液痰和黄痰为主。予以雾化吸入及头孢呋辛钠治疗可好转，后反复发作，目前自测氧饱和度 90% 左右（未吸氧）。病程中，无昏迷、晕厥，无发热、畏寒，无恶心、呕吐，无腹痛、腹胀、腹泻等症。我院门诊拟诊"运动神经元病变、呼吸道感染"，并收住入院。自发病以来，患者精神状态欠佳，食纳减少，吞咽费力，二便尚可，近 1 年来体重下降约 20 kg。

患者既往有高血压病史 13 年，现服用比索洛尔、洛汀新治疗，血压控制可；糖尿病史 3 年，现服用亚莫利治疗，空腹血糖控制在 6～8 mmol/L，餐后血糖控制在 11～12 mmol/L；前列腺增生病史 5 年，长期服用保列治治疗；焦虑症病史多年，间断服用右佐匹克隆。否认肝炎、结核等传染病史，预防接种按时序进行，否认外伤史、手术史，否认药物、食物过敏史，否认输血史。

二、入院检查

体温 37℃，脉搏 110 次/分，呼吸 28 次/分，呼吸 95/66 mmHg，体重 173 cm，体重 54 kg。神志清晰，呼吸平稳，消瘦明显，全身皮肤无黄染，无肝掌、蜘蛛痣。全身浅表淋巴结无肿大、巩膜无黄染、鼻窦区无压痛口唇红润光泽、留置鼻饲管，鼻翼部皮肤稍红肿。胸廓无畸形，双肺叩诊清音，听诊呼吸音粗糙，双下肺可闻及干啰音。心前区无隆起，心界不大，心率 91 次/分，律齐。腹部平软，肝脾肋下未及，肝肾区无叩击痛，肠鸣音 3 次/分。肛门及生殖器未检，四肢及脊柱无畸形，双上肢肌力 0～1 级，双下肢肌力 2～3 级。上肢腱反射消失，下肢腱反射亢进，巴宾斯基症阳性。

红细胞计数 3.86×10^{12}/L，血红蛋白 108 g/L，血小板计数 101×10^9/L，白细胞计数 11.37×10^9/L，中性粒细胞 80.3%，总胆红素 15.4 μmol/L，直接胆红素 2.6 μmol/L，总蛋白 50 g/L，白蛋白 35 g/L，前白蛋白 0.11 g/L，谷丙转氨酶 49 U/L，谷草转氨酶 26 U/L，尿素 3.6 mmol/L，肌酐 17 μmol/L，葡萄糖 16.8 mmol/L，钠 140 mmol/L，钾 3.9 mmol/L，氯 101 mmol/L，钙 2.25 mmol/L，无机磷 1.15 mmol/L，镁 0.79 mmol/L，pH 7.34，动脉血二氧化碳分压 66.0 mmHg，动脉血氧分压 86 mmHg，实际碳酸氢盐 35.6 mmol/L，二氧化碳总量 37.6 mmol/L，标准碱剩余（细胞外液）9.8，标准碳酸氢盐 30.9 mmol/L，标准碱剩余（全血）7.7。

胸部 CT 平扫：双下肺炎症、肺不张，少许胸腔积液。

三、入院诊断

肌萎缩侧索硬化症,呼吸衰竭、肺部感染。

四、治疗经过

入院当天患者出现呼吸衰竭、休克,血压最低至 76/52 mmHg,心率最快达 133 次/分,立即予以扩容补液、使用血管活性药物、无创通气呼吸支持治疗。同时辅以抗生素预防感染、抗炎、化痰等综合治疗。考虑到患者目前由于严重的肺部感染,感染性休克,血流动力学不稳定,一般情况较差,不适合继续肠内营养。患者鼻饲管留置时间已经超过 2 个月时间,鼻翼部皮肤受损,且影响无创呼吸机面罩使用,故予以拔除。应用肠外营养支持,每日摄入热量目标量为 1 600 kcal,即按照 30 kcal/(kg·d),供给,蛋白质目标量为 54×1.5=80 g/d,同时给予足量维生素及微量元素。经过 1 周治疗后患者一般情况逐渐好转,通气和氧合状况改善,神志清楚,自主呼吸。鉴于患者存在球麻痹,吞咽困难,无法自主摄食,遂行经皮胃镜下胃造瘘术(PEG),经胃造瘘管进行肠内营养支持,肠内营养的能量目标量为 1 700~1 800 kcal,蛋白质的目标量为 100 g/d,肠内营养初期因患者胃肠耐受不佳,肠内营养在短期内无法达到目标量,故选择肠内营养和补充性肠外营养支持。肠内营养采用整蛋白均衡全营养肠内营养制剂 300 g/d,乳清蛋白粉组件 85 g/d,并给以维生素和微量元素复合制剂,使用输注泵均匀输注。经过 1 周的肠内和肠外营养支持,患者病情稳定,消化道耐受性良好,无腹胀、恶心、呕吐等症状,无消化液反流出现。由于患者持续的呼吸肌无力,频发低氧血症、CO_2 潴留,无法自主咳痰,故行气管切开术以改善肺通气,促进排痰,便于呼吸道护理。患者病情渐平稳后,出院回家行家庭肠内营养治疗。家庭肠内营养支持具体操作是每天分次经胃造瘘管灌注膳食匀浆及含膳食纤维的整蛋白质制剂,能量目标量为 1 800~2 000 kcal/d,蛋白质目标量为 110~130 g/d,同时添加多种复合维生素制剂。保持喂养管通畅,防止营养液反流。定期监测患者血糖、电解质及肝肾功能,维持水、电解质平衡和血糖稳定。同时做好患者呼吸管理,使用家庭呼吸肌维持患者呼吸。患者因肺部感染、呼吸衰竭多次入院治疗,并定期更换气管套管及胃造瘘管。通过 PEG 行家庭肠内营养已经 6 年,营养状况基本维持稳定,加强呼吸管理和家庭营养管理,防止相关并发症的发生,尽可能避免返流误吸、肺部感染所诱发的呼吸衰竭的发生。

五、讨论分析

肌萎缩侧索硬化(amyotrophic lateral sclerosis,ALS)是最常见的运动神经元疾病,其特征是上下运动神经元受侵犯,主要表现为延髓和肢体受累的症状,典型临床表现为进行性痉挛、反射亢进、肌无力及肌萎缩等,首发症状多为肢体力弱、构音障碍和吞咽困难,不典型的表现有体质量减轻、情绪失常及认知障碍等。ALS 的病程呈进行性发展,多数患者于起病后 2~5 年内死亡,导致患者死亡的主要原因是呼吸肌麻痹。ALS 的发病机制仍不明确,主要有基因突变、神经兴奋毒性、线粒体异常、氧化应激、免疫炎症反应等。ALS 的发病机制十分复杂,各机制之间相互联系、相互影响,最终导致以运动神经系统为主的多系统病变。虽然这些机制被认为可能参与了 ALS 的发病,但其导致运动神经元病变的具体途径还不完全清楚。

目前,ALS 尚无治愈的办法,现在的治疗目标是提高患者生活质量,延长存活时间。除了及早、恰当和准确的诊断外,治疗方面主要在于合理器官功能评估和维护、神经保护性治疗、症状治疗、呼吸功能与通气管道管理、有创及无创呼吸机辅助呼吸支持及营养支持,这些措施对于提高患者生活质量,延长存活时间有一定价值。

（一）脏器功能评估管理

随着病程发展,运动神经元病患者往往续惯或同时出现多种重要脏器功能的衰竭,如能通过早期和定期的脏器功能评估及时发现病情的恶化,预先采用有效干预手段,则能降低并发症发生率、提高生存质量、延长生存期。由于运动神经元病起病隐匿,疾病的发生和进展常常不易被及时发现,又由于患者的机体免疫力、血液循环功能水平均处于普遍下降状态,因此,应在出现相应症状(或功能减退轻度表现)前进行相关检查和预防性干预:如在出现一侧或局部肢体乏力、肌肉萎缩、肉跳等症状时,即进行相应部位、对侧肢体和全身的肌电图检查,以明确下运动神经元受损的累积范围,防止因未被患者察觉的功能丧失而引起的损害(如持物不能、跌伤、突发窒息等)。在出现咳嗽、咳痰加重,呼吸道分泌物增多而无发热、血象升高时,即行胸部 X 线片、CT 等检查,以确认是否存在呼吸道感染,并予抗生素进行预防性治疗。在患者出现明显呼吸困难,出现乏力、咳嗽无力、强迫体位、失眠、烦躁甚至是不明原因的意识障碍,应及早进行肺功能监测和动脉血气分析以明确是否合并缺氧,必要时进行机械通气支持治疗。对于活动量明显减少和长期卧床者,应常规行深静脉 B 超等检查,以指导深静脉血栓形成的防治。

（二）呼吸功能与通气管道管理

随着病情发展,所有的 ALS 患者都会出现呼吸肌无力。呼气和吸气肌无力是非常重要的症状,是预测存活期的强相关因素。呼吸肌无力不仅可以导致患者由于通气不足而处于低氧状态,还将导致二氧化碳潴留,形成呼吸衰竭。患者常因无法充分换气,导致咳嗽反射减弱及分泌物不易排出,从而增加患者肺部感染的风险,呼吸功能持续下降。当患者出现发热,持续咳嗽、呼吸困难等症状时,常规行胸部 CT 扫描,能早期发现肺部感染、肺不张等情况,需要行动脉血气分析来判断有无低氧血症和二氧化碳潴留。目前认为,早期使用无创呼吸机能改善患者的生存质量,故建议患者在出现呼吸费力、活动后气喘、不能平卧入睡、端坐呼吸等呼吸道症状时,就开始使用无创呼吸机,以适应长期带机生存。ALS 患者常自行配备家用呼吸机,医务人员应帮助患者陪护人员熟练、正确地使用和维护呼吸机。一旦出现呼吸功能不全的症状或体征,应立即评估呼吸支持方式,包括无创通气、有创通气以及终末期的处理,应尊重患者本人对于气管切开通气或气管插管的意愿。当 $FEV_1/FVC<70\%$ 或经鼻吸气压<40 cm H_2O,或最大吸气压 MIP<60 cm H_2O 时,建议进行无创呼吸机辅助呼吸,往往能使患者早期受益。使用最多的是 BiPAP,它由患者自己的呼吸动作触发,减少了呼吸肌做功并且改善气体交换,同时改善睡眠质量及增加依从性。当血氧饱和度<90% 或二氧化碳分压>45 mmHg 时,建议使用有创机械通气辅助治疗。

（三）营养支持

约 50%~70% ALS 患者最终将出现咽喉部肌肉萎缩无力即延髓麻痹症状,如吞咽困难、饮水呛咳及吸入性肺炎甚至窒息,营养摄入受限。随着病情的进展,如患者有上肢无力会限制其进食的能力,导致摄食时间延长、进食减少,不能摄入足够的蛋白质、热量和水。另一方面,ALS 患者由于肌肉震颤等原因,机体代谢率增高、能耗增高,因而极易造成营养不良。目前认为,营养不良是 ALS 预后的独立预测因素,营养不良的 ALS 患者其死亡风险将增加 7.7 倍。此外,ALS 患者本身存在肌力减退、免疫功能损害及组织存活能力下降,如果不提供有效的营养支持,患者就会出现营养不良,影响肺功能及生活质量。另一方面,ALS 患者的营养支持往往时间长,疾病不同阶段其营养管理措施不同,许多患者需要进行长期家庭营养支持。同时,ALS 患者由于疾病特点,营养支持实施往往会遇到许多困难和挑战,需要专业人员的家庭成员的帮助和参与。通常情况下,如果患者早期病情较轻时,营养支持主要通过口服途径补充,根据营养支持方案中制定的能量和蛋白质的目标量,通过膳食干预方式调整患者的饮食结构以满足机体对能量和各营养素的需求,这样患者的依从性较好。如果通过膳食摄入无法满足机体对营养物质的需求时,则可以在日常膳食的基础上通过口服营养补充方式满足机体对能量、蛋白质及其他营养素的需求。当患者出现饮食呛咳、吞咽困难时,应及时经鼻饲管进行肠内营养管饲。为了防止胃潴留、返流、呕吐或误吸,建议进行幽门后喂养,即将喂养管头端放入十二指肠或以远处,并控制每次喂养量,待患者适应后可逐步增加至全量肠内营养。鼻饲能较好地解决短时期内存在吞咽困难的营养问题,但患者痛苦较大,长期使用会导致鼻、食管黏膜糜烂,吸入性肺炎的发生率也较高,因此鼻饲管不推荐长期使用。如果患者不耐受鼻饲管,或口腔分泌物较多且有误吸风险,或影响无创呼吸机面罩使用,则建议患者行经皮内镜下胃造瘘术(percutaneous endoscopic gastrostomy,PEG)。PEG 操作简单快捷、痛苦少,是长期维持营养的最好方法。绝大多数 ALS 患者随着疾病的进展,几乎都需要进行 PEG 置管进行肠内营养。PEG 置管后主要为患者提供了维持营养和给药的便利途径,患者仍可经口进食及进水,充分认识这一点并告知患者是非常重要的,这可提高患者对 PEG 的接受程度。有很多临床研究显示,通过 PEG 进行肠内营养支持可改善患者营养状况、维持体重、可延长患者存活时间及提高患者生存质量。因而有学者建议为防止体重减轻而提前行 PEG 可能会提高生存率。对于无法完成 PEG 的患者,还可选择外科手术行胃或空肠造瘘术。对于病情较重、严重营养不良、呼吸功能差的晚期患者,肠外营养也可作为肠内营养的替代方法,或肠内、肠外营养联合使用。

六、相关营养背景知识

(一) 肌萎缩侧索硬化患者营养管理

肌萎缩侧索硬化(ALS)又称运动神经元病(motor neuron disease,MND),是一种致死性神经系统退行性疾病,由于上、下运动神经元变性导致延髓部、四肢、躯干、胸部及腹部肌肉逐渐无力和萎缩。该病隐袭起病,进展缓慢,多因肺部感染引起呼吸衰竭而死亡。ALS 是一种少见疾病,尚无治愈的办法。但随着对该病认识程度的提高,目前人们已达成一定共识,即治疗 ALS 的目标为提高患者生活质量,延长存活时间。除了及早、恰当和准确的诊断外,治疗方面如多学科小组的照料、神经保护性治疗、症状治疗、有创及无创呼吸机辅助呼吸支持及肠内营养支持对提高患者生活质量,延长存活时间有一定价值。

大多数的 ALS 患者随着病情的进展最终将出现咽喉部肌肉萎缩无力即延髓麻痹症状,如吞咽困难、饮水呛咳及吸入性肺炎甚至窒息,营养摄入受限。随着病情的进展,如患者有上肢无力会限制其进食的能力,导致摄食时间延长、进食减少,不能摄入足够的蛋白质、热量和水。此外,ALS 患者由于疾病导致机体代谢率增高、能耗增高。能量摄入和消耗的不平衡,致使脂肪及肌肉分解供能,肌萎缩无力,从而加快疾病进程,造成营养不良。目前的研究发现,营养不良及体重减轻是 ALS 预后的独立预测因素,营养不良不仅影响患者的呼吸功能和生活质量,缩短患者存活时间,而且营养不良 ALS 患者其死亡风险将增加 7.7 倍。

1. 早期营养支持 在 ALS 诊断后的整个病程中进行营养管理和评估,对延长患者存活时间及优化症状干预时机至关重要。ALS 患者的营养支持包括改变饮食结构、增加营养素摄入及选择进食途径两个方面。ALS 患者在疾病各个阶段均需要营养干预,但每个阶段具体方式有所不同,临床上需要有规范的临床营养支持治疗方案。在疾病早期,应以膳食指导、干预为主,目前尚缺乏早期营养支持的理想方法。当 ALS 患者出现咀嚼和吞咽问题时,首先应进行膳食干预,改变食谱,建议患者少食多餐、进食软食、非流食,以满足机体对营养物质的需求。对由上肢无力或躯体姿势问题导致进食困难的患者,应避免处于进食不便的姿势,使用特别餐具如吸管(无吞咽障碍患者)、质量轻、手柄长的餐具或可移动的臂架等。如果通过膳食摄入无法满足机体对营养物质的需求时,则可以在日常膳食的基础上通过口服营养补充方式满足机体对能量、蛋白质及其他营养素的需求。许多生存期长的 ALS 患者,在相当长时间内采用该方式能够维持较好地营养状况。当患者出现饮食呛咳、吞咽困难时,应及时经鼻饲管进行肠内营养管饲。为了防止胃潴留、反流、呕吐或误吸,建议进行幽门后喂养,可以在内镜帮助下将喂养管头端放入十二指肠或近端空肠内,以减少营养液反流,同时,应控制每次喂养量,以减少反流发生率,提高患者的胃肠道耐受性,待患者适应后可逐步增加至全量肠内营养。鼻饲能较好地解决短时期内存在吞咽困难的营养问题,但患者痛苦较大,长期使用会导致鼻、食管黏膜糜烂,吸入性肺炎的发生率也较高,因此鼻饲管不推荐长期使用。这些措施仍不能保证足够的营养时,应考虑选择胃造瘘。

2. 经皮内镜胃造瘘术的作用　经皮内镜下胃造瘘术(percutaneous endoscopic gastrostomy,PEG)是 ALS 患者最常用的肠内营养支持途径,指在胃镜引导下,经皮穿刺留置胃喂饲管,达到人工肠内营养等目的。PEG 的主要目标是改善患者营养状况、维持体重、尽可能延长存活时间及提高患者生存质量等。想要最大限度地改善患者的存活和生活质量。通过 PEG 能保证足够的能量摄入、稳定体重并提供了一条新的给药途径,且患者仍可部分经口进食。大多数 ALS 患者疾病过程中都需要进行 PEG 置管,因而原则上宜早不宜迟,但具体时机应该个体化,要考虑 FVC 预测值、吞咽障碍的出现、营养不良的程度及患者的整体状况。快速的体重下降 PEG 置放的关键指征,通常体重下降超过平时的 10%,BMI<18.5 kg/m² 时要考虑 PEG 置放。1999 年美国神经病学学院(American Academy of Neurology,AAN)制定的 ALS 治疗指南建议,症状性吞咽困难、体重加速下降、脱水、呛咳导致进餐过早停止。进食困难导致的呛咳、误吸、生存质量下降是 PEG 有力的指征。最好在出现吞咽障碍以后马上置放,并提出 PEG 置放时 FVC 不应低于预测值的 50%,且不建议在终末期使用。因为体重指数(BMI)<18.5 kg/m² 则死亡风险增大,PEG 应在此前或体重下降 10% 前进行,进餐时间>30 分钟也应考虑 PEG。AAN 提出 PEG 应在 FVC 降到 50% 预计值前进行,这是因为吞咽困难可能伴随呼吸衰竭,而 PEG 的实施需要镇静,应保证 FVC>50% 预计值以降低手术风险。大量研究证实,PEG 能显著提高存活期,行 PEG 时 FVC 较高者存活期更长。疾病后期行 PEG 对改善营养状况、提高存活期等有效。尽管如此,临床实践中对 PEG 本身的作用也需要有明确、客观的认识,即其作用是长期营养支持的途径和手段,而非病因治疗,其改善疾病的临床结局,如延长存活时间、提高生活质量及减少吸入性肺炎的作用,也是通过改善机体整体状况实现的,而且由于评价标准不同,目前尚需更多的循证医学研究以确定其对各项临床结局的价值。

3. 营养支持的风险与管理　虽然肠内营养支持在 ALS 患者治疗中发挥了重要作用,但也有许多局限。终末期 ALS 患者营养状况大多较差,但因为呼吸功能严重受损,PEG 放置风险加大,研究发现中度至重度呼吸功能损害者行 PEG 预后不佳,原因可能与手术中或后膈肌运动能力下降有关,另外有些患者咬肌痉挛,无法置放。此外,由于需要长时间家庭营养支持,行 PEG 置管喂养的 ALS 患者会出现相关的并发症包括置管位置错误、造瘘管堵塞、局部感染、操作失败、胃出血等。总而言之,PEG 是 ALS 延髓麻痹患者维持长期营养及预防呛咳的最好方法,临床证据充分,临床实践指南推荐及早使用,可维持患者体重和延长存活时间。合理的综合性营养治疗对改善 ALS 患者的临床结局、提高患者生活质量和延长生存期至关重要,而个体化的营养治疗可有效地促进患者营养支持的成功实施。但是否能确实影响其他临床结局如提高存活质量,PEG 的具体置放时机及评估指标等仍需更多的循证医学研究。

(二)长期家庭肠内营养并发症监测和处理

肠内营养是一种简便、安全、有效的营养支持方法,但如果使用不当,会发生一些并发症,增加患者痛苦且影响疗效。长期施行肠内营养时,进行周密地监测与护理十分重要,这样可及时发现或避免并发症的发生,并观察营养支持是否达到预期的目的。临床上常见的肠内营养的并发症主要有机械方面、胃肠道方面、代谢方面及感染方面的并发症。

1. 消化道并发症　胃肠道方面的并发症是肠内营养支持过程中最常见的并发症,也是影响临床肠内营养支持实施普及的主要障碍。恶心、呕吐、腹泻、腹胀、肠痉挛等症状是临床上常见的消化道症状,这些症状大多数是能够通过合理的操作来预防和及时纠正、处理。对于长期家庭肠内营养患者,消化道并发症的监测、预防和及时处理对于保证肠内营养安全实施十分重要。肠内营养时,由于膳食的高渗、注入速度过快及应用含有乳糖或被细菌污染的膳食等原因,患者可出现对肠内营养不能耐受的表现。此种情况在开始肠内营养时或中途更换膳食种类时最易出现,故应注意监测。① 恶心、呕吐:胃内喂养时,患者不能耐受的表现主要为上腹胀痛、饱胀感、恶心,严重者可出现呕吐。因此应注意观察有无这些表现出现。另外,胃内喂养时,最重要、最客观的观察胃耐受性的方法是定时测定胃残液量。一般在胃内喂养开始阶段,应每隔 3～4 小时检查 1 次,其量不应大于前 1 小时输注量的 2 倍,当喂养已满足机体需要时,每日检查胃残液量 1 次。管饲后胃潴留、胃内残留液超过 150 ml,说明胃的耐受性较差,胃残留量过多,宜停止输注数小时或减低浓度或速率。此外,营养液未加温或速率过快也可发生恶心、呕吐,若发生此种情况应停止肠内营养或减速,或将营养液加温至适宜温度。空肠内喂养时,患者不能耐受的表现为腹胀、腹痛、恶心,严重者可以呕吐、腹泻、肠鸣音亢进。监测时,在开始喂养阶段,应每 4～6 小时诊视患者 1 次,询问及检查有无以上症状出现,以后可每日检查 1 次患者,如患者有不能耐受的症状,则应查明是浓度过高,还是速率过快或其他原因,针对原因,减慢速率或降低浓度。如果患者对乳糖不能耐受,则应用无乳糖膳食。② 腹泻:可由于营养液高渗透压、输注速率太快、营养液污染引起。长期应用广谱抗生素者,应与菌群失调所致腹泻鉴别。预防方法:营养液初次使用应按少量或从稀释液开始,逐渐增量至需要的要求;匀速滴注;营养液应每日新配制,输注用具每日更换;应用抗生素者应根据情况停用或改用,并适当应用止泻剂。③ 腹胀、肠痉挛:腹胀、肠痉挛是肠内营养常见的并发症,输注速度过快、营养液温度过低、高渗透压均能发生肠痉挛、腹痛和腹胀。肠内营养时出现腹胀、肠痉挛等症状,首先要鉴别患者是否存在机械性或麻痹性肠梗阻,如果存在肠梗阻则应及时停止肠内营养,否则可通过调整肠内营养制剂、降低营养液浓度、减慢输注速度或注意营养液温度等措施来减轻或消除上述症状。④ 腹泻:腹泻是肠内营养支持中最常见的并发症,其原因有很多,有管饲因素和非管饲因素,临床上重要的是对腹泻的原因作出正确评估。临床上在输注肠内营养液时应注意输注速度,肠内营养液量、浓度及输注速度应逐步递增,使肠道逐步适应。肠内营养液要新鲜配制和低温保存,避免污染。应注意由于脂肪含量过高所致的脂肪泻、乳糖不耐受及有关药物所致的腹泻。及时纠正严重营养不良的低蛋白血症和肠道黏膜萎缩,明确是否存在如短肠综合征或其他肠道疾病。一旦出现腹泻应鉴别腹泻的原因并作相应处理,调整肠内营养制剂,添加膳食纤维,降低营养液浓度,减慢输注速度,在饮食中加入抗痉挛或收敛药物以控制腹泻。如果腹泻严重,则暂时停用肠内喂养,改用肠外营养支持。⑤ 倾倒综合征:由于高渗营养液进入小肠引起,应及时稀释营养液及减慢输入速度。⑥ 便秘:肠内营养引起便秘的情况较少,原因有脱水、饮食中不适当或过量的纤维、长时间卧床而缺乏活动、肛门粪块嵌塞和肠梗阻。脱水常见于长时间应用高浓度、高能量密度制剂且限制入水量的患者。因此,肠内营养时应适当注意水分的补充。目前,有富含纤维素的肠内营养商品制剂,可有效地减少便秘的发生。

2. 代谢并发症　代谢并发症的发生、营养液的质量选用与具体患者需要量测定条件、各种监测指标有关。对于长期家庭肠内营养支持患者,代谢性并发症的监测较困难,需要密切观测和及时检验。① 水及代谢异常:肠内营养支持时最常见的水代谢异常是高渗脱水,其发生率约 5%～10%,有人称此之为"管饲综合征"。这种并发症主要发生在气管切开或昏迷的患者,此外,虚弱的老年患者和年幼的患儿也易发生,因为这些患者常有肾功能不全。在这些患者中,用高渗和高蛋白质配方作肠内营养支持更易发生脱水。如果患者自感有口渴,则应在肠内营养支持时,预先适当再多加入些水分,同时应监测每日的出入水量和血电解质状况。另一方面,心、肾及肝功能不全患者在实施肠内营养支持时应严格限制入水量,否则将会发生水潴留。② 酸碱平衡紊乱:酸碱平衡紊乱在肠内营养时较少见,主要是与应用不适当的制剂或原发疾病有关。高碳酸血症主要是摄入过高热量或高碳水化合物所致,常见于慢性阻塞性肺部疾病患者或刚停止机械辅助通气而二氧化碳排出困难的患者。因此,临床上应采用间接测热法实际计算患者的能量需要量,以避免过度喂养。另一方面,对于上述患者,应选择肺部疾病专用制剂,降低碳水化合物所占的热量比例,增加脂肪的热量比例。③ 糖代谢异常:肠内营养支持过程中可产生高糖血症低糖血症。肠内营养液中糖含量过高或应激状态下糖耐量下降均可导致高糖血症或糖尿。轻度高血糖患者可通过降低肠内营养的滴注速度或适当用胰岛素而加以控制。肠内营养时严重高糖血症的发生率较低,多见于青年人的糖尿病急性发作期,或过去有过急性糖尿病的患者,主要是由于胰岛素相对缺乏所致。一旦发生应立即停用肠内营养而改用肠外营养,加用适当剂量胰岛素,经静脉滴入或皮下注射,待血糖稳定后,再重新启动肠内营养支持。低糖血症多发生于长期应用要素膳而突然停止患者,缓慢停止肠内营养或停用后以其他形式补充适量的糖即可避免低糖血症的发生,出现低血糖则应增加葡萄糖摄入。④ 电解质和微量元素异常:常见的电解质失衡为血钾过高,这主要是某些营养液中钾的含量过高,代谢性酸中毒,或患者肾功能不全而未引起临床医师的重视,以致高血钾的发生。低血钾常见于分解代谢状态、机体瘦组织群消耗,再喂养综合征,代谢性碱中毒,大剂量利尿剂应用,外源性钾补充不足或因病情需应用胰岛素时而未考虑到钾的额外补充所致。低血钠常发生在大剂量利尿剂应用,ADH 水平增高,外源性钠补充不足,有时亦为肝、肾或心脏功能不全而用低钠营养液时而未进行监测所致。血清锌、铜、等微量元素缺乏临床上较少见,除非长期肠内营养未能及时监测。目前肠内营养熵品制剂中均含有一定量的微量元素,可满足患者对微量元素的需要。微量元素缺乏临床上一般无典型症状,有时可发生抽搐、生长发育障碍、伤口愈合慢等表现。微量元素的缺乏很容易纠正,轻度的能自行调整,严重者适当补充其日常需要量即能缓解。⑤ 维生素缺乏:长期家庭肠内营养时会出现某些维生素缺乏,有些肠内营养制剂中维生素 K 的含量缺少或极低,长时间使用后容易发生维生素 K 缺乏。其他如生物素有时亦有缺乏的表现。长期用低脂的营养液配方,则易发生必需脂肪酸及脂溶性维生素的缺乏。⑥ 必需脂肪酸缺乏:尽管必需脂肪酸缺乏在临床肠内营养实践中十分少见,但长期应用低脂肪的制剂却可导致必需脂肪酸缺乏(如慢性胰腺炎或胰腺功能不全患者长期应用脂肪的含量的肠内营养制剂)。一般说来,肠内营养制剂中亚油酸所占的热量>4%即可有效地预防必需脂肪酸缺乏。

3. 机械性并发症　长期家庭肠内营养容易出现与置管相关的机械性并发症,应做好相关的护理和及时处理出现的并发症,这对于安全有效地完成肠内营养的治疗甚为重要。喂养管护理的主要目的是预防和及时发现导管性并发症,预防喂养管的移位、脱出、保持导管通畅。① 导管易位:鼻胃、肠管的易位如果未能及时发现,可能引起营养液输入鼻咽、食管或腹腔中。因此,患者和家属应学会判断导管是否在位的方法,如测量体外导管的长度,在喂养前常规进行检查是否有易位可能。如发现有强烈咳嗽、呕吐等,应考虑有导管易位可能。如果使用鼻肠管的患者发生呕吐,应及时向医生报告。妥善固定导管这是防止导管移位、脱出的最重要措施。对于鼻胃、鼻十二指肠及空肠置管者,导管自鼻孔引出后,应让其紧贴同侧面颊,然后,导管末端夹于同侧耳后。置胃管时注意观察导管穿出鼻孔或皮肤处的标记变化,神志清醒的患者分别于导管穿出鼻孔后和面颊处用胶布行两点法固定,每1~2日应更换胶布重新固定一次,对于躁动不安,不能配合的患者,该导管应用胶布或创可贴贴于面颊部固定。胃造口及空肠造口处的敷料应每隔2~3天更换1次,换药时应注意缝线有无松动、皮肤有无感染及渗液等情况。② 导管渗漏、断裂:肠内营养管由于长期使用可能导致渗漏、损坏或断裂,因此,需要记录清楚其型号、厂家及品牌,以便于修复、更换或拔除。③ 导管阻塞:导管阻塞是长期家庭肠内营养常见的并发症,其主要原因可能与经管给药或冲洗不充分有关。应用细的喂养管时,禁止经该导管输注颗粒性或粉末状药物,以防止导管堵塞。家庭肠内营养患者常自行灌注家庭配制的饮食,但导管管径较细,一般不允许这样应用。如果经医师同意使用自制的饮食,应充分搅拌混匀成细的匀浆后再行管饲。必须使用药物时,应争取另选途径或使用液体形式。碾碎的药物不能放入肠内营养输注袋中,否则可能发生堵管。最好的冲管方法是用水经常定时冲洗,这样也可以补充一定量的水分,除非应限制液体摄入。连续输注营养液时,应每4～6小时用无菌水冲洗喂养管1次,以防止营养物沉积于管腔内堵塞导管,应用高浓度营养液时更应如此。每日输注完毕后,亦应用无菌水冲洗导管。喂养管堵塞时,应先查明原因,排除了导管本身的因素后,可先用热水加压冲洗导管,有利于排出堵塞。如此法失败,可用细的导丝插入导管内,疏通管腔大都能成功。④ 造口并发症:胃造口并发症主要是造口出血和溢出胃内容物,发生腹膜炎,继而发生伤口不愈、造口旁疝等。少数胃造口喂养管由于固定不好,可移入十二指肠,引起十二指肠部分或完全梗阻。空肠造口并发症主要有造口漏肠液,喂养管会脱出,造口出血,造口周围皮肤糜烂、感染等并发症。

4. 感染性并发症　手术、内镜和X线透视下胃肠造口的一个最常见并发症是造口处的感染。表现为造口处出现红肿、引流液流出,甚至坏死,如果导管口处出现有引流液渗出、疼痛、肿胀等,应及时处理。一旦造口处愈合,并不需在造口管下盖以敷料。导管太松易引起渗漏,造口处的肉芽组织可使用硝酸银棒处理掉,以防出血、结痂。经皮内镜下或X线透视下胃肠造口术一个严重的并发症是造口后早期因造口部胃壁与前腹壁接触不紧密而产生渗漏,发生腹膜炎。因此,在造口后早期应严密观察,一旦出现相关并发症应及时处理。营养液配制或输送系统器械的污染所致的感染是肠内营养常见的感染性并发症之一,营养液配制过程可以直接被污染,最常见的是配营养液时或护理治疗时操作人员手上的细菌污染管道和营养液。营养液在室温下一般可保持12小时不会发生细菌生长,若配液器具污染可导致营养液污染。为此,配液器具要严格消毒,输注营养液的管道应每24小时更换1次,管道的接头处更应保持基本无菌状态。少数情况下鼻胃管插管时可能将鼻咽部寄生的细菌,特别是金黄色葡萄球菌带入胃内,细菌在胃内繁殖生长,可导致急性胃肠炎。

5. 吸入性肺炎　吸入性肺炎是肠内营养支持中最严重的并发症,常见于幼儿、老年患者及意识障碍患者,其发生率1%～4%。临床上,若患者有呼吸困难、呼吸急促、喘鸣、啰音、烦躁、心率加快、胸片上肺下部有浸润影,这提示有吸入性肺炎。吸入性肺炎的临床症状和预后取决于吸入的营养液的量和性质,少量吸入时,患者症状较轻或无明显临床症状,数天后可出现乏力、发热等感染症状。大量胃肠营养液吸入气管,后果往往较严重,可在数分钟内发生急性肺水肿,随之发生气促、呼吸困难、发绀,X线显示肺下部绒毛状浸润性改变,停用肠内营养后,症状缓解也相当慢,严重者可引起气管、肺的病理改变,甚至危及生命。因此要引起高度重视。临床上,引起吸入性肺炎的因素较多,通过鼻饲进行肠内营养支持患者,其发生吸入性肺炎可能性比经胃造瘘或空肠造瘘进行肠内营养支持要大得多。防止胃内容物潴留及反流是预防吸入性肺炎的基础,具体措施有:① 对易引起吸入性肺炎的高危患者应采用幽门后途径进行喂养;② 输注营养液时始终使床头抬高30°～45°;③ 输注肠内营养液时应注意输注速度,肠内营养液量、浓度及输注速度应逐步递增,使肠道逐步适应;④ 及时检查和调整营养管头端的位置,防止喂养管卷曲或滑出至食管内;⑤ 经常检查胃潴留情况,一旦胃潴留量>150 ml应暂停肠内营养。反流误吸的危险应在建立导管途径的时候就考虑到。在给患者输注中及完成后的1小时内,应采用斜坡位。如站立位或仅垫枕头将会增加腹内压,增加反流机会。

一旦发现患者有吸入胃内容物症象时应立即采取以下措施:① 立即停止肠内营养液的输注并吸尽胃内容物;② 立即行气管内吸引,尽可能吸出吸入的营养液或食物;③ 鼓励并帮助患者咳嗽、咳出误吸的液体;④ 对于同时进食的患者,应尽早行支气管镜检查,清除食物颗粒;⑤ 改用肠外营养支持,输入一定量的白蛋白以减轻肺水肿;⑥ 呼吸功能严重损害患者需要机械通气支持;⑦ 应用抗生素防治肺部感染,必要时可以适量应用糖皮质激素以改善症状。

许多长期家庭肠内营养患者对肠内营养有畏惧心理,尤其是经鼻插管的不适感,使者不易接受,甚至产生抵触情绪,有些患者对肠内营养的效果持怀疑态度,一旦施行过程中稍有不顺利或出现轻度的并发症,将导致患者极度不配合,甚至拒绝应用,这些不正常的心理因素对安全、有效地施行肠内营养十分不利。因此,做好肠内营养患者的心理干预十分重要。一般可从以下几方面入手:① 行肠内营养前,应提前告知患者,使其有一定的心理适应准备时间。② 向患者讲明拟采用的置管途径、应用的营养膳食种类、灌注方法及可能出现的并发症,回答和详细解释患者提出的有关问题。③ 向患者介绍肠内营养的优点及对治疗原发病的益处,必要时介绍治疗成功的典型病例,以增强患者战胜疾病的信心。④ 在应用过程中及时处理出现的问题,提高患者的安全感。⑤ 对长期家庭肠内营养患者,可向其介绍具体应用方法,使患者能掌握一定的应用技术,以便参与到实施过程中,如条件允许可让其自我施行。

七、主编点评

本例患者是肌萎缩侧索硬化症长期接受家庭肠内营养的病例,肌萎缩侧索硬化是一种致死性神经系统退行性疾病,由于上、下运动神经元变性导致延髓部、四肢、躯干、胸部及腹部肌肉逐渐无力和萎缩。该病尚无治愈的办法,治疗的目标为提高患者生活质量,延长存活时间。除了及早、恰当和准确的诊断外,治疗方面如多学科小组的照料、神经保护性治疗、症状治疗、有创及无创呼吸机辅助呼吸支持及肠内营养支持对提高患者生活质量,延长存活时间有一定价值。大多数患者随着病情的进展最终将出现咽喉部肌肉萎缩无力即延髓麻痹症状,如吞咽困难、饮水呛咳及吸入性肺炎甚至窒息,营养摄入受限。随着病情的进展,如患者有上肢无力会限制其进食的能力,导致摄食时间延长、进食减少,不能摄入足够的蛋白质、热量和水。另一方面,肌萎缩侧索硬化患者由于疾病导致机体代谢率增高、能耗增高,能量摄入和消耗的不平衡,致使机体自身组织不断消耗,从而加快疾病进程,造成营养不良。营养不良不仅影响患者的呼吸功能和生活质量,缩短患者存活时间,增加死亡风险。

营养支持在肌萎缩侧索硬化患者治疗中起着举足轻重的作用,由于患者的营养支持往往时间长,许多患者需要进行长期家庭营养支持,营养支持实施往往会遇到许多困难和挑战,需要专业人员的家庭成员的帮助和参与。疾病早期患者病情较轻时,能经口进食时营养支持主要是通过膳食干预及口服途径补充,根据营养支持方案中制定的能量和蛋白质的目标量,通过膳食干预方式调整患者的饮食结构以满足机体对能量和各营养素的需求,这样患者的依从性较好。如果通过膳食摄入无法满足机体对营养物质的需求时,则可以在日常膳食的基础上通过口服营养补充方式满足机体对能量、蛋白质及其他营养素的需求。当患者出现饮食呛咳、吞咽困难时,应及时经鼻饲管进行肠内营养管饲。但鼻饲管使用的时间不宜过久,目前建议对此类患者应较早行经皮内镜下胃造瘘术(PEG),绝大多数肌萎缩侧索硬化患者随着疾病的进展,几乎都需要进行 PEG 置管进行肠内营养。PEG 置管后主要为患者提供了维持营养和给药的便利途径,患者同时仍可经口进食及进水,因而依从性较好。大量的临床研究显示,通过 PEG 进行肠内营养支持可改善患者营养状况、维持体重、可延长患者存活时间及提高患者生存质量。

本例患者疾病早期主要采用膳食干预和口服营养补充,当出现吞咽费力、困难时留置鼻胃管进行肠内喂养,本次患者因严重肺部感染住院时,我们判断患者吞咽困难,已无法自主摄食,遂行经皮胃镜下胃造瘘术,经胃造瘘管进行肠内营养支持,在患者往后的长期家庭肠内营养过程中,尽管多次更换 PEG 造瘘套管,PEG 的实施有效地保障了患者营养支持的实施。本例患者自建立 PEG 途径后至今已经进行家庭肠内营养支持 6 年,虽然因肺部感染、呼吸衰竭反复、多次入院治疗,但营养状况基本维持稳定,这与患者家属在家庭营养管理,相关并发症的预防上所作的努力密不可分。

(吴国豪)

参考文献

[1] Ireton-Jones C, Nishikawa K, Nishikawa R. Home Parenteral and Enteral Nutrition During Natural Disasters:

A Guide for Clinicians and Consumers[J]. Nutr Clin Pract，2019/DOI：10.1002/ncp.10260.

[2] Cui F，Sun L，Xiong J，et al. Therapeutic effects of percutaneous endoscopic gastrostomy on survival in patients with amyotrophic lateral sclerosis：a meta-analysis[J]. PLoS One，2018，13（2）：e0192243. DOI：10.1371/journal.pone 0192243.

[3] Bischoff SC，Austin P，Boeykens K，et al. ESPEN guideline on home enteral nutrition[J]. Clinical Nutrition，2019/doi.org/10.1016/j.clnu.2019.04.022.

[4] Johnson TW，Seegmiller S，Epp L，et al. Addressing Frequent Issues of Home Enteral Nutrition Patients[J]. Nutr Clin Pract，2019/DOI：10.1002/ncp.10257.

[5] Reitzel RA，Rosenblatt J，Chaftari AM，et al. Epidemiology of Infectious and Noninfectious Catheter Complications in Patients Receiving Home Parenteral Nutrition：A Systematic Review and Meta-Analysis[J]. JPEN J Parenter Enteral Nutr，2019/DOI：10.1002/jpen.1609.